PEDIATRIA

1

PEDIATRIA

1

Redakcja naukowa

prof. dr hab. n. med. WANDA KAWALEC
prof. dr hab. n. med. RYSZARD GRENDA
dr hab. n. med. HELENA ZIÓŁKOWSKA

PZWL

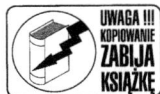

Autorzy i Wydawnictwo dołożyli wszelkich starań, aby wybór i dawkowanie leków w tym opracowaniu były zgodne z aktualnymi wskazaniami i praktyką kliniczną. Mimo to, ze względu na stan wiedzy, zmiany regulacji prawnych i nieprzerwany napływ nowych wyników badań dotyczących podstawowych i niepożądanych działań leków, Czytelnik musi brać pod uwagę informacje zawarte w ulotce dołączonej do każdego opakowania, aby nie przeoczyć ewentualnych zmian we wskazaniach i dawkowaniu. Dotyczy to także specjalnych ostrzeżeń i środków ostrożności. Należy o tym pamiętać, zwłaszcza w przypadku nowych lub rzadko stosowanych substancji.

Redaktor ds. publikacji medycznych: *Anna Plewa*
Redaktor merytoryczny: *Zespół*
Redaktor techniczny: *Lidia Michalak-Mirońska*
Korekta: *Zespół*

Projekt okładki i stron tytułowych: *Lidia Michalak-Mirońska*
Ilustracja na okładce: Agencja Fotograficzna Fotolia

Wydanie I – 3 dodruk
Warszawa 2015

ISBN 978-83-200-4933-6 (t. 1-2)
ISBN 978-83-200-4928-2 (t. 1)

Wydawnictwo Lekarskie PZWL
02-460 Warszawa, ul. Gottlieba Daimlera 2
tel. 22 695-43-21; infolinia: 801 33 33 88
www.pzwl.pl

Księgarnia wysyłkowa:
tel. 22 695-44-80
e-mail: wysylkowa@pzwl.pl

Skład i łamanie: GABO s.c., Milanówek

AUTORZY

Dr n. med. *Ewa Adamska*

Dr n. med. *Małgorzata Aniszewska*

Dr hab. n. med. *Małgorzata Baka-Ostrowska*

Prof. dr hab. n. med. *Ewa Bernatowska*

Lek. *Teresa Bielecka*

Prof. nadzw. dr hab. n. med. *Grażyna Brzezińska--Rajszys*

Dr hab. n. med. *Danuta Celińska-Cedro*

Prof. dr hab. n. med. *Mieczysław Chmielik*

Prof. dr hab. n. med. *Mieczysława Czerwionka--Szaflarska*

Prof. CMKP dr hab. n. med. *Jarosław Czubak*

Dr n. med. *Sabina Dobosz*

Dr n. med. *Ewa Duszczyk*

Dr n. med. *Piotr Gietka*

Prof. dr hab. n. med. *Mirosława Grałek*

Prof. dr hab. n. med. *Ryszard Grenda*

Dr n. med. *Katarzyna Grzela*

Prof. dr hab. n. med. *Ewa Helwich*

Dr n. hum. *Anna Jakubowska-Winecka*

Prof. nadzw. dr hab. n. med. *Irena Jankowska*

Prof. dr hab. n. med. *Marek Kaciński*

Prof. dr hab. n. med. *Maciej Kaczmarski*

Prof. dr hab. n. med. *Andrzej Kamiński*

Prof. dr hab. n. med. *Wanda Kawalec*

Prof. dr hab. n. med. *Jerzy R. Kowalczyk*

Dr n. med. *Barbara Kowalik-Mikołajewska*

Dr n. med. *Agnieszka Krauze*

Lek. *Marta Krawiec*

Dr n. med. *Katarzyna Krenke*

Prof. dr hab. n. med. *Marek Kulus*

Dr n. med. *Zbigniew Kułaga*

Dr n. med. *Joanna Kuszyk*

Dr n. med. *Małgorzata Kwiatkowska*

Dr n. med. *Joanna Lange*

Prof. nadzw. dr hab. n. med. *Mieczysław Litwin*

Dr n. med. *Małgorzata Manowska*

Prof. dr hab. n. med. *Magdalena Marczyńska*

Prof. dr hab. n. med. *Tadeusz Mazurczak*

Prof. dr hab. n. med. *Irena Namysłowska*

Dr n. med. *Joanna Nazim*

Dr n. med. *Agnieszka Ołdakowska*

Dr hab. n. med. *Grzegorz Oracz*

Prof. dr hab. n. med. *Joanna Pawłowska*

Dr n. med. *Joanna Peradzyńska*

Prof. dr hab. n. med. *Danuta Perek*

Dr n. med. *Maria Pokorska-Śpiewak*

Dr n. med. *Jolanta Popielska*

Prof. dr hab. n. med. *Marcin Roszkowski*

Prof. dr hab. n. med. *Maria Respondek-Liberska*

Prof. nadzw. dr hab. n. med. *Magdalena Rutkowska*

Prof. nadzw. dr hab. n. med. *Lidia Rutkowska-Sak*

Prof. dr hab. n. med. *Józef Ryżko*

Dr hab. n. med. *Przemysław Sikora*

Prof. dr hab. n. med. *Piotr Socha*

Prof. dr hab. n. med. *Jerzy Starzyk*

Prof. nadzw. dr hab. n. med. *Jolanta Sykut-Cegielska*

Dr n. med. *Małgorzata Szczepańska-Putz*

Dr n. med. *Hanna Szymanik-Grzelak*

Dr n. med. *Ewa Talarek*

Dr n. med. *Anna Turska-Kmieć*

Prof. dr hab. n. med. *Barbara Woynarowska*

Dr n. med. *Małgorzata Wójcik*

Dr n. med. *Wioletta Zagórska*

Dr n. med. *Anna Zawadzka-Krajewska*

Dr hab. n. med. *Jan Zawadzki*

Dr hab. n. med. *Jerzy Ziółkowski*

Dr hab. n. med. *Helena Ziółkowska*

Dr n. med. *Lidia Ziółkowska*

Prof. dr hab. n. med. *Danuta Zwolińska*

Dr n. med. *Małgorzata Żuk*

Przedmowa

Szanowni Czytelnicy
Drodzy Koledzy

Zespół redakcyjny składa w Państwa ręce nowy podręcznik *Pediatrii*. Łączy on w sobie zarówno tradycyjne, jak i nowe wątki redakcyjne oraz wydawnicze. Z jednej strony – tradycyjnie do napisania poszczególnych rozdziałów wybrano wielu doświadczonych klinicystów i autorów, co gwarantuje wysoki poziom merytoryczny i aktualny stan wiedzy oraz przydatność treści podręcznika w praktyce klinicznej. Z drugiej – na łamy książki wprowadzono nowoczesną, zwartą formę układu redakcyjnego, odmienną od dotychczasowej formę graficzną oraz udostępniono interaktywny test sprawdzający zakres nabytej wiedzy (dla własnej oceny Czytelnika).

Podręcznik powinien służyć studentom medycyny, jak i lekarzom pediatrom, zarówno zdobywającym tę specjalizację, jak i tym, którzy posiadaną już wiedzę chcieliby uzupełnić.

Zespół redakcyjny wyraża nadzieję, że Czytelnicy znajdą w książce rzetelny i dobrze opisany aktualny stan wiedzy (*state-of-the-art*) nowoczesnej pediatrii.

Podręczniki dla pediatrów zawsze były szczególną wizytówką Wydawnictwa Lekarskiego PZWL. Redaktorami i autorami wszystkich poprzednich wydań byli wybitni specjaliści w tej dziedzinie medycyny. My, redaktorzy obecnego wydania, chcielibyśmy w tym miejscu podziękować wszystkim naszym poprzednikom za ich trud włożony w tworzenie tych, tak ważnych dla nas wszystkich, opracowań oraz za wiedzę, którą przez dziesięciolecia przekazywali pediatrom. Szczególne podziękowania kierujemy do Pani Profesor Krystyny Kubickiej, redaktora kilku ostatnich wydań „Pediatrii", które były inspiracją w naszej pracy.

Prof. dr hab. n. med. *Wanda Kawalec*
Prof. dr hab. n. med. *Ryszard Grenda*
Dr hab. n. med. *Helena Ziółkowska*

SPIS ROZDZIAŁÓW TOMU 1

SPIS ROZDZIAŁÓW TOMU 2

SPIS TREŚCI TOMU 1

Rozdział 3

Rozdział 4

Rozdział 5

---

[1] Autorami podrozdziału „Osłuchiwanie serca" są *Maciej Kaczmarski, Anna Turska-Kmieć*

Rozdział 6

Genetyczne uwarunkowania chorób – *Tadeusz Mazurczak*

Rozdział 8

Wrodzone wady metabolizmu – *Jolanta Sykut-Cegielska* 245

Rozdział 9

Rozdział 11

Rozdział 12

Rozdział 13

Rozdział 14

Choroby układu moczowego – *red. Ryszard Grenda, Helena Ziółkowska* 657

ROZWÓJ FIZYCZNY ORAZ MOTORYCZNY DZIECI I MŁODZIEŻY | *Barbara Woynarowska*

ROZWÓJ OSOBNICZY – PODSTAWOWE POJĘCIA

Termin „rozwój" oznacza zmianę w czasie lub proces zmian, składający się z następujących po sobie etapów. Zmiany mogą przebiegać w kierunku pozytywnym (rozwój progresywny, postęp), negatywnym (rozwój regresywny, inwolucja) lub ulegać zatrzymaniu (stabilizacja).

W rozwoju człowieka wyróżniamy:

- **rozwój filogenetyczny** (rodowy, filogeneza, antropogeneza) – wieloetapowy proces ewolucyjny, sięgający w głąb drzewa rodowego ssaków,
- **rozwój osobniczy** (ontogenetyczny, ontogeneza) – proces zmian zachodzących od poczęcia do śmierci człowieka.

Rozwój osobniczy jest genetycznie zaprogramowanym, złożonym, wieloetapowym procesem zmian ilościowych i jakościowych, dokonujących się w całym życiu człowieka, od zapłodnienia komórki jajowej przez plemnik aż do śmierci. W piśmiennictwie anglojęzycznym używa się dwóch określeń: „growth" – zwiększanie się rozmiarów ciała i „development" – całokształt rozwoju we wszystkich sferach. Mimo wielu badań wiedza o mechanizmach rządzących rozwojem osobniczym człowieka jest niekompletna, wciąż pozostaje wiele pytań, na które nie ma odpowiedzi.

Sfery rozwoju i ich wzajemny związek

Ze względu na złożoność rozwoju człowieka wyróżnia się kilka jego sfer:

- **rozwój biologiczny** – zmiany w rozmiarach, budowie i funkcjach organizmu,
- **rozwój psychiczny** – zmiany funkcji i czynności psychicznych,
- **rozwój społeczny** – zmiany ról społecznych i relacji z innymi,
- **rozwój seksualny** – zmiany seksualności człowieka.

Sfery te są ze sobą wzajemnie powiązane i wyróżnia się rozwój psychomotoryczny, psychoseksualny, psychospołeczny. Zaburzenia w jednej sferze rozwoju mogą powodować zakłócenia w innych sferach. Na przykład otyłości (najczęstsze zaburzenie rozwoju fizycznego) mogą towarzyszyć nieprawidłowości w rozwoju motorycznym (obniżona sprawność fizyczna), psychicznym (niskie poczucie własnej wartości), społecznym (odrzucenie przez rówieśników) i seksualnym (poczucie małej atrakcyjności).

Dojrzałość

We wszystkich sferach rozwoju dziecko zmierza do dojrzałości/dorosłości, czyli stanu (zbioru cech), jakim powinna charakteryzować się osoba dojrzała/dorosła. To efekt końcowy różnorodnych procesów rozwojowych dokonujących się w dzieciństwie i młodości. Zdefiniowanie tego, co oznacza dojrzałość w odniesieniu do każdej ze sfer rozwoju, nie jest łatwe.

Dojrzałość biologiczna oznacza osiągnięcie:

- ostatecznych rozmiarów i proporcji ciała (dojrzałość morfologiczna),
- funkcji narządów i układów typowych dla człowieka dorosłego (dojrzałość fizjologiczna),
- motoryczności typowej dla dorosłej kobiety lub mężczyzny (dojrzałość motoryczna),
- zdolności do tworzenia komórek rozrodczych, zapłodnienia, a u dziewcząt donoszenia ciąży (dojrzałość płciowa).

Dojrzałość psychiczna obejmuje sferę intelektualną, emocjonalną i moralną. W jej określaniu bierze się pod uwagę różne kryteria, m.in.:

- odpowiedzialność za swoje czyny – wg prawa dorosły jest człowiek, który ukończył 18 lat,
- zdolność do kontrolowania zachowań i emocji,
- umiejętność podejmowania decyzji w ważnych sprawach, dokonywania wyborów,
- autonomię.

Dojrzałość społeczna jest to zdolność do:

- pełnienia ról społecznych w rodzinie i społeczeństwie,
- dobrego komunikowania się z ludźmi,
- zarobkowania, utrzymania siebie i rodziny.

Dojrzałość seksualna jest to:

- pojawienie się napięcia seksualnego,
- zdolność do przeżywania orgazmu.

We współczesnym świecie czas osiągania dojrzałości poszczególnych komponentów jest zróżnicowany. Określa się to jako „rozszczepienie dojrzewania". Jest ono spowodowane przyśpieszeniem (akceleracją) rozwoju fizycznego oraz opóźnieniem (deceleracją) dojrzewania społecznego, związanym z wydłużeniem czasu edukacji i przygotowania do pracy zawodowej. Czas i kolejność osiągania dojrzałości poszczególnych komponentów są zależne od płci. Dziewczęta osiągają najwcześniej dojrzałość biologiczną, a chłopcy – seksualną. Nie jest to korzystne, gdyż u chłopców nasilona potrzeba rozładowania napięcia seksualnego (efekt wydzielania testosteronu) w wieku ok. 15–16 lat pojawia się przy niedojrzałości psychicznej i społecznej.

1.1.3
Etapy w rozwoju osobniczym

Istnieją różne kryteria podziału rozwoju osobniczego na etapy/okresy (periodyzacja rozwoju).

Ze względu na moment narodzin wyróżnia się:

- **rozwój prenatalny** – przed urodzeniem (wewnątrzmaciczny),
- **rozwój postnatalny** – po urodzeniu.

Ze względu na procesy metaboliczne w organizmie wyróżnia się:

- **Rozwój progresywny** – przeważają w nim procesy anaboliczne (tworzenia, syntezy). Obejmuje on okres prenatalny oraz dzieciństwo i młodość, do zakończenia wzrastania ciała. W pediatrii nosi on nazwę **wieku rozwojowego**. Można go określić jako ciąg pozytywnych zmian wzmacniających wcześniej ukształtowane cechy i stanowiących podstawę do następnych przemian. Czas trwania tego etapu jest u człowieka bardzo długi (zwłaszcza okres od urodzenia do początku pokwitania). Niektórzy autorzy uważają, że jest to potrzebne dla rozwoju inteligencji.
- **Okres równowagi** – względnej stabilizacji procesów anabolicznych i katabolicznych (równowaga metaboliczna). Jest to okres dorosłości, zwany też pełnią życia.
- **Zmiany inwolucyjne** (regresywne) – przewaga procesów katabolicznych. Jest to okres starzenia się i starości, w którym występują zmiany wsteczne (zanikowe) wielu tkanek, narządów i funkcji organizmu.

Etapy te dzielą się na poszczególne okresy (fazy). W ich wyróżnianiu antropolodzy, lekarze i psycholodzy stosują różne kryteria i nazwy. Wynika to z braku wyraźnych i łatwych do ustalenia granic między poszczególnymi etapami i okresami. Granice są umowne – czasem wyznacza je wiek kalendarzowy (np. okres niemowlęcy), czasem instytucja edukacyjna (np. okres przedszkolny) lub zjawisko biologiczne (np. okres dojrzewania płciowego). Podział ontogenezy w ujęciu biologicznym podano w tabeli 1.1.

Tabela 1.1. Etapy, okresy i fazy w rozwoju osobniczym człowieka w ujęciu biologicznym

ETAPY, OKRESY/FAZY	CZAS TRWANIA
◼ **Rozwój progresywny**	
Okres prenatalny (wewnątrzmaciczny)	Średnio 266 dni, 38 tygodni, ok. 9 miesięcy
Faza zarodka	Od zapłodnienia do końca 8. tygodnia rozwoju
Faza płodu	Od 9. do 40. tygodnia
Okres postnatalny	
Noworodkowy	Od urodzenia do 28. dnia życia
Niemowlęcy	Od 29. dnia do ukończenia 1. rż.
Poniemowlęcy (wczesne dzieciństwo)	2.–3. rż.
Przedszkolny	4.–6. rż.
Młodszy wiek szkolny (wczesnoszkolny)	7.–10./12. rż. – do wystąpienia pierwszych objawów dojrzewania płciowego
Dojrzewania płciowego (pokwitania)	U dziewcząt 10.–15. rż.
	U chłopców 12.–17. rż.
Młodzieńczy	U dziewcząt 15.–19. rż.
	U chłopców 17.–20./22. rż.
◼ **Równowaga (stabilizacja, pełnia życia)**	
Wczesna dorosłość	20–30 lat
Dorosłość	Do ok. 50. rż. – do rozpoczęcia okresu przekwitania
◼ **Rozwój regresywny (inwolucja)**	
Wiek przedstarczy	45.–59. rż.
Wczesna starość	60.–74. rż.
Późna starość	75.–89. rż.
Długowieczność	Od 90. rż.

1.2
ROZWÓJ FIZYCZNY

Rozwój fizyczny, zwany także somatycznym (gr. soma – ciało), jest to całokształt procesów biologicznych oraz zmian w budowie i funkcji organizmu człowieka, jego komórek, tkanek i narządów. Zmiany te dokonują się w czasie całego życia, ale najbardziej dynamiczne i złożone są zmiany u dzieci i nastolatków (w tzw. wieku rozwojowym). Nauką zajmującą się tym rozwojem jest auksologia (gr. auxein – zwiększać się).

1.2.1
Aspekty rozwoju fizycznego

Rozwój fizyczny dzieci i młodzieży obejmuje ściśle ze sobą powiązane procesy:

- **wzrastania** – powiększanie się ciała,
- **różnicowania** – zmiany struktury i proporcji ciała,
- **dojrzewania** – doskonalenie funkcji organizmu.

Wzrastanie

Wzrastanie jest procesem zmian ilościowych, które polegają na powiększaniu się wymiarów i masy ciała oraz wszystkich jego tkanek, narządów i układów. W chwili zapłodnienia komórka jajowa ma średnicę 100–150 μm, plemnik długość ok. 60 μm, a u 18-letniego chłopca średnia wysokość ciała wynosi 178 cm, masa ciała 69 kg, u 18-letniej dziewczynki – odpowiednio 165 cm i 58 kg.

Wzrastanie dokonuje się w wyniku zwiększania się liczby, objętości i masy komórek oraz objętości i masy istoty międzykomórkowej. Dominującym procesem jest zwiększanie się liczby komórek w wyniku ich podziałów mitotycznych (namnażania się, rozplemu). W organizmie dzieci większość komórek zachowuje zdolność do dzielenia się. W dojrzałym organizmie liczba komórek utrzymuje się na stałym poziomie (ok. 100 bln) dzięki równowadze między nowotworzeniem i obumieraniem komórek (apoptozą). Niektóre komórki (np. szpiku kostnego, jąder) zachowują zdolność do podziałów i odnowy przez całe życie

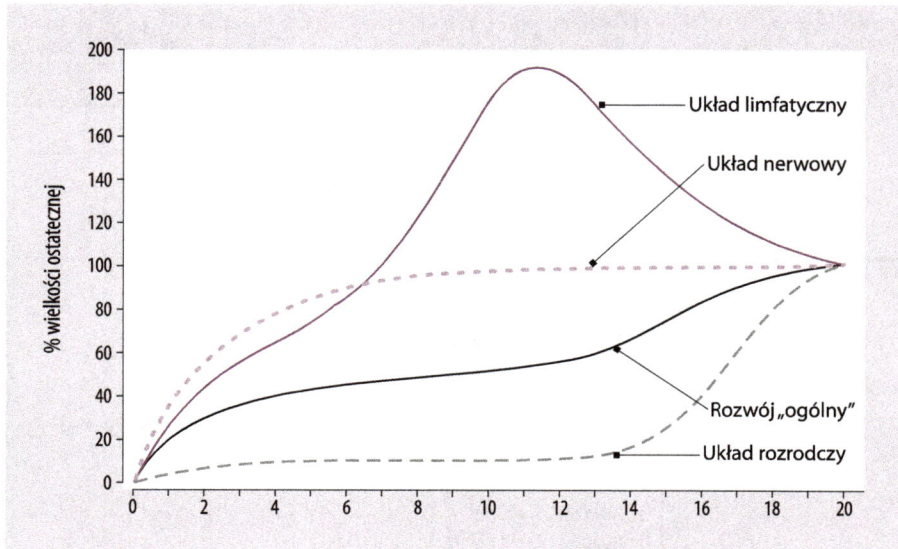

Rycina 1.1. Schematyczne krzywe wzrastania różnych tkanek i narządów (100% odpowiada wartościom u człowieka dorosłego; Scammon, 1930).

(tzw. komórki macierzyste). U ludzi dorosłych wiele komórek traci jednak zdolność dzielenia się.

Dynamika wzrastania całego ciała oraz poszczególnych tkanek i narządów jest zróżnicowana (ryc. 1.1). Najwcześniej osiąga ostateczną wielkość mózg. Narządy płciowe do okresu dojrzewania pozostają w uśpieniu. Układ limfatyczny powiększa się szybko już w 1. rż. (ochrona przed zakażeniami) i ok. 10. rż. zaczyna się zmniejszać.

Okresy, w których dana tkanka lub układ wzrastają najszybciej, nazywane są **okresami krytycznymi** (sensytywnymi). Dla osiągnięcia optimum rozwoju danej cechy szczególnie ważne jest zapewnienie w tym czasie optymalnych warunków jej rozwoju.

Tempo wzrastania długości/wysokości ciała jest największe w okresie prenatalnym i po urodzeniu stopniowo się zmniejsza. W młodszym wieku szkolnym roczne przyrosty wysokości ciała utrzymują się na tym samym, najniższym poziomie, a następnie zwiększają w okresie dojrzewania płciowego i skoku pokwitaniowego wysokości ciała (ryc. 1.2).

Wysokość ciała dziecka zwiększa się przede wszystkim w wyniku wzrastania długości kończyn dolnych i kręgosłupa. W kościach długich kończyn dolnych wzrost odbywa się w płytce nasadowej (chrząstce wzrostowej). W części płytki skierowanej ku nasadzie następuje podział komórek chrząstki, a w części skierowanej ku trzonowi odbywa się niszczenie chrząstki

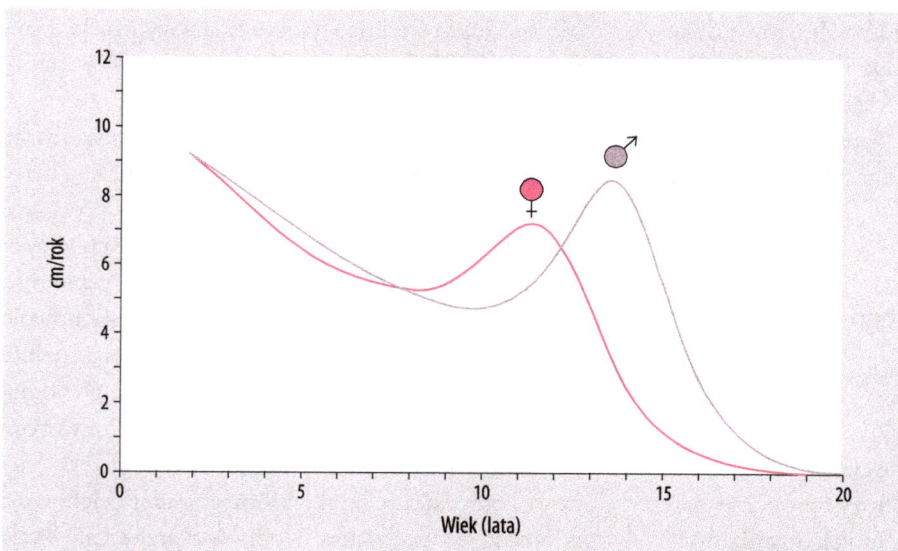

Rycina 1.2. Tempo wzrastania wysokości ciała u chłopców i dziewcząt. Wyniki Lubelskich Badań Długofalowych (Chrząstek-Spruch, Kozłowska, 1994).

i odkładanie kości. W ten sposób płytka nasadowa przesuwa się, nie zmieniając swej grubości, a trzon kości wydłuża się. Zanik płytki nasadowej i połączenie nasady z trzonem oznacza zakończenie wzrastania kości na długość.

Mechanizm regulacji wzrastania jest bardzo złożony i kontrolowany przez układ podwzgórze–przysadka mózgowa–tkanki obwodowe. Centralnym ogniwem tego układu jest przysadka mózgowa wydzielająca hormon wzrostu. Jego wydzielanie jest regulowane przez podwzgórze – neurohormon uwalniający (somatoliberynę) i hamujący (somatostatynę). W układzie tym produkowane są jeszcze inne czynniki wzrostu, m.in. insulinopodobny czynnik wzrostu (insulin like growth factor 1, IGF-1; insulin like growth factor 2, IGF-2), które razem z hormonem wzrostu aktywizują procesy metaboliczne, stymulują wzrost i dojrzewanie kości oraz rozwój układu mięśniowego. W regulacji wzrastania uczestniczą także inne hormony, np. tarczycy, płciowe, steroidy nadnerczowe itd. Zakończenie wzrastania wysokości ciała, czyli osiągnięcie poziomu ostatecznego dla danego człowieka, następuje u dziewcząt przeciętnie w 15.––16. rż., a u chłopców w 19.–20. rż. Zależy to jednak od czasu rozpoczęcia dojrzewania płciowego. Osoby wcześnie dojrzewające osiągają wzrost ostateczny wcześniej niż późno dojrzewające.

Zmiany masy ciała w ontogenezie są złożonym procesem przemian na poziomie:

- **atomowym** – zmiany zawartości głównych pierwiastków (tlenu, wodoru, węgla, azotu, wapnia, fosforu),
- **molekularnym** – zmiany głównych komponentów ciała, czyli ilości tłuszczu i tzw. beztłuszczowej masy ciała (białko, glikogen, sole mineralne i woda),
- **komórkowym** – zmiany masy komórek i istoty międzykomórkowej,
- **tkankowym** – zmiany masy poszczególnych tkanek, narządów i układów,
- **organizmu jako całości** – w praktyce na tym poziomie ograniczamy się do oceny zmian masy ciała, wykorzystując wyniki pomiarów antropometrycznych.

Przyrosty masy ciała w okresie prenatalnym są największe w 3. trymestrze ciąży. Po urodzeniu roczne przyrosty masy ciała są największe w okresie niemowlęcym, po czym maleją aż do okresu dojrzewania płciowego, w którym zwiększają się. Ze względu na zdrowie dziecka oraz jego sprawność i wydolność fizyczną szczególne znaczenie ma rozwój tkanki tłuszczowej i masy mięśni.

Ilość tkanki tłuszczowej w organizmie zwiększa się w wyniku zwiększania się liczby komórek tłuszczowych i ich rozmiarów. Adipocyty mogą zwiększać swoją średnicę nawet 10-krotnie. Im większa jest liczba komórek, tym więcej tłuszczu może gromadzić się w organizmie człowieka i tym większe jest ryzyko otyłości.

Proces rozwoju tkanki tłuszczowej ma następujące cechy charakterystyczne:

- Zaczyna się u płodu ok. 14. tygodnia rozwoju i stopniowo się nasila.
- U noworodka donoszonego tkanka tłuszczowa stanowi 10–15% masy ciała.
- W 1. rż. masa tkanki tłuszczowej zwiększa się 5-krotnie (stanowi ona ok. 25% masy ciała). Przełom 1. i 2. rż. jest **pierwszym okresem krytycznym** – znacznie zwiększają się w tym czasie liczba i rozmiary komórek tłuszczowych.
- Do 8.–10. rż. liczba i wielkość komórek tłuszczowych u dzieci bez nadwagi utrzymuje się na raczej stałym poziomie.
- Na okres dojrzewania płciowego przypada **drugi okres krytyczny**. Przyrost tkanki tłuszczowej jest wtedy znacznie większy u dziewcząt niż u chłopców (efekt działania żeńskich hormonów płciowych, głównie progesteronu). Różnicuje się także jej rozmieszczenie: u dziewcząt – w okolicy ud, bioder, pośladków, podbrzusza i piersi, a u chłopców – na karku, ramionach, w nadbrzuszu.

Proces rozwoju mięśni rozpoczyna się przed urodzeniem i utrzymuje się w okresie postnatalnym. Przyrost liczby włókien mięśniowych i ich rozmiarów jest największy u chłopców po szczycie skoku pokwitaniowego wzrostu (efekt działania testosteronu).

Różnicowanie

Wzrastaniu ciała towarzyszy proces różnicowania się jego struktury – komórek, tkanek i narządów.

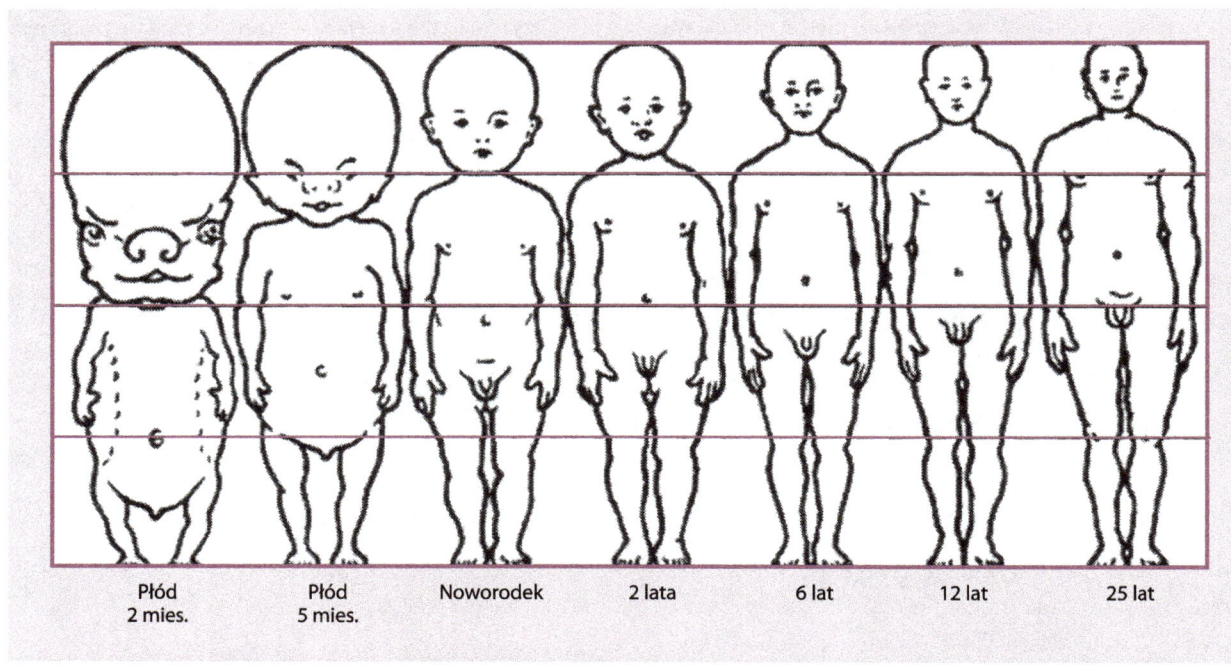

| Płód 2 mies. | Płód 5 mies. | Noworodek | 2 lata | 6 lat | 12 lat | 25 lat |

Rycina 1.3. Proporcje ciała u płodu, dzieci w różnym wieku i u osoby dorosłej (Robbins i wsp., 1928).

Widocznym przejawem różnicowania są m.in. zmiany:

- **Proporcji ciała** (ryc. 1.3) – proporcje dziecięce to duża głowa, krótka szyja, długi tułów oraz krótkie kończyny dolne i górne. Od urodzenia do zakończenia wzrastania długość tułowia zwiększa się trzy razy, kończyn górnych – cztery razy, a kończyn dolnych pięć razy. Zmienia się położenie środka ciężkości – u noworodka znajduje się on na wysokości pępka, a u dorosłego na wysokości spojenia łonowego.
- **Budowy i składu ciała w zależności od płci** – po okresie dojrzewania większa jest np. szerokość bioder u dziewcząt, a barków u chłopców. Istnieją różnice płciowe w ilości oraz rozmieszczeniu tkanki tłuszczowej i mięśniowej.

Dojrzewanie

Dojrzewanie jest procesem doskonalenia funkcji organizmu, który przebiega równocześnie ze wzrastaniem i różnicowaniem. Przykładem może być dojrzewanie płciowe, immunologiczne, a także innych układów. Na przykład wraz ze zmianami wymiarów serca, stosunku masy mięśniowej komory lewej i prawej zmniejsza się częstość skurczów serca (ok. 140/min u noworodka, 70/min w wieku 18 lat), zwiększa się ciśnienie tętnicze (ok. 80/45 mmHg u noworodka, 120/75 mmHg u 18-latka).

1.2.2
Czynniki wpływające na rozwój fizyczny dzieci i młodzieży

Każdy człowiek w swym rozwoju osobniczym (jeśli jego życie nie zakończy się przedwcześnie z powodu choroby lub urazu) przechodzi przez wszystkie kolejne etapy i okresy rozwoju, ale czas ich rozpoczęcia i trwania oraz tempo zmian są bardzo zróżnicowane. Dziecko jest w swym rozwoju istotą niepowtarzalną, gdyż ma swój **genotyp** (przekazany przez ojca i matkę zestaw informacji genetycznej) i **fenotyp** (indywidualny zespół cech anatomicznych, fizjologicznych i biochemicznych organizmu, wykształcony w procesie rozwoju osobniczego).

Przebieg rozwoju i ostateczny jego efekt (fenotyp) jest wynikiem bardzo skomplikowanej interakcji geny–środowisko.

Na rozwój człowieka mają wpływ:

- **Czynniki genetyczne** – materiał genetyczny (geny) tworzący genotyp. Są to determinanty rozwoju, na które nie mamy wpływu.

■ **Czynniki środowiskowe** – środowisko i warunki życia w okresie prenatalnym i postnatalnym, a także styl życia i stan zdrowia człowieka. Czynniki te nazwa się modyfikatorami zaprogramowanego genetycznie przebiegu rozwoju człowieka, na które można w różnym stopniu wpływać.

W genotypie zapisany jest wyłącznie „scenariusz ontogenezy", czyli to, „jak jest", tzn. jaka jest struktura DNA danego człowieka. Nie przesądza on o tym, „jak może być", ani też „jak powinno być". O tym, co się w procesie rozwoju wydarzy, czy i w jakim stopniu uda się zrealizować potencjał genetyczny, decyduje modyfikujący, regulujący lub stymulujący wpływ czynników środowiskowych.

Genetyczne czynniki rozwoju fizycznego

Proces przekazywania informacji genetycznej dziecku przez jego rodziców jest bardzo złożony. Dzięki rozwojowi genetyki, w tym genetyki medycznej, poznano przyczyny wielu chorób uwarunkowanych genetycznie. Znacznie mniej wiemy jednak o genetycznych uwarunkowaniach przebiegu rozwoju człowieka.

Do cech genetycznie zdeterminowanych i odgrywających rolę w rozwoju fizycznym należy zaliczyć m.in.:

■ **Płeć chromosomalną** (XX u kobiet, XY u mężczyzn) – warunkuje różnice (dymorfizm płciowy) w rozwoju fizycznym już w okresie prenatalnym (w tym odmienne tempo wzrastania i dojrzewania płciowego, różnice w ostatecznych rozmiarach i budowie ciała oraz budowie i funkcjach różnych układów, a także w motoryczności).

■ **Rasę** – istnieją pewne różnice w budowie i rozmiarach ciała oraz tempie dojrzewania szkieletowego oraz płciowego u dzieci odmiany (rasy) białej, czarnej i żółtej. Na występowanie tych odmienności mają jednak duży wpływ czynniki środowiskowe, a zwłaszcza status społeczno-ekonomiczny i związany z tym sposób żywienia. Wyniki najnowszych badań wskazują, że jeśli dzieciom różnych odmian we wczesnym dzieciństwie zapewni się optymalne warunki życia (w tym zwłaszcza żywienia) ich rozwój fizyczny i motoryczny w tym okresie przebiega podobnie (patrz str. 9).

■ **Typ konstytucyjny** (somatotyp) – np. u dzieci o typie ektomorficznym dojrzewanie płciowe rozpoczyna się później niż u dzieci o typie endomorficznym.

Wyniki wielu badań i obserwacje wskazują na istnienie związku między cechami fizycznymi rodziców i ich dzieci. Dotyczy to szczególnie wysokości ciała. Istnieje także podobieństwo w tempie dojrzewania rodziców i dzieci, np. podobny jest wiek pierwszej miesiączki matki i córki, wiek rozpoczęcia dojrzewania ojca i syna.

Środowiskowe czynniki rozwoju fizycznego

Termin „środowisko" odnosi się do środowiska fizycznego (naturalnego i stworzonego przez człowieka) oraz do środowiska społecznego. W każdym z nich istnieje wiele czynników, które mogą oddziaływać pozytywnie lub negatywnie na rozwój fizyczny w okresie prenatalnym i postnatalnym.

Czynniki związane ze środowiskiem wewnątrzmacicznym

Kobieta ciężarna i rozwijający się w jej macicy zarodek, a potem płód, stanowią biologiczną całość (jedność). Na jego rozwój wpływa metabolizm matki, jej stan zdrowia, stany emocjonalne, zachowania zdrowotne, a zwłaszcza sposób żywienia.

Do czynników, które mogą zaburzyć wzrastanie w tym okresie, należą:

■ młody wiek matki (poniżej 16. rż.),
■ niedobór masy ciała matki przed ciążą i zbyt małe jej przyrosty w czasie ciąży, a także otyłość lub duży przyrost masy ciała w ciąży,
■ niedobory w żywieniu matki, zwłaszcza niedobór białka, wapnia, żelaza, witamin z grupy B, w tym kwasu foliowego,
■ choroby matki – nadciśnienie, nadczynność tarczycy, cukrzyca przed ciążą i ciążowa, astma, przewlekłe choroby układu oddechowego i krążenia (niedotlenienie organizmu matki i płodu) oraz przyjmowane przez nią niektóre leki,
■ wady rozwojowe płodu.

Czynniki środowiskowe w okresie postnatalnym

Grupa ta obejmuje wiele różnorodnych, powiązanych ze sobą czynników. Do najważniejszych należą:

- **Czynniki społeczno-ekonomiczne** – w tym wykształcenie rodziców, sytuacja materialna rodziny. Udowodniono, że dzieci rodziców z wyższym poziomem wykształcenia i zarobków mają większą wysokość ciała niż ich rówieśnicy z rodzin o niższym statusie społeczno-ekonomicznym. Dziewczęta wcześniej rozpoczynają miesiączkowanie w miastach i w rodzinach o wysokim statusie społeczno-ekonomicznym. Różnice te są spowodowane tym, że lepiej wykształceni i sytuowani rodzice stwarzają korzystniejsze warunki dla rozwoju swych dzieci (np. zapewniają im odpowiednie żywienie) i mniejsza jest wśród nich zachorowalność.
- **Czynniki psychospołeczne** – atmosfera, w jakiej żyje i uczy się dziecko. Szczególną rolę odgrywają zaburzenia interakcji matka–dziecko, uwarunkowane różnymi czynnikami, a zwłaszcza zaburzeniami zdrowia psychicznego i cechami osobowości matki.
- **Czynniki biogeograficzne** – klimat, pora roku, zanieczyszczenie powietrza, wody. We współczesnym świecie, przy postępującej globalizacji i migracji ludności, czynniki te nie mają znaczącego wpływu na wzrastanie i dojrzewanie dziecka. Z rytmami biologicznymi, a także nasłonecznieniem, aktywnością fizyczną i sposobem żywienia w różnych porach roku związany jest sezonowy rytm wzrastania: większe przyrosty wysokości ciała wiosną i latem, a masy ciała w zimie.
- **Styl życia** – w tym szczególnie racjonalne żywienie i odpowiednia aktywność fizyczna. Czynniki te bezpośrednio wpływają na rozwój dziecka we wszystkich okresach.
- **Choroby przewlekłe** – mają różne przyczyny i za pośrednictwem różnych mechanizmów zaburzają funkcjonowanie organizmu i wzrastanie. Są to np.: niedotlenienie tkanek (m.in. w wadach wrodzonych serca, przewlekłych chorobach płuc), zaburzenia łaknienia i wchłaniania pokarmów, zaburzenia hormonalne, choroby genetycznie uwarunkowane, których wpływ na wzrastanie i dojrzewanie ujawnia się w różnych okresach życia.

Metody oceny rozwoju fizycznego

Oceny rozwoju fizycznego dokonuje się u dzieci i młodzieży w celu sprawdzenia, czy rozwój ich przebiega prawidłowo. Jest to podstawowy element badania przedmiotowego dziecka oraz profilaktycznych badań lekarskich wykonywanych u noworodka (po urodzeniu), w 6.–9. tygodniu życia, w 6., 9., 12. i 18. mż. oraz w wieku 3, 6, 10, 13, 16 i 18 lat.

Ocena wzrastania

W celu oceny wzrastania dokonuje się pomiarów antropometrycznych. Ich rodzaj zależy od wieku dziecka i celu badania.

W praktyce najczęściej wykonuje się pomiary:

- **Masy ciała** – u noworodków i niemowląt na wadze niemowlęcej w pozycji leżącej, a u dzieci, które potrafią samodzielnie stanąć (bez podtrzymywania lub przytrzymywania się), na wadze lekarskiej mechanicznej lub elektronicznej.
- **Długości ciała** – mierzonej w pozycji leżącej, za pomocą ławeczki Epsteina lub innego przyrządu tego typu, np.: listwy pomiarowej z podziałką i ruchomymi łopatkami, wzrostomiarki przy wadze niemowlęcej, maty pomiarowej ze stałym ogranicznikiem głowy i przesuwnym w kierunku stóp. U najmłodszych niemowląt przy prostowaniu kończyn w stawach biodrowych i kolanowych należy stosować łagodny i jak najmniejszy nacisk na kolana, aby uniknąć urazu stawów biodrowych.
- **Wysokości ciała** – w pozycji stojącej swobodnie wyprostowanej (bez obuwia), z głową ustawioną tak, aby krawędzie górne otworów usznych i dolne oczodołów były na jednym poziomie (tzw. pozycja frankfurcka), za pomocą różnych przyrządów, np.: antropometru, wzrostomierza (stadiometru) stacjonarnego instalowanego na stałe na ścianie gabinetu lub urządzenia samodzielnie stojącego (przenośnego), wzrostomierza taśmowego, przygotowanego we własnym zakresie, złożonego z taśmy krawieckiej z podziałką milimetrową i ekierki.

Taśmę należy przykleić na całej długości do gładkiej ściany bez wystającej na dole listwy podłogowej. Punkt zerowy taśmy musi znajdować się na poziomie podłogi. Można też punkt zerowy taśmy umieścić wyżej, na znanej wysokości od podłogi, i dodawać ją do odczytanego pomiaru. Na szczycie głowy badanego dziecka układa się ekierkę, której przyprostokątne powinny mieć długość co najmniej 20–25 cm.

Nie zaleca się stosowania wzrostomierza umieszczonego przy wadze lekarskiej, zwłaszcza u małych dzieci, gdyż pomiar przy jego użyciu obarczony jest większym błędem niż w przypadku innych wzrostomierzy.

■ **Obwodu głowy** – u dzieci w wieku 0–2 lat za pomocą taśmy z podziałką do 1 mm, metalowej o szerokości 0,7 cm (łatwa do utrzymania w czystości, dobrze układa się wokół głowy) lub taśmy miękkiej, np. krawieckiej lub papierowej. Taśmę krawiecką należy często zmieniać (możliwość rozciągnięcia się); taśmy wielokrotnego użytku powinny być dezynfekowane. Taśmę przeprowadza się z przodu głowy przez guzy czołowe, a z tyłu przez najdalej wysunięty punkt na potylicy.

Zaleca się dwukrotne wykonanie każdego pomiaru i zapisanie wyniku średniego z obu pomiarów. W razie potrzeby, szczególnie w przypadkach zaburzeń hormonalnych i w badaniach populacyjnych, wykonuje się pomiary antropometryczne długości, szerokości i obwodów różnych części ciała, grubości fałdów skórno-tłuszczowych itd.

Ocena różnicowania

W praktyce najczęściej wyliczany jest wskaźnik masy ciała (Body Mass Index, BMI) określający proporcje masy do wysokości ciała. Wskaźnik ten zalecany jest obecnie do oceny stanu odżywienia oraz nadmiaru lub niedoboru masy ciała (koreluje z zawartością tłuszczu w organizmie). Wylicza się go wg wzoru:

$$\text{BMI} = \text{masa ciała (kg)} / \text{wysokość ciała (m)}^2$$

Wynik pomiaru wysokości ciała, umieszczony w mianowniku ułamka, należy podać w metrach, a nie w centymetrach (np. przy wysokości ciała 97 cm, we wzorze BMI wpisujemy wartość 0,97).

Dokładniejszym wskaźnikiem otłuszczenia i stopnia odżywienia jest grubość fałdów skórno-tłuszczowych. Pomiarów dokonuje się za pomocą fałdomierza (przyrządu o stałej sile nacisku na odciągnięty fałd), najczęściej na ramieniu (w połowie jego długości), na plecach (pod dolnym kątem łopatki) oraz na brzuchu (na wysokości pępka).

Interpretacja wyników pomiarów antropometrycznych

Wyniki pomiarów antropometrycznych oraz wartości BMI porównuje się z odpowiednimi dla płci i wieku biologicznymi układami odniesienia, zwanymi standardami rozwoju lub normami rozwojowymi albo wskaźnikami referencyjnymi. W praktyce wyniki pomiarów porównuje się najczęściej z wartościami centylowymi dla danej płci i wieku.

Centyl (percentile) oznacza pozycję, jaką zajmuje dane dziecko pod względem jakieś cechy (np. wysokości ciała) w stosunku do rozkładu danej cechy w populacji. Na przykład, jeżeli wysokość ciała dziecka znajduje się na 10. centylu, tzn. że 10% jego rówieśników (tej samej płci i w tym samym wieku) ma taką samą lub mniejszą wysokość ciała. Wartości centylowe można przedstawić w tabelach liczbowych lub graficznie na siatkach centylowych.

Przyjmuje się zwykle, że przedział między 25. a 75. centylem odpowiada tzw. **wąskiej normie**, a przedział między 10. a 90. centylem tzw. **szerokiej normie** (odmienne zasady przyjęto dla BMI – patrz niżej). Pozycja na siatce centylowej oznacza poziom rozwoju danej cechy.

Łącząc linią punkty odpowiadające kolejnym pomiarom, można także śledzić dynamikę rozwoju dziecka. Zwykle linia ta jest zlokalizowana w zbliżonych pasmach centylowych. Znaczna zmiana pasma powinna być sygnałem do sprawdzenia, jaka jest tego przyczyna. Można też z dość dużym prawdopodobieństwem przewidywać, jaka będzie ostateczna wysokość ciała dziecka, tzn. jaką wysokość ciała osiągnie w wieku 18 lat, utrzymując się w swoim typowym paśmie centylowym.

Standardy rozwoju fizycznego dla dzieci w wieku 0–5 lat

Obecnie w Polsce wprowadzane są Standardy WHO Rozwoju Fizycznego Dzieci w Wieku 0–5 lat. Opracowano je z inicjatywy Kwatery Głównej WHO w Genewie, na podstawie wyników Wieloośrodkowych Badań WHO nad Wskaźnikami Referencyjnymi Rozwoju Fizycznego Dzieci (The WHO Multicentre Growth Reference Study). Badania te wykonano w latach 1997–2003 w sześciu krajach (Brazylii, Ghanie, Indiach, Norwegii, Omanie i USA) z rygorystycznym przestrzeganiem ustalonej metodyki doboru próby i pomiarów antropometrycznych.

Badano dzieci w wieku 0–5 lat: zdrowe, urodzone o czasie, z pojedynczej ciąży, które żyły w warunkach stwarzających szansę na osiągnięcie genetycznie zaprogramowanego potencjału rozwojowego. Matki dzieci przestrzegały podstawowych korzystnych dla zdrowia praktyk zdrowotnych, w tym karmienia piersią i niepalenia tytoniu (przed urodzeniem dziecka i potem). Przyjęto, że karmienie piersią jest normą biologiczną, a rozwój dziecka karmionego piersią stanowi normatywny model wzrastania.

Stwierdzono, że wzrastanie dzieci na różnych kontynentach jest podobne, jeśli zaspokoi się ich potrzeby biologiczne i zdrowotne oraz zapewni odpowiednią opiekę. Na tej podstawie opracowano Standardy WHO Rozwoju Fizycznego Dzieci w Wieku 0–5 lat (WHO Child Growth Standards for Children 0–5 years: www.who.int/childgrowth/en).

Jest to narzędzie do oceny stanu zdrowia i rozwoju niemowląt oraz małych dzieci, które może być wykorzystane we wszystkich krajach, grupach etnicznych i społeczno-ekonomicznych. Standardy określają, jaki powinien być rozwój dzieci. Dotychczasowe wskaźniki referencyjne (normy rozwojowe) natomiast określały, jaki jest rozwój dzieci w danym miejscu i czasie. W rozdz. 26 „Badania i normy w pediatrii" zamieszczono tabele z wartościami centylowymi standardów WHO dla masy ciała, długości/wysokości ciała i wskaźnika BMI dla dzieci w wieku 0–5 lat oraz obwodu głowy dla dzieci w wieku 0–24 lat.

Wskaźniki referencyjne rozwoju fizycznego dla dzieci i młodzieży w wieku 5–18 lat

Od wielu lat w Polsce powszechnie używane były wskaźniki rozwoju fizycznego warszawskich dzieci i młodzieży opracowywane w Instytucie Matki i Dziecka. Była to tzw. norma docelowa, gdyż populacja warszawska charakteryzuje się najkorzystniejszymi wskaźnikami rozwoju fizycznego.

W latach 2007–2009 opracowano w Polsce nowy układ odniesienia dla wysokości i masy ciała oraz BMI dzieci w wieku 5–18 lat. Podstawą do ich opracowania były wyniki badań wykonanych przez zespół Instytutu „Pomnik-Centrum Zdrowia Dziecka" na dużej (N = 17 281), reprezentatywnej, ogólnopolskiej próbie dzieci w ramach projektu OLAF. Siatki te zamieszczono w rozdz. 26 „Badania i normy w pediatrii".

Interpretacja wskaźnika BMI

U dzieci i młodzieży wskaźnik BMI w stosunku do wartości referencyjnych dla płci i wieku:

- poniżej 5. centyla to niedobór masy ciała,
- od 85. do 95. centyla to nadwaga,
- powyżej 95. centyla to otyłość.

Wzrost częstości występowania u dzieci nadwagi i otyłości wpływa na zwiększanie się wartości wskaźnika BMI, a tym samym przedziału, który uważa się za normę. W krajach wysoko rozwiniętych, zwłaszcza w USA, średnie wartości BMI zaczęły się zwiększać już w latach 80. XX wieku, w Polsce zjawisko to wystąpiło po 1995 r. Z tego względu WHO zaleca wykorzystywanie jako wartości referencyjnych siatek BMI dla dzieci amerykańskich z 1977 r., przy opracowaniu których wyłączono dane ok. 3% dzieci z otyłością. Korzystniej jest więc posługiwać się starszym układem odniesienia z badań przeprowadzonych w latach 1996–1999 (tab. 1.2) niż siatkami opracowanymi w latach 2007–2009.

Ocena dojrzewania

Dostępną w praktyce metodą oceny procesów dojrzewania jest badanie stopnia zaawansowania dojrzewania płciowego i szkieletowego.

W **ocenie dojrzewania płciowego** wykorzystuje się skalę opracowaną w 1962 r. przez J.M. Tannera. Polega ona na określaniu stadium (fazy) rozwoju wtórnych cech płciowych: u dziewcząt – sutków i owłosienia łonowego (tab. 1.3); u chłopców – narządów płciowych i owłosienia łonowego (tab. 1.4). W rozwoju każdej z tych cech wyróżnia się pięć stadiów – pierwsze, dziecięce, oznacza brak oznak dojrzewania, piąte, końcowe, jest typowe dla osoby dorosłej.

Dojrzewanie szkieletowe jest to cykl przemian zachodzących w tkance chrzęstnej (proces kostnienia), które prowadzą do osiągnięcia typowej dla dorosłego wielkości, struktury i czynności kości. Proces kostnienia poszczególnych kości trwa od 6. tygodnia okresu zarodkowego do 20.–25. rż. (dłużej u chłopców). W tkance chrzęstnej pojawia się punkt (jądro) kostnienia, w którym tworzą się pierwsze blaszki kostne. Prawie każda kość ma kilka punktów kostnienia i pojawiają się one kolejno, w określonym porządku.

Tabela 1.2. Wskaźniki masy ciała BMI u warszawskich chłopców i dziewcząt w wieku 6–18 lat – wartości centylowe

WIEK (LATA)	CHŁOPCY (CENTYLE)								DZIEWCZĘTA (CENTYLE)							
	5	10	25	50	75	85	90	95	5	10	25	50	75	85	90	95
6	13,7	14,0	14,7	15,5	16,5	17,1	17,7	18,3	13,4	13,6	14,4	15,4	16,5	17,4	17,8	18,5
7	13,6	14,0	14,7	15,6	16,5	17,3	18,2	19,0	13,4	13,6	14,4	15,5	16,9	18,0	18,7	20,2
8	13,7	14,1	14,8	15,8	17,1	18,2	19,5	21,0	13,4	13,6	14,5	15,6	17,3	18,5	19,4	21,3
9	13,8	14,2	15,1	16,3	18,4	19,6	20,7	22,2	13,6	13,8	14,7	16,0	17,8	19,1	20,0	22,2
10	14,1	14,6	15,5	17,0	19,2	20,4	21,6	23,2	13,9	14,1	15,2	16,6	18,5	19,9	20,7	22,8
11	14,6	15,1	15,9	17,5	19,9	21,4	22,5	24,0	14,1	14,6	15,8	17,3	19,3	20,7	21,5	23,5
12	15,1	15,5	16,5	18,1	20,7	22,5	23,4	24,8	14,7	15,1	16,4	18,0	19,9	21,5	22,4	24,1
13	15,5	16,0	16,9	18,6	21,2	23,0	24,0	25,4	15,3	16,0	17,3	18,8	20,6	21,9	22,9	24,5
14	16,0	16,5	17,6	19,2	21,6	23,2	24,2	25,7	16,3	16,8	17,9	19,4	21,3	22,3	23,4	24,9
15	16,7	17,3	18,5	20,1	22,0	23,3	24,3	25,7	16,9	17,5	18,6	20,1	21,9	22,8	23,8	25,4
16	17,6	18,0	19,4	20,9	22,5	23,5	24,4	25,7	17,6	18,1	19,1	20,5	22,2	23,2	24,0	25,7
17	18,2	18,6	20,0	21,3	22,9	23,9	24,8	25,8	17,9	18,4	19,4	20,7	22,3	23,5	24,1	25,9
18	18,3	18,7	20,2	21,5	23,1	24,3	25,2	26,3	18,0	18,6	19,5	20,8	22,3	23,7	24,2	26,1

Palczewska I. (2007); na podstawie danych źródłowych: Palczewska I., Niedźwiecka Z.: *Wskaźniki rozwoju somatycznego dzieci i młodzieży warszawskiej.* Medycyna Wieku Rozwojowego, 2001, 5 (supl. 1), 2.

Tabela 1.3. Stadia rozwoju sutków u dziewcząt i narządów płciowych u chłopców – skala Tannera

STADIUM	ROZWÓJ SUTKÓW U DZIEWCZĄT (M – *MAMMAE*)	ROZWÓJ NARZĄDÓW PŁCIOWYCH U CHŁOPCÓW (G – *GENITALIA*)
I	M_1 – stadium dziecięce; otoczka brodawki sutkowej płaska, bladoróżowa	G_1 – stadium dziecięce; jądra, moszna i prącie o wielkości i proporcjach jak we wczesnym dzieciństwie
II	M_2 – postać „pączka"; poszerzenie i uwypuklenie otoczki brodawki sutkowej, niewielkie zmiany zabarwienia	G_2 – powiększenie jąder, wydłużenie worka mosznowego (skóra cienka, wyraźnie widoczny zarys jąder), niewielkie powiększenie rozmiarów prącia
III	M_3 – uwypuklenie piersi (niewielki, dość stromy „wzgórek", wyczuwalna tkanka tłuszczowa) i otoczki, ciemniejsze jej zabarwienie	G_3 – dalszy rozwój jąder, powiększenie obwodu i długości prącia (ok. ¾ długości worka mosznowego)
IV	M_4 – wyraźnie zarysowana pierś; wyczuwalna tkanka tłuszczowa i gruczołowa; otoczka i brodawka sutkowa tworzą wtórny wzgórek, oddzielony od piersi	G_4 – zwiększenie długości prącia (równe długości worka mosznowego), ciemniejsze zabarwienie skóry moszny
V	M_5 – sutek w pełni rozwinięty, o regularnym zarysie (zniknięcie wtórnego wzgórka); ciemniejsze zabarwienie brodawki	G_5 – narządy płciowe o rozmiarach, kształcie i proporcjach typowe dla dojrzałego mężczyzny

Tabela 1.4. Stadia rozwoju owłosienia łonowego u dziewcząt i chłopców – skala Tannera

STADIUM	ROZWÓJ OWŁOSIENIA ŁONOWEGO (P – *PUBES*)
I	P_1 – stadium dziecięce; nie ma owłosienia łonowego (tylko meszek)
II	P_2 – włosy pojedyncze, proste, jasne, u dziewcząt – na skórze warg sromowych, u chłopców – u nasady prącia
III	P_3 – włosy skręcone, rzadkie, ale grubsze i ciemniejsze; zajmują część powierzchni skóry krocza
IV	P_4 – włosy mocno skręcone, gęste, zajmują mniejszą powierzchnię skóry niż u osoby dorosłej
V	P_5 – wygląd włosów i powierzchnia, jaką zajmują, oraz kształt typowy dla płci. U kobiet kształt trójkąta, z niewielkim owłosieniem powierzchni wewnętrznej ud. Typowe owłosienie męskie ma kształt rombu – owłosienie skóry brzucha, w kierunku pępka; określa się je jako stadium P_6

Zaawansowanie dojrzewania szkieletowego, tzw. **wiek kostny**, można określić na podstawie zdjęć radiologicznych dłoni i nadgarstka. Ocenia się:

- obecność punktów kostnienia,
- wielkość punktów kostnienia,
- kształt, szerokość chrząstek wzrostowych,
- stopień zespolenia trzonów z nasadami.

Porównuje się je z wzorcami typowymi dla dziecka w danym wieku i płci, podanymi w *Atlasie radiologicznym rozwoju kośćca*, opracowanym przez J. Kopczyńską-Sikorską.

Wiek rozwojowy

Dzieci w tym samym wieku kalendarzowym mogą znacznie różnić się pod względem zaawansowania we wzrastaniu i dojrzewaniu. Na przykład u dziewczynki 13-letniej dojrzewanie płciowe może się zaczynać lub kończyć. Z tego powodu wprowadzono pojęcie wieku rozwojowego (biologicznego).

Wiek rozwojowy jest wskaźnikiem dojrzałości biologicznej dziecka, oznacza stopień rozwoju niektórych cech lub funkcji organizmu. Stanowi informację, w jakiej fazie „drogi rozwojowej" znajduje się dziecko, jaki odcinek przebyło (od startu, czyli poczęcia), a jaki pozostał do przebycia (do mety, czyli osiągnięcia pełnej dojrzałości biologicznej).

W określaniu wieku rozwojowego stosuje się:

- **Ocenę zaawansowania dojrzewania płciowego** (w drugiej dekadzie życia) – za pomocą skali Tannera, a u dziewcząt także za pomocą określenia wieku pierwszej miesiączki. Przyjmuje się, że dziewczęta dojrzewają wcześnie, gdy miesiączka występuje w wieku 8–11,5 roku, przeciętnie w wieku 11,6–13,5 roku, a późno w wieku od 13,6 roku. Nie ma równie prostego i pewnego kryterium zaawansowania w dojrzewaniu płciowym u chłopców. Mógłby być nim wiek pierwszego nocnego wytrysku nasienia (polucji), ale większość chłopców nie pamięta jego daty.
- **Ocenę wieku kostnego** – w każdym okresie rozwoju dziecka, ale obecnie dokonuje się jej rzadko (ochrona przed promieniowaniem jonizującym), głównie w przypadkach zaburzeń hormonalnych.
- **Ocenę wieku zębowego** – określenie liczby wyrżniętych zębów mlecznych (od 6. do ok. 30. mż.) i zębów stałych (od 6. rż.). Ze względu na dużą indywidualną zmienność czasu wyrzynania się poszczególnych zębów to kryterium wieku rozwojowego jest mało przydatne

1.2.4

Długookresowe tendencje przemian w rozwoju fizycznym

Przebieg rozwoju fizycznego ulega zmianom w kolejnych pokoleniach. Zmiany te określa się jako trendy sekularne (łac. *seculum* – pokolenie) lub długookresowe (międzypokoleniowe) tendencje przemian. Występowanie trendu sekularnego wysokości ciała zaobserwowano u poborowych w końcu XIX wieku. Trend ten prawdopodobnie istniał już wcześniej (co najmniej od 200 lat), ale nie ma na to pewnych dowodów.

Zmiany te polegają na:

- **Zwiększaniu się w kolejnych pokoleniach średniej wysokości ciała:**
  - ludzi dorosłych, np. średnia wysokość ciała mężczyzn poborowych wynosiła w Polsce w 1927 r. 166 cm, a w 2001 r. – 177 cm,
  - dzieci i młodzieży, np. w Poznaniu średnia wysokość ciała chłopca w wieku 12 lat wynosiła w latach 1880–1886 – 135 cm, w 1970–1971 – 146 cm, a w 2000 r. – 152 cm.

■ **Przyśpieszeniu dojrzewania płciowego** (akceleracji; łac. *accelere* – przyśpieszać). Wskaźnikami jego są:

  ■ obniżanie się wieku pierwszej miesiączki u dziewcząt, np. u dziewcząt warszawskich w 1965 r. wynosił 13,1 roku, w 1997 r. – 12,8 roku, zaś u dziewcząt wiejskich w 1967 r. – 14,0 lat, a w 2001 r. – 13,2 roku,

  ■ przyśpieszenie rozwoju owłosienia łonowego u chłopców, np. u chłopców krakowskich początek rozwoju tego owłosienia w 1971 r. następował w wieku 13 lat, w 1983 r. – 12,8 roku, a w 2000 r. – 12,1 roku.

■ **Przesunięciu skoku pokwitaniowego wysokości ciała na młodsze lata.**

Główną przyczyną trendu sekularnego w rozwoju fizycznym jest poprawa warunków środowiskowych, szczególnie sposobu żywienia, zmniejszenie obciążenia wysiłkiem fizycznym i zachorowalności na różne choroby w dzieciństwie. Jest to przede wszystkim efekt korzystniejszej sytuacji ekonomiczno-społecznej (m.in. wzrost poziomu wykształcenia, zamieszkiwanie w miastach) i poprawy ogólnego standardu życia. Warunki te sprzyjają osiąganiu tzw. indywidualnego, genetycznie zaprogramowanego potencjału wzrostowego człowieka ("genetycznego pułapu").

W krajach wysokorozwiniętych zaobserwowano zahamowanie trendu sekularnego, co tłumaczy się osiągnięciem pewnego optimum standardu życia. W Polsce trend ten nadal utrzymuje się u dorosłych i dzieci, choć jego nasilenie jest niewielkie.

Trendowi sekularnemu wysokości ciała towarzyszy zwiększanie się masy ciała. Wpływ warunków środowiskowych na masę ciała jest znacznie większy niż na wysokość ciała. W populacji zwiększa się bowiem częstość nadwagi i otyłości.

1.2.5

Zaburzenia w rozwoju fizycznym dzieci i młodzieży

Do najczęstszych zaburzeń należą:

■ niedobór wysokości ciała,
■ nadwaga i otyłość,
■ niedobór masy ciała,
■ nieorganiczny zespół opóźnienia rozwoju,
■ zaburzenia dojrzewania płciowego.

Niedobór wysokości ciała

Niedobór wysokości ciała (niskorosłość, *hipostatura*) rozpoznaje się, gdy wysokość ciała dziecka jest poniżej 10. centyla, a wg endokrynologów – poniżej 3. centyla.

Może on być spowodowany różnymi przyczynami:

■ **czynnikami genetycznymi** (rodzinny niski wzrost) – rodzice są niscy; u dzieci nie stwierdza się żadnych chorób; jest to najczęstsza postać niskorosłości – dzieci zdrowe niskie,

■ **zwolnionym tempem wzrastania i dojrzewania** – dojrzewanie płciowe rozpoczyna się później, a proces rozwoju fizycznego może przedłużyć się do 20. rż.,

■ **zaburzeniami chromosomowymi** – np. zespół Turnera, Downa (niedobór wzrostu jest jednym z wielu współistniejących zaburzeń),

■ **zaburzeniami hormonalnymi** – najczęściej somatotropinowa niedoczynność przysadki mózgowej,

■ **chorobami innych układów** – układu kostnego (często współistnieją różne deformacje i nieprawidłowa budowa ciała), wrodzonymi chorobami metabolicznymi, przewlekłymi chorobami, w których upośledzony jest stan odżywienia (np. celiakia) lub utlenowanie organizmu (np. choroby układu krążenia).

Niskorosłość może stwarzać poważne problemy, zwłaszcza u chłopców w okresie dojrzewania. Chłopcy niskorośli częściej niż ich rówieśnicy:

■ mają obniżone poczucie własnej wartości, są mniej pewni siebie,

■ gorzej oceniają swoje zdrowie, wygląd, odczuwają różne dolegliwości, zwłaszcza bóle brzucha i przygnębienie,

■ mają trudności w funkcjonowaniu społecznym, np.: mają mniej przyjaciół, są odrzucani przez grupę lub odczuwają lęk przed włączeniem się do niej, stają się ofiarami przemocy ze strony rówieśników,

■ są traktowani przez rodziców i inne osoby jako młodsi w stosunku do wieku kalendarzowego (efektem tego jest ograniczanie ich aktywności i samodzielności).

Częstość i rodzaj występujących problemów zależą od przyczyny niskorosłości, towarzyszących zaburzeń i ich leczenia, postaw rodziców oraz rówieśników, a także warunków życia.

Otyłość

Otyłość (*obesitas*) jest przewlekłą chorobą metaboliczną, która objawia się zwiększeniem ilości tkanki tłuszczowej w organizmie.

Wyróżnia się:

■ **otyłość prostą (pierwotną)** – spowodowaną dodatnim bilansem energetycznym, tj. zaburzeniem równowagi między energią dostarczaną z pożywieniem a jej wydatkowaniem; dotyczy ponad 90% dzieci i młodzieży z otyłością,
■ **otyłość wtórną** – towarzyszącą różnym chorobom, tj. hormonalnym, genetycznie uwarunkowanym, uszkodzeniom OUN.

Przyczyną otyłości prostej jest nałożenie się dwóch grup czynników:

■ **Czynników (predyspozycji) genetycznych** – determinujących m.in.: regulację apetytu, funkcje wydzielnicze tkanki tłuszczowej, osobniczą masę ciała, podstawową przemianę materii, spontaniczną aktywność fizyczną. Odgrywają one rolę w 25––40% przypadków otyłości.
■ **Czynników środowiskowych** – nieprawidłowe żywienie (m.in. spożywanie wysokokalorycznej i wysokoprzetworzonej żywności, tłuszczu, słodyczy), mała aktywność fizyczna, przyjmowanie niektórych leków (np. przeciwpadaczkowych), stresy. Ostatnie badania sugerują, że niektóre typy otyłości mogą być spowodowane zakażeniem adenowirusami.

W krajach wysokorozwiniętych częstość występowania otyłości u dorosłych i dzieci zwiększa się w niepokojącym tempie. Uznaje się ją za epidemię XXI wieku. W USA w ostatnich 20 latach odsetek dzieci z otyłością w wieku 6–19 lat zwiększył się 4-krotnie. W Europie Zachodniej co czwarty nastolatek ma nadwagę. W Polsce w 2009 r. nadwagę miało 16,4% dzieci w wieku 7–18 lat (wyniki projektu OLAF). Nadwaga w dzieciństwie u ok. 80% osób utrzymuje się w dalszych latach życia. Ryzyko otyłości w okresie dorosłości jest największe, gdy nadwaga pojawia się we wczesnym dzieciństwie (do ok. 7. rż.).

Otyłości u dzieci i młodzieży towarzyszyć mogą inne zaburzenia somatyczne, w tym zaburzenia związane z obciążeniem układu kostnego nadmierną masą ciała: koślawość kolan (spowodowana także tkanką tłuszczową na udach), płaskostopie, bóle pleców. Częste są zmiany skórne (rozstępy skórne, nadmierne pocenie się i tarcie w fałdach skórnych, nasilony łojotok i trądzik) i zaburzenia metaboliczne wywołane otyłością lub jej towarzyszące. Jednym z nich jest zespół metaboliczny, w którym oprócz otyłości brzusznej występuje nadciśnienie, podwyższone stężenie cholesterolu i triglicerydów oraz oporność tkanek na insulinę. Zespół ten występuje u ok. 30% otyłych nastolatków.

Młodzież z otyłością w porównaniu z rówieśnikami o prawidłowej masie ciała częściej zgłasza różnorodne problemy dotyczące zdrowia psychicznego (poczucie niskiej wartości, rozdrażnienie i przygnębienie) i społecznego. Odmienności w wyglądzie, budowie ciała i sprawności fizycznej dzieci z otyłością powodują, że często są one stygmatyzowane, doznają przykrych docinków ze strony rodziców, rodzeństwa, nauczycieli, a zwłaszcza rówieśników, często są ofiarą przemocy rówieśniczej.

Leczenie otyłości jest długotrwałe i trudne. Tylko część dzieci i młodzieży je podejmuje, a wśród leczonych tylko ok. $\frac{1}{3}$ osiąga po kilku latach prawidłową masę ciała. Podstawą leczenia jest stopniowe osiąganie ujemnego bilansu energetycznego. Wymaga to zmiany w stylu życia dziecka i jego rodziny – zmiany sposobu żywienia (ograniczenie spożycia energii, a nie tylko niektórych produktów) i zwiększenia aktywności fizycznej. Nieskuteczne są krótkotrwałe diety restrykcyjne.

Niedobór masy ciała

Niedobór masy ciała rozpoznajemy, gdy BMI jest równe lub mniejsze od 5. centyla. Najczęściej jest to cecha konstytucjonalna, uwarunkowana genetycznie, związana z somatotypem ektomorficznym. Inne rzadsze przyczyny to:

■ choroby przewlekłe związane z zaburzeniami trawienia i wchłaniania pokarmów oraz metabolizmu,
■ zaburzenia w jedzeniu – jadłowstręt psychiczny (*anorexia nervosa*),
■ nieprawidłowe żywienie związane z ubóstwem lub zaniedbaniami ze strony rodziny,
■ nieuzasadnione odchudzanie się dorastających dziewcząt.

Odchudzanie się dziewcząt bez nadwagi związane jest z modą na szczupłe ciało, będące ideałem kobiecej urody. Wśród dziewcząt w wieku 13–18 lat o prawidłowej masie ciała 20–25% stosuje dietę lub podejmuje inne działania w celu schudnięcia. Należy to uznać za zachowanie ryzykowne dla zdrowia. W okresie dojrzewania u dziewcząt zwiększone przyrosty masy ciała są normą, odpowiednia ilość tkanki tłuszczowej jest niezbędna dla prawidłowego rozwoju układu rozrodczego.

Stosowanie diet eliminacyjnych i innych nieprawidłowych sposobów odchudzania się może powodować niedobory pokarmowe (zwłaszcza witamin i składników mineralnych, w tym żelaza). Z tego powodu, a także częstego uczucia głodu, dziewczęta mogą odczuwać rozdrażnienie, trudności w koncentracji uwagi i w zasypianiu. Zwiększa się też u nich ryzyko zaburzeń psychicznych (*anorexia nervosa* i *bulimia nervosa*).

Nieorganiczny zespół opóźnienia rozwoju

Nieorganiczny zespół opóźnienia rozwoju[1] wyodrębniono w celu określenia stanów opóźnienia rozwoju fizycznego, w których:

- nie stwierdza się chorób organicznych (genetycznych, metabolicznych i układowych),
- pierwotną przyczyną upośledzenia rozwoju są nieprawidłowości w środowisku dziecka.

Pierwotnym czynnikiem etiologicznym w nieorganicznym zespole opóźnienia rozwoju są zakłócenia w środowisku psychospołecznym dziecka, głównie interakcji matka–dziecko, spowodowane zaburzeniami zdrowia psychicznego lub osobowości matki (np. depresja, niedojrzałość emocjonalna, upośledzenie umysłowe, zaniedbywanie dziecka). Przyczyną opóźnienia wzrastania dziecka może być nieregularność w wydzielaniu hormonu wzrostu i zmienna reaktywność na bodźce, obniżenie stężenia lub aktywności somatoliberyny (growth-hormone-releasing hormone, GHRH), a także przewlekłe niedobory pokarmowe. Kryteria diagnostyczne nieorganicznego zespołu opóźnienia rozwoju to:

- wysokość i masa ciała oraz obwód głowy poniżej 3. centyla lub wyraźne zmniejszenie ich przyrostów,
- opóźnienie rozwoju motorycznego, społecznego, dojrzewania szkieletowego i płciowego oraz występowanie zaburzeń łaknienia i zachowań związanych z jedzeniem, zaburzeń snu, kontroli zwieraczy, opóźnienia rozwoju umysłowego, mowy,
- zwiększenie tempa wzrastania po hospitalizacji lub pobycie dziecka w innym środowisku,
- stwierdzenie nieprawidłowości w środowisku społecznym dziecka,
- wykluczenie organicznych przyczyn opóźnienia rozwoju.

Leczenie nieorganicznego zespołu opóźnień rozwoju jest długotrwałym procesem, w którym uczestniczy dziecko i matka. Obejmuje on:

- realimentację,
- terapię wychowawczą,
- stymulację rozwoju dziecka,
- terapię rodziny.

Zaburzenia dojrzewania płciowego

Istnieje wiele odmian prawidłowego przebiegu dojrzewania, ale mogą wystąpić także jego zaburzenia.

Do najczęstszych zaburzeń należą:

- **Przedwczesne dojrzewanie płciowe** – rozpoczęcie dojrzewania u dziewcząt przed 8. rż., a u chłopców przed 10. rż.,
- **Opóźnione dojrzewanie płciowe** – objawy dojrzewania nie występują u dziewcząt przed 15. rż., u chłopców przed 17. rż.,
- **Zaburzenia miesiączkowania u dziewcząt.**

Dojrzewanie czynności układu rozrodczego u dziewcząt w okresie pokwitania trwa 3–5 lat. Od pierwszej miesiączki do pełnej dojrzałości tego układu upływają ok. 2 lata. W tym czasie tylko w 10–30% cykli występuje owulacja. Regulacja cykli miesiączkowych może być zaburzona przez bodźce wewnętrzne (np. przewlekłe choroby, gwałtowną utratę tkanki tłuszczowej) i zewnętrzne (np. stres).

Na skutek tego częste są zaburzenia miesiączkowania, jak opóźnienie wystąpienia pierwszej miesiączki (tzw. pierwotny brak miesiączki), ustanie miesiączkowania (tzw. wtórny brak miesiączki, dłuższy niż 6 miesięcy), zaburzenia czasu trwania i nasilenia krwawienia, ból w podbrzuszu i okolicy krzyżowej

---

[1] W piśmiennictwie w jęz. angielskim używa się najczęściej terminu *failure to thrive*, a także *maternal deprivation, psychosocial dwarfism, reactive attachment disorder*.

kręgosłupa. Rzadziej występuje u nastolatek zespół napięcia przedmiesiączkowego. Najpoważniejszym zaburzeniem są przedłużające się, obfite krwawienia, które mogą powodować niedokrwistość. Dziewczęta, u których występują zaburzenia miesiączkowania, wymagają konsultacji i leczenia przez lekarza ginekologa, co w tej fazie życia jest dla dziewczynki przykrym przeżyciem.

1.3
ROZWÓJ MOTORYCZNY

Motoryczność człowieka (łac. *motio* – ruch) M. Demel definiuje jako całokształt czynności ruchowych człowieka, czyli to, co dotyczy poruszania się człowieka w przestrzeni na skutek zmian położenia całego ciała lub poszczególnych jego części względem siebie.

Wyróżnia się **motorykę dużą** – odnoszącą się do ruchów całego ciała lub dużych jego części oraz **motorykę małą** – dotyczącą głównie ruchów rąk i wykonywania czynności precyzyjnych. Istotą motoryczności człowieka jest ogromne bogactwo ruchów (czynności ruchowych), które tworzą wiele kombinacji ruchowych, wykonywanych w codziennym życiu.

1.3.1
Charakterystyka rozwoju motorycznego w wieku rozwojowym

Rozwój motoryczny człowieka rozpoczyna się od pojedynczych, prostych ruchów, rejestrowanych w badaniu USG już w 7. tygodniu okresu prenatalnego, a kończy się nieporadnością ruchową w późnej starości.

W rozwoju motorycznym dziecka występują pewne prawidłowości (zasady) opisane przez M. Demela. Rozwój ten:

- Przebiega od reakcji ogólnych do zlokalizowanych (specyficznych) – np. noworodek reaguje na bodźce (krzyczy) całym ciałem; dopiero po kilku miesiącach niemowlę sięga po przedmiot oburącz, a ok. 1. rż. jedną ręką.
- Przebiega w kierunku od głowy ku kończynom – najwcześniej wykształcają się ruchy ust i oczu (mimika).
- Przebiega odśrodkowo – od osi głównej ciała ku obwodowi; wcześniejsze są ruchy całych kończyn niż palców.

- Przebiega od ruchów symetrycznych do asymetrycznych – niemowlę wcześniej wykonuje ruchy oboma rękami niż jedną, małe dziecko nie potrafi zamknąć jednego oka, zamyka oba.
- Polega na powiązaniu sfery ruchowej ze sferą czuciową – związek tych sfer w pierwszych miesiącach życia jest luźny i stopniowo się pogłębia. Niemowlę wykonuje ruchy błędne – bez związku z bodźcami zewnętrznymi; wraz z wiekiem pojawiają się ruchy celowe, związane z poznawaniem otoczenia wieloma zmysłami (wzrokiem, słuchem, dotykiem, węchem).
- Polega na stopniowym opanowywaniu ruchów i umiejętności ich kontrolowania (np. opanowanie zwieraczy) oraz stopniowym ich uwewnętrznieniu, intelektualizacji – spontaniczne reakcje ruchowe dziecka zostają „ujarzmione".

Rozwój motoryczny charakteryzuje się dużą zmiennością indywidualną, uwarunkowaną wieloma przyczynami (tab. 1.5). Cechą tego rozwoju jest **motoryczne uczenie się**. Jego celem i efektem jest zmiana zachowania motorycznego dziecka.

Kluczowe znaczenie dla rozwoju i uczenia się w dzieciństwie ma stymulacja motoryczna, tzn. stwarzanie warunków i sytuacji umożliwiających rozwijanie umiejętności ruchowych oraz zdolności motorycznych. Bez systematycznej stymulacji nie jest możliwy pełny rozwój motoryczny. Warunkiem jej skuteczności jest dojrzałość funkcjonalna organizmu (zwłaszcza układu nerwowego, mięśniowego i kostnego) oraz gotowość do uczenia się nowych ruchów. Niedostatki lub zaniechanie stymulacji w dzieciństwie i młodości uniemożliwiają realizację zaprogramowanego genetycznie potencjału motorycznego.

1.3.2
Czynniki wpływające na rozwój motoryczny w dzieciństwie

Rozwój motoryczny jest ściśle powiązany z:

- **Rozwojem fizycznym** – wzrastaniem i dojrzewaniem wszystkich układów, a zwłaszcza:
  - układu kostnego – procesy kostnienia, zmiany proporcji szkieletu,

Tabela 1.5. Charakterystyczne cechy motoryczności w poszczególnych okresach wieku rozwojowego

OKRES	CHARAKTERYSTYCZNE CECHY
Płodowy	■ Ruchy całego ciała nieskoordynowane, o zwiększającej się liczbie i złożoności oraz ruchy oddechowe ■ Rozwój odruchów bezwarunkowych
Noworodkowy	■ Nieporadność ruchowa ■ Uogólnione reakcje ruchowe (ruchy błędne) ■ Wrodzone odruchy bezwarunkowe
Niemowlęcy	■ Utrzymujące się uogólnione reakcje ruchowe, niepokój i rozrzutność ruchowa ■ Stopniowe zanikanie odruchów bezwarunkowych ■ Początek przekształcania się ruchów błędnych w celowe ■ Pionizacja ciała i rozwój ruchów lokomocyjnych ■ Rozwój chwytu z przeciwstawieniem kciuka
Poniemowlęcy	■ Duża ruchliwość i rozrzutność ruchowa ■ Doskonalenie ruchów lokomocyjnych ■ Rozwój umiejętności manipulacji
Przedszkolny	■ Duża potrzeba („głód") ruchu ■ Zdolność uczenia się nowych ruchów ■ Duża harmonia ruchu, płynność, poczucie rytmu i zwinność ■ Czerpanie radości z ruchu i własnych osiągnięć ruchowych ■ Niedoskonałość ruchów manualnych ■ Początek dymorfizmu płciowego (uwarunkowania kulturowe)
Młodszy szkolny	■ Utrzymująca się potrzeba ruchu ■ Łatwość opanowywania nowych i specyficznych umiejętności ruchowych ■ Wysoki poziom sprawności i wydolności fizycznej ■ Pogłębiający się dymorfizm płciowy
Dojrzewania płciowego	■ Przejściowy zanik harmonii i płynności ruchów oraz zdolności do uczenia się nowych ruchów („kryzys", „mutacja" motoryczności) ■ U dziewcząt ociężałość (lenistwo) ruchowa i zakończenie rozwoju motorycznego ■ Utrwalony dymorfizm płciowy (uwarunkowania biologiczne)
Młodzieńczy	■ Osiągnięcie motoryczności dorosłego mężczyzny/dorosłej kobiety ■ Ekonomika ruchów ■ Dalszy rozwój sprawności fizycznej (zwłaszcza siły i szybkości) u chłopców; u dziewcząt sprawność fizyczna zależna od stylu życia

- układu mięśniowego – zwiększenie liczby i rozmiarów komórek mięśniowych, doskonalenie ich funkcji, zwiększenie unaczynienia i unerwienia,
- układu nerwowego – dojrzewanie komórek nerwowych, wzrost wypustek, rozgałęzień i synaps; dojrzewanie pól i warstw kory mózgowej i móżdżku (koordynacja równowagi); mielinizacja komórek i włókien nerwowych,
- układów i funkcji zaopatrzenia tlenowego, szczególnie układu krążenia i oddechowego.

■ **Rozwojem psychicznym** – sferą poznawczą i emocjonalną, szczególnie we wczesnym dzieciństwie.

■ **Rozwojem społecznym** – dziecko naśladuje zachowania ruchowe i uczy się ich od innych osób w swoim otoczeniu, współdziała z innymi w zadaniach ruchowych, współzawodniczy i rywalizuje.

Naturalny proces rozwoju motorycznego człowieka jest uwarunkowany czynnikami genetycznymi i środowiskowymi. W większym jednak stopniu niż inne sfery rozwoju człowieka może być modyfikowany przez czynniki środowiskowe, szczególnie przez aktywność fizyczną.

Do **czynników genetycznych** warunkujących motoryczność i jej rozwój należą:

■ typ budowy ciała (konstytucjonalny), od którego zależy m.in. masa tkanki kostnej, mięśniowej i tłuszczowej,

- tempo rozwoju fizycznego (dzieci wcześniej doj-rzewające osiągają lepsze wyniki w testach sprawności i wydolności fizycznej, wcześniej kończy się ich rozwój motoryczny),
- uzdolnienia ruchowe,
- cechy temperamentu, czyli względnie stałe cechy osobowości występujące od wczesnego dzieciństwa, które mają podłoże biologiczne, są związane z określonymi strukturami mózgu, mechanizmami fizjologicznymi i biochemicznymi.

Dla rozwoju motorycznego szczególnie ważne cechy temperamentu to:

- poziom aktywności,
- energia,
- regularność (rytmiczność) funkcjonowania,
- sposób reagowania na nowe bodźce,
- łatwość przystosowywania się,
- próg reagowania (wrażliwość),
- siła reakcji,
- jakość nastroju,
- wytrwałość.

Wśród **czynników środowiskowych** główną rolę odgrywa aktywność fizyczna. Pewne znaczenie ma też sposób żywienia, od którego zależy m.in. masa ciała, w tym masa mięśniowa i ilość tkanki tłuszczowej.

Rozwój motoryczny może być opóźniony lub zaburzony u dzieci z chorobami przewlekłymi. Może to być spowodowane uszkodzeniem funkcji różnych układów, np. w wadach wrodzonych serca, przewlekłych chorobach płuc, układu ruchu. Często jednak przyczyną jest nie choroba, lecz ograniczanie aktywności fizycznej, nie zawsze uzasadnione.

1.3.3
Metody oceny rozwoju motorycznego dzieci i młodzieży

Ocena rozwoju motorycznego dzieci w wieku 0–3 lat polega na obserwacji zachowania dziecka i jego reakcji ruchowych na bodźce zewnętrzne. W celu określenia, czy rozwój ten przebiega prawidłowo, opracowywane są układy odniesienia, w których przedmiotem oceny jest osiąganie przez dziecko kamieni milowych w zakresie czynności ruchowych.

Nową propozycją są standardy rozwoju ruchowego (motoryki dużej) dla dzieci w wieku 4–24 miesięcy rekomendowane przez WHO. Opracowano je na podstawie długofalowych badań zdrowych dzieci z sześciu krajów (Brazylia, Ghana, Indie, Norwegia, Oman, USA), żyjących w dobrych warunkach. Opracowano wartości centylowe dla czasu osiągania sześciu kamieni milowych w rozwoju ruchowym (tab.

Tabela 1.6. Średnia arytmetyczna, odchylenie standardowe (SD) oraz wartości centylowe miesięcy, w których niemowlęta osiągają kamienie milowe w rozwoju motorycznym

KAMIENIE MILOWE	ŚREDNIA (SD)	CENTYLE (MIESIĄC ŻYCIA)						
		3	10	25	50	75	90	97
Siedzenie bez oparcia	6,0 (1,1)	4,1	4,6	5,2	5,9	6,7	7,5	8,4
Stanie z pomocą	7,6 (1,4)	5,2	5,9	6,6	7,4	8,4	9,4	10,5
Raczkowanie	8,5 (1,7)	5,8	6,6	7,4	8,3	9,3	10,5	12,0
Chodzenie z pomocą	9,2 (1,5)	6,6	7,4	8,2	9,0	10,0	11,0	12,4
Stanie samodzielne	11,0 (1,9)	7,7	8,8	9,7	10,8	12,0	13,4	15,2
Chodzenie samodzielne	12,1 (1,8)	9,0	10,0	11,0	12,0	13,1	14,4	16,0

Źródło: WHO Motor Development Study: *Windows of achievement for six gross motor development milestones*, Acta Paediatrica, 2006 (supl. 450), 92–93.

1.6). Czas osiągania przez dzieci każdego z analizowanych stadiów rozwoju ruchowego jest zróżnicowany; największe różnice dotyczą samodzielnego stania i chodzenia.

W Polsce dostępna jest Dziecięca Skala Rozwojowa (DSR), która służy do oceny rozwoju psychicznego i społecznego, w tym także motorycznego, dzieci w wieku 0–3 lat, ale mogą posługiwać się nią tylko psycholodzy. Obecnie trwają prace nad polską adaptacją kwestionariusza amerykańskiego „Wiek i Etapy - 3" (Ages and Stages Questionnaires, ASQ-3) dla dzieci w wieku 2–60 miesięcy. Kwestionariusz ten wypełniany jest przez rodziców dziecka i analizowany przez lekarza sprawującego nad nim opiekę.

U **dzieci w wieku przedszkolnym** dokonuje się pomiaru sprawności fizycznej, ale jest on trudny ze względu na ich zmienną, często małą motywację do wykonania złożonych zadań ruchowych i brak zrozumienia poleceń. Wyniki prób ruchowych obarczone są błędami. Dlatego też u dzieci w tym wieku sprawność fizyczną szacuje się pośrednio na podstawie obserwacji dziecka podczas spontanicznego zachowania ruchowego. Jest to jakościowa ocena umiejętności ruchowych w zakresie motoryki dużej (np. czy sprawnie biega, chodzi, rzuca i chwyta woreczek, piłkę, skacze na jednej nodze), a także sprawności manualnej (np. zapinanie guzików, wiązanie sznurowadeł, sposób trzymania ołówka).

Dla **dzieci w wieku szkolnym** opracowano wiele testów sprawności fizycznej. Najczęściej stosowane są tzw. testy boiskowe, zawierające zestawy prób (tzw. baterie testów) mierzących zdolności motoryczne: siłę, szybkość, wytrzymałość, równowagę, gibkość, moc, zwinność.

Obecnie w Polsce powszechnie stosowany przez nauczycieli wychowania fizycznego jest Europejski Test Sprawności Fizycznej EUROFIT. Zawiera on próby:

- równowagi (stanie na jednej nodze przez 1 min),
- szybkości ruchów cyklicznych (czas 25 dotknięć sprawniejszą ręką na przemian dwóch krążków ułożonych w odległości 80 cm),
- gibkości (w pozycji siedzącej sięgnięcie rękami w przód tak daleko jak to możliwe),
- mocy (skok w dal z miejsca obunóż),
- siły mięśni brzucha (siadanie z leżenia na plecach, maksymalna liczba siadów w czasie 30 s),

- siły ramion (czas wytrzymania zwisu nachwytem z ugiętymi ramionami),
- siły statycznej dłoni (pomiar za pomocą dynamometru),
- zwinności biegowej (bieg wahadłowy 10 × 5 m),
- wydolności fizycznej (wytrzymałościowy bieg wahadłowy na odcinku 20 m ze wzrastającą co 1 min szybkością lub test wysiłkowy na ergometrze rowerowym).

Powszechnie wykonywany jest także test Coopera – bieg przez 12 min na bieżni lub w innym dogodnym terenie. Mierzy się długość przebiegniętego dystansu (im jest on dłuższy, tym większa wytrzymałość i wydolność fizyczna). Wyniki tego testu wysoko korelują z wynikami pomiaru maksymalnego pochłaniania tlenu i dlatego test Coopera jest wykorzystywany do oceny wydolności fizycznej dzieci i młodzieży.

1.4
CHARAKTERYSTYKA ROZWOJU FIZYCZNEGO I MOTORYCZNEGO W POSZCZEGÓLNYCH OKRESACH WIEKU ROZWOJOWEGO

1.4.1
Okres noworodkowy

Okres noworodkowy trwa od urodzenia do 28. dnia życia. Cechy fizyczne i funkcje organizmu noworodka zależą od tego, w którym tygodniu życia wewnątrzmacicznego się urodził.

Noworodek donoszony (urodzony między 38. a 42. tygodniem ciąży) ma przeciętnie:

- masę ciała 3300–3600 g (większa u chłopców niż u dziewcząt),
- długość ciała 50–52 cm,
- obwód głowy 35 cm.

W pierwszych dniach życia masa ciała noworodka zmniejsza się o 10–15% (utrata płynu zewnątrzkomórkowego, oddanie smółki), a po ok. 10 dniach powraca do wartości urodzeniowej. Do końca okresu noworodkowego przyrost masy ciała wynosi ok. 500 g. Od momentu urodzenia zaczyna się spowolnienie podziałów komórkowych oraz zmniejszenie przyrostów masy ciała.

Proporcje ciała noworodka cechuje: duża głowa, krótka szyja, długi tułów i krótkie kończyny dolne. Wielkość głowy, zwłaszcza jej części mózgowej, wiąże się z intensywnym rozwojem mózgu w okresie prenatalnym (masa mózgu w stosunku do masy ciała wynosi u noworodka ok. 15%, a u dorosłego – 2%). Budowa czaszki noworodka umożliwia dalszy szybki rozwój mózgu: szwy między kośćmi czaszki nie są zarośnięte; istnieją dwa ciemiączka – przednie (duże) na szczycie głowy i tylne (małe).

Ułożenie ciała noworodka na początku jest podobne jak płodu w macicy – kręgosłup w kształcie litery „C", pozycja zgięciowa (kończyny górne zgięte w stawach łokciowych, dolne w stawach kolanowych). Stopniowo noworodek przyjmuje pozycję grzbietowo-wyprostną.

Noworodek śpi 16–20 h na dobę. W tym czasie oraz w stanie odprężenia leży, nie porusza kończynami. Dzięki temu oszczędza energię potrzebną do wysiłku związanego z oddychaniem i innymi procesami adaptacyjnymi. Aktywność ruchowa w okresach czuwania przejawia się w głośnym płaczu, ruchach rąk i nóg. Wiąże się ona przede wszystkim z zaspokajaniem uczucia głodu – noworodek płacze, odwraca głowę pod wpływem każdego bodźca w okolicy ust, układa usta w „ryjek" (odruch szukania).

Charakterystycznymi cechami motoryki noworodka są:

- **Nieporadność ruchowa** – tkwi w niej potencjał i szansa na wszechstronny rozwój motoryczny w dalszym życiu.
- **Uogólnione reakcje ruchowe** – na pobudzenie jednej części ciała noworodek reaguje całym ciałem. Jest to efekt niedojrzałości układu nerwowego, a zwłaszcza braku mielinizacji komórek nerwowych. Ruchy noworodka są gwałtowne, asymetryczne, nie są skierowane na żaden cel. S. Szuman nazwał je ruchami błędnymi.
- **Zwiększone napięcie mięśniowe** – np. noworodek uniesiony w pozycji horyzontalnej na brzuchu utrzymuje leżącą pozycję ciała z głową w tej samej płaszczyźnie co tułów.
- **Wrodzone odruchy bezwarunkowe** – mimowolne reakcje fizyczne wywołane przez określone bodźce. Wyróżnia się trzy ich grupy:

- odruchy niezbędne do życia: ssanie, połykanie, kichanie, odruchy obronne (np. odruch spojówkowy),
- odruchy dające początek rozwojowi odruchów warunkowych i czynności ruchowych, np.: zaciskanie dłoni po podrażnieniu jej wewnętrznej powierzchni, chód automatyczny (naprzemienne stawianie nóg przy dotykaniu podłoża stopami),
- odruchy atawistyczne, np. odruch pływania, odruch Moro (reakcja obronna; w odpowiedzi na gwałtowny bodziec dziecko wykonuje rękoma ruch obejmowania); odruchy te zanikają ok. 6. mż.

1.4.2
Okres niemowlęcy

Okres niemowlęcy obejmuje 1. rż. dziecka (w tym okres noworodkowy) i cechuje go najintensywniejsze w okresie postnatalnym tempo rozwoju fizycznego i motorycznego.

Tempo wzrastania niemowlęcia jest szybkie. W 1. rż. przyrost długości ciała wynosi łącznie 22––25 cm, a masy ciała ok. 7 kg. Zdrowe niemowlę w 4.–5. mż. waży dwa razy więcej niż przy urodzeniu, a w końcu 1. rż. trzy razy więcej. Dziecko staje się „pulchne". Przyrost masy ciała związany jest przede wszystkim z rozwojem tkanki tłuszczowej (wzrost liczby i wielkości komórek tłuszczowych). Ilość tłuszczu u noworodka donoszonego wynosi ok. 15% masy ciała, a w końcu 1. rż. – ok. 25%. Jest to tzw. pierwszy okres krytyczny w rozwoju tej tkanki. Duży jej przyrost zwiększa ryzyko otyłości w dalszych latach życia.

W budowie i proporcjach ciała niemowlęcia dokonują się następujące zmiany:

- stopniowe zmniejszanie się ciemiączka przedniego (zarasta między 9. a 18. mż., co powoduje zmniejszenie tempa wzrastania mózgu),
- kształtowanie się krzywizn kręgosłupa – lordozy szyjnej (efekt unoszenia głowy w pozycji leżącej na brzuchu), kifozy piersiowej i lordozy lędźwiowej (efekt siadania i wstawania),
- wyrzynanie się zębów mlecznych – pierwszy siekacz dolny wyrzyna się przeciętnie ok. 6. mż., w końcu 1. rż. dziecko ma 6–8 zębów.

Szybki rozwój motoryczny niemowlęcia jest efektem intensywnego tempa rozwoju mózgu i dojrzewania ośrodków w korze mózgowej, móżdżku, jądrach podkorowych i rdzeniu kręgowym, kontrolujących ruchy zamierzone mięśni szkieletowych. Najwcześniej wykształcają się ruchy w obrębie głowy (ruchy ust, ruchy mimiczne twarzy), potem kończyn górnych, tułowia i kończyn dolnych; najpóźniej pojawiają się ruchy dłoni i palców (manipulacyjne).

Rozwój motoryczny niemowlęcia stanowi podstawę dla rozwoju procesów poznawczych, mowy, koordynacji wzrokowo-ruchowej, uczuć, a także kontaktów społecznych. Z tego powodu często używa się terminu „rozwój psychoruchowy (psychomotoryczny)".

Do kamieni milowych w tym rozwoju należą:

- Pionizacja ciała i rozwój ruchów lokomocyjnych (tab. 1.6).
- Rozwój chwytania (zamierzonego, pod kontrolą wzroku) – ok. 7. mż., w wyniku jego doskonalenia dochodzi do opanowania specyficznie ludzkiego „chwytu pęsetkowego" (obcęgowego, z udziałem kciuka), umożliwiającego rozwój czynności manipulacyjnych i konstrukcyjnych; w drugim półroczu dziecko potrafi chwytać grzechotkę, przełożyć ją z ręki do ręki, nieco później naśladuje proste czynności i gesty (np. „pa, pa", klaskanie).
- Rozwój sprawności narządów artykulacyjnych i mowy, obejmujący następujące etapy:
  - krzyk i płacz niemowlęcia – reakcja na przykre wrażenia (np. głód, zimno) i inne okrzyki (dźwięki) wyrażające zadowolenie, będące sposobem komunikowania się z otoczeniem; w krzyku są elementy nieartykułowane, trudne do określenia, niektóre zbliżone do samogłosek a, u, o,
  - głużenie (gruchanie) ok. 2.–3. mż. – wydawanie przypadkowych dźwięków pojedynczych lub w połączeniu z samogłoską (głużą również do ok. 18. mż. dzieci niesłyszące),
  - gaworzenie ok. 6. mż. – powtarzanie dźwięków wydawanych przypadkowo lub posłyszanych od otoczenia; dziecko, bawiąc się wytwarzaniem dźwięków, wymawia prawie wszystkie samogłoski i wiele spółgłosek, a także sylaby,

- reakcja na mowę, głównie jej melodię, ok. 6. mż. – dziecko reaguje płaczem na ostry ton, uśmiecha się, gdy mówi się do niego pieszczotliwie,
- wymawianie pierwszych słów ok. 12. mż. – „da", „mama"; dziecko rozumie i spełnia polecenia słowne.

Charakterystyczną cechą motoryki niemowlęcia są niepokój ruchowy i uogólniona reakcja ruchowa na bodźce (angażowanie przy ruchu wielu grup mięśniowych). Stopniowo następuje przekształcanie się ruchów błędnych (nieskładnych, mimowolnych, bez związku z bodźcem) w ruchy celowe, co można zaobserwować, gdy dziecko śledzi przedmioty, sięga po nie i je chwyta.

1.4.3
Okres poniemowlęcy

Okres poniemowlęcy, zwany także okresem wczesnego dzieciństwa, przypada na 2. i 3. rż. Dziecko w 2. rż. bliższe jest pod względem biologicznym niemowlęciu, a 3-latek – przedszkolakowi.

Tempo wzrastania dziecka wyraźnie zwalnia. Przeciętne roczne przyrosty wysokości ciała wynoszą: w 2. rż. – ok. 12 cm, w 3. rż. – ok. 8 cm, a masy ciała odpowiednio 2,5 i 2 kg. Wyraźnie maleje ilość podskórnej tkanki tłuszczowej (dziecko szczupleje), a zwiększa się ilość tkanki mięśniowej. Jest to efektem zmniejszenia się łaknienia oraz zwiększenia aktywności ruchowej w związku z rozwojem lokomocji.

Zmiany w proporcjach ciała dotyczą wielkości i kształtu głowy. Obwód głowy w 2. rż. zwiększa się przeciętnie o ok. 2 cm, w 3. rż. – o mniej niż 1 cm (w 1. rż. o ok. 12 cm). Efektem tego jest dalsze zmniejszenie tempa wzrastania mózgu. Wydłużają się kończyny dolne, pogłębia się lordoza lędźwiowa, brzuch jest uwypuklony. Zaczyna się zaznaczać łuk podłużny stopy (zanikają typowe dla niemowląt poduszeczki tłuszczowe na stopach). W wieku ok. 2,5 roku kończy się wyrzynanie wszystkich 20 zębów mlecznych.

Na początku 2. rż. większość dzieci chodzi samodzielnie, ale chód jest niepewny, na całych stopach, z ugięciem kończyn dolnych w stawach biodrowych i kolanowych, „sztywny", zakłócany niewielkimi nawet przeszkodami (dziecko często upada). Stopniowo dziecko doskonali tę umiejętność, a ok. 18. mż. potrafi już biegać i trzymane za rękę wchodzić na schody, pokonując je po jednym stopniu i dostawiając nogę.

Dziecko doskonali umiejętności manipulacyjne, które stopniowo przekształcają się w ruchy celowe. Każdemu przedmiotowi, którym dziecko manipuluje, odpowiada inny zespół ruchów. Potrafi budować wieże z klocków, narysować linię, odwzorowuje koło, krzyż, przed ukończeniem 3. rż. rysuje postać człowieka – z głową i sterczącymi od niej rękoma i nogami. Podejmuje próby samoobsługi (jedzenie, picie, a potem ubieranie się).

Dziecko jest bardzo ruchliwe, często przerzuca się z jednej czynności na drugą, cechuje je rozrzutność ruchowa (włączanie do wykonania jednej czynności ruchowej wielu grup mięśni) i obecność tzw. przyruchów. Czerpie radość z udanych czynności ruchowych. Naturalna nadruchliwość sprzyja rozwojowi oraz usprawnianiu funkcji układu krążenia i oddechowego, zdobywaniu nowych doświadczeń ruchowych i poznawczych.

Rozwija się mowa dziecka – zwiększa się zasób słów (ok. 18. mż. dziecko zna ok. 10 słów); w 3. rż. dziecko potrafi budować proste zdania i mówi płynnie. Artykulacyjnie mowa jest jeszcze niedoskonała. Rozwój jej przebiega bardzo indywidualnie. U niektórych dzieci zrozumiałe mówienie może być opóźnione i posługują się one mową „własną", dziecięcym „żargonem".

1.4.4

Okres przedszkolny

Okres przedszkolny obejmuje trzy lata poprzedzające naukę w szkole, dotychczas był to okres od 3./4. do 5./6. rż. Wraz z obniżeniem w Polsce wieku rozpoczęcia nauki w szkole, okres ten skrócił się.

Tempo wzrastania dziecka wyraźnie się zmniejsza. Roczne przyrosty wysokości ciała wynoszą średnio 6–8 cm, a masy ciała – ok. 2 kg. Dziecko jest szczupłe.

Proporcje ciała ulegają pewnym zmianom, wydłużają się kończyny. Dzięki rozwojowi tkanki mięśniowej zmniejsza się lordoza kręgosłupa lędźwiowego i uwypuklenie brzucha. Kształtuje się podłużny i poprzeczny łuk stopy (zakończenie ok. 8. rż.), większość dzieci ma zaznaczoną koślawość kolan (przy zwartych kolanach wyraźny jest odstęp między kostkami przyśrodkowymi podudzi).

Część twarzowa czaszki rośnie szybciej niż część mózgowa, poszerzają się szczęki, co stanowi przygotowanie do wyrzynania się zębów stałych. Około 6. rż. wyrzyna się pierwszy ząb stały (pierwszy trzonowy – „szóstka"), co jest uważane za biologiczną granicę między wiekiem przedszkolnym i wczesnoszkolnym.

Dynamika rozwoju motorycznego dziecka jest duża. Opanowuje podstawowe umiejętności ruchowe typowe dla człowieka dorosłego – swobodnie chodzi, biega, skacze, rzuca, chwyta, wspina się, utrzymuje równowagę. Rozwijają się umiejętności samoobsługi. Wiek ok. 5. rż. nazywany jest w motoryce „okresem złotym" lub „okresem równowagi przedszkolnej".

Do charakterystycznych cech tego okresu należą:

- Silna potrzeba ruchu („głód" ruchu) powodująca ogromną ruchliwość dziecka, z obszernymi („rozrzutnymi") ruchami. Dziecko jest zdolne do samoregulacji wysiłku (co zapobiega nadmiernemu zmęczeniu), ma trudności w koncentracji na jednej czynności ruchowej i niechęć do wykonywania czynności długotrwałych i monotonnych.
- Zdolność do równoczesnego przyswajania kilku umiejętności ruchowych, co sprzyja uczeniu się np. jazdy na rowerze, łyżwach, nartach, tańca.
- Duża harmonia ruchu, płynność i poczucie rytmu oraz zwinność.
- Niedoskonałość ruchów manualnych, powodująca trudności w zawiązaniu sznurowadeł czy zapinaniu guzików.
- Ustalenie się lateralizacji – większość dzieci przy wyborze wiodącej kończyny (w rzutach, chwytach i kopnięciu) preferuje prawą rękę/nogę, a w zadaniu z kalejdoskopem – oko prawe.
- Czerpanie radości z ruchu i własnych osiągnięć, co sprzyja wielokrotnemu powtarzaniu czynności ruchowych i uczeniu się nowych umiejętności.
- Czerpanie wzorców społecznych w zakresie aktywności fizycznej od osób znaczących, które mogą modelować zachowania dziecka w tym zakresie.
- Początek dymorfizmu płciowego w zakresie zainteresowań ruchowych i sprawności fizycznej, uwarunkowanego głównie czynnikami kulturowymi i obyczajowością. Chłopcy otrzymują i wybierają zabawki oraz zabawy (są do nich zachęcani) wymagające większego wysiłku fizycznego i ruchu na większej przestrzeni. Dziewczynki dostają zabaw-

ki „dziewczęce" i preferują (naśladują) zabawy o mniejszej ekspresji ruchowej (np. „w dom"). Z tego powodu sprawność i wydolność fizyczna jest większa u chłopców niż u dziewcząt.

1.4.5
Młodszy wiek szkolny

Młodszy wiek szkolny (okres wczesnoszkolny) przypada na pierwsze lata nauki w szkole (wiek 6–10/12 lat).

Granice biologiczne są następujące:

- **początek** – wyrżnięcie się pierwszego zęba stałego,
- **koniec** – wystąpienie pierwszych widocznych oznak dojrzewania płciowego.

Tempo wzrastania wysokości ciała jest najwolniejsze w całym okresie rozwoju – roczne jego przyrosty wynoszą ok. 5 cm. Jest to „wyciszenie przed burzą", czyli okresem dojrzewania płciowego. Roczne przyrosty masy ciała wynoszą 3–3,5 kg i są większe niż w okresie przedszkolnym, dziecko staje się „pulchniejsze". Pod koniec tego okresu dziewczęta mają nieco większą niż chłopcy wysokość i masę ciała (wcześniej dojrzewają).

Zmiany w proporcjach i budowie ciała polegają na wydłużaniu się kończyn dolnych i zmniejszaniu się przyrostów obwodu głowy. Pod koniec tego okresu mózg osiąga ostateczną wielkość. Zmniejsza się koślawość kolan, plecy stają się prostsze, ale postawa ciała wydaje się niedbała, co niepokoi rodziców i nauczycieli. Wypadają zęby mleczne i w ich miejscu wyrzynają się zęby stałe (ok. 4 zębów na rok).

W rozwoju motorycznym okres ten nazywany jest „pełnią dzieciństwa" lub etapem „dziecka doskonałego". Dziecko charakteryzuje doskonałość ruchów lokomocyjnych, celowość i większa ekonomia ruchów.

Z okresu przedszkolnego przetrwała:

- **potrzeba ("głód") ruchu** – dzieciom trudno jest dłużej wysiedzieć, ale stopniowo zmniejsza się niepokój ruchowy,
- **mała jeszcze sprawność manualna** – utrudniająca pisanie, konstruowanie, jednak stopniowo zwiększa się precyzja ruchów dłoni.

Nową zdobyczą w motoryczności jest zdolność do opanowania nowych, wielostronnych i specyficznych umiejętności ruchowych. Większość dzieci osiąga wysoki (niemal dorosły) poziom podstawowych zdolności motorycznych, zwłaszcza zwinności i gibkości. Jest to okres szczególnie korzystny dla rozwijania umiejętności sportowych (zwłaszcza w tzw. sportach wczesnych, jak gimnastyka, jazda figurowa na łyżwach, pływanie).

Zaznacza się wyraźny dymorfizm płciowy. Chłopcy mają większą siłę i moc, są zainteresowani grami sportowymi, wynikami w sporcie i rywalizacją. Dziewczęta mają lepszą równowagę, preferują gimnastykę i gry ruchowe.

1.4.6
Okres dojrzewania płciowego

Termin „dojrzewanie płciowe" i jego synonim „pokwitanie" (ang. *puberty*, łac. *pubens* – włosy łonowe) dotyczy przemian biologicznych, które dokonują się w okresie przechodzenia od dzieciństwa do dorosłości. W psychologii używa się terminu „dorastanie" albo „adolescencja" (łac. *adolescentia* – dorastanie, młodzieńczość) odnoszącego się do zmian w rozwoju psychicznym i społecznym.

Rozpoczynając dojrzewanie płciowe, osoba przestaje być dzieckiem i zaliczana jest do młodzieży, czyli osób w wieku od rozpoczęcia dojrzewania płciowego do zakończenia wzrastania i osiągnięcia pełnej dojrzałości fizycznej[2]. Okres dojrzewania płciowego charakteryzuje się różnorodnością i burzliwością przemian (okres „burzy i naporu").

Dojrzewanie płciowe jest efektem uruchomienia układu (osi) podwzgórze–przysadka mózgowa–gonady. Układ ten jest czynny w okresie płodowym (stymuluje rozwój gonad) i przestaje funkcjonować w pierwszych tygodniach po urodzeniu. W okresie pokwitania w podwzgórzu zaczyna się pulsacyjne wydzielanie gonadoliberyny, która stymuluje wydzielanie w przysadce gonadotropin – lutropiny (luteinizing hormone, LH) i folitropiny (follicle-stimulating hormone, FSH). Hormony te stymulują rozwój jajników i jąder oraz wydzielanie przez nie hormo-

---

[2] Istnieją różnice między biologicznym, prawnym i psychologicznym rozumieniem pojęcia „dziecko". Według Konwencji o Prawach Dziecka jest to „istota ludzka w wieku poniżej 18 lat". Według WHO termin „adolescent" odnosi się do osób w wieku 10–19 lat, „młodzież" – do osób w wieku 15–24 lat, a „młodzi ludzie" – to osoby w wieku 10–24 lat.

nów płciowych. W funkcjonowaniu tego złożonego układu uczestniczą także hormony tarczycy, androgeny nadnerczowe oraz melatonina (wydzielana przez szyszynkę).

Istnieje wiele teorii i hipotez dotyczących mechanizmu uruchomienia układu hormonalnego i zainicjowania dojrzewania płciowego. Jedną z najstarszych jest hipoteza amerykańskiej badaczki R.E. Frisch, wg której u dziewcząt układ ten uczynnia się, gdy w organizmie znajduje się odpowiednia ilość tkanki tłuszczowej (ok. 17% masy ciała). Nawiązaniem do tej hipotezy są wyniki badań z ostatnich lat wskazujące na rolę leptyny (gr. leptos – cienki, szczupły) w inicjowaniu pokwitania.

Leptyna jest hormonem wydzielanym przez komórki tkanki tłuszczowej, głównie podskórnej. Oddziałuje ona na ośrodki w mózgu regulujące apetyt i gospodarkę energetyczną ustroju, w tym magazynowanie tłuszczu. Jest ona także łącznikiem między stanem odżywienia a funkcjonowaniem układu rozrodczego. Stężenie leptyny u chłopców i dziewcząt przed okresem pokwitania się zwiększa. Może to sugerować, że do rozpoczęcia pokwitania niezbędne jest określone (indywidualnie zróżnicowane) jej stężenie.

Zmiany zachodzące w okresie dojrzewania płciowego ilustrują schematy opracowane przez J.M. Tannera (ryc. 1.4 i 1.5). Zaznaczono na nich przeciętny czas rozpoczęcia i zakończenia rozwoju danej cechy,

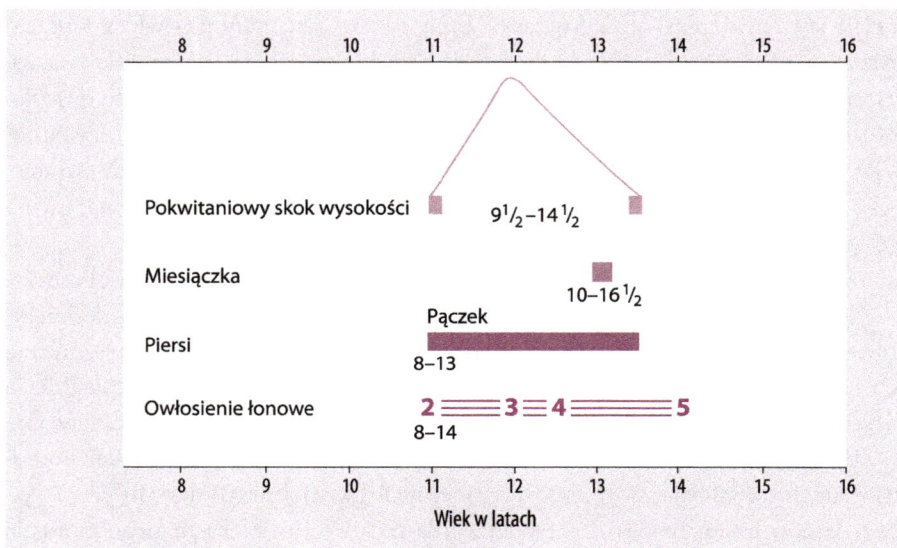

Rycina 1.4. Schemat przebiegu dojrzewania płciowego dziewcząt (Tanner, 1963).

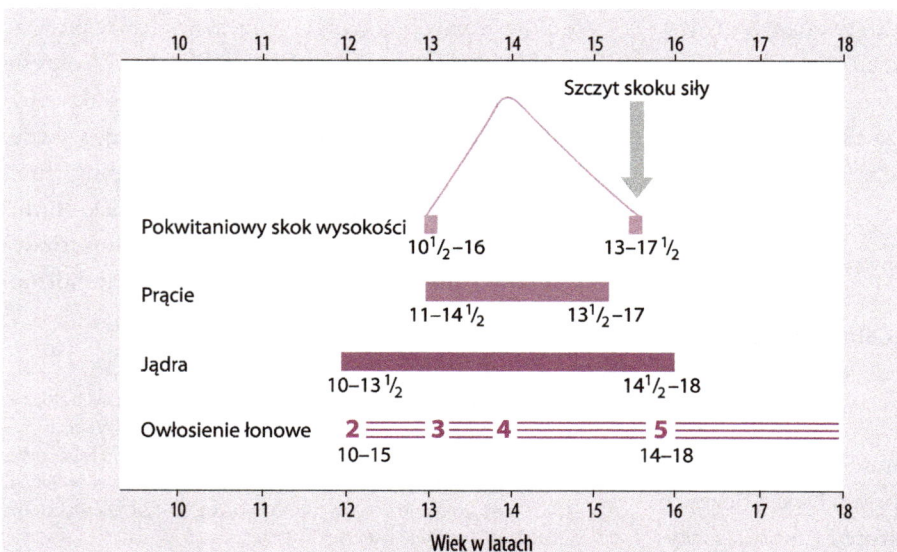

Rycina 1.5. Schemat przebiegu dojrzewania płciowego chłopców (Tanner, 1963).

indywidualne wahania w tym zakresie oraz kolejność zmian.

Okres dojrzewania płciowego można podzielić na trzy fazy nazywane umownie: wstępną, właściwą i końcową. Ich charakterystykę podano w tabelach 1.7 i 1.8.

Zmiany we wzrastaniu polegają na zwiększeniu się przyrostów różnych wymiarów ciała, czyli na **skoku pokwitaniowym**. Kolejność przyśpieszenia wzrastania poszczególnych części ciała jest dość stała: kończyny dolne, szerokość bioder lub barków, długość tułowia. Początek skoku pokwitaniowego jest trudny do ustalenia (jest to możliwe, gdy dokonuje się systema-

tycznych pomiarów antropometrycznych). Jego pierwszą dostrzegalną zmianą jest zwiększanie się długości stóp (potrzeba częstego kupowania nowego obuwia).

Kulminacyjnym momentem we wzrastaniu jest tzw. **szczyt skoku pokwitaniowego**, czyli okres największych rocznych przyrostów w danym wymiarze. Najczęściej przedmiotem oceny jest skok pokwitaniowy wysokości ciała. U niektórych nastolatków, szczególnie u dziewcząt, nie występuje wyraźny szczyt tego skoku, zwiększone przyrosty wysokości ciała (w stosunku do okresu przed pokwitaniem) mogą utrzymywać się przez 2–3 lata. Istnieją wyraź-

Tabela 1.7. Typowy przebieg dojrzewania płciowego (pokwitania) dziewcząt

FAZA POKWITANIA – PRZECIĘTNY WIEK W LATACH	CHARAKTERYSTYCZNE OBJAWY
Wstępna 10–11 lat	■ Pojawienie się białawej śluzowej wydzieliny z pochwy (pierwszy zwiastun pokwitania, efekt działania estrogenów) ■ Początek rozwoju piersi – stadium „pączka" (M_2) i owłosienia łonowego (P_2) ■ Początek skoku pokwitaniowego (wzrost długości stóp i kończyn dolnych)
Właściwa 11–13 lat	■ Dalszy rozwój piersi (stadium M_3, M_4) i owłosienia łonowego (P_3, P_4), początek rozwoju owłosienia pachowego ■ Szczyt skoku pokwitaniowego wysokości ciała, szerokości bioder, mniejsze przyrosty tkanki tłuszczowej, sylwetka podlotka ■ Pierwsza miesiączka (*menarche*) ■ Pogrubienie rysów twarzy, początek trądziku młodzieńczego
Końcowa 13–15 lat	■ Zakończenie rozwoju piersi (M_5), owłosienia łonowego (P_5) i pachowego ■ Osiągnięcie ostatecznej wysokości ciała i typowej sylwetki kobiecej ■ Zwiększone przyrosty masy ciała ■ Ustalenie się regularnych miesiączek ■ Wysubtelnienie rysów twarzy

Tabela 1.8. Typowy przebieg dojrzewania płciowego (pokwitania) chłopców

FAZA POKWITANIA – PRZECIĘTNY WIEK W LATACH	CHARAKTERYSTYCZNE OBJAWY
Wstępna 11–13 lat	■ Powiększenie się jąder (pierwszy zwiastun pokwitania), wydłużenie moszny (stadium G_2), początek rozwoju owłosienia łonowego (P_2) ■ Początek skoku pokwitaniowego (wzrost długości stóp i kończyn dolnych)
Właściwa 13–15 lat	■ Dalszy rozwój narządów płciowych (G_3, G_4), owłosienia łonowego (P_3, P_4), początek rozwoju owłosienia pachowego ■ Szczyt skoku pokwitaniowego wysokości ciała (długie kończyny) i szerokości barków, zmniejszenie przyrostów tkanki tłuszczowej, sylwetka wyrostka ■ Pierwsze wytryski nasienia (polucje) ■ Początek mutacji głosu, uwidacznia się jabłko Adama
Końcowa 15–17 lat	■ Zakończenie rozwoju narządów płciowych (G_5) ■ Rozwój owłosienia łonowego (P_5), wzrost owłosienia skóry brzucha (P_6 – kształt „rombu"), klatki piersiowej, zarost na twarzy ■ Końcowa faza wzrastania wysokości ciała, przyrost masy mięśni, sylwetka typowo męska ■ Zakończenie mutacji (głos męski) ■ Utrzymywanie się trądziku młodzieńczego

ne różnice zależne od płci, które powodują, że ostateczna wysokość ciała mężczyzn jest większa o 13––15 cm.

Skok pokwitaniowy wysokości ciała:

- rozpoczyna się wcześniej u dziewcząt (ok. 10. rż.) niż u chłopców (ok. 12. rż.);
- trwa krócej u dziewcząt (3–4 lata) niż u chłopców (4–6 lat);
- jest intensywniejszy u chłopców (największy roczny przyrost wynosi 7–12 cm, średnio ok. 9 cm) niż u dziewcząt (największy roczny przyrost wynosi 4–9 cm, średnio ok. 6 cm).

Zmiany dokonują się także w budowie, proporcjach ciała i jego komponentach (tkance kostnej, tłuszczowej i mięśniowej), z silnie zaznaczonym dymorfizmem płciowym:

- **U dziewcząt** dominuje wzrost szerokości bioder i zmiany w kształcie miednicy (wpływ estrogenów) oraz rozwój tkanki tłuszczowej. Przyrosty tej tkanki zwiększają się 1–2 lata przed rozpoczęciem pokwitania, maleją w czasie skoku pokwitaniowego i ponownie zwiększają się po jego szczycie. Tkanka tłuszczowa odkłada się w okolicach bioder, pośladków, ud, piersi, kształtując sylwetkę typu kobiecego.
- **U chłopców** zwiększa się szerokość barków i klatki piersiowej (efekt działania androgenów). Mają oni większą masę kości oraz masę mięśniową (której rozwój utrzymuje się po szczycie skoku wysokości ciała), a znacznie mniej tkanki tłuszczowej. Przyrosty tkanki tłuszczowej zmniejszają się w okresie skoku pokwitaniowego wysokości ciała, co powoduje, że w tym okresie sylwetka nastolatka jest szczupła, o zaostrzonych, kanciastych zarysach (sylwetka wyrostka).

Charakterystyczne objawy dojrzewania płciowego

U dziewcząt znamiennym i przełomowym momentem dojrzewania płciowego jest **pierwsza miesiączka** (*menarche*). Najczęściej występuje między 11. a 13. rż., za normę uważa się rozpoczęcie miesiączkowania w wieku od 10 do 16 lat. W ostatniej dekadzie średni wiek miesiączki u dziewcząt w dużych miastach wynosił 12,8 roku, a na wsi 13,2 roku.

Pierwsza miesiączka występuje przeciętnie po 2 latach od początku pokwitania i po skoku pokwitaniowym wysokości ciała. W momencie pierwszej miesiączki dziewczęta osiągają już ponad 95% swej ostatecznej wysokości ciała. Oznacza to, że gdy zaczyna miesiączkować dziewczynka niska, jej wzrost ostateczny będzie raczej niski.

W czasie wystąpienia *menarche* układ hormonalny, rozrodczy i cały mechanizm sprzężeń zwrotnych jest niedojrzały i proces rozwoju trwa zwykle jeszcze ok. 2 lat. W okresie tym cykle miesięczne są jednofazowe (wydzielanie tylko estrogenów) i bezowulacyjne, choć u niektórych dziewcząt owulacja może występować w każdym cyklu. Efektem tego jest nieregularność i zmienność czasu trwania krwawienia i jego obfitości oraz niebolesny przebieg miesiączek.

U chłopców do objawów charakterystycznych (typowych) dla dojrzewania płciowego, należą:

- **Polucje** (zmazy nocne) – mimowolne wytryski nasienia, połączone z orgazmem, występujące w czasie snu. Wskazują one, że rozpoczęła się czynność plemnikotwórcza jąder oraz czynność gruczołu krokowego i gruczołów części jamistej cewki. Pierwsze polucje występują u chłopców ok. 14. rż. Na początku w nasieniu zazwyczaj nie ma plemników, pojedyncze pojawiają się po ok. 6 miesiącach. Dopiero po 24 miesiącach od pierwszego wytrysku skład i właściwości nasienia są podobne jak u dojrzałego mężczyzny, co oznacza pełną zdolność do zapłodnienia. U niektórych chłopców zdolność ta może pojawić się wcześniej.
- **Mutacja głosu** – zmiana głosu związana z rozrostem chrząstek (co uwidacznia się jako „jabłko Adama"), mięśni krtani i strun głosowych. Występuje przeciętnie w 14.–15. rż. i trwa zwykle ok. roku (dalszy rozwój krtani trwa do 17.–20. rż.). Występują w tym czasie zaburzenia głosu (zmiany wysokości głosu, częste chrypki) jako następstwo zakłóceń w koordynacji mięśni krtani, przekrwienia błony śluzowej i zwiększonego wydzielania śluzu.
- **Ginekomastia** – przejściowy rozrost tkanki gruczołowej, uwypuklenie sutka i zwiększenie średnicy otoczki brodawki sutkowej. Występuje u ok. 30% chłopców, zwykle ok. 15. rż. i ustępuje samoistnie po kilku lub kilkunastu miesiącach. Dotyczy

jednego lub obu sutków; mogą być one bolesne przy dotyku. W wyjątkowych przypadkach dużego powiększenia sutków i występujących z tego powodu zaburzeń emocjonalnych ginekomastia wymaga leczenia.

Do innych **objawów somatycznych** towarzyszących dojrzewaniu płciowemu u obu płci i wpływających na wygląd oraz samopoczucie należą:

- Zmiany w budowie i funkcji skóry, w tym:
  - Rozpoczęcie czynności gruczołów potowych apokrynowych, zlokalizowanych głównie w okolicy pachowej i pachwinowej. Reagują one na bodźce hormonalne i emocjonalne, wydzielają pot powoli i stale. Gruczoły te wydzielają substancje zapachowe, które wpływają na przyciąganie seksualne[3].
  - Rozrost gruczołów łojowych i zwiększanie wydzielania łoju pod wpływem testosteronu i progesteronu.

  Skutkiem tych zmian jest uciążliwa dla młodzieży duża potliwość i łojotok, będący m.in. przyczyną trądziku młodzieńczego.

- Objawy związane z chwiejnością układu wegetatywnego, szczególnie u dziewcząt, np. występowanie czerwonych plam na skórze, oziębienie i potliwość dłoni oraz stóp, skłonność do omdleń ortostatycznych, szybkie męczenie się przy wysiłku, uczucie bicia serca. Rozchwianie równowagi neurohormonalnej jest skutkiem zmian emocjonalnych w tej fazie życia, którą uważa się pod względem fizycznym za najlepszy okres w życiu człowieka, a pod względem emocjonalnym za najsłabszy.

Rozwój motoryczny w okresie dojrzewania płciowego

Motoryczność nastolatków cechuje przejściowy powrót do wcześniejszych faz rozwoju: zanik harmonii i płynności ruchu, niepokój ruchowy (grymasy twarzy, tiki), niezgrabność i obszerność ruchów, trudności w wykonywaniu niektórych ćwiczeń. Nadruchliwość jest jednak pozbawiona dziecięcego wdzięku. Nowym zjawiskiem, szczególnie u dziewcząt, jest

ociężałość ruchowa, niechęć do zajęć ruchowych, a nawet lenistwo ruchowe. Zmniejsza się zdolność do uczenia się nowych ruchów.

Zmiany te mogą mieć różne nasilenie, a u niektórych nastolatków, zwłaszcza uprawiających sport, mogą być niezauważalne. Zmiany w motoryce nastolatków określa się jako kryzys motoryczności. Zdaniem R. Przewędy jest to normalny etap w rozwoju osobniczym, efekt przechodzenia od dziecięcej doskonałości motorycznej do motoryczności człowieka dorosłego.

Te przejściowe zmiany w motoryczności są spowodowane:

- zmianami w budowie i proporcjach ciała, nierytmicznością wzrastania poszczególnych jego części, szybszym wzrostem długości kości niż ścięgien i mięśni; stwarza to niekorzystne warunki biomechaniczne dla układu ruchu,
- zmianami emocjonalnymi, zmiennością nastrojów i zainteresowań, chwiejnością neurohormonalną,
- świadomością, szczególnie u dziewcząt, niezgrabności swego ciała.

W okresie dojrzewania dokonuje się podział na motoryczność kobiecą i męską. U dziewcząt naturalny rozwój motoryczny kończy się w 15.–16. rż.; u chłopców trwa nadal w okresie młodzieńczym.

1.4.7

Okres młodzieńczy

Okres ten stanowi końcową fazę rozwoju progresywnego (wieku rozwojowego) i trwa kilka lat po zakończeniu głównych przemian dojrzewania płciowego. Zwany jest także okresem późnej adolescencji.

U dziewcząt okres młodzieńczy to wiek 15–18 lat. Po osiągnięciu ostatecznej wysokości ciała utrzymuje się tendencja do zwiększania masy ciała, głównie przez wzrost tkanki tłuszczowej. Sylwetka staje się typowo kobieca, rysy twarzy subtelniejsze. Ustępują objawy typowe dla pokwitania: wzmożony łojotok, trądzik młodzieńczy, potliwość, zasinienie i marmurkowatość skóry. Doskonali się funkcja układu rozrodczego, cykle miesiączkowe są dwufazowe, zmniejsza się częstość zaburzeń miesiączkowania.

U chłopców okres ten jest dłuższy (17–20/22 lat) i bardziej dynamiczny. Po zakończeniu wzrastania kończyn dolnych (ok. 18. rż.) wysokość ciała może

---

[3] Obecnie uważa się, że zapach tego potu jest skutkiem rozkładu potu przez bakterie znajdujące się na skórze owłosionych okolic.

zwiększyć się o ok. 2 cm przez przyrost długości kręgosłupa. Zwiększa się masa ciała, głównie wskutek powiększania się masy mięśni. Rozwija się owłosienie na tułowiu, kończynach, zarost na twarzy. Dłużej niż u dziewcząt utrzymuje się trądzik.

W okresie młodzieńczym młody człowiek osiąga cechy motoryczności człowieka dorosłego. Ruchy są ekonomiczne, czynności ruchowe dostosowane do potrzeb i celów wynikających z codziennego życia, nauki, pracy, uczestnictwa w sporcie. Poziom sprawności fizycznej nie zależy od mechanizmów biologicznych, lecz od rodzaju i stopnia aktywności fizycznej.

U dziewcząt naturalny proces rozwoju motorycznego kończy się ok. 15. rż. Gdy nie są one aktywne fizycznie, nie uprawiają sportu lub innych zajęć ruchowych, w okresie młodzieńczym może dojść do obniżenia się sprawności fizycznej (wczesna inwolucja motoryczności). U chłopców rozwój motoryczny trwa dłużej, szczególnie dotyczy to siły i szybkości. Nie obserwuje się u nich wczesnych zmian inwolucyjnych, co jest głównie efektem większej aktywności fizycznej i dążenia do zwiększenia masy mięśniowej (ideałem męskości jest harmonijnie zbudowane i umięśnione ciało).

Piśmiennictwo

1. de Onis M., Woynarowska B.: *Standardy WHO Rozwoju Fizycznego Dzieci w Wieku 0–5 lat i możliwości ich wykorzystania w Polsce.* Medycyna Wieku Rozwojowego, 2010, 14(2), 87–94.
2. Jodkowska M., Mikiel-Kostyra K., Oblacińska A. (red.): *Testy przesiewowe do wykrywania zaburzeń stanu zdrowia i rozwoju dzieci w wieku 0–5 lat.* Instytut Matki i Dziecka, Warszawa 2011.
3. Jodkowska M., Woynarowska B., Oblacińska A.: *Test przesiewowy do wykrywania zaburzeń w rozwoju fizycznym dzieci i młodzieży w wieku szkolnym.* Instytut Matki i Dziecka, Warszawa 2007.
4. Krawczyński M.: *Propedeutyka pediatrii.* Wydawnictwo Lekarskie PZWL, Warszawa 2002.
5. Kułaga Z., Różdzyńska A., Palczewska I. i wsp.: *Siatki centylowe wysokości, masy ciała i wskaźnika masy ciał dzieci i młodzieży w Polsce – wyniki badania OLAF.* Standardy Medyczne/Pediatria, 2010, 7, 690–700.
6. Lopez R.I.: *Twój nastolatek. Zdrowie i dobre samopoczucie.* Wydawnictwo Lekarskie PZWL, Warszawa 2004.
7. Malinowski A.: *Auksologia. Rozwój osobniczy człowieka w ujęciu biomedycznym.* Oficyna Wydawnicza Uniwersytetu Zielonogórskiego, Zielona Góra 2007.
8. Woynarowska B. (red.): *Profilaktyka w pediatrii.* Wydawnictwo Lekarskie PZWL, Warszawa 2008.
9. Woynarowska B., Palczewska I., Oblacińska A.: *Standardy WHO rozwoju fizycznego dzieci w wieku 0–5 lat. Siatki centylowe długości/wysokości i masy ciała, wskaźnika masy ciała BMI i obwodu głowy.* Medycyna Wieku Rozwojowego 2012, 16(3), 228–235.

ROZWÓJ PSYCHICZNY DZIECKA

Anna Jakubowska-Winecka

2.1
KRYTERIA ROZWOJU

2.1.1
Rozwój jako przyrost ilościowy

Najbardziej powszechne rozumienie rozwoju to przyrost kompetencji. Kryterium ilościowe, choć mało adekwatnie opisuje złożony proces rozwoju dziecka, daje się łatwo stosować w praktyce. Wskaźnikiem prawidłowego rozwoju jest w tym przypadku norma ilościowa, określająca zakres umiejętności, najczęściej wyrażona jako przedział liczbowy, w którym powinien mieścić się rezultat uzyskany przez dziecko.

2.1.2
Rozwój jako osiąganie standardów

Za wskaźniki rozwoju uznaje się osiąganie typowych umiejętności w zakresie danej funkcji na danym etapie życia. Rozwój ocenia się, porównując indywidualny profil z wzorcem. Kryterium prawidłowego rozwoju dziecka są standardowe osiągnięcia wg kalendarza rozwoju oraz zachowania zgodne z oczekiwaniami i wymaganiami społecznymi. Na skutek przyjęcia takiego kryterium osoby, które są pod jakimś względem wyjątkowe lub rozwijają się w indywidualnym tempie, uznawane są za rozwijające się nieprawidłowo.

2.1.3
Rozwój jako ukierunkowane zmiany jakościowe

W tym ujęciu kryterium rozwoju jest postępujący wzrost zróżnicowania i jednocześnie uporządkowania struktur psychicznych (np. dziecko, które liczyło na palcach, dokonuje obliczeń w pamięci). Kryterium to najbardziej adekwatnie pozwala ocenić rozwój psychiczny. Polega on bowiem na zmianach jakościowych w zakresie organizacji myślenia, emocji i zachowania, na wyższej efektywności, większej złożoności, a jednocześnie precyzji i sprawności funkcjonowania.

Jakościowe kryterium rozwoju wymaga wiedzy na temat tego, co stanowi o różnicy jakościowej. Przyjmowanie kryterium jakościowego umożliwia trafną ocenę postępów w rozwoju przebiegającym w sposób nietypowy, np. osób niepełnosprawnych, wybitnie zdolnych.

2.2
PRZEBIEG ROZWOJU I MECHANIZMY ZMIAN

2.2.1
Zmiany zachodzące w różnych sferach i ich integracja

Zmiany rozwojowe zachodzą we wszystkich obszarach funkcjonowania jednostki:

- **Poziom społeczny** – relacje osoba–otoczenie.
- **Poziom osobowościowy** – kształtowanie się właściwości i struktury osobowości.

■ **Poziom poznawczy** – rozwój myślenia, mowy, organizacja struktur umysłowych.

■ **Poziom behawioralny** – zachowanie.

Wszystkie te sfery tworzą skomplikowany, ale dość spójny układ wzajemnych powiązań. Dla niezakłóconego przebiegu rozwoju ważna jest równowaga wewnątrz układu. U dzieci oczekujemy harmonijnego rozwoju, co oznacza, że żadna ze sfer nie pozostaje w dysproporcji do pozostałych. Zarówno jako całość, jak i osobno, wymienione sfery pozostają pod wpływem nacisków biologicznych, wyznaczających rytm rozwoju (zegar biologiczny), oraz wymagań społecznych. Co ważne, zachodzące zmiany oraz naciski wewnętrzne i zewnętrzne nie działają jednokierunkowo, często są przyczyną tzw. konfliktów wewnętrznych, sprzecznych potrzeb.

Jednym z pierwszych, który zwrócił uwagę na konflikt między wymaganiami społeczno-kulturowymi i biologicznymi popędami, był Z. Freud. On też zauważył, że dla utrzymania równowagi konflikty te muszą być w toku rozwoju rozwiązywane, a doświadczenia integrowane w całość.

Znaczenie stymulacji rozwoju

Rolą wychowania i nauczania jest wpływanie na przebieg rozwoju. Istnieją okresy (tygodnie, miesiące), w których określony rodzaj stymulacji ma znaczący wpływ (pozytywny lub negatywny) na rozwój danej funkcji (tzw. okres sensytywny). Poza okresami sensytywnymi dla danej funkcji lub fazy rozwoju efektywność oddziaływań wyraźnie spada. Dostarczanie silnej stymulacji, gdy organizm nie jest gotowy, może stanowić przeciążenie i uruchomić mechanizmy hamowania albo w inny sposób spowodować zakłócenie przebiegu rozwoju.

2.2.2
Dynamika rozwoju, przebieg i kierunki zachodzących zmian

Przebiegu zmian rozwojowych nie można przedstawić jako linii prostej na osi czasu. Najpopularniejszy jest obecnie tzw. **model stadialny**. Opisuje on rozwój jako proces stopniowy, przebiegający w kolejnych fazach. Wyodrębnienie faz zakłada, że postęp zachodzi w określonym kierunku i dla każdego stadium istnieje stan końcowy.

Najbardziej znanym przykładem tego ujęcia jest koncepcja rozwoju Erika Eriksona. Według tego autora w każdej fazie jednostka ma określone zadanie rozwojowe do wykonania (rozwiązania). Zadania te ujęte są w formie dylematów, ambiwalentnych dążeń, a sposób ich rozwiązania decyduje nie tylko o przejściu do następnej fazy, ale też warunkuje to, w jakim kierunku będą następowały zmiany w następnym stadium.

W modelach stadialnych w każdej fazie najpierw zachodzi proces gromadzenia i różnicowania doświadczenia, a następnie dokonuje się porządkowanie lub integracja doświadczeń, co oznacza powstanie nowej struktury i możliwość przejścia do kolejnej fazy. Wchodzenie w nowy etap może odbywać się płynnie, ale w okresach przejściowych często doświadcza się różnych trudności i związanego z nimi napięcia. Dzieje się tak, gdy nowe struktury już istnieją, ale nie są jeszcze silnie utrwalone, a już pojawiają się nowe wyzwania zarówno ze strony organizmu, jak i otoczenia zewnętrznego. Przykładem może być sytuacja dziecka, które nauczyło się chodzić samodzielnie. Chciałoby ono wykorzystać tę umiejętność w celu eksploracji otoczenia, ale czuje się niepewnie w nieznanym miejscu. Choć bardzo pociąga je samodzielność, dąży do poczucia bezpieczeństwa, które daje mu bliskość fizyczna z matką.

Inaczej przebieg rozwoju opisuje **model cykliczno-fazowy**. Zgodnie z tym ujęciem w procesie rozwoju aktywność jednostki oscyluje między tendencją do stabilizacji i zmienności. Nabywanie nowych wzorców zależy od mobilności zachowania i myślenia. Wejście na nową ścieżkę rozwoju wymaga cofnięcia się do punktu, w którym możliwe jest rozpoczęcie nowej, wyższej formy zachowania. W przeciwnym razie nie byłby możliwy postęp, nastąpiłoby tylko usztywnianie lub doskonalenie w obrębie tego samego schematu.

W modelu cykliczno-fazowym w każdym etapie można wyróżnić cykl: od progresu, poprzez *plateau*, regres i kryzys. Model ten, choć prawdopodobnie najbardziej adekwatnie opisuje proces rozwoju, jest ze względu na dynamikę i cyrkularność trudny zarówno jako narzędzie opisu, jak i model badawczy. Ujęcie cykliczno-fazowe pozwala zrozumieć, dlaczego tak istotną rolę w przebiegu rozwoju odgrywa kryzys i dezintegracja w obrębie jakiejś struktury (por. dez-

Tabela 2.1. Kierunki zmian rozwojowych i zaburzenia rozwoju [na podstawie: Kościelska, 2000]

RODZAJ ZMIANY W ROZWOJU PSYCHICZNYM	MOŻLIWE ZABURZENIE ROZWOJU PSYCHICZNEGO
Przyrost wiedzy i umiejętności stosownie do wieku	Zaburzenia rozwoju funkcji poznawczych, niepełnosprawność umysłowa
Wykształcenie się osobowego Ja. Osiągnięcie samoświadomości, wykształcenie poczucia tożsamości, zdolność do kontroli własnego zachowania i podejmowania decyzji	Brak poczucia sensu życia i własnego miejsca w świecie, funkcjonowanie pod wpływem impulsów, niezdolność do planowania i osiągania celów życiowych
Rozszerzenie płaszczyzn kontaktów społecznych i form działania	Zaburzenia kontaktu, niezdolność do współpracy z innymi, autyzm
Wytworzenie adekwatnego stosunku do rzeczywistości ze skłonnością do pozytywnego nastawienia do otaczającego świata	Nieprzystosowanie, niezadowolenie z życia, negatywne nastawienie (pesymizm, wrogość) do otoczenia, zaburzenia nastroju, depresja, lęk
Budowanie więzi społecznych i kierowanie się w relacjach z ludźmi uczuciami wyższymi	Brak więzi uczuciowych, relacje z innymi oparte na potrzebach popędowych lub instrumentalnych, zachowania aspołeczne
Zdolność do utrzymywania równowagi psychicznej i integracji w warunkach coraz większej złożoności struktury psychicznej i relacji z otoczeniem	Niezdolność do radzenia sobie w zmieniającym się otoczeniu, nieelastyczność funkcjonowania, dezintegracja osobowości

integracja pozytywna). Często, aby osiągnąć postęp w działaniach terapeutycznych i umożliwić tworzenie się pożądanych form funkcjonowania, musimy cofnąć się do wcześniejszego etapu zachowania dziecka.

2.3
CHARAKTERYSTYKA ROZWOJU PSYCHICZNEGO W KOLEJNYCH OKRESACH ŻYCIA

Rozwój psychiczny człowieka trwa od okresu prenatalnego do starości i nie kończy się wraz z osiągnięciem dojrzałości biologicznej.

2.3.1
Okres prenatalny

W okresie prenatalnym zmiany rozwojowe i nabywanie nowych umiejętności są bardzo dynamiczne. Na przykład 15-tygodniowy płód dysponuje kilkunastoma schematami ruchowymi, jak: pobieranie płynu owodniowego, ssanie kciuka, wykonywanie obrotów i in. Rozwój zmysłów dotyku, smaku, wzroku (reakcja na światło) i słuchu pozwala na odbiór bodźców zewnętrznych i reagowanie na nie. Zagrożeniem dla rozwoju psychicznego jest uszkodzenie OUN, które może mieć charakter strukturalny lub czynnościowy.

Zarówno warunki sprzyjające prawidłowemu rozwojowi, jak i czynniki ryzyka mają związek ze środowiskiem, sytuacją życiową, a także stylem życia matki. Przykładem jest płodowy zespół alkoholowy (fetal alcohol syndrome, FAS) i jego konsekwencje dla rozwoju fizycznego, umysłowego oraz zachowania dziecka.

Podobnie jak niedobory żywieniowe i toksyny, także stres matki stanowi zagrożenie dla rozwoju dziecka. Badania na zwierzętach wykazały, że kształtujące się struktury mózgu są wrażliwe na przedostający się przez łożysko kortyzol, którego wysokie stężenie wywiera niekorzystny wpływ na podwzgórze i hipokamp. Narażenie mózgu płodu na hormony stresu może mieć wpływ na rozwój układu odpornościowego, co w przyszłości skutkuje zwiększeniem podatności dziecka na stres i choroby (vulnerability). Z kolei dobre samopoczucie i nastrój matki sprzyjają zdrowiu i odporności dziecka na stres (resilience).

2.3.2
Okres noworodkowy

Psychologiczne znaczenie odruchów wrodzonych

Noworodek ma wrodzoną zdolność do zachowań, które umożliwiają przetrwanie. Jest wyposażony w różnorodne odruchy behawioralne, dzięki którym wysyła sygnały do opiekunów. Odruchy wrodzone pełnią nie tylko funkcje ochronne przed zagrożeniem, ale zapewniają noworodkom opiekę i ochronę. Na przykład odruch toniczno-szyjny sprawia, że noworodek, który czuje dotyk na policzku, odwraca głowę w tym kierunku i wykonuje ruch ssania. To automatyczne zachowanie niesie komunikat dla matki: „nakarm mnie", wzbudza w niej emocje i zachowania opiekuńcze. Istnieją przekonujące dowody na to, że noworodki nie tylko reagują, ale także oddziałują na zachowania swoich opiekunów.

Świadomość sensoryczna pozwala rozróżniać smaki, zapachy i reagować na dźwięki. Noworodki preferują dźwięk ludzkiego głosu wśród innych dźwięków i poznają odgłos bicia matczynego serca.

Wrodzony mechanizm przywiązania i jego znaczenie dla rozwoju psychicznego

Noworodek jest „stworzony" do relacji społecznych. Jest biologicznie nastawiony na potrzebę kontaktu, potrafi odwzajemniać reakcje opiekunów, ma **wrodzony mechanizm przywiązania**. Potrzeba przywiązania jest selektywna, tzn. nie jest skierowana do wszystkich, tylko do najbliższych osób.

Jeśli po urodzeniu zostaje aktywowany system przywiązania, a dziecko (z różnych powodów) nie doświadcza stałej obecności matki, nie ma bliskiego kontaktu z jej twarzą i z ciałem, przeżywa silne poczucie zagrożenia (włącza się **wrodzony system stresu**), które w przypadku przedłużającego się stresu prowadzi do zaburzeń regulacji fizjologicznej organizmu. U dzieci hospitalizowanych po urodzeniu oraz urodzonych przedwcześnie dodatkowym czynnikiem ryzyka rozwoju jest niedojrzałość biologiczna organizmu i doświadczenie stresu hospitalizacji.

Jako narzędzie do badania zdolności do interakcji u dzieci w pierwszych 2 mż. została opracowana Skala Brazeltona (The Neonatal Behavioral Assessment Scale, NBAS). Oceny dokonuje się, obserwując spontaniczne oraz wywoływane reakcje dziecka na pozytywne i negatywne bodźce (np. uśmiech, przestrach, drżenie, odruchy, oznaki stresu i wycofania się itd.) Oprócz tego skala NBAS pozwala na orientacyjną ocenę stanu neurologicznego noworodka oraz zawiera próby, które służą do określenia cech temperamentu noworodków i niemowląt z grupy wysokiego ryzyka. Cechy temperamentu ujawniają się już w okresie wczesnego dzieciństwa i charakteryzują się dużą stałością w ciągu życia.

Skala NBAS nie jest typowym narzędziem psychologicznym. Została stworzona przez pediatrę B.T. Brazeltona i jego zespół w 1973 r. Nie jest ukierunkowana na wykrywanie patologii, pozwala poznać kompetencje dziecka i jego wrodzone predyspozycje. Może służyć pediatrom, neonatologom i rodzicom do oceny predyspozycji noworodka i doboru odpowiednich form opieki.

Okres niemowlęcy

Po ukończeniu przez dziecko 1. mż. zaczyna się okres niemowlęcy. Niektórzy autorzy za moment zakończenia tej fazy uważają 12. mż., inni uznają, że zwieńczeniem okresu niemowlęcego jest osiągnięcie przez dziecko autonomii w wyniku nabycia umiejętności chodzenia, jedzenia pokarmów stałych i mowy, więc poszerzają ramy czasowe do 18. mż.

Dopasowanie warunków środowiskowych do zaprogramowanych podstaw rozwoju

Niemowlęctwo jest czasem gwałtownego, zaprogramowanego rozwoju, który odbywa się przede wszystkim na podstawie repertuaru wrodzonych odruchów i instynktownych zachowań. Środowisko życia może ten plan rozwoju zmodyfikować lub zakłócić. Kalendarza rozwojowego nie można dowolnie przyspieszyć. Na przykład postęp w zakresie sprawności ruchowej, który dokonuje się od okresu noworodkowego do czasu samodzielnego chodzenia i osiągnięcia sprawności manipulacyjnej rocznego dziecka, jest imponujący, jednak dziecko nie opanuje pewnych umiejętności wcześniej, niż wyznacza to biologiczny harmonogram.

W psychologii rozwoju używa się pojęcia „**punktualność zdarzeń**". „Wydarzenia niepunktualne" mogą zakłócić przebieg rozwoju. Oznaczają bowiem brak adekwatnego rodzaju stymulacji w okresie sensytywnym albo doświadczenie zbyt trudne w danym momencie życia.

Znaczenie relacji przywiązania w okresie niemowlęcym

Okres wczesnego dzieciństwa uznaje się w psychologii za podstawowy dla dalszego rozwoju jednostki. Osią rozwoju jest relacja przywiązania (więź), której podstawy zawiązały się już wcześniej i która teraz stopniowo się umacnia.

Zanim niemowlę nauczy się rozpoznawać bodźce z własnego organizmu i z otoczenia zewnętrznego oraz na nie reagować, pozostaje pod tym względem całkowicie zdane na matkę. W początkowym okresie życia dziecko nie ma zdolności przetwarzania złożonych informacji i zaspokajania swoich potrzeb. W związku z tym niemowlę wymaga, aby rodzice byli stale dostępni, w każdej chwili gotowi odpowiedzieć na jego potrzeby. Regulowanie stanów emocjonalnych, tzn. wywoływanie stanów pozytywnych (zadowolenie, spokój) lub łagodzenie dyskomfortu, zależą od opiekunów. Rodzice, kształtując otoczenie dziecka, wpływają na zakres i intensywność jego doświadczeń.

Więź z opiekunem jest ważna dla rozwoju psychicznego dziecka, gdyż:

- Wpływa na rozwój centralnego układu nerwowego.
- Jest niezbędna do regulacji stanów emocjonalnych, zachowania i aktywności poznawczej dziecka.
- Jest podstawą tworzenia tzw. wewnętrznych reprezentacji umysłowych, czyli obrazu otaczającej rzeczywistości w umyśle dziecka.

Problemy w relacji dziecko–opiekun

Znaczenie relacji z opiekunem dla rozwoju dziecka znalazło odzwierciedlenie w aktualnej wersji klasyfikacji diagnostycznej zaburzeń psychicznych i rozwojowych w okresie niemowlęctwa i wczesnego dzieciństwa (DC: 0–3 R). Do oceny relacji (od dobrze dopasowanej do poważnie zaburzonej) służą odpowiednie narzędzia. Klasyfikacja relacji umieszczona jest na osi 2 zaburzeń.

Za niekorzystne uznaje się relacje, w których niedopasowanie wynika ze:

- zbyt małego zaangażowania rodzica (obojętności),
- nadmiernego zaangażowania opiekuna (nadmiernej ekspresywności, intruzywności, nieadekwatnej odpowiedzi na potrzeby dziecka, małej wrażliwości na jego sygnały, ograniczania jego inicjatywy),
- lękliwości i napięcia w kontakcie z dzieckiem,
- złości lub wrogości.

Im mniej dopasowana jest relacja niemowlę–rodzic, tym większa niepewność i nieprzewidywalność otoczenia, uczucie bezradności i brak poczucia bezpieczeństwa u dziecka. Niemowlęta nie dysponują rozbudowanymi sposobami radzenia sobie ze stresem, dlatego w efekcie częstych i długotrwałych do-

świadczeń o charakterze stresowym może dojść do zaburzeń regulacji wewnętrznej.

W odpowiedzi na stres następuje także psychologiczna reakcja. Dziecko, nie mogąc wpływać na stresujące zdarzenia, próbuje kontrolować własne odczucia w ten sposób, że odcina się od urazowego doświadczenia. Na skutek tego nie tylko sam stres, ale też strategia, która jest uruchamiana, stanowią czynnik ryzyka rozwoju psychicznego. Dziecko może nie nauczyć się rozpoznawania i nazywania uczuć ani świadomego ich kontrolowania w inny sposób niż poprzez negowanie. Posiadanie (lub brak) tych umiejętności ma ważne konsekwencje dla rozwoju poczucia tożsamości oraz relacji z innymi ludźmi.

2.3.4

Wczesne dzieciństwo

We wczesnym dzieciństwie, przypadającym na 18.––36. mż. następuje zmiana kierunku rozwoju, który stopniowo zmierza do usamodzielnienia się dziecka i powstania jego indywidualności. Kluczowe w tym okresie jest doświadczenie sukcesów w samodzielnym działaniu, odczucie dumy z efektów własnej aktywności.

Dążenie do samodzielności i satysfakcji z własnego działania

Aktywność małego dziecka jest ukierunkowana na poznawanie otoczenia. Umożliwia to dynamiczny rozwój mowy i zdolności manipulacyjnych. Dzieci zaczynają rozumieć nowe pojęcia i uczą się kilku słów dziennie, co znacznie poszerza ich kompetencje w relacjach z otoczeniem. W 3. rż. słownik dziecka liczy 1000–1500 słów. Zdania są zbudowane z 3–4 wyrazów, rozwija się symboliczna funkcja języka.

Postępy w poruszaniu się i manipulacji oraz rozwój koordynacji wzrokowo-ruchowej umożliwiają sprawną eksplorację otoczenia. W tym czasie następuje rozwój manipulacji specyficznej. Ruchy dziecka nabierają precyzji i możliwa jest aktywność odpowiednia do rodzaju zabawki.

Rozpoczyna się zabawa konstrukcyjna. Początkowo dziecko piętrzy dwa klocki, potem buduje coraz wyższą i stabilną wieżę, szereguje klocki. Po 2. rż. większość dzieci potrafi już budować trójwymiarowe konstrukcje. Naśladując zachowania dorosłych, dziecko opanowuje umiejętność posługiwania się przedmiotami codziennego użytku, potrafi jeść łyżką, zakłada części garderoby. Chętnie naśladuje czynności dorosłych i chce uczestniczyć w codziennych zajęciach.

Osiąganie samodzielności przy zachowaniu bliskości i bezpieczeństwa

Pod koniec wczesnego dzieciństwa dziecko osiąga sprawność pozwalającą na niezależne poruszanie się i z łatwością dociera do interesujących je obiektów. Można obserwować wręcz niepohamowaną aktywność w samodzielnym dążeniu do celów. Kiedy dziecko przekonuje się, że fizyczne oddalanie od matki oznacza też psychiczne oddzielanie od niej, znowu zbliża się i bywa, że prawie jej nie odstępuje (tzw. faza powtórnego zbliżenia, ok. 16.–24. mż.). Dziecko radzi sobie z uczuciem lęku przed utratą opiekuna dzięki wzrastającym możliwościom poznawczym.

W 30.–36. mż. następuje tzw. **faza stałości obiektu.** Dziecko rozumie, że obiekt (osoba, przedmiot) istnieje nadal, nawet jeśli zniknął z pola widzenia. Szuka zabawki, która została schowana, ponieważ ma w pamięci jej obraz i wie, że ona „jest". Utrzymuje w pamięci postać matki, dlatego łatwiej znosi rozstania z nią. Świadomość stałości obiektów pozwala dziecku poczuć się pewniej w roli odrębnej osoby. Wyrazem autonomii staje się używanie przez dziecko zaimka „ja", „mój", „moja" oraz częste podkreślanie „nie!".

2.3.5

Okres przedszkolny

Trzylatek ma kompetencje poznawcze i społeczne potrzebne do tego, aby kontynuować proces socjalizacji poza domem rodzinnym. Od dziecka w 4.–5. rż. oczekuje się wykształcenia gotowości do samodzielnego działania w szerszym zakresie. Wymaga to tzw. inicjatywy, czyli pomysłowości co do wytyczania celów i sposobów ich osiągania. W połączeniu ze zdobytą wcześniej autonomią umożliwia to podejmowanie wyzwań i radzenie sobie z trudnościami.

Poszerzanie obszarów aktywności i relacji z innymi

Zrozumienie uczuć i motywów zachowania innych osób jest możliwe dzięki posiadaniu tzw. **teorii umy-**słu. Umiejętność ta jest wrodzona i ujawnia się już we wczesnym okresie rozwoju. Polega na zdolności do rozumienia stanów umysłowych innych osób.

W okresie przedszkolnym rozwój teorii umysłu jest już zaawansowany. Na podstawie własnego doświadczenia i znajomości własnych stanów umysłu, mimiki, wypowiedzi i zachowań ludzi dziecko jest w stanie wyobrazić sobie, co zrobi, myśli i czuje inna osoba. Dzięki tej zdolności dzieci potrafią przewidywać i wyjaśniać motywy zachowania, które nie wynikają z bezpośrednich, dających się zaobserwować zjawisk. Są w stanie odczytywać cudze intencje, interpretować subtelne znaczenia komunikatów, rozumieć sens żartu.

Poszerzanie kompetencji społecznych i zakresu relacji z innymi osobami umożliwia rozwój nowych form zabawy. W wieku przedszkolnym kontakty z rówieśnikami mają początkowo formę tzw. zabawy równoległej. Dzieci bawią się w grupie, ale oddzielnie. Stopniowo zaczyna się etap zabaw wspólnych, w których dzieci odgrywają role, oraz zabaw zespołowych, do których realizacji potrzebna jest współpraca i inicjatywa grupowa. Wreszcie pojawiają się zabawy symboliczne, odgrywanie postaci i czynności „na niby". Dzieci w zabawach nie kopiują rzeczywistości, posługują się wyobraźnią, stosują umowne reguły.

Osiągnięcia w zakresie rozwoju poznawczego pozwalają swobodnie posługiwać się wyobraźnią, a jednocześnie odgraniczać fantazję i rzeczywistość. 6-latki odróżniają pozory od rzeczywistości, rozumieją, że przedmioty i ludzie mogą się zmieniać, zachowując swoją tożsamość, oraz że zmiana wyglądu nie oznacza zmiany tożsamości. Poziom myślenia poszerza zakres zainteresowań, dziecko wciąż zadaje pytania „dlaczego?", próbuje zrozumieć „skąd się wziąłem?". Pod koniec wieku przedszkolnego dzieci mają znaczną wiedzę na temat otaczającego świata.

W okresie przedszkolnym zachodzi ewolucja umiejętności posługiwania się symbolami graficznymi. Analiza rysunków dziecka pozwala wniknąć w sferę emocji i zrozumieć sposób widzenia otaczającej go rzeczywistości, stąd testy rysunkowe stosowane są jako techniki projekcyjne (np. rysunek rodziny, test „Dom, drzewo, człowiek" i inne). Rozwój rysunku odzwierciedla też rozwój umysłowy i jego analiza bywa używana jako metoda oceny rozwoju umysłowego dziecka (test Goodenough i Harrisa).

Młodszy wiek szkolny

W tym okresie życia dziecko w szerokim zakresie zdobywa umiejętności społeczne i edukacyjne charakterystyczne dla danego kręgu kulturowego.

Przyrost wiedzy i umiejętności społecznych

Za moment przełomowy należy uznać opanowanie umiejętności czytania i pisania.

Jest to możliwe dzięki zdobytym wcześniej przez dziecko 3 rodzajom kompetencji:

- **percepcyjnym** – różnicowania wzrokowego i słuchowego elementów otoczenia,
- **lingwistycznym** – znajomości słów i struktury języka,
- **zdolności koncentracji uwagi** – poszukiwania potrzebnych informacji, skupiania się na nich i ich intencjonalnego zapamiętywania.

Na początku nauki zachodzą istotne zmiany w posługiwaniu się strategiami pamięciowymi. Stopniowo wzrasta pojemność pamięci. Wraz z powstawaniem w mózgu nowych połączeń i zwiększaniem szybkości przepływu informacji liczba zapamiętywanych i przechowywanych treści oraz tempo ich przetwarzania istotnie wzrastają. Na początku wieku szkolnego pojawia się zdolność do celowego zapamiętywania i świadomego posługiwania się strategiami pamięciowymi, takimi jak: powtarzanie, opracowywanie, kategoryzowanie materiału. Dotychczasowy przebieg rozwoju dziecka ukształtował jego indywidualny potencjał i motywację do nauki.

Postępy w nauce wiążą się ze zmianą struktury myślenia: umiejętnością przeorganizowywania w umyśle danych, przyspieszaniem przebiegu procesów myślowych oraz stopniem zaawansowania procesów rozumowania, dostrzegania analogii i myślenia symbolicznego. Nie mniej ważna jest umiejętność radzenia sobie z trudnościami, gotowość do podejmowania wyzwań i spełniania wymagań otoczenia.

W tym okresie zaznaczają się wyraźne różnice w funkcjonowaniu społecznym w zależności od płci. Dla dzieci w wieku 6–12 lat przebywanie w grupie rówieśników, zajęcia szkolne i sportowe są polem rywalizacji i źródłem doświadczania sukcesów oraz porażek stanowiących podstawę autorefleksji i samooceny. Kształtują nastawienie do otaczającej

rzeczywistości, umiejętność kontroli emocji i radzenia sobie w sytuacjach konfliktowych.

Poczucie tożsamości dziecka w wieku szkolnym jest związane z przynależnością do grupy. Dzieci są wrażliwe na ocenę dorosłych, boją się ośmieszenia w oczach rówieśników. Umiejętność kontroli impulsów umożliwia opanowanie emocji, ukrywanie i intelektualizowanie uczuć.

Okres dorastania

Ramy czasowe tego okresu rozwojowego są bardzo szerokie: 10–21 lat. Początek dojrzewania wyznaczają procesy biologiczne, natomiast czas zakończenia adolescencji zależy od przebiegu procesów rozwoju psychospołecznego.

Najważniejszym zadaniem rozwojowym w okresie dorastania jest dokonanie separacji i osiągnięcie osobowej niezależności. Jest to warunek podejmowania trwałych związków emocjonalnych i seksualnych poza rodziną macierzystą.

Sprzeczności okresu adolescencji

Zmiany hormonalne i budząca się seksualność powodują zwiększoną wrażliwość emocjonalną i chwiejność równowagi psychicznej. Emocje są gwałtowne i krótkotrwałe, często nieproporcjonalne do sytuacji. Wyraźna jest zmienność nastroju, gotowość do przechodzenia w przeciwstawne emocje. Charakterystyczna jest tendencja do skupienia się na swoich doznaniach, zajmowania się swoim życiem psychicznym.

Takiemu sposobowi przeżywania towarzyszą zewnętrzne naciski. Pochodzą one z wielu źródeł i są wielokierunkowe. Stają się przyczyną konfliktów wewnętrznych, podstawą filozoficznych dylematów, pytań o sens życia. Próby rozstrzygnięcia tych problemów prowadzą do sprzecznych dążeń, np.: jak pozostać w dobrej relacji z rodziną, a jednocześnie się od niej uwolnić? Jak zdobywać własną autonomię, będąc podporządkowanym normom społecznym?

Kształtowanie się poczucia tożsamości

Umiejętność abstrakcyjnego rozumowania nastolatków umożliwia im analizę i krytyczną ocenę rzeczywistości. W okresie młodzieńczym osiąga się najwyższy poziom sprawności sensorycznej i pamięci.

Konfrontując się z otaczającą go rzeczywistością, nastolatek staje w obliczu problemów, których konsekwencje mogą zaważyć na jego przyszłości. Ważne życiowe decyzje, takie jak wybór szkoły i zawodu, zapadają stosunkowo wcześnie.

W okresie dorastania młodzież kilkakrotnie zmienia szkoły: gimnazjum, szkoła średnia, rozpoczęcie studiów. Każda zmiana oznacza konieczność funkcjonowania w nowym środowisku. Pociąga to za sobą wysiłek adaptacyjny konieczny do znalezienia swojego miejsca w nowej grupie społecznej oraz zrealizowania nowych, z reguły coraz większych wymagań nauczycieli i innych osób dorosłych.

Poczucie tożsamości młodzieży przewlekle chorej

Jednym z ważniejszych czynników kształtowania się poczucia tożsamości jest stan zdrowia. Osią samookreślenia się może być stosunek do choroby i leczenia. Obraz siebie jako zdrowego lub chorego wpływa na spostrzeganie siebie w innych sferach, wyznacza zakres życiowych planów i możliwości ich realizacji. Określa stopień atrakcyjności fizycznej, tak ważnej w okresie budzącej się seksualności.

U młodzieży przewlekle chorej osiąganie autonomii może być opóźnione na skutek ograniczonej sprawności, odmiennego niż u zdrowych rówieśników trybu życia, potrzeby opieki, a także lęku rodziców o dziecko. Dojrzewanie psychiczne może też jednak postępować szybciej. Częste pobyty poza domem (szpital, ośrodek dializ itp.) przyspieszają rozluźnienie więzi emocjonalnych. Konieczność podejmowania samodzielnych decyzji i nadmierna odpowiedzialność wymuszają przyspieszenie dojrzewania psychicznego.

Współpraca nastolatka z pediatrą w procesie leczenia

Charakterystyczne dla okresu dorastania są problemy ze współpracą w leczeniu. Nastolatki często nie respektują zaleceń ani ograniczeń związanych ze swoim stanem zdrowia. Pacjentów takich określa się jako trudnych.

Z drugiej strony zdaniem młodzieży pediatrzy często nie dostrzegają ich „dorosłych" potrzeb, nie poruszają ważnych dla ich zdrowia kwestii, np. antykoncepcji. Są natomiast bardzo krytyczni w ocenie zachowań zdrowotnych pacjentów, np. sposobu odży-

wiania się, nieprzestrzegania zaleceń. Jeśli choroba trwa wiele lat, młodzież ma najczęściej sporą wiedzę o jej przyczynach i leczeniu.

Jeżeli pediatra rozmawia na ważne tematy nie z chorym, ale z rodzicami, to w odczuciu nastolatka nie respektuje jego autonomii. Może to prowadzić do konfliktów i braku współpracy w leczeniu, ale również wzmacniać zależność nastolatka od dorosłych.

Brak współpracy zwiększa ryzyko znacznego postępu choroby. Oprócz wyczerpujących informacji na temat leczenia nastolatek potrzebuje wsparcia emocjonalnego przy podejmowaniu decyzji, których psychologiczne koszty i inne konsekwencje ponosi głównie on. W przeciwnym razie może podejmować leczenie na własną rękę, modyfikować zalecane leki lub nie przyjmować ich wcale. Dzieje się tak nawet w przypadku świadomości dużego ryzyka związanego z takim postępowaniem, np. u młodzieży z cukrzycą czy po transplantacji narządów.

Rezultaty programów badawczych koncentrujących się wokół problematyki dojrzewania wskazują na to, że większość nastolatków pomyślnie wkracza w dorosłość, bez oznak nasilonego stresu i objawów psychopatologii. 30–35% nastolatków nie zgłasza żadnych symptomów stresu psychicznego, 40–45% przyznaje się do umiarkowanego nasilenia stresu i okresowo pojawiających się problemów, a 20–25% doświadcza silnego napięcia i problemów.

2.3.8

Dorosłość

Psycholodzy wyróżniają kilka okresów rozwojowych u osób dorosłych. Rozwój dorosłych następuje pod wpływem dojrzewania osobowości i jakościowych zmian w sferze intelektu: poszerzają się schematy poznawcze, myślenie ma charakter relatywistyczny, dialektyczny i metasystemowy.

Wczesna dorosłość jest okresem, w którym młody dorosły po osiągnięciu usamodzielnienia się i niezależności znów dąży do bliskiej więzi, szuka partnera życiowego. **Średnia dorosłość** jest to czas umacniania więzi międzypokoleniowych i osiągania pełni zawodowych i twórczych sukcesów. W okresie **późnej dorosłości** i **starości** człowiek integruje doświadczenia życiowe. Dzieli się swoją mądrością i wiedzą praktyczną z młodymi, dokonuje bilansu życia. Zdolność do zaakceptowania całokształtu swoich osiągnięć i porażek oraz umiejętność czerpania z życia mimo wzrastających ograniczeń, pozwalają zanegować drugi stereotyp starzenia się jako czasu przygnębienia i utraty.

2.4
PSYCHOLOGICZNA DIAGNOZA ROZWOJU

2.4.1
Diagnoza psychologiczna a diagnoza medyczna

W psychologii klinicznej dziecka pojęcie „zaburzenia rozwoju" nie zostało jednoznacznie zdefiniowane. Nie stworzono również jednej obowiązującej klasyfikacji form patologii. Złożyło się na to kilka przyczyn. Zarówno formy patologii, jak i kryteria oceny mogą się różnić w zależności od podejścia teoretycznego i od wieku dziecka. Zaburzenie rozwoju może się odnosić do jednego lub różnych obszarów funkcjonowania. Zarówno czynniki ryzyka zaburzeń, jak i możliwości adaptacyjne dziecka są inne w poszczególnych okresach rozwoju. Oprócz tego istnieją znaczne różnice indywidualne w podatności i odporności na działanie czynników patogennych.

Na potrzeby orzecznictwa oraz statystyki i komunikacji z Narodowym Funduszem Zdrowia psycholodzy korzystają z medycznych klasyfikacji diagnostycznych, takich jak:

- Klasyfikacja diagnostyczna zaburzeń psychicznych i rozwojowych w okresie niemowlęctwa i wczesnego dzieciństwa (Klasyfikacja diagnostyczna DC: 0–3 R).
- Do klasyfikacji zaburzeń psychicznych służy opracowana przez Amerykańskie Towarzystwo Psychiatryczne klasyfikacja DSM (Diagnostic and Statistical Manual of Mental Disorders; aktualnie DSM-IV).

Na potrzeby Narodowego Funduszu Zdrowia psycholodzy posługują się opracowaną przez Światową Organizację Zdrowia Międzynarodową klasyfikacją chorób i problemów zdrowotnych ICD-10 (International Classification of Diseases).

Posługiwanie się przez psychologów diagnozą medyczną stwarza w praktyce wiele problemów natury metodologicznej. Diagnoza medyczna i psychologiczna powstały bowiem na gruncie różnych naukowych paradygmatów i różnią się w zakresie rozumienia patologii i podejścia do leczenia.

Różnice są następujące:

- W przeciwieństwie do obiektywnego, biomedycznego paradygmatu diagnozowania badanie psychologiczne ma taki charakter, że dziecko wpływa na wyniki badania.
- Dane uzyskane w wyniku badania psychologicznego są interpretowane w kontekście indywidualnym, a nie tylko statystycznym, gdyż istnieje znaczne indywidualne zróżnicowanie poszczególnych osób w zakresie podatności i odporności na patogenne czynniki oraz adaptacji i możliwości kompensacji.
- Celem badania psychologicznego nie jest diagnoza nozologiczna, ale opis indywidualnych problemów i postawienie hipotez wyjaśniających mechanizm ich powstania.
- Indywidualna patologia jest rozumiana jak wyraz zaburzeń całego systemu interakcji dziecka ze środowiskiem życia i z otoczeniem społecznym.
- Każda diagnoza i każda interwencja w stosunku do dziecka odnosi się również do jego opiekunów i nie powinna się odbywać bez ich udziału.

2.4.2
Narzędzia oceny rozwoju a metody diagnozy psychologicznej

Diagnoza psychologiczna i wynikająca z niej interwencja powinny się opierać na pełnym zrozumieniu zjawisk rozwojowych. U małych dzieci łatwiej dokonać oceny wieloaspektowej, u starszych – powyżej 2.–3. rż. – zwykle zawęża się obszar diagnozowania do jednej sfery lub konkretnego problemu, dobierając narzędzia diagnostyczne do celu badania. Na przykład w przypadku podejrzenia zaburzeń poznawczych psycholog w zależności od wieku dziecka i sformułowanych pytań badawczych może wybrać technikę do oceny dojrzałości umysłowej dziecka lub skalę inteligencji albo posłużyć się narzędziem do diagnozowania uszkodzeń mózgu. Należy pamiętać, że diagnoza, a tym bardziej prognozowanie na podstawie pojedynczego wyniku badania mają ograniczoną wartość.

Metody diagnostyczne nie mogą być stosowane bez wsparcia w koncepcji teoretycznej, na której gruncie zostały stworzone, czyli bez umiejętności zinterpretowania uzyskanych wyników zgodnie z założeniami tej teorii. Testy psychologiczne chronione są przepisami ustawy z dnia 4 lutego 1994 r. o prawie autorskim i prawach pokrewnych (Dz.U. z 2006 r., nr 90, poz. 631 z późniejszymi zmianami). Można z nich korzystać jedynie w zakresie określonym przepisami wskazanej ustawy. Nie mogą być używane przez osoby niebędące psychologami.

Wśród pediatrów popularne są skale oceny rozwoju dziecka niebędące testami psychologicznymi. Są to narzędzia przesiewowe, które umożliwiają porównanie aktualnych osiągnięć rozwojowych danego dziecka z wynikami innych dzieci. Najbardziej znana jest skala Denver (aktualna wersja to Denver II) dla dzieci od urodzenia do 6. rż.

Zawiera ona 125 prób w zakresie 4 aspektów rozwojowych:

- sfery osobniczo-społecznej,
- motoryki precyzyjnej i adaptacyjnej,
- kompetencji językowych,
- motoryki dużej.

Wyniki u badanego dziecka są zaznaczane na formularzu, którego konstrukcja pozwala stwierdzić, jaki procent (25, 50, 75 czy 90%) grupy referencyjnej wykazuje posiadanie danej umiejętności. Autorzy testu Denver II podkreślają, że błędem jest traktowanie testu jako narzędzia diagnostycznego. Nie pozwala on na przewidywanie przyszłych osiągnięć sprawnościowych ani intelektualnych dziecka. Służy jedynie do porównania osiągnięć uzyskiwanych przez konkretne dziecko z wynikami zdrowych dzieci w tym samym wieku.

Schemat diagnozy psychologicznej dziecka

W przypadku podejrzenia nieprawidłowości w rozwoju dziecka pełna diagnoza wymaga 3–5 spotkań, z których każde trwa 40–60 min. W trakcie tych spotkań psycholog:

- Analizuje dokumentację medyczną dziecka, dokonuje wstępnej oceny problemów psychologicznych i czynników ryzyka rozwoju, które mogą się wiązać z przebiegiem choroby i aktualnym stanem somatycznym dziecka.

- Przeprowadza wywiad z rodzicami dotyczący szczegółowej historii rozwoju dziecka. Skupia się na czynnikach ryzyka (problemach, wydarzeniach stresowych) oraz identyfikuje czynniki ochronne i sprzyjające adaptacji, tzw. zasoby psychologiczne.
- Dokonuje obserwacji psychologicznej. Obserwuje funkcjonowanie układu rodzinnego i wzorce relacji dziecka z rodzicami. Obserwuje, jak dziecko nawiązuje kontakt z badającym, jak zachowuje się w sytuacji badania, jak organizuje sobie zabawę, jak radzi sobie z trudnościami.
- Formułuje pytania (lub hipotezy) do dalszej weryfikacji.
- Dokonuje wyboru narzędzi (technik) pomocniczych, adekwatnych do celu badania, wieku dziecka i jego stanu psychofizycznego.
- Podsumowuje uzyskane dane i dokonuje ich interpretacji.

Diagnoza powinna zawierać następujące informacje:

- Opis słabych i mocnych stron dziecka w głównych obszarach rozwoju w odniesieniu do rozwojowo oczekiwanych wzorców.
- Hipotezy na temat możliwych przyczyn i mechanizmów powstania problemów rozwojowych dziecka.
- Wnioski w postaci diagnozy klinicznej.
- Plan pomocy i terapii psychologicznej.

Diagnoza rozwoju małych dzieci

Przykładem techniki, która spełnia wymagania psychometryczne i pozwala całościowo ocenić rozwój małego dziecka, jest skonstruowana na podstawie badania populacji dzieci w Polsce Dziecięca Skala Rozwojowa (DSR). Przeznaczona jest dla dzieci już od 2. mż. do 3. rż.

Test zawiera 10 kategorii zadań: Manipulacja, Percepcja, Bazgranie i rysowanie, Klocki, Porównywanie, Pamięć, Mowa, Słownik, Zachowania społeczne i Motoryka. Uzyskane przez dziecko wyniki porównywane są ze standardowymi osiągnięciami dzieci w danym wieku i przeliczane na skalę centylową.

Bardzo ważną składową tego testu jest Skala Obserwacyjna, która pozwala wnioskować o fizjologicznych podstawach zachowania dziecka i określić cechy jego temperamentu: Wigor, Adaptacyjność, Rytmiczność i Wrażliwość. Ten aspekt diagnozy rozwoju jest niezwykle ważny, ponieważ właściwości temperamentu pozwalają przewidywać zachowanie w codziennych sytuacjach i w reakcji na stres.

Uwzględnienie tego czynnika w diagnozie rozwoju pozwala stwierdzić, czy uzyskany w badaniu rezultat odzwierciedla możliwości dziecka. Czy jego zachowanie w czasie badania jest typowe? Czy nowa sytuacja powoduje wycofanie lub zahamowanie aktywności dziecka? Co ważne, pozwala przewidzieć tendencje w rozwoju, wskazując, czy dziecko ma skłonność do aktywnej eksploracji otoczenia, do poszukiwania bodźców czy tłumienia i wycofywania się z nadmiaru stymulacji. Omówienie tych wyników z rodzicami może stanowić dla nich ważną wskazówkę. Psycholog na ich podstawie formułuje wytyczne do działań psychokorekcyjnych.

Tabela 2.2. Podstawowe metody diagnozy psychologicznej dzieci

PSYCHOLOGICZNE METODY DIAGNOZY KLINICZNEJ	
Wywiad psychologiczny	■ Wywiad diagnostyczny z rodzicami ■ Wywiad kliniczny ■ Wywiad może mieć formę swobodnej lub ustrukturalizowanej rozmowy zmierzającej do potwierdzenia/wykluczenia, czy dziecko spełnia kryteria określonego zaburzenia
Obserwacja psychologiczna	■ Swobodna obserwacja wybranych aspektów zachowania ■ Obserwacja uczestnicząca ■ Skale obserwacyjne ■ Wideorejestracja
Techniki projekcyjne do badania obrazu rzeczywistości z perspektywy dziecka (relacji międzyludzkich, potrzeb i emocji)	■ Rysunek Rodziny ■ Zaczarowana Rodzina ■ Test Dom Drzewo Człowiek ■ Niedokończone Opowiadania ■ Zdania Niedokończone wg Kostrzewskiego ■ Test Zdań Niedokończonych Rottera ■ Test Apercepcji Tematycznej (The Children's Apperception Test, CAT), dla dzieci w wieku 3–10 lat ■ CAT-A – wersja z postaciami zwierząt ■ CAT-H – wersja z postaciami ludzi ■ Scenotest (test Gerdhild von Staabs)
STANDARDOWE METODY BADANIA WYBRANYCH ASPEKTÓW ROZWOJU	
Skale rozwojowe	■ Skala rozwoju psychomotoryki dziecka w wieku 0–3 lat Brunet-Lezine ■ Dziecięca Skala Rozwojowa (DSR), od 2. mż. do 3. rż.
Skale inteligencji Niewerbalne testy inteligencji	■ Skala Termana i Merrill do badania inteligencji dla dzieci w wieku od 2 lat ■ Skala Inteligencji Wechslera dla Dzieci (The Wechsler Intelligence Scale for Children, WISC-R), dla dzieci w wieku 6–16 lat ■ Test Matryc Ravena (TMK), wersja dla dzieci w wieku 4–10 lat ■ Test Matryc Ravena, wersja standardowa od 6 lat ■ Test COLUMBIA, dla dzieci w wieku 4–10 lat ■ Diagnoza Możliwości Intelektualnych (DMI), dla dzieci w wieku 10–14 lat
Kwestionariusze do badania osobowości	■ Inwentarz Osobowości (NEO-Five Factor Inventory, NEO-FFI), dla dzieci w wieku od 15 lat ■ Kwestionariusz Osobowości Eysencka (Eysenck Personality Questionnaire-Revised, EPQ-R)
Kwestionariusze temperamentu	■ Kwestionariusz Temperamentu (EAS), dla dzieci w wieku 3–11 lat ■ Kwestionariusz Temperamentu (FCZ-KT – Formalna Charakterystyka Zachowania – Kwestionariusz Temperamentu), dla dzieci w wieku od 15 lat ■ Kwestionariusz Temperamentu (PTS), dla dzieci w wieku od 15 lat
Inne	■ Skala Jawnego Niepokoju JAKI JESTEŚ (SJN), dla dzieci w wieku od 10 lat ■ Test Pamięci Wzrokowej Bentona, dla dzieci w wieku od 5 lat ■ Diagnozowanie Uszkodzeń Mózgu (DUM), do oceny neuropsychologicznej, dla dzieci w wieku od 5 lat

Piśmiennictwo

1. Brzezińska A.: *Społeczna psychologia rozwoju*. Wydawnictwo Naukowe SCHOLAR, Warszawa 2007.

2. Gerhard S.: *Znaczenie miłości. Jak uczucia wpływają na rozwój mózgu*. Wydawnictwo Uniwersytetu Jagiellońskiego, Kraków 2010.

3. Kościelska M.: Psychologia kliniczna dziecka. W: *Psychologia. Podręcznik akademicki* (red. J. Strelau), Gdańskie Wydawnictwo Psychologiczne, Gdańsk 2000.

4. Vasta R., Haith M.M., Miller S.A.: *Psychologia dziecka*. Wydawnictwa Szkolne i Pedagogiczne, Warszawa 1995.

5. Zimbardo P.G., Johnson R.L., McCann V.: *Rozwój przez całe życie*. W: *Psychologia. Kluczowe koncepcje*. Wydawnictwo Naukowe PWN, Warszawa 2010.

ŻYWIENIE DZIECI ZDROWYCH | *Mieczysława Czerwionka-Szaflarska*

Prawidłowe żywienie zapewnia dziecku dobry stan zdrowia i jest najwłaściwszym sposobem profilaktyki wielu schorzeń. W okresie płodowym i niemowlęcym dochodzi do programowania się metabolizmu dziecka, dojrzewają istotne dla życia narządy, w tym OUN. Składniki diety dziecka, takie jak białka, tłuszcze, węglowodany, mikro- i makroelementy spożywane w nieprawidłowych proporcjach i ilości mogą prowadzić do zaburzeń rozwojowych i chorób. Żywność dla dzieci powinna być odpowiednio dobrana pod względem jakości oraz ilości, urozmaicona i akceptowana przez nie pod względem smaku. Powinna zapewnić prawidłowe wzrastanie, zapobiegać niedoborom, a także chronić przed chorobami cywilizacyjnymi, takimi jak choroby układu krążenia, alergiczne, metaboliczne, nowotworowe i inne.

Wiele organizacji światowych i europejskich zajmuje się prawidłowym żywieniem. Najważniejsze z nich to Komisja Żywienia Światowej Organizacji Zdrowia (FAO/WHO), Komisja Żywienia Europejskiej Wspólnoty Gospodarczej, Komisja Żywienia Amerykańskiej Akademii Pediatrii (AAP), Europejskie Towarzystwo Gastroenterologii, Hepatologii i Żywienia Dzieci (European Society for Paediatric Gastroenterology, Hepatology and Nutrition, ESPGHAN).

Zalecenia żywieniowe są wciąż aktualizowane w wyniku stale prowadzonych badań klinicznych i doświadczalnych. W ślad za międzynarodowymi ustaleniami polscy eksperci opracowali obowiązujące obecnie wytyczne co do żywienia dzieci w Polsce. Dotyczą one zapotrzebowania na energię oraz poszczególne składniki odżywcze (tab. 3.1).

Tabela 3.1. Średnie zapotrzebowanie na składniki odżywcze oraz energię przy umiarkowanej aktywności fizycznej

WIEK	ENERGIA kcal (kJ)/kg mc.		BIAŁKO g/kg mc./dobę		TŁUSZCZE g/dobę		WĘGLOWODANY g/dobę	
0–6 miesięcy	92 (385)		1,52		27		60	
6–12 miesięcy	78 (333)		1,6		31		95	
rok–3 lata	83 (350)		0,97		39		130	
4–6 lat	74 (311)		0,84		54		130	
7–9 lat	59 (278)		0,84		70		130	
	PŁEĆ							
	♀	♂	♀	♂	♀	♂	♀	♂
10–12 lat	57 (238)	63 (263)	0,84	0,84	82	93	130	130
13–15 lat	48 (202)	57 (238)	0,84	0,84	95	117	130	130

3.1
ZAPOTRZEBOWANIE ENERGETYCZNE

Zapotrzebowanie energetyczne, a także sposób wykorzystania energii są różne u dzieci w poszczególnych okresach rozwojowych i zależą od aktywności metabolicznej, wzrostu oraz aktywności ruchowej. Poszczególne tkanki i narządy charakteryzuje różne tempo wzrostu, a zadziałanie czynnika szkodliwego, np. niedożywienia białkowego, w tzw. okresie krytycznym może prowadzić do powstania nieprawidłowej ich struktury bądź funkcji. Dla OUN okres krytyczny przypada na pierwsze 2 lata życia.

U przeciętnego dziecka w wieku do 3. mż. na aktywność ruchową zużywane jest ok. 28% energii, na proces wzrostu – 27%, a na aktywność metaboliczną – 45%. W 7.–12. mż. wydatek energetyczny na wzrost zmniejsza się do 5%, a na aktywność ruchową – zwiększa się do 50%. Część energii zużywana jest także w procesach trawienia i termoregulacji, a także z wydalaniem moczu i kału. Nadmiar dostarczanej energii magazynowany jest w tkance tłuszczowej.

Obecnie zaleca się obniżenie wskaźnika zapotrzebowania energetycznego w stosunku do ubiegłych lat do 92 kcal/kg mc./dobę w 1. półroczu życia oraz do 78 kcal/kg mc./dobę w 2. półroczu 1. rż. Obniżenie zapotrzebowania energetycznego w 2. półroczu wiąże się ze zmniejszeniem tempa wzrostu przy stosunkowo niedużej jeszcze aktywności fizycznej. U dziecka 2–3-letniego zapotrzebowanie energetyczne wynosi ok. 83 kcal/kg mc./dobę. W następnych latach zaleca się stopniowe obniżanie wskaźnika do ok. 50 kcal/kg mc./dobę między 13. a 15. rż.

3.2
ZAPOTRZEBOWANIE NA BIAŁKO

Spożyte z pokarmem białko ulega strawieniu do małych peptydów i aminokwasów, następnie jest wchłaniane i wykorzystywane w różnych narządach do syntezy białek strukturalnych, licznych białek funkcjonalnych oraz jako materiał energetyczny. Normy spożycia białka były i są przedmiotem licznych dyskusji naukowych. Obecne wyniki badań wskazują na konieczność obniżenia spożycia białka przez niemowlęta i dzieci starsze. Nadmierne spożycie białka

ma bowiem niekorzystny wpływ na parametry przemiany białkowej – dochodzi do wzrostu stężenia mocznika we krwi, występuje wzmożone wydalanie azotu całkowitego z moczem oraz podwyższenie stężenia większości aminokwasów. Nadmiar białka w diecie stymuluje wydzielanie hormonu wzrostu oraz insulinopodobnego czynnika wzrostu, a w konsekwencji proliferację komórek i zwiększenie masy tkanki tłuszczowej.

Określając zapotrzebowanie na białko, należy uwzględnić jego różną wartość odżywczą, która określona jest wskaźnikiem chemicznym (chemical score, CS), składem aminokwasowym (amino acid score, AASc) oraz wskaźnikiem wykorzystania białka netto (net protein utilization, NPU). Idealnym białkiem jest białko zawarte w mleku kobiecym ze względu na wyjątkowy skład aminokwasowy, najlepszą przyswajalność oraz największą wartość odżywczą (NPU = = 100%).

Zapotrzebowanie na białko jest różne i zależy od wieku dziecka oraz wartości odżywczej podawanego białka. Białko powinno dostarczać 9–12% dobowej energii. Zgodnie z zaleceniami polskich grup ekspertów opublikowanymi w 2008 r. przez Instytut Żywności i Żywienia średnia podaż białka dla dzieci powinna wynosić w 1. półroczu życia 1,52 g/kg mc./ /dobę, w 2. półroczu – 1,6 g/kg mc./dobę, w wieku 13–36 miesięcy – ok. 1 g/kg mc./dobę i w wieku 10 lat – 0,84 g/kg mc./dobę.

3.3
ZAPOTRZEBOWANIE NA TŁUSZCZE

Od około 25. tygodnia życia płodowego do pierwszych miesięcy po urodzeniu trwa gwałtowny wzrost mózgu ludzkiego. OUN wykorzystuje lipidy do budowy zarówno struktur komórkowych, jak i mieliny. Zawierają one aż 60% lipidów. Tłuszcze w żywieniu niemowląt i dzieci starszych odgrywają więc istotną rolę. Nie tylko są doskonałym źródłem energii, ale też ważnym składnikiem budulcowym.

W skład tłuszczów wchodzą kwasy tłuszczowe nasycone, nienasycone, fosfolipidy i triglicerydy. Wśród nienasyconych kwasów tłuszczowych część stanowią tzw. niezbędne nienasycone kwasy tłuszczowe, które nie są syntetyzowane przez organizm ludzki i muszą być dostarczone wraz z pożywieniem. Należą do nich m.in. kwas linolowy i α-linolenowy, które są prekursorami długołańcuchowych wielonienasyconych kwasów tłuszczowych (long chain polyunsaturated fatty acids, LC-PUFA), takich jak kwas arachidonowy (arachidonic acid, AA) i dokozaheksaenowy (docosahexaenoic acid, DHA) oraz eikozapentaenowy (eicosapentaenoic acid, EPA).

Kwas α-linolenowy, eikozapentaenowy oraz dokozaheksaenowy należą do kwasów tłuszczowych n-3, kwas linolowy – do n-6. Źródłem kwasu linolenowego są nasiona, olej rzepakowy i lniany oraz orzechy włoskie. Organizm ludzki ma zdolność syntezowania z niego DHA i EPA. Kwasy te mogą też być dostarczane z pożywieniem, a podstawowym ich źródłem są tłuste ryby morskie i owoce morza. Dla niemowlęcia karmionego piersią ich źródłem jest też mleko matki.

Kwasy tłuszczowe n-6, będące prekursorem eikozanoidów (prostaglandyn, leukotrienów i tromboksanów), mają działanie prozapalne i aterogenne. Natomiast kwasom n-3 przypisuje się rolę przeciwzapalną, ograniczającą agregację płytek krwi i poprawiającą profil lipidowy. Znaczne ilości LC-PUFA obecne są w tkance mózgowej, gdzie wchodzą w skład błon komórkowych neurocytów.

Zalecenia dotyczące zapotrzebowania na kwasy tłuszczowe z grupy LC-PUFA są tematem wielu opracowań. W Polsce w 2010 r. Polska Grupa Ekspertów sformułowała zalecenia dotyczące właściwej podaży kwasów tłuszczowych omega-3 u niemowląt i dzieci do 3. rż. Określono zasady suplementacji LC-PUFA w mleku modyfikowanym dla niemowląt (patrz rozdz. 3.7.1 „Mieszanki początkowe") oraz podkreślono, że w przypadku takiego składu mlek modyfikowanych niemowlęta nimi żywione nie wymagają dodatkowej podaży tych kwasów, podobnie jak niemowlęta karmione mlekiem matki. W przypadku dzieci do 3. rż. zalecane spożycie kwasów tłuszczowych omega-3 określono na poziomie 150–200 mg na dobę. Przy czym u dzieci, które nie spożywają regularnie ryb, zaleca się suplementację tych kwasów.

Podaż energii pozabiałkowej z tłuszczu powinna wynosić 35–40%, ale z ograniczeniem podaży tłuszczów zawierających nasycone kwasy tłuszczowe, kwasy tłuszczowe typu trans i cholesterol.

3.4
ZAPOTRZEBOWANIE NA WĘGLOWODANY

Zapotrzebowanie organizmu człowieka na węglowodany zależy od zapotrzebowania komórek mózgowych na glukozę, gdyż jest ona jego jedynym fizjologicznym substratem energetycznym. Zalecane spożycie węglowodanów ustalono na 130 g/dzień dla dzieci i dorosłych. Węglowodany powinny dostarczać 45–65% energii. Jedynie u najmłodszych niemowląt do 6. mż. zapotrzebowanie jest niższe i wynosi 60 g. Węgowodany powinny w tym czasie dostarczać ok. 37% energii, a głównym jej źródłem w tym okresie są tłuszcze.

U dzieci w okresie poniemowlęcym zalecane jest spożycie przede wszystkim węglowodanów złożonych o niskim indeksie glikemicznym, natomiast niekorzystny jest udział w diecie tzw. cukrów dodanych: mono- i disacharydów, obecnych w słodkich napojach i słodyczach. Cukry te nie zawierają dodatkowych wartości odżywczych w postaci witamin, mikro- i makroelementów, stanowią źródło niepotrzebnej zwykle dodatkowej energii, a ich nadmiar w diecie zmienia metabolizm ustroju, sprzyjając rozwojowi cukrzycy typu II oraz miażdżycy. Ustalono, że udział mono- i disacharydów w diecie powinien wynosić ok. 15%, a tzw. cukrów dodanych – mniej niż 10% energii.

3.5
ZAPOTRZEBOWANIE NA WITAMINY I SKŁADNIKI MINERALNE

3.5.1
Zalecenia dotyczące suplementacji witaminą D_3 i K

Witamina D. Profilaktyka przeciwkrzywicza prowadzona jest w Polsce od kilkudziesięciu lat. W związku z tym krzywica wynikająca z niedoboru witaminy D_3 występuje niezmiernie rzadko, tylko w przypadku dzieci z grup ryzyka. Zalecenia dotyczące wielkości dawek profilaktycznych witaminy D_3 zmieniały się i aktualnie obowiązują zalecenia opracowane przez Zespół Ekspertów w 2009 r. (tab. 3.2).

Wskaźnikiem zaopatrzenia organizmu w witaminę D jest stężenie 25-hydroksywitaminy D w surowicy (25-(OH)D). Jej optymalne stężenie u dzieci wynosi 20–60 ng/ml (50–150 nmol/l), a u dorosłych 30–80

Tabela 3.2. Zalecenia dotyczące profilaktyki krzywicy i osteoporozy u dzieci i młodzieży

WIEK	ZALECENIA
Noworodki donoszone	■ Suplementacja witaminą D w dawce 400 jm./dobę, począwszy od pierwszych dni życia
Noworodki urodzone przedwcześnie	■ Suplementacja witaminą D w dawce 400–800 jm./dobę, począwszy od pierwszych dni życia (jeśli jest możliwe żywienie przez przewód pokarmowy) do osiągnięcia wieku korygowanego 40 tygodni ■ W przypadku karmienia mlekiem modyfikowanym lub pokarmem kobiecym ze wzmacniaczem pokarmu kobiecego należy uwzględnić podaż witaminy D w diecie ■ Po osiągnięciu wieku korygowanego 40 tygodni dawkowanie witaminy D jak u niemowląt urodzonych o czasie – 400 jm./dobę
Niemowlęta karmione piersią	■ Suplementacja witaminą D w dawce 400 jm./dobę ■ Jednoczesna suplementacja witaminą D u matki karmiącej w ilości poniżej 2 tys. jm./dobę nie wpływa na dawkowanie witaminy D u dziecka
Niemowlęta karmione mlekiem modyfikowanym	■ 400 jm./dobę witaminy D łącznie w diecie i preparatach farmaceutycznych. Przy spożyciu 400 jm./dobę witaminy D w diecie (tj. ok. 1000 ml mleka początkowego i ok. 700–800 ml mleka następnego) dodatkowa suplementacja witaminą D nie jest wymagana
Niemowlęta karmione w sposób mieszany	■ Lekarz ustala dawkę indywidualnie, obliczając zawartość witaminy D w podawanym mleku modyfikowanym. Podaż witaminy D z pokarmu kobiecego nie musi być brana pod uwagę w obliczeniach ze względu na jej bardzo niskie stężenie (ok. 50 jm./l)
Dzieci od 1. do 18. rż.	■ Podaż witaminy D z żywności i/lub preparatów farmaceutycznych powinna wynosić 400 jm./dobę w okresie od października do marca, a także w miesiącach letnich, jeżeli nie jest zapewniona wystarczająca synteza skórna witaminy D ■ U dzieci z nadwagą/otyłością należy rozważyć zwiększenie dawki witaminy D do 800–1000 jm./dobę

ng/ml (75–200 nmol/l). Do prawidłowego rozwoju i mineralizacji układu szkieletowego niezbędna jest odpowiednia podaż witaminy D i wapnia oraz aktywny wypoczynek na świeżym powietrzu. Nie ma wskazań do zmiany zalecanego dawkowania witaminy D_3 w przypadku wystąpienia izolowanych objawów, jak nieprawidłowa wielkość ciemienia, opóźnione ząbkowanie, rozmiękanie potylicy. W razie wątpliwości diagnostycznych wskazana jest kontrola podstawowych parametrów gospodarki wapniowo-fosforanowej oraz stężenia witaminy D (25-(OH)D).

Witamina K jest witaminą rozpuszczalną w tłuszczach, odpowiada za prawidłowość procesów syntezy białek, głównie czynników krzepnięcia krwi II, VII, IX, X. Na niedobór tej witaminy narażone są przede wszystkim noworodki, gdyż witamina K słabo przenika przez łożysko, ma krótki okres fizjologicznego półtrwania, a ponadto bezpośrednio po urodzeniu ze względu na sterylność przewodu pokarmowego jej synteza przez bakterie przewodu pokarmowego jest niemożliwa, a z pokarmem kobiecym dostarczana jest w niewystarczającej ilości (stężenie tej witaminy w pokarmie kobiecym wynosi ok. 0,25 µg/100 ml).

Konsekwencją niedoboru witaminy K może być groźne dla życia krwawienie (vitamin K deficiency bleeding, VKDB), w postaci klasycznej między 3. a 5. dobą po urodzeniu z przewodu pokarmowego, pępka, błon śluzowych. W postaci późnej, między 2. a 12. tygodniem życia, może wystąpić krwawienie śródczaszkowe i z błon śluzowych. U dzieci karmionych sztucznie ze względu na zawartość witaminy K w mieszankach mlecznych (3–9 µg/100 ml) nie zaleca się dodatkowej suplementacji tą witaminą. Obowiązujące w Polsce zalecenia dotyczące profilaktyki krwawienia z niedoboru witaminy K u noworodków i niemowląt przedstawiono w tabeli 3.3.

Tabela 3.3. Zalecenia dotyczące profilaktyki krwawienia z niedoboru witaminy K u noworodków i niemowląt

WIEK DZIECKA	ZALECENIA
Tuż po urodzeniu	■ Noworodek zdrowy, donoszony: 0,3–0,5 mg domięśniowo lub 2 mg doustnie ■ Noworodki z grupy ryzyka: 0,5 mg domięśniowo
Od 2. tygodnia życia do ukończenia 3. mż.	■ Karmione piersią – profilaktyczna podaż witaminy K wynosi 25 µg/dobę ■ Karmione sztucznie ze względu na zawartość tej witaminy w mieszankach mlecznych początkowych nie wymagają dodatkowej suplementacji

3.5.2

Zapotrzebowanie na wapń i fosfor

Wapń stanowi 1,5–2% całkowitej masy ciała i jest głównym składnikiem budulcowym kości oraz szkliwa. Metabolizm wapnia w organizmie uzależniony jest m.in. od jego ilości w pożywieniu i hormonów (witaminy D, kalcytoniny, parathormonu, estrogenów), a zawartość wapnia w tkance kostnej i zębach podlega przemianom – wbudowywaniu oraz resorpcji. Wapń odgrywa również rolę w przewodzeniu impulsów nerwowych, mechanizmie skurczu mięśni, przepuszczalności błon komórkowych i w regulacji procesu krzepnięcia krwi.

Bogate w wapń są produkty mleczne, sardynki, brokuły, soja, fasola. Zawartość wapnia w mieszankach mlecznych i mlekozastępczych wynosi 45––60 mg/100 ml. Przy podaży mieszanki mlecznej w ilości 5 razy po 150 ml dziecko otrzymuje w diecie ok. 400 mg wapnia. Przykład produktów żywnościowych zawierających łącznie 800–1000 mg wapnia to: 400 ml mleka, 150 g jogurtu, 30 g żółtego sera. Zalecaną podaż wapnia w poszczególnych grupach wiekowych przedstawiono w tabeli 3.4.

Tabela 3.4. Zalecana podaż wapnia w poszczególnych grupach wiekowych		
	WIEK	**ZALECANA PODAŻ WAPNIA (mg/dobę)**
Niemowlęta	0–6 miesięcy	300
	6–12 miesięcy	400
Dzieci	1–3 lata	500
	4–6 lat	700
	7–9 lat	800
Nastolatki	10–18 lat	1300
Dorośli	19–50 lat	1000
	> 50 lat	1300
Kobiety w czasie ciąży i laktacji	< 19 lat	1300
	> 19 lat	1000

Fosfor jest obok wapnia głównym składnikiem kości oraz zębów i stanowi niezbędny element związków wysokoenergetycznych i kwasów nukleinowych. Bierze udział w regulacji równowagi kwasowo--zasadowej oraz metabolizmie glukozy. Fosfor jest składnikiem wielu pokarmów i jego zawartość w diecie osób prawidłowo odżywiających się jest zwykle wystarczająca.

Wspomnieć natomiast należy o konieczności utrzymywania w diecie dziecka właściwych proporcji między wapniem a fosforem. Dla niemowląt w 1. półroczu życia współczynnik ten powinien wynosić 2 : 1, w 2. półroczu – 1,33 : 1, a dla dzieci w wieku poniemowlęcym – 1,32 : 1. Nadmiar fosforu w diecie w przypadku ograniczania produktów mlecznych jest niekorzystny i może powodować zaburzenia procesu mineralizacji kości.

3.6

KARMIENIE NATURALNE

Mleko matki stanowi najodpowiedniejszy pokarm dla noworodka i niemowlęcia. Jego wyjątkowy skład zapewnia dziecku prawidłowy rozwój fizyczny i umysłowy. Bliski kontakt matki z dzieckiem kształtuje także właściwy rozwój sfery emocjonalnej. Pokarm kobiecy, wytwarzany w wystarczających ilościach przez zdrową matkę, w pełni zaspokaja zapotrzebowanie noworodka i niemowlęcia. Zgodnie z aktualnymi zaleceniami międzynarodowych towarzystw naukowych i WHO zalecane jest wyłączne karmienie piersią przez 4–6 mż. dziecka, a następnie stopniowe, zgodne z obowiązującym schematem, wprowadzanie posiłków uzupełniających.

Rolą posiłków uzupełniających jest dostarczenie rosnącemu dziecku więcej kalorii, białka, minerałów, w tym żelaza, oraz witamin. Rozszerzanie diety ma też nauczyć dziecko prawidłowego odruchu żucia, połykania pokarmów stałych, spożywania pokarmów o smaku innym niż mleko matki. Obowiązujący schemat żywienia niemowląt karmionych naturalnie przedstawiono w tabeli 3.5.

Tabela 3.5. Schemat żywienia niemowląt karmionych naturalnie

WIEK (MIESIĄCE)		POSIŁKI UZUPEŁNIAJĄCE
1–4	Karmienie piersią na żądanie	
5–6	Karmienie piersią na żądanie	■ Wprowadzanie glutenu: 1 × dziennie pół łyżeczki (2–3 g) kaszki glutenowej w 100 ml przecieru jarzynowego
7–9	Karmienie piersią na żądanie	■ Zupa jarzynowa + gotowane mięso lub ryba (1–2 × na tydzień) bez wywaru + kleik zbożowy glutenowy + ½ żółtka co drugi dzień ■ Kaszka/kleik glutenowy lub bezglutenowy ■ Przecier owocowy lub sok (najlepiej przecierowy) – nie więcej niż 150 g
10	Karmienie piersią na żądanie	■ Obiad z 2 dań: zupa jarzynowa z kaszką glutenową + danie warzywno-mięsne (lub 1–2 × na tydzień warzywno-rybne) + ½ żółtka codziennie ■ Kaszki zbożowe glutenowe lub bezglutenowe, niewielkie ilości biszkoptów, sucharków, pieczywa ■ Przecier owocowy lub sok (najlepiej przecierowy) – nie więcej niż 150 g
11–12	Karmienie piersią na żądanie	■ Obiad z 2 dań: zupa jarzynowa z kaszką glutenową + danie warzywno-mięsne (lub 1–2 × na tydzień warzywno-rybne) + całe jajko (3–4 × na tydzień) ■ Produkty zbożowe glutenowe lub bezglutenowe, niewielkie ilości biszkoptów, sucharków, pieczywa, łączone z produktami mlecznymi (mleko modyfikowane, twarożek, jogurt, kefir – kilka razy na tydzień) ■ Przecier owocowy lub sok – nie więcej niż 150 g

3.6.1

Porównanie składu mleka kobiecego z mlekiem krowim

W tabeli 3.6 podano najważniejsze różnice między pokarmem kobiecym a mlekiem krowim.

Białko

Dojrzały pokarm kobiecy zawiera tylko 0,9–1,0 g białka/100 ml przy wartości kalorycznej 65–70 kcal/100 ml. Stosunek białko : energia w mleku kobiecym wynosi 1,35 g/100 kcal. Wartość biologiczna (odżywcza) białka zależy od ilości i wzajemnych proporcji aminokwasów egzogennych oraz jego przyswajalności. Przyswajalność białek mleka ludzkiego przez niemowlęta jest wysoka i wynosi blisko 100%.

W okresie niemowlęcym poza typowymi aminokwasami egzogennymi (fenyloalanina, izoleucyna, leucyna, lizyna, metionina, treonina, tryptofan, walina), należy zapewnić odpowiednie spożycie argininy, histydyny, cysteiny, tyrozyny i tauryny – zaliczanych do aminokwasów względnie egzogennych. Zwiększone zapotrzebowanie na te aminokwasy wynika między innymi z niedojrzałości niektórych układów enzymatycznych, a w efekcie z niedostatecznej ich syntezy endogennej.

Chociaż stężenie białka całkowitego w pokarmie kobiecym jest niskie, aminokwasy niezbędne stanowią w nim do 45% wszystkich aminokwasów. Na podkreślenie zasługuje wysoka zawartość w mleku kobiecym tauryny niezbędnej dla prawidłowej funkcji mózgu i metabolizmu kwasów tłuszczowych. Całkowita zawartość białka w mleku kobiecym jest mniejsza (1,2%) niż w mleku krowim (3,3%), co wynika głównie z 6-krotnie większej w mleku krowim zawartości kazeiny. W białkach serwatkowych mleka krowiego zawarta jest β-laktoglobulina, główny alergen tego mleka, który odgrywa szczególną rolę w rozwoju alergii na białka mleka krowiego.

Tłuszcze

Zawartość tłuszczu w obu rodzajach mleka jest podobna i wynosi ok. 3,5%. Różnice dotyczą przede wszystkim jakości. Mleko krowie jest znacznie uboższe w nienasycone kwasy tłuszczowe, zwłaszcza kwas linolowy. U wcześniaków i najmłodszych niemowląt ze względu na niedojrzałość układów enzymatycznych niezbędne nienasycone kwasy tłuszczowe nie są w wystarczającej ilości metabolizowane w długołańcuchowe nienasycone kwasy tłuszczowe (PUFA), wśród których szczególną rolę biologiczną odgrywają kwas arachidonowy (AA) i dokozaheksaenowy (DHA).

Tabela 3.6. Porównanie składu mleka ludzkiego i mleka krowiego

SKŁADNIKI	MLEKO KOBIECE	MLEKO KROWIE
BIAŁKA	0,9–1,4 g%	3,2–3,5 g%
WARTOŚĆ ENERGETYCZNA	60–74 kcal/100 ml	64 kcal/100 ml
Kazeina/serwatka	40/60	80/20
Kazeina	0,2–0,25 g%	2,6–2,7 g%
Serwatka	0,64 g%	0,7 g%
α-laktoalbumina	0,25 g%	0,07–0,12 g%
β-laktoglobulina	–	0,3 g%
IgA	0,1 g%	0,003 g%
IgG	0,003 g%	0,06 g%
IgM	0,002 g%	0,003 g%
Laktoferryna	0,17 g%	śladowa ilość
Lizozym	0,05 g%	śladowa ilość
Tauryna	3–5 mg%	śladowa ilość
Karnityna	0,006 mg%	–
TŁUSZCZE	3,9–4,4 g%	3,7 g%
Kwasy nasycone/nienasycone	48/52	65/35
Kwas linolowy	9%	2%
Kwas α-linolenowy	1%	1%
Kwas arachidonowy	1%	–
DHA	0,5%	–
Cholesterol	0,01–0,03 g%	0,01–0,015 g%
WĘGLOWODANY		
Laktoza	7,2 g%	4,7 g%
Laktoza/oligosacharydy	9/1	10/0
SKŁADNIKI MINERALNE	mg/100 ml	mg/100 ml
Wapń	25–35	118
Fosfor	13–16	85
Żelazo	0,05	0,05
Potas	55	138
Sód	15	43
WITAMINY w 100 ml		
A	190–240 jm.	100–138 jm.
D	2–8 jm.	0,3–1,3 jm.
K	0,25 µg	6 µg
E	0,35–0,56 mg	0,07–0,1 mg
C	4,5–5 mg	1,1–1,5 mg

Kwasy tłuszczowe są integralnie związane z funkcją błon komórkowych i wpływają na ich właściwości. Szczególnie bogate w PUFA są tkanka mózgowa i siatkówka. Niedobór tych kwasów prowadzi do zaburzeń czynności OUN, procesów widzenia i wzrastania. W przeciwieństwie do mleka kobiecego mleko krowie nie zawiera tych kwasów. Mleko ludzkie zawiera też niezbędną dla prawidłowego metabolizmu tłuszczów karnitynę, odpowiedzialną za przenoszenie kwasów tłuszczowych do mitochondriów komórkowych w celu ich oksydacji. Karnityna odgrywa też istotną rolę w transporcie witaminy E i D do wnętrza komórki.

Węglowodany

Laktoza jest głównym węglowodanem mleka kobiecego, jej zawartość w mleku ludzkim jest znacznie wyższa (7%) niż w krowim (4,7%). Około 10% węglowodanów mleka ludzkiego stanowią oligosacharydy, wśród nich laktozamina, wspomagająca wzrost pałeczek acidofilnych, hamujących osiedlanie się patogennych szczepów w przewodzie pokarmowym niemowląt. Laktoza wpływa na obniżenie pH środowiska jelitowego, co sprzyja kształtowaniu się prawidłowego składu mikrobiontów przewodu pokarmowego, ma też znaczenie w procesie wchłaniania wapnia.

Składniki mineralne i witaminy

Mleko krowie zawiera więcej niż ludzkie składników mineralnych, zwłaszcza sodu, co stanowi większe obciążenie osmotyczne dla nerek. Proporcje wapnia do fosforanów odmienne niż w mleku kobiecym niekorzystnie wpływają na wchłanianie wapnia i mineralizację tkanki kostnej dziecka. Mleko krowie i ludzkie zawierają podobne ilości żelaza – 0,05 mg/100 ml, natomiast różnią się znacząco jego biodostępnością. Z mleka krowiego żelazo wchłania się w 2–25%, a z mleka kobiecego w 75%. Zawartość witamin w mleku ludzkim poza witaminami z grupy B jest nieco wyższa niż w mleku krowim, mimo to ilość witamin D i K zgodnie z aktualnymi rekomendacjami jest niewystarczająca dla potrzeb niemowlęcia. Niemowlęta karmione naturalnie wymagają więc ich suplementacji.

3.6.2
Właściwości ochronne pokarmu kobiecego

Niedojrzałość bariery jelitowej u noworodków jest przyczyną przenikania cząsteczek białkowych przez ścianę jelita. Jest to zjawisko korzystne dla noworodka karmionego mlekiem matki, które dostarcza dziecku przeciwciała. U niemowląt karmionych sztucznie przez ścianę jelita mogą przenikać białka, co może prowadzić do rozwoju na nie alergii.

Mleko kobiece zawiera wszystkie klasy przeciwciał, najwięcej IgA, które syntetyzowane są bezpośrednio przez komórki plazmatyczne obecne w gruczole piersiowym jako wydzielnicza IgA (secretory IgA, sIgA). Wysokie jej stężenie w pierwszych dniach laktacji daje mleku szczególne właściwości ochronne. Ze względu na charakterystyczny żółtawy odcień określane jest ono terminem „siara". SIgA oporna jest na działanie enzymów trawiennych, nie wchłania się do krwi i chroni przewód pokarmowy przed zakażeniami.

Mleko matki zawiera też inne składniki ochronne: lizozym i laktoperoksydazę – enzymy o właściwościach bakteriostatycznych, zwłaszcza w stosunku do bakterii patogennych, a także laktoferrynę, która ułatwia wchłanianie żelaza. Wiążąc ten pierwiastek, ogranicza rozwój bakterii patogennych, dla których żelazo jest niezbędne do rozwoju.

Mleko ludzkie zawiera też makrofagi, których rolą jest fagocytoza bakterii, wirusów i grzybów, a także glutaminian – podstawowy substrat dla limfocytów i enterocytów. Do składników mleka należą też nukleotydy, takie jak adenozyna, guanozyna, inozyna, które korzystnie wpływają na procesy regeneracji błony śluzowej jelita, wspomagają układ immunologiczny, powodując wzrost aktywności komórek NK (natural killers), zwiększają wchłanianie żelaza oraz ułatwiają kolonizację jelita fizjologiczną florą bakteryjną.

3.6.3
Zalety karmienia naturalnego

Zalety karmienia piersią:

- dostarczenie energii i składników odżywczych, w tym swoistego gatunkowo białka w ilości odpowiadającej potrzebom niemowlęcia,

- wzmocnienie odporności niemowlęcia i pozytywne oddziaływanie na jego układ immunologiczny, zmniejszenie umieralności niemowląt, zmniejszenie ryzyka zachorowania na infekcje wirusowe i bakteryjne, w tym biegunkę, bakteryjne zapalenie opon mózgowo-rdzeniowych,
- kształtowanie prawidłowego składu mikrobiontów przewodu pokarmowego,
- korzystny wpływ na rozwój psychomotoryczny i emocjonalny,
- ochrona przed chorobami cywilizacyjnymi wieku dorosłego, w tym cukrzycą typu 1 i 2, otyłością i hipercholesterolemią,
- zmniejszenie ryzyka wystąpienia chorób alergicznych,
- pozytywny wpływ na zdrowie kobiety (korzystniejszy przebieg połogu, krótszy okres krwawienia po porodzie, szybsza inwolucja macicy, wcześniejszy powrót do masy ciała sprzed okresu ciąży, zmniejszenie ryzyka raka piersi i jajników),
- wygoda i oszczędność dla rodziny – mleko zawsze gotowe do podania dziecku.
-

3.6.4
Wskazania i przeciwwskazania do karmienia naturalnego

Karmienie wyłącznie piersią do końca 6. mż. zapewnia optymalny wzrost i prawidłowy rozwój niemowlęcia. Nie ustalono górnej granicy wieku, do której dziecko można karmić piersią, dlatego po 6. mż. należy kontynuować ten sposób żywienia zależnie od potrzeb dziecka i matki, wprowadzając do diety dziecka posiłki uzupełniające.

Zdecydowana większość kobiet może karmić piersią, a większość noworodków może być tak żywiona. Karmienie piersią jest przeciwwskazane tylko w wyjątkowych okolicznościach. Nie należy rezygnować z karmienia naturalnego w przypadku gorączki czy łagodnej infekcji u matki. Leki, które matka stosowała z powodu schorzeń przewlekłych, niejednokrotnie można wymienić na takie, które nie będą przenikały do jej mleka lub w dopuszczalnej odpowiednimi badaniami ilości. Przeciwwskazania nie stanowi również alergia u dziecka. Właściwym postępowaniem jest wówczas zastosowanie odpowiedniej diety eliminacyjnej u karmiącej matki.

Zgodnie ze stanowiskiem Amerykańskiej Akademii Pediatrii z 2005 r. bezwzględnie nie należy karmić niemowlęcia piersią w przypadku:

1. Klasycznej galaktozemii u noworodka.
2. Gdy matka:
   - Choruje na aktywną gruźlicę i nie jest leczona.
   - Jest zakażona wirusem T-limfotropowym człowieka (HTLV – human T-cell leukemia/lymphoma virus) typu 1 lub 2.
   - Otrzymała w celu diagnostycznym lub leczniczym izotop radioaktywny lub miała kontakt z materiałami radioaktywnymi (przeciwwskazanie czasowe – przez okres utrzymywania się radioizotopu w mleku).
   - Jest poddawana chemioterapii lub otrzymuje leki antymetaboliczne bądź niektóre inne leki onkologiczne (przeciwwskazanie czasowe – przez okres wydalania leków z mlekiem).
   - Jest uzależniona od narkotyków.
   - Jest zakażona wirusem nabytego niedoboru odporności (human immunodeficiency virus, HIV) – przeciwwskazanie obowiązuje w krajach rozwiniętych; w krajach rozwijających się zwiększenie umieralności niemowląt w wyniku zaprzestania karmienia piersią może przewyższać małe ryzyko zakażenia niemowlęcia HIV.
   - Choruje na opryszczkę brodawki lub otoczki sutka (przeciwwskazanie czasowe do momentu ustąpienia zmian); jeśli wykwity są zlokalizowane tylko na jednym sutku, dziecko można karmić zdrową piersią.

3.7
KARMIENIE SZTUCZNE NIEMOWLĄT

W sytuacji, gdy matka nie może karmić piersią, zachodzi konieczność karmienia dziecka sztucznie. W tym celu stosuje się modyfikowane mleko krowie. Wzorcem do jego produkcji, zwłaszcza mieszanek początkowych przeznaczonych do żywienia niemowląt w pierwszym półroczu życia, jest mleko ludzkie. Osiągnięcie tego ideału mimo postępu technologicznego nadal nie jest możliwe. Adaptacja mleka polega na zmianach jakościowych i ilościowych wszystkich jego składników, zarówno białek, jak i tłuszczów, węglowodanów, witamin oraz składników mineralnych.

Ilość i jakość poszczególnych składników w mlekach dla niemowląt są regulowane przez Dyrektywę Komisji Unii Europejskiej z 2006 r. dotyczącą preparatów do początkowego i dalszego żywienia niemowląt oraz Rozporządzenie Ministra Zdrowia w sprawie środków spożywczych specjalnego przeznaczenia żywieniowego z 2010 r. (Dz.U. nr 180, poz. 1214 z dnia 19.09.2010).

Wyróżniamy mleka początkowe, przeznaczone dla zdrowych, donoszonych noworodków i niemowląt do ukończenia 6. mż., oraz mieszanki następne, dla niemowląt starszych.

3.7.1
Mieszanki początkowe

Skład mlek początkowych dla niemowląt karmionych sztucznie powinien być najbardziej zbliżony do pokarmu kobiecego. Białka kazeiny i białka serwatkowe powinny występować w proporcjach 40 : 60 przy zachowaniu wartości odżywczej > 80%. Zalecane minimalne stężenie białka w mleku modyfikowanym początkowym wytwarzanym z białek mleka krowiego, a także w mleku do dalszego żywienia niemowląt wynosi 1,8 g/100 kcal. Maksymalna zawartość białka w preparatach do początkowego żywienia niemowląt wynosi 3,0 g/100 kcal, a w preparatach do dalszego żywienia niemowląt – 3,5 g/100 kcal.

Zawartość tłuszczów określono na 3,0––4,4 g/100 ml. Zmiany modyfikacyjne polegają głównie na zmianie ich jakości. Podstawowym składnikiem mleka krowiego są nasycone kwasy tłuszczowe z wysoką zawartością cholesterolu. Cholesterol jest ważnym składnikiem budulcowym komórek nerwowych oraz odgrywa istotną rolę w prawidłowym procesie mielinizacji dróg nerwowych, dlatego aktualnie w diecie dzieci do 3. rż. nie ogranicza się znacznie jego spożycia.

Modyfikacja składu tłuszczowego mieszanek mlecznych polega głównie na dodaniu nienasyconych kwasów tłuszczowych ze względu na wysokie zapotrzebowanie na nie organizmu niemowlęcia, a wśród nich niezbędnych nienasyconych kwasów tłuszczowych, których nie wytwarza organizm ludzki i które muszą być dostarczone z pożywieniem. Należą do nich m.in. kwas linolowy i α-linolenowy, będące prekursorami długołańcuchowych wielonienasyconych kwasów tłuszczowych LC-PUFA. Zaleca się, by kwas linolowy występował w mlekach dla niemowląt w ilości 300–1200 mg/100 kcal, a kwas α-linolenowy w ilości > 50 mg/100 kcal. Wzajemny stosunek zawartości obu kwasów powinien wynosić od 5 do 15.

Ze względu na niedojrzałość układów enzymatycznych przekształcających nienasycone kwasy tłuszczowe w długołańcuchowe nienasycone kwasy tłuszczowe zaleca się wzbogacanie nimi mieszanek mlecznych, zwłaszcza przeznaczonych dla wcześniaków i noworodków z niską masą urodzeniową. Zgodnie z obowiązującą również w Polsce Dyrektywą Unii Europejskiej zawartość LC-PUFA szeregu n-3 nie powinna przekraczać 1% całkowitej ilości kwasów tłuszczowych, a szeregu n-6 nie powinna przekraczać 2% kwasów tłuszczowych.

Podstawowym źródłem węglowodanów w mieszankach początkowych powinna być laktoza. Zaleca się, by jej ilość była zbliżona do zawartości w mleku ludzkim i wynosiła 4,7–9,5 mg/100 ml. Dopuszcza się niewielki udział sacharozy, maltozy, maltodekstryny oraz bezglutenowej skrobi modyfikowanej, co przyczyniło się do powstania grup mieszanek mlecznych o specjalnych właściwościach, np. poprawiających komfort trawienny dziecka z częściową nietolerancją laktozy czy zmniejszających ulewanie dzięki zagęszczeniu mieszanki.

Modyfikacja w zakresie składników mineralnych polega na obniżeniu zawartości sodu do stężenia występującego w pokarmie kobiecym oraz wzbogaceniu w żelazo, cynk, magnez, miedź, a także uzupełnieniu witamin, takich jak D, K, E i C. Wyższa zawartość witaminy E w mieszankach modyfikowanych wynika z wyższej w stosunku do mleka krowiego zawartości nienasyconych kwasów tłuszczowych. Gdy nie ma wystarczającej ilości tej witaminy, ulegają one metabolizmowi z wytworzeniem niekorzystnych dla zdrowia wolnych rodników tlenowych.

3.7.2
Mieszanki następne

W mieszankach następnych procesy modyfikacyjne dotyczą tłuszczów, węglowodanów, witamin i składników mineralnych. Nie jest już wymagana zmiana jakości białek, stosunek białek kazeiny do białek serwatkowych jest taki jak w mleku krowim i wynosi 80 : 20. Istotną różnicą w składzie mieszanek następ-

nych jest wyższa w stosunku do początkowych zawartość żelaza, wynosząca od 0,7 do 1,0 mg/100 ml. Wynika to z tego, że niemowlęta po 6. mż. mają wyższe zapotrzebowanie na ten pierwiastek z powodu wyczerpania się zasobów żelaza z okresu płodowego.

Wciąż prowadzone są badania nad nowymi składnikami mieszanek mlecznych, których dodatek może poprawiać ich właściwości odżywcze i zbliżać je do składu mleka ludzkiego. Takimi składnikami są m.in. prebiotyki i probiotyki, LC-PUFA oraz nukleotydy.

3.7.3
Pokarmy uzupełniające

Termin „pokarmy uzupełniające" zgodnie ze stanowiskiem ESPGHAN obejmuje wszystkie pokarmy stałe i płyny inne niż mleko kobiece lub mieszanki mleczne dla niemowląt. Kolejność wprowadzania dodatkowych pokarmów przedstawiono w tabeli 3.7.

Polskie oraz europejskie towarzystwa naukowe zalecają, by pokarmów uzupełniających nie podawać niemowlętom przed 17. tygodniem życia, natomiast zacząć je wprowadzać nie później niż przed ukończeniem 24.–26. tygodnia życia. Nowe pokarmy należy u niemowlęcia wprowadzać pojedynczo, początkowo w małej objętości. W przypadku dobrej tolerancji dietę poszerza się o nowe składniki. Posiłki uzupełniające powinny być podawane dziecku łyżeczką oraz mieć konsystencję dostosowaną do jego możliwości i umiejętności gryzienia oraz żucia.

W 2007 r. opracowano w Polsce schemat żywienia niemowląt, zgodnie z którym zaleca się wcześniejsze niż w poprzednich latach wprowadzanie glutenu do diety dziecka. Małe ilości glutenu w kaszce lub kleiku zbożowym wprowadza się u niemowląt nie wcześniej niż w 5. mż. i nie później niż w 6. mż., najlepiej w okresie karmienia naturalnego. Takie postępowanie ma sprzyjać nabywaniu tolerancji pokarmowej u dziecka oraz zmniejszać ryzyko zachorowania na celiakię, cukrzycę typu 1 i alergię na pszenicę.

Podobnie jak gluten w kolejnych miesiącach życia dziecka wprowadza się stopniowo inne pokarmy, niegdyś niezalecane ze względu na silne właściwości uczulające, np. ryby, jaja kurze czy cytrusy. Nie dowiedziono jak dotąd, że opóźnione ich wprowadzanie może mieć znaczenie w profilaktyce alergii, a jedynym czynnikiem o udowodnionej skuteczności profilaktycznej jest wyłączne karmienie piersią w pierw-

WIEK (MIESIĄCE)	LICZBA POSIŁKÓW WIELKOŚĆ PORCJI	RODZAJ POSIŁKÓW
Tabela 3.7. Schemat żywienia niemowląt karmionych sztucznie		
1	7 × 100 ml	▪ Mleko początkowe
2	6 × 120 ml	
3	6 × 130 ml	
4	6 × 150 ml	
5	5 × 180 ml	▪ 4 × mleko początkowe ▪ 1 × zupa – przecier jarzynowy ▪ Skrobane jabłko lub sok (najlepiej przecierowy) – 50–100 g
6	5 × 180 ml	▪ 4 × mleko początkowe ▪ 1 × zupa – przecier jarzynowy + 10 g gotowanego mięsa (bez wywaru) lub ryby (1–2 × na tydzień) ▪ Przecier owocowy lub sok (najlepiej przecierowy) – nie więcej niż 150 g ▪ **Wprowadzanie glutenu:** 1 × dziennie pół łyżeczki (**2–3 g**) kaszki glutenowej na 100 ml (do zupki lub mleka bądź owoców)
7	5 ×	▪ 3 × 180 mleko następne ▪ 1 × zupa – przecier jarzynowy + 10 g gotowanego mięsa lub ryby (1–2 × na tydzień) + $^1/_2$ **żółtka co drugi dzień** ▪ 1 × 150 g kaszki mlecznej bezglutenowej lub deser mleczno-owocowy ▪ Przecier owocowy lub sok – nie więcej niż 150 g ▪ **Wprowadzanie glutenu:** 1 × dziennie pół łyżeczki (**2–3 g)** kaszki glutenowej na 100 ml (do zupki lub mleka bądź owoców)
8	5 ×	▪ 3 × 180 ml mleko następne ▪ 1 × zupa – przecier jarzynowy + 10–15 g gotowanego mięsa lub ryby (1–2 × na tydzień) + $^1/_2$ **żółtka co drugi dzień** ▪ 1 × 150 g kaszki mlecznej bezglutenowej lub deser mleczno-owocowy ▪ Przecier owocowy lub sok – nie więcej niż 150 g ▪ **Wprowadzanie glutenu:** 1 × dziennie łyżeczka (**6 g**) kaszki glutenowej na 100 ml (do zupki lub mleka bądź owoców)
9	5 ×	▪ 2 × 200 ml mleko następne ▪ 1 × 200 ml danie warzywno-mięsne lub warzywno-rybne (1–2 × na tydzień) + $^1/_2$ **żółtka codziennie** ▪ 1 × 200 ml kaszki glutenowej na mleku następnym lub/i deser mleczno-owocowy ▪ Przecier owocowy lub sok – nie więcej niż 150 g
10	4–5 ×	▪ 3 × 220 ml mleczny posiłek połączony z produktami zbożowymi (mleko następne, kaszki mleczne glutenowe, bezglutenowe, biszkopty, sucharki) ▪ Posiłek obiadowy: ▪ 1 × zupa jarzynowa z kaszką glutenową ▪ 1 × 200 ml danie warzywno-mięsne (15–20 g) lub warzywno-rybne (1–2 × na tydzień) + $^1/_2$ **żółtka codziennie** ▪ 1 × 200 ml kaszki glutenowej na mleku następnym lub/i deser mleczno-owocowy ▪ Przecier owocowy lub sok – nie więcej niż 150 g
11	4–5 ×	▪ Posiłki jak w 10. miesiącu ▪ Całe jajko 3–4 × na tydzień ▪ Przetwory mleczne: twarożek, kefir, jogurt – kilka razy na tydzień

szych 4–6 mż. Należy pamiętać, że schematy żywienia należy indywidualnie dostosowywać do potrzeb dziecka i aktualnego etapu rozwoju fizycznego i psychomotorycznego.

3.8
ZALECENIA DOTYCZĄCE DZIECI W WIEKU 1–3 LAT

W 2007 r. Zespół Ekspertów powołany przez Konsultanta Krajowego ds. Pediatrii na podstawie przeglądu piśmiennictwa oraz zaleceń żywieniowych w innych krajach opracował zasady żywienia dzieci w wieku 13–36 miesięcy. Zwrócono uwagę na potrzebę codziennego spożywania przez dzieci pełnoziarnistych produktów mącznych, nabiału, świeżych warzyw i owoców. Zalecono ograniczenie spożycia mięs czerwonych, takich jak wołowina i wieprzowina, a także soli, słodkich napojów oraz tłuszczu pochodzenia zwierzęcego. Podkreślono rolę codziennej aktywności fizycznej dziecka w kształtowaniu zdrowego stylu życia.

Zapotrzebowanie na energię pozabiałkową u dzieci w wieku 2–3 lat określono na 80 kcal/kg mc./dzień. Podaż białka w wieku 13–36 miesięcy powinna wynosić ok. 1 g/kg mc. Podaż energii pozabiałkowej powinna rozkładać się następująco: 60–65% z węglowodanów (z ograniczeniem podaży dodatkowego cukru, pod postacią żywności i napojów dosładzanych), 35––40% z tłuszczu (z ograniczeniem podaży tłuszczów zawierających nasycone kwasy tłuszczowe, kwasy tłuszczowe typu trans i cholesterol).

Tabela 3.8. Zalecenia dotyczące żywienia dzieci zdrowych w wieku 1–3 lat (13–36 miesięcy) opracowane przez Zespół Ekspertów powołany przez Konsultanta Krajowego ds. Pediatrii w 2007 r.

- Należy codziennie spożywać pieczywo i przetwory zbożowe pochodzące z pełnego przemiału zbóż
- Należy spożywać codziennie produkty nabiałowe, takie jak mleko (w tym mleko modyfikowane przeznaczone dla dzieci w wieku poniemowlęcym), maślankę, kefir lub jogurt; dla dzieci powyżej 24. miesiąca życia ze zmniejszoną zawartością tłuszczu
- Należy codziennie jeść warzywa (w tym warzywa strączkowe) i owoce
- Chude mięso czerwone, w tym wędliny, powinny być spożywane nie częściej niż dwa–trzy razy w tygodniu, a jajka kurze w dni, w których nie jest spożywane mięso
- Mięso drobiowe powinno być spożywane dwa–trzy razy w tygodniu, zawsze bez skóry
- Wskazane jest spożywanie ryb, raz–dwa razy w tygodniu
- Posiłki powinny być przygotowywane z udziałem tłuszczów roślinnych (najlepiej oliwa z oliwek lub olej rzepakowy) z ograniczeniem tłuszczu zwierzęcego
- Należy ograniczyć dodatek soli do potraw i produktów spożywczych
- Należy ograniczyć spożywanie słodkich napojów i pić czystą wodę
- Dziecko powinno codziennie ćwiczyć fizycznie, bawiąc się lub grając przez kilkadziesiąt minut, najlepiej na świeżym powietrzu

Piśmiennictwo

1. Charzewska J., Chlebna-Sokół D., Chybicka A. i wsp.: *Polskie zalecenia dotyczące profilaktyki niedoborów witaminy D - rok 2009*. Standardy Medyczne, 2009, 6(6), 875–879.
2. Czajkowski K., Czerwionka-Szaflarska M., Charzewska J. i wsp.: *Stanowisko grupy ekspertów w sprawie suplementacji kwasu dokozaheksaenowego i innych kwasów tłuszczowych omega-3 w populacji kobiet ciężarnych, karmiących piersią oraz niemowląt i dzieci do lat 3*. Standardy Medyczne, 2010, 7(5/6), 729–736.
3. Dobrzańska A., Czerwionka-Szaflarska A., Kunachowicz H. i wsp.: *Zalecenia dotyczące żywienia dzieci zdrowych w 1. roku życia opracowane przez zespół ekspertów powołany przez konsultanta krajowego ds. pediatrii*. Przewodnik Lekarza, 2008, 2, 75–77.
4. Dobrzańska A., Czerwionka-Szaflarska A., Kunachowicz H. i wsp.: *Zalecenia dotyczące żywienia dzieci zdrowych w wieku 1-3 lata (13-36 miesięcy), opracowane przez zespół ekspertów powołany przez konsultanta krajowego ds. pediatrii*. Standardy Medyczne, 2008, 5(1), 11–14.
5. Dobrzańska A., Helwich E., Lukas W. i wsp.: *Zalecenia zespołu ekspertów dotyczące profilaktyki krwawienia z niedoboru witaminy K u noworodków i niemowląt*. Przewodnik Lekarza, 2007, 3, 26–28.
6. Dyrektywa Komisji 2006/141/EC z dnia 22 grudnia 2006 r. w sprawie preparatów do początkowego żywienia niemowląt i preparatów do dalszego żywienia niemowląt.
7. ESPGHAN Committee on Nutrition: *Complementary feeding: a commentary by the ESPGHAN Committee on Nutrition*. J Pediatr Gastroenterol Nutr, 2008, 46, 99–110.
8. Gartner L.M., Morton J., Lawrence R.A. i wsp.: *Breastfeeding and the use of human milk*. Pediatrics, 2005, 115(2), 496–506.
9. Jarosz M., Bułhak-Jachymczyk B.: *Normy żywienia człowieka. Podstawy prewencji otyłości i chorób niezakaźnych*. Wydawnictwo Lekarskie PZWL, Warszawa 2008.
10. Rozporządzenie Ministra Zdrowia w sprawie środków spożywczych specjalnego przeznaczenia żywieniowego z 2010 r., Dz.U. nr 180, poz. 1214 z dnia 19.09.2010.
11. Socha J.: *Żywienie dzieci zdrowych i chorych*. Wydawnictwo Lekarskie PZWL, Warszawa 1996.

DIAGNOSTYKA PRENATALNA

Maria Respondek-Liberska

Współczesna diagnostyka prenatalna obejmuje wszystkie metody oceny zarodka i płodu w różnych okresach jego rozwoju. Coraz częściej do praktyki klinicznej wchodzi także **diagnostyka preimplantacyjna**, czyli analiza komórek jajowych przed zapłodnieniem lub po nim, bądź też zarodków przed podaniem ich do macicy przyszłej matce. Diagnostyka preimplantacyjna pozostaje w ścisłym związku z technikami wspomaganego rozrodu (zapłodnieniem *in vitro*) i dotyczy niewielkiego odsetka kobiet planujących ciążę.

Niniejsze opracowanie dotyczy metod powszechnie stosowanych i dostępnych dla większości ciężarnych. Na każdym etapie ciąży proponowane są różne badania: w 1. połowie ciąży tzw. **badania prenatalne**, mające na celu identyfikację płodów obarczonych nieprawidłowościami. W 2. połowie ciąży mówimy o **badaniach przedporodowych**, mających na celu ocenę stanu płodów zdrowych lub chorych bądź obarczonych wadami wrodzonymi.

W 1. połowie ciąży można zaproponować ciężarnej tzw. badania nieinwazyjne oraz inwazyjne.

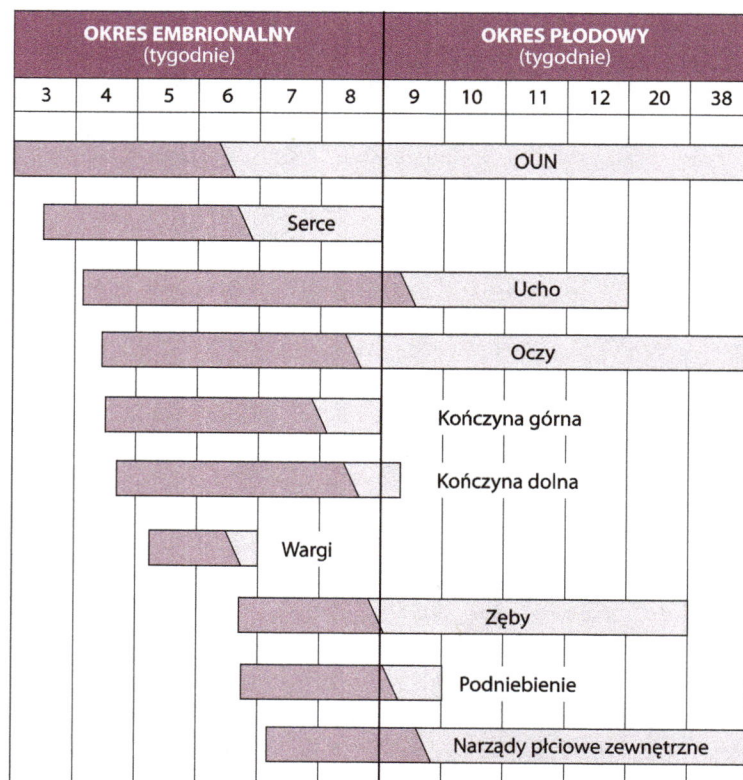

Rycina 4.1. Wiek embrionalny i płodowy powstawania większości wad rozwojowych (wady uwarunkowane genetycznie powstają w czasie zapłodnienia).

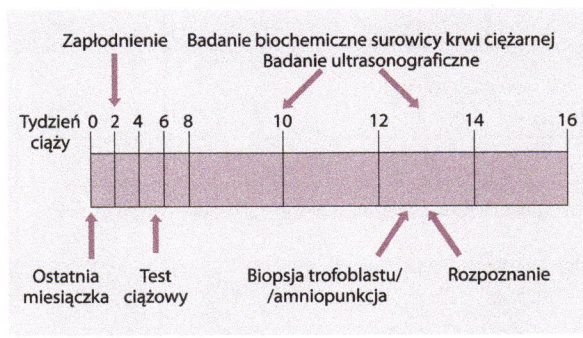

Rycina 4.2. Pierwsze badania diagnostyczne w ciąży.

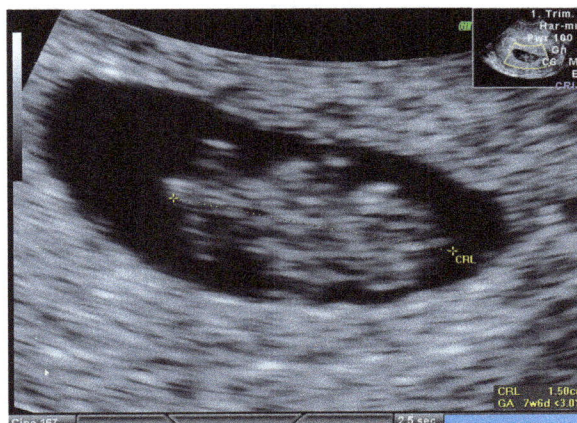

Rycina 4.3. Obraz USG w pierwszym trymestrze ciąży pojedynczej w obrębie jamy macicy.

Badania nieinwazyjne to:

■ skriningowe badania USG,

■ skriningowe badania biochemiczne z surowicy krwi ciężarnej,

■ podstawowe i diagnostyczne badania echokardiograficzne.

Badania inwazyjne to:

■ nakłucie kosmówki (chorionic villi sampling, CVS),

■ amniopunkcja (pobranie płynu owodniowego),

■ kordocenteza mająca na celu ocenę kariotypu płodu.

W II połowie ciąży do metod diagnostyki przedporodowej wchodzą także:

■ badania Dopplera przepływów obwodowych krwi płodu,

■ badania obrazowe MRI,

■ badania KTG.

4.1
BADANIA USG

USG polega na badaniu płodu za pomocą ultradźwięków, tzn. fal o wysokiej częstotliwości (> 20 tys. Hz). Ultradźwięki w położnictwie stosowane są od drugiej połowy lat 50. XX w. i dotychczas nie stwierdzono ich niekorzystnego działania na płód, noworodka czy późniejszy rozwój dziecka. Ultradźwięki, których źródłem jest głowica nadawczo-odbiorcza ultrasonografu, wysyłane są w głąb tkanek pacjenta, a po odbiciu od poszczególnych struktur powracają do tej samej głowicy. Po przetworzeniu przez ultrasonograf

sygnału lekarz analizuje na ekranie monitora obraz badanych struktur. Obrazy te są źródłem różnych informacji na temat stanu i rozwoju płodu. Najwcześniejszy okres ciąży (pierwsze 3 tygodnie) – od zapłodnienia komórki jajowej, przez pierwsze podziały, do zagnieżdżenia się jej w ścianie macicy – nie jest dostępny badaniu ultrasonograficznemu. Od 4. tygodnia ciąży można uwidocznić pęcherzyk ciążowy.

Na podstawie jego pomiaru określa się wiek ciążowy (w tygodniach). Prawidłowy pęcherzyk ciążowy (ok. 5 mm) odpowiada ciąży 4-tygodniowej. Od 7. do 10. tygodnia ciąży mówimy o zarodku, a od 11. tygodnia – o płodzie. Na podstawie pomiarów zarodka dokonanych w czasie pierwszego badania USG wyznacza się m.in. dokładny wiek ciążowy oraz termin porodu (w ciąży prawidłowej z dokładnością do 3 dni). Rutynowo w I trymestrze ciąży bada się ciężarną przy pustym pęcherzu moczowym (co ułatwia wizualizację macicy) za pomocą sondy endowaginalnej. Pierwsze badanie USG (zwykle 6.–8. tydzień) pozwala ocenić, czy doszło do implantacji, czy implantacja nastąpiła w jamie macicy, czy zarodek jest żywy, czy jest to ciąża pojedyncza czy mnoga, czy jej wielkość jest zgodna z datą ostatniej miesiączki, czy pęcherzyk żółtkowy lub zarodek ma prawidłową morfologię.

Od tego czasu można śledzić rozwój płodu za pomocą USG w każdym tygodniu.

Polskie Towarzystwo Ginekologiczne i Polskie Towarzystwo Ultrasonograficzne w prawidłowo przebiegającej ciąży zalecają wykonywanie badań w następujących tygodniach: 12.–13. tydzień, 18.–22. tydzień oraz po 30. tygodniu.

Tabela 4.1. Metody stosowane w diagnostyce prenatalnej

Przesiewowe	■ Badania USG (12.–13. tydz., 18.–20. tydz., 32.–34. tydz. oraz przed porodem) ■ Testy biochemiczne z krwi ciężarnej (12.–16. tydz.)
Diagnostyczne	**Badania obrazowe nieinwazyjne** ■ Celowane badanie USG w ośrodku referencyjnym w przypadku wykrycia anomalii w badaniu przesiewowym (w każdym wieku płodowym) ■ ECHO – badanie kardiologiczne płodu w ośrodkach kardiologii prenatalnej (pierwsze w 13.–14. tyg., drugie w 18.–20. tyg., później w wybranych przypadkach) ■ Badanie MRI (po 28. tyg. ciąży) **Badania inwazyjne** ■ Biopsja trofoblastu ok. 10.–12. tyg. ciąży ■ Amniopunkcja genetyczna (wczesna < 14. tyg. ciąży lub późna 16.–18. tydz. ciąży) ■ Amniopunkcja w konflikcie serologicznym (> 24. tyg. ciąży) ■ Amniopunkcja w celu oceny dojrzałości płuc płodu (III trymestr ciąży) ■ Kordocenteza (> 24. tyg. ciąży)
Badania przedporodowe (ocena dobrostanu płodu)	■ Badania przepływów krwi płodu w naczyniach obwodowych (pępowina – w każdej ciąży, tętnica środkowa mózgu – w ciąży zagrożonej np. infekcją lub konfliktem serologicznym, przewód żylny – w ciąży powikłanej np. obrzękiem płodu) ■ Echokardiografia w ciążach wysokiego ryzyka ■ Kardiotokografia w każdej ciąży ■ Pulsoksymetria płodowa w wybranych ośrodkach

Tabela 4.2. Zalecane badania przesiewowe w ciąży niskiego ryzyka (rekomendowane przez Polskie Towarzystwo Ginekologiczne)

0–10. tydzień ciąży	■ Test ciążowy ■ Badanie surowicy krwi ciężarnej w kierunku toksoplazmozy, różyczki, VDRL ■ Morfologia, oznaczenie grupy krwi, badanie ogólne moczu ■ Rozmaz cytologiczny ■ Pomiar masy ciała ciężarnej ■ Pomiar ciśnienia tętniczego krwi ciężarnej
12.–14. tydzień ciąży	■ Badanie USG płodu z oceną NT i kości nosowej (+ badania biochemiczne, m.in. test wolnej frakcji β-hCG, ewentualnie CVS lub wczesna amniopunkcja) ■ Badanie surowicy krwi (odczyn Coombsa)
16.–18. tydzień ciąży	■ Badanie surowicy krwi: test potrójny (AFP, β-hCG, E3)
20. tydzień ciąży	■ Badanie USG + ECHO płodu ■ Pomiar masy ciała, ciśnienia tętniczego, morfologia, badanie ogólne moczu ciężarnej
24. tydzień ciąży	■ Badanie glukozy w surowicy lub test z obciążeniem 50 g glukozy (u kobiet z nadwagą, z rodzinnym występowaniem cukrzycy)
30. tydzień ciąży	■ Badanie USG płodu ■ Pomiar masy ciała, ciśnienia tętniczego, morfologia, badanie ogólne moczu, posiew moczu ciężarnej ■ Badanie w kierunku HBs, toksoplazmozy, oznaczenie odczynu Coombsa
34.–36. tydzień ciąży	■ Badanie KTG płodu ■ Badanie USG płodu
40. tydzień ciąży	■ Badanie KTG płodu

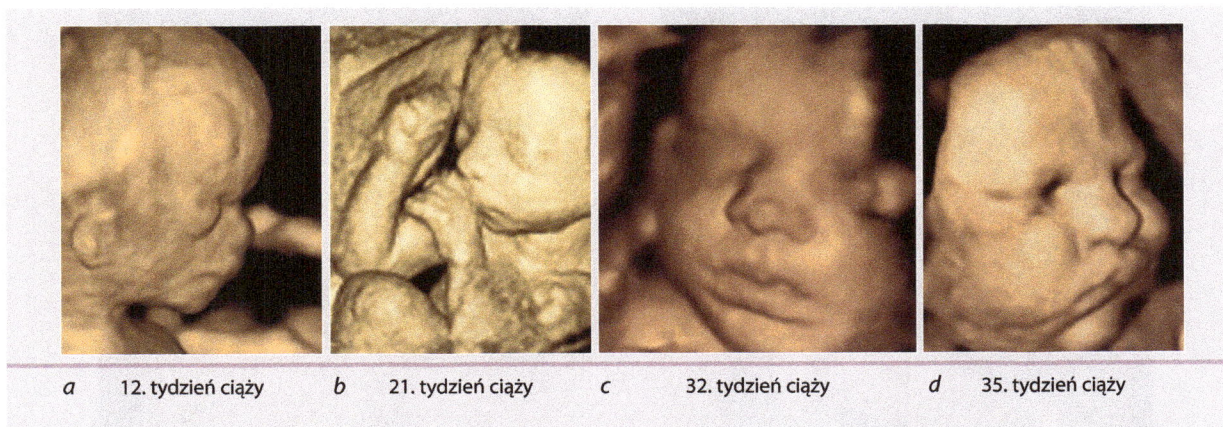

| *a* 12. tydzień ciąży | *b* 21. tydzień ciąży | *c* 32. tydzień ciąży | *d* 35. tydzień ciąży |

Rycina 4.4. Obraz twarzy płodu w (*a*) 12. tyg. ciąży (USG 3D – trójwymiarowe); (*b*) 21. tyg. ciąży (USG 3D); (*c*) 32. tyg. (USG 3D); (*d*) 35. tyg. (USG 3D).

Tabela 4.3. Zasady przeprowadzania przesiewowych badań USG w ciąży

10 ± 2 tyg. ciąży	■ Potwierdzenie obecności żywej ciąży i jej lokalizacji ■ Ocena wieku płodowego (pomiar wielkości pęcherzyka ciążowego, CRL, BPD, NT) ■ Ciąża pojedyncza czy mnoga (w przypadku ciąży mnogiej określenie typu: liczby kosmówek oraz worków owodniowych) ■ Czy jest ona prawidłowo zagnieżdżona ■ Jak jest zlokalizowane łożysko ■ Ocena macicy i przydatków ■ Wykluczenie dużych wad wrodzonych
20 ± 2 tyg. ciąży	■ Biometria płodu (BPD, HC, AC, FL) ■ Badanie struktur anatomicznych płodu: główki; klatki piersiowej z uwzględnieniem podstawowej oceny serca; jamy brzusznej (żołądek, nerki, pęcherz moczowy, jelita); kręgosłupa; kończyn ■ Ocena łożyska i ilości wód płodowych (AFI)
30 ± 2 tyg. ciąży	■ Położenie płodu ■ Zmiany w łożysku, wykluczenie łożyska przodującego ■ Ocena ilości wód płodowych (AFI) ■ Ocena biometrii płodu, z szacunkowym określeniem masy ciała płodu (AGA*, SGA**, LGA***) ■ Ponowna ocena budowy płodu

* AGA (apriopriate gestational age) – prawidłowa masa ciała.

** SGA (small for gestational age) – mała masa ciała, < 10% wg kryteriów USG.

*** LGA (large for gestational age) – duża masa ciała, > 90% wg kryteriów USG.

4.2
BADANIA W 12.–13. TYGODNIU ŻYCIA PŁODOWEGO

Podstawowe przesiewowe badanie USG w 12.–13. tygodniu ciąży ma następujące cele:

■ potwierdzenie wieku płodu i określenie terminu porodu,

■ ocena liczby płodów (a w przypadku ciąży mnogiej określenie typu takiej ciąży),

■ ocena przezierności karkowej (nuchal translucency, NT),

■ wczesna diagnostyka dużych wad płodu.

Przezierność karkowa jest to przestrzeń płynowa pod skórą płodu, której poszerzenie może wskazywać na współistnienie wad lub chorób płodu (ryc. 4.5, 4.6). Opracowane zostały normogramy umożliwiające oszacowanie ryzyka urodzenia dziecka z trisomią 21 w zależności od szerokości NT i wieku ciężarnej. Poszerzenie NT może także oznaczać obecność wady serca, zaburzeń rozwoju układu limfatycznego w chorobach nerwowo-mięśniowych, anemię lub infekcję płodu.

Poza oceną NT na wczesnym etapie ciąży poszukuje się także innych markerów mogących pomóc w identyfikacji chorych płodów. Są to między innymi:

■ ocena kości nosowej,

■ ocena kąta czołowo-szczękowego,

■ poszukiwanie anomalii dłoni i stóp,

■ poszukiwanie innych anomalii układu kostnego, a także anomalii narządów wewnętrznych.

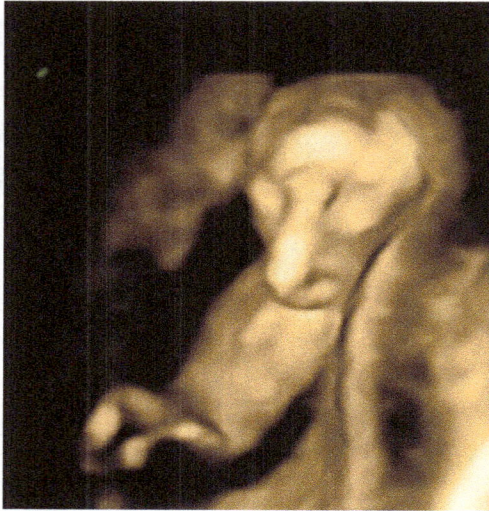

Rycina 4.5. Zarys płodu w 12. tyg. ciąży w badaniu USG 3D.

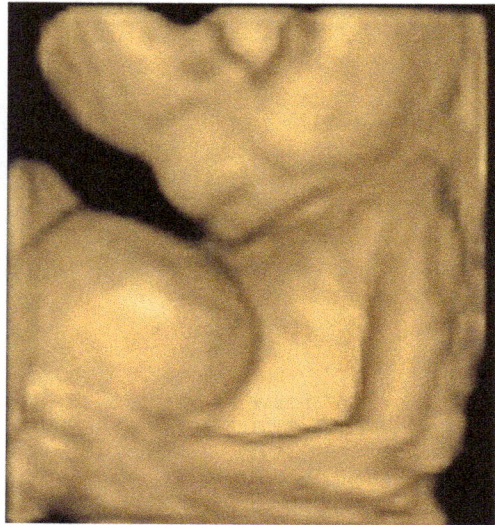

Rycina 4.6. Ocena przezierności karku w badaniu USG 2D u tego samego płodu.

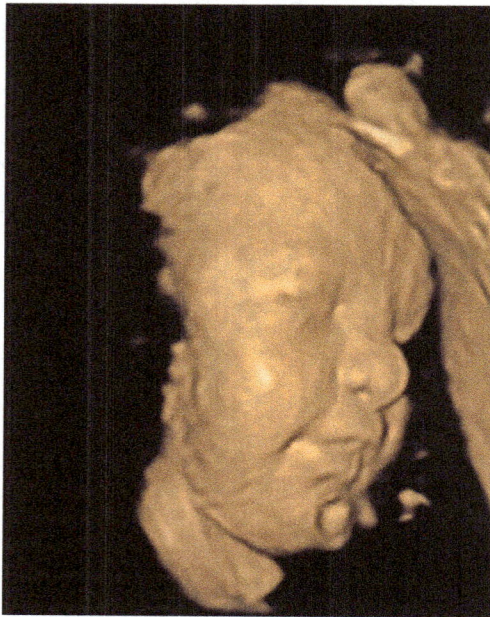

Rycina 4.7. Zarys twarzy płodu z trisomią 21 (wada serca pod postacią wspólnego kanału przedsionkowo-komorowego). W badaniu 3D nie uchwycono ewidentnych cech dysmorfii.

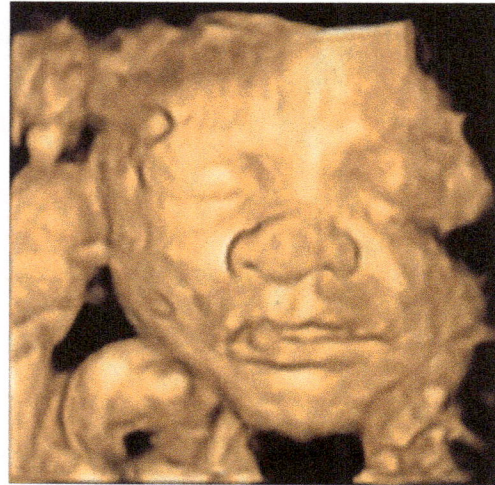

Rycina 4.8. Zarys twarzy płodu z trisomią 21 (wada serca pod postacią zespołu Fallota). W badaniu 3D nie uchwycono ewidentnych cech dysmorfii.

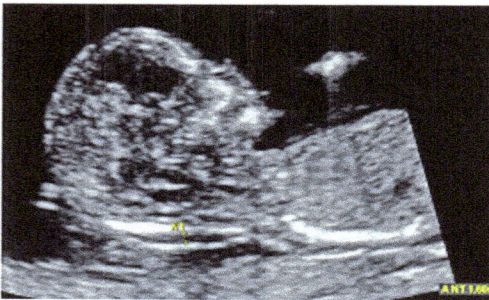

Rycina 4.9. Przepuklina pępowinowa u płodu w badaniu USG 3D.

Prawidłowy przebieg I trymestru ciąży i niewykrycie anomalii w badaniu USG nie są jednoznaczne z dalszym prawidłowym przebiegiem ciąży. W miarę upływających tygodni można coraz wyraźniej zobrazować płód za pomocą ultradźwięków. Na podstawie jednak samego obrazowania powierzchni struktur płodu i badania USG nie można ocenić, który pacjent – płód jest zdrowy, a który chory lub obarczony wadą wrodzoną. Sytuacja taka jest przedstawiona na rycinach 4.7 i 4.8. Zarysy płodów sugerują ich prawidłowy rozwój, tymczasem u obydwu pacjentów występują wady serca w przebiegu zespołu Downa. O patologii płodu kobieta poddająca się badaniom

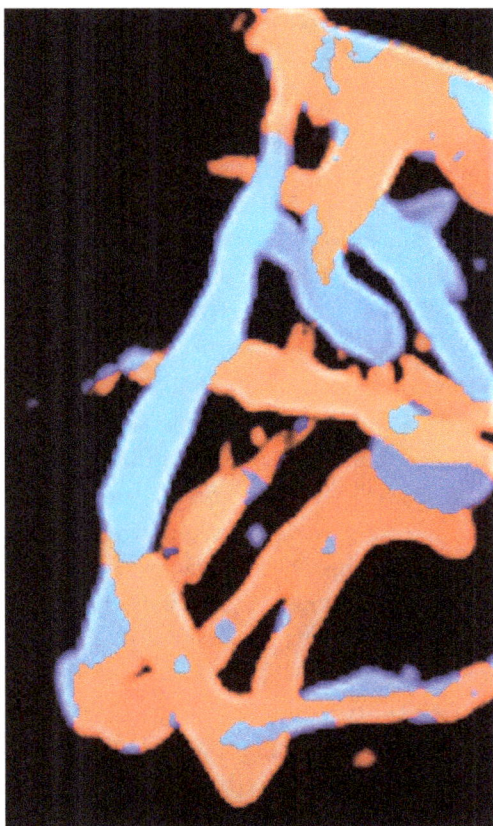

Rycina 4.10. Tętnice pępowinowe, tętnice biodrowe oraz naczynia żylne jamy brzusznej płodu w badaniu USG 3D power angio.

skriningowym ma prawo się dowiedzieć, a jeśli nie chce poznać prawdy, może z badań przesiewowych zrezygnować i korzystać z opieki położniczej ograniczającej się do kontroli stanu zdrowia kobiety.

Badanie USG może ujawnić obecność wady wrodzonej u płodu z prawidłowym kariotypem albo z nieprawidłowym kariotypem. Różne odmiany techniki USG stwarzają dzisiaj nowe możliwości diagnostyczne nie tylko oceny powłok płodu, ale także np. przebiegu naczyń żylnych jamy brzusznej (ryc. 4.9, 4.10).

Aby zwiększyć czułość badań skriningowych w I połowie ciąży, poza ultrasonografią stosuje się **testy biochemiczne z krwi obwodowej ciężarnej.**

4.3
BIOCHEMICZNE TESTY SKRININGOWE

W I trymestrze ciąży wykonuje się tzw. test PAPPA (pregnancy associated plasma protein), czyli oznaczenie stężenia osoczowego białka ciążowego A. Połączenie informacji z wywiadu (np. dotyczącego wieku kobiety, rasy, palenia papierosów etc.), wyniku badań biochemicznych oraz badań USG ma na celu wykrycie ewentualnych nieprawidłowości w jak najwcześniejszym okresie ciąży. Po 14. tygodniu ciąży wykonuje się test potrójny, polegający na określeniu stężenia β-hCG, α-fetoproteiny (AFP) oraz wolnego estriolu.

Oznaczenie wybranych cząsteczek białek, których nieprawidłowe stężenia występują w przypadku niektórych anomalii wrodzonych: wad cewy nerwowej lub wad powłok brzusznych oraz w niektórych anomaliach chromosomalnych, może pomóc w identyfikacji tych przypadków we wczesnej ciąży. Nie są to specyficzne testy diagnostyczne, a jedynie przesiewowe, mające na celu wyłonienie grupy ciężarnych poddawanych dalszym szczegółowym badaniom.

Badania biochemiczne łączone są z intrepretacją skriningowego USG celem zwiększenia czułości przesiewu. Na przykład sam test PAPPA ma 65% skuteczność, ale połączenie pomiaru NT z testem podwójnym (β-hCG + PAPPA) może poprawić skuteczność wykrywania anomalii do 80%. Wadą testów biochemicznych jest stosunkowo wysoki odsetek wyników fałszywie dodatnich (nawet do 20%).

Na przykład stwierdzenie u ciężarnej obniżonego stężenia AFP i uE3 oraz podwyższonego stężenia

MARKERY BIOCHEMICZNE	TRISOMIA 21	TRISOMIA 18	TRISOMIA 13
β-hCG	Wysokie stężenie	Niskie stężenie	Niskie stężenie
Estriol	Niskie stężenie	Niskie stężenie	–
Białko PAPPA	Niskie stężenie	Niskie stężenie	Niskie stężenie
AFP	Niskie stężenie	Niskie stężenie	–

Tabela 4.4. Najczęstsze trisomie (21, 18 i 13) ze stężeniami β-hCG, estriolu, białka PAPPA i AFP

β-hCG i poszerzenie NT > 3,5 mm sugeruje zespół Downa u płodu. Podejrzenie to wymaga zweryfikowania za pomocą metod diagnostycznych, do których zalicza się zarówno badanie cytogenetyczne, jak i badanie echokardiograficzne (płód z zespołem Downa może mieć wadę serca lub prawidłową budowę serca). Poszerzenie NT > 3,5 mm i nieprawidłowy wynik testu biochemicznego nie wykluczają urodzenia zdrowego noworodka. Prawidłowo prowadzony skrining oraz weryfikujące badania diagnostyczne powinny dać odpowiedź na temat stanu pacjenta – płodu w pierwszej połowie ciąży.

Prawidłowe wyniki badań skriningowych nie oznaczają, iż ciąża na pewno przebiega prawidłowo, a jedynie, że anomalie na danym etapie nie zostały ujawnione. Niektóre anomalie mogą się uwidocznić dopiero w 2. połowie ciąży, pod koniec ciąży lub po urodzeniu. Wyniki badania płodów w USG typu 3D i testy biochemiczne mogą być prawidłowe mimo istnienia u płodów wad serca (ryc. 4.7 i 4.8).

Celem badań skriningowych jest kwalifikacja płodów jako zdrowych lub obarczonych wadami wrodzonymi bądź chorych (np. w przebiegu infekcji płodu). Gdy płód zostaje zidentyfikowany w procesie skriningowym jako obarczony wadą wrodzoną lub chory, wykonuje się **poszerzoną diagnostykę prenatalną**, aby stworzyć optymalne warunki dla ciężarnej, życia wewnątrzmacicznego płodu i porodu chorego noworodka przy zapewnieniu bezpieczeństwa kobiety.

Aż 95% ciąż kończy się urodzeniem zdrowego noworodka, a w przypadku ok. 5% jest on obarczony wadami rozwojowymi, które na ogół powstają w pierwszych tygodniach ciąży. W tej grupie płodów i noworodków najczęstsze są wady serca. Siedem razy rzadziej występują wady uwarunkowane genetycznie (np. zespół Downa, trisomia 18 czy trisomia 13), które powstają w czasie zapłodnienia.

Obrazując płód za pomocą ultradźwięków, w I połowie ciąży, począwszy od 12.–13. tygodnia ciąży, poszukuje się anomalii w budowie płodu. Można wówczas dokonać analizy dużych struktur płodu, takich jak zarys główki, klatki piersiowej i jamy brzusznej. Można ocenić obecność i kształt kończyn górnych oraz dolnych (stopa u 15-tygodniowego płodu mierzy 17–18 mm). Najtrudniej w tym czasie ocenić serce płodu, którego wielkość wynosi 7–10 mm, a częstość pracy 150–160 uderzeń/min.

W ciążach niskiego ryzyka (u młodych zdrowych ciężarnych ze zdrowymi partnerami) przy negatywnym wyniku skriningu USG oraz badań biochemicznych w I trymestrze najczęściej proponuje się kolejne badania USG, tzw. połówkowe, w 18.–22. tygodniu ciąży (czyli w połowie jej trwania).

W ramach skriningowych badań USG lekarze położnicy potrafią ocenić serce płodu w 10–30%. Wykwalifikowana kadra medyczna po odpowiednim przeszkoleniu (legitymująca się certyfikatami umiejętności) może zwiększyć dokładność swojej oceny do 40–50%. Badanie serca płodu wykonane przez kardiologów prenatalnych osiąga dokładność 80–90%.

W ciążach wysokiego ryzyka (poprzednie urodzenie dziecka z wadą serca, problemy kardiologiczne w rodzinie, stosowanie leków we wczesnej ciąży, ekspozycja na promieniowanie lub choroby wirusowe ect.) lub wykrycia anomalii w badaniu skriningowym zaleca się badanie kardiologiczne serca płodu w 13.–14. tygodniu ciąży (ryc. 4.11–4.16), ponieważ najczęstszą patologią w okresie prenatalnym, jak już wspomniano, są wady serca.

W przypadku ciąży niskiego ryzyka pierwsze przesiewowe ultrasonograficzne badanie serca zaleca się w 18.–20. tygodniu (są one znacznie łatwiejsze do przeprowadzenia oraz interpretacji w porównaniu z badaniem serca w 13.–14. tygodniu ciąży). Serce płodu w 18.–20. tygodniu ma ok. 20 mm (ryc. 4.16––4.17).

W przypadku stwierdzenia jakichkolwiek nieprawidłowości u płodu w badaniu położniczym zaleca się poza badaniem podstawowym serca płodu pełne badanie diagnostyczne echokardiograficzne (ECHO płodu) w ośrodkach kardiologii prenatalnej (których aktualnie w Polsce jest 12). Lista zarejestrowanych ośrodków biorących aktywnie udział w programie POLKARD znajduje się na stronie internetowej www.orpkp.pl.

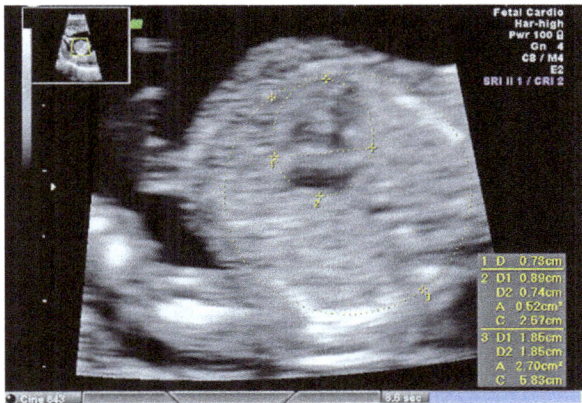

Rycina 4.11. Obraz 4 jam serca oraz pomiar wielkości serca płodu w 13. tyg. ciąży.

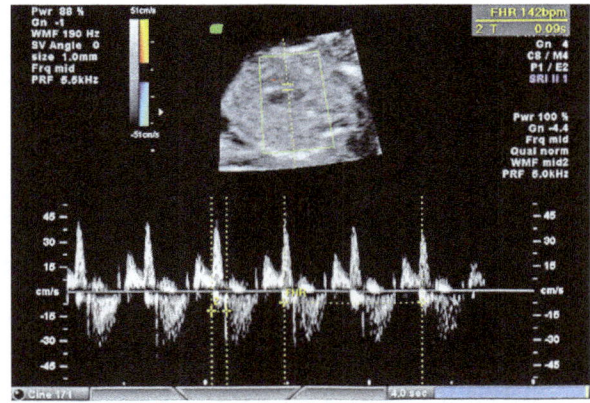

Rycina 4.14. Przepływ krwi przez zastawkę mitralną u płodu w 13. tyg. ciąży.

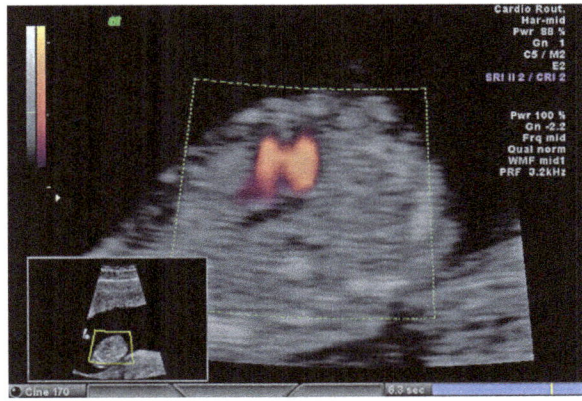

Rycina 4.12. Obraz 4 jam serca płodu w badaniu za pomocą techniki power angio w 13. tyg. ciąży.

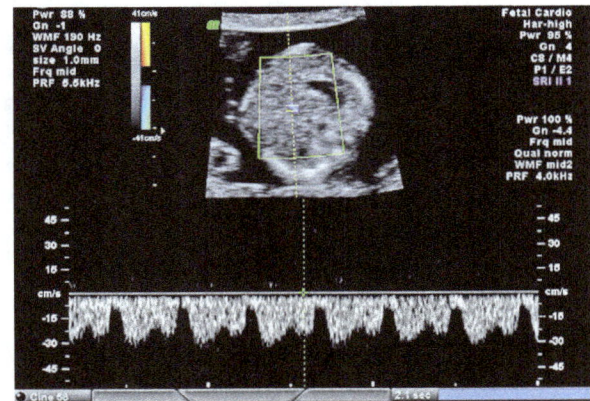

Rycina 4.15. Przepływ krwi w przewodzie żylnym u płodu w 13. tyg. ciąży.

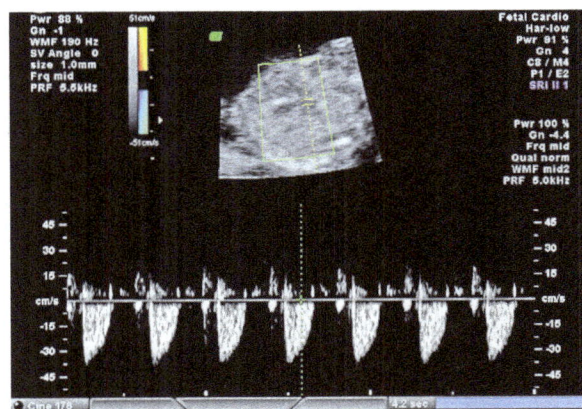

Rycina 4.13. Przepływ krwi przez zastawkę płucną u płodu w 13. tyg. ciąży.

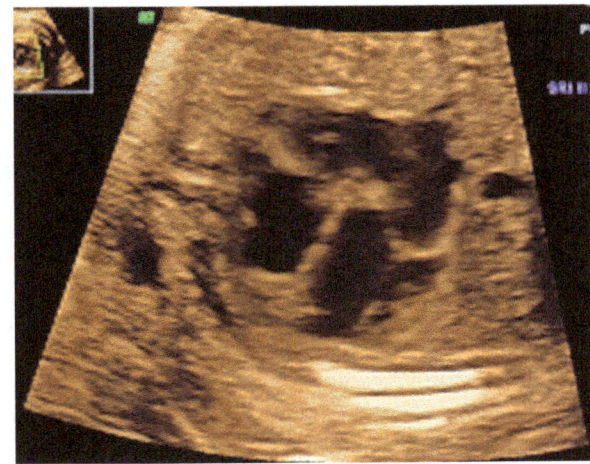

Rycina 4.16. Serce płodu w 20. tyg. ciąży: obraz 4 jam.

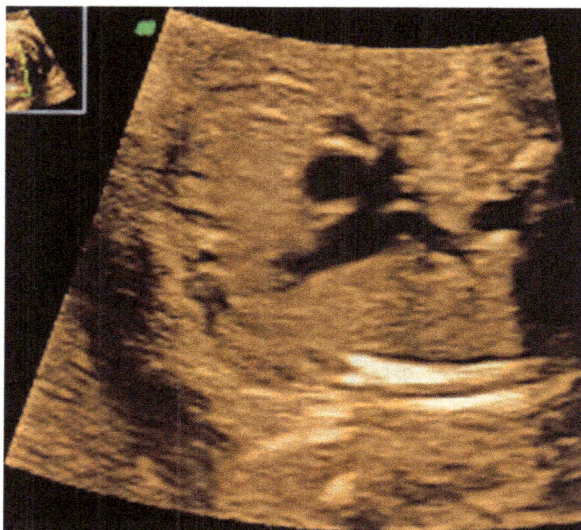

Rycina 4.17. Serce płodu w 20. tyg. ciąży: obraz śródpiersia płodu: prawidłowe duże naczynia oraz grasica płodu.

Tabela 4.5. Anomalie wykrywane na podstawie USG i badania ECHO
■ Wady płodu
■ Anomalie pępowiny
■ Anomalie łożyska
■ Guzy płodu
■ Anomalie specyficzne dla ciąży mnogiej (zroślaki, płód bez serca, zespół przetoczenia między bliźniakami)

4.4

BADANIA W 18.–22. TYGODNIU ŻYCIA PŁODOWEGO

Badanie przesiewowe USG w 18.–22. tygodniu ciąży zawiera następujące elementy:

1. Biometria płodu na podstawie wymiaru dwuciemieniowego główki (bi-parietal diameter, BPD), obwodu główki (head circumference, HC), obwodu brzuszka (abdominal circumference, AC) oraz długości kości udowej (fetal length, FL) (obliczanie masy płodu, porównywanie z danymi z I trymestru).
2. Ocena budowy struktur płodu: główki, twarzoczaszki, szyi, klatki piersiowej, serca, jamy brzusznej z żołądkiem i pęcherzem moczowym, kończyn.
3. Ocena objętości płynu owodniowego.
4. Ocena położenia łożyska i jego budowy oraz budowy pępowiny (liczba naczyń).

Badanie płodu na tym etapie ciąży niczym się nie różni od badania noworodka czy niemowlęcia, tyle że odbywa się ono przez powłoki ciężarnej. Te same zasady badania internistycznego czy pediatrycznego stosuje się w odniesieniu do najmłodszego pacjenta, czyli płodu.

Na podstawie **pomiarów płodu** oblicza się szacunkową masę płodu oraz tzw. biometryczny wiek ciążowy. Wiek biometryczny płodu powinien być zgodny z wiekiem płodu określonym wg daty ostatniej miesiączki. Dopuszczalne jest odchylenie ± 2 tygodnie.

Uzyskane parametry przedstawia się w formie opisowej lub graficznej jako jeden z elementów rutynowego badania USG lub karty ciążowej. Jeżeli nie przeprowadzono badania USG w I trymestrze, pomiary płodu w II trymestrze także pozwalają na określenie wieku płodowego i wyznaczenie spodziewanego terminu porodu, ale z mniejszą dokładnością (w ciąży prawidłowej błąd w określeniu spodziewanego terminu porodu na podstawie USG może wynosić 10–14 dni).

4.5

DIAGNOSTYKA KARDIOLOGICZNA

Wady serca płodu są najczęstszymi wrodzonymi patologiami występującymi 7 razy częściej niż zespół Downa (pozostałe wady genetyczne występują znacznie rzadziej). Począwszy od 12.–14. tygodnia ciąży, dzięki współczesnej technologii ultrasonograficznej można zobrazować serce płodu, a w przypadku wykrycia nieprawidłowości także właściwie je zinterpretować, monitorować lub podjąć terapię w wybranych przypadkach.

Prenatalna diagnostyka kardiologiczna stanowi najsłabsze ogniwo diagnostyki prenatalnej, ponieważ jest jej najtrudniejszym elementem, a co za tym idzie, niewielu lekarzy jest biegłych w przeprowadzaniu i interpretacji badania serca płodu, a jeszcze mniejsza grupa specjalistów potrafi zapewnić prenatalną konsultację kardiologiczną (www.orpkp.pl).

Serce płodu jest jedynym narządem ruchomym ocenianym za pomocą ultradźwięków. Badanie to jest czasochłonne i znacznie trudniejsze niż badanie ECHO u dziecka (nie stosuje się u płodów środków nasennych) czy u dorosłych (płód znajduje się w ciągłym ruchu).

Badanie serca płodu ma na celu:

- ocenę budowy serca,
- ocenę wydolności układu krążenia płodu,
- ocenę ryzyka wystąpienia aberracji chromosomalnych,
- ustalenie zasad monitorowania stanu płodu,
- przygotowanie farmakologiczne płodu do porodu,
- określenie czasu, sposobu i miejsca porodu płodu z problemem kardiologicznym,
- kwalifikacje płodu do terapii przezłożyskowej lub zabiegowej,
- przewidywanie stanu noworodka po porodzie,
- planowanie postępowania z noworodkiem bezpośrednio po porodzie (działania kardiologiczne w 1. godzinie życia, w 1. dobie życia, w 1. tygodniu życia).

W odróżnieniu od populacji dzieci i noworodków u co drugiego płodu z wadą serca występuje wada pozasercowa. Tylko część z tych wad wiąże się z nieprawidłowościami chromosomalnymi. Rokowanie w wadach serca płodu zależy od współistnienia anomalii pozasercowych, kariotypu płodu, rozwoju płodu w czasie życia prenatalnego, możliwości bezpiecznego porodu o czasie w odpowiednim ośrodku dysponującym możliwościami terapii niekiedy w pierwszych godzinach i dniach życia noworodka.

4.5.1

Wskazania do badania echokardiograficznego płodu

Wskazania płodowe:

- poszerzenie przezierności karkowej w przesiewowym badaniu USG w 12.–14. tygodniu ciąży,
- obecność anomalii pozasercowych,
- nieprawidłowy obraz 4 jam serca,
- kardiomegalia serca w przesiewowym badaniu USG,

Tabela 4.6. Optymalny wiek płodu do badania echokardiograficznego w ośrodku kardiologii prenatalnej

CIĄŻA NISKIEGO RYZYKA	CIĄŻA WYSOKIEGO RYZYKA
I badanie 18.–20. tydzień ciąży	I badanie 13.–14. tydzień ciąży
	II badanie 18.–20. tydzień ciąży

- nieprawidłowy rytm serca,
- obrzęk płodu,
- nieprawidłowy rozwój płodu,
- konflikt serologiczny,
- podejrzenie infekcji u płodu,
- nieprawidłowy przebieg ciąży bliźniaczej (asymetryczne bliźnięta, podejrzenie zroślaków, obecność płodu *acardiaca*).

Wskazania matczyne:

- poprzednie dziecko z wadą serca,
- poprzednie dziecko z wadą pozasercową,
- wada serca u matki lub ojca,
- wiek ciężarnej > 35 lat,
- choroby ciężarnej (cukrzyca, epilepsja, nadciśnienie),
- ekspozycja ciężarnej na choroby wirusowe (np. różyczka),
- leki stosowane w ciąży (np. z powodu kolki nerkowej).

Najczęstsze wady serca płodu, które można zdiagnozować prenatalnie przedstawiono w tabeli 4.7.

Większość wad serca można wykryć i prawidłowo zdiagnozować w połowie ciąży, niektóre można podejrzewać już w I trymestrze, inne w drugiej połowie ciąży, po 30. tygodniu ciąży (np. nieprawidłowy spływ żył płucnych, guzy serca, zwężenia pojedynczych zastawek serca). Niektóre patologie układu krążenia mogą się ujawnić dopiero przed porodem, np. przymykanie się przewodu tętniczego lub przymykanie się otworu owalnego.

Na podstawie szczegółowego badania echokardiograficznego płodu w ośrodku referencyjnym można ustalić rozpoznanie kardiologiczne (tab. 4.7 i 4.8).

Tabela 4.7. Lista 10 wad serca płodów najczęściej diagnozowanych w ośrodkach kardiologii prenatalnej wg danych z ogólnopolskiego rejestru problemów kardiologicznych u płodów (www.orpk.pl) (z lat 2004–2011, liczba płodów n = 3699 – 100%)

NAZWA	SKRÓT	CZĘSTOŚĆ WYSTĘPOWANIA W REJESTRZE
■ Hipoplazja lewego serca	Hypoplastic left heart syndrome, HLHS	9,8%
■ Wspólny kanał przedsionkowo-komorowy	Atrioventricular canal, AVC	9,3%
■ Ubytek w przegrodzie międzykomorowej	Ventricular septal defect, VSD	6,1%
■ Zespół Fallota	Tetralogy of Fallot, TOF	4,6%
■ Podwójne odejście naczyń z prawej komory	Double outlet right ventricle, DORV	3,4%
■ Zwężenie zastawki aortalnej	Aortic stenosis, AS	3,1%
■ Przełożenie dużych pni tętniczych	Transposition of the great vessels, TGA	3,1%
■ Wspólny pień tętniczy	Truncus arteriosus, TA	2,1%
■ Zespół Ebsteina	Ebstein's syndrome, EbS	1,8%
■ Atrezja zastawki trójdzielnej	Tricuspid valve atresia, TrAtr	1,7%

Tabela 4.8. Rozpoznania kardiologiczne na podstawie badania ECHO w ośrodku kardiologii prenatalnej

- ■ Prawidłowa budowa serca płodu + prawidłowe przepływy wewnątrzsercowe
- ■ Prawidłowa budowa serca płodu + nieprawidłowe przepływy wewnątrzsercowe (np. niedomykalność zastawki trójdzielnej)
- ■ Wada serca płodu
- ■ Przerost mięśnia sercowego płodu (np. w przebiegu cukrzycy ciężarnej)
- ■ Fibroelastoza
- ■ Guz serca
- ■ Zaburzenia rytmu serca płodu (pobudzenia dodatkowe, częstoskurcz, blok całkowity)
- ■ Kardiomegalia bezwzględna (duże serce) lub względna (mała klatka piersiowa)
- ■ Anomalie położenia serca (dekstrokardia, mezokardia, ektopia serca)
- ■ Niewydolność krążenia płodu (z przyczyn kardiologicznych lub pozakardiologicznych)
- ■ Inne anomalie (stosunkowo często spotykane): tętniak przegrody międzyprzedsionkowej, ognisko hiperechogeniczne w świetle komory serca (jeden z kardiologicznych markerów zespołu Downa)
- ■ Inne anomalie (stosunkowo rzadko spotykane): tętniak lewej komory serca, anomalie naczyń wieńcowych, nieprawidłowy spływ żył płucnych lub systemowych

4.6
REZONANS MAGNETYCZNY

W szczególnych przypadkach, gdy wynik badania USG u chorych płodów obarczonych wadą wrodzoną jest trudny do interpretacji, wykonuje się dodatkowe badania obrazowe za pomocą rezonansu magnetycznego (magnetic resonance imaging, MRI) (ryc. 4.18–4.20). Są to stosunkowo drogie badania diagnostyczne i przeprowadza się je tylko u wybranych płodów, jeśli u ciężarnych wykluczono klaustrofobię oraz obecność metalowych implantów. MRI nie stosuje się w badaniach przesiewowych.

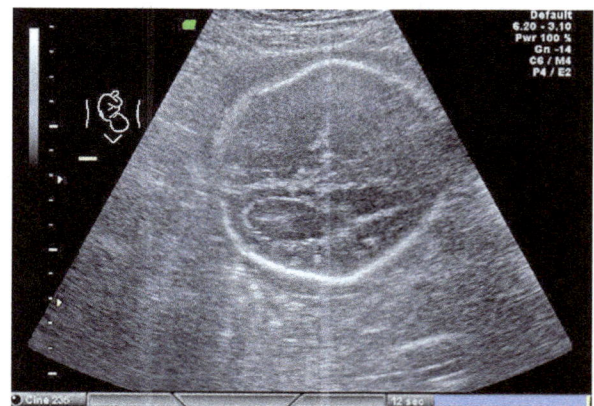

Rycina 4.18. Obraz główki płodu w 32. tyg. z poszerzeniem rogów tylnych komór bocznych w badaniu ultrasonograficznym. Podejrzenie częściowej lub całkowitej agenezji ciała modzelowatego.

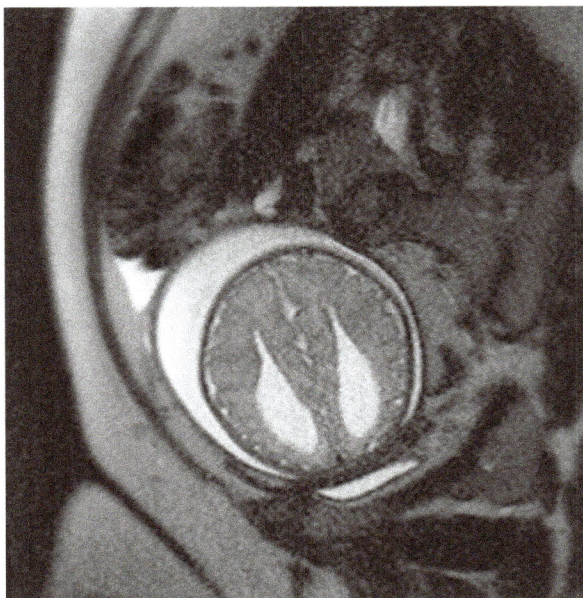

Rycina 4.19. Ten sam pacjent co na ryc. 4.18 w badaniu MRI. Uzyskano podobny obraz poszerzonych rogów tylnych komór bocznych.

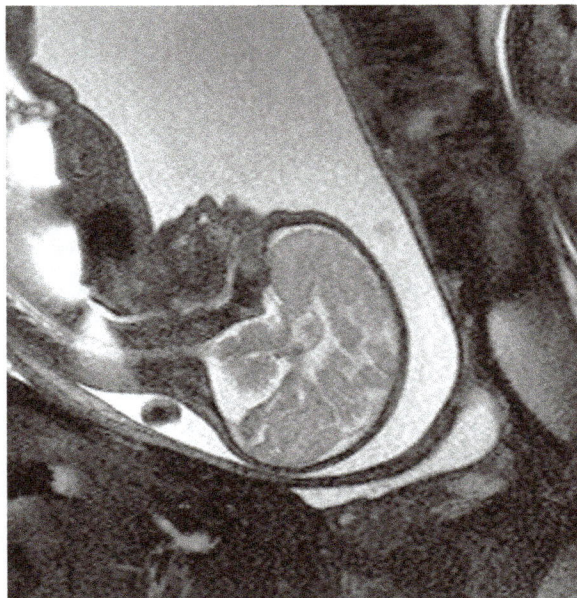

Rycina 4.20. Ten sam pacjent co na rycinie 4.18 i 4.19 w osi strzałkowej w badaniu MRI – całkowita agenezja ciała modzelowatego.

4.7
PRENATALNE BADANIA INWAZYJNE

W niektórych ciążach na podstawie wywiadu lub badań skrininowych, w których stwierdza się istnienie anomalii, można zaproponować inwazyjne metody diagnostyczne przez nakłucie powłok ciężarnej i pobranie płynu owodniowego lub krwi płodu do badań laboratoryjnych.

Do badań inwazyjnych zalicza się:

■ biopsję trofoblastu,
■ amniopunkcję,
■ kordocentezę.

Biopsja trofoblastu polega na nakłuciu kosmówki między 8. a 12. tygodniem ciąży. Umożliwia najwcześniejsze badanie cytogenetyczne. Towarzyszy jej ryzyko poronienia, infekcji, krwawienia (ryc. 4.21).

Amniopunkcja polega na nakłuciu worka owodniowego przez powłoki ciężarnej pod kontrolą USG między 14. a 16. tygodniem ciąży (tzw. wczesna amniopunkcja) lub 16. a 20. tygodniem ciąży (tzw. późna amniopunkcja) (ryc. 4.22).

Wskazaniami do amniopunkcji mogą być:

■ wiek kobiety > 35. rż. lub ojca > 55. rż.,
■ urodzenie poprzedniego dziecka z wadą,
■ stwierdzenie anomalii u płodu na podstawie wcześniejszych badań skriningowych.

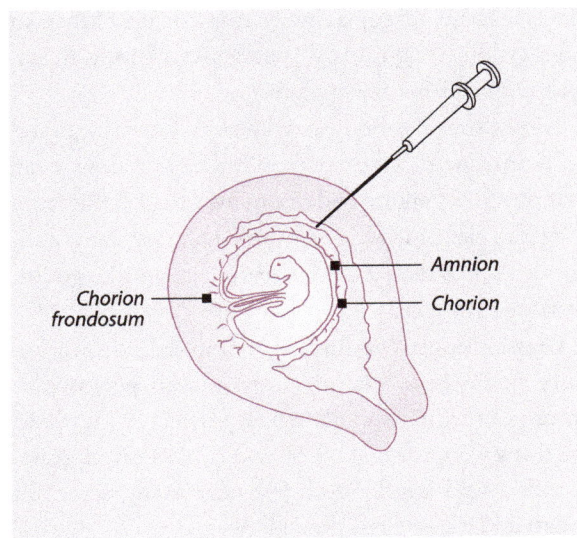

Rycina 4.21. Biopsja kosmówki (CVS).

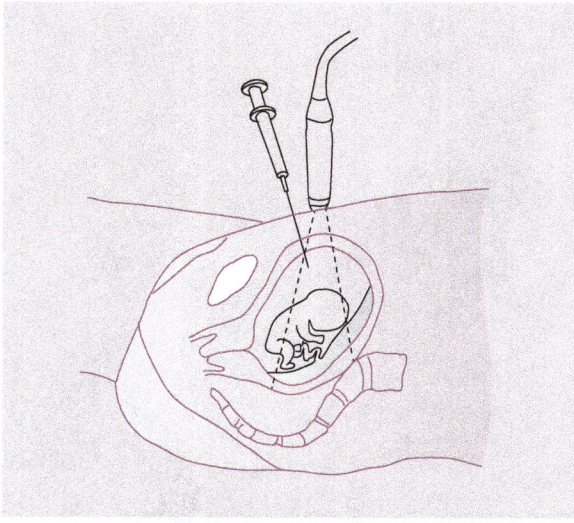

Rycina 4.22. Amniopunkcja.

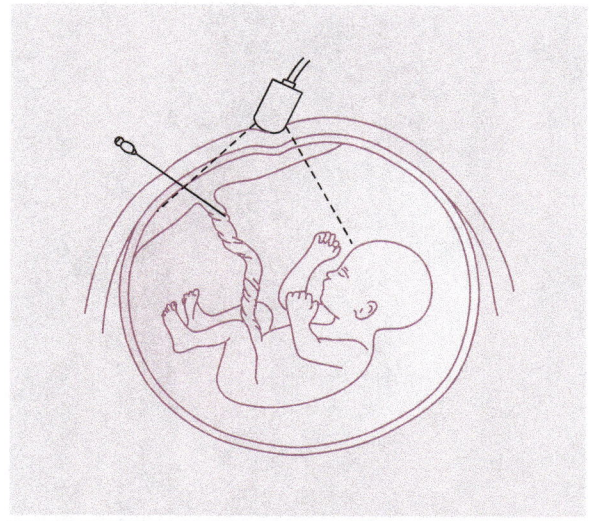

Rycina 4.23. Kordocenteza w celu uzyskania krwi płodu jako uzupełnienie badania USG + ECHO u płodu ze stwierdzoną anomalią.

Kordocenteza jest to nakłucie pępowiny płodu i pobranie próbki krwi. Taką diagnostykę przeprowadza się w przypadku podejrzenia choroby hemolitycznej płodu, wad genetycznych, chorób wirusowych (ryc. 4.23).

Pozostałe badania przeprowadzane w czasie ciąży, takie jak morfologia krwi ciężarnej, oznaczenie jej grupy krwi, badanie ogólne moczu, pomiar masy ciała, pomiar ciśnienia tętniczego, przeprowadza okresowo lekarz położnik, sprawdzając tolerancję organizmu kobiety wobec ciąży. Rutynowo wykonuje się badanie odczynu Coombsa w przypadkach podejrzenia konfliktu serologicznego. Zaleca się też wykluczenie u ciężarnej toksoplazmozy, różyczki oraz kiły jako potencjalnych czynników patogenetycznych mogących wpłynąć na rozwój płodu.

Na podstawie zebranego wywiadu dotyczącego stanu zdrowia kobiety, poprzednich porodów oraz wstępnych wyników badań omawia się z kobietą na początku ciąży indywidualny tok diagnostyczny. Zalicza się ją do jednej z dwóch grup: ciąży niskiego lub wysokiego ryzyka.

Ciąża niskiego ryzyka dotyczy młodej, zdrowej kobiety poniżej 35. rż., pierworódki lub wieloródki, która poprzednio rodziła zdrowe dzieci, jej wywiad rodzinny w kierunku chorób uwarunkowanych genetycznie i wad wrodzonych jest negatywny, a wyniki badań dodatkowych – prawidłowe.

Ciąża wysokiego ryzyka dotyczy kobiety powyżej 35. rż. lub której poprzednie ciąże zakończyły się poronieniami, albo która poprzednio urodziła dziecko z wadą, czy też w czasie ciąży lub przed ciążą chorowała przewlekle. Do grupy wysokiego ryzyka należą też ciąże po zapłodnieniu *in vitro*.

U kobiety z ciążą niskiego ryzyka zaleca się rutynowe badania położnicze zwykle co 4 tygodnie, połączone z diagnostyką przesiewową USG, oraz testy biochemiczne. U kobiety z ciążą wysokiego ryzyka poza rutynowymi badaniami skriningowymi przeprowadza się zwykle odpowiednie dodatkowe badania specjalistyczne (np. kobieta chorująca na padaczkę poza nadzorem położnika jest również pod opieką neurologa, kobieta chorująca na cukrzycę – pod opieką położnika i diabetologa, chorująca na serce – pod opieką położnika i kardiologa).

W ciąży wysokiego ryzyka (np. ze względu na wiek > 35. rż. lub zapłodnienie *in vitro*) można na samym początku ciąży zaplanować dodatkowe badania prenatalne, np. omówić zasadność skierowania na specjalistyczne badanie echokardiograficzne w 13.––14. tygodniu ciąży, na amniopunkcję – w 16. tygodniu ciąży i ponowne badanie echokardiograficzne w 18.–20. tygodniu ciąży. Dzięki temu ciężarna może otrzymać dodatkowe potwierdzenie prawidłowego rozwoju ciąży, a w przypadku wykrycia nieprawidłowości ma czas na podjęcie decyzji o kontynuacji lub zakończeniu ciąży na tym etapie.

4.8

PRZYKŁADOWE ANOMALIE W DIAGNOSTYCE PRENATALNEJ

4.8.1

Patologia I trymestru ciąży

Puste jajo płodowe. Obraz USG z pustym pęcherzykiem ciążowym > 3 cm (8 tygodni), często o nieregularnych zarysach, słabo odgraniczonym, za małym w stosunku do daty ostatniej miesiączki lub zmniejszającym się w kolejnych badaniach, bez zarysów płodu.

Ciąża obumarła. W obrębie zarodka lub płodu nie można uwidocznić akcji serca, brak ruchów płodu.

Rozrost trofoblastu. Charakterystyczny obraz „burzy śnieżnej" lub przypominający „plaster miodu". Mały pęcherzyk ciążowy jest otoczony przez nadmiernie rozwiniętą tkankę trofoblastu.

Ciąża pozamaciczna – ektopowa. Ciąża poza trzonem macicy (np. w obrębie jajowodu lub poza nim) może dawać obraz guzowatej masy z komponentem torbieli.

Anomalie układu kostnego. Agenezje kończyn lub ich fragmentów, fokomelie, agenezje poszczególnych kości długich, palcozrost.

Ciąża mnoga. W I trymestrze ciąży uwidaczniają się co najmniej dwa pęcherzyki ciążowe. Na podstawie badania USG określa się nie tylko liczbę pęcherzyków, ale i liczbę kosmówek i worków owodniowych (ryc. 4.24–4.26).

Ocena rodzaju ciąży bliźniaczej we wczesnym okresie ma istotne znaczenie rokownicze, np. w ciąży jednokosmówkowej jednoowodniowej istnieje znacznie większe ryzyko powikłań niż w ciąży dwukosmówkowej dwuowodniowej. Zależnie od rodzaju ciąży mnogiej planuje się odmienny schemat badań ultrasonograficznych płodu. Na przykład w ciąży bliźniaczej jednokosmówkowej planowo wykonuje się badanie ECHO (serca płodu) ok. 20. tygodnia w celu ewentualnego wczesnego uchwycenia zmian w układzie krążenia u jednego lub obydwu bliźniąt. U płodów z ciąż mnogich stwierdza się większy odsetek anomalii anatomicznych oraz zmian czynnościowych niż u płodów z ciąż pojedynczych.

Charakterystyczną patologią dla ciąży mnogiej są między innymi przypadki bliźniąt syjamskich, które w USG można rozpoznać od 11. tygodnia (w Polsce występują średnio 3–4 razy w roku). Rokowanie i dalsze postępowanie w ciąży w tych przypadkach zależy od anatomicznej oceny USG płodów oraz wyników badania echokardiograficznego (serca płodów).

Rozpoznania kardiologiczne w ciąży mnogiej przedstawia tabela 4.9.

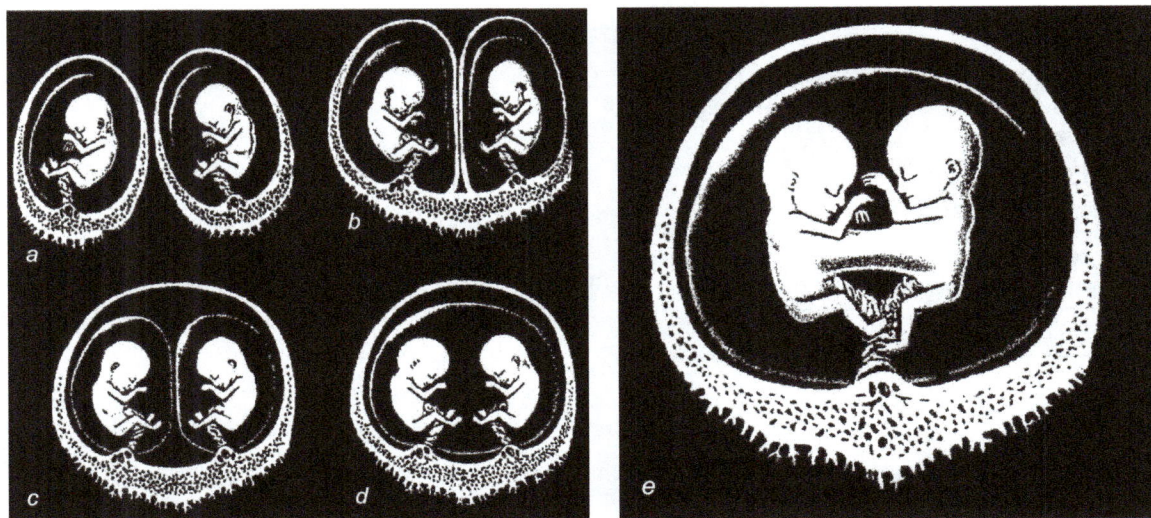

Rycina 4.24. Typy ciąży bliźniaczej diagnozowanej w I trymestrze ciąży: (*a*) ciąża dwukosmówkowa dwuowodniowa; (*b*) ciąża dwukosmówkowa dwuowodniowa, z fuzją kosmówek (różnicowanie m.in. na podstawie grubości błon rozdzielających oraz ich stosunku do kosmówki); (*c*) ciąża jednokosmówkowa dwuowodniowa; (*d*) ciąża jednokosmówkowa jednoowodniowa; (*e*) ciąża jednokosmówkowa, jednoowodniowa dwupłodowa – zroślaki.

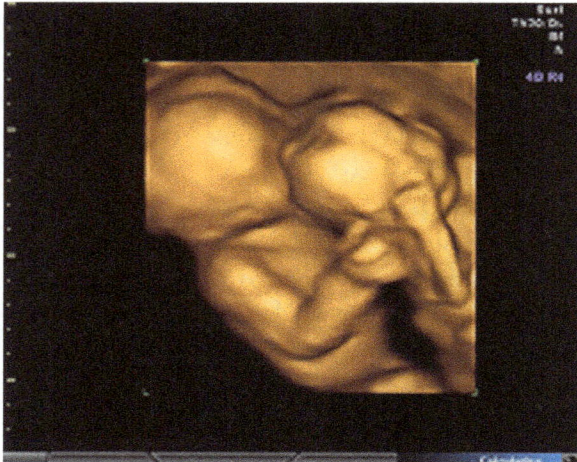

Rycina 4.25. Obraz USG 3D dwóch symetrycznych płodów w położeniu miednicowym.

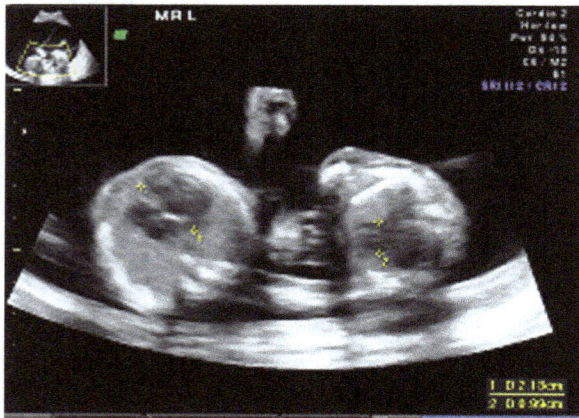

Rycina 4.26. Obraz serc bliźniaków z ryciny 4.25 – różne problemy kardiologiczne (serca mają między innymi różną wielkość).

Tabela 4.9. Rozpoznania kardiologiczne na podstawie badania ECHO specyficzne dla płodów z ciąży mnogiej

- Zespół przetoczenia między bliźniakami
- Różne typy serca u zroślaków (dwa oddzielne serca, serca zrośnięte przedsionkami, serca zrośnięte przedsionkami i komorami)
- Płód bez serca
- Patologia kardiologiczna u jednego z płodów

4.8.2
Patologia II trymestru ciąży

Tabela 4.10. Przykłady wad płodu wykrywanych w badaniu USG

OUN	Wodogłowie, holoprozecencefalia, torbiel pajęczynówki, zespół Dandy'ego–Walkera
Twarzoczaszka	*Macroglossia* (duży język), mikrognacja (mała żuchwa), rozszczep wargi, cyklopia (fuzja gałek ocznych), *anophthalmia* (brak gałek ocznych) czy *arrhinia* (brak nosa)
Szyja	Poszerzona kieszonka przełyku w atrezji przełyku, wole
Klatka piersiowa	Kardiomegalia, hipoplazja klatki piersiowej, hiperechogeniczne płuca, obecność żołądka w klatce piersiowej
Jama brzuszna	Brak żołądka, duży żołądek, atrezja dwunastnicy, atrezja jelita cienkiego, torbiel krezki, wątroby, jajnika
Nerki i pęcherz moczowy	Uropatie, nefropatie, agenezja nerek, agenezja pęcherza moczowego, pęcherz olbrzymi
Powłoki brzuszne	Wytrzewienie (*gastroschisis*), przepuklina pępowinowa (*omphalocele*), wynicowanie pęcherza moczowego
Układ kostny	Fokomelia, amelia, hipoplazje
Kręgosłup	Skolioza, przepuklina, agenezja, potworniak okolicy krzyżowej
Narządy płciowe	Spodziectwo, obojnactwo, zarośnięcie pochwy z gromadzeniem się płynu w jamie macicy, kloaka

4.9
OCENA PRZEDPORODOWA – III TRYMESTR CIĄŻY

Jeżeli w I i II trymestrze ciąży stwierdzono prawidłowe ciśnienie tętnicze krwi i wyniki badań dodatkowych ciężarnej (morfologii i moczu), rozwój płodu, przyrost masy ciała ciężarnej, a wynik klinicznego badania położniczego jest prawidłowy, dodatkowo zalecić można ponowne wykluczenie toksoplazmozy, antygenemii HBs czy oznaczenie odczynu Coombsa w wybranych przypadkach. Przebieg ciąży analizuje się powtórnie w III trymestrze (zwykle po 30. tygodniu ciąży).

W kolejnym (optymalnie 3.) USG ponownie ocenia się biometrię (ryc. 4.27) oraz budowę ciała płodu, począwszy od główki i części twarzowej czaszki do tzw. części drobnych, mając na uwadze, iż w tym wieku ciążowym badanie USG jest najtrudniejsze technicznie. Płód jest większy, a co za tym idzie mniej ruchliwy, ma lepiej rozwinięty układ kostny i płuca, które stanowią naturalną przeszkodę dla fal ultradźwiękowych. Ciężarna ma większą masę ciała, więc zwiększa się odległość sondy od tkanek płodu. Jeżeli badanie USG przeprowadza się w danej ciąży po raz pierwszy w późnym wieku ciążowym (w wielu krajach jest to traktowane jako błąd w sztuce), dokładna ocena wieku płodu jest obarczona dużym błędem (powyżej 2 tygodni), ocena budowy płodu – trudniejsza niż w 20. tygodniu ciąży, a przez to mniej dokładna. Serce płodu może być przesłonięte przez kręgosłup i żebra płodu, a części drobne są zazwyczaj niedostępne badaniu.

Po 30. tygodniu ciąży (pod warunkiem prawidłowej oceny płodu w 12.–13. i 18.–20. tygodniu ciąży) jednym z najważniejszych elementów oceny stanu płodu jest analiza **pępowiny.** Prawidłowa pępowina w II i III trymestrze składa się z 3 naczyń: 2 mniejszych symetrycznych tętnic i 1 większego naczynia żylnego. Zazwyczaj stosunkowo łatwo można zlokalizować przyczep łożyskowy pępowiny oraz przyczep płodowy pępowiny. Anomalia strukturalna pępowiny może dotyczyć liczby jej naczyń lub przyczepu łożyskowego albo płodowego, może być izolowana lub towarzyszyć innym wadom strukturalnym lub aneuploidii.

Uzupełnienie badania płodu stanowi ocena przepływu krwi w naczyniach pępowiny, OUN i łożyska (ryc. 4.28). W ciąży niskiego ryzyka przy prawidłowym badaniu USG serca płodu oraz jego pępowiny przepływ krwi w tętnicy pępowinowej zarejestrowany metodą Dopplera jest prawidłowy i ma małe znaczenie prognostyczne. Jest to stosunkowo mało czuła metoda wykrywania patologii płodu. Jeśli jednak przepływ krwi metodą Dopplera w naczyniach pępowiny jest nieprawidłowy, najczęściej wskazuje on na szybko pogarszający się stan płodu, szczególnie w przypadkach opóźnionego rozwoju wewnątrzmacicznego płodu, i może być wskazaniem do wcześniejszego ukończenia ciąży. Badanie Dopplera przepływu krwi w tętnicy pępowinowej, chociaż jest metodą o niskiej czułości, wykazuje jednak dużą specyficzność w ocenie stanu niedotlenienia płodu.

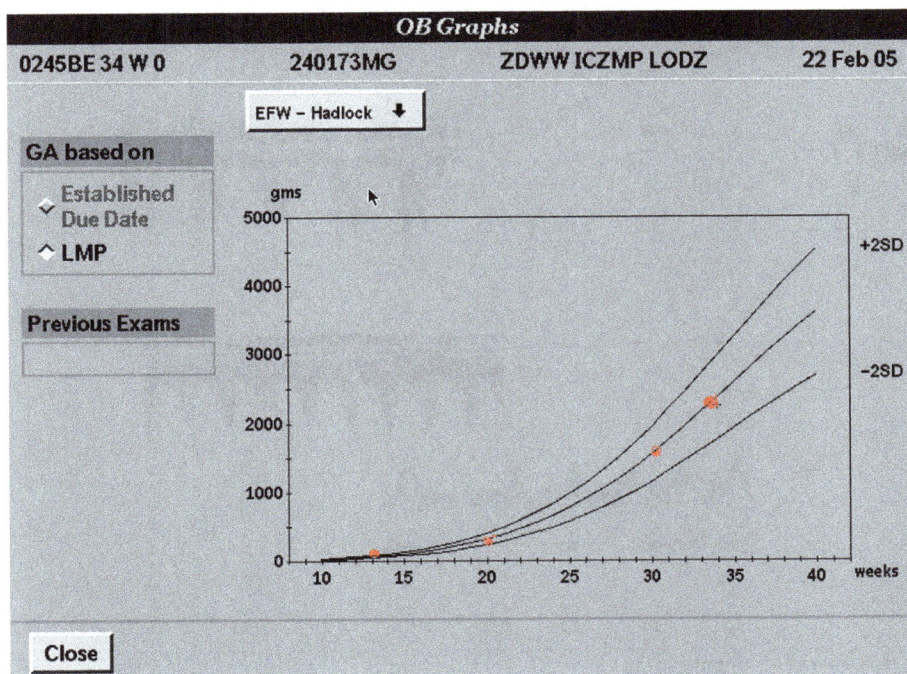

Rycina 4.27. Monitorowanie trendu przyrostu masy ciała płodu na podstawie biometrii ultrasonograficznej.

W badaniu USG płodu istotne jest także określenie **objętości wód płodowych.** Przyjęto oceniać tzw. wskaźnik AFI (amniotic fluid index), dzieląc brzuch ciężarnej na cztery kwadranty i dodając do siebie maksymalne pionowe pomiary kieszonek płynowych. Za normę przyjęto 12,9 ± 4,6 cm w okresie od 36. do 42. tygodnia ciąży. AFI < 8 cm przyjmuje się za małowodzie, a AFI > 18 cm za wielowodzie.

W klasycznym przypadku wadzie przewodu pokarmowego towarzyszy wielowodzie, zaś wadzie nerek – małowodzie lub brak wód płodowych. Warto pamiętać, że w każdym z tych przypadków może występować również prawidłowa objętość wód płodowych.

W położniczym badaniu USG istotną rolę odgrywa także ocena łożyska, jego lokalizacja, echogeniczność, wielkość, położenie w stosunku do ujścia wewnętrznego szyjki macicy. Grube łożysko może sugerować obrzęk immunologiczny lub nieimmunologiczny płodu, może także towarzyszyć niektórym wadom. W celu uniknięcia powikłań w czasie porodu istotne jest wykluczenie w badaniu USG łożyska przodującego.

W większości przypadków 3-krotne badanie USG, w uzasadnionych przypadkach uzupełnione badaniem ECHO płodu, pozwala na pełną i wystarczającą ocenę rozwoju płodu oraz przebiegu ciąży. W 95% przypadków wykonanie kompletu badań prenatalnych pozwala na potwierdzenie prawidłowego przebiegu ciąży i można się spodziewać porodu fizjologicznego siłami i drogami natury, a także urodzenia zdrowego noworodka, powyżej 36. tygodnia ciąży.

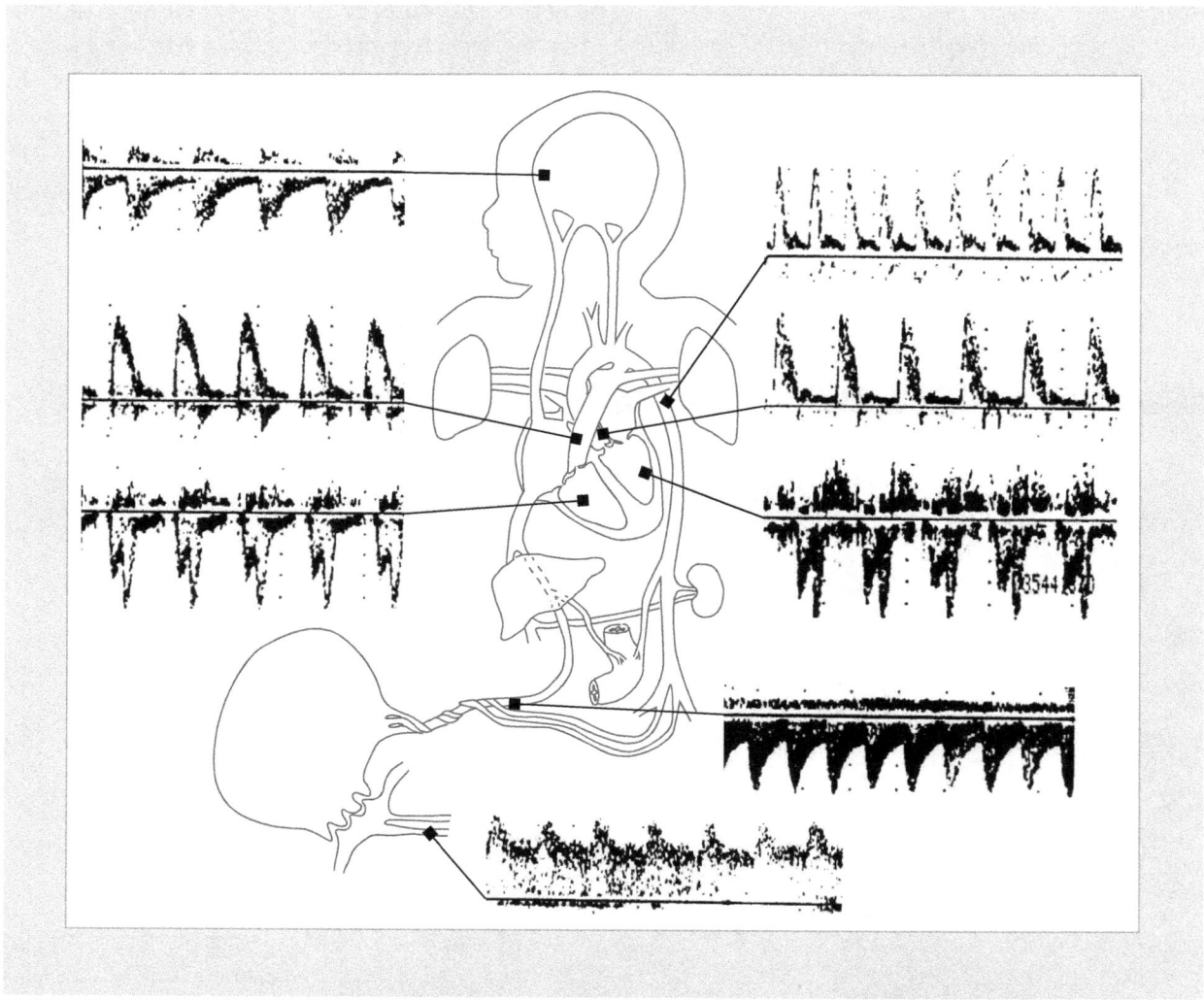

Rycina 4.28. Badanie przepływów krwi u płodu metodą Dopplera.

4.10
OKRES OKOŁOPORODOWY

W okresie okołoporodowym do diagnostyki stanu zdrowego płodu stosuje się najczęściej słuchawkę położniczą lub ultradźwiękowy detektor tętna. Stwierdzenie prawidłowej częstości tonów serca jest zazwyczaj potwierdzeniem dobrostanu płodu.

W czasie porodu stan płodu jest monitorowany za pomocą **kardiotokografii** (**KTG**), czyli rejestracji częstości tonów serca płodu z jednoczesną rejestracją czynności skurczowej macicy (ryc. 4.29). Niekiedy wykonuje się także próbę farmakologiczną, tzw. test oksytocynowy (test stresowy). Badanie polega na podaniu odpowiedniej dawki oksytocyny ciężarnej dożylnie we wlewie kroplowym lub za pomocą pompy infuzyjnej podczas prowadzenia zapisu KTG. Celem badania jest ocena ograniczenia w przepływie krwi przez łożysko do płodu wskutek prowokowanych skurczów macicy przez oksytocynę. Podanie oksytocyny pozwala ocenić wydolność łożyska w niekorzystnych warunkach, które mogą wystąpić w czasie porodu.

W celu nadzoru stanu płodu w terminie okołoporodowym, czy też w ciąży przeterminowanej albo w wybranych sytuacjach klinicznych, stosuje się także **amnioskopię**, czyli ocenę dolnego bieguna pęcherza płodowego za pomocą wziernika, który wprowadzany jest przez pochwę do szyjki macicy. Przed amnioskopią należy wykluczyć obecność łożyska przodującego. Amnioskopia informuje o barwie i ilości płynu owodniowego, stanie błon płodowych oraz niekiedy o części przodującej płodu. Stwierdzenie zielonego płynu owodniowego lub zmniejszonej jego ilości wskazuje na prawdopodobieństwo zagrożenia płodu.

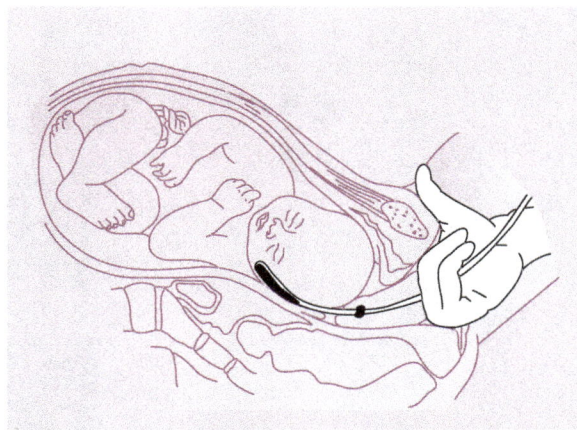

Rycina 4.30. Założenie pulsoksymetru na policzek płodu (w trakcie porodu).

W trakcie porodu jedną z nowszych metod uzupełniających nadzór stanu płodu jest zastosowanie **pulsoksymetru płodowego** z miękkim czujnikiem zakładanym na policzek płodu (ryc. 4.30). Umożliwia on wykrycie niedotlenienia płodu na podstawie różnicy absorpcji utlenowanej i zredukowanej hemoglobiny przy 2 różnych długościach fal światła w zakresie czerwieni i podczerwieni. Źródło światła, składające się z 2 diod, emituje wiązkę czerwoną i wiązkę podczerwoną. Jeżeli u płodu w trakcie porodu występuje prawidłowy zapis KTG, nie ma potrzeby korzystania z pulsoksymetru. Natomiast jeśli pojawia się nieprawidłowy zapis KTG, monitorowanie utlenowania krwi płodowej za pomocą pulsoksymetrii może być bardzo przydatne. Ułatwia np. podjęcie decyzji o wykonaniu śródporodowo badania pH płodu. Dzięki temu położnik może bezpiecznie prowadzić poród.

Coraz dokładniejszy nadzór nad płodem w czasie ciąży i porodu powoduje, że umieralność okołoporodowa zdrowych noworodków z powodu niedotlenie-

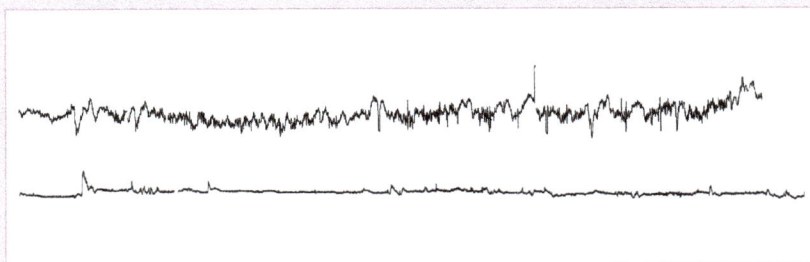

Rycina 4.29. Prawidłowy zapis KTG płodu z jednoczesną rejestracją aktywności mięśnia macicy.

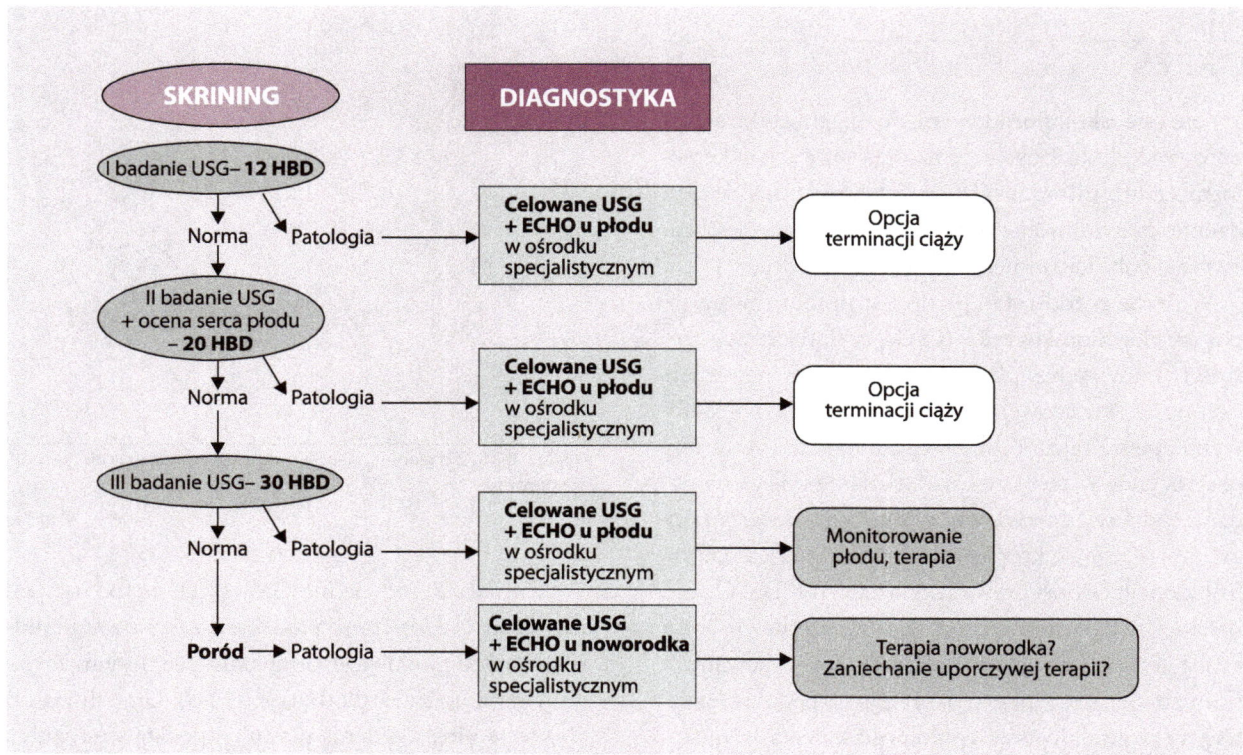

Rycina 4.31. Algorytm badań USG + ECHO w ciąży w przypadku stwierdzenia anomalii w badaniu przesiewowym USG, skierowanie na badania diagnostyczne USG + ECHO do ośrodka referencyjnego.

nia lub powikłań położniczych praktycznie została wyeliminowana. Obecnie główną przyczyną umieralności okołoporodowej są wady wrodzone (wcześniactwo zajmuje dzisiaj drugie miejsce po wadach wrodzonych), w większości przypadków możliwe do zdiagnozowania w prenatalnym badaniu USG i ECHO płodu.

Na podstawie kompleksowej diagnostyki (szczegółowe USG + ECHO + kariotyp) podejmuje się decyzje co do dalszego postępowania z pacjentem – płodem w okresie perinatalnym. W przypadku złożonych wad anatomicznych płodu, dotyczących wielu narządów, nie można się spodziewać dobrego rokowania u noworodka. Istnieją także izolowane wady letalne (np. bezczaszkowiec, brak nerek, zwyrodnienie gruczolakowate płuc typu III i wiele innych). W przypadku stwierdzenia tego rodzaju patologii płodu istotną rolę odgrywa poinformowanie ciężarnej o spodziewanym złym rokowaniu oraz przedyskutowanie z nią najlepszego sposobu naturalnego ukończenia ciąży (siłami natury), zazwyczaj w szpitalu rejonowym. Istotną rolę w opiece nad chorym noworodkiem może odegrać domowe hospicjum.

Według obowiązującej ustawy na temat przerywania ciąży z 1996 r. (Dz.U., nr 139, ust. 646) ciężarna ma prawo do aborcji w społecznej placówce służby zdrowia m.in. w przypadku stwierdzenia ciężkiej, nieodwracalnej wady płodu. Chociaż ustawa nie precyzuje, do kiedy można podjąć decyzję o zakończeniu ciąży w takich przypadkach, należy zdawać sobie sprawę, że teoretycznie po 24. tygodniu życia płodowego może urodzić się noworodek zdolny do życia (ryc. 4.31).

Ciężarna i jej partner w przypadku stwierdzenia anomalii u płodu powinni mieć zapewnioną konsultację lekarza genetyka, z pełną informacją na temat możliwości genetycznego przekazywania anomalii, a także współczesnych możliwości poradnictwa genetycznego w tej i w kolejnych ciążach. Niedocenianym zazwyczaj problemem dla kobiet rodzących dzieci z wadami jest lęk przed kolejną ciążą i niewiedza na temat aktualnych możliwości medycyny perinatalnej. W większości rodzin płód obarczony wadą/wadami rozwojowymi wywołuje lęk przed kolejną prokreacją.

Współczesna ultrasonografia i echokardiografia płodu ułatwiają ograniczenie stresu dzięki uwidocznieniu rodzicom ich prawidłowo rozwijającego się potomka.

Diagnostyka prenatalna umożliwia potwierdzenie prawidłowego rozwoju płodu, wykrywanie wad wrodzonych, ale także może dostarczyć istotnych informacji w **przypadku podejrzenia infekcji wewnątrzmacicznej** i/lub zagrażającego porodu przedwczesnego. Do najczęstszych infekcji wewnątrzmacicznych, które można podejrzewać u płodu na podstawie anomalii stwierdzanych w badaniu USG + ECHO (zwłaszcza w III trymestrze ciąży), należą: parwowiroza, cytomegalia, toksoplazmoza, rzadziej różyczka i kiła. Zwykle zakażenie następuje we wczesnej ciąży, ale objawy chorobowe u płodu rozwijają się później.

Drogi szerzenia się infekcji wewnątrzmacicznej są różne: może to być droga wstępująca – od pochwy i szyjki macicy, krwiopochodna przez łożysko, z jamy otrzewnej ciężarnej przez jajowody albo przypadkowa – w czasie zabiegów inwazyjnych. W ostatnim trymestrze ciąży najczęściej dochodzi do infekcji płodu drogą wstępującą (ryc. 4.32). Najczęstszą florą bakteryjną odpowiedzialną za wywoływanie porodu przedwczesnego są: *Ureaplasma urealyticum*, *Fusobacterium species* i *Mycoplasma hominis*.

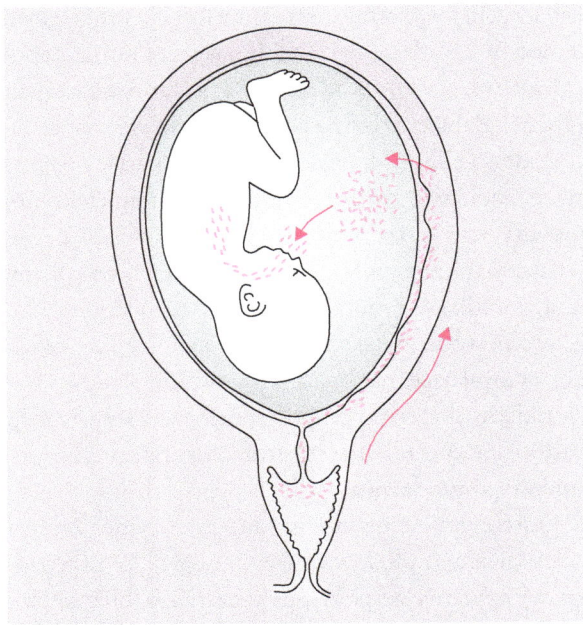

Rycina 4.35. Najczęstsza droga szerzenia się infekcji wewnątrzmacicznej.

Diagnostyka prenatalna infekcji płodu jest bardzo trudna, ponieważ przebieg jest zazwyczaj subkliniczny, tzn. bezobjawowy dla ciężarnej, a potwierdzenie infekcji płodu wymaga wielu badań laboratoryjnych. Między innymi wykonuje się rozmazy i posiewy z płynu owodniowego, ocenia się liczbę leukocytów, stężenie glukozy i interleukiny 6 w płynie owodniowym.

Przy podejrzeniu infekcji wewnątrzmacicznej i/lub zagrażającego porodu przedwczesnego ciężarna jest hospitalizowana, a dalszy przebieg jej ciąży szczegółowo monitorowany. W tym celu wykonuje się zwykle kilkakrotnie badania USG, ECHO, zapisy KTG wspomagane komputerowo, analizuje się stany aktywności oraz snu fizjologicznego płodu, jego napięcie mięśniowe, ruchy klatki piersiowej, ruchy ogólne. Wybór terminu i sposobu porodu jest w takich przypadkach zawsze trudny.

W przypadku stwierdzenia u płodu izolowanej anomalii lub objawów infekcji wewnątrzmacicznej należy brać pod uwagę kilka możliwości:

- brak ingerencji prenatalnej, poród o czasie – leczenie po urodzeniu,
- brak ingerencji prenatalnej, poród przedwczesny – leczenie po urodzeniu,
- leczenie prenatalne i kontynuacja leczenia po porodzie,
- poród z zaniechaniem leczenia po porodzie.

4.11
TERAPIA PŁODU

Ponad połowę wad u płodów stanowią wady, których nie stwierdza się w populacji dzieci, ponieważ są one przyczyną zgonów wewnątrzmacicznych. Nie poddają się terapii przypadki złożonych wad strukturalnych, np. wada OUN płodu + wada serca płodu + wada układu kostnego. To samo dotyczy przypadków, w których poza wadą strukturalną występuje zahamowanie rozwoju wewnątrzmacicznego płodu, np. w przebiegu aneuploidii. Natomiast w pojedynczych izolowanych wadach, którym towarzyszą prawidłowy kariotyp i rozwój wewnątrzmaciczny płodu, w przypadkach dobrze rokujących stosuje się terapię farmakologiczną lub zabiegową albo farmakologiczną + zabiegową (tab. 4.11).

Tabela 4.11. Możliwości leczenia płodu

FARMAKOTERAPIA	TERAPIA ZABIEGOWA
■ Leczenie zaburzeń rytmu serca płodu ■ Leczenie niewydolności krążenia ■ Stymulacja dojrzewania płuc płodu ■ Leczenie wielowodzia i/lub zapobieganie porodowi przedwczesnemu pod kontrolą echokardiografii płodu	■ Odbarczanie patologicznych zbiorników płynowych ■ Transfuzja krwi, albumin do płodu ■ Zakładanie shuntów w przypadkach uropatii płodu lub narastania poszerzenia układu komorowego, odbarczanie wielowodzia ■ Amnioinfuzja sztucznego płynu owodniowego ■ Zamykanie połączeń naczyniowych pomiędzy płodami w przypadku zespołu przetoczenia u bliźniąt ■ Plastyka balonowa zwężonej zastawki półksiężycowatej serca (aortalnej/płucnej) ■ Plastyka balonowa zwężonego otworu owalnego ■ Zakładanie stentu do zwężonego otworu owalnego

Farmakoterapia polega w większości przypadków na stosowaniu leków doustnych u ciężarnej, które przez łożysko dochodzą do płodu. W wybranych przypadkach stosuje się u ciężarnej leczenie dożylne lub podawanie leku bezpośrednio do naczyń pępowinowych płodu. Farmakoterapię płodu prowadzi się rutynowo w przypadkach częstoskurczu płodu, niewydolności krążenia płodu, spodziewanego porodu przedwczesnego w celu wygaszenia czynności skurczowej mięśnia macicy oraz stymulacji dojrzewania płuc płodu, a także w przypadkach wielowodzia (*polyhydramnion*).

Terapia zabiegowa u płodu polega na wprowadzeniu pod kontrolą USG długiej igły wzdłuż tkanek płodu i odbarczaniu patologicznych zbiorników płynowych, np. wysięku z klatki piersiowej lub wysięku z jamy brzusznej. W przypadku konfliktu serologicznego płodu i występowania u niego anemii nakłuwa się naczynia pępowiny pod kontrolą USG oraz podaje masę erytrocytarną. Podobnie w przypadku anemii w przebiegu infekcji wewnątrzmacicznej płód może otrzymać masę erytrocytarną oraz albuminy.

W przypadku wielowodzia poza leczeniem farmakologicznym ciężarnej (zwykle indometacyną pod kontrolą badania echokardiograficznego) można odbarczać nadmiar wód płodowych przez kilkakrotne nakłuwanie powłok brzusznych ciężarnej lub zakładanie specjalnego cewnika, działającego na zasadzie kranika.

Odwrotnie, w przypadku małowodzia u płodu z prawidłowym kariotypem i potwierdzoną badaniami laboratoryjnymi prawidłową funkcją nerek (na podstawie badania biochemicznego moczu płodu pobranego przez powłoki ciężarnej) stosuje się podawanie sztucznego płynu owodniowego w celu zapobieżenia hipoplazji płuc płodu. W przypadkach niektórych wad wrodzonych, wykrytych w połowie ciąży, jeżeli ciężarna decyduje się na jej kontynuację, a płód ma prawidłowy kariotyp, podejmowane są próby zakładania cewników odbarczających pęcherz moczowy płodu.

W niektórych przypadkach wad wrodzonych OUN, przebiegających ze wzmożonym i narastającym ciśnieniem płynu mózgowo-rdzeniowego w komorach bocznych, po potwierdzeniu obecności izolowanej anomalii u płodu z prawidłowym kariotypem, proponuje się ciężarnej próbę podjęcia przed porodem zabiegu odbarczenia wodogłowia.

Od roku 2000 coraz częściej, ale w wybranych ośrodkach, wykonuje się interwencje zabiegowe u płodów z wadami serca, takimi jak izolowana stenoza zastawki aortalnej lub izolowana stenoza zastawki płucnej. Zabiegi te były z powodzeniem wykonywane u płodów w 22.–24. tygodniu ciąży, a polegały na plastyce balonowej zwężonej zastawki. Dobre efekty terapeutyczne może przynieść nie tylko zabieg wewnątrzmaciczny, ale też analogiczny zabieg wykonany u noworodka w 1. dobie, a nawet w 1. godzinie życia. Z tego powodu zwiększa się rola kardiologii prenatalnej, pozwalającej na wyselekcjonowanie płodów i noworodków do tego typu postępowania – interwencji kardiologicznej lub nawet kardiochirurgicznej bezpośrednio po urodzeniu.

Odrębnym tematem są interwencyjne zabiegi chirurgiczne u płodów z ciąży mnogiej. W przypadku wystąpienia zespołu przetoczenia u bliźniąt, ze względu na duży odsetek zgonów i powikłań neurologicznych, w przypadku przeżycia noworodka lub noworodków w niektórych ośrodkach na świecie oraz w Polsce (w Łodzi, Gdańsku, Bytomiu i Katowicach) stosuje się zamykanie połączeń naczyniowych na płycie łożyska.

Zaplanowanie miejsca, czasu i sposobu porodu w ośrodku specjalistycznym umożliwia jak najwcześniejsze niesienie pomocy choremu noworodkowi bezpośrednio po urodzeniu bez straty czasu na proces diagnostyki różnicowej objawów po urodzeniu, ustalanie przyjęcia i transportowanie go do specjalistycznego ośrodka.

Piśmiennictwo

1. Allan L.D., Tynan M.J., Campbell S. i wsp.: *Echocardiographic and anatomical correlates in the fetus.* Br Heart J, 1980, 44(4), 444–451.
2. Bianchi D.W., Crombeholme T.M., D'Alton M.E.: *Fetalogy.* McGrewHill, New York 2000.
3. Fredouille C., Develay J.C.M.: *Fetal Heart Ultrasound.* Elsevier, Edinburgh 2007.
4. Huhta J.C.: *Guidelines for evaluation of heart failure in the fetus with or without hydrops.* Pediatr Cardiol, 2004, 25(3), 274–286.
5. Latos-Bieleńska A., Meterna-Kiryluk A.: *Wrodzone wady rozwojowe w Polsce w latach 2003-2004.* OWN, Poznań 2008.
6. Respondek-Liberska M.: *Atlas wad serca u płodu.* ADI ART, Łódź 2011.
7. Respondek-Liberska M.: *Echokardiografia i kardiologia płodu.* MakMed, Gdańsk 1998.
8. Respondek-Liberska M.: *Kardiologia prenatalna dla położników i kardiologów dziecięcych.* Lublin, Czelej 2006.
9. Respondek-Liberska M., Dangel J., Włoch A.: *Certyfikat Umiejętności echokardiograficznego badania serca płodu (dla zaawansowanych) Sekcji Echokardiografii i Kardiologii Prenatalnej Polskiego Towarzystwa Ultrasonograficznego.* Ultrasonografia, 2006, 25, 87–90.
10. Respondek-Liberska M., Dangel J., Włoch A.: *Certyfikat Umiejętności skrinigowego badania serca płodu (podstawowy) Sekcji Echokardiografii i Kardiologii Prenatalnej Polskiego Towarzystwa Ultrasonograficznego.* Ultrasonografia, 2006, 25, 82–86.
11. Rychik J., Taon Zhiyun: *Fetal Cardiovascular Imaging.* Elsevier, Sanders, Philadelphia 2012.
12. Szymkiewicz-Dangel J.: *Kardiologia płodu. Zasady diagnostyki i terapii.* OWN, Poznań 2007.
13. Szymkiewicz-Dangel J.: *Kardiologia prenatalna.* W: *Kardiologia okresu noworodkowego* (red. K. Kubicka, W. Kawalec). PZWL, Warszawa 1988.
14. Yagel S., Silverman N.H., Gembruch U.: *Fetal Cardiology,* Informa 2009.

BADANIE KLINICZNE DZIECKA | *Maciej Kaczmarski*

5.1
CHARAKTER BADANIA

W poprawnym badaniu lekarskim dziecka, podobnie jak w badaniu osoby dorosłej, wykorzystuje się wiedzę z dziedziny medycyny klinicznej zwanej semiotyką. Jest to nauka opisująca charakter i częstość występowania określonych objawów chorobowych. Wiadomości semiotyczne mają zastosowanie w badaniu podmiotowym i przedmiotowym dziecka, niezależnie od jego wieku (noworodek, niemowlę, dziecko starsze), stanu klinicznego (dziecko przytomne, nieprzytomne, opóźnione w rozwoju), stanu emocjonalnego (apatyczne, nadpobudliwe) czy pochodzenia etnicznego.

Znajomość wiekowych (ontogenetycznych) odrębności w budowie anatomicznej (wielkość, topografia) i fizjologicznej (czynnościowej) poszczególnych narządów i układów ułatwia przeprowadzanie badania pediatrycznego, a także warunkuje jego poprawność i prawidłową interpretację wyników. Wynik poprawnie przeprowadzonego badania dziecka służy wykluczeniu choroby lub postawieniu wstępnego rozpoznania i zaplanowaniu właściwego procesu diagnostyczno-leczniczego. Po jego zakończeniu ustala się rozpoznanie końcowe. Diagnoza kliniczna opiera się na trzech fundamentalnych zasadach badania pacjenta:

■ poprawnym zebraniu wywiadu (badanie podmiotowe),

■ poprawnym przeprowadzeniu badania fizykalnego (badanie przedmiotowe),

■ wykonaniu i poprawnej interpretacji uzyskanych wyników badań pomocniczych (laboratoryjnych, obrazowych, czynnościowych) i konsultacji specjalistycznych.

5.2
BADANIE PODMIOTOWE – WYWIAD PEDIATRYCZNY

O wiele więcej ważnych informacji można uzyskać z dobrze zebranego wywiadu niż z badania klinicznego lub badań dodatkowych. Spostrzegawcza matka stawia często lepszą diagnozę niż czyni to „mało doświadczony" lekarz.

August Bier (1861–1949)

Wywiad to rozmowa z rodzicami (opiekunami) na temat zdrowia lub choroby oraz warunków, w jakich żyje i wychowuje się badane dziecko. Zgromadzone w ten sposób dane stanowią ważną część wewnętrznej indywidualnej dokumentacji medycznej: historii choroby (w leczeniu szpitalnym) lub historii zdrowia i choroby (w leczeniu ambulatoryjnym), prowadzonych zgodnie z obowiązującymi przepisami.

Osobą udzielającą informacji o badanym dziecku jest zazwyczaj matka lub rodzice (opiekunowie), a w starszym wieku również sam pacjent. Przed rozmową lekarz powinien się przedstawić, podając swoją funkcję na oddziale. Podczas zbierania wywiadu należy nawiązać z dzieckiem i jego opiekunami przyjazny kontakt, pozyskać ich zaufanie, wysłuchać przekazywanych informacji i okazać pełne zrozumienie dla obaw o stan zdrowia dziecka. Istotne jest przeprowadzenie rozmowy i badania w warunkach zapewniających intymność. Należy przemyśleć strategię zadawania rodzicom pytań trudnych, które mogą wywołać zakłopotanie i zmienić ich stosunek do badającego.

Wywiad ma określony układ strukturalny:

- dane osobowe dziecka,
- wywiad rodzinny:
  - dane dotyczące rodzeństwa, matki, ojca (stan zdrowia, wzrost, masa ciała),
  - choroby w rodzinie,
- wywiad społeczny (warunki mieszkaniowe, opieka nad dzieckiem – dom, żłobek, przedszkole, szkoła; warunki sanitarno-higieniczne rodziny i dziecka, atmosfera domu rodzinnego, zachowanie dziecka – spokojne, nadruchliwe, agresywne, apatyczne, odważne, nieśmiałe),
- wywiad rozwojowy:
  - dane o przebiegu ciąży (prawidłowa, powikłana), rodzaj porodu, masa ciała i długość urodzeniowa, punktacja w skali Apgar,
  - przebieg okresu noworodkowo-niemowlęcego (prawidłowy/powikłany),
  - przyrosty masy ciała (prawidłowe/nieprawidłowe),
  - rozwój psychomotoryczny (prawidłowy/nieprawidłowy); kamienie milowe rozwoju psychomotorycznego – siadanie, chodzenie, mowa,
  - działania profilaktyczne – szczepienia (kompletne/niekompletne); podaż witaminy D,
  - żywienie – w okresie niemowlęcym (naturalne/ /sztuczne), aktualny sposób żywienia,
- choroby przebyte:
  - wywiad epidemiologiczny (kontakt z chorobą zakaźną w ciągu ostatnich 3 tygodni),
  - choroby zakaźne wieku dziecięcego,
  - inne choroby, w tym uczulenia,
  - pobyty w szpitalu,
  - urazy, wypadki, operacje,
- aktualne dolegliwości.

Zbieranie danych nie zawsze musi odbywać się według schematu. W sytuacji wyjątkowej (zagrożenie życia dziecka, stan nagły, trudności wychowawcze, próby samobójcze) należy odstąpić od zwyczajowej reguły badania podmiotowego, a brakujące informacje uzupełnić w okresie późniejszym.

W odróżnieniu od wywiadu dotyczącego chorego dorosłego, informacje o badanym dziecku mają charakter pośredni, udziela ich bowiem opiekun, a nie osoba badana. Lekarz powinien zróżnicować zebrane informacje na rzeczywiste (powiązane z dolegliwościami stwierdzanymi u pacjenta) i subiektywne (obserwowane jedynie przez osobę dostarczającą informacji).

Najważniejszym źródłem informacji o zdrowiu i chorobie dziecka jest osoba zajmująca się nim na stałe (najczęściej matka), ewentualnie sam pacjent > 16. rż. Spostrzegawcza matka zgłasza często niepokojące objawy, gdy są one jeszcze „mało widoczne" lub występują z niewielką częstotliwością (np. epizody zblednięcia czy zsinienia, bezdechy, nadmierna potliwość). Takich informacji nie należy lekceważyć i przypisywać ich nadmiernej troskliwości. Rodzice nie wybaczą lekarzowi niewłaściwej diagnozy, w szczególności, gdy podawane przez nich informacje zostały pominięte, a mogły wpłynąć na pomyślniejsze leczenie.

Wywiad dotyczący stanu zdrowia dziecka obejmuje stosunkowo krótki okres (kilka miesięcy lub lat). Ułatwia to badającemu odtworzenie faktów poprzedzających chorobę (choroby przewlekłe czy zakaźne wieku dziecięcego) i poznanie stosowanych działań profilaktycznych (szczepienia itp.). W takim przekazie nie występują zazwyczaj informacje zniekształcone w wyniku upływu czasu, co ma miejsce w przypadku chorych dorosłych.

Umiejętność właściwego zebrania informacji o chorobie badanego dziecka i właściwy stosunek lekarza do zgłaszanych problemów zdrowotnych może niekiedy stanowić swego rodzaju psychoterapię dla rodziców.

5.3
BADANIE PRZEDMIOTOWE DZIECKA

Celem badania przedmiotowego (fizykalnego) dziecka jest wykrycie nieprawidłowości narządowych lub układowych towarzyszących chorobie, a w przypadku dziecka zdrowego ocena czynności badanych narządów. Narzędzia pomocnicze (instrumentarium diagnostyczne) to m.in. słuchawka lekarska (fonendoskop), szpatułka, aparat do mierzenia ciśnienia tętniczego krwi, otoskop i oftalmoskop.

5.3.1

Zasady przeprowadzania badania przedmiotowego

Na podstawie pierwszego kontaktu z dzieckiem oraz oceny jego wyglądu, postawy i zachowania (stan ogólny) należy dokonać szybkiego wyboru sposobu badania (kompletne, niekompletne).

Stwierdzając stan ciężki lub objawy zagrażające życiu pacjenta (stan nagły, dziecko nieprzytomne), powinno się ograniczyć badanie podmiotowe i przedmiotowe do niezbędnego minimum i skoncentrować się na udzieleniu pacjentowi właściwej pomocy lekarskiej. Badanie fizykalne „fragmentaryczne" przeprowadza się także u dzieci broniących się przed badaniem, nieufnych, lękliwych oraz ze znacznym upośledzeniem umysłowym czy niepełnosprawnością ruchową.

- Rozpoczynając badanie przedmiotowe, należy okazać dziecku przyjazne nastawienie i nawiązać z nim kontakt (pogłaskać po głowie młodsze, zainteresować zabawką, podać rękę dziecku starszemu). Dzieci przestraszone i broniące się przed badaniem trzeba traktować cierpliwie, nie podnosić głosu w trakcie badania.

- Badanie fizykalne powinno być prowadzone systematycznie, według ustalonej kolejności, aby nie przeoczyć istotnych nieprawidłowości narządowych czy układowych. Systematyczność warunkuje opanowanie sztuki poprawnego badania przez studentów, lekarzy rozpoczynających pracę zawodową i chroni przed następstwami prawnymi (roszczenia rodziców).

- Dziecko należy badać w obecności rodziców, w wygodnym, dobrze oświetlonym i właściwie ogrzanym pomieszczeniu, wykorzystując stół do badania niemowląt lub kozetkę. Przed rozpoczęciem badania dotykiem należy umyć i ogrzać ręce, a także zdezynfekować i ogrzać słuchawkę fonendoskopu.

- Dziecko małe powinno być całkowicie rozebrane podczas badania. Dziecko starsze należy rozbierać stopniowo, aby ocenić stan odżywienia, postawę, proporcje ciała, wygląd skóry (wysypki) i zweryfikować zmiany patologiczne.

- Płaczące niemowlę należy badać etapowo, w pozycji i miejscu, na jakie pozwalają okoliczności (na kolanach lub rękach opiekuna).

- U dziecka starszego, broniącego się przed rozebraniem, w pierwszej kolejności bada się te narządy, które są łatwiej dostępne, nie rezygnując z całościowego badania fizykalnego w okresie późniejszym.

- Najtrudniejsze elementy badania fizykalnego (badanie wziernikowe nosa, gardła, uszu, pomiar ciśnienia tętniczego, badanie *per rectum*) przeprowadza się zawsze pod koniec.

- W przypadku sytuacji klinicznych utrudniających zachowanie kolejności badania (dziecko nieprzytomne, nadpobudliwe, z uszkodzeniem OUN), należy badać narządy i układy dostępne w danym momencie.

- Przy badaniu narządów moczowo-płciowych u starszych dzieci i podczas oceny procesu pokwitania ważne jest zapewnienie intymności i uszanowanie zawstydzenia lub zakłopotania.

- Przy dziecku starszym nie należy wypowiadać głośno uwag wynikających z przeprowadzonego badania, a także propozycji odnośnie do dalszego leczenia i wykonywania badań pomocniczych (np. hospitalizacja, pobieranie krwi).

- Należy pamiętać, że główne zalety pediatry to: cierpliwość, opanowanie, wyrozumiałość i życzliwość w stosunku do pacjenta i jego opiekunów.

- Po zakończeniu badania przedmiotowego i zapoznaniu się z dokumentacją dostarczoną przez rodziców (karty informacyjne z wcześniejszych hospitalizacji, wyniki badań dodatkowych i konsultacji specjalistycznych), należy omówić z rodzicami wynik badania oraz przedstawić wstępną opinię o stanie zdrowia dziecka (wstępne rozpoznanie).

Badanie przedmiotowe wykonuje się w określonym porządku za pomocą następujących metod badawczych:

- oglądanie,
- opukiwanie,
- osłuchiwanie,
- pomiary antropometryczne.

5.3.2

Oglądanie pacjenta

Ocena wzrokowa dostarcza wielu cennych informacji dotyczących kondycji fizycznej i stanu psychoemocjonalnego badanego. Lekarz powinien być dobrym obserwatorem, szczególnie w pediatrii, w której pozyskiwanie informacji o pacjencie odbywa się głównie pośrednio, od opiekunów. Obserwowanie dziecka w czasie zbierania wywiadu oraz ocena jego zachowania w stosunku do matki i innych osób z otoczenia, wnosi wiele informacji (wygląd, stan odżywienia, zachowanie, reakcja na bodźce zewnętrzne). Poczynione spostrzeżenia zostają następnie zweryfikowane podczas szczegółowego badania fizykalnego.

5.3.3

Badanie palpacyjne

Istota badania palpacyjnego (badania dotykiem) sprowadza się nie tylko do wykrycia przypuszczalnego ogniska chorobowego, ale także tych zmian chorobowych, które nie są dostępne oglądaniem (np. szmer nad sercem).

Badanie palpacyjne, wykonywane jedną lub obydwiema rękami, pozwala określić:

- ◼ strukturę wewnętrzną i konsystencję danego narządu (wątroby, śledziony),
- ◼ wymiar narządu (prawidłowy/powiększony),
- ◼ stan narządu (bolesność uciskowa, ucieplenie powłok badanej okolicy, obecność szmerów patologicznych itp.).

Przed przystąpieniem do badania palpacyjnego należy umyć i ogrzać ręce. Ważna jest siła nacisku na powłoki ciała. Badanie należy wykonywać delikatnie, aby nie wywołać reakcji obronnej pacjenta.

Efektywność badania palpacyjnego zależy od współpracy pacjenta z badającym (jeżeli jest ona możliwa). Zapewnia ona przyjęcie przez pacjenta pozycji, która ułatwi szczegółową ocenę danego narządu i zwiększy komfort (np. badanie tarczycy, węzłów chłonnych, brzucha).

W pierwszej kolejności palpację wykorzystuje się do badania przedmiotowego skóry i tkanki podskórnej, uzupełniając w ten sposób wcześniejsze informacje wynikające z oglądania pacjenta. Do określenia konsystencji i wielkości narządu służą opuszki pal-

ców. Ich skóra zawiera zakończenia czuciowe nerwów o maksymalnie wyrażonej zdolności rozdzielczej badanej cechy. Pozwala to za pomocą dotyku m. in. zróżnicować plamkę od grudki, ustalić grubość skóry czy stwierdzić obecność obrzęków i ich rodzaj.

Palpacja służy także do wstępnej oceny ucieplenia powłok w obszarze badanym w porównaniu do obszaru niezmienionego chorobowo. W tym celu wykorzystuje się grzbietową część ręki, przesuwając ją po powłokach ciała (nadmierne ucieplenie = miejsce zmienione zapalnie; oziębienie = miejsce niedokrwione).

Palcami jednej ręki lub obu rąk można określić wymiary narządu lub jego domniemane zarysy (np. brzeg wątroby, śledziony). Sytuacje szczególne, które wymagają użycia obu rąk to m.in. obecność wodobrzusza czy wzdęcie brzucha. Palpacyjnie określa się również konsystencję narządu, która zależy nie tylko od struktury anatomicznej, ale także od położenia topograficznego i obecności innych cech anatomicznych, np. torebki narządu.

Badanie palpacyjne pozwala także ocenić inne zjawiska, np. uderzenie koniuszkowe czy drżenie głosowe.

5.3.4

Opukiwanie

Opukiwanie opiera się na zasadzie uderzania palcem, ręką lub specyficznym narzędziem w określoną część ciała pacjenta, w celu wywołania wibracji i zwrotnego odbioru rozchodzących się dźwięków. Rozchodzenie się fal dźwiękowych zależy od gęstości ośrodka, przez który fala przechodzi. W ludzkim ciele istnieje wiele zróżnicowanych przestrzeni anatomicznych o różnej grubości, które wywoływana fala musi pokonać (skóra, mięśnie, tkanka tłuszczowa, płyn, powietrze).

Stopień głośności, z jakim fala rozchodzi się w danym środowisku, wywołuje zjawisko rezonansu (dźwięczności). Przykładowo powietrze jest bardzo dźwięczne, a tkanka lita – bezdźwięczna. Zjawisko to powoduje zróżnicowanie odgłosów powstających podczas opukiwania. Rozróżnia się odgłos:

- ◼ dźwięczny – np. znad płuc,
- ◼ bębenkowy (tympaniczny) – znad żołądka i jelit (dwie fazy – gazowa i płynna),
- ◼ tępy – znad wątroby,
- ◼ stłumiony – nad kością.

5.3.5

Osłuchiwanie

Jest to proces odbioru bezpośredniego, uchem lub za pomocą urządzenia (fonendoskopu), dźwięków pochodzących z różnych części ciała.

O charakterze dźwięku odbieranego osłuchowo decydują:

■ częstość = liczba cykli na sekundę, z jaką rozchodzi się dźwięk (duża liczba cykli daje dźwięk o wysokim tonie, mała – o niskim tonie),
■ intensywność = głośność (wyrażana w decybelach),
■ długość trwania dźwięku (czas),
■ charakter dźwięku (barwa, tembr) pozostający w związku z częstotliwością podstawową.

Związki pomiędzy częstością, głośnością, długością trwania i charakterem dźwięku nakładają się na indywidualną zdolność jego odbioru przez badającego, który osłuchując pacjenta definiuje charakter zjawiska osłuchowego.

5.4

OCENA STANU OGÓLNEGO I ROZWOJU FIZYCZNEGO

Badanie przedmiotowe dziecka składa się z oceny stanu ogólnego oraz badania poszczególnych narządów i układów.

5.4.1

Stan ogólny

Pojęcie „stan ogólny" oznacza zespół objawów klinicznych, które badający (lekarz, student, pielęgniarka) spostrzega przy pierwszym kontakcie z dzieckiem, jeszcze przed dokonaniem szczegółowego badania fizykalnego. Jest to subiektywne wrażenie, jakie pacjent sprawia na badającym, sprowadzające się do **wstępnego różnicowania pomiędzy zdrowiem a chorobą**. W pediatrii bada się zarówno dzieci chore, jak i zdrowe (np. kwalifikacja przed wykonaniem szczepień ochronnych, badania bilansowe).

W przypadku dziecka chorego ocena stanu ogólnego polega na ustaleniu, czy występuje **stan**: **dobry**, **średni**, **średnio-ciężki**, **ciężki**, **bardzo ciężki** (**krytyczny**). Istnieje kilka cech klinicznych, które należy uwzględnić w tej ocenie:

■ wygląd ogólny i zachowanie pacjenta,
■ kontakt z otoczeniem (ocena świadomości, przytomności),
■ pozycja ułożeniowa (ułożenie dowolne, przymusowe), sposób poruszania się (rodzaj chodu – prawidłowy, nieprawidłowy),
■ stopień wydolności narządowej (układowej), np. duszność, tachykardia, cechy wstrząsu, drgawki, obrzęki,
■ ból,
■ budowa (proporcje ciała, typ budowy),
■ odżywienie,
■ ciepłota ciała,
■ specyficzny zapach,
■ inne cechy kliniczne choroby.

5.4.2

Charakterystyka wybranych objawów klinicznych

Świadomość (przytomność)

Pojęcia te są używane zamiennie i oznaczają zdolność reakcji chorego na bodźce zewnętrzne i wewnętrzne wraz z kontrolowaną odpowiedzią na nie (np. chory przytomny reaguje na bodziec bólowy zewnętrzny lub wewnętrzny, odczuwając właściwie jego natężenie, lokalizację i charakter). Stan przytomności świadczy o prawidłowej czynności półkul mózgowych i tworu siatkowatego mózgu.

Stan prawidłowy oznacza zachowanie pełnej świadomości wyrażone właściwą reakcją pacjenta na otaczające środowisko, orientacją w czasie i przestrzeni, a także zachowaniem właściwej pozycji ciała i spontanicznych ruchów.

Ilościowe zaburzenia stanu świadomości, polegające na ograniczeniu prawidłowej reakcji na docierające bodźce, nazywa się zaburzeniami świadomości (przytomności). Umownie klasyfikuje się je jako:

■ zamroczenie – stan związany z nawracającą (chwilową) utratą świadomości, po której chory wraca do kontroli tego, co się z nim i wokół niego dzieje,

■ nieprzytomność – stan dalszego „zawężenia" percepcji bodźców oddziałujących na organizm chorego, w którym następuje stała skłonność do utraty kontaktu z otoczeniem; przejawia się sennością; zastosowanie silnych bodźców (potrząsanie, klepanie) wyzwala spowolniałą reakcję chorego (np. otwieranie oczu, udzielanie prostej, nie zawsze logicznej odpowiedzi), po czym dochodzi do ponownej utraty kontaktu z otoczeniem (zaburzona orientacja co do miejsca i czasu, spowolniałe ruchy); po wyzdrowieniu chory nie pamięta tego okresu i nie jest w stanie odtworzyć sytuacji, które w tym czasie miały miejsce,

■ śpiączka – stan całkowitej utraty świadomości, czucia i ruchu; chory nie reaguje na żadne bodźce docierające z otoczenia, zachowuje jedynie podstawowe czynności życiowe (oddychanie, praca serca itp.).

Według innej klasyfikacji ilościowych zaburzeń świadomości wyróżnione zostały:

■ somnolencja – znaczna senność, brak zainteresowania otoczeniem, ruchy nieskoordynowane, spowolnienie; po przebudzeniu logiczne odpowiedzi,

■ stupor – zamroczenie, osłupienie, głęboki sen, stan przedśpiączkowy, zaburzona orientacja w czasie i przestrzeni, spowolniałe ruchy samoistne, reakcja na silne bodźce bólowe.

Przydatną w ocenie ilościowych zaburzeń przytomności dziecka jest pediatryczna skala Glasgow (dla niemowląt i małych dzieci) (tab. 5.1). Uzyskanie 3 punktów oznacza najgorsze rokowanie, a 15 punktów – najlepsze.

Jakościowe zaburzenia stanu świadomości oznaczają zachowanie pełnej świadomości, aczkolwiek treść lub procesy tego zjawiska ulegają zmianie (np. zespół majaczeniowy, urojeniowy itp.).

Najczęstsze przyczyny prowadzące do zaburzeń świadomości i utraty przytomności w wieku dziecięcym to:

■ stan pourazowy (uraz głowy),
■ zatrucia,
■ stan po drgawkach,
■ zaburzenia metaboliczne,
■ zakażenie ogólne lub OUN,
■ niewydolność oddechowa,
■ wstrząs,
■ krwawienie do OUN,
■ guzy OUN.

Wygląd i zachowanie dziecka

Podczas badania fizykalnego obserwuje się relację między dzieckiem, rodzicami a badającym. W ocenę stanu ogólnego wiele wnosi zachowanie się dziecka, jego zainteresowanie otoczeniem, aktywność ruchowa, reakcje na bodźce zewnętrzne. Dzieci małe nie

Tabela 5.1. Skala oceny stanu przytomności pacjenta (pediatryczna skala Glasgow dla niemowląt i małych dzieci)

BADANA CECHA	RODZAJ REAKCJI PACJENTA	PUNKTACJA	MAKSYMALNA PUNKTACJA
Reakcja wzrokowa (otwieranie oczu)	Nie otwiera oczu	1	4 pkt.
	Otwiera oczy na bodziec bólowy	2	
	Otwiera oczy na bodziec głosowy	3	
	Otwiera oczy spontanicznie	4	
Reakcja słowna na bodziec zewnętrzny (mowa, płacz, wydawanie dźwięków)	Brak reakcji na bodziec bólowy	1	5 pkt.
	W reakcji na bodziec bólowy jęczy	2	
	W reakcji na bodziec bólowy nieprzerwanie płacze, krzyczy	3	
	Niemowlę płacze, ale daje się uspokoić, małe dziecko – mówi chaotycznie (bez związku)	4	
	Niemowlę uśmiecha się, wodzi wzrokiem, gaworzy, dziecko nawiązuje kontakt, rozmawia logicznie	5	
Reakcja ruchowa na bodziec bólowy lub polecenie słowne	Brak reakcji ruchowej	1	6 pkt.
	Nadmierna reakcja wyprostna na bodziec bólowy (odmóżdżenie)	2	
	Nieprawidłowa reakcja zgięciowa na bodziec bólowy (odkorowanie)	3	
	Unika bodźca bólowego	4	
	Lokalizuje ból	5	
	Niemowlę reaguje spontanicznie, dziecko spełnia polecenia	6	

symulują choroby, co może mieć miejsce w przypadku pacjentów w wieku młodzieńczym. Zdrowe dziecko ma wesoły, żywy wyraz oczu, spogląda z zainteresowaniem dookoła siebie, nie zmienia tego zachowania również w obecności innych osób. Aktywność, żwawość i radość życia są charakterystyczne dla zdrowego dziecka w najmłodszym wieku.

Dzieci przestraszone wizytą u lekarza mają niespokojny wyraz oczu i twarzy, pilnie śledzą każdy jego ruch, pozostają w stałym pogotowiu do obrony przed badaniem.

Ułożenie, pozycja ciała, chód, zakres ruchów

Chory stara się, świadomie lub nieświadomie, przyjąć takie położenie, które zaoszczędzi mu bólu i będzie najbardziej wygodne. Pozycje ułożenia ciała dzieli się na:

- dowolne – polegające na zachowaniu fizjologicznej ruchomości ciała, stosownej do wieku; świadczą o dobrym zdrowiu pacjenta, który nie wykazuje żadnego ograniczenia ruchów,
- przymusowe – związane najczęściej z ograniczeniem ruchomości całego ciała lub jego odcinków; zazwyczaj świadczą o upośledzeniu stanu ogólnego chorego i toczącym się ostrym procesie chorobowym.

Pozycję nieprawidłową o charakterze przymusowego ułożenia może wywołać wiele przyczyn chorobowych ostrych i przewlekłych, najczęściej neurologicznych, mięśniowych lub zapalnych. Przykłady: odgięciowe ułożenie głowy w zapaleniu opon mózgowo-rdzeniowych, ułożenie na boku z podkurczonymi nogami w zapaleniu wyrostka robaczkowego i/lub rozlanym zapaleniu otrzewnej, pozycja ortopnoiczna w napadzie duszności astmatycznej czy pozycja kuczna w niektórych wadach siniczych serca.

Pozycja przymusowa jest pozycją bierną. Ciężko chorzy lub nieprzytomni pacjenci leżą bezwładnie i nie zmieniają samoistnie wymuszonego ułożenia. Dziecko z tendencją do pokładania się, z ubogimi ruchami, które leży spokojnie, zawsze należy traktować jak ciężko chore.

Zaburzenia chodu należy oceniać obiektywnie, po uwzględnieniu odrębności ontogenetycznej, jaką jest chód dziecka na szerokiej podstawie do 2. rż. Nieprawidłowy chód stwierdza się w schorzeniach ośrodkowego układu nerwowego (pochodzenia móżdżkowego, pozapiramidowego): w uszkodzeniu neuronu ośrodkowego (mózgowe porażenie dziecięce) lub obwodowego (porażenia, niedowłady), w schorzeniach mięśniowych (pierwotne) oraz w chorobach zapalnych i zwyrodnieniowych układu kostno-stawowego.

Zakres ruchów. Symetria ruchów jest cechą fizjologiczną zdrowego ustroju. Asymetria ruchów czynnych wiąże się z patologią układu nerwowego, mięśniowego lub kostno-stawowego. W badaniu fizykalnym należy zwracać uwagę na ruchy mimowolne (np. tiki, drżenia, ruchy pląsawicze) oraz na współruchy. Powyższe objawy należy podzielić na fizjologiczne (ruchy rąk przy chodzeniu) oraz patologiczne (nasilenie ruchów dowolnych w schorzeniach OUN).

Wyraz twarzy (ocena bólu)

Na wyraz twarzy składają się trzy czynniki: budowa anatomiczna (uroda), stan psychiczno-emocjonalny (szczęście, strach, gniew, zaskoczenie, smutek) oraz dolegliwości chorobowe (ból, cierpienie). Cechy te determinują dodatkowo m.in. lokalny stan ukrwienia skóry, ostre zaburzenia narządowe (np. niewydolność krążenia, zaburzenia oddychania – duszność, odwodnienie), przyczyny przewlekłe (niedokrwistość, stres) czy zakażenie ogólnoustrojowe.

Charakterystykę twarzy uzupełnia również wyraz oczu, odzwierciedlający stan samopoczucia fizycznego i psychicznego pacjenta. Obserwację wyrazu twarzy można prowadzić podczas badania palpacyjnego innych narządów ciała (np. brzucha) lub przy ocenie objawów oponowych. Grymas bólu czy reakcja obronna to ważne informacje wynikające z badania. Gwałtownemu bólowi towarzyszy zwykle płacz dziecka.

U dzieci cierpiących często spostrzega się także lęk w wyrazie twarzy i oczu. Występuje on najczęściej i jest najsilniej wyrażony podczas ostrego bólu oraz w stanach zagrażających życiu (np. nagła duszność).

Dziecko starsze, odczuwając ból, reaguje podobnie jak człowiek dorosły. Dziecko małe zachowuje się inaczej – płacze, tuli się do opiekuna, mimiką twarzy i płaczem prosi o pomoc (wzięcie na ręce, zmianę pozycji ciała).

Z wyrazu twarzy, smutnej i cierpiącej, można wnioskować o ciężkości schorzenia. Przykładowo w odwodnieniu organizmu występują zaostrzone rysy twarzy („zapadnięte oczy i policzki"), wysuszona czerwień wargowa i błona śluzowa jamy ustnej. Podobną twarz obserwuje się u pacjentów w zapaleniu otrzewnej. Rysy twarzy są wówczas zaostrzone, skóra blada, pokryta zlewnym potem. Przy wysokiej ciepłocie ciała twarz cechują: zaczerwienione i rozgrzane policzki, błyszczące oczy oraz sucha czerwień wargowa. Typowy wyraz twarzy wiąże się także z niektórymi chorobami przewlekłymi i zespołami genetycznymi, np. twarz adenoidalna w alergii, twarz elfa w zespole Williamsa, twarz mongoidalna w zespole Downa, twarz dziecka z wrodzoną niedoczynnością tarczycy.

Typ budowy dziecka (somatotyp)

Może się uwidaczniać już we wczesnym dzieciństwie. Ostateczną formę przyjmuje po zakończeniu okresu wzrastania. Wyróżnia się typy:

- ektomorficzny (leptosteniczny, asteniczny), charakteryzujący się wątłą i smukłą budową ciała, o długiej, wąskiej klatce piersiowej i płaskim brzuchu, z delikatnym układem kostnym i słabym umięśnieniem kończyn,
- mezomorficzny (atletyczny), charakteryzujący się dobrze rozwiniętym układem mięśniowym i kostnym, z dobrze rozwiniętą klatką piersiową i prawidłową postawą ciała,
- endomorficzny (pykniczny) charakteryzujący się średnim wzrostem, rozwiniętą głową, klatką piersiową i brzuchem, z tendencją do nadwagi.

Stan odżywienia

Zwraca się uwagę na symetrię rozmieszczenia i prawidłowość podskórnej tkanki tłuszczowej oraz stopień jej rozwoju (mierny, dobry, nadmierny). Fizjologicznie, tkanka podskórna u niemowlęcia i małego dziecka rozmieszczona jest obwodowo, a u dzieci starszych – centralnie. W okresie pokwitania następuje zróżnicowanie rozmieszczenia tkanki tłuszczowej, charakterystyczne w zależności od płci.

W badaniu należy różnicować ostry stan niedożywienia (utrata wody, elektrolitów, zmiana napięcia skóry i tkanki podskórnej = cechy odwodnienia) ze stanem przewlekłym (niedobór masy ciała, wystające kości, obwisły brzuch, zapadnięte policzki, zaznaczone poduszki Bichata, obniżone napięcie mięśniowe, zaniki mięśniowe, słaba reakcja na bodźce zewnętrzne).

Przeciwieństwem niedożywienia jest nadmiar wagi. Ta patologia występuje coraz częściej już u małych dzieci. W wieku dorastania lub dorosłym, w zależności od płci pacjenta, otyłość przybiera charakter androidalny (brzuszno-trzewna lokalizacja tkanki tłuszczowej) lub gynoidalny (pośladkowo-udowa lokalizacja tkanki tłuszczowej). Może wiązać się z określonymi zespołami chorobowymi (np. z zespołem Cushinga). Obiektywnej oceny stanu odżywienia dokonuje się na podstawie pomiarów masy ciała i wysokości dziecka. Wyniki pomiarów odnosi się do wartości należnych dla płci i wieku (tabelarycznych, na siatce centylowej; patrz rozdz. 26 „Badania i normy w pediatrii"). Metodą praktycznie stosowaną w ocenie stanu odżywienia jest określenie wskaźnika masy ciała (body mass index, BMI) oraz wskaźnika Cole'a (patrz dalej).

Charakter głosu

Słaby głos (kwilący u niemowlęcia) świadczy o tym, że dziecko jest wyczerpane chorobą, bardzo osłabione, ciężko chore. Donośny głos (płacz) oznacza, że dziecko albo odczuwa ból albo jest mocno wystraszone (płacz, krzyk). Należy zwrócić uwagę, czy dziecko w ogóle mówi (niemota, głuchota). U dzieci należy ocenić sposób mówienia – trudności w wypowiadaniu słów, męczliwość podczas rozmowy, zmieniony charakter głosu (nosowy, ochrypły), mowa nosowa, skandowana. Swoistym zaburzeniem rozwoju mowy u dziecka jest jąkanie się lub zacinanie.

Zapach

Niektórym stanom chorobowym towarzyszy specyficzny zapach, niewystępujący u zdrowego dziecka przy zachowaniu zasad właściwej pielęgnacji i higieny. Do stanów patologicznych zalicza się:

- dziecko wymiotujące (zapach wymiocin),
- dziecko odżywiane mieszankami hipoalergicznymi, hydrolizatami frakcji białek mleka krowiego (zapach hydrolizatu),
- dziecko odwodnione, z towarzyszącą kwasicą metaboliczną (wyczuwalny z ust charakterystyczny zapach acetonu),
- dziecko oddające kwaśne, fermentacyjne stolce = zaburzenia trawienia, nietolerancja laktozy (zapach kwaśny),

■ dzieci z zaburzeniami metabolicznymi (np. fenyloketonuria – mysi zapach, kwasica izowalerianowa
– zapach spoconych stóp).

Specyficzny zapach cechuje też dzieci brudne – go-
rączkujące, niekąpane czy leczone „domowymi sposobami" (np. nacieranie olejkiem kamforowym).

Temperatura ciała

Gorączka to podwyższenie ciepłoty ciała będące wynikiem nieswoistej reakcji ustroju na działanie czynników (egzo- i endotoksycznych) wytwarzających
substancje pirogenne lub wynikające z podrażnienia
ośrodków termoregulacji w mózgu.

Gorączka powstaje w wyniku działania 3 mechanizmów patogenetycznych:

■ nadmiernego wytwarzania ciepła w organizmie,
■ braku prawidłowej regulacji utraty ciepła przez
skórę,
■ niesprawnej funkcji podwzgórza w procesie termoregulacji organizmu.

Podział ciepłoty ciała:

■ prawidłowa – do 37°C,
■ stan podgorączkowy – powyżej 37°C do 38°C,
■ gorączka – powyżej 38°C do 40°C,
■ hiperpireksja – powyżej 40°C.

Badając temperaturę, należy dokonać adnotacji
o godzinie pomiaru i lokalizacji termometru (pod pa-
chą, w pachwinie, w ustach, odbytnicy). Jednorazowy pomiar rozstrzyga jedynie o ustaleniu prawidłowej lub nieprawidłowej ciepłoty. Uwzględniając
niewielkie wahania temperatury ciała u osób zdrowych (najniższa w godzinach porannych, najwyższa
w godzinach popołudniowych), pomiaru dokonuje
się dwukrotnie w ciągu dnia – między 7.00 a 9.00
i między 16.00 a 18.00. Jeżeli stwierdzi się podwyższoną temperaturę w innych godzinach, to należy ją
sprawdzać co 4–6 godzin w ciągu całej doby.

Przy aktualnie praktykowanym automatycznym
pomiarze ciepłoty końcówkę termometru często
umieszcza się na zewnętrznych częściach ciała
(brzuch, udo, ramię, czoło lub w przewodzie słuchowym zewnętrznym). W schorzeniach jamy brzusznej (zapalenie wyrostka robaczkowego, zapalenie
otrzewnej) wykorzystuje się pomiary w odbytnicy
(pomiar głęboki) i w pachwinie (pomiar powierz-

Tabela 5.2. Normy temperatury w zależności od miejsca pomiaru

MIEJSCE POMIARU	NORMA TEMPERATURY (°C)
Powłoki brzuszne	36°–36,5°
Stopa	35°–35,5°
Pacha	36,5°–37,0°
Odbytnica	37,0°–37,5°

chowny); w niektórych przypadkach można dokonać
pomiaru w jamie ustnej. Dotyczy to dzieci z chorobami odbytnicy i narządów moczopłciowych. Należy
pamiętać, że normy ciepłoty ciała różnią się w zależności od miejsca pomiaru, a różnica może wynosić od
0,5°–1°C (tab. 5.2).

Wzrost ciepłoty ciała u dzieci obserwuje się najczęściej w chorobach infekcyjnych, nowotworowych,
alergicznych, autoimmunologicznych i ośrodkowego
układu nerwowego. Również odwodnienie (hiper-
osmia), intensywny wysiłek czy stany emocjonalne
powodują niekiedy chwilową jej zwyżkę.

Gorączka może być zjawiskiem epizodycznym lub
utrzymującym się dłużej i wiąże się z charakterystyką
procesu chorobowego. Pomocna diagnostycznie jest
znajomość krzywych gorączkowych, tj. ciepłoty ciała
rejestrowanej graficznie w ciągu choroby.

Typy gorączki:

■ dwuokresowa (dwugarbna) – odpowiadająca pierwotnej infekcji wirusowej. Cechuje ją obecność
pierwszej fazy wiremii (początkowy, nieżytowy
okres choroby z gorączką trwający 2–3 dni), po
którym następuje samoistny spadek ciepłoty ciała
(faza zacisza trwająca kolejne 2–3 dni); faza ponownego wzrostu temperatury wiąże się z okresem drugiej wiremii (niekiedy z powikłaniami narządowymi lub potencjalnym ich wystąpieniem);
gorączka typowa dla wirusowych infekcji górnych
dróg oddechowych, odry, choroby Heinego–Medi-
na, choroby bornholmskiej, grypy,
■ ciągła (stała) – utrzymująca się przez kilka dni
z wahaniami rannymi i wieczornymi, nie większy-
mi niż 1°C. Spadek gorączki odbywa się przełomo-
wo (w ciągu kilku godzin) lub stopniowo (w ciągu
kilku dni), występuje w płatowym zapaleniu płuc
oraz durze brzusznym i innych salmonellozach,

■ przerywana – naprzemienne okresy kilkugodzinnej gorączki zaczynającej się codziennie z dreszczami (lub pojawiającej się co 3 albo 4 dni w malarii), a kończącej się potami i spadkiem ciepłoty ciała do stanu podgorączkowego lub prawidłowego (posocznica, bakteryjne zapalenie wsierdzia),

■ zwalniająca – gorączka utrzymująca się przez kilka godzin, z wahaniami rannymi i wieczornymi przekraczającymi 1°C (**gorączka septyczna**). Jej odmianą jest także **gorączka hektyczna**, w której wahania dzienne wynoszą 2–3°C, następnie dochodzi do gwałtownie opadającej temperatury do wartości normalnej lub poniżej normy (oziębienie). Występuje w gruźlicy, posocznicy, płatowym lub odoskrzelowym zapaleniu płuc,

■ inna – powrotna (np. w ziarnicy złośliwej), nieregularna.

Gorączka o nieustalonym pochodzeniu – to podwyższenie temperatury ciała powyżej przyjętej normy, nawracające i trwające zazwyczaj 7–10 dni, którego przyczyny nie można ustalić ze względu na brak objawów klinicznych.

Chwiejność regulacji ciepłoty ciała jest znacznie większa u dzieci niż u dorosłych; za zjawisko to odpowiada doskonalenie się mechanizmów termoregulacyjnych. Dzieci łatwiej znoszą wyższą ciepłotę, która narasta szybciej niż u dorosłych.

Narastanie ciepłoty nie powoduje zazwyczaj dreszczy, natomiast może wyzwolić drgawki.

U dzieci lepsze jest też samopoczucie w fazie spadkowej gorączki (w porównaniu z dorosłymi).

Obniżona temperatura ciała może wystąpić m.in.:

■ w stanach znacznego niedożywienia,
■ wskutek oziębienia (zadziałanie zimna z zewnątrz),
■ po krytycznym spadku temperatury (np. w gorączce hektycznej),
■ w niedoczynności tarczycy,
■ we wstrząsie, po dużej utracie krwi.

5.4.3
Ocena stanu ogólnego noworodka i jego dojrzałości morfologicznej

Noworodek donoszony
Noworodek po urodzeniu przyjmuje pozycję płodową (zgięciową), z kończynami przygiętymi w stawach łokciowych i kolanowych. Głowa (duża w porównaniu z resztą ciała) znajduje się w linii środkowej ciała. Noworodek ma małą żuchwę, krótką szyję, beczkowatą klatkę piersiową i brzuch wysklepiony powyżej klatki piersiowej. Krótkie, przygięte kończyny (przewaga zginaczy), duże stopy i dłonie oraz lokalizacja pępka w połowie odległości między spojeniem łonowym a wyrostkiem mieczykowatym dopełniają po urodzeniu prawidłowy obraz noworodka donoszonego.

Ujednoliconą metodą, stosowaną powszechnie do określenia stanu ogólnego noworodka po porodzie, jest skala Apgar (opracowana przez Virginię Apgar w 1955 r.) (tab. 5.3). Oceny dokonuje się w 1. i 5. minucie po porodzie. Punktacja w 1. minucie życia ma istotne znaczenie rokownicze i decyduje o dalszym postępowaniu diagnostyczno-leczniczym. Niska punktacja (< 7 punktów) w 5. i następnych minutach życia świadczy o niedotlenieniu organizmu, pogarsza rokowanie co do przeżycia i rozwoju neurologicznego noworodka.

Do oceny klinicznej wydolności układu oddechowego noworodka, w tym zagrożenia wystąpienia niewydolności oddechowej, służy skala Silvermana (tab. 5.4). W ocenie punktowej jest ona przeciwieństwem skali Apgar. W skali Silvermana stopień „0" oznacza całkowicie sprawny układ oddechowy, podczas gdy punktacja „0" w skali Apgar świadczy o braku oznak życia noworodka.

Kryteria dojrzałości morfologicznej noworodków oparte na ocenie wieku ciążowego, masy i długości ciała zostały przedstawione w postaci siatek centylowych (patrz rozdz. 26 „Badania i normy w pediatrii"):

■ noworodki odpowiednie do wieku ciążowego, eutroficzne (appropriate for gestational age, AGA) – masa urodzeniowa ciała mieści się w przedziale od 10. do 90. centyla,
■ noworodki za duże w stosunku do wieku płodowego, hipertroficzne (large for gestational age, LGA) – masa urodzeniowa ciała > 90. centyla,
■ noworodki za małe w stosunku do wieku płodowego, hipotroficzne (small for gestational age, SGA) – masa urodzeniowa ciała < 10. centyla.

Tabela 5.3. Skala Apgar

BADANA CECHA	PUNKTACJA		
	0	1	2
Kolor skóry (a – appearance)	Bladość, sinica uogólniona	Sinica obwodowa	Różowa
Częstość pracy serca (p – pulse)	Brak	< 100/minutę	> 100/minutę
Reakcja na bodźce (np. cewnik wprowadzony do nosa) (g – grimace)	Brak	Grymas twarzy	Kaszel, kichanie, płacz
Napięcie mięśniowe (a – activity)	Brak, wiotkość	Obniżone	Prawidłowe
Oddechy (r – respiration)	Brak	Pojedyncze, płytkie, nieregularne	Głośny płacz

Tabela 5.4. Skala Silvermana

PRZEDMIOT OCENY	STOPIEŃ 0	STOPIEŃ I	STOPIEŃ II
Przednia ściana klatki piersiowej	Ruch synchroniczny z nadbrzuszem	Opóźnia się przy wdechu	Ruch przeciwny do nadbrzusza
Międzyżebrza	Nie zapadają się przy wdechu	Nieznacznie zapadają się przy wdechu	Wyraźnie zapadają się przy wdechu
Mostek	Nie zapada się przy wdechu	Nieznacznie zapada się przy wdechu	Wyraźnie zapada się przy wdechu
Skrzydełka nosa	Nieruchome	Poruszają się minimalnie	Poruszają się wyraźnie
Wydech	Bezdźwięczny	Stękanie wydechowe słyszalne stetoskopem	Głośne stękanie wydechowe

Noworodek przedwcześnie urodzony

Morfologiczne cechy wcześniactwa:

- niska urodzeniowa masa ciała < 2500 g,
- słaby rozwój mięśni, tkanki podskórnej, skóry,
- obfita maź płodowa oraz meszek płodowy na całym ciele,
- obniżone napięcie mięśniowe (dodatni objaw szarfy oraz zwisania),
- niedojrzałość zewnętrznych narządów płciowych (mała moszna, brak jąder w mosznie, wargi sromowe większe nie pokrywają mniejszych),
- wiotkie małżowiny uszne, słabe bruzdkowanie stóp, małe brodawki sutkowe, miękkie paznokcie,
- miękkie kości pokrywy czaszki, duże ciemiączka, wyraźnie wyczuwalne szwy czaszkowe,
- ułożenie z wyprostowanymi kończynami, słaba aktywność ruchowa,
- słaby krzyk, nieregularne oddychanie.

Grupa noworodków urodzonych przedwcześnie (przed ukończeniem 37. tygodnia życia płodowego) obejmuje:

- noworodki o małej urodzeniowej masie ciała < 2500 g i wieku płodowym 34–36 tyg. (low birth weight, LBW),
- noworodki o bardzo małej urodzeniowej masie ciała < 1500 g i wieku płodowym 28–33 tyg. (very low birth weight, VLBW),
- noworodki o ekstremalnie małej urodzeniowej masie ciała < 1000 g i wieku płodowym < 38 tyg. (extremely low birth weight, ELBW),
- noworodki w wieku płodowym < 37 tyg. o masie ciała zbyt małej w stosunku do wieku płodowego, czyli < 5. centyla (small for gestational age, SGA).

Noworodek z hipotrofią wewnątrzmaciczną

Rozwój perinatologii przyczynił się do wyodrębnienia grupy noworodków o małej masie ciała, < 2500 g (low birth weight, LBW), urodzonych z ciąży trwającej > 37 tygodni. Kryteria dojrzałości morfologicznej tych noworodków, oparte na ocenie wieku ciążowego, masy i długości ciała, zostały przedstawione w postaci siatek centylowych (patrz rozdz. 26 „Badania i normy w pediatrii").

Równoznacznymi określeniami są wewnątrzmaciczne zahamowanie wzrostu (intrauterine growth restriction, IUGR) i hipotrofia wewnątrzmaciczna. Klinicznie zostały wyodrębnione dwa typy hipotrofii:

■ hipotrofia symetryczna – proporcjonalne zmniejszenie wszystkich wymiarów ciała (długość, masa ciała, obwód głowy, wielkość narządów wewnętrznych) w stosunku do wieku ciążowego; powodują ją czynniki szkodliwe działające na płód od drugiego trymestru ciąży,

■ hipotrofia asymetryczna – zahamowanie wzrostu w trzecim trymestrze ciąży; klinicznie stwierdza się niską masę urodzeniową przy zachowanych właściwych parametrach długości ciała noworodka i obwodu głowy.

5.5
BADANIE POWŁOK CIAŁA

Najważniejszym elementem badania skóry i tkanki podskórnej jest oglądanie. Istotne składowe takiej oceny stanowią: zabarwienie, charakter zmian chorobowych (wykwity), konsystencja i elastyczność skóry (stan uwodnienia, napięcie) oraz stan przydatków skórnych. Pacjent musi być rozebrany, a badanie przeprowadza się przy naturalnym oświetleniu.

5.5.1
Skóra

Prawidłowa skóra ma barwę cielistą (bladoróżową) i gładką powierzchnię. Jest elastyczna, miernie wilgotna oraz odpowiednio i równomiernie ucieplona.

Elastyczność (napięcie, turgor)
Cechę tę determinują odpowiednia budowa (ilość włókien sprężystych) i stan uwodnienia skóry. Ujęty palcami badającego fałd skórny na brzuchu dziecka powinien się nieznacznie unieść, a po zwolnieniu palców natychmiast rozprostować. Powolne rozprostowywanie fałdu (tzw. fałd stojący) świadczy o znacznym odwodnieniu ustroju (tab. 5.5); może również występować w wyniku ścieńczenia skóry (zanik elementów sprężystych) przy znaczącym niedożywieniu ustroju.

Nadmierną elastyczność skóry (ocena fałdu w okolicy łokciowej, na ramieniu, pomiędzy łopatkami) cechuje zdolność łatwego jej odciągnięcia na znaczną odległość, np. w zespole Ehlersa–Danlosa.

Ciepłota i wilgotność
Cechy te ocenia się palpacyjnie, dotykając grzbietową powierzchnią ręki symetrycznych okolic ciała. Prawidłowa skóra jest lekko wilgotna. Nadmierna suchość występuje w zaburzeniach rogowacenia, atopowym zapaleniu skóry i niedoczynności tarczycy.

Skóra obwodowych części kończyn powinna być chłodniejsza niż tułowia. Nadmierne ucieplenie obserwuje się w stanach chorobowych przebiegających z gorączką (infekcja, nadczynność tarczycy). Nieprawidłowością jest również obniżona ciepłota ciała (oziębienie, wstrząs, zmiany naczyniowe).

Tabela 5.5. Cechy odwodnienia ustroju

RODZAJ ODWODNIENIA	TYP ZABURZEŃ WODNO-ELEKTROLITOWYCH	OBJAWY TOWARZYSZĄCE
Izotoniczne	Utrata wody i zawartych w niej elektrolitów	■ Tachykardia ■ Zmniejszenie diurezy ■ Spadek ciśnienia tętniczego ■ Obniżenie napięcia gałek ocznych i skóry
Hipertoniczne	Utrata wody jest większa niż elektrolitów	■ Silne pragnienie ■ Niepokój związany z zaburzeniami OUN ■ Gorączka pochodzenia centralnego
Hipotoniczne	Ubytek elektrolitów jest większy niż wody	■ Objawy hipowolemii ■ Dysfunkcja OUN

Zabarwienie skóry

Zabarwienie skóry jest wypadkową jej grubości, karnacji (zawartości pigmentu skórnego – melaniny), unaczynienia i zawartości hemoglobiny we krwi.

- **Bladość** – dotyczy całych powłok, czerwieni wargowej, błon śluzowych jamy ustnej, spojówek i paznokci. Jest wynikiem niektórych chorób prowadzących do niedokrwistości, a także gry naczyń włosowatych (omdlenie, wstrząs, toksemia, stres).
- **Zaczerwienienie** powłok ciała (lokalne lub uogólnione) – wiąże się najczęściej z gorączką w czasie infekcji, zatruciem (atropina, CO), poliglobulią bądź miejscową reakcją zapalną lub alergiczną.
- **Bielactwo** – miejscowe odbarwienia skóry związane z brakiem wytwarzania melaniny lub jej postępującą utratą. W ocenie należy uwzględnić pigmentację skóry zależną od uwarunkowań etnicznych.
- **Sinica** – termin używany w odniesieniu do niebieskawego zabarwienia skóry, będącego wyrazem nadmiernej ilości hemoglobiny nieutlenionej (zredukowanej) w ustroju (> 4–5 g/dl). Przyczyną sinicy są choroby serca i naczyń, choroby układu oddechowego, krwi, neurologiczne, metaboliczne.
  - **Sinica obwodowa** – powstaje w wyniku zwolnionego przepływu krwi żylnej niedotlenionej lub wzrostu ciśnienia w obwodowym układzie żylnym, zasinienie dotyczy kończyn (najwyraźniej opuszek palców i paznokci).
  - **Sinica centralna** (ośrodkowa) powstaje w wyniku przecieku żylno-tętniczego (z ominięciem krążenia płucnego) lub upośledzenia wymiany gazowej w płucach. Cały układ tętniczy zaopatrywany jest w krew o niskim stopniu wysycenia tlenem, a zasinienie dotyczy błon śluzowych jamy ustnej i języka, koniuszka nosa, małżowin usznych oraz płytek paznokciowych.
- **Marmurkowanie** – uwidocznienie naczyń włosowatych skóry lokalne (kończyny) lub uogólnione w wyniku zaburzeń perfuzji albo ochłodzenia powłok skórnych.
- **Zażółcenie skóry** – powstaje wówczas, gdy stężenie bilirubiny w surowicy krwi małego dziecka wynosi > 68 µmol/l (5 mg%), a u dziecka starszego 34 µmol/l (2,5 mg%). Przy żółtym zabarwieniu skóry należy różnicować dwa pojęcia:

- **hiperbilirubinemia** – wzrost stężenia bilirubiny wolnej w surowicy krwi,
- **cholestaza** – wzrost stężenia bilirubiny związanej w surowicy krwi.

Inne zmiany chorobowe na skórze

- **Wykwity** odzwierciedlają reakcję skóry na bodziec chorobowy. Zmiany mogą być przypisane wyłącznie chorobom tego narządu (pierwotne choroby skóry) lub stanowią przejaw schorzeń ogólnoustrojowych. W oparciu o podział semiotyczny wykwity można podzielić na pierwotne (plamka, grudka, pęcherzyk, krosta, bąbel) lub wtórne (nadżerka, otarcie, strup, owrzodzenie, blizna, złuszczanie, zmiany atroficzne).
- **Osutki skórne** – masywne uogólnione zmiany wysypkowe na skórze, które zwykle oznaczają określoną chorobę. W różnicowaniu osutek skórnych występujących w chorobach zakaźnych wieku dziecięcego od zmian skórnych obserwowanych w innych stanach chorobowych (np. alergicznych, polekowych, toksycznych) należy uwzględnić ich semiotyczny charakter. Zmiany plamisto-grudkowe lub grudkowo-pęcherzykowe odnosi się zawsze do chorób zakaźnych wieku dziecięcego.
- **Potówka** (*miliaria*) – niezakaźny wykwit pęcherzykowy, spotykany najczęściej u niemowląt na twarzy i tułowiu. Przyczyną pojawienia się tego typu zmian jest uniesienie górnych warstw naskórka przez zawartość gromadzącą się w gruczołach potowych w wyniku przegrzewania lub zaniedbań higienicznych.
- **Zmiany naczyniowe** – zmiany o różnej morfologii: płaskie lub guzowate, zlokalizowane, izolowane lub rozsiane, towarzyszące różnym zespołom chorobowym. Malformacje dotyczyć mogą naczyń włosowatych, żylnych, tętniczych (tętniaki, przetoki tętniczo-żylne, guzy naczyniowe), a także naczyń limfatycznych. Stwierdzając naczyniaki, należy określić ich kształt, wielkość (rozległość), lokalizację narządową, konsystencję i kolor (czerwone, sinoczerwone).
- Specyficznym rodzajem wykwitów są **wybroczyny** – plamki krwistego koloru o średnicy < 0,2 cm, a także różnokształtne **zmiany plamicze**, nieblednące po ucisku skóry, mające średnicę do 1 cm.

- **Podbiegnięcia krwawe** (wylewy podskórne) – obecność zmian o różnym kształcie, wielkości, w różnej fazie gojenia (resorpcji) i specyficznej lokalizacji (twarz, tułów, pośladki) sugeruje stan po urazie powstałym w wyniku fizycznej przemocy (dziecko bite).
- **Plamy typu kawa z mlekiem** (*café au lait*) nasuwają podejrzenie choroby genetycznej. Są dyskretnymi, okrągłymi lub owalnymi przebarwieniami (złogi melaniny) barwy od jasno- do ciemnobrązowej. Małe u noworodków, powiększają się w czasie wzrastania dziecka. Występują w nerwiakowłókniakowatości typu 1 – choroba Recklinghausena (co najmniej 5 plam o średnicy 5 mm przed okresem dojrzewania i 6 plam w okresie późniejszym). Ogólnie – ich liczba zależy od wieku i pochodzenia etnicznego pacjenta.

5.5.2
Przydatki skóry

Badając paznokcie, zwraca się uwagę na płytkę paznokciową i jej cechy (powierzchnia, grubość, uwypuklenie, kolor, spoistość, łamliwość, białe prążkowanie), a także na wydolność łożyska naczyń włosowatych i stan fałdów paznokciowych (ryc. 5.1).

Przy włosach, rzęsach i brwiach ocenia się ich ilość (nadmiar/brak), zmiany lokalne lub uogólnione owłosienia (np. łysienie plackowate), jak również kolor, kształt i budowę włosów.

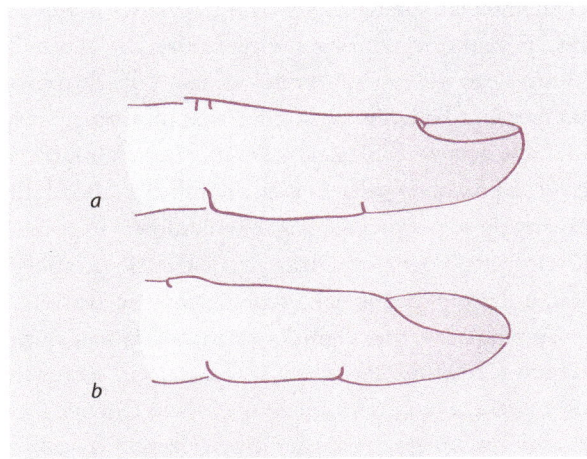

Rycina 5.1. Różnica pomiędzy palcem prawidłowym (*a*) i pałeczkowatym (*b*) z zanikiem kąta łoża paznokcia i zwiększeniem krzywizny paznokcia.

5.5.3
Obrzęki

Obrzęki to nadmierna ilość płynu, który przemieścił się z łożyska naczyniowego do przestrzeni międzykomórkowej ciała, w tym do skóry i tkanki podskórnej.

- Obrzęki uogólnione – powstają w wyniku obniżenia ciśnienia onkotycznego krwi (zmniejszone stężenie albumin lub białka całkowitego). Skóra jest blada. Obrzęki mają charakter ciastowaty i lokalizują się w częściach ciała położonych najniżej (np. okolice kości krzyżowej). Uciśnięcie palcem powłok skórnych pozostawia zagłębienie. Obrzęki uogólnione stanowią jeden z elementów klinicznych zespołu nerczycowego.
- Obrzęki ograniczone – wynikają z toczącego się procesu zapalnego lub alergicznego. Są bolesne i współwystępują ze zmianami na skórze (zaczerwienienie, zwiększone ucieplenie, niekiedy zasinienie, lokalny zastój żylny).
- Obrzęki limfatyczne – stanowią skutek lokalnego lub ogólnego utrudnienia w odpływie chłonki. Przewlekłość utrzymywania się patologii oraz wtórny rozplem tkanki łącznej skóry decydują o ich twardości i połyskliwości przy badaniu palpacyjnym.

5.6
BADANIE GŁOWY

We wczesnym okresie życia badanie głowy przeprowadza się pod kątem prawidłowości lub zaburzeń rozwoju fizycznego dziecka (harmonia rozwoju). Kształt i wielkość głowy odzwierciedlają pośrednio rozwój ośrodkowego układu nerwowego w okresie wczesnodziecięcym zarówno w rozumieniu anatomicznym, jak i czynnościowym.

5.6.1
Oglądanie głowy

Należy ocenić:

- wielkość głowy, uwzględniając wiek badanego dziecka,
- proporcjonalność w stosunku do pozostałych części ciała,
- wygląd części twarzowej i kostnej (kształt, symetria, wysklepienie, powłoki skórne).

Oglądanie uzupełnia pomiar obwodu głowy centymetrem na wysokości guzów czołowych i guzowatości potylicznej. Wynik odnosimy do wartości należnych, zawartych w tabelach lub siatkach centylowych (patrz rozdz. 26 „Badania i normy w pediatrii").

U donoszonego noworodka obwód głowy przewyższa o ok. 2 cm obwód klatki piersiowej. U wcześniaków różnica ta jest jeszcze większa. Do charakterystycznych cech niemowlęcia i małego dziecka należą duża głowa z małą twarzą, długi tułów i krótkie kończyny. Ocenia się, że wysokość głowy u niemowlęcia wynosi ok. $\frac{1}{4}$ długości ciała, a u dorosłego $\frac{1}{8}$ całego wzrostu. Duże sklepienie czaszki pozostaje w związku z dużym mózgiem noworodka i małego dziecka. Waga mózgu noworodka wynosi ok. $\frac{1}{9}$ masy ciała, a człowieka dorosłego ok. $\frac{1}{40}$. Tempo przyrostu obwodu głowy jest największe w okresie niemowlęcym. W 1. kwartale życia wynosi 2 cm na miesiąc, w 2. – 1 cm na miesiąc, a w 4. – 0,5 cm na miesiąc. Twarz niemowlęcia jest mała i szeroka, co wynika ze słabego rozwoju szczęki i nosa przy silnie rozwiniętym sklepieniu czaszki. Szczęki zmieniają się już przy pojawieniu się uzębienia mlecznego, a doskonalą się pod względem kształtu w jeszcze większym stopniu po zmianie uzębienia mlecznego na stałe.

Podstawowe pojęcia dotyczące wielkości głowy to:

- **makrocefalia** (wielkogłowie) – obwód głowy > 90. centyla w stosunku do wieku; przyczyny:
  - wrodzone anomalie: niedorozwój OUN, niedorozwój półkul mózgowych, rozszczep kręgosłupa,
  - wodogłowie pozapalne,
  - krwotok pourazowy,
  - nowotwory,
  - zapalenie opon mózgowo-rdzeniowych, wysięk podtwardówkowy (jako pierwotne powikłanie zapalenia),
  - ponadto dużą głowę mają wcześniaki, dzieci z *osteogenesis imperfecta*, chondrodystrofią czy gargoilizmem,
- **mikrocefalia** (małogłowie) – obwód głowy < 3. centyla w stosunku do wieku; przyczyny:
  - pierwotne – dysgenezja lub hipoplazja OUN (zaburzenia pierwotne wzrostu i rozwoju OUN – brak bodźców stymulujących), a także genetyczne dziedziczenie o charakterze recesywnym,

- wtórne – przebyty uraz lub choroby OUN (toksoplazmoza, cytomegalia).

U prawidłowo rozwijającego się niemowlęcia obwód głowy zrównuje się z obwodem klatki piersiowej około 12. mż.

Zaburzenia kształtu głowy

Do wad nabytych kształtu głowy należy: **spłaszczenie potylicy**, które dotyczy niemowląt stale przebywających w pozycji leżącej. Obecność tego objawu w II półroczu życia dowodzi, że dziecko nie pionizuje się często, co może być wyrazem opóźnionego rozwoju psychoruchowego lub rzadziej krzywicy. Objawem czynnej krzywicy po 1. rż. może być także **głowa kwadratowa** (głowa z wysuniętymi guzami czołowymi i potylicznymi oraz dużym niezarośniętym ciemiączkiem).

Zaburzenia wielkości i kształtu głowy są często uwarunkowane genetycznie. Duża głowa może być wynikiem wad wrodzonych (anomalie kostne: *osteogenesis imperfecta*, chondrodystrofia, mukopolisacharydozy), zmian pozapalnych (wodogłowie), pourazowych i nowotworowych.

Ocena fizykalna powłok głowy obejmuje także **wygląd przydatków** (części owłosione głowy, brwi, rzęsy).

5.6.2

Badanie palpacyjne głowy

U niemowląt sprawdza się twardość kości potylicznej, poszukując ogniska rozmiękania, jako objawu klinicznego krzywicy czynnej (objaw piłeczki ping-pongowej). Badanie wykonuje się, ujmując głowę niemowlęcia w ręce, tak aby kciuki obu rąk leżały na czole, a pozostałe palce uciskały potylicę wzdłuż linii szwów (kość potyliczna, kość ciemieniowa) w poszukiwaniu tego ogniska. Objaw ten może się utrzymywać u dzieci < 3. mż. jako fizjologiczny, w krzywicy występuje od 4. mż. Ogniska rozmiękania mogą występować również u wcześniaków, u dzieci z *osteogenesis imperfecta*, a czasem także w zespole Downa. Cechami czynnego procesu krzywiczego są także płaskość kości potylicznej oraz zwiększony wymiar ciemiączka przedniego i opóźnione jego zarastanie.

Badanie ciemiączek

Największe znaczenie mają ciemiączko przednie (duże) i tylne (małe) (ryc. 5.2). Badanie ciemiączek obejmuje ocenę ich wielkości, tempa zarastania, pozycji w stosunku do sklepienia czaszki, występowania tętnienia.

Ciemiączko przednie ma zazwyczaj kształt rombu. Ocenia się jego wielkość (początkowa średnica ok. 2 × 2 cm), a także stosunek do powierzchni kości czaszki. Bezpośrednio po porodzie kości czaszki zachodzą na siebie i ciemiączko może wydawać się mniejsze. Kilka dni później przyjmuje ono jednak właściwe dla wieku wymiary.

Wysklepienie ciemiączka znajduje się na wysokości sklepienia czaszki lub nieco poniżej. Fizjologicznie jest ono dobrze napięte i nie tętni (oglądanie z boku). Prawidłowe zamknięcie (zarośnięcie) powinno nastąpić między 9. a 18. mż. Lekko zapadniętą powierzchnię ciemiączka przedniego obserwuje się u dzieci zdrowych w pozycji siedzącej. Natomiast w stanach chorobowych zapadnięte ciemiączko przemawia za odwodnieniem.

Fizjologicznie ciemiączko może napinać się lub uwypuklać podczas krzyku (w okresie późniejszym objaw ten ustaje całkowicie). Bezpośrednio po urodzeniu napięte ciemiączko nasuwa m.in. podejrzenie obecności krwawienia wewnątrzczaszkowego. W kolejnych dobach życia (3.–4. dzień) stanowi czasem objaw zapalenia opon mózgowo-rdzeniowych. Przy tętnieniu ciemiączka należy zawsze wykluczyć proces chorobowy w obrębie OUN.

Ciemiączko tylne u noworodka ma średnicę ok. 0,5 cm i zarasta ok. 6.–8. tygodnia życia, najpóźniej do 4. miesiąca po urodzeniu (obserwacja zwiększonego ciśnienia śródczaszkowego).

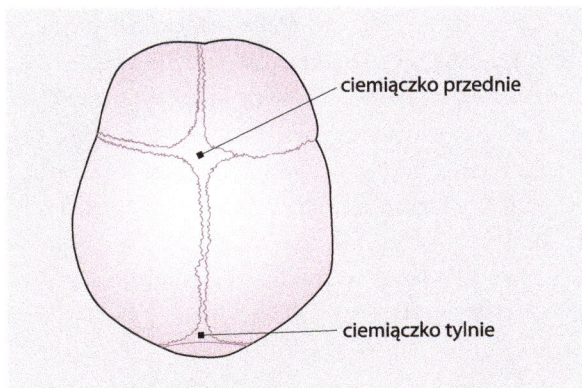

Rycina 5.2. Położenie ciemiączek.

Przedwczesne zarośnięcie ciemiączka przedniego (< 9. mż.) może być przyczyną mikrocefalii. Nie musi jednak dawać żadnych objawów, jeśli wzrost obwodu głowy postępuje normalnie. **Opóźnione zarastanie** obserwuje się u wcześniaków i u innych dzieci z zaburzeniami kostnienia na podłożu błoniastym (kości czaszki). Szew strzałkowy sięga niekiedy u tych pacjentów aż do nasady nosa. Opóźnienie zarastania ciemiączka obserwuje się także w krzywicy, w anatomicznych anomaliach budowy czaszki i w wodogłowiu.

Badanie palpacyjne głowy służy także ocenie szerokości szwów czaszkowych oraz identyfikacji bolesności uciskowej (wyrostki sutkowate), zmian pourazowych i rozrostowych (zaburzenia kostnienia pokrywy czaszki).

Opukiwanie bezpośrednie głowy (opuszką 3. palca lub złączonymi opuszkami czterech palców) służy głównie identyfikacji bolesności miejscowej.

5.6.3
Osłuchiwanie głowy

Osłuchiwanie głowy (słuchawka z membraną) nie należy do badań rutynowych. Ułatwia je otwarte ciemiączko przednie. Słyszalny szmer może sugerować obecność anomalii naczyniowych w OUN.

5.6.4
Badanie nosa, jamy ustnej, gardła i uszu

Przygotowanie do badania

Badanie to zazwyczaj wywołuje uczucie lęku u dziecka i nie jest łatwe technicznie (wymaga pomocy drugiej osoby oraz określonego instrumentarium). Jest nieprzyjemne dla dziecka, z tego powodu powinno być odłożone na koniec badania fizykalnego.

W badaniu gardła wynik zależy od wieku i zachowania się dziecka oraz charakteru odruchów gardłowych. U niektórych dzieci gardło i migdałki ogląda się bez trudu, wystarczy głębokie oddychanie przez usta z wysuniętym językiem, u innych występuje tak silna obrona, że przy włożeniu szpatułki do jamy ustnej można wywołać odruch wymiotny.

Z dziećmi, które współpracują z lekarzem, badanie to przeprowadza się albo w pozycji siedzącej, albo w pozycji stojącej. Dzieci takie spełniają łatwo polecenia (np. pokaż język, zęby, otwórz szeroko buzię).

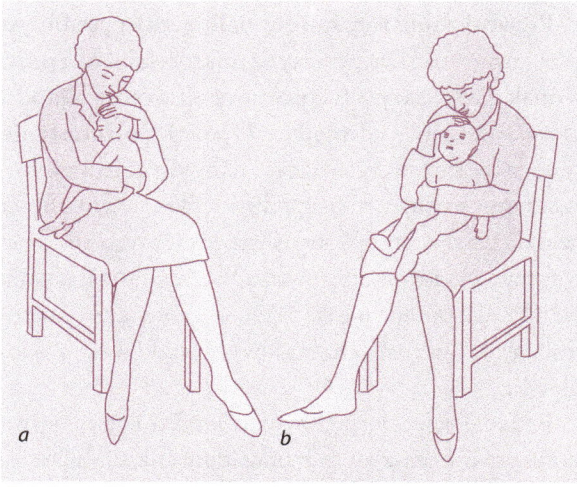

Rycina 5.3. Ułożenie dziecka do badania ucha (*a*) i gardła (*b*).

Dzieci małe (do 1. rż.) wymagają pomocy drugiej osoby (opiekuna) w celu ich unieruchomienia (ryc. 5.3).

Dzieci starsze (> 1. rż.) należy do badania posadzić na kolanach osoby asystującej, zwrócone do niej plecami. Osoba asystująca jedną ręką przytrzymuje ręce dziecka, a drugą rękę układa na jego czole.

Częstym problemem technicznym podczas badania jest otwarcie jamy ustnej, szczególnie gdy dziecko mocno zaciska zęby. Aby otworzyć dziecku buzię, należy wolno wkładać szpatułkę wzdłuż warg i kierować ją w stronę zębów tylnych. Można także spróbować wsunąć szpatułkę między zęby, prowadząc ją w stronę gardła (łagodząc ruch przez uciśnięcie nasady języka lub przesunięcie go do przodu). Dzieci spełniające polecenia prosi się, aby wykonały odruch „dyszenia" (oddech z wysuniętym do przodu językiem). Wraz z obniżaniem się nasady języka i unoszeniem języczka ogląda się wówczas tylną ścianę gardła.

Badanie nosa

Badanie fizykalne nosa dziecka jest trudne. Wymaga doświadczenia badającego oraz stosownego podejścia do pacjenta. Wykonuje się je w dobrym oświetleniu. Oglądając narząd, należy zwrócić uwagę na jego budowę zewnętrzną, wielkość otworów nosowych, stan skóry w tej okolicy i ruchomość skrzydełek oraz ew. obecność wydzieliny (śluzowej, ropnej). Dzieci młodsze mają szeroki nos z okrągłymi nozdrzami. Unosząc jego koniuszek, można łatwo ocenić wygląd małżowin nosowych dolnych.

Drożność nosa u niemowląt i małych dzieci sprawdza się poprzez zasłonięcie ust pacjenta dłonią badającego i zmuszenie dziecka do wciągnięcia powietrza przez nos. Badanie u pacjentów starszych przeprowadza się przez zamknięcie najpierw jednego, a później drugiego otworu nosowego poprzez uciśnięcie odpowiedniego skrzydełka nosa. Drożny nos to taki, w którym podczas głębokiego wdechu powietrze przepływa prawie bezszelestnie. Jeśli dziecko nie może wciągnąć powietrza nosem, podejrzewa się całkowitą lub znaczną jego niedrożność. Objaw ten powinien być wskazaniem do bardzo dokładnego badania nosa i jamy nosowo-gardłowej.

Nos jest także bardzo ważną jamą rezonacyjną, jeśli chodzi o wydawanie głosu. U dzieci mówiących (starszych) zwraca się więc uwagę na dźwięk mowy. W przypadku niedrożności nosa obserwuje się tzw. nosowanie. **Mowa nosowa zamknięta** występuje w niedrożności nosa (nosowanie przednie) lub jamy nosowo-gardłowej (nosowanie tylne). **Mowa nosowa otwarta** zauważalna przy wymawianiu dźwięków nosowych powstaje wtedy, gdy połączenie między nosem a gardłem jest zbyt szerokie. Stwierdza się ją przede wszystkim przy: znacznym rozszczepie podniebienia, po porażeniu mięśni podniebienia miękkiego i w przypadku obecności blizn podniebienia (po urazach, oparzeniach) czy nieprawidłowo wykonanej operacji na migdałkach podniebiennych.

Nawracające nieżyty nosa, zwłaszcza u dzieci starszych, u których badaniem wykluczono przerost migdałka gardłowego lub inną przeszkodę w nosie czy w jamie nosowo-gardłowej, mogą być wywołane zapaleniem zatok przynosowych.

Badanie jam nosowych wymaga odpowiednich narzędzi, dobrego źródła światła, umiejętności posługiwania się wziernikiem i wprawy w ocenianiu oglądanego obrazu. Należy ono do badań specjalistycznych (tzw. **rynoskopia przednia** i **tylna**). Przystępując do badania wziernikowego, należy kciukiem unieść koniuszek nosa, obejrzeć przedsionek (zawartość wydzieliny), małżowinę nosową dolną (wielkość, zabarwienie), przegrodę nosa i przejście przedsionka w jamę nosową (ocena błony śluzowej, miejsca krwawień itp.) Badanie wziernikowe wykonuje się przy nieznacznym lub mocnym odchyleniu głowy pacjenta do tyłu.

W kompleksowej ocenie anatomii i czynności nosa uwzględnia się:

- obecność świądu,
- poczucie węchu lub jego brak,
- obecność wydzieliny,
- kichanie,
- uczucie stałego zatkania nosa.

Badanie jamy ustnej i gardła

Jedyną metodą badania jamy ustnej i gardła jest oglądanie. Ocenia się:

- cechy morfologiczne warg, śluzówek jamy ustnej i języka,
- uzębienie, wielkość i kształt migdałków bocznych,
- tylną ścianę gardła,
- budowę i kształt podniebienia miękkiego i twardego.

Zdrowe niemowlęta śpią z zamkniętą buzią. Zatkanie nosa (np. atrezja tylnych otworów nosowych), a u dzieci starszych także hipertrofia układu chłonnego (przerost migdałka podniebiennego lub migdałków bocznych) oraz infekcje górnych dróg oddechowych, powodują oddychanie przez usta (otwarcie ust), duszność, a niekiedy sinicę. U starszych dzieci występuje także chrapanie, głównie w ułożeniu na plecach.

Przewlekłe otwarcie ust daje tzw. twarz adenoidalną (gapowatą), której przyczyną jest przerost pierścienia adenoidalnego jamy nosowo-gardłowej. Jej cechy to otwarte usta, charakterystyczny (szeroki) nos, gruba warga górna, wywinięta warga dolna, wysokie podniebienie, zaburzenia zgryzu (protruzja szczęki) oraz matołkowaty wyraz twarzy dziecka.

Wargi

Oglądanie rozpoczyna się od warg, unosząc je i wywijając na zewnątrz. Ocenia się kształt, zabarwienie i wilgotność. Sprawność ruchową warg u dzieci starszych obserwuje się w czasie rozmowy lub szeptu. Zaburzenia jej wynikają z uszkodzenia centralnego lub obwodowego układu nerwowego lub stanowią następstwo nieprawidłowości anatomicznych, tj. rozszczep wargi, rozszczep wargi i podniebienia (wilcza paszcza), lub obecności ewentualnych blizn (pooperacyjnych, pourazowych).

Deformacje warg mogą być związane z naczyniakami układu krwionośnego lub chłonnego oraz bliznami wrodzonymi, np. w kile wrodzonej (zakażenie w życiu płodowym).

Ocena czerwieni wargowej – zaburzenia utlenowania krwi dają czerwone lub sine zabarwienie warg.

Suchość czerwieni wargowej – zwykle jest skutkiem chorób przebiegających z gorączką lub stanem odwodnienia, które mogą także prowadzić do wystąpienia pęknięć lub przeczosów.

Zajady – trudno gojące się pęknięcia w kącikach ust. Obserwuje się je w niedoborach niektórych składników pokarmowych, głównie witamin (A, B$_2$, B$_{12}$), w procesach alergicznych i przy nadkażeniu (*Candida albicans*, *Streptococcus*).

Pogranicze skóry i czerwieni wargowej jest częstym miejscem lokalizacji **opryszczki wargowej** (infekcja przez wirus *Herpes simplex*). W początkowym okresie występuje zaczerwienienie powierzchni skóry. Na niej tworzą się najpierw plamki, a następnie pęcherzyki, które pękają i sączą się. **Krosty** powstają przy wtórnym zakażeniu bakteryjnym tych zmian.

Obrzęk naczynioruchowy – masywny obrzęk wargi (warg) i/lub policzka jako częstych miejsc lokalizacji procesu alergicznego. Utrzymuje się do kilku godzin od zadziałania czynnika sprawczego (alergicznego).

Śluzówki jamy ustnej

Przedsionek jamy ustnej ogląda się za pomocą szpatułki, odchylając nią wargi górną i dolną oraz odsuwając policzki w kierunku bocznym. Zwraca się uwagę na zabarwienie śluzówek i ich wilgotność oraz występowanie wykwitów. W stanach chorobowych błona śluzowa jamy ustnej może być przekrwiona, sina lub zażółcona.

Afty to rozsiane bolesne ubytki błony śluzowej nieregularnego kształtu, pokryte wydzieliną surowiczo-włóknikową, otoczone wąskim czerwonym rąbkiem zapalnym. Podczas usuwania mechanicznego nalotów (nabłonek, wydzielina surowiczo-włóknikowa, bakterie) błona śluzowa krwawi. **Afty Bednara** to żółtoszare ubytki błony śluzowej na tylnej ścianie podniebienia twardego. Powstają one w wyniku urazu (smoczek) lub nadmiernie troskliwego czyszczenia mechanicznego jamy ustnej. Obserwuje się je głównie u niemowląt.

Pleśniawki to białe, przypominające grudki twarogu ogniska na błonie śluzowej policzków, języka, podniebienia, rzadziej w gardle. W przypadkach zaawansowanych jama ustna dziecka wygląda jak wytapetowana. Wywoływane są głównie przez *Candida albicans* lub florę beztlenową jamy ustnej.

Plamki Koplika pojawiają się w okresie prodromalnym odry (na kilkanaście godzin przed wystąpieniem wysypki na skórze). Stwierdza się białoszarawe plamki otoczone czerwoną obwódką (dobrze widoczne przy bocznym świetle) zlokalizowane na policzkach w okolicy dolnych zębów trzonowych.

U dzieci krańcowo niedożywionych widać niekiedy wpuklenia mięśni policzków biorących udział w procesie ssania, połykania lub żucia do światła jamy ustnej (**poduszki Bichata**).

Oceniając wilgotność błon śluzowych, zwraca się uwagę na nadmierne wydzielanie śliny (ślinotok) stwierdzane przy ząbkowaniu, zapaleniu jamy ustnej lub w refluksie żołądkowo-przełykowym. Suchość występuje przy odwodnieniu, w mukowiscydozie i w zatruciu atropiną.

Dziąsła

W okresie poprzedzającym wyrźnięcie się zębów błona śluzowa dziąseł jest blada albo bezbarwna. Rozpulchnienie i zaczerwienienie towarzyszące ząbkowaniu może być uogólnione lub miejscowe. Wokół świeżo wyrżniętych zębów (głównie siekaczy) czasem przejściowo pojawiają się zaczerwienienia i obrzęk, rzadziej podbiegnięcia krwawe. Zmiany te mogą przemawiać za niedoborem witaminy C, ewentualnie stanowią objaw skazy osoczowej. Brodawkowate uwypuklenia błony śluzowej na wysokości drugich zębów przedtrzonowych górnych to miejsca ujścia ślinianek przyusznych. Ich obrzęk i zaczerwienienie towarzyszą zapaleniu ślinianek (np. w czasie epidemicznego zapalenia – świnki).

Język

Badając język, należy ocenić następujące jego cechy:

- wielkość,
- zabarwienie,
- rysunek powierzchni,
- ruchomość.

Badanemu (dziecko starsze) zaleca się wysunięcie języka na zewnątrz. Wtedy ocenia się jego wielkość, powierzchnię i boki. Unosząc język do góry, ogląda się wędzidełko, dolną powierzchnię, ujścia ślinianek podżuchwowej i podjęzykowych oraz dno jamy ustnej. W warunkach prawidłowych język ma ruchomość we wszystkich kierunkach, mieści się w jamie ustnej oraz jest pokryty śluzówką o wyraźnym, brodawkowatym rysunku, w części przedniej różowoczerwoną i białawą u nasady.

Względnie duży język spotyka się we wczesnym niemowlęctwie (niewykształcenie wyrostków zębodołowych, wystawanie języka między wargami). **Duży język** (*macroglossia*) towarzyszy sekwencji Pierre'a Robina, *rhabdomyosarcoma*, *haemangioma* i chorobom spichrzeniowym.

Zaburzenia ruchomości języka najczęściej są spowodowane uszkodzeniem IX lub XII nerwu czaszkowego, krótkim wędzidełkiem lub bolesnością związaną ze stanem zapalnym jamy ustnej.

Drżenie języka obserwuje się w pląsawicy, nadczynności tarczycy i w chorobie Werdniga–Hoffmanna (fibrylacja i atrofia języka).

Zmiany wyglądu języka:

- obłożenie języka – białoszary nalot (złuszczony nabłonek, resztki pokarmowe, bakterie) najczęściej związany ze stanem gorączkowym, z chorobami przebiegającymi z wysypką (początkowe stadium), bądź też z odwodnieniem, schorzeniami przewodu pokarmowego czy alergią,
- język malinowy – żywoczerwony (kolor poziomki, maliny), czynnik chorobowy powoduje złuszczenie nabłonka i obnażenie rysunku brodawek językowych, wyraźnie wystających ponad powierzchnię języka; występuje zazwyczaj w 4.–5. dniu szkarlatyny, czasem odry, rzadziej w innych chorobach gorączkowych,
- język geograficzny – odznacza się specyficzną, wygórowaną, szarą powierzchnią, pokrytą nalotem; zmiany takie utrzymują się uporczywie niezależnie od stanu zdrowia dziecka, wykazują dużą zmienność w nasileniu (np. w chorobach alergicznych),
- specyficzny kolor języka obserwuje się w niedoborze witaminy B_{12} (język czerwony i gładki), pelagrze, czyli niedoborze witaminy PP (język jasnoczerwony, błyszczący), w durze brzusznym (z lepkim, szarym nalotem i zaczerwienieniem na brzegach języka),
- język bruzdowaty (mosznowaty) – język pokryty głębokimi, nieregularnymi bruzdami, przypominającymi skórę moszny.

Żabka (*ranula*) to przeświecająca, niebieskawa cysta retencyjna gruczołów podjęzykowych.

Perły Epsteina są nagromadzeniami tkanki nabłonkowej (mylone z pleśniawkami), zlokalizowanymi po obu stronach szwu łączącego podniebienie twarde.

Zęby

Zawiązki zębów kształtują się ok. 40. dnia życia ludzkiego zarodka. Proces wyrzynania się zębów jest uwarunkowany genetycznie. Pierwszy ząb mleczny pojawia się najczęściej w 6.–8. mż. (górna granica normy to 10. mż.), a ostatni ok. 31. mż. Uzębienie pierwotne, mleczne, składa się z 20 zębów. Na początku zazwyczaj wyrzynają się dwa przyśrodkowe siekacze dolne, następnie górne i dalsze. Kolejność ta może ulec zmianie, co nie oznacza patologii. Ocenie prawidłowego ząbkowania służy reguła „6/4" – co 6 miesięcy powinny wyrosnąć kolejne 4 zęby mleczne. Roczne dziecko ma 8 zębów, a półtoraroczne – 12. Dziecko traci całkowicie zęby mleczne do 12. rż. Uzębienie stałe składa się z 32 zębów. Zęby wyrzynające się przedwcześnie są bardziej podatne na próchnicę.

Opóźnione ząbkowanie dotyczy najczęściej dzieci przedwcześnie urodzonych, z krzywicą, anemią, niedożywieniem, zaburzeniami gospodarki wapniowo-fosforanowej, chorobami endokrynologicznymi czy nieprawidłowościami anatomicznymi twarzoczaszki (zespoły genetyczne). Stanem z pogranicza patologii jest noworodek rodzący się z zębem wrodzonym (lub zębami).

Wiek zębowy ocenia się na podstawie liczby zębów (mlecznych > 6. mż.; stałych > 6. rż.) jako kryterium rozwoju biologicznego dziecka, odnosząc go do rzeczywistego wieku metrykalnego.

U 20–30% ząbkujących niemowląt procesowi wyrzynania się zębów oprócz zmian lokalnych (przekrwione, rozpulchnione, obrzęknięte dziąsła) mogą towarzyszyć objawy ogólnoustrojowe: stan podgorączkowy, obniżone łaknienie, nadmierne ślinienie się, niepokój czy objawy dyspeptyczne.

Podniebienie

Do nieprawidłowości anatomicznych, o których należy pamiętać przy badaniu podniebienia twardego, należą rozszczep podniebienia (i/lub warg) i podniebienie gotyckie.

W oglądaniu podniebienia miękkiego ocenia się kształt, symetrię, ruchomość w czasie wymawiania samogłosek (a, e) oraz położenie łuków podniebiennych i języczka. Języczek znajduje się w linii pośrodkowej ciała. Czasami może być rozdwojony (minimalna wada).

Gardło

W przedniej ścianie części nosowej gardła znajdują się dwa symetryczne otwory, noszące nazwę nozdrzy tylnych, które łączą gardło z obiema jamami nosowymi. Na tylnej i górnej ścianie znajduje się migdałek gardłowy.

Przejście jamy ustnej w część ustną gardła nosi nazwę cieśni gardzieli i jest ograniczone od góry podniebieniem miękkim, z boków łukami podniebiennymi, a od dołu nasadą języka.

Pomiędzy łukami podniebiennymi (podniebienno-językowym i podniebienno-gardłowym), symetrycznie po obu stronach gardła środkowego, leżą migdałki podniebienne.

Oglądanie gardła środkowego przeprowadza się jednocześnie z badaniem jamy ustnej, uciskając nasadę języka szpatułką, szybkim, zdecydowanym ruchem.

Oglądając łuki podniebienne i migdałki boczne, należy zwrócić uwagę na błonę śluzową (w tym krtaniowej części gardła), jej wilgotność i zabarwienie, treść patologiczną spływającą po tylnej ścianie gardła oraz wygląd grudek chłonnych. Wielkość migdałków podniebiennych ocenia się umownie wg skali Pirqueta (tab. 5.6).

STOPIEŃ	OPIS MIGDAŁKÓW PODNIEBIENNYCH
I	Małe, schowane między łukami podniebienno-gardłowymi
II	Sięgające do wysokości łuków podniebienno-gardłowych
III	Przekraczające nieznacznie linię łuków podniebienno-gardłowych
IV	Zajmujące co najmniej połowę szerokości ustnej części gardła
V	Stykające się ze sobą (na tylnej ścianie gardła)

Tabela 5.6. Skala Pirqueta

W celu przekonania się, czy w powiększonych migdałkach nie ma treści ropnej (w kryptach) lub czopów, należy je ucisnąć szpatułką przez łuk przedni w kierunku od ich przyczepu do wolnej przestrzeni.

Ślinianki

Przy powiększeniu ślinianek przyusznych (zapalenie, guz), patrząc na szyję dziecka od tyłu, stwierdza się wypełnienie (jednostronne, obustronne) okolicy kąta żuchwy oraz odsunięcie małżowiny usznej do boku.

Na wysokości drugiego zęba przedtrzonowego górnego ocenia się ujście przewodu Stensena (śliniankowego), zwracając uwagę na ewentualną obecność zaczerwienienia, obrzęku lub wydzieliny.

Ujścia ślinianek podjęzykowych i podżuchwowej sprawdza się przy oglądaniu dna jamy ustnej i dolnej powierzchni języka.

Ślinianka przyuszna – badanie palpacyjne. Palcem wskazującym jednej ręki (w rękawiczce) naciska się na gruczoł od strony jamy ustnej. W tym samym czasie palcem drugiej ręki od zewnątrz próbuje się unieść go ku górze, oceniając drożność przewodów ślinianki lub bolesność gruczołu.

Badanie uszu

Badanie ucha zewnętrznego i jego okolicy przeprowadza się poprzez oglądanie i obmacywanie. Wskazane jest posadzenie dziecka bokiem do badającego na jednym udzie osoby asystującej (pozycja boczna). Osoba asystująca przytrzymuje ręce i głowę pacjenta (patrz ryc. 5.3).

Należy zwrócić uwagę na kształt małżowin usznych (wady rozwojowe) i ich osadzenie, a także stan skóry (ew. zaczerwienienie, obrzęk, wykwity). Sprawdza się bolesność skrawka małżowiny usznej przy ucisku i przy pociąganiu (objawy stanu zapalnego przewodu słuchowego zewnętrznego). Obmacuje się też obustronnie wyrostki sutkowate (zgrubienie, obrzmienie, bolesność).

Otoskopia (wziernikowanie ucha)

Dziecko siedzi bokiem do badającego. W celu wprowadzenia otoskopu należy wyprostować przewód słuchowy zewnętrzny, pociągając małżowinę uszną ku dołowi u niemowląt, a do tyłu i góry u dzieci starszych i dorosłych. Wziernik wprowadza się delikatnie, tak aby jego końcówka nie przekroczyła części chrzęstnej przewodu.

Przy oglądaniu ucha prawego prawa ręka wprowadza wziernik, a lewa odciąga małżowinę uszną. Przy oglądaniu ucha lewego – odwrotnie.

W normalnym obrazie otoskopowym błona bębenkowa jest perłowa, połyskliwa, aksamitna. Zwraca się uwagę na jej ewentualne przekrwienie i obecność ubytków, a także na wszelkie odchylenia w wyglądzie przewodu słuchowego zewnętrznego.

Badanie narządu wzroku

Oglądaniem ocenia się prawidłowość osadzenia i ustawienia oraz ruchomość gałek ocznych. Punktem odniesienia co do prawidłowości osadzenia gałek ocznych (symetrii) są: linia pośrodkowa przednia (osadzenie zbieżne lub rozbieżne) i krawędź oczodołu (wytrzeszcz lub zapadnięcie gałki ocznej).

Ustawienie gałek ocznych (względem siebie) sprawdza się przy skierowaniu osi widzenia w dół (zez zbieżny/rozbieżny). Aby określić ich ruchomość, poleca się pacjentowi śledzenie wzrokiem bez poruszania głowy ruchów palca badającego (do góry, do dołu, do boków, do nosa). Objawem, którego nie powinno się przeoczyć, jest oczopląs (rytmiczne ruchy gałek ocznych poziome, rzadziej obrotowe lub pionowe), który wskazuje na wady oczu, schorzenia błędnika lub móżdżku.

W kompleksowej ocenie narządu wzroku uwzględnia się ponadto: kształt i szerokość szpar powiek, funkcję powiek (ruch zamykania, choroby, procesy patologiczne brwi i rzęs), stan spojówek powiek i gałki ocznej (zaczerwienienie, patologiczna wydzielina w worku spojówkowym), kolor twardówki, wygląd rogówki (gładkość, przezierność), zabarwienie i kształt tęczówki oraz funkcjonowanie źrenic (kształt, szerokość, równość). Przy badaniu źrenic sprawdza się prawidłowość reakcji na światło (zwężenie źrenic), zbieżność (zbieżne ustawienie gałek ocznych) i nastawność (zachowana zdolność akomodacyjna). Patologia poszczególnych składowych narządu wzroku może być jednostronna lub obustronna.

5.7

BADANIE SZYI

Metodami badania są: oglądanie, palpacja i osłuchiwanie. Obnażoną szyję ogląda się przy dobrym oświetleniu, jeśli to możliwe w pozycji siedzącej dziecka. Nieprawidłowości lokalizuje się topograficznie w trójkącie szyi przednim (mięsień mostkowo-obojczykowo-sutkowy, dolny brzeg żuchwy, linia pośrodkowa szyi) lub bocznym (mięsień mostkowo-obojczykowo-sutkowy, brzeg przedni mięśnia czworobocznego, obojczyk). Ocenia się wygląd (osadzenie i symetrię szyi, krtań, tchawicę, tarczycę, węzły chłonne, naczynia krwionośne) oraz występowanie nieprawidłowości anatomicznych (np. charakterystyczny dla wad kręgów zespół Klippla–Feila).

W zakresie wyglądu zwraca się uwagę na kształt i długość szyi (krótka u niemowlęcia, dłuższa u dziecka starszego). Ocenia się wygląd powłok skórnych (zespół Cushinga), linię porostu włosów (zespół Turnera) i zniekształcenie obrysu (ew. obrzęki, powiększone węzły chłonne, lokalne procesy zapalne, choroby zakaźne wieku dziecięcego, odma).

W ocenie szyi uwzględnia się jej ruchomość (do przodu i tyłu, na boki, ruchy skrętne) oraz stany patologiczne: przymusowe pochylenie głowy i skręt szyi, polegający na przechyleniu głowy na stronę chorą z jej ewentualną rotacją (kręcz), czy odgięcie ku tyłowi (obturacja górnych dróg oddechowych, *opistotonus* z przyczyn neurologicznych).

Badanie przeprowadza się polecając pacjentowi wykonanie określonych ruchów: obrót głowy na boki, przygięcie jej do mostka, odchylenie do tyłu oraz dotknięcie uchem barku. Asymetria twarzy i szyi wynika najczęściej z urazu mięśnia mostkowo-obojczykowo-sutkowego (wylew). Badaniem palpacyjnym wyczuwa się twarde, niebolesne zgrubienie oraz przykurcz tego mięśnia. W szczególnych przypadkach anomalia ta może być dowodem istnienia zespołu Sandifera (triada objawów – kręcz szyi, wsteczny odpływ żołądkowo-przełykowy, przepuklina rozworu przełykowego/zapalenie błony śluzowej przełyku).

Podczas badania szyi należy również zwrócić uwagę na krtań i tchawicę.

Krtań bada się oglądaniem i obmacywaniem. Wielkość narządu zmienia się z wiekiem i zależy od płci. Krtań niemowlęcia jest bardzo mała i ze względu na budowę anatomiczną bardzo podatna na wystąpienie obrzęku (duszność wdechowa). U chłopców w okresie pokwitania powiększa się znacząco w wymiarze strzałkowym (jabłko Adama). Ruchomość krtani (ku górze, ku dołowi) towarzyszy połykaniu i fonacji.

Tchawica jest dostępna badaniem palpacyjnym na odcinku pomiędzy chrząstką pierścieniowatą a dołkiem nadmostkowym. Odcinek szyjny może ulec przemieszczeniu w bok w związku z obecnością tworów patologicznych w obrębie szyi.

5.7.1

Badanie tarczycy

Oglądanie

Normalnej wielkości gruczoł tarczowy nie jest widoczny przy oglądaniu szyi w żadnej z pozycji (od przodu, z boku i po odchyleniu głowy ku tyłowi). U dziewczynek w okresie pokwitania gruczoł tarczowy może ulec niewielkiemu (zauważalnemu) fizjologicznemu powiększeniu.

Powiększony gruczoł tarczowy nosi nazwę wola. Do oceny jego rozmiaru służy klasyfikacja WHO (tab. 5.7).

W zależności od struktury miąższu tarczycy wyróżnia się:

- wole miąższowe – gładkie,
- wole miąższowe z obecnością guzków (miąższowo-guzkowe),
- pojedynczy guzek tarczycy,
- wole wieloguzkowe,
- wole częściowo położone za mostkiem.

Tabela 5.7. Powiększenie gruczołu tarczowego (podział wg WHO)	
STOPIEŃ POWIĘK-SZENIA	OPIS WIELKOŚCI GRUCZOŁU
I	Tarczyca jest niewidoczna przy normalnym ustawieniu szyi, widać ją po odchyleniu głowy do tyłu
II	Tarczyca jest widoczna przy normalnym ustawieniu głowy, nie deformuje bocznych zarysów szyi, natomiast widać uwypuklenie szyi przy oglądaniu jej z profilu
III	Tarczyca jest bardzo duża, widoczna z daleka, deformuje boczne zarysy szyi, mogą wystąpić objawy uciskowe (trudności w oddychaniu, uczucie ucisku na tchawicę i przełyk, ochrypły głos w wyniku ucisku na nerw krtaniowy)

Badanie palpacyjne

Prawidłową tarczycę wyczuwa się jako twór elastyczny, symetryczny, położony płasko poniżej chrząstki tarczowej. Przy ruchu połykania gruczoł przesuwa się ku górze razem z krtanią. Techniki badania u dzieci starszych:

- badanie oburącz – stojąc za pacjentem z tyłu, obejmuje się dłońmi jego szyję (palce ułożone płasko od wysokości chrząstki tarczowatej do dołka nadmostkowego), ocenia się wielkość i położenie obu płatów, lokalizację górnych i dolnych biegunów, zmiany w cieśni, powierzchnię i spoistość (obecność guzków), bolesność uciskową (stan zapalny) oraz przesuwalność skóry nad tarczycą,
- badanie od przodu – określa granice, rozległość i spoistość poszczególnych płatów oraz ewentualną obecność guzków,
- badanie przy ułożeniu na wznak – służy wykryciu wola zamostkowego bądź guzków w dolnych biegunach gruczołu; w celu diagnostyki wola zamostkowego należy zbadać górny brzeg mostka – obszar ten staje się dostępny badaniu, gdy chory przełyka ślinę lub kaszle (tarczyca wraz z krtanią przesuwa się ku górze).

Badanie palpacyjne tarczycy uzupełnia się pomiarem obwodu szyi dokonywanym u podstawy.

Osłuchiwanie

Prowadzi się, przykładając słuchawkę w anatomicznym położeniu tarczycy. W nadczynności tarczycy zwiększony przepływ krwi i powstające szmery naczyniowe są słyszalne nad całym gruczołem (najwyraźniej nad jego górnymi brzegami). Taka topografia szmeru różni się od szmerów „udzielonych", pochodzących z serca lub dużych naczyń szyjnych. Czasami szmery nad tarczycą występują jednostronnie.

Objawy oczne

Objawy oczne stwierdzane w chorobach tarczycy (głównie w chorobie Gravesa–Basedowa):

- objaw Graefego – przy ruchu gałek ocznych w dół (podążających za palcem badającego) między górną powieką a tęczówką uwidacznia się pasek twardówki,

- objaw Kochera – przy ruchu gałek ocznych w górę (za palcem badającego) między górną powieką a tęczówką uwidacznia się pasek twardówki,
- objaw Stellwaga (rzadkiego mrugania) – mruganie występuje w odstępach kilkunastosekundowych (niekiedy raz na minutę); w warunkach prawidłowych powieki zamykają się bezwiednie w odstępach kilku sekund (3–10 razy/min),
- objaw Moebiusa (zbieżności gałek ocznych i adaptacji źrenic) – w wytrzeszczu i osłabieniu mięśni ocznych maksymalna konwergencja trwa nie dłużej niż 2–3 sekundy (dodatni objaw Moebiusa – jedna z gałek ocznych „odskakuje" w bok); w warunkach prawidłowych przybliżenie przedmiotu (np. szpatułki) do okolicy czubka nosa badanego powoduje zmniejszenie średnicy źrenic i zbieżne ustawienie gałek ocznych utrzymujące się przez kilkanaście sekund;
- objaw Dalrymple'a – nadmierne poszerzenie szpary powiek wskutek wzmożonego napięcia mięśni powiek, co potęguje wrażenie już istniejącego wytrzeszczu.

5.7.2

Ocena naczyń szyjnych

Podczas badania szyi dziecka sprawdza się wypełnienie szyjnych naczyń żylnych (pozycja leżąca, głowa uniesiona do 45°). Ocena ta służy uzyskaniu informacji o ciśnieniu w prawym przedsionku serca i o ewentualnej obecności cech niewydolności zastoinowej krążenia.

Poza niewydolnością krążenia, zastój żylny może być następstwem mechanicznego ucisku dużych żył (zwłaszcza żyły górnej) np. przez guz. Utrudnienie odpływu krwi żylnej spowodowane uciskiem mechanicznym może doprowadzić w krańcowych sytuacjach do obrzęku szyi, twarzy i kończyn górnych.

Naczynia tętnicze ocenia się przede wszystkim pod kątem ich deformacji (rozszerzenia) lub lokalizacji procesu chorobowego (wykorzystanie dostępu do dużego naczynia do celów terapeutycznych, diagnostycznych).

5.8
BADANIE WĘZŁÓW CHŁONNYCH

Wykorzystuje się dwie techniki: oglądanie i palpację. Badanie przeprowadza się przy pomocy 2 lub 3 palców jednej ręki, rzadziej oburącz (np. na szyi). Polega ono na wykonywaniu powolnych i delikatnych ruchów po powłokach skórnych, na zasadzie góra–dół, przód–tył i ruchy rotacyjne. Zaczyna się od głowy i szyi (ryc. 5.4), a następnie ocenia się węzły chłonne w niższych partiach ciała.

Siła nacisku powinna być średnia – wystarczająca, aby wymacać drobne węzły, nie wywołując bolesności.

Badanie należy prowadzić na twardym podłożu, tj. z wykorzystaniem głębszych struktur anatomicznych (kość potyliczna, żuchwa, napięte mięśnie karku, więzadło pachwinowe itp.), sprowadzając (przesuwając) węzły chłonne w daną okolicę.

Badanie wypada dodatnio wówczas, gdy istnieje znaczące powiększenie lokalne albo uogólnione węzłów chłonnych. Ocenia się następujące cechy:

■ lokalizacja i liczba węzłów chłonnych – określane na podstawie palpacji we wszystkich dostępnych miejscach, tj. na potylicy, za małżowinami usznymi, na karku, na szyi (z przodu i z tyłu mięśnia mostkowo-obojczykowo-sutkowego), pod żuchwą, w dołach nad- i podobojczykowych, na bocznej ścianie klatki piersiowej, w dołach pachowych, łok-

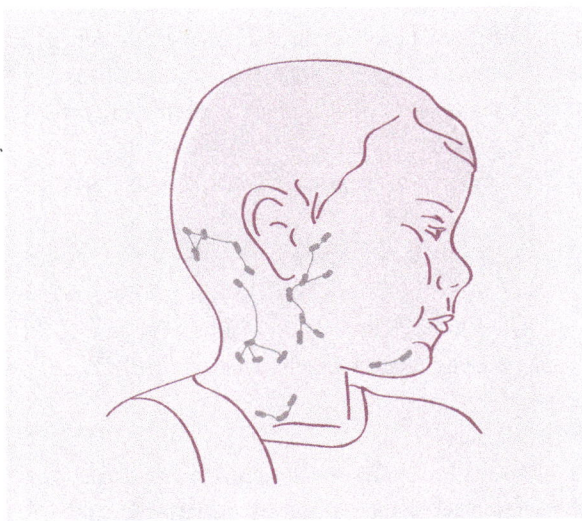

Rycina 5.4. Schemat rozmieszczenia węzłów chłonnych głowy i szyi.

ciowych i podkolanowych oraz w pachwinach; ustala się (jeśli to możliwe), liczbę powiększonych węzłów chłonnych w danym regionie ciała.

■ wielkość węzłów chłonnych – normalnie węzły chłonne u dzieci mają średnicę do 3 mm; na szyi, w okolicy podżuchwowej i w dole pachowym mogą być większe i jeśli utrzymują się długo bez żadnych dolegliwości, należy je uznać za fizjologiczne; do oceny rozmiaru węzłów chłonnych używa się określeń porównawczych, np. wielkość ziarna soczewicy (> 3 mm) czy grochu,

■ ruchomość węzłów chłonnych względem siebie i podłoża – fizjologicznie węzły powinny bez problemu dać się przemieszczać w stosunku do siebie nawzajem i skóry,

■ stan skóry w okolicy węzłów chłonnych – stan zapalny węzłów chłonnych powoduje zaczerwienienie, nadmierne ucieplenie i widoczne uniesienie powłok skórnych, sprawdza się też ewentualną obecność przetok skórnych i objawu chełbotania,

■ bolesność – może być samoistna lub uciskowa; prawidłowe węzły chłonne przy badaniu palpacyjnym są niebolesne, uczucie bólu wiąże się najczęściej z procesem zapalnym, brak bolesności przy powiększeniu może przemawiać za procesem nowotworowym,

■ konsystencja – fizjologicznie niezmieniony węzeł chłonny ma sprężystą konsystencję narządu miąższowego, patologią jest nadmierna twardość (proces nowotworowy) lub rozmiękanie (chełbotanie – ropne zapalenie, gruźlica).

Uogólnione powiększenie węzłów chłonnych występuje w:

■ zakażeniach układowych – bakteryjne, wirusowe, grzybicze (węzły mogą być bolesne),

■ chorobach układowych i rozrostowych – białaczka, nowotwory układu limfatycznego (bolesność lub jej brak),

■ niektórych kolagenozach,

■ odczynach alergicznych (choroba posurowicza),

■ innych chorobach – np. w chorobie Kawasakiego.

Powiększenie miejscowe (izolowane) stanowi patologię w każdym wieku, jeśli dotyczy węzłów chłonnych przyusznych, zausznych, nadobojczykowych lub podobojczykowych. Wymaga wówczas wyjaśnienia przyczynowego. Przykładowo izolowane powiększenie węzłów na potylicy występuje w różyczce. Lokalne powiększenie węzłów chłonnych może towarzyszyć także innym przyczynom, np. zapaleniu ucha zewnętrznego, atopowemu zapaleniu skóry, zarażeniu (np. świerzbem), ukąszeniu przez kleszcza, ugryzieniu przez szczura (sodoku) czy zadrapaniu przez kota (choroba kociego pazura). W nawracającym zapaleniu migdałków lub jamy ustnej obserwuje się powiększenie węzłów chłonnych szyi, a jeśli towarzyszy mu obrzęk tkanek głębokich, powstaje tzw. szyja Nerona.

Powiększenie pojedynczego węzła chłonnego dotyczy:

■ zespołu Perinauda (gradówka, jęczmień, węzeł chłonny przedoczny),
■ węzła wartownika (sentinel node) – zlokalizowany w dolnej okolicy lewego obojczyka, może świadczyć o chorobie Hodgkina u dzieci lub nowotworze żołądka u osób dorosłych (przerzut).

Niebolesne, zbite węzły chłonne z tendencją do przetok są typowe dla gruźlicy. Zawsze występują jednostronnie.

5.9
BADANIE UKŁADU ODDECHOWEGO

5.9.1
Wywiad i charakterystyka wybranych objawów chorobowych

Ukierunkowanie na patologię danego narządu lub układu wymaga zadania dodatkowych pytań podczas wywiadu. Odpowiedzi na nie są pomocne w ustaleniu, czy:

■ aktualne zachorowanie ma charakter ostry, przewlekły lub nawrotowy,
■ aktualnej chorobie towarzyszą objawy infekcji wirusowej lub bakteryjnej,
■ proces chorobowy można zaliczyć do kategorii chorób zapalnych, obturacyjnych lub restrykcyjnych układu oddechowego,
■ stosowano jakiekolwiek leczenie,
■ proces chorobowy zagrażał życiu dziecka.

Choroby układu oddechowego dzieli się umownie na:

■ ostre – proces chorobowy trwający < 3 tygodni,
■ podostre – objawy utrzymują się od 3 tygodni do 3 miesięcy,
■ przewlekłe – patologia występuje > 3 miesięcy.

Podstawę takiego podziału w przypadku chorób płucnych mogą stanowić objawy kliniczne podmiotowe (np. kaszel) lub przedmiotowe (utrzymywanie się zmian osłuchowych, radiologicznych lub nieprawidłowości w wynikach badań czynnościowych). Jeżeli obserwuje się czasowe ustąpienie objawów chorobowych, a następnie ich ponowne wystąpienie, to taki przebieg choroby nazywa się nawrotowym.

Objawy, na które należy zwrócić szczególną uwagę, to:

■ kaszel,
■ duszność,
■ głośne oddychanie (świszczący oddech, świst wdechowy, chrapliwy oddech),
■ sinica,
■ ból w klatce piersiowej,
■ nieświeży poranny oddech,
■ palce pałeczkowate,
■ inne (połączenie wymienionych objawów).

Kaszel i nieświeży oddech

Kaszel jest odruchem obronnym dróg oddechowych, który umożliwia ich oczyszczenie z wydzieliny oskrzelowej (śluz) i zapobiega aspiracji niebezpiecznych substancji lub ciała obcego. Najczęściej towarzyszy chorobom gardła, krtani, tchawicy, oskrzeli, płuc, zatok przynosowych i ucha środkowego. Może być także objawem niepożądanego działania przyjmowanych leków.

Przyczyny nieświeżego oddechu u dzieci:

■ refluks żołądkowo-przełykowy – kaszel i nieświeży zapach z ust, występujący głównie po nocy, najczęściej u starszych dzieci, jest efektem procesu rozkładu treści pokarmowej zalegającej w przełyku,
■ zapalenie jamy ustnej,
■ próchnica,
■ wymioty, odwodnienie (suchość jamy ustnej),
■ nieżyt nosa i zapalenie zatok przynosowych,
■ infekcja układu chłonnego gardła (pierścień Waldeyera),
■ rozstrzenie oskrzeli,

- ropień płuca,
- infekcje przewodu pokarmowego,
- obecność krwi w jamie ustnej,
- procesy nowotworowe ogólne i miejscowe,
- spożycie pokarmów (leków), które wydalają się w formie lotnej z układem oddechowym,
- oddech kwasiczy, amoniakalny, uremiczny,
- zaniedbania higieniczne.

Duszność i stękanie wydechowe

Duszność opisano szczegółowo w rozdz. 9 „Choroby przewlekłe układu oddechowego". **Stękanie wydechowe** to wariant utrudnionego oddychania (końcowa faza wydechu) stwierdzany głównie u wcześniaków. Wydech odbywa się przy częściowo lub całkowicie zamkniętej głośni i strunach głosowych. Manewr ten zwiększa ciśnienie w obrębie płuc, usprawnia wymianę gazową i zapobiega zapadaniu się pęcherzyków płucnych.

Szczególną postacią duszności spoczynkowej jest **duszność napadowa** (np. napad astmy oskrzelowej), zmuszająca pacjenta do przyjęcia postawy pionowej lub siedzącej z koniecznością podparcia się rękami i z pochyleniem do przodu (pozycja ortopnoiczna).

Ostra niewydolność oddechowa

Ostra niewydolność oddechowa to niemożność utrzymania homeostazy ustroju (pH) bez konieczności stosowania oddechu zastępczego. Jej przyczyny dzieli się na:

- ośrodkowe – uszkodzenie OUN,
- obturacyjne – niedrożność dróg oddechowych,
- restrykcyjne – zmniejszenie powietrzności miąższu płucnego.

Objawy kliniczne to:

- przyśpieszenie oddechów,
- duszność,
- uruchomienie dodatkowych mięśni wdechowych,
- brak koordynacji w czasie wdechu mięśni klatki piersiowej i brzucha,
- zaciąganie mięśni międzyżebrowych i mostka,
- poruszanie skrzydełkami nosa,
- postękiwanie,
- sinica,
- tachykardia,
- niepokój,

- pobudzenie,
- kwasica oddechowa,
- zaburzenia świadomości.

Ostrą niewydolność oddechową opisano szczegółowo w rozdz. 25 „Postępowanie w stanach zagrożenia życia u dzieci".

5.9.2
Odrębności badania układu oddechowego u dzieci

Oglądanie klatki piersiowej

Badanie rozpoczyna się od oglądania klatki piersiowej, tj. oceny jej kształtu, wysklepienia i symetrii, a także sposobu oddychania (tor oddychania).

Klatka piersiowa niemowlęcia ma kształt beczkowaty. Jest krótka, szeroka w wymiarze poprzecznym, mostek leży wysoko, a żebra biegną poziomo (ułożenie wdechowe).

Anomalie kształtu klatki piersiowej najczęściej związane są z przebytym nieleczonym procesem krzywiczym (klatka piersiowa szewska, kurza, dzwonowata). Na zniekształcenia klatki piersiowej wpływają również deformacje kręgosłupa (patrz rozdz. 11.2 „Choroby przewodu pokarmowego").

Przeprowadza się też ocenę powłok skórnych (wykwity, blizny) i gruczołów sutkowych (zmiany hormonalne, zmiany okresu pokwitania u dziewcząt, ginekomastia).

Częstość oddechów

Częstość oddechów u zdrowego dziecka zależy od wieku (tab. 5.8). Niemowlę ze względu na uwarunkowania anatomiczne nie może pogłębić oddechu, więc w razie potrzeby (zagrożenie niedotlenieniem) przyśpiesza oddychanie.

Oceny dokonuje się poprzez oglądanie, badanie dotykiem lub osłuchiwanie klatki piersiowej. U młodszych dzieci (okres niemowlęcy) miarodajnym badaniem częstości oddychania jest jej oszacowanie podczas snu dziecka (liczba oddechów na minutę oraz miarowość ruchów oddechowych). Przyspieszenie oddechu stanowi istotną informację diagnostyczną, która może świadczyć o infekcji układu oddechowego lub niewydolności oddechowej.

Podczas oglądania klatki piersiowej ocenia się również jej ruchomość oddechową, która u dziecka zdrowego jest symetryczna. W czasie wdechu powiększają

Tabela 5.8. Liczba oddechów na minutę w zależności od wieku dziecka

WIEK	NOWORODEK URODZONY PRZEDWCZE-ŚNIE*	NOWORODEK DONOSZONY*	< 1. RŻ.**	1.–2. RŻ.**	2.–5. RŻ.**	6.–12. RŻ.**	> 12. RŻ.**
Liczba oddechów na minutę	40–60	38–42	30–60	24–40	22–34	18–30	12–16

* Według: Krawczyński M.: Propedeutyka pediatrii. PZWL, Warszawa 2002, 2003

** Według: Rosen's Emergency Medicine: Concepts & Clinical Practice. 5th Edition, Editors: John A. Marx, Robert S. Hockberger, Ron M. Walls: Mosby, 2002.

się wymiary przednio-tylny i boczny. Asymetryczne zmniejszenie ruchomości oddechowej klatki piersiowej o charakterze „powłóczenia" jednej połowy wynika z obecności odmy lub zapalenia płuc z zajęciem opłucnej. Często towarzyszy mu ból odczuwalny w dolnej partii zajętego płuca i nasilający się podczas głębokiego wdechu lub kaszlu.

Charakterystyka oddychania – tor oddechowy

Typy toru oddechowego:

■ brzuszny – charakterystyczny dla mężczyzn od okresu pokwitania i niemowląt, wiąże się głównie z ruchami przepony, klatka piersiowa ma mniejszy udział w oddychaniu,

■ piersiowo-brzuszny – występuje u dzieci, które zaczynają chodzić,

■ piersiowy – charakterystyczny dla kobiet od okresu pokwitania, polega na podnoszeniu i opadaniu żeber przy niewielkim ruchu przepony.

Opukiwanie klatki piersiowej

Noworodki i niemowlęta bada się w pozycji leżącej (na plecach, na brzuszku). Dzieci młodsze powinny być podtrzymywane pod pachami przez osobę asystującą (wyprostowany tułów, symetryczność odgłosu opukowego). Z dzieckiem starszym postępuje się jak z dorosłym, zwracając uwagę na symetryczność klatki piersiowej. Przy deformacji odgłos opukowy jest bardziej przytłumiony po stronie większego uwypuklenia żeber.

Opukiwanie pozwala na ustalenie rodzaju i tonacji dźwięku będącego wypadkową rozchodzenia się fal w obrębie tkanki płucnej i wpływu powłok klatki piersiowej.

Techniki opukiwania klatki piersiowej

■ Opukiwanie bezpośrednie (stosowane sporadycznie) – za pomocą zgiętych i złączonych palców symetrycznie uderza się w klatkę piersiową.

■ Opukiwanie pośrednie – koniuszkiem palca środkowego jednej ręki ściśle przylegającym do powłok klatki piersiowej i do międzyżebrzy uderza się mocno w paliczek palca środkowego drugiej ręki. Wykonuje się dwa krótkie prostopadłe uderzenia: pierwsze badające, drugie sprawdzające. Ręka porusza się tylko w stawie nadgarstkowym, uderzenia są krótkie, a odrywane ruchy luźne i swobodne. Opukiwać należy od odgłosu jawnego do stłumionego. Podstawowym błędem w badaniu jest pozostawianie palca pukającego na opukiwanym, co tłumi wytworzone drgania.

Odgłos opukowy

Zjawiska akustyczne powstające w czasie opukiwania mają charakter regularnych drgań. Wyróżnia się następujące rodzaje odgłosu opukowego:

■ jawny (fizjologiczny) – nad powietrzną tkanką płuca,

■ stłumiony (patologiczny) – świadczący o bezpowietrzności tkanki płucnej (nacieczenie zapalne lub nowotworowe, niedodma, zwłóknienie jamy opłucnej lub obecność w niej płynu), natężenie i barwa tego odgłosu odpowiada opukowi narządów miąższowych (bezpowietrznych),

■ nadmiernie jawny – w rozedmie płuc,

■ bębenkowy – w odmie opłucnowej,

■ dwufazowy – typowy dla środowiska dwugłosowego (powietrze, płyn), słyszalny fizjologicznie nad żołądkiem i jelitami; stwierdzany nad płucami – dowodzi nadpowietrzności (rozedma, odma).

Ogniska bezpowietrzne (u dzieci starszych) można wypukać, gdy znajdują się nie głębiej niż 5 cm od ściany klatki piersiowej i mają średnicę co najmniej 5 cm.

Metody opukiwania

- **Opukiwanie porównawcze** – określa charakter odgłosu opukowego i jego symetrię. Fizjologicznie nad płucami stwierdza się odgłos opukowy jawny, symetryczny. Opukiwanie wykonuje się obustronnie w określonej kolejności i miejscach (tab. 5.9).
- **Opukiwanie szczegółowe (topograficzne)** – ma na celu określenie dolnych granic płuc, które wyznacza przejście odgłosu opukowego jawnego w stłumiony. Badanie wykonuje się wzdłuż linii środkowo-obojczykowej, pachowej środkowej, łopatkowej i przykręgosłupowej. Uwzględniając anatomię płuc i ich rzut na ścianę klatki piersiowej, dokonuje się opukiwania i osłuchiwania płatów płucnych (tab. 5.10).

Granice płuc

Opukując, należy realizować podstawowe zasady tego badania:

- zawsze opukuje się od odgłosu jawnego do stłumionego – przejście odgłosu jawnego (nad płucem powietrznym) w odgłos stłumiony określa dolną granicę płuca,
- opukuje się, układając dłoń równolegle do spodziewanej granicy bezpowietrznego narządu,
- opukuje się każde płuco oddzielnie, zaczynając od górnych części klatki piersiowej i przesuwając się ku dołowi (kontakt z narządem miąższowym).

Lokalizacja granic płuc zależy od wieku (tab. 5.11) i pozycji badanego.

Różnica lokalizacji dolnej granicy płuc w badaniu szczegółowym pacjenta w pozycji leżącej i stojącej dotyczy jednego żebra. W pozycji leżącej jest to górny, a w pozycji stojącej dolny brzeg tego samego żebra.

Uproszczonym badaniem jest oznaczanie dolnych granic płuc w jednej linii od przodu (linia środkowo-obojczykowa) i w jednej linii od tyłu (linia łopatkowa).

Ruchomość płuc

Zbadanie czynnej ruchomości płuc jest możliwe u dziecka współpracującego z badającym. Po wyznaczeniu granic płuc w linii przykręgosłupowej prosi

Tabela 5.9. Opukiwanie porównawcze płuc

KLATKA PIERSIOWA	MIEJSCE I KOLEJNOŚĆ OPUKIWANIA
Od przodu	▪ Okolice nad- i podobojczykowe ▪ W II międzyżebrzu (linia przymostkowa) ▪ W IV międzyżebrzu (linia środkowo-obojczykowa) ▪ W VI międzyżebrzu (linia pachowa środkowa)
Od tyłu	▪ Okolice nad grzebieniem łopatek ▪ Okolica międzyłopatkowa ▪ Okolica podłopatkowa (poniżej kąta łopatki)

Tabela 5.10. Miejsca opukiwania i osłuchiwania płatów płucnych w klatce piersiowej

KLATKA PIERSIOWA	STRONA	PŁAT
Od przodu	Prawa	▪ Płat górny (nad IV żebrem) ▪ Płat środkowy (pod IV żebrem)
	Lewa	▪ Płat górny (nad IV żebrem)
Od tyłu	Prawa	▪ Płaty górne nad grzebieniem łopatki ▪ Płaty dolne pod grzebieniem łopatki
	Lewa	
Z boku	Prawa	▪ Wszystkie 3 płaty
	Lewa	▪ Płaty górny i dolny

Tabela 5.11. Prawidłowe granice dolne płuc w zależności od wieku dziecka

LINIA	NIEMOWLĘ		2.–3. RŻ.		> 3. RŻ.	
	PŁUCO PRAWE	PŁUCO LEWE	PŁUCO PRAWE	PŁUCO LEWE	PŁUCO PRAWE	PŁUCO LEWE
Środkowo-obojczykowa	V żebro	II żebro	V p.mż.	II p.mż.	II p.mż.	III żebro
Pachowa środkowa	VI żebro	VI żebro	VI p.mż.	VI p.mż.	VII p.mż.–VIII żebro	
Przykręgosłupowa	IX żebro	IX żebro	IX p.mż.	IX p.mż.	X–XI żebro	

p.mż. – przestrzeń międzyżebrowa

się pacjenta o wykonanie głębokiego wdechu i zatrzymanie powietrza. Wówczas ponownie opukuje się dolną granicę płuc (w celu określenia ruchomości przepony). Różnica w ruchomości wynosi do 4 cm (według różnych źródeł). Zmniejszenie ruchomości wiąże się z obecnością zrostów opłucnowych, płynu w jamie opłucnej lub porażeniem nerwu przeponowego.

Osłuchiwanie klatki piersiowej

Podczas osłuchiwania klatki piersiowej wykorzystuje się fale dźwiękowe, powstające podczas przepływu powietrza przez drogi oddechowe w czasie wdechu i wydechu jako szmery oddechowe. Przy prawidłowej ruchomości klatki piersiowej warunkiem powstania podstawowego szmeru oddechowego jest drożność drzewa oskrzelowego.

Czynność osłuchiwania wykonuje się za pomocą słuchawki lekarskiej z końcówką wzmacniającą głośność dźwięku (membrana lub lejek). Podczas badania pacjent powinien oddychać spokojnie przez nos. Dla poprawy efektywności czasami poleca się dziecku wykonanie kilku głębokich oddechów lub zakasłanie. Małe dziecko osłuchuje się także w czasie płaczu i krzyku (głębokie oddechy). Starszemu dziecku można zademonstrować prawidłowe oddychanie, gdy nie czyni ono tego należycie.

Badanie rozpoczyna się od **osłuchiwania porównawczego**, przykładając słuchawkę w tych samych miejscach obu stron klatki piersiowej, w których opukiwano porównawczo płuca (patrz tab. 5.9). Przy **badaniu szczegółowym** osłuchuje się symetryczne miejsca klatki piersiowej, w identycznych miejscach jak w opukiwaniu szczegółowym. Badanie ma na celu dokładne określenie objętego patologią obszaru płuca.

W czasie osłuchiwania ocenia się trzy rodzaje zjawisk:

- szmery oddechowe podstawowe (prawidłowe),
- szmery oddechowe dodatkowe (patologiczne),
- przewodzenie (osłuchiwanie) głosu i szeptu.

Szmery oddechowe podstawowe

Powstają podczas przepływu powietrza w drogach oddechowych przy drożnym drzewie oskrzelowym.

Szmer oddechowy pęcherzykowy jest słyszalny nad powierzchnią zdrowych płuc. To szmer miękki,

o ustalonej częstotliwości, przypominający podczas wdechu wymawianą szeptem literę „f". Powstaje w wyniku przepływu powietrza przez oskrzeliki do prawidłowych pęcherzyków płucnych (wentylacja pęcherzyków). W prawidłowym szmerze pęcherzykowym faza wdechu jest dwa razy dłuższa niż faza wydechu, nie ma przerwy między wdechem i wydechem, a faza końcowa wydechu jest cicha. Uwzględniając głośność szmeru pęcherzykowego, wyróżnia się:

- **szmer zaostrzony** – głośniejszy od prawidłowego (nieżyt oskrzeli, szmer słyszalny nad zdrowym płucem wtedy, gdy drugie jest objęte stanem zapalnym), zaostrzony szmer pęcherzykowy wysłuchuje się fizjologicznie u zdrowych niemowląt (szmer dziecięcy),
- **szmer osłabiony** – powstaje w przypadku przeszkody w drogach oddechowych (tchawica, krtań – obustronnie, oskrzela – jednostronnie), może też występować u wcześniaków i niemowląt z dystrofią wewnątrzmaciczną.

Szmer pęcherzykowy z przedłużonym wydechem spotyka się w zapaleniu oskrzeli, astmie i rozedmie płuc.

Szmer oddechowy oskrzelowy to szmer o wysokiej częstotliwości i chuchającym charakterze, przypominający wymawianą przy silnym wdechu lub wydechu głoskę „h". Powstaje w wyniku przepływu powietrza przez górne drogi oddechowe, aż do oskrzeli. Cechuje go przerwa między fazą wdechu i wydechu (czas wdechu = czas wydechu). W warunkach zdrowia wysłuchuje się go nad krtanią, tchawicą i dużymi oskrzelami (nad mostkiem oraz w dolnej części okolicy międzyłopatkowej). Szmer oskrzelowy nie jest słyszalny nad prawidłowym miąższem płucnym. Jego obecność w danym obszarze płuc dowodzi, że jest zachowane drożne oskrzele, natomiast zdrowa tkanka płucna, która fizjologicznie zmienia szmer oskrzelowy w pęcherzykowy, została zastąpiona bezpowietrznym środowiskiem (płyn, naciek zapalny czy nowotworowy).

Szmery oddechowe dodatkowe (patologiczne)

W prawidłowych warunkach nie są słyszalne nad powierzchnią płuc. Powstają w przebiegu różnych chorób dróg oddechowych, nakładając się na podstawowe szmery oddechowe. Dzieli się je na:

- rzężenia,
- trzeszczenia,
- tarcie opłucnej.

Rzężenia to szmery powstające wskutek drgań powietrza wywołanych przesuwaniem się płynnej wydzieliny w oskrzelach podczas wdechu, wydechu lub kaszlu. Charakter rzężeń zależy od kalibru oskrzeli, w których znajduje się wydzielina (rzężenia grubo-, średnio- i drobnobańkowe), oraz od gęstości wydzieliny: rzężenia suche (**świsty**, **furczenia**) i wilgotne (**dźwięczne**, **bezdźwięczne**).

Rzężenia suche (świsty i furczenia) powstają wtedy, gdy w zmienionych chorobowo oskrzelach znajduje się gęsta, lepka wydzielina, która podczas przepływu powietrza rozciąga się i poprzez drgania wywołuje szmer. Rzężenia suche są dźwiękami o charakterze ciągłym (słyszalne podczas wdechu i wydechu). Świsty (wysoka częstotliwość dźwięku) występują wówczas, gdy proces chorobowy toczy się w małych lub w zwężonych chorobowo oskrzelach. Furczenia (niska częstotliwość dźwięku) słyszy się w oskrzelach kalibru większego. Zjawiska o bardzo wysokiej częstotliwości nazywa się piskami, a o niskiej – charczeniami.

Rzężenia wilgotne powstają wskutek przedostawania się powietrza przez wypełnione płynną wydzieliną drogi oddechowe doprowadzające i pęcherzyki płucne. Ich charakter zależy od rodzaju i ilości wydzieliny oraz od wielkości przestrzeni powietrznej (tchawica, oskrzela, oskrzeliki, pęcherzyki płucne). Dzielą się na grubo-, średnio- i drobnobańkowe. Przy nacieczeniu podścieliska tkanki płucnej i ściany pęcherzyków (odoskrzelowe zapalenie płuc) wysłuchuje się rzężenia wilgotne dźwięczne, a przy braku nacieku rzężenia wilgotne bezdźwięczne.

Trzeszczenia to krótkotrwałe, przerywane szmery powstające w wyniku otwierania się zbliżonych do siebie lub sklejonych wysiękiem/przesiękiem ścian pęcherzyków płucnych przez przepływające powietrze. Zwykle pojawiają się na szczycie wdechu. Trudno jest odróżnić rzężenia wilgotne drobnobańkowe od trzeszczeń. Rzężenia drobnobańkowe utrzymują się stale (podczas wdechu i wydechu), co dowodzi nacieczenia zapalnego pęcherzyków płucnych lub zastoju. Trzeszczenia natomiast zanikają po wykonaniu kilku głębokich wdechów (brak ich na szczycie wdechu), gdyż doszło do rozprężenia niedodmowo zmie-

nionych lub sklejonych wysiękiem/przesiękiem pęcherzyków płucnych.

Tarcie opłucnej powstaje w wyniku rozwoju zmian zapalnych (zapalenie suche, włóknikowe) w obrębie obu blaszek opłucnej (ściennej i trzewnej). Tarcie, w odróżnieniu od trzeszczeń, nie zmienia się po kaszlu. Wysłuchuje się je w czasie wdechu i wydechu jako szelest lub skrzypienie (chrzęst śniegu), przykładając membranę słuchawki mocno do powłok klatki piersiowej. Osłuchiwać należy dolne i boczne części klatki piersiowej (największa ruchomość płuc, zwiększająca tarcie opłucnej).

Osłuchiwanie głosu i szeptu

Nie ma znaczącej wartości diagnostycznej u dzieci ze względu na brak dostatecznej współpracy.

Drżenie głosowe

Określenie przewodnictwa głosu i drżenia u młodszych dzieci jest trudne ze względu na brak należytej współpracy. Bada się je więc tylko u dzieci starszych, wykonujących polecenia lekarza. Badający układa ręce w symetrycznych częściach klatki piersiowej, a chory wymawia określony wyraz, np. „44". Powstające drgania głosowe są przenoszone przez powietrze dróg oddechowych na ścianę klatki piersiowej i wyczuwalne pod rękami badającego.

Wzmożone drżenie głosowe stwierdza się nad płucem bezpowietrznym (naciek zapalny, nowotworowy) przy zachowanej drożności oskrzela. Drżenie głosowe osłabione występuje przy wysięku w jamie opłucnej, odmie i niedrożnym oskrzelu.

5.10
UKŁAD KRĄŻENIA

5.10.1
Badanie podmiotowe układu krążenia

Podstawy semiotyki w badaniu klinicznym układu krążenia służą wykluczeniu nieprawidłowości anatomiczno-czynnościowych, a także wytyczają kierunki badań pomocniczych, ułatwiających rozpoznanie rodzaju choroby.

Oceniając stan ogólny, szczególną uwagę zwraca się na niepokój dziecka, duszność, kaszel, kolor skóry (zaczerwienienie, sinicę, bladość), obecność obrzęków i inne objawy będące zapowiedzią lub przejawem niewydolności krążenia.

Niewydolność krążenia to stan, w którym serce nie może utrzymać właściwego rzutu skurczowego, niezbędnego do pokrycia zapotrzebowania organizmu na tlen. Jej przyczynami są zarówno wrodzone i nabyte choroby serca, jak i przyczyny pozasercowe (m.in. choroby wątroby, nerek i ogólnoustrojowe, urazy).

Niewydolność lewej komory serca prowadzi do wzrostu objętości i ciśnienia w lewym przedsionku i żyłach płucnych (niebezpieczeństwo wystąpienia obrzęku płuc).

Niewydolność prawej komory serca wywołuje wzrost ciśnienia i objętości w prawym przedsionku i w żyłach układowych. Objawem jej postępowania są powiększenie wątroby i obrzęki obwodowe.

W przypadku dzieci, u których przyczynę niewydolności krążenia stanowią wrodzone wady serca prowadzące do przecieku między krążeniem układowym i płucnym, niewydolność ma zwykle charakter mieszany. Rolę patogenetyczną odgrywają cztery mechanizmy:

- obciążenie wstępne – zwiększenie objętości zalegającej krwi przed sercem,
- obciążenie następcze – zmiany ciśnienia i objętości krwi w tętniczej części krążenia układowego i łożyska płucnego (opór poza sercem),
- zmniejszenie kurczliwości mięśnia sercowego – zmniejszenie frakcji wyrzutowej,
- częstość pracy serca – zmniejszenie objętości minutowej (objętość wyrzutowa × częstość pracy serca).

5.10.2

Badanie przedmiotowe serca

Oglądanie i palpacja klatki piersiowej

Oglądanie i badanie palpacyjne klatki piersiowej prowadzi się równocześnie, gdyż te dwie techniki wzajemnie się uzupełniają.

W oglądaniu klatki piersiowej zwraca się uwagę na rozlane lub zlokalizowane zniekształcenia (uwypuklenie lub zapadnięcie) okolicy przedsercowej, które mogą być pochodzenia sercowego lub pozasercowego. Zlokalizowane uwypuklenie stanowi zazwyczaj skutek ucisku struktur sercowych na kości. Rozlane

uwypuklenie wynika z nieprawidłowości kośćca klatki piersiowej (przyczyna pozasercowa) lub ze znacznego powiększenia prawej komory serca (garb sercowy u młodszych dzieci).

Uderzenie koniuszkowe to ograniczone punktowo unoszenie się powłok klatki piersiowej w okolicy koniuszka serca podczas skurczu, związane ze zmianą jego położenia i kształtu. Oglądanie i badanie dotykiem umożliwiają dokładną ocenę położenia, rozległości i charakteru uderzenia koniuszkowego. Chorego można badać w różnych pozycjach: w ułożeniu na wznak lub na lewym boku, w pozycji siedzącej, stojącej lub z pochyleniem do przodu. Jeżeli uderzenie koniuszkowe jest niewidoczne, pierwszy etap badania polega na przyłożeniu całej dłoni (od linii mostkowej do lewej linii pachowej przedniej) i określeniu obszaru uderzenia sercowego (rozleglejszy niż uderzenie koniuszkowe). Następnie opuszką środkowego palca ręki badającej poszukuje się wyczuwalnego miejsca uderzenia koniuszkowego. Fizjologicznie można je przykryć tą opuszką. Jeśli zajmuje większą powierzchnię, określane jest jako uderzenie koniuszkowe rozlane. Umiejscowienie uderzenia koniuszkowego zależy od położenia serca, które z wiekiem przesuwa się przyśrodkowo i ku dołowi (patrz tab. 5.12).

Fizjologicznie uderzenie koniuszkowe jest wzmożone po wysiłku fizycznym i zdenerwowaniu, a chorobowo w nadczynności tarczycy. Osłabienie siły uderzenia koniuszkowego lub jego brak stanowi konsekwencję gromadzenia się płynu w worku osierdziowym, obecności wysięku lub powietrza w lewej jamie opłucnej, nadmiernej grubości powłok klatki piersiowej bądź kardiomiopatii.

Unoszące uderzenie sercowe stwierdza się oglądaniem w ograniczonym obszarze ściany klatki piersiowej na lewo od mostka. Występuje w przeroście lewej komory, nadciśnieniu tętniczym i po znacznym wysiłku fizycznym. W stanach chorobowych uderzenie koniuszkowe może być przesunięte – przy powiększeniu prawej komory i prawego przedsionka **w lewo i w górę**, przy powiększeniu lewej komory **w lewo i ku dołowi**. Rozkojarzenie położenia uderzenia koniuszkowego i lewej granicy serca jest objawem znamiennym dla wysiękowego zapalenia osierdzia.

Niektórym wadom serca i dużych naczyń towarzyszy nadmierne tętnienie. Wypełnienie i tętnienie żył szyjnych obserwuje się w regionie wcięcia szyjnego, w okolicy przedsercowej (impuls lewej komory) i w dołku podsercowym (impuls prawej komory).

Drżenie w okolicy przedsercowej

Badanie przeprowadza się u pacjenta leżącego, następnie w pozycji siedzącej oraz z pochyleniem tułowia do przodu. Prawą dłoń należy przyłożyć prostopadle do osi długiej klatki piersiowej od linii środkowo-obojczykowej do linii pośrodkowej ciała. Fizjologicznie drżenia są niewyczuwalne pod badającą dłonią. W wadach serca wyczuwa się niekiedy tzw. koci mruk – drżenie ściany klatki piersiowej (szmer skurczowy o głośności > 3/6 w skali Levine'a), a także drżenie w dołku nadmostkowym przy zwężeniu zastawki aorty. Można także wyczuć tarcie w zapaleniu osierdzia.

Opukiwanie serca

Celem opukiwania jest określenie wielkości i kształtu serca oraz dużych naczyń wychodzących z jego podstawy. Wysokość odgłosu opukowego, jego czas trwania i natężenie zależą od powietrzności narządu opukiwanego i stanowią istotę oznaczania granic serca. Ważne jest stosowanie odpowiedniej siły uderzenia w palec przyłożony do powłok klatki piersiowej oraz znajomość odległości poszczególnych jam serca od powierzchni klatki piersiowej. Słabe opukiwanie wywołuje odgłos opukowy stłumiony (bezpowietrzność serca). W miejscach, w których serce przykrywają od przodu płuca, odgłos opukowy jest bardziej jawny.

Technika opukiwania

Opukiwanie serca i dużych naczyń przeprowadza się najczęściej u pacjenta leżącego na wznak. Pozycja stojąca i siedząca są mniej wygodne dla badającego.

Stłumienia sercowe opukuje się pośrednio, uderzając środkowym palcem jednej ręki w drugi paliczek środkowego palca drugiej ręki przyłożonego ściśle do przestrzeni międzyżebrowych klatki piersiowej. Środkowy palec, służący do przenoszenia siły uderzenia z palca pukającego, nie może być złączony z palcami sąsiednimi, aby zapobiec rozprzestrzenianiu się drgań na całą klatkę piersiową.

Techniką opukiwania (głośne, słabe) różnicuje się stłumienie sercowe:

■ bezwzględne (małe) – odpowiada części serca bezpośrednio przylegającej do przedniej ściany klatki piersiowej (opukiwanie słabe), a więc powierzchni niepokrytej płucem, u dzieci ma małe znaczenie kliniczne i w codziennej praktyce jest rzadko oznaczane.

■ względne (duże) – odzwierciedla rzut serca na przednią ścianę klatki piersiowej (opukiwanie silniejsze).

Zasady oznaczania granic serca u dzieci

Granice serca opukuje się poprzez przesuwanie palca po linii prostopadłej do oznaczanej granicy, rozpoczynając od strony płuc i kierując się w stronę serca (ryc. 5.5).

Opukiwanie granic serca rozpoczyna się od oznaczenia stłumienia wątrobowego. Należy opukać klatkę piersiową w prawej linii środkowo-obojczykowej, zaczynając od II przestrzeni międzyżebrowej i przesuwać się w dół do zmiany odgłosu opukowego (zwykle VI przestrzeń międzyżebrowa – wysokość prawej kopuły przepony). Oznaczone stłumienie wątrobowe wyznacza pośrednio położenie serca w klatce piersiowej, wyklucza także dekstrokardię (prawostronne położenie serca).

Następnie oznacza się prawą granicę serca (stłumienie sercowe względne). W tym celu opukuje się o jedną lub dwie przestrzenie międzyżebrowe wyżej niż stłumienie wątrobowe (III–IV międzyżebrze), kierując się od prawej przedniej linii pachowej dośrodkowo ku mostkowi. Przytłumienie odgłosu opukowego oznacza prawy brzeg stłumienia względnego serca. Posuwając się dalej w lewo i pukając znacznie

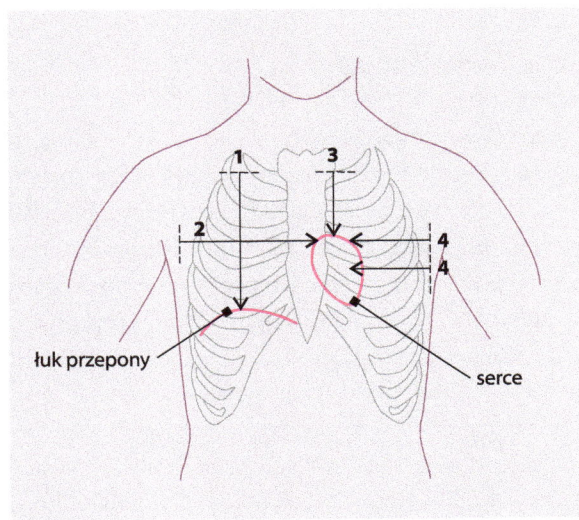

Rycina 5.5. Schemat opukiwania granic serca.

Tabela 5.12. Granice serca u dzieci (stłumienie względne)

GRANICA	NIEMOWLĘ	2–5 LAT	> 5 LAT	DOROSŁY
Górna	II żebro	II międzyżebrze	III żebro	III międzyżebrze
Prawa	Prawa linia przymostkowa (u dzieci młodszych) lub linia mostkowa (u starszych)			
Lewa	**W stosunku do linii środkowo-obojczykowej lewej**			
	2 cm na zewnątrz	1 cm na zewnątrz	W linii	1,5 cm do wewnątrz
Uderzenie koniuszkowe	IV międzyżebrze 1–3 cm na zewnątrz od linii środkowo-obojczykowej lewej	V międzyżebrze 1 cm na zewnątrz od linii środkowo-obojczykowej lewej	V międzyżebrze w linii środkowo-obojczykowej lewej	V międzyżebrze w linii środkowo-obojczykowej lewej

ciszej, przy lewym brzegu mostka oznacza się prawą granicę bezwzględnego stłumienia serca.

Górną granicę serca opukuje się wzdłuż lewej linii przymostkowej, od wysokości II międzyżebrza w dół. Stłumienie odgłosu opukowego występuje w III przestrzeni międzyżebrowej, a granica stłumienia bezwzględnego o jedno międzyżebrze niżej.

Opukiwanie lewej granicy serca rozpoczyna się od lokalizacji uderzenia koniuszkowego, co pomaga określić wielkość serca.

Opukiwanie rozpoczyna się od linii pachowej środkowej lewej, prowadząc je na poziomie IV przestrzeni międzyżebrowej u dzieci młodszych, a V u dzieci starszych – w kierunku przyśrodkowym (linia środkowo-obojczykowa).

Granice stłumienia względnego zależą od wieku dziecka (tab. 5.12). Ulegają poszerzeniu przy znacznym powiększeniu jam serca lub z powodu gromadzenia się płynu w worku osierdziowym.

Osłuchiwanie serca
Maciej Kaczmarski, Anna Turska-Kmieć

Osłuchiwanie stanowi końcowy element badania fizykalnego serca. Służy do oceny zjawisk akustycznych związanych z pracą tego narządu nazywanych tonami i szmerami. **Ton** to dźwięk złożony z drgań powtarzających się w tych samych odstępach czasu, powstający w sercu wskutek nagłej zmiany szybkości przepływu krwi. **Szmery** są wynikiem turbulentnego przepływu krwi w sercu lub dużych naczyniach i stanowią efekt drgań wielookresowych. Szmer trwa dłużej i ma wyższą częstotliwość niż ton. Główne czynniki wpływające na jakość szmeru to szybkość przepływu krwi (związana z jej gęstością i lepkością) oraz zmiany wiel-

kości miejsc, przez które płynie krew w sercu i dużych naczyniach.

Osłuchiwaniem ocenia się:

- liczbę uderzeń serca na minutę,
- miarowość pracy serca,
- właściwości tonów,
- obecność lub brak szmerów w sercu.

Przy osłuchiwaniu serca stosuje się metodę pośrednią (z użyciem słuchawki). Chory leży na wznak, na lewym boku lub siedzi (z pochyleniem tułowia do przodu).

Serce niemowlęcia i małego dziecka osłuchuje się w trakcie oddychania. Starszemu dziecku można polecić krótkie wstrzymanie oddechu.

Zasady osłuchiwania serca
Podstawowe zasady osłuchiwania serca:

- nie należy go przeprowadzać na samym początku badania,
- zaczyna się od zastawki dwudzielnej, jeśli nie stwierdza się w tym miejscu zmian osłuchowych, osłuchuje się kolejno zastawki aorty, pnia płucnego i trójdzielną,
- pacjenta osłuchuje wyłącznie jedna osoba, własnym, dobranym fonendoskopem, posługując się w zależności od potrzeb membraną (tony o wysokiej częstotliwości) lub lejkiem (tony i szmery o niskiej częstotliwości).

Miejsca osłuchiwania serca
Objawy akustyczne czynności serca są drganiami wywołanymi jego pracą mechaniczną i przepływem

Tabela 5.13. Miejsca osłuchiwania zastawek serca

ZASTAWKA	MIEJSCE OSŁUCHIWANIA
Zastawka dwudzielna	Osłuchuje się ją na koniuszku serca (rzeczywisty rzut anatomiczny przypada na przyczep IV lewej chrząstki międzyżebrowej do mostka)
Zastawka aorty	W II prawym międzyżebrzu przy mostku (miejsce najbliższego jej przylegania do ściany klatki piersiowej)
Zastawka pnia płucnego	W II lewym międzyżebrzu przy mostku (właściwy rzut)
Zastawka trójdzielna	W miejscu przyczepu V prawej chrząstki żebrowej do mostka (rzut anatomiczny)

krwi. Drgania, przenosząc się z prądem krwi, mogą być lepiej słyszalne w innym miejscu niż rzeczywisty rzut anatomiczny zastawek serca (tab. 5.13).

Praca serca

Bardzo istotnym elementem badania serca jest oszacowanie częstości jego pracy wyrażane liczbą skurczów w ciągu minuty. Częstość pracy serca ulega zmianie z wiekiem (patrz rozdz. 26 „Badania i normy w pediatrii").

Cechą charakteryzującą akcję serca jest jej miarowość. Rytm serca może być:

- miarowy:
  - prawidłowy – poszczególne ewolucje serca składające się z dwu tonów i przerw między nimi występują w równych odstępach czasowych,
  - nieprawidłowy – przyspieszenie częstości pracy serca powyżej górnej granicy normy dla wieku (częstoskurcz, tachykardia) lub jej nadmierne zwolnienie (bradykardia),
- niemiarowy:
  - fizjologiczny – niemiarowość oddechowa polegająca na przyspieszeniu częstości pracy serca podczas wdechu i zwolnieniu w trakcie wydechu,
  - patologiczny – pobudzenia dodatkowe, zaburzenia przewodzenia przedsionkowo-komorowego.

Tony serca

- Pierwszy – odpowiada zamknięciu zastawki dwudzielnej i trójdzielnej (skurcz komór) i przenoszeniu się drgań powstających w zamkniętych ich płatkach na ścianę komór, struny ścięgniste i mięśnie brodawkowate,

- drugi – jest wynikiem zamknięcia zastawki aorty i pnia płucnego (rozkurcz komór) i przenoszenia się drgań z płatków na przyległe struktury anatomiczne serca i naczyń,
- trzeci – fizjologiczny w środkowym okresie rozkurczu lub patologiczny, jako składowa rytmu cwałowego łącznie z tonem czwartym,
- czwarty – słyszalny przed tonem pierwszym skurcz przedsionka.

Nieodzowna jest umiejętność określania związków czasowych stwierdzanych zjawisk osłuchowych z poszczególnymi fazami pracy serca – skurczem lub rozkurczem komór. Przerwa między I a II tonem nosi nazwę skurczowej i jest krótsza od przerwy rozkurczowej między II a I tonem. Okres skurczu (systole) stanowi mniej więcej $^2/_3$ fazy rozkurczu (diastole). Przy przyspieszeniu częstości pracy serca skróceniu ulega głównie rozkurcz, stąd jego czas trwania może upodobniać się do czasu trwania fazy skurczowej. Rozróżnienie może być trudne przede wszystkim u niemowląt ze względu na dużą częstość pracy serca.

Ocena akcentacji tonów

Ton I wykazuje największą głośność nad zastawkami przedsionkowo-komorowymi. Najlepiej słyszy się go w IV przestrzeni międzyżebrowej lewej, obok mostka (punkt Erba). Ton II jest głośniejszy u podstawy serca (w miejscach osłuchiwania zastawek pnia płucnego i aorty).

Osłabienie tonów może wynikać z przyczyn sercowych (zapalenie mięśnia sercowego, niewydolność krążenia, płyn w worku osierdziowym) lub pozasercowych (otyłość, rozedma).

Cechą tonów serca jest też ich czystość. Nieprawidłowości stanowią rozdwojenia tonów oraz szmery w sercu.

Patologiczne rozdwojenie I tonu to wyraz asynchronicznego skurczu komór serca (np. nadciśnienie płucne, przerost lewej komory). Rozdwojenie II tonu świadczy o nierównoczesnym zamknięciu zastawek aorty i pnia płucnego (np. ubytek przegrody międzyprzedsionkowej, zwężenie zastawki tętnicy płucnej).

Nieprawidłowe tony serca, tzw. **kliki**, występują zarówno w skurczu, jak i w rozkurczu. Klik w środkowym okresie skurczu jest charakterystyczny dla wypadania płatka zastawki dwudzielnej. Wynika wtedy z napięcia nici ścięgnistych tej zastawki w momencie uwypuklenia się jej płatka do lewego przedsionka.

Dodatkowe tony w okresie rozkurczu, nazywane **trzaskiem** otwarcia, generowane są przez zwężone zastawki przedsionkowo-komorowe lub towarzyszą zaciskającemu zapaleniu osierdzia.

Szmery serca

Nad sercem, poza tonami, można wysłuchać zjawiska akustyczne zwane szmerami. Dzieli się je na skurczowe (między I a II tonem), rozkurczowe (między II a I tonem) i skurczowo-rozkurczowe (ciągłe), a w zależności od etiologii na wewnątrz- i zewnątrzsercowe. Szmery wewnątrzsercowe dzielą się na:

- organiczne – powstają w wyniku zmian chorobowych w obrębie zastawek serca oraz wskutek nieprawidłowych połączeń między jamami serca lub dużymi naczyniami, w zależności od mechanizmu ich powstawania wyróżnia się szmery przepływu, wyrzutowe, fali zwrotnej i przecieku,
- czynnościowe – spowodowane nieprawidłowym (nadmiernym i/lub turbulentnym) przepływem

Tabela 5.14. Rodzaje szmerów przygodnych (fizjologicznych)

RODZAJ SZMERU	NAZWA SZMERU	CHARAKTERYSTYKA SZMERU NIEWINNEGO
Skurczowy	Szmer Stilla (50% szmerów niewinnych) = klasyczny, muzyczny lub wibracyjny	■ Wyrzutowy wczesnoskurczowy, o niskiej częstotliwości ■ Zwykle u dzieci starszych i młodzieży ■ Wysłuchiwany w II–IV międzyżebrzu przy lewym brzegu mostka lub na koniuszku ■ Promieniuje do lewej okolicy podobojczykowej ■ Spowodowany strunami ścięgnistymi w lewej komorze, drganiem nici ścięgnistych zastawki dwudzielnej lub zwiększoną kurczliwością mięśnia lewej komory
	Szmer skurczowy wyrzutowy tętnicy płucnej	■ Krótki śródskurczowy ■ Wysłuchiwany w II–III międzyżebrzu przy lewym brzegu mostka ■ 1–2/6 w skali Levine'a ■ Spowodowany turbulentnym przepływem krwi w drodze odpływu z prawej komory, cichnie w pozycji siedzącej lub po wyciągnięciu rąk do przodu, częściej u dzieci z płaską klatką piersiową
	Szmer wyrzutu lewej komory	■ Cichy, skurczowy, wysłuchiwany w II prawym międzyżebrzu
	Szmer nadobojczykowy	■ Naczyniowy, tętniczy ■ Słyszalny nad obojczykiem ■ Cichnie w pozycji siedzącej i po odchyleniu ramion do tyłu ■ Spowodowany turbulentnym przepływem krwi z łuku aorty do dużych naczyń
	Szmer względnego zwężenia obwodowych gałęzi tętnic płucnych	■ Cichy, wyrzutowy ■ Występuje obustronnie u podstawy serca i z tyłu klatki piersiowej, u noworodków i niemowląt (do 6. mż.) ■ Związany z turbulentnym przepływem krwi w okolicach odejścia gałęzi pnia płucnego
Ciągły	Szmer buczenia żylnego	■ Ciągły, przypomina poświst wiatru, z maksimum nasilenia w rozkurczu ■ Cichnie/ustępuje przy ucisku żyły szyjnej wewnętrznej po stronie szmeru (po przyjęciu pozycji leżącej, pochyleniu głowy do przodu) i podczas próby Valsalvy ■ Nasila się w pozycji siedzącej i stojącej, przy uniesieniu brody do góry i skręceniu głowy w kierunku przeciwnym do miejsca szmeru ■ Wysłuchiwany najczęściej w polu obojczykowym ■ Wynika z turbulentnego przepływu krwi w dużych żyłach szyjnych w miejscu połączenia z żyłami podobojczykowymi

krwi przez prawidłowe zastawki, wtórnym do zaburzeń hemodynamicznych wynikających z innej patologii wewnątrzsercowej (bradykardia) lub przyczyny pozasercowej (niedokrwistość, nadczynność tarczycy, gorączka, ciąża),
- niewinne (tab. 5.14) – zjawiska akustyczne w sercu zdrowym anatomicznie i czynnościowo, opisywane u 8–12% niemowląt, 32–96% dzieci w wieku od 2. do 14. rż. i 73% w okresie pokwitania.

Większość stwierdzanych u dzieci szmerów ma charakter szmeru niewinnego. Jego charakterystyczne cechy to:

- głośność nieprzekraczająca 3/6 w skali Levine'a,
- występowanie w skurczu, zwykle w jego środkowej fazie,
- zmiana głośności związana z pozycją ciała,
- okresowe występowanie (głośniejsze przy stanach zwiększonego rzutu serca, np. w gorączce).

Po stwierdzeniu obecności szmeru należy zwrócić uwagę na następujące jego cechy:

- stosunek szmeru do fazy pracy serca,
- rodzaj szmeru (barwa i charakter),
- głośność (punkt największej głośności),
- zależność głośności szmeru od pracy, wysiłku i fazy oddychania,
- przemieszczanie się (promieniowanie) szmeru.

Ocenę głośności szmeru, z określeniem, w której okolicy jest ona największa, przeprowadza się w sześciostopniowej skali Levine'a (tab. 5.15).

Skurczowe szmery organiczne wynikają ze zmian w układzie krążenia. Mogą mieć różny charakter. Pomocne w różnicowaniu ich przyczyny jest stwierdzenie, w którym okresie skurczu się rozpoczynają:

- wczesnoskurczowy – ubytek przegrody międzykomorowej, niedomykalność zastawek przedsionkowo-komorowych,
- śródskurczowy – zwężenie dróg odpływu komór, głośność szmeru zależy od stopnia zwężenia, śródskurczowy szmer wyrzutowy nad tętnicą płucną występuje w ubytku przegrody międzyprzedsionkowej,
- późnoskurczowy – wypadanie płatka zastawki dwudzielnej.

Szmery rozkurczowe niemal zawsze wskazują na patologię układu krążenia:

- wczesnorozkurczowy – niedomykalność zastawki pnia płucnego (szmer o niskiej częstotliwości) lub aortalnej (szmer o wysokiej częstotliwości), nadciśnienie płucne przy wysokim ciśnieniu rozkurczowym w pniu płucnym (szmer Grahama Steella),
- śródrozkurczowy – wzmożony przepływ krwi przez zastawki przedsionkowo-komorowe (np. „względne" zwężenie zastawki trójdzielnej wynikające ze zwiększonego przepływu krwi przez zastawkę w ubytku przegrody międzyprzedsionkowej, „względne" zwężenie zastawki dwudzielnej w ubytku przegrody międzykomorowej) lub zmniejszona podatność komór,
- późnorozkurczowy – zwężenie zastawek przedsionkowo-komorowych, znaczna niedomykalność zastawki aorty (szmer Austina Flinta).

Szmery ciągłe (skurczowo-rozkurczowe) rozpoczynają się w skurczu, obejmują II ton serca i kończą się w rozkurczu. Ich przyczyny to:

- przetrwały przewód tętniczy (szorstki, najgłośniejszy na II tonie, najlepiej słyszalny w II międzyże-

STOPIEŃ	CHARAKTERYSTYKA SZMERU	DRŻENIE
I	Bardzo cichy, słyszalny nie w każdej pozycji	–
II	Delikatny, słyszalny w każdej pozycji	–
III	O głośności zbliżonej do tonów serca	–
IV	Głośniejszy od tonów serca	+
V	Bardzo głośny, z drżeniem, ale słyszalny tylko za pomocą słuchawki przyłożonej do klatki piersiowej	+
VI	Tak głośny, że słyszalny słuchawką, która nie dotyka do klatki piersiowej, lub bez słuchawki	+

Tabela 5.15. Głośność szmerów serca wg skali Levine'a

brzu po lewej stronie) u chorych bez nadciśnienia płucnego,

■ przetoka tętnic wieńcowych (najgłośniejszy w miejscu drenowania przetoki),

■ chirurgicznie wytworzone zespolenie tętniczo--żylne.

5.10.3
Badanie naczyń

Badanie tętna

W wieku rozwojowym ściany tętnic są elastyczne. Charakter tętna zależy od siły skurczu lewej komory serca, stanu zastawki aorty oraz drożności naczyń tętniczych.

Badanie tętna wykonuje się metodą palpacyjną, układając opuszki II, III i IV palca na tętnicy (najczęściej promieniowej). Ocenia się następujące cechy, które powinny być identyczne nad jednoimiennymi tętnicami:

■ częstość tętna – powinna być zgodna z częstością pracy serca, norma zależy od wieku pacjenta,

■ miarowość tętna – określana na podstawie odstępu czasowego między poszczególnymi falami napływu krwi z serca, tętno może być miarowe lub niemiarowe, fizjologiczna niemiarowość oddechowa polega na przyśpieszeniu tętna w czasie wdechu i zwolnieniu podczas wydechu przy jego zgodności z częstością pracy serca,

■ wypełnienie tętna – zależy od różnicy wartości ciśnienia skurczowego i rozkurczowego (tętno duże, małe, nitkowate),

■ napięcie – opór stawiany przez ścianę tętnicy palcom badającego (tętno twarde, miękkie),

■ chybkość – szybkość napełniania się i opróżniania tętnicy, tętno chybkie występuje w nadciśnieniu, a leniwe przy zwolnionym opróżnianiu lewej komory serca,

■ symetria – tętno bada się na 4 kończynach i porównuje jego parametry na tętnicach ramieniowych i udowych, rozbieżności występują m.in. w koarktacji aorty.

Pomiar ciśnienia tętniczego

U noworodka i niemowlęcia pomiaru ciśnienia tętniczego dokonuje się w czasie karmienia lub po zaśnięciu dziecka. W czasie snu wartości są o 5–7 mmHg

niższe niż w czasie czuwania. U dzieci niespokojnych mankiet do pomiaru ciśnienia należy nałożyć na kończynę górną (wcześniej) około 5 min przed badaniem. Szerokość mankietu powinna stanowić co najmniej $2/3$ długości ramienia badanego. Pomiaru dokonuje się 3-krotnie, najczęściej aparatem automatycznym, podając średnią z tych pomiarów. Aktualnie pomiary ciśnienia tętniczego odnosi się do siatek centylowych uwzględniających: płeć, wiek i wzrost badanego dziecka. Wartości w granicach 90.–94. centyla uznaje się za „wysokie prawidłowe", a $\geqslant 95$. centyla za nadciśnienie tętnicze (patrz rozdz. 10 „Choroby układu krążenia").

5.11
BADANIE JAMY BRZUSZNEJ
5.11.1
Badanie podmiotowe

Schorzenia przewodu pokarmowego mają swoją określoną symptomatologię kliniczną. Wszelkie dolegliwości podmiotowe i przedmiotowe związane z przewodem pokarmowym określa się nazwą dyspeptyczne. W grupie tej mieszczą się brak łaknienia, ulewanie i/lub wymioty, bóle brzucha, zaburzenia w oddawaniu stolca, krwawienie z przewodu pokarmowego oraz inne dolegliwości związane z chorobą poszczególnych narządów.

Ból brzucha

Ból brzucha jest nieprzyjemnym odczuciem i emocjonalnym przejawem aktualnego lub potencjalnego uszkodzenia tkanki lub narządu w jamie brzusznej, albo sygnałem ostrzegawczym, że uszkodzenie takie nastąpi.

Przyczyny skarg na bóle brzucha mogą być związane z chorobami narządów jamy brzusznej, patologią toczącą się w jej sąsiedztwie lub w narządach odległych. Ponieważ ból stanowi odczucie subiektywne, dane dotyczące informacji o charakterze, lokalizacji, okolicznościach powstawania, nasileniu i czasie trwania dolegliwości, a także o ich skojarzeniu z innymi objawami, są tym pewniejsze, im starszy pacjent. Informacją przydatną diagnostycznie jest podział bólu na ostry i przewlekły.

Ostry ból brzucha u pacjenta połączony z jego złym stanem ogólnym należy uważać za przypadek nagły, kwalifikujący się do interwencji chirurgicznej lub leczenia zachowawczego, o czym decyduje wynik badania fizykalnego jamy brzusznej – objawy „ostrego brzucha" (patrz tab. 11.9).

Przewlekły ból brzucha oznacza 3 lub więcej epizody bólowe występujące w okresie nie krótszym niż 3 miesiące. Ból jest na tyle dokuczliwy, że upośledza aktywność życiową dziecka, powoduje przedłużającą się jego nieobecność w przedszkolu lub szkole oraz skutkuje upośledzeniem aktywności fizycznej, ogranicza możliwości realizacji własnych zainteresowań i efektywności nauki.

Różnorodność bólów brzucha u dzieci powiązana jest z unerwieniem jamy brzusznej. Rozróżnia się ból:

- somatyczny (trzewny) – ma charakter ostry, wyzwalający wzmożone napięcie powłok brzusznych (rozlana lub miejscowa obrona mięśniowa), odmianą tego bólu jest ból przeponowy, promieniujący w różnych kierunkach, nasilający się przy głębokim oddechu lub kaszlu, najczęściej u dzieci występuje w przebiegu płatowego zapalenia płuc lub choroby przebiegającej z hepatosplenomegalią,
- wegetatywny – jest rozlany, tępy, o trudnym umiejscowieniu i zmiennym nasileniu, pochodzi z narządów o unerwieniu autonomicznym, często towarzyszą mu nudności, wymioty, pocenie się, bladość i tachykardia.

Szczególnym rodzajem bólu u niemowląt jest ból kolkowy, tzw. kolka niemowlęca.

Ulewanie

Ulewania (regurgitacje) są bierną formą wydalenia zawartości żołądka po kilku–kilkunastu minutach od zakończonego karmienia. Najczęściej wiążą się one z odbiciem połkniętego powietrza. Uporczywe ulewania bez tego związku świadczą o zaburzeniu motoryki przełyku (refluks żołądkowo-przełykowy). Namacalnym dowodem ulewania przez niemowlę jest pozostawianie po śnie mokrej plamy na pościeli, w okolicy twarzy dziecka.

Wymioty

Wymioty to gwałtowne wydalenie zawartości żołądka przy czynnym udziale skurczu przepony i tłoczni brzusznej, zazwyczaj poprzedzone nudnościami i ślinieniem się dziecka.

Wymioty u dzieci są objawem chorobowym najczęściej o podłożu czynnościowym, ale mogą być również spowodowane zaburzeniami organicznymi (wady wrodzone przewodu pokarmowego). Po wykluczeniu związku epizodu wymiotów z błędem dietetycznym (w każdym wieku) w ocenie klinicznej należy brać pod uwagę czas ich trwania i gwałtowność, a także związek z innymi objawami chorobowymi. Sporadyczne wymioty, skojarzone z gorączką, towarzyszą często chorobom o przebiegu ostrym, w tym zakażeniom wirusowym i bakteryjnym.

W dociekaniu przyczynowym nie można pominąć czasu pojawienia się pierwszych wymiotów, czyli ich związku z wiekiem oraz procesem karmienia dziecka. Wystąpienie wymiotów przy pierwszym karmieniu i kolejnych próbach (pierwsze godziny, pierwsze dni po urodzeniu) skojarzone z krztuszeniem, zaburzeniami oddychania, domieszką żółci w wymiocinach, sugeruje obecność wady wrodzonej przewodu pokarmowego (zarośnięcie przełyku lub dwunastnicy, niedrożność smółkową w mukowiscydozie). **Wymioty uporczywe**, treścią pokarmową, chlustające, pojawiające się od 2.–3. tygodnia życia, sugerują przerostowe zwężenie odźwiernika.

Przyczyny wymiotów przewlekłych stanowią także zaburzenia metaboliczno-hormonalne (wrodzony przerost nadnerczy, hiperamonemie, przedawkowanie witaminy D_3), choroby rozrostowe OUN oraz zatrucia lekami i innymi środkami chemicznymi.

Szczególnie uciążliwymi dla pacjenta i jego rodziny są **wymioty niepowściągliwe (acetonemiczne)**. Mają one charakter napadowy, nawracający, o nieustalonej jednoznacznie etiologii (infekcja, błędy dietetyczne, nadwrażliwość pokarmowa). Uporczywość utrzymywania się objawu prowadzi do różnego stopnia odwodnienia organizmu dziecka, acetonemii, kwasicy metabolicznej, hipoglikemii i dyselektrolitemii z koniecznością hospitalizacji.

Ruminacje

Ruminacja (przeżuwanie) to kliniczna odmiana zaburzeń motorycznych przewodu pokarmowego, która polega na cofaniu się pokarmu z żołądka do jamy ustnej i ponownym jego przeżuwaniu i połykaniu. Objaw ten występuje najczęściej u dzieci z głęboką dysfunkcją psychomotoryczną. Do cech różnicujących przeżuwanie od innych objawów dyspeptycz-

Tabela 5.16. Podział ludzkiego stolca według jego kształtu i konsystencji. Bristolska skala uformowania stolca

TYP STOLCA	WYGLĄD I KONSYSTENCJA (EFEKT CZASU PASAŻU JELITOWEGO)	INTERPRETACJA
1.	Pojedyncze, zbite kawałki, podobne do orzechów, trudne do wydalenia	Najczęściej spotykane w zaparciach
2.	Kawałki stolca o wydłużonym kształcie (kiełbaskowatym)	
3.	Stolec o kształcie wydłużonym, z popękaną powierzchnią	Najczęściej spotykane i najłatwiejsze do wydalenia formy kału (ludzie zdrowi)
4.	Stolec miękki, o smukłym, wężowatym kształcie i gładkiej powierzchni	
5.	Miękkie kawałki stolca o wyraźnych brzegach, łatwe do wydalenia	Stolce zapowiadające biegunkę
6.	Kłaczaste kawałki, z postrzępionymi krawędziami, stolec papkowaty	
7.	Stolec wodnisty, bez uformowanych fragmentów, całkowicie płynny	Stolec biegunkowy

nych (tj. ulewania, wymioty) należą: cofanie się pokarmu tylko podczas jedzenia, objaw przeżuwania nie występuje w nocy, nie występuje także w pozycji leżącej pacjenta; w ustępowaniu objawu nie pomagają leki prokinetyczne oraz hamujące wydzielanie kwasu solnego (np. inhibitory pompy protonowej).

Zaburzenia w oddawaniu stolca

Mogą wiązać się zarówno z zaburzeniami częstości oddawania stolca (biegunka lub zaparcie), jak i z nieprawidłową jego konsystencją (stolce uformowane, zbite, płynne). Wygląd stolca stał się kryterium podziału na 7 grup, uwzględniających jego kształt i konsystencję (tab. 5.16).

5.11.2

Badanie przedmiotowe

Badanie fizykalne narządów jamy brzusznej u dzieci jest technicznie trudne, co wynika z pewnych uwarunkowań. Po pierwsze, grubość powłok brzusznych jest zróżnicowana indywidualnie i zmienia się wraz z wiekiem dziecka. Po drugie, dziecko małe jest trudno ułożyć do badania we właściwej pozycji (na wznak, na boku). U starszych dzieci badanie jamy brzusznej wykonuje się najczęściej w łóżku (na kozetce); u małych dzieci badanie wykonuje się na stoliku do przewijania niemowląt. Właściwą pozycją jest ułożenie pacjenta na wznak, z rękami wyciągniętymi wzdłuż tułowia lub skrzyżowanymi na klatce piersiowej (małe dzieci), z lekko uniesioną głową i nogami lekko ugiętymi w stawach kolanowych (rozluźnienie powłok brzusznych).

Oglądanie

Oglądaniem ocenia się kształt brzucha, symetryczność okolic topograficznych, skórę i tkankę podskórną (stopień odżywienia), naczynia powierzchowne, pępek oraz ewentualne rozstępy, blizny i powiększenie narządów wewnętrznych.

W pozycji stojącej u dzieci do 4. rż. brzuch jest obwisły w związku z fizjologiczną lordozą, słabo rozwiniętymi powłokami brzusznymi i stosunkowo dużymi narządami wewnętrznymi. W pozycji leżącej brzuch jest wysklepiony do wysokości klatki piersiowej lub nieco poniżej. Uniesienie powłok brzusznych powyżej klatki piersiowej (w pozycji leżącej) może być spowodowane wzdęciem brzucha, zaleganiem mas kałowych w jelicie, powiększeniem narządów wewnętrznych, wodobrzuszem i otyłością. Przy podnoszeniu dziecka z pozycji leżącej do stojącej można niekiedy zauważyć osłabienie mięśni brzucha lub ich rozstęp (przepuklina linii białej). Łatwymi do zauważenia są również przepukliny kanału pachwinowego. Asymetrię w kształcie i wielkości brzucha rodzice dostrzegają zazwyczaj podczas przygotowania dziecka do kąpieli, gdy rozbierają je całkowicie. Ważnym elementem podczas oglądania jest ocena pępka i okolicy pępkowej, szczególnie w wieku noworodkowym (kikut pępowiny, pępek mokry, grzybiasty). W wieku późniejszym może tworzyć się w tym miejscu przepuklina (pępkowa).

Badanie palpacyjne

Po obejrzeniu powłok brzusznych przeprowadza się badanie palpacyjne. W zależności od narządu wykonuje się je w różnych pozycjach (leżąca, na boku, stojąca).

Podczas badania w celu odwrócenia uwagi i zmniejszenia lęku dziecka pożądanym jest prowadzenie z nim rozmowy. W tym czasie obserwuje się twarz dziecka, oceniając jego reakcje bólowe wywołane badaniem.

Szczegółowe zlokalizowanie procesu chorobowego wymaga wykorzystania umownej topografii powierzchni powłok jamy brzusznej (ryc. 5.6).

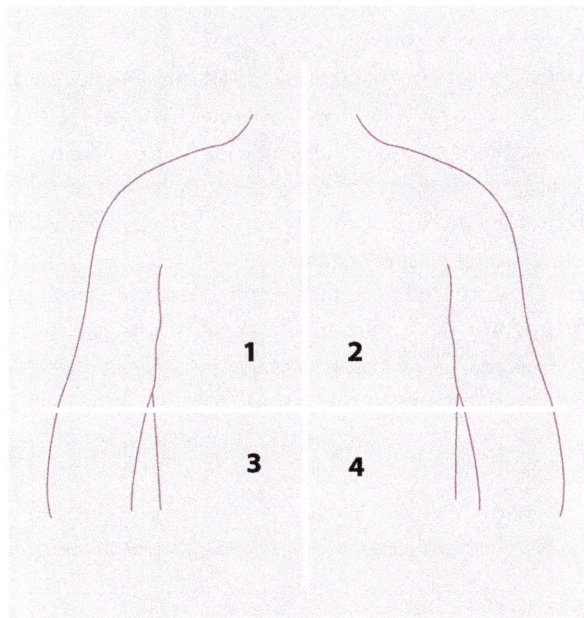

Rycina 5.6. Podział powierzchni powłok brzusznych na cztery kwadranty (1 – prawy górny, 2 – lewy górny, 3 – prawy dolny, 4 – lewy dolny).

Lokalizacja narządów jamy brzusznej:

- kwadrant prawy górny – wątroba, pęcherzyk żółciowy, dwunastnica, głowa trzustki, zgięcie wątrobowe okrężnicy,
- kwadrant lewy górny – żołądek, śledziona, lewy płat wątroby, trzustka, zgięcie śledzionowe okrężnicy,
- kwadrant prawy dolny – jelito ślepe z wyrostkiem robaczkowym, prawy jajnik z jajowodem,
- kwadrant lewy dolny – esica, lewy jajnik z jajowodem,

- linia pośrodkowa ciała – w okolicy nadłonowej znajduje się pęcherz moczowy, a u kobiet także macica.

Badanie palpacyjne ma udzielić odpowiedzi na następujące pytania:

- czy struktura powłok i zawartość jamy brzusznej są prawidłowe,
- czy stwierdza się powiększone narządy wewnętrzne,
- czy stwierdza się nieprawidłowe opory powierzchowne i głębokie oraz obecność płynu w jamie brzusznej.

Palpacja powierzchowna

Badaniem powierzchownym ocenia się przede wszystkim napięcie powłok, ich ucieplenie i zmiany patologiczne dotyczące skóry i tkanki podskórnej (blizny, rozstępy, wykwity). Jest również wykorzystywane w ocenie objawów otrzewnowych i innych objawów związanych z patologią narządową jamy brzusznej. Przedramię i dłoń układa się poziomo na powierzchni brzucha i przemieszcza się palce ręki badającej po powłokach, lekko je uciskając. Rozpoczyna się od lewego dołu biodrowego, przemieszczając rękę w górę do śródbrzusza i nadbrzusza, a następnie schodząc przez okolicę pępkową i nadłonową do dołu biodrowego prawego.

Objawy zapalne wyrostka robaczkowego

Zapalenie wyrostka robaczkowego jest najczęstszą ostrą chorobą jamy brzusznej. W przebiegu klasycznym choroby dominują: ból brzucha, wymioty, zaburzenia w oddawaniu gazów i stolca, podwyższona temperatura oraz charakterystyczne objawy w badaniu palpacyjnym:

- **bolesność uciskowa w punkcie McBurneya** – ból przy ucisku w $1/3$ odległości między prawym przednim kolcem biodrowym a pępkiem (na linii kolcowo-pępkowej),
- **objaw Jaworskiego** – bolesność w rzucie wyrostka robaczkowego przy zwiększonym napięciu i ciśnieniu powłok brzusznych, objaw wywołuje się poprzez jednoczesne uciskanie powłok brzusznych i powolne opuszczanie wcześniej uniesionej i wyprostowanej w kolanie kończyny dolnej prawej.

■ **objaw Rovsinga** – bolesność w rzucie wyrostka robaczkowego stwierdzana w trakcie przesuwania dłoni wywierającej ucisk od esicy (lewy dół biodrowy) w stronę okrężnicy zstępującej (efekt rozdęcia antyperystaltycznego).

Nierozpoznane zapalenie wyrostka robaczkowego może prowadzić do zapalenia otrzewnej.

Zapalenie otrzewnej

Rozpoznanie to sugerują:

■ stwierdzenie objawów otrzewnowych – **objaw Blumberga** (w przypadku bolesności uciskowej brzucha nagłe oderwanie ręki silnie uciskającej powłoki brzuszne wywołuje nasilenie ostrego bólu),
■ pogarszający się stan ogólny chorego,
■ ból brzucha,
■ wzmożone napięcie powłok brzusznych,
■ brak perystaltyki, zatrzymanie oddawania gazów i stolca.

Choroba rozwija się bardzo szybko i zbyt późno rozpoznana może prowadzić do zgonu.

Zapalenie pęcherzyka żółciowego

Przy zapaleniu pęcherzyka żółciowego wykorzystujemy diagnostycznie **objaw Chełmońskiego**. Polega on na wywołaniu bólu poprzez uderzenie pięścią w dłoń położoną w okolicy pęcherzyka żółciowego (na przecięciu prawej krawędzi mięśnia prostego brzucha z łukiem żebrowym).

Bolesność można także potwierdzić przez uciśnięcie dolnego brzegu pęcherzyka żółciowego poniżej brzegu wątroby podczas wdechu. Z bólu pacjent odruchowo na chwilę wstrzymuje oddech (**objaw Murphy'ego**).

Palpacja głęboka

Badania palpacyjne głębszych partii jamy brzusznej przeprowadza się jedną ręką (mocniej uciskając powłoki) lub oburącz (nakładając obie dłonie na siebie). Górna dłoń wykonuje ucisk powłok, dolna służy wymacaniu narządów trzewnych, guzów lub oporów. Badanie należy rozpoczynać od niebolesnej okolicy brzucha. Jeśli pacjent nie zgłasza bólu, najpierw bada się wątrobę, a potem kolejno śledzionę, trzustkę, jelita, nerki i pęcherz moczowy. Głębokie oddychanie (przez otwarte usta) oraz ugięcie kończyn dol-

nych w stawach biodrowych zmniejsza napięcie powłok brzusznych, co bywa pomocne przy tym badaniu.

W przypadku wyczucia guza (oporu patologicznego) należy ustalić jego lokalizację (powierzchowny, głęboki), wielkość i ruchomość oddechową oraz ruchomość względem struktur sąsiednich. Stwierdzony badaniem opór należy zaznaczyć schematycznie w historii choroby. Oceny wątroby, śledziony i nerek dokonuje się podczas głębokiego wdechu. Obniżenie przepony spycha te narządy w dół, a badanie polega na ułożeniu ręki zwróconej palcami ku brzegowi narządu, który dotyka palców w trakcie aktu oddechowego.

Badanie wątroby

Wątroba jest łatwo dostępna w badaniu palpacyjnym prawie u wszystkich wcześniaków, zdrowych niemowląt i małych dzieci. Brzeg jej przesuwa się ku dołowi podczas wdechu i wystaje spod prawego łuku żebrowego na 1 do 2 cm (dzieci do 3. rż.). Jest miękki i niebolesny podczas badania.

Hepatomegalia oznacza powiększenie narządu (wyrażone w centymetrach poniżej prawego łuku żebrowego lub ultrasonograficznie). Najczęstszymi przyczynami hepatomegalii są czynniki infekcyjne, hemolityczne, metaboliczne i zastoinowe (wada serca).

Badanie wątroby rozpoczynamy od obmacywania podbrzusza prawego (wysokość talerza biodrowego),

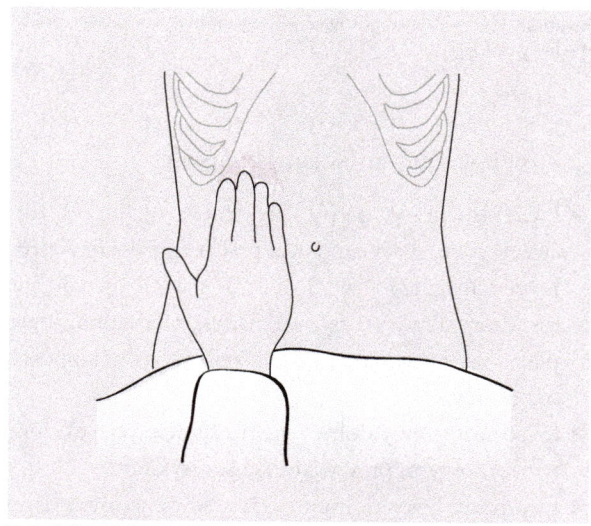

Rycina 5.7. Badanie palpacyjne wątroby.

116

starając się zbliżyć dłoń do narządu w chwili wdechu, kiedy brzeg przepony opuszcza się i odsuwa wątrobę ku dołowi. Dłoń układa się płasko, z palcami skierowanymi ku górze. Palce wskazujący i środkowy znajdują się z boku mięśnia prostego brzucha (ryc. 5.7). Gdy pacjent wykonuje głęboki wdech przez usta, wówczas czubki palców ześlizgują się po obłym brzegu narządu. U dzieci starszych stosuje się metodę dwuręczną.

Pełniejszej informacji o wielkości narządu dostarczają dodatkowe badania (w pozycji stojącej; w ułożeniu na lewym boku) oraz ocena ultrasonograficzna.

Badanie śledziony

Śledziona znajduje się w lewym górnym kwadrancie brzucha. Obejmuje obszar od IX do XI żebra w linii pachowej środkowej. W prawidłowych warunkach narząd nie wystaje spod lewego łuku żebrowego. W miarę powiększania się przesuwa się ku przodowi, w dół i dośrodkowo.

Śledzionę bada się u pacjenta leżącego na prawym boku lub na plecach. Określa się jej wielkość, spoistość i ewentualną bolesność.

Badanie śledziony wykonuje się oburęcznie. Ręka prawa podtrzymuje powłoki okolicy tylnych żeber, a lewa – umieszczona płasko, z palcami ułożonymi pod kątem ostrym w stosunku do lewej krawędzi żeber, uciska w głąb i ku górze (ryc. 5.8a).

Powłoki brzuszne uciska się w głąb i ku górze, oczekując na głęboki wdech pacjenta. Ruchomość oddechowa narządu powoduje, że uderza on w czubki palców (wskazującego i środkowego) osoby badającej. Na szczycie wdechu zwalnia się ucisk ręki leżącej od przodu, wówczas czubki palców przesuwają się nad brzegiem śledziony i pozwalają określić konsystencję i powierzchnię tego narządu.

Druga metoda polega na wymacywaniu słabo wyczuwalnej śledziony przez stojącego za pacjentem po lewej stronie badającego, który umieszcza lewą dłoń w dolnym odcinku jego klatki piersiowej i hakowato zagina palce wokół krawędzi żeber, polecając jednocześnie pacjentowi wykonywanie głębokich oddechów (ryc. 5.8b).

Powiększenie śledziony określa się terminem splenomegalia (tab. 5.17). Silny ból zlokalizowany w lewym górnym kwadrancie brzucha, zwłaszcza po urazie, nasuwa podejrzenie pęknięcia śledziony.

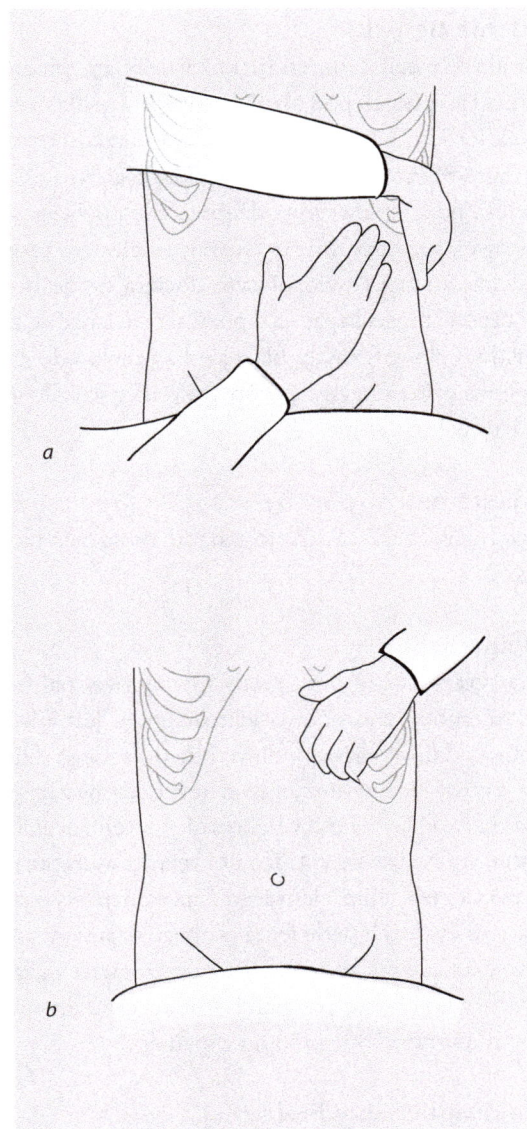

Rycina 5.8. Badanie palpacyjne śledziony (a i b).

STOPIEŃ	LOKALIZACJA ŚLEDZIONY
I	Pod łukiem żebrowym
II	Poniżej lewego łuku żebrowego
III	Sięga do wysokości pępka
IV	W połowie odległości między pępkiem a dołem biodrowym lewym
V	Wypełnia lewy dół biodrowy

Tabela 5.17. Ocena palpacyjna wielkości śledziony (wg klasyfikacji WHO)

Badanie trzustki

Metoda Grotta. Choremu, który leży na plecach, podkłada się wałek pod okolicę lędźwiową (dla zwiększenia lordozy). Bolesność uciskową narządu ocenia się oburącz. Palce ręki badającej lekko zagięte uciskają powłoki poniżej lewego podżebrza, ale powyżej linii pępkowej, jednocześnie odsuwając mięsień prosty brzucha. Ruchem świdrującym dociera się do bocznej części kręgosłupa, co pozwala ucisnąć trzon trzustki. Głowę trzustki bada się na prawo i do góry od pępka w identyczny sposób, przyciskając ją do prawej strony kręgosłupa.

Badanie nerek

Patrz rozdz. 5.12 „Badanie układu moczowo-płciowego".

Badanie jelit

Jelita wyczuwa się przy nieco mocniejszej palpacji. Niezmienione chorobowo jelito cienkie jest niedostępne badaniu palpacyjnemu. Nie u każdego dziecka wyczuwa się również jelito grube. Badanie zaczyna się zwykle od oceny esicy i okrężnicy zstępującej. Następnie sprawdza się kątnicę i okrężnicę wstępującą, dolny odcinek jelita cienkiego i na końcu wyrostek robaczkowy. Jeżeli pętle jelita grubego dają się wyraźnie wyczuć, wynik badania może przemawiać za zaleganiem mas kałowych (zaparcia), obkurczeniem jelita w wyniku przewlekłego stanu zapalnego.

Opukiwanie jamy brzusznej

Opukiwanie jest metodą badania fizykalnego, która oprócz zmian stwierdzonych badaniem palpacyjnym pozwala wykryć nadmierną ilość gazów w jelitach, powiększone narządy wewnętrzne, ewentualne twory patologiczne (guzy) lub obecność płynu w jamie otrzewnej.

Badanie obecności płynu w jamie otrzewnej

Metody:

- Pacjenta układa się w pozycji bocznej i opukuje się w kierunku prawdopodobnego stłumienia. Obecność wolnego płynu w najniżej położonych częściach brzucha powoduje stłumienie odgłosu opukowego w tej okolicy. Zmiana pozycji ciała pacjenta wywołuje zmianę miejsca stłumienia.

- Badający umieszcza swoją lewą dłoń w dolnej części brzucha po stronie prawej chorego. Następnie palcami prawej ręki uderza w powłoki brzuszne po stronie przeciwnej. Wywołana w ten sposób fala płynu przemieszcza się i uderza o rękę przyłożoną po stronie prawej (objaw chełbotania). U dzieci najmłodszych, u których ściany brzucha są słabe, wątłe, a jelita atoniczne należy wykluczyć rzekomy płyn w otrzewnej (*pseudoascites*).

Stłumienie śledzionowe

Opukuje się w lewej linii pachowej środkowej od dołu pachowego w dół u dziecka ułożonego na plecach. Stłumienie odgłosu opukowego w obszarze pomiędzy IX a XI żebrem wskazuje zazwyczaj na powiększenie śledziony.

Stłumienie wątrobowe

Opukiwanie po stronie prawej w linii środkowo-obojczykowej od góry u pacjenta leżącego na wznak wyznacza górną granicę stłumienia wątrobowego (VI żebro). Oznaczanie dolnych granic stłumienia wątrobowego ma mniejsze znaczenie diagnostyczne ze względu na zawartość żołądka i jelit (gaz, treść pokarmowa).

Osłuchiwanie jamy brzusznej

Bada się szmery perystaltyczne i inne dźwięki jelitowe (pluski, przelewania). Osłuchiwanie odbywa się za pomocą fonendoskopu, który przykłada się lekko do powierzchni brzucha w każdym z jego kwadrantów w dwóch różnych miejscach. Perystaltyczne dźwięki pochodzenia jelitowego cechują się zwykle wysoką tonacją i następują szybko po sobie. Słyszalność dźwięków przy częściowej lub całkowitej niedrożności jest wynikiem wzmożonych ruchów perystaltycznych w doprowadzających do przeszkody odcinkach pętli jelitowych. Brak szmerów perystaltycznych ma miejsce przy całkowitej niedrożności jelit w wyniku porażenia ruchów robaczkowych (tzw. martwa cisza) i oznacza złe rokowanie kliniczne.

Badanie przez odbytnicę

Badanie palcem przez odbytnicę, wykonywane w razie takiej potrzeby, stanowi integralną, końcową część badania ogólnego pacjenta. Zaniechanie tego badania może być źródłem pomyłek diagnostycznych.

Dziecku i opiekunom należy wyjaśnić istotę badania (stosownie do ich możliwości intelektualnych).

Wstępem jest zebranie starannego wywiadu, obejmującego m.in. częstość, obfitość i regularność wypróżnień, dolegliwości związane z defekacją, wygląd, konsystencję i zapach stolca oraz obecność w nim domieszek (krew, ropa, śluz).

Badanie *per rectum* u dzieci wymaga delikatności i ostrożności, ponieważ jest nieprzyjemne, może powodować mechaniczne uszkodzenia i bywa trudniejsze technicznie niż u dorosłych. W pełni wykorzystuje się je tylko wtedy, kiedy sprawia jak najmniej bólu (współpraca pacjenta z badającym). U noworodków musi być przeprowadzone wyjątkowo delikatnie – można je wykonywać wyłącznie V palcem ręki.

Badanie palcem musi zostać poprzedzone dokładnym obejrzeniem odbytu i krocza oraz narządów płciowych. Badanie „na ślepo" u dziewcząt może być przyczyną niezamierzonego wprowadzenia palca do pochwy. Ponadto stany zapalne narządów płciowych również powodują niekiedy dolegliwości w wydalaniu stolca, a zaparcia lub bolesne szczeliny – dysurię.

W niektórych stanach patologicznych, np. przy wypadaniu śluzówki, zewnętrznych żylakach czy szczelinie odbytu, oglądanie ma podstawowe znaczenie diagnostyczne. Po „nadęciu się" zdrowego dziecka obserwować można otwieranie się odbytu, a następnie relaksację zwieracza zewnętrznego z bardzo nieznacznym wypadaniem błony śluzowej. Przy obecności szczeliny odbytu lub innych bolesnych stanów charakterystyczne jest zamknięcie zwieracza mimo „nadęcia się" pacjenta.

Najczęściej stosuje się dwa sposoby ułożenia pacjenta do badania przez odbytnicę:

- **pozycja na wznak**, z lekko zgiętymi w kolanach i odwiedzionymi w biodrach kończynami dolnymi – najczęściej używana u dzieci najmłodszych, uniwersalna, stwarzająca dobry dostęp do badanych struktur anatomicznych,
- **pozycja kolankowo-łokciowa** i jej modyfikacje – pozwala na dokładne i wygodne badanie palpacyjne, zwłaszcza gruczołu krokowego (u starszych chłopców).

Opuszkę palca wskazującego (w rękawiczce), nasmarowanego wazeliną lub innym środkiem poślizgowym, układa się na krawędzi odbytu. Stopniowo naciskając zwieracz i ostrożnie pokonując jego opór, palec wolno wprowadza się do kanału odbytu. Manewr ten pozwala jednocześnie ocenić napięcie zwieraczy odbytu (zewnętrznego i wewnętrznego).

Tuż powyżej odbytu można wyczuć poprzeczną bruzdę międzyzwieraczową. Wyżej umieszczony jest pierścień odbytowo-odbytniczy, macalny najlepiej na ścianie tylnej i ścianach bocznych. Odpowiada on mięśniowi łonowo-guzicznemu (część mięśnia dźwigacza odbytu) obejmującemu odbytnicę jak pętla. Stanowi też ważny punkt orientacyjny, m.in. dla lokalizacji ropni okołoodbytniczych. Następnie palec dochodzi do pustej przestrzeni bańki odbytnicy. Niekiedy wyczuwa się miękki, poprzeczny fałd śluzówki, tzw. najniższą zastawkę Houstona. Do tyłu od odbytnicy maca się kość krzyżową, zakrzywiającą się do góry i ku przodowi. Palec przemieszczony z tego miejsca ku bokowi napotyka kolec kulszowy.

Badanie przez odbytnicę powinno przebiegać zgodnie z określonym porządkiem. Po wprowadzeniu palca obmacuje się poprzez przednią ścianę kolejno:

- u chłopców:
  - gruczoł krokowy – położenie, wielkość, kształt i konsystencja obu jego płatów,
  - zagłębienie odbytniczo-pęcherzowe (częsta lokalizacja ropni wewnątrzotrzewnowych, wyczuwalnych jako miękki, bolesny guz),
- u dziewcząt:
  - szyjkę macicy,
  - jamę Douglasa (zagłębienie odbytniczo-maciczne).

Przy wprowadzaniu palca można nie zauważyć zmian w ścianie odbytnicy. Wyczuwa się je lepiej podczas wycofywania palca z odbytnicy. Nieco zgięty i ustawiony prostopadle w stosunku do ściany jelita palec przesuwa się wzdłuż różnych linii prostopadłych.

Po zakończeniu palpacji badający powinien obejrzeć rękawiczkę dla oceny zawartości odbytnicy. Wytarcie palca w biały gazik ułatwia to zadanie.

5.12
BADANIE UKŁADU MOCZOWO-
-PŁCIOWEGO

5.12.1
Badanie podmiotowe

Badanie podmiotowe powinno tak ukierunkować zbieranie informacji, aby z jednej strony wskazywały one jednoznacznie na ten układ jako główną przyczynę dolegliwości, a z drugiej sugerowały dalsze niezbędne badania diagnostyczne (USG, badanie radiologiczne, badania czynnościowe nerek).

W pierwszej kolejności należy zapytać o tak zwane objawy dyzuryczne, przez które należy rozumieć wszelkie dolegliwości związane z mikcją (trudności z oddawaniem moczu, częste bądź rzadkie oddawanie moczu, bolesność podczas mikcji).

Po 4. rż., gdy dziecko powinno oddawać mocz w sposób kontrolowany, zgłaszane przez rodziców moczenie dzienne lub nocne wymaga przeprowadzenia badań diagnostycznych w celu ustalenia jego przyczyny.

Uzupełnienie uzyskanych informacji stanowi wynik aktualnego badania moczu lub rutynowo wykonywanego badania USG jamy brzusznej. Pozwalają one wstępnie wnioskować o charakterze patologii (zakażenie, wada anatomiczna, uraz, proces nowotworowy, zaburzenia metaboliczne).

5.12.2
Badanie przedmiotowe

Nerki
Nerki nie są dostępne w badaniu fizykalnym, poza okresem noworodkowym. Bada się je z wykorzystaniem techniki oburęcznej.

Obmacywanie prawej nerki przeprowadza się w ułożeniu pacjenta na wznak. Pod prawą okolicę lędźwiową podkłada się lewą rękę, natomiast prawą dłoń układa się od przodu z opuszkami palców skierowanymi w lewo. Naciska się silnie obydwiema rękami, polecając badanemu głęboko oddychać. Na szczycie wdechu dąży się do wyczucia dolnego bieguna nerki, który zniża się w kierunku palców.

Obmacywanie lewej nerki przeprowadza się podobnie. Jest ona jednak trudniej dostępna.

Jeśli badający wyczuwa narząd, wynik oznacza powiększenie obustronne lub jednostronne nerki. Gdy powiększenie dotyczy jednej nerki, wówczas należy brać pod uwagę wodonercze, guz Wilmsa lub stan zakrzepowy żyły nerkowej. Powiększenie obustronne może przemawiać za wielotorbielowatością nerek, uropatią zaporową (u chłopców zastawka cewki moczowej) lub zespołem nerczycowym.

Uderzenie dłonią z tyłu w okolice nerki wywołuje ból w niektórych chorobach tego narządu – jest to tak zwany **objaw Goldflama**. Występuje np. w zapaleniu okołonerkowym lub kamicy nerkowej.

Pęcherz moczowy
Wypełniony moczem może być łatwo wyczuwalny badaniem palpacyjnym u noworodków i niemowląt w linii pośrodkowej ciała, ponad spojeniem łonowym. Łatwy jest także do oceny techniką opukową.

Narządy płciowe
Oglądanie narządów moczowo-płciowych zewnętrznych u dziewczynek i chłopców jest ważnym elementem badania przedmiotowego. Przy ocenie narządów płciowych zewnętrznych należy znać cechy morfologiczne ich rozwoju, determinowane odrębnościami ontogenetycznymi (wcześniactwo, noworodek donoszony, okres dziecięco-młodzieżowy, pokwitanie). Pierwsze badanie noworodka pozwala na wykrycie obecności (lub braku) anomalii (obojnactwo, wierzchniactwo, spodziectwo, przerost, deformacje związane z zespołem nadnerczowo-płciowym, inne wady rozwojowe).

U dziewczynek oglądania dokonujemy w pozycji na plecach z lekko podgiętymi kończynami, zwracając uwagę na wygląd sromu (prawidłowy, zaczerwieniony), wargi sromowe (prawidłowe, zdeformowane, wielkość, zrośnięcie) oraz wydzielinę w przedsionku pochwy i jej charakter (obecność wydzieliny w 2.–3. dniu po urodzeniu może oznaczać kryzę płciową lub stan zapalny). Przy podejrzeniu uszkodzenia mechanicznego (ciało obce, masturbacja), wykonuje się badania palpacyjne *per rectum* lub badanie wziernikowe przedsionka pochwy (przeprowadza je ginekolog dziecięcy).

U chłopców oglądaniem ocenia się wielkość i kształt prącia, miejsce ujścia cewki moczowej (wierzchniactwo – górna powierzchnia prącia; spodziectwo – rynienkowate ujście na dolnej powierzchni prącia), obecność lub brak przyklejonego napletka lub stulejki. Sprawdza się także, czy okolice ujścia cewki moczowej, napletka i żołędzi nie wykazują objawów stanu zapalnego lub uszkodzeń mechanicznych (u dzieci starszych). Palpacyjnie określa się obecność lub brak jąder w worku mosznowym, ich wielkość (stosowną do wieku) oraz inne nieprawidłowości (np. wodniak jądra w okresie noworodkowo-niemowlęcym), w tym bolesność (skręt powrózka nasiennego, zapalenie jąder i najądrzy w trakcie zakażenia wirusem świnki). Narządy moczowo-płciowe męskie, a w szczególności moszna, mogą być miejscem pojawienia się obrzęków (np. w zespole nerczycowym), a jądro – procesu nowotworowego.

U obojga płci należy ocenić pojawiające się cechy płciowe, wykorzystując stosowną klasyfikację (wg Tannera) (patrz rozdz. 1 „Rozwój fizyczny oraz motoryczny dzieci i młodzieży").

Zmiany w obrębie prącia

Stulejka jest rozpoznawana wówczas, gdy bez użycia siły nie można ściągnąć napletka poza żołądź prącia. Taki stan obserwuje się w warunkach prawidłowych u noworodków i młodszych niemowląt (**stulejka fizjologiczna**). Należy pamiętać, że u tych chłopców napletek można odprowadzić tylko do ujścia cewki moczowej, co spowodowane jest zlepieniem nabłonka wewnętrznej blaszki napletka z nabłonkiem żołędzi. Stulejka może mieć charakter wrodzony (występuje od urodzenia) lub częściej nabyty (wynik nieumiejętnej próby odprowadzania napletka, uraz, zejście stanu zapalnego). Istnieją dwa stany z pogranicza fizjologii i patologii napletka: **napletek przerosły** – ryjkowate wydłużenie, które nie jest stulejką i które po kilku próbach delikatnych manewrów daje się skutecznie odprowadzić; **napletek przyklejony** – powstaje w wyniku zalegania smegmy (mastki) między napletkiem a żołędzią, co prowadzi do powstania lokalnego stanu zapalnego żołędzi.

Stulejka patologiczna – sytuacja, gdy pierścień pomiędzy blaszką zewnętrzną a wewnętrzną napletka jest tak wąski, że u noworodka i niemowlęcia nie można uwidocznić cewki moczowej, a u starszego dziecka nie można odprowadzić napletka poza żołądź prącia.

Nieumiejętne odprowadzenie napletka poza rowek żołędzi prącia prowadzi do jego zadzierzgnięcia (**załupek**). Nie udaje się go wówczas ponownie sprowadzić na żołądź, co grozi martwicą i wymaga natychmiastowej pomocy chirurgicznej.

Niezstąpienie jąder (wnętrostwo)

Szacuje się, że problem ten dotyczy około 4,3% niemowląt płci męskiej po urodzeniu, w tym 2,7% noworodków donoszonych i 27% przedwcześnie urodzonych. W ponownym badaniu obecność jąder w mosznie u $2/3$ z tych pacjentów stwierdza się po około 6 tygodniach po urodzeniu u dzieci donoszonych i po 3 miesiącach po urodzeniu u wcześniaków. Po ukończeniu 1. rż. problem niezstąpienia jąder dotyczy około 0,8% chłopców z wyjściowej grupy. Przyczyny tego stanu rzeczy upatruje się w niewydolności regulacji osi hormonalno-jądrowej (LH-RH) lub w zaburzeniach mechanicznych utrudniających wędrówkę jąder przez kanał pachwinowy do moszny.

Wodniak jądra

Podczas badania jąder należy zwrócić uwagę na ich wielkość i konsystencję. Przy obecności wodniaka jądro jest duże, owalne, ma elastyczną ścianę i przejrzystą zawartość (przy podświetleniu), a także nie zmienia wielkości podczas kaszlu. Małe wodniaki ustępują samoistnie do końca 1. rż., większe wymagają interwencji chirurgicznej.

Bolesny wzwód prącia (priapizm)

W wybranych stanach chorobowych, tj. białaczka mieloblastyczna, uraz krocza, zespół wykrzepiania wewnątrznaczyniowego, może wystąpić bolesny wzwód prącia (priapizm), który nie ma związku z pobudzeniem seksualnym pacjenta.

5.13
BADANIE NARZĄDU RUCHU

Badanie to obejmuje ocenę postawy, sposobu poruszania się, sprawności układu kostnego, stawów i mięśni oraz badanie głębokich odruchów ścięgnistych.

5.13.1

Oglądanie – postawa ciała

Indywidualne ukształtowanie i układ ciała w pozycji swobodnej, czyli postawa pacjenta, zależy od sprawności układu kostno-stawowego i mięśniowego powiązanej z oddziaływaniem szeregu korzystnych i niekorzystnych czynników środowiskowych. W ocenie postawy uwzględnia się:

- ustawienie głowy,
- ustawienie obręczy piersiowej,
- kształt klatki piersiowej,
- krzywizny boczne kręgosłupa,
- wysklepienie brzucha,
- ustawienie kolan i stóp.

Prawidłowa postawa ciała zmienia się z wiekiem. Można ją oceniać wtedy, gdy dziecko jest w stanie samodzielnie stać i chodzić.

Dzieci młodsze

W życiu wewnątrzmacicznym i krótko po urodzeniu kręgosłup dziecka wykazuje jedno uwypuklenie grzbietowe – kifozę. W momencie rozpoczęcia chodzenia wytwarza się druga krzywizna kręgosłupa – lordoza lędźwiowa, często nadmiernie zaznaczona.

U dziecka w pierwszych 2. latach życia występuje także fizjologiczne płaskostopie, wynikające z małego wysklepienia stopy i obfitego nagromadzenia tkanki tłuszczowej. Częstym zjawiskiem w tym okresie jest również koślawość kolan (odległości między kostkami przyśrodkowymi kończyn dolnych mogą sięgać do 5 cm). Cechy te nadają dzieciom między 1. a 3. rż. charakterystyczną **sylwetkę małego dziecka**.

Dzieci starsze

Typowa **wyprostowana postawa** kształtuje się w wieku młodzieżowym. Do jej określenia należy obejrzeć z przodu, tyłu i boku dziecko stojące na twardym podłożu, wyprostowane, z równomiernie obciążonymi stopami (w tzw. **pozycji dowolnej**).

Nieprawidłowości budowy ciała związane z wadami postawy

Zniekształcenia budowy ciała wpływające na wady postawy dotyczą głowy i szyi, tułowia (klatka piersiowa, kręgosłup), brzucha i kończyn. Do najczęstszych wad postawy w wieku rozwojowym należą:

- skrzywienie kręgosłupa,
- asymetryczne ustawienie barków i łopatek,
- okrągłe plecy,
- odstające łopatki,
- koślawość i szpotawość kolan,
- płaskostopie (deformacje stóp).

Głowa

Nieprawidłowości w zakresie wielkości, kształtu i innych cech opisano wcześniej (patrz wyżej).

Klatka piersiowa

Najbardziej zauważalne deformacje kostne, mogące determinować wady postawy, mają związek z genetycznym podłożem budowy kości i funkcjonowania mięśni szkieletowych oraz z przebytym przez dziecko procesem krzywiczym. Zmiany pokrzywicze to:

- zgrubienia chrzęstno-kostnych połączeń żeber (różaniec krzywiczy),
- deformacje żeber i mostka (wystający mostek – klatka piersiowa kurza, zapadnięty mostek – klatka piersiowa szewska),
- wygięcie części lędźwiowej kręgosłupa ku tyłowi (garb krzywiczy),
- poszerzenie nasad kości długich rąk i nóg (bransolety pokrzywicze),
- kolana koślawe lub szpotawe.

Kręgosłup

Istotnymi nieprawidłowościami są:

- skrzywienie boczne kręgosłupa (skolioza),
- skrzywienie w płaszczyźnie strzałkowej – nasilenie lub spłaszczenie naturalnych krzywizn kręgosłupa – lordozy (wygięcie ku przodowi) i kifozy (wygięcie do tyłu).

Prawidłowe badanie fizykalne kręgosłupa, służące ocenie fizjologicznych krzywizn (lordozy szyjnej i lędźwiowej oraz kifozy piersiowej i krzyżowo-guzicznej), polega m.in. na poproszeniu pacjenta o wykonanie skłonu do przodu, ku tyłowi i na boki oraz o wykonanie rotacji.

Kończyny górne

Ręka, podobnie jak twarz dziecka, jest cennym źródłem informacji na temat różnych stanów chorobowych. W ręce lokalizuje się około 75% „małych wad", stanowiących klucz do rozpoznawania wielu zespołów chorobowych o podłożu dziedzicznym. Oceniając ręce, należy zwrócić uwagę na:

- kształt, budowę anatomiczną,
- wady wrodzone związane z liczbą palców i ich wyglądem (długość, zrosty międzypalczaste, wygląd i ustawienie kciuka),
- wielkość dłoni (budowa kości śródręcza – zespół Turnera, rzekoma niedoczynność przytarczyc),
- kolor dłoni i palców (sinica, bladość, zespół Raynauda),
- budowę i wygląd płytki paznokciowej,
- zmiany skórne, guzki podskórne (dłonie, palce, ścięgna),
- wzory dermatoglifów (bruzdy zgięciowe – bruzda małpia),
- ruchomość i funkcję ręki (swobodna, ograniczona, ruchy mimowolne).

Badanie rąk dziecka, u którego podejrzewa się przewlekły proces chorobowy układu oddechowego (rozstrzenie oskrzeli, mukowiscydoza), krążenia (sinicza wada serca) lub pokarmowego (marskość wątroby, nieswoiste zapalenia jelit), wykazuje często objaw palców pałeczkowatych. Objaw ten wywołany jest obrzękiem śródmiąższowym paliczków rąk i poszerzeniem tętniczek naczyń włosowatych (patrz ryc. 5.1).

Kończyny dolne

Zaburzeniami rozwojowymi kończyn dolnych obserwowanymi w okresie noworodkowym i niemowlęcym są m.in.: **stopa końsko-szpotawa** (przykurcz podeszwowy w stawie skokowo-goleniowym; płaszczyznę podparcia stopy tworzy mała powierzchnia w środkowej części zewnętrzno-grzbietowej krawędzi stopy) lub **stopa piętowa** (przykurcz stopy w zgięciu grzbietowym, pionowe ustawienie pięty w przedłu-

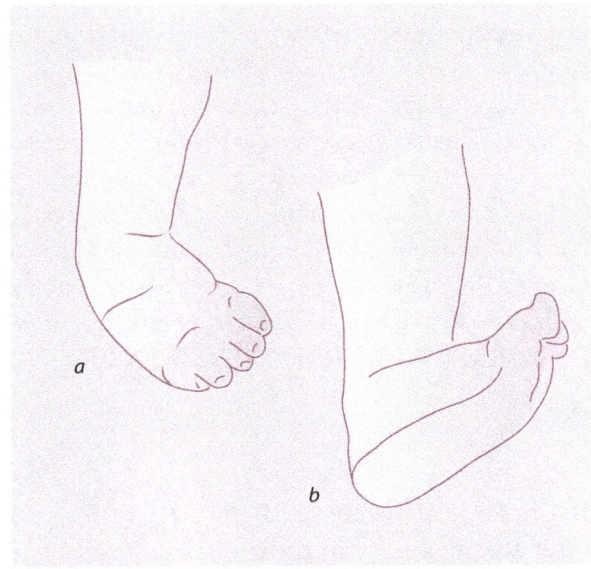

Rycina 5.9. Wrodzone wady stopy: stopa końsko-szpotawa (*a*), stopa piętowa (*b*).

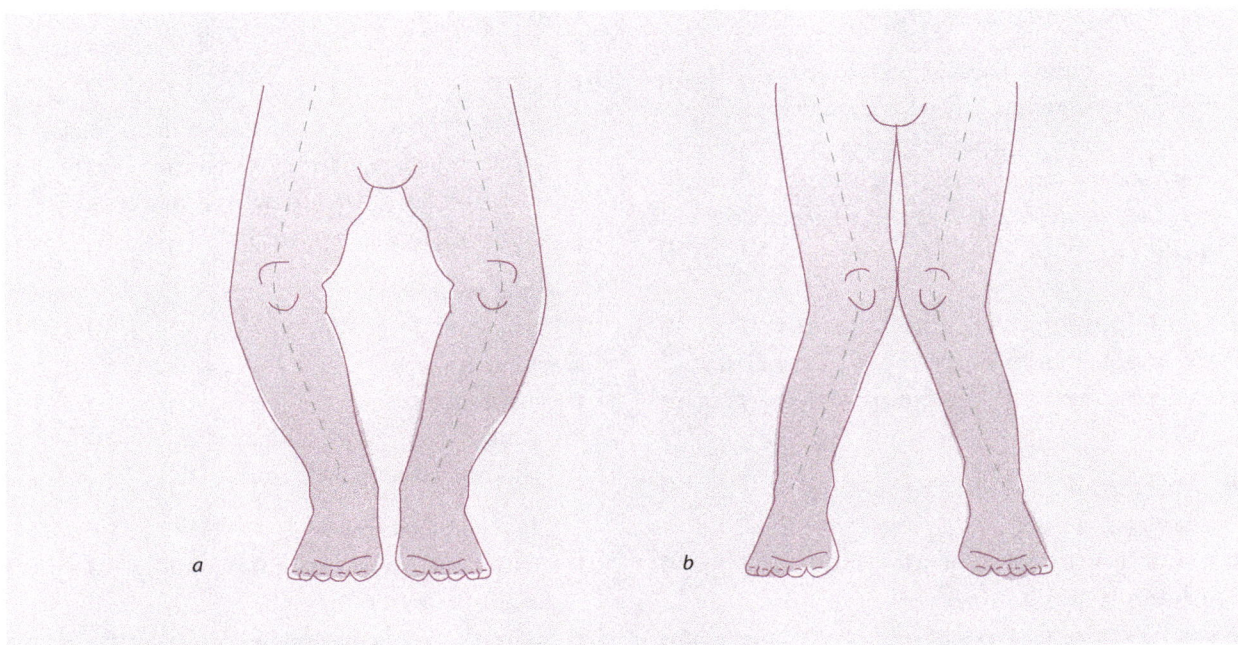

Rycina 5.10. Kolana szpotawe (*a*) i koślawe (*b*).

żeniu osi goleni) (ryc. 5.9). Zaburzenia te wymagają szybkiej porady i interwencji specjalistycznej.

Stopa płaska (**płaskostopie**) to fizjologia okresu niemowlęcego. Podczas pierwszych 3 lat życia, gdy dziecko zaczyna chodzić, ukształtowanie prawidłowego wysklepienia stopy, zależne od układu więzadłowego poprzecznego i podłużnego, powoduje ustąpienie tej zmiany.

Na powstanie zniekształcenia stopy (np. płaskostopie patologiczne, stopa końsko-szpotawa, stopa piętowa) wpływają niekorzystne czynniki mechaniczne, urazowe i metaboliczne, w tym także osłabienie napięcia i siły mięśni oraz przeciążenie.

Podczas badania kończyn dolnych szczególną uwagę przywiązuje się do oceny ewentualnych deformacji kości udowej, kości piszczelowej i kolan. Przyczyną tych nieprawidłowości może być proces krzywiczy (krzywica witamino-D-oporna), choroba metaboliczna lub genetyczna. Najczęściej spotykane zaburzenia to szpotawość (kształt kończyn przypominający literę O) i koślawość (kształt litery X) (ryc. 5.10).

5.13.2
Badanie podmiotowe i przedmiotowe narządu ruchu

Badanie stawów jest jednym z elementów pełnego badania fizykalnego. Dolegliwości stawowe można umownie podzielić na dwie grupy:

- zapalne – objawy bardziej wyrażone rano i łagodniejące w ciągu dnia (np. poranna sztywność),
- zwyrodniające (degeneracyjne) – nasilenie objawów stawowych w miarę obciążenia ruchowego stawów, zatem stają się bardziej dokuczliwe w ciągu dnia.

Badanie podmiotowe – kości i stawy
Wywiad jest pomocny zarówno w rozpoznawaniu, jak i prognozowaniu przebiegu choroby. Pomaga ocenić:

- charakter dolegliwości i ich początek (ostry, nawracający, przewlekły),
- rodzaj i liczbę zajętych stawów (duże, małe, postać jedno- lub wielostawowa),
- czy powyższym objawom towarzyszą ból, ograniczenie ruchomości lub sztywność poranna,

- czy występują objawy pozastawowe – w szczególności w chorobach reumatoidalnych – oczne, skórne, z przewodu pokarmowego, zespół Raynauda, nadwrażliwość na światło, zapalenie cewki moczowej,
- czy pacjent odczuwa ból kręgosłupa bądź pleców (rozróżnienie zmian niespecyficznych od zapalnych i zwyrodnieniowych).

Badanie przedmiotowe – kości i stawy
Badanie układu kostnego obejmuje oglądanie i badanie palpacyjne.

W badaniu szczegółowym stawów ocenia się:

- rodzaj zajętego stawu (duży, mały),
- lokalizację (pojedyncza, wielostawowa),
- obrzęk i wygląd (stawy kształtne, zdeformowane),
- powłoki skórne (niezmienione, zaczerwienione, obrzęk).

Badaniem palpacyjnym określa się charakter obrzęku, ucieplenie powłok oraz wrażliwość na dotyk. U tego samego pacjenta różne stawy mogą mieć różne cechy. Ucieplenie, obrzęk miękki i bolesność przy dotyku świadczą o zapaleniu błony maziowej. Chełbotanie jest wynikiem wysięku do jamy stawowej. Aktywne i bierne wykonywanie ruchów służy ocenie, czy ich zakres w danym stawie jest normalny, czy ograniczony. Odnotowania wymagają także takie objawy jak obecność lub brak bólu podczas badania i w trakcie chodu.

Chód
Chód i jego charakter są elementem uzupełniającym szczegółowe badanie stawów. Oceniając chód pacjenta, zwraca się uwagę na ustawienie kończyn dolnych oraz współruchy kończyn górnych.

Chód prawidłowy:
- dwunożny,
- naprzemienny,
- synchroniczny,
- harmonijny z zachowaniem właściwych faz, tj. podporu, odbicia i wykroku.

Chód patologiczny:
- kaczkowaty (kołysanie się w biodrach) – w zwichnięciu stawów biodrowych,
- brodzący (opadanie stopy) – w porażeniu nerwu strzałkowego i polineuropatii,

- koszący (niedowładna kończyna wyprostowana w stawie kolanowym wykonuje ruch koszący bez odrywania stopy od podłoża) – w niedowładzie połowiczym,
- móżdżkowy (na szerokiej podstawie) – przy zaburzeniach równowagi.

Badanie stawów biodrowych niemowlęcia

Badanie służy wykryciu dysplazji (niedorozwoju) stawu biodrowego. Polega ona m.in. na obecności płytkiej i stromej panewki lub zwichnięciu główki kości udowej (przemieszczenie do góry i na bok poza panewkę stawową). Badanie stawów biodrowych powinno być przeprowadzone przez lekarza ze szczególną ostrożnością i bez użycia siły u dziecka uspokojonego.

Oglądaniem zwraca się uwagę na długość kończyn, symetrię fałdów pośladkowych, a u dziewczynek także na symetrię szpary sromowej, głębokość pachwin.

Objawy przemieszczenia główki kości udowej przez tylny brzeg panewki stawowej we **wrodzonej dysplazji stawów biodrowych** u najmłodszych niemowląt (< 4. mż.) wykrywa się badaniem klinicznym dziecka ułożonego na plecach poprzez wyważanie (test Barlowa) i nastawianie (test Ortolaniego).

Test Barlowa – kciuk jednej ręki ułożony jest na spojeniu łonowym dziecka, pozostałe palce w okolicy krzyżowej, kciuk drugiej ręki leży na przyśrodkowej powierzchni uda, a pozostałe palce w okolicy poślad-

kowo-krętarzowej strony badanej. Podudzie wraz z kolanem kończyny stawu badanego spoczywa na grzbiecie ręki badającego. Udo uciska się delikatnie kciukiem, starając się przemieścić głowę kości udowej poza panewkę stawu biodrowego. Przemieszczenie to jest wyczuwalne palcami i oznacza dodatni wynik testu.

Test Ortolaniego (ryc. 5.11) – kończyny dziecka są zgięte pod kątem prostym w stawach kolanowych i biodrowych, a dłonie badającego obejmują jego kolana (kciuki ułożone na przyśrodkowej powierzchni ud, pozostałe palce podtrzymują podudzie). Głowę kości udowej można wysunąć z panewki stawowej przy ucisku uda w kierunku podłoża. W przypadku przemieszczenia głowy kości udowej poza panewkę stawu wyczuwalne będzie charakterystyczne przeskoczenie. Następnie, przy odwiedzeniu i jednoczesnym ucisku palcem środkowym na krętarz, głowa wślizguje się z powrotem do stawu z wyraźnym trzaskiem.

U niemowląt > 3. mż. przydatne staje się badanie **odwodzenia w stawach biodrowych**. Uda dziecka ujmuje się w analogiczny sposób jak przy badaniu w teście Ortolaniego i odwodzi je aż do sprężystego oporu. Określa się kąt między odwiedzionym udem, a płaszczyzną strzałkową ciała. Jeżeli kąt odwiedzenia jest mniejszy niż 60°, odwodzenie uznaje się za ograniczone.

Badaniem rozstrzygającym dla rozpoznania dysplazji stawów biodrowych lub zwichnięcia główki kości udowej jest ultrasonografia.

Badanie podmiotowe – układ mięśniowy

Układ mięśniowy najmłodszego dziecka (noworodek, niemowlę) jest słabo rozwinięty i szacuje się, że stanowi około 23% masy ciała. Włókna mięśniowe w tym okresie życia są cienkie. Występuje przewaga tkanki śródmiąższowej. Wraz z wiekiem masa mięśniowa systematycznie rośnie (szybciej niż innych narządów). W wieku dorosłym osiąga około 42% ogólnej masy ciała.

W ocenie sprawności funkcjonowania układu mięśniowego ważne są informacje uwzględniające następujące objawy:

- męczliwość mięśni – stan chorobowy, w którym nawet niewielki powtarzany wysiłek prowadzi do znużenia mięśniowego (np. glikogenozy),

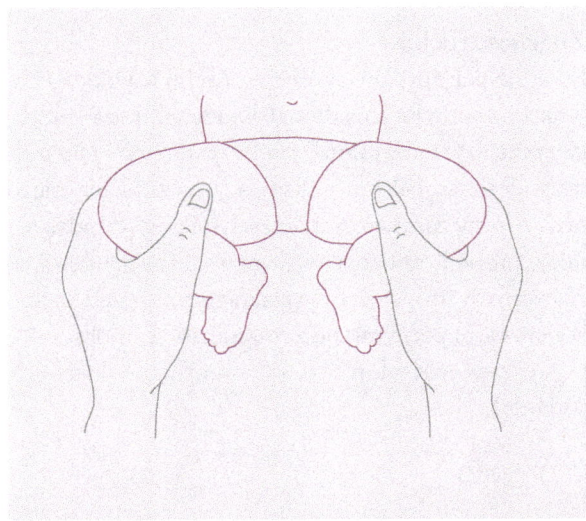

Rycina 5.11. Badanie stawów biodrowych u niemowlęcia. Test Ortolaniego.

■ bóle mięśniowe – są typowe dla stanu zapalnego (miopatia), jeśli występują w trakcie wykonywania i/lub po wysiłku to przemawiają za niedoborem energii (glikogenozy),

■ sztywność mięśniowa – wynika z nadmiernej czynności bioelektrycznej samego mięśnia (miotonia) lub nerwu i mięśnia (neuromiotonia),

■ kurcz mięśnia – dotyczy nadmiernej aktywności jednostki ruchowej, zwykle wywołanej przez skurcz określonego mięśnia (stany odwodnienia, zaburzenia elektrolitowe i metaboliczne).

Badanie przedmiotowe – układ mięśniowy

W pierwszych miesiącach życia dziecka przeważa hipertonia mięśniowa (przewaga zginaczy nad prostownikami), którą obserwuje się głównie w zakresie kończyn. Między 2. a 3. miesiącem życia ustępuje ona w obrębie kończyn górnych, a między 3. a 4. miesiącem życia w zakresie kończyn dolnych. W tym czasie obserwuje się także zwiększoną pobudliwość nerwowo-mięśniową.

Przy badaniu mięśni istotna jest ocena siły i napięcia mięśniowego.

Siła mięśni

Niemowlę – siłę mięśniową ocenia się, podając dziecku własne ręce (palce), na których zaciska ono swoje pięści. Następnie ostrożnie unosi się dziecko z pozycji leżącej do siedzącej, obserwując siłę uścisku dłoni i zdolność do trzymania głowy. Przy wyraźnym osłabieniu siły mięśniowej (mięśni karku, obręczy piersiowej) głowa dziecka odchyla się ku tyłowi.

Starsze dziecko – kontroluje się siłę uścisku ręki badającego przez dziecko lub próbuje się rozprostować maksymalnie zgiętą (w stawie łokciowym lub kolanowym) kończynę pacjenta. Można też poprosić dziecko o wyciągnięcie rąk do przodu przy zamkniętych oczach, chwilowe ich utrzymanie w tej pozycji, a następnie powolne opuszczanie. Przy osłabieniu siły mięśniowej określonej kończyny widoczna będzie asymetria opuszczania rąk. U starszych dzieci i u dorosłych siłę mięśniową obiektywnie można określić za pomocą dynamometru.

Siła mięśniowa u dzieci rośnie fizjologicznie z wiekiem i jest większa w prawej ręce u praworęcznych, a w lewej u leworęcznych. Większa siła mięśniowa cechuje płeć męską.

Siłę mięśniową ocenia się jako prawidłową lub osłabioną. Osłabienie siły mięśniowej kojarzy się zazwyczaj z zanikiem masy mięśni (atrofia). Objaw ten może być jednak zamaskowany przerostem podskórnej tkanki tłuszczowej (dystrofia mięśniowa). Przez **niedowład** rozumie się osłabienie siły mięśniowej i pogorszenie funkcji ruchowej, którą pacjent dotychczas wykonywał. Całkowita utrata zdolności wykonania ruchu czynnego nosi nazwę **porażenie**.

Napięcie mięśniowe

Liczne mięśnie organizmu utrzymywane są w stanie stałego, umiarkowanego skurczu mięśniowego. Stopień napięcia determinują stan funkcjonowania nerwów obwodowych i ich ośrodkowych połączeń oraz cechy mięśnia (kurczliwość, elastyczność, rozciągliwość, plastyczność). Napięcie mięśniowe bada się poprzez wykonywanie ruchów biernego zginania i prostowania kończyny w odpowiednich stawach (szybko i powoli). Stopień oporu mięśni przy zupełnym ich rozluźnieniu świadczy o napięciu spoczynkowym, które może być zwiększone, zmniejszone lub całkowicie zniesione.

Wzmożone napięcie, określane jako spastyczne, występuje w uszkodzeniu neuronu centralnego (uszkodzenie dróg piramidowych i pozapiramidowych). **Obniżenie napięcia** może być wynikiem uszkodzenia neuronu obwodowego, komórki mięśniowej lub połączenia nerwowo-mięśniowego (uszkodzenie ciągłości łuku odruchowego) (patrz tab. 5.18).

Zborność ruchów

Prosi się pacjenta o wykonanie: ruchu szybkiego nawracania i odwracania dłoni (diadochokineza – szybka rotacja przedramion), próby palec–nos (pacjent musi dotknąć palcem wskazującym czubka swojego nosa – przy zamkniętych oczach). Przeprowadza się także próbę Romberga – równowagi (pacjent stoi ze złączonymi stopami i wyciągniętymi przed siebie kończynami górnymi, po zamknięciu oczu obserwuje się pewność stania oraz ewentualny kierunek padania).

5.14
BADANIE NEUROLOGICZNE

W pojęciu tym kryją się dwa elementy badania klinicznego, tj. ocena rozwoju psychoruchowego i ocena neurologiczna.

5.14.1
Ocena rozwoju psychoruchowego

Celem tego badania jest ustalenie obecności (lub braku) opóźnienia i/lub zaburzeń rozwoju psychoruchowego. W ocenie psychoruchowej dzieci w różnym wieku pomocne są odpowiednie skale lub testy, np. test Denver (Denver Developmental Screening Test, DDST). Wykorzystuje się umowny podział czynności psychoruchowych na cztery sfery:

- lokomocji i kontroli postawy,
- koordynacji wzrokowo-ruchowej,
- sferę kontaktów społecznych,
- mowę.

Rozwój mowy

W prawidłowości rozwoju dziecka istotną rolę odgrywa rozwój mowy. Od ok. 3. mż. niemowlę wydaje niezbyt wyraźne dźwięki o przypadkowej artykulacji, będące skojarzeniem spółgłoski z samogłoską, np. g-uu, p-aa, k-uu. Jest to tzw. labialna faza rozwoju mowy, nazywana głużeniem, które przechodzi następnie w gruchanie i gaworzenie. Niemowlę, wydając te dźwięki, wsłuchuje się w nie. Dziecko 6.–7.--miesięczne wymawia pierwsze sylaby: ma-ma, da-da. Roczne dziecko wymawia i rozumie kilka słów i reaguje na proste zwroty kierowane do niego. W 12.–-14. mż. rozpoczyna się rozwój mowy właściwej. Początkowo obejmuje ona słowa używane wieloznacznie, następnie dziecko wykorzystuje wyrazy dźwiękonaśladowcze. Stwierdza się zniekształcenia fonetyczne, a mowa ma charakter agramatyczny.

Między 18. a 20. mż. następuje szybki przyrost liczby opanowanych słów, a ich znaczenie jest jasno określone. Dziecko dwuletnie wymawia kilka prostych zdań, a jego mowa jest zbliżona do poprawnej.

Dzieci w wieku 2–3 lat „myślą głośno", a ich działaniu towarzyszy zazwyczaj mowa czynna.

Opóźnienie rozwoju mowy czynnej

Samoistne opóźnienie rozwoju mowy (zwane prostym) jest przejawem dysharmonii rozwojowej bez uchwytnego czynnika patologicznego. Dotyczy tylko procesu mówienia, przy zachowaniu zdolności rozumienia głosu. Przyczyny to wolniejsze tempo rozwoju dziecka dotyczące wycinkowo rozwoju mowy czynnej lub brak dojrzałości aparatu artykulacyjnego.

Niesamoistny opóźniony rozwój mowy stanowi przejaw zaburzonego procesu rozwojowego dziecka. U podłoża tej patologii leżą przyczyny egzogenne (brak bodźców stymulujących rozwój mowy, złe wzorce językowe, zaniedbania środowiskowe), endogenne (uszkodzenie OUN, uszkodzenie obwodowe, choroby genetyczne, uszkodzenie narządu słuchu, zaburzenia koordynacji wzrokowo-słuchowo-ruchowej), idiopatyczne (autyzm wczesnodziecięcy).

5.14.2
Badanie neurologiczne

Wiek niemowlęcy jest specyficznym okresem rozwoju człowieka, w którym zjawiska związane z dojrzewaniem ośrodkowego układu nerwowego ocenia się badaniem neurologicznym.

Istotą badania jest określenie stanu rozwoju układu nerwowego, a w przypadku stwierdzenia nieprawidłowości, podjęcie próby ustalenia ich lokalizacji, mechanizmu i przyczyn. W tym celu w trakcie **neurologicznego badania podmiotowego** należy zebrać niezbędne informacje dotyczące:

- obciążeń rodzinnych (choroby neurologiczne, metaboliczne, genetyczne, alkoholizm, narkotyki, leki),
- przebiegu ciąży i porodu (poród prawidłowy, powikłany, stan dziecka po porodzie),
- dotychczasowego rozwoju fizycznego i psychomotorycznego.

Drgawki

Drgawki są wywołane przez patologiczne wyładowania w określonych grupach neuronów. Występują napadowo, a czas wyładowań jest indywidualnie zróżnicowany. Wyładowania mogą mieć charakter uogólniony lub ograniczony do określonej części ciała. Miejsca anatomiczne wyładowań bioelektrycznych to kora mózgowa lub struktury podkorowe. Do drgawek prowadzą:

- uszkodzenia okołoporodowe – niedotlenienie, krwawienie do OUN,
- zakażenia wirusowe i bakteryjne – ogólnoustrojowe lub w obrębie OUN,
- zaburzenia metaboliczne – hipoglikemia, zaburzenia elektrolitowe (Na, K, Mg, Ca), niedobór witaminy B_6,
- padaczka,
- pozapalne zmiany w OUN.
- proces nowotworowy pierwotny lub wtórny (przerzuty do OUN),
- gorączka,
- przyczyny skojarzone.

Drgawki gorączkowe

Najczęściej występują między 6. mż. a 5. rż. w przebiegu gorączki (faza narastania); mogą także gorączkę wyprzedzać. Często są związane z ostrą infekcją wirusową górnych dróg oddechowych. U pewnej grupy chorych nie można wykluczyć przyczyny alergicznej. Drgawki gorączkowe częściej stwierdza się w rodzinach obciążonych tym objawem, a także u chłopców.

Podział drgawek

- Napady proste – mają charakter uogólniony, trwają krócej niż 15 minut i nie powtarzają się w ciągu 24 godzin.
- Napady złożone – cechuje je co najmniej jeden z objawów:
  - drgawki ogniskowe,
  - trwające dłużej niż 15 minut,
  - napady powtarzają się w ciągu 24 godzin.

Neurologiczne badanie przedmiotowe

Odruch to mimowolna reakcja ruchowa na bodźce czuciowe. **Objaw** jest przejawem zaburzeń neurologicznych, wykrywanych za pomocą badania fizykalnego.

Ośrodkowy układ nerwowy noworodka i niemowlęcia jest niedojrzały. Niedojrzałość ta dotyczy głównie kory mózgowej. Duża część czynności niemowląt pozostaje w tym okresie pod kontrolą odruchów podkorowych, czego wyrazem są odruchy ułożenia i automatyzmy ruchowe. Wywoływanie niektórych z nich dostarcza istotnej informacji o stanie układu nerwo-

wego. Brak automatyzmów ruchowych lub ich przetrwanie ponad określony czas sugeruje uszkodzenie OUN. Jednak nawet u dzieci zdrowych czas wystąpienia lub zanikania odruchów może indywidualnie odbiegać od przyjętej normy.

Podział odruchów:

- fizjologiczne – są przejawem prostych odruchów odcinkowych występujących u dzieci zdrowych i u osób dorosłych:
  - rozciągowe – powstają w następstwie rozciągania mięśni, ze względu na miejsce i rodzaj powstawania oraz technikę ich wywoływania nazywa się je odruchami ścięgnistymi, okostnowymi lub głębokimi (np. odruch ze ścięgna Achillesa),
  - powierzchniowe – takie, w których podrażnienie (np. rogówki, skóry, błon śluzowych) wywołuje reakcję ruchową (odruch rogówkowy itp.),
- patologiczne – bardziej złożone odruchy odcinkowe stanowiące rezultat zaburzenia równowagi bodźców dochodzących do końcowego efektora z wielu miejsc OUN; zawsze są przejawem choroby – wskazują na organiczne uszkodzenie OUN (przykładowo odruch Babińskiego i pokrewne odruchy patologiczne wiążą się z brakiem czynności pola ruchowego 4. lub wywodzących się z tego miejsca projekcji korowo-rdzeniowych).

5.14.3
Praktyczne wykonanie badania neurologicznego i niektórych odruchów

Badanie neurologiczne niemowlęcia przeprowadza się w czterech pozycjach:

- w ułożeniu na plecach (pozycja supinacyjna) – kontrola ruchów spontanicznych dziecka, jego ułożenia, napięcia mięśniowego i odruchów głębokich,
- w pozycji pionowej – po 5. mż., służy ocenie utrzymania głowy, tułowia i kończyn oraz wzajemnego ich współdziałania, a także badaniu odruchów błędnikowych,
- w ułożeniu na brzuchu (pozycja pronacyjna) – sprawdzenie ustawienia ciała, ruchów lokomocyjnych, współdziałania ruchów kończyn górnych i dolnych oraz odruchów tonicznych szyjnych i skokowych,

■ w pozycji poziomej z twarzą skierowaną w dół (ułożone na ręce badającego) – ocena utrzymania głowy, tułowia i kończyn.

Odruchy postawy

Odruchy postawy są obecne do 4.–6. mż. Mają charakter reakcji tonicznych, to znaczy, że odpowiedź ruchowa utrzymuje się dopóty, dopóki działa bodziec.

Odruchy toniczne

Toniczny odruch szyjny powstaje wskutek zmiany pozycji głowy w stosunku do szyi (podrażnienie receptorów w tej okolicy działa na napięcie mięśniowe głównie kończyn). Przygięcie głowy dziecka do klatki piersiowej (badanie na plecach) wywołuje zgięcie kończyn górnych i wyprostowanie kończyn dolnych. Odgięcie głowy wywołuje reakcję przeciwną (**toniczny odruch szyjny symetryczny**) (ryc. 5.12*a, b*). Bierne skręcenie głowy dziecka w lewą lub prawą stronę skutkuje wyprostowaniem kończyny górnej po tej stronie, w którą zwrócony jest podbródek, a także zgięciem kończyny górnej po stronie przeciwległej (**toniczny odruch szyjny asymetryczny**) (ryc. 5.12*c, d*).

Toniczny odruch błędnikowy – w pozycji na brzuchu wzrost napięcia zginaczy, w położeniu na plecach wzrost napięcia prostowników (ryc. 5.12*e, f*).

Przetrwanie tych odruchów > 6. mż. świadczy o patologii OUN.

Reakcje ułożenia – reakcje równowagi i ochronne
Odruch błędnikowy – wywołany działaniem siły ciężkości na błędnik zapewnia głowie stałe pionowe ustawienie w przestrzeni (czubek głowy w górze, horyzontalne ustawienie oczu i ust) (ryc. 5.13*a*).

Odruch spadochronowy (gotowości do skoku). Niemowlę pozostaje w pozycji poziomej, twarzą w dół, podtrzymywane na rękach badającego. Sprawdza się utrzymanie głowy, tułowia i kończyn (wyprostowanie ramion w stawach barkowych, rozstawienie palców rąk i następnie zgięcie kończyn) (ryc. 5.13*b*).

Odruch podparcia. Ujmując niemowlę pod pachy, podnosi się je do góry i opiera stopami o podłoże. Dziecko, dotykając podłoża, opiera się o nie stopami i prostuje kończyny dolne. Prawidłowy odruch występuje do 4. mż.

Odruch stąpania. Dziecko uniesione do góry, podtrzymywane pod pachami i oparte o podłoże stopami, wykonuje kilka „kroków".

Odruch pełzania. Dziecko położone na brzuszku zaczyna pełzać po dotknięciu przez badającego jego podeszwowej części stóp.

Odruchy chwytne wywołuje się drażnieniem dłoniowej powierzchni ręki lub opuszki palców stóp. Palce zginają się tak silnie, że możliwe bywa krótkotrwałe uniesienie niemowlęcia (odruch chwytny rąk). **Odruch chwytny ręki** (małpi) – wsunięcie palca lub przedmiotu do dłoni niemowlęcia powoduje toniczne zaciskanie się jego palców na przedmiocie (zanika po 4. mż.). **Odruch chwytny stopy** – drażnienie opuszki stopy wyzwala chwytny skurcz toniczny palców (wygasa, kiedy niemowlę zaczyna stąpać i chodzić).

Odruch obejmowania Moro stanowi reakcję zaskoczenia, w odpowiedzi na nagły bodziec, np. ostry hałas lub wstrząśnięcie. Polega na obustronnym odwiedzeniu i wyprostowaniu kończyn górnych z rozstawieniem palców; po upływie kilku sekund następuje przywiedzenie i zgięcie kończyn (jak w obejmowaniu). Odruch ten można wywoływać od chwili urodzenia do ok. 6. mż. Jednostronny brak reakcji nasuwa myśl o uszkodzeniu splotu ramiennego lub innych obwodowych neuronów ruchowych. Utrzymywanie się odruchu po upływie 6. mż. sugeruje istnienie choroby OUN, a po upływie 9. mż. pozwala ją potwierdzić.

Odruchy związane z odżywianiem
Odruch ssania, połączony z **odruchem szukania** występuje od chwili urodzenia i może nie znikać do końca 1. rż. Wywołuje się go przez dotyk okolicy kąta ust. Dziecko odwraca głowę w stronę bodźca drażniącego, otwiera usta i wykonuje ruchy ssania wargami i językiem (układanie języka w kształt rynienki przy dotknięciu policzka).

Objawy uszkodzenia neuronu ruchowego
W ocenie neurologicznej należy także znać objawy uszkodzenia neuronu ruchowego centralnego i obwodowego (tab. 5.18) oraz nerwów czaszkowych.

Objaw Babińskiego – przy podrażnieniu części podeszwowej stopy obserwuje się zginanie palucha ku górze, a pozostałych palców ku dołowi z ich wachla-

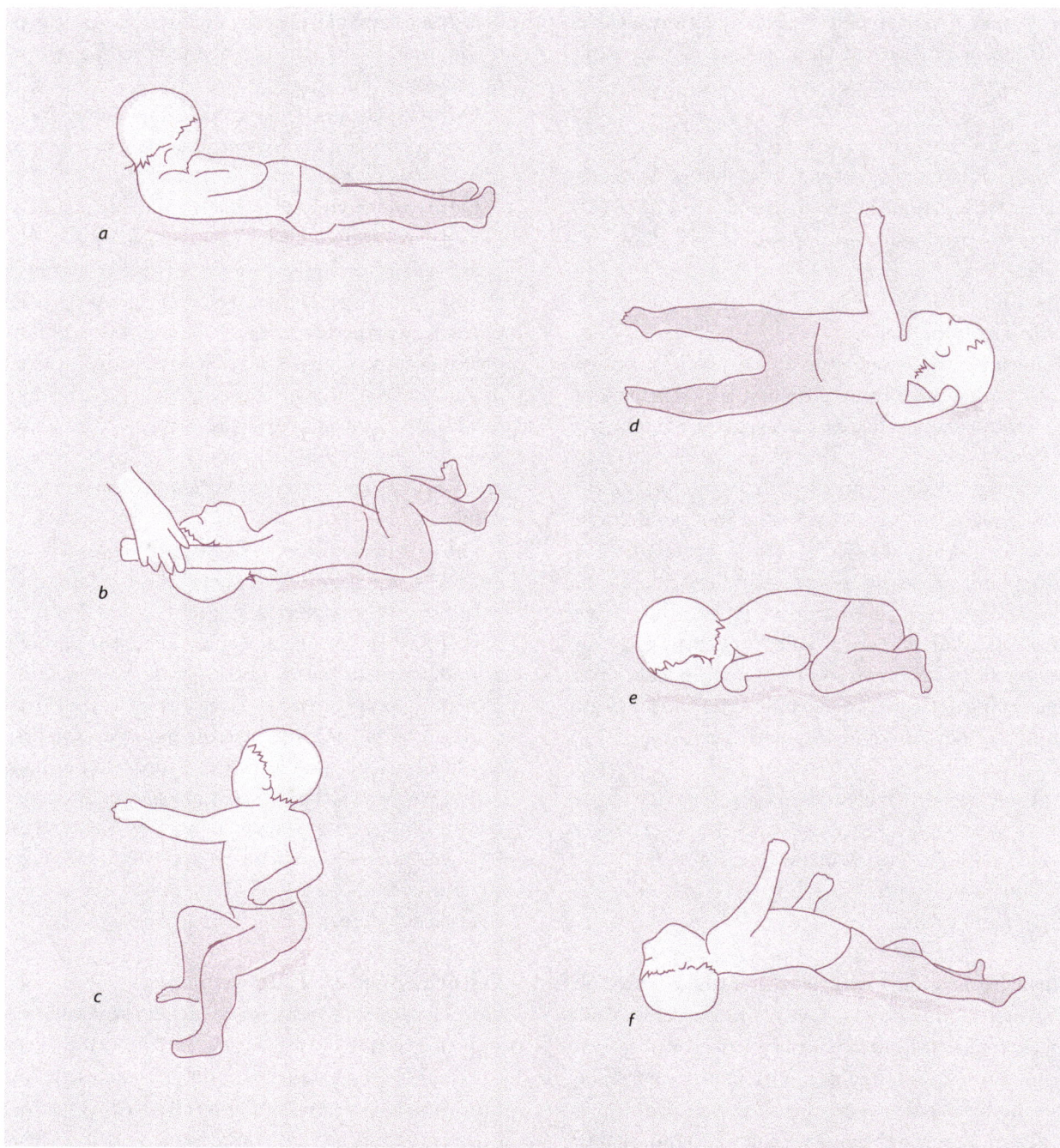

Rycina 5.12. Odruchy toniczne (*a, b* – symetryczny toniczny odruch szyjny; *c, d* – asymetryczny toniczny odruch szyjny; *e, f* – toniczny odruch błędnikowy).

rzowatym rozsunięciem. Jest to dowód uszkodzenia dróg piramidowych.

Badanie nerwów czaszkowych u niemowląt wykonuje się w pozycji leżącej (dziecko leży na wznak). Reakcje dziecka na bodźce wzrokowe można na ogół uzyskać po 6. tyg.ż. (ocena nerwu II – wzrokowego). Nerwy III (okoruchowy), IV (bloczkowy) i VI (od-

wodzący) ocenia się łącznie podczas badania narządu wzroku. Część ruchową nerwu V i VII ocenia się podczas obserwacji ssania i ruchów mimicznych twarzy. Nerw VIII (słuchowy) sprawdza się reakcją na dźwięk (np. klaśnięcie dłońmi – odruchowe zamknięcie oczu). Nerw IX (językowo-gardłowy) i X (błędny) ocenia się na podstawie sprawności ssania i połykania,

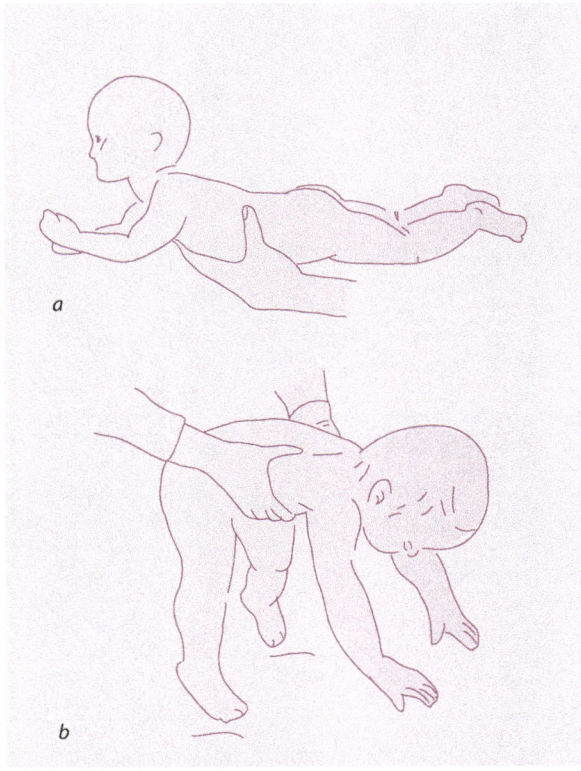

Rycina 5.13. Reakcje ułożenia (*a* – odruch błędnikowy; *b* – odruch spadochronowy).

a XI (dodatkowy) i XII (podjęzykowy), obserwując ruchy głowy dziecka i sprawność funkcjonowania języka.

Objawy oponowe

Umiejętność zbadania objawów oponowych i interpretacja wyniku jest obowiązkowym elementem badania neurologicznego dziecka.

Objaw sztywności karku – oceniany poprzez przygięcie głowy pacjenta do klatki piersiowej. Stopień sztywności wyraża odległość (w cm) pomiędzy brodą a klatką piersiową.

Objaw Brudzińskiego karkowy (górny) – występuje przy biernym przyginaniu głowy do klatki piersiowej. Następuje jednoczesne odruchowe zgięcie kończyn dolnych w stawach biodrowych i kolanowych. Może także pojawić się odruchowe zgięcie rąk w stawach łokciowych.

Objaw Brudzińskiego łonowy (dolny) – ucisk na spojenie łonowe wyzwala zgięcie nóg w stawach kolanowych i ich odwiedzenie w stawach biodrowych.

Objaw Kerniga górny – bierne przechylanie tułowia ku przodowi wyzwala odruchowe zgięcie kończyn dolnych w stawach kolanowych i biodrowych.

Objaw Kerniga dolny – brak możliwości wyprostowania podudzia kończyny dolnej zgiętej wcześniej w stawie kolanowym i biodrowym pod kątem prostym (ryc. 5.14).

Objaw Flataua (karkowo-mydriatyczny) – rozszerzenie źrenic podczas biernego przyginania głowy do klatki piersiowej.

Objaw Amosa (trójnoga) – siadając, dziecko opiera się na wyprostowanych, szeroko rozstawionych ku tyłowi rękach, a także zgina nogi w kolanach i podpiera się piętami.

Stwierdzenie dodatnich objawów oponowych świadczy o toczącym się procesie chorobowym w OUN (zapalenie opon mózgowo-rdzeniowych i/lub mózgu, wylew podpajęczynówkowy, uraz, proces nowotworowy, procesy degeneracyjne).

W wieku niemowlęcym objawy oponowe są trudniejsze do oceny i nie tak znamienne diagnostycznie jak u dzieci starszych. U niemowląt z otwartym ciemieniem przednim o patologii w obrębie OUN może świadczyć jego uwypuklenie i tętnienie.

Tabela 5.18. Objawy neurologiczne w uszkodzeniu neuronu ruchowego (ośrodkowego i obwodowego)	
NEURON RUCHOWY OŚRODKOWY	**NEURON RUCHOWY OBWODOWY**
■ Porażenie spastyczne (niedowład) ■ Wzmożenie odruchów głębokich ■ Zniesienie odruchów powierzchownych ■ Odruchy patologiczne ■ Wzmożenie napięcia mięśniowego ■ Współruchy patologiczne ■ Brak objawu zwyrodnienia elektrycznego w EMG (brak zaników mięśniowych)	■ Porażenie (niedowład) wiotki ■ Zniesienie odruchów ■ Obniżenie napięcia mięśniowego ■ Zanik mięśni ■ Drżenie pęczkowe mięśni ■ Objaw zwyrodnienia elektrycznego ■ Neurogenny zapis w EMG

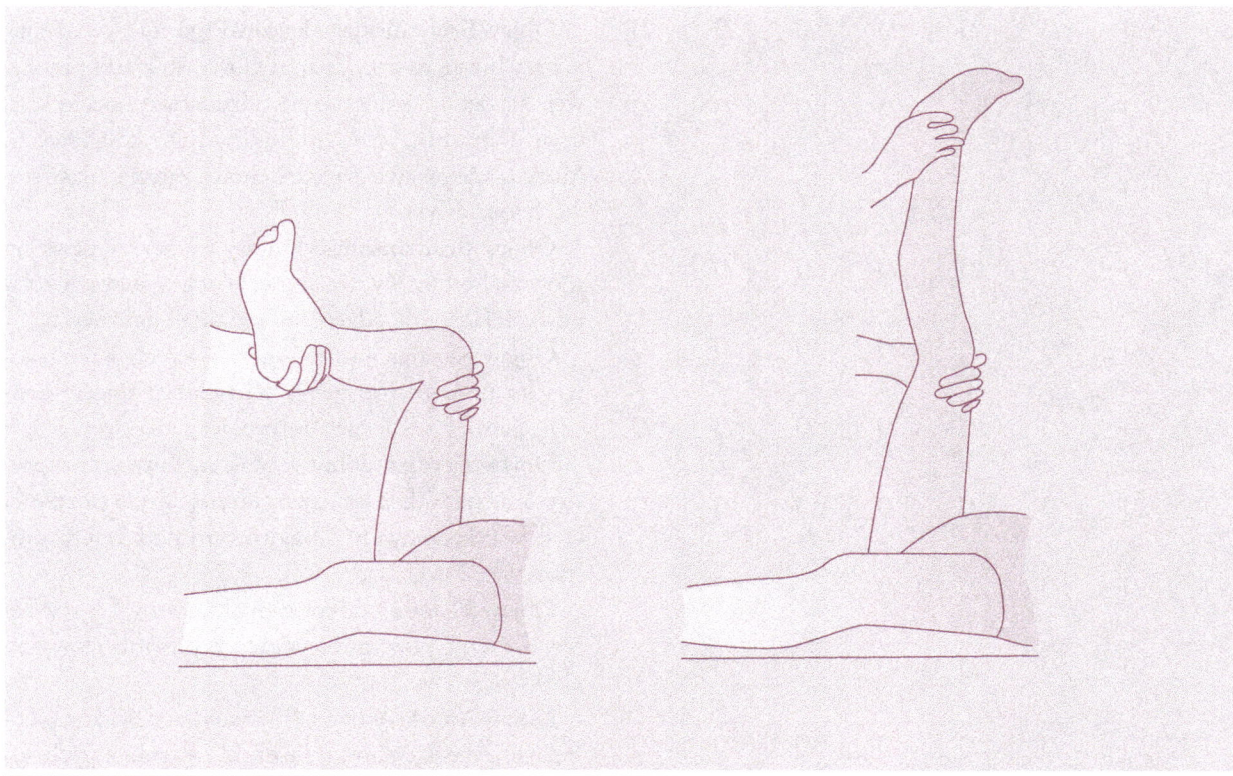

Rycina 5.14. Ujemny objaw oponowy Kerniga dolny.

Objawy tężyczkowe

Świadczą o nadmiernej pobudliwości nerwowo-mięśniowej (mechanicznej) i są dowodem tężyczki utajonej.

Objaw Chwostka – uderzenie młotkiem neurologicznym w okolicę pnia nerwu twarzowego (przed małżowiną uszną lub w okolicę wyrostka jarzmowego) wywołuje skurcz mięśni mimicznych twarzy unerwionych przez ten nerw (warga górna, skrzydełka nosa, powieki lub czoło).

Objaw Lusta – uderzenie młotkiem neurologicznym w nerw strzałkowy (poniżej głowy kości strzałkowej) wywołuje skurcz mięśni powodujący uniesienie grzbietowe i odchylenie stopy na zewnątrz.

Objaw Trousseau – niedokrwienie kończyny górnej wywołane założeniem opaski uciskowej na ramię (na 2–3 minuty) wyzwala ustawienie kurczowe dłoni w formie „ręki położnika" (palce zgięte w stawach śródręczno-paliczkowych, paliczki wyprostowane, kciuk przywiedziony, nadgarstek silnie przygięty) (ryc. 5.15).

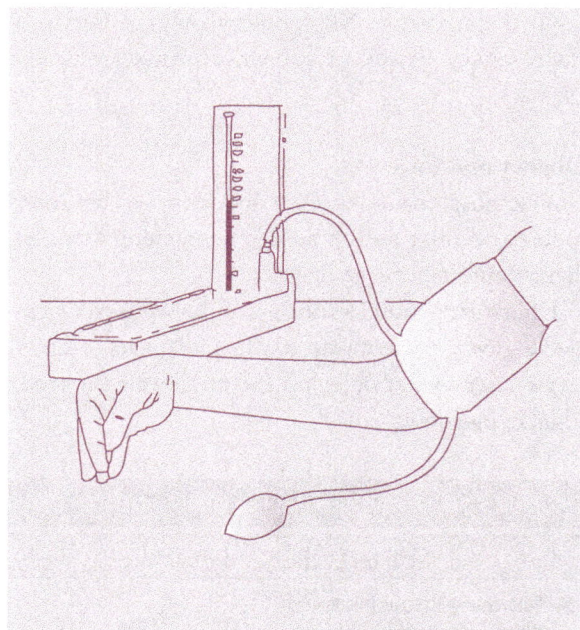

Rycina 5.15. Test na obecność tężyczki utajonej (objaw Trousseau).

5.15

OCENA ROZWOJU FIZYCZNEGO DZIECKA – POMIARY ANTROPOMETRYCZNE

W tej części badania zawiera się ocena rozwoju somatycznego i niektórych wskaźników wydolności narządowej i układowej (charakter przesiewowy).

Podczas badania fizykalnego (na początku lub końcu) należy koniecznie wykonać pomiary:

- masy ciała (wagi),
- długości (wzrostu), u dzieci < 2. rż. bada się także obowiązkowo obwody głowy, klatki piersiowej i brzucha oraz średnicę ciemiączka dużego,
- ciepłoty ciała,
- liczby oddechów,
- częstości pracy serca,
- ciśnienia tętniczego krwi,
- inne – wykonywane w przypadkach szczególnych według wskazań: np. wysokość ciemieniowo-siedzeniowa, szerokość miednicy czy pomiary długości odpowiednich odcinków kończyn.

5.15.1

Masa ciała

Dziecko powinno być systematycznie ważone:

- 1 raz w miesiącu w pierwszym półroczu życia,
- co 3 miesiące w drugim półroczu życia,
- 2 razy w ciągu roku przez następne trzy lata życia,
- 1 raz w roku w okresie późniejszym.

Ocena jednorazowa i długofalowa odnosi się do porównywania ze stosowną normą wiekową z uwzględnieniem płci. Szybki lub nieprawidłowy przyrost masy ciała zazwyczaj jest wynikiem retencji wody i elektrolitów (przewodnienie), natomiast przewlekły powstaje wskutek przekarmiania. Obydwa stany wymagają stosownej diagnostyki pediatrycznej. Używa się następujących określeń:

- dziecko eutroficzne – z masą ciała pomiędzy 10. a 90. centylem dla wieku i płci,
- dziecko hipotroficzne – z masą ciała < 10. centyla,
- dziecko hipertroficzne – z masą ciała > 90. centyla.

W codziennej pracy lekarskiej w ocenie stanu odżywienia dziecka używane są:

- **wskaźnik masy ciała (BMI)** – iloraz masy ciała w kg i długości ciała w metrach podniesionej do kwadratu (BMI = kg/m^2), z odniesieniem wyniku do siatek centylowych BMI dla określonej płci i wieku,
- **wskaźnik Cole'a** – obliczany wg następującego wzoru (długość ciała stand. = 50. centyl):

$$\frac{\text{masa ciała} \times (\text{długość ciała stand.})^2}{\text{masa ciała stand.} \times (\text{długość ciała})^2} \times 100$$

Stan odżywienia kwalifikuje się w zależności od otrzymanej wartości wskaźnika: >110% nadmierny; 90–110% norma; 85–90% nieznaczne niedożywienie; < 75% znaczne niedożywienie.

5.15.2

Długość ciała (wzrost)

Długość ciała mierzy się u dzieci, które nie osiągnęły pozycji stojącej. Jest to podstawowe badanie, które wraz z pomiarem masy ciała charakteryzuje tempo rozwoju fizycznego każdego dziecka. Otrzymany wynik porównuje się z odpowiednimi normami wiekowymi (**centylowe karty rozwoju dziecka**, patrz rozdz. 26 „Badania i normy w pediatrii").

Niemowlę mierzy się centymetrem lub taśmą (deska pomiarowa), układając je w pozycji na plecach i dokonując pomiaru odległości między szczytem głowy a stopą.

U starszych dzieci, które przyjmują postawę stojącą, wzrost mierzy się za pomocą wzrostomierza. Warto także uwzględnić wzrost rodziców. Należy zwrócić uwagę na nieprawidłowości (głównie niedobory wzrostu), a w przypadku towarzyszącej dysmorfii ważne jest również porównanie wysokości ciemieniowo-siedzeniowej do długości całego ciała.

Fizjologiczne zaburzenie proporcji ciała występuje przejściowo w okresie pokwitania. Patologiczne stany, w których zaburzenia proporcji ciała są typowe, to np.: karłowatość (zespół Morquio), gargoilizm, progeria, wrodzona niedoczynność tarczycy i niektóre chondrodystrofie.

Spotyka się również nieprawidłowy „duży" wzrost, głównie na tle pierwotnej nadczynności przysadki mózgowej. Nietypowa nadmierna długość ciała, występująca już w okresie niemowlęcym, sugeruje zespół Sotosa.

5.15.3

Inne pomiary

Pomiary obwodu głowy i klatki piersiowej wykonuje się jako rutynowe badanie u dzieci do 2. rż. bezpośrednio po określeniu masy ciała i długości. Obwód głowy mierzy się przez największy wymiar (guzy czołowe, guzowatość potyliczna), a obwód klatki piersiowej na wysokości brodawek sutkowych. Pomiarów dokonuje się centymetrem. Obwody głowy i klatki piersiowej zrównują się u dziecka około 12. mż.

Pomiaru fałdu skórno-tłuszczowego dokonuje się w trzech anatomicznych miejscach – na brzuchu, nad mięśniem trójgłowym oraz pod łopatką. Grubość tkanki podskórnej na brzuchu bada się przez ujęcie fałdu między palec wskazujący i kciuk. U niemowlęcia wynosi ona 1–2 cm. Pomiary można również wykonać fałdomierzem, a centymetrem ocenić obwód ramienia. Uzyskane wartości odnosi się do stosownych norm.

5.16

DOKUMENTACJA MEDYCZNA

Poszczególne etapy postępowania z chorym podczas badania lekarskiego i poczynione obserwacje (z wywiadu, badania fizykalnego, badań laboratoryjnych i konsultacji specjalistycznych) składają się na całość dokumentacji szpitalnej pacjenta, która nazywa się **historią choroby**. Komplet zebranych informacji służy sformułowaniu poglądu co do naturalnego zejścia procesu chorobowego (wyzdrowienie, nawroty, zejście niekorzystne) oraz postawieniu rozpoznania i ustaleniu właściwego leczenia. Historię choroby badanego i leczonego w szpitalu dziecka zamyka końcowe podsumowanie – **epikryza** (*epicrysis*). Umieszcza się w niej uzyskane wyniki, rozpoznanie, opis zastosowanego leczenia i zalecenia.

Piśmiennictwo

1. Gill D., O'Brien N.: *Pediatric clinical examination.* Churchill Livingstone, Edinburgh, London, Melbourne and New York 1988.
2. Hertl M.: *Diagnostyka różnicowa w pediatrii.* Wydawnictwo Medyczne Sp. z o.o. Warszawa 1993.
3. Hull D., Johnston D. I.: *Essential Paediatrics.* Churchill Livingstone. Third edition. 1993.
4. Jankowski A. (red.): *Kompendium pediatrii praktycznej.* Cornetis, Wrocław 2010.
5. Krawczyński M.: *Propedeutyka pediatrii.* Wydawnictwo Lekarskie PZWL, Warszawa 2003.
6. Munro J., Edwards Ch. (red.): *Badanie kliniczne.* Wydawnictwo Lekarskie PZWL, Warszawa 1993.
7. Obuchowicz A. (red.): *Badanie podmiotowe i przedmiotowe w pediatrii.* Wydawnictwo Lekarskie PZWL, Warszawa 2007.
8. Pietrzyk J. (red.): *Wybrane zagadnienia z pediatrii. Tom I. Propedeutyka pediatrii.* Wydawnictwo Uniwersytetu Jagiellońskiego, Kraków 2004.
9. *Wielki słownik medyczny.* Wydawnictwo Lekarskie PZWL, Warszawa 1996.

GENETYCZNE UWARUNKOWANIA CHORÓB

Tadeusz Mazurczak

6.1
WPROWADZENIE

Udział czynników genetycznych w procesach chorobowych u człowieka jest zróżnicowany. Czas wystąpienia objawów choroby, jej intensywność oraz przebieg zależą zarówno od czynników genetycznych, jak i środowiskowych.

W ciągu ostatnich 30 lat rozwój genetyki człowieka sprawił, że w praktyce lekarskiej każdej niemal specjalności określa ona poziom postępu zarówno w zakresie diagnostyki, jak i leczenia chorób. Konsekwencją wprowadzenia do medycyny metod badawczych biologii i cytogenetyki molekularnej jest powszechne ich stosowanie w praktyce klinicznej. Identyfikacja mutacji oraz monitorowanie określonych markerów genetycznych mają coraz większe znaczenie w diagnostyce, leczeniu i profilaktyce zarówno chorób dziedzicznych, jak i nowotworowych, psychicznych, układu krążenia, a także dysfunkcji neurologicznych i zaburzeń rozwoju.

Możliwość badania dziedziczenia predyspozycji genetycznych do rozwoju niektórych chorób powoduje pojawianie się w medycynie nowych problemów diagnostyczno-interpretacyjnych, jak też etycznych i prawnych.

6.2
UDZIAŁ CZYNNIKÓW GENETYCZNYCH W ETIOPATOGENEZIE CHORÓB

Niebywałe wręcz tempo rozwoju biologii molekularnej i znaczenie jej rezultatów dla poznania patomechanizmu wielu chorób sprawia, że dyskusyjna staje się zasadność ich tradycyjnego podziału na genetyczne i środowiskowe. Geny i ich produkty uczestniczą we wszystkich procesach fizjologicznych i chorobowych organizmu. We współczesnej medycynie istotne jest więc uzyskanie odpowiedzi na pytanie, jaką funkcję pełnią określone geny w ekspresji klinicznej danej choroby.

Warto jednak pamiętać o zaproponowanym przez C. Cartera podziale chorób na trzy kategorie w zależności od udziału czynników genetycznych:

1. Choroby zależne przede wszystkim od konstytucji genetycznej – choroby monogenowe i aberracje chromosomowe.
2. Choroby, w których równie istotną rolę odgrywają czynniki genetyczne i środowiskowe – np. większość izolowanych wad rozwojowych oraz choroby powszechne, tzw. cywilizacyjne.
3. Choroby zależne przede wszystkim od czynników środowiskowych – np. infekcyjne, pasożytnicze, z niedożywienia i urazy.

Realizacja informacji genetycznej organizmu, a więc genotypu, jest zjawiskiem złożonym i zależy nie tylko od poszczególnych genów oraz ich interakcji, lecz także od interakcji między genotypem a czynnikami środowiskowymi. Genotyp warunkuje możliwość wystąpienia określonych cech organizmu. Fenotypem zaś nazywamy zespół ujawnionych i dostępnych badaniu cech danego organizmu. Jednak tylko część zapisanych w DNA (genotypie) informacji ulega ujawnieniu, czyli fenotypowej ekspresji.

Chorobę genetyczną można więc zdefiniować jako odchylenie od stanu prawidłowego na skutek zmiany w zapisie lub przekazywaniu informacji genetycznej zakodowanej w DNA. Jeśli zmiana dotyczy informacji zawartej w gamecie, jest ona przekazywana z pokolenia na pokolenie. Mówimy wówczas o chorobie dziedzicznej. Jednak znaczna część chorób genetycznych są to choroby niedziedziczne. Stanowią bowiem wynik zmian (mutacji) DNA w komórkach somatycznych (np. większość chorób nowotworowych).

Przyjęty ogólnie podział chorób genetycznych uwzględnia zarówno typ i lokalizację zmian w DNA, jak też zasady ich dziedziczenia. Wyróżniamy trzy główne grupy chorób genetycznych:

- choroby monogenowe,
- aberracje chromosomowe,
- choroby wieloczynnikowe (poligenowe).

Znaczenie chorób genetycznych wynika zarówno z częstości ich występowania, trudności diagnostycznych, ciągle ograniczonych (w przypadku większości z nich) możliwości wyleczenia, jak też i tego, że ryzyko ponownego ich wystąpienia jest w wielu rodzinach wyższe od populacyjnego. Skalę społeczną problemu określa fakt, że wiele chorób, wad i zespołów genetycznych powoduje ciężkie kalectwo fizyczne i/lub umysłowe.

Objawy kliniczne większości wad i chorób genetycznych widoczne są już przy urodzeniu lub pojawiają się w pierwszych latach życia dziecka. Nakłada to na lekarza podstawowej opieki zdrowotnej, a jest nim zazwyczaj pediatra lub lekarz rodzinny, obowiązek ustalenia nie tylko właściwego toku postępowania diagnostycznego, rozpoznania, określenia typu uwarunkowania i sposobu dziedziczenia, lecz także zapewnienia rodzinie chorego pomocy w uzyskaniu kompetentnej porady genetycznej i specjalistycznej opieki.

6.3
CZĘSTOŚĆ WYSTĘPOWANIA CHORÓB GENETYCZNYCH

Uzyskanie dokładnych danych na temat częstości występowania chorób genetycznych w populacji jest niezwykle trudne. Wynika to z faktu, że część chorób determinowanych czynnikami genetycznymi ujawnia się dopiero u osób w wieku starszym, bywa niewłaściwie rozpoznanych, a wymagana dokumentacja

medyczna jest niepełna lub niedostępna. Prawdopodobnie najpełniejsze dane dotyczące częstości chorób genetycznych odnoszą się do populacji dziecięcej i są wynikiem wieloletnich celowanych badań populacyjnych oraz rejestrów wad lub określonych chorób.

Szacunkową częstość występowania chorób genetycznych przedstawiono w tabeli 6.1.

Aberracje chromosomowe występują u ok. 0,9% noworodków żywo urodzonych. Znacznie częściej (5,6–11,5%) stwierdza się je wśród martwo urodzonych i zgonów okołoporodowych. Aberracje chromosomowe są też przyczyną ponad połowy poronień samoistnych w I trymestrze ciąży.

Dane dotyczące częstości występowania chorób monogenowych, tak dominujących, jak i recesyw-

Tabela 6.1. Częstość występowania chorób genetycznych [wg Connor i Ferguson–Smith] – aktualizowane

RODZAJ CHOROBY	WYSTĘPOWANIE	
	LICZBA	NA 1000 ŻYWO URODZONYCH
Chromosomowe	> 600	9
Jednogenowe		
Autosomowe dominujące	ok. 7 tys.*	20
Autosomowe recesywne		2 } 24
Sprzężone z chromosomem X		2
Wieloczynnikowe		
Duże wady rozwojowe	> 50	6**
Przewlekłe dorosłych	> 50	10***
Mitochondrialne	63	Rzadkie
Zaburzenia genetyczne komórek somatycznych	> 100	250****
Ogółem		**386**

*Według OMIM (2011).

** Szacunkowy udział wieloczynnikowy 20% (z wyłączeniem udziału chorób chromosomowych i jednogenowych).

*** Szacunkowy udział wieloczynnikowy 50% (z wyłączeniem chorób jednogenowych).

**** Choroby uwarunkowane zaburzeniami genetycznymi komórek somatycznych ujawniają się po urodzeniu i dotyczą co najmniej 25% dorosłych.

nych, są znacznie mniej precyzyjne. Wprawdzie ogólna liczba opisanych fenotypowo chorób i zespołów monogenowych, zawartych w internetowym katalogu V. Mc Kusicka, Online Mendelian Inheritance of Men (OMIM; www.ncbi.nlm.nih.gov/omim), wynosi ok. 7 tys., to szacuje się, że dotyczą one 1–2% żywo urodzonych. Prawdopodobnie odpowiadają za ok. 7% martwych urodzeń i zgonów w okresie okołoporodowym.

Uzyskanie dokładnych danych co do częstości występowania chorób poligenowych jest szczególnie trudne. Wiele chorób należących do tej kategorii są to zarówno izolowane wady rozwojowe, choroby i zaburzenia psychiczne, niespecyficzne upośledzenie umysłowe, jak i choroby powszechne (kompleksowe), ujawniające się w starszym wieku, takie jak: nadciśnienie samoistne, cukrzyca czy obturacyjna choroba płuc. Ocenia się, że wrodzone wady rozwojowe występują u ok. 3% noworodków i niemowląt. Znacznie częściej (10–15%) stwierdza się je u płodów poronionych samoistnie. W około połowie przypadków martwych urodzeń i zgonów okołoporodowych dokumentowana jest obecność dużych wad rozwojowych.

Za większość procesów nowotworowych odpowiadają zaburzenia genetyczne w komórkach somatycznych, a ten typ patologii pojawia się u ok. 25% osób w różnym okresie ich życia.

Choroby genetyczne w krajach rozwiniętych są przyczyną 30–70% hospitalizacji w szpitalach dziecięcych i ponad 20% w szpitalach dla dorosłych. W coraz większym stopniu problematyka chorób uwarunkowanych genetycznie jest obecna w codziennej pracy zarówno lekarzy podstawowej opieki zdrowotnej, jak i specjalistów różnych dziedzin.

Z tego względu znajomość genetyki medycznej, zasad dziedziczenia i interpretacji wyników analizy rodowodów, badań molekularnych, enzymatycznych i cytogenetycznych staje się niezbędnym elementem edukacji lekarza. Umiejętność „myślenia genetycznego" jest konieczna zarówno do racjonalnego, odpowiadającego poziomowi współczesnej wiedzy planowania badań diagnostycznych, jak też właściwej, obarczonej niejednokrotnie ryzykiem odpowiedzialności prawnej, interpretacji uzyskanych wyników.

Rozpoznanie choroby genetycznej jest zazwyczaj jednoznaczne z rozpoznaniem rodziny ryzyka gene-

tycznego. Myślenie genetyczne nakłada więc na lekarza obowiązek dokonania oceny skutków rozpoznanej choroby dla samego chorego, jak też jego rodziny, a więc np. rodziców chorego dziecka. Konieczne jest określenie ryzyka wystąpienia choroby u kolejnych dzieci, czy też u innych członków rodziny.

Identyfikacja osób (rodzin) ryzyka genetycznego może być wynikiem zarówno analizy rodowodu, jak i badań przesiewowych lub diagnostycznych, z wykorzystaniem różnego typu testów genetycznych i różnej specyficzności. Może też być rezultatem identyfikacji czynników ryzyka, takich jak: wiek kobiety, przynależność do określonej grupy etnicznej lub wykrycie w rodzinie przypadku niepełnosprawności intelektualnej czy określonej choroby genetycznej.

W Polsce każdego roku u co najmniej 20 tys. dzieci rozpoznaje się wadę lub chorobę genetycznie uwarunkowaną. W wielu przypadkach postępowaniem z wyboru jest korekcja chirurgiczna, rehabilitacja oraz zapewnienie właściwej opieki medycznej i społecznej. Coraz częściej jednak od właściwego, wcześnie ustalonego rozpoznania i podjęcia odpowiedniego leczenia zależy dalszy, niekiedy prawidłowy, rozwój dziecka.

Opieka medyczna nad osobami z chorobami genetycznymi łączy się zazwyczaj z wysokimi nakładami finansowymi zarówno ze względu na konieczność wykonywania kosztownych badań diagnostycznych, jak i przewlekły charakter wielu tych chorób. Z tego względu równie ważne jak diagnostyka i leczenie chorób genetycznych jest zapobieganie im w formie profilaktyki pierwotnej i wtórnej. We wszystkich tych rodzajach pomocy medycznej kluczową rolę odgrywa poradnictwo genetyczne.

6.4
MOLEKULARNE PODSTAWY DZIEDZICZENIA

Pełne omówienie zagadnień dotyczących podstaw genetyki można znaleźć w podręcznikach i opracowaniach poświęconych genetyce medycznej. W tym rozdziale przypomniane zostaną informacje dotyczące genetyki molekularnej i cytogenetyki w zakresie koniecznym dla prawidłowego planowania badań diagnostycznych i interpretacji wyników.

6.4.1
Struktura i funkcja DNA

DNA (kwas deoksyrybonukleinowy) jest umiejscowionym w jądrze komórkowym nośnikiem zakodowanej w jego strukturze informacji o strukturze i rodzaju wszystkich białek, różnych klas RNA (kwas rybonukleinowy) oraz właściwościach regulacyjnych genów. Podstawową jednostką organizacji DNA jest nukleotyd, zbudowany z trzech elementów: cukru, zasady azotowej (**a**deniny, **g**uaniny, **c**ytozyny lub **t**yminy) oraz reszty kwasu fosforowego.

Cukier, czyli deoksyryboza, łącząc się z zasadą, tworzy nukleozyd. Nukleozyd z przyłączoną resztą fosforanową tworzy nukleotyd: A, G, C lub T. Nukleotydy, łącząc się w porządku liniowym, tworzą łańcuchy, czyli pojedyncze nici DNA. Dwa spiralnie skręcone i komplementarne wobec siebie łańcuchy nukleotydowe tworzą konstrukcję tzw. helisy i utrzymywane są dzięki wiązaniom wodorowym, które powstają między zasadami obu łańcuchów.

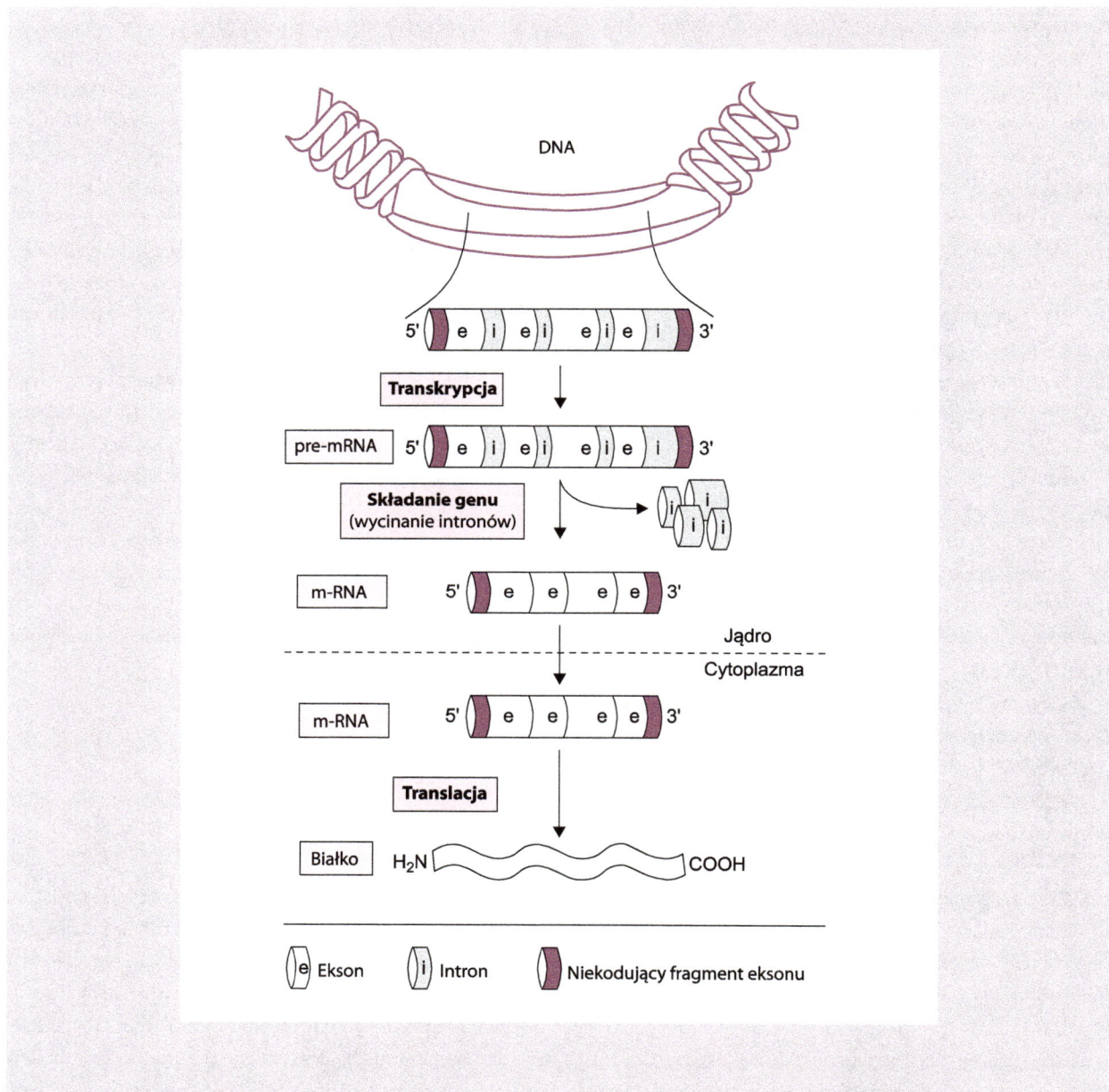

Rycina 6.1. Schemat ekspresji genu kodującego białko.

Układ zasad w jednym łańcuchu determinuje ich układ w drugim wg wspomnianej zasady komplementarności, zgodnie z którą adenina łączy się zawsze z tyminą, a cytozyna z guaniną. Całkowita nić DNA zwana jest genomem.

RNA także jest zbudowany z nukleotydów, występuje jednak w formie jednoniciowej. Cukrem jest ryboza, a uracyl (U) zastępuje tyminę (T). RNA jest bezpośrednim przekaźnikiem informacji między DNA a białkiem, którego syntezę określa. Odczytywanie informacji dotyczącej białek odbywa się dwuetapowo (ryc. 6.1).

W pierwszym etapie, zwanym transkrypcją, po rozplecenieu podwójnej spirali jednoniciowe fragmenty DNA przepisywane są na cząsteczki informacyjnego RNA (mRNA). W drugim etapie, translacji, sekwencje nukleotydowe mRNA zostają przetłumaczone na sekwencje aminokwasów. W procesie tym konieczny jest udział transferowych kwasów nukleinowych (tRNA) oraz rybosomów. Cząsteczki tRNA umożliwiają łączenie się kolejnych aminokwasów, tworząc polipeptyd wg trójnukleotydowego kodu zawartego w strukturze mRNA. Każda z serii trzech nukleotydów determinuje określony aminokwas (niektóre z aminokwasów mogą być kodowane przez więcej niż jeden triplet nukleotydowy). Kolejność trójek nukleotydowych określa więc zarówno rodzaj, jak i kolejność aminokwasów w określonym białku. Sam proces biosyntezy białek dokonuje się w organellach komórkowych zwanych rybosomami, które zbudowane są z białek i tzw. rybosomalnego RNA (rRNA).

Cząsteczki kwasów nukleinowych i białek są więc złożone z jednostek uszeregowanych w łańcuchy. W przypadku DNA i RNA jednostkami tymi są nukleotydy, a w przypadku białek – aminokwasy. Istotą kodu genetycznego jest więc to, że sekwencja określonych nukleotydów determinuje rodzaj i kolejność aminokwasów w białkach. Gen możemy zdefiniować jako liniowy zbiór sekwencji DNA, w których zapisana jest informacja o określonym produkcie (białku).

U człowieka struktura genu nie jest ciągła. Zawiera bowiem sekwencje kodujące, zwane eksonami, i sekwencje niekodujące, zwane intronami. Na każdym z końców genu zawierającego introny i eksony znajdują się niekodujące fragmenty 5′ i 3′. W okolicy końca 5′ genu znajdują się sekwencje regulujące tran-

skrypcję, sekwencje wzmacniające oraz sekwencje warunkujące tkankowo specyficzną ekspresję produktu genu. W okolicy końca genu 3′ znajdują się sekwencje determinujące zakończenie transkrypcji.

Sekwencja zdarzeń prowadzących do zamiany informacji zapisanej w genie na określone białko rozpoczyna się w momencie inicjującym transkrypcję RNA. Szereg białek reguluje rozpoczęcie tego procesu. Następnie w wyniku procesu składania RNA dochodzi do wycięcia intronów (odcinków niekodujących) tak, że ostateczna nić RNA składa się z sekwencji odpowiadających wyłącznie eksonom i to one określają w procesie translacji kolejność aminokwasów w kodowanym przez gen produkcie białkowym.

Czasami proces składania dokonuje się poprzez wycinanie intronów w nieidentycznych, tzw. alternatywnych, miejscach RNA. Z tego względu produkty białkowe kodowane przez ten sam gen mogą różnić się od siebie składem aminokwasowym, a co za tym idzie także i funkcją. Nowoutworzony produkt białkowy podlega następnie skomplikowanym posttranslacyjnym modyfikacjom, potrzebnym do uzyskania przez białko ostatecznej właściwej struktury i funkcji.

Diploidalny genom człowieka, obecny w jądrze każdej komórki, utworzony jest przez dwie identyczne nici DNA, zawierające po ok. 3 miliardy par zasad. Sekwencje DNA określające w naszym genomie 20 tys.–25 tys. genów, a także pseudogeny oraz fragmenty regulacyjne stanowią tylko niewielką jego część. Na przykład geny kodujące białka zajmują ok. 2% naszego genomu. Większość genomu człowieka stanowią powtarzalne (repetytywne) sekwencje nukleotydów: tandemowe, satelitarne, mikro- i minisatelitarne oraz inne. Znaczenie większości z nich nie zostało do końca poznane.

Około 4 do 5% genomu są to sekwencje powtórzone (repeats), obecne w wielu kopiach. Fragmenty DNA o wielkości przekraczającej tysiąc par zasad (1 kpz) i zawierające w ponad 90% sekwencje identyczne określa się mianem duplikacji segmentalnych, określanych także jako „low-copy repeats" (LCR). Spośród nich duplikacje segmentalne o większym niż 96–97% stopniu podobieństwa sekwencji sprawiają, że fragment genomu może stać się niestabilny.

Z klinicznego punktu widzenia ważne jest to, że w regionach tych w trakcie podziałów mejotycznych komórki może dochodzić w wyniku nieallelicznej rekombinacji homologicznej do rearanżacji genomowych. Rearanżacje te przejawiają się szerokim zakresem objawów klinicznych, określanych obecnie jako choroby genomowe. Identyfikacja tych rearanżacji możliwa jest obecnie dzięki coraz szerzej stosowanej technologii mikromacierzy (a-CGH, SNP).

Wyniki badań ostatnich lat potwierdzają ogromną zmienność w obrębie naszego genomu. Tę zmienność genetyczną tworzą zarówno zmiany dotyczące pojedynczych nukleotydów (single nucleotide variation, SNV), jak i zmiany struktury genomu pod postacią zmian liczby kopii fragmentów genomu (copy number variation, CNV). Jak się okazuje, zmienność ta ma istotne znaczenie zarówno w procesach ewolucyjnych, jak i w kształtowaniu zmienności fenotypu niektórych chorób i predyspozycji do ich rozwoju.

6.4.2
Geny mitochondrialne

Ogromna większość genów obecnych w komórce umiejscowiona jest w jądrze komórkowym. Jednakże pewna część genów stanowi strukturę genomu mitochondrialnego. Mitochondria są jedynymi poza jądrem komórkowym organellami, które zawierają DNA. Występuje on w postaci podwójnego, kolistego łańcucha, o długości 16 569 par zasad, w liczbie od kilku do kilkudziesięciu kopii. Zamiast sekwencji powtarzalnych, jak w jądrowym DNA, zawiera głównie sekwencje niepowtarzalne.

Mitochondrialny DNA (mtDNA) koduje 13 białek, które są składnikami mitochondrialnego łańcucha oddechowego i systemu fosforylacji oksydacyjnej komórki oraz dwa rodzaje rRNA i 22 rodzaje tRNA. Kod mitochondrialny różni się od kodu genetycznego w jądrze komórkowym, dlatego też mitochondrialne tRNA „nie odczytuje" informacji jądrowego DNA w cytoplazmie na rybosomach i odwrotnie.

Każda z komórek człowieka zawiera setki tysięcy mitochondriów i ponad 200 tys. kopii każdego z genów mitochondrialnych. Jeśli jedno lub kilka mtDNA zawiera jakąś mutację, segregacja jej następuje przypadkowo i nie jest zgodna z zasadami dziedziczenia mendlowskiego. Rozkład częstości mutacji w komórkach potomnych będzie więc nierówny. Obecność w komórce lub tkance więcej niż jednego typu mtDNA nazywamy heteroplazmią. Jeśli mtDNA jest we wszystkich komórkach lub tkankach identyczny (bez mutacji), stan taki nazywamy homoplazmią. Heteroplazmia określa poziom zmienności cechy u osób będących nosicielami identycznej mutacji.

Mitochondrialny DNA przekazywany jest następnemu pokoleniu wyłącznie przez matkę. Mutacje mtDNA mogą powodować choroby. Mutacje przekazywane są przez komórkę jajową od chorej matki do wszystkich jej dzieci, niezależnie od płci. Dalszym pokoleniom chorobę przekazują jednak tylko córki. Stanowi to przykład dziedziczenia niemendlowskiego, określanego jako dziedziczenie matczyne lub cytoplazmatyczne.

6.4.3
Patologia molekularna

Każda zmiana w obrębie genu może znaleźć odzwierciedlenie w budowie kodowanego przez ten gen produktu. Wraz z pojawieniem się możliwości mapowania i klonowania genów powstały metody analizy i oceny charakteru zmian w ich obrębie, m.in. poprzez sekwencjonowanie (fragmentów lub całych genów). Możliwość tak precyzyjnej oceny zmian na poziomie DNA w określonych chorobach monogenowych stworzyła więc szansę na podjęcie próby oceny wpływu określonej zmiany (patologii) molekularnej (mutacji) na ekspresję fenotypową.

Zróżnicowany charakter mutacji może bowiem powodować zróżnicowany wpływ na proces przekazywania informacji zapisanej w sekwencji DNA, zaburzając każdy z etapów tego procesu. To z kolei prowadzi do zablokowania tworzenia białka bądź zmiany jego struktury i wpływa na zmianę lub zupełną utratę jego funkcji. Istnieje wiele typów mutacji pojedynczej zasady lub kilku zasad, lub wręcz całych odcinków łańcucha DNA. Mogą one zaburzyć trójkowy kod odczytu lub całkowicie zmienić charakter kodowanego przez gen białka.

Szczególny rodzaj mutacji stanowią tzw. mutacje dynamiczne. Serie trójnukleotydowych powtórzeń (np. CGG) zdarzają się zarówno wewnątrz, jak i w pobliżu genu, ale ich liczba jest zazwyczaj ograniczona, np. do 40–50 powtórzeń. Z niewyjaśnionych do końca powodów w procesie mejozy serie te ulegają ekspansji (do kilkuset powtórzeń), stając się przyczyną uszkodzenia białka kodowanego przez dany gen. Znanych jest obecnie ponad 10 chorób układu nerwowe-

Tabela 6.2. Choroby dziedziczne uwarunkowane mutacjami dynamicznymi powtórzonych sekwencji trinukleoty-dowych [wg D. Hoffman-Zacharskiej]

CHOROBA	GEN (WG OMIM)	LOCUS NA CHROMO-SOMIE	DZIEDZI-CZENIE*	RODZAJ POWTÓ-RZEŃ	PRODUKT BIAŁKOWY (FUNKCJA)
Zespół łamliwego chromosomu X (FXS) Zespół drżenia/ataksji związany z kruchym chromosomem X (FXTAS)	FMR1	Xq27.3	XD	CGG	FMRP (białko wiążące RNA)
Upośledzenie umysłowe związane z FRAXE (FXE MR)	FMR2	Xq28	XD (?)	GCC	FMR2 (aktywator tanskrypcji ?)
Ataksja Friedreicha typu 1 (FRDA)	FRDA	9q13–21.1	AR	GAA	Frataksyna (białko mitochondrialne metabolizmu żelaza)
Dystrofia miotoniczna typu 1 (DM 1)	DMPK	19q13	AD	CTG	DMPK (kinaza białkowa)
Choroba Huntingtona	IT15	4p16.3	AD	CAG	Huntingtina (nieznana)
Choroba podobna do choroby Huntingtona typu 2 (HDL-2)	JPH3	16q24.3	AD	CAG/CTG	Junctophilin-3 (komórkowe białko adhezyjne)
Rdzeniowo-opuszkowy zanik mięśni sprzężony z chromo-somem X (SMAX1, SBNA)	AR	Xq13–21	XR	CAG	Receptor androgenu (receptor jądrowy, regulator transkrypcji)
Ataksja rdzeniowo-móżdżkowa typu 1 (SCA1)	ATXN1	6p23	AD	CAG	Ataksyna-1 (nieznana)
Ataksja rdzeniowo-móżdżkowa typu 2 (SCA2)	ATXN2	12q24.1	AD	CAG	Ataksyna-2 (nieznana)
Ataksja rdzeniowo-móżdżkowa typu 3 (SCA3)	ATXN3	14q32.1	AD	CAG	Ataksyna-3 (nieznana)
Ataksja rdzeniowo-móżdżkowa typu 6 (SCA6)	CACNA1A	19p13	AD	CAG	CACNA1A (podjednostka kanału jonowego Ca^{2+})
Ataksja rdzeniowo-móżdżkowa typu 7 (SCA7)	ATXN7	3p12–13	AD	CAG	Ataksyna 7 (nieznana)
Ataksja rdzeniowo-móżdżkowa typu 17 (SCA17)	TBP	6q27	AD	CAG/CAA	TBP (czynnik transkrypcyjny)
Zanik jąder zębatych, czerwiennych, gałek bladych i ciał podwzgórzowych Luysa (DRPLA)	DRPLA	12p13.31	AD	CAG	Atrofina-1 (nieznana)
Ataksja rdzeniowo-móżdżkowa typu 8 (SCA8)	SCA8	13q21	AD	CTG	?
Ataksja rdzeniowo-móżdżkowa typu 12 (SCA12)	PPP2R2B	5q31–q33	AD	CAG	PPP2R2B (fosfataza białkowa)

* XD – dziedziczenie dominujące sprzężone z płcią, XR – dziedziczenie recesywne sprzężone z płcią, AD – dziedziczenie autosomalne dominujące, AR – dziedzicze-nie autosomalne recesywne.

go, w których defekt molekularny powodowany jest przez mutacje dynamiczne (tab. 6.2).

Mutacje genowe odpowiadają za różnorakie defekty białek strukturalnych, enzymów czy białek błonowych. Ich obecność może powodować:

- całkowity brak białka,
- utratę funkcji białka,
- nieprawidłową funkcję białka,
- zróżnicowane efekty ilościowe (np. obniżenie aktywności białka).

Identyfikacja i charakterystyka mutacji genowych poza wartością diagnostyczną (weryfikacją rozpoznania) może mieć także znaczenie praktyczne. Wiele fenotypowo podobnych chorób może być różnicowanych na podstawie wyniku badania molekularnego. W niektórych chorobach (np. fenyloketonuria czy mukowiscydoza) ocena charakteru zidentyfikowanych mutacji genowych umożliwia prognozowanie przebiegu choroby, czy wręcz decyduje o sposobie jej leczenia. Możliwość identyfikacji mutacji genowych ma szczególne znaczenie dla poradnictwa genetycznego. Umożliwia bowiem identyfikację także bezobjawowych nosicieli mutacji genowych wśród zdrowych krewnych chorego.

Mutacje określonych par nukleotydów nie stanowią jedynej przyczyny chorób monogenowych. Istniejący w obrębie struktury genomu polimorfizm w zakresie liczby i wielkości duplikacji segmentalnych (segmental duplications, low-copy-repeats, LCRs) predysponuje do nieprawidłowej rekombinacji, której skutkiem jest powstanie rearanżacji. W wyniku tego procesu może dojść do delecji, duplikacji lub uszkodzenia genu wrażliwego na dawkę i ekspresji fenotypu określonej choroby (także monogenowej).

Choroby genomowe są więc wynikiem rearanżacji w obrębie określonych regionów genomu posiadających specyficzną strukturę, np. LCRs. Skutkują one zmianą ilości białka kodowanego przez gen zlokalizowany w regionie rearanżacji (mikrodelecji lub mikroduplikacji). Można je identyfikować metodami cytogenetyki molekularnej, ponieważ wielkość rearanżacji mieści się zwykle w przedziale od 30 tys. do 5 mln par zasad. Szacunki wskazują, że specyficzne rearanżacje genomowe powstające *de novo* występują 1000 do 10 tys. razy częściej aniżeli mutacje punktowe.

6.4.4
Struktura i funkcja chromosomów

Podwójna spirala DNA podlegająca kolejnym etapom upakowania osiąga trzeciorzędową strukturę w postaci chromosomów umiejscowionych w każdym jądrze komórkowym. Chromosomy występują więc we wszystkich komórkach jądrzastych. Nazwę swą zawdzięczają zdolności do wybarwiania (chromos – kolorowy, soma – ciało). Każdy gatunek roślin i zwierząt ma charakterystyczny dla siebie zestaw chromosomów, nazywany kariotypem. Określenie to odnosi się także do zestawu chromosomów typowego dla danego osobnika. Zestaw chromosomów pojedynczej komórki, przedstawiony zgodnie z obowiązującymi zasadami identyfikacji i klasyfikacji, nazywa się kariogramem.

Chromosomy, oglądane w stadium metafazy, zbudowane są z dwóch identycznych chromatyd. Miejsce połączenia chromatyd – centromer (zwane przewężeniem pierwotnym) dzieli chromosom na dwa ramiona: krótkie i długie. Regiony na końcach obu ramion nazywane są telomerami. Położenie centromeru decyduje o kształcie chromosomów, różnicując je na chromosomy meta-, submeta- i akrocentryczne. W chromosomach metacentrycznych długość ramion jest w przybliżeniu taka sama.

Centromer jest niezbędnym elementem struktury chromosomu zapewniającym całościową segregację chromosomów w czasie podziału komórki. Telomery natomiast stabilizują liniową strukturę cząsteczki DNA chromosomowego, uniemożliwiają zlepianie się chromosomów i zapewniają im właściwą lokalizację wewnątrz jądra komórkowego. Nie zawierają też sekwencji kodujących. Jak się wydaje, najważniejszą ich funkcją jest ochrona chromosomów przed skracaniem w czasie kolejnych podziałów komórkowych poprzez katalityczną funkcję enzymu telomerazy. Stopniowe skracanie się telomerów leży u podstaw apoptozy, procesu prowadzącego do śmierci komórki.

Chromosomy jako struktury morfologiczne widoczne są tylko podczas podziału komórkowego. Prawidłowa komórka somatyczna człowieka jest diploidalna, tzn. zawiera 23 pary chromosomów. Jeden chromosom z każdej pary pochodzi od matki, drugi od ojca. Zestaw chromosomów komórki został podzielony na 7 grup oznaczonych literami alfabetu od

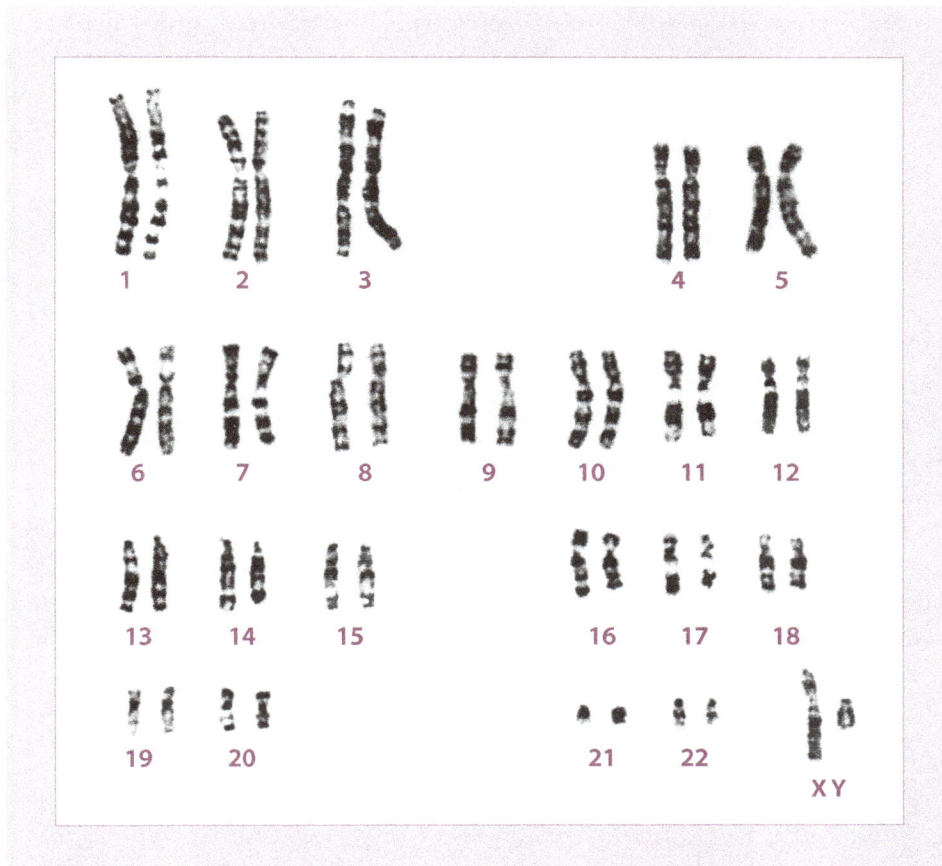

Rycina 6.2. Prawidłowy kariotyp męski. Obraz prążków G uzyskany po trawieniu chromosomów trypsyną i barwieniu odczynnikiem Giemzy.

A do G. W każdej z grup chromosomy charakteryzuje podobny kształt i uszeregowane są wg wielkości malejącej (ryc. 6.2).

Pary chromosomów od 1 do 22 nazywa się autosomami. Ostatnią, 23 parę, stanowią chromosomy płci – XX u kobiet i XY u mężczyzn. Kariotyp opisywany jest poprzez system symboli, uwzględniający liczbę chromosomów, określenie chromosomów płci oraz rodzaj stwierdzonej nieprawidłowości. Zapis 46,XX oznacza prawidłowy kariotyp żeński, a 46,XY prawidłowy kariotyp męski.

Znana jest lokalizacja chromosomowa ponad 3 tys. genów na ogólną liczbę ok. 7 tys. zidentyfikowanych dotychczas fenotypowo chorób i zespołów monogenowych (www.ncbi.nlm.nih.qov/omim).

Poza okresem embrionalnym wszystkie komórki somatyczne są funkcjonalnie hemizygotyczne wobec genów chromosomu X. W każdej komórce we wczesnym stadium rozwoju embrionalnego (okres okołoimplantacyjny) oba chromosomy X (niezależnie od pochodzenia – matczynego lub ojcowskiego) są ak-

tywne. Dopiero w późniejszych stadiach rozwoju (ok. 16. dnia) następuje losowa inaktywacja chromosomu X w komórkach żeńskich.

Inaktywacja zapewnia równowagę dawki genów chromosomu X w komórce. Jest to konieczne, ponieważ mężczyźni posiadają jeden, a nie dwa, jak kobiety, chromosomy X. W każdej więc komórce żeńskiej jeden chromosom X staje się losowo nieaktywny niezależnie od tego, czy pochodzi od ojca, czy od matki. Wszystkie potomne komórki dziedziczą ten sam nieaktywny chromosom. Ważną konsekwencją inaktywacji chromosomu X u kobiet jest mozaikowość komórek somatycznych wobec genów umiejscowionych na chromosomie X.

Mozaikowość wobec genów zlokalizowanych na chromosomie X sprawia, że u kobiet heterozygot, nosicielek mutacji genowej, aktywność biochemiczna białka kodowanego przez ten gen może być zróżnicowana. Kobiety te mają bowiem dwie populacje komórek: jedną z fenotypem określonym mutacją, drugą z normalnym genem. Kiedy kobieta jest nosicielką mutacji odpowiedzialnej za chorobę, poziom ekspresji klinicznej choroby zależy od liczby komórek zawierających aktywny chromosom X, w którym umiejscowiona jest mutacja.

6.4.5

Mitoza i mejoza

W procesie każdego podziału komórkowego musi nastąpić replikacja DNA komórki po to, aby komórki potomne zawierały taką samą informację genetyczną jak komórka macierzysta. Dokonuje się to zarówno w trakcie podziału komórek somatycznych, czyli mitozy, jak też podziału komórek germinalnych, czyli mejozy.

Mitoza jest rodzajem podziału, podczas którego komórka z 46 chromosomami wytwarza dwie komórki potomne, z których każda ma również 46 chromosomów. W czasie mitozy z chromatyd każdego chromosomu powstają chromosomy potomne, dlatego też komórki somatyczne, dzieląc się mitotycz-

nie, wytwarzają genetycznie identyczne komórki potomne. Także pierwotne komórki rozrodcze dzielą się mitotycznie, czego efektem jest wzrost liczby komórek w gonadach przed rozpoczęciem ich podziału mejotycznego.

Mitoza jest najkrótszą częścią cyklu komórkowego. Każdy podział komórki poprzedzony jest syntezą DNA, podczas której następuje podwojenie jego ilości w komórce. Mimo że mitoza jest procesem ciągłym i dynamicznym, dla jasności opisu podzielona została na cztery fazy: profazę, metafazę, anafazę i telofazę. W metafazie następuje pełna kondensacja chromosomów i wtedy najlepiej nadają się one do oceny mikroskopowej.

Mejozą określane są dwa sprzężone ze sobą podziały komórkowe, w wyniku których powstają komórki płciowe – gamety. Jest to więc taki podział komórkowy, w wyniku którego diploidalne prekursory gamet wytwarzają haploidalne gamety (ryc. 6.3).

Produkty mejozy mają więc 23 chromosomy, podczas gdy w typowych komórkach somatycznych jest ich 46.

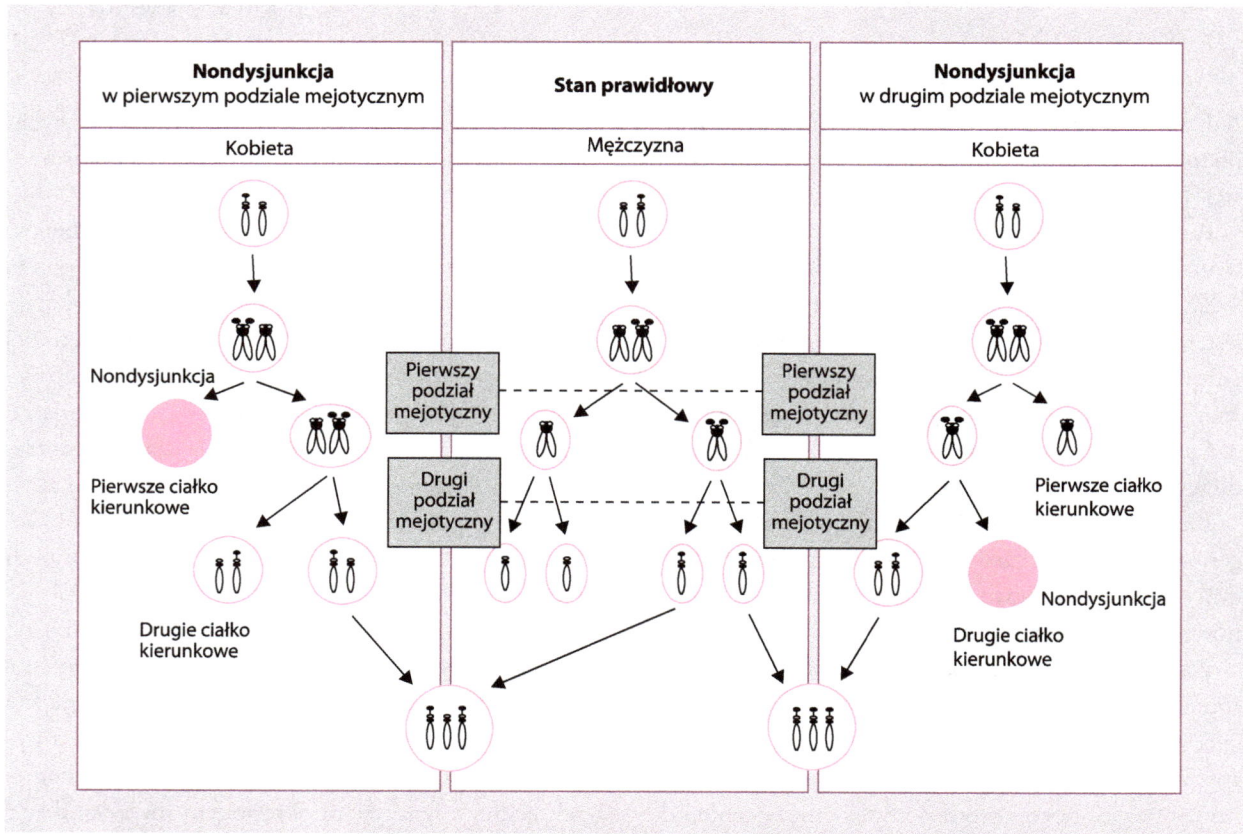

Rycina 6.3. Zaburzenie podziału mejotycznego komórki pod postacią nondysjunkcji prowadzące do powstania trisomii chromosomowej.

Mejoza poprzedzona jest jednym cyklem syntezy DNA i składa się z dwóch specyficznych podziałów komórkowych. Pierwszy, czyli mejoza I, nazwany jest podziałem redukcyjnym, podczas którego dochodzi do redukcji liczby chromosomów z 46 do 23. Komórki potomne otrzymują po jednym z pary chromosomów homologicznych, w wyniku czego następuje redukcja liczby chromosomów do połowy.

Drugi podział mejotyczny, czyli mejoza II, następuje po krótkiej interfazie, w czasie której nie zachodzi synteza DNA. Mejoza II podobna jest natomiast do mitozy, w której chromosomy składające się z dwu chromatyd połączonych centromerem się dzielą. Różnica polega na tym, że w komórce potomnej powstałej w wyniku mejozy II znajdują się tylko 23 chromosomy, a nie jak w mitozie 46.

Różnice między mitozą a mejozą są następujące:

- Mejoza zachodzi tylko w komórkach płciowych, mitoza natomiast we wszystkich komórkach somatycznych i pierwotnych komórkach rozrodczych.
- Mejoza składa się z dwóch następujących po sobie podziałów komórkowych, mitoza jest podziałem jednoetapowym.
- Tylko w mejozie, nigdy w mitozie, następuje proces łączenia się chromosomów homologicznych, czyli koniugacja.
- Rekombinacja między chromosomami homologicznymi jest cechą mejozy, a nie mitozy. Proces ten umożliwia wymianę materiału genetycznego między tymi chromosomami (crossing over).
- Wynikiem mejozy jest redukcja liczby chromosomów z 46 do 23, efektem mitozy są komórki potomne o identycznej liczbie 46 chromosomów.

Genetyczne konsekwencje mejozy to:

- Redukcja liczby chromosomów (z diploidalnej do haploidalnej).
- Segregacja alleli (z każdej pary genów tylko jeden przekazywany jest każdej gamecie).
- Niezależny rozdział chromosomów homologicznych (dzięki czemu gameta ma część chromosomów ojcowskich, część matczynych).
- Wymiana materiału genetycznego między chromosomami homologicznymi – crossing over. W jego wyniku każdy z chromosomów gamety ma część genów odziedziczonych po matce, część po ojcu.

6.5
ZASADY DIAGNOSTYKI CHORÓB GENETYCZNYCH

W czasach wzrastających wciąż możliwości wprowadzania i wykorzystywania w codziennej praktyce lekarskiej i diagnostyce medycznej nowych technologii badawczych niezmienne i podstawowe znaczenie w rozpoznawaniu chorób genetycznych mają: wywiad, badanie przedmiotowe i umiejętność interpretacji wyników badań dodatkowych. Fundamentalne znaczenie ma wiedza lekarza z zakresu symptomatologii klinicznej chorób i zespołów genetycznych.

Szczególne znaczenie w diagnostyce chorób genetycznych ma wywiad rodzinny i analiza rodowodu. Zaniechanie analizy rodowodu lub brak tej umiejętności sprawia, że wiele rodzin ryzyka genetycznego nie jest identyfikowanych mimo prawidłowego rozpoznania choroby genetycznej u pacjenta. Symbole najczęściej stosowane w konstruowaniu rodowodów przedstawiono na rycinie 6.4.

Nieumiejętność oceny cech dysmorficznych stwierdzanych w badaniu lekarskim sprawia, że wiele chorób/zespołów genetycznych nie jest rozpoznawanych w ogóle lub ma to miejsce zbyt późno. W ponad 2 tys. zespołów dysmorficznych, w tym w większości uwarunkowanych genetycznie, rozpoznanie ustala się przede wszystkim (a często wyłącznie) na podstawie wyniku badania fizykalnego pacjenta. Ono też w istotnym stopniu decyduje o tym, jakie specjalistyczne badania dodatkowe należy przeprowadzić dla potwierdzenia rozpoznania. Dużą pomocą w diagnostyce fenotypowej chorób i zespołów genetycznych są komputerowe programy diagnostyczne, np. POSSUMUS lub London Dysmorphology Database.

Nie można nie doceniać roli lekarzy opieki podstawowej, w tym lekarzy pediatrów, w diagnostyce chorób genetycznych i identyfikacji rodzin zwiększonego ryzyka. Jednak w wielu przypadkach zachodzi konieczność konsultacji, czy wręcz skierowania pacjenta do specjalistycznego ośrodka genetyki medycznej. Współczesna zaawansowana technologia badawcza z zakresu genetyki molekularnej i cytogenetyki ze względu na swą specyfikę i związane z nią koszty dostępna jest w ośrodkach wysokospecjalistycznych.

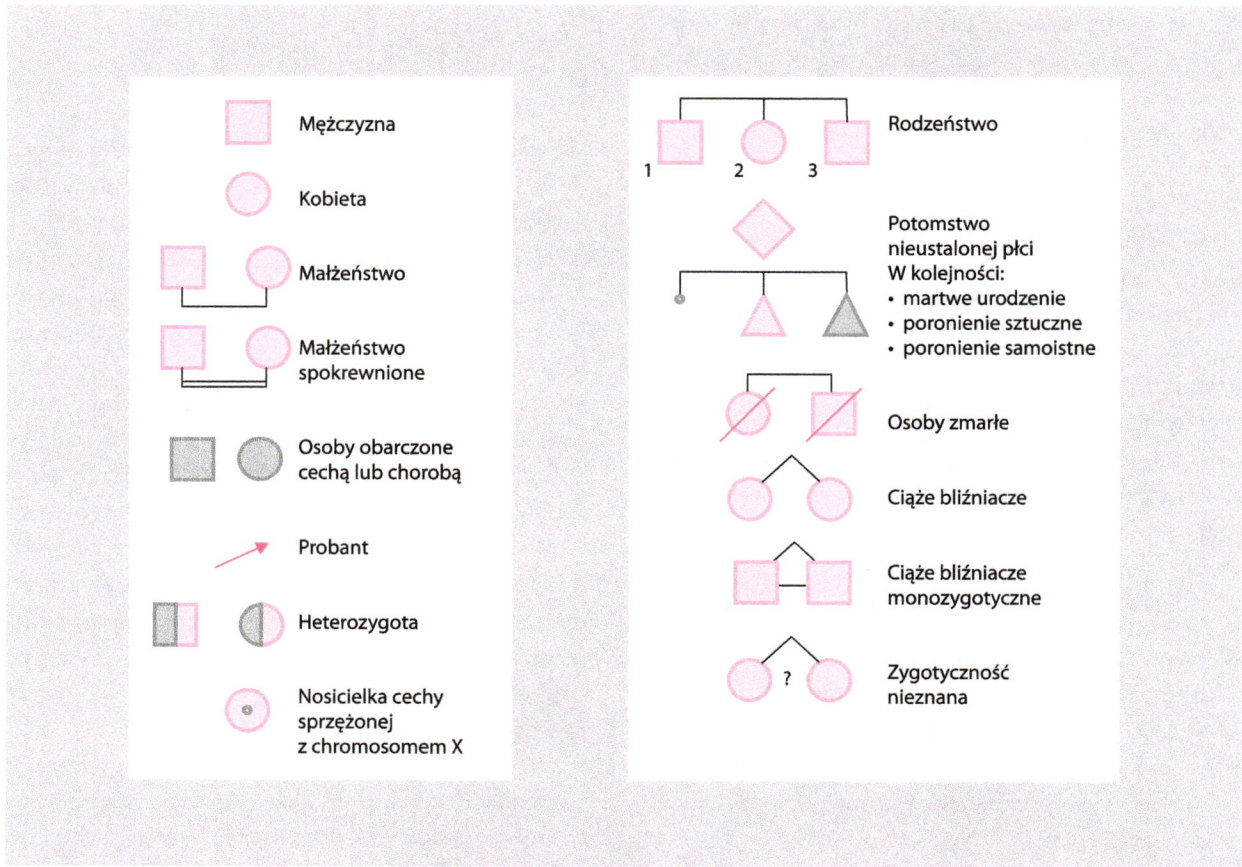

Rycina 6.4. Symbole stosowane przy konstruowaniu rodowodów.

Lekarz kierujący chorego (rodzinę) do takiego ośrodka powinien wiedzieć, że konsultacja genetyka klinicznego będzie obejmować:

■ zebranie danych szczegółowych z wywiadu rodzinnego,

■ analizę rodowodu,

■ przeprowadzenie dokładnego badania lekarskiego pacjenta, a często i innych członków rodziny,

■ przeprowadzenie specjalistycznych testów laboratoryjnych weryfikujących rozpoznanie choroby,

■ dokonanie oceny rokowania oraz wielkości ryzyka genetycznego dla poszczególnych członków rodziny,

■ omówienie i wyjaśnienie w stosownej i zrozumiałej dla konsultowanej osoby lub rodziny formie (także na piśmie) wyników przeprowadzonych badań diagnostycznych.

Wszystkie przeprowadzane badania powinny służyć wyłącznie identyfikacji lub wykluczeniu określo-nej choroby genetycznej. Konsultacja genetyka klinicznego musi zawierać omówienie możliwości terapeutycznych, a ustalony sposób postępowania powinien uwzględniać opinie oraz wskazówki właściwych specjalistów i być uzgodniony z lekarzem podstawowej opieki zdrowotnej, który zajmuje się stale pacjentem i jego rodziną.

6.6
METODY ANALIZY GENOMU CZŁOWIEKA DO CELÓW KLINICZNYCH

Podejrzenie choroby genetycznej u dziecka nakłada na lekarza obowiązek podjęcia próby określenia jej uwarunkowania. Jest to konieczne do wdrożenia racjonalnego postępowania diagnostycznego, które zweryfikuje rozpoznanie i które musi uwzględniać zastosowanie adekwatnych technik i metod badawczych (tab. 6.3).

Tabela 6.3. Techniki i metody rozpoznawania nieprawidłowości genetycznych

TESTY DNA	TESTY CHROMOSOMOWE	TESTY BIOCHEMICZNE
■ Analiza mutacji ■ Sekwencjonowanie ■ Analiza sprzężeń ■ Analiza metylacji ■ Analiza markerów (np. mikrosatelitów)	■ Kariotyp ■ FISH – metafazowy ■ FISH – interfazowy ■ Test łamliwości chromosomów ■ aCGH – porównawcza hybrydyzacja genomowa do mikromacierzy	■ Analiza enzymów ■ Badanie metabolitów ■ Analiza białek
Sekwencjonowanie następnej generacji (NGS)		

Cechy kliniczne, które stanowią podstawę podejrzenia choroby monogenowej, nakazują poszukiwanie mutacji w obrębie określonego genu i/lub przeprowadzenie specyficznych testów biochemicznych. Obraz kliniczny sugerujący aberrację chromosomową jest wskazaniem do wykonania badań cytogenetycznych. W przypadku podejrzenia choroby o uwarunkowaniu wieloczynnikowym analizie markerów genetycznych w coraz szerszym zakresie służyć będą nowe testy i technologie diagnostyczne. Umożliwią one także badanie zarówno predyspozycji genetycznych, jak i farmakoterapię wg ustalonego dla chorego profilu genetycznego.

Wiele metod i testów genetycznych jest już obecnie elementem postępowania z wyboru w rutynowej diagnostyce chorób genetycznych, a liczba ich zwiększa się bardzo szybko (GENE Tests; www.genetests.org). Potoczne pojęcie testu genetycznego obejmuje analizy DNA, RNA, chromosomów, białek lub metabolitów. Wynikiem testu jest określenie nieprawidłowości odpowiedzialnej za chorobę lub jej pojawienie się w przyszłości. W większości testów genetycznych badane są DNA lub chromosomy uzyskiwane z limfocytów krwi.

6.6.1
Metody analizy DNA

Metody analizy DNA wykorzystywane są w coraz większym stopniu w diagnostyce medycznej, szczególnie chorób genetycznie uwarunkowanych.

Analiza DNA może być wykorzystywana w diagnostyce tych chorób, gdyż:

■ Każda komórka organizmu zawiera w jądrze zakodowaną w DNA pełną informację genetyczną.

■ Wszelkie zmiany dziedziczne muszą znaleźć odbicie w strukturze DNA.

Diagnostyka chorób genetycznych oparta na analizie DNA jest niezależna od znajomości patogenezy choroby i od ekspresji klinicznej badanego genu. Jej specyficzność nie ogranicza się do badanej tkanki, gdyż informacja genetyczna zawarta we wszystkich komórkach organizmu jest taka sama. Wszystkie choroby, które można rozpoznać postnatalnie, można też identyfikować w okresie prenatalnym.

Jak już wspomniano, metody analizy DNA stały się obecnie technikami laboratoryjnymi stosowanymi coraz powszechniej w rutynowej diagnostyce chorób genetycznych, jak też chorób nowotworowych, powszechnych i infekcyjnych. Znajdują szerokie zastosowanie w transplantologii i medycynie sądowej.

Czytelników zainteresowanych uzyskaniem szerszej i bardziej szczegółowej wiedzy na temat metod badania kwasów nukleinowych odsyłam do dostępnych na rynku wydawniczym opracowań i podręczników z zakresu genetyki medycznej. W rozdziale tym omówione zostaną podstawowe techniki i metody analizy DNA, najczęściej wykorzystywane w praktyce klinicznej.

Omawiane metody i techniki dotyczą DNA (uzyskiwanego od chorego oraz określonych – zazwyczaj na podstawie analizy rodowodu – członków jego rodziny), izolowanego z dowolnej tkanki zawierającej komórki jądrzaste. Najczęściej jest nią pełna krew żylna pobrana do probówki zawierającej odczynnik zapobiegający krzepnięciu (np. EDTA). Z limfocytów obecnych w 5–10 ml krwi można uzyskać ilość DNA, która wystarcza do przeprowadzenia koniecznych analiz diagnostycznych.

Klonowanie DNA

Klonowaniem DNA nazywamy wyodrębnienie i namnożenie fragmentów kwasów nukleinowych za pośrednictwem tzw. wektorów. Są nimi zazwyczaj cząsteczki plazmidów lub wirusów, liczące kilka tysięcy nukleotydów. Przed klonowaniem wektory poddaje się określonym zabiegom biotechnologicznym, w wyniku których zostaje dołączony krótki fragment kwasu nukleinowego, tzw. łącznik, a następnie fragment obcego DNA. W procesie klonowania zwielokrotnienie kopii obcego DNA otrzymuje się w wyniku samopowielania cząsteczki wektora wraz z włączonym w jego strukturę obcym fragmentem kwasu nukleinowego.

Wielkość klonowanych np. w plazmidach fragmentów DNA nie przekracza z reguły 10 tys. par zasad. Większe fragmenty są zazwyczaj klonowane na innych wektorach, takich jak bakteriofagi, czy np. sztuczny chromosom drożdży (YAC).

Hybrydyzacja

W badaniu struktury DNA szczególna rola przypada metodzie hybrydyzacji. Wykorzystuje się w niej zjawisko tworzenia dwuniciowych kompleksów między komplementarnymi jednoniciowymi odcinkami kwasów nukleinowych. Metoda ta umożliwia lokalizację określonej sekwencji nukleotydów w długiej cząsteczce badanego DNA i porównywanie różnych fragmentów kwasów nukleinowych.

Jednym z elementów procesu hybrydyzacji jest tzw. sonda molekularna. Jest nią fragment DNA otrzymany przez klonowanie lub syntezę chemiczną o ściśle określonej sekwencji nukleotydów. Sekwencja ta może być specyficzna i mieć dzięki temu znaczenie diagnostyczne dla określonej choroby. Taką sondę molekularną można hybrydyzować z cząsteczkami DNA przytwierdzonymi na filtrze, w preparacie cytologicznym lub histologicznym. Sonda rozpoznaje tylko te sekwencje w nici DNA, które są komplementarne do nukleotydów obecnych w sondzie. Aby zidentyfikować powstałe w wyniku hybrydyzacji kompleksy, sondę odpowiednio się znakuje. Obecnie do znakowania stosuje się związki nieradioaktywne, wykrywane w reakcjach barwnych lub chemiluminescencyjnych.

Zjawisko hybrydyzacji wykorzystywane jest także w powstałej i rozwiniętej w ostatnim dziesięcioleciu nowej technice badawczej, jaką jest porównawcza hybrydyzacja genomowa (comparative genomic hybridization, CGH). Umożliwia ona jednoczesną analizę całego genomu poprzez hybrydyzację mieszaniny znakowanego fluorochromem wzorcowego DNA i DNA pacjenta do chromosomów lub fragmentów DNA umocowanych na szkiełku podstawowym. Najnowsza metoda wykorzystuje do hybrydyzacji mikromacierz, którą stanowi DNA genomowe pod postacią różnej wielkości klonów (sond) genomowych lub syntetycznie uzyskiwanych oligonukleotydów (ryc. 6.5).

Czułość metody zależy przede wszystkim od wielkości stosowanych sond oraz odległości między nimi w genomie. Do odczytywania wyniku hybrydyzacji konieczny jest specjalistyczny sprzęt, m.in. skaner oraz odpowiednie oprogramowanie. Hybrydyzacja genomowa do mikromacierzy wykorzystywana jest do identyfikacji submikroskopowych rearanżacji genomowych, badania zmienności sekwencji powtórzonych (CNV), a także polimorfizmu pojedynczych nukleotydów (single nucleotide polymorphism, SNP).

Powielanie fragmentu DNA

Wyróżniona nagrodą Nobla, a rozwinięta pod koniec lat 80. XX w., technika łańcuchowej syntezy fragmentów DNA (polymerase chain reaction, PCR) jest obecnie podstawową techniką badawczą i diagnostyczną stosowaną do analizy DNA. Umożliwia bowiem zwielokrotnienie (amplifikację) w ciągu kilku godzin określonego fragmentu DNA w milionach jego kopii. Analiza zmian w sekwencji nukleotydów w wyizolowanym w ten sposób fragmencie DNA jest łatwiejsza niż w całej cząsteczce DNA.

Metoda polega na cyklicznym powtarzaniu denaturacji (92–94°C) cząsteczki DNA (czyli rozbiciu podwójnej nici DNA), przyłączeniu starterów (sekwencje nukleotydów określających powielany odcinek DNA) i syntezie nowej nici DNA między starterami. Powtarzanie tego cyklu kilkudziesięciokrotnie umożliwia otrzymanie powielanego fragmentu DNA w liczbie umożliwiającej obejrzenie go gołym okiem. Do reakcji PCR wystarczają minimalne ilości DNA – uzyskiwanego nawet z pojedynczej komórki. Metoda ta znajduje więc zastosowanie zarówno w diagnostyce klinicznej, w tym preimplantacyjnej, jak też medycynie sądowej i archeologii.

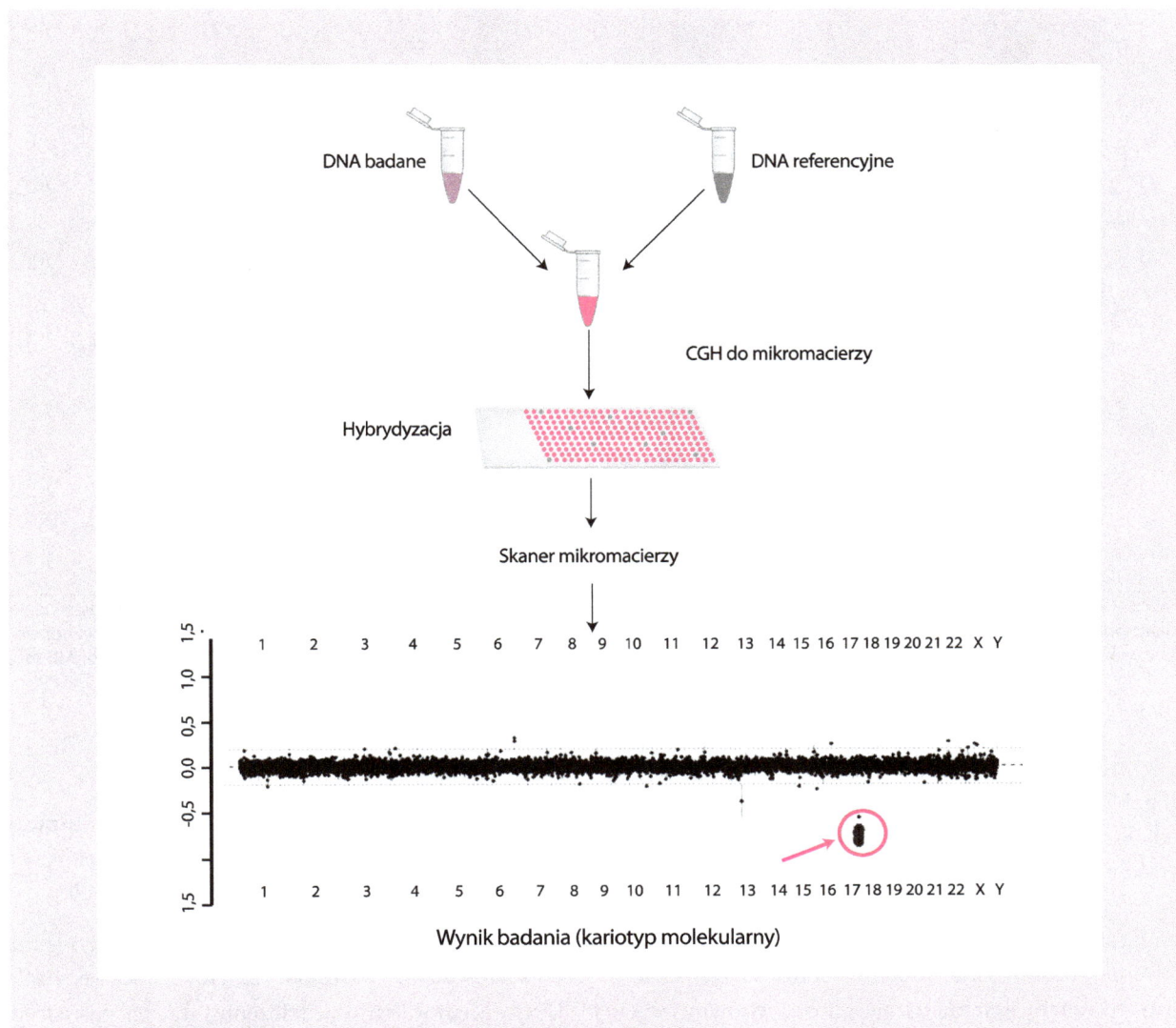

Rycina 6.5. Schemat badania metodą porównawczej hybrydyzacji genomowej do mikromacierzy. Strzałką zaznaczono region genomu, który uległ delecji.

Istnieje obecnie wiele modyfikacji tej techniki wykorzystywanych zarówno przy wykrywaniu mutacji genowych, jak też w sekwencjonowaniu DNA, identyfikacji patogenów czy hybrydyzacji *in situ*. Ogromna czułość i specyficzność metody niesie ryzyko błędu wynikającego z „wprowadzenia" do reakcji innego niż badane DNA.

Sekwencjonowanie DNA

Najbardziej precyzyjną metodą poznawania struktury DNA jest jego sekwencjonowanie. Umożliwia ono ustalenie rodzaju i kolejności nukleotydów w badanym fragmencie DNA. Technika ta stosowana obecnie w coraz większej liczbie laboratoriów jest najno-

wocześniejszą metodą molekularnej diagnostyki medycznej. Coraz częściej wykonywana jest automatycznie w aparaturze wykorzystującej najnowsze technologie analizy i rozdziału kwasów nukleinowych.

Stosowane są przede wszystkim dwie techniki sekwencjonowania:

- metodą enzymatyczną (Sengera),
- metodą opartą na chemicznej degradacji DNA (Maxema i Gilberta) (ryc. 6.6).

W ostatnim czasie opracowano i wdrożono do prac badawczych oraz diagnostycznych nową technologię sekwencjonowania DNA, określaną jako sekwencjo-

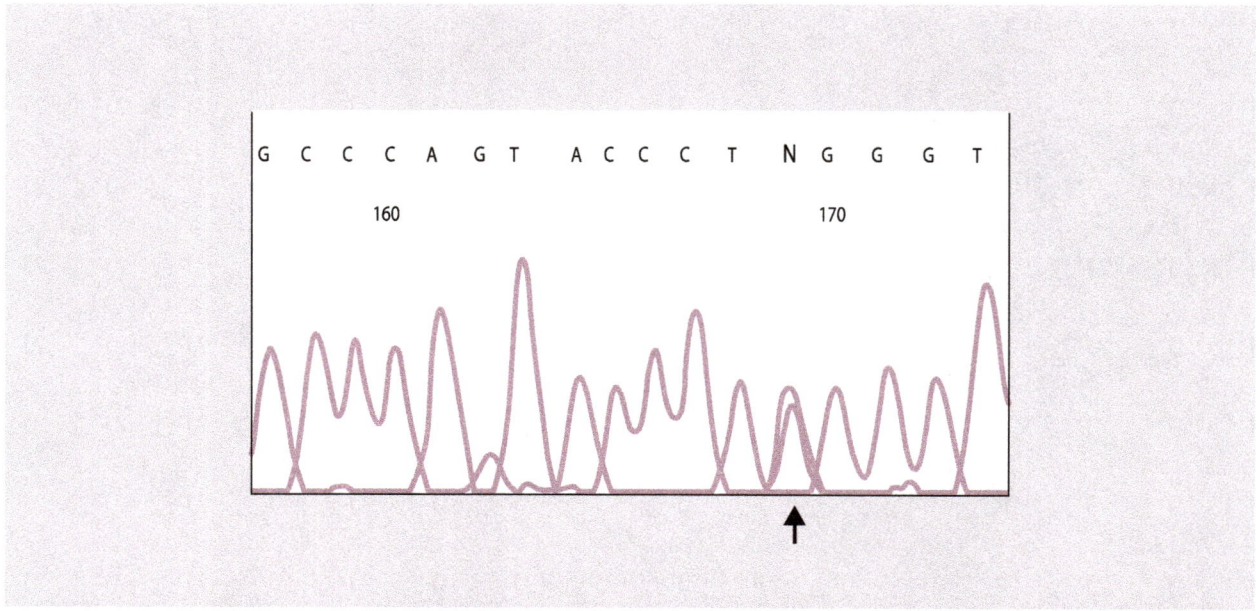

Rycina 6.6. Wynik sekwencjonowania eksonu 5 genu *GALT* u chorego z klasyczną postacią galaktozemii. Strzałka wskazuje podstawienie nukleotydowe T→C w pozycji c.499 (mutacja W167R). Produkt powielania eksonu 5 genu *GALT* techniką PCR sekwencjonowano bezpośrednio, z wykorzystaniem znakowanych fluorescencyjnie dideoksyterminatorów. Analizę wykonano, stosując automatyczny sekwenator ABI 310.

nowanie następnej generacji (next generation sequencing, NGS). Opiera się ona na innej zasadzie niż metoda Sangera. W wielu przypadkach klinicznych jest tańsza i umożliwia jednoczasowe zsekwencjonowanie całego genomu osoby, wszystkich eksonów w genomie lub tylko określonego genu. Wymaga dysponowania dużą bazą danych kontrolnych oraz zintegrowanym systemem bioinformatycznym. Istnieje uzasadnione przekonanie, że sekwencjonowanie najnowszej generacji zrewolucjonizuje genetykę w kierunku „medycyny personalizowanej".

Poza wysokim, choć ciągle zmniejszającym się, kosztem badania oraz koniecznością posiadania odpowiedniej aparatury najistotniejszym problemem przy wprowadzaniu do praktyki klinicznej tej metody badawczej, pozostaje interpretacja wyniku diagnostycznego. Wynika to przede wszystkim z dysproporcji między liczbą informacji uzyskiwanych o genomie a możliwością przypisania im określonych korelacji z fenotypem.

Kliniczne zastosowanie metod analizy DNA

Omówione metody analizy DNA znajdują praktyczne zastosowanie w diagnostyce klinicznej chorób genetycznych.

Mogą one służyć:

- pośredniemu śledzeniu dziedziczenia zmutowanego genu,
- bezpośredniej identyfikacji i analizie mutacji.

W pośrednim poszukiwaniu zmutowanego genu wykorzystuje się określone zmiany w sekwencjach DNA. Śledząc ich dziedziczenie, można pośrednio prześledzić dziedziczenie sprzężonych z nimi genów (zmutowanych i prawidłowych). Występująca bowiem w DNA naturalna zmienność nukleotydów nie musi prowadzić do zmian fenotypowych. Może być natomiast wykorzystywana jako marker charakterystyczny dla danego DNA. Ten typ zmienności, zwany polimorfizmem DNA, wykrywany jest przez enzymy restrykcyjne.

Po cięciu DNA określonym enzymem restrykcyjnym uzyskuje się różne klasy długości fragmentów DNA, które stanowią charakterystyczny wzór tzw. fragmentów restrykcyjnych, a ten typ analizy określony jest jako analiza polimorfizmu długości fragmentów restrykcyjnych (restriction fragment length polymorphism, RFLP).

Określony typ polimorfizmu może być użyty do śledzenia sposobu dziedziczenia w rodzinie określonego genu sprzężonego z określonym markerem polimorficznym. Analiza markerów polimorficznych sprzężonych z badanym genem (lub umiejscowionych wewnątrz genu) może być wykonana techniką sondowania DNA lub techniką PCR. W pierwszym przypadku DNA chromosomowy cięty jest odpowiednim enzymem restrykcyjnym, a następnie pozostałe po cięciu fragmenty identyfikuje się (techniką Southerna) poprzez hybrydyzację ze specyficzną sondą molekularną. W pośrednim śledzeniu dziedziczenia genu poza polimorfizmem fragmentów restrykcyjnych wykorzystuje się także polimorfizm długości fragmentów DNA spowodowany zmienną długością powtórzeń tandemowych, zwanych mikrosatelitami i minisatelitami (krótsze lub dłuższe motywy powtórzeń).

Analiza polimorfizmu miejsc restrykcyjnych jest typem analizy rodzinnej. Jej wynik nie może stanowić podstawy weryfikacji rozpoznania, umożliwia natomiast śledzenie dziedziczenia genu wśród członków rodziny chorego, identyfikuje m.in. bezobjawowych nosicieli zmutowanego genu.

Analiza polimorfizmu mikrosatelitarnego i minisatelitarnego wykorzystywana jest m.in. w badaniach nad ustaleniem ojcostwa. Na wynik badania DNA składa się wówczas wiele prążków o różnych długościach, które są specyficzne dla danej osoby (DNA fingerprint). Połowa tych prążków jest dziedziczona od jednego z rodziców. Analiza porównawcza rozkładu prążków u rodziców i dziecka umożliwia rozstrzygnięcie sporów co do relacji rodzinnych.

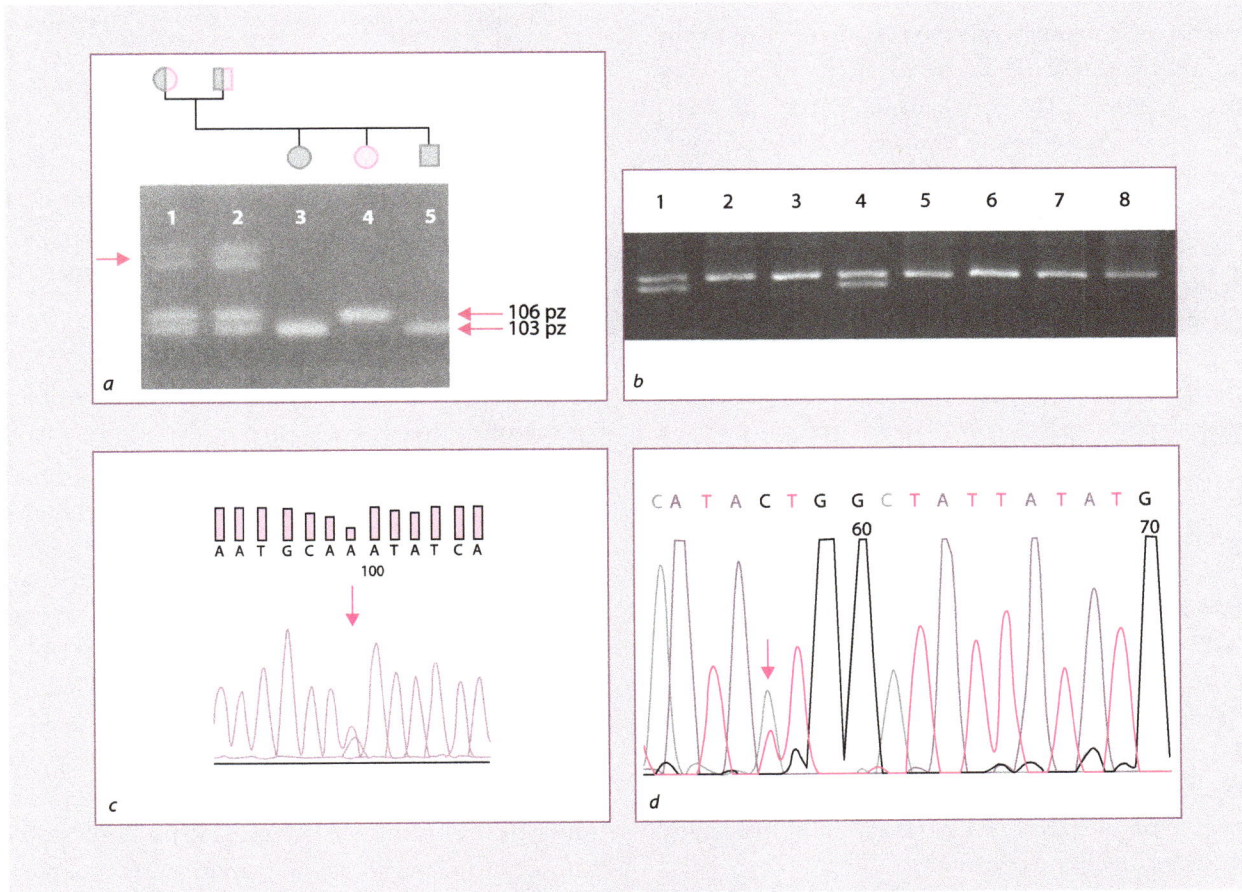

Rycina 6.7. Przykłady wyników analizy DNA dla potrzeb diagnostyki chorób monogenowych: (*a*) wynik identyfikacji mutacji F508del w genie *CFTR* w rodzinie ryzyka mukowiscydozy. Rodzice (1, 2) nosiciele zmutowanego genu – obecność prawidłowego produktu PCR i produktu z delecją F508del. Dzieci (3, 5) chore na mukowiscydozę – obecność produktu PCR z delecją, F508del/F508del. Córka zdrowa (4) – nie ma mutacji w genie *CFTR*; (*b*) analiza DNA dla celów diagnostyki głuchoty wrodzonej. Wynik identyfikacji mutacji 313del14 metodą PCR. Obecność dodatkowego prążka w próbkach 1 i 4 świadczy o obecności mutacji na jednym allelu genu *GJB2* u badanych; (*c*) diagnostyka zespołu Noonan. Wynik sekwencjonowania dokumentuje obecność mutacji w genie *PTP11*, 922A → G w eksonie 8. Strzałką zaznaczono podstawienie adeniny w miejsce guaniny; (*d*) diagnostyka rdzeniowego zaniku mięśni (spinal muscular atrophy, SMA). Wynik sekwencjonowania fragmentu eksonu 6 genu *SMN1*. Badania wykonano w Zakładzie Genetyki Medycznej IMiD.

Bezpośrednia analiza zmutowanego genu wymaga uzyskania DNA tylko od osoby chorej, a dzięki wykazaniu obecności mutacji potwierdza rozpoznanie kliniczne choroby. Podstawowa trudność diagnostyczna wynika z udowodnionej w większości chorób monogenowych różnorodności defektów molekularnych (mutacji). Jej wadą, zapewne do uniknięcia w przyszłości, jest to, że dotyczy tylko genów poznanych i już sklonowanych. W każdej rodzinie trzeba też określić charakter defektu molekularnego odpowiedzialnego za wystąpienie choroby (ryc. 6.7).

Stosowanych jest obecnie wiele modyfikacji technik amplifikacji i hybrydyzacji, które umożliwiają analizę określonego genu i jego transkryptu.

6.6.2
Metody badania chromosomów

Analiza chromosomów, czyli oznaczenie kariotypu, polega na określeniu liczby i struktury chromosomów w komórkach osoby badanej. W badaniu analizowane są chromosomy uwidocznione w dzielących się mitotycznie komórkach somatycznych. Najwygodniej bada się chromosomy w limfocytach krwi obwodowej. Jednak niemal każda rosnąca tkanka, jak szpik kostny, hodowla fibroblastów skóry, komórek płynu owodniowego lub trofoblastu, może być wykorzystana w tego typu badaniu. Do określenia kariotypu wystarcza 2–5 ml heparynizowanej krwi obwodowej.

W laboratorium cytogenetycznym zakładane są hodowle limfocytów, do których dodawana jest fitohemaglutynina, pobudzająca limfocyty T do podziałów. Czas trwania hodowli bywa zróżnicowany i zależy od rodzaju badanych komórek – dla limfocytów wynosi 72 h. Nagromadzenie komórek w stadium metafazy następuje w wyniku podania kolchicyny. Zakończenie hodowli polega na dodaniu roztworu hipotonicznego w celu zwiększenia objętości komórek i oddzielenia od siebie chromosomów. Z zawiesiny utrwalonych komórek sporządzane są preparaty na szkiełku mikroskopowym.

Następnie chromosomy są barwione w celu uzyskania wzoru prążkowego, co umożliwia ich identyfikację. Podstawowe jest prążkowanie G (barwienie odczynnikiem Giemzy po wcześniejszym trawieniu chromosomów trypsyną), w wyniku którego uzyskuje się 300–400 jasnych i ciemnych prążków charakte-

rystycznych dla każdego z chromosomów. W zależności od potrzeb stosowane mogą być różne metody barwienia.

Analizę chromosomów przeprowadza się w mikroskopie świetlnym, a następnie wykonuje dokumentację fotograficzną oraz sporządza kariogram. Do analizy chromosomów coraz częściej stosowane są specjalne programy komputerowe, dzięki którym uzyskuje się automatyczne układanie i drukowanie kariotypu.

Każdy chromosom ma specyficzny dla siebie wzór prążkowy, czyli układ poprzecznych, różniących się wielkością i intensywnością zabarwienia prążków. W haploidalnym zestawie chromosomów metafazowych można wyróżnić ok. 400 prążków. W chromosomach z wcześniejszych stadiów podziału można uzyskać 500–1200 prążków (metoda HRT). Układ prążków stanowi podstawę szczegółowej charakterystyki każdego z chromosomów (ryc. 6.8).

Stwierdzenie jakiejkolwiek nieprawidłowości wzoru prążkowego sugeruje obecność nieprawidłowości genetycznych i wymaga zazwyczaj zastosowania dodatkowych, poza standardowymi, technik barwienia w celu charakterystyki stwierdzonej aberracji.

Opis kariotypu uwzględnia zawsze trzy elementy:

- liczbę chromosomów,
- określenie chromosomów płci,
- zapis stwierdzonej (ewentualnie) aberracji chromosomowej (tab. 6.4).

Szczególne znaczenie w ocenie chromosomów miało wprowadzenie do cytogenetyki metod biologii molekularnej. Praktycznym tego przykładem jest hybrydyzacja *in situ* (*in situ* hybridization, ISH). Jest to technika wykrywania specyficznych sekwencji DNA w preparatach cytologicznych. Umożliwia identyfikację określonych chromosomów lub ich fragmentów różnej wielkości. Bezpośrednie wyznakowanie sondy fluorochromem lub pośrednio poprzez różne modyfikacje chemiczne cząsteczki DNA i zastosowanie odpowiedniego systemu rozpoznawania znacznika umożliwia detekcję sondy w badanym preparacie.

Technika wykorzystująca fluorescencyjne metody detekcji sondy określana jest jako FISH (fluorescence *in situ* hybridization). Umożliwia ona identyfikację kilku sekwencji DNA w jednej komórce poprzez zastosowanie różnych sond wyznakowanych w różny

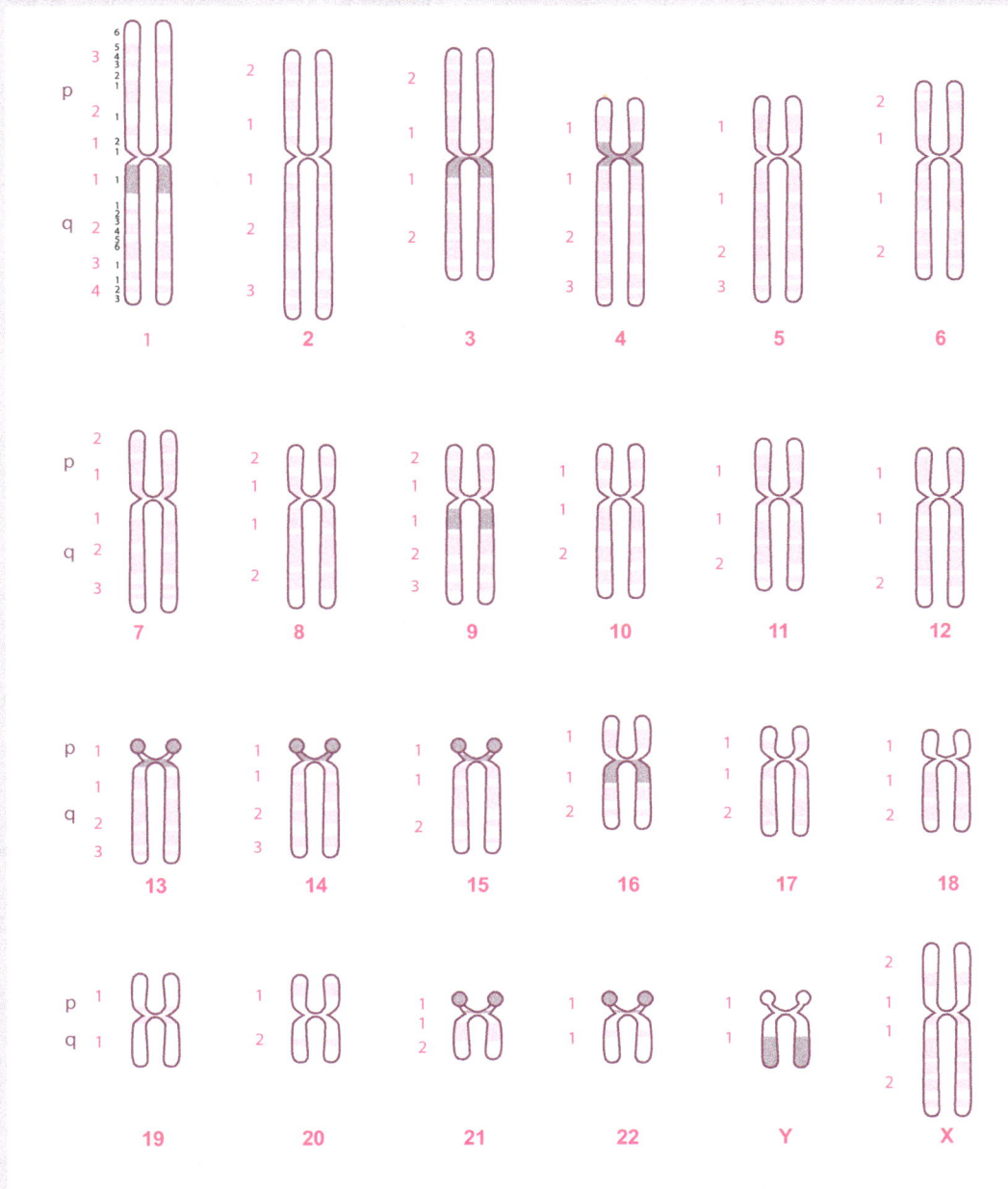

Rycina 6.8. Standardowy wzorzec prążkowy chromosomów reprezentatywny dla prążków G, Q i R. ☐ – jasne prążki G i słabo świecące prążki Q; ■ – ciemne prążki G i mocno świecące prążki Q; ▨ – zmienna intensywność zabarwienia.

GENETYCZNE UWARUNKOWANIA CHORÓB

Tabela 6.4. Przykłady zapisu aberracji chromosomowych

KARIOTYP	OMÓWIENIE
47,XY,+21	Trisomia chromosomu 21 (zespół Downa)
47,XXY	Trisomia chromosomów płci (zespół Klinefeltera)
45,X	Monosomia chromosomu X (zespół Turnera)
47,XY,+mar	Dodatkowy niezidentyfikowany chromosom markerowy
46,XY,t(8;12)(p11;q15)	Translokacja wzajemna, zrównoważona między chromosomami 8 i 12. Określone są punkty złamań chromosomów i połączeń w nową konfigurację
45,XX,der(14;21)(p10;q10)	Translokacja robertsonowska między chromosomami 14 i 21
46,XX,del(5)(p25)	Delecja terminalna krótkiego ramienia chromosomu 5. Brakujący fragment od prążka p25 do końca krótkiego ramienia
46,Xi,(X)(q10)	Izochromosom długich ramion chromosomu X
46,XY,inv(18)(q21q23)	Inwersja paracentryczna długiego ramienia chromosomu 18. Złamanie i połączenie nastąpiło w prążkach q21 i q23
46,XX,r(7)(p22q36)	Pierścień chromosomu 7 z określonymi punktami złamań i połączeń. Delecja fragmentów obu ramion dystalnych w stosunku do punktów złamań
arr 1p36.33p36.32(823,964-3,395,028) x1.ish 1p36 (CHD5,DIS286E)x1	Mikrodelecja w obrębie krótkiego ramienia chromosomu pierwszego zidentyfikowana metodą porównawczej hybrydyzacji genomowej do mikromacierzy (aCGH) i potwierdzona metodą FISH

sposób. Technika FISH wykorzystywana jest coraz powszechniej jako metoda uzupełniająca analizę prążków do rozstrzygania problemów diagnostycznych. Jest nieocenioną niekiedy metodą z wyboru w diagnostyce addycji chromosomowych nieznanego pochodzenia, chromosomów markerowych, złożonych translokacji lub w diagnostyce aberracji niewykrywalnych konwencjonalnymi metodami cytogenetycznymi (np. mikrodelecje czy mikrotranslokacje) (ryc. 6.9).

Jedną z najnowszych metod wprowadzonych do diagnostyki aberracji chromosomowych jest porównawcza hybrydyzacja genomowa CGH (Comparative Genom Hybridization), która umożliwia identyfikację zmian liczby kopii sekwencji DNA w genomie. Polega na porównaniu całego genomu pacjenta do DNA wzorcowego. Dokonuje się tego poprzez hybrydyzację mieszaniny tych DNA, wyznakowanych fluorochromami, do prawidłowych chromosomów. Komputerowa analiza intensywności uzyskanych sygnałów fluorescencyjnych umożliwia ujawnienie nieprawidłowości w postaci delecji lub addycji określonego fragmentu chromosomu (ryc. 6.10).

Wprowadzana coraz powszechniej w laboratoriach cytogenetycznych metoda CGH do mikroma-

cierzy (array CGH) umożliwia ocenę całego genomu (kariotypu) z rozdzielczością nieosiągalną innymi metodami. Jest narzędziem badawczym i diagnostycznym umożliwiającym identyfikację rearanżacji chromosomowych pod postacią mikrodelecji lub mikroduplikacji, które są niewykrywane klasycznymi metodami cytogenetycznymi.

W diagnostyce klinicznej niektórych chorób i zespołów może zaistnieć niekiedy konieczność identyfikacji chromatyny płciowej przed oceną kariotypu. Termin ten odnosi się do wybarwiających się w jądrze interfazowym struktur odpowiadających chromosomom płci X i Y. Żeńska chromatyna płciowa określana jest jako chromatyna X lub ciałko X (ciałko Barra), zaś męska – jako chromatyna Y lub ciałko Y. W prawidłowej komórce żeńskiej obecne jest jedno ciałko X. (Tylko jeden chromosom X jest aktywny). Chromatynę Y stanowi dystalna, heterochromatynowa część długich ramion chromosomu Y. Wykazuje on silną fluorescencję po wybarwieniu atebryną. Liczba ciałek Y odpowiada liczbie chromosomów Y w komórce.

Badanie chromatyny płciowej często stosowano dawniej w celu określenia płci i diagnostyki aberracji liczbowych chromosomów płci. Obecnie ma ograni-

154

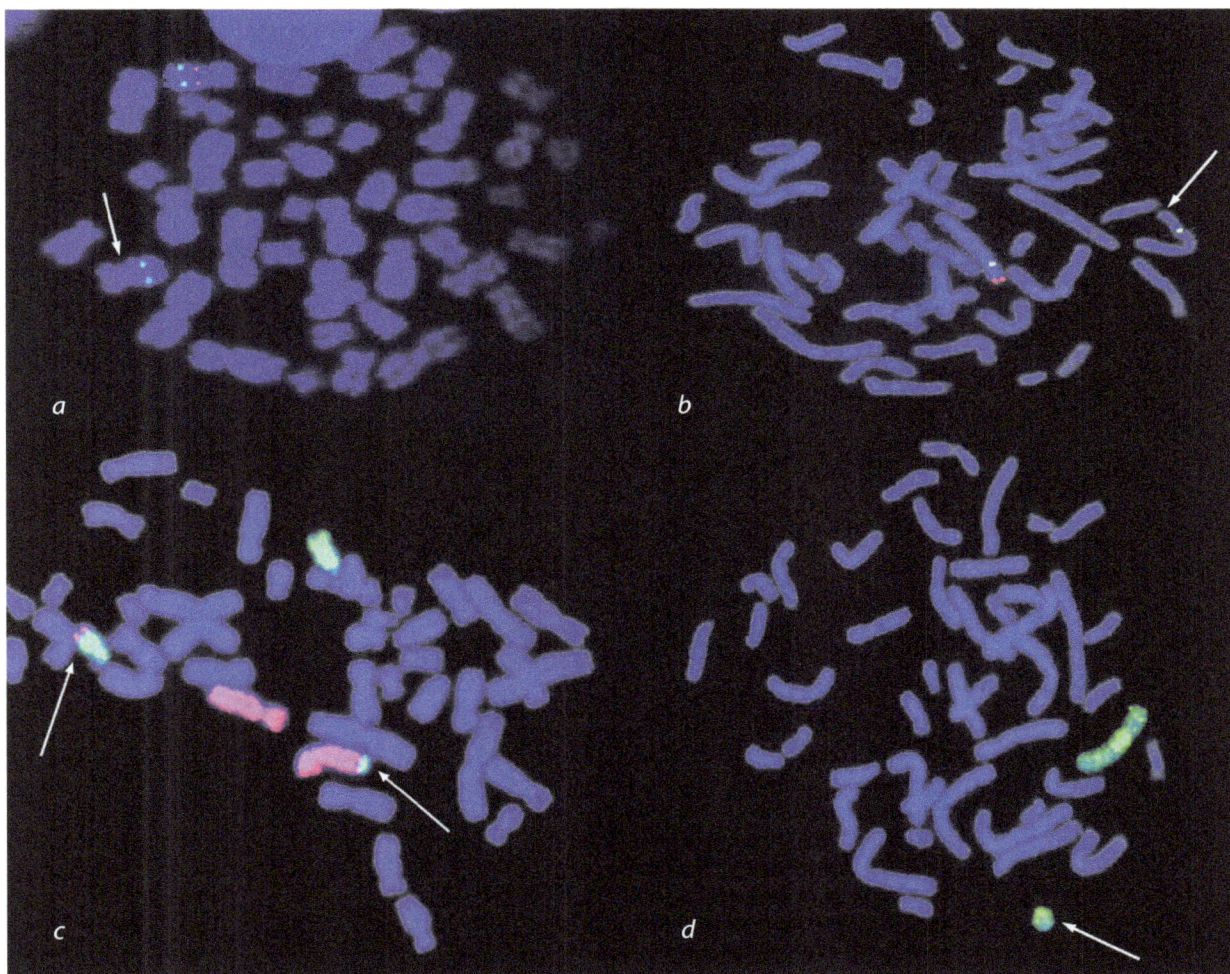

Rycina 6.9. Obraz chromosomów po zastosowaniu techniki FISH: (*a*) zespół Williamsa del(7)(q11.23); (*b*) zespół Wolfa–Hirschhorna del(4)(p16.3); (*c*) translokacja wzajemna t(4;14); (*d*) chromosom markerowy pochodzący z chromosomu X. Nieprawidłowe chromosomy zaznaczone są strzałkami (wyniki badań wykonywanych w Zakładzie Genetyki Medycznej IMiD).

czoną wartość diagnostyczną. Zastąpione zostało przez inne, bardziej wiarygodne metody cytogenetyczne i molekularne.

6.6.3

Testy genetyczne

Mimo że zróżnicowane metody analizy DNA, a także niektóre z metod cytogenetyki molekularnej stały się elementem postępowania z wyboru w diagnostyce chorób genetycznych, nietrudno wskazać przykłady ich wykorzystania w prawie wszystkich specjalnościach medycznych. Wynik diagnostyki molekularnej jest obecnie w wielu chorobach wyznacznikiem metody leczenia i prognozowania przebiegu. Należy sądzić, że w niedalekiej przyszłości testy genetyczne

będą służyć badaniu predyspozycji genetycznych do rozwoju określonych chorób, staną się elementem programów badań przesiewowych, czy też rutynowej diagnostyki tzw. chorób cywilizacyjnych.

Dzięki rozwojowi farmakogenetyki możemy liczyć na zmianę koncepcji leczenia – ukierunkowanie na indywidualizację wg określonego „profilu genetycznego". Należy jednak pamiętać, że wprowadzenie do medycyny testów genetycznych bez jednoczesnego określenia zasad i wskazań do ich stosowania, a także bez dostatecznej wiedzy dotyczącej interpretacji wyników, może być źródłem wielu negatywnych konsekwencji medycznych, psychologicznych i prawnych. Do wyjątkowych sytuacji należą wskazania do przeprowadzenia testu u zdrowych osób nieletnich (regulacje Konwencji Bioetycznej Rady Europy).

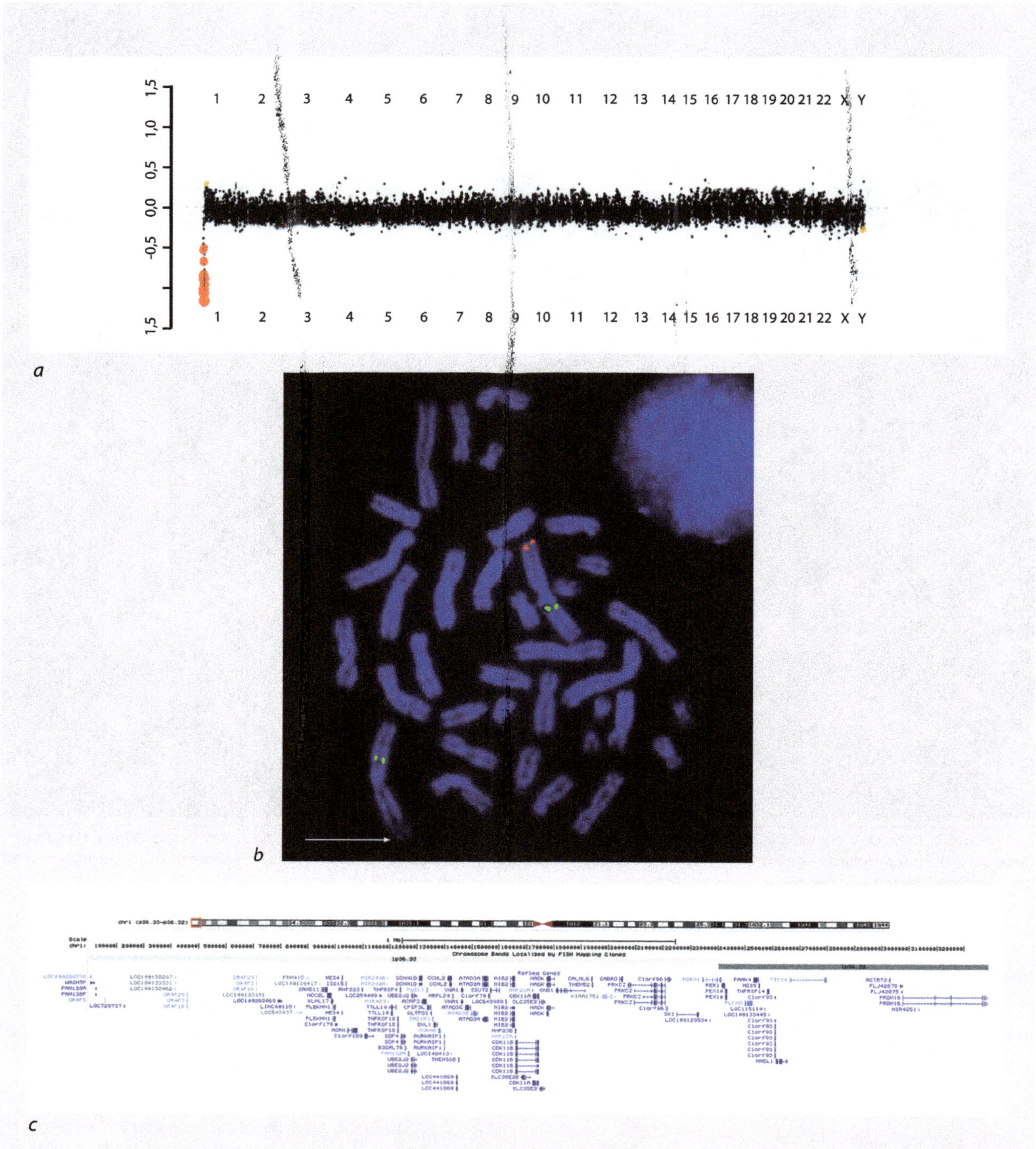

Rycina 6.10. Przykład wyniku badania metodą aCGH potwierdzającego obecność mikrodelecji w obrębie krótkiego ramienia chromosomu 1 (zespół mikrodelecji 1p36 – patrz tab. 6.4): (*a*) wynik badania z wykorzystaniem mikromacierzy, na czerwono zaznaczony jest fragment genomu, który uległ delecji; (*b*) wynik badania metodą FISH potwierdzający obecność delecji, o czym świadczy pojedynczy sygnał na chromosomie 1; (*c*) wzorzec prążkowy chromosomu 1 z zaznaczonym regionem delecji oraz geny zlokalizowane w tym regionie (badanie wykonane w Zakładzie Genetyki Medycznej IMiD).

Przewidywany rozwój technologii wykorzystywanych do konstruowania testów genetycznych w przewlekłych chorobach cywilizacyjnych (complex traits) sprawia, że wiedza o ich istocie, zakresie możliwości diagnostycznych oraz zasadach interpretacji wyników musi stać się elementem profesjonalnego wykształcenia lekarzy. Szczegółowe zasady dotyczące stosowania testów genetycznych w medycynie zawiera Protokół Dodatkowy do Konwencji o Prawach Człowieka i Biomedycynie Rady Europy o Testach Genetycznych dla Celów Zdrowotnych (http://conventions.coe.int/bioethics).

6.7
CHOROBY MONOGENOWE

Zaliczamy do nich choroby, których objawy kliniczne i cechy fenotypowe zależą od mutacji określonego genu, dziedziczonego zgodnie z prawami Mendla. Choroby te określane są niekiedy mianem chorób o mendlowskim typie dziedziczenia lub wręcz chorób mendlowskich (Mendelian disorders). Opublikowane w 1865 r. przez G. Mendla prawa dziedziczenia po latach zapomnienia stały się na początku XX w. fundamentem rozwoju współczesnej genetyki. Ich nieznajomość stanowi istotną przeszkodę w zrozumieniu istoty defektów genetycznych leżących u podstaw procesów patologicznych u człowieka, jak też w rozumieniu i interpretacji ryzyka genetycznego oraz wyników badań diagnostycznych – cytogenetycznych i molekularnych.

Zasady dziedziczenia mendlowskiego są bardzo proste i opierają się na istnieniu dwóch mechanizmów dziedziczenia: dominacji i recesywności. Każdy z nich zależy z kolei od tego, czy dany gen (geny) umiejscowiony jest na chromosomie autosomowym, czy na chromosomie płci. O dominacji mówimy wtedy, gdy do ujawnienia się cech fenotypowych choroby wystarczy obecność pojedynczego allela zmutowanego genu. Dla ujawnienia się cechy recesywnej konieczna jest obecność mutacji w obu homologicznych allelach genu.

Jeśli allele (geny umiejscowione w tym samym locus na obu homologicznych chromosomach) określonej pary homologicznych genów są różne, stan taki nazywamy heterozygotycznością, a osobę, u której ma to miejsce – heterozygotą. Jeśli oba allele są identyczne, stan taki nazywamy homozygotycznością, a osobę – homozygotą. A zatem choroby (cechy) dominujące ujawniają się u heterozygot, natomiast recesywne u homozygot. Niektóre osoby mogą być podwójnymi heterozygotami dla dwu różnych (zmutowanych) alleli w tym samym locus.

Zasady dziedziczenia monogenowego są następujące:

- Wszystkie geny są dziedziczone, choć tylko niektóre rozpoznawane dzięki ich właściwościom fizycznym lub determinowanym przez nie cechom. Cechy nie są dziedziczne.
- Każdy z dwóch alleli w określonym locus genowym podlega w procesie gametogenezy rozdzieleniu i segregacji do różnych gamet (prawo o segregacji).
- Loci genowe w zestawie haploidalnym podlegają segregacji niezależnej nawet mimo bardzo bliskiej wobec siebie lokalizacji chromosomowej (prawo o niezależnym dziedziczeniu). A zatem tworzące się w gametach kombinacje alleli różnych genów są przypadkowe, lecz z danej pary do gamety może trafić tylko jeden allel.
- Każdy zmutowany gen może pojawić się fenotypowo w postaci jednej z czterech charakterystycznych dla dziedziczenia mendlowskiego cech, a mianowicie autosomalnej dominującej, autosomalnej recesywnej, sprzężonej z płcią dominującej lub sprzężonej z płcią recesywnej.

Powyższy sposób klasyfikacji pomaga w zrozumieniu klinicznej symptomatologii chorób monogenowych. Mimo że liczba poznanych i sklonowanych genów odpowiedzialnych za określone choroby nieustannie się zwiększa, to rozpoznanie chorób monogenowych wymaga znajomości cech klinicznych (fenotypowych) choroby. W procesie diagnostycznym ważna jest umiejętność interpretacji wyników specjalistycznych badań biochemicznych, enzymatycznych i molekularnych w kontekście toku dziedziczenia choroby i analizy rodowodu chorego.

Znanych jest obecnie ok. 7 tys. chorób, których objawy kliniczne są wynikiem mutacji określonych genów, lub w których tok dziedziczenia wskazuje na ich monogenowy charakter. Zróżnicowana symptomatologia kliniczna sprawia, że stanowią one przedmiot zainteresowania niemal wszystkich specjalności lekarskich. Z tego też powodu w rozdziale tym przedstawione zostaną przede wszystkim te informacje, które są istotne do przeprowadzenia prawidłowego procesu diagnostyki i różnicowania tych chorób. Czytelnika zainteresowanego symptomatologią kliniczną poszczególnych chorób i zespołów odsyłamy do odpowiednich rozdziałów tego podręcznika i opracowań specjalistycznych.

6.7.1
Choroby autosomalne dominujące

Znanych jest kilka tysięcy chorób monogenowych dziedziczących się jako cecha autosomalna dominująca. Pojęcie choroby dziedziczonej dominująco oznacza, że pojedynczy zmutowany allel genu, czyli stan heterozygotyczności, wystarcza do ujawnienia się jej objawów. Większość chorób o tym typie dziedziczenia jest wynikiem świeżej mutacji i wtedy żadne z rodziców chorego dziecka nie wykazuje objawów choroby. Jeśli zmutowany gen jest odziedziczony od jednego z rodziców, to rodzic ten zawsze (lub prawie zawsze) jest chory.

Inne kryteria dziedziczenia autosomalnego dominującego są następujące:

■ Choroba występuje z jednakową częstością u obu płci.
■ Zdrowe potomstwo chorego ma zawsze zdrowe dzieci.

■ Choroba (cecha) przekazywana jest z pokolenia na pokolenie „pionowo" (patrz ryc. 6.11).
■ Stan homozygotyczności dla genu dominującego spotyka się bardzo rzadko, zazwyczaj jest to wtedy bardzo ciężka lub wręcz letalna postać choroby.
■ Prawdopodobieństwo przekazania przez chorego nieprawidłowego genu potomstwu wynosi 50%. To wysokie ryzyko przekazania choroby jest stałe i nie zależy od liczby posiadanych już zdrowych i/lub chorych dzieci.

Specyficzne cechy chorób o autosomalnym dominującym toku dziedziczenia są następujące:

■ Zmienna ekspresja objawów – w jednej rodzinie chorzy mogą wykazywać różne nasilenie objawów choroby.
■ Niepełna penetracja – charakterystyczne cechy fenotypowe choroby mogą być nieobecne lub słabo wyrażone, mimo że osoba jest nosicielem mutacji genowej. Penetracja jest pojęciem klinicznym i na jej ocenę mogą wpływać różne czynniki, takie jak wiek chorego w momencie ujawnienia się choroby czy rozwój metod diagnostycznych umożliwiających wczesne wykrycie jej objawów.
■ Mozaikowość germinalna – obecność zmutowanych genów tylko w części komórek gonad jednego z rodziców. Efektem tego może być urodzenie kolejnych chorych dzieci z małżeństw klinicznie

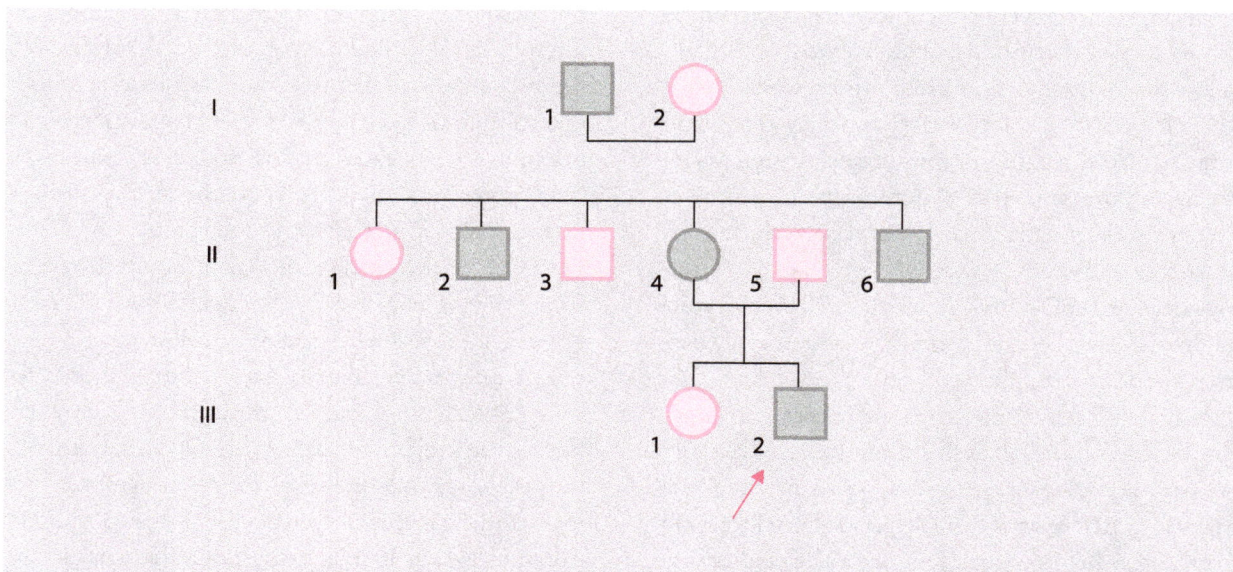

Rycina 6.11. Rodowód ilustrujący sposób dziedziczenia autosomalny dominujący. Cyframi rzymskimi oznacza się pokolenia, cyframi arabskimi poszczególnych członków rodziny w danym pokoleniu.

zdrowych osób, u których też nie stwierdzono obecności mutacji genowej w DNA izolowanym z limfocytów krwi lub/i fibroblastów skóry.

6.7.2
Choroby autosomalne recesywne

W tym typie dziedziczenia cechy kliniczne choroby (charakterystyczny fenotyp) występują tylko u homozygot. Zmutowany gen recesywny nie ujawnia się w obecności prawidłowego dominującego allela, dlatego w typowym dla tego dziedziczenia rodowodzie stwierdza się oprócz chorego rodzeństwa probanta także rodzeństwo zdrowe oraz zdrowych rodziców (ryc. 6.12).

Każda zdrowa osoba jest nosicielem co najmniej kilku nieujawniających się fenotypowo zmutowanych genów recesywnych. Dziedziczenie recesywne choroby należy podejrzewać wtedy, gdy rodzice chorego dziecka są spokrewnieni.

Inne kryteria diagnostyczne dziedziczenia autosomalnego recesywnego są następujące:

- Objawy choroby ujawniają się u osób obojga płci.
- Rodzice chorego dziecka są bezobjawowymi klinicznie heterozygotami wobec zmutowanego genu.
- Ryzyko ponownego urodzenia chorego dziecka jest zawsze wysokie i wynosi 25% (1 : 4). Jest ono stałe, niezależne od liczby posiadanych już zdrowych i/lub chorych dzieci.
- Prawdopodobieństwo, że każde ze zdrowego rodzeństwa chorego jest heterozygotą (nosicielem) wynosi 2 : 3.
- Jeśli choroba występuje w populacji bardzo rzadko, istnieje duże prawdopodobieństwo pokrewieństwa pomiędzy rodzicami chorego.
- Osoba chora może być nosicielem dwóch różnych mutacji w danym locus genowym.
- Wszystkie dzieci osoby chorej będą nosicielami mutacji genowej.
- Potomstwo małżeństwa osób chorych zawsze będzie chore.

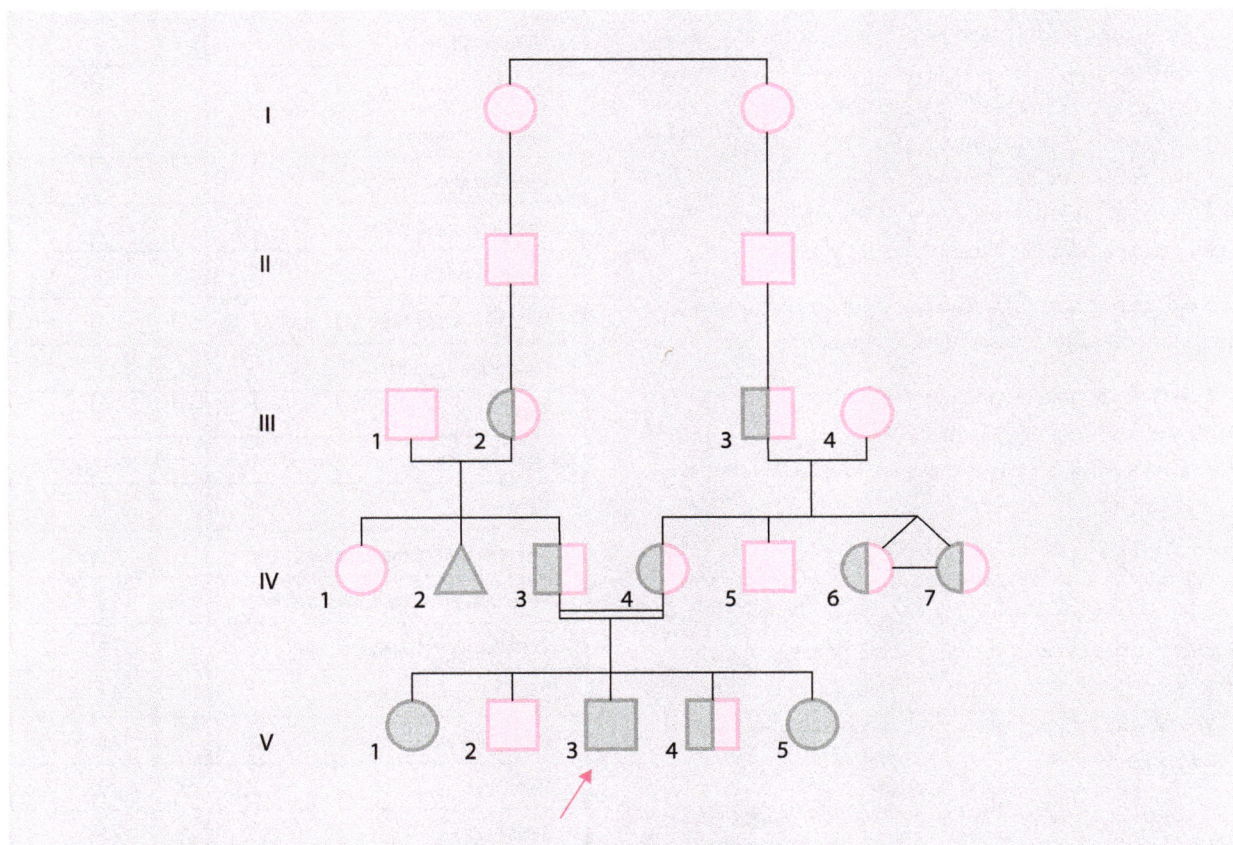

Rycina 6.12. Rodowód ilustrujący sposób dziedziczenia autosomalnego recesywnego. Cyframi rzymskimi oznacza się pokolenia, cyframi arabskimi poszczególnych członków rodziny w danym pokoleniu.

6.7.3

Choroby sprzężone z chromosomem X

Choroby sprzężone z chromosomem X mogą być dziedziczone jako cecha dominująca lub recesywna. Objawy choroby dziedziczonej recesywnie występują tylko u mężczyzn. Dziedziczenie sprzężone z chromosomem X należy podejrzewać wtedy, gdy dana cecha lub choroba występuje u kilku mężczyzn spokrewnionych przez kobiety. Ponieważ mężczyźni mają tylko jeden chromosom X, dlatego są hemizygotami, a nie heterozygotami wobec genów sprzężonych z chromosomem X. Częstość występowania mutacji genowej u kobiet jest 2-krotnie większa niż u mężczyzn. U ludzi choroby dominujące sprzężone z chromosomem X występują rzadko.

Cechy charakterystyczne tej grupy chorób są następujące:

■ Nosiciele zmutowanego genu, zarówno mężczyźni, jak i kobiety, wykazują objawy choroby (ryc. 6.13).

■ Ponieważ mężczyźni są hemizygotami (kobiety mają prawidłowy allel na drugim chromosomie X), choroba ma u nich cięższy przebieg kliniczny i jest często letalna.

■ Heterozygotyczne kobiety ponoszą 50% ryzyko przekazania zmutowanego genu potomstwu – zarówno córkom, jak i synom.

■ Hemizygotyczni mężczyźni przekazują zmutowany gen tylko swym córkom, nigdy synom.

Cechy charakterystyczne dla chorób recesywnych sprzężonych z chromosomem X są następujące:

■ Tylko mężczyźni nosiciele mutacji genowej wykazują objawy choroby (ryc. 6.14).

■ Kobiety nosicielki mutacji genowej zazwyczaj nie wykazują cech choroby.

■ Heterozygotyczne kobiety ponoszą 50% ryzyko przekazania zmutowanego genu swemu potomstwu, zarówno synom, jak i córkom.

■ Chory mężczyzna (hemizygota) przekazuje zmutowany gen wszystkim córkom, nigdy synom. Wszystkie zatem jego córki będą nosicielkami mutacji genowej.

Częstość występowania niektórych monogenowych chorób genetycznych podano w tabeli 6.5.

Tabela 6.5. Częstość występowania niektórych monogenowych chorób genetycznych

CHOROBA	CZĘSTOŚĆ WYSTĘPOWANIA NA 1000 ŻYWYCH URODZEŃ
Choroby autosomalne dominujące	
Otoskleroza	3,0
Hipercholesterolemia rodzinna	2,0
Torbielowatość nerek u dorosłych	1,0
Mnogie wyrośla kostne	0,5
Choroba Huntingtona	0,5
Nerwiakowłókniakowatość	0,4
Dystrofia miotoniczna	0,2
Polipowatość okrężnicy	0,1
Ślepota, postać dominująca	0,1
Głuchota wrodzona	0,1
Achondroplazja	0,1
Stwardnienie guzowate	0,1
Choroby autosomalne recesywne	
Mukowiscydoza	0,5
Upośledzenie umysłowe	0,5
Głuchota wrodzona	0,2
Fenyloketonuria	0,1
Rdzeniowy zanik mięśni	0,2
Ślepota wrodzona	0,1
Wrodzony przerost kory nadnerczy	0,1
Mukopolisacharydozy	0,1
Inne	0,3
Sprzężone z chromosomem X (recesywne)	na 10 tys. mężczyzn
Daltonizm	800,0
Zespół łamliwego chromosomu X	5,0
Niespecyficzny niedorozwój umysłowy	5,0
Dystrofia mięśniowa Duchenne'a	3,0
Dystrofia mięśniowa Beckera	0,5
Hemofilia A	2,0
Hemofilia B	0,3
Rybia łuska	2,0
Agammaglobulinemia	0,1

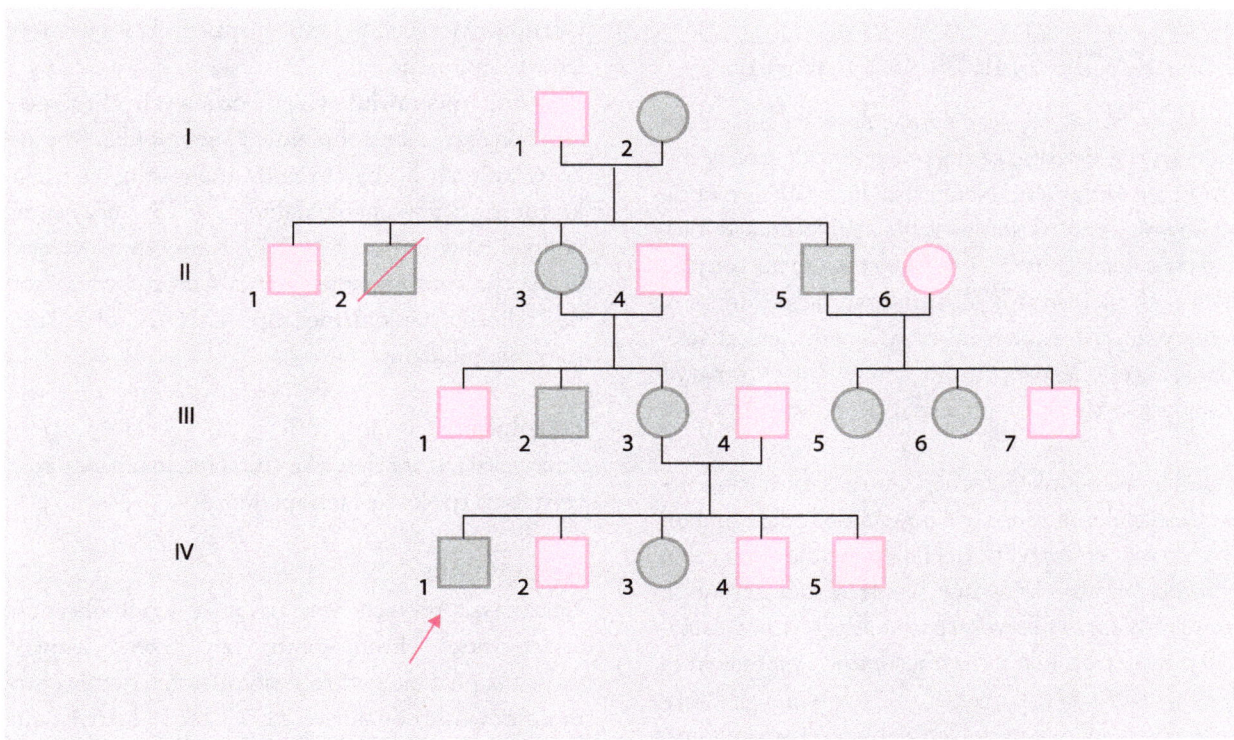

Rycina 6.13. Rodowód ilustrujący sposób dziedziczenia dominującego sprzężonego z chromosomem X. Cyframi rzymskimi oznacza się pokolenia, cyframi arabskimi poszczególnych członków rodziny w danym pokoleniu.

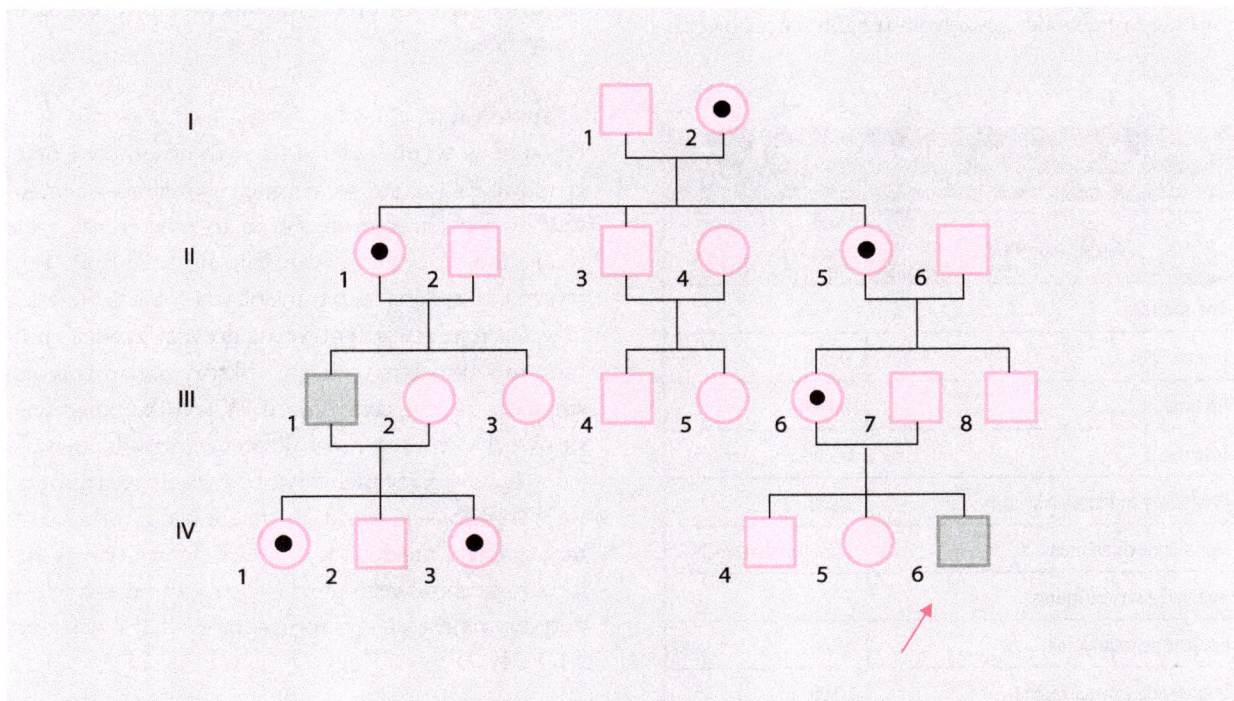

Rycina 6.14. Rodowód ilustrujący sposób dziedziczenia recesywnego sprzężonego z chromosomem X. Cyframi rzymskimi oznacza się pokolenia, cyframi arabskimi poszczególnych członków rodziny w danym pokoleniu.

6.8
ABERRACJE CHROMOSOMOWE

Pojęcie to odnosi się do nieprawidłowości chromosomów na tyle dużych, że stają się one widoczne w mikroskopie świetlnym. Najczęstszym źródłem nieprawidłowości chromosomowych są zakłócenia w procesie podziału komórki – zarówno mejotycznego (komórek płciowych), jak i mitotycznego (komórek somatycznych). Zazwyczaj jest to wynik nierozdzielenia się określonej pary chromosomów lub chromatyd (nondysjunction), co prowadzi do powstania aneuploidii.

Jeśli nondysjunkcja zachodzi w czasie embriogenezy, to jej efektem może być powstanie linii komórkowych o różnej (prawidłowej i nieprawidłowej) liczbie chromosomów – mówimy wtedy o mozaikowości. Inny typ nieprawidłowości powstaje w wyniku złamania jednego lub kilku chromosomów i nieprawidłowego połączenia („zlepienia") się ich w nowej konfiguracji w miejscu powstałych złamań. Zjawisku temu może towarzyszyć przegrupowanie się fragmentów chromosomów. W ten sposób dochodzi do powstania translokacji, inwersji, delecji, duplikacji chromosomów pierścieniowych i dicentrycznych.

Aberracje chromosomowe dzielimy więc na liczbowe i strukturalne. Wbrew często spotykanym poglądom nie są one najczęstsze wśród ogółu chorób genetycznych. W tabeli 6.6 podano szacunkową częstość ich występowania.

Wśród nieprawidłowości liczbowych chromosomów wyróżnia się poliploidię i aneuploidię. Komórki, w których liczba chromosomów stanowi wielokrotność liczby haploidalnej – 23, nazywamy poliploidalnymi (np. 69,XXY). Kariotyp, w którym liczba chromosomów nie stanowi prostej wielokrotności liczby haploidalnej, np. 47,XXX, określamy jako aneuploidalny.

Poliploidia
Zazwyczaj jest u człowieka cechą letalną. Najczęściej występują triploidia i tetraploidia.

Aneuploidia
Najczęstszą postacią jest trisomia, czyli obecność dodatkowego chromosomu, tzn. trzech zamiast dwóch kopii danego chromosomu, np. trisomia chromosomów autosomalnych 21, 13 czy 18 lub trisomia chromosomów płci XXY, XXX, XYY. Brak jednego chromosomu w diploidalnym zestawie chromosomów nazywamy monosomią i jest to zazwyczaj cecha letalna (wyjątek 45,X – zespół Turnera).

Wśród aberracji strukturalnych wyróżniamy: translokacje, insercje, inwersje, izochromosomy, delecje, duplikacje, chromosomy pierścieniowe, chromosomy dicentryczne.

Translokacja
Powstaje w wyniku złamania chromosomów i przegrupowania (często wzajemnej wymiany) fragmentów dwóch chromosomów. Są to tzw. translokacje wzajemne. Poza nimi wyróżnia się tzw. fuzję centryczną, określaną jako translokacja robertsonowska, oraz insercje. Fuzja centryczna dotyczy zawsze chromosomu akrocentrycznego, w którym złamanie następuje w rejonie centromeru. W wyniku połączenia się dwóch chromosomów akrocentrycznych powstaje jeden (zawierający niekiedy oba regiony centromerowe). Translokacje tego typu mogą być zrównoważone, ponieważ nie dochodzi w nich do utraty materiału chromosomowego. Fuzje centryczne u człowieka dotyczą najczęściej chromosomów 13 i 14 oraz 14 i 21.

Tabela 6.6. Częstość występowania aberracji chromosomowych u noworodków

RODZAJ ABERRACJI	CZĘSTOŚĆ WYSTĘPOWANIA
Aneuploidia	
Trisomia 21	1/650
Trisomia 18	1/3500
Trisomia 13	1/5 tys.
Dodatkowy chromosom X lub Y	1/800
Monosomia chromosomu X	1/2500 dziewczynek
Aberracje strukturalne	
Inwersje pericentryczne	1/100
Translokacje zrównoważone	1/500
Translokacje niezrównoważone	1/2 tys.

Insercje

Powstają w wyniku trzech złamań w dwóch chromosomach. Fragment chromosomu powstały pomiędzy dwoma złamaniami zostaje przeniesiony do drugiego chromosomu i „wbudowany" w miejscu złamania.

Inwersje

Powstają w wyniku odwrócenia fragmentu chromatyny między dwoma miejscami złamań w chromosomie.

Izochromosomy

Powstają w wyniku duplikacji jednego i utraty drugiego ramienia chromosomu. Są to więc chromosomy składające się z dwóch identycznych ramion (długich lub krótkich). Do ich powstania dochodzi w wyniku nieprawidłowego poprzecznego podziału chromosomu w obrębie centromeru.

Delecje

Polegają na utracie fragmentu chromosomu w wyniku jednego (terminalne) lub dwóch (interstycjalne) złamań chromosomu. Termin mikrodelecja odnosi się do utraty fragmentu o wielkości mniejszej niż 5 mln par zasad (5 Mpz), rozpoznawalnej metodami wysokiej rozdzielczości, takimi jak MLPA lub CGH do mikromacierzy.

Duplikacje

Ich istotą jest obecność dwóch kopii fragmentu chromosomu, do czego dochodzi zazwyczaj w wyniku translokacji, inwersji lub powstania izochromosomu. Mikroduplikacja polega na obecności dwóch kopii fragmentu chromosomu o wielkości mniejszej niż 5 Mpz, wykrywanych metodami MLPA lub CGH do mikromacierzy.

Chromosomy pierścieniowe

Powstają w wyniku połączenia się dwóch złamanych końców jednego lub kilku chromosomów. Towarzyszy im zazwyczaj delecja fragmentu chromosomu.

Chromosomy dicentryczne

Powstają zazwyczaj w wyniku translokacji i charakteryzują się obecnością dwóch centromerów.

Innym typem aberracji są chromosomy markerowe. Mechanizm ich powstawania nie został poznany. Występują często jako chromosomy dodatkowe, są zwykle bardzo małe, mogą mieć zróżnicowany kształt i strukturę.

Miejscami łamliwymi określane są takie miejsca chromosomów, które wykazują szczególnie dużą liczbę złamań ujawniających się w określonych i specyficznych warunkach hodowli komórek lub po indukcji określonym związkiem chemicznym. Opisano wiele takich miejsc. Najbardziej znane jest miejsce łamliwe na chromosomie X – Xq27.3. Związane jest z fenotypem zespołu łamliwego chromosomu X (Fra X syndrome), najczęstszą przyczyną dziedzicznego niedorozwoju umysłowego, i wykorzystywane było jako marker diagnostyczny w rozpoznawaniu tego zespołu.

Zarówno nadmiar, jak i niedobór materiału chromosomowego niesie ze sobą zawsze poważne skutki kliniczne. Widoczne są one szczególnie w pierwszym okresie życia – zarodkowym, kiedy to nieprawidłowości chromosomowe stanowią najczęstszą przyczynę strat ciąż. Stwierdza się je w 7–8% wszystkich rozpoznanych ciąż i są przyczyną ponad 50% poronień samoistnych w pierwszym trymestrze ciąży. Niewiele spośród aberracji chromosomowych stwierdzanych u poronionych płodów opisano u noworodków żywo urodzonych. Należą do nich trisomie chromosomów 21, 13 i 18, sporadycznie trisomie chromosomów 8 i 9. W wielu przypadkach występują one w postaci mozaikowości.

Aberracje chromosomowe objawiają się zawsze zespołem cech klinicznych, nigdy izolowaną wadą. Jest to szczególnie wyraźne w aberracjach chromosomów autosomalnych. Na zespół objawów klinicznych składa się zwykle: upośledzenie umysłowe, upośledzenie rozwoju somatycznego w okresie pre- i postnatalnym, cechy dysmorficzne oraz współistnienie, często wielu, wad rozwojowych.

Mimo że zespół stwierdzanych u dziecka cech często stanowi podstawę do rozpoznania określonej aberracji chromosomowej, to jednak żadna z izolowanych cech fenotypowych nie jest patognomoniczna dla określonej nieprawidłowości chromosomowej.

Podejrzenie lub rozpoznanie kliniczne aberracji chromosomowej u dziecka powinno być zawsze potwierdzone oceną kariotypu. Niewykonanie badania cytogenetycznego w takim przypadku jest błędem w sztuce, ponieważ uniemożliwia między innymi identyfikację nosicieli zrównoważonych aberracji chromosomowych wśród zdrowych członków rodziny chorego dziecka. Fakt stwierdzenia aberracji strukturalnej u dziecka nakłada na lekarza obowiązek wykonania badań cytogenetycznych u jego rodziców. Nie wszystkie bowiem nieprawidłowości chromosomowe manifestują się objawami choroby. Jeśli nie łączą się one z utratą (delecją) lub nadmiarem (addycją) materiału chromosomowego, to w zasadzie nie stwierdza się u takiej osoby żadnych zmian fenotypowych. Ponosi ona jednak ryzyko przekazania nieprawidłowości (w stanie niezrównoważonym) swemu potomstwu.

Wszystkim rodzinom, w których urodziło się dziecko z aberracją chromosomową, należy zapewnić możliwość uzyskania porady genetycznej, m.in. informacji na temat wielkości ryzyka genetycznego. Aberracje chromosomowe można rozpoznać prenatalnie już w pierwszym trymestrze ciąży.

Należy pamiętać, że:

- Dodatkowy materiał chromosomowy (np. trisomia czy duplikacja) zaburza rozwój dziecka, lecz nie w tak ciężkim stopniu jak ma to miejsce w przypadku utraty chromosomu lub jego części (np. monosomie, delecje).
- Nadmiar chromosomu (lub jego części) autosomalnego objawia się poważniejszymi skutkami fenotypowymi niż w przypadku chromosomów płciowych.
- Utrata całego chromosomu autosomalnego jest cechą letalną.
- Utrata jednego z chromosomów płciowych jest też zazwyczaj cechą letalną.
- Większość zarodków posiadających tylko chromosom płciowy X ulega obumarciu. Tylko niewielki ich odsetek rodzi się żywo, wykazując cechy fenotypowe zespołu Turnera.
- Wśród żywo urodzonych nigdy nie stwierdzono przypadku, w którym przy obecności chromosomu Y brak było chromosomu X.

6.8.1

Zespoły będące wynikiem aberracji chromosomów autosomalnych

Choroby uwarunkowane aberracjami chromosomowymi manifestują się zawsze zespołem cech klinicznych, nigdy izolowaną wadą rozwojową. Jest to szczególnie wyraźne w przypadku aberracji chromosomów autosomalnych. W rozdziale tym omówione zostaną jedynie najczęściej spotykane zespoły chorobowe uwarunkowane nieprawidłowościami liczbowymi i strukturalnymi chromosomów autosomalnych. Czytelnika zainteresowanego bogatą i zróżnicowaną symptomatologią kliniczną oraz wynikami badań cytogenetycznych zespołów uwarunkowanych aberracjami chromosomowymi odsyłam do specjalistycznych opracowań poświęconych tej problematyce lub podręczników z zakresu genetyki medycznej.

Trisomie chromosomów autosomalnych

Trisomia chromosomu 21 (zespół Downa)
ang. trisomy 21, Down syndrome

Epidemiologia
Opisana po raz pierwszy ponad 100 lat temu jest najczęściej występującą aberracją chromosomową, rozpoznawaną u 1 na 650–700 noworodków żywo urodzonych. Objawy kliniczne zespołu uwarunkowane są obecnością 3 chromosomów 21, co zostało wykazane w 1959 r. przez J. Lejeune. Ta aberracja chromosomowa występuje znacznie częściej we wczesnych stadiach rozwoju zygoty i zarodka, lecz w większości przypadków prowadzi do poronienia samoistnego we wczesnym okresie ciąży. Częstość jej występowania jest wyższa u potomstwa kobiet rodzących po 35. rż.

Etiologia
Większość przypadków (92,5%) jest skutkiem regularnej trisomii chromosomu 21. Jest ona wynikiem nondysjunkcji w pierwszym lub drugim podziale mejotycznym. W 80% przypadków dodatkowy chromosom pochodzi od matki. W około 5% przypadków dodatkowy chromosom 21 jest stranslokowany na inny chromosom, zazwyczaj grupy G lub D. Wśród translokacji chromosomu 21 na chromosomy grupy D blisko połowa (45%) jest wynikiem odziedziczenia dodatkowego chromosomu od jednego z rodziców, nosiciela zrównoważonej translokacji (ryc. 6.15).

Wśród translokacji 21 na chromosomy grupy G ponad 90% stanowią przypadki *de novo*. Około 3% chorych wykazuje mozaikowość.

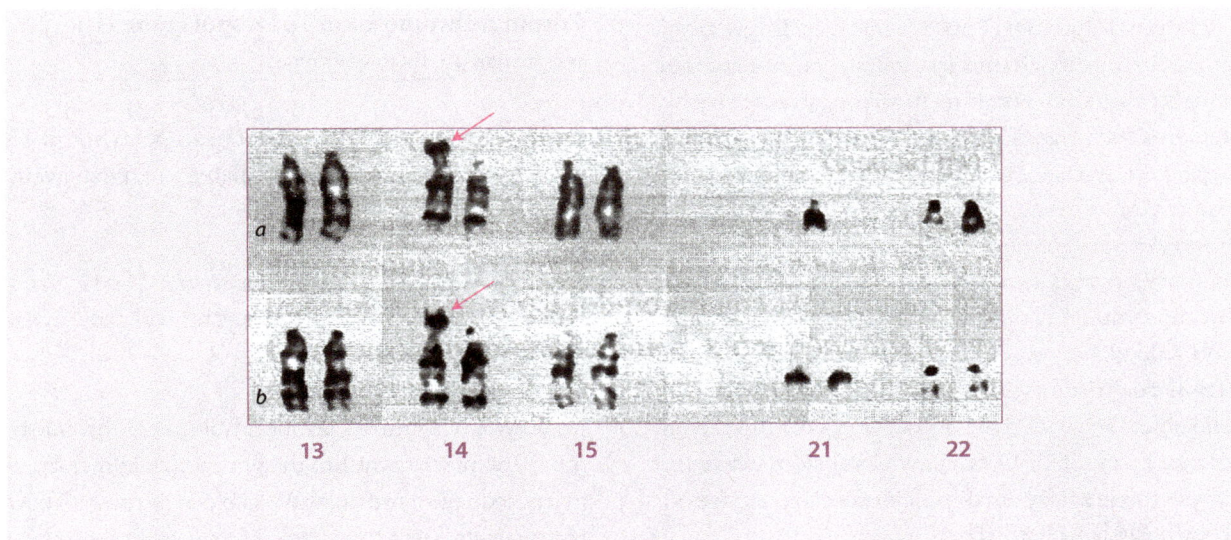

Rycina 6.15. Translokacja robertsonowska der(14;21): (*a*) translokacja zrównoważona u jednego z rodziców; (*b*) trisomia translokacyjna chromosomu 21 (dziecko z zespołem Downa).

Obraz kliniczny

Nie ma pojedynczego objawu klinicznego, który byłby patognomoniczny dla rozpoznania zespołu. Niespecyficzny jest także charakter upośledzenia umysłowego. Zespół cech fenotypowych, który umożliwia zazwyczaj bez większych trudności ustalenie rozpoznania klinicznego zespołu (ryc. 6.16), jest wynikiem duplikacji małego fragmentu chromosomu 21 w regionie q22.1–q22.2.

Najważniejsze dla rozpoznania klinicznego cechy fenotypowe trisomii 21 podano w tabeli 6.8. Do najczęściej współistniejących wad rozwojowych należą wady wrodzone serca – 40% przypadków (AC, VSD, ASD, PDA). Stanowią one też najczęstszą przyczynę zgonów w wieku noworodkowym i niemowlęcym. Na drugim miejscu co do częstości występowania są wady przewodu pokarmowego (m.in. zwężenie lub zarośnięcie dwunastnicy, niedrożność odbytu) oraz wady układu moczowego i kostnego. Wśród innych powikłań stwierdzanych w różnym okresie życia chorego wymienić należy: zaćmę, padaczkę (10%), niedoczynność tarczycy (3%), białaczkę (1%).

Najpoważniejszym i stałym objawem jest niepełnosprawność intelektualna, zazwyczaj w stopniu umiarkowanym – iloraz inteligencji poniżej 50. Jeśli jest wyższy, należy podejrzewać mozaikowość. Trisomia 21 odpowiada za ok. $1/3$ wszystkich przypadków umiarkowanego i znacznego upośledzenia umysłowego u dzieci.

Pomimo opóźnienia rozwoju ruchowego większość dzieci chodzi i jest ruchowo dość sprawna. Język, którym się posługują, jest prosty, a rozwój emocjonalny i dojrzałość społeczna są zazwyczaj dobre. U starszych chorych wypracowane formy zachowań bywają tak dobre, że mogą niekiedy przysłaniać rzeczywisty stopień niesprawności intelektualnej.

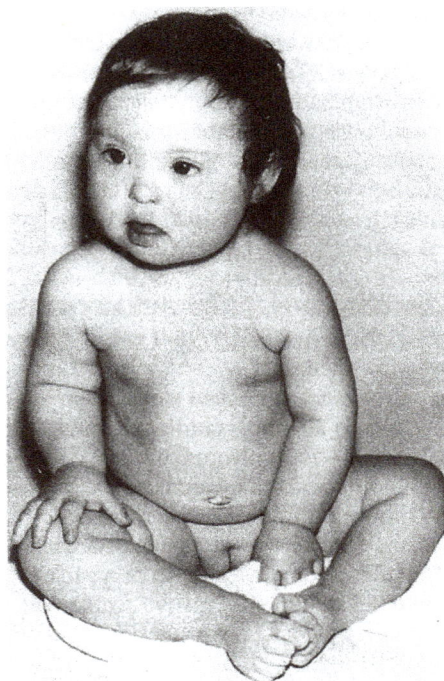

Rycina 6.16. Dziecko z cechami zespołu Downa.

Chorzy z zespołem Downa są niscy, osiągają wzrost ok. 150 cm. Pokwitanie jest zazwyczaj opóźnione. U niektórych dość wcześnie mogą pojawiać się cechy otępienia starczego. Mężczyźni są bezpłodni. Kobiety mogą zajść w ciążę, lecz połowa ich potomstwa ma trisomię 21.

Ryzyko genetyczne

Populacyjne ryzyko urodzenia dziecka z trisomią chromosomu 21 wynosi ok. 1,5‰. W małżeństwach osób młodych ryzyko urodzenia kolejnego dziecka z regularną trisomią 21 jest małe i wynosi ok. 1%. Jeżeli kobieta ma więcej niż 35 lat, to ryzyko urodzenia dziecka z zespołem Downa zwiększa się z wiekiem. Ryzyko to nie zależy ani od kolejności ciąży, ani też od liczby posiadanych już dzieci.

Jeśli jedno z rodziców jest nosicielem zrównoważonej translokacji chromosomu 21, ryzyko to jest zróżnicowane i zależy od płci nosiciela translokacji oraz chromosomów w niej uczestniczących (tab. 6.7).

W rodzinach, w których jedno z rodziców jest nosicielem translokacji 21/21, nie ma szans urodzenia zdrowego dziecka. Ryzyko trisomii 21 wynosi 100%.

W związku z tym, że trisomię chromosomu 21 można rozpoznać prenatalnie, wiele rodzin zwiększonego ryzyka genetycznego decyduje się na to badanie w przypadku planowania ciąży. Niektóre rodziny wręcz uzależniają zaplanowanie ciąży od możliwości wykonania badania prenatalnego.

Tabela 6.7. Ryzyko zespołu Downa w rodzinach nosicieli translokacji chromosomu 21 [wg P.S. Harpera]

TYP TRANS- LOKACJI	KTÓRY RODZIC JEST NO- SICIELEM TRANSLOKACJI ZRÓWNOWAŻONEJ	RYZYKO ZESPOŁU DOWNA U POTOMSTWA (%)
14/21	Matka Ojciec Żadne z rodziców	10 2,5 Małe (< 1)
21/22	Jedno z rodziców Żadne z rodziców	Skąpe dane empiryczne, ryzyko zapewne takie jak w translokacji 14/21 Małe (< 1)
21/21	Jedno z rodziców (niezależnie od płci) Żadne z rodziców	100 Małe (< 1)

Trisomia chromosomu 13 (zespół Pataua)
ang. trisomy 13, Patau syndrome

Opisany po raz pierwszy w 1960 r. zespół trisomii 13 jest zazwyczaj cechą letalną i dlatego rozpoznawany jest rzadziej niż trisomia 21.

Epidemiologia

Częstość występowania ocenia się na 1 : 12 tys.– –1 : 5 tys. wśród żywo urodzonych i wykazuje związek z wiekiem matki.

Etiologia

Przyczyną trisomii 13 jest nondysjunkcja chromosomu 13 w pierwszym lub drugim podziale mejotycznym u jednego z rodziców. W około 20% przypadków jest ona wynikiem translokacji zrównoważonej, obecnej u jednego z rodziców. Kariotyp mozaikowy stwierdza się w ok. 5% przypadków.

Obraz kliniczny

Typowe cechy kliniczne zespołu podano w tabeli 6.8. Wśród współistniejących wad rozwojowych rozpoznawanych zwykle w czasie autopsji wymienić należy bardzo charakterystyczne dla zespołu: arhincefalię, holoprosencefalię, cyklopię oraz wady wrodzone serca (80%), wady układu nerwowego (30–60%) oraz przewodu pokarmowego i kręgosłupa.

Ponad połowa dzieci z tym zespołem umiera w 1 mż. Przeżycia ponad 3 miesiące są rzadkością, a u dzieci tych stwierdza się cechy głębokiego upośledzenia rozwoju psychoruchowego. Blisko 90% chorych ginie przed ukończeniem 1. rż.

Ryzyko genetyczne

Jeśli żadne z rodziców nie jest nosicielem translokacji zrównoważonej, ryzyko ponownego urodzenia dziecka z tym zespołem wynosi mniej niż 1%.

Trisomia chromosomu 18 (zespół Edwardsa)
ang. trisomy 18, Edwards syndrome

Epidemiologia

Występuje u ok. 1 : 6 tys.–1 : 3 tys. żywo urodzonych noworodków. Częściej zdarza się u potomstwa kobiet rodzących po 35. rż. oraz u noworodków płci żeńskiej.

Etiologia

Dodatkowy chromosom 18 jest wynikiem nondysjunkcji w pierwszym lub drugim podziale mejotycznym. Około 10% chorych wykazuje mozaikowość. Translokację rodzicielską spotyka się rzadko.

Obraz kliniczny

Fenotyp trisomii 18 nie jest tak charakterystyczny jak innych trisomii chromosomów autosomalnych (tab. 6.8).

Noworodki z tym zespołem rodzą się zazwyczaj z ciąż przenoszonych z cechami dystrofii. W wywiadzie można często stwierdzić małą aktywność ruchową płodu, niedorozwój łożyska i obecność pojedynczej tętnicy pępowinowej. Z cech o wartości diagnostycznej należy wymienić charakterystyczne ułożenie dłoni: w zaciśniętych piąstkach palec wskazujący i piąty nałożone są na pozostałe palce.

W ponad 95% przypadków stwierdza się współistnienie wad rozwojowych serca stanowiących najczęstszą przyczynę zgonu dziecka. Często występują też wady przewodu pokarmowego, układu moczowego

i układu nerwowego. Większość dzieci z trisomią 18 umiera w 1 mż. Tylko 10% przeżywa 1 rż., wykazując głębokie upośledzenie rozwoju.

Ryzyko genetyczne

Prawdopodobieństwo urodzenia kolejnego dziecka z trisomią 18 jest małe – w granicach 1%.

Zespoły częściowych aneuploidii chromosomów autosomalnych

Mimo że zespoły kliniczne uwarunkowane aneuploidią fragmentów chromosomów autosomalnych występują stosunkowo rzadko, stanowią drugą co do częstości po trisomii 21 grupę aberracji chromosomowych. Opisane dotychczas przypadki delecji lub duplikacji obejmują w zasadzie wszystkie chromosomy człowieka. Jak już wspomniano wcześniej, zespoły delecji chromosomowych manifestują się zwykle cięższymi niż duplikacje objawami klinicznymi. Najważniejsze cechy kliniczne niektórych zespołów uwarunkowanych delecją chromosomową zestawiono w tabeli 6.9.

Tabela 6.8. Najważniejsze objawy kliniczne trisomii chromosomów 21, 13 i 18

OBJAWY	TRISOMIA 21	TRISOMIA 13	TRISOMIA 18
Ogólne	Upośledzenie umysłowe, hipotonia mięśniowa, nawracające infekcje, niski wzrost	Upośledzenie umysłowe, trudności w karmieniu, naczyniakowatość, drgawki, bezdechy, przetrwała hemoglobina płodowa, 90% umiera przed 12. mż.	Upośledzenie umysłowe, hipertonia mięśniowa, trudności w karmieniu, mała masa urodzeniowa, częściej występuje u dziewczynek, 95% umiera przed 12. mż.
Głowa	Płaska potylica, skośne szpary powiekowe, zmarszczki nakątne, plamki Brushfielda, duży język, nisko osadzone zniekształcone małżowiny uszne, płaska nasada nosa	Małogłowie, holoprosencefalia, rozszczep wargi i/lub podniebienia, coloboma, zmarszczki nakątne, małoocze, nisko osadzone zniekształcone małżowiny uszne, głuchota	Małogłowie, wypukła potylica, dodatkowe ciemiączka, niedorozwój żuchwy, nisko osadzone, zniekształcone małżowiny uszne
Klatka piersiowa	Wrodzone wady serca, najczęściej VSD	Wrodzone wady serca, najczęściej VSD i PDA	Wrodzone wady serca, najczęściej VSD i PDA, krótki mostek, przepuklina przeponowa
Brzuch i miednica	Przepuklina pępkowa, małe prącie, wnętrostwo	Torbielowatość nerek, dwurożna macica, wnętrostwo	Nerka podkowiasta, mała miednica, hipogenitalizm, wnętrostwo, przepukliny, ograniczenie odwodzenia w stawach biodrowych
Dłonie i stopy	Bruzdy poprzeczne, krótkie szerokie dłonie, hipoplazja środkowego paliczka V palca, duży odstęp między paluchem a 2. palcem	Wielopalczastość, hipoplazja paznokci, bruzdy poprzeczne na dłoniach	Przykurczowe zniekształcenie palców dłoni, krótki grzbietowo ustawiony paluch, stopy łyżwiaste, koślawość kolan
Inne spotykane cechy	Wysokie podniebienie, zez, zaćma, głuchota, krótka szeroka szyja, hipoplazja zębów, wysuwanie języka, niedrożność jelit i dwunastnicy, zarośnięty odbyt, a także niedoczynność tarczycy, białaczka	Przykurczowe zniekształcenie palców, pojedyncza tętnica pępowinowa, płytkie oczodoły, niedorozwój żuchwy, zagięty paluch stopy	Rozszczep wargi i/lub podniebienia, wady gałek ocznych, hipoplastyczne paznokcie, szeroko rozstawione brodawki sutkowe, płetwiastość szyi, pojedyncza tętnica pępowinowa

Tabela 6.9. Najważniejsze cechy kliniczne zespołów uwarunkowanych delecjami chromosomów autosomalnych

CECHY	4p-	5p-	9q-	18p-	18q-	21q-
Ogólne	Mała masa urodzeniowa, głębokie upośledzenie umysłowe, opóźnione kostnienie	Mała masa urodzeniowa, upośledzenie umysłowe, płacz podobny do miauczenia kota (noworodki)	Upośledzenie umysłowe	Mała masa urodzeniowa, różnego stopnia upośledzenie umysłowe, niskorostość, niekiedy cechy zespołu Turnera	Mała masa urodzeniowa, upośledzenie umysłowe, drgawki, hipotonia mięśniowa	Upośledzenie umysłowe, hipotonia mięśniowa, wady układu kostnego, upośledzony rozwój somatyczny
Głowa	Małogłowie, hiperteloryzm, zmarszczki nakątne, ptoza, ubytki tęczówki, krótka, szeroka rynienka podnosowa, rozszczep podniebienia, niedorozwój żuchwy	Małogłowie, owalna twarz, zmarszczki nakątne, antymongoidalne szpary powiekowe, niedorozwój żuchwy, nisko osadzone, zniekształcone uszne, brodawki przeduszne	Trigonocefalia, anty-mongoidalne szpary powiekowe, zmarszczki nakątne, zapadnięta nasada nosa, otwory nosowe skierowane ku przodowi, długa rynienka podnosowa, nisko osadzone uszy, wysokie podniebienie, niedorozwój żuchwy, krótka, płetwiasta szyja	Hiperteloryzm, zmarszczki nakątne, płaska nasada nosa, niedorozwój żuchwy, nisko osadzone duże uszy	Małogłowie, wady gałek ocznych, rybie usta, dość wydatna żuchwa, wąski przewód słuchowy	Małogłowie, asymetryczne szpary powiekowe, wysokie podniebienie, nisko osadzone uszy, wypukła nasada nosa, niedorozwój żuchwy
Klatka piersiowa		Niekiedy wady serca, zniekształcenia kręgosłupa	Szeroko rozstawione brodawki sutkowe, wady serca		Niekiedy wady serca, dodatkowe żebra	
Brzuch i miednica	Przepukliny pachwinowe, uchyłki okolicy krzyżowej, wnętrostwo, spodziectwo	Przepukliny pachwinowe, przegroda odbytu			Małe prącie, wnętrostwo, niedorozwój zewnętrznych narządów płciowych u kobiet	Zwężenie odźwiernika, przepuklina pachwinowa, wnętrostwo, spodziectwo
Dłonie i stopy		Krótkie kości śródręcza, częściowy palcozrost, bruzda poprzeczna dłoni	Długie palce, kwadratowe paznokcie	Grube dłonie z wysoko osadzonym kciukiem, szeroki paluch	Długie trapezoidalne palce, nieprawidłowo osadzony paluch	Nieprawidłowości płytek paznokciowych

Do potwierdzenia obecności tego typu aberracji chromosomowej wystarcza niekiedy ocena kariotypu z wykorzystaniem konwencjonalnych metod prążkowych, w tym oceny prążków w chromosomach prometafazalnych. Wprowadzenie do cytogenetyki metod biologii molekularnej umożliwiło nie tylko identyfikację pochodzenia dodatkowego materiału chromosomowego w przypadkach addycji i chromosomów markerowych, lecz także umożliwiło identyfikację delecji chromosomowych nierozpoznawalnych konwencjonalnymi metodami cytogenetycznymi, tzw. mikrodelecji.

Do niedawna wiele z tych klinicznie identyfikowanych jako oddzielne jednostki nozologiczne zespołów nie było rozpoznawanych jako zespoły uwarunkowane mutacjami o charakterze delecji. Obecnie metody cytogenetyki molekularnej stanowią metodę z wyboru w diagnostyce klinicznej tych zespołów (tab. 6.10).

W następnej części rozdziału przedstawione zostaną przykłady zespołów częściowej aneuploidii chromosomów autosomalnych.

Zespół 5p (zespół krzyku kota)

ang. chromosome 5p deletion syndrome,
Cri du chat syndrome

Epidemiologia

Ten stosunkowo rzadko występujący (ok. 1 : 50 tys. urodzeń) zespół chromosomowy jest przykładem aberracji strukturalnej. Stwierdza się go u 1% upośledzonych umysłowo pensjonariuszy zakładów pomocy społecznej.

Etiologia

Przyczyną zespołu jest częściowa delecja (terminalna lub interstycjalna) krótkiego ramienia chromosomu 5 w odcinku p13–p15. Niekiedy może być ona wynikiem odziedziczenia aberracji po jednym z rodziców, nosicielu translokacji zrównoważonej (15% przypadków), lub powstać *de novo*.

Obraz kliniczny

Stwierdzany w okresie noworodkowym charakterystyczny płacz, przypominający miauczenie kota, stał się przyczyną nazwy zespołu. Cechy charakterystyczne fenotypu zespołu 5p podano w tabeli 6.9.

Dystrofia wewnątrzmaciczna oraz współistniejące wrodzone wady rozwojowe, zaburzenia oddychania, trudności z karmieniem stanowią przyczynę dużej umieralności dzieci z tym zespołem w okresie noworodkowym i niemowlęcym. U chorych w starszym wieku cechą dominującą jest głębokie upośledzenie umysłowe. U wielu pojawiają się zniekształcenia kręgosłupa.

Ryzyko genetyczne

W przypadkach będących wynikiem translokacji zrównoważonej u jednego z rodziców ryzyko ponownego urodzenia dziecka z tym zespołem jest duże. W poradzie genetycznej należy uwzględnić efekt rodzicielskiego napiętnowania genomowego, które w tej aberracji ma miejsce. W przypadkach powstałych *de novo* ryzyko to jest małe.

Zespoły mikrodelecji

Zespoły mikrodelecji, nazywane również zespołami przyległych genów (contiguous gene syndromes), są to zaburzenia rozwojowe uwarunkowane obecnością submikroskopowych delecji (wielu leżących obok siebie genów określonego odcinka chromosomów).

Chociaż choroby te charakteryzują się występowaniem specyficznych objawów klinicznych, rozpoznanie ich, zwłaszcza w okresie noworodkowym i wczesnoniemowlęcym, jest szczególnie trudne i w dużym stopniu zależy od doświadczenia lekarza. Przed wprowadzeniem do diagnostyki tych zespołów technik cytogenetycznych uzyskiwania prążków o dużej rozdzielczości (HRT) i technik biologii molekularnej rozpoznawano je jako zespoły o nieznanej etiologii bądź jako choroby monogenowe autosomalne lub sprzężone z chromosomem X.

Badania cytogenetyczne metodą HRT oraz metody cytogenetyki molekularnej (CGH do mikromacierzy) umożliwiły precyzyjne ustalenie lokalizacji regionu krytycznego chromosomu oraz określenie charakteru i wielkości delecji w chromosomie. Obecnie metodą z wyboru w diagnostyce klinicznej mikrodelecji jest fluorescencyjna hybrydyzacja *in situ* FISH. Ponieważ i ta technika nie w każdym przypadku umożliwia rozstrzyganie wszystkich problemów diagnostycznych zespołów mikrodelecji, to wspomagana bywa niejednokrotnie technikami biologii molekularnej, tak jak ma to miejsce w przypadkach diagnostyki zespołów Pradera–Williego czy Angelmana (diagnostyka disomii jednorodzicielskich, mutacji imprintingowych czy bardzo małych delecji). W tabeli 6.10 podano najlepiej poznane i najczęściej wy-

Tabela 6.10. Częstość występowania oraz charakterystyka cech klinicznych wybranych zespołów mikrodelecji

NAZWA ZESPOŁU	CZĘSTOŚĆ WYSTĘPOWANIA WŚRÓD ŻYWO URODZONYCH	REGION KRYTYCZNY CHROMOSOMU	CECHY KLINICZNE
Zespół Pradera–Williego	1/10 tys.–1/30 tys.	15q11–13	Hipotonia w okresie noworodkowym, brak odruchu ssania, hipogonadyzm, nadmierne łaknienie, otyłość, niski wzrost, małe dłonie/stopy, cechy dysmorfii twarzy, opóźnienie rozwoju psychoruchowego
Zespół Angelmana	1/16 tys.–1/20 tys.	15q11–13	Głęboki stopień upośledzenia umysłowego, ataksja, małogłowie, brak rozwoju mowy, cechy dysmorfii twarzy, padaczka, niski wzrost
Zespół Williamsa	1/20 tys.	7q11.3	Obniżenie napięcia mięśniowego, niedobór masy ciała, wada wrodzona serca (nadzastawkowe zwężenie aorty, obwodowe zwężenie t. płucnych), hiperkalcemia/hiperkalciuria, „nakrapiane" tęczówki, upośledzenie umysłowe, specyficzny typ osobowości, cechy dysmorfii
Zespół Millera–Diekera	?	17p13.3	Typ I lizencefalii (gładkomózgowie), cechy dysmorfii twarzy, głęboki stopień upośledzenia umysłowego, padaczka, wydatne, „pomarszczone" czoło
Zespół Smith–Magenis	1/100 tys.	17p11.2	Upośledzenie umysłowe, niedosłuch typu przewodzeniowego, mowa nosowa, wady wzroku, zaburzenia snu (bezsenność), zaburzenia zachowania (autoagresja), skolioza, wady serca, nerek, mózgu (wentrikulomegalia), neuropatia obwodowa, cechy dysmorfii twarzy
Zespół DiGeorge'a – podnie-bienno-sercowo-twarzowy (VCFS – velo-cardio-facial syndrome)	1/3 tys.–1/4 tys.	22q11.2	Wada wrodzona serca (wady stożka naczyniowego), rozszczep podniebienia, niedoczynność przytarczyc, hipokalcemia, cechy dysmorfii twarzy, defekt odporności (niedobór limfocytów T), hipoplazja grasicy, zaburzenia zachowania, trudności w nauce
Zespół Wolfa–Hirschhorna	1/50 tys.	4p16.3	Upośledzenie rozwoju somatycznego i psychoruchowego, małogłowie, cechy dysmorfii twarzy (twarz „greckiego wojownika"), wada wrodzona serca (VSD/ASD), szczelina tęczówki, rozszczep podniebienia, hiperteloryzm, obniżenie napięcia mięśniowego
Zespół Rubinsteina–Taybiego	? bardzo rzadko	16p13.3	Upośledzenie rozwoju psychoruchowego, niedobór wzrostu, małogłowie, cechy dysmorfii twarzy (hirsutyzm, wydatny nos, antymongoidalnie ustawione szpary powiekowe), poszerzenie paliczków dystalnych kciuka oraz palucha
Zespół Alagille'a	1/100 tys.	20p11.23p12.2	Wrodzona dysplazja tętnic wątrobowych, hipoplazja wewnątrzwątrobowych przewodów żółciowych, zwężenie obwodowe tętnic płucnych, specyficzne cechy dysmorfii twarzy, wady wrodzone kręgów
Zespół Langera–Giediona – włosowo-nosowo-palcowy (trichorhinophalangeal syndrome)	? bardzo rzadko	8q24.1	Słabe, rzadkie włosy, wydatny, „kartoflowaty" nos, zmiany przynasadowe paliczków dłoni, wyrośla kostne kości długich, prawidłowy rozwój umysłowy/lekki stopień upośledzenia, cechy dysmorfii twarzy
Zespół Kallmana	?	Xp22	Hipogonadyzm hipogonadotropowy, brak powonienia
Zespół aniridia–guz Wilmsa (WAGR syndrome)	?	11p13	Wrodzony brak tęczówek, guz Wilmsa, wady rozwojowe układu moczowego
Retinoblastoma – siatkówczak płodowy	1/14 tys.	13q14.1	Glejak siatkówki – nowotwór z komórek zarodkowych siatkówki
Dziedziczna neuropatia ruchowo-czuciowa typu 1 (zespół Charcota–Mariego––Tootha typu 1)	1/2500	dup 17p12	Osłabienie mięśni strzałkowych, deformacje stopy, trudności w chodzeniu, „koguci chód", zanik nerwu wzrokowego. Postępujący charakter choroby

stępujące zespoły mikrodelecji wraz z krótką charakterystyką ich cech klinicznych.

Wspólne cechy zespołów mikrodelecji są następujące:

- Obraz kliniczny większości zespołów znany był lekarzom od dawna, zanim odkryto istotę odpowiedzialnego za nie defektu chromosomowego.
- Identyfikacja delecji możliwa jest niekiedy tylko poprzez badanie cytogenetyczne z zastosowaniem metody o dużej rozdzielczości obrazu prążkowego.
- Nieobecność delecji w badaniu cytogenetycznym w przypadku obecności zespołu cech klinicznych może sugerować istnienie delecji submikroskopowej.
- Mimo że większość przypadków mikrodelecji powstaje *de novo*, to część ich może być przekazywana w rodzinie zgodnie z prawami Mendla.
- Ekspresja fenotypowa choroby może być wynikiem mutacji wielu fizycznie przyległych, ale funkcjonalnie niezależnych, genów leżących w określonym krytycznym regionie chromosomu.

Zespół Pradera–Williego

ang. Prader–Willi syndrome

Epidemiologia

Jest rzadko występującą (1 : 30 tys.–1 : 10 tys. wśród żywo urodzonych) wieloukładową chorobą wrodzoną, o genetycznym uwarunkowaniu związanym z mechanizmem rodzicielskiego napiętnowania genomowego (genomic imprinting). Zespół ten stanowi 1% chorób manifestujących się upośledzeniem rozwoju psychoruchowego.

Etiologia

Dzięki zastosowaniu do analizy chromosomów techniki HRT w roku 1980 wykazano, że u 50% chorych stwierdza się powstałą najczęściej *de novo* interstycjalną delecję podcentromerowego regionu chromosomu 15 pary. Badanie polimorfizmu tego chromosomu wykazało, że chromosom z delecją 15q11–13 u chorych z zespołem Pradera–Williego jest pochodzenia ojcowskiego. Wkrótce okazało się, że delecja w tym regionie chromosomu pochodzącego od matki manifestuje się klinicznie odmiennym zespołem cech charakterystycznych dla zespołu Angelmana.

Przyczyną zespołu Pradera–Williego jest więc brak (fizyczny lub funkcjonalny) podcentromerowego regionu chromosomu 15 pochodzącego od ojca, powstający w wyniku delecji lub w wyniku matczynej disomii chromosomu 15. W rzadkich przypadkach brak funkcji tego regionu wynika z utraty aktywności genów w tym regionie na skutek ich mutacji. Chorzy z zespołem Pradera–Williego bez delecji 15q11–13 mogą mieć też dwie kopie tego regionu pochodzące od matki (disomia matczyna), czego wynikiem jest brak genów ojcowskich z tego regionu.

Obraz kliniczny

Charakterystyczny, choć zróżnicowany u poszczególnych chorych, stopień ekspresji cech klinicznych jest częstą przyczyną trudności w ustaleniu rozpoznania, szczególnie u chorych w najmłodszym wieku. Wynika to z faktu, że obraz kliniczny zespołu w okresie noworodkowym i niemowlęcym różni się istotnie od stwierdzanego w okresie dziecięcym i wieku dorosłym.

W historii naturalnej choroby wyróżnia się zasadniczo dwa jej stadia:

- Faza pierwsza – z głęboką hipotonią mięśniową, brakiem odruchu ssania, trudnościami w karmieniu, upośledzeniem rozwoju psychoruchowego w okresie noworodkowym i niemowlęcym.
- Faza druga (od 2. rż.) – objawiająca się wzmożonym łaknieniem, gwałtownym rozwojem otyłości, hipogonadyzmem oraz upośledzeniem rozwoju intelektualnego.

Do innych charakterystycznych cech zespołu należą: niski wzrost, małe dłonie i stopy, hipogenitalizm, zaburzenia zachowania oraz charakterystyczne cechy dysmorfii twarzy, dolichocefalia, wąski wymiar dwuczołowy, migdałowate szpary powiekowe, małe usta z wąską górną wargą, kąciki ust skierowane ku dołowi, hipopigmentacja skóry i włosów.

Słabe ruchy płodu w III trymestrze ciąży, wydłużony czas trwania ciąży, pośladkowe ułożenie płodu, brak postępu porodu oraz zakończenie ciąży drogą cięcia cesarskiego należą też do charakterystycznych objawów okresu okołoporodowego.

Ryzyko genetyczne

W przypadku *de novo* delecji 15q11–13 ryzyko ponownego urodzenia dziecka z zespołem Pradera–

–Williego wynosi mniej niż 1%. W takiej sytuacji nie ma też wskazań do diagnostyki prenatalnej zespołu. W przypadku delecji powstałej w wyniku dziedziczenia translokacji lub innej aberracji strukturalnej chromosomu 15 ocena ryzyka ponownego wystąpienia choroby bywa trudna. Może jednak wynosić 50%, jeśli u chorego wykryto mutację w tzw. centrum napiętnowania genomowego.

Zespół Angelmana

ang. Angelman syndrome, happy puppet syndrome

Został opisany po raz pierwszy w 1965 r. Jest rzadko występującą chorobą, której mechanizm powstania wiąże się z rodzicielskim napiętnowaniem genomowym. Do czasu, kiedy zidentyfikowano u chorych obecność delecji w regionie 15q11–13, uważano, że choroba jest uwarunkowana autosomalnie dominująco. Mimo że delecja dotyczy tego samego co w zespole Pradera–Williego regionu chromosomowego, to jest ona na chromosomie pochodzenia matczynego.

Etiologia

Obecnie uważa się, że geny odpowiedzialne za ekspresję fenotypową zlokalizowane są bardzo blisko siebie i mapują się w regionie podcentromerowym 15q. Do ekspresji fenotypowej zespołu Angelmana dochodzi wówczas, gdy brak jest matczynej kopii regionu 15q11–13 w wyniku delecji tego regionu na matczynym chromosomie 15 (70% przypadków) lub ojcowskiej disomii (2% przypadków). W pozostałych 25% przypadków brak funkcji genów jest wynikiem mutacji punktowych lub mutacji zmiany piętna genomowego (2–3%).

Obraz kliniczny

W obrazie choroby dominują upośledzenie rozwoju psychoruchowego głębokiego stopnia, brak rozwoju mowy, zaburzenia równowagi (ataksja), padaczka, małogłowie oraz charakterystyczne cechy dysmorficzne twarzy i głowy: płaska potylica, wystający język, makrosomia, wydatna żuchwa, szerokie rozstawienie zębów, zez, hipopigmentacja skóry i włosów. Chorzy miewają napady śmiechu nieadekwatne do sytuacji.

Ryzyko genetyczne

W przypadkach spowodowanych powstałą *de novo* mikrodelecją chromosomową lub ojcowską disomią chromosomu 15 ryzyko powtórzenia choroby wyno-

si od 1 do 5%. Jeśli delecja jest wynikiem odziedziczonej translokacji chromosomowej, ryzyko zależy od rodzaju translokacji i może być wyższe. W przypadku stwierdzenia mutacji i zmiany piętna genomowego ryzyko powtórzenia się choroby jest wysokie – od 25 do 50%.

Zespół Williamsa

ang. Williams syndrome

Epidemiologia

Częstość występowania zespołu szacuje się na 1 : 20 tys. żywo urodzonych. Mimo że na ogół występuje on sporadycznie, opisano przypadki rodzinne. Jest chorobą wieloukładową o szerokim zakresie objawów klinicznych oraz zróżnicowanym stopniu ekspresji fenotypowej.

Etiologia

Obecność interstycjalnej mikrodelecji w regionie 7q11.23 (w większości przypadków powstałej *de novo*), w którym umiejscowiony jest gen elastyny (*ELN*) oraz gen *1 LIM-kinazy*, stwierdza się u 90––96% chorych z klasycznym obrazem choroby.

Udział genu elastyny ma prawdopodobnie związek z występowaniem niektórych objawów zespołu, takich jak: zwężenie aorty, szorstki głos, cechy dysmorfii twarzy. Stwierdzone mikrodelecje w 60% przypadków są pochodzenia matczynego, a w 40% ojcowskiego. W większości przypadków do mikrodelecji dochodzi w czasie mejozy, najczęściej w wyniku nierównego crossing-over między homologicznymi chromatydami chromosomu 7.

Obraz kliniczny

Spośród charakterystycznych cech klinicznych dominują objawy będące skutkiem zaburzeń gospodarki wapniowej w okresie noworodkowym i niemowlęcym: hipotonia, trudności w karmieniu, słaby przyrost masy ciała, opóźnienie rozwoju psychoruchowego, trudności w nauce, szorstki głos, współistnienie wad układu sercowo-naczyniowego (najczęściej nadzastawkowe zwężenie aorty, obwodowe zwężenie gałęzi tętnic płucnych), wady nerek, przepukliny pachwinowe oraz cechy dysmorfii w obrębie twarzoczaszki.

Chorzy mają specyficzny typ osobowości, który polega na bardzo przyjacielskim nastawieniu do otoczenia, co sprawia, że z niezwykłą łatwością nawiązują kontakty społeczne („cocktail party manner").

Ryzyko genetyczne

Ryzyko ponownego urodzenia dziecka z zespołem Williamsa jest populacyjne, jeśli delecja powstała *de novo*. Jeśli na podstawie badania FISH obecność mikrodelecji stwierdza się u jednego z rodziców, ryzyko należy uznać za wysokie – 50%.

Zespół DiGeorge'a (zespół podniebienno--sercowo-twarzowy)

ang. velo-cardio-facial syndrome (VCFS)

Epidemiologia

Częstość występowania zespołu określona została na podstawie europejskiego rejestru wad na 1 : 9700 żywo urodzonych.

Etiologia

W większości przypadków (powyżej 90%) stwierdza się obecność mikrodelecji w regionie q11.2 chromosomu 22. pary. Nie wiadomo, który ze zlokalizowanych w tym regionie genów odpowiada za fenotyp zespołu. U chorych z izolowanymi wadami stożka naczyniowego delecję 22q11 stwierdza się w 10% przypadków. Obecność tej mikrodelecji stwierdza się ponadto u 30–50% chorych ze wspólnym pniem tętniczym lub przestawionym łukiem aorty, a tylko u 5–10% chorych z zespołem Fallota.

Obraz kliniczny

Został opisany po raz pierwszy w 1965 r. jako zaburzenie rozwojowe trzeciego i czwartego łuku skrzelowego. Charakteryzuje się brakiem lub hipoplazją grasicy i gruczołów przytarczowych, obniżeniem stężenia wapnia w surowicy krwi w okresie noworodkowym, defektem odporności komórkowej, charakterystycznymi cechami fenotypowymi twarzy oraz współistnieniem wad wrodzonych serca dotyczących stożka naczyniowego: prawostronny łuk aorty, wspólny pień tętniczy, nieprawidłowe odejście prawej tętnicy podobojczykowej ze współistnieniem ubytku w przegrodzie międzykomorowej (ventricular septal defect, VSD).

Zespół podniebienno-sercowo-twarzowy opisany w 1978 r. jest chorobą uwarunkowaną autosomalnie dominująco, w której obrazie stwierdza się takie objawy, jak: niewydolność podniebienno-krtaniową, rozszczep podniebienia, wady wrodzone stożka naczy-

niowego serca (VSD, tetralogia Fallota, nieprawidłowe odejście lewej tętnicy podobojczykowej), trudności w nauce, upośledzenie umysłowe, niedoczynność tarczycy i cechy dysmorfii twarzy.

W obrazie klinicznym stwierdza się więc występowanie podobnych objawów, co może wskazywać, że jest to ta sama choroba o różnej ekspresji fenotypowej. Rodzinne występowanie stwierdza się w 10––25% przypadków.

W piśmiennictwie dotyczącym omawianych zespołów stosowana jest ponadto nazwa CATCH-22, która jest akronimem od nazw głównych objawów:

- wady wrodzone serca – **c**ardiac defects,
- dysmorfia twarzy – **a**bnormal facies,
- hipoplazja grasicy – **t**hymic hypoplasie,
- rozszczep podniebienia – **c**left palate,
- hipokalcemia – **h**ypocalcemia.

Wymienione powyżej wady mogą występować w różnych kombinacjach.

Ryzyko genetyczne

Dla nosicieli mikrodelecji 22q11.2 jest ono wysokie i wynosi 50%.

Wprowadzona w ostatnich latach technika hybrydyzacji genomowej do mikromacierzy (a-CGH, SNP) umożliwiła identyfikację wielu nowych rearanżacji chromosomowych pod postacią klinicznych zespołów mikrodelecji i mikroduplikacji, a także zespołów chorobowych będących skutkiem nieprawidłowej liczby alleli określonego genu wrażliwego na dawkę (pathogenic dosage-sensitive genes). Liczba opisywanych nowo poznanych submikroskopowych rearanżacji genomowych, w tym zespołów mikrodelecji i mikroduplikacji, ciągle się zwiększa, umożliwiając identyfikację regionów genomu oraz genów odpowiedzialnych za stwierdzany u pacjentów fenotyp.

Obraz kliniczny tych zespołów odpowiada w zasadzie kryteriom tzw. zespołu chromosomowego. Jednak wiele cech mimo szerokiego zakresu ich zmienności bywa na tyle charakterystycznych, że umożliwia klinicyście sformułowanie podejrzenia określonego zespołu mikrodelecyjnego.

W wielu przypadkach dzięki technologii mikromacierzy udało się zidentyfikować loci korelujące z zachowaniami autystycznymi pacjentów, np.: del 16p11.2, del 15q13.3, del 17q12, dup 7q11.23. Stosując tę technologię, można już obecnie ustalić genetyczną etiologię u 10–25% pacjentów wykazujących objawy należące do zakresu zachowań autystycznych. W wielu rearanżacjach genomowych polegających na zmianie liczby kopii (CNV) w regionach takich jak 1q21, 15q13.3, 16p11.2 i 22q11.2 w obrazie klinicznym pacjentów stwierdza się zarówno różnego stopnia niepełnosprawność intelektualną, zaburzenia zachowania, jak i objawy chorób neuropsychiatrycznych, takich jak padaczka czy schizofrenia.

Niewątpliwie wprowadzenie techniki sekwencjonowania następnej generacji (NGS) w sposób istotny zwiększy nie tylko naszą wiedzę na temat struktury genomu, lecz także poszerzy możliwości diagnostyki chorób będących skutkiem rearanżacji genomu, szczególnie w jego niekodującej części.

Zespoły będące wynikiem aberracji chromosomów płci

Nieprawidłowości dotyczące liczby i struktury chromosomów płci stwierdza się zarówno u płodów poronionych, jak i żywo urodzonych. Aberracje chromosomów płci przejawiają się lżejszymi objawami klinicznymi niż autosomalne. Zarówno u mężczyzn, jak i u kobiet obecność dodatkowego chromosomu X obniża w pewnym zakresie poziom inteligencji. Istnieje korelacja między liczbą dodatkowych chromosomów X a poziomem niepełnosprawności intelektualnej. Dodatkowy chromosom X powoduje bezpłodność u mężczyzn, lecz nie u kobiet. Pojedynczy dodatkowy chromosom Y wywiera minimalny efekt na fenotyp mężczyzny, jednak w przypadku większej ich liczby efekt fenotypowy jest poważny.

Zespół Turnera
ang. Turner syndrome

Epidemiologia
Zespół ten stwierdza się u 1 : 2500 noworodków płci żeńskiej.

Etiologia
Monosomia chromosomu X jest wynikiem nondysjunkcji w procesie gametogenezy lub w postzygotycznym podziale mitotycznym. W 75% przypadków istniejący chromosom X pochodzi od matki. Ponad 50% pacjentek ma kariotyp 45,X. U około 17% stwierdza się izochromosom długich ramion chromosomu X, 10% wykazuje delecję krótkiego ramienia jednego z chromosomów X, a 16% mozaikowość. Około 5% przypadków zespołu to mozaikowość 45,X/46,XY. Obecność linii komórkowej z chromosomem Y predysponuje do rozwoju procesu nowotworowego w gonadach.

Obraz kliniczny
Cechami charakterystycznymi są: niski wzrost, brak cech dojrzewania płciowego, pierwotny brak miesiączki, bezpłodność oraz typowe cechy dysmorfii. Należą do nich: trójkątny kształt twarzy, niska linia owłosienia na czole i na karku, skośne ustawienie szpar powiekowych, zmarszczki nakątne, często kąciki ust skierowane ku dołowi, zęby hipoplastyczne, a podniebienie wybitnie wysoko wysklepione. Małżowiny uszne są zazwyczaj nisko osadzone. Stałym objawem jest niedorozwój żuchwy. Szyja jest krótka, płetwiasta. Klatka piersiowa jest szeroka, puklerzowata z szeroko rozstawionymi, zazwyczaj hipoplastycznymi brodawkami.

Charakterystycznym objawem jest także koślawość stawów łokciowych oraz skrócenie IV i V kości śródręcza. Często stwierdza się niedorozwój płytek paznokciowych oraz znamiona barwnikowe na skórze (60% przypadków). Zewnętrzne narządy płciowe wykazują niedorozwój. Nie ma owłosienia pachowego, a często i łonowego. Macica jest hipoplastyczna, jajowody zazwyczaj normalne. Wcześnie rozpoczynający się proces degeneracji jajników prowadzi do ich zaniku i zwłóknienia (przyczyna pierwotnego braku miesiączki). Zajście w ciążę zdarza się rzadko i dotyczy zazwyczaj przypadków mozaikowości.

W 20% przypadków stwierdza się obecność wady serca (zazwyczaj koarktację aorty), a w 40–60% przypadków współistnieją wady nerek. W 25% przypadków rozwija się nadciśnienie samoistne. Niekiedy dochodzi do zapalenia tarczycy, krwawień z przewodu pokarmowego, głuchoty. W okresie noworodkowym rozpoznanie zespołu może sugerować obecność takich cech, jak nadmiar skóry na karku oraz obrzęki limfatyczne na kończynach.

Zarówno inteligencja, jak i długość życia chorych nie odbiegają od normy, jednak u części z nich stwierdza się cechy dysfunkcji intelektualnej, zazwyczaj w stopniu lekkim. Częste problemy psychologiczne są m.in. skutkiem niskorosłości i infantylizmu płciowego.

Leczenie hormonalne (substytucja estrogenami) umożliwia rozwój wtórnych cech płciowych, lecz nie wpływa na wzrost i niepłodność. Kontrowersyjne są opinie na temat zasadności leczenia hormonem wzrostu, gdyż w zespole nie stwierdza się obniżenia stężenia tego hormonu w surowicy krwi. Przyspieszenie tempa wzrastania na skutek tej bardzo kosztownej terapii nie powoduje istotnego zwiększenia ostatecznej wysokości ciała leczonych dziewczynek.

Ryzyko genetyczne

Ryzyko ponownego urodzenia dziecka z zespołem Turnera jest bliskie ryzyku populacyjnemu.

Zespół Klinefeltera (47,XXY)

ang. Klinefelter syndrome

Epidemiologia

Zespół ten występuje u 1 na 1000 noworodków płci męskiej i spotyka się go częściej u synów kobiet rodzących po 35. rż. Jest rozpoznawany szczególnie często wśród bezpłodnych (10%) oraz wykazujących dysfunkcje intelektualne mężczyzn (1%).

Etiologia

W 60% przypadków dodatkowy chromosom X jest pochodzenia matczynego, a w 40% ojcowskiego. Jest wynikiem nondysjunkcji w podziale mejotycznym. W około 20% przypadków stwierdza się kariotyp mozaikowy.

Obraz kliniczny

Bardzo rzadko jest rozpoznawany w wieku dziecięcym ze względu na nieobecność w tym okresie charakterystycznych cech fenotypowych. Do rozpoznania dochodzi zazwyczaj u dorosłych mężczyzn w związku z diagnostyką przyczyn bezpłodności i hipogonadyzmu. Mężczyźni są zazwyczaj wysocy, o zaburzonych proporcjach – długie kończyny, krótki tułów. Jądra mają zazwyczaj małe, a upośledzone wytwarzanie testosteronu prowadzi do słabego rozwoju wtórnych cech płciowych i ginekomastii. Czasem stwierdza się wnętrostwo, spodziectwo, niedorozwój prącia, a także słabe umięśnienie, delikatną skórę i słabe owłosienie na twarzy. Mężczyźni są z reguły bezpłodni.

Większość mężczyzn z kariotypem 47,XXY ma normalny poziom inteligencji, u części jednak stwierdza się cechy dysfunkcji intelektualnej. Aktywność seksualna jest obniżona. Niekiedy występują trudno-ści w adaptacji społecznej oraz skłonności do nieprawidłowych zachowań seksualnych.

Ryzyko genetyczne

Ryzyko ponownego urodzenia dziecka z zespołem Klinefeltera jest wyższe u kobiet rodzących po 35. rż. Dla małżeństwa młodego jest ono w granicach ryzyka populacyjnego.

CHOROBY KOMPLEKSOWE (WIELOCZYNNIKOWE)

Wśród chorób uwarunkowanych genetycznie najliczniejszą grupę stanowią choroby dziedziczone wieloczynnikowo, w których etiologii istotną rolę odgrywa zarówno predyspozycja genetyczna, jak i czynniki środowiskowe (tab. 6.11).

Predyspozycja genetyczna jest uwarunkowana istnieniem zmienności genowej i zależy nie od jednego, lecz od licznych genów i zmian polimorficznych. Istnieje wiele cech determinowanych przez wiele genów, takich jak: wzrost, masa ciała, inteligencja czy ciśnienie krwi. Wszystkie te cechy wykazują zarówno zmienność populacyjną, jak i wewnątrzrodzinną. Istotne znaczenie dla kształtowania się wymienionych cech mają też czynniki środowiskowe. Podobnie jest ze skłonnością do ujawniania się pewnych chorób i wad wrodzonych. Ze względu na zmienność populacyjną sama skłonność nie decyduje o wystąpieniu choroby lub wady. Dopiero współdziałanie określonych czynników środowiskowych z wysoką predyspozycją genetyczną może spowodować wystąpienie objawów choroby lub wady (ryc. 6.17).

Dowodów na istnienie genetycznej predyspozycji dostarczają wyniki badań rodzinnych oraz badań bliźniąt. Jeśli zatem w badaniach bliźniąt stwierdza się, że choroba w dużym stopniu uwarunkowana jest genetycznie, a u jej podstaw nie leży zmiana pojedynczego genu (lub aberracja chromosomowa), to z dużym prawdopodobieństwem można przyjąć, że ujawnienie się choroby lub wady zależy od wielu loci genowych, kształtujących skłonność do niej. Skłonność ta, jak już wspomniano, jest z kolei wyzwalana przez działanie czynników środowiskowych i ujawnia się w postaci choroby. Im czynnik (czynniki) środowiskowy jest silniejszy, tym u większej liczby osób

Tabela 6.11. Szacunkowa częstość występowania oraz ryzyko genetyczne niektórych chorób poligenowych

CHOROBA	CZĘSTOŚĆ WYSTĘPOWANIA W POPULACJI (%)	RYZYKO WYSTĄPIENIA U KREWNYCH PIERWSZEGO STOPNIA (%)
Wady serca	0,4–0,9	4,0–6,0
Rozszczep wargi i(lub) podniebienia	0,14	4,0
Stopy końsko-szpotawe	0,01	2,0–5,0
Wrodzone zwichnięcie stawów biodrowych	0,07	3,0
Choroba Hirschsprunga	0,02	0,6–18,2
Choroba Perthesa	0,07	0,6–2,8
Wady OUN – bezczaszkowie, przepukliny rdzeniowe	0,2–0,5	4,0
Wrodzone zwężenie odźwiernika	0,3	2,0
Inne:		
atopia	2,0–3,0	2,6–4,4
łuszczyca	1,0–2,0	10,0
schizofrenia	1,0–3,0	10,0
psychoza depresyjno-maniakalna	1,0	15,0
padaczka	1,0	5,0

(także tych z mniejszą skłonnością) ujawnią się objawy choroby.

Wystąpienie choroby uwarunkowanej wieloczynnikowo jest więc biologicznym dowodem na istnienie w rodzinie zwiększonej predyspozycji do danego schorzenia. Zostało to udokumentowane empirycznie wynikami badań rodzinnych wobec wielu chorób i wad, takich jak: wrodzone zwichnięcie stawów biodrowych, rozszczep wargi i/lub podniebienia, izolowane wady serca, wady cewy nerwowej, zwężenie odźwiernika, atopia, wrzód trawienny żołądka, padaczka, nadciśnienie samoistne i inne.

W poradnictwie genetycznym kierowanym do rodzin obarczonych chorobami uwarunkowanymi wieloczynnikowo pamiętać należy, że:

■ Najważniejsze jest ustalenie prawidłowego rozpoznania choroby i potwierdzenie danymi z piśmiennictwa na temat jej wieloczynnikowego uwarunkowania.

■ Wrodzone wady rozwojowe uwarunkowane wieloczynnikowo są zawsze wadami izolowanymi. Przed udzieleniem porady fakt ten musi zostać bez-

względnie udokumentowany, w przeciwnym przypadku grozi niebezpiecznym zaniżeniem wielkości ryzyka genetycznego.

■ Ryzyko ponownego urodzenia dziecka z wadą wrodzoną lub chorobą uwarunkowaną wieloczynnikowo, choć zazwyczaj 10-krotnie wyższe od populacyjnego, jest małe (do 5%), a w przypadku niektórych wad niewiele się od niego różni.

■ Częstość występowania pewnych wad wieloczynnikowych wykazuje zróżnicowanie populacyjne. Wielkość ryzyka genetycznego zależy od częstości występowania wady w danej populacji. W niektórych wadach istotne znaczenie dla wielkości ryzyka ma także płeć probanta.

■ Poznanie czynników środowiskowych mających wpływ na występowanie określonych chorób lub wad umożliwia prowadzenie programów profilaktyki pierwotnej (np. stosowanie kwasu foliowego w okresie przedkoncepcyjnym jako profilaktyka wrodzonych wad cewy nerwowej).

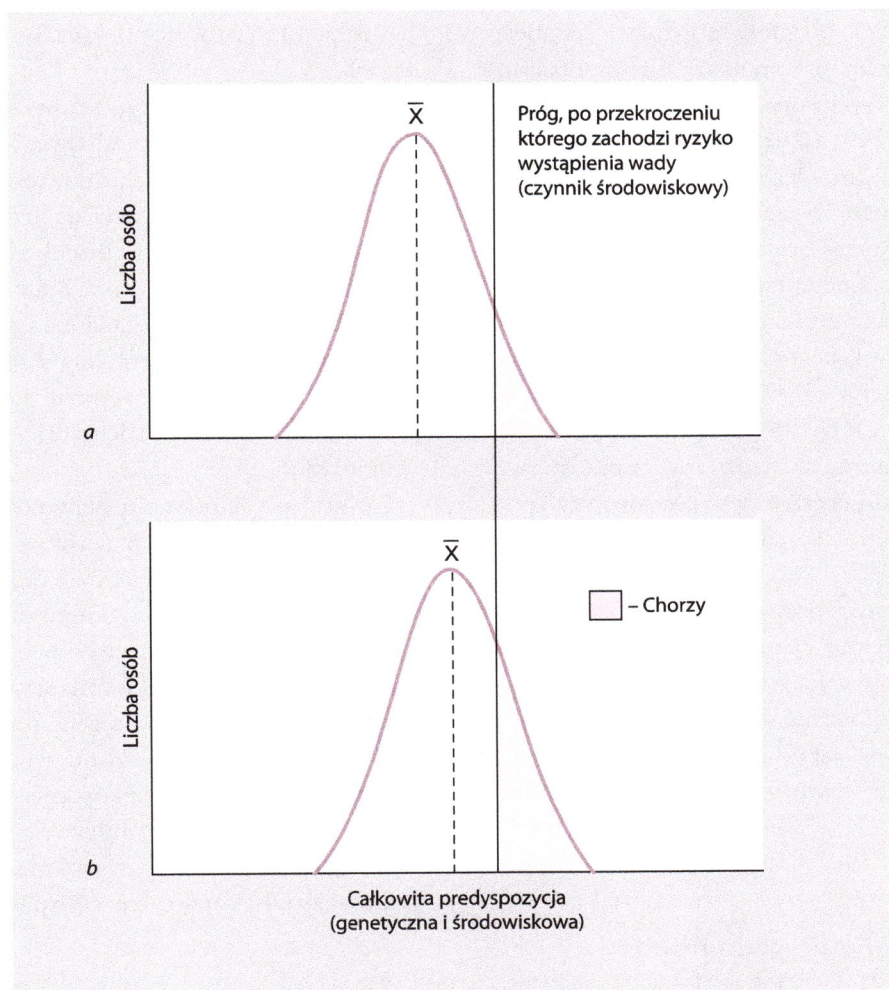

Rycina 6.17. Model dziedziczenia poligenowego: (*a*) dla populacji; (*b*) dla krewnych chorego (pierwszego stopnia).

6.10
INNE RODZAJE GENETYCZNYCH UWARUNKOWAŃ CHORÓB

6.10.1
Choroby uwarunkowane mutacjami w genomie mitochondrialnym

Zarówno budowa genomu, jak i zasady dziedziczenia mitochondrialnego omówione zostały w rozdziale wcześniejszym. Należy jednak przypomnieć, że mutacje w obrębie mitochondrialnego DNA (mtDNA) manifestują się zaburzeniem procesów łańcucha oddechowego komórki. Zarówno liczba mitochondriów w komórce, jak i liczba kopii mtDNA w mitochondrium zależą od zapotrzebowania energetycznego określonej komórki. Dlatego też sumujący się efekt mutacji mtDNA znajduje ekspresję w tkankach o wysokim zapotrzebowaniu energetycznym: układu nerwowego, układu mięśniowego, gruczołów wydzielania wewnętrznego.

Do podstawowych cech dziedziczenia mitochondrialnego (poza matczynym tokiem przekazywania mutacji mtDNA potomstwu) należy specyficzność tkankowa i nasilanie się objawów choroby wraz z wiekiem. Objawy kliniczne niektórych chorób mitochondrialnych ujawniają się dopiero wtedy, gdy ponad 85% cząsteczek mtDNA zawiera zmutowaną sekwencję. Stan taki zostaje więc w komórce osiągnięty po upływie pewnego czasu.

W DNA mitochondrialnym stwierdza się występowanie wszystkich typów mutacji. Przeważają jednak delecje, niekiedy obejmujące duży fragment mtDNA. Tak jest np. w komórkach mięśni u pacjentów z chorobą Parkinsona. Częstość powstawania mutacji w mtDNA jest kilkanaście razy większa niż w DNA genomowym. Liczba mutacji w mtDNA rośnie wraz z wiekiem, co sugeruje ich udział w procesach starzenia się organizmu.

Wiele zwyrodnieniowych chorób układu nerwowego, mięśniowego i endokrynnego jest spowodowanych mutacjami w genach mitochondrialnego DNA. Znanych jest obecnie ok. 60 chorób mitochondrialnych. Przykładem mogą być takie choroby, jak: padaczka miokloniczna, dziedziczny zanik nerwu wzrokowego typu Lebera, zespół Pearsona czy porażenie nerwów mięśni zewnętrznych oka (zespół Kearnsa–Sayre'a).

Mimo że większość poznanych dotychczas chorób uwarunkowanych mutacjami mtDNA występuje stosunkowo rzadko, to wydaje się, że medyczne znaczenie mutacji mitochondrialnych będzie coraz większe, szczególnie w odniesieniu do diagnostyki i leczenia chorób związanych z procesem starzenia się organizmu.

6.10.2
Rodzicielskie piętno genomowe

Równocenność informacji genetycznej otrzymywanej od matki i od ojca, poza różnicami dotyczącymi chromosomów płci, do niedawna nie była kwestionowana. Uważano również, że w przypadku dowolnej mutacji jej skutki fenotypowe są niezależne od tego, od którego z rodziców została odziedziczona. Okazało się jednak, że dla prawidłowego rozwoju organizmu ważne jest to, aby określona informacja genetyczna była ojcowskiego, a inna matczynego pochodzenia.

Zjawisko różnej ekspresji genów, zależnej od ich pochodzenia rodzicielskiego, zostało nazwane piętnowaniem genomowym (genomic imprinting). Piętnowanie dotyczy określonych genów lub fragmentów chromosomów. Jak się wydaje, jest mechanizmem genetycznym regulującym ekspresję genów zaangażowanych w proces różnicowania i rozwoju zarodka. Wzór piętna genomowego może ulec zmianie w wyniku delecji fragmentu DNA, rodzicielskiej disomii (dziedziczenie obu kopii genetycznego lo-

cus od jednego z rodziców) lub tzw. mutacji zmiany piętna.

Brak informacji genetycznej w określonym locus pochodzenia ojcowskiego odpowiada za następujące zespoły wad genetycznych człowieka: Pradera–Williego (chromosom 15q), kociego krzyku (5p), Millera–Diekera (17p), Wolfa–Hirschhorna (4p) czy Wiedemanna–Beckwitha (11p). Brak w określonym locus informacji pochodzenia matczynego odpowiada za występowanie zespołów Angelmana (15q), DiGeorge'a (22q) czy zespołu włosowo-nosowo-paliczkowego typu 2 (trichorhino-phalangeal syndrome) (8q).

Defekt w piętnowaniu genomowym wykazano także w wielu chorobach nowotworowych, w tym dotyczących ekspresji niektórych onkogenów. Odpowiada też za szczególnie ciężkie postaci dystrofii miotonicznej oraz część przypadków choroby Huntingtona ujawniającej się w wieku dziecięcym.

Mechanizm piętnowania genomowego nie został jeszcze w pełni poznany. Zaburzenie wzoru piętna genomowego jako epigenetycznego mechanizmu odpowiedzialnego za ujawnienie się zmian chorobowych można potwierdzić wyłącznie za pomocą metod analizy DNA oraz cytogenetyki molekularnej.

6.11
PROFILAKTYKA I LECZENIE CHORÓB GENETYCZNYCH

Mimo zwiększających się systematycznie możliwości diagnostyki chorób genetycznych oraz wprowadzania nowych metod profilaktyki i leczenia w dalszym ciągu w przypadku większości z nich leczenie jest objawowe, a kompleksowa stymulacja rozwoju i rehabilitacja pozostają postępowaniem z wyboru. Istniejące obecnie możliwości leczenia określonych kategorii chorób genetycznych opisano w tabeli 6.12.

Niestety wiele chorób monogenowych są to choroby o ciężkim przebiegu, w których postępowaniem z wyboru jest jedynie leczenie objawowe i wspomagające.

Nie istnieją na razie możliwości skutecznej terapii dzieci obarczonych aberracjami chromosomowymi. Kompleksowa i ciągła stymulacja rozwoju psychoruchowego jest postępowaniem z wyboru, dającym często znaczące efekty. W przypadku niektórych aberra-

Tabela 6.12. Możliwości leczenia i profilaktyki chorób genetycznych

RODZAJE CHORÓB	LECZENIE	PROFILAKTYKA WTÓRNA	PROFILAKTYKA PIERWOTNA
Monogenowe	▪ Objawowe w większości chorób ▪ Skuteczne metody zapobiegania wystąpieniu objawów klinicznych w coraz większej liczbie chorób (poprzez dietę eliminacyjną lub leczenie farmakologiczne) ▪ Somatyczna terapia genowa, próby kliniczne obecnie w kilku, w przyszłości w większej liczbie chorób	▪ Badania prenatalne w rodzinach ryzyka genetycznego ▪ Badania postnatalne przesiewowe u noworodków i w rodzinach ryzyka genetycznego (przesiew selektywny)	▪ Brak możliwości (tylko poradnictwo genetyczne w rodzinach ryzyka)
Poligenowe (wieloczynnikowe)	▪ Chirurgiczna korekcja wielu wad rozwojowych ▪ Farmakologiczne, np. w nadciśnieniu, cukrzycy, padaczce, wrzodach trawiennych żołądka i in.	▪ Badania prenatalne niektórych wad rozwojowych, np. cewy nerwowej, serca, układu moczowego	▪ Tożsama z programem ochrony ekologicznej ▪ Możliwa wobec wad cewy nerwowej (suplementacja kwasem foliowym w okresie przedkoncepcyjnym i w pierwszych tygodniach ciąży)
Aberracje chromosomowe	▪ Objawowe: kompleksowa stymulacja rozwoju psychoruchowego ▪ Substytucja hormonalna w niektórych aberracjach chromosomów płciowych	▪ Badania prenatalne w rodzinach zwiększonego ryzyka genetycznego	▪ Brak możliwości (ewentualnie zmniejszenie odsetka kobiet rodzących po 35. rż.) ▪ Poradnictwo genetyczne w rodzinach ryzyka

cji chromosomów płciowych leczenie hormonalne umożliwia niemal prawidłowy rozwój wtórnych cech płciowych. Występująca w tych przypadkach niepłodność jest objawem niepoddającym się leczeniu.

Najliczniejsze przykłady efektywnego leczenia chorób genetycznych znaleźć można wśród chorób poligenowych. Dotyczą one zarówno zwiększających się możliwości leczenia chirurgicznego wad wrodzonych (także rozpoznanych prenatalnie), jak też leczenia farmakologicznego takich schorzeń, jak: cukrzyca, padaczka, wrzód trawienny żołądka, nadciśnienie i inne.

Ze względu na ograniczone wciąż możliwości leczenia chorób genetycznych niezmiernie ważne jest zapobieganie im. Obejmuje ono zarówno profilaktykę pierwotną, jak i wtórną (tab. 6.12).

Nie dysponujemy metodami profilaktyki pierwotnej aberracji chromosomowych i chorób monogenowych. Nie potrafimy więc zapobiec urodzeniu się „pierwszych" w rodzinie przypadków dzieci z tego rodzaju chorobą. Są one bowiem wynikiem nowych mutacji, niemożliwych do przewidzenia i wcześniejszego wykrycia. Ewentualne wykrycie nosicieli zmutowanego genu (rodziców) jest praktycznie niemożliwe, bowiem wymagałoby objęcia całej populacji badaniami przesiewowymi nakierowanymi na kilka tysięcy znanych chorób genetycznie uwarunkowanych.

Choroby wieloczynnikowe (poligenowe) stanowią najliczniejszą grupę chorób, w przypadku których możliwa jest profilaktyka pierwotna. Poprzez poznanie czynników środowiskowych wyzwalających predyspozycję genetyczną do pewnych chorób oraz ich eliminowanie (np. zmiana sposobu żywienia, stylu życia na prozdrowotny itp.) można teoretycznie zmniejszyć częstość występowania niektórych tego typu chorób w populacji.

Profilaktyka pierwotna wad cewy nerwowej jest przykładem działania o bardzo znaczących efektach. W wyniku szeroko zakrojonych, kontrolowanych badań okazało się, że przyjmowanie przez kobiety w okresie przedkoncepcyjnym i w pierwszych tygodniach ciąży kwasu foliowego (4 mg dziennie) zmniejsza o 70% ryzyko ponownego urodzenia dziecka z wadą cewy nerwowej. Wzbogacanie diety kobiet w okresie przedkoncepcyjnym i na początku ciąży w kwas foliowy stanowi istotę populacyjnych programów profilaktyki pierwotnej wad cewy nerwowej wprowadzonych wobec kobiet w okresie rozrodczym w wielu krajach Europy Zachodniej i w USA, a także w Polsce.

Realizacja programu profilaktyki wtórnej aberracji chromosomowych i chorób monogenowych sprowadza się do wykonywania badań prenatalnych w rodzinach, w których istnieje zwiększone ryzyko wystąpienia choroby, a rodziny akceptują ten typ postępowania diagnostycznego. Stosując zróżnicowane i specyficzne metody diagnostyczne (enzymatyczne, biochemiczne, analizę DNA oraz obrazowanie płodu), można obecnie rozpoznać prenatalnie ok. 6% spośród ogółu chorób monogenowych.

W przypadku niektórych chorób wieloczynnikowych profilaktyka wtórna opiera się na możliwości diagnostyki prenatalnej. W niektórych tak rozpoznanych wadach wrodzonych podejmuje się już próby prenatalnego ich leczenia.

Istotnym elementem profilaktyki wtórnej są populacyjne i selektywne programy badań przesiewowych noworodków w kierunku określonych chorób genetycznych, najczęściej metabolicznych. Celem tych badań jest wczesne rozpoznanie choroby i rozpoczęcie leczenia tak szybko, jak tylko jest to możliwe. Od czasu rozpoczęcia leczenia oraz jego ciągłości zależy bowiem prawidłowy rozwój dziecka.

W Polsce populacyjne badania przesiewowe noworodków prowadzone są w kierunku fenyloketonurii, hipotyreozy i mukowiscydozy. Są to badania biochemiczne (oraz w przypadku mukowiscydozy molekularne), które umożliwiają identyfikację osób chorych, ale nie nosicieli mutacji genowych. Informacja o nosicielstwie zmutowanego genu, tak ważna dla poradnictwa genetycznego, jest w tym przypadku wnioskiem pośrednim wynikającym z faktu urodzenia chorego dziecka.

Obecnie dzięki badaniom molekularnym przeprowadzanym w rodzinach ryzyka genetycznego w przypadku coraz większej liczby chorób dziedzicznych możliwa jest nie tylko weryfikacja molekularna rozpoznania klinicznego, lecz także identyfikacja wśród zdrowych członków rodziny chorego bezobjawowych nosicieli mutacji genowych. Wprowadzenie tego typu programów badań przesiewowych musi być odpowiednio przygotowane zarówno pod względem administracyjno-organizacyjnym, jak i finansowym oraz prawnym z uwzględnieniem złożonych niekiedy aspektów etycznych takiego przedsięwzięcia.

6.11.1
Poradnictwo genetyczne

Poradnictwo genetyczne jest formą specjalistycznej pomocy medycznej, która ma na celu udzielenie konsultowanym informacji o ryzyku wystąpienia choroby genetycznej w rodzinie.

Działalność ta prowadzona jest przede wszystkim w poradniach genetycznych i ma służyć:

■ uzyskaniu pełnej informacji o rozpoznanej chorobie genetycznej, jej przebiegu oraz istniejących możliwościach leczenia,
■ zrozumieniu istoty genetycznego uwarunkowania choroby oraz ocenie ryzyka jej wystąpienia u określonych członków rodziny,
■ właściwemu zinterpretowaniu ryzyka ponownego wystąpienia choroby u potomstwa,
■ przyjęciu takiego postępowania, które będzie wynikiem decyzji podjętej przez konsultowanych w zgodzie z uzyskaną wiedzą, przekonaniami oraz uznawanymi celami życiowymi,
■ podjęciu działań, które umożliwią optymalne przystosowanie chorego do życia w środowisku oraz zmniejszą ryzyko ponownego wystąpienia choroby w rodzinie.

Cele poradnictwa genetycznego
Podana definicja w sposób bardzo szeroki ujmuje zakres poradnictwa genetycznego. Określa je jako proces i precyzuje główne cele (tab. 6.13).

Realizacja tych celów wymaga zapewnienia dostępności poradnictwa dla tych rodzin, które powinny uzyskać poradę, jak również stworzenia warunków wczesnej identyfikacji rodzin ryzyka genetycznego.

Warunkiem podstawowym udzielenia porady genetycznej jest prawidłowe, lecz nie objawowe, ustale-

Tabela 6.13. Cele poradnictwa genetycznego
■ Dostarczenie konsultowanym wiedzy o rozpoznanej chorobie genetycznej
■ Przekazanie informacji o ryzyku (ponownego) wystąpienia choroby u potomstwa oraz możliwościach jego zmniejszenia
■ Zmniejszenie częstości występowania chorób genetycznych w rodzinach ryzyka genetycznego

nie rozpoznania choroby. Niespełnienie tego warunku, a w praktyce klinicznej zdarza się to dość często, w zasadzie uniemożliwia przekazanie rodzinie porady.

Trudno jest określić warunki zapewniające wiarygodność diagnozy. Na pewno najważniejszym jest doświadczenie kliniczne ośrodka medycznego (specjalistycznego) ustalającego rozpoznanie oraz molekularna lub cytogenetyczna jego weryfikacja.

W poradnictwie genetycznym należy przestrzegać następujących zasad:

- Chory powinien być zawsze zbadany osobiście przez udzielającego poradę lekarza.
- Konieczne jest badanie krewnych niemanifestujących objawów choroby celem wykluczenia postaci łagodnych, poronnych. Dotyczy to szczególnie chorób autosomalnych dominujących.
- Rodzina musi zostać poinformowana, że pełna porada może nie być udzielona już przy pierwszej wizycie. Konieczna jest pełna współpraca rodziny w uzupełnieniu danych rodowodowych, a także organizacji wizyt członków rodziny w poradni (badania diagnostyczne). Bywa to niekiedy trudne, jeśli rodzina chorego (rodzice) pragnie utrzymać w tajemnicy, także przed krewnymi, swoje problemy zdrowotne.

- Należy planować wizyty kontrolne w poradni celem weryfikacji rozpoznania i uzupełnienia badań diagnostycznych.
- Należy przewidzieć konieczność wykonania dodatkowych badań i konsultacji specjalistycznych.

W zbieraniu informacji genetycznych ważna jest właściwa konstrukcja i analiza rodowodu konsultowanej rodziny. Umożliwia ona nie tylko określenie toku przekazywania cechy lub choroby w rodzinie, lecz niekiedy ujawnia inny, często poważniejszy w skutkach problem genetyczny, wcześniej przez nią nieuświadamiany. Analiza rodowodu umożliwia też ustalenie, którzy z jej członków ponoszą zwiększone ryzyko genetyczne i jak rozległe badania diagnostyczne należy w tej rodzinie przewidzieć i zaplanować.

Znajomość toku dziedziczenia poszczególnych chorób oraz umiejętność jego interpretacji w świetle danych rodowodowych oraz wyników badań laboratoryjnych jest warunkiem właściwej oceny ryzyka genetycznego dla poszczególnych członków rodziny. Wielkość ryzyka określana jest zazwyczaj stosunkiem liczbowym lub wartością procentową, np. 1 : 2 (50%), 1 : 4 (25%) itp.

W chorobach monogenowych i aberracjach chromosomowych określone dla danej pary małżeńskiej ryzyko wystąpienia choroby u potomstwa jest stałe i nie zmienia się w zależności od liczby posiadanych

Tabela 6.14. Zasady określania ryzyka genetycznego w podstawowych kategoriach chorób genetycznych [wg M.R. Seashore i R.S. Wappner]

RODZAJ CHOROBY GENETYCZNEJ U PACJENTA	RYZYKO POWTÓRZENIA SIĘ CHOROBY U RODZEŃSTWA	BADANIA DIAGNOSTYCZNE POTWIERDZAJĄCE WYSTĘPOWANIE CHOROBY
Aberracje chromosomowe	1%, jeśli kariotypy rodziców prawidłowe 3–15%, jeśli któreś z rodziców jest nosicielem translokacji	Ocena kariotypu metodami cytogenetyki konwencjonalnej oraz molekularnej
Autosomalne dominujące	50%, jeśli jedno z rodziców też jest chore Populacyjne, jeśli choroba jest wynikiem nowej mutacji	Specyficzne badania enzymatyczne, biochemiczne oraz analiza DNA
Autosomalne recesywne	25%, bowiem rodzice dziecka są zawsze heterozygotami	Specyficzne badania enzymatyczne, biochemiczne oraz analiza DNA
Sprzężone z chromosomem X	50%, że syn będzie chory, a córka heterozygotą, jeśli matka jest heterozygotą. Nie ma ryzyka przechodzenia choroby z ojca na syna. 100% córek chorego mężczyzny będzie heterozygotami. Ryzyko populacyjne, jeśli choroba probanda jest wynikiem nowej mutacji	Specyficzne badania biochemiczne, enzymatyczne oraz analiza DNA
Wieloczynnikowe	Zróżnicowane od 2 do 15% w zależności od charakteru choroby, jej skutków i obrazu klinicznego, niekiedy płci probanta oraz liczby chorych członków rodziny	Informacje literaturowe dotyczące epidemiologii oraz empirycznej oceny ryzyka dla określonej choroby lub wady

już zdrowych lub chorych dzieci. Obowiązuje więc zasada „los nie ma pamięci". W chorobach uwarunkowanych poligenowo podstawą określenia ryzyka są dane empiryczne uzyskane z badań rodzinnych lub dane populacyjne. Wielkość ryzyka nie jest stała. Zmienia się w zależności od stopnia pokrewieństwa i liczby chorego potomstwa.

W praktyce przyjmuje się w poradnictwie następujące kategorie ryzyka genetycznego: małe – do 5%, umiarkowane 6–9%, wysokie – powyżej 10% (tab. 6.14).

Często informacje uzyskane w poradni genetycznej stają się źródłem głębokich, niekiedy tragicznych przeżyć konsultowanych rodzin. W procesie przekazywania treści porady genetycznej trzeba więc uwzględniać wiele okoliczności wynikających z istoty i treści przekazywanych informacji.

Wśród nich do najważniejszych należy zaliczyć:

- właściwy czas porady,
- odpowiednie warunki prowadzenia rozmowy,
- odpowiednią jej formę,
- konieczność przedstawienia aktualnych form pomocy medycznej i pozamedycznej.

Porada genetyczna powinna mieć charakter informacyjny, a nie dyrektywny, niewykluczający jednak empatii. Należy pamiętać, że treść, a także forma przekazywanych w trakcie porady genetycznej informacji mogą mieć istotny wpływ na decyzje o planowaniu kolejnych ciąż lub rezygnacji z nich, a niekiedy też i na dalsze funkcjonowanie rodziny.

Większość osób prowadzących poradnictwo genetyczne uznaje zasadę, że decyzje pacjentów dotyczące zarówno planowania ciąży, jak i akceptacji badań prenatalnych, przerwania ciąży po wykryciu choroby płodu, czy też adopcji powinny być podejmowane przez samych konsultowanych w zgodzie z ich wiedzą, przekonaniami, uznawanym światopoglądem, celami życiowymi i systemem wartości.

Prowadzenie rozmowy z rodzinami, szczególnie na temat ich planów prokreacyjnych, wymaga uwzględnienia czynników natury psychologicznej, które mogą modyfikować formę i treść przekazywanych informacji, jak też przyszłe postawy konsultowanych.

Zakres problemów, którymi zajmują się pracownicy poradni genetycznych, sprawia, że konieczne jest współdziałanie specjalistów z wielu dziedzin, także

Tabela 6.15. Kryteria kliniczne uzasadniające podejrzenie u dziecka choroby uwarunkowanej genetycznie

- Obecność wad rozwojowych u dziecka i/lub zespołu wyraźnych cech dysmorficznych
- Objawy niepełnosprawności intelektualnej, szczególnie jeśli współistnieją ewidentne zaburzenia metaboliczne lub obciążony jest wywiad rodzinny
- W okresie noworodkowym lub niemowlęcym wystąpiły u dziecka takie objawy, jak: śpiączka, trudności w karmieniu, zaburzenia łaknienia, wymioty, kwasica ketonowa lub zespół wymienionych objawów o niejasnej etiologii
- Opóźnienie rozwoju psychoruchowego, powiększenie narządów wewnętrznych lub współistnienie obu tych objawów po okresie (trwającym od kilku miesięcy do kilku lat) prawidłowego rozwoju dziecka
- Zaburzenia rozwoju cielesno-płciowego, pierwotny brak miesiączki lub aspermia
- Nieprawidłowy wynik badania przesiewowego w kierunku jakiejkolwiek choroby metabolicznej
- Całkowita (lub częściowa) utrata słuchu lub widzenia o niewyjaśnionej etiologii
- Objawy niedoborów immunologicznych
- Niewiadomego pochodzenia zmiany w obrębie skóry, włosów, układu kostnego
- Zaburzenia krzepnięcia krwi

Tabela 6.16. Okoliczności uzasadniające kontakt rodziny z poradnią genetyczną

- Urodziło się dziecko z izolowaną wadą wrodzoną, taką jak rozszczep wargi i/lub podniebienia, wada serca, wada cewy nerwowej (przepuklina rdzeniowa, bezczaszkowie) itp. lub zespołem wad
- U dziecka rozpoznano chorobę, której niejasna etiologia i objawy kliniczne grożą rozpadem rodziny
- Powstały wątpliwości dotyczące zasadności i wskazań do wykonywania badań prenatalnych w istniejącej lub przewidywanej ciąży
- W wywiadzie rodzinnym stwierdza się występowanie określonej choroby genetycznej lub niepełnosprawności intelektualnej
- Istnieje pokrewieństwo między małżonkami
- Kobieta w czasie ciąży narażona była na działanie teratogenu
- Wynik badania ultrasonograficznego płodu wskazuje na obecność anomalii rozwojowych

niemedycznych. Wśród nich szczególnie ważną funkcję może i powinien spełniać psycholog znający specyfikę i uwarunkowania procesu poradnictwa genetycznego oraz dysponujący możliwościami pomocy w rozwiązywaniu tych problemów psychologicznych, które porada ujawniła, a które zaburzać mogą funkcjonowanie rodziny.

W praktyce lekarskiej do ośrodków poradnictwa genetycznego kierowani są chorzy, najczęściej dzieci, z podejrzeniem lub rozpoznaniem choroby genetycznej (tab. 6.15) oraz rodziny, w których pojawił się istotny problem wymagający konsultacji genetyka klinicznego (tab. 6.16).

Należy także pamiętać, że każdy test genetyczny wykonywany dla potrzeb diagnostyki medycznej powinien być poprzedzony nie tylko podpisaniem przez pacjenta lub jego prawnych opiekunów kwestionariusza świadomej zgody, lecz także udzieleniem kompetentnej porady genetycznej. Taki wymóg zawiera m.in. Konwencja Rady Europy o Prawach Człowieka i Biomedycynie.

Piśmiennictwo

1. Bal J. (red.): *Biologia molekularna w medycynie. Elementy genetyki klinicznej.* Wydawnictwo Naukowe PWN, Warszawa 2011.
2. Bradley J.R., Johnson D.R., Pober B.R.: *Genetyka medyczna. Notatki z wykładów.* Wydawnictwo Lekarskie PZWL, Warszawa 2009.
3. Connor M., Ferguson-Smith M.: *Podstawy genetyki medycznej.* Wydawnictwo Lekarskie PZWL, Warszawa 1998.
4. Firth H.V., Hurst J.A., Hall J.G.: *Clinical Genetics.* Oxford University Press 2006.
5. Harper P.S. *Practical Genetic Counselling.* Hodder Arnold, London 2004.

CHOROBY OKRESU NOWORODKOWEGO

Ewa Helwich, Magdalena Rutkowska, Ewa Adamska

Ewa Helwich

Neonatologia to specjalność, której korzenie wywodzą się z pediatrii, ale obejmuje także wiedzę z dziedziny rozwoju płodu w warunkach fizjologii i patologii. Znajomość patologii ciąży jest niezbędna dla zrozumienia uwarunkowań, jakim podlegał płód w czasie rozwoju wewnątrzmacicznego, ale również dla prawidłowej oceny jego potrzeb po urodzeniu. Współpraca w tym zakresie z położnikami ma długie tradycje. Położnicy wnoszą umiejętność prowadzenia ciąży, identyfikacji zagrożeń i przeciwdziałania im, a neonatolodzy znajomość problemów dotyczących dziecka po urodzeniu i doświadczenie w ocenie rokowania na przyszłość.

Neonatologia zmieniła się bardzo istotnie w ciągu ostatnich trzech dekad. Po pierwsze zmodyfikowana została opieka pourodzeniowa. Zrezygnowano z systemu kohortowego, w którym dzieci przebywały w innych pomieszczeniach niż ich matki i były karmione o ściśle zaplanowanych porach. Zamiast tego rozwinięto program „matka razem z dzieckiem". Główną korzyścią wynikającą z tej zmiany było ograniczenie liczby zakażeń szpitalnych i złagodzenie ich przebiegu wskutek kolonizacji noworodków po urodzeniu łagodnymi, niepatogennymi bakteriami ich własnych matek. Powyższe rozwiązanie sprzyja też karmieniu piersią „na żądanie" pokarmem własnej matki, co jest bardziej fizjologiczne dla noworodka i lepiej stymuluje laktację u kobiety.

Drugą bardzo istotną zmianą było wprowadzenie trójstopniowej opieki okołoporodowej. Określono poziom referencyjny wszystkich oddziałów położniczych i noworodkowych w Polsce. W ten sposób uporządkowano systemowo medyczną opiekę okołoporodową i sprowokowano rozwój intensywnej terapii noworodka. Dawniej leczenie noworodków z zagrożeniem życia miało miejsce na oddziałach intensywnej terapii dzieci prowadzonych przez anestezjologów. Dynamiczny rozwój intensywnej terapii noworodka zmusił neonatologów do przejęcia wielu umiejętności anestezjologicznych, takich jak resuscytacja czy uzyskiwanie centralnych dostępów dożylnych. Aktualnie wszystkie szpitale zajmujące się opieką perinatalną na III (najwyższym) poziomie referencyjności dysponują oddziałami intensywnej terapii noworodka. Pracuje w nich wielu doświadczonych neonatologów i stanowią one najważniejsze ośrodki szkoleniowe.

W ostatnich latach uzyskano także korzystną zmianę w postaci obniżenia się tak istotnych dla oceny jakości opieki perinatalnej wskaźników jak umieralność okołoporodowa i umieralność noworodków (tab. 7.1).

Na umieralność noworodków największy wpływ mają zgony dzieci urodzonych przedwcześnie z bardzo małą (< 1500 g) i ekstremalnie małą masą ciała (< 1000 g). Stanowią one 50–80% umieralności noworodków, mimo że porody w tych zakresach masy ciała to odpowiednio 1,3% i 0,5% wszystkich urodzeń. W krajach rozwiniętych przeżywalność noworodków z bardzo małą urodzeniową masą ciała (very low birth weight, VLBW) i ekstremalnie małą urodzeniową masą ciała (extremely low birth weight, ELBW) sukcesywnie rośnie dzięki rozwojowi perinatologii, intensywnej terapii noworodka i techniki medycznej. Taki trend obserwuje się także w Polsce.

Nowoczesna neonatologia skupia się głównie na rozwiązywaniu złożonych problemów intensywnej

Tabela 7.1. Podstawowe wskaźniki umieralności perinatalnej i niemowląt w Polsce w latach 2005–2010

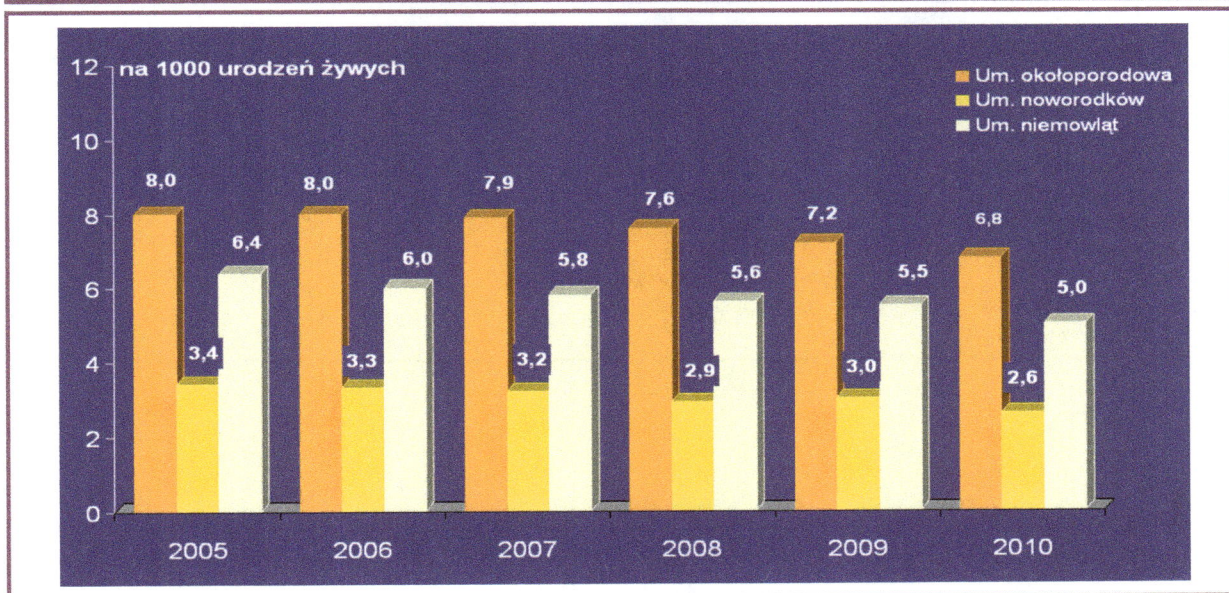

terapii – leczeniu noworodków skrajnie niedojrzałych, z wadami rozwojowymi wymagającymi korekcji chirurgicznej, po przebytym niedotlenieniu oraz potrzebujących pogłębionej diagnostyki genetycznej i metabolicznej.

7.1 ZASADY RESUSCYTACJI NOWORODKA

Ewa Adamska

Resuscytacja wymagana jest wtedy, gdy dochodzi do upośledzenia krążenia lub/i oddychania. Termin ten obejmuje wszystkie czynności podejmowane w celu przywrócenia prawidłowych funkcji życiowych. Noworodki różnią się od dorosłych zarówno w sposobie powadzenia resuscytacji, jak i w przyczynach do niej prowadzących.

U dorosłych zatrzymanie czynności życiowych wynika głównie z powodów sercowych (zawał serca, arytmia), prowadzących do zahamowania oddechu w związku z brakiem transportu tlenu do pnia mózgu. U noworodków najczęstszą przyczyną podejmowania czynności resuscytacyjnych jest depresja oddy-

chania. Dlatego najważniejszą i najbardziej efektywną czynnością w resuscytacji noworodka jest zapewnienie prawidłowego oddechu. Noworodki są znacznie mniejsze niż dorośli, mają chrzęstne żebra i relatywnie duży wymiar serca w stosunku do klatki piersiowej. W związku z tym masaż serca jest u nich znacznie prostszy i bardziej efektywny niż u dorosłych.

Zdecydowana większość noworodków rodzi się w dobrym stanie i nie wymaga podejmowania żadnych czynności resuscytacyjnych. Około 10% wymaga niewielkiej pomocy w podjęciu oddychania, a mniej niż 1% pełnej resuscytacji z intubacją, masażem serca i koniecznością podaży leków.

W przeciwieństwie do dorosłych, konieczność resuscytacji u noworodków po urodzeniu można przewidzieć. Dlatego zawsze należy zebrać dokładny wywiad co do przebiegu ciąży i porodu (tab. 7.2).

Wytyczne dotyczące resuscytacji u noworodków opracowuje Międzynarodowy Komitet ds. Resuscytacji (International Liaison Committee on Resuscitation, ILCOR), w skład którego wchodzą przedstawiciele Europy, obu Ameryk, Australii, Nowej Zelandii i RPA. Wspólnie, co 5–8 lat, wydają oni ujednolicone rekomendacje dotyczące zasad resuscytacji we wszystkich grupach wiekowych, w tym u noworodków.

Tabela 7.2. Ważniejsze czynniki wpływające na zwiększenie ryzyka wystąpienia zamartwicy porodowej

MATCZYNE	PŁODOWE	PORODOWE
■ Cukrzyca	■ Poród przedwczesny	■ Poród zabiegowy
■ Nadciśnienie przewlekłe	■ Ciąża przenoszona	■ Wypadnięcie pępowiny
■ Nadciśnienie indukowane ciążą	■ Bradykardia	■ Krwotok
■ Przedwczesne oddzielenie łożyska	■ Zaburzenia rytmu serca	■ Przedłużony drugi okres porodu
■ Obciążony wywiad położniczy	■ Małowodzie	
■ Przedwczesne odpływanie płynu owodniowego	■ Wielowodzie	
■ Zakażenie	■ Wady wrodzone	
■ Wiek matki < 16 lub > 35 lat	■ Smółka w płynie owodniowym	
■ Choroby przewlekłe matki	■ Obrzęk płodu	

W każdym porodzie powinien uczestniczyć wyszkolony personel neonatologiczny. Przy porodzie dziecka z ciąży wysokiego ryzyka, szczególnie < 37. tygodnia ciąży, zalecana jest również obecność dodatkowych osób przeszkolonych w resuscytacji.

Resuscytacja powinna być prowadzona na płaskiej powierzchni, w dobrze oświetlonym miejscu zaopatrzonym w promiennik ciepła i wolnym od przeciągów. Noworodki urodzone < 28. tygodnia ciąży należy włożyć do wysokości szyi do wcześniej przygotowanego plastikowego worka.

Po urodzeniu się dziecka należy szybko odpowiedzieć na 3 pytania:

■ Czy noworodek jest urodzony o czasie?
■ Czy płacze i oddycha?
■ Czy ma dobre napięcie mięśniowe?

Jeśli na wszystkie pytania odpowiedź brzmi „tak", to dziecko nie wymaga żadnych dodatkowych czynności. Powinno zostać osuszone, położone na brzuchu matki (kontakt „skóra do skóry") i przykryte suchymi ręcznikami. Jeśli choć na jedno z pytań odpowiedź brzmi „nie", należy rozpocząć jedną lub więcej z następujących czynności ABCD resuscytacji (ryc. 7.1):

A airway (drogi oddechowe) – ogrzanie, oczyszczenie i udrożnienie dróg oddechowych, osuszenie i stymulacja,
B breathing (oddech) – wentylacja,
C circulation (krążenie) – masaż zewnętrzny serca,
D drugs (leki) – podaż adrenaliny lub/i wypełnienie łożyska naczyniowego.

Podejmowanie kolejnych kroków resuscytacji opiera się na ocenie dwóch parametrów życiowych: oddechu i częstości pracy serca.

Częstość pracy serca ocenia się poprzez palpację podstawy pępowiny lub (rekomendowanego) osłuchiwania okolicy koniuszka serca stetoskopem. Najlepszym rozwiązaniem jest podłączenie pulsoksymetru do prawej dłoni dziecka, co pozwala na ciągłość oceny czynności serca i saturacji.

7.1.1
A – udrożnienie dróg oddechowych

Zapewnienie drożności dróg oddechowych uzyskuje się poprzez prawidłowe ułożenie dziecka i ewentualnie odessanie zawartości jego jamy ustnej. Noworodek powinien leżeć na boku lub na plecach, z lekko odgiętą szyją. W przypadku stwierdzenia przeszkody w drogach oddechowych (np. gęsta smółka, czop śluzowy) lub konieczności intubacji, należy zawsze najpierw odessać zawartość jamy ustnej, a następnie nosa. Zmniejsza to ryzyko zachłyśnięcia się wydzieliną jamy ustnej podczas odsysania z nosa. Odsysanie jest również czynnością stymulującą do oddychania. Podobną funkcję pełnią delikatne pocieranie pleców lub pukanie w podeszwę stopy.

W przypadku gęstych zielonych wód płodowych nie zaleca się odsysania smółki z nosa i jamy ustnej zaraz po urodzeniu główki.

Jeśli dziecko po porodzie jest wiotkie i nie oddycha, należy je zaintubować i odessać smółkę z tchawicy. Gdy próba intubacji przedłuża się, trzeba rozpocząć wentylację dodatnim ciśnieniem.

DO ROZWAŻENIA NA KAŻDYM ETAPIE: CZY POTRZEBUJESZ POMOCY?

Osusz
Usuń mokre ręczniki i okryj
Włącz zegar lub rejestruj czas

Poród

Oceń (napięcie),
oddychanie, czynność serca

30 s

Jeśli westchnięcia (*gasping*) lub brak oddychania:
Udrożnij drogi oddechowe
Wykonaj 5 oddechów – upowietrznij płuca
Rozważ monitorowanie SpO$_2$

60 s

Oceń ponownie
Jeśli czynność serca nie wzrasta, poszukaj
ruchów klatki piersiowej

Jeśli klatka piersiowa nie unosi się:
Ponownie sprawdź ułożenie głowy
Rozważ udrożnienie dróg oddechowych
przez 2 osoby
lub inne sposoby zapewnienia drożności
dróg oddechowych
Spróbuj ponownie upowietrznić płuca
Rozważ monitorowanie SpO$_2$
Oceń odpowiedź

Zadowalająca*
przedprzewodowa
SpO$_2$
2 min: 60%
3 min: 70%
4 min: 80%
5 min: 85%
10 min: 90%

*www.pediatria.org

Jeśli czynność serca nie wzrasta,
poszukuj ruchów klatki piersiowej

Kiedy klatka piersiowa unosi się:
Jeśli czynność serca niebadalna lub wolna (<60),
rozpocznij uciskanie klatki piersiowej
3 uciśnięcia na 1 oddech

Oceniaj czynność serca co 30 s
Jeśli czynność serca niebadalna lub wolna (<60),
rozważ dostęp dożylny i leki

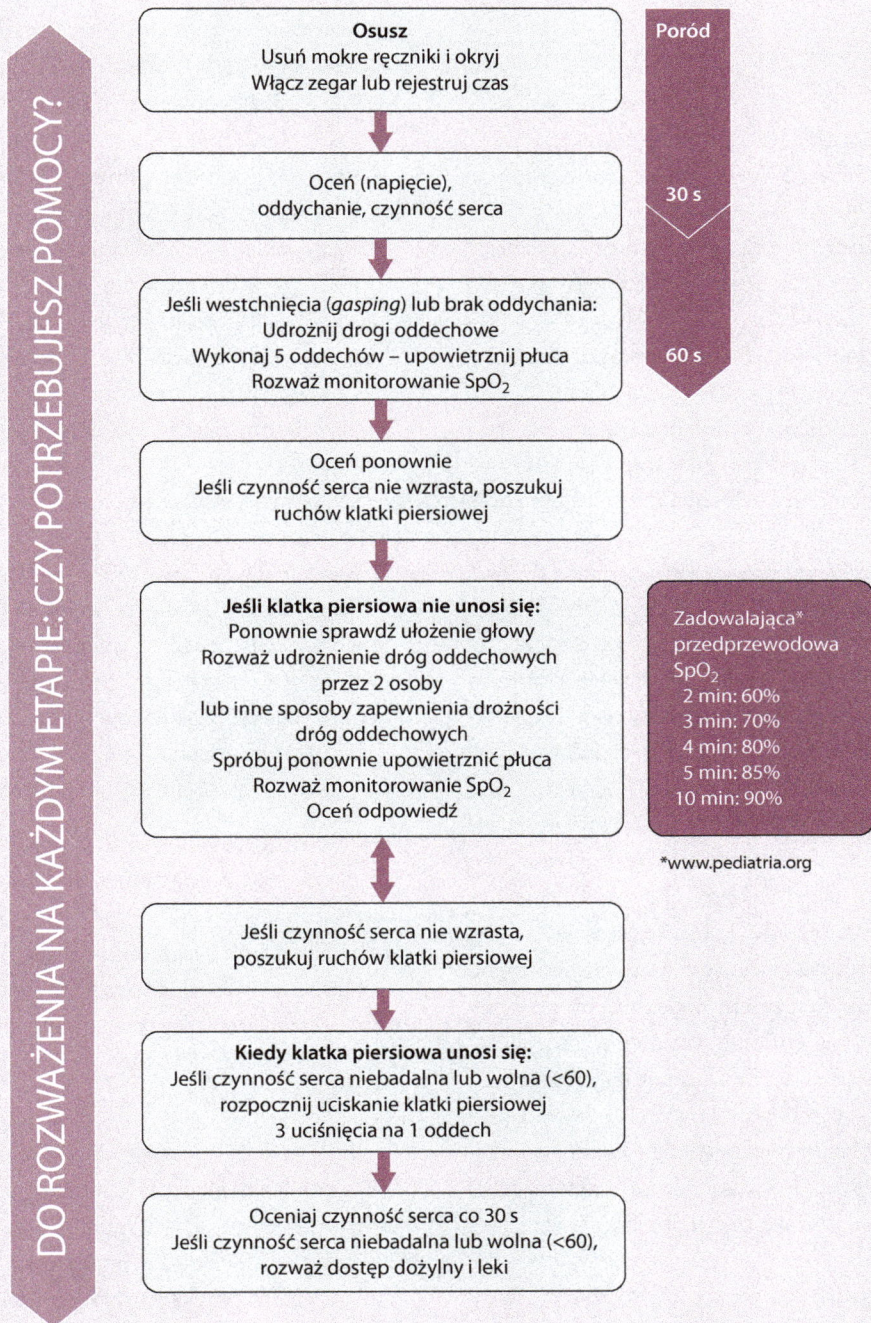

Rycina 7.1. Schemat resuscytacji noworodków bezpośrednio po urodzeniu.

Wstępne czynności resuscytacyjne nie powinny trwać dłużej niż 30 sekund. Po tym czasie ponownie ocenia się oddech i czynność serca. Jeśli dziecko nie ma oddechu spontanicznego lub/i czynność jego serca jest < 100/minutę, należy przejść do punktu B.

7.1.2
B – wentylacja

Wentylacja to najważniejszy punkt w resuscytacji noworodka. Prowadzi się ją przez maskę twarzową workiem resuscytacyjnym. Najczęściej na oddziałach noworodkowych stosowane są worki samorozprężające (potocznie Ambu) lub aparaty Neopuff, rzadziej worki anestezjologiczne.

Prawidłowo dobrana maska twarzowa szczelnie przylega do twarzy noworodka, co jest niezbędne do osiągnięcia dodatniego ciśnienia potrzebnego do wentylacji płuc. Brzeg maski powinien przykrywać szczyt brody, usta i nos, ale nie może obejmować oczu.

Pierwsze oddechy po urodzeniu, zarówno spontaniczne, jak i zastępcze, mają na celu wytworzenie w płucach czynnościowej pojemności zalegającej. Początkowe ciśnienie szczytowe wentylacji powinno być tak dopasowane, żeby uzyskać wzrost częstości pracy serca i prawidłowe ruchy klatki piersiowej podczas każdego oddechu. Jeśli stosuje się wentylację Neopuff należy nastawić ciśnienie szczytowe na 20 cmH_2O dla noworodków urodzonych przedwcześnie i 30–40 cmH_2O dla donoszonych. Wentylację dodatnim ciśnieniem prowadzi się z częstością 40–60 oddechów/minutę. Początkowe 5 oddechów można podawać z dłuższym czasem wdechu, co pozwala płucom na lepsze wypełnienie się powietrzem.

U noworodków donoszonych rekomenduje się rozpoczynanie resuscytacji powietrzem. Jeśli pomimo skutecznej wentylacji nie obserwuje się wzrostu częstości pracy serca lub saturacji na pulsoksymetrze, należy zastosować wyższe stężenie tlenu (patrz ryc. 7.1).

Należy pamiętać o konieczności założenia sondy dożołądkowej u noworodków wymagających wentylacji.

Jeśli po 30 sekundach sprawnej wentylacji częstość pracy serca nie przekracza 60/minutę, należy rozpocząć masaż zewnętrzny serca.

7.1.3
C – masaż zewnętrzny serca

Podczas masażu serca rytmicznie uciska się mostek w kierunku kręgosłupa. Ciśnienie wewnątrz klatki piersiowej rośnie, a krew jest pompowana do narządów ważnych życiowo. Przy zwalnianiu ucisku na mostek krew z żył wraca do serca. Miejscem ucisku jest klatka piersiowa na wysokości $^1/_3$ dolnej części mostka, tzn. między wyrostkiem mieczykowatym mostka a hipotetyczną linią łączącą oba sutki. Głębokość ucisku powinna wynosić $^1/_3$ wymiaru przednio-tylnego klatki piersiowej (mostek obniża się o 1–2 cm). Preferowaną metodę stanowi metoda kciuków – do ucisku używa się obu kciuków, ręce obejmują klatkę piersiową, a pozostałe palce stabilizują kręgosłup. Dopuszcza się również uciskanie mostka koniuszkami dwóch palców (metoda dwóch palców).

Masażowi serca zawsze musi towarzyszyć wentylacja dodatnim ciśnieniem (na tym etapie czynności resuscytacyjnych noworodek powinien zostać zaintubowany). Obie czynności muszą być skoordynowane. Stosunek uciśnięć klatki piersiowej do wentylacji wynosi 3 : 1. Oznacza to wykonanie w ciągu 1 minuty 30 oddechów i 90 ucisków klatki piersiowej.

Po 30 sekundach wentylacji z masażem serca ponownie należy ocenić czynność serca noworodka:

- > 60/minutę – powinno się zaprzestać masażu serca, ale nadal kontynuować wentylację dodatnim ciśnieniem,
- > 100/minutę i dziecko rozpoczyna oddech spontaniczny – należy zaprzestać wentylacji.
- < 60/minutę – przejście do punktu D.

7.1.4
D – leki

Lekiem stosowanym w ostatnim etapie resuscytacji noworodka jest adrenalina. Działa ona inotropowo i chronotropowo dodatnio, zatem zwiększa siłę skurczu i częstość pracy serca. Rekomenduje się podaż adrenaliny drogą dożylną, zwłaszcza przez żyłę pępkową, uważaną za najprostszą w kaniulacji i najbardziej dostępną. Kaniula do żyły pępkowej powinna zostać założona płytko, ale tak, by zaobserwować swobodny wypływ krwi. Adrenalinę podaje się też do kaniul obwodowych. U dziecka resuscytowanego założenie dostępu obwodowego jest jednak trudne i może znacznie wydłużyć czas do podania leku. Alternatywne sposoby to droga dotchawicza i doszpikowa.

Rekomendowane dawki adrenaliny do podaży dożylnej wynoszą 0,01–0,03 mg/kg mc. (0,1–0,3 ml/kg mc.) roztworu adrenaliny 1 : 10 000. Przy podaży dotchawiczej należy zwiększyć dawkę do 0,5–1 ml/ /kg mc.

U noworodków rekomenduje się gotowe roztwory adrenaliny w stężeniu 1 : 10 000 (0,1 mg/ml), co eliminuje konieczność rozcieńczania leku. W Polsce nie ma takich preparatów. Dostępny jest jedynie lek w stężeniu 1 : 1000 (1 mg/ml). Aby uzyskać stężenie adrenaliny 1 : 10 000 należy go więc rozcieńczyć – należy pobrać do strzykawki 1 ml adrenaliny (1 : 1000) i dopełnić do 10 ml solą fizjologiczną. W ten sposób otrzymuje się roztwór, w którego 1 ml znajduje się 0,1 mg adrenaliny w stężeniu 1 : 10 000 (w 0,1 ml roztworu jest 0,01 mg adrenaliny w stężeniu 1 : 10 000).

Po 30 sekundach od podaży adrenaliny należy ponownie ocenić częstość pracy serca. Jeśli nadal nie stwierdza się jej wzrostu powinno się powrócić do czynności resuscytacyjnych i powtarzać podawanie leku w odstępach co 3–5 min do łącznej dawki maksymalnej 0,3 ml/kg mc.

Jeżeli noworodek jest blady i nie odpowiada na dotychczasowe czynności resuscytacyjne, można podejrzewać hipowolemię z powodu utraty krwi, np. z powodu przedwcześnie oddzielającego się łożyska czy przetoczenia matczyno-płodowego. Należy wtedy wypełnić łożysko naczyniowe solą fizjologiczną lub masą erytrocytarną. Dawka preparatów wypełniających łożysko naczyniowe wynosi 10–20 ml/kg mc.

Jeżeli po 10 minutach poprawnej resuscytacji u noworodka brak jest oznak życia, a po podłączeniu kardiomonitora nie stwierdza się zapisu czynności serca, można rozważyć zaprzestanie resuscytacji.

7.2 *Magdalena Rutkowska*
UKŁAD ODDECHOWY

7.2.1
Rozwój płuc

Płuca rozwijają się z uchyłka brzusznej ściany prajelita przedniego zarodka i przechodzą 5 okresów rozwoju (tab. 7.3).

Rozwój płuc można podzielić na 2 okresy (przed- i pourodzeniowy). Rządzą nim następujące prawa:

- rozwój pęcherzyków płucnych zachodzi zarówno przed porodem, jak i po nim,
- rozwój drzewa oskrzelowego zewnątrzpęcherzykowego kończy się w 16. tc.,
- rozwój tętnic zachodzi wraz z rozwojem oskrzeli przez tętnice zewnątrzpęcherzykowe i z rozwojem pęcherzyków płucnych przez tętnice wewnątrzpęcherzykowe.

Płuca płodu nie biorą udziału w wymianie gazowej. Otrzymuje on tlen od matki przez łożysko. Pęcherzyki płucne wypełnia płyn, a naczynia krwionośne je otaczające są obkurczone, m.in. z powodu niskiego parcjalnego stężenia tlenu we krwi płodu. Płuca płodu stanowią narząd wydzielniczy, produkujący płyn płucny (od 2 do 5 ml/kg mc./godz.), którego ilość u donoszonego noworodka przed urodzeniem wynosi 30 ml/kg mc. Przed porodem produkcja płynu płucnego zostaje przerwana w mechanizmie zależnym od steroidów i innych hormonów. Podczas porodu siłami natury duża jego objętość zostaje wyciśnięta przy przechodzeniu przez drogi rodne. Pozostała część wchłania się do naczyń limfatycznych i ulega wydaleniu przez nerki w ciągu pierwszych dni życia.

Ważną składową adaptacji do życia pozałonowego jest przekształcenie się płuc z narządu wydzielniczego w narząd wymiany gazowej. Po urodzeniu, wraz z pierwszym oddechem, płyn z pęcherzyków płucnych zostaje wchłonięty do przestrzeni okołopłucnej, pęcherzyki wypełniają się powietrzem, a tlen powoduje rozkurcz naczyń krwionośnych.

7.2.2
Zespół zaburzeń oddychania
ang. respiratory distress syndrome (RDS)

Definicja
Zespół zaburzeń oddychania (ZZO) nie jest ściśle określoną jednostką chorobową, lecz zespołem objawów występujących głównie u noworodków przedwcześnie urodzonych. Wiąże się przede wszystkim z brakiem lub opóźnieniem dojrzałości surfaktantu, który zapoczątkowuje łańcuch wydarzeń doprowadzający do ostrej niewydolności oddechowej.

Tabela 7.3. Podstawowe okresy rozwoju płuc płodu

OKRES	EMBRIONALNY (DO 7. TYG. ROZWOJU)	RZEKOMO-GRUCZOŁOWY (7.–16. TYDZ. ROZWOJU)	KANALIKOWY (17.–27. TYDZ. ROZWOJU)	WORECZKOWY (28.–36. TYDZ. ROZWOJU)	PĘCHERZYKOWY (37. TYDZ. ROZWO-JU–2. RŻ.)
Endoderma	▪ Tchawica ▪ Oskrzela główne ▪ Oskrzela płatowe (górne, środkowe, dolne)	▪ Całość drzewa oskrzelowego przedpęcherzyko-wego	▪ Pęcherzyki gruczołowe ▪ Pneumocyty I i II typu ▪ Płyn płucny ▪ Surfaktant	▪ Tworzenie jednostek płucnych ▪ Oskrzeliki 1–2–3 rzędu ▪ Przewody pęcherzykowe ▪ Pęcherzyki końcowe	▪ Zwielokrotnienie liczby pęcherzyków płucnych
Mezoderma	▪ Tętnice płucne ▪ Żyły płucne	▪ Tętnice przedpę-cherzykowe ▪ Chrząstki ▪ Tętnice oskrzelowe	▪ Naczynia limfatyczne ▪ Zbliżanie się naczyń włosowatych do pęcherzyków gruczołowych (od 26. tc.)	▪ Dalszy rozwój naczyń włosowatych zbliżających się do pęcherzyków płucnych ▪ Sploty limfatyczne	
Podsumowanie	▪ Pod koniec tego okresu wyróżnia się 18 płacików	▪ Powstaje całe drzewo oskrzelowe ▪ Powstają naczynia zewnątrzpęcherzy-kowe	▪ Pojawienie się pęcherzyków gruczołowych ▪ Różnicowanie komórek epitelialnych ▪ Tworzenie bariery powietrze–krew	▪ Zwiększanie powierzchni wymiany gazowej ▪ Tworzenie dojrzałych pęcherzyków płucnych	▪ Rozwój powierzchni mięśni gładkich oskrzeli i gruczołów oskrzelowych ▪ Wydłużanie obwodowe końcowych mięśni gładkich tętnic w kierunku oskrzelików

▲ Epidemiologia

Zwykle rozwija się u noworodków przedwcześnie urodzonych. Częstość jego występowania jest odwrotnie proporcjonalna do wieku ciążowego. Przy braku prenatalnej podaży steroidów występuje u 80% noworodków urodzonych przed 28. tc., 60% urodzonych między 28. a 30. tc. i 25% urodzonych między 31. a 32. tc.

Czynniki zwiększające częstość występowania ZZO to:

▪ poród przedwczesny,
▪ płeć męska (M : K = 1,5 : 1) – prawdopodobnie w związku z przyspieszeniem dojrzewania surfaktantu pod wpływem estrogenów u płodów płci żeńskiej i opóźnionym dojrzewaniem receptorów β w płucach noworodków płci męskiej w odpowiedzi na działanie androgenów,

▪ niedotlenienie okołoporodowe,
▪ cukrzyca u matki – wykazano wpływ insuliny na obniżenie syntezy i zmianę składu chemicznego surfaktantu,
▪ ciąża wielopłodowa – sprzyja porodom przedwczesnym i zwiększa ryzyko niedotlenienia kolejnych płodów.

Czynnikami obniżającymi ryzyko wystąpienia ZZO są:

▪ stosowanie u kobiet zagrożonych porodem przedwczesnym prenatalnie steroidów:
  ▪ zaleca się podanie betametazonu (12 mg × 2 *i.m.*) lub deksametazonu (6 mg × 4 *i.m.*) wszystkim ciężarnym z zagrożeniem porodu przedwczesnego < 35. tc.,
  ▪ tokolizę stosuje się jedynie na czas podaży steroidów,

- do porodu powinno dojść > 24 godzin i < 7 dni od momentu podaży steroidów,
- najnowsza metaanaliza opublikowana w bazie Cochrane nie rekomenduje rutynowego powtarzania prenatalnie kursów steroidów,
- zahamowanie rozwoju wewnątrzmacicznego płodu (po 29. tc.),
- rasa czarna (dojrzewanie płuc szybsze o ok. 8 dni).

Etiologia i patogeneza

Etiopatogeneza ZZO jest złożona i ma na nią wpływ wiele powiązanych czynników. Wiadomo, że łańcuch zmian inicjuje niedobór surfaktantu (ryc. 7.2).

1 Surfaktant i jego rola w ZZO

Budowa surfaktantu

Surfaktant jest mieszaniną lipidów (90%) i białek (10%). Wśród lipidów podstawową rolę odgrywają fosfolipidy, przede wszystkim dipalmitylofosfatydylocholina (dipalmitoylphosphatidylcholine, DPPC). Dzięki nim dochodzi do obniżenia napięcia powierzchniowego pęcherzyków płucnych pod koniec wydechu, co zabezpiecza przed ich zapadaniem się i tworzeniem się ognisk niedodmy. Najważniejsze białka to tzw. białka surfaktantu (surfactant proteins, SP), inaczej apoproteiny surfaktantowe, SP-A, SP-B, SP-C i SP-D. Ich główną rolą jest wspomaganie DPPC w obniżaniu napięcia powierzchniowego pęcherzyków płucnych. Pełnią także funkcję „metaboliczną" w odzyskiwaniu surfaktantu oraz „odpornościową", gdyż wchodzą w interakcje z makrofagami przed podjęciem przez nie fagocytozy bakterii i wirusów.

Działanie surfaktantu

Miejscem syntezy i sekrecji surfaktantu są pneumocyty typu II w płucach, pojawiające się u płodów ludzkich ok. 19. tc. Między 25. a 26. tc. rozwijają się wtręty lamelarne, magazynujące i wydalające surfaktant na zewnątrz. Jednak do 30.–32. tc. mówi się o stadium „presurfaktantu", gdyż mieszanina jest jeszcze uboga w DPPC i białka. Całkowicie dojrzały surfaktant stwierdza się w 36. tc. Prenatalna podaż steroidów może przyspieszyć dojrzewanie surfaktantu i innych struktur płuc.

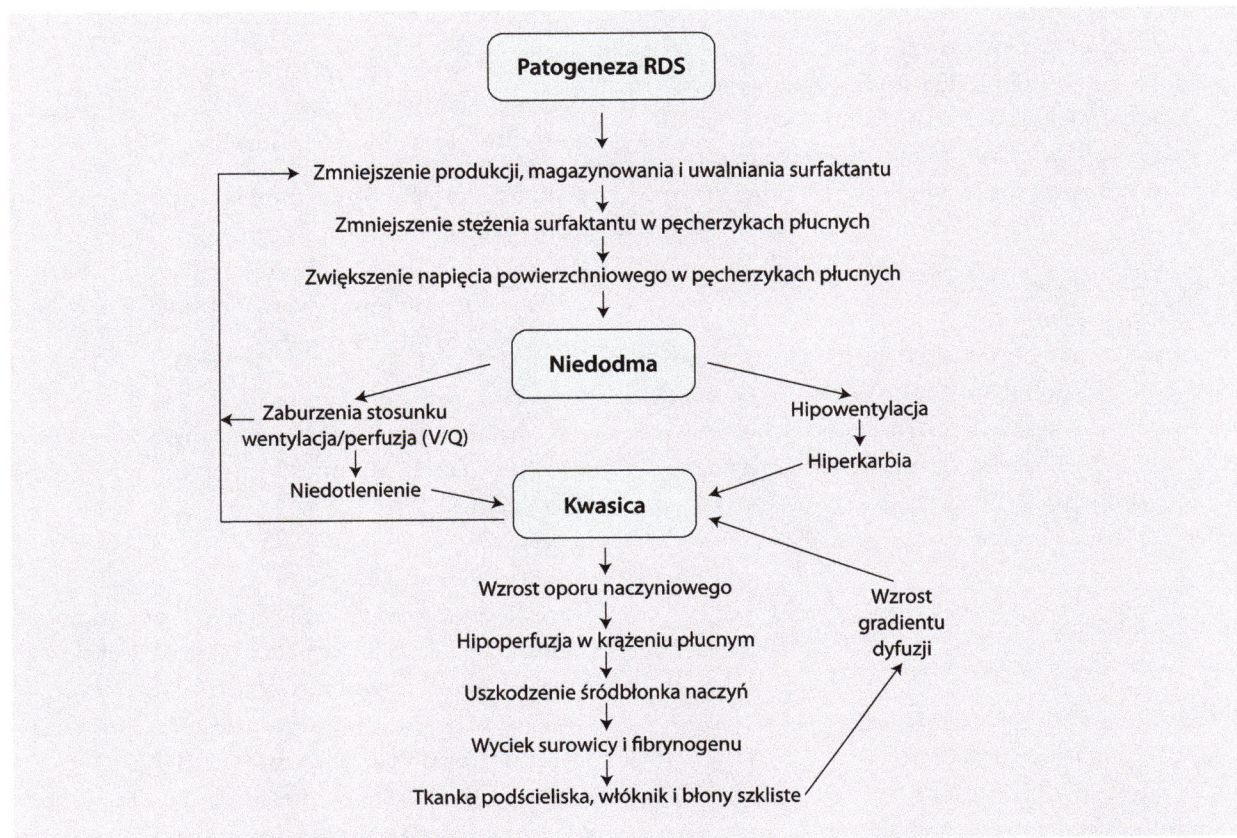

Rycina 7.2. Patogeneza zespołu zaburzeń oddychania.

Główne działania surfaktantu to:

- obniżanie napięcia pęcherzyków płucnych,
- zwiększanie podatności płuc,
- stabilizacja pęcherzyków płucnych i oskrzelików końcowych,
- zmniejszenie wysiłku oddechowego,
- ułatwianie wchłaniania płynu wewnątrzpłucnego (działanie przeciwobrzękowe),
- interakcja z makrofagami poprzez aktywację fagocytozy.

2 Inne czynniki biorące udział w patogenezie ZZO

Hipoperfuzja płuc

Hipoksemia z narastającą kwasicą oddechową i metaboliczną prowadzą do skurczu naczyń płucnych, zmniejszając przepływ płucny i zaburzając metabolizm komórkowy, a więc także syntezę i sekrecję surfaktantu. Wzrost oporu naczyniowego zwiększa przeciek krwi prawo-lewo (przeciek wewnątrzpłucny) i może skutkować pojawieniem się nadciśnienia płucnego.

Nieprawidłowości w przepuszczalności błon pęcherzyków płucnych

W ZZO dochodzi do wzmożonej przepuszczalności naczyń płucnych i obniżenia śródnaczyniowego ciśnienia osmotycznego w związku z hipoproteinemią. Prowadzi to do zwiększenia ilości płynu w przestrzeni śródmiąższowej płuc i powstania utajonego obrzęku płuc.

Niedojrzałość anatomiczna płuc i śródbłonka naczyń

W przypadku porodu przed 28. tc. niedojrzałość pęcherzyków płucnych (obwodowe odcinki płuc mają budowę kanalikową) i naczyń włosowatych (zwiększona odległość od pęcherzyków) utrudnia wymianę gazową i zmniejsza jej powierzchnię, obniżając stosunek wentylacji do perfuzji.

Obraz kliniczny
Bardzo charakterystyczny:

- zaburzenia oddychania pojawiające się w pierwszych minutach po urodzeniu,
- sinica dystalnych części ciała,
- stękanie wydechowe (powodowane zamykaniem nagłośni),

- objawy niewydolności oddechowej:
  - wciąganie międzyżebrzy,
  - zapadanie się mostka,
  - poruszania skrzydełkami nosa.

Nasilenie objawów ocenia się wg skali Silvermana, która świadczy o ciężkości zaburzeń oddychania i jest jednym z kryteriów decydujących o sposobie leczenia (patrz tab. 5.4).

Metody diagnostyczne
1 Charakterystyczny obraz kliniczny
2 Zdjęcie przeglądowe klatki piersiowej
Symetryczne zdjęcie przednio-boczne aparatem o krótkim czasie ekspozycji. Wynik:

- I stopień ZZO – jednolicie i symetrycznie rozmieszczone ziarnistości (pola niedodmy) w obu płucach,
- II stopień ZZO – dodatkowo pojawia się bronchogram powietrzny uwidaczniający tchawicę, oskrzela główne i płatowe,
- III stopień ZZO – dodatkowo pojawia się częściowe zatarcie sylwetki serca,
- IV stopień ZZO – masywna niedodma obu płuc powoduje całkowite zatarcie sylwetki serca.

3 Ocena równowagi kwasowo-zasadowej
Wykonana z krwi tętniczej (ew. żylnej z żyły pępowinowej lub włośniczkowej). Zmiany:

- hipoksemia ($PaO_2 < 50$ mmHg),
- hiperkapnia ($PaCO_2 > 60$ mmHg),
- kwasica metaboliczna (u noworodków < 1000 g – pH < 7,15; u noworodków > 1000 g – pH < 7,2 i BE < −15) lub mieszana.

Różnicowanie
ZZO należy różnicować z wrodzonym zapaleniem płuc, choć często te jednostki chorobowe występują jednocześnie.

Leczenie
1 Niewydolność oddechowa
Po urodzeniu należy ocenić stopień niewydolności oddechowej (skala Silvermana) i podjąć decyzję, czy występuje konieczność zastosowania wsparcia oddechowego w postaci nosowego stałego dodatniego ciśnienia w drogach oddechowych (nCPAP, nasal continuous positive airway pressure), czy noworodek wymaga intubacji dotchawiczej i podłączenia do wentylacji mechanicznej.

- nCPAP – nieinwazyjne wsparcie oddechowe u noworodków z niewielką niewydolnością oddechową (< 5 pkt w skali Silvermana) w celu utrzymania otwartych dróg oddechowych i zapobiegania zapadaniu się pęcherzyków płucnych pod koniec wydechu. Stosuje się kaniule nosowe pojedyncze lub podwójne i różne systemy generujące ciśnienie – zastawki bezpośrednio zamontowane w respiratorach lub aparaty Infant Flow. Początkowo ustawia się ciśnienie 5–6 cmH_2O i stężenie tlenu umożliwiające utrzymanie saturacji w granicach 90–95%.
- Wentylacja mechaniczna. Przy ciężkich zaburzeniach oddychania dziecko należy zaintubować odpowiednią do masy ciała rurką intubacyjną (patrz rozdz. 7.1 „Zasady resuscytacji noworodka") i podłączyć do respiratora. U noworodków urodzonych ≤ 26. tc. należy podać prewencyjnie surfaktant dotchawiczo.

2 Leczenie surfaktantem egzogennym

Preferowane są surfaktanty naturalne (pochodzenia zwierzęcego, zawierające białka surfaktantowe) – Curosurf® i Survanta®. Surfaktant podaje się dotchawiczo w bolusie przez specjalny łącznik w rurce intubacyjnej. Zaleca się:

- podaż profilaktyczną (do 15. minuty życia) dla noworodków urodzonych ≤ 26. tc. wymagających intubacji,
- wczesną podaż leczniczą (do 3. godziny życia) po potwierdzeniu ZZO badaniem radiologicznym i gazometrycznym.

Dawkowanie:

- dawka wstępna – 200 mg/kg mc. (w przeliczeniu na fosfolipidy),
- druga dawka (100 mg/kg mc. w przeliczeniu na fosfolipidy) – jeżeli zapotrzebowanie na O_2 > 50%, nie wcześniej niż po 6 godzinach lub w zależności od wskazań klinicznych i doświadczenia lekarza.

Leczenie surfaktantem spowodowało znaczny wzrost przeżycia skrajnie niedojrzałych noworodków, zmniejszyło powikłania w postaci odmy opłucnowej i rozedmy śródmiąższowej oraz skróciło czas wentylacji mechanicznej. Poprawa obrazu radiologicznego i stanu klinicznego dziecka może być bardzo szybka (ryc. 7.3 i 7.4).

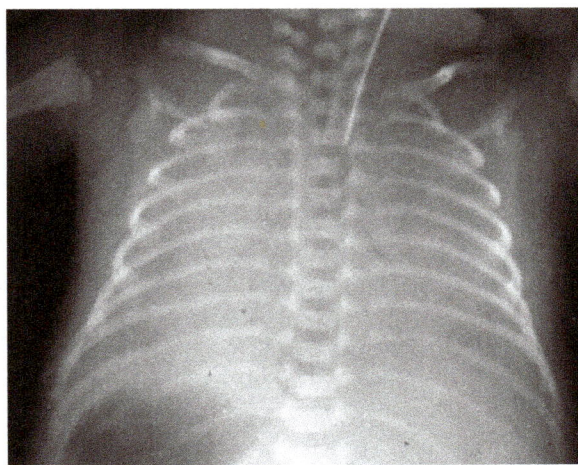

Rycina 7.3. Pacjent J.B., 26. tc. 750 g, 1. godzina życia (przed podażą surfaktantu). ZZO IV stopnia.

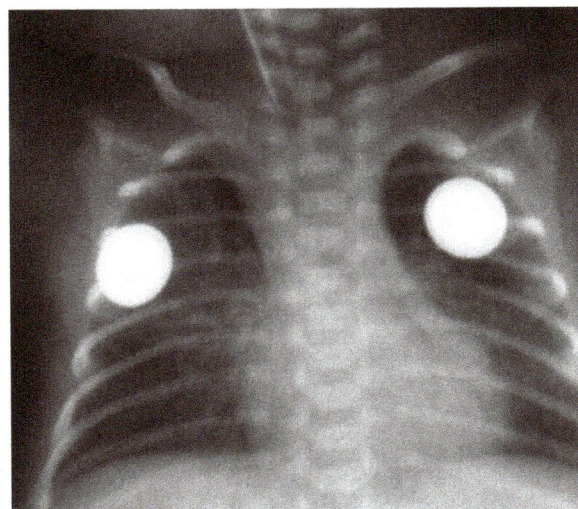

Rycina 7.4. Pacjent J.B., 26. tc. 750 g, 6. godzina życia (5 godzin po podaży surfaktantu). ZZO II stopnia.

3 Leczenie zaburzeń krążenia

Im cięższy stopień zaburzeń oddychania, tym częściej towarzyszą mu zaburzenia krążenia w postaci hipotensji, co dodatkowo zmienia stosunek wentylacji do perfuzji. Stąd konieczność monitorowania ciśnienia tętniczego krwi (najlepiej metodą bezpośrednią) i włączanie odpowiedniego leczenia (patrz rozdz. 7.3.2 „Niewydolność krążenia z powodów innych niż wada serca"). Dodatkowym czynnikiem wpływającym na zaburzenia krążenia jest drożny przewód tętniczy.

4 Zabezpieczenie przed zakażeniem

Najczęstszą przyczyną porodu przedwczesnego jest zakażenie wewnątrzmaciczne. Poza stwierdzeniem

ZZO na podstawie zdjęcia radiologicznego klatki piersiowej rozpoznaje się często wrodzone zapalenie płuc. Należy więc włączyć antybiotykoterapię empiryczną (po pobraniu badań podstawowych oraz krwi na posiew). Najczęściej stosuje się terapię dwulekową – ampicylinę i aminoglikozyd (gentamycyna lub netromycyna). Długość leczenia zależy od potwierdzenia lub wykluczenia zakażenia.

5 Żywienie parenteralne

W ciężkich zaburzeniach oddychania dochodzi do centralizacji krążenia, przez co jelita są zdecydowanie gorzej ukrwione. Sprzyja to nietolerancji jedzenia oraz możliwości wystąpienia martwiczego zapalenia jelit. Dlatego w pierwszych dniach życia konieczne jest stosowanie odpowiedniego żywienia parenteralnego (patrz rozdz. 3 „Żywienie dzieci zdrowych").

Powikłania

■ Ze strony układu oddechowego:
  ■ odma opłucnowa,
  ■ rozedma śródmiąższowa,
  ■ wentylacyjne zapalenie płuc,
  ■ dysplazja oskrzelowo-płucna.
■ Inne powikłania (związane głównie z przeżyciem skrajnie niedojrzałych noworodków):
  ■ przetrwały przewód tętniczy – może spowodować ciężką niewydolność krążenia, a nawet krwotok z płuc, stąd konieczność wczesnej diagnostyki echokardiograficznej i podjęcia odpowiedniego leczenia,

■ retinopatia wcześniaka,
■ powikłania neurologiczne – krwawienia około- i dokomorowe oraz leukomalacja okołokomorowa.

Rokowanie

W ostatnich 20 latach dzięki stosowaniu na szeroką skalę podaży steroidów prenatalnie matce, terapii surfaktantem po urodzeniu się noworodka oraz rozwojowi nieinwazyjnych metod wentylacji rokowanie w ZZO zarówno co do przeżycia, jak i rozwoju uległo znacznej poprawie. Należy jednak pamiętać, że obecnie ratowane są coraz bardziej niedojrzałe noworodki (23.–25. tc.), u których mimo zastosowania powyższego leczenia, rokowanie może być bardzo poważne.

7.2.3

Dysplazja oskrzelowo-płucna

ang. bronchopulmonary dysplasia (BPD)

Definicja

Dysplazja oskrzelowo-płucna jest chorobą rozwijającą się przede wszystkim u noworodków przedwcześnie urodzonych. BPD została opisana po raz pierwszy w 1967 r. przez Northwaya. Dotyczyła przede wszystkim noworodków urodzonych po 32. tc. z masą ciała 1500–2000 g, które przebyły ciężką niewydolność oddechową spowodowaną ZZO i wymagały przedłużonej wentylacji mechanicznej. Stwierdzano u nich charakterystyczne objawy kliniczne i zmiany w obrazie radiologicznym płuc, a pośmiert-

Tabela 7.4. Definicja dysplazji oskrzelowo-płucnej oraz kryteria diagnostyczne postaci choroby [wg Jobe'a i Bancalariego]

WIEK CIĄŻOWY	< 32. TC.	> 32. TC.
	Tlenoterapia ze stężeniem O_2 > 21% przez co najmniej 28 dni oraz	
Łagodna BPD	Oddychanie powietrzem atmosferycznym w 36. tyg. WP lub przy wypisie*	Oddychanie powietrzem atmosferycznym w 56. dż. lub przy wypisie*
Umiarkowana BPD	Konieczność** użycia < 30% O_2 w 36. tyg. WP lub przy wypisie*	Konieczność** użycia < 30% O_2 w 56. dż. lub przy wypisie*
Ciężka BPD	Konieczność** użycia > 30% O_2 i/lub dodatniego ciśnienia (PPV lub nCPAP) w 36. tyg. WP lub przy wypisie*	Konieczność** użycia > 30% O_2 i/lub dodatniego ciśnienia (PPV lub nCPAP) w 56. dż. lub przy wypisie*

PPV – positive pressure ventilation, wentylacja dodatnim ciśnieniem
WP – wiek postkoncepcyjny
* jeśli nastąpi wcześniej
** należy wykonać fizjologiczny test z użyciem pulsoksymetru wykazujący, że dziecko wymaga podaży tlenu

nie typowe zmiany patomorfologiczne. W ciągu następnych 40 lat definicja BPD ulegała wielokrotnym zmianom. Brano w niej pod uwagę konieczność stosowania wentylacji mechanicznej i typowe zmiany radiologiczne w płucach („stara BPD"), by ostatecznie przyjąć konieczność suplementacji tlenem jako podstawowe kryterium rozpoznania choroby. Obecna definicja zaproponowana w 2000 r. przez National Heart, Lung and Blood Institute (NHLBI) (tab. 7.4) często nazywana jest „nową BPD". W definicji tej po raz pierwszy wyróżniono 3 postacie choroby: łagodną, umiarkowaną i ciężką.

Epidemiologia

BPD obecnie rzadko dotyczy noworodków urodzonych > 30. tc. lub z masą ciała > 1200 g. Przyczyniły się do tego rozwój nowych technik wentylacji mechanicznej, szeroko stosowana prenatalna podaż steroidów i terapia surfaktantem. Jednocześnie powstała nowa grupa pacjentów, u których rozpoznawana jest BPD. Obejmuje ona noworodki z bardzo małą masą ciała, bez stwierdzanych w początkowym okresie życia ciężkich zaburzeń oddychania, a u których pod koniec 1. tż. zwiększa się zapotrzebowanie na tlen lub konieczne jest zastosowanie sztucznej wentylacji. Częstość występowania BPD wg nowej definicji w 36. tyg. wieku postkoncepcyjnego wynosi obecnie ok. 50% w grupie noworodków z masą ciała < 750 g, ok. 30% z masą ciała 750–1000 g i tylko 7% z masą ciała 1250–1500 g.

Etiologia i patogeneza

BPD rozpoznawane jest w 36. tyg. wieku postkoncepcyjnego, ale procesy wpływające na rozwój choroby rozpoczynają się już w okresie płodowym i trwają wiele miesięcy po urodzeniu (ryc. 7.5).

1 Niedorozwój płuc (patrz tab. 7.3)

U dzieci z BPD uszkodzeniu ulegają przegrody międzypęcherzykowe, co prowadzi do powstawania większych, rozdętych pęcherzyków płucnych. W erze leczenia surfaktantem w badaniu anatomopatologicznym płuc noworodków, które zmarły z powodu BPD, stwierdza się zdecydowanie mniej zmian włóknistych w porównaniu do ery przedsurfaktantowej. Przeważają powiększone pęcherzyki płucne bez przegród i ze zbyt dużą ilością tkanki elastycznej. Rozległość tych zmian zależy od ich nasilenia i czasu trwania choroby. Czynnikami mogącymi mieć wpływ na proces alweolaryzacji i rozwoju naczyń są mechanicz-

na wentylacja (baro- i wolutrauma) i tlenoterapia (zatrzymanie rozwoju mikrokrążenia i powstawania przegród międzypęcherzykowych).

2 Substancje prozapalne

Cytokiny (interleukina 8 i 10), TNF-α czy α1-antytrypsyna oraz kolonizacja płodu *Ureaplasma urealyticum* produkującą różne mediatory zapalne doprowadzające do uszkodzenia pęcherzyków płucnych i komórek epitelialnych.

3 Niedożywienie

Przede wszystkim niedobory białkowe.

4 Czynniki genetyczne

Obraz kliniczny

Przebieg kliniczny BPD uległ zmianom w ostatnich dziesięcioleciach. Coraz rzadziej spotyka się ciężką postać z koniecznością stosowania długotrwałej wentylacji mechanicznej, która prowadziła niekiedy do rozwoju zwężenia podgłośniowego z potrzebą wykonania tracheostomii i stosowania tlenoterapii domowej. Zwiększa się natomiast częstość występowania postaci umiarkowanej i łagodnej. „Nowa BPD" rzadko jest już chorobą dzieci przewlekle wentylowanych, częściej dotyczy bardzo niedojrzałych noworodków wymagających wsparcia CPAP lub tlenoterapii. Najczęstszy problem stanowi konieczność stosowania długotrwałej tlenoterapii biernej. Objawy obturacji dróg oddechowych (świsty), opisywane kiedyś jako typowe dla BPD, występują rzadko, zwykle w ciężkiej postaci choroby i nie wynikają ze skurczu oskrzeli, lecz z przebudowy miąższu płuc.

Metody diagnostyczne

Kryteria rozpoznania (patrz tab. 7.4). W BPD nie stwierdza się obecnie typowych zmian w obrazie radiologicznym płuc, dlatego wykonanie zdjęcia przeglądowego nie jest konieczne dla rozpoznania choroby.

Leczenie

1 Bronchodilatatory

Leki rozszerzające oskrzela są powszechnie stosowane u dzieci z ciężką i umiarkowaną postacią BPD.

■ Metyloksantyny (cytrynian kofeiny) – stosowane w zapobieganiu i leczeniu bezdechów u noworodków przedwcześnie urodzonych, mają również działanie rozszerzające oskrzela i moczopędne.

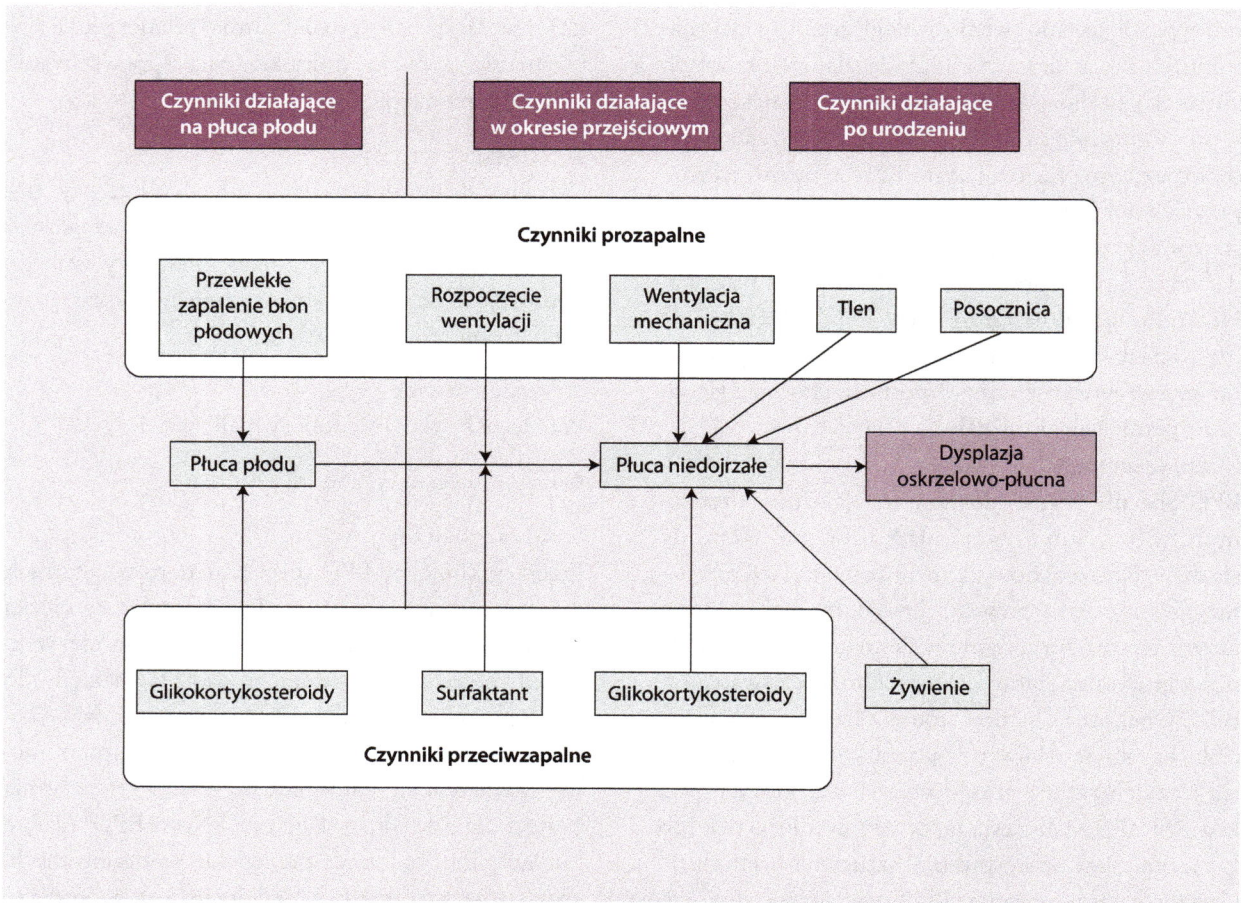

Rycina 7.5. Czynniki działające na rozwój BPD w okresie płodowym i po urodzeniu (wg Bancalariego).

Udowodniono, że kofeina zmniejsza częstość występowania BPD i mózgowego porażenia dziecięcego, co mogłoby wskazywać na jej ochronne działanie na komórki OUN.

■ Agoniści receptorów α2 (np. salbutamol) – dają krótkotrwałą poprawę. Nie udowodniono ich wpływu na zapobieganie zaostrzeniom i poprawę jakości życia chorych.

■ Leki antycholinergiczne (np. bromek ipratropium) – jak antagoniści receptorów α2.

2 Diuretyki

Korzystne działanie polega na poprawie warunków wentylacji płuc poprzez zmniejszenie oporu w łożysku naczyniowym. Ze względu na działania niepożądane (zaburzenia jonowe i mineralizacji kości) ich przewlekłe stosowanie jest dyskusyjne. Może być rozważane jedynie u dzieci z bardzo wysokim zapotrze-

bowaniem na tlen lub ze współistniejącą niewydolnością krążenia. Noworodkom i niemowlętom podaje się zarówno diuretyki pętlowe (furosemid) czy tiazydowe (chlorotiazyd), jak i leki z grupy antagonistów aldosteronu (spironolakton). Często farmakoterapię prowadzi się różnymi preparatami jednocześnie.

3 Wziewny tlenek azotu (inhaled nitric oxide, iNO)

Jest jedynym selektywnie działającym lekiem rozszerzającym naczynia płucne. Ma również działanie przeciwzapalne. Dotychczas nie potwierdzono wpływu jego stosowania na zmniejszenie częstości występowania ani ciężkości BPD, podaje się go więc głównie przy potwierdzonym nadciśnieniu płucnym we wczesnej fazie ciężkich zaburzeń oddychania.

4 Witaminy A i E

U noworodków urodzonych przedwcześnie stwierdza się niedobory witamin A i E. Udowodniono, że suplementacja witaminy A zmniejsza częstość występowania BPD i liczbę zgonów w 36. tyg. wieku postkoncepcyjnego. Możliwość powszechnego jej stosowania ograniczają jednak konieczność domięśniowego podawania i brak dokładnych zaleceń odnośnie do dawkowania. Nie wykazano wpływu podaży witaminy E na zmniejszenie częstości występowania BPD.

5 Steroidy

Stosowanie steroidów w leczeniu noworodków zagrożonych rozwojem BPD uległo w ostatnim okresie znacznym zmianom. W latach 1995–1998 szeroko stosowano podaż deksametazonu u noworodków skrajnie niedojrzałych (< 1000 g), ale u tych dzieci częściej stwierdzano zaburzenia rozwoju neurologicznego, w tym mózgowe porażenie dziecięce. Dlatego też Amerykańska Akademia Pediatryczna w 2002 r. wydała rekomendacje, podkreślając, że steroidy u noworodka po urodzeniu „mają być stosowane jedynie w wyjątkowych sytuacjach". Dawki leku (deksametazon lub betametazon) zdecydowanie zmniejszono w stosunku do poprzednio stosowanych, podkreślono też, że łączny czas leczenia nie powinien przekraczać 3–5 dni. Główny cel terapii stanowi ekstubacja noworodka, nie należy podawać steroidów noworodkom podłączonym do nCPAP, ani tym, które wymagają tlenoterapii biernej.

Nowym kierunkiem w leczeniu BPD u noworodków z małą masą ciała jest zastosowanie hydrokortyzonu, a wstępne badania nie wskazują na wystąpienie powikłań neurologicznych.

6 Zapobieganie BPD

Działania pomagające zmniejszyć częstość występowania BPD:

- zmniejszenie częstości występowania infekcji wewnątrzmacicznych,
- podanie steroidów matkom w ciążach zagrożonych porodem przedwczesnym i ich transport przed porodem do ośrodków III stopnia opieki,
- prawidłowa resuscytacja noworodka w pierwszych minutach życia,
- wybór optymalnego wsparcia oddechowego:
  - stosowanie CPAP (w celu uniknięcia intubacji i wentylacji mechanicznej) zmniejsza częstość występowania BPD,
  - wybór optymalnego sposobu wentylacji mechanicznej u noworodków wymagających intubacji,

- wczesne zastosowanie surfaktantu egzogennego zgodnie z zaleceniami europejskiego konsensusu,
- monitorowanie stężenia tlenu stosowanego w czasie wsparcia oddechowego i tlenoterapii,
- kontrola i leczenie infekcji w trakcie hospitalizacji (zachowanie zasad racjonalnej antybiotykoterapii),
- zapewnienie właściwego bilansu płynowego i stanu odżywienia (karmienie mieszankami dla wcześniaków),
- zapobieganie zakażeniom RSV (respiratory syncytial virus) lub złagodzenie przebiegu choroby w przypadku jej wystąpienia u dzieci z grupy ryzyka, poprzez stosowanie palivizumabu (raz w miesiącu *i.m.* przez cały sezon zakażeń – łącznie 5 dawek).

Rokowanie

Zależne jest od ciężkości BPD. Postać łagodna rokuje dobrze, natomiast w postaci umiarkowanej i ciężkiej rokowanie może być poważne. Najczęstszą nieprawidłowością w pierwszych latach życia są problemy oddechowe. Prawie połowa dzieci z BPD wymaga hospitalizacji z przyczyn oddechowych w pierwszych 2 latach życia, zwłaszcza jeśli doszło do zakażenia wirusem RSV. Później liczba hospitalizacji się zmniejsza. U dzieci przedwcześnie urodzonych znacznie częściej obserwuje się nawracające epizody świszczącego oddechu (wheezing) czy kaszlu w wieku przedszkolnym i szkolnym. U części z nich rozwija się astma oskrzelowa.

U pacjentów przewlekle hospitalizowanych i długo wentylowanych stwierdza się zwiększone ryzyko wystąpienia mózgowego porażenia dziecięcego oraz zaburzeń ruchowych i poznawczych.

7.2.4

Odma opłucnowa u noworodka

łac. *pneumothorax*

ang. pneumothorax

Definicja

Przedostanie się powietrza do jamy opłucnej między opłucną płucną a opłucną ścienną mogące doprowadzić do ciężkich zaburzeń oddychania.

Epidemiologia

Trudna do oszacowania.

Etiologia i patogeneza

- Odma spontaniczna przy pierwszym krzyku noworodka (0,5–2% noworodków urodzonych o czasie).
- Powikłanie zaburzeń oddychania wywołanych przez różne choroby (np. MAS, ZZO, przepuklina przeponowa, hipoplazja płuc). Najczęściej jako powikłanie jatrogenne podczas prowadzonej wentylacji ręcznej przez maskę lub wskutek wentylacji mechanicznej.
- Bardzo rzadko jako powikłanie innych działań, np. masażu zewnętrznego serca czy zakładania wkłucia centralnego do żyły podobojczykowej.

Obraz kliniczny

Obraz kliniczny jest zależny od wielkości odmy i towarzyszących problemów oddechowych. W najgorszym razie odma może być powodem nagłego zatrzymania krążenia.

Odma opłucnowa może stanowić przyczynę zaburzeń oddychania u noworodka, który przed tym nie prezentował żadnej patologii układu oddechowego. Wtedy bywa trudna do rozpoznania. Jeśli natomiast występuje jako powikłanie prowadzonej wentylacji mechanicznej, diagnostyka jest dużo łatwiejsza.

Objawy:

- niewielkiego stopnia zaburzenia oddychania u noworodka urodzonego o czasie pojawiające się podczas krzyku i zanikające w okresie odpoczynku (najczęściej odma płaszczowa),
- średniego lub ciężkiego stopnia zaburzenia oddychania (tachypnoë, wciąganie międzyżebrzy, poruszanie skrzydełkami nosa, sinica) z towarzyszącym niekiedy uwypukleniem klatki piersiowej; podczas osłuchiwania stwierdza się osłabienie lub zanik szmeru pęcherzykowego po stronie odmy i przesunięcie głośności tonów serca na stronę zdrową,
- u noworodków zaintubowanych i podłączonych do respiratora, u których prowadzona jest wentylacja mechaniczna objawy odmy stanowią głęboka desaturacja z towarzyszącą bradykardią, aż do zatrzymania krążenia włącznie; bardzo podobny obraz kliniczny występuje przy zatkaniu rurki intubacyjnej wydzieliną (zawsze należy wykluczyć tę przyczynę nagłego pogorszenia stanu noworodka).

Metody diagnostyczne

1 Transiluminacja
Po przyłożeniu do powierzchni klatki piersiowej źródła zimnego światła występuje objaw „świecenia" jednej połowy klatki piersiowej. Bardzo ułatwia to ustalenie wstępnego rozpoznania.

2 Zdjęcie przeglądowe klatki piersiowej
Potwierdzenie rozpoznania, jeśli stan kliniczny dziecka pozwala na jego wykonanie.

Leczenie

Zależy od wielkości odmy i stanu klinicznego noworodka.

- Przy niewielkich zaburzeniach oddychania, niewielkiej odmie opłucnowej i bez stwierdzanych odchyleń w gazometrii krwi może wystarczyć bierna podaż tlenu i dalsza obserwacja noworodka. Konieczne jest monitorowanie podstawowych czynności życiowych (pulsoksymetr, kardiomonitor, mierzenie ciśnienia tętniczego krwi).
- Przy stwierdzaniu średniego stopnia zaburzeń oddychania i niewielkich odchyleniach w gazometrii krwi może być konieczna ewakuacja powietrza. W tym celu należy użyć grubego wenflonu (1,2––1,4 cm), wkłuwając go po górnej krawędzi dolnego żebra na wysokości II–III międzyżebrza w linii środkowo-obojczykowej. Jeżeli to nie wystarcza, należy założyć dren odbarczający (patrz niżej).
- W przypadku ciężkich zaburzeń oddychania i krążenia (najczęściej odma prężna u noworodka podłączonego do respiratora) należy natychmiast odbarczyć odmę wenflonem, a następnie założyć drenaż. W tym celu wprowadza się odpowiedniej grubości trokar po górnej krawędzi dolnego żebra na wysokości IV lub V międzyżebrza w linii pachowej środkowej i podłącza go do systemu ssącego.

Rokowanie

Odma opłucnowa może być bezpośrednim zagrożeniem życia (odma prężna), jeżeli nie zostanie szybko odbarczona. Wystąpienie tego powikłania u noworodków z ZZO zwiększa dwukrotnie ryzyko zgonu, szczególnie jeśli wystąpi w pierwszych dniach życia. Pomimo odbarczenia odmy w tej grupie dzieci zwiększa się ryzyko rozwoju BPD.

7.2.5

Bezdechy

łac. *apnoea*

ang. apnea

Definicja

Bezdech to przerwa w oddychaniu trwająca ponad 20 s z towarzyszącym zwolnieniem częstości pracy serca lub bez niego. Bezdechy występujące w pierwszych minutach życia mogą być związane z różnymi patologiami układu oddechowego noworodka (ZZO, zapalenie płuc) lub stanowią powikłanie podaży leków matce. Bezdechy stwierdzane u noworodków urodzonych o czasie wiążą się z różnymi patologiami i wymagają szybkiej diagnostyki różnicowej, a obserwowane u noworodków urodzonych przed 34. tc. często wynikają z niedojrzałości ośrodka oddechowego. Jeżeli nie odpowiadają na podstawowe leczenie, należy poszukiwać innych przyczyn ich występowania.

Etiologia i patogeneza, obraz kliniczny

Wyróżnia się kilka rodzajów bezdechów o rozmaitych przyczynach (tab. 7.5).

- Bezdechy pochodzenia centralnego związane z przerwą w oddychaniu spowodowaną brakiem przekazu aktywności oddechowej z centralnego ośrodka oddechowego. Ważna jest długość trwania bezdechu, a także ewentualne towarzyszące mu objawy. Bezdechy trwające krócej niż 10 sekund bez stwierdzanych jednocześnie: bladości, sinicy, spadku saturacji czy bradykardii nie są uznawane za patologiczne.
- Bezdechy obturacyjne wynikające z niemożności dostania się powietrza do płuc z powodu patologii na wysokości gardła lub krtani przy zachowanych jednocześnie ruchach klatki piersiowej.
- Bezdechy mieszane (bezdechy pochodzenia centralnego z wtórnym bezdechem obturacyjnym) stanowiące większość bezdechów u noworodków urodzonych < 34. tc. Zwykle trwają od 10 do 30 sekund i najczęściej towarzyszą im spadki saturacji (< 85%) i bradykardia (< 100/min).

Metody diagnostyczne

U noworodków urodzonych przedwcześnie do badań różnicujących przyczynę bezdechu należą morfologia krwi, jonogram, ocena stężenia glukozy i CRP we krwi, RTG klatki piersiowej i jamy brzusznej, USG

Tabela 7.5. Przyczyny bezdechów u noworodków

GRUPA PRZYCZYN	PATOLOGIA
Krążeniowo-oddechowe	■ Niedotlenienie niezależnie od pochodzenia ■ Zatkanie przewodów nosowych ■ Obrzęk krtani ■ Wady wrodzone nosogardzieli ■ Przetrwały przewód tętniczy ■ Anemia
Infekcyjne	■ Zakażenia pierwotne i wtórne ■ Zapalenie opon mózgowo-rdzeniowych
Przewód pokarmowy	■ Martwicze zapalenie jelit ■ Wzdęcie brzucha ■ Refluks żołądkowo-przełykowy
Metaboliczne i endokrynologiczne	■ Hipoglikemia ■ Hipokalcemia ■ Hiperbilirubinemia ■ Niewydolność tarczycy
Pochodzenia centralnego	■ Uszkodzenie ośrodkowego układu nerwowego u noworodków przedwcześnie urodzonych (krwawienia około- i dokomorowe, leukomalacje okołokomorowe) ■ Encefalopatia niedotlenieniowo-niedokrwienna u noworodków urodzonych o czasie
Toksyczne	■ Leki podane matce lub noworodkowi działające depresyjnie na ośrodek oddechowy
Poszczepienne	■ Pierwsza dawka szczepienia przeciw pneumokokom u noworodków przedwcześnie urodzonych

przezciemiączkowe i ECHO serca. Dalsze badania zależą od stwierdzanej przyczyny.

Leczenie

Podstawowym leczeniem bezdechów idiopatycznych u noworodków przedwcześnie urodzonych jest cytrynian kofeiny. Początkowo podaje się dawkę nasycającą 20 mg/kg mc./dobę *i.v.*, a następnie dawkę podtrzymującą 5–8 mg/kg mc./dobę *i.v.* lub *p.o.* w zależności od stanu klinicznego. Tego typu leczenie stosowane jest do 36. tygodnia wieku postkoncepcyjnego.

Pozostałe bezdechy leczy się w zależności od ich przyczyny. W początkowym okresie może istnieć konieczność zastosowania wsparcia oddechowego w postaci nCPAP lub zaintubowania noworodka i zastosowania wentylacji mechanicznej.

Rokowanie

Zależy od przyczyny bezdechu. Bezdechy stwierdzane u noworodków urodzonych przedwcześnie ustępują wraz z dojrzewaniem ośrodka oddechowego, są więc przemijające. W przypadku prostej przyczyny (anemia, hipoglikemia, hipokalcemia) objawy ustępują po wyrównaniu stwierdzanej patologii. Najpoważniejsze rokowanie występuje przy nieprawidłowościach pochodzenia centralnego.

7.2.6

Zespół aspiracji smółki

ang. meconium aspiration syndrome (MAS)

Definicja

Zachłyśnięcie się przez płód i noworodka płynem owodniowym zanieczyszczonym smółką, dotyczące przede wszystkim noworodków urodzonych o czasie albo po terminie.

Epidemiologia

Obecność smółki w płynie owodniowym stwierdza się w ok. 13% wszystkich porodów, ale MAS rozwija się u ok. 5% dzieci.

Etiologia i patogeneza

Wewnątrzmaciczne niedotlenienie płodu jest czynnikiem sprawczym zarówno przedwczesnego oddania smółki, jak i ruchów oddechowych (gasping) powodujących przedostanie się zanieczyszczonego nią płynu owodniowego do górnych dróg oddechowych dziecka. Podczas pierwszego oddechu dochodzi do dalszego przesuwania się płynu do tchawicy, oskrzeli i pęcherzyków płucnych. Zanieczyszczenie smółką powoduje wtórne niszczenie surfaktantu. Powstają obszary niedodmy (brak surfaktantu) i rozedmy (wtórne rozdęcie niektórych pęcherzyków). Szybko dochodzi do ciężkiej niewydolności oddechowej.

Obraz kliniczny

- Podczas porodu stwierdza się nieprawidłowe zielone zabarwienie płynu owodniowego.
- U noworodka występują ujawniające się natychmiast po urodzeniu albo po kilku godzinach zaburzenia oddychania wymagające intubacji i podłączenia do wentylacji mechanicznej.

Metody diagnostyczne

- W gazometrii stwierdza się hiperkapnię, hipoksję i kwasicę mieszaną.

- Na zdjęciu radiologicznym klatki piersiowej widać nierównomiernie rozmieszczone ogniska zagęszczeń z towarzyszącymi im niedodmą i rozedmą śródmiąższową. W niektórych przypadkach może występować odma opłucnowa.

Leczenie

1 Na sali porodowej

Zgodnie z aktualnymi zaleceniami nie wykonuje się odsysania jamy ustnej i gardła po pojawieniu się główki w kroczu. Po urodzeniu się dziecka oczyszczanie dróg oddechowych uzależnione jest od aktywności dziecka i ewentualnej obecności smółki.

W przypadku gdy dziecko jest żywotne (brak widocznych klinicznie zaburzeń oddychania, prawidłowe napięcie mięśniowe, tętno > 100/min), a widać smółkę, należy starannie oczyścić jamę ustną i gardło, a następnie postępować jak z noworodkiem zdrowym.

Jeśli stwierdzi się smółkę i dziecko nie jest żywotne (ma obniżone napięcie mięśniowe i tętno < 100//min), powinno się oczyścić jamę ustną i gardło z wykorzystaniem laryngoskopu cewnikiem F10 (siła ssania 100 mmHg), a następnie w zależności od sytuacji klinicznej:

- przy całkowitym odessaniu smółki i braku wysiłku oddechowego oraz prawidłowym tętnie noworodek powinien być obserwowany i monitorowany (oddech, tętno, saturacja) przez 24 godziny,
- przy całkowitym odessaniu smółki, ale stwierdzanym umiarkowanym wysiłku oddechowym można spróbować zastosować wspomaganie oddechowe typu nCPAP, należy wykonać zdjęcie radiologiczne klatki piersiowej i gazometrię, a dalsze postępowanie uzależnić od stanu klinicznego noworodka i wyników badań dodatkowych,
- przy niemożności usunięcia smółki, stwierdzaniu znacznego wysiłku oddechowego i tętna < 60/min noworodka należy zaintubować, odessać wydzielinę z dróg oddechowych, podłączyć dziecko do wentylacji mechanicznej i natychmiast przekazać na oddział intensywnej terapii noworodka.

2 Na oddziale intensywnej terapii noworodka
- Wentylacja mechaniczna.
- Ewentualne „płukanie" dróg oddechowych surfaktantem.
- Kinezyterapia dróg oddechowych.

■ Antybiotykoterapia.
■ Przy powikłaniu w postaci nadciśnienia płucnego
– podaż tlenku azotu wziewnie.

Powikłania

Odma opłucnowa, przetrwałe nadciśnienie płucne
u noworodka, niedotlenienie mózgu z możliwością
rozwoju encefalopatii niedokrwienno-niedotlenieniowej.

Rokowanie

Zależne od stopnia zaburzeń oddychania i występujących powikłań. Najważniejszą prewencją jest dokładna ocena stanu płodu w ciążach po terminie porodu
i podjęcie odpowiedniej decyzji o zakończeniu ciąży
oraz prawidłowo prowadzona resuscytacja po urodzeniu się noworodka. Rokowanie jest zdecydowanie
gorsze w przypadku wystąpienia powikłania w postaci nadciśnienia płucnego oraz długotrwałego niedotlenienia mózgu.

7.2.7

Zapalenie płuc u noworodka

łac. *pneumonia neonatorum*

ang. neonatal pneumonia

Definicja

Stan zapalny miąższu płucnego. Choroba często występująca w okresie noworodkowym zarówno zaraz
po urodzeniu (wrodzone zapalenie płuc), jak i w późniejszym okresie (nabyte zapalenie płuc). Może także
towarzyszyć zakażeniu uogólnionemu (posocznicy).

Epidemiologia

W krajach rozwiniętych częstość występowania zapalenia płuc u donoszonych noworodków szacuje się na
< 1%, a u noworodków ogółem na ok. 8%.

Etiologia i patogeneza

Wrodzone zapalenie płuc może nastąpić:

■ poprzez przedostanie się drobnoustrojów przez łożysko (CMV, wirus grypy, inne wirusy, *Toxoplasma
gondii*, *Listeria monocytogenes*),
■ drogą wstępującą z powodu przedwczesnego pęknięcia błon płodowych: najczęściej paciorkowce
grupy B (*Streptococcus agalactiae*) i *Escherichia coli*,
■ przy nieprawidłowej kolonizacji dróg rodnych (flora bakteryjna lub grzybicza) podczas porodu fizjologicznego.

Nabyte zapalenie płuc występuje częściej u noworodków zaintubowanych i wymagających wentylacji
mechanicznej. Dotyczy przede wszystkim dzieci urodzonych przedwcześnie. Towarzyszy też zakażeniom
uogólnionym. Drobnoustroje wywołujące zakażenie
to najczęściej gronkowce (*Staphylococcus epidermidis*,
rzadziej *Staphylococcus aureus*) i pałeczki Gram-ujemne (*Klebsiella spp.*, *Enterobacter*, *Pseudomonas*, *Serratia*), rzadziej wirusy.

Obraz kliniczny

W przypadku wrodzonego zapalenia płuc u noworodków urodzonych przedwcześnie obraz kliniczny
może być bardzo podobny do objawów ZZO, często
też z nim współistnieje (widoczne na zdjęciu RTG).
Jeżeli występuje tylko zapalenie płuc, to objawy kliniczne pojawiają się w 6–12 godzin po urodzeniu
u wcześniaków i w pierwszych dobach życia u noworodków urodzonych o czasie. W przypadku zapaleń
płuc wywołanych przez bakterie Gram-ujemne obraz
radiologiczny charakteryzuje się rozdęciem obwodowym z wyraźnymi ogniskami niedodmy.

W przypadku nabytego zapalenia płuc pierwszymi
objawami mogą być bezdechy lub pojawienie się wydzieliny w drogach oddechowych. Jeżeli zapalenie
płuc towarzyszy posocznicy, stan ogólny noworodka
jest zwykle bardzo ciężki z towarzyszącymi zaburzeniami krążenia i zaburzeniami jonowymi.

Metody diagnostyczne

W przypadku wystąpienia zaburzeń oddychania należy zawsze wykonać:

■ zdjęcie radiologiczne klatki piersiowej w celu wykluczenia lub potwierdzenia zapalenia płuc; obraz
radiologiczny może być bardzo różny – od wielu
ognisk zapalnych w obu płucach po jedno ognisko
występujące w którymś z płatów płucnych,
■ pobranie posiewu z dróg oddechowych w celu potwierdzenia etiologii (wirusowa/bakteryjna) –
w przypadku nabytego zapalenia płuc,
■ badania laboratoryjne – morfologia krwi z rozmazem, CRP, posiew krwi.

Różnicowanie

W przypadku noworodków przedwcześnie urodzonych należy różnicować z ZZO, ale często obie te patologie występują jednocześnie.

Leczenie

- Leczenie zaburzeń oddychania w zależności od stopnia ich nasilenia, od tlenoterapii biernej, przez nCPAP do wentylacji mechanicznej.
- Antybiotykoterapia celowana w zależności od stwierdzanego patogenu. W przypadku wrodzonych zapaleń płuc najczęściej stosuje się ampicylinę z aminoglikozydem. Leczenie trwa ok. 7 dni. Antybiotykoterapia w nabytych zapaleniach płuc zależy od stwierdzanego patogenu i wyniku antybiogramu.

Rokowanie

W większości przypadków dobre. Poważne w przypadku jednoczesnego stwierdzenia posocznicy.

7.2.8

Przemijający szybki oddech noworodka

ang. transient tachypnea of the newborn (TTN)

Definicja

Przejściowe zaburzenia oddychania występujące najczęściej u noworodków urodzonych o czasie lub blisko terminu porodu związane z opóźnieniem wchłaniania płynu płucnego.

Epidemiologia

Występuje u ok. 0,5% żywo urodzonych noworodków.

Etiologia i patogeneza

Opóźnienie wchłaniania płynu płucnego związane jest z zaburzeniem absorpcji jonów sodu z powierzchni pęcherzyków płucnych zależnej od krążących katecholamin i steroidów. Niesprawność kanałów sodowych doprowadza do pojawienia się nadmiaru płynu w śródmiąższu płuc, który uciskając na drogi oddechowe, powoduje wzrost oporu i zmniejszenie podatności płuc. Najczęstsze czynniki ryzyka wystąpienia TTN to:

- cięcie cesarskie przed rozpoczęciem czynności porodowej (zmniejszenie wydzielania katecholamin, brak ucisku klatki piersiowej przy przechodzeniu płodu przez drogi rodne),
- opóźnienie zaciśnięcia pępowiny po urodzeniu (hiperwolemia) – rzadka przyczyna.

Obraz kliniczny

- Znaczne przyspieszenie oddechów (tachypnoë) nawet do 100–120/min.
- Beczkowaty wygląd klatki piersiowej.
- Tachykardia (nie zawsze).

Objawy najczęściej ustępują po 24–48 godz.

Metody diagnostyczne

- W gazometrii niewielkiego stopnia hipoksemia i nieznaczna hiperkapnia, zwykle bez kwasicy.
- W RTG klatki piersiowej nadmierne rozdęcie obwodowych obszarów płuc, wzmożony rysunek naczyniowy, często płyn w szczelinie międzypłatowej.

Leczenie

Najczęściej wystarczy zastosowanie tlenoterapii biernej, ewentualnie nCPAP. W wyjątkowych sytuacjach występuje konieczność intubacji i prowadzenia wentylacji mechanicznej. Do momentu wykluczenia obecności zmian zapalnych w płucach powinno się podawać antybiotyki.

Różnicowanie

Należy różnicować z wrodzonym zapaleniem płuc – w TTN następuje szybka poprawa kliniczna i radiologiczna.

Rokowanie

W większości przypadków, przy niepowikłanym przebiegu, jest dobre.

7.3   *Ewa Adamska*

UKŁAD KRĄŻENIA

7.3.1

Odrębności układu krążenia w okresie noworodkowym

W okresie okołoporodowym wyróżnia się trzy schematy krążenia. U płodu, podczas życia wewnątrzmacicznego mówi się o krążeniu płodowym. Po urodzeniu u noworodka występuje najpierw krążenie przejściowe, a następnie krążenie noworodkowe.

Krążenie płodowe

Za wymianę gazową w okresie życia wewnątrzmacicznego odpowiada łożysko (ryc. 7.6), które jest układem o niskim oporze przepływu. Wypełnione

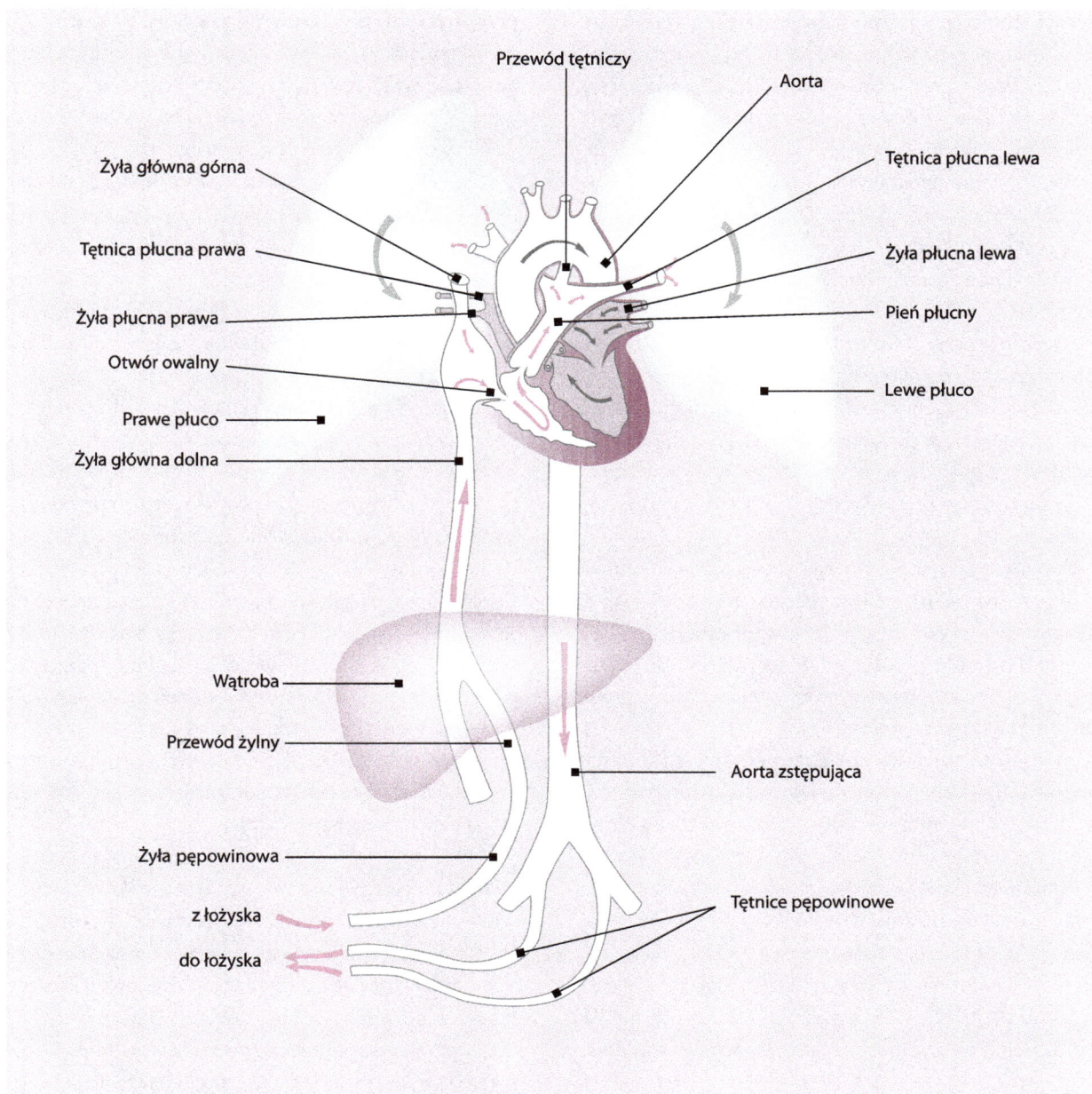

Przewód tętniczy

Aorta

Żyła główna górna

Tętnica płucna lewa

Tętnica płucna prawa

Żyła płucna lewa

Żyła płucna prawa

Pień płucny

Otwór owalny

Lewe płuco

Prawe płuco

Żyła główna dolna

Wątroba

Przewód żylny

Aorta zstępująca

Żyła pępowinowa

z łożyska

do łożyska

Tętnice pępowinowe

Rycina 7.6. Schemat krążenia płodowego.

płynem płuca płodu charakteryzują się wysokim oporem i nie biorą udziału w wymianie gazowej.

Utlenowanie krwi zachodzi w łożysku, skąd krew jest transportowana żyłą pępowinową do układu wrotnego płodu, a dalej przez przewód żylny do żyły głównej dolnej, gdzie otrzymuje domieszkę krwi odtlenowanej z żył kończyn dolnych i tułowia, a następnie uchodzi do prawego przedsionka. Krew odtlenowana pochodząca z żył kończyn górnych i głowy napływa do prawego przedsionka żyłą główną górną.

W świetle prawego przedsionka dochodzi do częściowego mieszania się krwi utlenowanej z odtlenowaną, jednak dzięki obecności zastawki żyły głównej dolnej (zastawka Eustachiusza) strumień krwi lepiej utlenowanej (z żyły głównej dolnej) kierowany jest przez otwór owalny do lewego przedsionka, dalej do lewej komory i aorty wstępującej, zaopatrując tętnice głowy, tętnice wieńcowe i tętnice kończyn górnych. Krew gorzej utlenowana (z żyły głównej górnej) jest kierowana do prawego przedsionka i prawej komory serca, a stamtąd do pnia płucnego. Większość tej krwi trafia następnie przez przewód tętniczy do aorty zstępującej, skąd przez tętnice dolnej części ciała (podbrzuszne i pępowinowe) dopływa do łożyska. Część krwi z pnia płucnego przepływa przez płuca, a z nich przez żyły płucne napływa do lewego przedsionka serca. Przepływ przez płuca płodu wynosi 13% połączonego rzutu serca w 20. tc., zwiększa się do 25% w 30. tc. i ponownie zmniejsza do 21% pod koniec III trymestru.

Kierunek przepływu krwi z przedsionka prawego do lewego oraz z pnia płucnego do aorty stanowi wynik różnicy ciśnień w jamach serca i dużych naczyniach. Ciśnienie w prawej części serca i pniu płucnym przewyższa to w lewej części serca i aorcie. W okresie życia płodowego prawa komora serca jest komorą dominującą.

System krążenia płodowego zapewnia preferencję w dopływie krwi utlenowanej do serca i ośrodkowego układu nerwowego. Jest to możliwe m.in. dzięki istnieniu naturalnych połączeń w postaci otworu owalnego i przewodu tętniczego z przeciekami prawo-lewymi na ich poziomie.

Mięsień serca płodu charakteryzuje się odmienną budową niż człowieka dorosłego. Zawiera więcej wody, mniej elementów kurczliwych i wykazuje odrębności w zakresie metabolizmu. Inna jest też budowa miozyny, podstawowego białka kurczliwego miocytu. Miozynę budują dwa łańcuchy lekkie i dwa ciężkie, tworzące u ssaków izoformy α i β. Alfa charakteryzuje się wysoką aktywnością ATP, a beta niską. U płodu w 30. tc. aż 90% miozyny stanowi forma β. Do 3. tż. po urodzeniu forma α całkowicie zastępuje formę β.

Układ krążenia płodu praktycznie nie ma unerwienia współczulnego, które pojawia się pod koniec czasu trwania ciąży i rozwija dopiero w okresie noworodkowym. Konsekwencją tego jest zła tolerancja przeciążenia objętościowego u noworodków urodzonych przedwcześnie i szybko rozwijająca się niewydolność krążenia w obecności drożnego przewodu tętniczego.

Krążenie przejściowe
Wraz z pierwszym oddechem dziecka po urodzeniu dochodzi do istotnych zmian funkcjonalnych w układzie krążenia. Niedługo po urodzeniu przepływ krwi przez naczynia płucne zwiększa się ok. 20-krotnie. Po 24 godzinach życia średnie ciśnienie w tętnicy płucnej może sięgać połowy wartości ciśnienia systemowego. Przepływ krwi do płuc bywa ponad 2 razy większy od przepływu systemowego.

Rozszerzanie się naczyń łożyska płucnego (mechaniczne wypełnianie płuc powietrzem, wzrost ciśnienia parcjalnego w pęcherzykach płucnych i naczyniach) prowadzi do spadku oporu płucnego. Początkowo bardzo szybkiego, ale ogólnie trwającego od 2 do 6 tygodni. Rozpoczyna się przebudowa naczyń płucnych.

Zaciśnięcie naczyń pępowinowych i odłączenie od niskooporowego łożyska skutkuje znacznym wzrostem oporu i ciśnienia w krążeniu systemowym. Coraz więcej krwi powraca z płuc do lewego przedsionka serca, co powoduje przewagę ciśnienia w nim nad stroną prawą. Zmienia się charakter przecieków, z prawo-lewego na lewo-prawy. To z kolei prowadzi do zamykania zastawki otworu owalnego znajdującej się od strony przedsionka lewego i ustąpienia przecieku na tym poziomie. Rozpoczyna się też proces czynnościowego zamykania przewodu tętniczego. Krążenie płucne i systemowe ulegają rozdzieleniu. Komora lewa serca staje się komorą dominującą i komory rozpoczynają pracę sekwencyjnie.

Zamykanie się naturalnych połączeń w sercu zawsze w pierwszej fazie ma charakter jedynie czynnościowy. Zatem w sytuacjach toczącego się procesu chorobowego, np. wzrostu oporów w krążeniu płucnym, może dojść do ponownego ich otwarcia. Dlatego też sformułowano pojęcie krążenie przejściowe.

Na przekroju poprzecznym serca noworodka obie komory wydają się kształtu bardziej okrągłego w porównaniu z sierpowatym zarysem prawej komory u dorosłych. Koniuszek serca jest utworzony przez obie lub tylko prawą komorę. Dopiero od ok. 3. mż. tworzy go wyłącznie lewa komora.

Utrzymywanie się podwyższonego oporu naczyń płucnych stanowi zasadniczy element w patomechanizmie powstawania przetrwałego nadciśnienia płucnego u noworodków.

Krążenie noworodkowe
Układ krążenia noworodków charakteryzuje się nadal odmienną budową mięśnia sercowego w porównaniu z dorosłymi. Ma on mniej elementów kurczli-

Tabela 7.6. Przekształcenie struktur układu krążenia płodu po urodzeniu

STRUKTURA PŁODOWA	PO URODZENIU
Żyła pępkowa	Więzadło obłe wątroby
Przewód żylny	Więzadło żylne
Otwór owalny	Dół owalny
Przewód tętniczy	Więzadło tętnicze

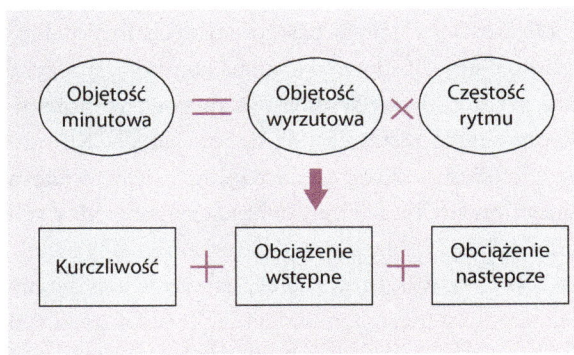

Rycina 7.7. Czynniki wpływające na objętość minutową serca.

wych, stąd i mniejsza jest jego zdolność do kurczenia się, niska rezerwa adrenergiczna i słabsza odpowiedź na katecholaminy. Miofibryle są krótkie i skręcone, z dużą ilością mitochondriów. Brak siateczki sarkoplazmatycznej. Kurczliwość obniżają dodatkowo stany niedotlenienia, kwasicy metabolicznej czy hipoglikemii. W konsekwencji serce noworodka nieznacznie tylko zwiększa pojemność wyrzutową w odpowiedzi na wzrost obciążenia wstępnego. Wydolność krążenia zależy w głównym stopniu od częstości pracy serca. Objawy niewydolności prawo- i lewokomorowej pojawiają się równocześnie.

Rozpoczyna się proces anatomicznego zamykania przewodu tętniczego (tab. 7.6).

7.3.2
Niewydolność krążenia z powodów innych niż wada serca

Definicja
Niewydolność krążenia jest to kompleks objawów klinicznych spowodowany upośledzeniem funkcji układu krążenia. Charakteryzuje się niewystarczającą perfuzją do tkanek i narządów. Często, ale nie zawsze, towarzyszy jej hipotensja.

Etiologia i patogeneza
Za utrzymanie prawidłowej perfuzji tkankowej odpowiedzialne są (ryc. 7.7):

- objętość minutowa serca,
- opór naczyń obwodowych żylnych, tętniczych i włosowatych,
- prawidłowy przepływ krwi.

Objętość minutowa serca to iloczyn objętości wyrzutowej serca (ilość krwi wyrzucanej przez serce podczas jednego skurczu) oraz częstości jego pracy.

Z kolei czynniki wpływające na objętość wyrzutową serca to kurczliwość mięśnia serca, obciążenie wstępne (preload) i następcze (afterload).

Kurczliwość mięśnia serca oznacza zdolność do wytwarzania siły przez mięsień niezależnie od obciążenia wstępnego lub następczego. Podstawowymi białkami kurczliwymi mięśnia serca są aktyna i miozyna. Na kurczliwość mięśnia serca mają wpływ transport jonów wapnia do siateczki sarkoplazmatycznej oraz receptory β-adrenergiczne. Mięsień serca noworodków ze względu na małą ilość elementów kurczliwych, brak retikulum endoplazmatycznego i małą rezerwę adrenergiczną, ma ograniczone zdolności do kurczenia się. Leki o działaniu inotropowo dodatnim mają niewielki wpływ na zwiększenie objętości wyrzutowej serca noworodków. Z tej samej przyczyny zwiększenie obciążenia wstępnego (objętościowego) nie powoduje wzrostu siły skurczu mięśnia i objętości wyrzutowej serca. Zgodnie z prawem Franka–Starlinga siła skurczu mięśnia serca zależy od rozciągnięcia włókien mięśniowych w rozkurczu, zatem od obciążenia wstępnego. Jednak u noworodków krzywa Franka–Starlinga ma spłaszczony przebieg.

Należy jednak podkreślić, że na wielkość obciążenia wstępnego wpływają też objętość krążącej krwi i pojemność łożyska naczyniowego. Zatem w sytuacjach nierzadko spotykanych u noworodków, takich jak niskie stężenie białka, utrata płynów podczas krwotoku lub odwodnienia i przemieszczenie się płynów do III przestrzeni (np. po zabiegu chirurgicznym w obrębie jamy brzusznej), obciążenie wstępne jest zbyt małe. Mechanizm kompensacyjny stanowi tu przyspieszenie częstości pracy serca. Pośrednio miarą obciążenia wstępnego prawej komory serca jest centralne ciśnienie żylne.

Wielkość obciążenia następczego (ciśnieniowego) definiuje się jako siłę, z jaką ściana komory jest rozciągana przez ciśnienie wewnątrzkomorowe w momencie otwierania zastawek półksiężycowatych. Klinicznie obciążenie następcze utożsamia się z oporem naczyniowym. Im większy opór naczyń obwodowych tym większe obciążenie następcze. Zatem aby zwiększyć objętość wyrzutową serca, należy zwiększyć obciążenie następcze, co w sytuacji fizjologicznego wzrostu oporu naczyń systemowych po urodzeniu jest niezwykle trudne. Dlatego największy wpływ na zwiększenie objętości wyrzutowej serca ma zwiększenie częstości jego pracy.

Serce noworodka reaguje kompensacyjnym przyspieszeniem rytmu w przypadku zmniejszonego obciążenia wstępnego, spadku objętości wyrzutowej i minutowej oraz skąpego wypełnienia łożyska naczyniowego. Szybka częstość pracy serca stanowi więc warunek konieczny dla utrzymania wydolności krążenia u noworodków.

Ostatnim czynnikiem wpływającym na prawidłową perfuzję tkankową jest adekwatny przepływ krwi, a zatem prawidłowa objętość krwi, wysycenie jej tlenem oraz zdolność do transportu tlenu i oddawania go do tkanek. Utrudnione oddawanie tlenu do tkanek (przesunięcie krzywej dysocjacji w lewo) występuje w hipotermii, hipokapni lub obecności hemoglobiny płodowej. Wszystkie te stany są charakterystyczne dla okresu okołoporodowego, zwłaszcza u noworodków urodzonych przedwcześnie.

Przepływ krwi do tkanek lub narządów jest regulowany przez ich łożysko naczyniowe na zasadzie autoregulacji. Oznacza to, że narządy mają zdolność do utrzymania przepływu krwi na stałym poziomie niezależnym od wahań ciśnienia systemowego. Utrata tego mechanizmu powoduje, że przepływ krwi staje się bierny, zależny od wahań ciśnienia systemowego, co w konsekwencji prowadzi do epizodów niedotlenienia i niedokrwienia. Chore noworodki z małą urodzeniową masą ciała mają w znacznym stopniu ograniczoną autoregulację naczyń mózgowych. Epizody hipotensji prowadzą u nich do hipoperfuzji naczyń mózgowych, a w konsekwencji do wzrostu częstości występowania krwawień wewnątrzczaszkowych w następnej fazie reperfuzji. Hipotensja powoduje również upośledzenie przepływu krwi w innych narządach, np. w naczyniach nerkowych, trzewnych

(wzrost ryzyka rozwoju martwiczego zapalenia jelit) czy wątrobowych (uszkodzenie wątroby).

Przyczyny niewydolności krążenia w okresie noworodkowym można podzielić wg czasu ich występowania.

W pierwszych godzinach życia najczęściej niewydolność krążenia rozwija się wtórnie do niedotlenienia okołoporodowego lub hipowolemii (np. krwawienie z powodu przetoczenia przezłożyskowego lub płodowo-płodowego, krwawienie do narządów wewnętrznych, krwiak podtorebkowy wątroby) oraz niektórych wad wrodzonych serca (np. całkowity nieprawidłowy spływ żył płucnych). Od pierwszych godzin życia można obserwować również hipotensję u noworodków urodzonych przedwcześnie. W kolejnych dobach życia przyczynami niewydolności krążenia są przede wszystkim przewodozależne wady wrodzone serca.

Niezależnie od wieku najczęstszą przyczyną niewydolności krążenia w okresie noworodkowym jest niewydolność oddechowa. Może ona rozwijać się w przebiegu zapalenia płuc, przetrwałego nadciśnienia płucnego czy wrodzonych wad układu oddechowego (np. przepuklina przeponowa).

Innymi przyczynami niewydolności krążenia w okresie noworodkowym są infekcje uogólnione, zapalenie mięśnia sercowego, kardiomiopatie, zaburzenia rytmu serca oraz zaburzenia metaboliczne (hipoglikemia, hipokalcemia) i endokrynologiczne (niedoczynność tarczycy).

Wstrząs

Uszkodzenie funkcji układu krążenia prowadzące do niewydolności krążenia jest często u noworodków wynikiem wstrząsu. Wstrząs to stan kliniczny o gwałtownym przebiegu i wieloczynnikowej etiologii. W okresie noworodkowym najczęściej występują:

- wstrząs hipowolemiczny – wynika z utraty płynów w przebiegu krwawienia (np. przedwczesne oddzielenie się łożyska, przetoczenie przezłożyskowe, płodowo-płodowe), strat płynów z przewodu pokarmowego lub przesunięcia płynów do III przestrzeni (płyn w jamie otrzewnej, opłucnej, martwicze zapalenie jelit),
- wstrząs kardiogenny – najczęściej stanowi następstwo dysfunkcji mięśnia sercowego, występuje u noworodków donoszonych urodzonych w za-

martwicy oraz u noworodków urodzonych przedwcześnie w okresie krążenia przejściowego,

■ wstrząs dystrybucyjny – powstaje wskutek zaburzenia regulacji napięcia ścian naczyń krwionośnych u noworodków we wstrząsie septycznym oraz u noworodków urodzonych przedwcześnie podczas krążenia przejściowego.

Obraz kliniczny

■ Tachypnoë, wysiłek oddechowy.
■ Tachykardia, bradykardia.
■ Obniżone ciśnienie tętnicze krwi (hipotensja).
■ Zaburzenia perfuzji obwodowej: skóra blada, marmurkowata.
■ Cechy „pustego łożyska naczyniowego": słabo wyczuwalne tętno na tętnicach obwodowych, wydłużony czas powrotu włośniczkowego powyżej 5 s.
■ Powiększenie wątroby.
■ Oliguria lub anuria.

Hipotensja

Ciśnienie krwi zależy od prawidłowego jej przepływu i oporu naczyń na poziomie tętniczek (im wyższy opór naczyniowy, tym większe ciśnienie tętnicze, ale mniejszy przepływ krwi). U noworodków na wartość ciśnienia tętniczego ma także wpływ wiele innych czynników, m.in. wiek płodowy i postnatalny, wiek matki, rodzaj porodu czy prenatalna podaż steroidów. Dlatego też określenie zakresu norm prawidłowego ciśnienia tętniczego u noworodków, szczególnie urodzonych przedwcześnie, jest bardzo trudne. Brak również wystarczającej wiedzy o fizjologicznych zakresach ciśnienia tętniczego niezbędnych do utrzymania adekwatnej perfuzji narządowej.

Obecnie najczęściej stosuje się następującą definicję prawidłowego ciśnienia tętniczego krwi u noworodków. W 1. dż. jest to wartość średniego ciśnienia tętniczego krwi równa odpowiedniemu wiekowi ciążowemu w tygodniach życia lub od niego większa. Zatem u noworodka urodzonego w 28. tc. średnie ciśnienie tętnicze powinno wynosić 28 mmHg lub więcej. Noworodki donoszone w porównaniu z urodzonymi przedwcześnie mają wyższe średnie ciśnienie krwi po urodzeniu i w 1. tż. W kolejnych dobach życia postnatalnego średnie ciśnienie tętnicze wzrasta niezależnie od wieku ciążowego noworodka przy urodzeniu.

Epizody hipotensji występują u ponad 30% noworodków z małą urodzeniową masą ciała, szczególnie w pierwszych 48 godzinach życia.

Najczęstsze przyczyny hipotensji u noworodków:

■ wiek płodowy (wraz z obniżeniem wieku płodowego wzrasta ryzyko hipotensji),
■ brak steroidoterapii prenatalnej,
■ przetrwały przewód tętniczy,
■ hipowolemia,
■ wentylacja mechaniczna,
■ odma opłucnowa,
■ posocznica,
■ niedotlenienie okołoporodowe,
■ przejściowa niewydolność kory nadnerczy u noworodków urodzonych przedwcześnie.

Najczęstsze przyczyny hipowolemii u noworodków:

■ krwawienie płodowo-matczyne,
■ krwawienie płodowo-łożyskowe,
■ krwawienie do narządów,
■ krwawienie do jamy brzusznej u noworodków z problemami chirurgicznymi.

Noworodki prezentują klasyczne cechy niewydolności krążenia:

■ bladość skóry,
■ tachykardia,
■ hipotensja,
■ cechy małego wypełnienia komór serca w badaniu echokardiograficznym.

Noworodki z ciężkim niedotlenieniem okołoporodowym bardzo wcześnie rozwijają niewydolność krążenia. Przyczyną jest prawdopodobnie dysfunkcja mięśnia komór w następstwie niedotlenienia oraz utrata napięcia naczyniowego.

Hipotensji może towarzyszyć niski przepływ systemowy krwi. Jest on wynikiem adaptacji krążenia przejściowego i niedojrzałego mięśnia sercowego do nagłego wzrostu oporu naczyń obwodowych po urodzeniu. Dodatkowy wpływ ma obecność fizjologicznego przecieku na poziomie przewodu tętniczego. Wraz ze spadkiem przepływu krwi następuje hipoperfuzja narządowa, po której zachodzi faza reperfuzji. Dlatego też niski przepływ systemowy krwi koreluje ze wzrostem ryzyka występowania krwawień wewnątrzczaszkowych, co jest szczególnie niebezpieczne dla noworodków urodzonych przedwcześnie.

Hipotensja oporna na leczenie standardowe

Patofizjologia tego rodzaju hipotensji nie do końca została wytłumaczona. Dotyczy przede wszystkim noworodków urodzonych przedwcześnie. Przypuszczalnie jest związana zarówno z rozregulowaniem i wyczerpaniem receptorów adrenergicznych u noworodków leczonych katecholaminami, jak również z niedojrzałością osi przysadka–podwzgórze.

Synteza kortyzolu prawdopodobnie rozpoczyna się dopiero ok. 30. tc. Poród przedwczesny (przed 30. tc.) wiąże się zatem z ryzykiem niedoboru kortyzolu. Ta niedojrzałość osi przysadka–podwzgórze jest przejściowa i najczęściej ulega normalizacji w ciągu pierwszych 14 dni życia.

Głównym objawem tego rodzaju niewydolności krążenia u noworodków urodzonych przedwcześnie jest uporczywa hipotensja, która nie reaguje na wypełnianie łożyska naczyniowego i katecholaminy, a jedynym lekiem jest hydrokortyzon. Jego działanie polega m.in. na stymulowaniu wzrostu syntezy nowych protein potrzebnych do budowy receptorów adrenergicznych oraz na hamowaniu enzymu ważnego dla szlaku syntezy katecholamin endogennych.

Monitorowanie i diagnostyka niewydolności krążenia

Noworodek prezentujący niepokojące objawy kliniczne powinien być stale monitorowany. Najbardziej rozpowszechnionym aparatem monitorującym jest pulsoksymetr, który pozwala na ocenę wysycenia krwi tlenem (oxygen saturation of peripheral blood, SpO_2). Odbiera on sygnał pulsującej krwi tętniczej z czujnika zakładanego na rękę lub stopę noworodka. Prawidłowe wartości SpO_2 u noworodków urodzonych przedwcześnie powinny wynosić od 87 do 95%, a u donoszonych > 90%. U dzieci we wstrząsie należy utrzymywać saturację powyżej górnej granicy normy. Pulsoksymetr pozwala również na ciągłą ocenę częstości pracy serca (tachykardia lub bradykardia).

Dobrą metodą ciągłej oceny wydolności oddechowej jest przezskórny pomiar ciśnienia parcjalnego CO_2 (transcutaneous carbon dioxide tension, $tcPCO_2$).

U noworodków z zaburzeniami jonowymi czy zaburzeniami rytmu serca pomocne może być podłączenie monitora EKG. Służy on do oceny zaburzeń rytmu serca, kształtu załamków T i zespołów QRS. Typowo wykorzystuje się trzy elektrody naklejane na klatkę piersiową.

Pomiar ciśnienia tętniczego jest najczęściej stosowany w neonatologii w celu oceny perfuzji narządowej, a najważniejszy jej parametr to średnie ciśnienie tętnicze (ciśnienie rozkurczowe + $^1/_3$ różnicy między ciśnieniem skurczowym i rozkurczowym). Złoty standard w neonatologii stanowi ocena średniego ciśnienia tętniczego metodą inwazyjną (bezpośrednią), tzn. za pomocą kaniuli wprowadzonej do tętnicy (tętnica pępowinowa lub obwodowa, np. promieniowa, piszczelowa tylna). W przypadku braku takiej możliwości najlepszą metodą nieinwazyjną jest oscylometria. Czujnik wykrywa oscylacje wywołane przepływem krwi w tętnicy uciśniętej przez mankiet. Wiarygodność pomiaru zależy od szerokości mankietu. Zbyt wąski powoduje za wysoki odczyt wartości ciśnienia, a za szeroki zaniża jego wartość. Prawidłowy stosunek szerokości mankietu do szerokości ramienia powinien wynosić 0,45–0,55. Wtedy wartość ciśnienia jest najbardziej zbliżona do wartości pomiaru inwazyjnego.

Czas powrotu włośniczkowego szacuje się na podstawie ucisku skóry na czole lub w górnej części klatki piersiowej. Jego miarę stanowi czas upływający od zwolnienia ucisku do prawidłowego zabarwienia skóry. Na podstawie dotychczasowych badań oceniono, że dobrym markerem zbyt małej perfuzji obwodowej krwi jest czas powrotu włośniczkowego > 5 s.

O prawidłowej perfuzji narządowej świadczy również ilość wydalanego moczu, oceniana w ml/godzinę. Za prawidłową wartość diurezy u noworodków uznaje się > 1,5 ml/kg mc./godzinę. Diureza może być obniżona jeszcze zanim dojdzie do spadku ciśnienia tętniczego (faza kompensacyjna niewydolności krążenia). Należy jednak pamiętać, że u noworodków fizjologicznie mocz może pojawić się dopiero pod koniec 1. dż.

Metody diagnostyczne

U noworodków z niewydolnością krążenia zawsze należy wykonać zdjęcie radiologiczne płuc, w celu wykluczenia odmy opłucnowej (bradykardia, spadek ciśnienia tętniczego). Badaniem echokardiograficznym należy ocenić anatomiczne struktury serca (diagnostyka w kierunku wad wrodzonych serca), kierunek przecieków przez połączenia fizjologiczne (ocena nadciśnienia płucnego) oraz stopień wypełnienia jam serca. Pomiar przepływu systemowego krwi w funkcjonalnym badaniu echokardiograficznym uważany jest za najlepszy marker oceny perfuzji obwodowej krwi.

U noworodków niewydolnych krążeniowo wskazana jest ocena równowagi kwasowo-zasadowej i glikemii. Badania dotyczące kwasu mlekowego są nieliczne i sugerują, że jego stężenie odzwierciedla perfuzję krwi w ciągu ostatnich 12 godzin, a nie w czasie gdy pomiar ten jest wykonywany. Kwas mlekowy wykorzystuje się głównie w monitorowaniu niewydolności krążenia. Stałe utrzymywanie się jego wartości > 5 mmol/l koreluje ze zwiększonym ryzykiem zgonu u noworodków.

Leczenie

Celem terapii niewydolności krążenia u noworodków jest zapewnienie prawidłowej perfuzji narządowej, szczególnie mózgowego przepływu krwi. Podstawę stanowi ustalenie przyczyny tego stanu.

Ogólne zasady leczenia niewydolności krążenia u noworodków:

- leczenie przyczynowe – antybiotykoterapia, odbarczenie odmy opłucnowej, zamknięcie przetrwałego przewodu tętniczego,
- leczenie dodatkowe – zabezpieczenie przed utratą ciepła, utrzymanie wydolności układu oddechowego, wyrównanie zaburzeń gazometrycznych i jonowych,
- leczenie farmakologiczne – wypełnienie łożyska naczyniowego, katecholaminy.

1 Wypełnienie łożyska naczyniowego

Wprawdzie udowodniono brak korelacji między wypełnieniem łożyska naczyniowego a wzrostem objętości wyrzutowej serca i ciśnienia tętniczego, jednak większość ośrodków stosuje wypełnienie łożyska naczyniowego jako terapię wstępną przed włączeniem katecholamin. Płyny wypełniające łożysko naczyniowe dzielą się na koloidy (albuminy) i krystaloidy (sól fizjologiczna). Koloidy w porównaniu z krystaloidami mają działanie onkotyczne, powodują retencję płynów i dłużej pozostają w przestrzeni wewnątrznaczyniowej. Ponadto są one produktami krwi i mogą zwiększać ryzyko infekcji. Dlatego obecnie zaleca się stosowanie soli fizjologicznej w wypełnianiu łożyska naczyniowego. Zalecana dawka to 10–20 ml/kg mc. przez 20–30 min. Brak normalizacji ciśnienia tętniczego po jednorazowej dawce soli fizjologicznej jest wskazaniem do włączenia katecholamin.

Roztwór 5% albumin można stosować u noworodków z hipowolemią wtórną do utraty białka (np. po operacjach w obrębie jamy brzusznej).

U noworodków z utratą krwi wskazane jest przetoczenie preparatów filtrowanych (np. KKCz) i napromieniowanych krwinek czerwonych.

2 Farmakoterapia

Katecholaminy

Leki o działaniu sympatykomimetycznym o krótkim czasie półtrwania w surowicy. Wiążą się z receptorami adrenergicznymi α i β w błonie komórkowej, co pozwala na aktywację cyklazy adenylanowej. Dochodzi do wzrostu aktywności cAMP w komórce, zwiększa się transport jonów Ca do jej wnętrza i wzrasta siła skurczu mięśnia sercowego (tab. 7.7).

Dopamina jest prekursorem noradrenaliny działającym poprzez receptory adrenergiczne α i β oraz dopaminergiczne. Wśród objawów niepożądanych leku

Tabela 7.7. Leki krążeniowe stosowane u noworodków

LEK	DAWKA (µg/kg/min)	MECHANIZM DZIAŁANIA
Dopamina	1–5	↑ diurezy, ↑ kurczliwości
	6–10	↑ HR, ↑ kurczliwości, ↑ BP
	11–20	↑ HR, ↑ kurczliwości, ↑ BP, ↑ SVR
Dobutamina	1–20	↑ HR, ↑ kurczliwości, ↓ SVR
Adrenalina	0,05–1	↑ HR, ↑ kurczliwości, ↑ SVR, ↑ BP
Izoprenalina	0,05–1	↑ HR, ↑ kurczliwości, ↓ SVR, ↓ PVR
Dopeksamina	2	↑ HR, ↑ BP, ↑ diurezy
Milrinon	nasycająca 0,75, podtrzymująca 0,2	↑ kurczliwości, ↓ SVR, ↓ PVR

HR (heart rate) częstość pracy serca, BP (blood pressure) ciśnienie tętnicze krwi, SVR (systemic vascular resistance) naczyniowy opór systemowy, PVR (pulmonary vascular resistance) naczyniowy opór płucny

należy wymienić lokalną martwicę po wynaczynieniu (lek powinien być podawany do wkłucia centralnego), zaburzenia rytmu serca, zaburzenia metaboliczne (hiponatremia, hipofosfatemia, kwasica metaboliczna) i zaburzenia endokrynologiczne (przejściowe hamowanie wydzielania prolaktyny, TSH, hormonu wzrostu). Dopamina jest zalecana w leczeniu niewydolności krążenia przebiegającej z hipotensją. Maksymalną dawkę rekomendowaną stanowi 20 µg/kg mc./min.

Dobutamina to selektywna katecholamina działająca poprzez receptory β1 i α. Można ją podawać do wkłucia obwodowego. Dobutamina w dawce powyżej 5 µg/kg mc./min pozwala na obniżenie oporu obwodowego naczyń, poprawia krążenie wieńcowe i transport tlenu do mięśnia sercowego, a także zwiększa jego kurczliwość. Obecnie zalecana jest w leczeniu noworodków z niewydolnością krążenia i z dysfunkcją mięśnia sercowego oraz z podwyższonym oporem naczyń obwodowych, a także w leczeniu noworodków urodzonych przedwcześnie z hipotensją w 1. dż. Nie powinno się przekraczać dawki 20 µg/kg mc./min.

Adrenalina i **noradrenalina** działają poprzez stymulację α i β receptorów. Adrenalina w dawce powyżej 0,1 µg/kg mc./min powoduje znaczny skurcz naczyń obwodowych, w mniejszym stopniu wpływa na zwiększenie oporu naczyń łożyska płucnego. Wskazaniem do zastosowania tych leków jest utrzymująca się hipotensja pomimo stosowania dopaminy w dawce 20 µg/kg mc./min w monoterapii i/lub w skojarzeniu z dobutaminą. W trakcie leczenia należy zwrócić uwagę na objawy niepożądane w postaci narastania kwasicy mleczanowej i tachykardii.

Izoprenalina to syntetyczna amina katecholowa działająca jedynie poprzez receptory β. Stosuje się ją u noworodków w leczeniu bloku przedsionkowo-komorowego.

Dopeksamina jest syntetyczną katecholaminą działającą przez receptory β. Zwiększa przepływ krwi przez naczynia trzewne, dlatego stosuje się ją u noworodków z martwiczym zapaleniem jelit.

Luzitropy (**milrinon**) to leki z grupy inhibitorów fosfodiesterazy. Wykazują synergizm z innymi katecholaminami. Stosowane są u noworodków po leczeniu kardiochirurgicznym. Podejmuje się też próby podawania ich noworodkom urodzonym przedwcze-

śnie z hipotensją i zmniejszonym przepływem systemowym krwi w pierwszych dobach życia.

Steroidy
Stosowane są w leczeniu hipotensji opornej na leczenie standardowe. Zalecanym lekiem jest hydrokortyzon (1 mg/kg mc. co 8 godzin). Terapia hydrokortyzonem powoduje znaczący wzrost ciśnienia tętniczego w ciągu 2 godzin od podaży leku, co pozwala na stopniowe odstawienie katecholamin.

7.3.3
Przetrwały przewód tętniczy u noworodków urodzonych przedwcześnie

łac. *ductus arteriosus persistens*

ang. patent ductus arteriosus (PDA)

Definicja
Przewód tętniczy jest naczyniem łączącym pień tętnicy płucnej z aortą zastępującą (ryc. 7.8). Utrzymywanie się jego drożności po urodzeniu określa się mianem przetrwałego przewodu tętniczego.

Epidemiologia
PDA stanowi ok. 10% wszystkich wrodzonych wad serca u noworodków urodzonych o czasie. Funkcjonalne zamknięcie przewodu tętniczego obserwuje się u 20% noworodków donoszonych w 1. dż., u 82% w 2. dż., 96% w 3. dż. i prawie u 100% w 4. dż.

Częstość występowania PDA jest odwrotnie proporcjonalna do wieku płodowego i urodzeniowej masy ciała. Im wcześniejszy poród przedwczesny, tym większe ryzyko jego wystąpienia. Stwierdza się ją u ok. 35% noworodków urodzonych przedwcześnie z bardzo małą urodzeniową masą ciała. Badania wieloośrodkowe EPICure określiły częstość występowania PDA u noworodków urodzonych < 26. tc. na 65%.

Na podstawie badań echokardiograficznych oceniono czas funkcjonalnego zamykania przewodu tętniczego również u noworodków urodzonych przedwcześnie. Stwierdzono, że u noworodków urodzonych < 30. tc. bez cech ZZO, podobnie jak u noworodków donoszonych, przewód tętniczy zamyka się do 4. dż., a u dzieci leczonych z powodu ZZO pozostaje on drożny w 65% przypadków. Zatem dodatkowym czynnikiem zwiększonego ryzyka obecności drożnego przewodu tętniczego u noworodków urodzonych przedwcześnie jest zespół zaburzeń oddychania. Inne

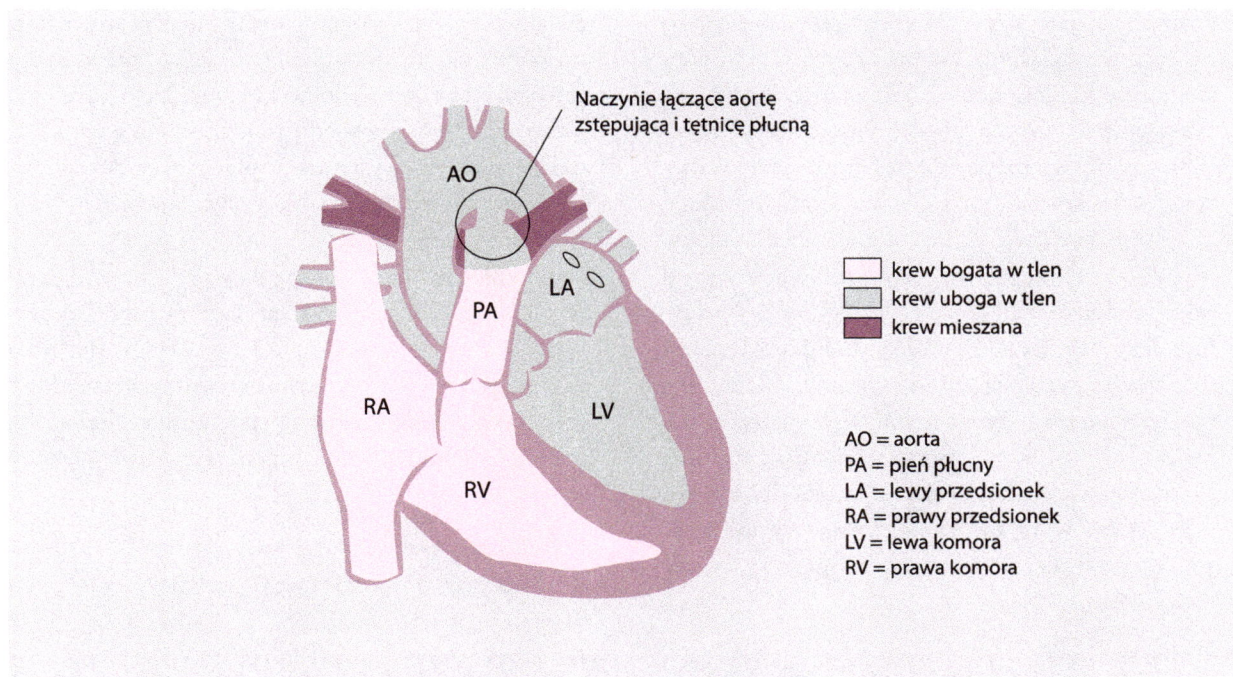

Rycina 7.8. Schemat serca z przetrwałym przewodem tętniczym.

czynniki to zbyt duża podaż płynów w pierwszych dobach życia oraz infekcja uogólniona.

Na zmniejszenie częstości występowania PDA istotny wpływ ma wzrost podaży prenatalnej steroidów.

Etiologia i patogeneza

Przewód tętniczy to naczynie łączące pień tętnicy płucnej z aortą zstępującą. W życiu płodowym zapewnia fizjologiczny przeciek prawo-lewy. Drożność prenatalnie zawdzięcza prostaglandynom produkowanym w swojej ścianie, w łożysku i w naczyniach pępowinowych. Po urodzeniu zmiany oporu naczyniowego w krążeniu płucnym i systemowym, wzrost utlenowania krwi oraz przesunięcie równowagi między czynnikami rozszerzającymi i zwężającymi w kierunku tych ostatnich powodują przebudowę jego ściany.

Budowa ściany przewodu tętniczego różni się zdecydowanie od budowy aorty i innych dużych naczyń tętniczych. Składa się ona z błony wewnętrznej, środkowej warstwy mięśniowej i zewnętrznej blaszki elastycznej. W warstwie mięśniowej przeważają włókna gładkie układające się spiralnie wokół światła przewodu.

Najważniejsze czynniki zwężające, wpływające na skurcz i zamknięcie przewodu to:

- tlen – wysokie stężenie tlenu we krwi sprzyja zamykaniu przewodu tętniczego,
- wewnętrzne napięcie ściany przewodu – u noworodków urodzonych przedwcześnie jest niewielkie w związku z przewagą izoformy β miozyny o znacznie mniejszej zdolności do skurczu.

Do czynników o działaniu rozszerzającym należą:

- prostaglandyny – syntetyzowane po urodzeniu bezpośrednio w przewodzie tętniczym,
- tlenek azotu – produkowany przez komórki śródbłonka naczyń oraz w ostatnim trymestrze ciąży przez sam przewód, wtedy też jego synteza znacznie wzrasta; brak skuteczności leczenia przetrwałego przewodu tętniczego inhibitorami prostaglandyn u najbardziej niedojrzałych noworodków może wskazywać na to, że właśnie tlenek azotu odgrywa kluczową rolę w utrzymaniu jego drożności.

W zamykaniu przewodu można wyróżnić dwie fazy:

- faza funkcjonalna – trwa kilkanaście godzin po urodzeniu i jest niezbędna do rozpoczęcia przebudowy anatomicznej przewodu, dochodzi w niej do zwężenia światła naczynia i pogrubienia jego ściany, co prowadzi do powstania w warstwie środkowej strefy niedotlenienia; istnienie tej strefy jest niezwykle ważne dla trwałej, anatomicznej przebudowy przewodu, ponieważ hamuje ona lokalną syntezę prostaglandyn i tlenku azotu, indukuje apoptozę komórek i produkuje śródbłonkowy czynnik wzrostu stymulujący proliferację komórek śródbłonka,

■ faza anatomiczna – trwa kilka do kilkudziesięciu dni, rozpoczyna się od oddzielania błony wewnętrznej od warstwy mięśniowej i gromadzenia kwasu hialuronowego, powstają śluzowe torbiele i guzki, powiększa się warstwa podśródbłonkowa z jednoczasowym zanikaniem warstwy mięśniowej, co prowadzi do trwałego zamknięcia światła naczynia.

Obraz kliniczny

Klasyczne kliniczne objawy PDA w postaci tętnienia okolicy przedsercowej, szmeru skurczowo-rozkurczowego, chybkiego tętna i braku możliwości odłączenia od respiratora, pojawiają się dopiero po kilku dniach po urodzeniu, najczęściej stwierdza się je po 4. dż. Wynika to z podwyższonego oporu naczyń płucnych po urodzeniu i ograniczania przecieku przez przewód tętniczy. W kolejnych dobach życia, wraz z obniżaniem oporu naczyń płucnych, zwiększa się przepływ krwi przez przewód, co prowadzi do pojawienia się objawów klinicznych znamiennego hemodynamicznie przetrwałego przewodu tętniczego.

Patofizjologia

Przeciek lewo-prawy przez przewód tętniczy u noworodków urodzonych przedwcześnie wywołuje szereg konsekwencji klinicznych wynikających ze zwiększonego przepływu krwi do płuc oraz zmniejszonego przepływu krwi w krążeniu systemowym.

Najbardziej niebezpiecznym objawem hiperperfuzji płucnej jest krwotok z płuc. W kolejnych dobach życia PDA prowadzi do zmian w mechanice płuc, głównie do obniżenia podatności płuc, zaburzeń oksygenacji i konieczności zwiększania parametrów wentylacji. W konsekwencji zwiększa się ryzyko rozwoju dysplazji oskrzelowo-płucnej.

Przeciwnie do hiperperfuzji płucnej w krążeniu systemowym przeciek lewo-prawy przez przewód odpowiedzialny jest za „podkradanie" krwi z aorty. Prowadzi to do rozwoju kwasicy metabolicznej oraz

zwiększa ryzyko wystąpienia krwawień wewnątrzczaszkowych, niedotlenienia mózgu, martwiczego zapalenia jelit i niewydolności nerek. Najbardziej negatywny wpływ przewodu tętniczego na wydolność układu krążenia występuje w pierwszych dobach życia i przedstawia się jako uporczywa hipotensja.

Metody diagnostyczne

Najważniejsze znaczenie ma badanie echokardiograficzne serca. Objawy echokardiograficzne PDA wyprzedzają pojawienie się objawów klinicznych o co najmniej 2 dni. W tym czasie określa się przewód tętniczy jako asymptomatyczny. Wskaźniki echokardiograficzne znamiennego hemodynamicznie przewodu tętniczego:

■ średnica przewodu > 1,5 mm,
■ pulsacyjny, nierestrykcyjny przepływ przez przewód,
■ średnica lewego przedsionka/średnica aorty (LA//Ao) w granicach 1,5–2 : 1.

W diagnostyce PDA od kilku lat wykorzystuje się również metody biochemiczne – oznaczanie we krwi stężenia troponiny i natriuretycznego peptydu B.

Leczenie

1 Wentylacyjne
Wentylacja mechaniczna z dodatnim ciśnieniem końcowo-wydechowym sprzyja zmniejszeniu przepływu krwi przez przewód tętniczy i redystrybucji płynu z płuc.

2 Płynowe
Korzystna wydaje się restrykcja płynowa.

3 Ligacja chirurgiczna
Trwale eliminuje problem przetrwałego przewodu tętniczego. Niektóre ośrodki preferują podwiązanie chirurgiczne przewodu tętniczego jako leczenie z wyboru z pominięciem drogi farmakologicznej. Dotyczy to najczęściej oddziałów dysponujących zapleczem chirurgicznym, w których zabieg przeprowadza się bez konieczności transportu noworodka. Powikłania chirurgicznego podwiązania przewodu stanowią odma opłucnowa, chylothorax, uszkodzenie nerwu krtaniowego, infekcje oraz tzw. zespół sercowy, w którym dominującymi objawami są obrzęk płuc, hipotensja i konieczność stosowania leków wspomagających funkcję układu krążenia. Na podstawie obecnej wiedzy brak jest danych preferujących podwiązanie

chirurgiczne przewodu tętniczego jako metodę leczenia z wyboru. Większość ośrodków rezerwuje ligację przewodu tętniczego dla noworodków po nieskutecznym leczeniu farmakologicznym.

4 Leczenie farmakologiczne
Najczęściej stosowane schematy leczenia:

- leczenie profilaktyczne w 1. dż. (najczęściej 8.–24. godz. życia),
- leczenie wczesne w okresie bezobjawowego przewodu tętniczego (2.–3. dż.),
- leczenie późne objawowego PDA, po pojawieniu się objawów klinicznych (7.–10. dż.).

Indometacyna to nieselektywny inhibitor cyklooksygenazy hamujący syntezę prostaglandyn, a jednocześnie pierwszy lek stosowany w leczeniu farmakologicznym PDA u noworodków urodzonych przedwcześnie. Skuteczność leczenia tą substancją została oceniona na prawie 90%. Czynniki wpływające na efektywność leczenia to wiek płodowy noworodka (im mniejszy, tym mniejsza skuteczność leku) i wiek postnatalny, w którym rozpoczyna się leczenie (im później rozpoczynane leczenie, tym mniejszy czas półtrwania leku w surowicy, a zwiększa się jego klirens, a więc skuteczność leczenia mniejsza).

Najczęściej stosuje się dawkę 0,2 mg/kg mc. (zakres od 0,1 do 0,4 mg/kg mc.) 3-krotnie w odstępach 12 lub 24 godzin. Nie wykazano korzyści przedłużonego leczenia indometacyną.

Główne objawy niepożądane stosowania indometacyny to oliguria, małopłytkowość, krwawienie z układu pokarmowego, perforacja przewodu pokarmowego (zwłaszcza przy jednoczasowym stosowaniu hydrokortyzonu) oraz przejściowe zmniejszenie przepływu krwi w naczyniach mózgowych, trzewnych i nerkowych. Podawanie dopaminy lub furosemidu w zapobieganiu przejściowej niewydolności nerek w trakcie leczenia indometacyną nie przyniosło spodziewanych efektów.

Indometacyna stosowana profilaktycznie istotnie statystycznie zmniejsza konieczność ligacji przewodu tętniczego, a także częstość występowania krwawień wewnątrzczaszkowych III i IV stopnia oraz leukomalacji okołokomorowej. Protekcyjne działanie indometacyny na ośrodkowy układ nerwowy wynika m.in. z przyspieszenia przez nią dojrzewania naczyń macierzy okołokomorowej. Wczesna podaż leku powoduje

ponadto skrócenie czasu trwania wentylacji mechanicznej, zmniejszenie częstości występowania dysplazji oskrzelowo-płucnej i spadek ryzyka rozwoju martwiczego zapalenia jelit.

Indometacyna stosowana w podaży późnej nie ma istotnego wpływu na ryzyko wystąpienia powikłań.

Ibuprofen jest również lekiem z grupy inhibitorów cyklooksygenazy, który hamuje produkcję prostaglandyn. Skuteczność obu leków w zamykaniu PDA jest porównywalna. Ibuprofen podaje się najczęściej wg schematu 10–5–5 mg/kg mc. w odstępach 24-godzinnych. Stosowany jest w podaży profilaktycznej i wczesnej.

Badania porównujące działanie obu leków podkreślają, że ibuprofen nie powoduje przypisywanego indometacynie zmniejszenia przepływu krwi w poszczególnych narządach oraz zmniejszenia diurezy. W podaży profilaktycznej może mieć wpływ na ryzyko rozwoju nadciśnienia płucnego, natomiast wczesne jego stosowanie istotnie statystycznie zwiększa częstość występowania dysplazji oskrzelowo-płucnej. W porównaniu z indometacyną, ibuprofen zmniejsza ryzyko wstąpienia oligurii, ale nie ma wpływu na częstość występowania krwawień wewnątrzczaszkowych.

Indometacyna czy ibuprofen? Indometacyna jest rekomendowana w podaży profilaktycznej, szczególnie w ośrodkach o dużej częstości występowania krwawień wewnątrzczaszkowych. Natomiast ibuprofen to lek z wyboru w leczeniu wczesnym ze względu na zmniejszenie ryzyka rozwoju martwiczego zapalenia jelit.

PDA u starszych dzieci opisano w rozdz. 10 „Choroby układu krążenia”.

7.4
Ewa Helwich
UKŁAD NERWOWY

7.4.1
Rozwój ośrodkowego układu nerwowego

Podstawowa sieć naczyń mózgu, utworzona z tętnic szyjnych wewnętrznych i odgałęzień tętnic mózgowych przedniej, środkowej i tylnej, jest obecna w 7. tyg. wieku postkoncepcyjnego. Dalszemu rozwojowi ośrodkowego układu nerwowego, wzrostowi i rozwojowi półkul mózgowych towarzyszy proces rozgałęziania się naczyń.

Strukturą istniejącą przejściowo w rozwijającym się mózgu jest substancja macierzysta (*germinal matrix*), która stanowi skupisko komórek progenitorowych, prekursorów komórek neuronalnych. Znajduje się pod dolnym sklepieniem komór bocznych mózgu, ponad jądrem ogoniastym i w sąsiedztwie wzgórza. Zaopatruje ją obficie sieć kapilar o wiotkich ścianach, które łatwo mogą ulec przerwaniu i stać się źródłem krwawienia. W miarę dojrzewania mózgu struktura ta, początkowo bardzo aktywna metabolicznie, ulega zanikowi (do 30. tyg. wieku postkoncepcyjnego). Znika więc potencjalne źródło krwawienia u noworodków urodzonych przedwcześnie.

Bardzo ważnym okresem w rozwoju mózgu jest migracja neuronów z warstwy macierzystej do poszczególnych warstw kory, zachodząca między 12. a 24. tyg. życia płodowego. Aktualne hipotezy neurobiologii rozwojowej głoszą, że neurony znajdują drogę z substancji macierzystej do kory za pomocą wyspecjalizowanych komórek glejowych i poruszają się po różnych trajektoriach. Po drodze są zaopatrywane w glikogen przez skupiska włókien glejowych. Znajomość czynników genetycznych i środowiskowych kontrolujących migrację pomaga w zrozumieniu rozwoju mózgu.

7.4.2
Krwawienia okołokomorowe i dokomorowe, krwawienia śródmiąższowe

ang. periventricular hemorrhage (PVH), intraventricular hemorrhage (IVH), intraparenchymal hemorrhage (PHI)

Definicja
Patologia występująca u noworodków urodzonych przedwcześnie wynikająca z niedojrzałości struktur rozwijającego się mózgu i zaburzeń krążenia krwi w jego obrębie. Częstość występowania krwawień jest odwrotnie proporcjonalna do wieku płodowego.

Epidemiologia
Częstość występowania IVH w populacji noworodków urodzonych przedwcześnie jest określana różnie i zależy od rodzaju badanej populacji i stosowanej klasyfikacji. W niektórych badaniach brane są pod uwagę wyłącznie rozległe krwawienia III i IV stopnia, a krwawienia I i II stopnia (patrz niżej) zostają pominięte jako te, które nie powodują istotnych powikłań bezpośrednich (wodogłowie pokrwotoczne) i odle-

głych (zaburzenia rozwoju ruchowego). Jak wynika z danych krajów Unii Europejskiej, publikowanych w EuroNeoNet, częstość krwawień III i IV stopnia u noworodków urodzonych przed ukończeniem 32. tyg. życia płodowego waha się w granicach od 2 do 25%, przeciętnie wynosi 10%.

Ryzyko wystąpienia krwawień okołokomorowych i dokomorowych jest największe w ciągu pierwszych 3 dni życia. W tym czasie dokonuje się 90% wszystkich wylewów. Jest to okres, w którym stabilizacja oddechowo-krążeniowa napotyka na największe trudności. W 20–40% przypadków, najczęściej pod koniec 1. tż., dochodzi do rozszerzenia pierwotnego zasięgu krwawienia.

Etiologia i patogeneza
Patogeneza PVH/IVH została dokładnie poznana – źródłem krwawienia jest macierzysta strefa rozrodcza (ryc. 7.9).

Klasyfikacja nasilenia i rozległości krwawienia:

- Krwawienia I stopnia ograniczają się do strefy macierzystej. Lokalizują się podwyściółkowo, pod dolnym sklepieniem komór bocznych.
- Krwawienia II stopnia przebijają się do światła komór, ale nie są rozległe i w ich następstwie nie dochodzi do utrwalonego, znacznego poszerzenia komór. Najczęściej mają łagodny charakter i nie powodują istotnych odległych następstw.
- Krwawienia III stopnia wiążą się z powstaniem skrzeplin szczelnie wypełniających i rozpychających światło komór bocznych. Fragmenty skrze-

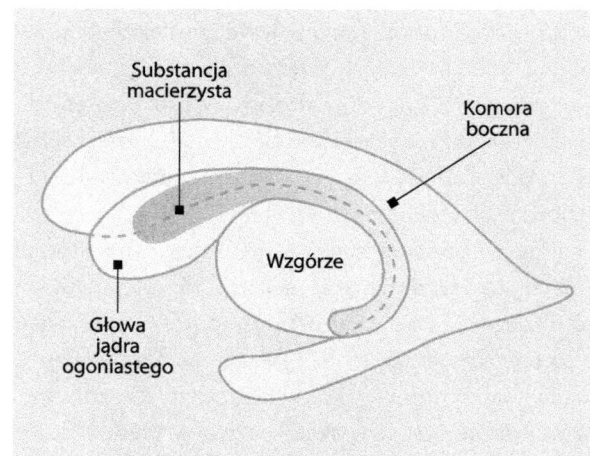

Rycina 7.9. Komora boczna mózgu z zaznaczonym umiejscowieniem substancji macierzystej pod jej dolnym sklepieniem.

plin mogą spowodować obturację drogi odpływu płynu mózgowo-rdzeniowego, najczęściej na wysokości wodociągu Sylwiusza. Pojawia się poszerzenie komór, które w ok. 15% narasta do stadium wodogłowia i wymaga implantacji zastawki odbarczającej.

■ Krwawienie IV stopnia dotyczy miąższu mózgu (krwawienie śródmiąższowe) na zewnątrz od komory bocznej. Powstaje wtórnie do krwawienia dokomorowego, które rozdymając komorę, zamyka tętniczki końcowe w obszarze przykomorowym, co prowadzi do zawału tej okolicy. Następstwem jest martwica tkanek i tzw. jama porencefaliczna.

Przy obfitym wynaczynieniu przerwaniu ulega wyściółka komór i krew pojawia się w ich świetle. Badania ostatnich lat przyniosły dokładniejszą interpretację etiopatogenezy krwawień IV stopnia, które są okołokomorowymi zawałami żylnymi.

Przyczyny wystąpienia krwawień okołokomorowych i dokomorowych:

■ niedojrzałość mózgu noworodka,
■ wahania przepływu krwi przez naczynia mózgowe,
■ zaburzenia krzepnięcia krwi,
■ transport po urodzeniu do specjalistycznego oddziału,
■ brak prenatalnie podaży steroidów, których działanie ułatwia stabilizację stanu dziecka po urodzeniu.

Obraz kliniczny

Objawy kliniczne dokonanego krwawienia u noworodka urodzonego znacznie przedwcześnie są niejednoznaczne i niejednokrotnie trudne do zidentyfikowania. Większość krwawień ma miejsce u skrajnie niedojrzałych noworodków leczonych na oddziałach intensywnej terapii w pierwszych dniach ich życia. Jest to okres, w którym wymagają one wentylacji mechanicznej, środków przeciwbólowych i sedacji, co utrudnia lub uniemożliwia obserwację ewentualnych objawów neurologicznych. Do najczęściej spotykanych uchwytnych nieprawidłowości należy szybki spadek stężenia hemoglobiny we krwi dziecka. Bardzo masywnym krwawieniom mogą towarzyszyć drgawki.

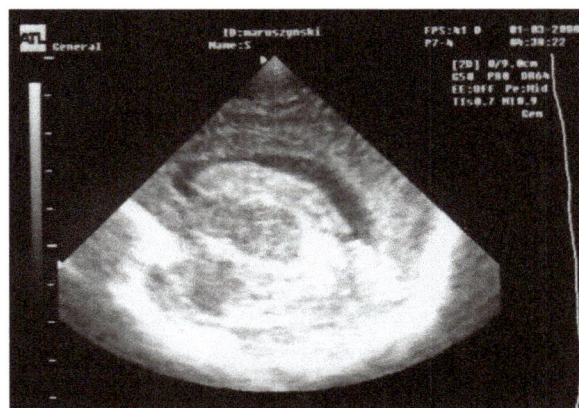

Rycina 7.10. Krwawienie III stopnia widoczne w badaniu ultrasonograficznym przez ciemiączko w płaszczyźnie strzałkowej.

Przebieg naturalny

Ewolucja krwawienia może być różna, nie można jej przewidzieć z dostateczną dozą pewności. O przebiegu ewolucji zmian pokrwotocznych informuje obraz powtarzanych badań ultrasonograficznych.

Metody diagnostyczne

Badania ultrasonograficzne przezciemiączkowe stanowią podstawowe narzędzie w diagnostyce krwawienia i określaniu jego rozległości (ryc. 7.10). Są łatwo dostępne, nie wymagają transportu dziecka, ani jego specjalnego przygotowania. Dlatego powinny być regularnie powtarzane w celu oceny całej ewolucji zmian wewnątrzczaszkowych, która może przebiegać różnie.

Wiarygodność rozpoznań ultrasonograficznych dokonywanych przez doświadczonych diagnostów jest wysoka. Przy wątpliwościach powinno się wykonać obrazowanie rezonansu magnetycznego. W przypadku zgonu noworodka zawsze zaleca się weryfikację rozpoznania przyżyciowego badaniem autopsyjnym.

Leczenie

Narastające pokrwotoczne poszerzenie komór może doprowadzić do wzrostu ciśnienia śródczaszkowego. W przypadku progresji poszerzenia komór i narastania obwodu głowy podejmowane są próby ewakuacji gromadzącego się płynu mózgowo-rdzeniowego przez powtarzane nakłucia lędźwiowe. W części przypadków dla odbarczenia układu komorowego i zapobiegania nadciśnieniu śródczaszkowemu konieczna jest implantacja zastawki komorowo-otrzewnowej.

Powikłania

Najczęstszym powikłaniem rozległych krwawień III i IV stopnia jest poszerzenie układu komorowego mózgu.

Rokowanie

Krwawienia okołokomorowe i dokomorowe mogą zaburzać prawidłowy rozwój neurologiczny przede wszystkim wtedy, gdy są rozległe i powodują znaczne pokrwotoczne poszerzenie komór lub zniszczenie substancji białej przykomorowej. Duży odsetek dzieci z IVH IV stopnia nie przeżywa okresu noworodkowego, u pozostałych rozwój jest zaburzony w 90% przypadków.

7.4.3

Leukomalacja okołokomorowa

ang. periventricular leukomalacia (PVL)

Definicja

Uszkodzenie istoty białej mózgu, szczególnie zlokalizowanej w sąsiedztwie komór bocznych. Występuje u noworodków urodzonych przedwcześnie w formie jamistej lub niejamistej (rozsianej). Jest istotnym czynnikiem powodującym zaburzenie rozwoju ruchowego w postaci mózgowego porażenia dziecięcego.

Epidemiologia

Częstość występowania leukomalacji okołokomorowej w polskiej populacji nie jest określona. Według danych z krajów europejskich stwierdza się ją u 4–8% noworodków urodzonych przed ukończeniem 32. tc.

Etiologia i patogeneza

Wynika z niedojrzałości sieci naczyniowej mózgu noworodka urodzonego przedwcześnie i podatności niedojrzałych oligodendrocytów wchodzących w skład istoty białej na uszkodzenia wynikające z procesów zapalnych. Do powstania zmian o typie PVL prowadzą przede wszystkim zaburzenia ukrwienia (hipoperfuzja mózgu). Najbardziej aktywny rozwój naczyń istoty białej okołokomorowej ma miejsce w trakcie 16 końcowych tygodni ciąży. U noworodka urodzonego przedwcześnie perfuzja tej okolicy jest znacznie ograniczona i stosunkowo niewielkie upośledzenie krążenia mózgowego krwi może wywołać istotne niedokrwienie. W rejonach ukrwienia granicznego w istocie białej dochodzi do martwicy i rozwoju zmian zapalnych, za które odpowiadają cytokiny. Ujawniają się mechanizmy ekscytotoksyczne i uwol-

nione zostają wolne rodniki tlenowe, w sposób bezpośredni uszkadzające niedojrzałe oligodendrocyty istoty białej.

Czynniki ryzyka wystąpienia PVL:

- skrócony wiek połodowy,
- zakażenie wewnątrzmaciczne (zapalenie błon płodowych i łożyska – *chorioamnionitis*) z odpowiedzią zapalną u płodu,
- krwawienie w ciąży,
- brak podaży steroidów prenatalnie,
- hipotensja u noworodka i brak autoregulacj naczyń mózgowych,
- obniżone ciśnienie parcjalne CO_2,
- wentylacja mechaniczna,
- przetrwały przewód tętniczy.

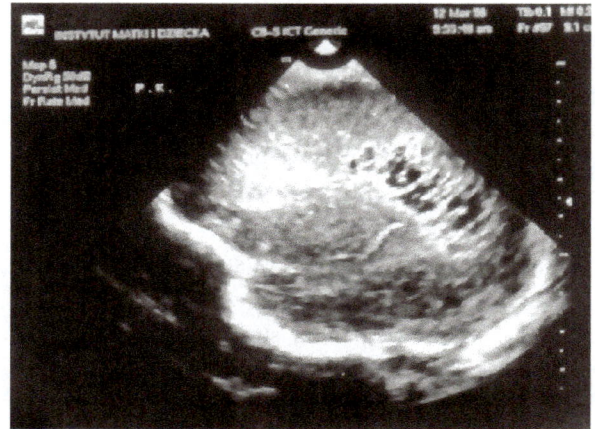

Rycina 7.11. Badanie ultrasonograficzne. Leukomalacje jamiste w sąsiedztwie prawej komory bocznej mózgu, okolica potyliczna.

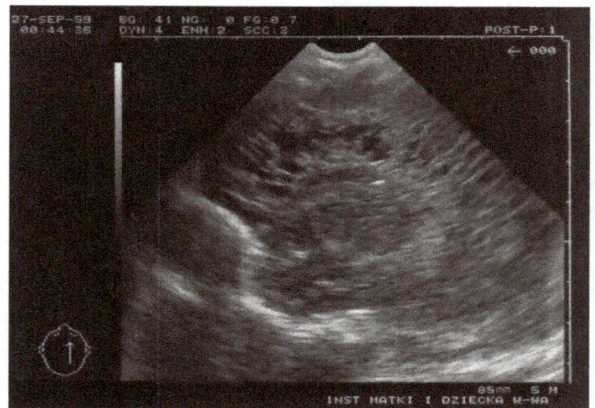

Rycina 7.12. Badanie ultrasonograficzne. Leukomalacje jamiste po stronie prawej, okolica czołowo-ciemieniowa.

Obraz kliniczny

Zmiany leukomalacyjne mózgu nie dają ani typowych, ani uchwytnych zmian w obrazie klinicznym w okresie noworodkowym. Rozległe zmiany o typie PVL są przyczyną mózgowego porażenia dziecięcego rozpoznawanego w późniejszym wieku.

Metody diagnostyczne

Forma jamista jest dobrze widoczna w badaniu ultrasonograficznym (ryc. 7.11). Rozpoznanie formy rozsianej wymaga wykonania rezonansu magnetycznego.

Leczenie

Brak jest możliwości leczenia zmian leukomalacyjnych. Niewielkie uszkodzenia ruchowe można korygować, stosując rehabilitację.

Różnicowanie

Zmiany leukomalacyjne o charakterze jamistym są dobrze widoczne w obrazie USG i obraz ten nie wymaga różnicowania. Zmiany leukomalacyjne niejamiste wymagają diagnostyki przy użyciu rezonansu magnetycznego.

Powikłania

Zmniejszenie objętości istoty szarej w korze mózgu, jądrach podstawy i móżdżku. Ocena objętości istoty szarej jest możliwa w badaniu MR. Najpoważniejsze następstwo PVL stanowi mózgowe porażenie dziecięce.

7.4.4

Zapalenie opon mózgowo-rdzeniowych u noworodka

łac. *meningitis neonatorum*

ang. neonatal meningitis

Definicja

Stan zapalny w obrębie opon mózgowo-rdzeniowych wywołany przez różne patogeny (bakteryjne, wirusowe, grzybicze), charakteryzujący się nieprawidłową liczbą krwinek białych w płynie mózgowo-rdzeniowym. Warunkiem rozpoznania jest zidentyfikowanie patogenu w badaniach mikrobiologicznych.

Zapalenie opon mózgowo-rdzeniowych występuje u noworodków jako choroba wczesna (nabyta wewnątrzmacicznie lub w czasie przechodzenia przez drogi rodne matki) lub późna (z objawami pojawiającymi się po 72 godz. życia, nabyta wewnątrzszpitalnie).

Epidemiologia

Ryzyko wystąpienia zapalenia opon mózgowo-rdzeniowych w 1. mż. jest znacznie wyższe niż w innych okresach życia. Predysponuje do niego także przedwczesny poród (występuje 3–17 razy częściej niż u noworodków donoszonych).

Częstość występowania szacuje się na 22 : 100 000 urodzeń żywych w Anglii i 99,5 : 100 000 urodzeń w USA.

Porównanie starszych i nowych danych epidemiologicznych sugeruje, że obniżyła się śmiertelność z powodu występujących najczęściej zakażeń bakteryjnych, ale negatywne następstwa dla rozwoju dziecka są nadal poważnym zagrożeniem.

Etiologia i patogeneza

W etiologii zakażeń wczesnych przeważają *Escherichia coli*, *Streptococcus* grupy B i *Listeria monocytogenes*. W etiologii zakażeń późnych istotne znaczenie ma flora szpitalna Gram-dodatnia i Gram-ujemna. Najczęściej są to zakażenia krwiopochodne w następstwie posocznicy. Zapalenie o etiologii grzybiczej dotyczy 5–9% wszystkich przypadków w populacji noworodków.

Na obraz zmian patologicznych składają się:

- zapalenie wyściółki komór (*ventriculitis*),
- zapalenie naczyń krwionośnych (*vasculitis*),
- zapalenie pajęczynówki (*arachnoiditis*),
- wodogłowie pozapalne,
- zawały kory i substancji podkorowej,
- atrofia kory mózgu.

Czynniki ryzyka wystąpienia zapalenia opon m.-r.:

- przed porodem:
  - infekcje u matki (np. dróg moczowych),
  - przedwczesne pęknięcie błon płodowych,
  - zapalenie błon płodowych i łożyska (*chorioamnionitis*),
- u dziecka:
  - wady ośrodkowego układu nerwowego,
  - interwencje neurochirurgiczne,
  - długotrwała antybiotykoterapia u noworodków z ekstremalnie małą masą urodzeniową.

Przebieg naturalny

Brak rozpoznania i odpowiedniego leczenia choroby sprawia, że zmiany patomorfologiczne są bardzo nasilone, a czynność mózgu znacznie zaburzona. Konsekwencją braku leczenia zapalenia opon mózgowo-rdzeniowych może być zgon lub przeżycie z ciężkimi zaburzeniami ruchowymi i poznawczymi.

Obraz kliniczny

- Zmiany dotychczasowego zachowania dziecka (apatia i senność, szczególnie jeśli przedtem dziecko było aktywne).
- Objawy neurologiczne (przeczulica, drgawki, napięte i uwypuklone ciemię) występują w rozwiniętym stadium choroby. Klasyczne objawy zapalenia opon mózgowo-rdzeniowych (np. Kerniga, Brudzińskiego) nie są spotykane u noworodków.

Metody diagnostyczne

- Stwierdzenie wzrostu bakterii w posiewie płynu mózgowo-rdzeniowego.
- Stwierdzenie zmian w składzie płynu mózgowo-rdzeniowego (tab. 7.8) (pleocytoza z przewagą leukocytów wielojądrzastych, wzrost stężenia białka, spadek stężenia glukozy w stosunku do stężenia we krwi).

Podstawowym kryterium rozpoznania zapalenia opon m.-r. jest wzrost bakterii w hodowli płynu m.-r. uzyskanego drogą punkcji lędźwiowej.

- Punkcja lędźwiowa to rutynowy element diagnostyki u noworodka z podejrzeniem posocznicy. Równoczasowe pobranie krwi i płynu m.-r. do badań skraca czas diagnostyki i wdrożenia skutecznego leczenia celowanego.
- Decyzja o wykonaniu punkcji lędźwiowej nie może być uzależniona od uzyskania dodatniego posiewu krwi. U 15–30% chorych stwierdza się obecność bakterii w płynie m.-r. mimo ujemnego posiewu krwi.

- Przy prawidłowym wyniku badania płynu m.-r., ale nadal istotnym podejrzeniu choroby, punkcję należy powtórzyć.
- Nie wykonuje się punkcji lędźwiowej w ramach „opracowania septycznego" w kierunku zakażenia wrodzonego w 1. dż. dziecka, które nie wykazuje niepokojących objawów.
- Przy podejrzeniu infekcji odcewnikowej gronkowcem bytującym na skórze uzasadnione może być zrezygnowanie z nakłucia lędźwiowego.
- Punkcja jest zwykle dobrze tolerowana przez noworodki, jeśli dziecko układa się na lewym boku z nogami zgiętymi w stawach biodrowych pod kątem 90°, bez zginania główki.
- Punkcja może być odroczona na 24–48 godz. ze względu na niestabilny stan dziecka i/lub ciężkie zaburzenia krzepnięcia (w tym małopłytkowość).

Różnicowanie

Wrodzona choroba metaboliczna, okołoporodowa encefalopatia niedokrwienno-niedotlenieniowa.

Leczenie

W oczekiwaniu na wyniki badań bakteriologicznych należy niezwłocznie rozpocząć antybiotykoterapię wg doboru empirycznego i w dawkach przechodzących do płynu m.-r. W rekomendowanych schematach leczenia uwzględniane są:

- ampicylina + aminoglikozyd,
- cefalosporyny III generacji (cefotaksym, ceftazydym, ceftriakson) + aminoglikozyd,
- cefalosporyny III generacji + ampicylina.

Po uzyskaniu wyników badania bakteriologicznego leczenie może wymagać modyfikacji.

Zakres terapii uzupełniającej zależy od stanu dziecka.

Tabela 7.8. Wartości prawidłowe parametrów płynu mózgowo-rdzeniowego u noworodków urodzonych przedwcześnie i o czasie [wg Volpego]

PARAMETR [ZAKRES (ŚREDNIA)]	NOWORODKI DONOSZONE	NOWORODKI URODZONE PRZEDWCZEŚNIE
Liczba krwinek białych (l./mm³)	0–30 (8)	0–29 (9)
Stężenie białka (mg/dl)	20–170 (90)	65–150 (115)
Stężenie glukozy (mg/dl)	34–119 (52)	24–63 (50)
Stężenie glukozy w płynie m.-r. do stężenia we krwi (%)	44–248 (81)	55–105 (74)

⚓ Powikłania

Regularne powtarzanie oceny ultrasonograficznej pomaga ustalić istnienie ewentualnych powikłań i ich ewolucję.

⚓ Rokowanie

W przypadku braku lub opóźnienia leczenia rokowanie co do rozwoju jest złe.

7.4.5

Okołoporodowa encefalopatia niedokrwienno-niedotlenieniowa

ang. peripartum ischemic-hypoxic encephalopathy

⚓ Definicja

Encefalopatia niedokrwienno-niedotlenieniowa (ENN) to jedna z najcięższych postaci niedotlenienia okołoporodowego z wczesnym uszkodzeniem mózgu występująca u noworodków urodzonych po ukończeniu 35. tc.

⚓ Epidemiologia

Występuje z częstością 1 : 1000 urodzeń żywych. Następstwa przebytej ENN to zgon (10–60% przypadków), uszkodzenie ciężkiego stopnia (25%), napady padaczkowe (15–28%). Częstość przeżyć jest odwrotnie proporcjonalna do czasu trwania zamartwicy.

⚓ Etiologia i patogeneza

Fazy uszkodzenia mózgu związanego z niedotlenieniem:

- ▪ ostra:
  - ▪ wpływ kanałów jonowych i związków glutaminowych (1. dż.),
  - ▪ obumieranie komórek (do 3. dż.),
  - ▪ procesy zapalne (do 7. dż.),
- ▪ podostra:
  - ▪ reorganizacja komórek,
  - ▪ modyfikacja receptorów,
- ▪ przewlekła (od 7. do 28. dż.):
  - ▪ zaburzenia neurogenezy,
  - ▪ modyfikacja połączeń komórkowych i synaps,
  - ▪ reorganizacja komórek hipokampa.

W mechanizmie śmierci komórek podstawową rolę odgrywają nagłe zmniejszenie zapasów energetycznych (trójfosforanu adenozyny) zużytych na szlaku przemian beztlenowych, zaburzone działanie pompy sodowo-potasowej i depolaryzacja komórek. Wtórnie dochodzi do obrzęku komórek (obrzęk cyto-

toksyczny), nagromadzenia jonów wapnia w cytoplazmie i uruchomienia kaskady zmian. W nadmiarze gromadzi się główny transmiter – glutaminian.

W okresie od 8 do 72 godzin po przebytym niedokrwieniu i niedotlenieniu występuje zwiększona ekspresja genów zapalnych, czego następstwem jest aktywacja komórek. Zwiększone stężenie IL-6 i IL-8 w płynie mózgowo-rdzeniowym koreluje z nasileniem encefalopatii i złym rokowaniem. Spektroskopia rezonansu magnetycznego wskazuje na zależność pomiędzy wzrostem stężenia kwasu mlekowego w jądrach podstawy a stężeniem IL-1, IL-6 i IL-8 w surowicy krwi.

Procesy patologiczne po przebytym niedotlenieniu u noworodków po ukończeniu 36. tygodnia wieku płodowego dotyczą głównie struktur istoty szarej kory mózgu, jąder podstawy, wzgórza, móżdżku i nerwów czaszkowych. Najczęściej (ok. 40% przypadków) uszkodzenie lokalizuje się na granicy obszarów zaopatrywanych przez tętnicę mózgową przednią i środkową. Ma postać martwicy wielotorbielowatej. Rzadziej obserwowana jest atrofia kory, będąca skutkiem selektywnej martwicy neuronów i uszkodzenia obszarów podkorowych, w tym jąder podstawy i wzgórza (stan marmurkowaty), móżdżku, struktur limbicznych i nerwów czaszkowych.

⚓ Obraz kliniczny

Symptomatologia kliniczna przebytego niedotlenienia zależy od dojrzałości noworodka. Noworodki urodzone < 35. tc. zwykle nie demonstrują objawów neurologicznych typowych dla przebytej zamartwicy. Tłumaczy to, dlaczego termin encefalopatia niedokrwienno-niedotlenieniowa jest zastrzeżony dla dzieci urodzonych o czasie lub blisko terminu.

Objawy niedotlenienia stwierdzane u płodu to:

- ▪ zmiany przepływu krwi w naczyniach pępowinowych i centralizacja krążenia (preferowany przepływ w naczyniach zaopatrujących narządy ważne dla życia: mózg, serce, nadnercza),
- ▪ nieprawidłowy zapis czynności serca,
- ▪ przedwczesny pasaż smółki.

Objawy niedotlenienia stwierdzane u noworodka to:

- niska punktacja w skali Apgar,
- obniżone pH krwi pępowinowej lub krwi pobranej od noworodka stwierdzane w ciągu 1. godziny po urodzeniu,
- konieczność podjęcia resuscytacji po urodzeniu,
- nieprawidłowe objawy neurologiczne (klasyfikacja wg Sarnatów), niewydolność wątroby i zaburzenia czynności przewodu pokarmowego.

Noworodki po przebytym ciężkim niedotlenieniu demonstrują niewydolność wielonarządową, zazwyczaj wymagają sztucznej wentylacji i leczenia niewydolności narządowej, dlatego są przekazywane na oddziałach intensywnej terapii noworodka.

W umiarkowanej i łagodnej postaci ENN objawy niewydolności narządowej mają mniejsze nasilenie i zwykle nie wymagają leczenia intensywnymi metodami, lecz jedynie monitorowania.

Metody diagnostyczne

Kryteria rozpoznania ENN:

- ciężka kwasica metaboliczna lub mieszana (pH z krwi pępowinowej < 7,0 lub niedobór zasad > 12 mmol/l),
- ocena wg Apgar w granicach od 0 do 3 punktów utrzymująca się > 5 min,
- zaburzenia neurologiczne (drgawki, śpiączka, hipotonia mięśniowa),
- niewydolność wielonarządowa.

W rozpoznaniu pomocne są:

- dane z wywiadu położniczego (np. cukrzyca lub hipotensja u matki, przedwczesne oddzielenie się łożyska, trudny poród),
- badanie kliniczne (objawy niewydolności układów oddechowego, krążenia, pokarmowego i moczowego), ocena neurologiczna na podstawie 3-stopniowej skali Sarnatów:
  - I stopień – stan nadmiernego czuwania, hiperrefleksja, szerokie źrenice, tachykardia, drgawki nie występują,
  - II stopień – senność, hiporefleksja, zwężone źrenice, bradykardia, hipotonia, osłabienie odruchów, drgawki,

- III stopień – stupor, wąskie lub średnio szerokie źrenice słabo reagujące na światło, hipotonia, hipotermia, brak odruchów,
- wyniki badań biochemicznych (wzrost stężenia enzymów wątrobowych, hiperglikemia, hipernatremia, zwiększona liczba erytroblastów > 10 na 100 komórek linii czerwonokrwinkowej utrzymująca się > 80 godz., trombocytopenia), obrazowych i neurofizjologicznych.

Różnicowanie

Bakteryjne zapalenie opon mózgowo-rdzeniowych, encefalopatia wirusowa (np. HSV), encefalopatia w chorobach metabolicznych.

Dla uzyskania możliwie precyzyjnego rozpoznania przyczyn złego rozwoju dziecka istotne znaczenie ma kompetentny nadzór położniczy i neonatologiczny, dokonywanie oceny równowagi kwasowo-zasadowej krwi pępowinowej po urodzeniu oraz umieszczenie w dokumentacji dziecka wszystkich danych dotyczących przebiegu okresu okołoporodowego. Jest to ważne również z punktu widzenia odpowiedzialności zawodowej i karnej, gdyż niedotlenienie płodu mogło mieć miejsce wcześniej, przed rozpoczęciem porodu, z trudnych czasami do zidentyfikowania przy obecnym stanie wiedzy powodów genetycznych, środowiskowych lub innych.

Leczenie

Zapobieganie:

- wybór odpowiedniego sposobu rozwiązania ciąży, jeśli są objawy zagrażającej zamartwicy wewnątrzmacicznej,
- skuteczna resuscytacja po urodzeniu.

Leczenie:

- utrzymanie glikemii w zakresie poziomów prawidłowych,
- hipotermia,
- prawidłowa wentylacja,
- stabilizacja hemodynamiczna,
- leczenie drgawek,
- korygowanie zaburzeń jonowych,
- środki przeciwbólowe.

Pacjenci z ciężką postacią ENN wymagają leczenia na oddziałach intensywnej terapii noworodka ze względu na niewydolność wielonarządową. Rodzaj uszkodzenia mózgu określają badania obrazowe:

- ultrasonografia głowy – ma niewielkie znaczenie, jeśli ograniczy się ją do pojedynczego badania; nabiera znaczenia wtedy, gdy ocena jest powtarzana,
- rezonans magnetyczny konwencjonalny, dyfuzyjny i spektroskopia MR.

Badania wieloośrodkowe wykazały, że stosowanie umiarkowanej selektywnej hipotermii głowy lub całego ciała poprawia rokowanie u noworodków z przebytą ENN, zmniejszając nasilenie uszkodzeń mózgu (tab. 7.9).

Rokowanie

Rokowanie w ENN zależy od nasilenia objawów neurologicznych w okresie noworodkowym (tab. 7.10). U dzieci, u których w okresie noworodkowym rozpoznano ENN, czynnikami wskazującymi na złe rokowanie co do rozwoju są:

- obniżone pH krwi pępowinowej (lepszy wskaźnik niż obniżona punktacja Apgar),
- oliguria utrzymująca się > 24 godz.,
- znaczne nasilenie zaburzeń neurologicznych (zgodnie z 3-stopniową skalą oceny encefalopatii wg Sarnatów),

---

Tabela 7.9. Obowiązujący w Polsce protokół kwalifikujący do leczenia poprzez umiarkowaną selektywną hipotermię głowy lub całego ciała

KRYTERIA WŁĄCZENIA	KRYTERIA WYŁĄCZENIA
■ Noworodki urodzone ⩾ 36. tc. z urodzeniową masą ciała > 2000 g, które przebyły ciężkie lub umiarkowane niedotlenienie okołoporodowe	■ Noworodki z ciężkimi, źle rokującymi wadami ■ Ciężkie mechaniczne urazy głowy ■ Niedrożność odbytu (brak możliwości monitorowania temperatury głębokiej ciała) ■ Brak zgody rodziców lub opiekunów prawnych

KWALIFIKACJA DO LECZENIA	
ETAP I (OBECNE PRZYNAJMNIEJ JEDNO KRYTERIUM)	ETAP II (OBECNE PRZYNAJMNIEJ JEDNO KRYTERIUM)
■ Punktacja Apgar < 5 w 10. minucie życia ■ Potrzeba wentylacji mechanicznej utrzymująca się > 10 minut po urodzeniu ■ Kwasica z pH < 7,0 we krwi pępowinowej lub tętniczej w 1. godzinie życia i/lub BE >16 we krwi pępowinowej lub jakiejkolwiek innej próbce krwi w 1. godzinie życia	■ Letarg, odrętwienie, śpiączka ■ Obniżone napięcie mięśniowe ■ Nieprawidłowe reakcje na bodźce (np. nieprawidłowa reakcja źrenic na światło) ■ Osłabiony odruch ssania lub jego brak ■ Drgawki, prężenia, wzmożone napięcie mięśniowe **Ocena stanu neurologicznego jest niemożliwa, jeśli noworodek otrzymuje leki przeciwbólowe, sedacyjne lub zwiotczające.**

Po uzyskaniu kwalifikacji do leczenia hipotermią należy jak najszybciej przetransportować noworodka do ośrodka leczącego, gdzie powinien dotrzeć najpóźniej 6 godzin po urodzeniu. W oczekiwaniu na transport wskazane jest wykonanie badań – morfologia krwi, CRP, koagulogram, jonogram, CK, CK-MB, transaminazy, gazometria, grupa krwi.

Tabela 7.10. Rokowanie u noworodków z ENN w zależności od nasilenia objawów neurologicznych w okresie noworodkowym [wg Robertsona i Finera]

NASILENIE OBJAWÓW	LICZBA NOWORODKÓW	ZGON (% WSZYSTKICH)	NIEPRAWIDŁOWY ROZWÓJ (%)
Łagodne	79	0	0
Średnie	119	5	21
Ciężkie	28	75	100
Łącznie	226	11	17

■ drgawki, szczególnie jeśli występują wcześnie i są trudne do opanowania,

■ czas trwania nieprawidłowych objawów neurologicznych – jeśli utrzymują się dłużej niż 2 tygodnie, rokowanie pogarsza się.

Nie wykazano związku zmian patologicznych wykrytych w ultrasonografii w 1. dż. z rozwojem po ukończeniu 1. rż. Istotne znaczenie rokownicze ma obniżony (0,5 lub mniej) wskaźnik oporu w tętnicy środkowej mózgu (badanie USG z opcją dopplera), gdyż wiąże się z zaburzeniami rozwoju w 2. rż.

Dzieci ze znacznym nasileniem objawów i ze zmianami typu martwicy wielotorbielowatej prezentują niepełnosprawność wielofunkcyjną, obejmującą poważną niepełnosprawność ruchową, znaczne opóźnienie umysłowe, dysfazję i padaczkę. Ich stan kliniczny jest uzasadniony lokalizacją uszkodzenia mózgu w istocie szarej. Zaburzenia ruchowe mogą mieć komponent dystoniczny i choreo-atetotyczny, co wynika z uszkodzenia jąder podstawy i dramatycznie pogarsza funkcję ruchową przez zmniejszenie koordynacji. Jedną z charakterystycznych cech funkcji ruchowej w ENN jest jej uzależnienie od stanów emocjonalnych, co wynika z uszkodzenia funkcji limbicznych, które generują lęk, nadwrażliwość i agresję.

7.4.6   *Magdalena Rutkowska*
Mózgowe porażenie dziecięce
ang. cerebral palsy

Definicja

Mózgowe porażenie dziecięce (MPDz) zgodnie z definicją Europejskiej Grupy Nadzoru ds. Mózgowego Porażenia (Surveillance of Cerebral Palsy in Europe, SCPE) to stałe, zmieniające się w czasie zaburzenie ruchu bądź postawy, albo ruchu i postawy, z zaburzeniami funkcji, będące skutkiem trwałego, niepostępującego uszkodzenia mózgu znajdującego się w stadium niezakończonego rozwoju. Termin MPDz jest pojęciem zbiorczym. Obejmuje różne postacie kliniczne o różnej etiologii. Wszystkie dzieci z MPDz wymagają jednak zabezpieczenia podobnych potrzeb w zakresie rehabilitacji, edukacji i leczenia.

Epidemiologia

MPDz to najczęstszy problem neurologiczny stwierdzany u noworodków urodzonych < 32. tc. Częstość

występowania jest odwrotnie proporcjonalna do wieku ciążowego. W grupie dzieci urodzonych < 28. tc. występuje średnio z częstością 14,6% (7,3–28,2%), z wyraźnym zmniejszeniem częstości do 13,3% u urodzonych w 27. tc., u dzieci urodzonych między 28. a 31. tc. z częstością 6,2%, między 32. a 36. tc. – 0,5%, a > 36. tc. u 0,11%. Ostatnio po raz pierwszy zaobserwowano spadek częstości występowania MPDz, także w grupie noworodków skrajnie niedojrzałych.

Częstość występowania mózgowego porażenia dziecięcego u noworodków urodzonych o czasie jest szacowana na 0,11%. Połowę przypadków stanowi dwustronne porażenie spastyczne, jedną trzecią jednostronne porażenie spastyczne. Porażenia niespastyczne, o typie dyskinezji lub ataksji, występują u noworodków urodzonych o czasie znacznie częściej niż u noworodków urodzonych przedwcześnie – ich częstość występowania ocenia się na 18%.

Etiologia i patogeneza

Najważniejsze czynniki ryzyka rozwoju MPDz:

■ wiek ciążowy,

■ ciąże wielopłodowe do 29. tc. – u dzieci z ciąż trojaczych notuje się 19-krotnie większe prawdopodobieństwo rozwoju MPDz niż u dzieci z ciąż pojedynczych,

■ wewnątrzmaciczny zgon jednego z płodów w ciąży wielopłodowej,

■ infekcje, w tym zakażenie błon płodowych i łożyska,

■ płeć męska,

■ stwierdzenie jamistej postaci leukomalacji okołokomorowej (PVL),

■ stwierdzenie krwawienia dokomorowego III stopnia i krwawienia okołokomorowego IV stopnia,

■ podaż deksametazonu postnatalnie.

Jedynym udowodnionym czynnikiem, który zmniejsza ryzyko wystąpienia MPDz jest prenatalna podaż steroidów w ciążach zagrożonych porodem przedwczesnym.

Według różnych autorów okołoporodowa encefalopatia niedokrwienno-niedotlenieniowa (OENN) jest odpowiedzialna za MPDz w 8–20% przypadków.

Obraz kliniczny

Wyróżnia się 4 postacie MPDz – spastyczną, dyskinetyczną, ataktyczną i mieszaną. Określenie postaci zawiera w sobie informację o umiejscowieniu niesprawności ruchowej (diplegia, hemiplegia, tetraplegia), a także prawdopodobną neuropatologiczną lokalizację uszkodzenia. MPDz spastyczne występuje wtedy, gdy uszkodzeniu ulegają drogi korowo-rdzeniowe, dyskinetyczne (dystoniczne) przy nieprawidłowościach jąder podstawy, a ataktyczne – móżdżku.

MPDz w populacji noworodków urodzonych < 32 tc. w 90% przypadków ma postać spastyczną, rzadko ataksji (brak koordynacji w ruchach dowolnych) albo dyskinezji ze stereotypiami i ruchami mimowolnymi.

Nasilenie MPDz:

- łagodne – chód samodzielny (bez pomocy) i/lub IQ 70–84,
- umiarkowane – poruszanie się z kulami (zwykle) i/lub IQ 55–69,
- ciężkie – brak samodzielnego chodu (nawet z kulami), IQ < 50, ślepota (lub znaczne ograniczenie zdolności widzenia), uszkodzenie słuchu > 70 dB.

Biorąc pod uwagę dojrzewanie ośrodkowego układu nerwowego i plastyczność mózgu, a w konsekwencji zmieniający się obraz kliniczny, ostateczną diagnozę niektórych postaci MPDz można ustalić dopiero w wieku kilku lat.

Nieprawidłowościom w sferze ruchowej (występują w 25–80% przypadków w zależności od postaci) towarzyszą inne patologie: epilepsja (20–40% dzieci) oraz zaburzenia narządów zmysłu, zachowania, emocji, wymowy, komunikowania się i rozwoju intelektualnego.

Rokowanie

Zależy od postaci MPDz i współwystępowania innych zaburzeń. W łagodnych postaciach, przy prawidłowo prowadzonej rehabilitacji ruchowej i braku zaburzeń intelektualnych rokowanie może być dobre. Najgorzej rokują postacie ciężkie (tetraplegia), w których obok poważnych deficytów ruchowych, najczęściej występują zaburzenia wzroku, słuchu i ciężkie upośledzenie umysłowe.

Obrazowanie mózgu w USG przezciemiączkowym i MR może być bardzo pomocne w ustaleniu rokowania.

Mózgowe porażenie dziecięce opisano również w rozdz. 15 „Choroby układu nerwowego".

7.5   *Magdalena Rutkowska*
NARZĄDY ZMYSŁÓW

7.5.1
Retinopatia wcześniaków

łac. *retinopathia praematurorum*

ang. retinopathy of prematurity (ROP)

Definicja

ROP jest proliferacyjną chorobą siatkówki, w której dochodzi do rozwoju nietypowych naczyń i towarzyszącej im tkanki włóknistej w siatkówce i ciele szklistym.

Epidemiologia

Choroba dotyczy szczególnie noworodków z masą ciała < 1000 g urodzonych < 28. tc. W tej grupie może występować nawet u 80% pacjentów. Rzadziej rozwija się u dzieci urodzonych między 28. a 35. tc. i/lub z masą ciała do 2500 g. Wszystkie te noworodki podlegają obowiązkowym profilaktycznym badaniom okulistycznym.

W ostatnich latach w krajach o wysokim stopniu rozwoju ekonomicznego następuje stabilizacja częstości występowania ROP, ale ciągle jest ona jedną z przyczyn ślepoty u dzieci.

Etiologia i patogeneza

Powstaje w następstwie wybiórczego uszkodzenia niedojrzałych naczyń siatkówki wskutek zaburzeń równowagi między procesami utleniania i redukcji w tej tkance. Rozwój układu naczyniowego regulowany jest między innymi przez naczyniowo-śródbłonkowy czynnik wzrostu (vascular endothelial growth factor, VEGF). Według Międzynarodowej Komisji ds. Klasyfikacji Retinopatii Wcześniaków wyróżnia się:

- fazę czynną:
  - stadium 1 – linia demarkacyjna (zahamowanie prawidłowego rozwoju unaczynienia siatkówki),
  - stadium 2 – wał mezenchymalny (gromadzenie się mezenchymy na granicy strefy unaczynionej i nieunaczynionej),
  - stadium 3 – proliferacje naczyniowo-włókniste,
  - stadium 4 i 5 – całkowite odwarstwienie siatkówki oraz proliferacje naczyniowo-włókniste do ciała szklistego; w odwarstwionej siatkówce giną komórki, co może być przyczyną nieodwracalnej utraty wzroku,
- fazę regresji.

Czynniki ryzyka rozwoju ROP:

- niedojrzałość noworodka (najważniejszy czynnik) – wczesny tydzień zakończenia ciąży oraz bardzo mała urodzeniowa masa ciała,
- konieczność stosowania suplementacji tlenem,
- wczesne zaburzenia oddychania,
- długi czas trwania mechanicznej wentylacji,
- dysplazja oskrzelowo-płucna,
- infekcje wewnątrzmaciczne i wewnątrzszpitalne,
- zamartwica,
- krwawienia okołokomorowe i dokomorowe,
- wady serca.

Obraz kliniczny

W okresie noworodkowym brak jest objawów klinicznych, dlatego bardzo ważne jest wykonywanie badań okulistycznych w grupie ryzyka rozwoju ROP po ukończeniu 1. mż. Następne terminy badań wyznacza okulista w zależności od stopnia zaawansowania choroby lub jej braku.

Metody diagnostyczne

Podstawą rozpoznania choroby i ustalenia wskazań do leczenia jest badanie okulistyczne – oftalmoskopia pośrednia.

Leczenie

Podstawą leczenia jest zabieg fotokoagulacji laserowej, który wykonany w odpowiednim momencie stadium choroby (najczęściej w 2. i 3.) stanowi metodę bardzo skuteczną, pozwalającą na zachowanie widzenia u ponad 90% leczonych dzieci.

W wybranych przypadkach podaje się preparaty anty-VEGF do ciała szklistego.

W zaawansowanych stadiach choroby (4. i 5.) przeprowadza się operację odwarstwionej siatkówki lub witrektomię. Wyniki nie są zadowalające (patrz rozdz. 22 „Choroby okulistyczne").

Powikłania

Pogorszenie widzenia, zez, krótkowzroczność, oczopląs, ślepota.

Rokowanie

W porę wykonana fotokoagulacja laserowa daje szansę na prawidłowe widzenie w przyszłości.

7.5.2
Zanik nerwu wzrokowego

łac. *atrophia optica*

ang. optic nerve atrophy

Definicja

Następstwo poważnych zaburzeń neurologicznych okresu perinatalnego. Terminem „zanik" określa się grupę chorób nerwu II powodujących uszkodzenie lub brak włókien nerwowych.

Epidemiologia

Częściej występuje u noworodków urodzonych przedwcześnie, w szczególności u tych, u których dochodzi do rozwoju mózgowego porażenia dziecięcego. W Polsce zanik nerwu wzrokowego jest pierwszą przyczyną ślepoty i znacznego pogorszenia widzenia u osób < 24. rż. Oczywiście nie wszystkie przypadki związane są z wcześniactwem.

Etiologia i patogeneza

Nerw wzrokowy jako wyraźnie ukształtowana struktura widoczny jest w 5. miesiącu życia płodowego. Już u płodu rozpoczyna się jego mielinizacja, która kończy się w okresie pourodzeniowym. Jeśli dojdzie do zadziałania czynników uszkadzających struktury nerwu w okresie płodowym (infekcja wewnątrzmaciczna, wady mózgu), wystąpią zaburzenia rozwoju i jego hipoplazja. Po urodzeniu uszkodzenie promienistości wzrokowej (koniec nerwu wzrokowego) stanowi następstwo zaburzeń neurologicznych związanych z uszkodzeniem OUN. Takie patologie jak ciężkie niedotlenienie okołoporodowe czy krwawienia około- lub dokomorowe III i IV stopnia mogą doprowadzić do wtórnego zaniku nerwu II. W zależności od przyczyny może być on jedno- lub obustronny.

Obraz kliniczny

Uszkodzenia nerwu II powodują osłabienie jego funkcji i w efekcie obniżenie ostrości wzroku występujące w różnym nasileniu, od nieznacznego pogorszenia widzenia czy drobnych ubytków pola widzenia do całkowitej ślepoty.

Metody diagnostyczne

Podstawą rozpoznania choroby jest badanie okulistyczne.

Rokowanie

Zależy od stopnia zaniku nerwu wzrokowego. W najcięższych przypadkach rokowanie jest bardzo poważne, choroba grozi ślepotą. Przy nieznacznym pogorszeniu widzenia rokowanie jest lepsze z możliwością korekty.

Schorzenia narządu wzroku związane z okresem perinatalnym mają bardzo istotny wpływ na rozwój dziecka, a ich wystąpienie w sposób znaczący pogarsza przyszłe rokowanie. Mogą one zaburzyć rozwój emocjonalny i społeczny, a także spowodować opóźnienie i upośledzenie rozwoju psychoruchowego dziecka.

7.5.3
Zasady badań przesiewowych słuchu u noworodków

Większość wrodzonych zaburzeń słuchu można wykryć w okresie noworodkowym, choć w niektórych przypadkach ujawniają się one w późniejszych miesiącach życia. Czynniki ryzyka predysponujące do wystąpienia zaburzeń słuchu:

- obciążony wywiad rodzinny wskazujący na możliwość wystąpienia zaburzeń słuchu o podłożu genetycznym,
- zakażenia z grupy TORCHES u ciężarnej lub u noworodka,
- nieprawidłowości w budowie ucha lub twarzoczaszki,
- noworodki z małą masą ciała < 1500 g,
- zapalenie opon m.-r.,
- hiperbilirubinemia wymagająca transfuzji wymiennej,
- ciężka encefalopatia niedokrwienno-niedotlenieniowa,
- podawanie leków potencjalnie ototoksycznych (aminoglikozydy) w połączeniu z lekami moczopędnymi.

Częstość występowania czynników ryzyka szacuje się na 6–8%.

Powszechne badania przesiewowe słuchu (obejmujące wszystkie noworodki, a nie tylko te z grupy ryzyka) wykonywane w Polsce od 2004 r. objęły 98,8% noworodków, co stawia Polskę w czołówce krajów europejskich. Celem takiego działania jest wczesne wykrycie niedosłuchu i zapewnienie dzieciom specjalistycznej opieki. Nie można jednak oczekiwać, że dzięki programowi uda się wykryć wszystkie przypadki niedosłuchu. Dlatego u dzieci z grupy ryzyka

należy kontynuować badanie do 3. rż. (w odstępach 6-miesięcznych), bo moment pojawienia się niedosłuchu może być opóźniony.

Metody stosowane w powszechnych przesiewowych badaniach słuchu:

- otoemisja akustyczna (otoacoustic emission, OAE) – umożliwia zbadanie obwodowej części narządu słuchu (ucho środkowe i ślimak), wykonywane jako pierwsze,
- słuchowe potencjały wywołane pnia mózgu (auditory brainstem response, ABR) – dodatkowo pozwalają na ocenę czynności bioelektrycznej nerwu słuchowego i pnia mózgu; są przeprowadzane przy nieprawidłowym wyniku OAE.

Obie metody są nieinwazyjne i po odpowiednim przeszkoleniu badanie może być przeprowadzone przez personel pielęgniarski oddziałów noworodkowych.

Badanie przesiewowe noworodków rozpoczyna cały proces, którego zadaniem jest wdrożenie wczesnej diagnostyki (w 3. mż.) oraz rehabilitacji słuchu (przed upływem 6. mż.).

Powyższe trzy etapy składają się na program wczesnej interwencji słuchowej. Tylko jednoczesne zaangażowanie neonatologów, pediatrów i lekarzy pierwszego kontaktu może zwiększyć skuteczność wczesnej diagnostyki i wdrożenia odpowiedniego leczenia.

7.5.4
Niedosłuch

łac. *amblyacousia*
ang. hypoacusia

Niedosłuch, któremu nie towarzyszą inne objawy, określa się jako niedosłuch izolowany. Stanowi on 70–80% niedosłuchów uwarunkowanych genetycznie. Wśród przypadków niedosłuchu izolowanego większość (75–80%) przekazywana jest jako cecha dziedziczona w sposób autosomalny recesywny, ok. 20% jako cecha dominująca, 2–3% jako cecha sprzężona z chromosomem X, a ok. 1% stanowi niedosłuch mitochondrialny.

Niedosłuch występuje w wielu aberracjach chromosomalnych. Najczęściej w zespole Downa (trisomia 21), Turnera, Edwardsa (trisomia 18) i Pataua (trisomia 13). W zespole Downa różnego stopnia niedosłuch stwierdza się u ponad 60% pacjentów. Zwykle wiąże się on z zapaleniem uszu i nawracającym wysiękiem w uchu środkowym. U dzieci z trisomią 13 i 18 często występują wady rozwojowe ucha środkowego i kości skroniowej, malformacje małżowin i niedrożność przewodu słuchowego sprzyjające niedosłuchowi.

Leczenie niedosłuchu polega przede wszystkim na stosowaniu aparatów słuchowych oraz wszczepianiu implantów ślimakowych i pniowych. Sposób leczenia zależy od wieku pacjenta i stwierdzanej patologii.

7.6 *Ewa Helwich*
UKŁAD POKARMOWY

7.6.1
Rozwój układu pokarmowego

Układ pokarmowy jest jedną z pierwszych struktur rozwijających się u płodu. Jelito pierwotne rozwija się między 4. a 6. tc., następnie do 12. tc. dokonuje się jego zwrot i kształtują się kosmki jelitowe. Najbardziej intensywny wzrost jelit zachodzi w II trymestrze ciąży, a między 3. i 4. rż. tempo wydłużania się jelita przewyższa tempo wzrostu całego ciała. W 20. tc. jelito jest już dojrzałe pod względem morfologicznym.

Dojrzewanie funkcjonalne odbywa się poprzez połykanie, które pojawia się przed 16. tc. oraz doskonalenie motoryki, występujące przed 24. tc. i dojrzewające do 36. tc. Wzrost aktywności laktazy następuje między 32. a 34. tc. Między 32. a 36. tc. dojrzewa odruch ssania i połykania.

Połykanie płynu owodniowego, początkowo w niewielkich ilościach, jest ważnym elementem dojrzewania układu pokarmowego. Ilość połykanego płynu narasta sukcesywnie w miarę trwania ciąży do 150 ml/kg mc./dobę. Płyn owodniowy zawiera składniki odżywiające śluzówkę jelit (węglowodany, białko, tłuszcze, elektrolity) i czynniki wzrostu. Ma 15 kcal/l.

Adaptacja przewodu pokarmowego po urodzeniu jest szczególnie trudna u noworodków urodzonych przedwcześnie. Niedojrzałość zwieracza przełyku powoduje, że stanowi on niedostateczną barierę ochronną przed refluksem żołądkowo-przełykowym. Sprzyja to ulewaniu pokarmu, wymiotom, bezdechom i aspiracji treści zalegającej w żołądku do płuc. Przed 32. tc. u płodu brak jest dojrzałego wzorca motoryki jelit, co zwalnia pasaż jelitowy i stanowi powód wzdęcia brzucha.

7.6.2
Specyfika przewodu pokarmowego noworodka

- Niskie napięcie zwieracza przełyku.
- Niedojrzałe trawienie i wchłanianie (obniżone wydzielanie proteaz jelitowych, enzymów trzustkowych i laktazy).
- Niedojrzała motoryka jelit.
- Wydłużony czas pasażu jelitowego.

7.6.3
Nietolerancja żywienia u noworodka

Objawy nietolerancji żywienia:
- nadmierne zaleganie w żołądku > 1 ml/kg mc. lub > 50% poprzedniej porcji w ostatnich 2–3 karmieniach,
- wzdęcie brzucha przekraczające 2 cm „podstawowego" obwodu brzucha,
- wymioty lub biegunka.

Postępowanie w nietolerancji żywienia zależy od stanu klinicznego dziecka:
- jeśli stan jest stabilny, należy wstrzymać karmienie, a po ustąpieniu niepokojących objawów ostrożnie do niego powrócić,
- jeśli stan ogólny budzi zastrzeżenia, należy rozważyć poszerzenie diagnostyki, uwzględniające badania w kierunku zakażenia, niedrożności lub martwiczego zapalenia jelit,
- aktualnie nie ma leków, które skutecznie przyspieszałyby perystaltykę przewodu pokarmowego, jednocześnie nie zagrażając noworodkom urodzonym przedwcześnie.

Pozytywną rolę w dojrzewaniu przewodu pokarmowego mogą odgrywać bakterie flory jelitowej (ponad 400 szczepów). Działanie to polega na żywieniu i stymulowaniu dojrzewania (np. poprzez angiogenezę) ściany jelitowej, wspomaganiu trawienia i wchłaniania, wspieraniu funkcji immunologicznych oraz zapobieganiu wzrostowi szkodliwych bakterii. Czynniki modyfikujące florę bakteryjną przewodu pokarmowego noworodka to:

- rodzaj porodu (siłami natury/cięcie cesarskie) i wiek dziecka – u dzieci urodzonych za pomocą cięcia cesarskiego i urodzonych przedwcześnie następuje opóźnienie kolonizacji bakteriami kwasu mlekowego; jest to zjawisko niekorzystne, gdyż jelito to to narząd, który u noworodka najłatwiej powoduje reakcję zapalną ogólnoustrojową, a im mniej dojrzały noworodek, tym łatwiej do takiej reakcji dochodzi,
- antybiotyki stosowane prenatalnie i po urodzeniu,
- rodzaj żywienia – niekorzystnie działa opóźnienie żywienia enteralnego, do którego często dochodzi u wcześniaków z powodu nietolerancji pokarmowej.

Istnieją sugestie, że probiotyki przyspieszają dojrzewanie jelit i ich opróżnianie, ale dostępne obecnie dane nie pozwalają uznać, że są to preparaty bezpieczne dla noworodków urodzonych przedwcześnie, z chorobami upośledzającymi odporność i z chorobami serca.

7.6.4

Żywienie noworodków urodzonych przedwcześnie i urodzonych o czasie

Żywienie enteralne

Pierwszy pokarm w żywieniu enteralnym noworodka stanowi siara. Zawiera ona znaczne ilości przeciwciał, czynników przeciwzapalnych i czynników wzrostu. Jest podobna do płynu owodniowego, ułatwia przejście z żywienia wewnątrzmacicznego do pozamacicznego. Zwiększa endocytozę białek i indukuje enzymy trawienne. W porównaniu z mlekiem dojrzałym zawiera wyższe stężenie wydzielniczej immunoglobuliny A (secretory IgA, sIgA), czynników wzrostu, laktoferyny, cytokin przeciwzapalnych, oligosacharydów, rozpuszczalnego CD14, antyoksydantów i innych czynników ochronnych. Istnieje odwrócona relacja między długością trwania ciąży, a zawartością tych składników w siarze. Mamy najmniej dojrzałych dzieci produkują najbardziej ochronną siarę.

Przewód pokarmowy płodu, który połyka płyn owodniowy, otrzymuje wewnątrzmaciczne żywienie troficzne (minimalne żywienie zaopatrujące komórki błony śluzowej przewodu pokarmowego). Standardem żywienia enteralnego noworodków urodzonych

przedwcześnie z bardzo małą masą ciała (< 1500 g) i ekstremalnie małą masą ciała (< 1000 g) jest minimalne żywienie troficzne. Polega ono na wprowadzaniu niewielkich objętości pokarmu (do 15 ml/kg mc./dobę, tj. 10 kcal/kg mc./dobę) w trakcie żywienia pozajelitowego. Dzięki temu odżywiane zostają komórki błony śluzowej przewodu pokarmowego i przyspieszeniu ulega dojrzewanie czynnościowe i strukturalne przewodu pokarmowego.

Skutki „głodzenia” jelitowego:

- zanik kosmków jelitowych,
- wzrost przepuszczalności ściany jelita, zaburzenie mechanizmów obronnych,
- spadek aktywności enzymów jelitowych,
- patologiczna kolonizacja bakteryjna.

Optymalnie minimalne żywienie enteralne powinno być rozpoczęte w ciągu pierwszych 48 godz. życia. Korzyści wczesnego żywienia minimalnymi (1–3 ml na porcję) objętościami:

- poprawa motoryki przewodu pokarmowego,
- poprawa tolerancji żywienia doustnego,
- wcześniej osiągane całkowite żywienie doustne,
- mniejsze ryzyko rozwoju martwiczego zapalenia jelit,
- mniejsze ryzyko wystąpienia infekcji szpitalnych.

Tempo zwiększania żywienia doustnego musi być indywidualizowane w zależności od stanu ogólnego noworodka i tolerancji żywienia.

Mleko własnej matki jest pokarmem z wyboru dla noworodków urodzonych o czasie. Dla noworodków urodzonych znacznie przedwcześnie nie stanowi dostatecznego źródła białka, witaminy D, wapnia, fosforu i sodu, dlatego w tej grupie dzieci zaleca się stosowanie wzbogacaczy pokarmu kobiecego. Dodanie preparatów wzbogacających do pokarmu kobiecego rozpoczyna się u dzieci z VLBW od czasu osiągnięcia podaży doustnej 50 ml/kg mc./dobę pod kontrolą przyrostów masy ciała. Optymalne parametry wzrostowe to 18 g/kg mc./dobę i przyrosty obwodu głowy o 0,9 cm/tydzień. Najczęściej suplementację stosuje się do 54. tyg. wieku postkoncepcyjnego.

Koordynacja ssania i połykania następuje między 32. a 34. tygodniem wieku postkoncepcyjnego. Do tego czasu karmienie odbywa się przez sondę dożołądkową metodą bolusów. Jest to metoda żywienia bardziej fizjologiczna niż wlew ciągły. Ten ostatni stosuje się sporadycznie u noworodków z ELBV przy nietolerancji żywienia bolusami.

U noworodków donoszonych preferowane jest karmienie w trybie „na żądanie". Przy braku dostępności mleka kobiecego stosuje się mieszanki mleczne odpowiednie dla danego wieku płodowego. Pokrycie zapotrzebowania żywieniowego osiąga się przy podaży 150 ml/kg mc. W przypadku noworodków urodzo-

nych przedwcześnie, gdy nie ma pokarmu matki, zaleca się mleka do początkowego żywienia o wartości energetycznej 0,8 kcal/l (tab. 7.11).

Dla noworodków z ELBW i VLBW proponuje się zastosowanie we wczesnym żywieniu hydrolizatów serwatkowych o znacznym stopniu hydrolizy lub mieszanek półelementarnych. Hydrolizaty ułatwiają trawienie białka, zapewniają szybsze opróżnianie żołądka i stanowią profilaktykę alergii (tab. 7.12).

Tabela 7.11. Porównanie składu pokarmu kobiecego i mieszanek mlecznych

100 ml	ENERGIA (kcal)	BIAŁKO (g)	TŁUSZCZE (g)	WĘGLOWO-DANY (g)	Na (mmol)	K (mmol)	Ca (mmol)	P (mmol)
Mleko kobiece	70	1,3	3,9	7,2	0,6	1,5	0,9	0,5
Bebilon 1	66	1,3	3,4	7,4	0,7	1,7	1,25	0,9
Bebilon pepti MCT	66	1,8	3,5	6,8	0,7	0,6	1,25	0,9
Bebilon Nenatal	80	2,6	3,9	8,4	3	2	2,5	1,8
HMF	16	0,8	–	3,0	0,86	1	1,6	1,4
Nan	67	1,24	3,5	7,46	0,7	1,7	1,0	0,8
Enfamil	68	1,37	3,7	7,1	1,2	1,8	1,1	0,9
Nutramigen	68	1,9	3,4	7,5	1,3	2,1	1,5	1,7

Tabela 7.12. Zalecenia podaży enteralnej dla noworodków urodzonych przedwcześnie [wg ESPGHAN]

	NOWORODKI URODZONE PRZEDWCZEŚNIE (kg mc./dobę)
Płyny (ml)	135–200
Energia (kcal)	110–135
Białko (g)	< 1 kg 4–4,5 > 1 kg 3,5–4
Tłuszcze (g)	4,8–6,6
Węglowodany (g)	11,6–13,2
Na (mmol)	3–5
K (mmol)	1,6–3,3
Ca (mmol)	3–3,5
P (mmol)	1,9–2,9

Tabela 7.13. Zalecenia podaży pozajelitowej dla noworodków urodzonych o czasie i urodzonych przedwcześnie [wg ESPGHAN]

	NOWORODKI URODZONE O CZASIE (kg mc./dobę)	NOWORODKI URODZONE PRZEDWCZEŚNIE (kg mc./dobę)
Płyny (ml)	140–170	140–180
Energia (kcal)	90–100 (95–120)	110–120
Białko (g)	1,5–3 (1,5–2,1)	1,5–4
Tłuszcze (g)	3–4	3–4
Węglowodany (g)	16–18	do 18
Na (mmol)	2–5	3–5
K (mmol)	1–3	2–5
Ca (mmol)	–	1–4
P (mmol)	–	0,75–3

Żywienie parenteralne

Noworodki urodzone przedwcześnie z VLBW i ELBW w najwcześniejszym okresie życia wymagają żywienia pozajelitowego. Także większość noworodków z LBW wymaga częściowego żywienia pozajelitowego (tab. 7.13).

W podaży parenteralnej stosuje się podaż białka, węglowodanów, tłuszczów, elektrolitów i witamin:

■ podaż białka w postaci preparatów aminokwasów przeznaczonych dla noworodków – w 1. dż. 2 g/kg mc., następnie nie mniej niż 3,5 g/kg mc. – wczesna podaż aminokwasów poprawia tolerancję glukozy poprzez stymulację sekrecji insuliny,

■ noworodki z ELBW mają ograniczoną tolerancję glukozy w pierwszych dobach życia – w razie hiperglikemii > 240 mg% należy zmniejszyć podaż glukozy i podać insulinę (0,01–0,1 j./kg mc./min we wlewie ciągłym) pod kontrolą glikemii,

■ podaż tłuszczów w postaci 20% emulsji tłuszczowej – w 1. dż. 2 g/kg mc., następnie 3 g/kg mc. w długotrwałej infuzji; wskazania do zmniejszenia dawki lipidów to hiperbilirubinemia, posocznica w początkowym okresie, trombocytopenia < 50 tys., hipercholesterolemia > 200 mg%, hipertrójglicerynemia > 150 mg%.

7.6.5

Refluks żołądkowo-przełykowy u noworodków

łac. *refluxus ventrico-oesophageali*

ang. gastrooesophageal reflux

Definicja

Zwrotny ruch zawartości żołądka do przełyku na skutek obniżonego napięcia dolnego zwieracza przełyku. Może być przyczyną zgonu, wydłużenia czasu pobytu w szpitalu, bezdechów, pogorszenia przebiegu dysplazji oskrzelowo-płucnej oraz zapalenia przełyku.

Epidemiologia

Częstość występowania – ok. 22% u noworodków urodzonych < 34. tc. i sporadycznie u urodzonych o czasie.

Etiologia i patogeneza

Patrz rozdział 11.2 „Choroby przewodu pokarmowego”.

Obraz kliniczny

Objawy kliniczne są zróżnicowane. Klasyczne objawy refluksu w postaci wymiotów, ulewania pokarmu, rozdrażnienia i zachłystowego zapalenia płuc są rzadko obecne u noworodków urodzonych przedwcześnie. Znakiem jego występowania mogą być bezdechy i bradykardia.

Przebieg naturalny

W miarę upływu czasu i dojrzewania układu pokarmowego objawy stopniowo ustępują.

Metody diagnostyczne

Za złoty standard diagnostyczny uważa się 24-godzinną pH-metrię przełyku. Jest ona jednak skuteczna jedynie w przypadku refluksu kwaśnego, podczas gdy u noworodka może występować refluks obojętny. Stosuje się też test na zawartość kwaśnych treści w wydzielinie w gardle.

Leczenie

■ Układanie dziecka w pozycji na brzuchu lub lewym boku pod kontrolą monitora czynności serca i oddechu.

■ Zagęszczanie pokarmu (możliwe u starszych niemowląt, ostrożnie u dojrzałych noworodków, nie stosuje się u noworodków urodzonych przedwcześnie).

■ Zmiana częstości karmień (częściej, ale mniej).

■ Zmiana metody karmienia (z bolusów na wlew ciągły).

■ Leczenie farmakologiczne nie jest zalecane u noworodków ze względu na możliwe działania niepożądane lub brak badań dotyczących bezpieczeństwa jego stosowania w tej grupie wiekowej.

7.6.6

Martwicze zapalenie jelit

łac. *enterocolitis necroticans neonatorum*

ang. necrotising enterocolitis (NEC)

Definicja

Martwica ściany jelit o różnym nasileniu. Zmiany lokalizują się najczęściej w końcowym odcinku jelita krętego i/lub proksymalnym odcinku jelita grubego. Mają charakter martwiczo-zapalny, mogą prowadzić do perforacji jelita, zapalenia otrzewnej, zakażenia uogólnionego lub zgonu. Jest to najcięższa choroba jelit występująca u noworodków.

Epidemiologia

Częstość występowania na oddziałach intensywnej terapii noworodka waha się od 1 do 8% i nie maleje w ostatnich latach, raczej wykazuje tendencję wzrostową. Rozpoznanie dotyczy przede wszystkim noworodków urodzonych przedwcześnie (90% przypadków). Konieczność leczenia operacyjnego szacuje się na 20%. Zgony dotyczą 15–30% noworodków z NEC.

Czas wystąpienia choroby zależy od dojrzałości przy urodzeniu. U noworodków urodzonych przedwcześnie zaczyna się zwykle w 2.–3. tż., a u urodzonych o czasie w 1. tż.

Etiologia i patogeneza

Nie zostały w pełni wyjaśnione. Czynnik ryzyka wystąpienia NEC to:

- niedojrzałość przewodu pokarmowego wynikająca z przedwczesnych narodzin,
- niedokrwienie jelit (np. centralizacja krążenia w warunkach niedotlenienia wewnątrzmacicznego),
- zbyt duże objętości pokarmu w stosunku do możliwości noworodka urodzonego przedwcześnie,
- kolonizacja przewodu pokarmowego patogennymi bakteriami,
- hipotrofia wewnątrzmaciczna,
- choroby serca,
- wady jelit,
- infekcja uogólniona,
- prenatalne zaburzenia hemodynamiczne (niedokrwienie ściany jelit),
- TANEC (Transfusion Associated NEC) – transfuzje uzupełniające krwi zwiększają ryzyko NEC.

Największe znaczenie w zapobieganiu chorobie ma karmienie naturalne, a szczególnie wcześnie podana siara.

Obraz kliniczny

Przebieg kliniczny może być gwałtowny lub podstępny (tab. 7.14).

Metody diagnostyczne

- Rozpoznanie oparte jest na wywiadzie, badaniu przedmiotowym i objawach radiologicznych.
- Kliniczne podejrzenie NEC stanowi wskazanie do wykonania przeglądowego zdjęcia jamy brzusznej w projekcji przednio-tylnej i zdjęcia bocznego poziomym promieniem. Wczesnym obrazem radiologicznym jest pogrubienie ściany jelit i rozdęcie pętli jelitowych (ryc. 7.13–7.15).
- Obraz ultrasonograficzny odznacza się 86% specyficznością i 45% czułością.

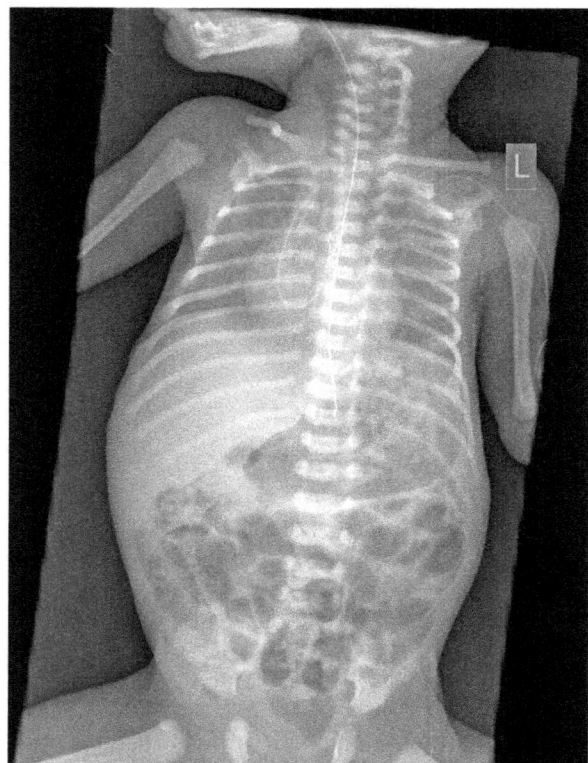

Rycina 7.13. Zdjęcie radiologiczne. Noworodek, 35. tc. z ciąży bliźniaczej, 5. dż. Jelita rozdęte z odcinkowym pogrubieniem ścian, bez cech pneumatozy. Cewnik założony centralnie znajduje się zbyt głęboko w sercu – podciągnięto o 3 cm.

Tabela 7.14. Nasilenie NEC [wg Bella]		
STOPIEŃ I	STOPIEŃ II	STOPIEŃ III
Podejrzenie NEC ■ Brak specyficznych objawów, czyli wzdęcia brzucha, niestabilności hemodynamicznej, bradykardii i bezdechów	Potwierdzone NEC ■ Znaczne wzdęcie brzucha ■ Radiologicznie obecność powietrza w ścianie jelit (pneumatoza) ■ Kwasica metaboliczna ■ Trombocytopenia	Zaawansowane NEC ■ Objawy wstrząsu i objawy ogólne ■ Ciężka kwasica ■ DIC ■ Radiologicznie jak w stopniu II i wolny gaz w jamie otrzewnej jako dowód perforacji ściany jelita

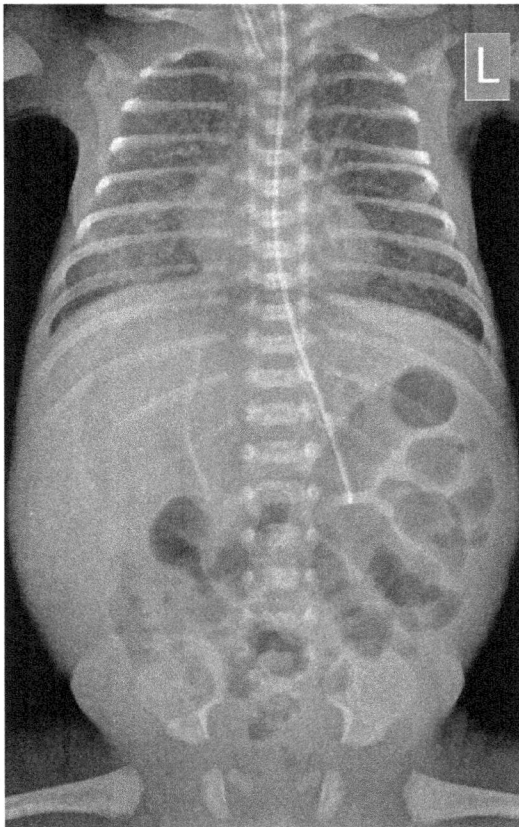

Rycina 7.14. Zdjęcie AP w pozycji leżącej na plecach. Noworodek, 25. tc., masa 950 g, 16. dż. Obecność wolnego gazu w jamie otrzewnej o charakterze perforacji przewodu pokarmowego. Jelita ułożone kaskadowo. Mała ilość gazu w miednicy mniejszej.

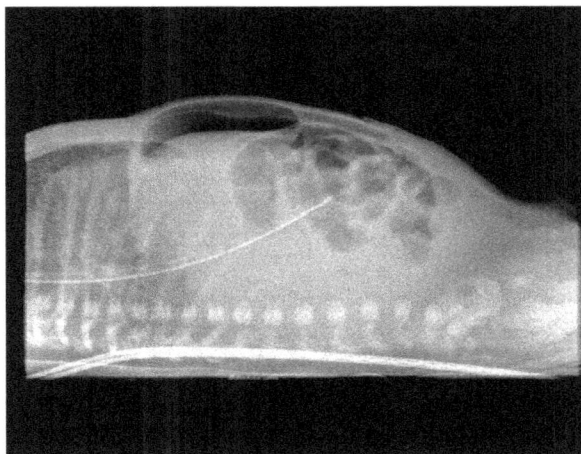

Rycina 7.15. Ten sam noworodek, co na ryc. 7.14. Zdjęcie w pozycji leżącej na plecach bocznym promieniem.

■ Aktualnie używane markery laboratoryjne (leukocytoza, liczba płytek krwi, CRP) nie są dostatecznie czułe i specyficzne. Trwają badania nad nowymi, obiecującymi biomarkerami. Posiewy krwi są dodatnie w 10–40% przypadków.

Różnicowanie

Niedrożność porażenna jelit, niedrożność spowodowana wadą anatomiczną, izolowana perforacja jelit (spontaneous intestinal perforation, SIP).

Leczenie

■ Odstawienie żywienia doustnego.
■ Pełne żywienie parenteralne.
■ Złożenie sondy odbarczającej do żołądka.
■ Konsultacja chirurgiczna.
■ Badanie radiologiczne powtarzane co 6–12 godzin.
■ Monitorowanie układu krążenia (czynność serca, ciśnienie krwi).
■ Ocena wydolności układu oddechowego (badanie gazometryczne).
■ Monitorowanie diurezy.
■ Monitorowanie metaboliczne (jony, glukoza).
■ Ocena intensywności bólu i leczenie przeciwbólowe (fentanyl lub morfina).
■ Wskazania do konsultacji chirurgicznej – pogorszenie kliniczne.
■ Wskazania do interwencji chirurgicznej (patrz rozdz. 24 „Wybrane zagadnienia z chirurgii, urologii, neurochirurgii i ortopedii dziecięcej").

Powikłania

Zwężenie jelita (zrosty pozapalne), zespół krótkiego jelita (po rozległych resekcjach jelita zmienionego martwiczo), zaburzenia wzrastania, zaburzenia rozwoju neurologicznego.

7.6.7

Atrezja przełyku

łac. *atresia oesophagi*
ang. esophageal atresia

Definicja

Wada polegająca na braku ciągłości przełyku, z obecnością połączenia z tchawicą lub bez niego. Występuje w 4 postaciach (wg Vogta). Najczęściej spotykany jest typ III z przetoką pomiędzy dolnym odcinkiem zarośniętego przełyku i tchawicą. Inną klasyfikację przedstawił Goss (patrz rozdz. 24 „Wybrane zagadnienia z chirurgii, urologii, neurochirurgii i ortopedii dziecięcej").

Epidemiologia

Występuje z częstością 1 : 3000 żywych urodzeń. W 40% przypadków stwierdza się również cechy wewnątrzmacicznego ograniczenia wzrostu (intrauterine growth restriction, IUGR), a w 20% nieprawidłowy kariotyp. Poza wielowodziem występującym w 80% przypadków brak jest typowych objawów w prenatalnym badaniu sonograficznym. Czasem uwidacznia się kieszeń płynową bliższego odcinka przełyku.

Etiologia i patogeneza

Patrz rozdz. 24 „Wybrane zagadnienia z chirurgii, urologii, neurochirurgii i ortopedii dziecięcej".

Obraz kliniczny

Objawy:

- opór przy wprowadzaniu cewnika do żołądka,
- w 1. dż.:
  - pienista wydzielina z nosa i ust,
  - kaszel,
  - sinica,
  - duszność nasilająca się po karmieniu.

Przebieg naturalny

Brak przeprowadzenia zabiegu operacyjnego prowadzi do zgonu. Zbyt późne rozpoznanie atrezji przełyku może powodować wystąpieniem zmian zapalnych w płucach wskutek przedostawania się treści pokarmowej i śliny do oskrzeli.

Metody diagnostyczne

Potwierdzeniem rozpoznania klinicznego jest badanie radiologiczne, które ma za zadanie ustalenie typu anatomicznego niedrożności przełyku. Kontrastujący cewnik wprowadzony do górnego odcinka przełyku wyznacza poziom niedrożności. Obecność gazów w obrębie żołądka i jelit wskazuje na istniejącą przetokę przełykowo-tchawiczą, czyli III typ wady.

Zarośnięciu przełyku często towarzyszą inne wady, stąd może być wskazane poszerzenie diagnostyki (np. badanie cytogenetyczne, USG jamy brzusznej).

Leczenie

Plastyka przełyku wykonana w trybie pilnym (patrz rozdz. 24.1.6 „Atrezja przełyku").

Powikłania

Najczęstszym powikłaniem jest zwężenie w miejscu zespolenia, bardzo rzadkim rozejście się zespolenia.

Rokowanie

Wada wcześnie zoperowana rokuje dobrze.

7.6.8

Atrezja dwunastnicy

łac. *atresia duodeni*
ang. duodenal atresia

Występuje z częstością 1 : 10 000 żywych urodzeń. W połowie przypadków towarzyszy innym anomaliom, najczęściej wadom serca. Równie często dochodzi do wewnątrzmacicznego ograniczenia rozwoju płodu (IUGR). W 30% przypadków stwierdza się nieprawidłowy kariotyp (trisomia 21 pary).

Typowym objawem ultrasonograficznym widocznym u płodu jest podwójna bańka powietrza w obrębie jamy brzusznej, tzw. double bubble. Patrz rozdz. 24 „Wybrane zagadnienia z chirurgii, urologii, neurochirurgii i ortopedii dziecięcej".

7.6.9

Atrezja jelita czczego i krętego

łac. *atresia jejunoilei*
ang. jejunal and ileal atresia

Występuje z częstością 1 : 3000—10 000 żywych urodzeń. Najczęściej obejmuje bliższą część jelita cienkiego i/lub dalszą część jelita krętego. Przypuszczalnie jest następstwem przebytego w trakcie rozwoju incydentu niedokrwienia ściany jelita. W III trymestrze ciąży może występować wielowodzie. IUGR stwierdza się stosunkowo rzadko (< 10% przypadków).

Do objawów klinicznych nasuwających podejrzenie wady należą wymioty w kilka lub kilkanaście godzin po urodzeniu oraz wzdęcie brzucha bezpośrednio po urodzeniu lub kilka godzin po nim.

7.6.10

Niedrożność smółkowa jelita

łac. *meconium ileus*
ang. meconium ileus

Wrodzona niedrożność końcowego odcinka jelita cienkiego spowodowana zatkaniem jego światła przez gęstą smółkę. Budowa jelita jest prawidłowa. Większość (75%) noworodków z niedrożnością smółkową jest obarczona genetycznie uwarunkowaną chorobą – mukowiscydozą. Częstość występowania mukowiscydozy w polskiej populacji jest określana na 1 : 2000—3000 urodzeń, a w tej grupie 6—20% dzieci rodzi się z niedrożnością smółkową.

Objawy kliniczne obejmują wzdęcie brzucha, brak smółki, wymioty.

Rozpoznanie ustala się na podstawie badania radiologicznego jamy brzusznej w pozycji pionowej oraz doodbytniczego wlewu środka cieniującego.

Leczenie jest operacyjne, jeśli nie powiedzie się próba postępowania zachowawczego polegającego na wlewie doodbytniczym gastrografiny.

7.6.11
Niedokonany zwrot jelit

łac. *malrotatio intestini*

ang. intestinal malrotation

Grupa wad wrodzonych przewodu pokarmowego będących następstwem nieprawidłowego przebiegu zwrotów cewy pokarmowej. Mogą wynikać z całkowitego braku zwrotów pętli jelita środkowego, niepełnego zwrotu jelita, odwrotnego zwrotu jelita lub nadmiernej rotacji. Najczęściej spotykanym wariantem wady jest niepełny zwrot jelita.

Częstość występowania tej grupy wad szacuje się na 1 : 500 urodzeń, ale objawy uchwytne klinicznie występują zaledwie w części przypadków (1 : 6000 urodzeń).

Większość wad ujawnia się w okresie noworodkowym i niemowlęcym. Najbardziej charakterystycznym objawem klinicznym są wymioty treścią żółciową. Objawy mogą mieć charakter ostry, przewlekły lub nawracający.

Rozpoznanie ustala się na podstawie objawów klinicznych i badań radiologicznych. Badanie radiologiczne jamy brzusznej wykazuje nadmierne rozdęcie żołądka i początkowego odcinka dwunastnicy oraz brak upowietrznienia dalszych odcinków przewodu pokarmowego. Jeśli u noworodka stwierdza się ostre objawy kliniczne niedrożności jelit i jego stan ogólny pogarsza się, istotne staje się podejrzenie skrętu jelita, co obliguje do zabiegu operacyjnego w trybie pilnym. W przypadkach, którym nie towarzyszą ostre objawy, wykonuje się badanie kontrastowe przewodu pokarmowego.

Najgroźniejsze powikłanie wad wynikających z zaburzonego zwrotu jelit stanowi skręt jelita. Ryzyko jego wystąpienia jest najwyższe w okresie noworodkowym i niemowlęcym.

7.6.12
Znaczenie diagnostyki obrazowej w wadach przewodu pokarmowego wywołujących niedrożność

Podejrzenie wady w przesiewowym badaniu ultrasonograficznym płodu obliguje do wykonania pełnej diagnostyki przed porodem w ośrodku referencyjnym (USG z obserwacją perystaltyki i echogeniczności jelit oraz obserwacją kształtu brzucha, echo serca, oznaczenie kariotypu). Należy też zaplanować czas, miejsce i sposób porodu oraz przeprowadzić niezwłoczną diagnostykę u noworodka w celu potwierdzenia wady (zdjęcie radiologiczne a-p i boczne).

Diagnostyka różnicowa niedrożności przewodu pokarmowego u noworodków:

- niedrożność smółkowa (*meconium ileus*),
- smółkowe zapalenie otrzewnej (*meconium peritonitis*),
- niedokonany zwrot jelit,
- choroba Hirschsprunga,
- niedrożność porażenna.

7.7   *Ewa Helwich*
ŻÓŁTACZKA FIZJOLOGICZNA NOWORODKA

łac. *icterus physiologicum neonatorum*

ang. physiological jaundice

Definicja

Żółtaczka fizjologiczna noworodków to żółtaczka wywołana hiperbilirubinemią pośrednią (bilirubina nie jest sprzężona z kwasem glukuronowym). Występuje w procesie adaptacji przewodu pokarmowego i wątroby noworodka do samodzielnego życia. Nie stwierdza się jej w 1. dż. oraz po 7.–10. dż. Stężenie bilirubiny nie przekracza 15 mg/dl u noworodków karmionych sztucznie i 17 mg/dl u noworodków karmionych pokarmem kobiecym. Żółtaczkę związaną z karmieniem piersią opisano w rozdz. 11 „Gastroenterologia".

Etiologia i patogeneza

- Rozpad hemoglobiny płodowej, z której powstaje bilirubina. Transport bilirubiny do wątroby w połączeniu z albuminami.

■ W hepatocytach bilirubina jest wiązana z kwasem glukuronowym, powstaje bilirubina związana (bezpośrednia), rozpuszczalna w wodzie i wydzielana do dróg żółciowych.

■ Niska aktywność transferazy glukuronowej w wyniku niedojrzałości wątroby (0,1% aktywności osoby dorosłej) powoduje zmniejszenie zdolności wiązania bilirubiny w hepatocytach z konsekwencją w postaci spadku wydzielania bilirubiny do dróg żółciowych.

Obraz kliniczny

■ Żółtaczka u noworodka widoczna jest najpierw na twarzy przy stężeniu bilirubiny w surowicy w granicach 5–7 mg/dl (80–120 μmol).

■ Zażółcenie przesuwa się w kierunku dystalnym (głowa–tułów), w żółtaczce fizjologicznej jest powolne, żółtaczka rzadko pojawia się na kończynach.

■ Tempo narastania bilirubiny wynosi poniżej 0,5 mg/dl/godz. (8,5 μmol/l/godz.), ew. 5 mg/dl//dobę.

■ Szczyt żółtaczki (najwyższe stężenie bilirubiny) występuje w 72.-120. godz. życia i żółtaczka ustępuje ok. 10. dż. U noworodków karmionych piersią może utrzymywać się dłużej.

Metody diagnostyczne

■ Każdy noworodek przebywający w szpitalu powinien być oceniany co do stopnia nasilenia żółtaczki w ustalonych przedziałach czasowych (np. co 12 godz.), u noworodków z czynnikami ryzyka rozwoju znacznej hiperbilirubinemii nadzór powinien być intensywny.

■ Wątpliwości dotyczące nasilenia żółtaczki w badaniu przedmiotowym należy zweryfikować badaniem przezskórnym lub oznaczeniem stężenia bilirubiny w surowicy krwi.

■ W żółtaczce, która pojawia się w 1. dż., konieczne jest badanie stężenia bilirubiny we krwi.

■ Decyzje o leczeniu należy podejmować na podstawie stężenia bilirubiny w surowicy krwi, a nie na podstawie pomiaru przezskórnego.

Tabela 7.15. Nomogram wg Bhutaniego

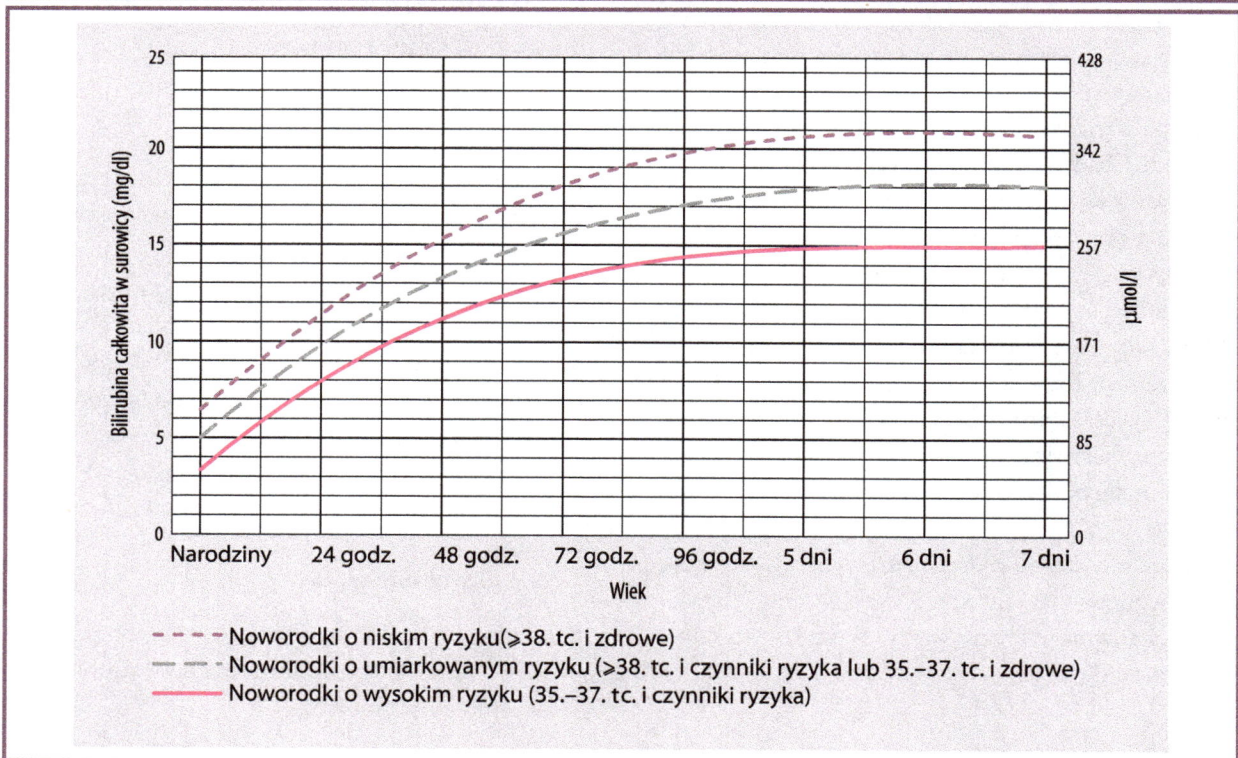

Noworodki o niskim ryzyku (≥38. tc. i zdrowe)
Noworodki o umiarkowanym ryzyku (≥38. tc. i czynniki ryzyka lub 35.–37. tc. i zdrowe)
Noworodki o wysokim ryzyku (35.–37. tc. i czynniki ryzyka)

■ Ocenę ryzyka hiperbilirubinemii noworodka urodzonego o czasie lub blisko terminu pomiędzy 18. a 72. godziną życia ułatwia nomogram wg Bhutaniego (tab. 7.15).

Ocena ryzyka hiperbilirubinemii jest bardziej dokładna, jeśli bierze się pod uwagę także czynniki ryzyka dla danego noworodka znane z wywiadu, jak np. konflikt serologiczny matczyno-płodowy, choroby matki itp.

Leczenie

■ Leczenie pierwszego rzutu stanowi fototerapia.
■ Nawodnienie jest wskazane tylko u noworodków odwodnionych.
■ Transfuzję wymienną należy rozważyć przy szybkim (> 1 mg/dl/godz.) narastaniu stężenia bilirubiny u noworodka z chorobą hemolityczną i/lub przy braku skuteczności fototerapii.

7.8

Magdalena Rutkowska, Ewa Helwich

ZAKAŻENIA OKRESU NOWORODKOWEGO

7.8.1

Zakażenia wewnątrzmaciczne

Definicja

Zakażenie występujące do 72. godz. życia noworodka. Może być wywołane przez bakterie, wirusy lub grzyby. Ma bardzo różne objawy kliniczne i przebieg. Rozpoznanie zakażenia opiera się zarówno na danych z wywiadu, jak i objawach klinicznych z oceną badań dodatkowych.

Epidemiologia

Częstość występowania zakażeń wewnątrzmacicznych szacuje się na ok. 1% wszystkich urodzeń w krajach wysoko rozwiniętych. Częściej pojawiają się w krajach rozwijających się.

Etiologia i patogeneza

Najczęstszymi patogenami wywołującymi zakażenie są:

■ *Streptococcus agalactiae* grupy B,
■ *Escherichia coli*,
■ *Listeria monocytogenes*,
■ przy porodach przedwczesnych, kiedy matka wymaga długiej hospitalizacji i stosowana jest u niej

antybiotykoterapia, może dojść do zakażenia rzadziej spotykanymi bakteriami, opornymi na stosowanie standardowego leczenia.

Matczyne czynniki ryzyka wystąpienia zakażenia wewnątrzmacicznego to:

■ zakażenia dróg moczowych podczas ciąży,
■ infekcje górnych dróg oddechowych podczas ciąży,
■ przedwczesne pęknięcie błon płodowych – jeśli trwa > 24 godz., zwiększa prawdopodobieństwo rozwoju zakażenia wewnątrzmacicznego nawet 100-krotnie,
■ odpływanie płynu owodniowego > 12 godz. przed porodem,
■ wzrost temperatury > 38,5°C przed porodem,
■ podwyższone wykładniki stanu zapalnego (leukocytoza, CRP) przed porodem,
■ nieprawidłowa kolonizacja szyjki macicy,
■ poród przedwczesny z nieznanej przyczyny,
■ brak opieki medycznej w czasie ciąży.

Najczęstsze drogi zakażenia to:

■ płyn owodniowy – do którego dostają się patogeny pochodzące z pochwy lub szyjki macicy,
■ łożysko – tą drogą przechodzą patogeny występujące we krwi matki.

Obraz kliniczny

Objawy kliniczne są niespecyficzne (tab. 7.16).

Metody diagnostyczne

Podstawę stanowią badania laboratoryjne (tab. 7.17).

1 Morfologia krwi z rozmazem

Ogólna liczba leukocytów nie jest najlepszym wskaźnikiem ze względu na bardzo szeroką normę w zależności od wieku ciążowego oraz fakt, że patologie nieinfekcyjne (niedotlenienie, krwawienia okołokomorowe i dokomorowe, drgawki) mogą powodować podwyższenie ich liczby. Zdecydowanie większą wartość diagnostyczną ma liczba neutrofili. W pierwszych 48 godz. życia neutropenia < 2,0–2,5 × 10^9/l sugeruje infekcję bakteryjną z czułością ok. 20%. Bardzo istotny jest też indeks liczby form młodych do całkowitej liczby neutrofili (I : T). Maksymalny prawidłowy wskaźnik to 0,16 w pierwszych 24 godz. życia, 0,14 do 48. godz. życia i 0,13 po 60. godz. życia aż do 5. dż.

Tabela 7.16. Objawy kliniczne występujące u matki i noworodka, które mogą sugerować zakażenie wewnątrzmaciczne

DANE Z WYWIADU	OBJAWY KLINICZNE U NOWORODKA
■ Temperatura > 38,5°C ■ Tachykardia płodu ■ Tkliwość macicy ■ Zielone zabarwienie płynu owodniowego ■ Odpłynięcie płynu owodniowego > 12 godz. przed porodem	■ Zaburzenia oddychania ■ Bezdechy (szczególnie u wcześniaków) ■ Zaburzenia ze strony układu krążenia (tachykardia, bradykardia, hipotensja) ■ Powiększenie wątroby ■ Powiększenie śledziony ■ Wcześnie pojawiająca się żółtaczka ■ Wzdęcie brzucha, niechęć do ssania ■ Zaburzenia neurologiczne (zwiększone napięcie mięśniowe, nieprawidłowe ruchy, drgawki) ■ Zaburzenia termoregulacji

Tabela 7.17. Kryteria biologiczne zakażenia wewnątrzmacicznego

HEMATOLOGICZNE	BIOCHEMICZNE	BAKTERIOLOGICZNE
■ WBC > 25 000/mm³ ■ WBC < 5000/mm³ ■ Wskaźnik I : T > 0,2 (stosunek liczby form młodych do całkowitej liczby neutrofili) ■ Płytki krwi < 150 000/mm³	■ CRP > 10–20 mg/l ■ Prokalcytonina > 5 µg/l ■ Interleukina 6 > 100 pg/ml	■ Posiew krwi ■ Posiew płynu m.-r. ■ Posiew moczu ■ Posiewy po urodzeniu: ucho, odbyt, popłuczyny z żołądka

2 Białka ostrej fazy

Białko C-reaktywne (CRP) jest dobrym wskaźnikiem infekcyjnym, ale badanie to musi być wykonywane seryjnie. Stężenie CRP narasta między 24. a 48. godz. życia. Nie może być więc podstawą do decyzji o włączeniu antybiotykoterapii. Należy także pamiętać, że CRP bywa podwyższone w niedotlenieniu okołoporodowym, krwawieniu wewnątrzczaszkowym, a także że po podaniu surfaktantu egzogennego.

Interleukina 6 jest wczesnym mediatorem zapalenia, odpowiedzialnym za wzrost stężenia białek ostrej fazy, takich jak CRP. W obecności zakażenia układowego stężenie IL-6 rośnie wcześniej, ale i szybciej spada. Oznaczenie zarówno IL-6, jak i CRP ma większą czułość niż stosowanie tylko jednego z tych markerów. Koszty wykonania oznaczeń IL-6 stanowią istotne ograniczenie w ich codziennym użyciu.

Podwyższone stężenie prokalcytoniny w surowicy stanowi dobry marker w diagnozowaniu zakażenia. Szybkość pojawiania się jej podwyższonego poziomu (pierwsze godziny po zakażeniu) oraz znaczna swoistość (brak wzrostu przy infekcji wirusowej) pozwala wiązać nadzieje na powszechne jej użycie jako testu przyłóżkowego.

3 Posiew krwi

Nowoczesne metody pozwalają na pobranie jedynie 0,5 ml krwi, aczkolwiek 1 ml zwiększa szanse na uzyskanie dodatniego wyniku, szczególnie jeżeli matka otrzymywała antybiotykoterapię w okresie ciąży. Wzrost bakterii można uzyskać już po 24 godzinach, poza *Listeria monocytogenes, Haemophilus influenzae* i drożdżami, które potrzebują więcej czasu na uzyskanie dodatniego wyniku.

4 Ocena płynu mózgowo-rdzeniowego

W przypadku bakteriemii wywołanej *Streptococcus agalactiae* lub *Escherichia coli* powinno się pobrać płyn m.-r. w celu wykluczenia zapalenia opon m.-r. Nie ma natomiast wskazań do rutynowego wykonywania punkcji lędźwiowej u wszystkich pacjentów.

Różnicowanie

Podobne objawy u dziecka mogą być też stwierdzane m.in. po niedotlenieniu i w przypadku chorób metabolicznych. Dlatego trzeba je zawsze korelować z wynikami badań dodatkowych. Należy jednak pamiętać, że noworodek charakteryzuje się obniżoną odpornością i przebieg zakażenia może być piorunujący. Przy podejrzeniu infekcji i pogarszającym się stanie dziecka należy przeprowadzić szybkie różnicowanie i włączyć antybiotykoterapię empiryczną.

Leczenie

1 Antybiotykoterapia

■ U noworodków urodzonych o czasie.

Złoty standard empirycznej antybiotykoterapii w leczeniu zakażeń wewnątrzmacicznych zakłada skojarzone podawanie półsyntetycznych penicylin i aminoglikozydów. W praktyce u noworodków urodzonych o czasie stosuje się ampicylinę i gentamycynę. Schemat taki umożliwia eliminację głównych czynników etiologicznych.

Po 48 godzinach, gdy uzyskano wyniki wszystkich badań dodatkowych i oceniono stan kliniczny noworodka, należy podjąć decyzję co do odstawienia antybiotykoterapii, pozostawienia jedynie penicyliny lub kontynuacji leczenia dwoma antybiotykami. Przy niepowikłanej bakteriemii leczenie trwa 10 dni, przy zapaleniu opon m.-r. od 14 do 21 dni.

■ U noworodków urodzonych przedwcześnie.

Poród przedwczesny w ponad 50% przypadków wywołany jest przez zakażenie. Dodatkowo matki często wymagają wcześniejszej hospitalizacji, a wtedy rośnie możliwość kolonizacji florą wewnątrzszpitalną, oporną na wiele antybiotyków. Niekiedy ze względu na dodatkowe czynniki ryzyka rozwoju zakażenia, jak konieczność założenia szwu szyjkowego lub przedwczesne pęknięcie błon płodowych, matka wymaga podaży antybiotyków w trakcie hospitalizacji.

Wiele noworodków urodzonych przedwcześnie trafia na oddział intensywnej opieki neonatologicznej jedynie z podejrzeniem zakażenia wewnątrzmacicznego, które później nie zostaje potwierdzone. Zebranie bardzo dokładnego wywiadu matczynego ma ogromne znaczenie. Występują sytuacje kliniczne, w których ryzyko rozwoju zakażenia jest zdecydowanie mniejsze. Są to nagłe zakończenie ciąży z powodu krwawienia z dróg rodnych (np. łożysko nisko usadowione), stan przedrzucawkowy u matki lub pogarszające się przepływy u płodów z hipotrofią wewnątrzmaciczną.

Dobór empirycznej antybiotykoterapii zależy od przyczyny porodu przedwczesnego i wywiadu matczynego. Jeśli matka nie była hospitalizowana z przyczyn infekcyjnych lub podczas hospitalizacji nie doszło do przedwczesnego odpłynięcia płynu owodniowego albo kolonizacji szyjki macicy oporną

florą bakteryjną, można zastosować złoty standard empirycznej antybiotykoterapii w postaci skojarzonej podaży półsyntetycznej penicyliny i aminoglikozydu. Dawki antybiotyków muszą być dostosowane do dojrzałości noworodka przy urodzeniu. Obecnie zaleca się skracanie długości stosowania aminoglikozydów do 2–3 dawek, co zdecydowanie zmniejsza prawdopodobieństwo wystąpienia działań ubocznych.

U noworodków matek z czynnikami ryzyka rozwoju zakażenia, a więc długotrwałą hospitalizacją, przedwczesnym odpłynięciem płynu owodniowego na kilka dni lub więcej przed porodem, nieprawidłową kolonizacją szyjki macicy, dodatnimi wykładnikami infekcji czy podażą antybiotyków, antybiotykoterapię empiryczną należy rozważyć indywidualnie.

W przypadku noworodków urodzonych przedwcześnie bardzo ważne jest zachowanie zasad racjonalnej antybiotykoterapii od pierwszych dni życia. Długa hospitalizacja, konieczność stosowania wentylacji mechanicznej i zakładanie wkłuć centralnych przy bardzo obniżonej odporności sprzyjają rozwojowi zakażeń szpitalnych. Dlatego też, gdy nie stwierdza się objawów klinicznych ani laboratoryjnych zakażenia, należy odstawić empiryczną antybiotykoterapię po 48–72 godzinach.

2 Leczenie zaburzeń oddychania (od nCPAP do intubacji i wentylacji mechanicznej)

3 Leczenie zaburzeń krążenia (patrz rozdział 7.3 „Układ krążenia")

4 Żywienie parenteralne całkowite lub częściowe

5 W przypadku wystąpienia drgawek lekiem pierwszego rzutu jest fenobarbital.

7.8.2

Zakażenie *Streptococcus agalactiae* (grupa B)

Paciorkowiec ten jest jednym z najczęstszych patogenów znajdowanych w szyjce macicy oraz przewodzie pokarmowym i drogach moczowych ciężarnych. Według danych amerykańskich występuje u 20––30% ciężarnych, wg danych europejskich u 0,8–1,2 : 1000. Brak badań w okresie ciąży lub brak profilaktyki śródporodowej zdecydowanie zwiększa ryzyko zakażenia u noworodka. Bakteria ta jest odpowiedzialna za 25–40% zakażeń okresu noworodkowego i ponad 50% zakażeń wewnątrzmacicznych. Wyróżnia się 2 formy zakażenia:

- wczesną (pierwsze 72 godz. życia).
- późną (3.–6. tż.).

W formie wczesnej większość noworodków prezentuje pierwsze objawy w ciągu 24 godzin życia. W najcięższych przypadkach są to:

- zaburzenia oddychania wymagające intubacji i wentylacji mechanicznej,
- szybko pojawiające się zmiany zapalne na zdjęciu radiologicznym klatki piersiowej,
- niewydolność krążenia wymagająca podaży katecholamin,
- nadciśnienie płucne,
- wstrząs septyczny.

Bakteriemia występuje w 25–40% przypadków, zapalenie płuc w 35–55%, a zapalenie opon mózgowo-rdzeniowych w 5–10%.

Forma późna występuje dużo rzadziej, a jej najczęstsze manifestacje to posocznica (46% przypadków), zapalenie opon (37%), zakażenie dróg moczowych (7%), zapalenie kości (6%) i zapalenie płuc (4%).

Śmiertelność w formie wczesnej jest wysoka (13%), w formie późnej niska (0–5%). W przypadku wystąpienia zapalenia opon mózgowo-rdzeniowych albo kości mogą pojawić się poważne powikłania.

Bardzo ważne jest stosowanie prewencji – pobieranie wymazów z pochwy i odbytu od kobiet w ciąży o dojrzałości > 35. tygodnia. W przypadku stwierdzenia kolonizacji *Streptococcus agalactiae* należy zastosować prewencyjną podaż matce 1 dawki ampicyliny na 4 godz. przed porodem.

7.8.3
Zakażenia wrodzone (TORCHS)

Grupa zakażeń wywołanych przez różne patogeny znana w skrócie jako zakażenia z grupy TORCHS:

T – toksoplazmoza
O – inne (other) – zapalenie mózgu, malaria, borelioza
R – różyczka
C – cytomegalia

H – opryszczka (*herpes simplex*)
S – *syphilis* (i inne przenoszone drogą płciową).

Opisano je szczegółowo w rozdz. 19 „Choroby zakaźne".

Cytomegalia
Najczęstsza infekcja wirusowa okresu noworodkowego, stwierdzana u 0,5–2,7% noworodków. Istnieje duże ryzyko zakażenia podczas ciąży (30–45%), jeśli w organizmie matki znajduje się ten patogen. Wirusy przedostają się do płodu przez łożysko.

Wrodzona cytomegalia występuje rzadko. Jej objawy to:

- żółtaczka,
- powiększenie wątroby i śledziony,
- zaburzenia oddychania (zapalenie śródmiąższowe płuc),
- drgawki,
- hipotonia,
- małogłowie,
- zwapnienia okołokomorowe widoczne w ultrasonografii głowy,
- zapalenie naczyniówki i siatkówki.

Jeżeli objawy kliniczne występują od urodzenia rokowanie jest bardzo poważne.

Do najczęstszych powikłań należą:

- wodogłowie,
- opóźnienie umysłowe,
- niedorozwój przedniego odcinka oka,
- głuchota.

Szczegółowe informacje w rozdz. 19 „Choroby zakaźne".

Zakażenie HSV
Matka jest zazwyczaj bezobjawowym nosicielem HSV. U noworodka po urodzeniu nie stwierdza się objawów. Pojawiają się między 6. a 14. dż. Istnieją trzy formy kliniczne.

1 Zakażenie uogólnione (40% przypadków)
Może dotyczyć OUN. Rozpoczyna się w 1. tż. szybko narastającymi objawami:

- zaburzenia w karmieniu,
- wymioty,
- wzrost temperatury ciała,

- drgawki,
- powiększenie wątroby i żółtaczka,
- zaburzenia ze strony układu krążenia, które mogą być bezpośrednią przyczyną zgonu.

2 Zapalenie opon mózgowo-rdzeniowych i mózgu (40% przypadków)

Charakteryzuje się zaburzeniami w zachowaniu i drgawkami. W badaniu płynu m.-r. stwierdza się znaczny wzrost liczby limfocytów. Występują nieprawidłowości w zapisie EEG.

3 Forma zlokalizowana (20% przypadków)
Zmiany skórne w postaci drobnych pęcherzyków lub dużych pęcherzy, a także patologia w obrębie oczu (zapalenie tęczówki, rogówki). Rokowanie jest raczej pomyślne.

Szczegółowe informacje w rozdz. 19 „Choroby zakaźne".

7.8.4
Zakażenia późne (szpitalne)

Definicja
Występują po 72 godz. życia noworodka. Mogą być wywołane przez różne drobnoustroje: bakterie, wirusy i grzyby.

Epidemiologia
Częstość występowania w Europie wynosi 8–10% urodzeń, w USA 5,2–30,4% urodzeń, w Polsce brak wiarygodnych danych.

Nawet w najbardziej technologicznie zaawansowanych krajach udział zakażeń w zachorowalności i umieralności noworodków pozostaje wysoki. Częstość zakażeń późnych (szpitalnych) w populacji noworodków jest wysoka ze względu na niedojrzałość ich barier ochronnych i immunologiczną. Mocno ograniczona lokalna reakcja zapalna pozwala mikroorganizmom łatwo przenikać do krążenia.

Do czynników ryzyka zakażeń szpitalnych należą:

- wiek płodowy < 28 tc.,
- VLBW i ELBW,
- niedotlenienie wewnątrzmaciczne,
- konieczność resuscytacji po urodzeniu,
- kaniulacja naczyń,
- intubacja i wentylacja mechaniczna,
- zabiegi z otwarciem światła przewodu pokarmowego.

Etiologia i patogeneza
Zakażenia bakteryjne (często wielooporne szczepy szpitalne), wirusowe (głównie w sezonie zwiększonego ryzyka zakażeń wirusowych) lub grzybicze.

Patogeneza nie zawsze może być dokładnie sprecyzowana. Wynika z niedojrzałości barier ochronnych noworodka (skóry, śluzówek, ściany jelit) lub ich przerwania (dostępy donaczyniowe, zgłębniki dożołądkowe, cewniki itp.) oraz z niedojrzałości immunologicznej.

Obraz kliniczny
Objawy kliniczne nie są charakterystyczne. Początkowo mogą być słabo wyrażone. Należą do nich:

- niestabilność temperatury ciała – u noworodków donoszonych gorączka, u urodzonych przedwcześnie różnica między temperaturą powierzchowną i głęboką w wyniku centralizacji krążenia,
- zmniejszona aktywność dziecka,
- trudności w karmieniu, niechęć do ssania, ulewania, wymioty, zaleganie niestrawionego pokarmu,
- zaburzenia oddychania – bezdechy, wysiłek oddechowy, zwiększone zapotrzebowanie na tlen,
- zaburzenia ze strony układu krążenia – bladość, sinica, bradykardia, tachykardia, wydłużenie powrotu włośniczkowego,
- oliguria.

U noworodków urodzonych przedwcześnie objawy początkowe mogą być subtelne, natomiast dynamika zmian bardzo gwałtowna.

7.8.5
Posocznica noworodków

łac. *sepsis neonatorum*
ang. neonatal sepsis

Definicja
Posocznica noworodków (w nomenklaturze przyjętej przez anestezjologów sepsa) jest uogólnionym zakażeniem bakteryjnym, wirusowym lub grzybiczym. Większość zakażeń noworodkowych cechuje się wczesną bakteriemią poprzedzającą wstrząs septyczny. W fazie wstrząsu dochodzi do spadku ciśnienia krwi.

Etiologia i patogeneza
W zakażeniach o późnym początku źródłem patogenu jest środowisko noworodka. W przypadku noworodków hospitalizowanych najczęstsze czynniki sprawcze to:

- *Staphylococcus epidermidis* (> 50% przypadków),
- *Staphylococcus aureus* (9% zakażeń, głównie szczepy MRSA),
- *Enterococcus*,
- *Escherichia coli*,
- *Klebsiella*,
- *Enterobacter*,
- *Proteus*,
- *Serratia*,
- *Pseudomonas*,
- *Stenotrophomonas*,
- *Acinetobacter*.

Na polskich oddziałach neonatologicznych, które prowadzą racjonalną gospodarkę antybiotykową, dominującą florą są bakterie Gram-dodatnie.

Ryzyko zakażenia zwiększają:

- otarcia i ubytki skóry, które są szczególnie częste u noworodków urodzonych przedwcześnie,
- podrażnienie błon śluzowych,
- dostępy donaczyniowe: cewniki dożylne (wenflony) i cewniki centralne różnych typów,
- rurki intubacyjne,
- cewniki moczowe,
- brak prawidłowego pasażu jelitowego i stan zapalny ściany jelita,
- transport noworodka do innego szpitala,
- nieodpowiednio odkażony sprzęt wielokrotnego użytku,
- nieprzestrzeganie procedur odkażania rąk i wykonywania zabiegów inwazyjnych,
- zbyt duże zatłoczenie pomieszczeń, w których przebywają noworodki i zbyt mała liczba pielęgniarek.

System „matka razem z dzieckiem" (rooming-in) sprzyja kolonizacji noworodka łagodną florą bakteryjną matki, co ogranicza możliwość kolonizacji szczepami bakteryjnymi wieloopornymi pochodzenia szpitalnego.

Metody diagnostyczne

Przy podejrzeniu rozpoczynającej się infekcji u noworodka na podstawie objawów klinicznych i/lub podwyższonych wskaźników zapalnych, algorytm diagnostyczny przewiduje niezwłoczne pobranie krwi na posiew. Aktualnie stosowane techniki pozwalają na pobranie zaledwie 0,5 ml krwi, ale objętość 1–2 ml zwiększa szanse na uzyskanie dodatniego wyniku. Krew należy pobierać z dwóch wkłuć, co zmniejsza ryzyko wyniku fałszywie dodatniego.

Posocznicy noworodkowej stosunkowo często towarzyszy zapalenie opon m.-r., toteż niezbędne jest wykonanie badania płynu m.-r. uzyskanego drogą nakłucia lędźwiowego. Niezwłoczne wykonanie tej procedury przy podejrzeniu infekcji uogólnionej skraca czas diagnostyki i wprowadzenia skutecznego leczenia. Wykonanie rozmazu bezpośredniego może pomóc we wstępnej identyfikacji rodzaju bakterii i doborze antybiotyku.

Podstawowym kryterium rozpoznania posocznicy jest wyhodowanie drobnoustrojów w posiewie krwi lub płynu m.-r. na podłożach sztucznych lub wykrycie ich przy wykorzystaniu metod genetycznych (PCR) lub serologicznych. W praktyce używane są 2 rozpoznania:

- pewna posocznica – rozpoznanie na podstawie objawów klinicznych obecnych u noworodka oraz przynajmniej jednego dodatniego posiewu krwi stwierdzającego obecność patogenu, o którym wiadomo, że może być przyczyną posocznicy, lub przynajmniej dwóch dodatnich posiewów krwi pobranych tego samego dnia w przypadku patogenu, o którym wiadomo, że może być albo przyczyną posocznicy, albo zanieczyszczeniem (gronkowiec koagulazo ujemny).
- prawdopodobna posocznica – kliniczne podejrzenie infekcji uogólnionej przy ujemnym posiewie lub pojedynczym dodatnim posiewie gronkowca koagulazo ujemnego i leczeniu antybiotykiem przynajmniej przez 5 dni.

Leczenie

1 Posocznica bez zaburzeń perfuzji
- Może sugerować zakażenie odcewnikowe *Staphylococcus epidermidis*.
- Antybiotykoterapia empiryczna u noworodka z linią centralną i masą ciała < 1000 g – po pobraniu badań zastosować kloksacylinę (Syntarpen). Wskazana wymiana wkłucia centralnego. Weryfikacja antybiotykoterapii między 24. a 48. godz. życia w oparciu o wyniki badań bakteriologicznych i badań dodatkowych (morfologia z rozmazem, CRP, ew. badanie radiologiczne klatki piersiowej). Jeśli wyniki badań dodatkowych sugerują poprawę, na-

leży kontynuować leczenie przez 7 dni. Gdy nie ma odpowiedzi na leczenie, powinno się zmodyfikować antybiotykoterapię.

■ Antybiotykoterapia u noworodka z linią centralną i masą ciała > 1500 g – należy pobrać badanie bakteriologiczne (posiew krwi) i poczekać 24 godz. na wynik. Jeśli wynik posiewów potwierdzi zakażenie *Staphylococcus epidermidis*, powinno się zastosować antybiotykoterapię celowaną. Gdy wyniki posiewów są ujemne, należy powtórzyć morfologię, CRP, badanie moczu i ponownie ocenić stan dziecka.

2 Posocznica z zaburzeniami perfuzji
■ Penicylina półsyntetyczna z aminoglikozydem.
■ Podaż leków poprawiających perfuzję obwodową (wypełnienie łożyska naczyniowego, katecholaminy).
■ Wyrównanie zaburzeń równowagi kwasowo-zasadowej, wodno-elektrolitowej, stężenia glukozy we krwi, niedoboru hemoglobiny.
■ Terapia oddechowa (tlenoterapia, CPAP, wentylacja mechaniczna).

3 Wstrząs septyczny
■ Występuje w przebiegu ciężkiej posocznicy, najczęściej wywołanej przez bakterie Gram-ujemne.
■ Wsparcie oddechowe z wysoką zawartością tlenu.
■ Antybiotyki – preferowane są karbapenemy (meropenem lub cyprofloksacyna).
■ Kaniulacja tętnicy, ciągły pomiar ciśnienia tętniczego krwi.
■ Aminy katecholowe w zależności od potrzeb.
■ Szybkie wyrównanie zaburzeń metabolicznych.
■ Podaż leków poprawiających perfuzję obwodową.
■ Wyrównanie zaburzeń równowagi elektrolitowej i stężenia glukozy.
■ Jeśli hematokryt wynosi < 28% – przetoczenie masy erytrocytarnej.
■ Włączenie Neupogenu przy leukopenii < 2000.
■ Uzupełnienie niedoboru czynników krzepnięcia – ewentualna podaż mrożonego osocza, fibrynogenu lub preparatu antytrombiny III.
■ Prowadzenie całkowitego żywienia parenteralnego.
■ Obecnie nie zaleca się obligatoryjnego podania immunoglobulin z uwagi na brak przekonywających dowodów ich korzystnego działania.

7.9 *Ewa Helwich*
UKŁAD MOCZOWY

7.9.1
Zakażenie układu moczowego u noworodków
ang. urinary tract infection in newborn

▸ **Definicja**
Zakażenie bakteryjne występujące w obrębie dowolnego odcinka układu moczowego.

▸ **Epidemiologia**
Częstość występowania – 0,7% u noworodków urodzonych o czasie, 3% u noworodków urodzonych przedwcześnie. Pięć razy częściej zakażenie układu moczowego (ZUM) rozwija się u chłopców.

▸ **Etiologia i patogeneza**
Do najczęstszych czynników etiologicznych należą *Escherichia coli*, *Klebsiella pneumoniae* i *Proteus mirabilis*.

Czynniki ryzyka rozwoju ZUM:

■ anomalie rozwojowe układu moczowego,
■ niedojrzałość morfologiczno-czynnościowa u noworodków urodzonych przedwcześnie,
■ obecność zakażenia uogólnionego.

▸ **Obraz kliniczny**
Noworodki wykazują dużą zmienność objawów, od minimalnie wyrażonych do gwałtownie narastających:

■ zaburzenia oddychania,
■ zmniejszona aktywność,
■ niechęć do jedzenia,
■ przedłużona żółtaczka,
■ wymioty,
■ odwodnienie,
■ hipotermia,
■ wstrząs septyczny.

▸ **Metody diagnostyczne**

■ Nakłucie nadłonowe pęcherza – do rozpoznania ZUM upoważniają:
  ■ każda liczba bakterii Gram-ujemnych,
  ■ kilka tysięcy bakterii Gram-dodatnich w ml.
■ Cewnikowanie przezcewkowe:
  ■ liczba bakterii > 10^5 obliguje do rozpoznania ZUM,

- liczba bakterii $< 10^5$ sugeruje konieczność powtórzenia badania.
- Pobieranie moczu do woreczka:
  - ma u noworodka wartość badania orientacyjnego,
  - procedura pobierania moczu do woreczka obejmuje umycie i odkażenie skóry krocza przed przyklejeniem woreczka, ułożenie noworodka w pozycji półpionowej, odklejenie woreczka zaraz po oddaniu moczu, pobranie moczu jałową strzykawką przez odkażoną powierzchnię woreczka i przeniesienie pobranego moczu do jałowego naczynia,
  - jeśli posiew tak pobranego moczu nie jest jałowy, przed rozpoczęciem leczenia antybiotykami trzeba ponownie pobrać mocz przez nakłucie nadłonowe lub przez cewnikowanie pęcherza w celu zweryfikowania rozpoznania.

Leczenie

Leczenie ma na celu:

- wyjałowienie układu moczowego,
- usunięcie przyczyn (np. przeszkody w odpływie moczu),
- zapobieganie nawrotom choroby.

Stosuje się pełną dawkę jednego z leków przeciwbakteryjnych (najczęściej Unasyn lub Augmentin). Po uzyskaniu antybiogramu dokonuje się ewentualnej korekcji terapii. W profilaktyce zakażeń grzybiczych w czasie podawania antybiotyków ma zastosowanie flukonazol (Diflukan). U niemowląt leczenie prowadzi się drogą dożylną przez 7–10 dni.

W okresie po leczeniu zakażenia układu moczowego do czasu przeprowadzenia badań radiologicznych i izotopowych stosuje się profilaktykę przeciwbakteryjną, zapobiegającą nawrotowi zakażenia. Podobnie profilaktyka przeciwbakteryjna jest wskazana u dzieci z wadami układu moczowego do czasu ich chirurgicznej korekcji.

7.9.2
Ostra niewydolność nerek u noworodka

łac. *insufficientia renum acuta*

ang. acute kidney injury

Definicja

Ostre zmniejszenie się filtracji kłębkowej powodujące skąpomocz, bezmocz lub wielomocz, zaburzenia gospodarki wodnej i elektrolitowej, kwasowo-zasadowej oraz kumulację resztkowych związków azotowych, jak mocznik i kreatynina. U noworodka dotyczy to także przypadków wad rozwojowych, chociaż wtedy niewydolność nerek występowała już w okresie płodowym, a więc w istocie miała charakter przewlekły.

Epidemiologia

Do niedawna do ostrej niewydolności nerek dochodziło u blisko 25% noworodków leczonych na oddziale intensywnej opieki. Aktualnie jest to 3–8%. Śmiertelność wynosi 25–50%.

Etiologia i patogeneza

Klasyfikacja wg przyczyn:

1 Przednerkowa (70% przypadków):
- hipowolemia:
  - krwotok,
  - odwodnienie,
  - posocznica,
  - NEC,
  - płyny hiperosmotyczne stosowane *i.v.*,
- hipoperfuzja:
  - hipotensja,
  - hipoksja,
  - RDS,
  - niewydolność krążenia,
- środki farmakologiczne:
  - indometacyna,
  - kaptopryl,
  - tolazolina.

2 Nerkowa (6–8% przypadków):
- wrodzona:
  - dysplazja,
  - wielotorbielowatość nerek,
  - wrodzony zespół nerczycowy,
- nabyta:
  - zakrzep żył nerkowych,
  - zator tętnic nerkowych,
  - martwica kory i rdzenia nerki,

■ niedokrwienna:
- wstrząs,
- odwodnienie,
- hipotensja,
- hipoksja,

■ nefrotoksyczna:
- aminoglikozydy,
- metycylina,
- indometacyna,

■ różne:
- kwasica,
- policytemia,
- katecholaminy,
- infekcja.

3 Zanerkowa:
■ uropatie obturacyjne.

Nieleczona niewydolność nerek prowadzi do zgonu.

Metody diagnostyczne
Kryteria rozpoznania:

■ stężenie kreatyniny w surowicy krwi > 1,5 mg/dl (132 µmol/l),
■ obniżone wydalanie moczu < 1 ml/kg mc./godz. (oliguria – wydalanie < 0,5 ml/kg mc./godz) – u ok. 30% noworodków ostra niewydolność nerek ma charakter nieoliguryczny.

Leczenie

■ Niewydolność przednerkowa – konieczne jest podniesienie ciśnienia tętniczego krwi dla poprawy przepływu krwi przez nerki.
■ Niewydolność nerkowa – należy wstrzymać podawanie leków nefrotoksycznych.
■ Niewydolność pozanerkowa – spowodować odpływ moczu poprzez cewnikowanie pęcherza; szczególnie ważne w podejrzeniu zastawki cewki tylnej u chłopców lub pęcherza neurogennego w encefalopatii niedokrwienno-niedotlenieniowej.

U noworodków metodą z wyboru w leczeniu ostrej niewydolności nerek jest dializa otrzewnowa.

Leczenie objawowe (na podstawie dokładnego bilansu płynów):

■ zmniejszyć dawki niezbędnych leków,

■ ograniczyć podaż białka do 1,5–2,1 g/kg mc. (nie ma dowodów naukowych na korzystne działanie bardziej restrykcyjnej podaży białka),
■ ograniczyć podaż fosforanów,
■ w przypadku hiperkaliemii zastosować metody farmakologiczne lub leczenie nerkozastępcze.

Do farmakologicznych metod zwalczania zagrażającej życiu hiperkaliemii w ostrej niewydolności nerek należą:

■ przesunięcie potasu do komórki – szybka alkalizacja 1–2 mmol $NaHCO_3$, wlew *i.v.* insuliny Actrapid i glukozy (1 j./4–8 g) w bolusie,
■ wymiana potasu na sód lub wapń – żywice Resonium A lub Calcium-Resonium 1–2 g/kg mc. *p.r.* lub *p.o.*

Wskazania do rozpoczęcia leczenia nerkozastępczego:

■ oliguria lub anuria bez reakcji na diuretyki,
■ stan przewodnienia,
■ hiperkaliemia (stężenie potasu w surowicy krwi > 6 mmol/l) niepoddająca się leczeniu zachowawczemu,
■ nasilona kwasica metaboliczna,
■ szybko narastające stężenie mocznika.

Piśmiennictwo

1. Karłowicz G., Adelman R.: *Acute renal failure in the neonate.* Clinics in Perinatology, 1992, 19 (1), 139––157.
2. Lauterbach R.: *Wybrane zakażenia okresu noworodkowego.* Forum Intensywna Terapia (t. 1), alfa-medica press, Bielsko-Biała 2000.
3. Mitmila E., Cooke R.: *Antibiotic regiments for suspected early neonatal sepsis.* Cochrane Database Syst. Rev. 2004, 4, CD004495.
4. Kirpalani H., Moore A., Perlman M.: *Podręcznik neonatologii*, Medipage, Warszawa 2009.
5. Adamkin D., Gadzinowski J.: *Żywienie noworodków z małą masą ciała.* Ośrodek Wydawnictw Naukowych, Poznań 2008.
6. Himpens E., Van den Broeck C., Oostra A. i wsp.: *Prevalence, type, distribution, and severity of cerebral palsy in relation to gestational age: a meta-analytic review.* Dev. Med. and Child Neurol., 2008, 50 (5), 334–340.

7. Pignotti M.S., Donzelli G.: *Perinatal care of the treshold of ciability: an international comparison of practical guidelines for the treatment of extremely preterm births.* Pediatrics, 2008, 121 (1), e193–198.

8. Seroczyńska M., Rutkowska M., Hautz W.: *Schorzenia okulistyczne u dzieci przedwcześnie urodzonych.* Klin. Pediatr., 2005, 13, 52–58.

9. Śliwińska-Kowalska M. (red.): *Audiologia kliniczna.* Mediton, Łódź 2005.

10. Volpe J.: *Neurology of the newborn. Third edition,* W.B. Saunders Comp., Filadelfia 1995.

11. Adamska E., Rutkowska M.: *Problemy krążeniowe noworodka urodzonego przedwcześnie.* Klinika Pediatryczna, 2008, 16 (2), 262–273.

12. Bancalari E.: *The newborn lung. Neonatology questions and controversies.* Saunders Elsevier, Filadelfia 2008.

13. Kirpalani H., Moore A.M., Perlman M.: *Podręcznik neonatologii* (redaktor naukowy polskiego wydania: prof. M.K. Kornacka). Medipage, Warszawa 2009.

WRODZONE WADY METABOLIZMU | *Jolanta Sykut-Cegielska*

Wrodzone wady metabolizmu (inborn errors of metabolism, IEM) to grupa ok. 2 tysięcy genetycznie uwarunkowanych defektów zlokalizowanych w różnych szlakach metabolicznych. Należą do tzw. chorób rzadkich, czyli występujących w populacji z częstością < 5 : 10 000. Większość z nich dziedziczy się w sposób autosomalny recesywny, ale każdy sposób dziedziczenia jest możliwy, w tym sprzężony z płcią czy poprzez DNA mitochondrialne. Wrodzone wady metabolizmu dotyczą zarówno zaburzeń o typie zatrucia gromadzącymi się toksycznymi metabolitami (tzw. zespół intoksykacji), metabolizmu energetycznego czy metabolizmu pośredniego, jak i zaburzeń transportu przezbłonowego lub metabolizmu dużych cząsteczek. Klinicznie ujawniają się u osób w każdym wieku objawami z różnych narządów, przy czym nie ma izolowanego objawu, którego obecność pozwalałaby rozpoznać te wady, ani też objawu je wykluczającego. Wiele defektów charakteryzuje heterogenność manifestacji klinicznej. Nawet w jednej rodzinie, a więc u jej członków z tym samym genotypem, przebieg choroby bywa różny.

W uproszczeniu przyczyną wrodzonych wad metabolizmu jest mutacja określonego genu (w chorobach monogenowych), powodująca kodowanie nieprawidłowego białka. Białko to spełnia w organizmie ludzkim funkcję enzymu, transportera lub inną ważną rolę w licznych szlakach metabolicznych. Niedobór aktywności danego enzymu lub kompleksu enzymatycznego wywołuje kumulację substratu i brak produktu reakcji, a czasem uruchomienie alternatywnego szlaku obocznego. Na każdym etapie drogi od genotypu do fenotypu różne czynniki (w tym epigenetyczne) modyfikują (czasem znacznie) ostateczny obraz kliniczny u pacjenta.

8.1
ZASADY DIAGNOSTYKI I LECZENIA WRODZONYCH WAD METABOLIZMU

Zależnie od podejrzewanego defektu metabolicznego badanie diagnostyczne z wyboru stanowi analiza profilu kwasów organicznych w moczu metodą chromatografii gazowej sprzężonej ze spektrometrią masową (GC-MS), np. przy podejrzeniu acydurii organicznej, lub profil acylokarnityn w kropli krwi wysuszonej na bibule przesiewowej (zwanej umownie suchą kroplą krwi) określony metodą tandemowej spektrometrii mas (MS/MS), np. w diagnostyce zaburzeń mitochondrialnego spalania tłuszczów.

Przy podejrzeniu wrodzonej wady metabolizmu, za którą w większości przypadków odpowiada jedna mutacja, w pierwszej kolejności zaleca się wykonanie analizy DNA w kierunku tej mutacji. Potwierdzenie obecności mutacji w postaci homozygotycznej pozwala na jednoznaczne ustalenie rozpoznania bez narażania dziecka na różne, nieraz inwazyjne, badania diagnostyczne.

W praktyce wstępne rozpoznanie wrodzonej wady metabolizmu sugerują wyniki specjalistycznych badań biochemicznych (np. obecność patologicznego metabolitu lub nadmiaru nierozłożonego substratu w płynach ustrojowych). Ustalenie ostatecznego rozpoznania wymaga oznaczenia aktywności enzymu w fibroblastach skóry, elementach morfotycznych krwi obwodowej lub w tkankach (np. wątrobie czy mięśniu) i/lub wykazania mutacji patogennych dla określonej choroby.

Leczenie wrodzonych wad metabolizmu różni się w zależności od choroby. Często terapię z wyboru stanowi dieta eliminacyjna (wyłączenie lub ograniczenie podaży substancji niemetabolizowanych przez organizm). W zespole intoksykacji stosuje się leki o działaniu odtruwającym, wiążące nierozłożone związki i wraz z nimi wydalane z moczem. Czasem uzupełnia się pulę brakujących metabolitów (np. aminokwasów egzogennych), hamuje szlaki metaboliczne powyżej bloku enzymatycznego (nie dopuszczając do produkcji szkodliwego metabolitu, jak w tyrozynemii typu I), podaje się witaminy w dawkach farmakologicznych (działające jako kofaktory reakcji biochemicznych) czy blokuje receptory. Do innowacyjnych metod należą substytucyjne leczenie enzymatyczne (np. w lizosomalnych chorobach spichrzeniowych), terapie oparte na redukcji substratu czy przeszczepianie macierzystych komórek krwiotwórczych (HSCT). Na etapie doświadczeń klinicznych są nowoczesne metody leczenia z zastosowaniem chaperonów czy terapii genowej.

8.1.1
Noworodkowy skrining populacyjny

Noworodkowy skrining populacyjny to badania przesiewowe przeprowadzane u wszystkich żywo urodzonych noworodków. Uważa się, że stanowi on najlepszą metodę skutecznego, bo wczesnego (jeszcze przedobjawowego), rozpoznawania wrodzonych wad metabolizmu. Ich późniejszy obraz kliniczny jest niejednorodny, diagnostyka trudna, a rokowanie zależy od momentu zdiagnozowania.

W Polsce obecnie populacyjny skrining noworodkowy dotyczy fenyloketonurii, mukowiscydozy, wrodzonej niedoczynności tarczycy i głuchoty. Organizacja badań przesiewowych i spektrum chorób różnią się między poszczególnymi krajami. Coraz szerzej stosuje się MS/MS z oznaczeniem w suchej kropli krwi profilu aminokwasów i acylokarnityn. Jednak w Europie kilkuletnie doświadczenie noworodkowego skriningu populacyjnego wskazuje aktualnie na konieczność krytycznego podejścia do specyficzności stwierdzanych odchyleń oraz ich korelacji z fenotypem i genotypem choroby. Obecnie w Polsce > 50% populacji wszystkich noworodków (dzieci urodzone w województwach mazowieckim, lubelskim, warmińsko-mazurskim, podlaskim, pomorskim, kujaw-sko-pomorskim, wielkopolskim, lubuskim i łódzkim) podlega pilotażowym badaniom metodą MS/MS, które wkrótce powinny objąć cały kraj.

8.1.2
Skrining selektywny

Uzupełnieniem noworodkowego skriningu populacyjnego jest skrining selektywny, obejmujący już nie całą populację, ale tylko osoby z grup ryzyka. Dotyczy on członków rodziny pacjenta (zwłaszcza rodzeństwa zdiagnozowanych pacjentów, z uwagi na genetyczne uwarunkowanie wrodzonych wad metabolizmu) i wszystkich dzieci prezentujących objawy kliniczne i/lub biochemiczne sugerujące wrodzoną wadę metabolizmu. Ta postać skriningu wymaga dużej czujności pediatry, by nie przeoczył ważnych objawów i zaplanował diagnostykę z wykorzystaniem dostępnych specjalistycznych metod. Tylko wczesnoobjawowa identyfikacja wad pozwala na szybkie rozpoczęcie właściwego leczenia, zapobiega nieodwracalnym objawom ze strony ośrodkowego układu nerwowego i chroni dziecko przed niepotrzebnymi (nieraz inwazyjnymi) procedurami diagnostycznymi. Natomiast w przypadku rozpoznania choroby, w której obecnie nieznana jest skuteczna terapia, umożliwia poinformowanie opiekunów dziecka o istocie wady i udzielenie im porady genetycznej.

8.1.3
Zespół intoksykacji

Zespół intoksykacji to poważne, postępujące, choć niespecyficzne objawy przypominające zatrucie, występujące zwykle u noworodków urodzonych o czasie w stanie dobrym po kilku godzinach lub częściej dobach życia. Wcześniej dzieci nie mają żadnych objawów chorobowych. Jest to tzw. interwał bezobjawowy, zależny prawdopodobnie od ochronnej roli łożyska. Następnie u noworodka pojawiają się: niechęć do jedzenia, ulewania, wymioty, zaburzenia napięcia mięśniowego, często z wiotkością osiową i spastycznością kończyn, łącznie z tzw. ruchami pedałowania, zaburzenia termoregulacji, bezdechy, drżenia (rzadziej drgawki), narastająca apatia lub przeciwnie nadmierna pobudliwość, a także senność aż do śpiączki. Brak ustalenia rozpoznania w tym czasie powoduje zwykle zgon pacjenta lub nieodwracalne uszkodzenie OUN. Dlatego w procesie diagnostycznym istotne jest kierowanie się zasadą odmienną niż w powszechnie stosowanej diagnostyce różnicowej, mówiącą że najpierw należy pomyśleć o tym, co najczęstsze i dopiero po wykluczeniu częstych (nabytych) przyczyn pogarszającego się stanu dziecka zacząć diagnozować go w kierunku rzadko występujących schorzeń. W skriningu selektywnym, tzn. przesiewie w kierunku wrodzonych wad metabolizmu u noworodków z grupy ryzyka należy od razu wykluczyć rzadkie choroby i przyczyny objawów (powinno się pamiętać o chorobach, w których skuteczne będzie leczenie inne niż typowe). Zasady postępowania w zespole intoksykacji przedstawiono w tabeli 8.1.

Tabela 8.1. Postępowanie w zespole intoksykacji

- Zaprzestanie podaży białka (na maks. 48 h)
- Podaż glukozy dożylnie w ilości 10 mg/kg mc./min (150 ml/kg mc./ /dobę 10% glukozy)
- Utrzymywanie glikemii w granicach 80–150 mg/dl
- Po ok. 2 dobach leczenia jw. podaż białka (dożylna i/lub dojelitowa) w ilości połowy średniego zapotrzebowania (przed dekompensacją)
- Wczesne rozważenie pozaustrojowych metod detoksykacji (najskuteczniejsze są hemodiafiltracja i hemodializa)
- Postępowanie objawowe równolegle do powyższego

8.1.4
Dziecko wiotkie

Obniżone napięcie mięśniowe jest częstym objawem wrodzonych wad metabolizmu. Zwykle współistnieje z innymi objawami neurologicznymi (senność lub śpiączka, drgawki), ale też kardiologicznymi (kardiomiopatia) czy z dysfunkcją różnych narządów (np. encefalomiopatia w przebiegu chorób mitochondrialnych). Należy odróżnić wiotkość więzadłową (tj. łącznotkankową) od wiotkości mięśniowej, chociaż obie mogą występować w tych wadach. Jeśli obniżone napięcie mięśniowe jest objawem dominującym w obrazie klinicznym, w pierwszym rzędzie trzeba rozważyć diagnostykę w kierunku chorób mitochondrialnych, choroby Pompego, zespołu Zellwegera czy pierwotnych zaburzeń glikozylacji (tab. 8.2).

8.1.5
Zespół objawów przypominający zespół Reye'a

Ostra encefalopatia wątrobowa w przebiegu ostrej niewydolności wątroby wymagająca pilnej diagnostyki w kierunku wrodzonych wad metabolizmu, głównie zaburzeń mitochondrialnego spalania tłuszczów i ketogenezy oraz defektów cyklu mocznikowego, ale też tyrozynemii typu I, acydurii organicznych, defektów glukoneogenezy czy chorób mitochondrialnych. Stan ten nierzadko bywa przyczyną stanów zagrażają-

Tabela 8.2. Objawy wrodzonych wad metabolizmu ujawniających się w okresie noworodkowym

OBRZĘK PŁODOWY NIEIMMUNOLOGICZNY	ZESPOŁY DYSMORFICZNE	DRGAWKI/BEZDECHY	WIOTKOŚĆ
■ Niektóre choroby lizosomalne[a] ■ Defekty syntezy cholesterolu[c] ■ Glikogenoza typu IV* ■ Zaburzenia glikozylacji ■ Uogólniony deficyt karnityny ■ Hemochromatoza noworodkowa ■ Deficyt transaldolazy	■ Niektóre choroby lizosomalne[b] ■ Defekty syntezy cholesterolu[d] ■ Choroby mitochondrialne ■ Zaburzenia glikozylacji ■ Acyduria glutarowa typu II ■ Deficyt deacylazy 3-hydroksyizobutyryl-CoA* ■ Dystroglikanopatie*	■ Hiperglicynemia nieketotyczna ■ Defekty biogenezy pirydoksynozależne ■ Choroby mitochondrialne ■ Deficyt oksydazy pirydoksaminy 5'-fosforanu* ■ Drgawki folinozależne ■ Deficyt kofaktora molibdenowego* ■ Deficyt syntetazy holokarboksylaz*	■ Choroby mitochondrialne ■ Defekty biogenezy peroksysomów ■ Defekty neurotransmisji ■ Zaburzenia glikozylacji ■ Dystroglikanopatie*

[a] mukopolisacharydozy (typ I, VII, IVa), mukolipidoza, sjalidozy, sfingolipidozy, choroba Niemanna–Picka typ II, choroba Wolmana
[b] gangliozydoza GM1, galaktosialidoza, sjalidoza, mukolipidoza typu II, mukopolisacharydoza typu VII
[c] zespół Smitha–Lemliego–Opitza, dysplazja Greenberga, acyduria mewalonowa
[d] zespół Smitha–Lemliego–Opitza, zespół Conradiego–Hunermanna, desmosteroloza, acyduria mewalonowa
* bardzo rzadkie przyczyny

cych życiu czy nawet nagłego zgonu (SIDS), dlatego wczesne ustalenie rozpoznania i zastosowanie właściwego leczenia decydują o rokowaniu. Czasem wskazówką dla pediatry opiekującego się dzieckiem powinno być wystąpienie jeszcze w czasie ciąży u matki pacjenta ostrego stłuszczenia wątroby (acute fatty liver of pregnancy, AFLP) czy zespołu HELLP (haemolysis, elevated liver enzymes, low platelet count). Takie powikłania ciążowe obserwowano w deficytach LCHAD, MTP, MCAD, SCAD lub CPT1, a także w acydurii glutarowej typu II (patrz dalej).

8.1.6
Hipoglikemia

Hipoglikemia świadczy o zaburzonej homeostazie glukozy. Rozpoznaje się ją wtedy, gdy stężenie glukozy we krwi wynosi < 2,6 mmol/l (45 mg/dl) niezależnie od wieku. W okresie noworodkowym często występuje przejściowo, a jej przyczyną są zaburzenia adaptacyjne. Zawsze jednak należy wykluczyć ciężką chorobę niemetaboliczną, cukrzycę u matki, zaburzenia hormonalne (w tym niedoczynność przysadki lub nadnerczy), sepsę czy zahamowanie wewnątrzmacicznego wzrastania. W różnicowaniu przyczyn trzeba wziąć pod uwagę wiek dziecka, urodzeniową masę ciała, okoliczności wystąpienia niedoboru glukozy (na czczo – jak długo, po posiłku – jakim) oraz współistnienie objawów narządowych (hepatomegalia/hepatopatia, niedorozwój narządów płciowych, hiperpigmentacja, niedobór wzrostu itp.).

Hipoglikemia jest dominującym objawem wielu wrodzonych wad metabolizmu (ryc. 8.1). W celu zróżnicowania przyczyn w momencie hipoglikemii należy ustalić, czy towarzyszy jej ketoza. Ważne jest to także dla bezpieczeństwa pacjenta, który podczas hipoglikemii wykorzystuje ketony jako bezpośredni substrat energetyczny głównie dla mózgu i mięśnia sercowego.

Każde dziecko z ciężką, przetrwałą czy niewyjaśnioną hipoglikemią (choć może być skąpoobjawowa), powinno być poddane szybkiej i sprawnej diagnostyce (tab. 8.3).

Tabela 8.3. Badania w hipoglikemii

- Ketony (kwas 3-hydroksymasłowy i acetooctowy)
- Wolne kwasy tłuszczowe
- Gazometria
- Stężenie amoniaku
- Aminoacidogram osocza (alanina)
- Hormony (insulina, C-peptyd, glukagon, kortyzol, ACTH, GH)
- Profil acylokarnityn w suchej kropli krwi metodą MS/MS
- Profil kwasów organicznych w moczu metodą GC-MS

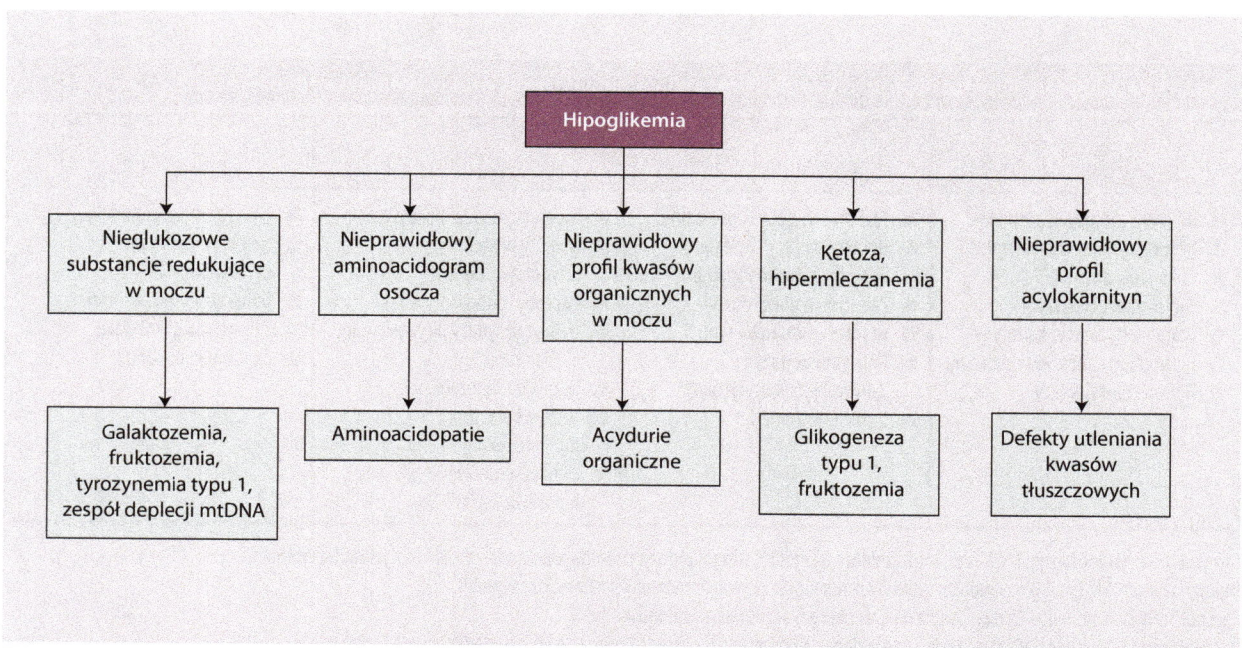

Rycina 8.1. Diagnostyka różnicowa hipoglikemii.

Tabela 8.4. Wrodzone wady metabolizmu przebiegające z padaczką lekooporną

CHOROBA	BADANIE DIAGNOSTYCZNE
Deficyt biotynidazy	Aktywność biotynidazy w suchej kropli krwi lub w surowicy krwi (metodą ilościową)
Hiperglicynemia nieketotyczna	Stosunek stężeń glicyny w płynie m.-r. i we krwi > 0,08 (w niektórych wariantach 0,02–0,08)
Defekt syntezy seryny	Stosunek stężeń seryny w płynie m.-r. i we krwi < 0,2
Deficyt GLUT1	Stosunek stężeń glukozy w płynie m.-r. i we krwi < 0,45
Drgawki pirydoksynozależne lub odpowiadające na fosforan pirydoksalu	Ustąpienie drgawek po podaniu pirydoksyny lub fosforanu pirydoksalu
Drgawki folinozależne	Ustąpienie drgawek po podaniu kwasu folinowego
Defekty syntezy i transportu kreatyny	Stężenie kreatyny i guanidynooctanu, niska kreatyna w spektroskopii MR mózgu
NCL, MERRF, MDS, choroby peroksysomalne, lizosomalne, zaburzenia neurotransmisji	Różne specyficzne analizy

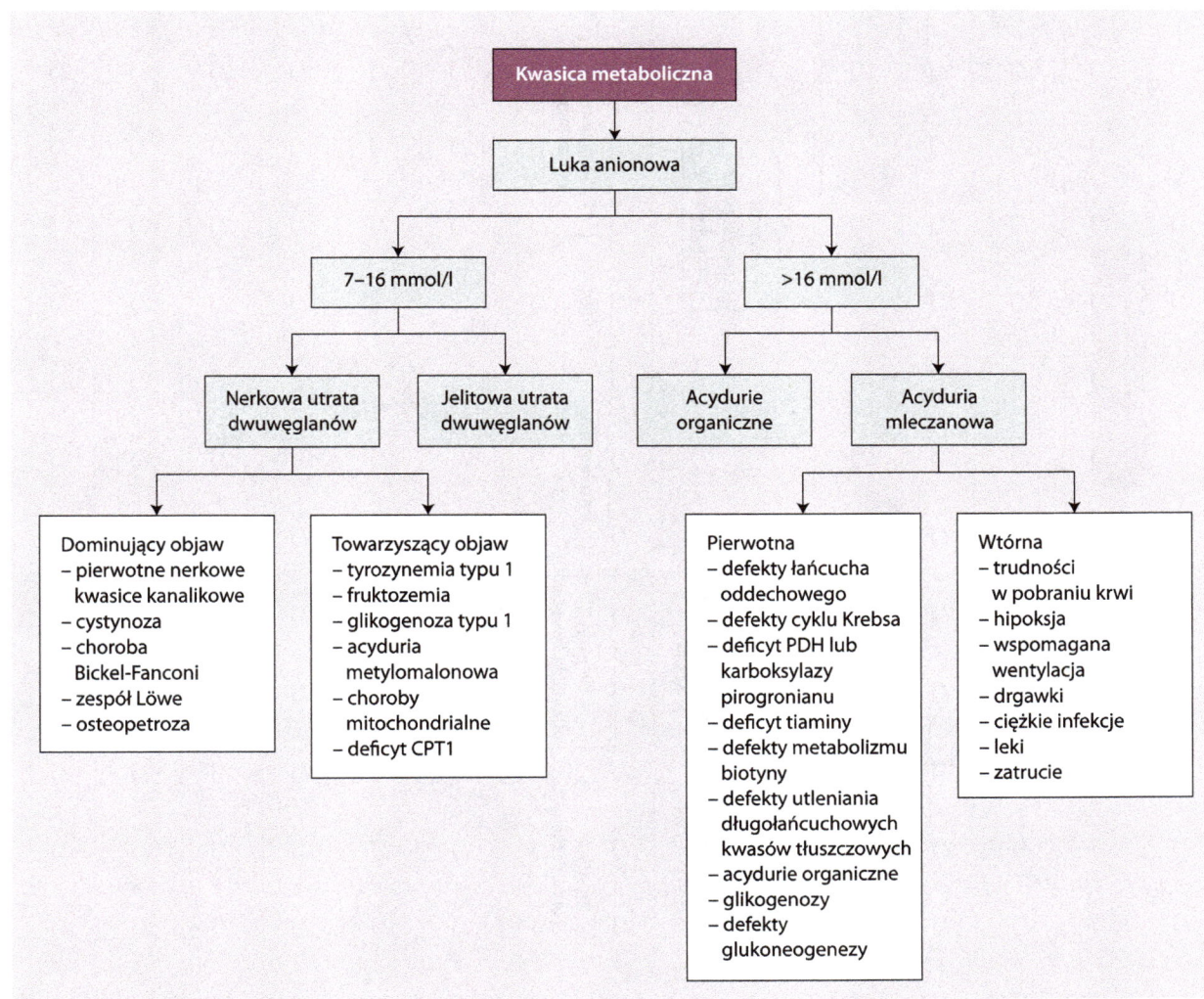

Rycina 8.2. Diagnostyka różnicowa kwasicy metabolicznej.

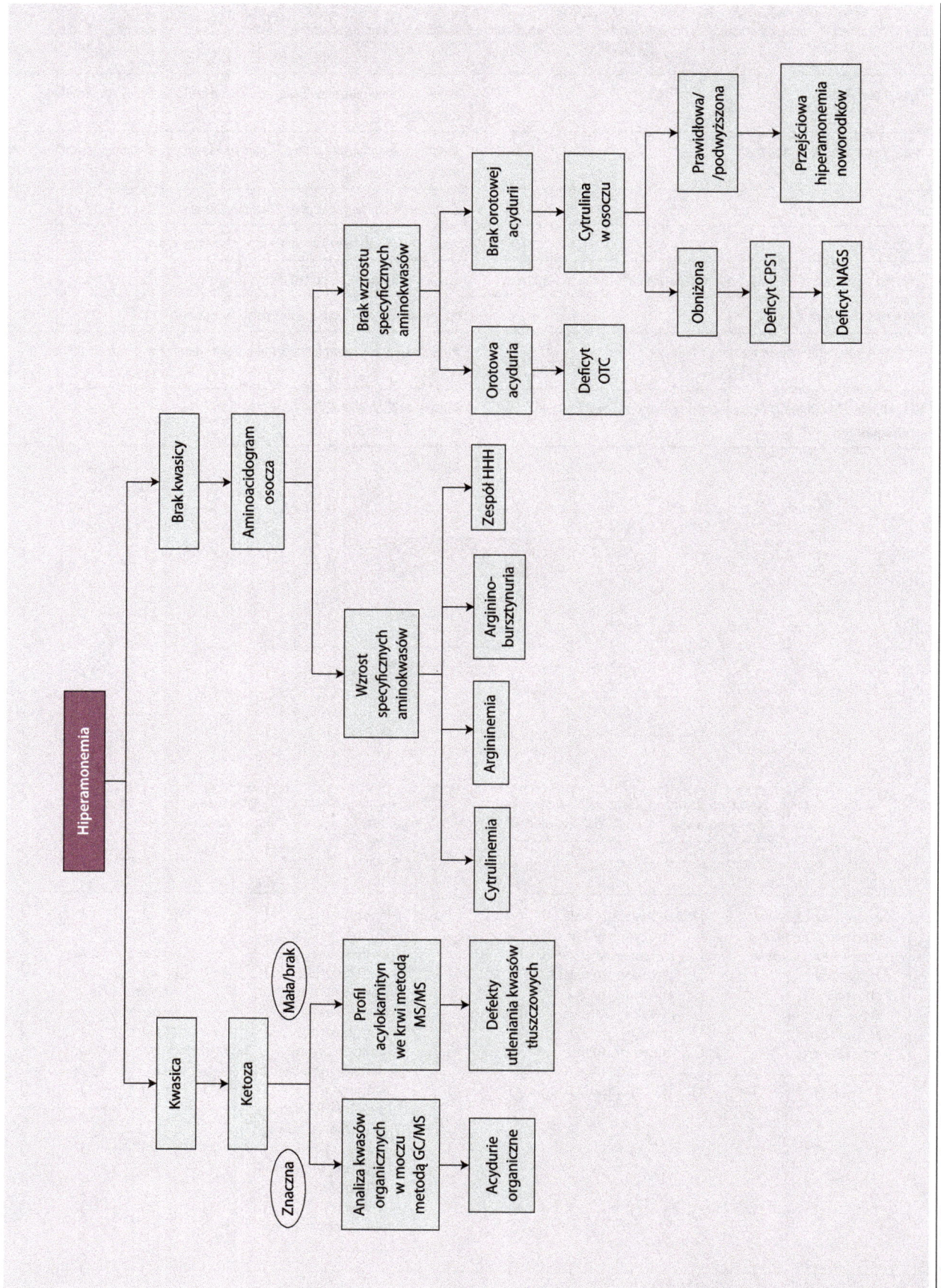

Rycina 8.3. Diagnostyka różnicowa pierwotnej hiperamonemii.

8.1.7
Encefalopatia padaczkowa

Napadowe stany padaczkowe występują w wielu wrodzonych wadach metabolizmu, częściej w schorzeniach przebiegających z zajęciem istoty szarej mózgu. Diagnostyki w kierunku podłoża metabolicznego wymagają zwłaszcza wtedy, gdy mają charakter miokloniczny i przebiegają z innymi objawami klinicznymi (częste – upośledzenie umysłowe, mikro- lub makrocefalia, dysfunkcja wątroby; rzadkie – łysienie, podwichnięcie soczewek). Także padaczka lekooporna zawsze powinna skłaniać do poszukiwania wrodzonych wad metabolizmu (tab. 8.4).

8.1.8
Kwasica metaboliczna

Kwasica metaboliczna może wynikać z nerkowej lub jelitowej utraty dwuwęglanów albo z nagromadzenia kwasów organicznych (w acyduriach organicznych) lub kwasu mlekowego (w kwasicy mleczanowej). Kwasica metaboliczna pochodzenia nerkowego występuje m.in. w cystynozie, zespole De Toniego–Debrégo–Fanconiego (nie mylić z anemią Fanconiego), przewlekłej postaci tyrozynemii typu I, wrodzonej nietolerancji fruktozy czy acydurii metylomalonowej. Prostym i praktycznym parametrem wskazującym na acydurię organiczną jako przyczynę kwasicy metabolicznej jest zwiększona (> 16 mmol/l) luka anionowa, wyliczana ze wzoru $[Na^+] - [Cl^- + HCO_3^-]$. Inny ważny parametr różnicujący etiologię kwasicy metabolicznej (ryc. 8.2) stanowi ketoza – niska (lub jej brak) występuje w zaburzeniach utleniania kwasów tłuszczowych, a wyraźna np. w defektach ketolizy.

8.1.9
Hiperamonemia

Hiperamonemia, czyli stężenie amoniaku we krwi > 200 µmol/l u noworodka i > 100 µmol/l u starszego dziecka, wymaga podjęcia pilnych działań diagnostycznych i terapeutycznych. Narastające stężenie amoniaku u pacjenta z ostrą encefalopatią wskazuje na zaburzenia cyklu mocznikowego, które należy różnicować przede wszystkim z acyduriami organicznymi i zaburzeniami mitochondrialnego spalania tłuszczów (ryc. 8.3). Ze względu na zagrożenie nieod-

wracalnym uszkodzeniem mózgu konieczne jest szybkie i skuteczne postępowanie redukujące hiperamonemię. W szczególności odstawienie podaży białka (ale nie na dłużej niż 48 godzin) z równoczasowym zapewnieniem podaży kalorycznej z wykorzystaniem stężonej glukozy i ew. tłuszczów oraz zastosowanie leków wiążących amoniak (benzoesan sodu, fenylomaślan sodu). Wskazane jest także podanie L-argininy (przy wykluczeniu argininemii) lub L-cytruliny (w deficytach OTC i CPS1). W sytuacji szybkiego narastania hiperamonemii lub gdy stężenie amoniaku we krwi wynosi > 500 µmol/l, konieczna jest wczesna decyzja o pozaustrojowej eliminacji amoniaku dostępnymi metodami (optymalnie hemodiafiltracja lub hemodializa).

8.1.10
Inne objawy kliniczne

Do innych objawów klinicznych sugerujących wrodzone wady metabolizmu należą m.in.:

- obrzęk płodu – w niektórych chorobach lizosomalnych, defektach syntezy steroli, zaburzeniach glikozylacji,
- makrocefalia – w chorobie Canavan, acydurii glutarowej typu I, acyduriach D- i L-2-hydroksyglutarowej i zespole Zellwegera,
- dziwny zapach – syropu klonowego w chorobie syropu klonowego, spoconych stóp w acydurii izowalerianowej, ryb w trimetyloaminurii,
- opóźnienie rozwoju psychoruchowego – w wielu wrodzonych wadach metabolizmu.

8.2
ZABURZENIA METABOLIZMU AMINOKWASÓW

8.2.1
Acydurie organiczne

Acydurie organiczne to zaburzenia metabolizmu pośredniego, w których w organizmie gromadzą się kwasy karboksylowe wykrywane analizą profilu kwasów organicznych w moczu metodą GC-MS. Badaniem uzupełniającym w diagnostyce jest analiza acylokarnityn w suchej kropli krwi metodą MS/MS z typowym profilem dla danej acydurii organicznej. Powyższe badania stanowią testy z wyboru w przypadku podejrzenia tzw. klasycznej acydurii organicznej, przebiegającej z objawami dysfunkcji wielonarządowej. Natomiast acydurie organiczne ujawniające się jako izolowana encefalopatia (tzw. „mózgowe" acydurie organiczne – np. acyduria glutarowa typu I, acyduria L-2-hydroksyglutarowa, encefalopatia etylomalonowa) można rozpoznać wyłącznie na podstawie wydalania (czasem w nieznacznych ilościach) specyficznych metabolitów stwierdzanego metodą GC-MS. Ostateczne potwierdzenie rozpoznania acydurii organicznej opiera się na oznaczeniu aktywności odpowiedniego enzymu i/lub analizie DNA. Zdecydowana większość acydurii organicznych dziedziczy się w sposób autosomalny recesywny.

Do najczęściej występujących acydurii organicznych należą zaburzenia metabolizmu aminokwasów rozgałęzionych, m.in. acyduria metylomalonowa, propionowa i izowalerianowa, a także 3-metylokrotonyloglicynuria (patrz dalej). Wyróżnia się postać noworodkową przebiegającą z zespołem intoksykacji (najczęstszą), postać przewlekłą postępującą z upośledzeniem rozwoju fizycznego i umysłowego oraz postać przewlekłą z nawracającymi epizodami śpiączki z towarzyszącą kwasicą ketonową.

Celem postępowania terapeutycznego w zespole intoksykacji w przebiegu acydurii organicznych jest przerwanie stanu katabolizmu poprzez zaprzestanie podaży białka (jednak nie dłużej niż na 48 godzin) z równoczesnym stałym wlewem glukozy i lipidów (patrz tab. 8.1). W czasie dekompensacji metabolicznej należy utrzymywać podaż hiperkaloryczną, tzn. u noworodków 100–120 kcal/kg mc./dobę, a u starszych dzieci 80–100 kcal/kg mc./dobę.

W terapii przewlekłej postępowanie z wyboru stanowi dieta z ograniczeniem białka naturalnego oparta na produktach niskobiałkowych i środkach spożywczych specjalnego przeznaczenia medycznego (food for special medical purpose, FSMP). Zapewnia to urozmaiconą i zbilansowaną dietę, promującą prawidłowy rozwój somatyczny i umysłowy dziecka. Stosuje się też leki wspomagające „odtruwanie", np. L-karnitynę, glicynę (w acydurii izowalerianowej), metronidazol (w acydurii propionowej) czy kwas kargluminowy (przy znacznej hiperamonemii w przebiegu acydurii). Zaleca się próby podawania specyficznych witamin lub kofaktorów, np. hydroksykobalaminy i pirydoksyny w acydurii metylomalonowej czy biotyny w acydurii propionowej.

Rokowanie w acyduriach organicznych zależy od wielu czynników, w tym od genotypu, postaci choroby, częstości epizodów dekompensacji, dynamiki rozwoju powikłań, stosowania się do zaleceń dietetycznych oraz postępowania w stanach pogorszenia klinicznego i biochemicznego.

Acyduria metylomalonowa
ang. methylmalonic aciduria

Zwiększona produkcja i wydalanie kwasu metylomalonowego występuje w wielu chorobach wrodzonych i nabytych (np. związanych z niedoborem witaminy B_{12}). Najczęstszą monogenową przyczyną acydurii metylomalonowej (dziedziczonej w sposób autosomalny recesywny) jest deficyt mutazy metylomalonylo-CoA z dwoma wariantami – całkowity niedobór (Mut^0) i kobalaminozależny z resztkową aktywnością mutazy (Mut$^-$). Stwierdza się go u 1 : 50 000 żywo urodzonych noworodków.

U chorych zwykle rozwija się zespół intoksykacji, przy nieprawidłowym postępowaniu i braku diagnozy prowadzący do śpiączki i zgonu. Odległe powikłania to głównie upośledzenie umysłowe, objawy pozapiramidowe, osteoporoza i postępująca niewydolność nerek.

W profilu kwasów organicznych w moczu stwierdza się wydalanie kwasu metylomalonowego, 3-hydroksypropionowego i metylocytrynowego, a w profilu acylokarnityn we krwi zwiększone stężenie propionylokarnityny. Poza tym występują podwyższone stężenie glicyny i alaniny w osoczu, a także znaczna niewyrównana kwasica metaboliczna.

Leczenie polega na ograniczeniu podaży białka naturalnego w diecie, stosowaniu preparatów bez izoleucyny, metioniny, treoniny, waliny oraz L-karnityny. Monitorowanie funkcji nerek, w związku z dietą ubogobiałkową i małą masą mięśniową pacjentów, powinno być prowadzone poprzez oznaczanie GFR, a nie stężenia kreatyniny.

Acyduria propionowa
ang. propionic aciduria

Deficyt karboksylazy propionylo-CoA (enzymu biotynozależnego) występujący w populacji ogólnej z częstością 1–9 : 100 000. Dziedziczenie autosomalne recesywne. Najczęściej pierwszym objawem jest zespół intoksykacji, zwykle postępujący, prowadzący do śpiączki i zgonu.

W profilu kwasów organicznych w moczu stwierdza się kwas 3-hydroksypropionowy i metylocytrynowy, a we krwi zwiększone stężenie propionylokarnityny, alaniny i glicyny (uprzednia nazwa acydurii propionowej to hiperglicynemia ketotyczna).

Leczenie polega na ograniczeniu podaży białka naturalnego w diecie i stosowaniu preparatów bez izoleucyny, metioniny, treoniny, waliny oraz L-karnityny. Okresowo zaleca się podawanie metronidazolu lub kolistyny w celu zmniejszenia produkcji kwasu propionowego i amoniaku przez bakterie jelitowe. Występują takie same powikłania jak w acydurii metylomalonowej, a także często kardiomiopatia z zaburzeniami rytmu serca i zespół wydłużonego QT.

Acyduria izowalerianowa
ang. isovaleric aciduria

Deficyt dehydrogenazy izowalerylo-CoA (enzymu zależnego od FAD) występujący w populacji ogólnej z częstością 1 : 100 000. Dziedziczenie autosomalne recesywne. Zwykle rozwija się prowadzący do zgonu zespół intoksykacji. W rzadszej postaci przewlekłej objawy są łagodniejsze. Czasem ograniczają się do opóźnienia rozwoju psychoruchowego z dłuższym przeżyciem nawet bez leczenia. Pacjenci mają charakterystyczny zapach spoconych stóp.

Ocenia się wydalanie z moczem kwasu 3-hydroksyizowalerianowego i izowalerylglicyny, a w profilu acylokarnityn kumulację izowalerylokarnityny.

Leczenie – dieta z ograniczeniem białka naturalnego, w tym głównie leucyny, oraz suplementacja glicyny i L-karnityny.

3-metylokrotonyloglicynuria
ang. 3-methylcrotonylglycinuria

Deficyt karboksylazy 3-metylokrotonylo-CoA (enzymu biotynozależnego) występujący z częstością 1–9 : 100 000 żywych urodzeń. Dziedziczenie autosomalne recesywne. Obecnie stanowi jedno z najczęściej stwierdzanych odchyleń w skriningu noworodkowym metodą MS/MS. Ostateczne rozpoznanie zawsze wymaga wykluczenia obecności defektu u matki, tzw. matczynej 3-metylokrotonyloglicynurii.

Stwierdza się różnorodne objawy, od bardzo łagodnych do zagrażających życiu przypominających zespół Reye'a. Obserwuje się wydalanie w moczu 3-metylokrotonyloglicyny i kwasu 3-hydroksyizowalerianowego, a we krwi zwiększone stężenie hydroksyizowalerylokarnityny.

W leczeniu stosuje się dietę z ograniczeniem leucyny i L-karnitynę. U pacjentów zidentyfikowanych w skriningu noworodkowym wskazania do leczenia są kontrowersyjne w związku z nieudowodnioną patogennością stwierdzanych nieprawidłowych wyników badań biochemicznych.

Acyduria 3-metyloglutakonowa
ang. 3-methylglutaconic aciduria

Niejednorodna grupa chorób przebiegających z wydalaniem kwasu 3-metyloglutakonowego z moczem. Rozróżnia się 5 typów tej acydurii:

- typ I – wrodzony defekt katabolizmu leucyny (deficyt hydratazy 3-metyloglutakonylo-CoA), charakteryzuje się wolno postępującą leukoencefalopatią (rzadko wykrywaną w wieku rozwojowym, zwykle później),
- typ II (zespół Bartha) – podłoże mitochondrialne, dziedziczony w sposób recesywny sprzężony z chromosomem X, wywołany mutacjami w genie tafazyny, objawy to kardiomiopatia, opóźnione wzrastanie i neutropenia,
- typ III (zespół Costeffa) – defekt mitochondrialnego białka błonowego spowodowany mutacjami w genie *OPA3*, stwierdza się zanik nerwów wzrokowych i objawy pozapiramidowe, w niektórych populacjach występuje z częstością nawet 1 : 10 000,

■ typ IV – przypadki acydurii 3-metyloglutakono-wej o nieznanej etiopatogenezie zalicza się do typu IV,

■ typ V – opisywano kardiomiopatię rozstrzeniową z zaburzeniami rytmu serca oraz niepostępującą ataksją móżdżkową, potwierdzono związek z mutacjami w genie *DNAJC19*.

We wszystkich typach leczenie jest wyłącznie objawowe.

Acyduria glutarowa typu I
ang. glutaric aciduria type I

Deficyt dehydrogenazy glutarylo-CoA – defekt na szlaku lizyny i tryptofanu, przekazywany w trybie autosomalnego recesywnego dziedziczenia. Częstość jego występowania to ok. 1 : 50 000. Obserwuje się makrocefalię z zanikiem mózgu w okolicach czołowo-skroniowych i zespół pozapiramidowy. Najczęściej u dziecka w wieku 6–18 miesięcy podczas infekcji rozwija się ostra encefalopatia, skutkująca nieodwracalnymi objawami neurologicznymi w postaci nasilonych ruchów dystonicznych i dyskinetycznych.

W badaniach laboratoryjnych notuje się wydalanie w moczu kwasu 3-hydroksyglutarowego i glutarowego, a także zwiększone stężenie glutarylokarnityny we krwi.

Leczenie polega na zapobieganiu kryzie metabolicznej przez przestrzeganie zaleceń dotyczących stanów zagrożenia dekompensacją oraz na stosowaniu diety ubogobiałkowej z ograniczeniem lizyny i tryptofanu, a także podawaniu dużych dawek L-karnityny.

Acyduria etylomalonowa
ang. ethylmalonic aciduria

Zaburzenie o różnej etiologii, niekiedy przejściowe, o nieznanej częstości występowania. Stwierdza się wydalanie z moczem kwasu etylomalonowego (w acydurii glutarowej typu II też adypinowego) oraz zwiększone stężenie butyrylokarnityny we krwi. Obraz kliniczny zależy od etiologii – od przypadków bezobjawowych (np. w deficycie SCAD), przez nawracające wymioty (w acydurii glutarowej typu II) do postępującego opóźnienia rozwoju psychoruchowe-

go z akrocyjanozą ortostatyczną i wybroczynami skórnymi (w encefalopatii etylomalonowej). Zaleca się przeprowadzenie próby leczenia ryboflawiną w dawkach farmakologicznych.

8.2.2

Hiperamonemie wrodzone

Hiperamonemie wrodzone (pierwotne) są związane z defektami cyklu mocznikowego, w którym w warunkach prawidłowych amoniak przekształcany jest w mocznik. Rozróżnia się 6 deficytów enzymatycznych związanych z cyklem mocznikowym. Ogólną częstość ich występowania szacuje się na 1 : 8000 urodzeń. Wszystkie hiperamonemie pierwotne, poza deficytem OTC, który dziedziczy się w sposób sprzężony z chromosomem X, są przekazywane jako cecha autosomalna recesywna.

Wszystkie hiperamonemie mają podobny obraz kliniczny. Mogą ujawniać się w każdym wieku, zwykle postępują aż do śpiączki. W okresie noworodkowym objawy zawsze są znacznie nasilone i przy braku rozpoznania w krótkim czasie prowadzą do zgonu. Dzieci rodzą się w stanie dobrym, ale wkrótce po urodzeniu tracą łaknienie, wymiotują, stają się senne. Szybko narastają zaburzenia neurologiczne: drżenia, wzmożone napięcie mięśniowe, opistotonus, napady drgawek i śpiączka. Charakterystyczna jest hiperwentylacja, której wyraz stanowi zasadowica oddechowa.

U noworodków urodzonych przedwcześnie może ujawnić się tzw. hiperamonemia przejściowa, której przebieg jest albo łagodny z dobrym rokowaniem, albo ciężki postępujący z niewydolnością oddechową, śpiączką i wczesnym zgonem.

Hiperamonemia jest jednym z elementów zespołu HHH, w którym stwierdza się też hiperornitynemię i homocytrulinurię. Dominujący objaw tego zaburzenia stanowi nietolerancja białka, która, zwłaszcza u noworodków karmionych sztucznie, objawia się po urodzeniu wymiotami, drgawkami i stuporem.

Ostateczne rozpoznanie defektów cyklu mocznikowego wymaga przeprowadzenia diagnostyki enzymatycznej (wykorzystując fibroblasty skóry lub wycinek wątroby) i/lub analizy DNA.

W hiperamonemiach wrodzonych skuteczność leczenia warunkowana jest jego wczesnym wdrożeniem, koniecznie przed wystąpieniem śpiączki. Terapia ma na celu jak najszybszą eliminację amoniaku z organizmu, co warunkuje zminimalizowanie ryzyka uszkodzeń OUN i zgonu. Najefektywniejszą metodę stanowi hemodializa. Inne to uruchomienie alternatywnych dróg metabolicznych przez dożylne podanie benzoesanu sodu i fenylomaślanu czy fenylooctanu sodu (w przypadku deficytu OTC i CPS1) oraz dożylnego preparatu argininy (we wszystkich przypadkach defektów cyklu mocznikowego z wyjątkiem deficytu arginazy). Należy pamiętać o ograniczeniu podaży białka w diecie przy zachowaniu wysokiej liczby kalorii w postaci stężonej glukozy i lipidów oraz o suplementacji niezbędnych aminokwasów. W pewnych przypadkach można rozważyć transplantację wątroby, ew. z wcześniejszym przeszczepem komórek wątroby.

Deficyty CPS1 i NAGS

ang. carbamylphosphate synthase 1 and N-acetylglutamate synthase deficiencies

Deficyt syntazy karbamoilofosforanu 1 (CPS1) dotyczy pierwszego etapu cyklu mocznikowego i zwany jest hiperamonemią typu I. CPS1 jest aktywowana przez N-acetyloglutaminian, wytwarzany dzięki syntazie N-acetyloglutaminianu (NAGS). Częstość występowania tych zaburzeń nie została ustalona.

Deficyty CPS1 i NAGS manifestują się podobnie klinicznie i biochemicznie, choć notuje się znaczną zmienność obserwowanych objawów i czasu ich ujawnienia się. Typowe cechy ostrej hiperamonemii (łącznie ze śpiączką i zgonem) mogą wystąpić w pierwszych dobach życia lub dopiero w wieku dorosłym. Opisano też objawy przewlekłej hiperamonemii z upośledzeniem rozwoju umysłowego.

Badania laboratoryjne, poza podwyższonym stężeniem amoniaku oraz wtórnie glutaminy i alaniny, nie wykazują odchyleń. Nie stwierdza się zwykle acydurii orotowej. Podstawę rozpoznania stanowi obniżona aktywność NAGS lub CPS1 w wątrobie lub potwierdzenie molekularne.

Leczenie opisano powyżej. Poza tym w deficycie NAGS skuteczna jest doustna podaż kwasu kargluminowego.

Deficyt OTC

ang. ornithine transcarbamylase deficiency

Niedobór transkarbamylazy ornityny (OTC), tj. enzymu wiążącego karbamylofosforan z ornityną, powoduje zablokowanie cyklu mocznikowego na etapie produkcji cytruliny. Występuje z częstością 1–9 : 100 000. U hemizygotycznych pacjentów płci męskiej przebieg choroby jest zwykle cięższy niż u heterozygotycznych pacjentek, które mogą pozostawać bezobjawowe albo wykazywać bardzo łagodne objawy kliniczne. Ujawnienie hiperamonemii w okresie noworodkowym świadczy o niepomyślnym rokowaniu. Epizody hiperamonemii występujące w wieku późniejszym manifestują się wymiotami z następującymi po nich objawami neurologicznymi, takimi jak ataksja, nadpobudliwość i zaburzenia psychiczne. Czynnikami prowokującymi te napady jest spożycie dużej ilości białka lub stan katabolizmu wywołany np. infekcją.

W badaniach laboratoryjnych stwierdza się znaczną hiperamonemię z wysokim stężeniem glutaminy i alaniny oraz niskim cytruliny i argininy. Markerem laboratoryjnym deficytu OTC jest wyraźne wydalanie kwasu orotowego z moczem. W diagnostyce przydatny bywa test z allopurinolem, zwłaszcza w celu identyfikacji nosicielstwa defektu. W ostatecznym rozpoznaniu metodę z wyboru stanowi analiza DNA.

Leczenie opisano wcześniej. Poza tym w przypadku ciężkiej postaci deficytu OTC zamiast argininy wskazane jest stosowanie cytruliny.

Cytrulinemia typu I

ang. citrullinaemia type I

Deficyt syntazy kwasu argininobursztynowego powodujący gromadzenie się cytruliny. Nie ustalono częstości występowania tego defektu. Obraz kliniczny jest niejednorodny, od ciężkiej postaci noworodkowej (źle rokującej) do bezobjawowego. Pacjenci z łagodną postacią choroby zwykle dobrze odpowiadają na leczenie, choć nierzadko stwierdza się lekkie lub umiarkowane upośledzenie umysłowe.

W badaniach laboratoryjnych stwierdza się hiperamonemię i podwyższone stężenie cytruliny w osoczu oraz umiarkowane wydalanie kwasu orotowego z moczem. Potwierdzenie rozpoznania stanowi oznaczenie aktywności enzymu w fibroblastach lub analiza DNA.

Leczenie opisano wcześniej.

Acyduria argininobursztynianowa
ang. argininosuccinic aciduria

Deficyt liazy argininobursztynianowej, rozszczepiającej kwas argininobursztynowy do fumaranu i argininy. Choroba występuje z częstością 1–9 : 1 000 000. Stwierdza się upośledzenie umysłowe i powiększenie wątroby z jej włóknieniem. Zdarzają się ciężkie postacie noworodkowe. Typowe są kruche i kręcone włosy; w badaniu mikroskopowym zbliżone do *trichorrhexis nodosa*.

Rozpoznanie ułatwia zidentyfikowanie w moczu (albo w osoczu czy płynie mózgowo-rdzeniowym) znacznych ilości kwasu argininobursztynowego.

Leczenie opisano wcześniej.

Argininemia
ang. argininaemia

Deficyt arginazy skutkujący gromadzeniem argininy. Częstość jego występowania szacuje się na < 1 : 1 000 000. Obraz kliniczny różni się od innych defektów cyklu mocznikowego, tzn. rzadko ujawniają się epizody ostrej hiperamonemii. Typowe objawy to upośledzenie umysłowe, postępująca tetrapareza spastyczna, napady padaczkowe i ruchy choreoatetotyczne. Przebieg choroby jest podstępny, sugerujący degeneracyjne schorzenie OUN. Rokowanie jest niekorzystne.

Metody diagnostyczne – zwykle wyraźne wydalanie kwasu orotowego z moczem. W badaniach biochemicznych charakterystyczna hiperargininemia może być nieuchwytna w okresie noworodkowym. Potwierdzenie rozpoznania stanowi wykazanie niedoboru aktywności arginazy w erytrocytach.

Leczenie polega na stosowaniu diety ubogobiałkowej z ograniczeniem argininy.

8.2.3

Zaburzenia metabolizmu fenyloalaniny i tyrozyny

Fenyloalanina spożywana w diecie, a niezużywana do syntezy białka, jest metabolizowana w szlaku tyrozy-

ny. Niedobór aktywności hydroksylazy fenyloalaniny lub jej kofaktora – tetrahydrobiopteryny (BH_4), powoduje nagromadzenie fenyloalaniny w płynach ustrojowych i OUN. Hiperfenyloalaninemia może ujawnić się jako:

- klasyczna fenyloketonuria (stężenie fenyloalaniny w osoczu > 1200 µmol/l, tj. 20 mg/dl),
- łagodna fenyloketonuria (600–1200 µmol/l),
- łagodna hiperfenyloalaninemia (400–600 µmol/l lub mniej).

Fenyloketonuria
ang. phenylketonuria (PKU)

Deficyt hydroksylazy fenyloalaniny skutkujący gromadzeniem się w organizmie fenyloalaniny, która wywiera toksyczny wpływ głównie na mózg. Defekt wynika z mutacji w genie *PAH* (opisano ponad 600 mutacji), dziedziczy się w sposób autosomalny recesywny. W Polsce częstość występowania klasycznej PKU to 1 : 8000, a razem z hiperfenyloalaninemią – 1 : 4700 urodzeń.

W przypadku nierozpoznania choroby od ok. 3. mż. ulega zahamowaniu rozwój dziecka, pojawiają się wysypki skórne, wymioty, nadpobudliwość, drgawki i małogłowie, dochodzi do ciężkiego uszkodzenia mózgu z głębokim upośledzeniem umysłowym. W nieleczonej PKU iloraz inteligencji zwykle nie przekracza 50. Charakterystyczny jest mysi zapach (wynikający z gromadzenia się kwasu fenylooctowego). W przypadku łagodnej fenyloketonurii u dzieci objawy rozwijają się później i wolniej (o ile nie są leczone) w porównaniu z fenyloketonurią klasyczną.

Klasyczna PKU jest pierwszą chorobą objętą skriningiem noworodkowym. W przeszłości stosowano test inhibicji bakteryjnej Guthriego, z czasem zastąpiony analizą fluorometryczną i ostatnio metodą MS/MS.

Po wykryciu w badaniu przesiewowym podwyższonego stężenia fenyloalaniny wykonuje się oznaczenie ilościowe aminokwasów w osoczu. Jeśli wykazana zostanie hiperfenyloalaninemia z prawidłowym lub obniżonym stężeniem tyrozyny, przeprowadza się diagnostykę różnicową w kierunku deficytu BH_4. Z chwilą zidentyfikowania PKU bezzwłocznie rozpoczyna się leczenie dietą z ograniczeniem fenyloalaniny z wykorzystaniem specjalnych mieszanek mlekozastępczych, co zapobiega uszkodzeniu OUN. U niemowląt ze stężeniem fenyloalaniny > 360 µmol/l mieszanki te są zalecane, przy niższych stężeniach rekomendacje dotyczące diety eliminacyjnej różnią się między krajami (podobnie jak stężenia fenyloalaniny uznawane za kryterium diagnostyczne).

Fenyloketonuria matczyna
ang. maternal phenylketonuria

Embriofetopatia obserwowana u dzieci matek z nieleczoną hiperfenyloalaninemią. Częstość jej występowania jest nieznana. U dzieci obserwuje się niską masę urodzeniową, małogłowie, wrodzone wady serca i upośledzenie umysłowe. Teratogenny wpływ hiperfenyloalaninemii u ciężarnej na rozwój płodu powoduje u noworodka objawy zbliżone do stwierdzanych w płodowym zespole alkoholowym (FAS).

Rozpoznanie ustala się na podstawie typowego obrazu klinicznego u dziecka matki z udokumentowaną hiperfenyloalaninemią.

Zapobieganie fenyloketonurii matczynej polega na stosowaniu przez chorą kobietę zbilansowanej diety z ograniczeniem fenyloalaniny w okresie prekoncepcyjnym i podczas całej ciąży. Stężenie fenyloalaniny we krwi kobiety ciężarnej od 8. tc. nie powinno przekraczać 360 µmol/l (optymalnie 120–360 µmol/l). Z drugiej strony, jeśli u dziecka stwierdza się małogłowie, należy wykluczyć obecność wcześniej nierozpoznanej hiperfenyloalaninemii u jego matki.

Deficyt BH$_4$
ang. tetrahydrobiopterin deficiency

Tetrahydrobiopteryna (BH$_4$) to kofaktor hydroksylazy fenyloalaniny. Opisano 4 defekty, zwane atypową fenyloketonurią, prowadzące do jej niedoboru, przebiegające z hiperfenyloalaninemią. Najczęstszym z nich jest deficyt syntazy 6-pirogronylotetrahydropteryny (PTPS), choć ogólna częstość ich występowania nie została oszacowana.

U pacjentów dominują objawy neurologiczne: wiotkość, drgawki miokl

oniczne, ruchy dystoniczne i zaburzenia połykania. Mimo przestrzegania diety pacjenci rozwijają objawy wynikające z niedoboru dopaminy i serotoniny.

Pacjenci z niedoborem BH$_4$ identyfikowani są w skriningu noworodkowym, a oznaczane stężenia fenyloalaniny mogą nie różnić się od stwierdzanych w klasycznej PKU. Różnicowanie wymaga wówczas oceny wydalania neopteryny i biopteryny z moczem, obciążenia BH$_4$ oraz badań enzymatycznych.

W leczeniu stosuje się dietę z redukcją podaży fenyloalaniny. Celem terapii jest skorygowanie hiperfenyloalaninemii i dostarczenie neurotransmiterów lub ich prekursorów w mózgu.

Tyrozynemia typu I
ang. tyrosinaemia type I

Deficyt liazy fumaryloacetooctanu powodujący gromadzenie fumaryloacetooctanu, bursztynyloacetooctanu i bursztynyloacetonu, które hamują aktywność wielu enzymów (w tym dioksygenazy 4-hydroksyfenylopirogronianu i syntazy porfobilinogenu) i są toksyczne głównie dla wątroby i nerek. Częstość występowania tego defektu szacuje się na 0,05 : 100 000. W postaci ostrej niemowlęcej dominuje postępująca niewydolność wątroby, a w przewlekłej tubulopatia z krzywicą oporną na witaminę D.

Biochemicznym markerem diagnostycznym tyrozynemii typu I jest bursztynyloaceton wykrywany w moczu metodą GC-MS. Ponadto stwierdza się podwyższone stężenie tyrozyny i kwasu δ-aminolewulinowego w płynach ustrojowych.

W leczeniu stosuje się dietę z ograniczeniem fenyloalaniny i tyrozyny oraz nityzynon, który blokuje szlak metabolizmu tyrozyny, zapobiegając produkcji bursztynyloacetonu. Dobre efekty lecznicze przynosi też przeszczepienie wątroby, szczególnie u pacjentów, u których w przebiegu choroby rozwija się rak wątrobowokomórkowy. W monitorowaniu leczenia niezbędne jest więc regularne oznaczanie stężenia α-fetoproteiny (AFP).

Tyrozynemia typu II
ang. tyrosinaemia type II

Deficyt cytozolowej frakcji aminotransferazy tyrozyny powodujący znaczne zwiększenie stężenia tyrozyny i w mniejszym stopniu fenyloalaniny z nadmiernym wydalaniem pochodnych kwasów 4-hydroksyfenylowych. Opisano < 100 przypadków choroby. Jest to oczno-skórna postać tyrozynemii manifestująca się hiperkeratozą dłoni i podeszwowej powierzchni stóp oraz bolesnym owrzodzeniem rogówki z wtórnym bliznowaceniem (wywołującym łzawienie i światło-wstręt). Objawy pojawiają się we wczesnym niemow-lęctwie. U niektórych pacjentów obserwuje się upo-śledzenie umysłowe lekkiego lub umiarkowanego stopnia.

Diagnostyka polega na analizie aminokwasów w osoczu metodą ilościową. W leczeniu stosuje się dietę z ograniczeniem tyrozyny i fenyloalaniny.

Alkaptonuria
ang. alkaptonuria

Deficyt oksydazy kwasu homogentyzynowego (al-kaptonu), który gromadzi się w organizmie i jest wy-dalany z moczem. Stąd też inna nazwa tej choroby – homogentyzynuria. Częstość jej występowania szacuje się na 0,3 : 100 000.

Defekt ujawnia się zmianą koloru moczu (o ile ma on odczyn zasadowy), zauważalną jako ciemnienie pieluch pozostających na powietrzu. Charakte-rystyczne objawy kliniczne, tj. zapalenie stawów i ochronoza (czyli niebieskawoczarne przebarwienie tkanki łącznej), występują w wieku dorosłym.

Diagnostyka polega na ocenie profilu kwasów or-ganicznych w moczu. Nie ma skutecznego leczenia, choć rozpoczęto próby leczenia nityzynonem.

8.2.4
Zaburzenia metabolizmu aminokwasów rozgałęzionych

Aminokwasy rozgałęzione, tj. leucyna, izoleucyna i walina, razem z bursztynylokoenzymem A (CoA) stanowią ważne źródło substratów do glukoneogene-zy. Do zaburzeń dotyczących metabolizmu amino-kwasów rozgałęzionych zalicza się klasyczne acydurie organiczne (patrz rozdz. 8.2.1 „Acydurie organicz-ne"), chorobę syropu klonowego i różne choroby m.in. związane z metabolizmem witamin (np. kobalaminy i biotyny) (patrz dalej).

Choroba syropu klonowego
ang. maple syrup urine disease (MSUD)

Niedobór aktywności kompleksu enzymatycznego dehydrogenazy α-ketokwasów o rozgałęzionych łań-cuchach (z tiaminą jako jej kofaktorem), który odpo-wiada za dekarboksylację leucyny, izoleucyny i wali-ny. Występuje z częstością ok. 1 : 200 000 urodzeń. Dziedziczy się w sposób autosomalny recesywny.

Często rozwija się zespół intoksykacji (patrz tab. 8.1). Charakterystyczny jest słodki zapach przy-pominający syrop klonowy, przyprawę Maggi lub pa-lony karmel, wyczuwalny w czasie dekompensacji metabolicznej, zwłaszcza z moczu pacjenta. Wyróż-nia się kilka fenotypów choroby – klasyczny (naj-częstszy i najcięższy), przepuszczający, pośredni, tia-minozależny i związany z deficytem podjednostki E_3 (dehydrogenazy dihydrolipoamidowej). Od fenotypu zależy przebieg schorzenia. Stany wzmożonego kata-bolizmu (np. infekcja) mogą wywołać ciężką dekom-pensację metaboliczną z kwasicą ketonową, obrzę-kiem mózgu i zgonem.

W badaniach laboratoryjnych stwierdza się ketozę, ew. z kwasicą metaboliczną. Rozpoznanie MSUD ustala się na podstawie stwierdzenia wysokiego stęże-nia aminokwasów rozgałęzionych (szczególnie leucy-ny) z obecnością alloizoleucyny i korespondujących α-ketokwasów we krwi i moczu.

Leczenie w stanie ciężkiej dekompensacji metabo-licznej polega na szybkim usunięciu toksycznych me-tabolitów drogą hemodializy, ew. dializy otrzewno-wej (mniej skuteczna), z równoległą niezbędną podażą kaloryczną realizowaną przez stałe dożylne wlewy glukozy i lipidów, koniecznie pod kontrolą po-ziomu wszystkich aminokwasów w osoczu. W stanie wyrównania metabolicznego postępowanie z wyboru stanowi dieta niskobiałkowa z wykorzystaniem spe-cjalnych preparatów eliminacyjnych z ograniczeniem aminokwasów rozgałęzionych. Odległe rokowanie w MSUD jest ostrożne.

8.2.5
Zaburzenia metabolizmu aminokwasów siarkowych i kobalaminy

Metabolizm kobalaminy (witaminy B_{12}) jest wielo-etapowy i powiązany ściśle z metabolizmem amino-kwasów siarkowych (metionina, homocysteina). Kobalamina pełni m.in. funkcję kofaktora dla syntazy metioniny (jako metylokobalamina) i mutazy metylomalonylo-CoA (jako adenozylokobalamina).

Niedobór witaminy B_{12} najczęściej ma podłoże żywieniowe – wynika z restrykcyjnej diety wegetariańskiej lub wegańskiej. Nieraz stwierdza się go u dzieci karmionych piersią przez matki stosujące taką dietę lub z zaburzonym metabolizmem kobalaminy.

Genetyczne przyczyny deficytu kobalaminy to m.in. kilka defektów jej wchłaniania i transportu, w tym zaburzenia metabolizmu wewnątrzkomórkowego. Niektóre z nich manifestują się wyłącznie acydurią metylomalonową lub hiperhomocysteinemią, a inne współistnieniem tych obu zaburzeń.

Leczenie zależy od postaci zaburzeń metabolizmu kobalaminy i aminokwasów siarkowych. Podaje się hydroksykobalaminę, betainę, kwas foliowy i/lub L-karnitynę.

Homocystynuria
ang. homocystinuria

Deficyt β-syntazy cystationiny wywołujący znaczny nadmiar homocysteiny z podwyższonym stężeniem metioniny we krwi oraz niedobór cysteiny i cystationiny. Szacowana częstość występowania tego defektu to 1 : 335 000 urodzeń z dużą zmiennością regionalną. Sposób dziedziczenia autosomalny recesywny. Fenotyp przypomina zespół Marfana. Wcześnie pojawiają się postępująca krótkowzroczność, podwichnięcie soczewek, osteoporoza i padaczka. W połowie przypadków stwierdza się upośledzenie rozwoju umysłowego. Najpoważniejsze powikłanie, niejednokrotnie będące przyczyną zgonu, stanowią epizody zakrzepowo-zatorowe związane z toksycznym wpływem hiperhomocysteinemii na śródbłonek naczyń i płytki krwi. Ryzyko wystąpienia zakrzepu jest proporcjonalne do stężenia homocysteiny we krwi.

Stwierdza się znaczne podwyższenie stężenia homocysteiny oraz podwyższone stężenie metioniny i obniżone cysteiny, a także dodatni wynik badania moczu na obecność aminokwasów siarkowych.

Leczenie rozpoczyna się od podawania witaminy B_6 i kwasu foliowego. Jeśli takie postępowanie jest nieskuteczne, zaleca się dietę z ograniczeniem metioniny, stosowanie betainy, witaminy B_{12} i witaminy C.

Zaburzenia metabolizmu glicyny

Hiperglicynemia nieketotyczna
ang. nonketotic hyperglycinemia

Niedobór jednego z białek (najczęściej białka P) systemu enzymatycznego rozszczepiającego glicynę do amoniaku i dwutlenku węgla. Częstość występowania defektu szacuje się na 1–9 : 1 000 000. Sposób dziedziczenia autosomalny recesywny.

Klasyczna noworodkowa postać choroby ujawnia się ciężkimi, nasilającymi się objawami neurologicznymi w postaci opornych na leczenie drgawek (często mioklonicznych) i/lub bezdechami. W zapisie EEG najczęściej opisywane są zmiany o typie „iglica-fala wolna" albo hipsarytmia.

Atypowe postacie hiperglicynemii nieketotycznej charakteryzują się późniejszym wiekiem ujawnienia się objawów i mniejszym stopniem upośledzenia umysłowego, niekiedy bez drgawek. Opisano też postać przejściową choroby.

Podstawę rozpoznania defektu stanowi wykazanie wysokiego stężenia glicyny w płynie mózgowo-rdzeniowym w stosunku do osocza (stosunek > 0,08).

Nie ma skutecznej terapii. Wskazana jest próba zastosowania dekstrometorfanu i benzoesanu sodu w celu zmniejszenia stężenia glicyny w osoczu, co u niektórych pacjentów, szczególnie tych z łagodniejszą postacią choroby, może być korzystne. Nie należy stosować kwasu walproinowego.

Zaburzenia transportu aminokwasów

Lizynuryczna nietolerancja białka
ang. lysinuric protein intolerance

Defekt absorpcji zwrotnej w jelicie i nerkach aminokwasów dwuzasadowych, tj. lizyny, argininy i ornityny. Około połowa opisanych przypadków pochodzi z Finlandii.

Objawy kliniczne to niechęć do jedzenia pokarmów wysokobiałkowych, wymioty i przewlekła biegunka, hepatosplenomegalia, zahamowanie rozwoju fizycznego, osteoporoza, przewlekłe zmiany śródmiąższowe w płucach i upośledzenie umysłowe. Możliwe są epizody hiperamonemii.

Stwierdza się hiperamonemię i zwiększone wydalanie kwasu orotowego z moczem, ale tylko po posiłku białkowym. Stężenie aminokwasów dwuzasadowych w osoczu jest zwykle nieznacznie obniżone przy wyraźnie zwiększonym ich wydalaniu z moczem (szczególnie lizyny). Notuje się też podwyższone stężenie ferrytyny i aktywność LDH we krwi.

Leczenie – dieta niskobiałkowa z suplementacją cytruliny.

8.2.8
Zaburzenia metabolizmu biotyny

Deficyt biotynidazy
ang. biotinidase deficiency

Złożony deficyt karboksylaz (late-onset multiple carboxylase deficiency) ujawniający się najczęściej w wieku kilku miesięcy. Proces karboksylacji takich substancji jak 3-metylokrotonylokoenzym A, propionylokoenzym A, acetylokoenzym A czy kwas pirogronowy jest zależny od biotyny. W deficycie biotynidazy stwierdza się niedostateczne uwalnianie biotyny z połączenia z białkami, co skutkuje niedoborem aktywności wielu karboksylaz uczestniczących w metabolizmie węglowodanów, tłuszczów i białek. Jego częstość występowania szacuje się na 1 : 60 000 urodzeń.

Stwierdza się przede wszystkim objawy ze strony układu nerwowego (drgawki, hipotonia, ataksja) i skóry (wysypki, łysienie). Często obserwuje się niedosłuch i niedowidzenie (nawet przy suplementacji biotyną). Choroba postępuje, prowadząc do niewydolności wielonarządowej i zgonu.

W moczu metodą GC-MS rejestruje się wydalanie kwasu 3-hydroksyizowalerianowego, metylokrotonyloglicyny i kwasu metylocytrynowego oraz podwyższone stężenie C5-OH-karnityny. Występuje też niedobór aktywności biotynidazy w suchej kropli krwi (analiza jakościowa) lub w surowicy krwi (analiza ilościowa).

Leczenie polega na stałym stosowaniu doustnie biotyny w dawkach farmakologicznych. Należy dopasować dawki indywidualnie do pacjenta, aby nie zachodziła kumulacja biocytyny – metabolitu biotyny o szkodliwym działaniu na narząd wzroku i słuchu.

8.3
ZABURZENIA METABOLIZMU ENERGETYCZNEGO

8.3.1
Choroby mitochondrialne

Częstość występowania chorób mitochondrialnych szacuje się na 1 : 8000. Są to defekty produkcji lub magazynowania energii spowodowane mutacjami w genomie jądrowym lub mitochondrialnym, które wywołują zmianę budowy białek biorących udział w procesie fosforylacji oksydacyjnej. Mutacje w mitochondrialnym DNA (mtDNA) stanowią 10–20% wszystkich genetycznie uwarunkowanych zaburzeń mitochondrialnych i dziedziczą się w linii matczynej. Mutacje w genach kodujących polipeptydy dotyczą bezpośrednio białek związanych z łańcuchem oddechowym, a mutacje w genach kodujących mitochondrialny tRNA (transportujący kwas rybonukleinowy) wiążą się z nim pośrednio. Są to mutacje punktowe. Poza nimi wyróżnia się zmiany o typie przearanżowania dużych fragmentów genów (delecje i duplikacje) i zmniejszenia liczby kopii mtDNA (deplecje).

U dzieci choroby mitochondrialne częściej wynikają z mutacji w genach jądrowego DNA (nDNA), a więc przekazywane są autosomalnie recesywnie, podobnie jak zespoły deplecji mitochondrialnego DNA (patrz str. 261).

Chorobę mitochondrialną należy podejrzewać wtedy, gdy objawy kliniczne dotyczą wielu różnych układów, ale też nie można jej wykluczyć w przypadku izolowanego objawu, głównie ze strony narządów o najbardziej aktywnym metabolizmie energetycznym. Nierzadko pojawiają się objawy z kręgu kilku zespołów określanych akronimami, m.in.:

■ MELAS (mitochondrial myopathy, encephalopathy, lactic acidosis, stroke-like episodes) – miopatia mitochondrialna, encefalopatia, kwasica mleczanowa, epizody przypominające udar,
■ MERRF (myoclonic epilepsy, ragged-red fibers) – padaczka miokloniczna, poszarpane czerwone włókna mięśniowe,
■ NARP (neuropathy, ataxia, retinitis pigmentosa) – neuropatia, ataksja, zwyrodnienie barwnikowe siatkówki,

■ DIDMOAD (diabetes insipidus, diabetes mellitus, optic atrophy, deafness), inaczej zespół Wolframa – moczówka prosta, cukrzyca, zanik nerwu wzrokowego, głuchota.

Markerem biochemicznym chorób mitochondrialnych jest kwasica mleczanowa, choć nie we wszystkich defektach się ją wykrywa. Kluczowy metabolit, pozostający w równowadze z mleczanem, to pirogronian – stosunek mleczanu do pirogronianu > 20 sugeruje chorobę mitochondrialną, ale zaleca się wcześniejsze wykluczenie różnych wtórnych przyczyn kwasicy mleczanowej (patrz ryc. 8.2). Znaczenie diagnostyczne ma stwierdzenie podwyższonego stężenia mleczanów w płynie mózgowo-rdzeniowym lub w badaniu protonowej spektroskopii rezonansu magnetycznego (HMRS) mózgu. Co więcej, według ostatnich doniesień, kreatyna widoczna w takim obrazowaniu może być potencjalnym biomarkerem dysfunkcji mitochondriów. Badania neuroobrazowe, głównie MR mózgu, są zalecane, chociaż ich wynik zwykle jest niespecyficzny; wykazuje cechy leukodystrofii i/lub zanik mózgu czy móżdżku.

Przy podejrzeniu mitochondrialnego podłoża choroby pacjenta najważniejszy punkt diagnostyki stanowi ocena bioptatu mięśnia szkieletowego w badaniach histologicznych, histochemicznych, ultrastrukturalnych, proteomicznych i enzymatycznych łańcucha oddechowego. Do charakterystycznych odchyleń w obrazie patomorfologicznym mięśnia należą obecność poszarpanych włókien czerwonych (ragged-red fibers) lub niebieskich (ragged-blue fibers), rozlany lub mozaikowy deficyt oksydazy cytochromu (COX), gromadzenie lipidów i zagęszczenia podbłonowe enzymów oksydacyjnych.

W chorobach mitochondrialnych nie ma obecnie możliwości leczenia przyczynowego. Podaje się antyoksydanty. Należy unikać pochodnych kwasu walproinowego, sytuacji stresowych dla dziecka i intensywnej rehabilitacji.

Zespół Leigha
ang. Leigh syndrome

Heterogenna etiologicznie choroba mitochondrialna występująca z częstością 1 : 36 000 urodzeń. Mutacje patogenne dotyczą zarówno nDNA, jak i mtDNA. Biochemicznie najczęściej stwierdza się dysfunkcję IV kompleksu łańcucha oddechowego (COX) dziedziczoną autosomalnie recesywnie.

Pierwsze objawy kliniczne pojawiają się w okresie niemowlęcym. Są to wymioty, słaby przyrost masy ciała, obniżone napięcie mięśniowe i drżenia, a potem zaburzenia oddychania (hiperwentylacja, bezdechy) i dyskoordynacja ruchów gałek ocznych. Stwierdza się obustronne symetryczne zajęcie struktur podkorowych, pnia mózgu i rdzenia kręgowego. Choroba postępuje z okresami remisji i zaostrzeń (związanych zwykle z infekcjami). W zaawansowanej fazie obserwuje się objawy pozapiramidowe, móżdżkowe, opuszkowe i niewydolność oddechową.

W badaniach laboratoryjnych obserwuje się zwykle kwasicę mleczanową z hiperalaninemią oraz alkalozę oddechową z hipokapnią, która z czasem zmienia się w kwasicę mieszaną. Wykonuje się też badania enzymatyczne i molekularne. W związku z dużą częstością występowania w populacjach słowiańskich (zwłaszcza w Polsce) delecji c.845_846delCT obecnie zaleca się rozpoczynanie diagnostyki polskich pacjentów z zespołem Leigha od poszukiwania tego powszechnego defektu.

Zespół deplecji DNA mitochondrialnego
ang. mitochondrial DNA depletion syndrome

Defekty dziedziczone w sposób autosomalny recesywny, polegające na mutacjach w genach DNA jądrowego, kontrolujących biosyntezę DNA mitochondrialnego oraz pulę nukleotydów. W zajętych tkankach stwierdza się zmniejszenie liczby kopii mtDNA. Zidentyfikowano dotychczas kilka genów zaangażowanych w patofizjologię tej choroby, m.in.: *DGUOK*, *MPV17*, *POLG1*, *C10orf2*, *SUCLG1*, *SUCLA2*, *TP*, *ANT1* i *TK2*. Częstość występowania choroby jest nieznana. Wyróżnia się jej postać mięśniową, mózgowo-mięśniową i wątrobowo-mózgową. Do typowych objawów należą ciężka postępująca dysfunkcja wątroby, aż do jej niewydolności, hipoglikemia i symptomy neurologiczne o różnym nasileniu. Opisano też izolowane deplecje mtDNA w mięśniach szkieletowych i mięśniu sercowym, a także deplecje nabyte, np. wskutek przyjmowania niektórych leków.

Najczęściej choroba postępuje z niepomyślnym rokowaniem, choć możliwe jest też dłuższe przeżycie. Jedną z jej postaci stanowi zespół Alpersa–Huttenlochera, w którego spektrum znajdują się padaczka lekooporna i nieodwracalna niewydolność wątroby, często indukowana zastosowaniem walproinianu.

Metody diagnostyczne – ocena stopnia deplecji w tkance wątroby i mięśnia oraz analiza DNA. Leczenie jest objawowe. Kontrowersje wzbudzają ew. wskazania do przeszczepienia wątroby.

8.3.2

Zaburzenia utleniania kwasów tłuszczowych i ketogenezy

Defekty utleniania (spalania) kwasów tłuszczowych (fatty acid oxidation defect, FAOD) należą do zaburzeń metabolizmu energetycznego. Dotyczą transportu substratów do mitochondrium (defekty wychwytu karnityny i transportu przez błonę mitochondrialną) albo zużytkowania substratów w macierzy mitochondrialnej (zaburzenia β-oksydacji kwasów tłuszczowych). Czynnikiem prowokującym ujawnienie się objawów klinicznych jest stan wzmożonego katabolizmu, w praktyce najczęściej przedłużone głodzenie, infekcja lub szczepienie, ale także wysiłek fizyczny, nagłe ochłodzenie czy stres. Konsekwencję zablokowania spalania tłuszczów w mitochondrium lub defektów ketogenezy stanowi brak produkcji ketonów w wątrobie, które w stanie głodzenia są najważniejszym źródłem energii, zwłaszcza dla mózgu i mięśnia sercowego. Dlatego pojawia się hipoglikemia hipoketotyczna, stwarzająca zagrożenie rozwoju neuroglikopenii, a nawet wystąpienia nagłego zgonu. Należy podkreślić, że pacjenci z zaburzeniami β-oksydacji kwasów tłuszczowych mogą być w stanie zagrożenia życia jeszcze zanim ujawni się hipoglikemia. Zespół nagłej śmierci niemowlęcia i stany zagrożenia życia z zaburzeniami oddychania są typowe dla FAOD i ketogenezy.

W obrazie klinicznym dominują objawy ze strony wątroby (zespół objawów przypominający zespół Reye'a), mięśni (męczliwość, słabość, hipotonia, powysiłkowe bóle kończyn dolnych z rabdomiolizą) oraz mięśnia sercowego (zaburzenia rytmu serca, kardiomiopatia rozstrzeniowa lub przerostowa, wysięk w osierdziu). Ponadto w deficycie LCHAD (patrz str. 263) występują zwyrodnienie barwnikowe siatkówki i naczyniówki oraz polineuropatia obwodowa, w deficycie SCAD (patrz str. 264) – padaczka leko-

oporna z opóźnieniem rozwoju psychoruchowego, a w uogólnionym zaburzeniu odwodorowania (z towarzyszącą acydurią etylomalonowo-adypinową) – wrodzone malformacje mózgu i nerek. Okresowo pojawiające się wymioty zawsze wymagają wykluczenia FAOD, najlepiej poprzez zabezpieczenie podczas napadu suchej kropli krwi na profil acylokarnityn i porcji moczu na profil kwasów organicznych.

Czułym biomarkerem dekompensacji metabolicznej jest zwiększona aktywność kinazy kreatynowej. W wynikach pozostałych badań laboratoryjnych, poza hipoglikemią hipoketotyczną, stwierdza się hipertransaminazemię, zaburzenia krzepnięcia oraz nieznacznego stopnia hiperamonemię, hiperurikemię i hipermleczanemię. Stężenie wolnej karnityny we krwi i w moczu jest obniżone, bo stanowi ona substrat do produkcji estrów karnityny, które gromadzą się w ustroju. Ich rodzaj zależy od defektu – każdy FAOD ma charakterystyczny profil acylokarnityn.

Analiza suchej kropli krwi metodą MS/MS jest badaniem z wyboru przy podejrzeniu mitochondrialnych FAOD. Badanie pomocnicze to analiza profilu kwasów organicznych w moczu metodą GC-MS, która w epizodach dekompensacji FAOD ujawnia acydurię dwukarboksylową i hydroksydwukarboksylową z nieproporcjonalnie małą ketonurią.

Ostateczne rozpoznanie wymaga przeprowadzenia badań enzymatycznych w fibroblastach skóry lub limfocytach krwi obwodowej albo analizy molekularnej. W przypadku defektów spalania średniołańcuchowych i długołańcuchowych kwasów tłuszczowych ocena DNA może być pierwszym i jedynym badaniem koniecznym do potwierdzenia choroby (o ile zidentyfikowana zostanie obecność patogennej mutacji w postaci homozygotycznej).

Postępowaniem z wyboru w czasie dekompensacji klinicznej w przebiegu FAOD jest podaż kalorii w postaci stężonej glukozy (po uzyskaniu dostępu do żyły centralnej), a w przypadku hiperglikemii zastosowanie insuliny w ciągłym wlewie bez podawania lipidów dożylnie. Cel takiego postępowania to dostarczenie organizmowi wystarczającej ilości glukozy, aby stymulować sekrecję insuliny do stężeń hamujących lipolizę. Wskazane są hospitalizacje prewencyjne (np. przy infekcjach i w innych stanach przebiegających ze zwiększonym katabolizmem), by móc wcześnie podjąć powyższe działania odwracające katabolizm, a promujące anabolizm.

W leczeniu przewlekłym zaleca się przede wszystkim unikanie przedłużonego głodzenia i dietę normokaloryczną z ograniczeniem tłuszczów. Czasem wprowadza się do diety polimery glukozy, aby wydłużyć przerwy w karmieniu (zwłaszcza w nocy). Suplementacja triglicerydów średniołańcuchowych (MCT) jest zalecana w zaburzeniach utleniania kwasów tłuszczowych o długim łańcuchu, a przeciwwskazana w defekcie spalania średniołańcuchowych kwasów tłuszczowych (deficyt MCAD). Rola MCT polega nie tylko na omijaniu miejsca bloku enzymatycznego, ale także na hamowaniu toksycznych pochodnych karnityny.

W FAOD obserwuje się niedobór wolnej karnityny. Można próbować go wyrównać, lecz należy to czynić z dużą ostrożnością u pacjentów z defektami na poziomie długich łańcuchów wobec prawdopodobnego kardiotoksycznego działania długołańcuchowych estrów karnityny. W niektórych FAOD (np. deficyt wielu dehydrogenaz acylo-CoA i deficyt SCAD) poprawę obserwuje się przy podawaniu ryboflawiny w dużych dawkach.

Deficyt LCHAD

ang. long-chain 3-hydroxyacyl-CoA dehydrogenase (LCHAD) deficiency

Niedobór dehydrogenazy 3-hydroksyacylokoenzymu A długołańcuchowych kwasów tłuszczowych. W Polsce jest to najczęstszy defekt z grupy FAOD. Częstość jego występowania oszacowana na podstawie badań molekularnych w kierunku mutacji powszechnej c.1528G>C wynosi 1 : 118 330 (w kraju) i 1 : 16 900 (w regionie Kaszub). Może występować jako izolowany niedobór enzymu (jak u wszystkich dotychczas zdiagnozowanych polskich pacjentów) lub w połączeniu z deficytem tiolazy 3-ketoacylo-CoA i hydratazy 2-enoilo-CoA jako deficyt białka trójfunkcyjnego.

Pacjenci z deficytem LCHAD częściej pochodzą z porodów przedwczesnych i wykazują zahamowanie wewnątrzmacicznego wzrastania. Pierwsze objawy pojawiają się zwykle w okresie niemowlęcym. Do typowego obrazu klinicznego choroby zalicza się hepatopatię (zespół objawów przypominający zespół Reye'a), kardiomiopatię (przerostową lub rozstrzeniową, która może ustępować po wyrównaniu stanu

klinicznego), miopatię, zwyrodnienie barwnikowe siatkówki i obwodową polineuropatię. Zaburzenia rytmu serca w postaci tachykardii zatokowej i zespołu wydłużonego QT, wymagające farmakoterapii i monitorowania kardiologicznego, mogą zagrażać nagłym zgonem. Męczliwość, zwłaszcza po wysiłku fizycznym, i bóle mięśni przebiegają z rabdomiolizą.

W badaniach laboratoryjnych stwierdza się hipoglikemię hipoketotyczną z hipertransaminazemią, hiperamonemią, obniżonym stężeniem wolnej karnityny i podwyższoną aktywnością kinazy kreatynowej, czasem z mioglobinurią, zaburzeniami krzepnięcia, kwasicą mleczanową i hiperurikemią. W okresach między napadami wszystkie wyniki podstawowych badań laboratoryjnych mogą być prawidłowe. Rozpoznanie sugeruje charakterystyczny profil acylokarnityn we krwi, a potwierdza wykrycie mutacji c.1528G>C w genie kodującym podjednostkę α (*HADHA*) lub stwierdzenie obniżenia aktywności LCHAD w fibroblastach skóry.

Ogólne zasady leczenia nie odbiegają od tych zalecanych w innych FAOD (patrz wcześniej). Dieta obejmuje zredukowaną podaż długołańcuchowych kwasów tłuszczowych, ale nie < 10%, aby zminimalizować ryzyko niedoboru niezbędnych nienasyconych kwasów tłuszczowych. L-karnityna powinna być stosowana bardzo ostrożnie ze względu na prawdopodobne kardiotoksyczne działanie długołańcuchowych acylokarnityn.

Deficyt VLCAD

ang. very long-chain acyl-CoA dehydrogenase (VLCAD) deficiency

Niedobór dehydrogenazy acylokoenzymu A kwasów tłuszczowych o bardzo długich łańcuchach, który stanowi defekt 1. etapu spirali β-oksydacji. Częstość jego występowania nie została ustalona. W obrazie klinicznym dominują miopatia i kardiomiopatia, rzadziej nawracający zespół Reye'a ze śpiączką i hipoglikemią hipoketotyczną. Epizody rabdomiolizy prowokowane są przez wysiłek fizyczny, infekcję, głodzenie, oziębienie lub stres. Przebieg choroby bywa różny, od ciężkiej niewydolności mięśnia sercowego u niemowlęcia do łagodnych bólów wysiłkowych u osoby dorosłej.

W badaniach laboratoryjnych stwierdza się niedobór wolnej karnityny z charakterystycznym nagromadzeniem pochodnych C14-OH-karnityny. Leczenie jest takie jak w deficycie LCHAD.

Deficyt MCAD
ang. medium-chain acyl-CoA dehydrogenase (MCAD) deficiency

Niedobór dehydrogenazy acylokoenzymu A średniołańcuchowych kwasów tłuszczowych stanowi najczęstszy defekt FAOD, szczególnie w krajach Europy Zachodniej, gdzie częstość jego występowania dochodzi do 1 : 6000 urodzeń. Większość pacjentów to homozygoty powszechnej mutacji o typie *missense* c.985A>G.

Głównie występuje manifestacja wątrobowa deficytu MCAD, rzadziej 1. objaw stanowi kardiomiopatia. Zwykle przy infekcji obserwuje się wymioty, apatię i senność (do śpiączki), nierzadko SIDS. Aż 25% pierwszych epizodów choroby kończy się zgonem. Z wiekiem okresy dekompensacji metabolicznej występują rzadziej. Defekt może pozostać bezobjawowy, o ile zachowane są regularne posiłki i unika się głodzenia.

W badaniach laboratoryjnych stwierdza się typowy profil acylokarnityn z nagromadzeniem pochodnych C6-, C8- i C10-karnityny ze zwiększonym stosunkiem C8 do C10. W moczu wykrywa się acydurię dwukarboksylową oraz heksanoiloglicynę (biomarker deficytu MCAD) i inne pochodne glicyny. Możliwa jest analiza DNA w kierunku obecności powszechnej mutacji i/lub wykazanie niedoboru aktywności enzymatycznej w fibroblastach lub limfocytach.

Leczenie polega na unikaniu przedłużonego głodzenia. Podczas infekcji czy innych stanów mogących sprowokować dekompensację metaboliczną należy natychmiast wdrożyć działania prewencyjne (patrz str. 252). Suplementację karnityny zaleca się tylko w przypadku bardzo niskich stężeń wolnej karnityny. Z chwilą ustalenia rozpoznania deficytu MCAD rokowanie jest bardzo dobre, o ile pacjent przestrzega zaleceń.

Deficyt SCAD
ang. short-chain acyl-CoA dehydrogenase (SCAD) deficiency

Niedobór dehydrogenazy acylokoenzymu A krótkołańcuchowych kwasów tłuszczowych to defekt o kwestionowanym znaczeniu klinicznym, dziedziczony autosomalnie recesywnie, spowodowany głównie mutacjami typu *missense*, ale też dwoma tzw. wariantami podatności. Częstość jego występowania nie została dotychczas ustalona. Do najczęstszych objawów należą opóźnienie rozwoju psychoruchowego, drgawki i obniżone napięcie mięśniowe. Opisywano również zespół objawów przypominający zespół Reye'a, cechy dysmorficzne, małogłowie, skoliozę, miopatię, wzmożone napięcie mięśniowe, neuropatię aksonalną, oftalmoplegię, napadową rabdomiolizę i objawy psychotyczne. Przebieg naturalny jest różnorodny, od bezobjawowego do padaczki lekoopornej i wczesnego zgonu.

Metody diagnostyczne – acyduria etylomalonowa i podwyższone stężenie butyrylokarnityny we krwi. Rozpoznanie potwierdza się metodami enzymatycznymi w fibroblastach skóry i przez analizę DNA.

Leczenie jak w innych FAOD z próbą leczenia ryboflawiną w dużych dawkach.

Deficyt wielu dehydrogenaz acylokoenzymu A
ang. multiple acyl-CoA dehydrogenase deficiency

Uogólniony deficyt wielu dehydrogenaz acylo-CoA, spowodowany zaburzeniem flawoproteinozależnego transportu elektronów lub deficytem oksydoreduktazy flawoproteiny przenoszącej elektrony. Choroba zwana jest też acydurią glutarową typu II. Częstość jej występowania nie została ustalona.

Wyróżnia się 2 fenotypy choroby:

■ ciężki o wczesnym początku – może współwystępować z wadami wrodzonymi (torbielowatość nerek, dysmorfia twarzoczaszki), objawy to senność (do śpiączki włącznie), wymioty, wiotkość, dysfunkcja wątroby i charakterystyczny zapach spoconych stóp, rokowanie jest niepomyślne,

■ łagodny o późnym początku – nawracające wymioty, napady senności, zaburzenia czynności wątroby, obniżone napięcie mięśniowe ze słabą tolerancją wysiłku, objawy psychotyczne w wieku dorosłym.

W diagnostyce najistotniejsza jest ocena wydalania z moczem kwasów glutarowego, adypinowego i etylomalonowego. Leczenie polega na unikaniu przedłużonego głodzenia, a w postaci łagodnej zaleca się też podawanie ryboflawiny w dawkach farmakologicznych.

Deficyt transportera karnityny
ang. carnitine transporter deficiency

Dysfunkcja sodozależnego transportera karnityny w mięśniach, nerkach, leukocytach i fibroblastach, kodowanego przez gen *SLC22A5*. Częstość występowania defektu nie została ustalona. Wyróżnia się dwa fenotypy kliniczne. Pierwszy ujawnia się wcześnie jako ostra dekompensacja metaboliczna z hipoglikemią hipoketotyczną, cechami uszkodzenia wątroby i czasem kardiomiopatią i/lub słabością mięśni. W drugim od ok. 3. rż. występują postępujące objawy kardiomiopatii, często aż do niewydolności mięśnia sercowego. Niekiedy stwierdza się przebieg bezobjawowy.

W badaniach obserwuje się znaczne zmniejszenie stężenia karnityny wolnej i całkowitej we krwi z nieprawidłowym wskaźnikiem kanalikowej reabsorpcji wolnej karnityny (< 98%) i obniżonym stężeniem wszystkich acylokarnityn we krwi.

Leczenie polega na stałej suplementacji L-karnityny (100 mg/kg mc./dobę w dawkach podzielonych) i unikaniu przedłużonego głodzenia.

Deficyt CPT1
ang. carnitine palmitoyltransferase 1 (CPT1) deficiency

Niedobór palmitoilotransferazy karnitynowej 1 to zaburzenie transestryfikacji estrów acylo-CoA do estrów karnitynowych. Deficyt może dotyczyć każdej z 3 różniących się ekspresją tkankową izoform enzymu (A – najczęstszy, B, C). Częstość występowania choroby nie została ustalona. Stwierdza się zespół Reye'a z hipoglikemią hipoketotyczną, czasem z nawracającymi ciężkimi kryzami hipoglikemicznymi doprowadzającymi do znacznego upośledzenia umysłowego, a nawet zgonu. Mogą występować dystalna

kwasica kanalikowa i podwyższona aktywność kinazy kreatynowej, czasem z rabdomiolizą. Objawy związane są zwykle z przedłużającym się głodzeniem.

W badaniach laboratoryjnych stwierdza się prawidłowe lub zwiększone stężenie karnityny, zarówno wolnej, jak i całkowitej, w surowicy krwi, co różnicuje deficyt CPT1 z innymi FAOD.

Leczenie polega na unikaniu przedłużonego głodzenia.

Deficyt CACT
ang. carnitine-acylcarnitine translocase deficiency

Defekt transportu przez wewnętrzną błonę mitochondrialną za pośrednictwem translokazy karnitynoacylokarnitynowej kodowanej przez gen *SLC25A20*. Częstość jego występowania nie została ustalona.

Choroba zwykle ujawnia się w okresie noworodkowym. Stwierdza się uszkodzenie wątroby z hipoglikemią hipoketotyczną oraz ciężką kardiomiopatię z zaburzeniami rytmu serca, nierzadko o przebiegu letalnym. Większość pacjentów umiera wcześnie, jeszcze przed ustaleniem rozpoznania. Opisano pojedyncze przypadki łagodnego fenotypu choroby.

W profilu acylokarnityn notuje się podwyższone stężenie długołańcuchowych acylokarnityn z wtórnym niedoborem karnityny wolnej.

Leczenie polega na unikaniu przedłużonego głodzenia.

Deficyt CPT2
ang. carnitine palmitoyltransferase 2 (CPT2) deficiency

Niedobór palmitoilotransferazy karnitynowej 2 skutkujący zaburzeniem utleniania długołańcuchowych kwasów tłuszczowych. Jest to najczęściej występujący u dorosłych defekt z grupy FAOD, a także najczęstsze zaburzenie metabolizmu lipidów z zajęciem mięśni szkieletowych.

W klasycznej postaci deficyt CPT2 klinicznie ujawnia się u młodych mężczyzn (chociaż choroba dziedziczy się w sposób autosomalny recesywny). Występuje napadowa słabość mięśni z mioglobinurią i podwyższoną aktywnością enzymów mięśniowych (nierzadko z konsekwencją w postaci niewydolności nerek), pojawiająca się po nasilonym wysiłku fizycznym, czasem też po przedłużonym głodzeniu, w przebiegu infekcji, stresu czy ekspozycji na zimno. W postaci ciężkiej u noworodków pojawia się ostra niewydolność wątroby z hipoglikemią hipoketotyczną oraz zaburzeniami czynności mięśnia sercowego. W postaci młodzieńczej obserwuje się objawy ze strony wątroby, serca i mięśni.

Metody diagnostyczne – bezpośrednie badanie aktywności CPT2 i analiza molekularna (w klasycznej postaci najczęstsza jest mutacja S113L).

Leczenie polega na unikaniu przedłużonego głodzenia.

8.3.3

Zaburzenia biosyntezy i transportu kreatyny

Do zaburzeń biosyntezy kreatyny zalicza się dziedziczone w sposób autosomalny recesywny deficyt amidynotransferazy arginina : glicyna (AGAT) i deficyt metylotransferazy guanidynooctanu (GAMT). Za wychwyt kreatyny przez mózg i mięśnie odpowiada transporter kreatyny (CRTR) – jego defekt (sprzężony z chromosomem X) jest najczęstszym w tej grupie wrodzonych wad metabolizmu.

Badanie diagnostyczne zalecane w zaburzeniach biosyntezy i transportu kreatyny to spektroskopia rezonansu magnetycznego mózgu *in vivo*, która wykazuje brak lub redukcję sygnału odpowiadającego kreatynie i fosfokreatynie.

Deficyt AGAT
ang. arginine : glycine amidinotransferase (AGAT) deficiency

Deficyt amidynotransferazy arginina : glicyna, czyli defekt 1. etapu biosyntezy kreatyny. Częstość jego występowania nie została ustalona. W opisanych dotychczas kilku przypadkach zawsze stwierdzano opóźnienie rozwoju ze szczególnie upośledzonym rozwojem mowy.

Należy wykonać spektroskopię MR. W badaniach laboratoryjnych obserwuje się obniżenie stężenia kreatyny, ew. kreatyniny i ich prekursora (kwasu guanidynooctowego) w płynach ustrojowych.

Leczeniem z wyboru jest suplementacja kreatyny, która (o ile zastosowana wcześnie) skutecznie odbudowuje pulę kreatyny w organizmie, w tym również w mózgu.

Deficyt GAMT
ang. guanidinoacetate methyltransferase (GAMT) deficiency

Deficyt metylotransferazy kwasu guanidynooctowego, czyli defekt 2. etapu biosyntezy kreatyny. Częstość jego występowania nie została ustalona. Do obrazu klinicznego należą opóźnienie rozwoju ze znacznym opóźnieniem mowy, obniżone napięcie mięśniowe, zaburzenia zachowania z cechami autystycznymi i padaczka. Wykonuje się spektroskopię MR mózgu. Stwierdza się obniżenie stężenia kreatyny ze zwiększonym stężeniem kwasu guanidynooctowego w płynach ustrojowych.

Leczenie to suplementacja kreatyny i ornityny oraz dieta z ograniczeniem podaży argininy.

Deficyt CRTR
ang. creatine transporter (CRTR) deficiency

Defekt transportera kreatyny SLC6A8 o nieustalonej częstości występowania. Szacuje się, że defekt może być przyczyną izolowanego upośledzenia umysłowego sprzężonego z chromosomem X u 1–3% chłopców. Stwierdza się opóźnienie rozwoju z upośledzonym rozwojem mowy i padaczką oraz zachowaniami autystycznymi. Należy wykonać spektroskopię MR. Diagnostycznym parametrem jest podwyższony stosunek kreatyny do kreatyniny w moczu. Natomiast stężenie kwasu guanidynooctowego mieści się zwykle w granicach normy.

Zalecana w leczeniu suplementacja kreatyną w wysokich dawkach jest często nieskuteczna. Podejmuje się próby z podażą argininy i glicyny.

8.4

ZABURZENIA METABOLIZMU WĘGLOWODANÓW

Metabolizm węglowodanów obejmuje szlaki związane z takimi procesami biochemicznymi jak glikogenoliza, glikoliza, glukoneogeneza czy fosforylacja oksydacyjna. Podstawowy substrat energetyczny tych przemian stanowi glukoza. Jest ona w drodze glikolizy katabolizowana w cytozolu do pirogronianu, który zostaje przetransportowany do mitochondrium, a tam ulega utlenieniu w cyklu Krebsa. Pirogronian ulega przekształceniu w procesie glukoneogenezy do szczawiooctanu, który po przeniesieniu do cytozolu zostaje zużyty do syntezy glukozo-6-fosforanu, który z kolei podlega konwersji do glukozy w retikulum endoplazmatycznym albo zostaje zmagazynowany w postaci glikogenu w wątrobie i mięśniach.

8.4.1
Zaburzenia metabolizmu galaktozy i fruktozy

Do defektów metabolizmu galaktozy i fruktozy należą wrodzone nietolerancje tych cukrów, w których objawy kliniczne ujawniają się po podaży laktozy (w przypadku galaktozemii), fruktozy lub sacharozy (w przypadku fruktozemii), a także rzadsze wrodzone wady metabolizmu – deficyt galaktokinazy, deficyt epimerazy urydynodifosfogalaktozy i izolowana fruktozuria (o bezobjawowym przebiegu).

Galaktozemia klasyczna
ang. classical galactosemia

▶ Definicja
Wrodzona nietolerancja galaktozy (dziedziczona w sposób autosomalny recesywny) spowodowana deficytem urydylotransferazy galaktozo-1-fosforanu wynikającym z mutacji w genie *GALT*.

▶ Epidemiologia
W Europie występuje z częstością od 1 : 23 000 do 1 : 44 000 urodzeń i w niektórych krajach jest rozpoznawana w drodze skriningu noworodkowego.

▶ Etiologia i patogeneza
Najczęstsze mutacje to p.Q188R i p.K285N. Wyróżnia się też warianty Duarte 1 i Duarte 2, będące allelicznymi odmianami genu *GALT*, powodujące obniżenie aktywności enzymu (a nie jego całkowity deficyt) w erytrocytach, bez konsekwencji klinicznych.

▶ Obraz kliniczny
Po rozpoczęciu karmienia mlekiem gromadzący się galaktozo-1-fosforan działa toksycznie na wątrobę, nerki i soczewkę oka. Noworodek rozwija objawy kliniczne nietolerancji w postaci wymiotów, biegunki oraz nasilonej i/lub przedłużonej żółtaczki. Stan ogólny dziecka gwałtownie się pogarsza, stwierdza się hepatosplenomegalię, szybko dochodzi do niewydolności wątroby. Często występuje posocznica związana

z zakażeniem bakteriami Gram-ujemnymi (głównie *E. coli*). Zaburzona jest chemotaksja granulocytów.

▶ Przebieg naturalny
Nieleczona galaktozemia powoduje zaćmę, postępujące wyniszczenie, objawy uszkodzenia OUN i zgon. Ekspozycja płodu z galaktozemią na zwiększone stężenie galaktozy może skutkować wystąpieniem zaćmy już przy urodzeniu.

▶ Metody diagnostyczne
Stwierdza się hipoglikemię z cukromoczem nieglukozowym, kwasicą metaboliczną i cechami dysfunkcji kanalika proksymalnego. Rozpoznanie ustala się na podstawie wykazania braku aktywności urydylotransferazy galaktozo-1-fosforanu w suchej kropli krwi lub erytrocytach, ew. w związku z wykryciem kumulacji galaktozo-1-fosforanu w tym samym materiale. Warunkiem uzyskania wiarygodnego wyniku badania enzymatycznego jest nieprzetaczanie masy erytrocytarnej pacjentowi na 3 miesiące przed pobraniem krwi. Jeśli ten warunek nie został spełniony, przy podejrzeniu galaktozemii klasycznej należy zastosować dietę eliminacyjną, a krew pobrać po 3 miesiącach od przetoczenia masy erytrocytarnej.

Alternatywną metodę diagnostyczną u dziecka na diecie ogólnej stanowi analiza izoform transferyny w surowicy krwi w kierunku wtórnych zaburzeń glikozylacji. Badaniem pomocniczym (wstępnym) może być analiza moczu na obecność substancji redukujących.

▶ Leczenie
Dieta bezlaktozowa, w praktyce z ograniczeniem galaktozy.

▶ Powikłania i rokowanie
Nawet mimo przestrzegania diety i wczesnego rozpoczęcia właściwego leczenia, nawet u bezobjawowych pacjentów wykrytych w skriningu noworodkowym, obserwuje się odległe powikłania choroby w postaci: niedoboru wzrostu, upośledzonego rozwoju umysłowego, apraksji, ataksji, osteoporozy czy niewydolności hormonalnej jajników.

Dziedziczna nietolerancja fruktozy
ang. hereditary fructose intolerance

Definicja
Wrodzony defekt metabolizmu fruktozy wynikający z niedoboru aldolazy fruktozo-1-fosforanu (aldolaza B).

Epidemiologia
Częstość występowania to 1 : 20 000–30 000 urodzeń.

Etiologia i patogeneza
Zidentyfikowano 3 powszechne mutacje w genie *ALDOB*, spośród których w ponad połowie przypadków występuje mutacja p.A150P, wywołujące deficyt aldolazy fruktozo-1-fosforanu. Dziedziczenie autosomalne recesywne.

Obraz kliniczny
Występują dysfunkcja wątroby i tubulopatia (podobnie jak w galaktozemii). W zależności od ilości spożytej fruktozy lub sacharozy objawy mogą być łagodne (izolowana żółtaczka) lub bardzo ciężkie (postępująca niewydolność wątroby). Charakterystyczna jest awersja do pokarmów zawierających fruktozę (np. owoce, jarzyny, słodycze) i związany z tym brak próchnicy u dzieci. U większości pacjentów obserwuje się objawy nietolerancji pokarmowej w postaci wymiotów, biegunki, niezadowalającego przyrostu masy ciała, bólów brzucha i wzdęć (u dzieci starszych). Nierzadko błędnie rozpoznawane jest zwężenie odźwiernika lub choroba refluksowa przełyku.

Metody diagnostyczne
W badaniach laboratoryjnych stwierdza się hipoglikemię, hipocholesterolemię, hipofosfatemię, hiperurikemię i kwasicę metaboliczną z cechami dysfunkcji kanalika proksymalnego i hepatopatii. Ostateczne rozpoznanie ustala się na podstawie analizy DNA. Jeśli jej wynik nie daje jednoznacznej odpowiedzi, należy rozważyć badanie aktywności aldolazy fruktozo-1-fosforanu w wątrobie (w praktyce rzadko niezbędne). Przydatne badanie stanowi ocena wzoru izoform transferyny w surowicy krwi, o ile próbka krwi pobrana jest w trakcie diety zwykłej.

Leczenie
Dieta z eliminacją fruktozy powoduje szybką poprawę kliniczną z ustąpieniem objawów nietolerancji, normalizacją wyników badań biochemicznych i uniknięciem powikłań w postaci tubulopatii i hepatopatii.

Rokowanie
Warunkiem dobrego rokowania jest ścisłe przestrzeganie diety w leczeniu przewlekłym.

8.4.2
Glikogenozy

Glikogenozy (choroby spichrzeniowe glikogenu, glycogen storage diseases, GSD) dziedziczą się w sposób autosomalny recesywny z wyjątkiem typu IXa, który dziedziczy się w sposób sprzężony z chromosomem X. Wyróżnia się wiele typów glikogenoz, od typu O (deficyt syntazy glikogenu powodujący nie spichrzanie a niedobór glikogenu) do typu XV (deficyt glikogeniny). Różnią się one między sobą patomechanizmem. Mogą występować zaburzenia syntezy lub degradacji glikogenu, a także defekty glikolizy lub uwalniania glukozy. W zależności od dominujących objawów klinicznych wyodrębniono 3 fenotypy choroby:

- wątrobowy – przebiegający z hepatomegalią, opóźnieniem wzrastania i hipoglikemią,
- mięśniowy – z męczliwością, nietolerancją wysiłku i rabdomiolizą,
- mieszany – wątrobowo-mięśniowy lub mięśniowo-sercowy z kardiomiopatią.

Hipoglikemia występuje po różnym, w zależności od typu glikogenozy, czasie głodzenia i jest zwykle bezobjawowa.

Skumulowaną częstość występowania GSD szacuje się na 1 : 20 000 urodzeń. Rozpoznanie ustala się na podstawie analizy DNA oraz badań enzymatycznych w krwinkach i bioptacie wątroby czy mięśnia, w których również wykrywa się spichrzanie glikogenu. Czasem pomocne bywają testy obciążeniowe z dożylną glukozą i glukagonem, ale interpretacja uzyskiwanych wyników wymaga doświadczenia.

Poniżej opisano typy glikogenoz, które u dzieci występują względnie często.

Glikogenoza typu I
ang. glycogen storage disease type I

Definicja
GSD związana z deficytem glukozo-6-fosfatazy (typ Ia) lub translokazy glukozo-6-fosforanu (typ Ib).

Epidemiologia

Częstość występowania nieustalona. Typ Ia stwierdza się częściej.

Etiologia i patogeneza

Dziedziczona autosomalnie recesywnie mutacja w genie kodującym glukozo-6-fosfatazę lub translokazę glukozo-6-fosforanu skutkująca niedoborem tych enzymów i upośledzeniem glikogenolizy oraz zaburzeniami glukoneogenezy.

Obraz kliniczny

Choroba ujawnia się w okresie wczesnoniemowlęcym hipoglikemią po 1–2 godzinach od posiłku. Charakterystyczne są niedobór wzrostu, zwiększony obwód brzucha, okrągła twarz, hepatomegalia i nefromegalia. W GSD typu Ib dodatkowo występują neutropenia, dysfunkcja leukocytów, częste infekcje o ciężkim przebiegu (głównie skóry i błon śluzowych) i biegunki, a także nieswoiste zapalenie jelit i nawracające krwawienia z nosa (związane z dysfunkcją płytek krwi).

Metody diagnostyczne

W badaniach laboratoryjnych – hipoglikemia, kwasica metaboliczna z podwyższonym stężeniem kwasu mlekowego, hiperurikemia oraz podwyższone stężenie cholesterolu i/lub triglicerydów. Do niedawna uważano, że nawet utrzymujące się zaburzenia lipidowe w GSD typu I nie powodują zwiększonego ryzyka wystąpienia chorób układu sercowo-naczyniowego, ostatnio wykazano jednak u tych pacjentów pogrubienie kompleksu błona środkowa–błona wewnętrzna ściany tętnicy szyjnej.

W GSD typu I po dożylnym obciążeniu glukozą obserwuje się obniżenie stężenia mleczanów, a glukagon nie powoduje reakcji hiperglikemicznej.

W celu ustalenia ostatecznego rozpoznania konieczne jest oznaczenie aktywności defektywnych enzymów w bioptacie wątroby i/lub analiza DNA. Wykrycie braku aktywności glukozo-6-fosfatazy w świeżym i mrożonym bioptacie wątroby wskazuje na rozpoznanie GSD typu Ia, natomiast wykrycie braku aktywności glukozo-6-fosfatazy w świeżym bioptacie wątroby, a prawidłowej aktywności w tkance mrożonej sugeruje GSD typu Ib. Badanie histopatologiczne ujawnia często stłuszczenie wątroby i spichrzanie glikogenu np. w barwieniu metodą PAS.

Leczenie

Cele leczenia to zapobieganie hipoglikemii i uzyskanie najbardziej zbliżonych do prawidłowych wyników badań laboratoryjnych. Powyższe zalecenia są realizowane poprzez częste spożywanie posiłków (co 2–3 godziny) w ciągu dnia, zapewnienie stałej podaży glukozy we wlewach dożołądkowych oraz dodawanie do jedzenia polimerów glukozy (maltodekstryna – Fantomalt, surowa skrobia kukurydziana). Obowiązuje dieta z ograniczeniem tłuszczów, laktozy i fruktozy, gdyż zarówno galaktoza, jak i fruktoza są metabolizowane przez system glukozo-6-fosforanu, nasilając hipermleczanemię. Pacjent powinien pozostawać pod stałą opieką dietetyka. W związku z dużym prawdopodobieństwem wystąpienia poważnych powikłań brzusznych w GSD typu Ib gastrostomia jest przeciwwskazana.

Z powodu neutropenii stosowany jest okresowo czynnik stymulujący powstawanie granulocytów (G-CSF).

Powikłania i rokowanie

Do odległych powikłań należą hiperfiltracja nerek prowadząca do białkomoczu i czasem niewydolności nerek, rozwój gruczolaka wątroby z możliwą transformacją do raka wątrobowokomórkowego, osteoporoza i bardzo rzadko nadciśnienie płucne.

Glikogenoza typu II (choroba Pompego)

ang. glycogen storage disease type II (Pompe disease)

Definicja

GSD wynikająca z niedoboru α-1,4-glukozydazy.

Epidemiologia

Częstość występowania postaci niemowlęcej szacuje się na 1 : 138 000 urodzeń, a postaci dorosłych na 1 : 57 000 urodzeń.

Etiologia i patogeneza

Deficyt α-1,4-glukozydazy (kwaśnej maltazy), dziedziczący się w sposób autosomalny recesywny, powodujący wewnątrzlizosomalne spichrzanie estrów cholesterolu i triglicerydów.

Obraz kliniczny

W postaci niemowlęcej choroba ujawnia się wkrótce po urodzeniu kardiomegalią z postępującą kardiomiopatią, uogólnioną wiotkością i wczesną niewydolnością oddechowo-krążeniową i przy braku leczenia enzymatycznego ma niepomyślne rokowanie. W postaci dorosłych choroba Pompego ma wolniejszy przebieg. Pierwsze objawy występują w różnym wieku i są to osłabienie mięśni proksymalnych kończyn dolnych, grzbietu, przepony i mięśni oddechowych. Pacjenci wymagają pomocy przy poruszaniu się oraz w miarę postępu choroby wspomagania oddychania w postaci wentylacji mechanicznej. W postaci dorosłych nie obserwuje się kardiomegalii, a rokowanie jest korzystniejsze niż w postaci niemowlęcej.

Przebieg naturalny

Nasilenie i czas wystąpienia objawów klinicznych uwarunkowane są poziomem aktywności kwaśnej maltazy w organizmie pacjenta.

Metody diagnostyczne

Aktywność kwaśnej maltazy w leukocytach lub suchej kropli krwi < 1% w postaci niemowlęcej, < 10%, gdy choroba zaczyna się w wieku młodzieńczym, i < 40% u dorosłych. Prostym i przydatnym (zwłaszcza u dzieci niekarmionych piersią) badaniem jest ocena wydalania oligosacharydów w porcji moczu z charakterystycznym nieprawidłowym ich wzorem.

Różnicowanie

Choroba Pompego wymaga różnicowania z chorobą Danona, spowodowaną mutacją w genie *LAMP2* i dysfunkcją lizosomalnego białka błonowego, występującą głównie u mężczyzn. U objawowych kobiet przebieg jest łagodniejszy.

Leczenie

Wczesne zdiagnozowanie choroby umożliwia zastosowanie enzymatycznej terapii substytucyjnej preparatem alglukozydaza α (Myozyme, Lumizyme).

Powikłania

W postaci niemowlęcej niewydolność krążeniowo-oddechowa, a w postaci późnej – postępujące osłabienie mięśni szkieletowych (szczególnie grzbietu, kończyn dolnych oraz przepony i mięśni oddechowych).

Rokowanie

Rokowanie zależy od stopnia zajęcia narządów wewnętrznych. Postać późna choroby ma korzystniejsze rokowanie niż postać niemowlęca i wolniejszy przebieg. Objawy mogą wystąpić w dowolnym okresie życia, niekiedy nawet po 50. rż. Istotnym czynnikiem rokowniczym jest ustalenie genotypu, zwłaszcza w późnej postaci choroby.

Glikogenoza typu III
ang. glycogen storage disease type III

Deficyt enzymu odszczepiającego glikogen, tj. amylo-1,6-glukozydazy. Występuje z częstością 1 : 100 000 urodzeń. Wyróżnia się 4 typy choroby, z których najpowszechniejsze są IIIa i IIIb. Typ IIIa – fenotyp wątrobowo-mięśniowy, ujawnia się w niemowlęctwie. Przypomina klinicznie GSD typu I, jednak przebiega łagodniej. Stwierdza się mniej nasiloną hipoglikemię (po 4–6 godzinach od posiłku), brak podwyższonego stężenia kwasu mlekowego (oznaczanego na czczo) i kwasu moczowego, brak dysfunkcji nerek, a także często poprawę stanu klinicznego w dzieciństwie, choć szczególnie u starszych pacjentów pojawiają się hepatomegalia oraz cechy miopatii, kardiomiopatii i/lub neuropatii. W typie IIIb objawy kliniczne są ograniczone do wątroby.

W badaniach laboratoryjnych stwierdza się znaczną hipertransaminazemię i wzrost stężenia kwasu mlekowego w teście dożylnego obciążenia glukozą. Ustalenie ostatecznego rozpoznania wymaga potwierdzenia deficytu amylo-1,6-glukozydazy w leukocytach, wątrobie, mięśniach lub fibroblastach z wykryciem gromadzenia glikogenu.

Celem leczenia jest utrzymanie normoglikemii, przez uruchomienie glukoneogenezy, tj. stosowanie diety wysokobiałkowej.

Glikogenoza typu IV
ang. glycogen storage disease type IV

Deficyt enzymu rozgałęziającego glikogen (amylo-1,4-1,6-transglukozydazy) skutkujący spichrzaniem toksycznej dla wątroby amylopektyny. Szacowana częstość występowania tego defektu wynosi 6 : 1 000 000. W klasycznej postaci stwierdza się hepatomegalię i postępujące uszkodzenie wątroby z jej włóknieniem, aż do rozwoju marskości i niewydolności już we wczesnym dzieciństwie. GSD typu IV może też przebiegać z mniej nasilonymi cechami hepatopatii albo z objawami nerwowo-mięśniowymi czy z kardiomiopatią.

Rozpoznanie ustala się na podstawie obrazu histologicznego wątroby i oceny aktywności enzymu w leukocytach, wątrobie, mięśniu lub fibroblastach.

W typowej postaci GSD typu IV należy rozważyć transplantację wątroby.

Glikogenoza typu V
ang. glycogen storage disease type V

Deficyt mięśniowej fosforylazy glikogenowej. W wieku rozwojowym występuje bardzo rzadko. Objawy to męczliwość i bóle mięśni z rabdomiolizą oraz charakterystyczny tzw. drugi oddech, czyli możliwość kontynuacji podjętego wysiłku fizycznego po krótkim odpoczynku. Podstawę diagnostyki stanowi stwierdzenie powysiłkowego wzrostu aktywności kinazy kreatynowej z mioglobinurią, a także badanie enzymatyczne w bioptacie mięśnia lub analiza DNA. Pacjentom zaleca się kontrolowanie wysiłku fizycznego.

Glikogenozy typu VI i IX
ang. glycogen storage disease type VI and IX

Glikogenoza typu VI związana jest z deficytem wątrobowej fosforylazy glikogenowej, a typu IX z deficytem kinazy fosforylazy b. Kinaza fosforylazy składa się z czterech podjednostek kodowanych przez różne geny: α (*PHKA2*), β (*PHKB*), γ (*PHKG2*) i δ (*CALM1*). Mutacje w genach *PHKA2*, *PHKB* i *PHKG2* są odpowiedzialne za kolejne typy choroby, odpowiednio IXa, IXb i IXc. GSD typu IXa dziedziczy się w sposób recesywny sprzężony z chromosomem X, a pozostałe autosomalnie recesywnie. Częstość występowania tych defektów nie została ustalona.

W obrazie GSD typu VI dominuje powiększenie wątroby i słaba dynamika wzrastania, rzadko łagodna hipoglikemia, czasem cechy dysfunkcji wątroby. W typie IX nasilenie objawów zależy od podtypu choroby – w typie IXa rokowanie jest lepsze z częstą poprawą kliniczną w okresie pokwitania, a w typach IXb i IXc obserwuje się więcej epizodów hipoglikemii oraz włóknienie wątroby, niekiedy z marskością.

Rozpoznanie wymaga potwierdzenia deficytu enzymu w leukocytach lub w wątrobie z wykryciem gromadzenia glikogenu.

Leczenie polega na regularnym przyjmowaniu posiłków z polimerami glukozy w celu utrzymywania normoglikemii. W razie tendencji do hipoglikemii stosuje się dietę bogatowęglowodanową z ograniczeniem cukrów prostych.

Glikogenoza typu XI
ang. glycogen storage disease type XI

Defekt transportera glukozy GLUT2 (glucose transporter 2) kodowanego przez gen *SLC2A2*.

Częstość występowania choroby nie została ustalona. Ujawnia się ona jako zespół De Toniego–Debrégo–Fanconiego, tj. cechami dysfunkcji proksymalnego kanalika nerkowego – fosfaturią, aminoacydurią, glikozurią i kwasicą metaboliczną, co manifestuje się objawami krzywicy hipofosfatemicznej z niedoborem wzrostu, opóźnionym dojrzewaniem, a także hepatomegalią i ew. nefromegalią. Charakterystyczne są nietolerancja galaktozy, kwasica mleczanowa oraz hipoglikemia na czczo bez odpowiedzi na glukagon.

Potwierdzenie rozpoznania uzyskuje się w analizie DNA.

Leczenie polega na regularnym spożywaniu posiłków, ograniczeniu podaży galaktozy w diecie, stosowaniu polimerów glukozy i objawowej terapii tubulopatii.

8.4.3
Zaburzenia glikolizy, cyklu Krebsa i glukoneogenezy

Do zaburzeń glikolizy należą defekty na szlaku od glukozo-6-fosforanu do początku cyklu Krebsa, czyli przekształcania glukozy w kwas pirogronowy. Końcowym enzymem tego procesu jest kompleks dehydrogenazy pirogronianowej. W cyklu Krebsa (cyklu kwasu cytrynowego) z kwasu pirogronowego powstaje acetylo-CoA. Glukoneogeneza zachodzi przy przedłużonym głodzeniu i polega na endogennym tworzeniu glukozy z substratów nieglukozowych. W przetwarzaniu kwasu pirogronowego w glukozę w procesie glukoneogenezy biorą udział następujące enzymy: karboksylaza pirogronianu, karboksykinaza fosfoenolopirogronianu, fruktozo-1,6-difosfataza i fosfataza glukozo-6-fosforanu. W defektach enzymatycznych bliższych glukozie na szlaku glukoneogenezy obserwuje się głównie ciężką hipoglikemię z towarzyszącą hepatomegalią. Natomiast w defektach zlokalizowanych w pobliżu cyklu Krebsa wiodącymi objawami klinicznymi są postępująca neurodegeneracja z kwasicą mleczanową.

Deficyt kompleksu dehydrogenazy pirogronianowej

ang. pyruvate dehydrogenase complex (PDHC) deficiency

Definicja

Zaburzenie metabolizmu energetycznego związane z niedoborem aktywności kompleksu dehydrogenazy pirogronianowej.

Epidemiologia

Częstość występowania choroby nie została ustalona.

Etiologia i patogeneza

Kompleks dehydrogenazy pirogronianowej jest kodowanym jądrowo zespołem 3 enzymów, które umożliwiają konwersję kwasu pirogronowego do acetylo-CoA, łącząc procesy glikolizy z cyklem Krebsa. Deficyt może dotyczyć każdego z komponentów – dehydrogenazy pirogronianowej (E1), S-acetylotransferazy dihydrolipoamidowej (E2) i dehydrogenazy dihydrolipoamidowej (E3). Kofaktorami zachodzących reakcji są pirofosforan tiaminy, kwas α-lipoilowy, FAD, NAD$^+$ i CoA. Najczęściej występuje deficyt podjednostki E1α sprzężony z chromosomem X. Zwykle chorują chłopcy, a u dziewczynek ciężkość choroby zależy od inaktywacji chromosomu X w mózgu (zjawisko lionizacji).

Obraz kliniczny

Deficyt PDHC manifestuje się objawami neurologicznymi, gdyż kompleks ten ma kluczowe znaczenie w tlenowym spalaniu glukozy, a mózg czerpie energię z tego procesu. Obserwuje się zahamowanie rozwoju, uogólnioną hipotonię, padaczkę (często miokloniczną), ataksję, bezdechy, postępującą encefalopatię (w tym zespół Leigha), ostrą obwodową neuropatię i wady mózgowia.

Metody diagnostyczne

Biochemicznie stwierdza się podwyższone stężenie kwasu mlekowego i pirogronowego z prawidłowym stosunkiem ich stężeń oraz hiperalaninemią. Po dożylnym obciążeniu glukozą wzrasta stężenie kwasu mlekowego. W deficycie E3 poza fenotypem zespołu Leigha wykrywa się biochemiczne cechy choroby syropu klonowego (patrz str. 258), tj. podwyższone stężenia aminokwasów rozgałęzionych. Badanie metodą western blot pozwala na określenie niedoboru danej podjednostki. W celu potwierdzenia rozpoznania niezbędne są badania enzymatyczne w fibroblastach lub analiza DNA.

Leczenie polega na stosowaniu diety ketogennej i podaży tiaminy w dużych dawkach (do 300 mg/ /dobę).

Deficyt fruktozo-1,6-difosfatazy

ang. fructose-1,6-bisphosphatase deficiency

Zaburzenie glukoneogenezy dziedziczone w sposób autosomalny recesywny. Częstość jego występowania szacuje się na 1–9 : 100 000. Podstawowy objaw to nawracająca hipoglikemia z towarzyszącą kwasicą mleczanową i ketozą. Defekt ujawnia się zwykle w okresie niemowlęcym ostrą dekompensacją kliniczną z powiększeniem wątroby (ale bez hipertransaminazemii), kwasicą metaboliczną z podwyższonym stężeniem kwasów mlekowego i pirogronowego, obecnością ketonów w moczu i hipoglikemią. Nierzadko występują drgawki i śpiączka. Metody diagnostyczne obejmują badanie enzymatyczne i analizę DNA. Leczenie w stanie ostrym polega na natychmiastowej podaży glukozy i ew. dwuwęglanów. Przewlekle stosuje się dietę z ograniczeniem fruktozy. Ważne są regularne posiłki.

Deficyt fumarazy

ang. fumarase deficiency

Niedobór jednego z enzymów cyklu Krebsa powodujący acydurię fumarową. Dziedziczy się w sposób autosomalny recesywny. Występuje z częstością < 1 : 1 000 000. Od wczesnego niemowlęctwa rozwija się ciężka postępująca encefalopatia. Czasem już w okresie prenatalnym stwierdza się wielowodzie i wady mózgowia. U heterozygot obserwuje się mięśniakowatość skóry i macicy (multiple cutaneous and uterine leiomyomata, MCUL) oraz rodzinną mięśniakowatość z rakiem nerki (hereditary leiomyomatosis and renal cell cancer, HLRCC). U pacjentów stwierdza się znaczne wydalanie kwasu fumarowego i kwasu mlekowego. Leczenie jest wyłącznie objawowe.

8.5

ZABURZENIA METABOLIZMU PENTOZY

Szlak pentozy (a raczej fosforanu pentozy) jest niezbędny do biosyntezy rybozy, wykorzystywanej do produkcji nukleotydów, oraz regeneracji NADPH/H$^+$ z NADP$^+$. Znaczenie kliniczne u ludzi mają 3 zidentyfikowane dotychczas defekty szlaku pentozy wykrywane metodą analizy polioli w moczu lub płynie mózgowo-rdzeniowym. Jeden z nich to deficyt dehydrogenazy glukozo-6-fosforanu dotyczący 1. etapu szlaku pentozy. U osób z mutacją w genie tej dehydrogenazy objawy chorobowe (w postaci niedokrwistości hemolitycznej) występują po narażeniu na różne czynniki środowiskowe, w tym głównie leki, ale też po spożyciu bobu (lub zetknięciu się z jego pyłkiem, tzw. fawizm). Poniżej omówiono 2 pozostałe zaburzenia metabolizmu fosforanu pentozy.

Deficyt transaldolazy
ang. transaldolase deficiency

Defekt końcowego etapu metabolizmu pentozy. Częstość jego występowania nie została ustalona. Ujawnia się wcześnie dysfunkcją wątroby prowadzącą do jej marskości z hepatosplenomegalią, niedokrwistością hemolityczną i małopłytkowością. Niekiedy pojawiają się kardiomiopatia, tubulopatia i nefrokalcynoza. Czasem stwierdza się cechy dysmorfii i lekkiego upośledzenia umysłowego.

Metody diagnostyczne – wykrycie w moczu (i w mniejszym stopniu w osoczu) zwiększonego stężenia polioli (erytritol, rybitol, arabitol) oraz sedoheptulozy czy innych związków węglowodanowych o 7-węglowym łańcuchu, a także badania enzymatyczne i analiza DNA. Leczenie jest wyłącznie objawowe.

Deficyt izomerazy rybozo-5-fosforanowej
ang. ribose-5-phosphate isomerase deficiency

Defekt początkowego etapu metabolizmu pentozy. Dotychczas opisano zaledwie 1 przypadek. Stwierdzono postępującą leukoencefalopatię z cechami ataksji i łagodnej neuropatii obwodowej. W badaniach laboratoryjnych obserwowano zwiększone stężenie D-arabitolu i rybitolu w płynach ustrojowych (zwłaszcza w płynie mózgowo-rdzeniowym), a także w spektroskopii MR mózgu. Leczenie jest wyłącznie objawowe.

8.6

ZABURZENIA METABOLIZMU LIPOPROTEIN

Lipidy są transportowane we krwi w postaci lipoprotein, które dzieli się według gęstości na HDL (high density lipoproteins, lipoproteiny wysokiej gęstości), IDL (intermediate density lipoproteins, lipoproteiny średniej gęstości), LDL (low density lipoproteins, lipoproteiny niskiej gęstości), VLDL (very low density lipoproteins, lipoproteiny bardzo niskiej gęstości) i chylomikrony. Genetycznie uwarunkowane zaburzenia metabolizmu lipoprotein skutkujące zmniejszeniem stężenia lipoprotein we krwi nazywane są hipolipoproteinemiami pierwotnymi, a powodujące zwiększenie – hiperlipoproteinemiami (hiperlipidemiami) pierwotnymi. Większość z nich wywołuje kliniczne objawy odkładania się depozytów tłuszczu w tkankach i przedwczesnych zmian miażdżycowych. Inne ujawniają się objawami ze strony obwodowego układu nerwowego czy pokarmowego. Diagnostyka opiera się na oznaczeniu ilościowym stężeń cholesterolu i triglicerydów oraz elektroforezie lipoprotein, a w dalszej kolejności na analizie DNA. W przypadku hipercholesterolemii rodzinnej, przekazywanej w sposób dominujący, zalecane są obecnie kaskadowe badania przesiewowe w celu skutecznej identyfikacji członków rodzin obciążonych tym defektem.

Tło genetyczne zaburzeń metabolizmu lipoprotein jest niejednorodne. Niektóre z nich są uwarunkowane monogenowo, jak hipercholesterolemia rodzinna czy niedobór lipazy lipoproteinowej. W patogenezie innych, jak rodzinna hipertriglicerydemia czy rodzinna hiperlipidemia mieszana, rolę odgrywają różne geny, a także czynniki środowiskowe.

W każdym przypadku wykrycia nieprawidłowego stężenia cholesterolu i/lub triglicerydów we krwi konieczna jest diagnostyka różnicowa pozwalająca na określenie pierwotnego lub wtórnego charakteru stwierdzanych odchyleń biochemicznych.

Hipolipoproteinemie uwarunkowane genetycznie występują bardzo rzadko i są to:

- abetalipoproteinemia,
- hipobetalipoproteinemia,
- zespół chylomikronemii,
- zespół Smitha–Lemliego–Opitza.

Hipercholesterolemia wtórna rozwija się m.in. w następujących chorobach:

- wrodzone wady metabolizmu:
  - deficyt lizosomalnej kwaśnej lipazy (choroba spichrzania estrów cholesterolu i choroba Wolmana),
  - glikogenozy wątrobowe,
  - wrodzone marskości żółciowe,
- niedoczynność tarczycy,
- zespół Cushinga,
- akromegalia,
- cukrzyca,
- zespół nerczycowy.

Wśród pierwotnych hiperlipidemii wyróżnia się:

- hipercholesterolemie,
- hipertriglicerydemie,
- hiperlipidemie mieszane.

Hipercholesterolemia rodzinna
ang. familial hypercholesterolemia

Definicja
Jedna z najczęściej występujących chorób monogenowych o różnym podłożu molekularnym charakteryzująca się wysokim stężeniem cholesterolu LDL we krwi z klinicznymi konsekwencjami wystąpienia przedwczesnych zmian aterosklerotycznych.

Epidemiologia
Postać heterozygotyczna występuje w populacji ogólnej z częstością 1 : 500, a homozygotyczna 1 : 1 000 000.

Etiologia i patogeneza
Dotychczas poznano 3 geny, których mutacje wywołują hipercholesterolemię rodzinną: gen receptora LDL, apolipoproteiny B-100 i konwertazy propeptydowej subtylizyna/keksyna typu 9 (*PCSK9*). W heterozygotycznej postaci FH spowodowanej mutacjami w genie receptora LDL, dziedziczącej się autosomalnie dominująco, połowa receptorów LDL nie działa prawidłowo, co powoduje podwyższenie stężenia tej frakcji cholesterolu (> 3,4 mmol/l, tj. 130 mg/dl).

Obraz kliniczny
W postaci heterozygotycznej pojawiają się przedwczesne zmiany miażdżycowe, które zwykle nie ujawniają się w wieku rozwojowym. Mogą dawać objawy już w 3. dekadzie życia. Postać homozygotyczna manifestuje się już u małych dzieci obecnością żółtaków skóry i ścięgien oraz masywną miażdżycą z wczesnym zgonem.

Metody diagnostyczne
Ocenia się ilościowe stężenie cholesterolu całkowitego i frakcji LDL oraz przeprowadza analizę DNA.

Leczenie
Rozpoznanie hipercholesterolemii rodzinnej u dzieci z wdrożeniem właściwego leczenia może zapobiec rozwojowi przedwczesnych zmian miażdżycowych. Pomimo agresywnego charakteru choroby u dzieci z heterozygotyczną postacią choroby jedyne zalecane powszechnie postępowanie stanowi obecnie dieta z ograniczeniem tłuszczów pochodzenia zwierzęcego z podawaniem żywic jonowymiennych wiążących kwasy żółciowe. Przy nieskuteczności tego postępowania u dzieci po 8.–10. rż. można rozważyć zastosowanie inhibitorów reduktazy 3-hydroksy-3-metyloglutarylo-CoA (HMG-CoA) czyli statyn, ale należy wziąć też pod uwagę inne czynniki ryzyka wystąpienia incydentów sercowo-naczyniowych i dane z wywiadu rodzinnego. Opublikowane ostatnio wyniki systematycznego przeglądu piśmiennictwa bazy Cochrane wskazują na niemożność oceny hipolipemizującego wpływu interwencji dietetycznych ze względu na zbyt małą liczbę dowodów medycznych, a także na skuteczność statyn w rodzinnej hipercholesterolemii u dzieci, choć bezpieczeństwo ich przewlekłego stosowania jest nadal nieznane.

W postaci homozygotycznej choroby leczenie dietetyczne i farmakologiczne ma małą skuteczność. W celu usunięcia nadmiaru cholesterolu zaleca się selektywną plazmaferezę LDL (aferezę LDL) powtarzaną co 1–2 tygodnie lub rozważenie transplantacji wątroby.

8.7
CHOROBY LIZOSOMALNE

Lizosomalne choroby spichrzeniowe (lysosomal storage diseases, LSD) są spowodowane zaburzeniem kwaśnej hydrolizy endogennych substancji wielkocząsteczkowych w lizosomach. Efektem tego jest gromadzenie się substratu z konsekwencjami w postaci powiększenia narządów wewnętrznych i upośledzenia ich funkcji. Defekty mogą dotyczyć syntezy lub fałdowania enzymów, ale też ich aktywacji (np. przy braku sapozyn) lub przemieszczania (np. w mukopolisacharydozach II i III). Ponadto choroby te mogą wynikać z dysfunkcji białek błonowych (choroba Niemanna–Picka typu C, cystynoza, niemowlęce spichrzanie kwasu sialowego). W patogenezie LSD uczestniczą też cytokiny i chemokiny. Dodatkowo spichrzanie jednego substratu wpływa hamująco na aktywność innych enzymów lizosomalnych, co prowadzi do wtórnego gromadzenia różnych substancji.

Poszczególne choroby lizosomalne występują rzadko. Jednak ich duża liczba (ponad 50) powoduje, że łączną częstość występowania wszystkich zaburzeń szacuje się na 1 : 5000.

Większość LSD jest dziedziczona autosomalnie recesywnie. Mukopolisacharydoza typu II, choroba Fabry'ego i choroba Danona dziedziczone są w sposób sprzężony z chromosomem X.

Korelacja genotyp–fenotyp w LSD jest niejednoznaczna, a nasilenie objawów zależy od resztkowej aktywności deficytowego enzymu. Poniżej określonej aktywności progowej następuje gromadzenie substratu z wszystkimi konsekwencjami klinicznymi. Można przyjąć, że im mniejsza aktywność resztkowa, tym wcześniejszy wiek ujawnienia się choroby i tym cięższy jej przebieg. Ma to swoje implikacje terapeutyczne, ponieważ większa aktywność resztkowa enzymu sugeruje lepszą odpowiedź na enzymatyczne leczenie substytucyjne.

LSD charakteryzują się znaczną zmiennością fenotypu. Typowe są zmiany wielonarządowe, cechy dysmorficzne i postępujący przebieg, chociaż tempo progresji bywa różne. Często stwierdza się zajęcie układu siateczkowo-śródbłonkowego (np. w chorobach Gauchera, Fabry'ego czy Niemanna–Picka). Biochemiczny marker tego procesu, aktywność chitotriozydazy w surowicy krwi, stanowi przydatny parametr monitorowania przebiegu defektów i skuteczności ich leczenia. Ważną, chociaż rzadką, manifestacją kliniczną LSD jest nieimmunologiczny uogólniony obrzęk płodu (*hydrops foetalis*).

Od dawna obowiązująca klasyfikacja LSD opiera się na rodzaju spichrzanej substancji, a więc rozróżnia

się: lipidozy (w tym sfingolipidozy, gangliozydozy, leukodystrofie), mukopolisacharydozy, glikoproteinozy i mukolipidozy. Jednak w związku z tym, że nierzadko spichrzeniu ulega różny materiał i wiele defektów ma charakter mieszany, proponuje się podział LSD w zależności od tego, na czym polega zmiana w białku, która powoduje objawy chorobowe:

- deficyty specyficznych hydrolaz lizosomalnych – mukopolisacharydozy, sfingolipidozy, inne lipidozy i glikoproteinozy,
- defekty potranslacyjnej modyfikacji białek lizosomalnych,
- defekty aktywatorów białek,
- zaburzenia w strukturalnych lizosomalnych białkach błonowych, białkach protekcyjnych i transportowych,
- choroby mieszane z deficytem katepsyny K wywołującym pyknodyzostozę.

W wielu LSD wyróżnia się kilka postaci (czasem z podtypami), w tym tzw. postacie pośrednie, co sugeruje, że dany defekt powinno się traktować jako pojedynczą jednostkę chorobową, ale z szerokim spektrum fenotypów.

Leczenie w większości LSD jest wyłącznie objawowe. Jednak dzięki rozwojowi enzymatycznych terapii substytucyjnych (enzyme replacement therapy, ERT) rokowanie u wielu chorych znacznie się poprawia. Istotne ograniczenie ERT stanowi brak możliwości przechodzenia podawanego enzymu do OUN, co stanowi przeszkodę w zastosowaniu tej metody w LSD, w których dominuje zajęcie układu nerwowego, a stanowią one większość defektów. Obecnie dostępna jest ERT dla następujących chorób: choroba Gauchera, mukopolisacharydozy I, II i VI, choroba Pompego i choroba Fabry'ego. W chorobie Niemanna–Picka typu C stosuje się hamowanie produkcji substratu (substrate reduction therapy, SRT).

Trwają badania nad nowymi sposobami leczenia i wpływania na przebieg chorób obejmujących tkanki mezenchymalne (np. kości) i OUN, które są najbardziej oporne na podejmowane próby terapii. Obiecujące efekty przynoszą badania kliniczne z wykorzystaniem tzw. chemicznych białek opiekuńczych (chaperonów) w chorobach Fabry'ego, Pompego czy gangliozydozach GM1 i GM2. U jeszcze bezobjawowych pacjentów z niektórymi LSD (mukopolisacharydoza typu I, α-mannozydoza, leukodystrofia metachromatyczna) korzystne efekty uzyskano po HSCT, włączając w to przeszczep szpiku, przetoczenie krwi pępowinowej i przetoczenie komórek macierzystych pobranych z krwi obwodowej.

W LSD możliwa jest diagnostyka prenatalna, zatem rodziny, w których wystąpiła choroba, powinny być kierowane do poradni genetycznych.

8.7.1
Mukopolisacharydozy

Mukopolisacharydozy (mucopolysaccharidoses, MPS) wynikają z zaburzeń rozkładu glikozaminoglikanów (glycosaminoglycans, GAG), uprzednio nazywanych mukopolisacharydami. Przy urodzeniu w większości MPS dzieci mają prawidłowy wygląd, ale potem pojawiają się objawy związane z zajęciem tkanki łącznej (pogrubiałe, gargoidalne rysy twarzy, przepukliny), postępującymi zniekształceniami kostnymi (dysplazje kostne łącznie ze zmianami radiologicznymi kręgosłupa o typie *dysostosis multiplex*, przykurcze w stawach) i hepatosplenomegalią. Zależnie od typu MPS występują postępujące opóźnienie rozwoju psychoruchowego z regresem, głuchota, zmętnienie rogówki czy powiększenie języka. Nierzadko stwierdzane są obturacyjne i restrykcyjne zaburzenia w drogach oddechowych oraz objawy ze strony mięśnia sercowego (patologie zastawek, kardiomiopatia, choroba wieńcowa, nadciśnienie płucne). Częstym powikłaniem MPS jest zespół cieśni nadgarstka wymagający zabiegu operacyjnego.

Znieczulenie ogólne, a zwłaszcza intubacja pacjentów z MPS wymaga przygotowania i doświadczenia anestezjologa, gdyż dzieci prezentują znaczne zniekształcenia w obrębie twarzoczaszki.

Diagnostyka MPS opiera się na oznaczeniu wydalania GAG z moczem metodą skriningową i elektroforezą. Uzyskane dane wymagają ostrożnej interpretacji, ponieważ zdarzają się wyniki fałszywie ujemne i fałszywie dodatnie. Na ostateczne rozpoznanie MPS pozwala wykazanie w leukocytach lub hodowanych fibroblastach skóry niedoboru aktywności enzymu specyficznego dla danego typu choroby i/lub analiza DNA.

Mukopolisacharydoza typu I
ang. mucopolysaccharidosis type I

Deficyt α-L-iduronidazy będący przyczyną wydalania nadmiernych ilości GAG, z wyraźną przewagą siarczanu dermatanu i w mniejszym stopniu siarczanu heparanu. Wyróżnia się 3 postacie choroby, od najcięższego zespołu Hurler (MPS IH), przez pośredni zespół Hurler–Scheiego (MPS IH/S) i najłagodniejszy zespół Scheiego (MPS IS). Częstość występowania defektu szacuje się na 1 : 100 000, w tym zespół Hurler odpowiada za 57% przypadków, zespół Hurler–Scheiego za 23%, a zespół Scheiego za 20%.

MPS IH ujawnia się już w okresie niemowlęcym jako opóźnienie rozwoju, postępująca hepatosplenomegalia, wodogłowie, nasilające się cechy dysmorfii i zmętnienie rogówki (od 2. rż.). Typy MPS IH/S i MPS IS charakteryzuje odpowiednio mniejsze nasilenie objawów klinicznych.

Metody diagnostyczne to ocena wydalania GAG w moczu, diagnostyka enzymatyczna i analiza DNA.

Leczenie – dostępna jest ERT (laronidaza –Aldurazyme), a u pacjentów z MPS IH przed 2. rż. powinien być rozważony przeszczep szpiku lub HSCT.

Mukopolisacharydoza typu II (zespół Huntera)
ang. mucopolysaccharidosis type II (Hunter syndrome)

Deficyt lizosomalnej sulfatazy iduronianu powodujący spichrzanie w tkankach siarczanu dermatanu i siarczanu heparanu (w zbliżonych ilościach), z ich wydalaniem z moczem. Częstość występowania defektu to 0,6 : 100 000. MPS II dziedziczy się w sposób recesywny sprzężony z chromosomem X. Częściej chorują chłopcy, ale objawy mogą wystąpić również u dziewczynek – heterozygot, u których doszło do inaktywacji drugiego chromosomu z prawidłowym genem.

Klinicznie wyróżnia się 2 podtypy choroby:

- MPS IIA – znacznie częstszy, z wczesnym zajęciem OUN i postępującym upośledzeniem rozwoju fizycznego i umysłowego,
- MPS IIB – prawidłowy rozwój intelektualny, pacjenci dożywają dorosłości.

Do obrazu klinicznego obu postaci należą przykurcze stawowe, zniekształcenia kostne, zmiany w obrębie zastawek w sercu, hepatosplenomegalia, przepukliny pępkowe lub pachwinowe oraz głuchota.

Metody diagnostyczne – wydalanie GAG z moczem, diagnostyka enzymatyczna i analiza DNA.

Leczenie – ERT idursulfazą (Elaprase) jest zalecane dla pacjentów bez objawów neurologicznych.

Mukopolisacharydoza typu III (zespół Sanfilippo)

ang. mucopolysaccharidosis type III (Sanfilippo syndrome)

MPS obejmująca izolowane deficyty każdego z 4 enzymów lizosomalnych uczestniczących w rozkładzie siarczanu heparanu (podtypy A–D). Jej częstość występowania szacuje się na 1,1 : 100 000. Manifestacja kliniczna jest podobna we wszystkich podtypach MPS III. Występuje ciężka encefalopatia z regresem rozwoju od 3.–6. rż. i bardzo nasilona nadpobudliwość psychoruchowa z zachowaniami agresywnymi. Zajęcie narządów miąższowych jest względnie nieznaczne w porównaniu z innymi MPS. Z czasem pojawiają się napady drgawkowe i cechy neurodegeneracji oraz tetrapareza spastyczna. Nie obserwuje się niedoboru wzrostu ani zmętnienia rogówki.

Metody diagnostyczne – ocena wydalania GAG z moczem, diagnostyka enzymatyczna i analiza DNA.

Leczenie jest wyłącznie objawowe.

Mukopolisacharydoza typu IV (zespół Morquio)

ang. mucopolysaccharidosis type IV (Morquio syndrome)

Defekt enzymów metabolizmu siarczanu keratanu, w MPS IVA sulfatazy galaktozaminy, a w MPS IVB β-galaktozydazy. Częstość ich występowania szacuje się na 0,4 : 100 000. Częściej stwierdza się MPS IVA. Choroba zwykle ujawnia się ok. 2. rż. jako dysplazja kręgowo-nasadowo-przynasadowa z charakterystycznymi postępującymi deformacjami o typie spłaszczenia kręgów ze skróceniem szyi i tułowia, kifozy, skoliozy, kurzej klatki piersiowej i koślawości kolan. Obserwuje się nadmierną ruchomość stawów z częstymi zwichnięciami bioder i kolan. W związku z hipoplazją zęba kręgu obrotowego z towarzyszącą wiotkością stawową istnieje ryzyko kompresji rdzenia kręgowego. U pacjentów z zespołem Morquio nie występuje upośledzenie umysłowe.

Metody diagnostyczne – skriningowe badanie wydalania GAG z moczem nierzadko bywa prawidłowe lub stwierdza się tylko nieznaczne zwiększenie stężenia glikozaminoglikanu, wykonuje się więc badania enzymatyczne i molekularne.

Leczenie – ERT jest nieskuteczna wobec manifestacji kostnej MPS IV (trwają próby kliniczne z ERT dla MPS IVA), więc pozostaje leczenie objawowe. Istotne jest zapobieganie powikłaniom neurochirurgicznym.

Mukopolisacharydoza typu VI (zespół Maroteaux–Lamy'ego)

ang. mucopolysaccharidosis type VI (Maroteaux–Lamy syndrome)

Deficyt lizosomalnej arylosulfatazy B skutkujący wydalaniem siarczanu dermatanu. Jego częstość występowania to 1 : 500 000 urodzeń. Obraz kliniczny charakteryzuje się deformacjami kostnymi przypominającymi zespół Hurler, ale z zachowanym prawidłowym rozwojem umysłowym. Często przy urodzeniu stwierdza się makrocefalię.

Metody diagnostyczne – ocena wydalania GAG w moczu, diagnostyka enzymatyczna i analiza DNA.

Leczenie – ERT preparatem galsulfaza (Naglazyme).

Mukopolisacharydoza typu VII (zespół Sly'ego)

ang. mucopolysaccharidosis type VII (Sly syndrome)

Deficyt lizosomalnej β-glukuronidazy z nadmiernym wydalaniem siarczanu chondroityny i zwykle zwiększonym wydalaniem siarczanów heparanu i dermatanu. Częstość występowania defektu szacuje się na < 1 : 1 000 000. Manifestuje się on typowymi dla MPS objawami, ale z szerokim spektrum klinicznym od obrzęku płodowego do przebiegu skąpoobjawowego. Często stwierdza się hepatosplenomegalię, zmiany kostne o typie *dysostosis multiplex* i upośledzenie umysłowe różnego stopnia.

Metody diagnostyczne – ocena wydalania GAG z moczem, diagnostyka enzymatyczna i analiza DNA.

Leczenie jest wyłącznie objawowe.

8.7.2

Sfingolipidozy

Sfingolipidy występują w całym organizmie, są podstawowymi składnikami błon komórkowych i mają szczególne znaczenie dla tkanki nerwowej. Dlatego większość sfingolipidoz i innych chorób związanych ze spichrzaniem lipidów przebiega z postępującymi objawami ze strony ośrodkowego i obwodowego układu nerwowego. Ponadto sfingolipidy często gromadzą się w układzie siateczkowo-śródbłonkowym. Obraz kliniczny obejmuje postępujące opóźnienie rozwoju z padaczką, ataksją i spastycznością, często z hepatosplenomegalią, a rzadko z deformacjami kostnymi czy cechami dysmorfii. Inne manifestacje kliniczne są typowe dla choroby Fabry'ego czy nieneuropatycznej postaci choroby Gauchera.

W diagnostyce sfingolipidoz przydatne bywa oznaczenie wydalania oligosacharydów z moczem. W celu ustalenia ostatecznego rozpoznania konieczne są jednak badania enzymatyczne w leukocytach lub hodowanych fibroblastach skóry.

Choroba Gauchera
ang. Gaucher disease

Definicja
Spichrzeniowa choroba lizosomalna spowodowana niedoborem aktywności kluczowego enzymu na szlaku degradacji sfingolipidów, co wywołuje gromadzenie glukozylceramidu w lizosomach komórek głównie układu siateczkowo-śródbłonkowego.

Epidemiologia
Najpowszechniejsza sfingolipidoza – 1 : 50 000 w ogólnej populacji. Najczęściej występuje typ I choroby.

Etiologia i patogeneza
Deficyt β-glukozydazy kodowanej przez gen *GBA*.

Obraz kliniczny
Szerokie spektrum ekspresji klinicznej. Podział kliniczny opiera się na kryterium neurologicznym, co w pewnym stopniu pokrywa się z genotypem. Wyróżniane są 3 typy choroby Gauchera: typ I nieneuropatyczny (zwany też postacią dorosłych), typ II ostry neuropatyczny i typ III przewlekły neuropatyczny.

Typ I nieneuropatyczny (tzw. postać dorosłych) może ujawnić się w różnym wieku, od dziecięcego do dorosłego, niekiedy pozostaje skąpoobjawowy przez wiele lat. W obrazie klinicznym dominują powiększenie śledziony, wątroby i węzłów chłonnych, objawy hematologiczne (głównie małopłytkowość i niedokrwistość) oraz zmiany kostne pod postacią nieprawidłowego modelowania kości długich, osteopenii, martwicy kości, zniszczenia stawów i patologicznych złamań, zwłaszcza kompresyjnych złamań kręgosłupa. Charakterystyczne są przewlekłe bóle i ostre kryzy bólowe kości, nierzadko uniemożliwiające poruszanie się, a także ciągłe uczucie osłabienia. U dzieci obserwuje się upośledzenie rozwoju fizycznego i opóźnienie dojrzewania. W szpiku kostnym stwierdza się obecność komórek piankowatych zwanych komórkami Gauchera. Proces naciekania szpiku kostnego ulega znacznemu nasileniu po usunięciu śledziony z powodu hipersplenizmu. U poszczególnych pacjentów stopień zajęcia poszczególnych narządów i układów jest różny. Jeśli objawy pojawiają się wcześnie w dzieciństwie, choroba ma przebieg szybki i ciężki. Znaczna hepatosplenomegalia i objawy ze strony układu kostnego wskazują na ciężką postać choroby.

Typ II choroby Gauchera charakteryzuje wczesny (już w niemowlęctwie) początek objawów neurologicznych i gwałtowny ich przebieg. Typowe jest zajęcie pnia mózgu, narastająca spastyczność, hepatosplenomegalia i wyniszczenie. Zgon następuje zwykle w pierwszych 2 latach życia.

Typ III choroby Gauchera, choć też neuropatyczny, jest łagodniejszy. Stanowi postać pośrednią między typem I i II. Wyróżnia się podtypy IIIA, IIIB, IIIC i wariant Norrbottnian. Podtyp IIIA charakteryzuje się szybkim rozwojem objawów neurologicznych, upośledzeniem umysłowym, miokloniami, uogólnionymi drgawkami, apraksją oczną i miernym powiększeniem narządów. W podtypie IIIB dominują masywna hepatosplenomegalia, niedokrwistość i wyniszczenie, natomiast jedynym i dość stabilnym objawem neurologicznym jest niewielka apraksja oczna. Podtyp IIIC przebiega z objawami neurologicznymi i trzewnymi. Wariant Norrbottnian występuje szczególnie często wśród mieszkańców niektórych rejonów Szwecji, z powszechną mutacją L444P w genie *GBA*. Cechuje go różnorodność fenotypowa z padaczką i apraksją gałek ocznych.

Bardzo rzadkim wariantem choroby Gauchera jest **deficyt sapozyny C** – glikoproteiny aktywującej β-glukozydazę, który klinicznie przypomina neuropatyczną postać choroby.

Metody diagnostyczne

Oznaczenie w surowicy krwi aktywności chitotriozydazy (enzymu z rodziny chitynaz) – biochemicznego markera aktywacji układu siateczkowo-śródbłonkowego, a więc również parametru monitorującego stopień zaawansowania choroby oraz efekty leczenia. Poza tym ocenia się obecność komórek piankowatych w szpiku kostnym oraz wykonuje diagnostykę enzymatyczną i molekularną.

Leczenie

Już od 40 lat znana jest ERT w chorobie Gauchera, szczególnie skuteczna w postaciach z dominacją objawów trzewnych. Dostępne obecnie preparaty ERT to imigluceraza (Cerezyme), welagluceraza (VPRIV) i talilguceraza α (Uplyso). Ponadto w typie I choroby Gauchera o przebiegu łagodnym lub umiarkowanym może być zastosowany miglustat (Zavesca) o działaniu hamującym syntezę substratu.

Powikłania i rokowanie

Najgorzej rokuje typ II choroby. Dzieci z typem I i III wykazują opóźnione dojrzewanie, niedobór masy ciała i wzrostu. Dorośli z typem I cierpią na dolegliwości bólowe ze strony kości, z martwicą, zniekształceniami i zwiększoną ich łamliwością (tzw. kryzy kostne), chociaż bywają przypadki skąpoobjawowe (np. tylko małopłytkowość) albo bezobjawowe.

Choroba Niemanna–Picka typu A i B

ang. Niemann–Pick disease type A and B

Deficyt lizosomalnej sfingomielinazy będący przyczyną wewnątrzkomórkowego gromadzenia sfingomieliny. Częstość występowania choroby Niemanna–Picka typu A szacuje się na 0,25 : 100 000 urodzeń, a typu B na 0,4 : 100 000 urodzeń.

Typ A to postać ujawniająca się zwykle w 1. półroczu życia i prowadząca do zgonu w pierwszych 3 latach życia. Stwierdza się drgawki, narastającą spastyczność, ślepotę, głuchotę i hepatosplenomegalię, a w połowie przypadków także obecność „plamki wiśniowej" na dnie oka.

Typ B jest łagodniejszy. Ujawnia się u osób w różnym wieku i wiąże się z przeżyciem do wieku dorosłego. Najbardziej stały objaw kliniczny stanowi splenohepatomegalia z towarzyszącymi przewlekłymi zmianami śródmiąższowymi w płucach. Rozwój umysłowy jest prawidłowy.

W badaniach biochemicznych stwierdza się cechy nieznacznej dysfunkcji wątroby, aterogenny profil lipidów i małopłytkowość. W szpiku kostnym występują komórki piankowate. Należy przeprowadzić badania enzymatyczne w fibroblastach i/lub analizę DNA.

Leczenie jest wyłącznie objawowe.

Choroba Niemanna–Picka typu C

ang. Niemann–Pick disease type C

Obecnie nie jest zaliczana do sfingolipidoz, gdyż nie wiąże się z pierwotnym deficytem sfingomielinazy, lecz wynika z defektu transportu wewnątrzkomórkowego wolnego cholesterolu, co powoduje wtórne spichrzanie sfingolipidów i glikosfingolipidów. Za wystąpienie choroby odpowiadają 2 geny – *NPC1* kodujący białko błonowe późnego endosomu (> 90% przypadków) i *NPC2* kodujący lizosomalne białko wiążące cholesterol. Częstość występowania obu tych defektów razem szacuje się na 1 : 130 000 urodzeń.

Obraz kliniczny choroby jest bardzo zróżnicowany. Może się ona ujawnić u osób w każdym wieku, od okresu prenatalnego (uogólniony obrzęk płodu) do późnego wieku dorosłego. U 30–40% chorych noworodków stwierdza się hepatosplenomegalię z przedłużoną żółtaczką cholestatyczną, zwykle samoistnie ustępującą, choć niekiedy rozwija się niewydolność wątroby. Wykrycie hepatomegalii lub splenomegalii jako izolowanych objawów nieraz znacznie wyprzedza pojawienie się objawów neurologicznych, których czas ujawnienia się, dynamika i nasilenie określają stopień ciężkości choroby. W postaci niemowlęcej (ok. 20% przypadków) wcześnie obserwuje się zajęcie układu nerwowego, manifestujące się wiotkością, objawami piramidowymi i opóźnieniem rozwoju psychoruchowego. W częściej występujących postaciach do typowych objawów neurologicznych należą ataksja, dyzartria, dystonia, dyspraksja, dysfagia, drgawki i postępująca demencja. Charakterystycznym zjawiskiem, obserwowanym u co piątego pacjenta, jest katapleksja, tj. nagła utrata napięcia mięśniowego wywołana silnymi emocjami (np. śmiechem). Prawie stały objaw choroby stanowi pionowa oftalmoplegia nadjądrowa, która powoduje porażenie patrzenia w górę. U dorosłych pacjentów często spotyka się objawy psychiatryczne.

Metody diagnostyczne – badanie cytochemiczne w fibroblastach skóry, tzw. test z filipiną, obecność w szpiku kostnym histiocytów o barwie morskiego błękitu (komórki Niemanna–Picka), ocena dna oka („wiśniowa plamka").

Leczenie – miglustat (Zavesca) jako SRT. Wykazano, że może on stabilizować stan neurologiczny pacjentów. We wcześnie zdiagnozowanych przypadkach z mutacjami w genie *NPC2* należy rozważyć HSCT.

Gangliozydoza GM1
ang. GM1 gangliosidosis

Niedobór β-galaktozydazy występujący w 3 wariantach allelicznych, które różnią się obrazem klinicznym. Częstość ich występowania szacuje się łącznie na 1 : 100 000–200 000.

Typ I (klasyczny, niemowlęcy) objawia się wkrótce po urodzeniu jako wiotkość, hepatosplenomegalia, nacieczenie tkanki podskórnej i pogrubienie rysów twarzy oraz szybko postępujące zahamowanie rozwoju psychoruchowego z głuchotą i ślepotą. Od 2. półrocza życia w połowie przypadków można znaleźć „wiśniową plamkę" na dnie oka. **Typ II** (późny dziecięcy/młodzieńczy) ujawnia się między 1. a 3. rż. cechami ataksji z rozwijającym się niedowładem czterokończynowym. Nie stwierdza się hepatosplenomegalii ani dysmorfii. **Typ III** (przewlekły/dorosłych) charakteryzuje się prawidłowym wczesnym rozwojem neurologicznym, zwykle po 10. rż. pojawia się dyzartria i cechy dystonii. Z czasem dochodzi do upośledzenia rozwoju umysłowego.

W diagnostyce pomocne jest wykrycie wzmożonego wydalania oligosacharydów z moczem. Ostateczne rozpoznanie wymaga badań enzymatycznych w leukocytach lub hodowanych fibroblastach skóry i/lub analizy DNA.

Leczenie jest wyłącznie objawowe.

Gangliozydoza GM2
ang. GM2 gangliosidosis

Grupa zaburzeń wywołanych deficytem β-heksozaminidazy A (choroba Taya–Sachsa), β-heksozaminidazy A i B (choroba Sandhoffa) lub najrzadziej deficytem specyficznego białka aktywującego gangliozyd GM2. Częstość występowania tych defektów nie została ustalona.

Do obrazu klinicznego należą makrocefalia, opóźnienie psychoruchowe, objawy neurodegeneracji, nadwrażliwość na bodźce zewnętrzne, „wiśniowa plamka" (w postaci niemowlęcej), mioklonie i ataksja (w postaci późnej dziecięcej) oraz objawy psychiatryczne (w postaci dorosłych).

Rozpoznanie każdego z typów gangliozydozy GM2 wymaga badań enzymatycznych lub molekularnych. Leczenie jest wyłącznie objawowe.

Leukodystrofia metachromatyczna
ang. metachromatic leukodystrophy

Deficyt lizosomalnej arylosulfatazy A skutkujący spichrzaniem sulfatydów w ośrodkowym układzie nerwowym i innych tkankach. Częstość występowania defektu szacuje się na 1–2 : 100 000 urodzeń. W klasycznej postaci stwierdza się uogólnioną demielinizację układu nerwowego, ujawniającą się spastycznością w 1.–2. rż., a także cechami neuropatii, szybką utratą umiejętności chodzenia i mówienia oraz zanikiem nerwów wzrokowych. W zaawansowanym stadium choroby obserwuje się tetraparezę spastyczną i padaczkę. Postacie młodzieńcza i dorosłych charakteryzują się powolniejszym przebiegiem klinicznym.

Podejrzenie leukodystrofii metachromatycznej nasuwa stwierdzenie podwyższonego stężenia białka w płynie m.-r., wydłużonego przewodnictwa nerwowo-mięśniowego i zwiększonego wydalania sulfatydów w moczu. W celu ustalenia ostatecznego rozpoznania należy oznaczyć aktywność arylosulfatazy A w leukocytach lub fibroblastach skóry. Interpretacja nieprawidłowego wyniku powinna być ostrożna, gdyż zmniejszona aktywność enzymu może być spowodowana tzw. pseudodeficytem nieistotnym klinicznie ani biochemicznie. W diagnostyce różnicowej trzeba też wziąć pod uwagę dwa warianty choroby: deficyt wielu sulfataz (łączący objawy leukodystrofii metachromatycznej, zespołu Hurler i ichtiozy) oraz deficyt sapozyny B (aktywatora m.in. arylosulfatazy A).

Jedynym leczeniem u pacjentów z postacią młodzieńczą, jeszcze bezobjawowych lub tuż po ujawnieniu się objawów, jest HSCT.

Choroba Krabbego
ang. Krabbe disease

Deficyt β-galaktocerebrozydazy, zwany też leukodystrofią globoidalną. Występuje z częstością 0,75 : 100 000 urodzeń. Charakteryzuje się uogólnioną demielinizacją układu nerwowego widoczną już we wczesnym niemowlęctwie. Początkowo jako zaburzenia karmienia i nadwrażliwość, a wkrótce potem jako objawy neurodegeneracji. Zgon następuje ok. 2. rż. Postać młodzieńcza z postępującą ataksją i niedowładem spastycznym oraz prawidłowym poziomem białka w płynie m.-r. występuje rzadziej. Wariantem choroby Krabbego jest deficyt sapozyny A (aktywatora β-galaktocerebrozydazy).

Metody diagnostyczne – badania enzymatyczne w leukocytach lub fibroblastach oraz analiza DNA.

W leczeniu podejmowane są próby HSCT. Jednak nawet u przedobjawowych pacjentów (zidentyfikowanych w skriningu noworodkowym) nie są one w pełni skuteczne.

Choroba Fabry'ego
ang. Fabry disease

Deficyt lizosomalnej α-galaktozydazy A dziedziczony jako cecha recesywna sprzężona z chromosomem X. Częstość jego występowania to 1,75 : 100 000. W organizmie, głównie w naczyniach krwionośnych i nerkach, odkłada się globotriaozyloceramid, co upośledza funkcję zajętych narządów. W wieku rozwojowym choroba manifestuje się u chłopców napadowymi silnymi bólami kończyn i brzucha oraz parestezjami dłoni i stóp. Charakterystyczne są nawracająca gorączka, brak potliwości i zmiany skórne o typie *angiokeratoma*. Rozwój umysłowy jest prawidłowy. Objawy dotyczące układu krążenia (kardiomiopatia) i nerek (białkomocz, niewydolność nerek) występują w wieku dorosłym. Pacjenci umierają najczęściej z powodu udaru mózgu lub zawału serca.

Ustalenie rozpoznania wymaga badań enzymatycznych lub molekularnych (zwłaszcza u kobiet). Dostępna jest ERT dla choroby Fabry'ego preparatem agalzydazy α/β (Fabrazyme, Replagal).

8.7.3
Deficyt lizosomalnej kwaśnej lipazy
ang. lysosomal acid lipase deficiency

Deficyt lizosomalnej kwaśnej lipazy dziedziczy się jako cecha autosomalna recesywna i prowadzi do wewnątrzlizosomalnego gromadzenia estrów cholesterolu i triglicerydów. Jednocześnie poprzez wewnątrzkomórkowy niedobór wolnego cholesterolu (hamującego aktywność reduktazy HMG-CoA) stymuluje biosyntezę cholesterolu. Częstość występowania defektu szacuje się na < 1 : 1 000 000.

Dwa krańcowe fenotypy to choroba Wolmana i choroba spichrzania estrów cholesterolu. Pierwsza ujawnia się w okresie noworodkowym biegunką, wymiotami, hepatosplenomegalią, regresem rozwoju i zwapnieniami nadnerczy, prowadząc do zgonu w niemowlęctwie. Druga przebiega z hipercholesterolemią (ew. także z hipertriglicerydemią) i powiększeniem wątroby ze stłuszczeniem i hipertransaminazemią o zwykle miernym nasileniu. Najczęściej nie obserwuje się progresji dysfunkcji wątroby.

Metody diagnostyczne – badania enzymatyczne w leukocytach lub fibroblastach oraz stwierdzenie spichrzania estrów cholesterolu w chromatografii lipidów w bioptacie wątroby.

Leczenie – dieta ubogotłuszczowa. W indywidualnych przypadkach u dzieci z wysokim ryzykiem incydentów sercowo-naczyniowych stosuje się statyny. Obecnie trwają próby z ERT.

8.7.4
Mukolipidozy
ang. mucolipidoses

Zaburzenie transportu enzymów lizosomalnych do wnętrza lizosomów, co w efekcie powoduje zwiększenie aktywności tych enzymów we krwi i w moczu (a obniżenie w hodowanych fibroblastach skóry) oraz spichrzanie w tkankach nierozłożonych substratów. Defekty te są związane z zaburzeniami potranslacyjnej modyfikacji w aparacie Golgiego białek lizosomalnych odpowiadających za transport enzymów do wnętrza lizosomów. Częstość ich występowania nie została ustalona.

Mukolipidoza typu I była zaliczana do grupy mukolipidoz ze względu na podobieństwa kliniczne i biochemiczne, ale obecnie przyjęto nazwę sjalidoza (patrz poniżej). Mukolipidoza typu II, zwana chorobą wtrętów wewnątrzkomórkowych (I-cell disease) oraz mukolipidoza typu III (dystrofia pseudo-Hurler) wynikają z deficytu różnych podjednostek specyficznej N-acetyloglukozaminofosfotransferazy.

Mukolipidozy łączą kliniczne objawy mukopolisacharydoz i sfingolipidoz. Typ II choroby ma charakter postępujący z wczesnym zgonem, a typ III przypomina łagodniejszy fenotyp zespołu Hurler (patrz str. 276).

W badaniach laboratoryjnych zwykle stwierdza się zwiększone wydalanie glikozaminoglikanów w moczu. Diagnostyczna jest obniżona aktywność enzymów lizosomalnych w surowicy krwi lub w fibroblastach.

Leczenie – wyłącznie objawowe.

8.7.5
Oligosacharydozy
ang. oligosaccharidoses

Zaburzenie degradacji złożonych węglowodanów stanowiących boczne łańcuchy glikozylowanych białek. Stąd inna nazwa oligosacharydoz – glikoproteinozy. Do grupy tej należy m.in. sjalidoza spowodowana deficytem α-neuraminidazy, a także α-mannozydoza. Częstość ich występowania nie została ustalona.

Obraz kliniczny oligosacharydoz przypomina mukopolisacharydozy. Do dominujących objawów należą zniekształcenia kostne, pogrubiałe rysy twarzy i opóźnienie psychoruchowe. **Sjalidoza typu I** charakteryzuje się obecnością „wiśniowej plamki" na dnie oka, zaburzeniami chodu, pogorszeniem ostrości wzroku i drgawkami. **Typ II** to postępujące opóźnienie rozwoju, dysmorfia, głuchota, ataksja i mioklonie. W postaci noworodkowej stwierdza się uogólniony obrzęk płodu.

Inna oligosacharydoza to α-mannozydoza występująca w dwóch typach – I ciężkim i II z późniejszą manifestacją kliniczną. Klasyczne objawy to zaburzenia odporności, postępujące upośledzenie umysłowe, dysmorfia, głuchota, zaćma, zmętnienie rogówki, hepatomegalia i *dysostosis multiplex*.

W procesie diagnostycznym należy przeprowadzić analizę oligosacharydów w moczu. Ostateczne rozpoznanie wymaga potwierdzenia badaniami enzymatycznymi lub molekularnymi.

Leczenie jest głównie objawowe, choć w α-mannozydozie podejmuje się próby HSCT.

8.7.6
Ceroidolipofuscynozy neuronalne
ang. neuronal ceroid lipofuscinoses (NCL)

Heterogenna grupa chorób o różnej lokalizacji genowej, których wspólną cechą jest wewnątrzlizosomalne spichrzanie lipofuscyny (autofluorescencyjnego barwnika lipidowego). Częstość ich występowania nie została ustalona. Ocenia się jednak, że stanowią jedne z najczęstszych schorzeń neurometabolicznych.

Obraz kliniczny obejmuje drgawki (głównie miokloniczne), regres w rozwoju poznawczym, zaburzenia motoryki (ruchy mimowolne, spastyczność), ślepotę (retinopatia, zanik nerwów wzrokowych) i małogłowie. Obecnie wyróżnia się 5 postaci klinicznych NCL (choć zidentyfikowano 8 genotypów i 10 defektów):

- postać wrodzona – ujawnia się małogłowiem i padaczką,
- postać niemowlęca – związana jest z deficytem tioesterazy palmitoilobiałkowej i występuje zwłaszcza w populacji fińskiej,
- postać późnoniemowlęca (najczęstsza) – deficyt peptydylotripeptydazy z drgawkami, ataksją, utratą wzroku i regresem rozwoju, prowadzi do zgonu w dzieciństwie,
- postać młodzieńcza – zwykle spowodowana defektem białka błony lizosomalnej, ujawnia się klinicznie przed 10. rż., często jako nagłe pogorszenie widzenia, szybko prowadzące do ślepoty, oraz postępujące otępienie i padaczka,
- postać dorosłych – przypomina postać młodzieńczą.

Metody diagnostyczne – badania enzymatyczne, analiza DNA oraz ocena bioptatu spojówki lub skóry (obecność ciałek skrętolinijnych lub wtrętów o charakterze odcisku palca).

Leczenie jest wyłącznie objawowe.

8.8

CHOROBY PEROKSYSOMALNE

Przebiegające w peroksysomach liczne biologiczne procesy (m.in. β- i α-oksydacja kwasów tłuszczowych, metabolizm kwasów żółciowych, synteza plazmalogenu i cholesterolu) powodują, że zaburzenia funkcji tych organelli wywołują zwykle ciężkie, postępujące i wielonarządowe choroby. Całkowity brak peroksysomów jest letalny. Defekty biogenezy wiążą się z niedoborami różnych enzymów spowodowanymi mutacjami genów *PEX* (kodujących peroksyny). Zależnie od obrazu klinicznego rozróżnia się warianty zaburzonej biogenezy peroksysomów określane jako spektrum zespołu Zellwegera. Zalicza się do nich, poza zespołem Zellwegera, adrenoleukodystrofię noworodkową i niemowlęcy zespół Refsuma. Objawy kliniczne u noworodków to znaczna hipotonia, drgawki, zaćma, dysmorfia i ciężka żółtaczka. W okresie niemowlęcym charakterystyczna jest retinopatia prowadząca do ślepoty, a także głuchota, hepatopatia i zahamowanie rozwoju fizycznego. W późniejszym okresie dołączają się postępujące upośledzenie umysłowe, objawy neurologiczne i osteoporoza. Niedobór aktywności kilku enzymów lub jednego z nich może ujawniać się jako podobne lub łagodniejsze objawy.

Adrenoleukodystrofia sprzężona z chromosomem X
ang. X-linked adrenoleukodystrophy

Choroba wywołana mutacjami w genie *ABCD1* kodującym białko błony peroksysomalnej (białko adrenoleukodystrofii, adrenoleukodystrophy protein, ALDP). Jego defekt powoduje upośledzenie utleniania kwasów tłuszczowych o bardzo długich łańcuchach (VLCFA), co skutkuje zwiększeniem ich stężenia we krwi. Częstość występowania choroby szacuje się na 1 : 20 000 noworodków płci męskiej. Jest to najczęstsze zaburzenie peroksysomalne.

Wyróżnia się trzy podstawowe postacie adrenoleukodystrofii sprzężonej z chromosomem X:

- postać dziecięca mózgowa – ujawnia się u chłopców między 4. a 12. rż., początkowo przypomina zespół nadpobudliwości psychoruchowej z deficytem uwagi, później pojawiają się cechy postępującej demielinizacji z zaburzeniami zachowania, po-

znawczymi, słuchu, wzroku i funkcji motorycznych, występują też niewydolność kory nadnerczy i leukodystrofia,

- adrenomieloneuropatia – dotyczy młodych mężczyzn i kobiet po 20.–30. rż.,
- choroba Addisona – może być izolowanym objawem adrenoleukodystrofii, ujawnia się między 3. rż. a wiekiem dorosłym, zwykle w 7.–8. rż.

Markerem biochemicznym adrenoleukodystrofii sprzężonej z chromosomem X jest podwyższone stężenie VLCFA w osoczu. Wykonuje się też badania enzymatyczne i analizę DNA.

W terapii zaleca się stosowanie oleju Lorenza – mieszanki 4 : 1 trioleinianu gliceryny i trierukinianu gliceryny, czyli glicerynowych estrów kwasu oleinowego i erukowego. Jednak jego skuteczność jest bardzo ograniczona. Może redukować ryzyko wystąpienia objawów chorobowych, jeśli podaje się go jeszcze bezobjawowym chłopcom. Poza tym spowalnia progresję adrenomieloneuropatii u pacjentów bez zajęcia OUN.

Jedyną rekomendowaną terapię mogącą zahamować demielinizację mózgu, o ile jest przeprowadzona we wczesnej fazie choroby, stanowi obecnie HSCT. Wyniki pierwszych prób terapii genowej z użyciem macierzystych komórek krwiotwórczych też wyglądają obiecująco.

8.9

ZABURZENIA METABOLIZMU PURYN I PIRYMIDYN

Zaburzenia metabolizmu puryn i pirymidyn to ponad 30 różnych defektów biosyntezy lub rozkładu tych substancji, z których połowa okazała się patogenna dla człowieka. Dominują takie zaburzenia jak kamica układu moczowego, opóźnienie rozwoju, padaczka, zapalenie stawów, niedokrwistość czy niedobory odporności. Właściwe rozpoznanie powinno nasuwać stwierdzenie zwiększonego lub zmniejszonego stężenia we krwi i wydalania z moczem kwasu moczowego, a także obecność kryształów w moczu. Ostateczną diagnozę potwierdza analiza puryn i pirymidyn w moczu metodą wysokosprawnej chromatografii cieczowej (HPLC). Należy pamiętać o warunkach pobrania próbki, tj.: o dobowej zbiórce lub porannej porcji moczu (wahania stężeń związane z porą doby i dietą), unikaniu metyloksantyn przed zbiórką i w jej trakcie oraz o wykluczenie zakażenia dróg moczowych. Prosty test paskowy – sulfitest, jest przydatny przy podejrzeniu deficytu kofaktora molibdenowego. Warunek otrzymania wiarygodnego wyniku stanowi wykonanie go w świeżej próbce moczu.

Pomocnym badaniem w poszukiwaniu zaburzeń metabolizmu puryn/pirymidyn jest protonowa spektroskopia rezonansu magnetycznego (HMRS). Na podstawie analizy moczu lub innych płynów ustrojowych uzyskanie widma o typie odcisków palca w niektórych defektach wskazuje rozpoznanie.

Kilka metabolitów szlaku pirymidyn (uracyl, tymina, kwas orotowy) jest identyfikowanych metodą GC-MS. Dlatego analiza kwasów organicznych w moczu może sugerować rozpoznanie np. deficytu dehydrogenazy dihydropirymidynowej, przebiegającego z uracylotyminurią, choć w różnicowaniu trzeba wziąć pod uwagę deficyt dihydropirymidynazy. Ostatnio coraz szersze zastosowanie w diagnostyce zaburzeń metabolizmu puryn i pirymidyn znajduje także metoda MS/MS.

Dostępne obecnie leczenie tej grupy defektów nie przynosi zadowalających wyników. Nieznane jest skuteczne postępowanie w zaburzeniach metabolizmu puryn przebiegających z objawami neurologicznymi. Pacjenci z ksantynurią typu I, deficytem fosforybozylotransferazy adeninowej, rodzinną młodzieńczą nefropatią hiperurikemiczną, zespołem Lescha–Nyhana oraz z superaktywnością syntetazy fosforybozylopirofosforanu są leczeni allopurinolem z zaleceniem dużej podaży płynów, alkalizacji moczu (poza deficytem fosforybozylotransferazy adeninowej) oraz diety ubogopurynowej. Niektóre defekty metabolizmu pirymidyn, np. zespół deplecji nukleotydów i acydurię orotową, leczy się urydyną i triacetylourydyną. W deficytach deaminazy adenozyny i fosforylazy nukleozydowej zaleca się przeszczep szpiku kostnego lub HSCT.

Przyczyną zespołów deplecji DNA mitochondrialnego (patrz str. 261) są deficyty następujących enzymów szlaku metabolizmu puryn i pirymidyn: kinaza deoksyguanozynowa, podjednostka 2 mitochondrialnej reduktazy rybonukleotydowej, fosforylaza tymidynowa.

Zespół Lescha–Nyhana
ang. Lesch–Nyhan syndrome

Najcięższa postać deficytu fosforybozylotransferazy hipoksantynowo-guaninowej (HPRT), enzymu szlaku puryn. Dziedziczy się w sposób recesywny sprzężony z chromosomem X. Częstość jej występowania to 0,38 : 100 000.

Zespół ujawnia się we wczesnym niemowlęctwie opóźnieniem rozwoju psychoruchowego, wiotkością i dystonią. W moczu o pomarańczowym zabarwieniu obecne są kryształki. Pacjenci prezentują ruchy choreoatetotyczne, dyzartrię, dysfagię i opistotonus. W zaawansowanym stadium stwierdza się spastyczność z hiperrefleksją, wyniszczenie oraz trudne do opanowania przez dzieci (z lekkim lub umiarkowanym deficytem intelektualnym) przymusowe zachowanie polegające na samouszkadzaniu się. Występują też kamica nerkowa, niedokrwistość megaloblastyczna i podatność na infekcje. Znane są warianty zespołu z kamicą moczanową, ale ze skąpymi objawami neurologicznymi lub bez nich.

Wskazówką diagnostyczną sugerującą rozpoznanie zespołu Lescha–Nyhana jest wysokie stężenie kwasu moczowego we krwi i w moczu. Ostateczne rozpoznanie ustala się na podstawie oceny aktywności HPRT w erytrocytach, choć zaleca się też potwierdzenie molekularne.

Terapia polega na stosowaniu diety ubogopurynowej, obfitej podaży płynów i stosowaniu allopurinolu w dużych dawkach.

Deficyt liazy adenylobursztynianowej
ang. adenylosuccinate lyase deficiency

Autosomalnie recesywnie dziedziczone zaburzenie dwóch kolejnych reakcji: przekształcania rybozylo-bursztynyloaminoimidazolu karboksamidu (SAICAR) i konwersji adenylobursztynianu do adenozynomonofosforanu (AMP). Częstość występowania defektu szacuje się na < 1 : 1 000 000.

Obraz kliniczny jest niespecyficzny. Obejmuje znaczne opóźnienie rozwoju psychoruchowego, padaczkę (często lekooporną) i zachowania autystyczne. Neuroobrazowanie może ujawnić zaburzoną mielinizację mózgu z zanikiem mózgu i/lub móżdżku.

Ocenia się wydalanie metabolitów SAICAR i bursztynyloadenozyny z moczem metodą chromatografii cienkowarstwowej. Ostateczne rozpoznanie wymaga potwierdzenia analizą HPLC i badaniem enzymatycznym w leukocytach lub fibroblastach, ew. analizy DNA.

Leczenie jest wyłącznie objawowe.

8.10
WRODZONE ZABURZENIA GLIKOZYLACJI

Definicja
Heterogenna grupa chorób charakteryzująca się upośledzoną glikozylacją białek i lipidów o różnorodnym patomechanizmie i wieloukładowej manifestacji klinicznej.

Epidemiologia
Częstość występowania tych defektów nie została ustalona.

Etiologia i patogeneza
Glikozylacja warunkuje prawidłowe funkcje wielu białek, łącznie z enzymatycznymi, transportowymi i błonowymi (także hormonami), które podlegają glikozylacji w cytoplazmie, aparacie Golgiego lub w retikulum endoplazmatycznym, tworząc glikoproteiny. Zaburzenia glikozylacji mogą być pierwotne lub wtórne. Do wtórnych zaliczane są wrodzona nietolerancja galaktozy i fruktozy (patrz str. 267), ale także nadużywanie alkoholu. Do tej pory zidentyfikowano ponad 50 typów wrodzonych zaburzeń glikozylacji, dotyczących N-glikozylacji (17 defektów), O-glikozylacji (10 defektów), glikozylacji lipidów (3 defekty) czy defektów złożonych (20 defektów). Niektóre mają nazwy opisowe, np. EXT-CDG (multiple cartilaginous exostoses) oznacza CDG z mnogimi wyroślami chrzęstno-kostnymi.

Obraz kliniczny
Symptomatologia wrodzonych zaburzeń glikozylacji jest bardzo bogata i obejmuje prawie wszystkie narządy. Dlatego wskazanie do wykonania badań w kierunku tych chorób stanowi każdy zespół objawów, zwłaszcza neurologicznych, o niewyjaśnionej etiologii. Objawy kliniczne, które powinny sugerować diagnostykę w kierunku zaburzeń glikozylacji to m.in.: dysmorfia, nieprawidłowe rozmieszczenie tkanki tłuszczowej, wciągnięte brodawki sutkowe, zmiany skórne o typie rybiej łuski czy *cutis laxa* (skóra wiotka), przewlekła biegunka, głuchota, zaćma, zez, *retinitis pigmentosa*, opóźnienie rozwoju, hipotonia, padaczka, zanik móżdżku, neuropatia, krwawienia, zakrzepica, kardiomiopatia, wysięk w osierdziu, hepatomegalia, ekstrawertyczne zachowania czy stereotypie ruchowe.

Najczęściej identyfikowanym defektem jest PMM2-CDG, polegający na deficycie fosfomannomutazy, ze wzorem typu I (patrz dalej). Klinicznie charakteryzuje się opóźnieniem rozwoju psychoruchowego, cechami dysmorfii, wciągniętymi brodawkami sutkowymi, zanikiem móżdżku i zaburzeniami krzepnięcia.

Metody diagnostyczne
Badania biochemiczne mogą wykazać anemię hemolityczną, hipoglikemię, białkomocz, nieprawidłowy koagulogram i obniżony poziom różnych białek w surowicy krwi (w tym białek S i C, antytrombiny III, czynnika XI).

Przy podejrzeniu wrodzonych zaburzeń glikozylacji badanie skriningowe stanowi analiza wzoru izoform transferyny w surowicy krwi metodą izoelektroogniskowania. Jednak jej prawidłowy wynik nie wyklucza tych defektów, gdyż w 25% przypadków wzór izoform transferyny pozostaje bez zmian.

Rozróżnia się 2 charakterystyczne typy wzoru izoform transferyny – częstszy CDG-Ix ze wzrostem disjalotransferyny i/lub asjalotransferyny oraz CDG-IIx ze wzrostem tri-, di-, mono- i/lub asjalotransferyny. Rozpoznanie choroby zawsze trzeba potwierdzić badaniem enzymatycznym w hodowanych fibroblastach skóry.

Leczenie
W większości wrodzonych zaburzeń glikozylacji nie są znane skuteczne terapie. Do wyjątków należą: MPI-CDG leczone doustną mannozą, SLC35C1-CDG leczone doustną fukozą oraz PIGM-CDG, w którym napady drgawkowe ustępują po leczeniu kwasem masłowym.

8.11
ZABURZENIA NEUROTRANSMISJI

Zaburzenia neurotransmisji (neurotransmission disorders) stanowią poszerzającą się grupę chorób identyfikowanych jako ciężkie postępujące encefalopatie metaboliczne, często ujawniające się jeszcze przed urodzeniem lub wkrótce po nim. Ustalenie rozpoznania wymaga specyficznej analizy płynu mózgowo-rdzeniowego, obejmującej ilościowe oznaczenie neuroprzekaźników lub ich metabolitów czy prekursorów. Należą tu m.in.: aminy biogenne, kwas γ-aminomasłowy (GABA) i aminokwasy (glicyna, glutamina, fenyloalanina, tyrozyna). Wyniki podstawowych badań laboratoryjnych mogą być prawidłowe.

Jeden z wiodących objawów stanowi wczesna encefalopatia padaczkowa, która powinna sugerować diagnostykę w kierunku następujących zaburzeń neurotransmisji: hiperglicynemia nieketotyczna, drgawki pirydoksynozależne, drgawki odpowiadające na fosforan pirydoksalu, drgawki folinozależne, deficyt transportera glukozy (GLUT1) i deficyt transaminazy GABA. Na rozpoznanie deficytu GLUT1 wskazuje obniżony stosunek stężeń glukozy w płynie m.-r. i krwi.

Leczeniem z wyboru jest dieta ketogenna, skuteczna wtedy, gdy zostanie zastosowana wcześnie. Dystonia, pląsawica i dyskinezje, objawy przypominające parkinsonizm, dominują w defektach biosyntezy dopaminy, która pełni rolę ważnego neuroprzekaźnika w układzie pozapiramidowym. Zaburzenia snu, nastroju, regulacji temperatury ciała lub motoryki jelit występują w niedoborze serotoniny, uczestniczącej w regulacji funkcji behawioralnych i rytmu dobowego.

8.11.1
Zaburzenia metabolizmu amin biogennych
ang. biogenic amine metabolism disorders

Niejednorodna grupa chorób spowodowanych defektami enzymatycznymi na szlaku syntezy i degradacji katecholamin i serotoniny oraz syntezy i regeneracji tetrahydrobiopteryny (BH4). Częstość ich występowania nie została ustalona.

Wyróżnia się dwie grupy zaburzeń metabolizmu amin biogennych. Pierwsza to choroby przebiegające z hiperfenyloalaninemią, zwykle wykrywane w skriningu noworodkowym (patrz str. 256). Do drugiej należą deficyt cyklohydrolazy GTP (choroba Segawy) dziedziczący się autosomalnie dominująco i deficyt reduktazy sepiapteryny.

Spośród defektów biosyntezy i degradacji amin biogennych kliniczne znaczenie mają deficyty: hydroksylazy tyrozynowej, dekarboksylazy aromatycznych L-aminokwasów, β-hydroksylazy dopaminy i oksydazy monoaminowej.

Obraz kliniczny obejmuje postępujące opóźnienie rozwoju i encefalopatię padaczkową. Mogą pojawić się specyficzne objawy niedoboru dopaminy i/lub serotoniny, tj. parkinsonizm dziecięcy, dystonia odpowiadająca na leczenie lewodopą, kryzy oczno-zakrętowe (oculogyric crises) czy zaburzona regulacja temperatury ciała.

Metody diagnostyczne – oznaczenie stężenia amin biogennych i pteryn w płynie m.-r., fenyloalaniny w osoczu (ew. test obciążenia fenyloalaniną), badania enzymatyczne i analiza DNA.

W leczeniu zaburzeń metabolizmu amin biogennych stosuje się m.in. lewodopę z karbidopą, 5-hydroksytryptofan, BH4, bromokryptynę, inhibitory monoaminooksydazy, dihydroksyfenyloserynę oraz chlorowodorek cyproheptadyny i sertraliny.

8.11.2
Zaburzenia metabolizmu GABA
ang. GABA metabolism disorders

Zaburzenia metabolizmu GABA (kwasu γ-aminomasłowego), głównego neuroprzekaźnika o działaniu hamującym powyżej poziomu pnia mózgu, dotyczą jego dekarboksylacji lub transaminacji, ew. dehydrogenazy semialdehydu bursztynianu (SSADH). Częstość ich występowania nie została ustalona.

Dominują objawy neurologiczne: noworodkowa encefalopatia padaczkowa, opóźnienie psychoruchowe, małogłowie lub wielkogłowie, wiotkość, ataksja i cechy autystyczne.

Rozpoznanie zaburzeń dotyczących GABA wymaga oceny stężeń tego kwasu i aminokwasów w płynie m.-r. Profil kwasów organicznych w moczu metodą GC-MS może wykazać wydalanie kwasu 4-hydroksymasłowego, wskazując na podejrzenie deficytu SSADH. Wykonuje się też badania enzymatyczne i analizę DNA.

Dwa defekty (deficyt dekarboksylazy i transaminazy GABA) są pirydoksynozależne. W deficycie SSADH można rozważyć leczenie wigabatryną, jednak niekiedy nasila ono napady drgawkowe.

8.11.3

Zaburzenia metabolizmu pirydoksyny

ang. pyridoxine metabolism disorders

Fosforan pirydoksalu (forma aktywna witaminy B$_6$) jest niezbędny do biosyntezy kilku neurotransmiterów, w tym dopaminy i GABA. Jego wewnątrzkomórkowy niedobór może być wywołany pierwotnymi lub wtórnymi zaburzeniami syntezy. Częstość występowania defektu nie została ustalona.

W drgawkach pirydoksynozależnych stwierdza się deficyt antykwityny (enzym na szlaku lizyny), co powoduje gromadzenie związków inaktywujących fosforan pirydoksalu. W organizmie rośnie stężenie semialdehydu kwasu aminoadipinowego oraz kwasu pipekolowego (oba metabolity ze szlaku lizyny).

Dominujący objaw to noworodkowa encefalopatia padaczkowa. Mogą jej towarzyszyć nadwrażliwość na bodźce zewnętrzne, cechy dystonii, wiotkość mięśniowa, małogłowie i hipotermia.

Możliwe jest rozpoznanie *ex iuvantibus* (na podstawie wyników leczenia), gdy po zastosowaniu pirydoksyny lub fosforanu pirydoksalu stwierdzi się ustąpienie drgawek u dziecka. Poza tym w deficycie antykwityny występuje zwiększone stężenie semialdehydu kwasu aminoadipinowego i kwasu pipekolowego w osoczu, moczu i płynie m.-r., a w deficycie oksydazy 5'-fosforanu pirydoksyny/pirydoksaminy zwiększone stężenie alaniny, treoniny i glicyny w płynie m.-r. z wydalaniem kwasu wanilinomlekowego z moczem.

Terapia polega na przewlekłym stosowaniu pirydoksyny doustnie w dawce 5–15 mg/kg mc./dobę. Na początku leczenia mogą być konieczne większe dawki. Podawanie pirydoksyny jest nieskuteczne w deficycie oksydazy 5'-fosforanu pirydoksyny/pirydoksaminy, w którym drgawki ustępują po podaniu fosforanu pirydoksalu w dawce 30 mg/kg mc./dobę.

Piśmiennictwo

1. Fidaleo M.: *Peroxisomes and peroxisomal disorders: the main facts.* Exp. Toxicol. Pathol., 2010, 62(6): 615––625.
2. García-Cazorla A., Wolf N.I., Serrano M. i wsp.: *Mental retardation and inborn errors of metabolism.* Journal of Inherit. Metab. Dis., 2009, 32(5): 597–608.
3. Jaeken J.: *Congenital disorders of glycosylation (CDG): it's (nearly) all in it!* Journal of Inherit. Metab. Dis., 2011, 34(4): 853–858.
4. Jameson E., Morris A.A.: *Mitochondrial disease – a review.* Paediatr. Child Health, 2010, 21(2): 80–83.
5. Saudubray J.M., Sedel F., Walter J.H.: *Clinical approach to treatable inborn metabolic diseases: an introduction.* Journal of Inherit. Metab. Dis., 2006, 29(2): 261–274.
6. Stöckler-Ipsiroglu S., Plecko B.: *Metabolic epilepsies: approaches to a diagnostic challenge.* Can. J. Neurol. Sci., 2009, 36(2): 67–72.
7. Wraith J.E.: *Lysosomal disorders.* Paediatr. Child Health, 2010, 21(2): 76–79.
8. Valle D., Beaudet A.L., Vogelstein B. i wsp.: *The online metabolic & molecular bases of inherited disease.* The McGraw-Hill Companies, http://www.ommbid.com/.
9. Zschocke J., Hoffmann G.F.: *Vademecum metabolicum. Diagnosis and treatment of inborn errors of metabolism.* 3rd edition, Milupa Metabolics GmbH & Co., Friedrichsdorf 2011.

CHOROBY UKŁADU ODDECHOWEGO

red. Katarzyna Krenke, Marek Kulus

9.1

ROZWÓJ I PATOFIZJOLOGIA UKŁADU ODDECHOWEGO

9.1.1

Marek Kulus

Rozwój układu oddechowego w życiu płodowym

Rozwój układu oddechowego w okresie życia wewnątrzłonowego można podzielić na etapy, które odzwierciedlają jego budowę histologiczną od chwili pojawienia się zawiązka płuc aż do urodzenia się dziecka. Proces rozwoju układu oddechowego nie kończy się jednak w chwili porodu. O ile jego część przewodząca jest już ukształtowana około 16. tyg. życia płodowego, tak część odpowiedzialna za wymianę gazową nadal podlega rozwojowi i zmianom w czasie pierwszych lat życia dziecka. Przyjmuje się, że jego budowa zaczyna odpowiadać strukturze płuc człowieka dorosłego między 3. a 8. rż.

Fazy rozwoju płuc

Pierwszą fazę, trwającą do 7. tyg. życia płodowego, nazwano **fazą embrionalną**. Układ oddechowy powstaje z uchyłku w jelicie pierwotnym, z którego następnie rozwija się tchawica i oskrzela. Wady (agenezja, aplazja, przetoka przełykowo-tchawicza) mogą powstawać już na tym etapie. Dotyczą wtedy formowania się uchyłków bocznych będących zawiązkami oskrzeli głównych (4. tydz.) oraz ich podziału na oskrzela płatowe (5. tydz.) i segmentarne (6. tydz.). Jednocześnie z towarzyszącej tkanki mezenchymalnej rozpoczyna się rozwój tkanki łącznej, mięśni, chrząstek, naczyń krwionośnych i limfatycznych.

W czasie fazy embrionalnej zapoczątkowany zostaje także rozwój krążenia płucnego.

Faza rzekomogruczołowa rozpoczyna się ok. 7. tygodnia życia płodowego i trwa przez kolejnych 10 tygodni. Dochodzi w niej m.in. do tworzenia się przepony, opłucnej i dalszego rozwoju naczyń płucnych. Możliwe jest stwierdzenie obecności pierścieni chrzęstnych w tchawicy. Zakończeniu ulega tworzenie składającej się z 17 generacji drzewa oskrzelowego strefy przewodzącej.

Faza kanalikowa charakteryzuje się przede wszystkim rozwojem części obwodowej płuc, głównie oskrzelików oddechowych. Dochodzi do intensywnego unaczynienia płuc i różnicowania się nabłonków dróg oddechowych. Tworzy się przyszła bariera krew–powietrze i pojawia się surfaktant. W śladowych ilościach jest on wykrywany już między 22. a 24. tyg. życia płodowego.

W **fazie woreczkowej** dochodzi do stałego rozwoju przyszłych przestrzeni powietrznych w płucach, zmniejszania się grubości bariery pęcherzykowo-włośniczkowej oraz różnicowania się pneumocytów I i II typu. Około 28. tyg. życia płodowego pojawiają się ciała lamelarne związane z syntezą surfaktantu.

Faza pęcherzykowa rozpoczynająca się ok. 37. tygodnia życia płodowego kończy rozwój układu oddechowego (w 2. rż.). W czasie jej trwania dochodzi do wykształcenia się dojrzałej struktury części obwodowej płuc, często nazywanej alweolaryzacją (patrz rozdz. 7 „Choroby okresu noworodkowego").

Płuca dziecka po urodzeniu

Dalszy rozwój płuc dokonuje się także po przyjściu dziecka na świat. Wraz z porodem w płucach, jak w żadnym innym narządzie, całkowicie zmieniają się panujące warunki. Płuca zaczynają odpowiadać za wymianę gazową, pojawia się w nich powietrze i zmienia się przepływ krwi przez łożysko płucne. Są to silne bodźce do dalszego rozwoju i dojrzewania układu oddechowego.

Pęcherzyki płucne zostają uformowane ok. 2. mż., jednak ich rozmiar i liczba są nadal znacznie mniejsze niż u dorosłego.

Cechy przejściowe układu oddechowego po urodzeniu:

- powierzchnia wymiany płuc kilkumiesięcznego niemowlęcia to ok. 3 m^2 (w 8. rż. ok. 30 m^2, docelowo ok. 70 m^2),
- liczba pęcherzyków – 55 milionów (docelowo 300 milionów w 8. rż.),
- stałe zwiększanie się rozmiarów oskrzelików oddechowych, przewodów pęcherzykowych i pęcherzyków,
- w pierwszych latach życia wzrost strefy wymiany jest szybszy niż strefy przewodzącej,
- do 5. rż. drogi przewodzące są nieproporcjonalnie wąskie w stosunku do wymiarów ciała,
- u noworodków i niemowląt stwierdza się stosunkowo niską czynnościową pojemność zalegającą (functional residual capacity, FRC), będącą rezerwą oddechową w organizmie,
- wysoka podatność drzewa oskrzelowego i klatki piersiowej są czynnikami ryzyka rozwoju zaburzeń wentylacji u dzieci podczas obturacji oskrzeli, związanego z ich zapadaniem się przy oddychaniu,
- brak struktur umożliwiających wentylację oboczną – ok. 6. rż. powstają pory Kohna, a w wieku 8 lat – kanały Lambert, umożliwiające wyrównywanie ciśnień pomiędzy pęcherzykami, co zapobiega zarówno ich zapadaniu się, jak i rozdęciu.

Cechy te mają bezpośredni związek z patofizjologią niektórych chorób układu oddechowego u najmłodszych dzieci. W wąskich drogach oddechowych przy obecności skurczu mięśni gładkich, obrzęku i nadmiernie obfitej wydzieliny szczególnie łatwo dochodzi do obturacji. Poza tym można obserwować zapadanie się klatki piersiowej, a fizjologicznie większy wymiar przednio-tylny klatki piersiowej oraz poziome ustawienie żeber ograniczają rezerwy wentylacyjne. Do poprawy wentylacji dochodzi głównie

wskutek zwiększenia częstości oddechu. Dobrym miernikiem zaburzeń w układzie oddechowym u dzieci staje się zatem pomiar częstości oddechów.

9.1.2 *Marek Kulus*

Charakterystyka i odrębności budowy układu oddechowego u dzieci

Układ oddechowy składa się z dwóch funkcjonalnych części – strefy przewodzącej i strefy wymiany gazowej. Pierwsza z nich odpowiada za doprowadzenie powietrza do miejsca, gdzie odbywa się wymiana gazowa. Punkt dzielący obie strefy jest usytuowany między 16. a 17. generacją podziałów drzewa oskrzelowego. Czasami dodatkowo wyróżnia się strefę przejściową.

Najwęższym miejscem dróg oddechowych jest krtań. Przepływ powietrza przez górne drogi oddechowe wiąże się z generowaniem największych oporów oddychania. Poza chrząstką pierścieniowatą pozostałe chrząstki tchawicy mają kształt litery C. Zamknięte pierścienie chrząstki znajdują się w oskrzelach mniejszego kalibru. Natomiast w najmniejszych oskrzelach, poniżej 11. generacji, nie stwierdza się już pierścieni chrzęstnych, a jedynie chrzęstne płytki, które stanowią szkielet oskrzeli. Włókna mięśniowe są położone pomiędzy pierścieniami oraz w obrębie błony chrzęstno-włóknistej.

U noworodków i młodszych dzieci szkielet chrzęstny dróg oddechowych jest szczególnie podatny na odkształcenia i zwiększanie oporu dróg oddechowych. Liczba gruczołów śluzowych u dorosłego wynosi ok. 1/mm^2, podczas gdy u noworodka dochodzi nawet do 15/mm^2. W przewlekłych stanach zapalnych ich liczba może się zwiększać. Dzieci młodsze są szczególnie podatne na nadprodukcję śluzu.

U dzieci definicja oskrzelików związana z ich kalibrem nie ma zastosowania. Bierze się natomiast pod uwagę generacje podziału drzewa oskrzelowego. Oskrzeliki zajmują 5 kolejnych generacji dróg oddechowych pomiędzy 12. a 16. Jest to nadal strefa przewodząca, jednak ze strukturą różną od poprzedniej części. Ściana nie zawiera chrząstki, a dominują w niej włókna mięśniowe. Powoduje to dodatkową predyspozycję do obturacji dróg oddechowych.

W strefie oddechowej, która rozciąga się do 23. generacji, wymiana gazowa zachodzi zarówno w oskrzelikach końcowych, przewodach pęcherzykowych, jak i woreczkach pęcherzykowych, ponieważ mogą się one bezpośrednio komunikować z pęcherzykami płucnymi. Jest to możliwe między innymi ze względu na bardzo wolny przepływ powietrza na tym poziomie. Sumaryczne pole przekroju dróg oddechowych przekracza tu blisko 5000 razy powierzchnię przekroju tchawicy. W odróżnieniu od strefy przewodzącej przepływ powietrza ma tutaj charakter laminarny. Nie występują gruczoły śluzowe i komórki kubkowe, a komórki nabłonka stają się coraz bardziej płaskie. Pęcherzyki płucne w niektórych miejscach bezpośrednio otwierają się do światła oskrzelików oddechowych.

Pęcherzyk płucny swoim kształtem przypomina $^3/_4$ kuli, a jego powierzchnię tworzą płaskie pneumocyty I typu, ziarniste pneumocyty II typu oraz makrofagi pęcherzykowe. Pomimo niewielkiej liczby komórek pneumocyty I typu zajmują ok. 90% powierzchni. Znacznie liczniejsze pneumocyty II typu są multipotencjalne i mogą przekształcać się w komórki typu I. Poza tym produkują surfaktant, którego zadaniem jest zmniejszanie napięcia powierzchniowego, pozwalającego na rozprężanie się płuc podczas wdechu i zapobiegającego zapadaniu się pęcherzyków płucnych podczas wydechu.

9.1.3 *Joanna Peradzyńska*
Badania czynnościowe układu oddechowego

Badania czynnościowe układu oddechowego są przydatnym narzędziem w diagnostyce, monitorowaniu przebiegu i leczeniu chorób układu oddechowego. Zaleca się je również w niektórych schorzeniach układu sercowo-naczyniowego i nerwowo-mięśniowego, u pacjentów narażonych na czynniki zewnętrzne mające toksyczny wpływ na układ oddechowy oraz w niektórych przypadkach u chorych po zabiegach operacyjnych w obrębie klatki piersiowej i jamy brzusznej.

Spirometria
Spirometria jest najczęściej wykonywanym badaniem oceniającym czynność układu oddechowego. Mimo że jest to badanie nieinwazyjne, wymaga jednak współpracy dziecka z osobą wykonującą badanie, dlatego też w praktyce zaleca się je u dzieci od 6. rż.

Spirometria umożliwia ocenę pojemności i objętości powietrza wdychanego i wydychanego przez pacjenta w funkcji czasu (spirometria klasyczna) oraz pomiar natężenia przepływu i objętości powietrza w czasie nasilonego oddechu (krzywa przepływ–objętość).

Objętości są to pojedyncze porcje powietrza wdychane, wydychane lub pozostające w płucach:

■ objętość oddechowa (tidal volume, TV) – ilość powietrza wdychanego lub wydychanego podczas spokojnego oddechu,
■ zapasowa objętość wdechowa (inspiratory reserve volume, IRV) – maksymalna ilość powietrza, która może być wciągnięta do płuc na szczycie spokojnego wdechu,
■ zapasowa objętość wydechowa (expiratory reserve volume, ERV) – maksymalna ilość powietrza, która jest wydychana po wykonaniu spokojnego wydechu,
■ objętość zalegająca (residual volume, RV) – ilość powietrza pozostająca w płucach po wykonaniu maksymalnego wydechu.

Pojemności powietrza składają się z kilku objętości (ryc. 9.1):

■ pojemność życiowa (vital capacity, VC) – maksymalna ilość powietrza wydychana z płuc w czasie wydechu po wykonaniu maksymalnego wdechu:

$$VC = IRV + ERV + TV$$

■ całkowita pojemność płuc (TLC – total lung capacity) – całkowita ilość powietrza znajdująca się w płucach po wykonaniu maksymalnego wdechu:

$$TLC = VC + RV$$

■ czynnościowa pojemność zalegająca (functional residual capacity, FRC) – ilość powietrza znajdująca się w płucach po wykonaniu spokojnego wydechu:

$$FRC = ERV + RV$$

Klasyczne badanie spirometryczne umożliwia ocenę takich parametrów jak TV, IRV, ERV i VC. Nie pozwala jednak na określenie RV ani TLC. Parametry te można oszacować poprzez zastosowanie dodatkowych metod, tj. badania pletyzmograficznego czy metodą wypłukiwania azotu lub rozcieńczenia helu.

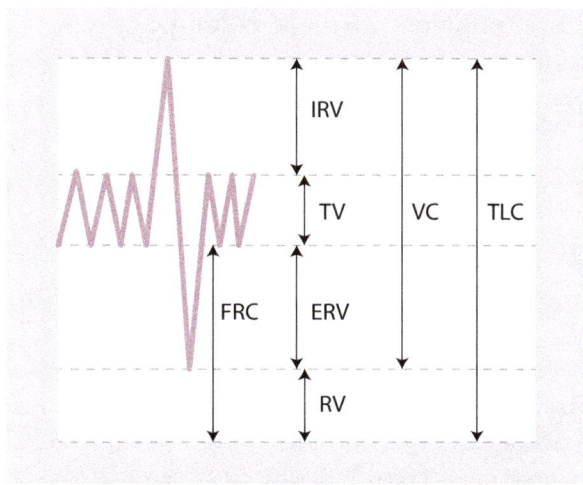

Rycina 9.1. Podział całkowitej pojemności płuc na pojemności i objętości (objaśnienia skrótów w tekście).

Badanie krzywej przepływ–objętość ocenia natężenie przepływu i objętość przepływającego powietrza podczas manewru nasilonego wdechu i wydechu. Wśród mierzonych parametrów do najistotniejszych należą:

- FEV_1 (forced expiratory flow in 1 sec) – natężona objętość wydechowa pierwszosekundowa – objętość wydmuchana z płuc w czasie pierwszej sekundy nasilonego wydechu,
- MEF_{25} (maximal expiratory flow for 25% FVC) – maksymalny przepływ wydechowy dla 25% FVC pozostałych w płucach,
- MEF_{50} (maximal expiratory flow for 50% FVC) – maksymalny przepływ wydechowy dla 50% FVC pozostałych w płucach,
- PEF (peak expiratory flow) – szczytowy przepływ wydechowy,
- wskaźnik Tiffeneau – stosunek FEV_1/FVC

W celu obiektywnej oceny funkcji układu oddechowego przed wykonaniem badania spirometrycznego konieczne jest odstawienie leków rozszerzających oskrzela. Wyniki prawidłowe zawierają się

w przedziale między 3. a 97. centylem, czyli w przedziale od −2 do +2 odchyleń standardowych od wartości należnej.

Na podstawie badania spirometrycznego można rozpoznać trzy rodzaje zaburzeń wentylacji:

- obturacyjne,
- restrykcyjne (podejrzenie restrykcji),
- mieszane.

Dodatkowo, analizując przepływ MEF_{25} i MEF_{50}, możliwa jest ocena przepływu w średnich i drobnych drogach oddechowych.

Zaburzenia wentylacji o **typie obturacyjnym** rozpoznaje się wtedy, gdy wskaźnik FEV_1/FVC wynosi < −2 SD wartości należnej (< 3. centyla). W przypadku braku możliwości oceny wyniku w postaci centyli przyjmuje się, że wartość FEV_1/FVC < 75% odpowiada obturacji oskrzeli. Ocena FEV_1 umożliwia oszacowanie stopnia obturacji (tab. 9.1).

Znamienne obniżenie wartości FVC < −2 SD wartości należnej (< 3. centyla) lub < 80% wartości należnej wskazuje na możliwość istnienia zaburzeń wentylacji o **typie restrykcyjnym**. Właściwe rozpoznanie restrykcji możliwe jest jednak dopiero na podstawie oceny całkowitej pojemności płuc, to znaczy wtedy, gdy TLC wyniesie < −2 SD wartości należnej (< 3. centyla).

Stwierdzenie obniżenia wszystkich parametrów (FVC, FEV_1, TLC) wskazuje na obecność zmian o **typie mieszanym**.

Obniżenie parametrów MEF_{25} i MEF_{50} < −2 SD od wartości należnej sugeruje istnienie zaburzeń przepływu powietrza w drobnych oskrzelach, choć nie upoważnia do rozpoznania obturacji.

Test odwracalności

Test odwracalności (próba bronchodilatacyjna) służy do oceny odwracalności skurczu oskrzeli po podaniu krótkodziałającego (lub szybkodziałającego) β2-mimetyku. Polega na oznaczeniu FEV_1 i/lub FVC

Tabela 9.1. Stopień nasilenia obturacji oskrzeli					
	STOPIEŃ OBTURACJI OSKRZELI				
PARAMETR	**LEKKI**	**UMIARKOWANY**	**UMIARKOWANIE CIĘŻKI**	**CIĘŻKI**	**BARDZO CIĘŻKI**
FEV_1	> 70%	60–69%	50–59%	35–49%	< 35%

przed i po podaniu leku. Znamienną odwracalność skurczu oskrzeli stwierdza się wtedy, gdy parametry te wzrosną o co najmniej 12% i o 0,2 l w badaniu wykonanym po leku w stosunku do badania wyjściowego (u młodszych dzieci przyjmuje się, że wystarczająca jest poprawa FEV_1 o 12%).

Procent odwracalności oblicza się ze wzoru:

$$\text{Odwracalność (\%)} = (FEV_1 \text{ po leku} - FEV_1 \text{ wyjściowe})/FEV_1 \text{ wyjściowe}$$

FEV_1 oznacza wartość zmierzoną (nie odsetek wartości należnej). Ten sam wzór stosuje się do parametru FVC.

Test prowokacji oskrzeli

Test prowokacji oskrzeli to jedna z pośrednich metod służących do określenia nasilenia stanu zapalnego w drogach oddechowych. Ocenia stopień nadreaktywności oskrzeli (nadmierną reakcję skurczową oskrzeli na bodźce), która jest charakterystyczna dla astmy oskrzelowej, ale nie stanowi jej cechy swoistej. Nadreaktywność oskrzeli występuje również m.in. w mukowiscydozie, alergicznym nieżycie nosa, atopowym zapaleniu skóry oraz po przebytych zakażeniach układu oddechowego (zwłaszcza wirusowych i *M. pneumoniae* czy *Ch. pneumoniae*).

Do wykonania testu stosuje się różne czynniki prowokujące swoiste (alergeny), a także nieswoiste fizyczne (np. zimne powietrze, hiperwentylacja w czasie wysiłku fizycznego) i farmakologiczne (np. metacholina, histamina, monofosforan adenozyny, mannitol). Obecnie najczęściej wykonuje się prowokację metacholiną (pochodna acetylocholiny) i histaminą, które mają bezpośredni kurczący wpływ na mięśniówkę gładką oskrzeli.

Test prowokacji polega na wykonaniu kolejnych spirometrii (krzywa przepływ–objętość) po podaniu w nebulizacji czynnika prowokującego w rosnących stężeniach, aż do osiągnięcia dawki zalecanej. Na podstawie badania spirometrycznego (FEV_1) ocenia się reakcję skurczową oskrzeli. Test przerywa się w momencie stwierdzenia spadku FEV_1 o 20% w stosunku do wartości wyjściowej (spirometria wykonana po nebulizacji rozpuszczalnika). Jeśli obniżenie wskaźnika FEV_1 jest mniejsze niż 20% po wykonaniu wszystkich zalecanych nebulizacji, próbę prowokacji określa się jako ujemną.

Inne badania oceniające czynność układu oddechowego

Spirometria nie umożliwia określenia takich parametrów jak objętość zalegająca (RV) czy całkowita pojemność płuc (TLC). Do ich pośredniej oceny stosuje się następujące techniki:

- **metoda rozcieńczania gazów obojętnych** (hel) – polega na pomiarze końcowego stężenia helu po oddychaniu mieszanką oddechową zawierającą ok. 10% helu,
- **metoda wypłukiwania azotu** – polega na pomiarze stężenia azotu w powietrzu wydychanym po kilkunastominutowym oddychaniu 100% O_2,
- **badanie bodypletyzmograficzne** – polega na pomiarze zmian ciśnienia w kabinie pletyzmograficznej oraz drogach oddechowych pacjenta.

Pojemność dyfuzyjna

Badanie pojemności dyfuzyjnej płuc (diffusing capacity of the lung, DL) ocenia proces dyfuzji gazów w płucach przez barierę pęcherzykowo-włośniczkową. Oznaczenia pojemności dyfuzyjnej płuc dla tlenku węgla (DL for carbon monoxide, DL_{CO}) dokonuje się na podstawie obliczenia ilości dyfundującego tlenku węgla w jednostce czasu przy określonej różnicy ciśnień parcjalnych gazu (ml/min/mmHg).

Pomiaru DL_{CO} dokonuje się metodami:

- pojedynczego oddechu (single breath),
- stanu równowagi (steady state),
- oddychania zwrotnego (rebreathing).

Przed przystąpieniem do badania wskazane jest oznaczenie stężenia hemoglobiny w surowicy krwi pacjenta, ponieważ zarówno anemia, jak i policytemia mogą wpływać na ilość związanego tlenku węgla. Innym czynnikiem poważnie zakłócającym pomiar DL_{CO} jest krwawienie pęcherzykowe.

9.2
SYMPTOMATOLOGIA CHORÓB UKŁADU ODDECHOWEGO

9.2.1
Marta Krawiec
Kaszel

Kaszel to nasilony, odruchowy manewr wydechowy, któremu towarzyszy charakterystyczny dźwięk. Kaszel jest zarówno fizjologicznym odruchem obronnym z dróg oddechowych, np. w przypadku zachłyśnięcia lub kontaktu z substancją drażniącą, jak i objawem chorobowym. Ponieważ receptory kaszlu znajdują się także poza układem oddechowym (np. w przewodzie słuchowym zewnętrznym, przeponie, osierdziu, żołądku), jego przyczyna może być zlokalizowana poza drogami oddechowymi.

Ze względu na czas trwania kaszel dzieli się na:

- ostry (do 3 tyg.),
- podostry lub przedłużający się (3–8 tyg.),
- przewlekły (> 8 tyg.).

Najczęstsze przyczyny ostrego kaszlu to infekcja układu oddechowego, okresowy alergiczny nieżyt nosa i zachłyśnięcie. Przyczyny przewlekłego kaszlu u dzieci przedstawiono w tabelach 9.2 i 9.3. Jedną z najczęstszych przyczyn przewlekania się kaszlu u dzieci jest poinfekcyjna nadreaktywność oskrzeli, wynikająca z uszkodzenia nabłonka dróg oddechowych w trakcie zakażenia. Kaszel poinfekcyjny jest suchy i występuje po ekspozycji na nieswoiste bodźce, tj. zimne powietrze, zmianę temperatury otoczenia, wysiłek fizyczny. Utrzymuje się do 8–12 tygodni po infekcji, stopniowo zmniejszając nasilenie. Przewlekły kaszel u dzieci zawsze wymaga rozszerzonej diagnostyki.

Tabela 9.2. Przyczyny przewlekłego kaszlu u dzieci

- Kaszel poinfekcyjny
- Nadreaktywność oskrzeli
- Przewlekłe zapalenie zatok
- Zapalenie oskrzeli lub tchawicy w przebiegu przewlekłej infekcji
- Rozstrzenie oskrzeli w przebiegu m.in. mukowiscydozy, pierwotnej dyskinezy rzęsek czy niedoborów odporności
- Zachłyśnięcie ciałem obcym
- Nawracające zachłyśnięcia wskutek obecności zaburzeń połykania, przetoki tchawiczo-przełykowej czy rozszczepu tchawiczo-krtaniowo-przełykowego
- Refluks żołądkowo-przełykowy (z aspiracją treści pokarmowej do dróg oddechowych lub bez niej)
- Krztusiec, krztusiec rzekomy
- Ucisk na główne drogi oddechowe (pierścień naczyniowy, powiększony węzeł chłonny, torbiel, guz)
- Tracheomalacja, bronchomalacja
- Guzy wewnątrztchawicze i wewnątrzoskrzelowe
- Gruźlica układu oddechowego
- Choroby śródmiąższowe płuc, w tym alergiczne zapalenie pęcherzyków płucnych
- Grzybica układu oddechowego
- Ekspozycja na czynniki drażniące (np. bierne lub czynne palenie tytoniu)
- Drażnienie przewodu słuchowego zewnętrznego
- Kaszel nawykowy

Tabela 9.3. Najczęstsze przyczyny przewlekłego kaszlu w zależności od wieku

WIEK WYSTĄPIENIA KASZLU	PRZYCZYNA

Okres noworodkowy i wczesnoniemowlęcy	- Wady wrodzone
	  – Przetoka tchawiczo-przełykowa
	  – Pierścień naczyniowy
	  – Laryngotracheomalacja
	  – Wady i zespoły prowadzące do zaburzeń połykania
	- Refluks żołądkowo-przełykowy
	- Dysplazja oskrzelowo-płucna
	- Czynniki środowiskowe (ekspozycja na dym tytoniowy, niska wilgotność powietrza)
	- Pneumocystozowe zapalenie płuc, grzybicze zapalenie płuc

Niemowlęta i małe dzieci	- Dysplazja oskrzelowo-płucna - Zachłyśnięcie ciałem obcym - Refluks żołądkowo-przełykowy - Kaszel poinfekcyjny - Astma oskrzelowa - Czynniki środowiskowe - Mukowiscydoza - Pierwotna dyskineza rzęsek - Wady wrodzone oskrzeli i płuc
Wiek przedszkolny	- Kaszel poinfekcyjny - Zespół kaszlu z górnych dróg oddechowych - Astma oskrzelowa, alergiczny nieżyt nosa - Mukowiscydoza - Pierwotna dyskineza rzęsek
Wiek szkolny	- Zespół kaszlu z górnych dróg oddechowych - Astma oskrzelowa, alergiczny nieżyt nosa - Refluks żołądkowo-przełykowy - Zachłyśnięcie ciałem obcym - Kaszel nawykowy - Palenie tytoniu

Tabela 9.4. Kaszel swoisty, objawy towarzyszące i sugerowana etiologia

CHARAKTERYSTYKA KASZLU I OBJAWY TOWARZYSZĄCE	SUGEROWANA ETIOLOGIA LUB CZYNNIKI WSPÓŁISTNIEJĄCE
Kaszel szczekający lub dudniący, ze stridorem	■ Ostre zapalenie krtani ■ Tracheomalacja ■ Kaszel nawykowy
Kaszel produktywny z odkrztuszaniem	■ Mukowiscydoza ■ Rozstrzenie oskrzeli ■ Odlewowe zapalenie oskrzeli (*plastic bronchitis*)
Dźwięczny kaszel o wysokiej częstotliwości (tzw. kaszel beczącej kozy), z towarzyszącym pochrząkiwaniem, ustępujący w nocy	■ Kaszel nawykowy
Kaszel napadowy, niekiedy z towarzyszącym zanoszeniem się, „pianiem"	■ Krztusiec ■ Krztusiec rzekomy
Kaszel *staccato*, napadowy	■ Zakażenie *Chlamydia trachomatis* u niemowląt ■ Zakażenie *Chlamydia spp., Mycoplasma spp.*
Świsty nad polami płucnymi	■ Astma oskrzelowa ■ Zachłyśnięcie ciałem obcym
Kaszel związany z karmieniem	■ Przetoka tchawiczo-przełykowa ■ Refluks żołądkowo-przełykowy
Palce pałeczkowate	■ Przewlekłe choroby układu oddechowego (mukowiscydoza, rozstrzenie oskrzeli, pierwotna dyskineza rzęsek, choroby śródmiąższowe płuc)
Krwioplucie	■ Zapalenie płuc/ropień płuca ■ Rozstrzenie oskrzeli w przebiegu przewlekłych chorób płuc (np. mukowiscydozy) ■ Zachłyśnięcie ciałem obcym ■ Gruźlica ■ Wady płuc ■ Nadciśnienie płucne ■ Hemosyderoza płucna ■ Malformacje tętniczo-żylne naczyń płucnych ■ Nowotwór
Chrypka	■ Choroby przebiegające z zajęciem krtani
Nagły początek kaszlu	■ Zachłyśnięcie ciałem obcym ■ Zatorowość płucna
Kaszel indukowany wysiłkiem	■ Nadreaktywność oskrzeli (poinfekcyjna, astma oskrzelowa)
Kaszel sezonowy	■ Astma oskrzelowa ■ Alergiczny nieżyt nosa
Odchrząkiwanie, objaw „kostki brukowej" na tylnej ścianie gardła	■ Spływanie wydzieliny z górnych dróg oddechowych (zespół kaszlu z górnych dróg oddechowych)
Pacjenci z upośledzoną odpornością	■ Bakteryjne zapalenie płuc ■ Zakażenie *Pneumocystis carinii, Mycobacterium avium* i *intracellulare*, CMV
Kaszel nocny	■ Zapalenie zatok ■ Nadreaktywność oskrzeli
Duszność	■ Przewlekłe choroby układu oddechowego (mukowiscydoza, choroby śródmiąższowe płuc, zaostrzenie astmy)
Styczność ze zwierzętami	■ Zakażenie *Chlamydia psittaci* (ptaki), *Yersinia pestis* (gryzonie), *Francisella tularensis* (króliki), histoplazmoza (gołębie), gorączka Q (owce, bydło), hantawirusy (gryzonie)

Kaszel charakterystyczny, sugerujący rozpoznanie, to tzw. kaszel swoisty (tab. 9.4).

Kaszel suchy jest najczęściej związany z pierwszą fazą infekcji dróg oddechowych, nadreaktywnością oskrzeli (poinfekcyjną, w przebiegu astmy oskrzelowej) lub aspiracją ciała obcego. **Kaszel mokry, produktywny** pojawia się w drugiej fazie infekcji dróg oddechowych oraz występuje w przewlekłych chorobach układu oddechowego, tj. mukowiscydoza, rozstrzenie oskrzeli, długo trwające zapalenie płuc (pneumocystozowe, grzybicze) czy gruźlica. Dzieci młodsze z reguły nie potrafią odkrztuszać wydzieliny z dróg oddechowych, tylko ją połykają, co często prowadzi do wymiotów. Występowanie przewlekłego, produktywnego kaszlu z dużą ilością odkrztuszanej wydzieliny wymaga diagnostyki różnicowej w kierunku rozstrzeni oskrzeli.

Objawy alarmujące związane z kaszlem to:

- początek kaszlu w okresie noworodkowym,
- występowanie kaszlu w trakcie karmienia,
- nagły początek kaszlu,
- przewlekły mokry kaszel z odkrztuszaniem plwociny,
- współistnienie kaszlu z potami nocnymi i utratą masy ciała,
- nieustępowanie lub nasilanie się kaszlu,
- współistnienie objawów przewlekłej choroby płuc (palce pałeczkowate, sinica, niedobór masy ciała i wzrostu, zmniejszona tolerancja wysiłku),
- utrzymująca się gorączka.

Zespół kaszlu z górnych dróg oddechowych, nazywany wcześniej zespołem spływania wydzieliny po tylnej ścianie gardła, obejmuje sytuacje kliniczne, w których nadprodukcja wydzieliny w górnych drogach oddechowych prowadzi do drażnienia receptorów kaszlu w gardle i dolnych drogach oddechowych. Najczęstsze przyczyny u dzieci to:

- nieżyt nosa (infekcyjny lub alergiczny),
- zapalenie zatok przynosowych,
- przerost migdałka gardłowego.

Kaszel nawykowy (dawniej psychogenny) to postać przewlekłego kaszlu niereagującego na leczenie, o typowym ostrym, głośnym brzmieniu, który nasila się w obecności świadków, z reguły ustępuje w nocy i po odwróceniu uwagi dziecka. Kaszel nawykowy rozpoczyna się zazwyczaj infekcją dróg oddechowych, ale utrzymuje się po jej ustąpieniu. Charakterystyczna jest dysproporcja między dobrym stanem ogólnym dziecka a dużym nasileniem dolegliwości. Często współwystępuje z nim nawykowe chrząkanie, wzdychanie czy zespół hiperwentylacji. Rozpoznanie kaszlu nawykowego można postawić jedynie po wykluczeniu przyczyn organicznych kaszlu. W leczeniu pomocna jest psychoterapia.

9.2.2   *Marta Krawiec*
Duszność

Duszność to subiektywne odczucie braku powietrza czy trudności w oddychaniu. W zależności od nasilenia może być odczuwana w pozycji siedzącej lub leżącej (duszność spoczynkowa), ew. dopiero podczas aktywności fizycznej (duszność wysiłkowa). Duszność może mieć charakter ostry i przewlekły (tab. 9.5).

Ze względu na fazę oddechu, w której pacjent odczuwa duszność, dzieli się ją na wdechową, wydechową i wdechowo-wydechową (mieszaną). Duszność

Tabela 9.5. Przyczyny duszności ostrej i przewlekłej

DUSZNOŚĆ OSTRA	
CECHY CHARAKTERYSTYCZNE	**ROZPOZNANIE**
Występująca gwałtownie, często z towarzyszącym bólem w klatce piersiowej	■ Odma opłucnowa ■ Ciało obce
Narastająca w przeciągu godzin lub dni, często z towarzyszącymi świstami	■ Zaostrzenie astmy oskrzelowej ■ Zapalenie oskrzeli z obturacją ■ Zapalenie oskrzelików ■ Ostra niewydolność serca
Narastająca w ciągu godzin lub dni, często z towarzyszącą gorączką	■ Zapalenie płuc
DUSZNOŚĆ PRZEWLEKŁA	
Dynamika uzależniona od procesu chorobowego, w okresie zaostrzeń narastanie duszności może być gwałtowne	Przewlekłe choroby płuc ■ Mukowiscydoza ■ Astma oskrzelowa źle kontrolowana ■ Choroby śródmiąższowe płuc
	Niewydolność krążenia ■ Wrodzone wady serca ■ Nadciśnienie płucne
	Inne ■ Choroby nowotworowe

wdechowa charakteryzuje się wydłużeniem fazy wdechowej oddechu z towarzyszącym stridorem i wynika ze zmian patologicznych w górnych drogach oddechowych (np. ostre zapalenie krtani, zapalenie nagłośni, obrzęk naczynioruchowy, ciało obce w gardle, krtani lub tchawicy). Duszność wydechowa jest efektem obturacji dolnych dróg oddechowych (np. w zaostrzeniu astmy oskrzelowej) i cechuje się wydłużeniem fazy wydechowej oddechu, czemu towarzyszy wystąpienie świstów (wheezing) nad polami płucnymi. Do duszności mieszanej prowadzą zaburzenia restrykcyjne miąższu płucnego, np. zapalenie płuc, odma, niedodma czy hipoplazja płuca.

Do obiektywnych objawów duszności należą:

- przyspieszony oddech (tachypnoë) (tab. 9.6) i przyśpieszona częstość pracy serca (tachykardia),
- orthopnoë, czyli nasilenie trudności w oddychaniu w pozycji leżącej,
- postękiwanie, które jest efektem wydechu przez zwężoną szparę głośni, co powoduje dłuższe utrzymanie dodatniego ciśnienia powietrza w dolnych drogach oddechowych, a w efekcie rozprężenie pęcherzyków płucnych i poprawę wentylacji,
- poruszanie skrzydełkami nosa w celu zmniejszenia oporów w górnych drogach oddechowych,
- uruchomienie dodatkowych mięśni oddechowych, co u niemowląt i małych dzieci objawia się wciąganiem przestrzeni międzyżebrowych, a u starszych dzieci – przybraniem pozycji siedzącej lub stojącej i podparciem kończyn górnych w celu uruchomienia mięśni obręczy piersiowej,
- obniżona tolerancja wysiłku,
- mowa przerywana,
- sinica.

Do objawów towarzyszących duszności należą kaszel, świszczący oddech, krwioplucie i ból w klatce piersiowej. W przypadku duszności przewlekłej mogą wystąpić również niedobór wzrostu i masy ciała, deformacja klatki piersiowej oraz palce pałeczkowate.

9.2.3
Marta Krawiec

Świszczący oddech

Świst jest to ciągły, muzyczny dźwięk o wysokiej częstotliwości, powstający wskutek turbulentnego przepływu powietrza przez zwężone drogi oddechowe (tab. 9.7). Ze względu na fazę oddechu świszczący oddech może być efektem:

- świstu wdechowego, czyli stridoru, który pochodzi z górnych dróg oddechowych,
- świstu wydechowego (wheezingu), który pochodzi z dolnych dróg oddechowych,
- świstu wdechowo-wydechowego.

Świst wydechowy, w odróżnieniu od stridoru, jest najczęściej słyszalny dopiero przy osłuchiwaniu klatki piersiowej za pomocą stetoskopu.

Tabela 9.6. Liczba oddechów na minutę w zależności od wieku umożliwiająca rozpoznanie tachypnoë

WIEK	LICZBA ODDECHÓW NA MINUTĘ
< 2. mż.	> 60
2.–12. mż.	> 50
2.– 5. rż.	> 40
> 5. rż.	> 30

Tabela 9.7. Przyczyny świszczącego oddechu w zależności od miejsca zwężenia dróg oddechowych

Świst wdechowy (stridor)	- Wiotkość krtani (laryngomalacja) - Ostre podgłośniowe zapalenie krtani - Zapalenie nagłośni - Wady wrodzone krtani - Obrzęk naczynioruchowy krtani i języka - Guzy krtani - Makroglosja - Porażenie strun głosowych
Świst wydechowy (wheezing)	- Wiotkość tchawicy (tracheomalacja) - Przetoka tchawiczo-przełykowa - Obturacja oskrzeli (zaostrzenie astmy oskrzelowej, zapalenie oskrzelików, zapalenie oskrzeli z obturacją) - Guzy tchawicy i oskrzeli
Świst wdechowo--wydechowy	- Ciało obce w drogach oddechowych - Wiotkość krtani i tchawicy - Zapalenie krtani, tchawicy i oskrzeli - Wrodzone zwężenie tchawicy (wada strukturalna tchawicy lub ucisk z zewnątrz, np. przez pierścień naczyniowy) - Guz śródpiersia

Tabela 9.8. Diagnostyka różnicowa obturacji oskrzeli w zależności od wieku dziecka

WIEK	PRAWDOPODOBNA PRZYCZYNA OBTURACJI
Wcześniaki	■ Dysplazja oskrzelowo-płucna (wcześniactwo w wywiadzie)
Do 3. mż.	■ Wrodzone wady układu oddechowego – Wiotkość krtani, tchawicy i oskrzeli – Przetoka tchawiczo-przełykowa – Wrodzona rozedma płatowa – Wrodzona torbielowatość gruczolakowata płuc – Porażenie strun głosowych ■ Wrodzone wady układu krążenia – Podwójny łuk aorty – Błądząca tętnica podobojczykowa – Prawostronny łuk aorty ■ Zapalenie oskrzelików ■ Zespoły aspiracyjne – Zaburzenia połykania – Refluks żołądkowo-przełykowy ■ Niewydolność krążenia ■ Zakażenie *Chlamydia trachomatis* ■ Krztusiec ■ Ciężkie złożone niedobory odporności
4.–12. mż.	■ Przemijające świsty po zapaleniu oskrzelików (*post-bronchiolitic wheezing*) ■ Astma ■ Mukowiscydoza ■ Zespoły aspiracyjne – Zaburzenia połykania – Refluks żołądkowo-przełykowy – Zachłyśnięcie ciałem obcym ■ Niewydolność serca ■ Zapalenie oskrzelików ■ Zapalenie oskrzeli z obturacją ■ Wrodzone wady układu oddechowego – Wady oskrzeli – Sekwestracja ■ Gruźlica
2.–5. rż.	■ Astma oskrzelowa ■ Mukowiscydoza ■ Zespoły aspiracyjne – Zachłyśnięcie ciałem obcym – Refluks żołądkowo-przełykowy ■ Pierwotna dyskineza rzęsek ■ Zarostowe zapalenie oskrzelików ■ Wady wrodzone ■ Zapalenie oskrzeli z obturacją
Wiek szkolny	■ Astma oskrzelowa ■ Zakażenia atypowe ■ Mukowiscydoza ■ Zarostowe zapalenie oskrzelików ■ Zachłyśnięcie ciałem obcym ■ Pierwotna dyskineza rzęsek ■ Guzy wewnątrz- i zewnątrzoskrzelowe ■ Dysfunkcja strun głosowych

U dzieci starszych obturacja oskrzeli jest najczęściej wynikiem ich zwężenia wskutek skurczu mięśniówki oskrzeli, tak jak ma to miejsce w zaostrzeniu astmy oskrzelowej. U niemowląt i małych dzieci ze względu na małą średnicę dróg oddechowych sam obrzęk śluzówki w przebiegu zapalenia może doprowadzić do istotnego zwężenia światła oskrzeli, a w jego efekcie do powstania świstów (tab. 9.8). Jednorazowy epizod świszczącego oddechu jest najczęściej związany z infekcją układu oddechowego. Nawracający lub przewlekły świszczący oddech wymaga poszerzenia diagnostyki.

Im młodszy jest pacjent, u którego występuje nawracający lub przewlekły świszczący oddech, tym mniejsze prawdopodobieństwo astmy oskrzelowej. Obturacja zlokalizowana ogniskowo (asymetryczna) lub przebiegająca z gorączką także wymaga poszukiwania innej przyczyny niż astma oskrzelowa.

9.2.4   *Katarzyna Grzela*

Bezdech

Bezdech to przerwanie przepływu powietrza przez drogi oddechowe (przerwa w oddychaniu). U wcześniaków jako bezdech definiuje się przerwę w oddychaniu > 20 s lub przerwę w oddychaniu < 20 s z towarzyszącą bradykardią < 80/min, sinicą centralną i/lub obniżeniem saturacji < 85%.

Wyróżnia się trzy główne rodzaje bezdechu:

- ośrodkowy (centralny),
- obturacyjny,
- mieszany.

Bezdech ośrodkowy dotyczy głównie wcześniaków. Jego najczęstszą przyczyną jest niedojrzałość rdzeniowych ośrodków oddechowych oraz ich obniżona wrażliwość na hiperkapnię. Charakteryzuje się brakiem ruchów klatki piersiowej i przepływu powietrza w górnych drogach oddechowych.

Bezdech obturacyjny stanowi wynik upośledzenia drożności górnych dróg oddechowych. Charakteryzuje go obecność nieefektywnych ruchów oddechowych niepowodujących przepływu powietrza. Jego najczęstszą odmianą jest obturacyjny bezdech senny. Przyczyny bezdechu obturacyjnego to:

■ wrodzone upośledzenie drożności górnych dróg oddechowych,

■ przerost migdałka gardłowego i/lub migdałków podniebiennych,

■ obniżone napięcie mięśniowe,

■ otyłość,

■ aspiracja ciała obcego,

■ rzadko – wady budowy twarzoczaszki i mukopolisacharydozy.

Bezdech mieszany jest wypadkową bezdechu centralnego i obturacyjnego. Połowa bezdechów u noworodków przedwcześnie urodzonych ma charakter mieszany.

Metody diagnostyczne

Do rozpoznania często wystarczy sama obserwacja dziecka. Niekiedy, zwłaszcza u wcześniaków, stosuje się urządzenia monitorujące. Konieczne jest wykluczenie innych patologii sprzyjających występowaniu bezdechu, m.in.: krwawienia wewnątrzczaszkowego, posocznicy, hipoglikemii, hipokalcemii czy refluksu żołądkowo-przełykowego. Pomocne jest wykonanie badania polisomnograficznego.

Leczenie

Zależy od etiologii schorzenia i wieku dziecka. Szczególne postępowanie obowiązuje w przypadku noworodków. Należy zadbać o właściwe ułożenie, zapobiegające zamknięciu górnych dróg oddechowych. Napad bezdechu często udaje się przerwać przez stymulację dotykową, a w przypadku desaturacji należy podać tlen. Stałe dodatnie ciśnienie w drogach oddechowych (CPAP, 3–5 cmH$_2$O) prowadzone przez kaniulę donosową jest leczeniem stosowanym w bezdechu mieszanym lub bezdechu wynikającym z niedrożności dróg oddechowych. Ciężkie, często nawracające bezdechy stanowią wskazanie do próby leczenia farmakologicznego. Podaje się wówczas cytrynian kofeiny (patrz str. 195), można również stosować aminofilinę lub teofilinę.

W większości przypadków bezdechy u wcześniaków spowodowane niedojrzałością ośrodka oddechowego ustępują do 36. tyg. wieku skorygowanego. U dzieci urodzonych z głębokim wcześniactwem problem ten może utrzymywać się poza 40. tydzień, zanikając do 43. tygodnia.

Ból w klatce piersiowej

Ból w klatce piersiowej powstaje w wyniku podrażnienia receptorów lub zakończeń nerwowych, z których bodziec bólowy dociera dośrodkowymi wypustkami komórek czuciowych do ośrodków w rdzeniu kręgowym i mózgu. Za unerwienie ściany klatki piersiowej odpowiadają nerwy międzyżebrowe (Th1––Th12), a przepony – nerw przeponowy (C3–C5). Natomiast narządy wewnętrzne unerwione są czuciowo przez włókna pnia współczulnego i gałęzie nerwu błędnego.

Przyczyną dolegliwości bólowych w klatce piersiowej mogą być, obok urazów ściany klatki piersiowej, procesy chorobowe, zarówno ostre, jak i przewlekłe, obejmujące narządy wewnątrz klatki piersiowej lub jamy brzusznej (patrz rozdz. 10 „Choroby układu krążenia").

Krwioplucie

Krwioplucie to wykrztuszanie krwi lub zawierającej krew wydzieliny z dróg oddechowych. U dzieci starszych i młodzieży w zależności od ilości traconej krwi dzieli się je na:

■ łagodne (< 100 ml/dobę),

■ ciężkie (100–400 ml/dobę),

■ masywne, zagrażające życiu (> 600 ml/dobę lub ≥ 8 ml/kg mc./dobę).

Obecność krwi w drogach oddechowych może świadczyć o procesie chorobowym, dotyczącym dróg oddechowych lub miąższu płucnego, bądź też naczyń krwionośnych krążenia płucnego. Oprócz chorób zapalnych (infekcji, chorób autoimmunizacyjnych) i nowotworów, przyczyną krwioplucia mogą być także wady rozwojowe układu oddechowego i/lub naczyniowego, urazy, jak również zaburzenia krzepnięcia (tab. 9.9).

Podstawowym **celem postępowania diagnostycznego** w przypadku krwioplucia jest ustalenie źródła krwawienia, co pozwala na zastosowanie leczenia przyczynowego. Należy wyjaśnić, czy występuje krwawienie prawdziwe (ze źródłem krwawienia w układzie oddechowym), czy rzekome (pochodzące spoza układu oddechowego, np. odpluwanie krwistej

Tabela 9.9. Główne przyczyny krwioplucia u dzieci

Związane z układem oddechowym	Związane z układem sercowo-naczyniowym
■ Infekcje i ich powikłania ■ Mukowiscydoza ■ Wady wrodzone lub nabyte anomalie ■ Nowotwory ■ Urazy	■ Wrodzone lub nabyte wady serca ■ Niewydolność krążenia ■ Zapalenie mięśnia sercowego
Związane z układem krzepnięcia	**Inne**
■ Rozsiane wykrzepianie wewnątrznaczyniowe (DIC) ■ Niedobór czynników krzepnięcia zależnych od wit. K (II, VII, X, XI) ■ Małopłytkowość ■ Inne wrodzone zaburzenia krzepnięcia ■ Leczenie przeciwzakrzepowe/ /fibrynolityczne	■ Zespół Schönleina–Henocha ■ Toczeń rumieniowaty układowy ■ Ziarniniakowatość Wegenera ■ Zespół Heinera ■ Reakcje polekowe ■ Choroby nowotworowe

wydzieliny spływającej po tylnej ścianie gardła, wymioty świeżą krwią). Poza przeglądowym zdjęciem klatki piersiowej, głównym badaniem diagnostycznym, umożliwiającym równoczesne postępowanie lecznicze jest bronchoskopia. W razie potrzeby wykonuje się również tomografię komputerową.

Najważniejszymi **celami postępowania leczniczego** są zahamowanie lub ograniczenie utraty krwi, utrzymanie drożności dróg oddechowych, oraz uniknięcie aspiracji krwi do zdrowego płuca. Jeśli to możliwe, stosuje się drenaż ułożeniowy (ułożenie na chorym boku). Czasem konieczne bywa wykonanie selektywnej intubacji z zamknięciem światła oskrzela prowadzącego do krwawiącego płuca. W przypadku masywnego krwawienia należy pilnie wykonać bronchoskopię. Umożliwia to odessanie zalegającej wydzieliny i pozwala na miejscowe podanie leków (np. adrenaliny) lub na zastosowanie fotokoagulacji laserowej. Wyrównuje się również ubytki krwi, przetaczając preparaty krwiopochodne. W przypadku niepowodzenia zabiegów przeprowadzonych w czasie bronchoskopii konieczna jest interwencja chirurgiczna. Dalsze postępowanie lecznicze zależy od przyczyny krwawienia. Obejmuje m.in. leczenie infekcji, niewydolności krążenia i/lub wad wrodzonych serca czy choroby nowotworowej bądź wyrównywanie zaburzeń krzepnięcia.

9.3
ZAKAŻENIA UKŁADU ODDECHOWEGO

9.3.1 *Marta Krawiec*
Zapalenie oskrzeli
łac. *bronchitis*
ang. bronchitis

Definicja
Zapalenie oskrzeli to proces obejmujący przede wszystkim oskrzela dużego i średniego kalibru, spowodowany zakażeniem wirusowym lub bakteryjnym i charakteryzujący się kaszlem trwającym od kilku dni do 3 tygodni. Prowadzi do uszkodzenia nabłonka dróg oddechowych i zalegania wydzieliny w oskrzelach z powodu upośledzenia transportu śluzowo-rzęskowego. Może do niego dochodzić u dzieci poprzednio zdrowych lub na podłożu przewlekłych chorób układu oddechowego, takich jak mukowiscydoza czy pierwotna dyskineza rzęsek.

Ostre zapalenie oskrzeli
Nagle rozpoczynająca się, zazwyczaj łagodna infekcyjna choroba układu oddechowego, której głównym objawem jest kaszel trwający nie dłużej niż 3 tygodnie.

Epidemiologia
Choroba występuje głównie w miesiącach jesiennych i zimowych. Szczyt zachorowań przypada na wiek szkolny. Obok przeziębienia jest to najczęstsza przyczyna ostrego kaszlu u dzieci.

Etiologia i patogeneza
W ponad 90% przypadków choroba jest wywołana przez wirusy, głównie RS, grypy, paragrypy, adenowirusy i rhinowirusy. Rzadszy czynnik etiologiczny stanowią bakterie atypowe (*M. pneumoniae* i *Ch. pneumoniae*) oraz pałeczka krztuśca. Mediatory stanu zapalnego uwalniane w drogach oddechowych powodują obrzęk śluzówki oskrzeli, a następnie martwicę i złuszczanie nabłonka, uszkodzenie aparatu rzęskowego i nadprodukcję śluzu.

Obraz kliniczny
Wystąpienie objawów ostrego zapalenia oskrzeli poprzedzone jest zazwyczaj kilkudniowym okresem nieżytu górnych dróg oddechowych z uczuciem rozbicia, stanem podgorączkowym i niekiedy zapale-

niem spojówek. Następnie pojawia się suchy, męczący kaszel, stopniowo zmieniający charakter na wilgotny. Połykanie wydzieliny odkrztuszanej z dróg oddechowych może prowadzić do wymiotów. U niemowląt i młodszych dzieci obrzęk śluzówek, wydzielina zalegająca w wąskim świetle dróg oddechowych, a także odruchowy skurcz mięśniówki gładkiej, przyczyniają się czasem do wystąpienia obturacji oskrzeli, prowadzącej do duszności. Starsze dzieci mogą zgłaszać ból w klatce piersiowej z powodu nasilonego kaszlu.

W badaniu przedmiotowym w początkowej fazie choroby stwierdza się jedynie cechy infekcji górnych dróg oddechowych (nieżyt nosa, przekrwienie gardła, łzawienie). Szmer oddechowy bywa zaostrzony, nie są słyszalne szmery dodatkowe. W kolejnych dobach nad polami płucnymi pojawiają się obustronne furczenia, a w przypadku obturacji także świsty. Objawy ustępują samoistnie, najczęściej w ciągu 2 tygodni.

Metody diagnostyczne

Rozpoznanie ostrego zapalenia oskrzeli stawia się na podstawie wywiadu i badania przedmiotowego. Wykonanie zdjęcia przeglądowego klatki piersiowej nie jest zalecane rutynowo, ale może być przydatne w różnicowaniu z zapaleniem płuc, za którym przemawia wystąpienie takich objawów, jak tachypnoë, tachykardia, gorączka i ogniskowe zmiany osłuchowe. Poszerzenia diagnostyki wymaga pacjent, u którego objawy się przewlekają lub nawracają.

Różnicowanie

Zapalenie płuc, ostre zapalenie zatok przynosowych i nieżyt nosa (zespół kaszlu z górnych dróg oddechowych).

Leczenie

Ze względu na domniemaną etiologię wirusową leczenie choroby jest objawowe i obejmuje odpowiednie nawodnienie chorego, nawilżanie powietrza w jego otoczeniu i stosowanie leków przeciwgorączkowych. Nie udowodniono skuteczności leków przeciwkaszlowych i przeciwhistaminowych ani fizykoterapii układu oddechowego. Dla złagodzenia objawów pomocne może być krótkotrwałe zastosowanie leków mukolitycznych i inhalacji hipertonicznym roztworem chlorku sodowego (3% NaCl). W razie obturacji korzystna jest próba podania w inhalacji leku rozkurczającego oskrzela. Antybiotykoterapię należy rozważyć w przypadku przedłużania się kaszlu powyżej 14 dni. W przypadku podejrzenia zapalenia oskrzeli

o etiologii grypowej zaleca się zastosowanie oseltamiwiru lub zanamiwiru.

Profilaktyka ostrego zapalenia oskrzeli polega przede wszystkim na przestrzeganiu zasad higieny (częste mycie rąk, zasłanianie ust przy kaszlu) i zaleceniu pozostawienia w domu dzieci gorączkujących. Korzystne jest również coroczne szczepienie przeciwko grypie dzieci > 6. mż.

Powikłania

Poinfekcyjna nadreaktywność oskrzeli może utrzymywać się kilka tygodni, a w przypadku krztuśca nawet do 8–12 tygodni. Typowe jest stopniowe zmniejszanie nasilenia kaszlu.

Wtórne zakażenia bakteryjne najczęściej dotyczą ucha środkowego (*Streptococcus pneumoniae* lub *Haemophilus influenzae*). Nadkażenia bakteryjne oskrzeli występują stosunkowo rzadko.

Rokowanie

W ostrym zapaleniu oskrzeli rokowanie jest bardzo dobre. Choroba ma samoograniczający się przebieg i kończy się całkowitym wyzdrowieniem. U pacjentów z przewlekłą chorobą układu oddechowego wirusowe zapalenie oskrzeli może spowodować zaostrzenie choroby podstawowej i torować drogę ciężkim zakażeniom bakteryjnym.

Przewlekłe zapalenie oskrzeli

Zastosowanie u dzieci definicji przewlekłego zapalenia oskrzeli wykorzystywanej u dorosłych, która mówi o utrzymywaniu się produktywnego kaszlu przez co najmniej 3 miesiące w roku w ciągu dwóch kolejnych lat, jest kontrowersyjne. Przewlekanie się objawów zapalenia oskrzeli wymaga diagnostyki różnicowej z uwzględnieniem przewlekłych chorób układu oddechowego, takich jak astma, mukowiscydoza, pierwotna dyskineza rzęsek, rozstrzenie oskrzeli, obecność ciała obcego w drogach oddechowych czy ekspozycja na substancje toksyczne, zwłaszcza dym tytoniowy.

Nawracające zapalenie oskrzeli

To sytuacja, w której dochodzi do co najmniej czterech zapaleń oskrzeli w ciągu roku. Może doprowadzić do przewlekłego uszkodzenia mechanizmu transportu śluzowo-rzęskowego, ponieważ nabłonek oddechowy wymaga do pełnej regeneracji od 6 tygodni do 3 miesięcy. Diagnostykę różnicową przewleka-

Tabela 9.10. Przyczyny nawracającego zapalenia oskrzeli u dzieci

PRZEWLEKŁE CHOROBY UKŁADU ODDECHOWEGO	INNE
■ Astma oskrzelowa ■ Mukowiscydoza ■ Dyskineza rzęsek ■ Dysplazja oskrzelowo-płucna ■ Tracheo- i bronchomalacja ■ Rozstrzenie oskrzeli ■ Przewlekłe zapalenie zatok ■ Przerost migdałka gardłowego ■ Alergiczny nieżyt nosa ■ Gruźlica	■ Niedobory odporności ■ Refluks żołądkowo-przełykowy ■ Zaburzenia połykania ■ Wrodzone wady serca ■ Ucisk oskrzela (pierścień naczyniowy, naczyniak) ■ Ciało obce w drogach oddechowych

jącego się lub nawracającego zapalenia oskrzeli przedstawiono w tabeli 9.10.

Ostre bakteryjne zapalenie krtani, tchawicy i oskrzeli

Jest obecnie rzadką, ale zagrażającą życiu, chorobą układu oddechowego wywołaną przez *Staphylococcus aureus*, i rzadziej (ze względu na szczepienia) *H. influenzae* typu b lub paciorkowce. W objawach dominują gorączka i cechy postępującego zwężenia dróg oddechowych. Leczenie polega na utrzymaniu drożności dróg oddechowych i dożylnej podaży antybiotyków o spektrum obejmującym wyżej wymienione patogeny.

Krztusiec

Ostra zakaźna choroba układu oddechowego, której dominującym objawem jest napadowy kaszel wynikający ze stanu zapalnego oskrzeli. Wywołuje ją Gram-ujemna pałeczka *Bordetella pertussis*. Krztusiec charakteryzuje się dużą zakaźnością. Nawet 80% zaszczepionych osób z kontaktu domowego z chorym na krztusiec rozwija objawy choroby o różnym stopniu nasilenia. Od lat 90. XX wieku obserwuje się wzrost zapadalności na krztusiec zwłaszcza wśród dzieci starszych (10–14 lat) i młodzieży, u których wygasa odporność poszczepienna. Więcej w rozdz. 19 „Choroby zakaźne".

9.3.2 *Marta Krawiec*

Zapalenie oskrzelików

łac. *bronchiolitis*

ang. bronchiolitis

Definicja

Zapalenie oskrzelików to najczęstsza postać kliniczna zakażenia dolnych dróg oddechowych u niemowląt i dzieci do 2. rż., charakteryzująca się ostrym stanem zapalnym z obrzękiem i martwicą nabłonka drobnych dróg oddechowych, zwiększoną produkcją śluzu oraz skurczem oskrzeli.

Zapalenie oskrzelików o ciężkim przebiegu to postać charakteryzująca się nasiloną dusznością i zaburzeniami wymiany gazowej, wiążąca się z pogorszeniem łaknienia lub problemami z karmieniem.

Epidemiologia

Najczęstszym czynnikiem etiologicznym zapalenia oskrzelików jest zakażenie wirusem RS. Zakażonych nim zostaje ponad 90% dzieci młodszych, jednak nie u wszystkich dochodzi do rozwoju choroby. U 1% dzieci infekcja jest bezobjawowa, a 10–40% rozwija objawy zakażenia dolnych dróg oddechowych. Szczególnie narażone na cięższy przebieg choroby są niemowlęta w 1. półroczu życia.

Zapalenie oskrzelików występuje częściej u chłopców, u dzieci niekarmionych piersią i przebywających w dużych skupiskach ludzkich. Szczyt zachorowań przypada na późną jesień i wczesną wiosnę.

Zakażenie wirusem RS przenosi się drogą kropelkową. Okres wylęgania wynosi od 2 do 8 dni (zwykle 4–6 dni). Przechorowanie nie daje trwałej odporności, ale reinfekcja u starszych dzieci ma łagodniejszy przebieg.

Etiologia i patogeneza

Zakażenie wirusem RS odpowiada za 50–80% przypadków zapalenia oskrzelików. Inne patogeny to ludzki metapneumowirus (hMPV), wirusy grypy i paragrypy, adenowirus, rhinowirus i *M. pneumoniae*. U 10–30% pacjentów występują zakażenia mieszane, najczęściej wirusem RS i hMPV lub rhinowirusem.

Stan zapalny oskrzelików prowadzi do obrzęku, przekrwienia oraz martwicy i złuszczania nabłonka, a także do powstania nacieków zapalnych w śródmiąższu i okolicy okołooskrzelowej. Złuszczony nabłonek i gęsty śluz w świetle oskrzelików powodują zaburzenia wentylacji typu obturacyjnego. Powstają ogniska niedodmy i rozedmy, a więc nasilają się zaburzenia wymiany gazowej. Nakładają się na to spadek łaknienia i zwiększona utrata wody z powodu tachypnoë, co prowadzi do zagęszczenia wydzieliny w drogach oddechowych i pojawienia się czopów śluzowych.

Obraz kliniczny

Choroba zaczyna się 1–2-dniowym okresem prodromalnym, objawiającym się nieżytem nosa, zapaleniem gardła i niekiedy gorączką. Następnie rozwija się nasilona duszność z wyraźnym zaciąganiem międzyżebrzy, tachypnoë z postękiwaniem i świszczącym oddechem. Przy ciężkim przebiegu pojawiają się trudności w karmieniu, bezdechy i hipoksemia. W badaniu przedmiotowym klatki piersiowej dominują trzeszczenia, świsty i wydłużenie wydechu (tab. 9.11). U dzieci niewymagających hospitalizacji średni czas trwania objawów wynosi 12 dni.

Metody diagnostyczne

Rozpoznanie stawia się na podstawie obrazu klinicznego. Badania dodatkowe służą wykluczeniu innych przyczyn choroby. Pomocna w ocenie stanu pacjenta jest pulsoksymetria, która powinna być wykonana u każdego chorego z zapaleniem oskrzelików. Szybki test na obecność antygenu wirusa RS w aspiracie lub wymazie z części nosowej gardła służy do ustalenia wskazań do izolacji pacjenta.

Zdjęcie przeglądowe klatki piersiowej nie powinno być wykonywane rutynowo w diagnostyce zapalenia oskrzelików, ale jest wskazane w przypadku wątpli-

wości co do rozpoznania, przedłużania się objawów i ciężkiego przebiegu choroby.

Gazometrię krwi włośniczkowej lub tętniczej należy wykonać u niemowląt z nasiloną dusznością lub oznakami zmęczenia i rozpoczynającej się niewydolności oddechowej w celu ustalenia wskazań do wentylacji mechanicznej i hospitalizacji na oddziale intensywnej terapii.

Różnicowanie

Pierwszorazowy epizod duszności w przebiegu infekcji dolnych dróg oddechowych u dziecka do 2. rż. nie nastręcza z reguły trudności diagnostycznych. W przypadku nawracania objawów należy wziąć pod uwagę inne przyczyny świszczącego oddechu u niemowląt i małych dzieci.

Leczenie

Większość przypadków zapalenia oskrzelików ma łagodny przebieg i może być leczona w domu. Chore dziecko powinno przebywać w chłodnym, nawilżanym pomieszczeniu (temperatura 18–20°C). Zaleca się wyższe ułożenie klatki piersiowej i głowy. Ważne jest regularne oczyszczanie nosa z wydzieliny i podanie leków przeciwgorączkowych w razie potrzeby. Rodzice muszą zostać poinformowani o konieczności ponownego zgłoszenia się do lekarza w razie wystąpienia trudności w karmieniu oraz nasilenia wysiłku oddechowego (tab. 9.12).

Leczenie szpitalne jest także przede wszystkim objawowe. W przypadku niewydolności oddechowej konieczna jest intubacja i wentylacja mechaniczna. Zastosowanie antybiotyku należy rozważyć w przy-

---

Tabela 9.11. Objawy zapalenia oskrzelików

OBJAWY ZAPALENIA OSKRZELIKÓW
■ Nieżyt nosa
■ Duszność (tachypnoë, zaciąganie ścian klatki piersiowej)
■ Świszczący oddech
■ Kaszel
■ Osłuchowo – trzeszczenia, świsty, wydłużona faza wydechu

OBJAWY ZAPALENIA OSKRZELIKÓW O CIĘŻKIM PRZEBIEGU (POZA POWYŻSZYMI)
■ Zaburzenia łaknienia
■ Odwodnienie
■ Stały nasilony wysiłek oddechowy (tachypnoë > 70 odd./min, poruszanie skrzydełkami nosa)
■ Hipoksemia
■ Bezdechy
■ Patologiczna senność
■ Sinica

Tabela 9.12. Wskazania do hospitalizacji w zapaleniu oskrzelików

■ Trudności w karmieniu
■ Patologiczna senność
■ Bezdech w wywiadzie
■ Częstość oddechów > 70/min
■ Poruszanie skrzydełkami nosa lub postękiwanie przy oddychaniu
■ Silne zaciąganie międzyżebrzy
■ Sinica
■ Saturacja ⩽ 92%
■ Brak pewności co do rozpoznania
Wskazania dodatkowe
■ Duża odległość miejsca zamieszkania od ośrodka zdrowia
■ Trudne warunki społeczne
■ Wcześniactwo

padku podejrzenia współistnienia infekcji bakteryjnej. Nie zaleca się rutynowego leczenia rybawiryną (lekiem przeciwwirusowym) ze względu na niską skuteczność i wysoki koszt (tab. 9.13).

W **profilaktyce** zapalenia oskrzelików wskazane są metody nieswoiste:

- mycie rąk przed i po kontakcie z chorym i przedmiotami w jego otoczeniu (RNA wirusa RS stwierdzano nawet w odległości 7 metrów od pacjenta),
- izolacja dziecka z infekcją dróg oddechowych,
- karmienie piersią przez co najmniej 4 miesiące, co zmniejsza 3-krotnie ryzyko zachorowania na infekcję dolnych dróg oddechowych przez niemowlę,
- unikanie ekspozycji dziecka na dym tytoniowy,
- unikanie zatłoczonych miejsc i kontaktu dziecka z zakażonymi osobami,
- ograniczenie uczęszczania do żłobka w sezonie infekcyjnym,
- szczepienie przeciw grypie niemowląt > 6. mż. i osób w ich otoczeniu.

Dostępna, choć kosztowna, jest profilaktyka swoista zakażeń wirusem RS za pomocą paliwizumabu – swoistej immunoglobuliny przeciwko wirusowi RS. Comiesięczne domięśniowe podawanie leku zaleca się u dzieci z grup ryzyka (tab. 9.14) do 24. mż. w okresie sezonowego zwiększenia zachorowalności (w naszej szerokości geograficznej od listopada do marca). Profilaktyka swoista redukuje ryzyko hospitalizacji z powodu zapalenia oskrzelików, ale nie zmniejsza śmiertelności w przebiegu zakażenia.

Powikłania

Oprócz powikłań związanych z ostrą fazą choroby, zapalenie oskrzelików może prowadzić do rozwinięcia nawracających epizodów świszczącego oddechu w ciągu kilku miesięcy po jego przechorowaniu. Zaburzenia te wynikają z poinfekcyjnej nadreaktywności oskrzeli.

Rokowanie

Śmiertelność w zapaleniu oskrzelików wśród hospitalizowanych wynosi ok. 1% i dotyczy głównie wcześniaków z dysplazją oskrzelowo-płucną w pierwszych 6. mż. oraz dzieci ze współistniejącymi chorobami przewlekłymi. Czynniki ryzyka ciężkiego przebiegu choroby przedstawiono w tabeli 9.15.

Tabela 9.13. Postępowanie terapeutyczne w zapaleniu oskrzelików

POSTĘPOWANIE O UDOWODNIONEJ SKUTECZNOŚCI W ZAPALENIU OSKRZELIKÓW

- Tlenoterapia przy saturacji poniżej 90–92%
- Racjonalne nawodnienie (ryzyko przewodnienia w przypadku zespołu nieadekwatnego wydzielania wazopresyny w przebiegu zapalenia oskrzelików)
- Karmienie przez zgłębnik żołądkowy w przypadku trudności z jedzeniem
- Inhalacje z hipertonicznej soli (3% roztwór NaCl)

POSTĘPOWANIE MOGĄCE PRZYNIEŚĆ KORZYŚĆ U WYBRANYCH PACJENTÓW

- Leki rozkurczające oskrzela (salbutamol, adrenalina) – stosować, jeśli dobry efekt po pierwszym podaniu leku
- Antybiotykoterapia – jeśli istnieją przesłanki o współistniejącym zakażeniu bakteryjnym
- Rybawiryna u pacjentów z udokumentowanym zagrażającym życiu zakażeniem wirusem RS

POSTĘPOWANIE NIEZALECANE W ŚWIETLE AKTUALNYCH WYNIKÓW BADAŃ

- Steroidy wziewne
- Steroidy systemowe
- Bromek ipratropium
- Fizykoterapia
- Mukolityki
- Leki antyleukotrienowe (montelukast)

Tabela 9.14. Kryteria kwalifikacji niemowląt i małych dzieci do profilaktyki paliwizumabem według zaleceń Amerykańskiej Akademii Pediatrii

- Niemowlęta i dzieci < 24. mż. z dysplazją oskrzelowo-płucną (przewlekłą chorobą płuc), które przez 6 miesięcy przed rozpoczęciem sezonu zachorowań wymagały terapii (tlenoterapia, steroidy wziewne, leki rozszerzające oskrzela, diuretyki)
- Niemowlęta urodzone < 32. tc.
- Niemowlęta urodzone między 32. a 35. tc., urodzone w trakcie sezonu zwiększonej zachorowalności lub krócej niż 3 miesiące przed tym sezonem, które spełniają jedno z poniższych kryteriów:
  – uczęszczają do żłobka,
  – mają rodzeństwo < 5. rż.
- Niemowlęta z wrodzoną anomalią dróg oddechowych lub chorobą nerwowo-mięśniową
- Niemowlęta i dzieci < 24. mż. z hemodynamicznie istotną wrodzoną wadą serca, przede wszystkim niemowlęta:
  – wymagające farmakoterapii z powodu wady serca,
  – z umiarkowanym lub ciężkim nadciśnieniem płucnym,
  – z siniczą wadą serca

Profilaktykę należy także rozważyć u niemowląt z niedoborem odporności i mukowiscydozą.

Tabela 9.15. Czynniki ryzyka ciężkiego przebiegu zakażenia wirusem RS

- Wcześniactwo
- Wiek < 12. tż.
- Hemodynamicznie istotna wrodzona choroba serca
- Przewlekła choroba płuc (mukowiscydoza, wada wrodzona, dysplazja oskrzelowo-płucna)
- Niedobór odporności
- Bezdech w przebiegu zapalenia oskrzelików (zwiększa prawdopodobieństwo stosowania mechanicznej wentylacji, przedłużenia hospitalizacji i pobytu na oddziale intensywnej terapii),
- Choroby nerwowo-mięśniowe

9.3.3   *Joanna Lange*

Zapalenie płuc

łac. *pneumonia*

ang. pneumonia

Definicja

Zapalenie płuc jest chorobą zapalną obwodowej części układu oddechowego najczęściej spowodowaną zakażeniem. Przebiega z gorączką, objawami ze strony układu oddechowego i obecnością nacieku zapalnego stwierdzanego w badaniu przedmiotowym i/lub radiologicznym.

Epidemiologia

Zapadalność na zapalenia płuc ma związek z wiekiem dziecka oraz regionem świata. Najczęściej chorują dzieci do 5. rż. i z krajów rozwijających się. Ogólna liczba zapaleń płuc wynosi około 156 mln/rok, z czego blisko 151 mln przypada na kraje trzeciego świata. Zgony dotyczą przede wszystkim populacji dzieci krajów rozwijających się. W krajach rozwiniętych umieralność wynosi < 1 : 1000 przypadków rocznie.

Etiologia i patogeneza

Etiologia zapaleń płuc zależy przede wszystkim od wieku dziecka (tab. 9.16). Najczęstszym patogenem bakteryjnym jest *Streptococcus pneumoniae*. Zapalenia wirusowe, w tym powodowane przez nowo odkryte wirusy (hMPV czy HboV – ludzki bocawirus), dominują u dzieci < 2. rż. Częste są zakażenia mieszane z udziałem bakterii i wirusów.

Obraz kliniczny

Charakterystyczne dla zapalenia płuc wywoływanego przez **bakterie typowe** są gorączka, dreszcze, duszność, tachypnoë, kaszel początkowo suchy, a następnie produktywny, bóle w klatce piersiowej i bóle brzucha.

Tabela 9.16. Czynniki etiologiczne zapaleń płuc w zależności od wieku dziecka

WIEK DZIECKA	PATOGENY
1.–21. dż.	- Bakterie – paciorkowce z grupy B (*Streptococcus agalactiae*), *Enterobacteriaceae*, *Listeria monocytogenes* - Wirusy – CMV, różyczki, HSV, enterowirusy
22. dż.–3. mż.	- Bakterie – *Streptococcus pneumoniae*, *Chlamydia trachomatis*, *Bordetella pertussis*, *Staphylococcus aureus*, *Ureaplasma urealyticum* - Wirusy – RSV, hMPV, grypy, paragrypy, adenowirusy
4. mż.–4. rż.	- Wirusy – RSV, hMPV, adenowirusy, wirusy grypy, paragrypy, rhinowirusy - Bakterie – *Streptococcus pneumoniae*, *Haemophilus influenzae*, rzadziej *Mycoplasma pneumoniae*, *Chlamydophila pneumoniae*
od 5. rż.	- Bakterie – *Streptococcus pneumoniae*, *Mycoplasma pneumoniae*, *Chlamydophila pneumoniae* - Wirusy – grypy, adenowirusy, paragrypy, RSV, rhinowirusy

W przebiegu **zakażenia bakteriami atypowymi** częściej występują nieznacznie podwyższona ciepłota ciała, suchy kaszel i bóle głowy.

Zapalenie płuc o etiologii **wirusowej** lub **atypowej** sugeruje świszczący oddech.

Czynnikami ryzyka rozwoju pozaszpitalnych zapaleń płuc są:

- młody wiek dziecka,
- zaburzenia immunologiczne – pierwotne lub wtórne,
- przewlekłe choroby układu oddechowego,
- przewlekłe choroby układu krążenia,
- zaburzenia budowy lub funkcji rzęsek,
- stany sprzyjające zachłystywaniu się – mózgowe porażenie dziecięce, choroby przełyku, choroby neurologiczne, zaburzenia świadomości, zażywanie narkotyków.

Ważne jest przeprowadzenie oceny ciężkości stanu klinicznego dziecka z zapaleniem płuc (tab. 9.17).

Wskazania do hospitalizacji:

- wiek < 6. mż.,
- hipoksemia (saturacja < 92%),
- tachypnoë,

Tabela 9.17. Cechy ciężkiego zapalenia płuc u dzieci	
NIEMOWLĘTA	**DZIECI STARSZE**
■ Saturacja < 92%, sinica	■ Saturacja < 92%, sinica
■ Częstość oddechów > 70/min	■ Częstość oddechów > 50/min
■ Znamienna tachykardia niezależnie od gorączki	■ Znamienna tachykardia niezależnie od gorączki
■ Przedłużony czas powrotu kapilarnego (> 2 s)	■ Przedłużony czas powrotu kapilarnego (> 2 s)
■ Utrudnione oddychanie	■ Utrudnione oddychanie
■ Bezdechy, postękiwanie	■ Postękiwanie
■ Niechęć do jedzenia	■ Objawy odwodnienia
■ Towarzyszące choroby przewlekłe	■ Towarzyszące choroby przewlekłe

- ciężki stan ogólny, odwodnienie,
- niewydolność oddechowo-krążeniowa,
- objawy neurologiczne (np. zaburzenia świadomości, drgawki),
- choroby przewlekłe, np. cukrzyca, choroby nowotworowe, zaburzenia immunologiczne, choroby nerek czy wątroby,
- granulocytopenia,
- rozległe zmiany na zdjęciu przeglądowym klatki piersiowej,
- powikłania zapalenia płuc, np. płyn w opłucnej, ropień płuca,
- wskazania społeczne.

Przebieg naturalny

Zależy od rodzaju zapalenia płuc. W klasycznym płatowym zapaleniu płuc wywoływanym najczęściej przez *Streptococcus pneumoniae*, wyróżnić można 4 stadia choroby: okres nawału, zwątrobienia czerwonego, zwątrobienia szarego i rozejścia się zapalenia. W niepowikłanym zapaleniu płuc nie dochodzi do zniszczenia przegród pęcherzykowych. Zmiany zapalne ustępują bez powikłań. Wysoka śmiertelność w przebiegu tego zapalenia płuc, w dobie przed antybiotykoterapią, miała związek z powstawaniem powikłań (ropnie płuc, ropniak opłucnej), przede wszystkim w fazie zwątrobienia szarego.

Metody diagnostyczne

1 Wskaźniki stanu zapalnego

W przypadku pozaszpitalnych zapaleń płuc leczonych w warunkach ambulatoryjnych nie zaleca się oceny wskaźników stanu zapalnego. Leukocytoza i podwyższone CRP mogą być obecne zarówno w zakażeniach wirusowych, jak i bakteryjnych,

chociaż w tych ostatnich ich wartości są zazwyczaj wyższe. Zwiększone stężenie prokalcytoniny może sugerować etiologię bakteryjną.

2 Utlenowanie krwi

Badanie wysycenia krwi tętniczej tlenem koreluje z ciężkością zapalenia płuc, pomaga w ocenie wydolności oddechowej i ułatwia zakwalifikowanie dziecka do leczenia w szpitalu (saturacja < 92%).

3 Zdjęcie przeglądowe klatki piersiowej

Nie jest zalecane u dzieci z zapaleniem płuc, które nie mają wskazań do hospitalizacji. Rutynowo nie powinno się wykonywać zdjęcia bocznego klatki piersiowej. Kontrolne zdjęcie jest konieczne u pacjentów z utrzymującymi się objawami oraz wtedy, gdy w obrazie radiologicznym stwierdzano wstępnie cień okrągły lub niedodmę.

4 Badania mikrobiologiczne

U dziecka z pozaszpitalnym zapaleniem płuc leczonym ambulatoryjnie nie zaleca się wykonywania badań bakteriologicznych. Są one natomiast przydatne podczas leczenia w szpitalu. Należą tu posiew krwi i w wybranych przypadkach inne materiały diagnostyczne (np. płyn z jamy opłucnej, aspirat z tchawicy, wydzielina z płukania oskrzelowo-pęcherzykowego). U starszych dzieci można pobrać plwocinę. Wymazy z nosogardła nie są miarodajne.

Badania serologiczne szczególnie przydają się w zakażeniach wirusowych i wywoływanych przez bakterie atypowe. W zakażeniu *Legionella pneumophila* można oceniać antygen serotypu 1 w moczu. U dzieci, w przeciwieństwie do dorosłych, nie jest przydatne badanie antygenów *Streptococcus pneumoniae* w moczu. Ma to związek z wysokim odsetkiem wyników fałszywie dodatnich u nosicieli tej bakterii (50–60%) w grupie dzieci przedszkolnych. Ewentualnie przydaje się w wykluczaniu etiologii pneumokokowej zapalenia.

W zakażeniu wywołanym przez *M. pneumoniae* można oceniać zimne aglutyniny, chociaż są one obecne jedynie u 50% chorych dzieci. Poza tym zwiększone ich miano można obserwować w zakażeniach wirusowych (np. wirusem odry, EBV, CMV).

Różnicowanie

Choroby górnych dróg oddechowych, zapalenie oskrzelików, niewydolność krążenia, zatorowość płucna (rzadko u dzieci), guzy zlokalizowane w obrębie klatki piersiowej, choroby śródmiąższowe.

Leczenie

Leczenie zapalenia płuc **w warunkach ambulatoryjnych** wiąże się z doborem terapii empirycznej. Ponadto powinno się:

- zakazać palenia tytoniu w otoczeniu dziecka,
- zalecić wypoczynek,
- zadbać o odpowiednie nawodnienie chorego.

Leczenie **w warunkach szpitalnych** wymaga w razie konieczności stosowania tlenoterapii dla zapewnienia saturacji > 92%. Ważna jest właściwa ocena stanu nawodnienia i odżywiania. Pojawienie się powikłań, np. wysięku parapneumonicznego, może wymagać konieczności wykonania nakłucia opłucnej lub zastosowania drenażu.

Antybiotykoterapia – włączenie antybiotyku powinno być ustalane indywidualnie, ponieważ część zapaleń płuc jest wywoływana przez wirusy. Dzieci do 2. rż., w dobrym stanie ogólnym, niegorączkujące wysoko, początkowo powinny otrzymywać leki objawowe oraz być ocenione w ciągu kolejnych 48 godzin. Podejrzenie nadkażenia bakteryjnego lub pierwotnej etiologii bakteryjnej wymaga zastosowania leku przeciwbakteryjnego zgodnie z przewidywaną etiologią (tab. 9.18).

W żadnej grupie wiekowej (poza okresem noworodkowym) u dzieci z prawidłową odpornością nie ma uzasadnienia dla leczenia pozaszpitalnego zapalenia płuc antybiotykami aminoglikozydowymi. Pojawienie się cech reakcji natychmiastowej po zastosowaniu amoksycyliny wymaga leczenia antybiotykiem

makrolidowym. Wystąpienie reakcji w mechanizmie nienatychmiastowym pozwala na zastosowanie w terapii cefalosporyn II lub III generacji.

Czas trwania leczenia zmian zapalnych w płucach zależy od etiologii oraz ciężkości przebiegu. Obecnie obserwuje się tendencję do ograniczania czasu leczenia niepowikłanych, pozaszpitalnych zapaleń płuc do 5–7 dni. Zakażenie wywołane przez *Staphylococcus aureus* lub bakterie Gram-ujemne wydłuża czas terapii. Podobnie jak przy infekcjach wywołanych przez bakterie atypowe powinna ona trwać 10–14 dni. Zapalenie o etiologii *Legionella pneumophila* leczy się nawet przez 3 tygodnie. Jeżeli stan zdrowia pacjenta nie ulega pogorszeniu, antybiotyku nie powinno się zmieniać przed upływem 72 godzin.

Zapobieganie zapaleniom płuc:

- szczepienia ochronne przeciwko *Haemophilus influenzae*, *Streptococcus pneumoniae* i grypie,
- stosowanie chemioprofilaktyki w szczególnych sytuacjach, np. zakażenie matki *Streptococcus agalactiae* czy *Chlamydia trachomatis* oraz po kontakcie z *Haemophilus influenzae* typ B,
- izolacja pacjentów (szczególnie w zakażeniach RSV),
- przestrzeganie zasad higieny,
- karmienie piersią,
- unikanie narażenia na dym tytoniowy.

Zapalenie płuc wywołane przez *Streptococcus pneumoniae*

Do rozwoju zapalenia dochodzi najczęściej drogą mikroaspiracji, rzadziej krwiopochodną.

Tabela 9.18. Leczenie zapaleń płuc w zależności od wieku dziecka i czynnika etiologicznego

WIEK DZIECKA	LECZENIE
1.–21. dż.	■ Ampicilina z antybiotykiem aminoglikozydowym lub cefalosporyną III generacji
22. dż.–3. mż.	■ Amoksycylina lub cefuroksym lub amoksycylina z kwasem klawulanowym ■ Przy ciężkim przebiegu – cefalosporyny III generacji z kloksacyliną ■ Podejrzenie etiologii atypowej – antybiotyk makrolidowy
4. mż.–4. rż.	■ Dobry stan dziecka – **bez antybiotyku** ■ U dzieci < 2. rż. z bardziej nasilonymi objawami – amoksycylina
Od 5. rż.	■ Amoksycylina lub antybiotyk makrolidowy ■ Ciężki przebieg zapalenia lub pozaszpitalne zapalenie płuc wymagające hospitalizacji – antybiotyk β-laktamowy z antybiotykiem makrolidowym

▸ Obraz kliniczny

Zapalenie płuc pneumokokowe może rozwinąć się u dziecka wcześniej zdrowego lub być poprzedzone infekcją wirusową. Początek choroby jest zwykle nagły. W badaniu podmiotowym stwierdza się wysoką gorączkę, tachypnoë, kaszel początkowo suchy, później z odkrztuszaniem rdzawej wydzieliny oraz duszność. U niektórych dzieci pojawia się ból opłucnowy. W badaniu przedmiotowym można stwierdzić szmer oskrzelowy, trzeszczenia, a także osłabienie lub całkowite zniesienie szmeru pęcherzykowego.

▸ Metody diagnostyczne

W morfologii krwi obwodowej zazwyczaj stwierdza się leukocytozę, rzadziej leukopenię. Stężenia innych wskaźników zapalnych (CRP, prokalcytonina) są znacznie podwyższone. Dodatni wynik posiewu krwi uzyskuje się u ok. 10% dzieci. Na zdjęciu przeglądowym klatki piersiowej typowy jest obraz nacieku obejmującego segment, płat lub kilka płatów płuca (ryc. 9.2). U niemowląt i małych dzieci zapalenie płuc o etiologii *Streptococcus pneumoniae* może przebiegać jako odoskrzelowe zapalenie płuc.

▸ Leczenie

Lekiem z wyboru jest amoksycylina w dawce 75––90 mg/kg mc./dobę w dawkach podzielonych. Alternatywnie stosuje się aksetyl cefuroksymu lub antybiotyki makrolidowe (u osób uczulonych na antybiotyki β-laktamowe). Podejrzenie zakażenia szczepem opornym na antybiotyki β-laktamowe stanowi wskazanie do podania wankomycyny.

Zapalenie płuc wywołane przez *Staphylococcus aureus*

Obecnie zapalenia płuc o tej etiologii występują znacznie rzadziej niż kilkadziesiąt lat temu. Do zakażenia dochodzi przede wszystkim drogą mikroaspiracji treści z górnych dróg oddechowych, rzadziej drogą krwiopochodną (np. czyrak). Może być powikłaniem grypy.

▸ Obraz kliniczny

Stan ogólny chorych jest zazwyczaj ciężki. Typowe są gorączka, duszność i odkrztuszanie ropnej wydzieliny.

▸ Metody diagnostyczne

Obraz radiologiczny zależy od drogi zakażenia. Jednoogniskowe zapalenie płuc jest charakterystyczne dla mikroaspiracji, zaś wieloogniskowe, obustronne dla drogi krwiopochodnej. Na zdjęciu przeglądowym widoczne są nacieki miąższowe, często z cechami rozpadu (ryc. 9.3). Tworzące się ropnie i cienkościenne jamy zmieniają wielkość w zależności od stopnia wypełnienia powietrzem. Częste powikłanie stanowi ropniak opłucnej z odmą lub bez niej.

W plwocinie u starszych dzieci można zaobserwować skupiska Gram-dodatnich ziarenkowców. Posiew krwi jest dodatni w ok. 20% przypadków u zakażonych drogą mikroaspiracji i częściej u dzieci zakażonych drogą krwiopochodną.

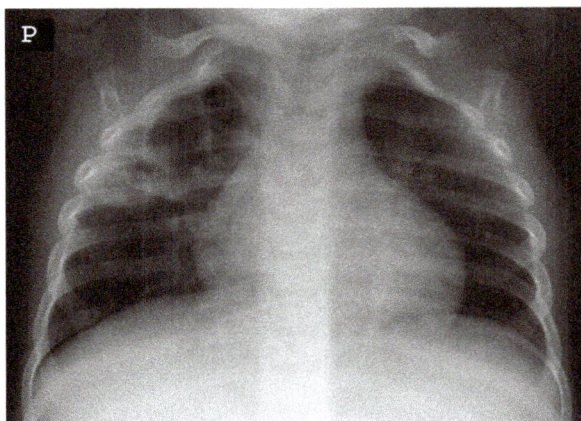

Rycina 9.2. Zdjęcie przeglądowe klatki piersiowej. Pneumokokowe zapalenie płuc.

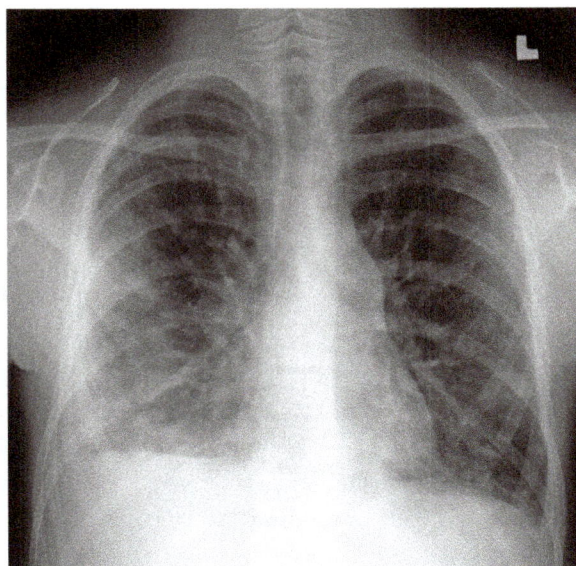

Rycina 9.3. Zdjęcie przeglądowe klatki piersiowej. Gronkowcowe zapalenie płuc.

Leczenie

Większość metycylinowrażliwych szczepów gronkowca złocistego (methicillin-sensitive *Staphylococcus aureus*, MSSA) wytwarza penicylinazy, ale jest wrażliwa na półsyntetyczne pochodne penicylin, np. kloksacylinę, jak również cefalosporyny I i II generacji oraz aminopenicyliny z inhibitorami β-laktamaz. Szczepy oporne na metycylinę (methicillin-resistant *Staphylococcus aureus*, MRSA) są niewrażliwe na wszystkie antybiotyki β-laktamowe oraz zazwyczaj na makrolidy, tetracykliny, linkozamidy i aminoglikozydy. Wykazują wrażliwość na glikopeptydy (wankomycynę), linezolid i tigecylinę. Leczenie zakażenia wywołanego MRSA wymaga izolacji pacjenta, stosowania antybiotyków zgodnie z antybiogramem oraz wydłużenia czasu terapii nawet do 4 tygodni.

Zapalenie płuc wywołane przez *Mycoplasma pneumoniae*

Mycoplasma pneumoniae jest jedną z najmniejszych bakterii. Nie ma ściany komórkowej, ale tylko bogatą w sterole błonę komórkową. Stanowi przyczynę zakażeń górnych i dolnych dróg oddechowych.

Przebieg zapalenia płuc wywołanego przez *M. pneumoniae*, szereg cech klinicznych i badania dodatkowe spowodowały, że nazwano je atypowym. Do zakażenia dochodzi drogą kropelkową. Okres wylęgania wynosi 2–3 tygodnie. Infekcje występują w ciągu całego roku, ze zwiększeniem częstości ich występowania w okresie jesienno-zimowym. Co 3–5 lat stwierdza się zachorowania epidemiczne.

Obraz kliniczny

Rozwój objawów zapalenia poprzedzają zwykle objawy prodromalne (gorączka, ból głowy, złe samopoczucie), następnie dołącza się suchy, męczący kaszel. Przebieg jest zazwyczaj dość łagodny, często z niezbyt wysoką gorączką. W badaniu przedmiotowym oprócz objawów typowych dla zapalenia płuc można stwierdzić świsty.

Metody diagnostyczne

Wskaźniki stanu zapalnego są zazwyczaj słabiej wyrażone niż w zakażeniach typowych. Rzadko występuje leukocytoza. Obraz radiologiczny klatki piersiowej jest różny. Można stwierdzać zmiany charakterystyczne dla odoskrzelowego zapalenia płuc (ryc. 9.4), zmiany śródmiąższowe, zajęcie węzłów chłonnych

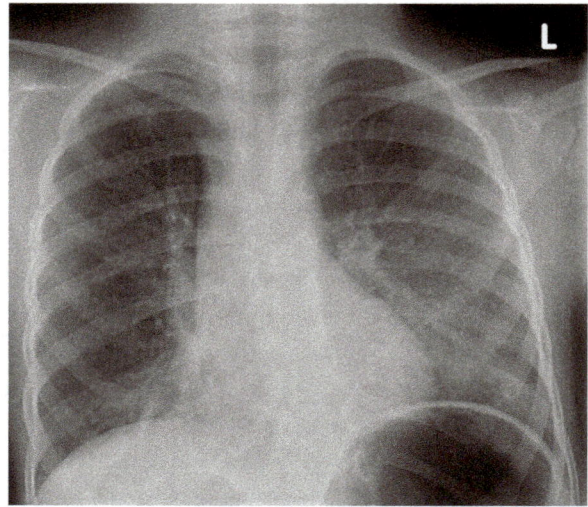

Rycina 9.4. Zdjęcie przeglądowe klatki piersiowej. Mykoplazmowe zapalenie płuc.

śródpiersia i wnęk płucnych. Nacieki obejmujące cały płat spotyka się sporadycznie.

Hodowla *M. pneumoniae* jest trudna i nie znajduje zastosowania w codziennej praktyce. Powszechnie wykonuje się testy immunologiczne wykrywające przeciwciała IgM i IgG. Wysokie miano przeciwciał IgM (pojawiających się 7–14 dni po zakażeniu) lub 4-krotny wzrost miana IgG świadczy o zakażeniu. Coraz częściej wykorzystuje się badania PCR.

Leczenie

Lekami z wyboru są antybiotyki makrolidowe. Powyżej 8. rż. można stosować tetracykliny, a > 18. rż. fluorochinolony i ketolidy. Terapia powinna trwać 10––14 dni (azytromycyną 3–5 dni).

Zapalenie płuc wywołane przez *Chlamydophila pneumoniae*

Chlamydophila pneumoniae to drobnoustrój wewnątrzkomórkowy, którego ściana budową zbliżona jest do bakterii Gram-ujemnych. Rozmnaża się przez podział wewnątrz makrofagów płucnych. Człowiek stanowi jedyny rezerwuar tej bakterii. Do zakażenia dochodzi drogą kropelkową, a źródłem są chorzy oraz zdrowi, bezobjawowi nosiciele. Objawy zapalenia płuc pojawiają się przede wszystkim u dzieci > 5. rż., chociaż coraz częściej występują także u młodszych.

Obraz kliniczny

Objawy kliniczne nie pozwalają na odróżnienie od innych atypowych zapaleń płuc. W znaczącym odsetku przypadków zakażenie przebiega bezobjawowo lub z łagodnymi objawami zapalenia gardła i krtani, które mogą wyprzedzać zapalenie płuc o ok. 2 tygodnie. Zazwyczaj dominującym objawem jest nasilony, suchy kaszel. Objawy chorobowe zwykle przewlekają się i mogą być dwufazowe.

Metody diagnostyczne

Wskaźniki stanu zapalnego są nieznacznie podwyższone. Radiologicznie stwierdza się nacieki pęcherzykowe lub zmiany subsegmentalne. Rozpoznanie można postawić na podstawie izolacji drobnoustroju, jednak wyhodowanie *Ch. pneumoniae* wymaga specjalnych warunków pobrania, transportu i podłoża. Możliwa jest również identyfikacja przy użyciu metody PCR. Powszechnie stosuje się testy serologiczne. Miano przeciwciał w klasie IgM > 1 : 16 lub IgG > 1 : 512 albo czterokrotny wzrost miana IgG w odstępie co najmniej 3-tygodniowym przemawiają za świeżym zakażeniem.

Leczenie

W leczeniu stosuje się antybiotyki makrolidowe – erytromycynę przez 14 dni, klarytromycynę przez 10–14 dni lub azytromycynę przez 5 dni. U dzieci starszych można zlecać podawanie tetracyklin przez 14–21 dni.

Zapalenie płuc w przebiegu grypy

Grypowe zapalenie płuc jest konsekwencją zakażenia wirusem grypy szerzącego się na dolne drogi oddechowe. Pojawiają się objawy, takie jak gorączka, kaszel, duszność i sinica. W badaniu przedmiotowym stwierdza się obustronne trzeszczenia. W badaniu radiologicznym zmiany lokalizują się obustronnie, przede wszystkim w dolnych płatach. Charakterystyczne są rozsiane siateczkowo-guzkowe nacieki. W przebiegu grypowego zapalenia płuc może dojść do rozwoju ostrej niewydolności oddechowej.

Powikłania pod postacią bakteryjnego zapalenia, wywołanego przez *Streptococcus pneumoniae*, *Streptococcus pyogenes* lub *Staphylococcus aureus* obserwuje się przede wszystkim u dzieci z przewlekłymi chorobami płuc, układu krążenia lub zaburzeniami metabolicznymi. O pojawieniu się powikłań (zwykle w ciągu 4–14 dni od początku choroby) świadczą: ponowny wzrost gorączki, produktywny kaszel oraz wystąpienie w badaniu przedmiotowym i radiologicznym cech świadczących o nacieku zapalnym.

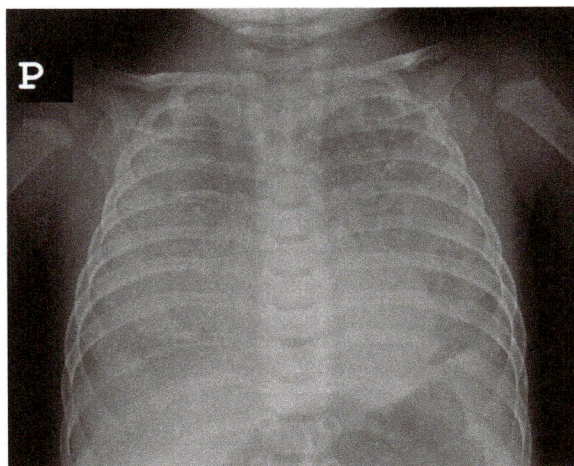

Rycina 9.5. Zdjęcie przeglądowe klatki piersiowej. Grypowe zapalenie płuc.

W leczeniu grypowego zapalenia płuc u dzieci stosuje się przede wszystkim inhibitory neuraminidazy – oseltamiwir 2 mg/kg mc. 2 × dziennie przez 5 dni u dzieci między 1. a 12. rż. oraz 75 mg 2 × dziennie przez 5 dni u dzieci od 13. rż. lub zanamiwir 10 mg 2 × dziennie przez 5 dni (od 5. rż.). Istotne jest wczesne (do 48 godzin) włączenie leczenia.

Powikłania pod postacią bakteryjnego zapalenia płuc wymagają leczenia antybiotykami obejmującymi paciorkowce i gronkowce, np. amoksycylina z kwasem klawulanowym.

9.3.4   *Katarzyna Krenke*

Płyn w jamie opłucnej

łac. *liquor pleuralis*
ang. pleural effusion

Płyn w jamie opłucnej może mieć charakter przesiękowy lub wysiękowy. Stany prowadzące do pojawienia się **przesięku** to:

- niewydolność krążenia,
- niewydolność wątroby,
- dializy otrzewnowe,
- zespół nerczycowy,
- zespół żyły głównej górnej.

Najczęstsze przyczyny **wysięków** u dzieci to:

- zakażenia bakteryjne (w tym gruźlica), rzadziej infekcje grzybicze i wirusowe,
- choroby nowotworowe – chłoniaki, białaczki, przerzuty nowotworowe,

Tabela 9.19. Kryteria różnicujące płyny o charakterze przesiękowym i wysiękowym

KRYTERIUM RÓŻNICUJĄCE	PRZESIĘK	WYSIĘK
Stężenie białka w płynie/stężenie białka w osoczu	< 0,5	> 0,5
Aktywność LDH w płynie/aktywność LDH w osoczu	< 0,6	> 0,6
Aktywność LDH w płynie	$< {}^2/_3$ górnej granicy normy w osoczu	$> {}^2/_3$ górnej granicy normy w osoczu
Stężenie białka w płynie	< 3,0 g/100 ml	> 3,0 g/100 ml
Ciężar właściwy płynu	< 1016 g/l	> 1018 g/l
Stężenie cholesterolu w płynie	< 1,55 mmol/l	> 1,55 mmol/l
Stężenie bilirubiny w płynie/stężenie bilirubiny w osoczu	< 0,6	> 0,6

■ choroby przewodu pokarmowego – zapalenie trzustki, perforacja przełyku, ropień w jamie brzusznej,
■ choroby układowe tkanki łącznej,
■ reakcje polekowe,
■ choroby osierdzia,
■ niedodma,
■ wysięk chłonny,
■ krwiak opłucnej.

W przypadku przesięku zwykle rozpoznanie sugeruje obraz kliniczny choroby, która doprowadziła do jego pojawienia się w jamie opłucnej.

Płyny o charakterze przesiękowym i wysiękowym mogą być zróżnicowane na podstawie badań biochemicznych (tab. 9.19).

Wysiękowe zapalenie opłucnej
łac. *pleuritis*
ang. parapneumonic effusion

⬇ Definicja
Wysiękowe zapalenie opłucnej jest konsekwencją stanu zapalnego opłucnej najczęściej spowodowanego zakażeniem. Wysięk parapneumoniczny występuje w przebiegu bakteryjnego zapalenia płuc, ropnia płuc lub rozstrzeni oskrzeli. W przypadku obecności ropy w jamie opłucnej mówi się o ropniaku opłucnej.

⬇ Epidemiologia
W ostatnich latach na całym świecie zwiększa się częstość występowania powikłanych zapaleń płuc u dzieci, w tym powikłanych wysięków parapneumonicznych i ropniaków opłucnej. Zapadalność wynosi od kilku do kilkunastu przypadków na 100 000 dzieci rocznie.

⬇ Etiologia i patogeneza
U dzieci w jamie opłucnej najczęściej gromadzi się płyn o charakterze wysiękowym, będący powikłaniem bakteryjnych zapaleń płuc. W każdym przypadku należy jednak brać również pod uwagę możliwość obecności innych przyczyn wysięku.

Patogeneza wysiękowego zapalenia opłucnej występującego w przebiegu zapalenia płuc obejmuje kilka faz:

■ suche zapalenie opłucnej objawiające się bólem w klatce piersiowej,
■ gromadzenie się płynu w jamie opłucnej (prosty niepowikłany wysięk parapneumoniczny),
■ przejście bakterii do jamy opłucnej i wytrącanie się włóknika (powikłany wysięk parapneumoniczny),
■ ropniak opłucnej.

Znajomość ewolucji wysięku parapneumonicznego ma duże znaczenie praktyczne, gdyż różne jego fazy wymagają odmiennego postępowania terapeutycznego. Przydatna klinicznie jest trzystopniowa klasyfikacja wysięku parapneumonicznego/ropniaka opłucnej (tab. 9.20).

Czynniki etiologiczne wysiękowego zapalenia opłucnej są zbliżone do czynników etiologicznych powodujących zapalenia płuc u dzieci. Wśród bakterii tlenowych dominującą rolę odgrywa *Streptococcus pneumoniae*. Inne bakterie to m.in. *Staphylococcus aureus*, *Haemophilus influenzae*, *Streptococcus pyogenes*, *Streptococcus milleri*, *Klebsiella pneumoniae*, *Escherichia coli* i *Pseudomonas aeruginosa*. Rzadziej przyczynę stanowią zakażenia atypowe. Wśród bakterii beztlenowych najczęściej spotyka się *Peptostreptococcus spp.*, *Bacteroides spp.*, rzadziej *Prevotella spp.* i *Fusobacterium spp.*

Tabela 9.20. Klasyfikacja wysięku parapneumonicznego/ropniaka opłucnej

KLASA	NAZWA	KRYTERIA ROZPOZNANIA	LECZENIE
I	Prosty wysięk parapneumoniczny	■ pH płynu > 7,2 ■ Glukoza w płynie > 40 mg% ■ LDH > 1000 U/l ■ Ujemne wyniki badań bakteriologicznych	Leczenie ogólne, obserwacja chorego, powtarzanie torakocentezy
II	Powikłany wysięk parapneumoniczny	■ pH płynu < 7,2 ■ Glukoza w płynie < 40 mg% ■ LDH < 1000 U/l ■ Dodatnie wyniki badań bakteriologicznych ■ Obecne złogi włóknika	Drenaż opłucnej ± leczenie fibrynolityczne
III	Ropniak opłucnej	■ Ropny wygląd płynu ■ Kryteria biochemiczne jak w klasie II ■ Obecne otorbione zbiorniki ropy	Drenaż opłucnej + leczenie fibrynolityczne + ew. leczenie chirurgiczne

Obraz kliniczny

Do typowych objawów podmiotowych wysiękowego zapalenia opłucnej należą ból w klatce piersiowej, kaszel, gorączka i uczucie duszności. W badaniu przedmiotowym stwierdza się objawy duszności, zmniejszoną ruchomość zajętej połowy klatki piersiowej, zniesienie drżenia piersiowego i szmeru pęcherzykowego oraz stłumienie odgłosu opukowego. W początkowej fazie słyszalny może być szmer tarcia opłucnej, natomiast w późniejszej widać skrzywienie klatki piersiowej na stronę chorą.

Metody diagnostyczne

1 Badania obrazowe

■ Zdjęcie przeglądowe klatki piersiowej (ryc. 9.6) – typowy obraz to jednolite zacienienie zajętego obszaru, w przypadku płynu wolnego tworzącego linię Ellisa–Damoiseau.

■ Badanie ultrasonograficzne – lokalizacja płynu, ocena jego ilości (za bezpieczną do nakłucia uważa się warstwę > 10 mm), określenie miejsce nakłucia jamy opłucnej i założenia drenu, monitorowanie leczenia.

■ Tomografia komputerowa klatki piersiowej – wskazana w przypadkach powikłanych (przetoka oskrzelowo-opłucnowa, podejrzenie ropnia płuc) oraz wtedy, gdy przyczyna prowadząca do zgromadzenia się płynu nie jest jasna.

2 Badania laboratoryjne

■ Podwyższenie wskaźników stanu zapalnego, łącznie z wysoką liczbą płytek krwi, często sięgającą 1000×10^9/l (zwykle w 2. tyg. leczenia).

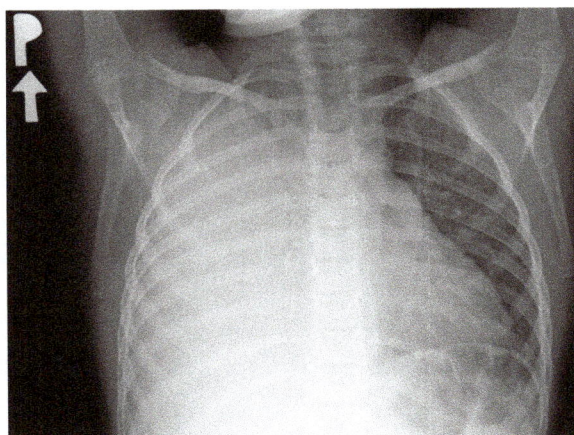

Rycina 9.6. Zdjęcie przeglądowe klatki piersiowej. Płyn w prawej jamie opłucnej.

■ W każdym przypadku podejrzenia obecności płynu o charakterze wysiękowym wskazane jest co najmniej nakłucie diagnostyczne (patrz tab. 9.19 i 9.20).

Leczenie

1 Leczenie systemowe

Stosowane jest we wszystkich fazach wysiękowego zapalenia opłucnej. Jeśli nie dysponuje się wynikami badań bakteriologicznych płynu z opłucnej lub posiewu krwi, należy zastosować antybiotyk obejmujący swoim spektrum najbardziej prawdopodobne czynniki etiologiczne (wymienione powyżej). Najczęściej stosuje się amoksycylinę z kwasem klawulanowym lub cefalosporyny III generacji (cefotaksym, ceftriakson), ew. z klindamycyną. Przy podejrzeniu zakażeń MRSA lub *Streptococcus pneu-*

moniae całkowicie opornym na penicylinę konieczne jest podanie wankomycyny lub linezolidu.

2 Leczenie miejscowe

Dotyczy pacjentów z powikłanym wysiękiem parapneumonicznym i ropniakiem opłucnej. Metody:

- drenaż ssący jamy opłucnej,
- drenaż i podanie leków fibrynolitycznych (urokinaza lub tkankowy aktywator plazminogenu),
- interwencja chirurgiczna (torakoskopia – video-assisted thoracoscopic surgery, VATS) – zalecana wtedy, gdy pomimo prawidłowego leczenia systemowego, drenażu i leków fibrynolitycznych nie udaje się opanować zakażenia (pacjent gorączkuje) lub stwierdza się obecność odseparowanych zbiorników płynu, których nie udaje się zdrenować.

Powikłania

Do powikłań miejscowych ropniaka opłucnej należą przetoka oskrzelowo-opłucnowa, ropień płuca, pyopneumothorax (nagromadzenie ropy i powietrza w jamie opłucnej) i zwłóknienie opłucnej (powikłanie późne). W przebiegu ropniaka dojść może także do zakażenia uogólnionego, rozwoju zapalenia osierdzia, otrzewnej, kości czy innych układów i narządów.

Rokowanie

Rokowanie w wysiękowym zapaleniu opłucnej u dzieci w krajach rozwiniętych jest dobre. Zgony zdarzają się wyjątkowo rzadko. Stwierdzane bezpośrednio po leczeniu zaburzenia wyników badań czynnościowych typu restrykcyjnego mają tendencję do ustępowania z czasem, tak jak i zgrubienia opłucnej w obrazie radiologicznym klatki piersiowej.

9.3.5 *Katarzyna Krenke*

Ropień płuc

łac. *abscessus pulmonis*
ang. lung abscess

Definicja

Ropień płuc jest grubościenną jamą wypełnioną ropną treścią, która powstaje w wyniku martwicy tkanki płucnej.

Epidemiologia

Częstość występowania ropni płuc u dzieci szacowana jest na 0,7 : 100 000 rocznie.

Etiologia i patogeneza

Czynnikami etiologicznymi są głównie bakterie tlenowe i beztlenowe, rzadziej grzyby. Często zakażenie

ma charakter mieszany. Najczęściej ropnie płuc wywołują *Streptococcus pneumoniae, Staphylococcus aureus, Streptococcus pyogenes, Streptococcus milleri, Klebsiella pneumoniae, Pseudomonas aeruginosa, Proteus spp., Haemophilus influenzae, Bacteroides spp., Fusobacterium spp.* i *Peptostreptococcus spp.*

Podział ropni płuc:

- pierwotne – tworzą się we wcześniej zdrowej tkance płucnej, zwykle jako powikłanie zapalenia płuc (martwica i rozpad tkanki płucnej),
- wtórne – ich rozwojowi sprzyja obecność zaburzeń czynnościowych predysponujących do zachłyśnięcia (schorzeń neurologicznych, przetok tchawiczo-przełykowych), zmian anatomicznych (torbiele oskrzelopochodne, wrodzona torbielowatość gruczolakowata płuc, jamy pogruźlicze, nowotwory z rozpadem, torbiele bąblowcowe) i stanów, w których dochodzi do niedrożności oskrzela (ciało obce, guz).

Obraz kliniczny

Najczęstsze objawy ropnia płuc to wysoka gorączka, kaszel (często produktywny), duszność, ból w klatce piersiowej, ubytek masy ciała i krwioplucie. W części przypadków przebieg kliniczny może być podostry z objawami rozwijającymi się przez kilka tygodni.

W badaniu przedmiotowym w przypadku małych ropni położonych głęboko w miąższu płuca można nie stwierdzić odchyleń. Przy zmianach większych i zlokalizowanych obwodowo typowy jest stłumiony odgłos opukowy i ściszenie szmeru pęcherzykowego, rzadziej trzeszczenia.

Metody diagnostyczne

- Na zdjęciu przeglądowym klatki piersiowej (ryc. 9.7) ropień płuc daje obraz grubościennej jamy z poziomem płynu.
- TK klatki piersiowej pozwala na precyzyjne określenie charakteru zmiany (ryc. 9.8) oraz ułatwia diagnostykę różnicową, szczególnie ropni wtórnych.
- W badaniach laboratoryjnych stwierdza się podwyższone wykładniki stanu zapalnego.
- Pacjenci z ropniem płuca mają wskazania do wykonania badania bronchoskopowego w celu sprawdzenia drożności oskrzeli.

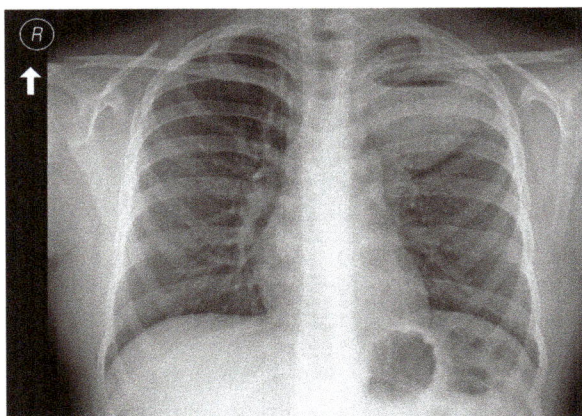

Rycina 9.7. Zdjęcie przeglądowe klatki piersiowej. Ropień płuca lewego.

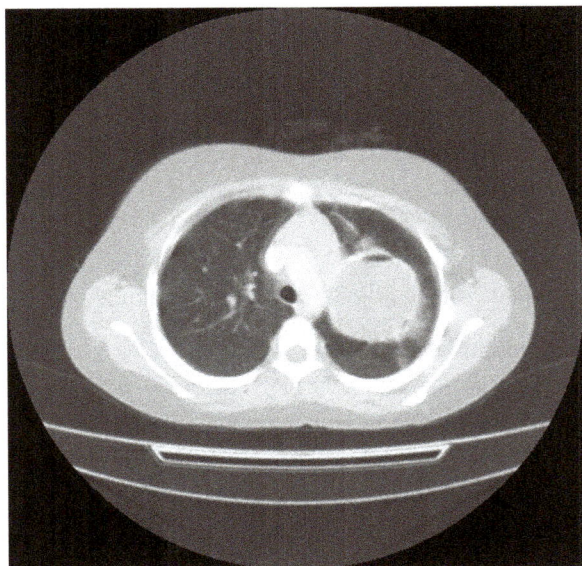

Rycina 9.8. Tomografia komputerowa. Ropień płuca lewego.

Różnicowanie

Przede wszystkim należy ustalić, czy ropień ma charakter pierwotny, czy wtórny.

Leczenie

1 Leczenie zachowawcze

Stosowane antybiotyki powinny swoim spektrum pokrywać najbardziej prawdopodobne czynniki etiologiczne. Zazwyczaj stosuje się klindamycynę jako pojedynczy lek lub w skojarzeniu z cefalosporyną III generacji (cefotaksym, ceftriakson), ew. amoksycylinę z kwasem klawulanowym lub penicylinę z metronidazolem. Antybiotykami drugiego rzutu są karbapenemy. W przypadku podejrze-

nia zakażenia gronkowcowego wskazane jest zastosowanie kloksacyliny lub wankomycyny (MRSA). Antybiotyki podaje się przez okres kilku tygodni (długość terapii zależy od efektu klinicznego). Po wstępnym 2–3-tygodniowym leczeniu dożylnym można przejść na terapię doustną.

Metodą leczenia ropni płuc jest również drenaż jamy ropnia za pomocą cienkiego cewnika założonego pod kontrolą tomografii komputerowej (wraz z antybiotykoterapią ogólnoustrojową). Takie postępowanie skraca czas leczenia.

2 Leczenie chirurgiczne

Konieczne w przypadkach niepowodzenia leczenia zachowawczego.

Powikłania

Pęknięcie ściany ropnia z przedostaniem się treści ropnej lub/i powietrza do jamy opłucnej, co prowadzi do wytworzenia ropniaka opłucnej lub odmy. Konsekwencją takiego stanu może być powstanie przetoki oskrzelowo-opłucnowej.

Rokowanie

U dzieci w krajach rozwiniętych jest dobre, a zgony zdarzają się wyjątkowo rzadko. Na rokowanie u dzieci z ropniami wtórnymi wpływ ma schorzenie podstawowe.

9.3.6   *Jerzy Ziołkowski*

Gruźlica

łac. *tuberculosis*

ang. tuberculosis

Definicja

Choroba zakaźna wywołana przez prątki kwasooporne należące do *Mycobacterium tuberculosis* complex (*M. tuberculosis*, *M. bovis*, *M. africanum*). Zakażenie prątkiem gruźlicy przejawia się zakażeniowym odczynem tuberkulinowym (odczyn tuberkulinowy Mantoux z tuberkuliną RT23, OT MtxRT23) obserwowanym w tuberkulinowym teście skórnym (tuberculin skin test, TST).

Epidemiologia

Częstość zachorowań na gruźlicę u dzieci odpowiada sytuacji epidemiologicznej wśród dorosłych. W 2010 r. zarejestrowano na świecie około 10 mln nowych zachorowań, w tym około 3,5 mln u dzieci (tab. 9.21). Z powodu gruźlicy rocznie umiera ok. 750 tys. dzieci, z tego 95% w krajach rozwijających

Tabela 9.21. Epidemiologia gruźlicy

ODSETEK CHORYCH DZIECI NA GRUŹLICĘ W ODNIESIENIU DO OGÓLNEJ LICZBY ZACHOROWAŃ	
Kraje rozwijające się	20–50%
USA	<1%
Unia Europejska	4%
Polska	**0,94%**
Łotwa, Litwa, Bułgaria, Rumunia	40–71%
Region Zachodniego Pacyfiku	40%

Tabela 9.22. Kryteria zapadalności na gruźlicę

REJONY O NISKIEJ ZAPADALNOŚCI	REJONY O WYSOKIEJ ZAPADALNOŚCI
■ 1–4% choroba gruźlicza	■ 10–20% choroba gruźlicza
■ 30% gruźlica utajona	■ 50–60% gruźlica utajona
■ 5–10% domowa styczność	■ 35–40% domowa styczność

się. W zależności od współczynnika zapadalności wyróżnia się na świecie regiony o niskiej i wysokiej zapadalności na gruźlicę (tab. 9.22).

Według Światowej Organizacji Zdrowia:

■ $1/3$ światowej populacji zakażona jest prątkiem gruźlicy,
■ obserwuje się zakażenia spowodowane prątkami z nowych genetycznie rodzin, np. prątkiem Beijing czy Haarlem,
■ istnieje potencjalne zagrożenie wystąpienia postaci lekooopornej gruźlicy u dzieci (w sytuacji gdy źródłem zakażenia będzie osoba dorosła z rozpoznaną gruźlicą lekooporną),
■ wzrost zachorowań na gruźlicę wśród dzieci uwarunkowany jest również wpływem zakażeń HIV.

Na przebieg zakażenia gruźliczego u dziecka wpływa częstość i masywność zakażenia. Wyróżnia się 3 rodzaje zakażeń:

■ zakażenie przypadkowe – ulica, autobus,
■ zakażenie wewnątrzrodzinne – dom,
■ zakażenie masywne (bombardujące).

Obecnie najczęściej zarażają gruźlicą dorośli, z najbliższego domowego otoczenia dziecka (matka, ojciec, opiekunka). W 80% są to ludzie młodzi (< 40. rż.). Czynnikami ryzyka zachorowania na gruźlicę są:

■ wzrost ekspozycji na zakażenie od dorosłych,
■ środowisko imigrantów, bezdomnych, narkomanów, alkoholików,
■ niski status socjoekonomiczny,
■ choroby przewlekłe, np. prawdopodobieństwo zachorowania na gruźlicę rośnie o 30% u dzieci dializowanych,
■ zaburzenia odporności, w tym zakażenie HIV,
■ niedożywienie.

Dla celów epidemiologicznych Amerykańskie Towarzystwo Lekarzy Rodzinnych wyodrębnia 5 grup gruźlicy:

■ narażenie na gruźlicę – nie stwierdza się cech zakażenia (TST = 0 mm),
■ gruźlica utajona – TST zakażeniowy, natomiast objawy kliniczne, badania obrazowe i bakteriologiczne ujemne,
■ gruźlica klinicznie aktywna,
■ gruźlica klinicznie nieaktywna – TST zakażeniowy, wywiad i badanie radiologiczne dodatnie, bakteriologia ujemna,
■ podejrzenie gruźlicy – rozpoczęta diagnostyka.

Etiologia i patogeneza

Zachorowanie na gruźlicę i jej rozwój uwarunkowane są swoistą reakcją układu odpornościowego dziecka na *M. tuberculosis*. Choroba dotyczy organizmu będącego w okresie intensywnego rozwoju, a więc w trakcie niepełnej dojrzałości anatomicznej, fizjologicznej i immunologicznej. **Największa podatność na zakażenie *M. tuberculosis* dotyczy dzieci do 3. rż.**

Źródłem zakażenia jest zazwyczaj dorosły chory na gruźlicę płuc. Patogen przenosi się drogą kropelkową. W jądrach kropelek znajdują się zazwyczaj 2 lub 3 prątki, które dostają się do pęcherzyków płucnych i ulegają fagocytowaniu przez makrofagi płucne. Przy dużej liczbie prątków i niewydolnym mechanizmie obronnym po 2–3 tygodniach namnażania się prątków wewnątrzkomórkowo, makrofagi ulegają zniszczeniu, prątki wydostają się na zewnątrz i zostają pochłonięte przez inne makrofagi płucne oraz monocyty. Powstaje miejscowy odczyn zapalny. Jego główny element stanowi gruzełek zbudowany z makrofagów przyjmujących postać komórek nabłonkowatych i komórek olbrzymich **Langhansa**, które otaczają rozpadłe komórki. Tak dochodzi do rozwoju martwicy serowatej.

W fazie aktywnej, swoistej odpowiedzi immunologicznej typu komórkowego z udziałem limfocytów Th1, niektóre epitopy prątka łączą się na powierzchni makrofaga z antygenami MHC klasy I i są prezentowane komórkom CD4. Efektywna odpowiedź umożliwia zwalczenie zakażenia. W sytuacji jej upośledzenia dochodzi do znacznego mnożenia się prątków. Makrofagi ze sfagocytowanymi prątkami mogą poprzez układ limfatyczny przedostawać się do krwi, powodując bakteriemię i rozsiew krwiopochodny do wielu narządów.

Klinicznie pierwsze zmiany zachodzące w płucach dziecka określa się jako gruźliczy zespół pierwotny – ognisko Ghona. Bardzo często jest ono niewidoczne w badaniu radiologicznym klatki piersiowej, a stwierdza się jedynie powiększenie węzłów chłonnych tchawiczo-oskrzelowych (adenopatia wysiękowa). U dzieci najmłodszych zmiany występują najczęściej obustronnie, a u starszych jednostronnie. Jest to tzw. okres logarytmicznego wzrostu prątków, który trwa 21 dni. W tym czasie dochodzi do rozsiewu drogą krwi/chłonki i/lub odoskrzelowego.

Obraz histopatologiczny w gruźlicy pierwotnej wykazuje najczęściej:

- u dzieci do 3. mż. zmiany serowate (ryc. 9.9),
- między 4. a 12. mż. zmiany serowato-włókniste,
- > 12. mż. zmiany włókniste.

Gojenie się zmian gruźliczych zależy od stanu równowagi pomiędzy atakującym prątkiem a broniącym się organizmem:

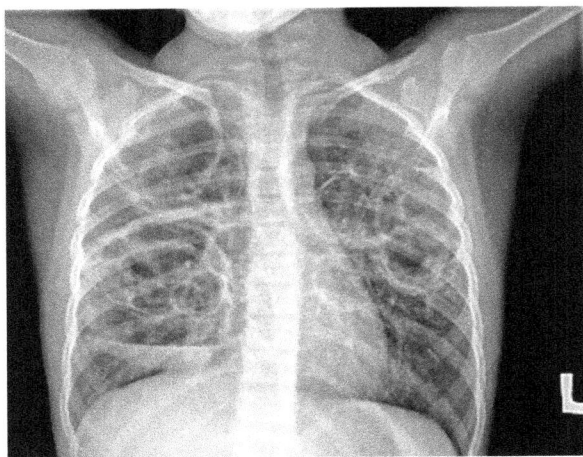

Rycina 9.9. Zdjęcie przeglądowe klatki piersiowej. Serowate zapalenie płuc.

- zwłóknienie – mechanizm wczesnego gojenia (najpomyślniejszy),
- wapnienie,
- szczytowe ognisko Simona – pozostałości po ograniczonych rozsiewach krwiopochodnych,
- ognisko Puhla – zwapniałe lub zwłókniałe pojedyncze szczytowe ogniska.

Obraz kliniczny

Postacie gruźlicy dziecięcej:

- choroba gruźlicza – obecne są zmiany w narządach,
- zakażenie prątkiem zjadliwym (gruźlica latentna – latent tuberculosis infection, LTBI) – zakażeniowy odczyn tuberkulinowy, dodatnie testy uwalniania interferonu γ (IGRA interferon gamma release assay), nie stwierdza się zmian w narządach.

Ze względu na lokalizację zmian choroba gruźlicza może dotyczyć płuc (gruźlica płuc) oraz innych narządów (gruźlica pozapłucna). W gruźlicy pozapłucnej, w zależności od lokalizacji zmian, wyróżnia się:

- postacie lekkie:
  - gruźlica węzłów chłonnych obwodowych,
  - wysiękowe jednostronne zapalenie opłucnej,
  - gruźlica kostno-stawowa – bez gruźlicy kręgosłupa,
  - gruźlica układu moczowo-płciowego,
  - gruźlica skóry,
- postacie o ciężkim przebiegu klinicznym (przede wszystkim wśród dzieci do 3. rż.):
  - gruźlicze zapalenie opon mózgowo-rdzeniowych i mózgu,
  - ostre serowate zapalenie płuc,
  - gruźlica prosowata płuc,
  - obustronne wysiękowe zapalenie opłucnej,
  - zapalenie osierdzia,
  - zapalenie otrzewnej,
  - gruźlica kręgosłupa,
  - gruźlica jelit,
  - gruźlica nadnerczy.

Przebieg kliniczny gruźlicy układu oddechowego:

- skryty,
- skąpy w objawy przedmiotowe,
- objawy często sugerują inną chorobę układu oddechowego,

- klinicznie przebieg łagodny,
- klasyczne objawy, tj.: spadek masy ciała, przewlekły kaszel, gorączka, nocne poty, występują obecnie rzadziej,
- zaburzenia wentylacji – niedodma, rozdęcie występują bardzo rzadko.

Gruźlica pozapłucna:

- bardziej zapomniana i pomijana,
- przebieg skryty, podstępny, ale łagodny,
- nawracające lub przewlekające się infekcje,
- często objawy niezwiązane z danym układem,
- współistnienie z zakażeniem nieswoistym.

Ostre postacie gruźlicy:

- objawy kliniczne niewspółmiernie skąpe do rozległości zmian w płucach,
- objawy septyczno-toksyczne zdarzają się rzadko,
- stan ogólny najczęściej dobry,
- zdarza się, że przebieg kliniczny gruźliczego zapalenia opon mózgowo-rdzeniowych i mózgu jest subkliniczny,

Ostre postacie gruźlicy są obecnie rozpoznawane sporadycznie, przede wszystkim z powodu szczepień BCG.

Gruźlica wrodzona – bardzo rzadko rozpoznawana – diagnoza wymaga spełnienia kryteriów zaproponowanych przez Cantwella:

- w wątrobie noworodka zespół pierwotny lub serowaciejące gruzełki,
- zmiany stwierdzane w 1. tż.,
- u matki zmiany gruźlicze w łożysku i/lub układzie moczowym,
- wykluczona jakakolwiek styczność z gruźlicą po urodzeniu dziecka.

Pierwszym klinicznym objawem gruźlicy wrodzonej może być zapalenie ucha środkowego niepoddające się leczeniu konwencjonalnemu. Zmiany w układzie oddechowym pojawiają się między 2. a 4. tż. Na zdjęciu przeglądowym klatki piersiowej mogą być obecne zlewne, plamiste nacieki lub drobne, rozsiane zmiany miąższowe.

Postępowanie z noworodkiem urodzonym przez matkę chorą na gruźlicę:

- hydrazyd kwasu nikotynowego przez 3 miesiące,
- po 3 miesiącach TST i:
  - TST 0 mm – szczepienie BCG,
  - TST dodatni i brak innych objawów – chemioprofilaktyka przez kolejne 3 miesiące,
  - TST dodatni, obecne objawy chorobowe – pełne leczenie przeciwprątkowe,
- izolacja dziecka od matki – do momentu pełnego odprątkowania matki.

Gruźlica u dzieci zarażonych HIV – 50-krotnie wyższe ryzyko rozwoju czynnej rozsianej gruźlicy niż w populacji ogólnej. Objawy kliniczne sugerujące gruźlicę u dzieci zakażonych HIV:

- cechy uogólnionego zakażenia,
- zapalenie płuc,
- przewlekły kaszel,
- utrata masy ciała,
- stany podgorączkowe,
- powiększenie węzłów chłonnych obwodowych,
- BCGitis, tj. wielonarządowe zakażenie wywołane przez *Mycobacterium tuberculosis bovis* BCG.

U dzieci zakażonych HIV OT MtxRT23 ≥ 5 mm uważany jest za zakażeniowy.

Rozpoznanie

Rozpoznanie gruźlicy może być:

- pewne (definitywne) – zachorowanie na gruźlicę potwierdzone dodatnim wynikiem posiewu materiału z zajętego narządu lub dodatnią bakterioskopią (kraje o ograniczonej dostępności do badań bakteriologicznych),
- możliwe – dodatnie objawy kliniczne i radiologiczne, TST, kontakt z chorym na gruźlicę.

Przy podejrzeniu gruźlicy u dziecka niezbędne są:

- badanie podmiotowe – przede wszystkim ustalenie styczności z chorym na gruźlicę,
- badanie przedmiotowe (lokalizacja zmian),
- odczyn tuberkulinowy,
- testy immunologiczne (IGRA) – przy podejrzeniu zakażenia wywołanego *M. tuberculosis* (gruźlica utajona),
- badania obrazowe – RTG klatki piersiowej i innych narządów, TK klatki piersiowej, bronchoskopia,

Tabela 9.23. Postępowanie diagnostyczne u dziecka > 5. rż. ze stwierdzoną stycznością z chorym na gruźlicę

- Obserwacja przez 12–24 miesiące
- TST – jeśli TST zakażeniowy, wdrożenie pełnej diagnostyki:
  - zmiany na zdjęciu przeglądowym klatki piersiowej z prawidłowym lub nieprawidłowym wynikiem bronchoskopii i dodatnim lub ujemnym wynikiem badania bakteriologicznego są wskazaniem do pełnego leczenia
  - jeśli tylko TST zakażeniowy – chemioprofilaktyka

Tabela 9.24. Postępowanie diagnostyczne u dzieci do 5. rż. ze stwierdzoną stycznością z chorym na gruźlicę

Styczność ustalona i TST powyżej 10 mm
- Pełne badanie bakteriologiczne
- Zdjęcie przeglądowe klatki piersiowej
  - Przy niepewnym obrazie radiologicznym HRCT klatki piersiowej
  - Obligatoryjnie bronchoskopia

Podejrzenie lokalizacji pozapłucnej:
- TST i IGRA
- Badanie bakteriologiczne
- Zdjęcie przeglądowe klatki piersiowej
- Inne badania obrazowe w zależności od obrazu klinicznego – USG węzłów chłonnych obwodowych, USG jamy brzusznej, RTG kości, MR kręgosłupa, TK jamy brzusznej, urografia, cystoskopia, MR mózgu, echokardiografia

Tabela 9.25. Dodatni wynik testu tuberkulinowego

ŚREDNICA NACIEKU	OSOBY
> 5 mm	- Zakażeni HIV - Po niedawnym kontakcie z chorym na gruźlicę - Pacjenci otrzymujący leki immunosupresyjne - Przewlekła steroidoterapia (> 15 mg/dobę ponad miesiąc)
> 10 mm	- Narkomani - Dzieci < 4. rż. - Dzieci i młodzież eksponowana na prątki - Chorzy z czynnikiem zwiększonego ryzyka (cukrzyca, choroby rozrostowe, niewydolność nerek, wyniszczenie)
> 15 mm	- Osoby bez podwyższonego ryzyka

Zjawisko wzmocnienia „booster effect" polega na zmianie wyniku odczynu z ujemnego na dodatni przy powtarzaniu próby tuberkulinowej w krótkim czasie wskutek pobudzenia odporności komórkowej niezwiązanej ze świeżym zakażeniem wywołanym przez prątki.

2 Badania radiologiczne
Zdjęcie przeglądowe klatki piersiowej to istotne badanie w diagnozowaniu gruźlicy układu oddechowego, ale nie jest swoiste. Może dochodzić do znacznego powiększenia węzłów chłonnych tchawiczo-oskrzelowych, zacienień płatowych czy segmentowych oraz rozsiewu odwęzłowego. Zmiany radiologiczne w lokalizacjach pozapłucnych ujawniają się nawet 20 lat po zakażeniu. Inne badania obrazowe, np. TK, pozwalają na dokładniejszą ocenę lokalizacji i rozległości zmian patologicznych.

3 Bronchoskopia
Powinna być wykonywana u każdego dziecka z rozpoznaniem i podejrzeniem gruźlicy płuc. Im młodsze dziecko, tym większe prawdopodobieństwo obecności zmian w tchawicy i oskrzelach. W gruźlicy węzłowo-płucnej stwierdza się:

- przekrwienie błony śluzowej,
- zwężenie światła oskrzeli przez zmienione gruźliczo węzły chłonne tchawiczo-oskrzelowe,
- poszerzenie klinów podziałowych,
- przetoki węzłowo-oskrzelowe,
- ziarninę.

- badania bakteriologiczne – bakterioskopia, badanie genetyczne, posiew; do badań pobiera się popłuczyny żołądkowe (3-krotnie), indukowaną plwocinę, plwocinę odkrztuszaną samoistnie, popłuczyny oskrzelowe, treść z węzła chłonnego, płyn z opłucnej, płyn mózgowo-rdzeniowy i mocz,
- badanie histopatologiczne.

U dzieci, które miały kontakt z gruźlicą należy wdrożyć odpowiednie postępowanie (tab. 9.23 i 9.24).

Badania diagnostyczne

1 Test tuberkulinowy
Odczytu testu tuberkulinowego dokonuje się po 72 godz. od jego założenia. Polega on na pomiarze poprzecznej do długiej osi przedramienia największej średnicy nacieku – zgrubienia (nie zaczerwienienia). Kryteria dodatniego (zakażeniowego) wyniku TST przedstawiono w tabeli 9.25.

4 Badania bakteriologiczne
- Badanie mikroskopowe materiału pobranego od pacjentów podejrzanych o gruźlicę (najczęściej plwociny). Bakterioskopia jest dodatnia jedynie u 10–15% dzieci chorych na gruźlicę.
- Hodowla szczepów *Mycobacterium*. Nowoczesne systemy automatyczne hodowli prątków, np. hodowlany system radiometryczny Bactec, wykazują stosunkowo wysoką czułość i swoistość w wykrywaniu *M. tuberculosis* w materiałach pobieranych od dzieci. Dodatnie wyniki posiewów wynoszą 30–40%.
- Badania genetyczne – wykrywanie materiału genetycznego prątków gruźlicy w materiale z zajętych narządów przy użyciu metod molekularnych.

Istnieje wiele nowych technik diagnostyki bakteriologicznej, przede wszystkim opartych na badaniach molekularnych – każda metoda, która przybliża rozpoznanie gruźlicy dziecięcej, jest warta zastosowania.

5 Testy IGRA
Testy służące do diagnozowania gruźlicy latentnej. Polegają na uwalnianiu interferonu gamma przez limfocyty po inkubacji krwi pacjenta z antygenami prątków.

- T-Spot – liczy się liczba limfocytów biorących udział w wydzielaniu interferonu γ.
- Quanti Feron-TbGold – oznacza się stężenie interferonu γ w surowicy krwi badanego dziecka.

Oznaczenia IGRA powinny być traktowane jako testy pomocnicze w diagnostyce zakażenia wywołanego przez *M. tuberculosis* (gruźlica utajona – latentna).

Różnicowanie
W rozpoznaniu różnicowym gruźlicy układu oddechowego należy uwzględnić m.in. zakażenia (zapalenia płuc wywołane przez inne bakterie, grzyby), przewlekłe choroby układu oddechowego i choroby nowotworowe (chłoniaki).

Leczenie
1 Terapia gruźlicy
Wstępna faza to intensywne leczenie 3 lub 4 lekami przez 2 miesiące. Faza podtrzymująca to 2 leki podawane przez 4 lub więcej miesięcy. Pozostałe zasady terapii:

- wprowadzenie systemu bezpośrednio nadzorowanego leczenia (directly observed treatment, DOT),
- obowiązkowe monitorowanie leczenia – wykonanie badania bakteriologicznego po 2 i 5 miesiącach leczenia,
- obowiązek pełnej rejestracji odpowiedzi na leki,
- w przypadku lekooporności leczenie > 18 miesięcy,
- prowadzenie dokładnej dokumentacji dotyczącej leczenia, tolerancji leków, stanu ogólnego dziecka.

Podstawowe leki przeciwprątkowe I rzutu to hydrazyd kwasu nikotynowego, ryfampicyna, pyrazynamid, etambutol i streptomycyna.

2 Chemioprofilaktyka
U dzieci istnieje obowiązek stosowania chemioprofilaktyki w sytuacji rozpoznania gruźlicy latentnej (utajonej):

- Rekomendacja WHO – hydrazyd kwasu nikotynowego przez 6 miesięcy (z wit. B_6).
- Zalecenia BTS – hydrazyd kwasu nikotynowego przez 6 miesięcy lub hydrazyd kwasu nikotynowego z ryfampicyną przez 3 miesiące.

Leczenie gruźlicy u zakażonych HIV:

- przez 2 miesiące 4 leki, potem do końca kuracji 2 leki,
- postać płucna – leczenie 9 miesięcy, lokalizacje pozapłucne – leczenie minimum 12 miesięcy.

3 Szczepienie BCG
Szczepienie BCG jest rekomendowane przede wszystkim w krajach o wysokim współczynniku ryzyka wystąpienia zakażenia gruźlicą.

Niepożądane odczyny po szczepieniu BCG:

- duże owrzodzenie w miejscu szczepienia utrzymujące się ponad 2 miesiące (u niemowląt do 10 mm, u dzieci starszych do 20 mm),
- ropnie w miejscu szczepienia,
- ropnie podskórne,
- zmiany w okolicznych węzłach chłonnych,
- uogólniony rozsiew prątków.

Powikłania miejscowe i zmiany w okolicznych węzłach chłonnych nie wymagają diagnostyki ani leczenia.

Fenomen Kocha dotyczy dzieci tuberkulinododatnich, z alergią poszczepienną, chorych na gruźlicę. W miejscu szczepienia BCG w ciągu 2–6 dni od jego podania pojawia się owrzodzenie lub ropień. Postępowanie:

- OT MtxRT23,
- zdjęcie przeglądowe klatki piersiowej,
- badanie bakteriologiczne,
- w leczeniu chemioprofilaktyka lub pełne leczenie przeciwprątkowe.

9.3.7   *Teresa Bielecka*

Mykobakteriozy

łac. *mycobacteriosis*

ang. nontuberculous mycobacterial diseases

Definicja

Choroby wywołane przez prątki niegruźlicze (nontuberculous mycobacteria, NTM) zwane inaczej prątkami MOTT (mycobacteria other than tuberculosis) lub prątkami atypowymi.

Epidemiologia

Występują rzadko, choć od końca XX wieku obserwuje się zwiększony odsetek zachorowań. Dostępne nieliczne dane szacują zapadalność wśród dzieci na 0,84–3,11 : 100 000.

Etiologia i patogeneza

Prątki MOTT (wspólnie z prątkami gruźliczymi) należą do rodzaju *Mycobacterium*, rodziny *Mycobacteriaceae*. Bakterie te występują powszechnie w środowisku w glebie i w wodzie (w zbiornikach naturalnych i ujęciach wody wodociągowej). Znanych jest ponad 100 gatunków prątków atypowych, wśród których tylko nieliczne wywołują objawy chorobowe u ludzi. Najczęściej izolowane wśród chorych patogeny to MAC (*Mycobacterium avium* complex), w skład którego wchodzą 2 blisko spokrewnione gatunki *M. avium* i *M. intracellulare*, a także *M. kansasii*, *M. abscessus*, *M. fortuitum*, *M. marinum* i *M. chelonae*. W Polsce najczęstszą przyczyną mykobakteriozy jest *M. kansasii*.

Prątki MOTT mogą być przyczyną zakażeń bezobjawowych lub jawnych klinicznie. Do zachorowania dochodzi wskutek ekspozycji ze środowiska (woda, gleba, kurz, aerozole). Nie opisywano transmisji od innego chorego. Miejsce wnikania bakterii stanowi najczęściej błona śluzowa górnych lub dolnych dróg oddechowych, rzadziej skóra lub przewód pokarmowy. U dzieci ogólnie zdrowych choroba ogranicza się do miejsca inwazji i regionalnych węzłów chłonnych stąd **najczęstszą manifestacją mykobakteriozy w populacji dziecięcej jest zapalenie powierzchownych węzłów chłonnych szyjnych.** Znacznie rzadsze są mykobakteriozy płuc, które u zdrowych dzieci występują sporadycznie, częściej występują u pacjentów z mukowiscydozą i pierwotną dyskinezą rzęsek.

Po wtargnięciu do organizmu mykobakterie stymulują odpowiedź immunologiczną o typie komórkowym, co w efekcie prowadzi do tworzenia ziarniniaków. Do rozsianych procesów może dochodzić u pacjentów z defektami immunologicznymi, zwłaszcza z niedoborem T-komórkowym (zakażenie HIV/ /AIDS), w przypadku zaburzonej sekrecji interferonu γ (IFN-γ) lub defektu receptora dla interleukiny 12.

Obraz kliniczny

Zapalenie węzłów chłonnych szyi występuje zwykle u dzieci < 6. rż. Wrotami zakażenia jest uszkodzona śluzówka jamy ustnej lub gardła. Choroba objawia się niebolesnym jednostronnym powiększeniem węzłów chłonnych, bez obecności objawów ogólnoustrojowych. Skóra tej okolicy może być zaczerwieniona.

Obraz kliniczny mykobakteriozy płuc zależy od gatunku *Mycobacterium* oraz czynników ryzyka obecnych u osoby zakażonej (wiek, obecność zaburzeń odporności, współistniejące choroby płuc).

Mycobacterium kansasii jest podobny antygenowo i pod względem chorobotwórczości do *M. tuberculosis*. Do rozwoju choroby dochodzi u dzieci wcześniej zdrowych, a jej przebieg przypomina gruźlicę. U młodzieży najczęstsze objawy to kaszel z odkrztuszaniem, utrata masy ciała, krwioplucie, ból w klatce piersiowej, gorączka, dreszcze i nocne poty. Radiologicznie stwierdza się obecność jam, nacieków zapalnych w szczytach płuc i zmian włóknistych. U młodszych dzieci typowym obrazem radiologicznym są powiększone węzły chłonne wnęk ze zwapnieniami oraz zagęszczenia zapalno-niedodmowe miąższu płuc.

Mycobacterium avium complex może być chorobotwórczy dla dzieci immunokompetentnych. Zakażenie objawia się uporczywymi stanami podgorączkowymi i przewlekłym kaszlem. Typową zmianą radiologiczną jest limfadenopatia wnęk i śródpiersia, czasem z towarzyszącą niedodmą, rzadziej masywne obustronne nacieki zapalne.

Mykobakteriozy u chorych na mukowiscydozę – najczęstsze czynniki etiologiczne w tej grupie pacjentów to MAC (76% przypadków) i *M. abscessus* (18%). Rozpoznanie jest bardzo trudne z uwagi na współistniejące objawy kliniczne i radiologiczne choroby podstawowej. Problem stanowi odróżnienie kolonizacji od aktywnego zakażenia. Objawami przemawiającymi za aktywnym zakażeniem są znaczące zwiększenie kaszlu i odkrztuszania plwociny, stany podgorączkowe, poty nocne, spadek masy ciała, pogorszenie wyników badań czynnościowych płuc oraz pojawienie się nowych zmian jamistych na zdjęciu przeglądowym klatki piersiowej.

Mykobakterioza u zakażonych HIV może dotyczyć tylko płuc (*M. abscessus*) lub przybierać charakter rozsiany – najczęściej MAC (> 90% przypadków) lub *M. kansasii*. Grupę ryzyka rozsianej choroby stanowią chorzy ze znaczącym spadkiem liczby limfocytów T CD4+ (< 50/µl). Najczęstsze symptomy to gorączka, dreszcze, poty nocne, spadek masy ciała, rzadziej bóle brzucha i biegunka. Chorzy są wyniszczeni, mają hepatosplenomegalię i uogólnioną limfadenopatię.

Przebieg naturalny

Zapalenie węzłów chłonnych szyi może ulec samowyleczeniu, częściej jednak prowadzi do ich zropienia i powstania trudno gojących się przetok węzłowo-skórnych. W przebiegu mykobakteriozy płuc powiększenie węzłów tchawiczo-oskrzelowych skutkuje zwężeniem oskrzeli i przewlekłymi zmianami zapalno-niedodmowymi płuc z następczym powstaniem rozstrzeni oskrzeli. U chorych na mukowiscydozę zakażenie prątkami atypowymi jest przyczyną zaostrzenia i progresji choroby podstawowej. U zakażonych HIV rozsiana mykobakterioza prowadzi do postępującego wyniszczenia, a nieleczona skutkuje zgonem.

Metody diagnostyczne

Rozpoznanie mykobakteriozy płuc można postawić na podstawie kryteriów klinicznych, radiologicznych i bakteriologicznych. Zostały one opracowane w odniesieniu do pacjentów dorosłych, ale z uwagi na brak odrębnych wytycznych dotyczących dzieci mają również zastosowanie w pediatrii. Należy jednak uwzględnić odmienny w najmłodszych grupach wiekowych charakter zmian radiologicznych (tab. 9.26).

Różnicowanie

Mykobakteriozy płuc wymagają różnicowania przede wszystkim z gruźlicą oraz infekcjami bakteriami aty-

Tabela 9.26. Kryteria rozpoznawania mykobakteriozy płuc – muszą być spełnione oba kryteria kliniczne i co najmniej jedno mikrobiologiczne

KRYTERIA KLINICZNE	KRYTERIA MIKROBIOLOGICZNE
■ Objawy ze strony układu oddechowego, guzki lub jamy na zdjęciu przeglądowym klatki piersiowej albo wieloogniskowe rozstrzenie z mnogimi, drobnymi guzkami w HRCT ■ Wykluczenie innych chorób o podobnym obrazie klinicznym – przede wszystkim gruźlicy	■ Dodatnie wyniki hodowli ⩾ 2 próbek plwociny pobranych oddzielnie (jeśli wyniki są ujemne, należy rozważyć powtórzenie bakterioskopii i posiewów w kierunku prątków kwasoopornych) ■ Dodatni wynik hodowli z ⩾ 1 próbki popłuczyn oskrzelowych ■ Dodatni wynik badania histologicznego (ziarniniaki i nacieki typowe dla zakażeń prątkami lub stwierdzenie prątków kwasoopornych) i posiewu w kierunku NTM z bioptatu płuca (z biopsji przezoskrzelowej lub innej) albo dodatni wynik badania histologicznego bioptatu płuca i dodatni wynik posiewu ⩾ 1 próbki plwociny lub popłuczyn oskrzelowych

Tabela 9.27. Schematy leczenia najczęstszych mykobakterioz układu oddechowego

ETIOLOGIA	ZALECANE LEKI	SPOSÓB PODAWANIA	CZAS LECZENIA
M. kansasii	Izoniazyd + ryfampicyna + etambutol	1 × dziennie	12 miesięcy od uzyskania jałowych posiewów plwociny
MAC	Klarytromycyna/azytromycyna + ryfampicyna/ryfabutyna + etambutol	1 × dziennie lub 3 × w tygodniu	Od 18 do 24 miesięcy – minimum 12 miesięcy od uzyskania jałowych posiewów plwociny

powymi, natomiast limfadenopatię obwodową o etiologii MOTT należy różnicować z: bakteryjnym zapaleniem węzłów chłonnych, chorobą kociego pazura, mononukleozą, toksoplazmozą, brucelozą, tularemią, chorobą Hodgkina i chłoniakiem nieziarniczym.

Leczenie

Terapia mykobakterioz, podobnie jak gruźlicy, jest wielolekowa, aby zapobiec rozwojowi lekooporności prątków. Nie ma odrębnych wytycznych dotyczących leczenia dzieci. Aktualne zalecenia terapeutyczne są zaczerpnięte z badań u dorosłych i oparte na opiniach ekspertów (tab. 9.27).

W przypadku izolowanego zapalenia węzłów chłonnych szyi ich chirurgiczna resekcja daje pełne wyleczenie u 90% pacjentów, u pozostałych należy zastosować leczenie skojarzone.

Mykobakteriozę płuc o etiologii *M. abscessus* leczy się terapią skojarzoną z uwzględnieniem klarytromycyny.

Powikłania

Przetoki węzłowo-skórne, owrzodzenia skóry, rozstrzenie oskrzeli.

Rokowanie

Mykobakteriozy u dzieci ogólnie zdrowych rokują pomyślnie, u chorych z mukowiscydozą może dojść do zaostrzenia i progresji choroby podstawowej. Najpoważniej rokują pacjenci z zaawansowanym AIDS lub całkowitym brakiem receptora IFN-γ, u których rozsiana postać mykobakteriozy może prowadzić do zgonu.

9.3.8   *Joanna Peradzyńska*

Grzybice płuc

łac. *mycoses pulmonum*

ang. pulmonary fungal infection

Grzybice układu oddechowego rzadko występują u dzieci. Najczęściej są infekcjami oportunistycznymi. Czynniki predysponujące to:

- wrodzone zaburzenia odporności,
- choroby nowotworowe,
- przeszczepy,
- zakażenie HIV,
- leczenie immunosupresyjne,
- choroby przewlekłe, wyniszczające,
- rozległe oparzenia,
- wcześniactwo,

- leczenie na oddziałach intensywnej opieki medycznej,
- stosowanie cewników centralnych,
- długotrwałe stosowanie antybiotyków o szerokim spektrum działania.

Do najczęstszych grzybic u dzieci z zaburzeniami odporności należą aspergiloza, kandydoza, kryptokokoza i mukormykoza. U osób z prawidłową odpornością mogą występować natomiast histoplazmoza, kokcydioidomykoza i blastomykoza (grzybice endemiczne).

Zakażenia układu oddechowego wywołane przez grzyby z rodzaju *Aspergillus*

Grzyby z rodzaju *Aspergillus* (kropidlaki) występują powszechnie w środowisku (ziemia, obumarłe cząstki roślin). Dotychczas zidentyfikowano ok. 200 gatunków. Znaczenie kliniczne mają przede wszystkim *A. fumigatus*, *A terreus*, *A. niger* i *A. flavus*.

Zakażenie następuje drogą inhalacyjną. Objawy infekcji rozwijają się prawie wyłącznie u dzieci z obniżoną odpornością, z wyniszczającymi chorobami ogólnoustrojowymi lub z przewlekłymi chorobami układu oddechowego.

Wyróżnia się 3 postaci choroby:

- *aspergilloma* (płucna aspergiloza jamista, kropidlakowy grzybniak płuc) – postać przewlekła, u dzieci występuje bardzo rzadko, rozwija się w jamach powstałych wskutek wcześniejszego uszkodzenia tkanki płucnej,
- alergiczna aspergiloza oskrzelowo-płucna,
- inwazyjna aspergiloza.

Alergiczna aspergiloza oskrzelowo-płucna

Alergiczna aspergiloza oskrzelowo-płucna (allergic broncho-pulmonary aspergillosis, ABPA) rozwija się w wyniku reakcji nadwrażliwości na antygen grzyba. Występuje przede wszystkim u chorych z astmą oskrzelową (zwykle u nastolatków i młodych dorosłych, rzadko w astmie dziecięcej) i mukowiscydozą. Charakterystyczne objawy to zaostrzenie choroby podstawowej, kaszel z odkrztuszaniem brązowo podbarwionej wydzieliny, duszność, epizody świszczącego oddechu oraz złe samopoczucie.

Rozpoznanie ustala się na podstawie niżej wymienionych kryteriów diagnostycznych:

■ rozpoznana astma oskrzelowa lub mukowiscydoza i wystąpienie zaostrzenia choroby,

■ w RTG klatki piersiowej obecność nacieków w miąższu płuc, w TK obecność centralnych rozstrzeni oskrzeli,

■ w surowicy krwi wysokie miano przeciwciał IgE całkowitych (> 1 000 IU/l), obecność IgE i IgG swoistych przeciw *Aspergillus fumigatus*, obecność precypityn przeciw *Aspergillus fumigatus*,

■ dodatnia reakcja skórna typu natychmiastowego na antygen *Aspergillus*, eozynofilia we krwi obwodowej.

Do postawienia rozpoznania konieczne jest stwierdzenie następujących kryteriów: zaostrzenie astmy/ /mukowiscydozy, dodatnia reakcja skórna typu natychmiastowego na antygen *Aspergillus*, wysokie miano IgE całkowitego, IgE i IgG swoistego dla *Aspergillus*, obecność centralnych rozstrzeni oskrzeli.

Choroba ma kilka okresów, od fazy ostrej (gorączka, kaszel, zmiany radiologiczne) przez okresy remisji i zaostrzeń, aż do wystąpienia końcowego stadium – włóknienia płuc.

Leczeniem z wyboru jest steroidoterapia systemowa. Leki przeciwgrzybicze zaleca się w przypadku braku poprawy po steroidach. Najczęściej stosuje się itrakonazol lub worykonazol. Inne leki, np. przeciwciała monoklonalne anty-IgE, obecnie nie są zalecane.

Inwazyjna postać aspergilozy układu oddechowego

Inwazyjna aspergiloza płuc jest jedną z przyczyn zgonów u chorych z nowotworami układu krwiotwórczego i biorców przeszczepów, zwłaszcza szpiku kostnego. Do czynników ryzyka jej wystąpienia należą:

■ zaburzenia czynności makrofagów,

■ neutropenia (zwłaszcza < 500 komórek/µl),

■ zaburzenia czynności neutrofilów (steroidoterapia, immunosupresja, biorcy przeszczepów, przewlekła choroba ziarniniakowa),

■ wcześniactwo,

■ zakażenie HIV.

Aspergiloza inwazyjna układu oddechowego może przebiegać jako różne formy kliniczne. Najczęstszą jest postać płucna, która stanowi 70% przypadków.

Podejrzenie choroby nasuwa współwystępowanie ww. czynników ryzyka z ciężkim zapaleniem płuc niepoddającym się leczeniu antybiotykami o szerokim spektrum.

Badania diagnostyczne obejmują:

■ zdjęcie przeglądowe klatki piersiowej – stwierdza się występowanie rozlanych nacieków miąższowych i obecność guzków,

■ TK klatki piersiowej – typowo stwierdza się obwodowo zlokalizowane guzki otoczone obszarem mlecznej szyby (tzw. halo), w bardziej zaawansowanych postaciach choroby dochodzi do tworzenia jam,

■ badanie surowicy krwi – ocena stężenia galaktomannanu (stosunkowo wysoka czułość i swoistość w grupach ryzyka, ujemny wynik nie wyklucza jednak inwazyjnej aspergilozy),

■ ocena popłuczyn oskrzelowo-pęcherzykowych — obecność grzybni *Aspergillus*, dodatnia hodowla w kierunku *Aspergillus*.

W leczeniu inwazyjnej aspergilozy stosuje się worykonazol (lek z wyboru). Inne leki to lipidowa postać amfoterycyny B, kaspofungina i posakonazol.

Zakażenie *Pneumocystis jiroveci*

Zakażenie *Pneumocystis jiroveci* jest bardzo częste w pierwszych miesiącach życia. U większości dzieci do 4. rż. stwierdza się obecność przeciwciał przeciw *Pneumocystis*. U osób z prawidłową odpornością zakażenie ma zwykle przebieg subkliniczny. U małych niemowląt sporadycznie przebiega pod postacią zapalenia płuc. Zakażenie objawowe najczęściej dotyczy chorych z obniżoną odpornością (pierwotne i wtórne niedobory odporności – przede wszystkim AIDS), leczonych immunosupresyjnie (steroidoterapia > 0,4 mg/kg mc./dobę prednizolonu), dzieci niedożywionych i wychowanków domów dziecka. Może być wynikiem infekcji pierwotnej, uaktywnienia utajonego zakażenia lub nadkażenia nowym szczepem.

Do typowych objawów choroby należą suchy kaszel, gorączka, duszność, tachypnoë, hipoksemia, niechęć do jedzenia i osłabienie. Rzadziej występują ból w klatce piersiowej i produktywny kaszel.

W obrazie radiologicznym klatki piersiowej uwidoczniają się zwykle rozsiane obustronne nacieki miąższowe o charakterze mlecznej szyby lub zmian guzkowych bądź siateczkowatych.

Potwierdzeniem rozpoznania jest stwierdzenie obecności *Pneumocystis jiroveci* (cyst lub trofozoitów) lub wykazanie antygenu metodą immunofluorescencji w preparatach z płynu z płukania oskrzelowo-pęcherzykowego, wydzielinie dróg oddechowych (np. indukowanej plwocinie, aspiracie tchawicznym, wymazie spod nagłośni) lub w tkance płucnej.

Leczeniem zalecanym jest stosowanie trimetoprimu z sulfametoksazolem. Terapia alternatywna to pentamidyna lub atowakwon.

Zapalenia płuc o etiologii
Candida albicans

Zmiany w płucach o etiologii *Candida* u dzieci stwierdza się bardzo rzadko. Dotyczą one przede wszystkim pacjentów z obniżoną odpornością, chorobami nowotworowymi, leczonych immunosupresyjnie oraz po zabiegach intubacji dotchawiczej.

Wyróżnia się dwie formy kliniczne zapalenia płuc, w zależności od drogi szerzenia się zakażenia *Candida*:

- pierwotne zapalenie płuc powstałe w wyniku aspiracji treści z jamy ustnej,
- wtórne zapalenie płuc, do którego dochodzi wskutek rozsiewu krwiopochodnego.

Objawy choroby są niecharakterystyczne. Przede wszystkim dominują objawy uogólnionego zakażenia oraz niewydolności oddechowej, rzadziej pojawia się wysięk w opłucnej.

Obraz radiologiczny jest niespecyficzny. Często z zakażeniem *Candida* współistnieje zakażenie bakteryjne. W przypadku rozsiewu krwiopochodnego stwierdza się obustronnie zmiany drobnoguzkowe, prosówkowe oraz guzki z obecnością martwicy centralnej.

Ostateczne rozpoznanie musi być potwierdzone stwierdzeniem w badaniu histopatologicznym obecności *Candida* w zmienionej zapalnie tkance płucnej.

W leczeniu stosuje się flukonazol i kaspofunginę.

Tabela 9.28. Wybrane choroby pasożytnicze a zmiany w układzie oddechowym

PASOŻYTY	OBJAWY KLINICZNE	DIAGNOSTYKA I LECZENIE
Ascaris lumbricoides	- Zespół Löfflera (9–12 dni od momentu zakażenia) - Suchy kaszel - Uczucie pieczenia za mostkiem - Duszność - Gorączka - Pokrzywka (15% pacjentów w ciągu pierwszych 4–5 dni choroby) - Rzężenia drobnobańkowe - Świsty - Hepatomegalia	- Eozynofilia, obecność larw w wydzielinie z dróg oddechowych lub aspiracie z żołądka, badanie kału (jaja – ok. 40 dni od momentu zakażenia), swoiste IgE (ważna korelacja oceny wyników badań z objawami w układzie oddechowym) - Leczenie – mebendazol, pyrantel, albendazol
Toxocara canis *Toxocara cati*	- Zespół Löfflera (> 40% pacjentów) - Gorączka - Zaburzenia łaknienia - Hepatomegalia - Pokrzywka - Duszność - Świsty - Bezproduktywny kaszel (20–86% dzieci) - Rzężenia drobnobańkowe	- Hipereozynofilia, hipergammaglobulinemia, dodatnie wyniki badań serologicznych (ELISA), biposja tkanek (larwy) - Leczenie – bezobjawowe lub łagodne zakażenie nie wymaga leczenia, cięższe postacie – albendazol, mebendazol
Echinococcus granulosus	- Kaszel (obecność cyst) - Krwioplucie - Ból w klatce piersiowej - Świsty - Objawy sugerujące astmę oskrzelową - Pokrzywka - Powikłania – ropniak opłucnej i ropień płuca	- RTG klatki piersiowej (objaw lilii wodnej, hydropneumothorax), dodatnie wyniki badań serologicznych (ELISA) - Leczenie – usunięcie torbieli, mebendazol, albendazol

9.3.9 *Joanna Lange*

Choroby pasożytnicze układu oddechowego

łac. *morbus parasitarius*

ang. respiratory parasitic infections

Choroby pasożytnicze, pomimo rozpowszechnienia w świecie, rzadko są przyczyną objawów ze strony układu oddechowego. Tkanka płucna może być pierwotną lokalizacją choroby, jednym z celów inwazji pasożytniczej lub narządem biorącym udział w procesie rozmnażania się pasożyta.

Najważniejszymi i najczęściej występującymi w Europie pasożytami, które mogą powodować zmiany w układzie oddechowym są *Ascaris lumbricoides*, *Toxocara canis*, *Toxocara cati*, *Echinococcus granulosus* i *Echinococcus multilocularis*. Należy również wymienić *Entamoeba histolytica*, *Plasmodium spp.*, *Schistosoma spp.* i *Paragonimus spp.* mające związek z podróżami do regionów endemicznych zachorowań.

Objawy zajęcia układu oddechowego mogą pojawić się w każdej grupie wiekowej, rzadko u niemowląt. Człowiek jest zwykle przypadkowym żywicielem pośrednim biorącym udział w cyklu rozwojowym pasożyta. Do zakażenia może dojść:

- przez przewód pokarmowy – *Ascaris lumbricoides*, *Toxocara canis*, *Toxocara cati*, *Echinococcus granulosus*, *Echinococcus multilocularis*, *Toxoplasma gondii*,
- przezskórnie – *Schistosoma spp.*, *Ancylostoma spp.*, *Necator americanus*, *Strongyloides stercoralis*,
- przez ukłucie komara – *Plasmodium spp.*, *Wuchereria bancrofti*, *Dirofilaria immitis*.

Podstawowe znaczenie w wieku dziecięcym mają zakażenia wywołane przez: *Ascaris lumbricoides*, *Toxocara canis*, *Toxocara cati* i *Echinococcus spp.* (tab. 9.28).

9.4
CHOROBY PRZEWLEKŁE UKŁADU ODDECHOWEGO

9.4.1 *Joanna Peradzyńska*

Wady wrodzone układu oddechowego

łac. *vitia pulmonorum congenita*

ang. congenital lung malformations

Definicja
Nieprawidłowa budowa anatomiczna układu oddechowego spowodowana zaburzeniem w trakcie rozwoju.

Epidemiologia
Wady układu oddechowego stanowią od 0,1% do 3,9% wszystkich wad wrodzonych u dzieci. W krajach wysoko rozwiniętych są drugą spośród wszystkich wad, po wadach serca, przyczyną śmiertelności noworodków (najczęściej w wyniku hipoplazji płuc).

Etiologia i patogeneza
Wady wrodzone układu oddechowego wynikają z zaburzeń jego rozwoju lub dojrzewania. Rodzaj wady zależy przede wszystkim od czasu wystąpienia nieprawidłowości rozwoju embrionalnego (tab. 9.29). Obserwuje się zarówno anomalie budowy, jak i połączeń poszczególnych struktur. Wady mogą dotyczyć każdej części układu oddechowego – drzewa tchawiczo-oskrzelowego, tkanki płucnej, naczyń tętniczych i żylnych (systemowych i płucnych), naczyń limfatycznych, a także ścian klatki piersiowej i przepony.

Obraz kliniczny
W zależności od rodzaju wady objawy mogą pojawić się:

- w okresie prenatalnym – małowodzie/wielowodzie, nieprawidłowe twory w klatce piersiowej, obrzęk płodu, płyn w opłucnej,
- bezpośrednio po urodzeniu – sinica, stridor, problemy z założeniem cewnika nosowo-żołądkowego, niewydolność oddechowa noworodka, niewydolność krążenia, wysiłek oddechowy, pienista wydzielina w jamie ustnej, zaburzenia połykania,
- później – nawracające infekcje układu oddechowego, krwioplucie, rozstrzenie oskrzeli, kaszel, kaszel po spożyciu płynów lub jedzeniu, obturacja oskrzeli, niewydolność krążenia, przypadkowe stwierdzenie zmian w obrazie radiologicznym klatki piersiowej.

Tabela 9.29. Rodzaje wad wrodzonych w zależności od fazy embrionalnej rozwoju płuc

FAZA EMBRIONALNA	FAZA RZEKOMOGRUCZOŁOWA	FAZA KANALIKOWA	FAZY WORECZKOWA I PĘCHERZYKOWA
■ Agenezja płuca ■ Agenezja, zwężenie, malacja krtani/tchawicy/oskrzeli ■ Dodatkowy płat płuca ■ Zaburzenia naczyniowe tętniczo-żylne ■ Wrodzone torbiele	■ Wielotorbielowatość płuc ■ Sekwestracja płuca ■ Hipoplazja płuc ■ Wrodzona przepuklina przeponowa ■ Wrodzone torbiele ■ Wrodzona limfangiektazja	■ Hipoplazja płuca ■ Dysplazja gronka płucnego	■ Hipoplazja płuca ■ Dysplazja gronka płucnego ■ Dysplazja kapilarno-pęcherzykowa

Metody diagnostyczne

■ Badanie radiologiczne klatki piersiowej – nadmierne upowietrznienie płata, niedodma, zmniejszenie objętości płuca, obecność tworów litych/torbielowatych.

■ Badanie radiologiczne przełyku po podaniu barytu – stosowane przede wszystkim przy podejrzeniu ucisku na przełyk/tchawicę (ubytek cienia spowodowany uciskiem na przełyk).

■ Tomografia komputerowa klatki piersiowej, w tym angio-TK – twory lite/torbielowate, zaburzenia drożności dużych oskrzeli, mikrotorbiele, zmiany upowietrznienia płuca, nieprawidłowe odejście/ /spływ naczyń lub ich połączenia.

■ Bronchofiberoskopia, direktoskopia – ocena drożności dróg oddechowych, obecność zapadania się ścian krtani/tchawicy/oskrzeli (zwłaszcza podczas wdechu), nieprawidłowe odejście oskrzela, ucisk z zewnątrz.

■ Echokardiografia – wady serca i dużych naczyń, ocena ciśnienia w tętnicy płucnej.

■ Ultrasonografia klatki piersiowej – diagnostyka tworów litych/torbielowatych w obrębie śródpiersia i okolic przepony.

■ Rezonans magnetyczny – rekonstrukcja dużych naczyń, ocena guzów neurogennych, ocena śródpiersia.

■ Scyntygrafia wentylacyjna/perfuzyjna – zmniejszona perfuzja i wentylacja (charakterystyczna dla hipoplazji, brak w przypadku agenezji/aplazji).

■ Rzadziej wykorzystywane obecnie badania – angiografia i bronchografia (znaczenie historyczne).

Leczenie

Wybór sposobu leczenia zależy od rodzaju wady i od przebiegu klinicznego. Niektóre wymagają pilnej interwencji chirurgicznej (np. zarośnięcie nozdrzy tylnych, wrodzona rozedma płatowa, przetoka przełyko-wo-tchawicza, wrodzona przepuklina przeponowa), inne leczy się zachowawczo. Niektóre objawy ustępują lub łagodnieją podczas wzrostu i dojrzewania układu oddechowego (np. laryngo-, tracheo- lub bronchomalacja, pewne formy wrodzonej rozedmy płatowej, hipoplazja płucna). Dziecko należy objąć stałą opieką specjalistyczną. W okresach zaostrzeń i infekcji nierzadko konieczne jest leczenie wspomagające w postaci tlenoterapii biernej lub czynnej.

Laryngomalacja

łac. *laryngomalatio*
ang. laryngomalacia

Najczęstsza wada wrodzona układu oddechowego. Jej etiologia nie została poznana. Częstość występowania laryngomalacji u noworodków donoszonych i wcześniaków nie różni się. W znacznej liczbie przypadków współwystępuje z tracheomalacją.

Objawy związane są z zapadaniem się fałdów nalewkowo-nagłośniowych do światła krtani i ścian tchawicy w czasie wdechu. Główne symptomy to stridor wdechowy i tzw. głośny oddech, czasem z wysiłkiem oddechowym. W okresie infekcji niekiedy rozwijają się objawy niewydolności oddechowej.

Diagnostyka polega na endoskopowej ocenie krtani/tchawicy w czasie oddychania. W różnicowaniu należy uwzględnić ciało obce i ucisk z zewnątrz/wewnątrz (guz, naczyniak).

Większość dzieci **nie wymaga leczenia**, a objawy ustępują wraz z wiekiem. Bardzo rzadko konieczne jest założenie tracheostomii.

Agenezja/aplazja/hipoplazja płuca

łac. *agenesis pulmonum/hipoplasio pulmonum*
ang. pulmonary agenesis/pulmonary hipoplasia

Agenezja płuca jest wynikiem braku podziału tchawicy na dwa oskrzela główne. Aplazja (najczęstsza) to brak podziału jednego z oskrzeli płatowych lub dalszych (aplazja płata). Obustronna aplazja/agenezja stanowi wadę letalną, a jednostronna powoduje kompensacyjny przerost drugiego płuca.

Hipoplazja płuc jest konsekwencją niekompletnego rozwoju płuc (zmniejszenie liczby i/lub rozmiaru pęcherzyków) i oskrzeli. Często obserwuje się współistnienie innych wad – przepony, serca, przewodu pokarmowego, układu moczowo-płciowego, szkieletu. Przyczyny hipoplazji:

- zmniejszona pojemność klatki piersiowej (np. guz w klatce piersiowej, wrodzona przepuklina przeponowa),
- nieprawidłowe zaopatrzenie płuca przez naczynia krwionośne (np. stenoza zastawki lub tętnicy płucnej, tetralogia Fallota),
- choroby nerwowo-mięśniowe.

Najczęstsze **objawy kliniczne** to niewydolność oddechowa lub zaburzenia oddychania widoczne u noworodka/niemowlęcia. Obserwuje się też nawracające infekcje układu oddechowego, zwłaszcza w przypadku aplazji, ponieważ w kikucie aplastycznego oskrzela dochodzi do zalegania śluzu, który często ulega nadkażeniu bakteryjnemu. Przebieg bezobjawowy jest rzadkością.

Metody diagnostyczne obejmują badanie radiologiczne klatki piersiowej, angio-TK oraz scyntygrafię perfuzyjną i wentylacyjną.

Leczenie – w przypadku hipoplazji płuca związanej ze zmniejszoną objętością klatki piersiowej (guz, przepuklina) wskazany jest zabieg operacyjny.

Rokowanie – śmiertelność jest dwukrotnie większa w przypadku hipoplazji prawego płuca.

Wrodzone zmiany torbielowate

Torbiel płuca

łac. *cystis pulmonis*
ang. lung cyst

Jest wynikiem nieprawidłowego rozwoju uchyłka układu oddechowego pochodzącego z prajelita. Może zawierać elementy oskrzela (chrząstki) – torbiel oskrzelopochodna, lub elementy przewodu pokarmowego – torbiel enterogenna. W 50% przypadków lokalizuje się w śródpiersiu, częściej po stronie prawej, w okolicach rozwidlenia tchawicy lub oskrzeli (torbiel oskrzelopochodna), rzadziej wzdłuż przełyku (torbiel enterogenna), najrzadziej w okolicy osierdzia lub poniżej przepony. Niektóre formy torbieli enterogennych mogą lokalizować się w śródpiersiu tylnym, w okolicach przykręgosłupowych. Zwykle torbiel jest pojedynczą, jednokomorową jamą, której unaczynienie może pochodzić z krążenia systemowego.

Torbiel może dawać **objawy** uciskowe na sąsiadujące tkanki, nierzadko dochodzi do nadkażenia czy krwawienia (obraz RTG może wtedy sugerować ropień płuca). W części przypadków przebieg jest bezobjawowy, a torbiel wykrywa się przypadkowo na zdjęciu przeglądowym klatki piersiowej (ryc. 9.10).

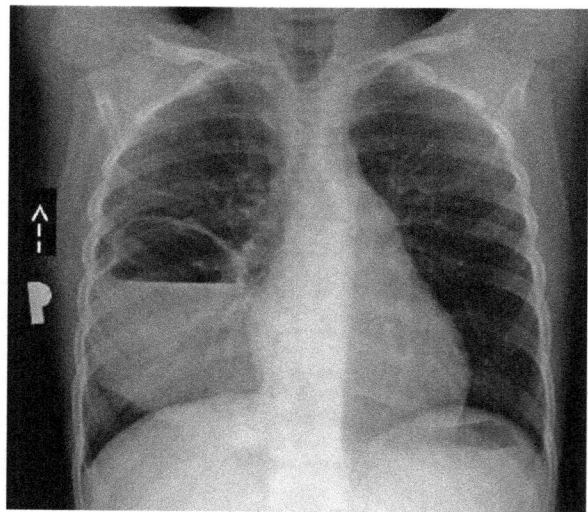

Rycina 9.10. Zdjęcie przeglądowe klatki piersiowej. Torbiel oskrzelopochodna.

Wrodzona torbielowatość gruczolakowata płuc

łac. *malformatio congenitalis cystica adenomatica*
ang. congenital cystic adenomatoid malformation of lung

Charakteryzuje się obecnością niedojrzałej, nieprawidłowo rozwiniętej tkanki płucnej o budowie histologicznej torbielowato-gruczołowej. Częstość występowania wady to 1 : 25 000–35 000. Wyróżnia się 5 jej typów (0–4). Niektóre postacie towarzyszą innym anomaliom (np. agenezji nerek, wadom serca, jamistości rdzenia). Najczęstszy typ 1., o najlepszym rokowaniu, charakteryzuje się obecnością wielokomorowych torbieli o średnicy > 2 cm, wysłanych nabłonkiem wielorzędowym urzęsionym zdolnym do produkcji śluzu. W typie 2. w obrębie zmiany stwierdza się wiele małych torbieli. Może on być przyczyną niewydolności oddechowej u małego niemowlęcia. Pozostałe typy występują bardzo rzadko.

Zwykle zaleca się resekcję chirurgiczną zmian, nawet jeśli zostały znalezione przypadkowo, z uwagi na możliwość zakażenia torbieli, a także rozwoju metaplazji nowotworowej (brak na to jednoznacznych dowodów).

Sekwestracja płuca

łac. *sequestratio pulmonis*
ang. pulmonary sequestration

Charakteryzuje się występowaniem tkanki płucnej (zwykle) niedojrzałej lub nieprawidłowo zbudowanej, która nie ma komunikacji z drzewem tchawiczo-oskrzelowym, a jej unaczynienie pochodzi z krążenia systemowego. Istnieją dwie formy sekwestracji: wewnątrz- (częstsza) i zewnątrzpłucna. Ta druga może zawierać również inne tkanki, ma własną opłucną i częściej towarzyszy innym wadom.

Prawdopodobną przyczyną powstania sekwestracji jest obecność dodatkowego zawiązka układu oddechowego.

Diagnostyka – zdjęcie przeglądowe klatki piersiowej i angio-TK.

Leczenie – resekcja chirurgiczna.

Wrodzona rozedma płuc

łac. *emphysema pulmonum congenita*
ang. congenital emphysema

Rzadkie schorzenie, które zwykle wynika z rozdęcia obwodowej tkanki płucnej związanego ze zwężeniem oskrzela spowodowanym uciskiem z zewnątrz (przez naczynie) lub zapadaniem się (brak chrząstki). Najczęściej dotyczy jednego płata, w 42% przypadków płata górnego lewego. Niekiedy stwierdza się obwodowy przerost tkanki płucnej (zwiększenie liczby pęcherzyków płucnych).

Objawy to duszność, świszczący oddech, nadmiernie jawny odgłos opukowy, poszerzenie przestrzeni międzyżebrowych i niewydolność oddechowa. Czasem zmianę stwierdza się przypadkowo na zdjęciu przeglądowym klatki piersiowej.

Diagnostyka – zdjęcie przeglądowe klatki piersiowej (ryc. 9.11), TK, bronchoskopia.

W rozpoznaniu różnicowym należy uwzględnić prężną odmę opłucnej i ciało obce w drogach oddechowych.

Jeśli rozdęty płat płuca uciska pozostały miąższ płucny (przyczyna hipoplazji płuc), zaleca się chirurgiczną resekcję. W niektórych łagodniej przebiegających przypadkach stosuje się leczenie zachowawcze, a objawy ustępują z wiekiem.

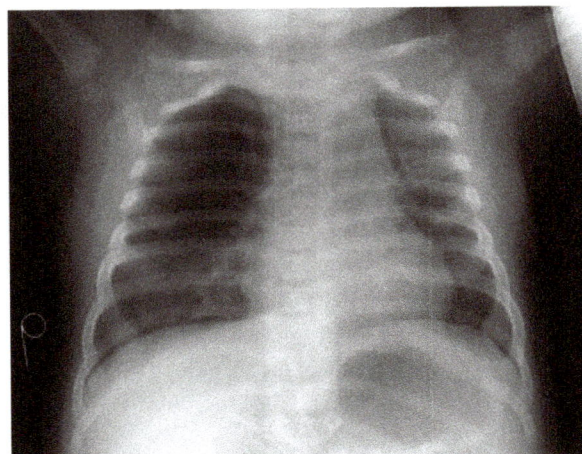

Rycina 9.11. Zdjęcie przeglądowe klatki piersiowej. Wrodzona rozedma płatowa.

Przetoka przełykowo-tchawicza

łac. *fistula tracheo-oesophagea*

ang. tracheo-esophagal fistula

Wynik niekompletnej separacji przewodu pokarmowego i układu oddechowego podczas rozwoju embrionalnego. Istnieje kilka typów przetok z drożnym lub zarośniętym przełykiem (w życiu płodowym typowo występuje wielowodzie). Przypadki z niedrożnym przełykiem należy operować w 1. dż. Późne rozpoznawanie dotyczy przetoki typu H – z drożnym przełykiem i tchawicą połączonymi niewielką przetoką. Niekiedy stwierdza się współistnienie innych wad (patrz rozdz. 24 „Wybrane zagadnienia z chirurgii urologii, neurochirurgii i ortopedii dziecięcej").

9.4.2   *Marek Kulus*

Przewlekła choroba płuc

ang. chronic lung disease (CLD)

Definicja

Przewlekła choroba płuc niemowląt (chronic lung disease, CLD) odnosi się do spektrum zaburzeń i chorób układu oddechowego, do których doszło u dziecka w wyniku działania różnych czynników w okresie płodowym i po porodzie. Jest to pojęcie szersze niż dysplazja oskrzelowo-płucna (BPD) i w odróżnieniu od niej nie ogranicza się wyłącznie do wcześniaków narażonych na wysokie ciśnienia tlenu w okresie noworodkowym. Stanowi wspólną jednostkę, grupującą choroby, które rozpoczynają się w okresie noworodkowym.

Epidemiologia

Zmiany w postępowaniu okołoporodowym oraz osiągnięcia w profilaktyce i terapii zaburzeń oddychania u noworodków zasadniczo zmieniły obraz BPD. Częstość jej występowania jest jednak podobna do opisywanej przed dwiema dekadami, przede wszystkim ze względu na zmniejszenie się śmiertelności noworodków urodzonych z coraz mniejszą masą urodzeniową.

Etiologia i patogeneza

Obecnie w skład CLD wchodzą:

- klasyczna BPD, która rozwija się u wcześniaków z zespołem zaburzeń oddychania w wyniku niedoboru surfaktantu, tzw. „stara" BPD,
- „nowa" dysplazja oskrzelowo-płucna,
- zespół Wilsona-Mikity,

Tabela 9.30. Różnice między „starą" i „nową" BPD

„STARA" BPD	„NOWA" BPD
Naprzemienne obszary niedodmy i rozdęcia	Mniejsza zmienność obrazu
Intensywne uszkodzenia nabłonka (hiperplazja, metaplazja płaskonabłonkowa)	Rzadko uszkodzenia nabłonka
Znaczna hiperplazja mięśniówki gładkiej	Łagodne pogrubienie mięśniówki gładkiej
Intensywne, rozlane włóknienie	Rzadko zmiany włókniste
Przebudowa naczyń płucnych związana z nadciśnieniem	Mniej tętnic dotkniętych procesem, ale naczynia „dysmorficzne"
Zmniejszona alweolaryzacja i powierzchnia wymiany	Pęcherzyki płucne mniej liczne, większe i o uproszczonej budowie

- dysplazja oskrzelowo-płucna noworodków urodzonych o czasie, które były leczone tlenem i respiratorem (full term BPD),
- przewlekła choroba płuc wcześniaków (CLD of prematurity, CLDP) – dzieci przedwcześnie urodzone, u których doszło do rozwoju zmian w płucach, bez wstępnego narażenia na wysokie stężenia tlenu i respirator.

Konieczność stosowania tlenu w 28. dż. nadal stanowi ważny element kwalifikacji chorych. Obecnie jednak znaczna liczba dzieci z masą urodzeniową poniżej 1000 g (VLBW) w 28. dż. pozostaje nadal tlenozależna. Dlatego stare kryteria nie w pełni odzwierciedlają potrzeby nowego definiowania zaburzeń (tab. 9.30).

Szczegółowy opis dysplazji oskrzelowo-płucnej przedstawiono w rozdz. 7 „Choroby okresu noworodkowego".

9.4.3   *Katarzyna Grzela*

Zespół dyskinetycznych rzęsek

łac. *dyskinesia ciliaris*

ang. ciliary dyskinesia

Definicja

Zespół dyskinetycznych rzęsek to zbiór objawów klinicznych wynikających z nieprawidłowej ruchomości rzęsek. Błona śluzowa dróg oddechowych pokryta jest nabłonkiem wielorzędowym urzęsionym. Właściwy ruch rzęsek zapewnia usuwanie drobnoustrojów i innych substancji inhalowanych do układu oddechowego, osadzających się na warstwie śluzu obecnego na powierzchni błony śluzowej. Zaburzenia ruchomości rzęsek upośledzają tzw. oczyszczanie śluzowo-rzęskowe, powodując wystąpienie objawów klinicznych.

Epidemiologia

Częstość występowania pierwotnej postaci choroby wynosi 1 : 15 000–30 000.

Etiologia i patogeneza

W zależności od etiologii zespołu wyróżnia się postać pierwotną i wtórną:

- dyskineza pierwotna – uwarunkowana genetycznie, najczęściej dziedziczona autosomalnie recesywnie, jej przyczyną są mutacje genów dla białek aparatu ruchowego rzęsek, największe znaczenie mają występujące w 35–40% przypadków mutacje *DNAI1* i *DNAH5*,
- dyskinezy wtórne – zwykle mają charakter przejściowy, wynikają z odwracalnego uszkodzenia struktury bądź zaniku rzęsek, najczęściej rozwijają się wskutek działania czynników toksycznych, infekcyjnych, a nawet stosowanych leków.

Obraz kliniczny

Pierwsze objawy choroby pierwotnej pojawiają się zwykle w okresie noworodkowym lub we wczesnym dzieciństwie. Głównym problemem klinicznym są nawracające infekcje górnych i dolnych dróg oddechowych, często prowadzące do rozstrzeni oskrzeli. Drobnoustroje odpowiedzialne za zakażenia bakteryjne to głównie *Haemophilus influenzae, Streptococcus pneumoniae* i *Staphylococcus aureus*. Wśród objawów dominują przewlekły produktywny kaszel, zapalenia zatok przynosowych i nawracające zapalenia ucha środkowego, niejednokrotnie powodujące utratę słuchu. Opisywano przypadki wrodzonego zapalenia

płuc oraz niewydolności oddechowej, wymagającej sztucznej wentylacji.

U dorosłych mężczyzn występują zaburzenia płodności, a u kobiet ciąże ektopowe. Dodatkowo w obrazie klinicznym stwierdza się zaburzenia położenia narządów wewnętrznych. Triada objawów – odwrócenie trzewi, zapalenie zatok przynosowych oraz rozstrzenie oskrzeli – nosi nazwę zespół Kartagenera.

Metody diagnostyczne

Złoty standard diagnostyczny w rozpoznawaniu dyskinez rzęskowych stanowi ocena ultrastruktury rzęsek w mikroskopie elektronowym. Ostatnio stosuje się w tym celu również laserowy mikroskop konfokalny. Przydatna jest także analiza ruchu rzęsek przy użyciu mikroskopu kontrastowo-fazowego. Materiał do badań uzyskuje się zwykle spod małżowiny nosowej dolnej, rzadziej z drzewa oskrzelowego w trakcie bronchoskopii. W przypadkach wątpliwych, zwłaszcza w dyskinezach wtórnych, pobrany nabłonek może wymagać czasowej hodowli *in vitro* do chwili uzyskania regeneracji rzęsek. Istotną rolę w ustaleniu rozpoznania odgrywają badania genetyczne.

Jako badania przesiewowe stosowane są testy oceniające wydolność oczyszczania śluzowo-rzęskowego, m.in. test sacharynowy i test z ^{99m}Tc-albuminą oraz stężenie tlenku azotu w powietrzu wydychanym. Badania te nie różnicują dyskinez, sugerują jedynie konieczność dalszej diagnostyki z użyciem wymienionych powyżej metod bezpośrednich (tab. 9.31).

Różnicowanie

Astma oskrzelowa, przewlekłe zapalenie zatok przynosowych, mukowiscydoza, wady anatomiczne układu oddechowego, niedobory odporności i nowotwory.

Leczenie

Głównym celem jest zapobieganie powstawaniu rozstrzeni oskrzeli (m.in. stała fizjoterapia) i możliwie jak najdłuższe utrzymanie prawidłowej funkcji płuc. Istotną rolę odgrywa profilaktyka zakażeń – m.in. zaleca się szczepienia przeciwko pneumokokom i grypie. W przypadku wystąpienia zakażeń układu oddechowego prowadzi się ich intensywne leczenie, jednak nie powinno się profilaktycznie stosować antybiotykoterapii. W przypadku wystąpienia kolonizacji *P. aeruginosa* postępuje się podobnie jak w mukowiscydozie. **Leczenie przeciwkaszlowe jest przeciwwskazane.**

Tabela 9.31. Badania stosowane w diagnostyce dyskinez rzęskowych	
TESTY BEZPOŚREDNIE	**TESTY PRZESIEWOWE**
■ Badanie rzęsek w mikroskopie elektronowym lub konfokalnym ■ Analiza ruchu rzęsek ■ Badania genetyczne	■ Stężenie tlenku azotu w powietrzu wydychanym ■ Test sacharynowy ■ Test z ^{99m}Tc-albuminą

9.4.4 *Teresa Bielecka*

Mukowiscydoza (zwłóknienie torbielowate)

łac. *mucoviscidosis*

ang. cystic fibrosis

Definicja

Genetycznie uwarunkowana przewlekła choroba wieloukładowa wywołana dysfunkcją nabłonka wydzielniczego, której dominującą manifestacją jest przewlekła postępująca choroba oskrzelowo-płucna oraz zaburzenia trawienia i wchłaniania.

Epidemiologia

Najczęstsza poważnie rokująca dziedziczona w sposób autosomalny recesywny choroba rasy białej. Częstość jej występowania na świecie szacuje się na 1 : 2500–5000, w Polsce wg ostatnich danych na 1 : 4000–5000.

Etiologia i patogeneza

Defekt dotyczy znajdującego się na ramieniu długim chromosomu 7 genu kodującego białko CFTR (cystic fibrosis transmembrane conductance regulator, regulator przewodnictwa błonowego). Jest ono kanałem chlorkowym zależnym od cAMP zlokalizowanym na powierzchni szczytowej komórek nabłonka wydzielniczego występującego w drogach oddechowych, przewodzie pokarmowym, układzie rozrodczym, gruczołach potowych oraz dużych gruczołach zewnątrzwydzielniczych (wątroba, trzustka, ślinianki). Obecnie zidentyfikowano ponad 1800 rodzajów mutacji genu. Podzielono je na 6 klas w zależności od zaburzeń etapu syntezy lub funkcji białka, od najcięższych (I klasa) – brak syntezy CFTR, do najłżejszych (VI klasa) – zaburzenia interakcji białka. Najczęściej występującą mutacją jest delecja fenyloalaniny w pozycji 508 – ΔF 508 (klasa II), skutkująca zaburzeniem syntezy i transportu białka CFTR i manifestująca się pełnoobjawowym przebiegiem choroby. W Polsce występuje u 53–73% chorych.

Nieprawidłowe funkcjonowanie kanału chlorkowego prowadzi do zaburzenia wydzielania jonu chloru do przestrzeni zewnątrzkomórkowej oraz zatrzymywania w komórkach sodu, a wtórnie wody (ryc. 9.12). Skutkuje to odwodnieniem wydzielanego śluzu i zmianą jego własności reologicznych. Staje się on gęsty i lepki, trudny do naturalnej ewakuacji.

W drogach oddechowych w następstwie zalegania wydzieliny i nawracających zakażeń bakteryjnych

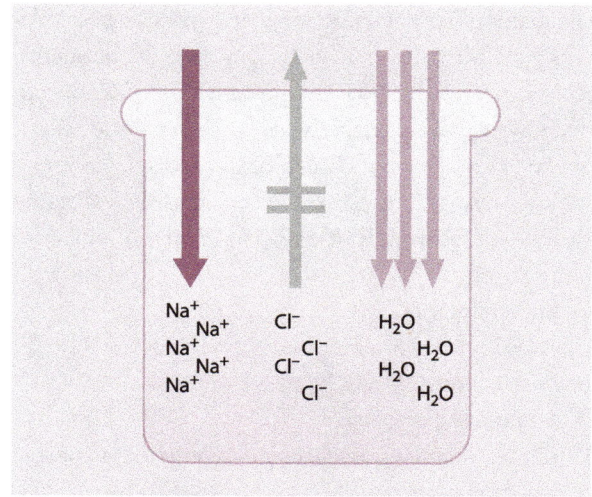

Rycina 9.12. Schemat zaburzeń transportu jonowego w komórkach nabłonka wydzielniczego dróg oddechowych u chorych na mukowiscydozę.

rozwija się przewlekły stan zapalny prowadzący do destrukcji ścian oskrzeli oraz włóknienia otaczającego miąższu płuc. Zwykle dochodzi do przewlekłej kolonizacji bakteryjnej patogenami, takimi jak *Haemophilus influenzae*, *Staphylococcus aureus* czy *Pseudomonas aeruginosa*, który po przekształceniu się w podtyp śluzowy jest praktycznie niemożliwy do eradykacji. Jego obecność nasila zapalenie i destrukcję oskrzeli. Bardzo szybką progresję choroby wywołuje zakażenie oporną na wiele antybiotyków bakterią *Burkholderia cepacia*. W zaawansowanych postaciach dochodzi do rozległego uszkodzenia miąższu płuc. Powstają obszary włóknienia i rozedmy, z czasem doprowadzając do całkowitej niewydolności oddechowej.

W trzustce zalegający zagęszczony sok trzustkowy blokuje przewody wyprowadzające, co skutkuje ich torbielowatym poszerzeniem. Aktywacja enzymów proteolitycznych promuje przewlekły stan zapalny i martwicę komórek. Skutkuje to niewydolnością zewnątrzwydzielniczą, a czasem również wewnątrzwydzielniczą trzustki. Do zaburzeń drożności dochodzi też w przewodach żółciowych, czego następstwo stanowią stłuszczenie i marskość żółciowa wątroby.

Gęsty śluz zalegający w przewodach najądrzy i nasieniowodach już w okresie płodowym powoduje ich niedrożność i zarastanie. Azoospermia i niepłodność występują u ok. 98% mężczyzn. U kobiet zagęszczony śluz szyjkowy stwarza niekorzystne warunki do zapłodnienia.

Obraz kliniczny

Mukowiscydoza może ujawnić się tuż po urodzeniu smółkową niedrożnością jelit. Typowe objawy w okresie niemowlęcym to nawracające infekcje dolnych dróg oddechowych, słabe przyrosty masy ciała i tłuszczowe stolce. Dla starszych dzieci charakterystyczny jest przewlekły kaszel, początkowo suchy, z czasem produktywny, najbardziej nasilony rano. Zaostrzenia choroby wiążą się z nasileniem kaszlu, zwiększoną ilością odkrztuszanej ropnej plwociny, wzrostem temperatury ciała i dusznością.

Przebieg naturalny

W miarę postępu choroby dochodzi do pogorszenia tolerancji wysiłku, a następnie do pojawienia się duszności spoczynkowej. Przy masywnych rozstrzeniach oskrzeli może pojawić się krwioplucie, a obecność pęcherzy rozedmowych sprzyja powstawaniu odmy. Mukowiscydoza prowadzi z czasem do całkowitej niewydolności oddechowej, prawokomorowej niewydolności serca i zgonu. W schyłkowym okresie choroby dzieci wymagają przewlekłej domowej tlenoterapii i opieki hospicyjnej.

Z uwagi na niewydolność zewnątrzwydzielniczą trzustki pacjenci słabo przybierają na wadze, mają niski wzrost, bóle brzucha, wzdęcia i zaburzenia perystaltyki jelit (tab. 9.32).

Metody diagnostyczne

Podstawą rozpoznania mukowiscydozy jest obecność typowych objawów u pacjenta lub potwierdzonej choroby w najbliższej rodzinie lub dodatniego wyniku testu przesiewowego noworodków **w połączeniu** z dodatnim wynikiem jednego z badań potwierdzających dysfunkcję białka CFTR (ryc. 9.13).

Prawidłowe stężenie chlorków w pocie to < 60 mmol/l, a dla niemowląt < 40 mmol/l. Test przesiewowy w kierunku mukowiscydozy od 2009 roku wykonywany jest w całej Polsce. Badanie polega na pomiarze stężenia immunoreaktywnej trypsyny (IRT) w kropli krwi pobranej między 3. a 6. dż. oraz poszukiwaniu mutacji w genie *CFTR*.

Różnicowanie

Mukowiscydoza wymaga różnicowania z zespołem dyskinetycznych rzęsek, niedoborami odporności, wadami układu oddechowego, astmą oskrzelową, aspiracją ciała obcego, gruźlicą, celiakią i innymi zespołami zaburzeń wchłaniania.

Leczenie

Z uwagi na zajęcie chorobą wielu narządów leczenie mukowiscydozy jest wielospecjalistyczne i powinno być prowadzone w ośrodkach referencyjnych (ryc. 9.14 i 9.15).

Tabela 9.32. Objawy mukowiscydozy

	DANE Z WYWIADU	DANE Z BADANIA PRZEDMIOTOWEGO/WYNIKI BADAŃ
Układ oddechowy	■ Nawracające i przewlekające się obturacje oskrzeli i zapalenia płuc ■ Przewlekły kaszel suchy, później produktywny ■ Duszność wysiłkowa, potem spoczynkowa ■ Krwioplucie	■ Beczkowata klatka piersiowa ■ Nawracające świsty, trzeszczenia, rzężenia różnokalibrowe ■ Palce pałeczkowate
Przewód pokarmowy	■ Niedrożność smółkowa ■ Przedłużająca się żółtaczka noworodków ■ Słaby przyrost masy ciała ■ Stolce tłuszczowe ■ Refluks żołądkowo-przełykowy ■ Bóle brzucha ■ Zaparcia ■ Kamica żółciowa	■ Niedobór masy ciała i wzrostu ■ Hepatomegalia ■ Splenomegalia ■ Wypadanie śluzówki odbytnicy
Inne		■ Hipoproteinemia ■ Hipoprotrombinemia ■ Nawracające obrzęki ślinianek

oraz

Stwierdzenie 1 z poniższych:

Minimum 1 objaw kliniczny typowy dla CF

Rodzic lub rodzeństwo chore na CF

Dodatni wynik badania przesiewowego w kier. CF

Nieprawidłowy wynik jednego z badań:

Podwyższony poziom chlorków w pocie

Obecność mutacji w obydwu allelach genu CFTR

Zwiększona różnica potencjałów przeznabłonkowych

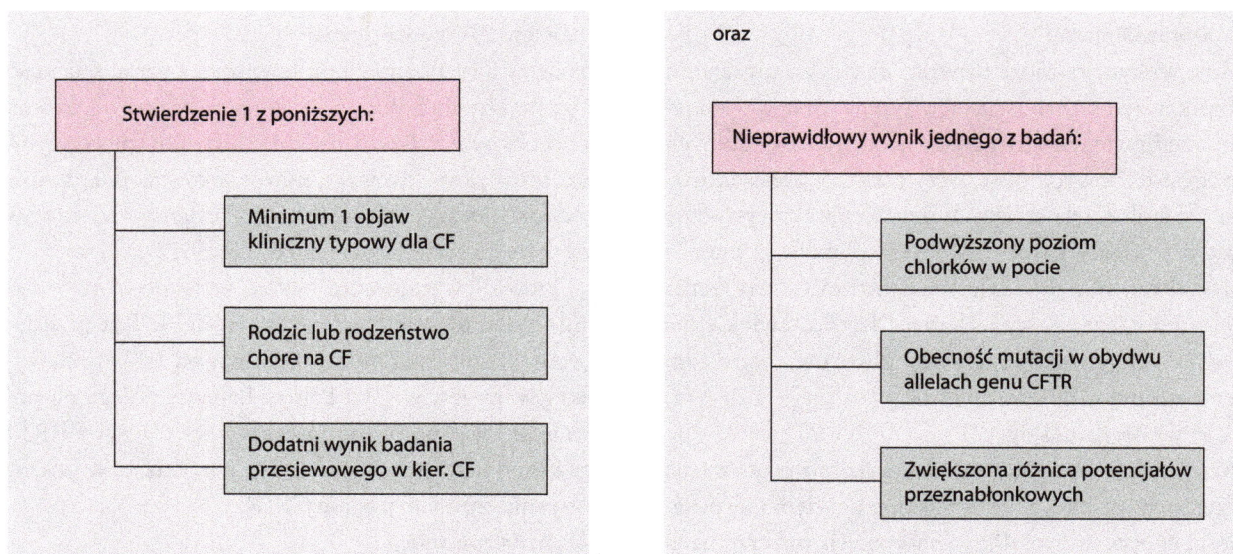

Rycina 9.13. Kryteria rozpoznawania mukowiscydozy.

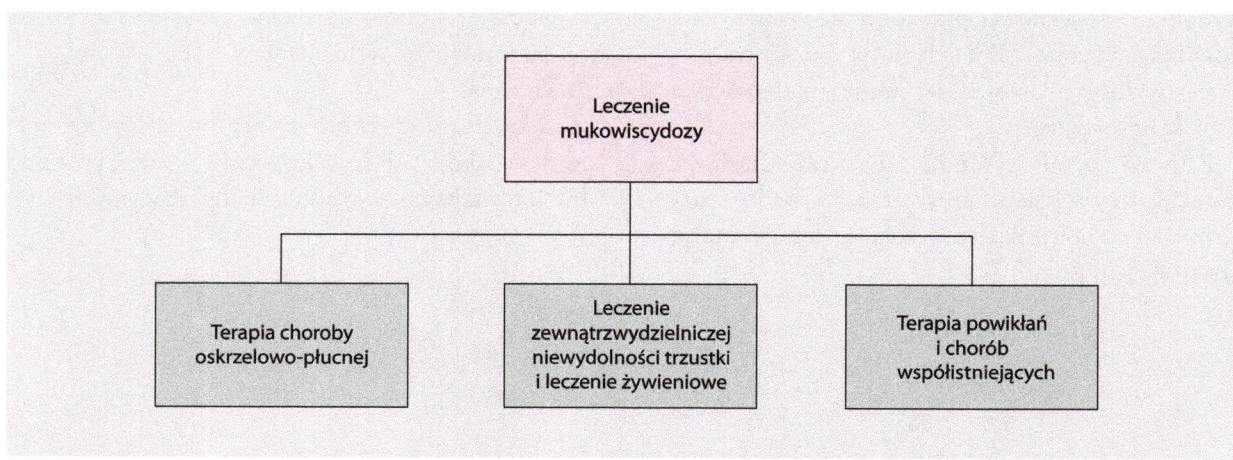

Leczenie mukowiscydozy

Terapia choroby oskrzelowo-płucnej

Leczenie zewnątrzwydzielniczej niewydolności trzustki i leczenie żywieniowe

Terapia powikłań i chorób współistniejących

Rycina 9.14. Schemat leczenia mukowiscydozy.

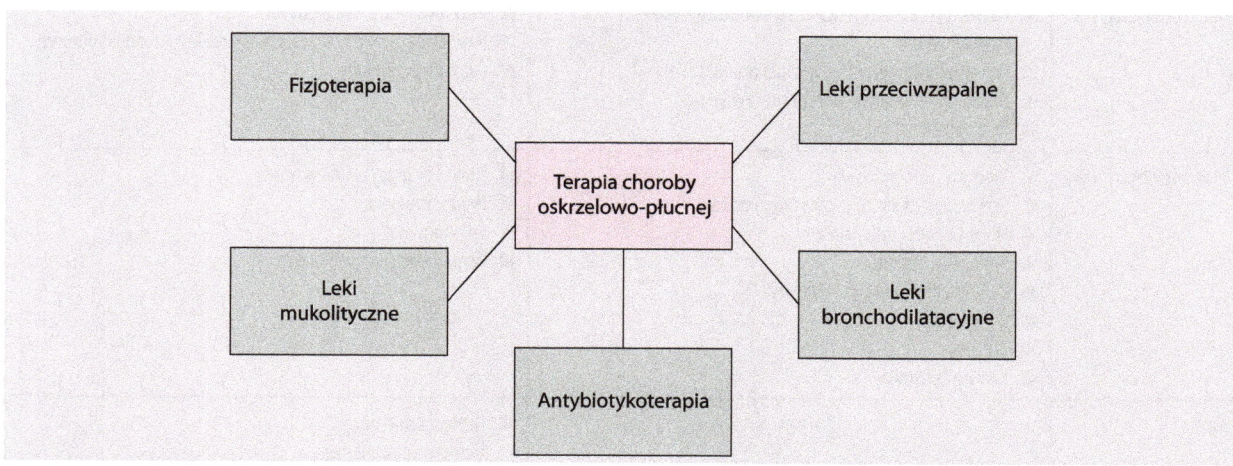

Fizjoterapia

Leki przeciwzapalne

Terapia choroby oskrzelowo-płucnej

Leki mukolityczne

Leki bronchodilatacyjne

Antybiotykoterapia

Rycina 9.15. Schemat terapii choroby oskrzelowo-płucnej.

1 Fizjoterapia i leki mukolityczne

Podstawę leczenia choroby oskrzelowo-płucnej stanowi systematyczna, codzienna fizjoterapia, której celem jest usuwanie zalegającej w oskrzelach wydzieliny. Fizjoterapia jest dostosowana do wieku pacjenta – u najmłodszych polega na drenażu ułożeniowym z oklepywaniem, wstrząsaniem i uciskaniem klatki piersiowej. Powyżej 3. rż. wprowadza się alternatywne metody drenażowe, m.in. z użyciem specjalnych przyrządów (Flutter, Acapella, Cornet), drenaż autogeniczny i technikę podwyższonego ciśnienia wydechowego. W celu ułatwienia ewakuacji wydzieliny z oskrzeli stosuje się przewlekle leki mukolityczne, z których uznaną skuteczność ma dornaza α, a także inhalacje z soli hipertonicznej (stężenie NaCl 3–10%).

2 Antybiotykoterapia

Włączana w przypadku nowych zakażeń, zaostrzeń choroby lub przewlekłego zakażenia *P. aeruginosa*. Z uwagi na przyspieszoną eliminację leków u pacjentów z mukowiscydozą stosowane dawki muszą być wyższe niż zwykle zalecane u innych chorych. Leczenie powinno być prowadzone na podstawie wyników badań bakteriologicznych, w przypadku konieczności leczenia empirycznego stosuje się aminoglikozyd i ceftazydym. Chorzy zakażeni *P. aeruginosa* wymagają przewlekłej antybiotykoterapii wziewnej tobramycyną lub kolistyną.

3 Leki rozszerzające oskrzela

U pacjentów z częściową lub całkowicie odwracalną obturacją oskrzeli stosuje się β2-mimetyki wziewne krótko lub długo działające. W przypadku nadreaktywności oskrzeli korzystnie działają steroidy wziewne.

4 Leczenie przeciwzapalne

Obejmuje makrolidy (azytromycyna), wykorzystując ich wielokierunkowe działanie, NLPZ (ibuprofen) i steroidy systemowe. Leczenie to powinno być włączane i monitorowane przez ośrodek specjalistyczny.

5 Tlenoterapia

Przewlekła niewydolność oddechowa wymaga stosowania domowej przewlekłej tlenoterapii, a przy zaostrzeniach choroby – nieinwazyjnego wspomagania wentylacji. Jedynym skutecznym leczeniem pacjentów z zaawansowaną niewydolnością oddechową jest przeszczep płuc.

6 Leczenie żywieniowe

Wskazana jest dieta bogatokaloryczna, wysokotłuszczowa i wysokobiałkowa. Niemowlęta powinny być karmione piersią, a w karmieniu sztucznym należy stosować mieszanki przeznaczone dla dzieci z mukowiscydozą. Dieta musi być uzupełniana o NaCl (dosalanie potraw), zwłaszcza w czasie upalnych dni lub gorączki. Bywa konieczne żywienie za pomocą sondy lub gastrostomii. W ciężkim niedożywieniu wprowadza się również żywienie pozajelitowe. Chorzy z niewydolnością zewnątrzwydzielniczą trzustki wymagają suplementacji enzymów trzustkowych i witamin rozpuszczalnych w tłuszczach.

Powikłania

Powikłania mukowiscydozy zebrano w tabeli 9.33.

Rokowanie

Przeciętna długość życia pacjentów z mukowiscydozą w Europie Zachodniej wynosi ok. 40 lat, w Polsce 21 lat. Wprowadzone w ostatnich latach badania przesiewowe i większy dostęp do leków najprawdopodobniej przyczynią się w najbliższym czasie do wydłużenia życia tych chorych w Polsce. Najważniejszym czynnikiem rokowniczym jest zaawansowanie choroby oskrzelowo-płucnej. Rokowanie pogarszają rozległe zwłóknienie płuc, przewlekłe zakażenie *P. aeruginosa*, zakażenia *Burkholderia cepacia*, a także znaczące niedożywienie.

Tabela 9.33. Powikłania mukowiscydozy

Ze strony układu oddechowego	■ Odma opłucnowa ■ Włóknienie płuc ■ Krwawienie z dróg oddechowych ■ Alergiczna aspergiloza oskrzelowo-płucna ■ Ropniak opłucnej
Ze strony przewodu pokarmowego	■ Stłuszczenie lub marskość wątroby ■ Nadciśnienie wrotne ■ Żylaki przełyku ■ Ostre zapalenie trzustki ■ Kamica żółciowa
Inne	■ Nadciśnienie płucne ■ Niewydolność prawej komory serca ■ Cukrzyca ■ Osteoporoza ■ Osteoartropatia przerostowa ■ Zaburzenia płodności

9.4.5   *Katarzyna Krenke*

Rozstrzenie oskrzeli

łac. *bronchiectases*

ang. bronchiectases

◢ Definicja

Rozstrzenie oskrzeli to nieodwracalne rozszerzenia drzewa oskrzelowego.

◢ Epidemiologia

W krajach rozwiniętych częstość występowania rozstrzeni oskrzeli zmniejsza się. W USA stwierdza się 4,2 przypadków na 100 000 młodych dorosłych. W krajach rozwijających się i w niektórych regionach świata (Australia, Nowa Zelandia) wskaźnik ten jest znacznie wyższy.

◢ Etiologia i patogeneza

Czynnikami wpływającymi na powstanie rozstrzeni oskrzeli są zakażenia (najczęściej bakteryjne), zaburzenia drożności oskrzeli i ewakuacji śluzu oraz zaburzenia odporności (tab. 9.34).

Rozszerzenie światła oskrzeli, niezależnie od mechanizmu powstawania, prowadzi do zalegania wydzieliny, występowania nawracających zakażeń (głównie bakteryjnych), przewlekłego stanu zapalnego i destrukcji tkanek.

Rozstrzenie oskrzeli dzieli się na centralne i obwodowe, uogólnione i lokalne oraz w zależności od kształtu na cylindryczne, workowate i żylakowate.

◢ Obraz kliniczny

Podstawowym objawem klinicznym rozstrzeni oskrzeli jest wilgotny, produktywny kaszel z odkrztuszaniem dużych ilości plwociny. Wydzielina ma zwykle charakter śluzowo-ropny lub ropny. Krwioplucie, brak przyrostu masy ciała i wzrostu należą do objawów rzadkich.

W badaniu przedmiotowym nad polami płucnymi słyszalne mogą być furczenia oraz rzężenia. Palce pałeczkowate i deformacje klatki piersiowej spotyka się rzadko. Pacjenci z rozstrzeniami oskrzeli mają często nawracające i przewlekające się zakażenia układu oddechowego.

◢ Metody diagnostyczne

1 Zdjęcie przeglądowe klatki piersiowej

W przypadkach mniej zaawansowanych może nie wykazywać zmian. Zaawansowane rozstrzenie oskrzeli dają obraz zacienień linijnych (tzw. szyny tramwajowe), cieni pierścieniowatych czy niedodmy.

Tabela 9.34. Choroby mogące prowadzić do rozstrzeni oskrzeli

Infekcje	■ Przetrwałe bakteryjne zapalenie oskrzeli ■ Zapalenia płuc – bakteryjne (typowe, atypowe), grzybicze, wirusowe ■ Infekcje wirusowe (adenowirus) ■ Krztusiec ■ Odra ■ Gruźlica
Zaburzenia drożności oskrzeli	■ Ciała obce ■ Guzy wewnątrz- i zewnątrzoskrzelowe ■ Ucisk przez powiększone węzły chłonne czy nieprawidłowo przebiegające naczynia
Choroby wrodzone	■ Mukowiscydoza ■ Niedobór α1-antytrypsyny ■ Zespół Muniera–Kuhna (powiększenie tchawicy i oskrzeli z powodu nieprawidłowości tkanki łącznej) ■ Zespół Williamsa–Campbella (brak chrząstek oskrzelowych)
Dyskineza rzęsek	■ Pierwotna ■ Wtórna
Zespoły aspiracyjne	■ Refluks żołądkowo-przełykowy ■ Przetoka tchawiczo-przełykowa ■ Choroby nerwowo-mięśniowe
Inne	■ Alergiczna aspergiloza oskrzelowo-płucna ■ Choroby tkanki łącznej ■ Choroby śródmiąższowe ■ Choroby zapalne jelit (choroba Leśniowskiego––Crohna, wrzodziejące zapalenie jelita grubego) ■ Inhalacje substancji toksycznych ■ Przeszczepy narządów
Zaburzenia odporności	■ Wrodzone ■ Nabyte

2 Tomografia komputerowa wysokiej rozdzielczości

Charakterystyczne dla rozstrzeni oskrzeli zmiany to:

■ średnica oskrzela większa niż jednoimiennej tętnicy (objaw sygnetu) (ryc. 9.16),
■ brak zwężania oskrzela ku obwodowi, oskrzela widoczne na obwodzie płuc,
■ objawy wypełnienia oskrzeli śluzem,
■ objawy pułapki powietrznej na wydechu.

3 Bronchoskopia

Pozwala na ocenę zmian w oskrzelach i jednocześnie umożliwia ewentualne usunięcie ciała obcego, odessanie zalegającej wydzieliny upośledzającej drożność oskrzeli lub pobranie posiewów oraz materiału biopsyjnego do dalszej diagnostyki.

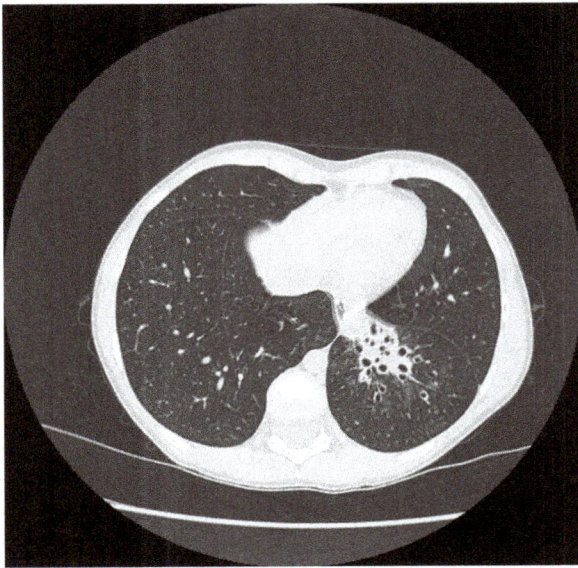

Rycina 9.16. HRCT. Rozstrzenie oskrzeli.

Różnicowanie

Przewlekłe choroby układu oddechowego (mukowiscydoza, zespół dyskinetycznych rzęsek, gruźlica) i wady anatomiczne.

Leczenie

Terapia rozstrzeni oskrzeli jest wielokierunkowa i obejmuje leczenie choroby, która doprowadziła do ich powstania (np. usunięcie ciała obcego, leczenie objawowe mukowiscydozy). W zaostrzeniach należy stosować antybiotyki zgodnie z antybiogramem lub obejmujące swoim spektrum działania najbardziej prawdopodobne czynniki etiologiczne, tj. *Haemophilus influenzae, Streptococcus pneumoniae* i *Staphylococcus aureus*. U dzieci chorujących na mukowiscydozę należy uwzględnić antybiotykowrażliwość *Pseudomonas aeruginosa*. Duże znaczenie mają rehabilitacja oddechowa, drenaż zakażonej wydzieliny oraz podawanie mukolityków. W przypadku zaawansowanych zmian miejscowych, braku odpowiedzi na leczenie zachowawcze, krwotoków z układu oddechowego czy zaburzeń wzrostu i przyrostów masy ciała wskazana jest interwencja chirurgiczna.

Działania profilaktyczne obejmują szczepienie przeciwko *Streptococcus pneumoniae* oraz coroczne szczepienia przeciwko grypie.

Powikłania

Powikłaniami rozstrzeni oskrzeli są nawracające i przewlekające się zapalenia oskrzeli oraz płuc. Zwy-kle dochodzi do kolonizacji układu oddechowego przez różne drobnoustroje, tj. *Haemophilus influenzae, Streptococcus pneumoniae, Staphylococcus aureus* czy u chorych na mukowiscydozę – *Pseudomonas aeruginosa*. Długotrwały proces zapalny może doprowadzić do marskości i włóknienia zajętego obszaru płuc.

Rokowanie

Zależy przede wszystkim od choroby, która doprowadziła do powstania rozstrzeni oskrzeli.

9.4.6 *Katarzyna Krenke, Joanna Lange*

Choroby śródmiąższowe u dzieci

łac. *pneumopathia interstitialis*
ang. interstitial lung diseases

Definicja

Choroby śródmiąższowe stanowią heterogenną grupę nieinfekcyjnych i nienowotworowych przewlekłych chorób układu oddechowego charakteryzujących się występowaniem rozsianych zmian zapalnych i włóknienia, które obejmują przede wszystkim ściany pęcherzyków płucnych.

Epidemiologia

Częstość występowania chorób śródmiąższowych u dzieci nie jest dobrze znana. Według danych brytyjskich stwierdza się je u 3,6 : 1 000 000 dzieci rocznie.

Etiologia i patogeneza

Mechanizmy prowadzące do rozwoju choroby śródmiąższowej są złożone. Podstawę stanowi uszkodzenie nabłonka pęcherzyka płucnego i błony podstawnej przez różnorodne czynniki. Następnie, w wyniku złożonych reakcji immunologicznych, dochodzi do całkowitej odbudowy pęcherzyka płucnego lub rozpoczyna się proces włóknienia miąższu płucnego.

Klasyfikacja chorób śródmiąższowych u dzieci obejmuje choroby:

- związane z ekspozycją na czynniki zewnętrzne – zapalenie płuc z nadwrażliwości, narażenie na działanie leków czy promieniowanie jonizujące,
- towarzyszące chorobom układowym – choroby tkanki łącznej, zapalenia naczyń, choroby ziarniniakowe, choroby metaboliczne, histiocytoza z komórek Langerhansa,
- związane z zaburzeniem budowy pęcherzyka płucnego – uszkodzenie nabłonka i przestrzeni pęcherzykowej, włośniczek czy śródmiąższu,

- charakterystyczne dla dzieci do 2. rż. – śródmiąższowa glikogenoza płucna, hiperplazja neuroendokrynna, przewlekłe zapalenie płuc, zaburzenia rozwoju tkanki płucnej.

Obraz kliniczny

Chorobę śródmiąższową u dzieci bez zaburzeń odporności podejrzewa się w przypadku:

- obciążonego wywiadu rodzinnego (np. zgony w wieku niemowlęcym),
- objawów klinicznych – tachypnoë, kaszel, trzeszczenia, palce pałeczkowate, zaburzenia wzrastania i odżywiania, sinica,
- wystąpienia objawów niewydolności oddechowej u dziecka z chorobą układową lub narażonego na działanie alergenów wziewnych.

Metody diagnostyczne

1 Nieinwazyjne badania dodatkowe
Ocena saturacji w spoczynku, we śnie i po wysiłku, badanie gazometrii krwi tętniczej, badania czynnościowe układu oddechowego, badania obrazowe (łącznie z HRCT) i inne (np. pH-metria, badania bakteriologiczne czy serologiczne).

2 Inwazyjne badania dodatkowe
Płukanie oskrzelowo-pęcherzykowe, biopsja płuca, badania układu krążenia (cewnikowanie serca).

Leczenie

W leczeniu chorób śródmiąższowych z przewagą zmian zapalnych stosuje się steroidy (codziennie lub jako pulsy z metyloprednizolonu). Dodatkowo w niektórych przypadkach podaje się inne leki immunosupresyjne (np. hydroksychlorochinę, azatioprynę, cyklosporynę). Ważne elementy leczenia stanowią tlenoterapia, prawidłowe odżywianie i szczepienia przeciw grypie. W skrajnych przypadkach wykonuje się przeszczepy płuc lub serca i płuc.

Zapalenie płuc z nadwrażliwości (alergiczne zapalenie pęcherzyków płucnych)

łac. *alveolitis allergica*

ang. hypersensitivity pneumonia (alveolitis allergica)

Definicja

Wynik odpowiedzi immunologicznej na działanie alergenów organicznych. U dzieci najczęściej są to antygeny pochodzące z grzybów lub odchodów ptasich.

Epidemiologia

Opisanych jest niewiele ponad 100 przypadków zapalenia płuc z nadwrażliwości u dzieci (m.in. grupa 86 dzieci z USA i 19 z Danii).

Etiologia i patogeneza

Powtarzająca się ekspozycja na antygen prowadzi do reakcji immunologicznej uszkadzającej płuca. Znaczenie mają III i IV typ reakcji z nadwrażliwości. Przeciwciała swoiste, głównie w klasie IgG, wiążą antygen. Powstałe kompleksy immunologiczne aktywują układ dopełniacza. Produkcja IL-1, TNF-α i przede wszystkim IL-8 prowadzi do napływu neutrofilów. Wytwarzany przez limfocyty Th1 interferon γ bierze udział w tworzeniu ziarniniaków.

Obraz kliniczny

Postacie zapalenia płuc z nadwrażliwości:

- ostra – występuje kilka do kilkunastu godzin po kontakcie z antygenem, charakteryzuje się objawami grypopodobnymi przebiegającymi z dusznością i trzeszczeniami u podstawy obu płuc, zaniechanie dalszego narażenia powoduje ustąpienie objawów w ciągu od 12 do 24 godzin,
- podostra – dominują narastające objawy nietolerancji wysiłku, duszność, przewlekły suchy kaszel, gorączka i brak przyrostu lub utrata masy ciała, trzeszczenia mają zazwyczaj charakter trwały,
- przewlekła – postępują objawy wcześniej wymienione, dochodzi także do nieodwracalnych zmian histopatologicznych w postaci włóknienia płuc.

Przebieg naturalny

Zależy od postaci choroby. Natychmiastowe zaprzestanie kontaktu z antygenem w ostrej postaci prowadzi do całkowitego wyleczenia. Kontynuowanie stałego narażenia na pyły organiczne jest przyczyną nieodwracalnych zmian w układzie oddechowym. Prowadzone na tym etapie leczenie immunosupresyjne nie jest w stanie doprowadzić do wyleczenia i odwrócenia postępującego zwłóknienia tkanki płucnej.

Metody diagnostyczne

Rozpoznanie:

- kryteria duże:
  - objawy kliniczne i radiologiczne (ryc. 9.17),
  - narażenie na czynnik mogący wywołać zapalenie płuc z nadwrażliwości,

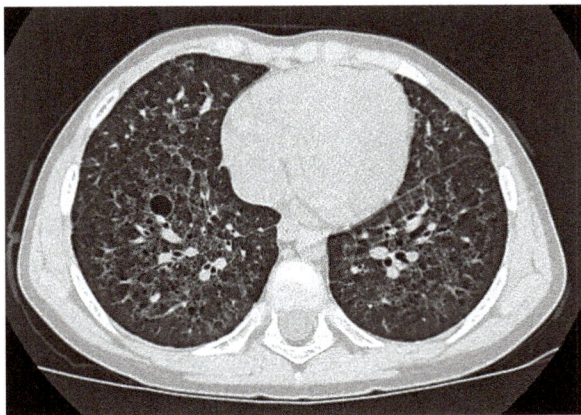

Rycina 9.17. HRCT. Zapalenie płuc z nadwrażliwości, postać pod-ostra.

- przewaga limfocytów w popłuczynach oskrzelo-wo-pęcherzykowych,
- zmiany w bioptacie płuca,
- ponowne pojawienie się objawów po kontakcie z podejrzanym antygenem,
- kryteria mniejsze:
  - trzeszczenia,
  - obniżenie DL_{CO},
  - hipoksemia po wysiłku i w spoczynku.

Spełnienie 4 kryteriów dużych oraz 2 mniejszych po wykluczeniu innych przyczyn pozwala na postawienie rozpoznania.

Różnicowanie

Ostrą postać choroby należy różnicować przede wszystkim z zapaleniem płuc. Postać przewlekła wymaga różnicowania z sarkoidozą, histiocytozą, proteinozą płucną, chorobami spichrzeniowymi, kamicą pęcherzykową, chorobami tkanki łącznej, polekowym lub popromiennym uszkodzeniem układu oddechowego.

Leczenie

Podstawowym elementem leczenia jest całkowite zaprzestanie kontaktu z antygenem wywołującym objawy. Samoistna regresja występuje u większości dzieci.

Lekami z wyboru są steroidy, w tym wziewne, które pozwalają na redukcję dawki steroidów podawanych doustnie. W przypadkach postępujących wprowadza się cytostatyki.

Sarkoidoza

łac. *sarcoidosis*

ang. sarcoidosis

Definicja

Przewlekła choroba zapalna o nieznanej etiologii charakteryzująca się występowaniem nieserowaciejących ziarniniaków w różnych narządach ciała.

Epidemiologia

U dzieci występuje rzadko, częstość zależy od wieku, rasy i regionu geograficznego. Według danych duńskich zapadalność do 16. rż. wynosi 0,29 : 100 000 rocznie.

Etiologia i patogeneza

Do rozwoju ziarniniaków w sarkoidozie dochodzi pod wpływem nieznanego czynnika. Następuje aktywacja komórek układu odpornościowego, w tym przede wszystkim limfocytów Th1 (CD4) i makrofagów, które uwalniają cytokiny stymulujące gromadzenie komórek zapalnych. Powstają komórki olbrzymie i nabłonkowate oraz tworzą się ziarniniaki. Mogą one ulec resorpcji, ale w części przypadków dochodzi do zmian nieodwracalnych w postaci włóknienia.

Obraz kliniczny

Objawy kliniczne zależą od lokalizacji zmian patologicznych i zaawansowania choroby. U niektórych pacjentów przebieg choroby może być bezobjawowy.

Z objawów ogólnych u dzieci zwykle stwierdza się osłabienie, brak przyrostu masy ciała lub chudnięcie i gorączkę. Narządami najczęściej zajętymi są płuca, węzły chłonne, skóra, narząd wzroku, stawy, nerki, wątroba, śledziona, ośrodkowy układ nerwowy i serce. U dzieci < 5. rż. dominuje zajęcie skóry, narządu wzroku i stawów, a u starszych zmiany w płucach, narządzie wzroku i powiększenie węzłów chłonnych.

Metody diagnostyczne

- Na zdjęciu przeglądowym klatki piersiowej najczęściej stwierdza się powiększenie węzłów chłonnych, rzadziej zajęcie płuc.
- Typowe dla sarkoidozy zmiany w badaniu HRCT to powiększenie węzłów chłonnych wnęk (ryc. 9.18) i śródpiersia oraz małe guzki układające się wzdłuż pęczków oskrzelowo-naczyniowych, szczelin międzypłatowych i podopłucnowo.
- Charakterystyczne są wzrost stężenia enzymu konwertującego angiotensynę produkowanego przez komórki ziarniniaków sarkoidalnych oraz podwyż-

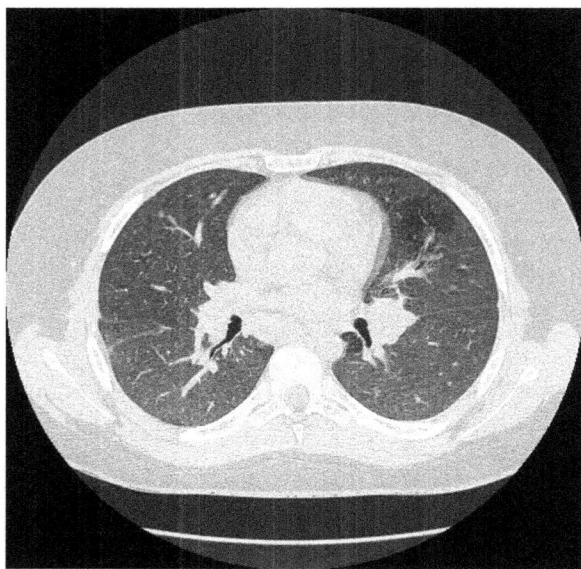

Rycina 9.18. HRCT. Sarkoidoza.

szone stężenie wapnia w surowicy krwi i w moczu spowodowany zwiększonym wydzielaniem 1,25(OH)$_2$D3 przez makrofagi.

■ Odczyn tuberkulinowy u chorych na sarkoidozę wynosi zwykle 0 mm.

■ W materiale z płukania oskrzelowo-pęcherzykowego stwierdza się zwiększoną liczbę limfocytów T (CD4). Wzrasta stosunek CD4/CD8.

■ Badania czynnościowe układu oddechowego mogą wykazywać zmiany o typie restrykcji, obturacji i nadreaktywność oskrzeli.

■ Rozpoznanie opiera się na obrazie klinicznym i wynikach badań dodatkowych, w tym przede wszystkim badaniu histopatologicznym zajętego narządu.

Różnicowanie

Choroby, w przebiegu których dochodzi do tworzenia ziarniniaków: infekcyjne – gruźlica, mykobakteriozy, grzybice (histoplazmoza, kokcydioidomykoza), bruceloza, oraz nieinfekcyjne – zapalenie płuc z nadwrażliwości, zapalenia naczyń (ziarniniakowatość Wegenera, zespół Churga–Straussa), choroby autoimmunizacyjne (m.in. MIZS), choroba Whipple'a, a także narażenie na beryl czy aluminium.

Leczenie

U 50–70% pacjentów dochodzi do samoistnych remisji, więc wprowadzenie leczenia w sarkoidozie musi być bardzo rozważne i ograniczone do przypadków postępujących lub z ciężkimi zmianami pozapłucnymi (bezwzględnie leczenia wymaga sarkoidoza serca, OUN i narządu wzroku).

Lekiem z wyboru jest prednizon. Leki drugiego rzutu przy niepowodzeniu leczenia to m.in. chlorochina, metotreksat, azatiopryna, pentoksyfilina, cyklofosfamid i infliksymab. W skrajnych przypadkach stosuje się transplantację płuc.

Samoistna hemosyderoza płucna

łac. *hemosyderosis*

ang. idiopathic pulmonary haemosiderosis

Definicja

Samoistna hemosyderoza płucna jest chorobą, której istotą są nawracające krwawienia pęcherzykowe o nieznanej etiologii.

Epidemiologia

Schorzenie rzadkie, występujące głównie u dzieci (20% przypadków dotyczy osób dorosłych).

Etiologia i patogeneza

W przebiegu nawracających krwawień pęcherzykowych wynaczyniona hemoglobina ulega transformacji w hemosyderynę, która jest pochłaniana przez makrofagi. Powstałe syderoblasty można spotkać w pęcherzykach płucnych i w tkance śródmiąższowej. Pobudzone komórki układu immunologicznego uwalniają cytokiny odpowiedzialne za proces przewlekłego zapalenia i włóknienia płuc.

Z wystąpieniem hemosyderozy mogą mieć związek uczulenie na białka mleka krowiego (zespół Heinera), choroba trzewna, choroba von Willebranda czy narażenie na pestycydy.

Obraz kliniczny

Najczęstszym objawem klinicznym hemosyderozy jest krwioplucie, rzadziej występują masywne krwotoki. U niektórych dzieci stwierdza się jedynie krwiste wymioty (połykanie plwociny). Inne symptomy to duszność, kaszel i osłabienie. U $\frac{1}{3}$ pacjentów nie obserwuje się krwioplucia, a objawem pośrednim krwawienia jest niedokrwistość z niedoboru żelaza.

W badaniu przedmiotowym nad polami płucnymi można stwierdzić obustronne trzeszczenia. Przy dłużej trwającej chorobie pojawiają się palce pałeczkowate.

Metody diagnostyczne

Podkreśla się, że rozpoznanie samoistnej hemosyderozy można postawić jedynie po wykluczeniu innych chorób prowadzących do krwawień pęcherzykowych.

1 Zdjęcie przeglądowe klatki piersiowej

Ujawnia różnie nasilone zmiany o typie wypełnienia pęcherzyków płucnych o największym nasileniu w środkowych i dolnych polach płucnych (ryc. 9.19). Zmiany radiologiczne ustępują zwykle po 1–2 tygodniach po krwawieniu. Przy dłużej trwającej chorobie mogą pojawić się cechy włóknienia płuc.

2 Badania czynnościowe układu oddechowego

Stwierdza się zaburzenia wentylacji typu restrykcyjnego i obniżenie DL_{CO}. Wzrost wartości DL_{CO} jest charakterystyczny dla świeżego krwawienia.

3 Płukanie oskrzelowo-pęcherzykowe

W rozlanym krwawieniu pęcherzykowym kolejne porcje soli fizjologicznej są coraz bardziej podbarwione krwią. Za typowy dla krwawienia pęcherzykowego uznaje się odsetek syderoblastów > 20%.

4 Badania krwi

Stwierdzić można cechy niedokrwistości z niedoboru żelaza oraz zwiększony odsetek komórek kwasochłonnych. Charakterystyczne jest podwyższenie miana IgA w surowicy krwi występujące u ok. 50% chorych. U wszystkich pacjentów obowiązuje wykonanie badań w kierunku alergii na białko mleka kro-

wiego (testy skórne i oznaczanie stężenia specyficznych przeciwciał), choroby trzewnej i choroby von Willebranda.

5 Biopsja płuc

Wskazana w celu potwierdzenia rozpoznania.

Różnicowanie

Rozpoznanie samoistnej hemosyderozy można postawić po wykluczeniu innych chorób, w przebiegu których dochodzi do rozlanego krwawienia pęcherzykowego. W rozpoznaniu różnicowym należy uwzględnić zapalenia naczyń (m.in. mikroskopowe zapalenie naczyń, ziarniniakowatość Wegenera), zespół Goodpasture'a, choroby tkanki łącznej, zaburzenia krzepnięcia krwi, wady serca (stenoza zastawki dwudzielnej), działanie leków (np. penicylamina) i toksyn (np. insektycydy), żylną chorobę zatorowo-zakrzepową oraz limfangioleiomiomatozę.

Leczenie

Nie ma jednoznacznych wytycznych leczenia hemosyderozy. Podstawą terapii są steroidy podawane codziennie lub w pulsach. Stosuje się także chlorochinę lub azatioprynę w połączeniu z prednizonem czy wziewnymi steroidami.

Dietę bezmleczną należy wprowadzić u dzieci z udowodnioną alergią, a u wszystkich należy podjąć próbę odstawienia mleka i ocenić odpowiedź kliniczną. W przypadku poprawy dietę powinno się kontynuować. Dzieci z chorobą trzewną powinny być na diecie bezglutenowej.

Powikłania

W okresie ostrego krwawienia wystąpić mogą znacznego stopnia niedokrwistość i niewydolność oddechowa. Długotrwająca choroba prowadzi czasem do włóknienia płuc i niewydolności oddechowej.

Rokowanie

Rokowanie jest poważne. Średni czas przeżycia chorych wynosi kilkanaście lat.

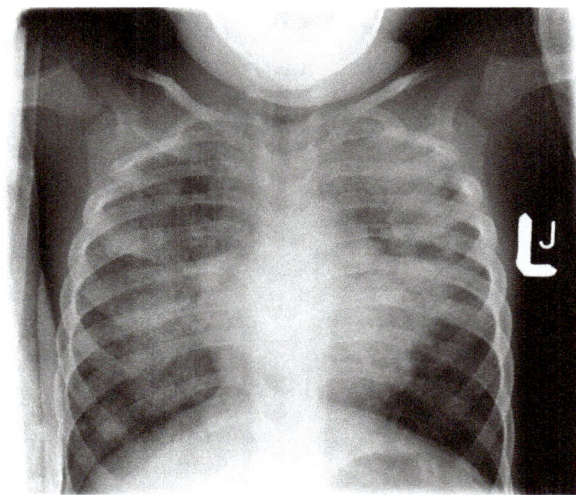

Rycina 9.19. Zdjęcie przeglądowe klatki piersiowej. Samoistna hemosyderoza płucna.

Joanna Peradzyńska

Choroby śródmiąższowe wieku niemowlęcego

Choroby śródmiąższowe wieku niemowlęcego należą do schorzeń rzadkich; najczęściej spotykane to:

- pierwotne zaburzenia rozwoju płuc,
- zaburzenia dojrzewania płuc,
- zaburzenia budowy surfaktantu,
- hiperplazja komórek neuroendokrynnych,
- glikogenoza płucna.

Wrodzone zaburzenia metabolizmu surfaktantu

ang. inherited surfactant deficiency

Surfaktant płucny, produkowany głównie w pneumocytach II typu, jest złożoną substancją o właściwościach zmniejszających napięcie powierzchniowe. Składa się w ok. 86% z fosfolipidów, w 8% z lipidów obojętnych i w 6% do 12% z białek (tab. 9.35).

Niedobór białek surfaktantu, przede wszystkim białka B (SP-B surfactant protein B), w mniejszym stopniu białka C (SP-C surfactant protein C) i mutacja genu *ABCA3* mają znaczenie w patogenezie proteinozy pęcherzyków płucnych i niektórych innych schorzeń prowadzących do niewydolności oddechowej, rozpoczynających się w okresie noworodkowym lub wczesnoniemowlęcym.

Wystąpienie niewydolności oddechowej wymagającej stosowania mechanicznej wentylacji, bez reakcji na jakiekolwiek leczenie u noworodków urodzonych o czasie powinno nasuwać podejrzenie niedoboru białek surfaktantu (tab. 9.36).

Diagnostyka niedoborów białek surfaktantu opiera się przede wszystkim na badaniu genetycznym i wykryciu mutacji, ale obejmuje również ocenę histopatologiczną zmienionej chorobowo tkanki płucnej.

Leczenie jest głównie objawowe (tlenoterapia). Często konieczny jest przeszczep płuc. Leczenie immunosupresyjne jest nieskuteczne. W niektórych przypadkach obserwuje się stopniowe ustępowanie zmian.

Hiperplazja komórek neuroendokrynnych płuc wieku niemowlęcego (przetrwałe tachypnoë niemowląt)

ang. neuroendocrine cell hyperplasia of infancy (persistent tachypnea of infancy)

Bardzo rzadkie schorzenie wieku niemowlęcego o nieznanej etiologii. Najczęściej dotyczy dzieci urodzonych o czasie. Objawy pojawiają się zwykle w okresie niemowlęcym lub wczesnodziecięcym. Typowo stwierdza się tachypnoë, trzeszczenia nad polami płucnymi oraz hipoksemię w badaniu gazometrycznym.

Tabela 9.35. Białka surfaktantu – charakterystyka i funkcja

BIAŁKO	CHARAK-TERYSTYKA	FUNKCJA
A	Hydrofilne	Składnik budulcowy ciałek lamelarnych Właściwości obronne
B	Hydrofobowe	Białko strukturalne surfaktantu Obniżanie napięcia powierzchniowego
C	Hydrofobowe	Białko strukturalne surfaktantu
D	Hydrofilne	Właściwości obronne

Tabela 9.36. Objawy kliniczne wrodzonego niedoboru białek surfaktantu i mutacji *ABCA3*

	SFTP-B	SFTP-C	ABCA3
Dziedziczenie	■ Autosomalne recesywne	■ Autosomalne dominujące	■ Autosomalne recesywne
Objawy kliniczne	■ Niewydolność oddechowa u noworodka, zgon	■ Niemowlę – zmiany śródmiąższowe Dziecko starsze – niewydolność oddechowa	■ Niewydolność oddechowa u noworodka lub niemowlęcia (rzadziej u dzieci starszych, pojedyncze przypadki u dorosłych)

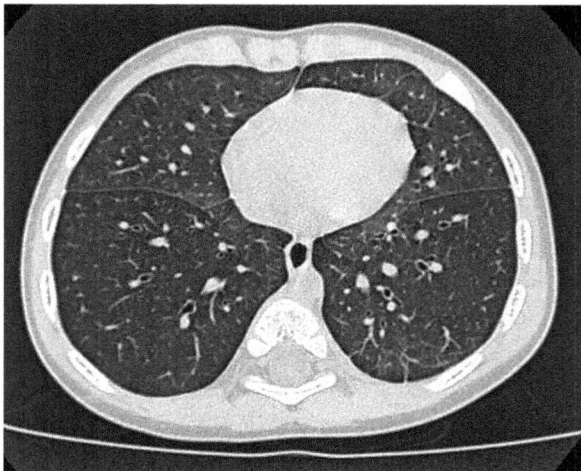

Rycina 9.20. HRCT. Hiperplazja komórek neuroendokrynnych płuc wieku niemowlęcego. Obustronnie obszary matowej szyby.

W badaniu radiologicznym klatki piersiowej występuje wzmożenie rysunku śródmiąższowego, poszerzenie wnęk płucnych oraz cechy rozdęcia obwodowego miąższu płucnego. W HRCT obecne są ogniska matowej szyby (ryc. 9.20) o dystrybucji segmentalnej lub subsegmentalnej oraz ogniska niedodmy zlokalizowane przede wszystkim w płacie środkowym płuca prawego i w języczku płuca lewego.

Potwierdzeniem rozpoznania jest badanie histopatologiczne miąższu płucnego. Koniecznie należy wykonać barwienie immunohistochemiczne preparatów bombezyną. Stwierdza się wtedy zwiększoną liczbę płucnych komórek neuroendokrynnych w nabłonku oskrzelików.

Steroidy i bronchodilatatory mają niewielkie znaczenie terapeutyczne. W większości przypadków obserwuje się stopniową stabilizację objawów i powolną remisję choroby.

Glikogenoza płucna
ang. pulmonary interstitial glicogenosis

Rzadka choroba związana z obecnością złogów glikogenu w tkance śródmiąższowej płuc. Najczęstszy objaw stanowi niewydolność oddechowa u niemowlęcia w pierwszych tygodniach życia. Rozpoznanie ustala się na podstawie badania histopatologicznego. Zalecane jest jedynie leczenie objawowe. Stosowanie steroidów jest kontrowersyjne, a rokowanie niepewne.

9.4.8   *Joanna Lange*

Choroby ogólnoustrojowe powodujące zmiany w układzie oddechowym

Niedobór α1-antytrypsyny (niedobór inhibitora α1-proteazy)

łac. *deficientia α1-antitripsini*

ang. α1-antitrypsin deficiency (α1-protease inhibitor deficiency)

Definicja

Niedobór α1-antytrypsyny (wg nowszej nomenklatury niedobór inhibitora α1-proteazy) jest genetycznie uwarunkowaną przyczyną uszkodzenia miąższu płuc i rozwoju ciężkiej rozedmy. Objawy pojawiają się zazwyczaj u dorosłych między 3. a 4. dekadą życia. U dzieci dominują zaburzenia czynności wątroby, a objawy płucne należą do rzadkości.

Epidemiologia

Według danych z USA częstość występowania wynosi 1 : 2500–5000 dzieci.

Etiologia i patogeneza

Alfa1-antytrypsyna (α1-AT), inhibitor proteinaz produkowany w wątrobie, to ważny czynnik chroniący tkankę płucną przed destrukcją przez enzymy proteolityczne uwalniane z neutrofilów. Jej stężenie jest najwyższe w płucach. Ma największe powinowactwo do elastazy neutrofilowej. Niedobór α1-AT prowadzi do naruszenia równowagi systemu, akumulacji enzymów proteolitycznych, nasilenia procesu zapalnego, uszkodzenia miąższu płucnego i rozwoju rozedmy. Koduje ją pojedynczy gen znajdujący się na chromosomie 14. Dziedziczenie recesywne sprawia, że osoby z mutacją zerową jednego allelu mają o około połowę niższe stężenia inhibitora. Prawidłowe allele oznacza się literą M. S to mutacja warunkująca syntezę formy niestabilnej białka, szybciej metabolizowanej, co prowadzi do niższych stężeń α1-AT i przewagi aktywności proteaz. Wariant Z skutkuje zaburzeniami struktury trzeciorzędowej białka. Łączy się ono w konglomeraty i gromadzi w nieaktywnej formie w retikulum endoplazmatycznym komórki wątrobowej, uszkadzając ją. Podobne konglomeraty są obserwowane w płucach, co wywołuje niedobór antyproteazy. Mutacja „null" powoduje brak syntezy α1-AT.

U osób z fenotypem Pi SS stężenie α1-AT wynosi ok. 50% wartości prawidłowej. Rzadko występuje u nich rozedma. Około 95% chorych jest homozygotami ZZ i ma 10-krotnie obniżone stężenie α1-AT w stosunku do wartości prawidłowych. Jednak 10––35% pacjentów Pi ZZ nie ma objawów choroby.

Obraz kliniczny

Większość pacjentów z fenotypem Pi ZZ w okresie dzieciństwa nie prezentuje żadnych objawów ze strony układu oddechowego. U niektórych pojawiają się duszność, świszczący oddech i kaszel. W bioptacie tkanki płucnej można zaobserwować cechy rozedmy zrazikowej. Destrukcję nasilają nawracające zakażenia. Czynnikiem znacząco przyspieszającym rozedmę jest palenie tytoniu. W badaniu przedmiotowym zazwyczaj nie obserwuje się nieprawidłowości. Podczas infekcji mogą być słyszalne trzeszczenia. Manifestacje ze strony przewodu pokarmowego opisano w rozdz. 11 „Gastroenterologia".

Metody diagnostyczne

W warunkach prawidłowych stężenie α1-antytrypsyny waha się w granicach 150–330 mg/dl (20–48 μmol/l – immunoelektroforeza rakietkowa), podczas gdy u dzieci z mutacją Pi ZZ zwykle nie przekracza 20 mg/dl (2–7 μmol/l, 10–20% normy). Na zdjęciu przeglądowym klatki piersiowej obserwuje się rozdęcie, a w tomografii klatki piersiowej cechy rozedmy i rozstrzenie oskrzeli.

Leczenie

Obejmuje stosowanie enzymu uzyskiwanego z osocza ludzkiego. Podawanie α1-AT w dawce 60 mg/kg mc. dożylnie w odstępach tygodniowych zaleca się jedynie u dorosłych ze stężeniem w surowicy krwi poniżej 11 μmol/l (tzn. 50 mg/dl dla metody immunonefelometrycznej i 80 mg/dl dla immunoelektroforezy rakietkowej) z FEV_1 pomiędzy 35% a 65% wartości należnych oraz spadkiem rocznym FEV_1 > 100 ml. Nie zaleca się takiego leczenia w postaciach wątrobowych. Istotnym elementem jest wczesne leczenie zakażeń, stosowanie szczepień ochronnych, leków rozszerzających oskrzela oraz profilaktyka antynikotynowa. Przy progresji zmian rozważa się również przeszczepienie płuc.

Zapalenia naczyń

łac. *vasculitis*
ang. vasculitis

Definicja

Choroby zapalne naczyń stanowią niejednorodną grupę schorzeń, charakteryzującą się występowaniem zmian zapalnych i martwiczych obejmujących ścianę i przydankę naczyń w jednym narządzie lub ogólnoustrojowo.

Epidemiologia

Choroby zapalne naczyń krwionośnych rzadko występują w wieku dziecięcym, najczęstszą z nich jest choroba Schönleina–Henocha.

Etiologia i patogeneza

Mechanizmy pojawienia się zmian w naczyniach nie są do końca poznane. Ważny element stanowi uszkodzenie komórek śródbłonka, które zapoczątkowuje proces migracji komórek zapalnych, wydzielania mediatorów i syntezy cytokin. W mechanizmach tych biorą udział czynniki humoralne (ANCA) i infekcyjne, kompleksy immunologiczne (choroba Schönleina–Henocha), a także limfocyty T.

Obraz kliniczny

Objawy ogólne, takie jak gorączka, spadek masy ciała, wysypki i osłabienie, sugerują zajęcie wielu narządów. Ze strony układu oddechowego najczęściej występują: kaszel, duszność, świsty oraz krwioplucie. Podstawowe wiadomości na temat wybranych chorób przebiegających z zapaleniem naczyń zebrano w tabeli 9.37.

Metody diagnostyczne

Rozpoznanie ustala się na podstawie wywiadu, badania przedmiotowego oraz wyników badań dodatkowych. W wywiadzie należy uwzględnić choroby infekcyjne, astmę oskrzelową, choroby nowotworowe oraz zapalne jelit. W chwili obecnej nie ma wskaźników laboratoryjnych pozwalających na jednoznaczne rozpoznanie zapalenia naczyń. Podwyższeniu zazwyczaj ulegają stężenia wskaźników zapalnych i aktywność enzymów wątrobowych. U niektórych pacjentów obserwuje się nadpłytkowość, hipergammaglobulinemię i zmiany w moczu. Pojawienie się p-ANCA powinno nasunąć podejrzenie mikroskopowego zapalenia naczyń.

Różnicowanie

W rozpoznaniu różnicowym należy wziąć pod uwagę zakażenie dolnych dróg oddechowych, obrzęk płuc, krwawienie pęcherzykowe, choroby tkanki łącznej, gorączkę reumatyczną, młodzieńcze zapalenie stawów, sarkoidozę, gruźlicę.

Tabela 9.37. Wybrane choroby zapalne naczyń

CHOROBA	OBRAZ KLINICZNY
NACZYNIA DUŻEGO KALIBRU	
Choroba Takayasu	Zajęcie aorty i jej gałęzi, tętnic nerkowych, tętnic płucnych; osłabienie, stany gorączkowe, utrata masy ciała, poty nocne, bóle w klatce piersiowej; objawy niedokrwienne wynikające z lokalizacji obszaru unaczynienia zajętego naczynia; w badaniu fizykalnym – asymetryczne osłabienie lub zanik tętna, asymetria wyników pomiarów ciśnienia tętniczego
NACZYNIA ŚREDNIEGO KALIBRU	
Choroba Kawasakiego	Nie obserwuje się zajęcia naczyń płucnych, szczegółowy opis w rozdziale 10 „Choroby układu krążenia"
NACZYNIA MAŁEGO KALIBRU	
Zapalenia ziarniniakowate	
Ziarniniakowatość Wegenera	Pierwsze objawy najczęściej z górnych dróg oddechowych – obrzęk i owrzodzenia błony śluzowej nosa, krwawienie i ropna wydzielina z nosa, zapalenie zatok, ucha środkowego, zajęcie naczyń płucnych, kaszel, duszność, krwioplucie, krwawienie pęcherzykowe; triada Wegenera – ziarniniakowate martwicze zajęcie dróg oddechowych, uogólnione martwicze zapalenie naczyń, kłębuszkowe zapalenie nerek; laboratoryjnie c-ANCA
Zespół Churga–Strauss	Gorączka, eozynofilia, astma oskrzelowa; radiologicznie – przemijające nacieki guzkowate lub śródmiąższowe; laboratoryjnie p-ANCA lub c-ANCA
Zapalenia nieziarniniakowate	
Mikroskopowe zapalenie naczyń	Zajęcie naczyń nerek, krwawienia pęcherzykowe, mononeuropatie wieloogniskowe, gorączka; laboratoryjnie – p-ANCA

Tabela 9.38. Manifestacje płucne wybranych chorób układowych tkanki łącznej

CHOROBA	POSTACIE KLINICZNE	POWIKŁANIA
Toczeń rumieniowaty układowy	■ Śródmiąższowe zapalenie płuc ■ Ostre toczniowe zapalenie płuc ■ Zarostowe zapalenie pęcherzyków płucnych ■ Krwawienie pęcherzykowe	■ Wysięk w jamie opłucnej ■ Włóknienie opłucnej ■ Włóknienie płuc ■ Zespół małego płuca
Twardzina	■ Zmiany śródmiąższowe	■ Zachłystowe zapalenie płuc ■ Włóknienie płuc ■ Nadciśnienie płucne
Zapalenie skórno-mięśniowe	■ Zwłóknienie płuc ■ Kryptogenne zapalenie płuc	■ Zachłystowe zapalenie płuc ■ Niewydolność oddechowa
Młodzieńcze idiopatyczne zapalenie stawów	■ Zwłóknienie płuc ■ Zarostowe zapalenie oskrzelików ■ Płyn w opłucnej, guzki reumatoidalne	■ Deformacja klatki piersiowej ■ Osłabienie siły mięśniowej

Leczenie

Postępowanie terapeutyczne zależy od postawionego rozpoznania. Zwykle stosuje się steroidy, a w niektórych jednostkach chorobowych, np. mikroskopowym zapaleniu naczyń czy ziarniniakowatości Wegenera, dodatkowo podaje się leki cytostatyczne (cyklofosfamid).

Manifestacje chorób układowych tkanki łącznej w układzie oddechowym

W przebiegu chorób układowych tkanki łącznej wieku dziecięcego zajęcie układu oddechowego obserwuje się często (tab. 9.38). Podstawowy mechanizm rozwoju zmian płucnych ma podłoże immunologiczne, należy liczyć się także z reakcjami polekowymi.

W badaniach czynnościowych w większości przypadków obserwuje się zaburzenia typu restrykcyjnego i obniżenie pojemności dyfuzyjnej płuc (DL_{CO}).

Lekami podstawowymi stosowanymi w chorobach tkanki łącznej u dzieci są steroidy, często w połączeniu z innymi lekami immunosupresyjnymi (cyklofosfamid, metotreksat), w zależności od rozpoznania.

9.4.9   *Joanna Lange*

Odczyny polekowe

łac. *reactio post medicamentosam*
ang. adverse drug reactions

Definicja

Objawy uszkodzenia układu oddechowego u dzieci związane są przede wszystkim ze stosowaniem leków cytostatycznych (tab. 9.39), chociaż mogą występować również po innych lekach (tab. 9.40). Najczęściej obserwuje się rozsiane zmiany śródmiąższowe i włóknienie. Rzadziej pojawią się: zapalenie płuc z nadwrażliwości, niekardiogenny obrzęk płuc, wysięk w jamie opłucnej, zarostowe zapalenie oskrzelików i krwawienie pęcherzykowe. W części przypadków zmiany, po odstawieniu leku, cofają się samoistnie, rzadziej przybierają charakter przewlekły, a w skrajnych przypadkach reakcje polekowe mogą doprowadzić do zgonu pacjenta.

Obraz kliniczny

Do objawów klinicznych reakcji polekowych należą gorączka, osłabienie, duszność i nieproduktywny kaszel. Na zdjęciu przeglądowym klatki piersiowej stwierdza się rozlane zmiany pęcherzykowe i/lub śródmiąższowe. W badaniach czynnościowych występują zaburzenia restrykcyjne lub obturacyjne.

Metody diagnostyczne

Kryteria rozpoznania toksycznego uszkodzenia tkanki płucnej:

- brak innych znanych przyczyn pojawienia się zmian w płucach,
- udowodnione toksyczne działanie leku,
- czas pojawienia się objawów pokrywający się z zastosowaniem leku,
- zmiany w popłuczynach oskrzelowo-pęcherzykowych lub zmiany histopatologiczne w tkance płucnej,
- ustąpienie zmian po odstawieniu podejrzanego leku.

Tabela 9.39. Wybrane leki cytostatyczne wywołujące zmiany w płucach

LEK	CZĘSTOŚĆ WYSTĘPOWANIA ZMIAN W PŁUCACH (%)	OBJAWY KLINICZNE
Antybiotyki		
Bleomycyna	2–40	ZŚ/ZWŁ, N, W
Mitomycyna	2–38	ZŚ/ZWŁ, NOP, W
Leki alkilujące		
Busulfan	2–43	ZŚ/ZWŁ, W
Karmustyna	20–30	ZWŁ
Antymetabolity		
Arabinozyd cytozyny	13–28	ZŚ/ZWŁ, NOP

ZŚ/ZWŁ – zapalenie śródmiąższowe/zwłóknienie, N – uszkodzenie z nadwrażliwości, W – wysięk w opłucnej, NOP – niekardiogenny obrzęk płuc

Tabela 9.40. Wybrane inne leki wywołujące zmiany w płucach

LEK	CZĘSTOŚĆ WYSTĘPOWANIA ZMIAN W PŁUCACH (%)	OBJAWY KLINICZNE
Nitrofurantoina	Rzadko	KP, ZŚ/ZWŁ, O, N, W, ZZP
Amiodaron	Rzadko	N, ZŚ/ZWŁ, ZZP
IL-2	> 50	NOP, W
Kwas trans-retinowy	5–27	ZŚ, W, NOP, KP

ZŚ/ZWŁ – zapalenie śródmiąższowe/zwłóknienie, N – uszkodzenie z nadwrażliwości, W – wysięk w opłucnej, NOP – niekardiogenny obrzęk płuc, ZZP – zarostowe zapalenie pęcherzyków płucnych powikłane organizującym się zapaleniem płuc, O – obturacja, KP – krwawienie pęcherzykowe

Rozpoznanie jest trudne, ponieważ:

- reakcja polekowa może przypominać objawy innych chorób układu oddechowego,
- dzieci mogą przyjmować kilka leków jednocześnie,
- nasilenie objawów rzadko ma związek z dawką leku,
- objawy mogą pojawić się po zakończeniu podawania leku.

Leczenie

Polega na odstawieniu leku oraz ewentualnie zastosowaniu steroidów i terapii objawowej.

9.4.10 *Katarzyna Krenke*

Nowotwory układu oddechowego

łac. *neoplasmata tracti respiratori*

ang. respiratory tumors

Nowotwory układu oddechowego u dzieci występują rzadko. W związku z przydatnością kliniczną zwykle używa się ich podziału ze względu na etiologię (tab. 9.41).

Nie mniej użyteczny jest podział ze względu na umiejscowienie zmian (tab. 9.42). W drogach oddechowych częściej występują nowotwory pierwotne płuc, natomiast w miąższu płuc częściej zmiany przerzutowe.

Obraz kliniczny

Objawy nowotworów spotykanych w klatce piersiowej u dzieci zależą od rodzaju i stopnia zaawansowania zmian oraz od ich lokalizacji w klatce piersiowej (zmiany obwodowe lub centralne). Do najczęstszych należą suchy kaszel, chrypka, dysfagia, uczucie ucisku w klatce piersiowej, krwioplucie, duszność, ból w klatce piersiowej, porażenie nerwu przeponowego i zespół Hornera. Naciek nowotworowy może być po-

Tabela 9.41. Choroby nowotworowe występujące w klatce piersiowej u dzieci

Pierwotne nowotwory płuc	■ Łagodne – Pseudoguz zapalny – Łagodne gruczolaki – Odpryskowiak ■ Złośliwe – Złośliwe gruczolaki (rakowiak, oblak, gruczolak śluzowo-naskórkowy) – Raki (niezróżnicowany, gruczołowy, płaskonabłonkowy) – Blastoma płucno-opłucnowa
Inne nowotwory o pierwotnej lokalizacji w klatce piersiowej	■ Choroba Hodgkina ■ Nieziarnicze chłoniaki złośliwe ■ Nerwiak niedojrzały ■ Histiocytoza z komórek Langerhansa ■ Guzy zarodkowe ■ Nowotwory tkanek miękkich (wywodzące się z mięśni, nerwów czy naczyń) ■ Mięsak Ewinga ■ Nowotwory grasicy
Przerzuty nowotworowe	■ Guz Wilmsa ■ Nerwiak niedojrzały ■ Kostniakomięsak ■ Mięsak Ewinga ■ Białaczki ■ Chłoniaki ■ Nowotwory tkanek miękkich ■ Nowotwory gonad ■ Nowotwory wątroby

Tabela 9.42. Lokalizacja zmian nowotworowych u dzieci

LOKALIZACJA ZMIAN	ROZPOZNANIE
Drogi oddechowe	■ Pseudoguz zapalny ■ Gruczolaki łagodne i złośliwe (rakowiak, oblak, gruczolak śluzowo-naskórkowy) ■ Raki (niezróżnicowany, gruczołowy, płaskonabłonkowy) ■ Naczyniak ■ Mięśniak gładkokomórkowy ■ Mięśniak zarodkowy ■ Brodawczak
Śródpiersie	■ Choroba Hodgkina ■ Nieziarnicze chłoniaki złośliwe ■ Nowotwory pochodzenia neurogennego (nerwiak niedojrzały, nerwiak zwojowy, zwojak złośliwy) ■ Guzy zarodkowe (łagodny i złośliwy potworniak, nasieniak, rak zarodkowy, złośliwy nabłoniak kosmówkowy) ■ Mięsak Ewinga ■ Nowotwory grasicy
Miąższ płucny	■ Odpryskowiak ■ Blastoma płucno-opłucnowa ■ Guz Wilmsa ■ Kostniakomięsak ■ Mięśniakomięsak prążkowaty ■ Wątrobiak zarodkowy ■ Nowotwory tarczycy ■ Białaczki ■ Histiocytoza z komórek Langerhansa
Ściana klatki piersiowej	■ Mięsak Ewinga ■ Mięśniakomięsak prążkowaty ■ Chrzęstniakomięsak ■ Kostniakomięsak ■ Guz Askina ■ Tłuszczak ■ Naczyniak ■ Naczyniak chłonny ■ Hamartoma

wodem zaburzeń wentylacji prowadzących do powstania niedodmy, rozdęcia czy nawracających zapaleń płuc o tej samej lokalizacji.

▲ Metody diagnostyczne

W badaniu przedmiotowym można nie stwierdzić żadnych zmian lub występują objawy nacieku – osłabiony odgłos opukowy, ściszenie szmeru pęcherzykowego, objawy zwężenia oskrzeli w postaci świstów lub typowe dla obecności płynu w jamie opłucnej.

Zdjęcie przeglądowe klatki piersiowej ujawnia różnorodne nieprawidłowości, zależne od rodzaju nowotworu i stopnia jego zaawansowania. Najczęściej spotyka się poszerzenie cienia śródpiersia (chłoniaki, białaczki), nacieki miąższowe w postaci cienia okrągłego lub zmian o nieregularnych zarysach (pierwotne nowotwory płuc, przerzuty), niedodmę, rozdęcie, płyn w jamie opłucnej czy ubytki kostne.

Tomografia komputerowa klatki piersiowej dostarcza szczegółowych informacji na temat lokalizacji i zasięgu zmian. Inne przydatne metody diagnostyczne to rezonans magnetyczny i badanie bronchoskopowe.

Rozpoznanie ustala się na podstawie wyniku badania histopatologicznego wycinka pobranego w czasie wideotorakoskopii lub torakotomii. W przypadku zmian wewnątrzoskrzelowych możliwa jest biopsja w czasie badania bronchoskopowego.

Leczenie zależy od rodzaju i stopnia zaawansowania nowotworu.

Pseudoguz zapalny

łac. *pseudotumor inflammatorius*

ang. inflammatory myofibroblastic tumor

Do rozwoju pseudoguza zapalnego dochodzi prawdopodobnie w wyniku reakcji na proces zapalny lub uraz tkanki płucnej. To najczęstszy łagodny nowotwór płuc. Występuje głównie u dzieci > 5. rż. i u młodzieży.

Objawy są niespecyficzne – kaszel, gorączka, rzadziej krwioplucie i ból w klatce piersiowej. W zależności od lokalizacji pseudoguz zapalny może dawać miejscowe objawy uciskowe. Nowotwór ten rośnie powoli, ale rozpoznany późno nacieka niekiedy struktury śródpiersia i wnęki płuca.

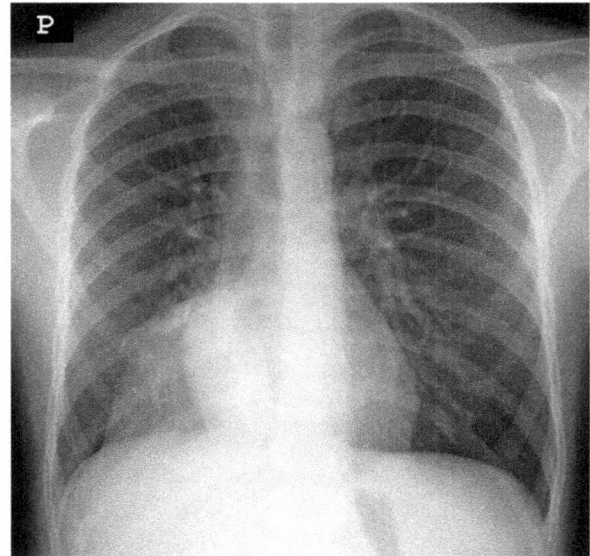

Rycina 9.21. Zdjęcie przeglądowe klatki piersiowej. Pseudoguz zapalny płuca prawego.

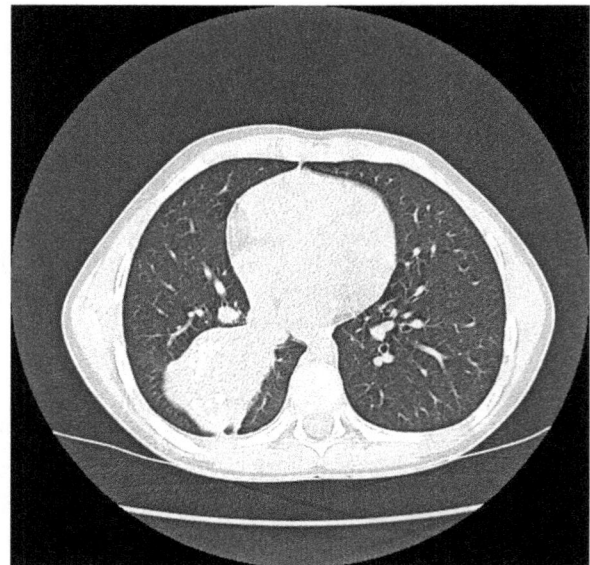

Rycina 9.22. Tomografia komputerowa. Pseudoguz zapalny.

W badaniach radiologicznych (zdjęcie przeglądowe klatki piersiowej oraz TK) daje zwykle obraz cienia okrągłego (ryc. 9.21, 9.22), rzadko z cechami rozpadu guza i zwapnieniami. Rozpoznanie stawia się na podstawie badania histopatologicznego.

Leczenie polega na chirurgicznym usunięciu guza.

Chłoniaki złośliwe

łac. *lymphomata maligna*

ang. malignant lymphomas

W **chorobie Hodgkina** śródpiersie jest zajęte w 60% przypadków. Powiększone węzły chłonne dają obraz guzów różnych rozmiarów, od niewielkich do bardzo dużych, określanych jako bulky tumor wtedy, gdy zajmują ponad 33% wymiaru poprzecznego klatki piersiowej na wysokości rozwidlenia tchawicy. W przebiegu choroby Hodgkina może dojść także do nacieków w tkance płucnej, pojawienia się płynu w jamie opłucnej i rzadko do nacieków wewnątrzoskrzelowych.

Nieziarnicze chłoniaki złośliwe zajmują śródpiersie u 25% chorych (najczęściej chłoniaki T-komórkowe). Ze względu na dynamiczny wzrost nowotworu stosunkowo często dochodzi do rozwoju zespołu żyły głównej górnej. Mogą wystąpić także nacieki w tkance płucnej i płyn w opłucnej.

Zarówno w przypadku chłoniaków, jak i innych nowotworów rosnących w śródpiersiu może dojść do ucisku na duże naczynia i rozwoju **zespołu żyły głównej górnej**. U dzieci prawie zawsze towarzyszy mu kompresja oskrzeli, a w przypadku guzów zlokalizowanych w tylnym śródpiersiu – ucisk na rdzeń kręgowy. Dominujące objawy to duszność (nasilająca się w pozycji poziomej), kaszel, chrypka, świst oddechowy, sinica, obrzęk twarzy i szyi oraz poszerzenie żył szyjnych. Upośledzony odpływ żylny może doprowadzić do zwiększenia ciśnienia śródczaszkowego i objawów z tym związanych. Zgony zdarzają się z powodu całkowitej niedrożności dróg oddechowych, obrzęku mózgu lub powikłań kardiologicznych. Zespół żyły głównej górnej jest stanem zagrożenia życia i wymaga natychmiastowego leczenia. Znaczące pogorszenie stanu pacjenta mogą spowodować sedacja i pozycja pozioma. Zwykle nie ma możliwości wykonania biopsji guza (znieczulenie ogólne jest przeciwwskazane). O wyborze terapii decyduje obraz kliniczny oraz fakt, że najczęstszą przyczyną tego zespołu u dzieci są chłoniaki. Zmniejszenie masy guza można uzyskać przez zastosowanie małych dawek radioterapii lub/i steroidów. Po zmniejszeniu masy guza i uzyskaniu rozpoznania histopatologicznego stosuje się chemioterapię właściwą dla danego rodzaju nowotworu.

9.5 INNE CHOROBY UKŁADU ODDECHOWEGO

9.5.1 Odma opłucnowa

Katarzyna Krenke

łac. *pneumothorax*

ang. pneumothorax

Definicja

Stan, w którym stwierdza się obecność powietrza w jamie opłucnej.

Epidemiologia

Częstość występowania odmy u mężczyzn wynosi 18–28 : 100 000 rocznie, a u kobiet 1,2–6 : 100 000 rocznie. U dzieci schorzenie to spotykane jest znacznie rzadziej, najczęściej w okresie noworodkowym (patrz rozdz. 7 „Choroby okresu noworodkowego") oraz > 15. rż.

Etiologia i patogeneza

Powietrze do jamy opłucnej dostaje się z uszkodzonych pęcherzyków płucnych lub z zewnątrz w wyniku urazu klatki piersiowej (ryc. 9.23). W przypadku odmy samoistnej zachodzi zwykle pęknięcie podopłucnowo położonego pęcherza rozedmowego. Powietrze w jamie opłucnej doprowadza do uciśnięcia miąższu płucnego i pogorszenia wymiany gazowej. Przy odmie prężnej, gdy jama opłucnej jest przy każdym oddechu dopełniana powietrzem, stwierdza się przesunięcie śródpiersia, ucisk drugiego płuca i dużych naczyń oraz zmniejszenie powrotu żylnego i frakcji wyrzutowej serca.

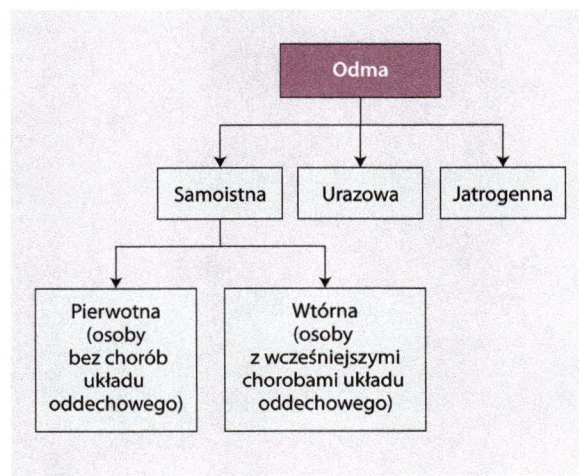

Rycina 9.23. Rodzaje odmy.

Czynnikami ryzyka wystąpienia odmy samoistnej pierwotnej są wysoki wzrost, płeć męska i palenie papierosów.

Obraz kliniczny

Odma opłucnowa może wystąpić zarówno podczas spoczynku, jak i w trakcie wysiłku fizycznego. Jej podstawowe objawy to duszność, ból w klatce piersiowej i kaszel. Nasilenie objawów zależy od wielkości komory odmowej i ewentualnej obecności przewlekłych chorób układu oddechowego (podłoża odmy samoistnej wtórnej). W części przypadków przebieg jest bezobjawowy.

Podejrzenie odmy prężnej powinny nasuwać takie objawy jak sinica, znacznie nasilona duszność, hipoksemia, tachykardia i obniżone ciśnienie tętnicze krwi.

W badaniu przedmiotowym stwierdza się odgłos opukowy bębenkowy i ściszenie lub całkowite zniesienie szmeru pęcherzykowego.

Metody diagnostyczne

1 Zdjęcie przeglądowe klatki piersiowej
RTG w pozycji pionowej wykonane na wdechu odgrywa podstawową rolę w diagnostyce odmy. Stwierdza się odsunięcie linii opłucnej od ściany klatki piersiowej i brak w tym obszarze rysunku płucnego (ryc. 9.24). Aktualnie nie zaleca się wykonywania zdjęć na wydechu w rutynowej diagnostyce odmy.

2 Tomografia komputerowa
TK klatki piersiowej pozwala na rozpoznanie małej odmy (ryc. 9.25). Może także ujawnić, głównie w szczytach płuc, obecność pęcherzy rozedmowych odpowiedzialnych za występowanie nawrotowej odmy samoistnej pierwotnej. Pozwala również na ocenę rozległości i stopnia nasilenia chorób płuc będących podłożem odmy samoistnej wtórnej.

Różnicowanie

Z dużymi pęcherzami rozedmowymi, torbielami i wrodzoną rozedmą płatową. Badaniem rozstrzygającym jest w takich przypadkach tomografia komputerowa.

Leczenie

Wybór leczenia zależy od wielkości odmy i jej przyczyny, a także od nasilenia objawów klinicznych. Istnieje kilka sposobów oceny wielkości odmy. Jednym z nich jest pomiar odległości od ściany klatki piersiowej do granicy płuca. Mniejszy niż 2 cm oznacza odmę małą. Inny to obliczenie według wzoru procentowej objętości odmy:

$$\% \text{ objętości odmy} = 100 \times$$
$$\times \left[1 - (\text{wymiar poprzeczny płuca w cm})^3 / (\text{wymiar poprzeczny zajętej połowy klatki piersiowej w cm})^3\right]$$

Odmę nieprzekraczającą 15% uważa się za małą.

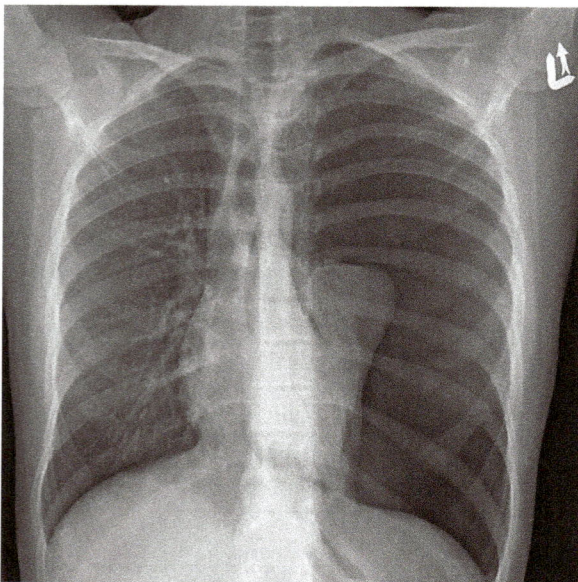

Rycina 9.24. Zdjęcie przeglądowe klatki piersiowej. Odma opłucnowa lewostronna.

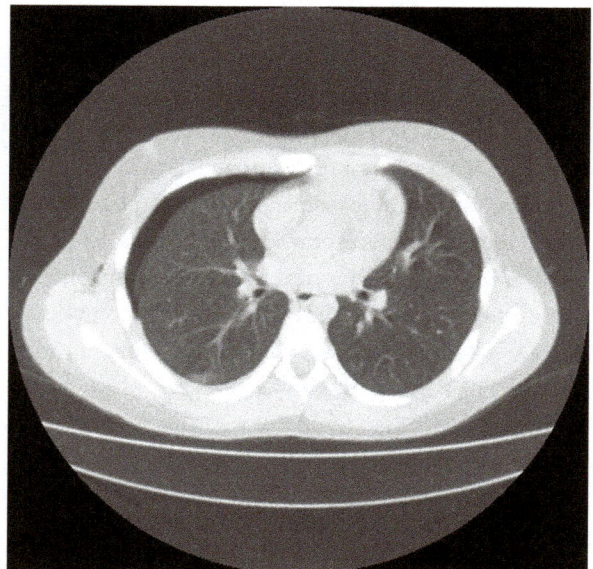

Rycina 9.25. Tomografia komputerowa. Odma opłucnowa prawostronna.

W przypadku odmy małej możliwe jest leczenie zachowawcze. W celu przyspieszenia jej wchłaniania należy zastosować tlenoterapię wysokimi stężeniami tlenu.

Odmy większe wymagają postępowania zabiegowego. Jako leczenie początkowe odmy samoistnej pierwotnej zaleca się aspirację powietrza w II przestrzeni międzyżebrowej w linii środkowo-obojczykowej. Najskuteczniejszym sposobem usunięcia powietrza z jamy opłucnej jest założenie drenażu. W odmie samoistnej pierwotnej wystarczy niekiedy drenaż bierny. Przy drenażu czynnym używa się zwykle niewysokich ciśnień. W przypadku nawrotów wskazane jest leczenie operacyjne.

Powikłania

Możliwe powikłania odmy prężnej to niewydolność oddechowa, wstrząs czy nagłe zatrzymanie krążenia. Powikłaniem miejscowym może być powstanie przetoki oskrzelowo-opłucnowej.

Rokowanie

Nawroty odmy zdarzają się często. W przypadku odmy samoistnej pierwotnej odsetek ten sięga 40%, przy odmie samoistnej wtórnej dochodzi do 50%. Odma prężna jest stanem zagrożenia życia.

9.5.2

Joanna Peradzyńska

Niewydolność oddechowa

łac. *insufficientia respiratoria*

ang. respiratory insufficiency

Definicja

Niewydolność oddechowa jest stanem, w którym dochodzi do niewystarczającej wymiany gazowej w płucach, co skutkuje hipoksemią i zaburzeniami metabolizmu tkankowego. Niezależnie od przyczyny charakteryzuje się ona obniżonym ciśnieniem parcjalnym tlenu i wzrostem ciśnienia parcjalnego dwutlenku węgla we krwi tętniczej (tab. 9.43).

Epidemiologia

Brak danych.

Etiologia i patogeneza

Niewydolność oddechowa może wystąpić we wszystkich stanach chorobowych, które prowadzą do:

- zaburzenia stosunku wentylacji do perfuzji pęcherzyków płucnych (V_A/Q_C),
- zaburzenia dyfuzji gazów przez barierę pęcherzykowo-włośniczkową,

Tabela 9.43. Rodzaje niewydolności oddechowej

PODZIAŁ UWZGLĘDNIAJĄCY PRĘŻNOŚĆ GAZÓW WE KRWI	
Częściowa/ /hipoksemiczna	■ Obniżenie ciśnienia parcjalnego tlenu ■ $PaO_2 < 60$ mmHg
Całkowita/ /wentylacyjna	■ Hipoksemia z retencją CO_2 ■ $PaO_2 < 60$ mmHg i $PaCO_2 > 50$ mmHg

PODZIAŁ UWZGLĘDNIAJĄCY DYNAMIKĘ UPOŚLEDZENIA MECHANIZMÓW WYMIANY GAZOWEJ	
Ostra	■ Krótki czas powstania: minuty, godziny ■ W badaniu gazometrycznym stwierdza się hipoksemię, kwasicę oddechową i prawidłowe stężenie wodorowęglanów (brak kompensacji nerkowej kwasicy oddechowej)
Przewlekła	■ Pojawia się w wyniku długotrwałych procesów chorobowych (minimalny czas trwania uszkodzenia mechanizmów wymiany gazowej to 1 miesiąc) ■ W badaniu gazometrycznym stwierdza się prawidłowe pH, hipoksemię, hiperkapnię i wysokie stężenie wodorowęglanów (kompensacja oddechowa może objawiać się hipo- lub normokapnią)
Zaostrzenie przewlekłej niewydolności oddechowej	■ Może być spowodowane np. wystąpieniem infekcji u dziecka z przewlekłą chorobą układu oddechowego

- powstania przecieku płucnego,
- upośledzenia wentylacji,
- zmniejszenia stężenia tlenu w mieszaninie oddechowej.

Przyczyny niewydolności oddechowej u dzieci:

- płucne – infekcje, wady układu oddechowego, ciało obce w drogach oddechowych, odma opłucnowa, płyn w opłucnej, choroby przewlekłe (astma, mukowiscydoza, choroby śródmiąższowe), choroby okresu noworodkowego (zespół błon szklistych),
- pozapłucne – posocznica, wady serca, niewydolność krążenia, obturacja górnych dróg oddechowych, choroby mięśni, uszkodzenia i zniekształcenie ścian klatki piersiowej, zatrucia.

Obraz kliniczny

Objawy niewydolności oddechowej przedstawiono w tabeli 9.44.

Tabela 9.44. Objawy niewydolności oddechowej

Ogólne	■ Postękiwanie ■ Osłabienie ■ Nadmierna potliwość
Układ oddechowy	■ Tachypnoë ■ Zaburzenia toru oddychania ■ Uruchomienie dodatkowych mięśni oddechowych ■ Sinica ■ Świsty ■ Wydłużenie fazy wydechowej ■ Ściszenie szmerów oddechowych
Układ krążenia	■ Tachykardia/bradykardia ■ Nadciśnienie tętnicze/hipotensja ■ Zatrzymanie krążenia
OUN	■ Zmęczenie/pobudzenie ■ Drażliwość ■ Bóle głowy ■ Splątanie ■ Obrzęk tarczy nerwu wzrokowego ■ Drgawki ■ Śpiączka

Metody diagnostyczne

Niewydolność oddechową rozpoznaje się na podstawie nieprawidłowego wyniku **badania gazometrycznego z krwi tętniczej**. Plan badań diagnostycznych mających na celu ustalenie przyczyny tego stanu zależy przede wszystkim od wieku dziecka, wywiadu chorobowego oraz dokładnego badania przedmiotowego. W większości przypadków powinien obejmować:

■ ocenę wskaźników stanu zapalnego,
■ badanie radiologiczne klatki piersiowej,
■ posiewy bakteriologiczne,
■ ocenę wydolności krążenia.

W niektórych przypadkach konieczne są inne badania, np. toksykologiczne, lub ocena bronchoskopowa dróg oddechowych.

Leczenie

Postępowanie w niewydolności oddechowej zależy od jej przyczyn. W każdym przypadku należy utrzymać lub przywrócić drożność dróg oddechowych (usunięcie ciała obcego czy zalegającej wydzieliny, stosowanie bronchodilatatorów) oraz zastosować tlenoterapię (sposób prowadzenia powinien być indywidualnie dobrany dla pacjenta – wąsy donosowe, maska twarzowa, kaniula nosowo-gardłowa, namiot tlenowy). Zaleca się podawanie możliwie najniższych stężeń tlenu, aby uniknąć jego toksycznego wpływu na drogi oddechowe. W niektórych przypadkach konieczne jest wspomaganie wentylacji nieinwazyjne (CPAP, BiPAP) lub inwazyjne (wentylacja mechaniczna).

Piśmiennictwo

1. ACCP/AAP Pediatric Pulmonary Medicine, Board Review, ACCP 2010.
2. Chernick V., Boat T.F.: *Kendig's disorders of the respiratory tract in children*. 7th edition W.B. Saunders Co, 2006.
3. Taussig L.M., Landau L.I.: *Pediatric respiratory medicine*, 2nd edition, Mosby Elsevier, 2008.
4. Kulus M.: *Choroby układu oddechowego u dzieci*. Wolters Kluwer, Warszawa 2010.
5. Boat T.F., Green T.P.: *Chronic and recurrent respiratory symptoms*. w: Nelson Textbook of Pediatrics (red. R.M. Kliegman, R.E. Behrman, H.B. Jenson, B.F. Stanton). Saunders Elsevier, Filadelfia 2007.
6. Shields M.D., Bush A., Everard M.L. i wsp.: *British Thoracic Society Cough Guideline Group. Recommendations of assessment and management of cough in children*. Thorax, 2008, 63(suppl. 3): iii1–iii15.
7. American Academy of Pediatrics, Committee on Infectious Diseases. *Modified recommendations for use of palivizumab for prevention of respiratory syncytial virus infection*. Pediatrics, 2009, 124(6): 1694–1701.
8. American Academy of Pediatrics Subcommittee on Diagnosis and Management of Bronchiolitis. *Diagnosis and management of bronchiolitis*. Pediatrics, 2006, 118(4): 1774–1793.
9. Balfour-Lynn I.M, Abrahamson E. i wsp.: *BTS guidelines for the management of pleural infection in children*. Thorax, 2005, 60(suppl. 1), 1–21.
10. *Guidelines for nation tuberculosis programs on the management of tuberculosis in children*. WHO, 2006.
11. Ziołkowski J.: *Gruźlica dziecięca*. Borgis, Warszawa 2010.
12. Walkowiak J., Pogorzelski A., Sands D. i wsp.: *Zasady rozpoznawania i leczenia mukowiscydozy. Zalecenia Polskiego Towarzystwa Mukowiscydozy*. Standardy Medyczne Pediatria, 2009, 6, 352–378.
13. Das S., Langston C., Fan L.L.: *Interstitial lung disease in children*. Curr. Opin. in Pediatr., 2011, 23(3), 325–331.

CHOROBY UKŁADU KRĄŻENIA

Wanda Kawalec,
Anna Turska-Kmieć,
Lidia Ziółkowska

Wanda Kawalec,
Anna Turska-Kmieć, Lidia Ziółkowska

10.1 DIAGNOSTYKA CHORÓB UKŁADU KRĄŻENIA U DZIECI

Podstawowe metody oceny układu krążenia to badanie podmiotowe (zebranie wywiadu) i przedmiotowe (fizykalne). Na ich podstawie zostaje ukierunkowane dalsze postępowanie diagnostyczne (tab. 10.1). Do podstawowych metod zalicza się standardowe badanie elektrokardiograficzne (EKG), radiologiczne (RTG) klatki piersiowej i badanie echokardiograficzne. Wysoko specjalistyczne nieinwazyjne i inwazyjne badania diagnostyczne są dostępne w ośrodkach referencyjnych kardiologii dziecięcej i wykonywane ze wskazań indywidualnych.

Podstawowe pytanie, na które należy sobie odpowiedzieć to, jaki jest cel badania i jakich informacji ma ono dostarczyć. Kroki diagnostyczne muszą być szeregowane i dobierane do poszczególnych pacjentów, uwzględniając ich wiek, konieczność znieczulenia do badania (np. MR u najmłodszych dzieci), rodzaj wady oraz planowane działania lecznicze. Należy także uwzględnić czynnik promieniowania jonizującego oraz nie wykonywać badań dublujących informacje (tab. 10.2).

Wanda Kawalec,
Anna Turska-Kmieć, Lidia Ziółkowska

10.2 SYMPTOMATOLOGIA KLINICZNA CHORÓB UKŁADU KRĄŻENIA U DZIECI

10.2.1
Badanie podmiotowe

Badanie podmiotowe (wywiad) przy podejrzeniu patologii układu krążenia powinno obejmować dane dotyczące dziecka z uwzględnieniem okresu prenatalnego i okołoporodowego oraz informacje o jego rodzinie i stanie zdrowia matki w czasie ciąży. W każdym przypadku zbierania wywiadów w kierunku chorób układu krążenia należy ustalić, kiedy po raz pierwszy stwierdzono objawy i jaka jest ich dynamika, a także jak przebiega rozwój fizyczny dziecka (tab. 10.3).

10.2.2
Badanie przedmiotowe

Badanie przedmiotowe układu krążenia rozpoczyna się od oceny stanu świadomości i stanu ogólnego dziecka, zabarwienia skóry i błon śluzowych, obecności i charakteru tętna na tętnicach kończyn górnych i dolnych oraz częstości i charakteru rytmu serca (miarowy, niemiarowy). Podczas oglądania można stwierdzić obecność blizn pooperacyjnych, palców pałeczkowatych (zgrubienie dystalnych paliczków rąk i stóp) z uwypukleniem paznokci w kształcie przypominającym szkiełko zegarka. W obrębie klatki piersiowej należy zwrócić uwagę na uwypuklenie jej lewej lub prawej połowy, położenie uderzenia koniuszkowego, tętnienie okolicy przedsercowej lub

Tabela 10.1. Podział metod diagnostycznych stosowanych w kardiologii dziecięcej

Metody nieinwazyjne	Badanie elektrokardiograficzne (EKG)	■ Standardowe 12-odprowadzeniowe EKG ■ Wysiłkowe badanie EKG (cykloergometr rowerowy, bieżnia ruchoma) ■ Uśredniony zapis EKG o dużym wzmocnieniu ■ Zapis EKG podczas próby farmakologicznej (atropina, flekainid) ■ 24-godzinne (lub dłuższe) monitorowanie EKG metodą Holtera ■ Kontrola pracy wszczepionego układu stymulującego serce lub kardiowertera-defibrylatora ■ Zapis EKG przełykowego i diagnostyczna stymulacja lewego przedsionka serca ■ EKG rejestrowane przez wszczepione systemy do długotrwałego monitorowania rytmu serca
	Badanie radiologiczne	■ Standardowe badanie RTG klatki piersiowej ■ Badanie przełyku z podaniem barytu
	Monitorowanie ciśnienia tętniczego	■ Ambulatoryjne 24-godzinne monitorowanie ciśnienia tętniczego (ABPM)
	Próba ortostatyczna	■ Ocena EKG i ciśnienia tętniczego po przyjęciu pozycji pionowej
	Test pochyleniowy (pionizacyjny – Tilt test)	■ Test z zastosowaniem stołu pionizacyjnego – podstawowy i po podaniu izoproterenolu
	Badanie echokardiograficzne	■ Przezklatkowe/przezprzełykowe ■ Jednowymiarowe (M-mode)/dwu- lub trójwymiarowe (2D lub 3D) ■ Dopplerowskie – falą ciągłą, pulsacyjną, dopplerowskie z kolorową wizualizacją przepływu, kontrastowe, Doppler tkankowy ■ Badanie wewnątrznaczyniowe ■ Badanie w warunkach obciążenia wysiłkowego lub farmakologicznego (np. dobutamina) ■ Echokardiografia płodowa
	Badania radioizotopowe	■ Angiokardiografia radioizotopowa techniką pierwszego przejścia ■ Scyntygrafia perfuzyjna mięśnia sercowego lub płuc ■ Pozytronowa tomografia emisyjna (PET)
	Tomografia komputerowa (TK)	■ Spiralna jedno-/wielorzędowa, angiografia TK ■ Ultraszybka, kino-TK, rekonstrukcja 3D
	Rezonans magnetyczny (MR)	■ Sekwencje multi-spin echo – obrazy T1- i T2-zależne, kino-MR, rekonstrukcja 3D, angiografia MR (gadolin), spektroskopia MR
Metody inwazyjne	Diagnostyczne cewnikowanie serca	■ Cewnikowanie serca, angiokardiografia, koronarografia, próby farmakologiczne – tlen, tlenek azotu
	Biposja endomiokardialna (endomyocardial biopsy, EMB)	■ Ocena histologiczna, immunohistochemiczna, ultrastrukturalna, ocena obecności genomu wirusa
	Inwazyjna diagnostyka elektrofizjologiczna (electrophysiologic study, EPS)	■ Rejestracja potencjałów wewnątrzsercowych, mapowanie elektroanatomiczne, programowana stymulacja

Tabela 10.2. Rola różnych metod diagnostycznych w ocenie istotnych parametrów anatomicznych i czynnościowych u pacjentów z wadami serca

	ECHO	MR	TK	CEWNIKOWANIE SERCA I ANGIOGRAFIA KLASYCZNA
Morfologia wewnątrzsercowa	+++	+	+	+++
Zastawki przedsionkowo-komorowe – morfologia i funkcja	+++	++	+	++
Zastawki pnia płucnego i aorty – ocena ilościowa niedomykalności	++	+++	–	++
Ocena ilościowa przecieków	+	+++	–	+++
Funkcja lewej komory	++	+++	++	++
Funkcja prawej komory	+	+++	++	+
Ocena żywotności mięśnia sercowego	++	+++	+	+
Ocena anatomii naczyń śródpiersia	+	+++	+++	+++
Obrazowanie tętnic wieńcowych	+	++	+++	+++
Drogi oddechowe	–	+	+++	++

ew. unoszące uderzenie prawokomorowe pod wyrostkiem mieczykowatym mostka. Badając palpacyjnie jamę brzuszną, można ocenić wielkość i konsystencję wątroby i czasem śledziony. Dolny brzeg prawidłowej wątroby bywa wyczuwalny w linii środkowo-obojczykowej na granicy lub nieco poniżej prawego łuku żebrowego, śledziony zaś poniżej lewego łuku. W chorobach układu krążenia obrzęki zwykle umiejscowione są w okolicy lędźwiowej i kończyn dolnych. Osłuchując pola płucne, można stwierdzić rzężenia i świsty wtórne do zastoju w krążeniu płucnym.

Sinica

Sinica to niebieskawe (sine) zabarwienie skóry, łożysk paznokci oraz błon śluzowych. Jest zawsze niepokojącym objawem i wymaga ustalenia przyczyn. Zależy od bezwzględnego stężenia hemoglobiny odtlenowanej – występuje przy wartościach Hb zredukowanej w naczyniach włosowatych > 5 g% (3,1 mmol/l).

Sinica obwodowa obejmuje kończyny górne i dolne oraz szczególnie wyraźnie nos, uszy i palce. We wczesnym okresie adaptacji (kilkadziesiąt pierwszych minut do 2 godzin po urodzeniu) jest zjawiskiem fizjologicznym (wolny przepływ krwi przez obwodowe łożysko naczyniowe i zwiększony pobór tlenu przez tkanki). Poza tym występuje w niewydolności serca, wstrząsie różnego pochodzenia, policytemii noworodkowej, chorobie Raynauda oraz w stanach przebiegających z uciskiem na naczynia żylne. U chorych z sinicą obwodową saturacja (SaO_2) i ciśnienie parcjalne tlenu (PaO_2) we krwi tętniczej są prawidłowe.

Sinica centralna zależy od zmniejszonej SaO_2. Dotyczy całego ciała. Jest najwyraźniej widoczna na języku i błonach śluzowych. Do głównych przyczyn sinicy centralnej z niską SaO_2 i niskim PaO_2 zalicza się choroby płuc prowadzące do ostrej lub przewlekłej niewydolności oddychania (zwiększenie wartości $PaCO_2$ wskazuje na udział hipowentylacji pęcherzykowej) – wrodzone wady serca z przeciekiem prawo-lewym, przetoki tętniczo-żylne w płucach, nadciśnienie płucne (pulmonary hypertension, PH) u noworodka, marskość wątroby z nadciśnieniem wrotnym. Sinica występuje również we wrodzonych lub nabytych chorobach (methemoglobinemia, zatrucie tlenkiem węgla), w których patologiczna hemoglobina ma zmniejszoną zdolność wiązania tlenu (zmniejszona SaO_2, PaO_2 w normie). Prawidłowe badanie gazometryczne u dziecka z sinicą centralną wskazuje na patologię hemoglobiny. Sinica w wadach wrodzonych serca rozwija się wcześnie. W pierwszym okresie po urodzeniu dotyczy to przede wszystkim krytycznych anomalii – wad przewodozależnych i całkowitego nieprawidłowego spływu żył płucnych. Dla różnicowania kardiologicznych i pozakardiolo-

Tabela 10.3. Znaczenie danych z wywiadu u dziecka diagnozowanego z powodu podejrzenia choroby układu sercowo-naczyniowego

DANE Z WYWIADU	POTENCJALNA PRZYCZYNA WYSTĘPOWANIA OBJAWU
Niedobór masy ciała i wzrostu, opóźnienie rozwoju psychoruchowego	Niewydolność serca, znacznego stopnia sinica, zespoły uwarunkowane genetycznie
Sinica skóry i błon śluzowych, napady hipoksemiczne, objaw kucania	Wady ze zwężeniem drogi odpływu prawej komory (np. tetralogia Fallota [tetralogy of Fallot, TOF]) – ustalić, od kiedy występuje sinica (np. od urodzenia), w jakich sytuacjach pojawia się lub nasila (wysiłek, niepokój)
Przyspieszenie częstości oddychania, duszność	Niewydolność serca – ustalić, czy duszność występuje w spoczynku, czy podczas wysiłku, w czuwaniu czy w godzinach nocnych (pozycja leżąca); świszczący głośny oddech i szczekający kaszel – podejrzenie pierścienia naczyniowego uciskającego tchawicę
Częste infekcje dróg oddechowych/ /zapalenia płuc	Może towarzyszyć wrodzonej wadzie serca z przeciekiem lewo-prawym z istotnie zwiększonym przepływem płucnym
Obniżona tolerancja wysiłku u dzieci, łatwe męczenie się niemowlęcia podczas karmienia	Poważna choroba układu sercowo-naczyniowego – najbardziej obniżoną wydolność wysiłkową mają dzieci z sinicą lub upośledzoną funkcją komór serca
Szmer stwierdzony nad sercem	Ważny jest wiek pojawienia się szmeru – stwierdzony wkrótce po urodzeniu może sugerować wadę ze zwężeniem zastawki aortalnej lub płucnej, szmer w wadach z dużym przeciekiem lewo-prawym pojawia się zwykle trochę później
Kołatanie serca	Napadowy częstoskurcz nadkomorowy (NCN), przyspieszony rytm zatokowy, pobudzenia przedwczesne – może występować u dzieci z wypadaniem płatka zastawki dwudzielnej, nadczynnością tarczycy, nadpobudliwych emocjonalnie
Obrzęki	Późny objaw niewydolności serca
Trudności w połykaniu, dławienie się podczas jedzenia	Podejrzenie pierścienia naczyniowego uciskającego przełyk
Ból w klatce piersiowej	Ustalić związek bólu z urazem klatki piersiowej, infekcją, wysiłkiem i fazą oddechową, jego umiejscowienie, charakter, czas trwania, promieniowanie – bóle pochodzenia sercowego zwykle są związane z wysiłkiem, choroby kardiologiczne rzadko stanowią przyczynę bólów w klatce piersiowej u dzieci i młodzieży
Bóle brzucha	Niewydolność serca – powiększenie wątroby
Bóle stawów	Ocena rodzaju zajętego stawu, obecności zaczerwienienia skóry okolicy stawu, obrzęku, charakter bólu, związek z urazem, napadowy lub wędrujący charakter zmian, dodatni wywiad rodzinny w kierunku chorób reumatologicznych
Omdlenie (utrata przytomności) i stany przedomdleniowe	Mogą być związane z zaburzeniami rytmu serca, zespołem wazowagalnym, padaczką, problemami psychologiczno-psychiatrycznymi – ustalić związek z wysiłkiem, sytuacją stresującą, pionową pozycją ciała, uczuciem kołatania serca, występowaniem u innych członków rodziny
Objawy neurologiczne	Bóle głowy mogą być związane z policytemią, rzadziej z nadciśnieniem tętniczym, pląsawica występuje w przebiegu gorączki reumatycznej, udar mózgu w następstwie zmian zatorowo-zakrzepowych w infekcyjnym zapaleniu wsierdzia (IZW), policytemii w złożonych nieoperacyjnych lub leczonych paliatywnie siniczych wadach serca
Wady ze strony innych układów	U niektórych chorych z wieloma wadami stwierdza się również wadę serca (np. zespoły Downa, Marfana, Williamsa, Turnera, Edwardsa, Patau, zespół delecji 22q11)
Dotychczasowe leczenie farmakologiczne	Leki kardiologiczne i niekardiologiczne stosowane dawniej i obecnie u dziecka – przyczyna zastosowania, nazwa leku, wiek zastosowania, dawka, czas stosowania, droga podania, objawy niepożądane po leku, uczulenie na środki kontrastowe
Dotychczasowe leczenie	Operacje lub zabiegi interwencyjne przezskórne, hospitalizacje, leczenie chorób pozasercowych
Wywiad rodzinny	Choroby układu krążenia i przedwczesne zgony występujące w rodzinie, zespoły genetycznie uwarunkowane lub wady serca występujące w rodzinie

gicznych przyczyn sinicy u noworodków zasadnicze znaczenie ma wykonanie próby tlenowej i próby hiperwentylacji.

Próba tlenowa. Na początku określa się poziom PaO_2 we krwi tętniczej z prawej tętnicy ramiennej u spokojnego, oddychającego powietrzem lub 30% tlenem noworodka. Następnie noworodek oddycha przez 10 min 100% tlenem (najlepiej w układzie CPAP, pod ciśnieniem 8 cmH_2O, co pozwala na optymalne upowietrznienie tkanki płucnej). Oddychanie mieszaniną gazów o wysokim stężeniu tlenu umożliwia jego dyfuzję do słabo wentylowanych pęcherzyków płucnych. U większości noworodków z chorobami płuc ciśnienie parcjalne tlenu we krwi tętniczej wzrasta > 100 mmHg (13,3 kPa), a saturacja do 100%. Wynik próby określa się wówczas jako dodatni. U noworodków z siniczymi wadami wrodzonymi serca prężność tlenu we krwi tętniczej utrzymuje się < 100 mmHg mimo oddychania 100% tlenem (próba ujemna). Podobny wynik uzyskuje się przy przetrwałym krążeniu płodowym.

Próba hiperwentylacji polega na ręcznej wentylacji noworodka 100% tlenem z częstością 100–150 oddechów/min przez 10 min. Hiperwentylacja powoduje spadek ciśnienia parcjalnego dwutlenku węgla ($PaCO_2$) we krwi do ok. 25 mmHg i wzrost pH krwi. W przetrwałym krążeniu płodowym następuje wzrost PaO_2 we krwi tętniczej. Wynik jest dodatni, jeśli wzrasta ono podczas testu o co najmniej 30 mmHg. W siniczych wadach serca uzyskuje się ujemny wynik próby – hiperwentylacja nie powoduje wyraźnego wzrostu PaO_2. Podobnie jak w próbie tlenowej krew pobiera się z prawej tętnicy promieniowej i trzeba dysponować wyjściowym PaO_2.

Opukiwanie i osłuchiwanie serca

Zasady opukiwania i osłuchiwania serca omówiono w rozdz. 5 „Badanie kliniczne dziecka". Schemat szmerów i tonów serca przedstawia rycina 10.1.

Obrzęki

Stanowią następstwo zwiększenia objętości płynu pozakomórkowego, który gromadzi się w przestrzeni śródtkankowej. U dzieci z chorobami układu krążenia są najczęściej późnym objawem niewydolności serca. Zwykle mają charakter ortostatyczny, co powoduje, że umiejscawiają się u chodzących pacjentów głównie w dolnych częściach podudzi i okolicy ko-

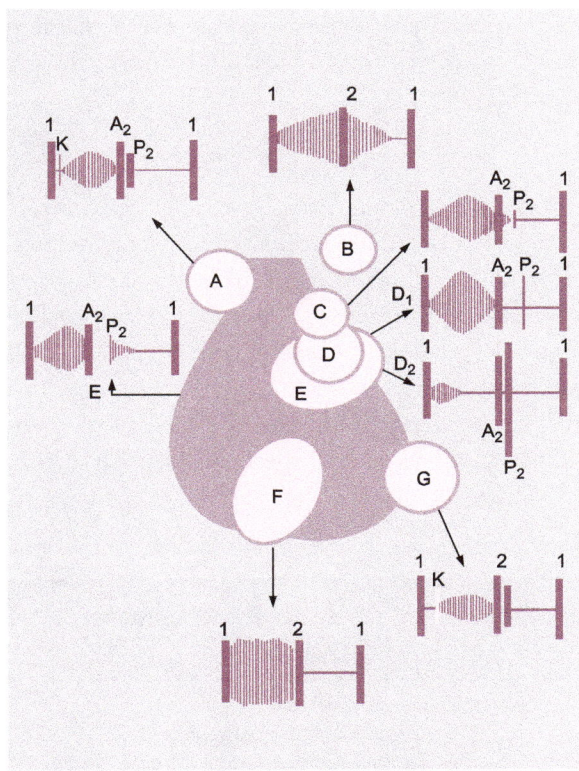

Rycina 10.1. Schemat szmerów i tonów serca oraz miejsc ich osłuchiwania w niektórych wadach wrodzonych serca. A. Zwężenie zastawki aortalnej – II międzyżebrze przy prawym brzegu mostka – szmer skurczowy, rozpoczynający się od kliku wyrzutowego (K) i kończący się wraz ze składową aortalną II tonu (A_2). B. Przetrwały przewód tętniczy lub zespolenie typu Blalocka–Taussig po stronie lewej – lewa okolica podobojczykowa, szmer ciągły skurczowo-rozkurczowy („maszynowy"), z maksimum narastania w obrębie drugiego tonu (2). C. Zwężenie zastawki płucnej – II międzyżebrze przy lewym brzegu mostka – szmer skurczowy, kończący się wraz ze składową płucną drugiego tonu (P_2). Składowa płucna drugiego tonu (P_2) nieco opóźniona i o obniżonej amplitudzie. D. Ubytek przegrody międzyprzedsionkowej. D_1. Ubytek przegrody międzyprzedsionkowej bez nadciśnienia płucnego – II międzyżebrze przy lewym brzegu mostka – szmer skurczowy oraz rozdwojenie drugiego tonu – długa przerwa między składową aortalną (A_2) i opóźnioną składową płucną drugiego tonu (P_2). D_2. Wada przeciekowa z nadciśnieniem płucnym – II międzyżebrze przy lewym brzegu mostka – szmer wczesnoskurczowy oraz podwyższona amplituda składowej płucnej drugiego tonu (P_2). E. Zespół Fallota po operacji naprawczej – II międzyżebrze przy lewym brzegu mostka i punkt Erba – szmer skurczowy resztkowego zwężenia w drodze odpływu prawej komory. Opóźniona składowa płucna drugiego tonu (P_2) o obniżonej amplitudzie. Szmer wczesnorozkurczowy niedomykalności zastawki płucnej, rozpoczynający się od składowej płucnej drugiego tonu (P_2). F. Ubytek przegrody międzykomorowej – wyrostek mieczykowaty mostka, holosystoliczny szmer skurczowy („wstęgowy") o jednakowej amplitudzie przez całą fazę skurczu. G. Wypadanie płatka zastawki dwudzielnej z jej niedomykalnością – koniuszek serca, szmer skurczowy, rozpoczynający się po kliku śródskurczowym. Objaśnienia: 1 – pierwszy ton; 2 – drugi ton; A_2 – składowa aortalna drugiego tonu; P_2 – składowa płucna drugiego tonu; 1–2 faza skurczowa (szmer skurczowy); 2–1 faza rozkurczowa (szmer rozkurczowy).

stek, a u leżących w okolicy lędźwiowej. Obrzęki stóp u niemowląt występują w zespole Turnera i zespole Noonan.

Ból w klatce piersiowej

Częsty objaw u dzieci. Zwykle jest to ból mięśniowo--szkieletowy (np. uraz klatki piersiowej, przetrenowanie, schorzenia kręgosłupa), z układu oddechowego, przewodu pokarmowego, psychologiczno-psychiatryczny, w niedokrwistości, czasem po narkotykach (np. kokaina) (tab. 10.4).

Ból może wystąpić u dziecka w każdym wieku, jednak częściej stwierdzany jest u starszych dzieci.

U młodszych dzieci ma raczej przyczynę organiczną, podczas gdy u starszych (> 12. rż.) – tło psychogenne.

Ból w klatce piersiowej może być ostry lub przewlekły (nawraca przez okres dłuższy niż kilka miesięcy). Dolegliwość spowodowana chorobą serca stanowi zagrożenie życia, ale w odróżnieniu od osób dorosłych, ból u dzieci rzadko ma przyczynę sercową (1–6%). Na związek z układem krążenia wskazuje współistnienie innych, poza bólem, objawów, np. omdlenia, uczucie kołatania serca, zmiany w badaniach dodatkowych (EKG, RTG klatki piersiowej, wysokie stężenie troponiny w surowicy krwi) czy pojawienie się bólu podczas wysiłku fizycznego. Ból wieńcowy spowodowany nie-

Tabela 10.4. Przyczyny bólu w klatce piersiowej u dzieci

CZĘSTOŚĆ	PRZYCZYNA BÓLU	CZĘSTOŚĆ	PRZYCZYNA BÓLU
15–31%	**Mięśniowo-szkieletowa** ■ Naciągnięcie mięśni międzyżebrowych ■ Uraz, złamanie żebra, szwy pooperacyjne mostka ■ Zespół Tietzego ■ Mięśnioból ■ Klatka piersiowa szewska, dodatkowe żebra szyjne ■ Nadmierna ruchomość żeber ■ Zapalenie kości, mięśni, tkanek śródpiersia ■ Rhabdomyosarcoma ■ Zespół dziecka maltretowanego	1–6%	**Sercowa** ■ Niedokrwienie mięśnia sercowego/zawał (anomalie tętnic wieńcowych, choroba Kawasakiego, rodzinna hipercholesterolemia, kokaina) ■ Ostre, wysiękowe zapalenie osierdzia, zespół po perikardiotomii ■ Zapalenie mięśnia sercowego ■ Kardiomiopatie ■ Tachyarytmia komorowa i nadkomorowa ■ Wady zastawki aorty, np. zwężenie ■ Ostre rozwarstwienie aorty ■ Zespół wypadania płatka zastawki dwudzielnej (20–30% chorych ma niespecyficzne bóle w klatce piersiowej) ■ Kardiotoksyczne działanie leków (antracykliny, leki alkilujące, leki antymetaboliczne, pseudoefedryna) ■ Odrzucenie przeszczepu serca, przyspieszony proces miażdżycy tętnic wieńcowych ■ Zator tętnicy płucnej
12–21%	**Oddechowa** ■ Zapalenie płuc/oskrzeli, płyn w opłucnej/ropniak opłucnej ■ Aspiracja ciała obcego do dróg oddechowych ■ Przewlekły kaszel ■ Astma oskrzelowa ■ Odma śródpiersia, odma opłucnowa ■ Zator płucny		
4–7%	**Żołądkowo-jelitowa** ■ Choroba wrzodowa żołądka/dwunastnicy ■ Choroby przełyku (np. uchyłek, refluks żołądkowo--przełykowy, zaburzenia motoryki przełyku, zapalenie błony śluzowej przełyku, przepuklina rozworu przełykowego), ciało obce w przełyku ■ Kamica pęcherzyka żółciowego ■ Zapalenie trzustki ■ Ostre wirusowe zapalenie wątroby ■ Ropień podprzeponowy ■ Zawał śledziony	4–21%	**Inna** ■ Guz w śródpiersiu (choroba Hodgkina, chłoniak, guzy grasicy, tłuszczakomięsak) ■ Choroby piersi (ginekomastia, zapalenie, nowotwór, włókniako-torbielowatość), telarche ■ Odma podskórna ■ Półpasiec ■ Zatrucia (kokaina, amfetamina, leki sympatykomimetyczne) ■ Niedokrwistość, niedokrwistość sierpowatokrwinkowa (kryzy) ■ Ucisk na nerwy rdzeniowe, schorzenia odcinka piersiowego i szyjnego kręgosłupa, zapalenie lub zmiany zwyrodnieniowe kręgosłupa, wypadnięcie dysku, zapalenie poprzeczne rdzenia kręgowego
17–30%	**Psychogenna** ■ Zaburzenia somatyczne, sytuacje stresujące, depresja, zespół hiperwentylacji, napady paniki ■ Bulimia (zapalenie przełyku po prowokowanych wymiotach) ■ Zespół Münchhausena	12–85%	**Idiopatyczna**

dokrwieniem mięśnia sercowego jest ściskający, zlokalizowany w okolicy przedsercowej, promieniujący do szyi, ramienia, żuchwy.

10.3
METODY DIAGNOSTYCZNE W KARDIOLOGII DZIECIĘCEJ

10.3.1   *Grażyna Brzezińska-Rajszys*
Zdjęcie przeglądowe klatki piersiowej

Jest pierwszym badaniem obrazowym wykonywanym u pacjentów z podejrzeniem chorób układu sercowo-naczyniowego. Wykonuje się je standardowo w projekcji tylno-przedniej (PA), a przy odpowiednich wskazaniach także bocznej (LAT), najczęściej z barytem w przełyku (ocena ucisku przełyku przez nieprawidłowe struktury sercowo-naczyniowe, np. pierścienie naczyniowe – podwójny łuk aorty, nieprawidłowy przebieg tętnicy podobojczykowej błądzącej).

W RTG klatki piersiowej oceniane są:

- położenie serca,
- kształt sylwetki serca i dużych naczyń,
- wielkość serca (tzw. CTR – cardio-thoracic ratio – **wskaźnik sercowo-piersiowy**, czyli iloraz największego wymiaru poprzecznego serca i klatki piersiowej, norma do 0,5),
- krążenie płucne (przepływ płucny, zastój żylny),
- anatomia oskrzeli (istotna dla oceny izomeryzmu przedsionkowego),
- ewentualna obecność patologii w zakresie płuc i klatki piersiowej,
- ocena szwów założonych na mostek po sternotomii oraz położenia zastosowanych w terapii urządzeń, np. w leczeniu zaburzeń rytmu (stymulatory, elektrody, kardiowertery), w leczeniu przezskórnym (sprężynki wewnątrznaczyniowe, stenty, implanty do zamykania przecieków, zastawki) czy w leczeniu chirurgicznym (np. sztuczne zastawki).

Obraz RTG klatki piersiowej jest dość charakterystyczny dla różnych grup wrodzonych wad serca i dla poszczególnych wad:

- wady ze zwiększonym przepływem płucnym – sylwetka serca jest powiększona, a rysunek naczynio-

wy płuc wzmożony w stopniu zależnym od zaburzeń hemodynamicznych (wielkości przepływu płucnego),
- wady ze zmniejszonym przepływem płucnym – rysunek naczyniowy płuc jest skąpy, a wielkość serca może być różna w zależności od wady,
- tetralogia Fallota – sylwetka serca nie ulega powiększeniu, często ma charakterystyczny kształt z wcięciem w miejscu pnia płucnego,
- zespół Ebsteina – serce może być znacznie powiększone,
- zwężenie zastawki aorty – poszerzenie aorty wstępującej,
- koarktacja aorty – wcięcie na lewym zarysie cienia sercowo-naczyniowego odpowiadające miejscu zwężenia cieśni aorty z postenotycznym poszerzeniem aorty zstępującej (kształt cyfry 3), szczególnie u starszych dzieci,
- całkowity nieprawidłowy nadsercowy spływ żył płucnych do żyły głównej górnej – kształt cienia sercowo-naczyniowego przypominający cyfrę 8,
- przełożenie wielkich pni tętniczych – kuliste serce z wąską szypułą naczyniową.

Należy pamiętać, że podobne obrazy mogą występować w wielu różnych wadach. Dlatego informacje dotyczące stanu pacjenta (np. ocena wydolności krążenia) oraz odchyleń stwierdzonych w badaniu klinicznym (np. sinica) i innych badaniach diagnostycznych są niezbędne podczas oceny RTG klatki piersiowej, gdyż pozwalają przybliżyć opis do rozpoznania anatomiczno-czynnościowego.

W związku z dostępnością ECHO serca rola RTG klatki piersiowej w procesie diagnostycznym problemów kardiologicznych została istotnie ograniczona. W dalszym ciągu ma jednak istotne znaczenie w ocenie porównawczej w okresie pooperacyjnym (poza standardowymi elementami określenie położenia drenów, kaniul, rurki intubacyjnej, elektrod, obecności zmian wtórnych do zaburzeń ukrwienia i upowietrznienia płuc, pojawienie się odmy) i długoterminowej obserwacji pacjentów. W okresie pooperacyjnym RTG klatki piersiowej są wykonywane przede wszystkim aparatami przewoźnymi w projekcji przednio-tylnej (AP) u leżącego pacjenta. Powoduje to powiększenie cienia sercowo-naczyniowego. Dlatego porównywanie RTG klatki piersiowej wykonywanych różnymi technikami musi zostać skorygowane. Warto także podkreślić, że ocena ilości płynu w jamie opłucnej na radiogramach wykonywanych w projekcji AP u pacjentów leżących na oddziale pooperacyjnym może być niedoszacowana i wymagać badania ultrasonograficznego.

Wanda Kawalec, Anna Turska-Kmieć,
Lidia Ziółkowska

10.3.2
Badanie elektrokardiograficzne (EKG)

Zapis EKG rejestruje sygnały elektryczne powstające w warunkach prawidłowych w węźle zatokowo-przedsionkowym, które rozprzestrzeniają się na przedsionki i komory serca, powodując ich depolaryzację. W metodyce badania u niemowląt i małych dzieci ważne jest uwzględnienie odprowadzeń po prawej stronie klatki piersiowej (RV3, RV4), ponieważ umożliwia to zarejestrowanie impulsów elektrycznych nad prawą komorą.

Cechą charakterystyczną zapisu EKG u dzieci jest jego zmienność z wiekiem. W początkowym okresie życia dominuje prawa komora. W późniejszym czasie zapis stopniowo przekształca się w obraz typowy dla wieku dorosłego (największe zmiany zachodzą w pierwszych 2 latach życia). Interpretacja zapisu EKG u dziecka wymaga więc uwzględnienia tych fizjologicznych przemian. Wybrane parametry zapisu EKG u dzieci wg Davignon przedstawiono w rozdz. 26 „Badania i i normy w pediatrii".

Częstość rytmu serca zmienia się z wiekiem. Po urodzeniu stopniowo przyspiesza się do 1.–2. mż., a następnie zwalnia do okresu dorosłego. Prawidłowe średnie wartości częstości rytmu serca wynoszą u noworodków 120–140/min, w 2. mż. 140–150/min, w 1. rż. 120/min, w 5. rż. 100/min, a w okresie pokwitania 80/min. Im młodsze dziecko, tym wyraźniej może być zaznaczona niemiarowość oddechowa.

Załamek P powstaje podczas depolaryzacji przedsionków. W prawidłowym zapisie EKG załamki P są dodatnie w odprowadzeniach I, II, aVF. Depolaryzacja lewego przedsionka następuje nieco później niż prawego. Dlatego w stanach, w których lewy przedsionek jest powiększony, w odprowadzeniu V1 stwierdza się dodatnio-ujemny załamek P, czas trwania ujemnej fazy załamka P przekracza 0,04 s, a jego amplituda wynosi > 1 mm (zapis 10 mm = 1 mV). Symetryczne, wysokie załamki P o amplitudzie ≥ 3 mm wskazują na powiększenie prawego przedsionka (np. w kardiomiopatii restrykcyjnej czy zespole Ebsteina).

Odstęp PQ (PR) odzwierciedla czas przewodzenia bodźca w obrębie przedsionków, węzła przedsionkowo-komorowego, pnia pęczka przedsionkowo-komorowego (pęczka Hisa) i jego odnóg oraz włókien Purkinjego. Czas trwania odstępu PQ (PR), mierzonego od początku załamka P do początku zespołu QRS, zmienia się z wiekiem. U noworodków wynosi średnio 0,11 s, a u dzieci > 2. rż. 0,12–0,14 s.

Zespół QRS powstaje wskutek depolaryzacji mięśnia roboczego komór. Czas jego trwania wynosi u dzieci 0,06–0,08 s (u wcześniaków 0,04 s), a u młodzieży nie przekracza 0,1 s.

Odchylenie osi elektrycznej stanowi wskaźnik pracy i masy mięśnia komór. Do 31. tyg. życia płodowego masa lewej komory jest większa niż prawej. Potem następuje przerost mięśnia prawej komory. Jej masa przy urodzeniu jest równa masie lewej komory lub od niej nieznacznie większa (1–1,3). Po urodzeniu opór płucny spada do normy i od tego czasu komora lewa powoli staje się komorą dominującą. Mięsień prawej komory rośnie wolniej.

U noworodka typowym objawem elektrokardiograficznym jest przerost prawej komory oraz odchylenie osi elektrycznej serca (kąt α) w prawo (prawogram) do średnio +135°. Obniżeniu się oporu i ciśnienia w krążeniu małym towarzyszy odwrócenie stosunku załamków R i S na korzyść przewagi lewej komory. Od 2.–3. rż. wyraża się to stopniową przewagą załamków R w odprowadzeniach przedsercowych V5–V6 i załamków S w V1–V2. W 2. rż. stosunek R : S w V1 może być równy jedności, a następnie obniża się < 1. Równocześnie w miarę wzrostu dziecka kąt α stopniowo zmienia się od prawogramu do wartości typowych dla normogramu. W wieku 9–12 lat górna granica normy amplitudy załamków R w odprowadzeniach przedsercowych lewokomorowych jest nieco większa niż u dorosłych. W 13.–16. rż. zapis EKG zdrowego dziecka jest prawie identyczny z zapisem u dorosłego. Sporadycznie u niektórych zdrowych dzieci przewaga załamka R w V1 utrzymuje się do 13.–14. rż. W warunkach prawidłowych w odprowadzeniach V1 i V3R nie ma załamka Q – jego obecność nasuwa podejrzenie patologii (przeciążenie prawej komory, inwersja komór).

Odcinek ST i załamek T. Odcinek ST odpowiada początkowemu okresowi repolaryzacji mięśnia komór, a załamek T powstaje w końcowej fazie repolaryzacji. Do 5. dż. w odprowadzeniach V1–V4 jest dodatni, a w V5 i V6 ujemny. Następnie w V1–V4 jest ujemny, a w V5–V6 – dodatni. Takie ukształtowanie utrzymuje się do 8. rż., albo nawet dłużej – aż do wieku młodzieńczego, wtedy w V1–V4 załamek T staje się dodatni. Poza krótkim okresem bezpośrednio po urodzeniu u zdrowych dzieci załamek T w odprowadzeniu V6 zawsze jest dodatni.

Zmiany odcinka ST i załamka T występują w wielu stanach patologicznych (m.in. niedotlenienie, stan zapalny, przeciążenie komór, zaburzenia elektrolitowe). Przykładowo w zespole Blanda–White'a–Garlanda (nieprawidłowe odejście lewej tętnicy wieńcowej od tętnicy płucnej) stwierdza się zmiany typowe dla zawału ściany przednio-bocznej z głębokim załamkiem Q, uniesieniem odcinka ST i odwróceniem załamka T w odprowadzeniach lewokomorowych.

Odstęp QT odpowiada czasowi utrzymywania się potencjału czynnościowego włókien mięśniowych komór. Czas jego trwania w warunkach prawidłowych zależy przede wszystkim od częstości rytmu serca. Z tego względu oblicza się skorygowany czas QT (QTc) wg wzoru Bazetta, dzieląc zmierzony odstęp QT przez pierwiastek kwadratowy poprzedzającego odstępu R-R. **Prawidłowy odstęp QT nie powinien przekraczać 0,44 s.**

$$QTc = \frac{\text{Rzeczywisty czas QT (s)} \times 1 \text{ (s)}}{\sqrt{\text{R-R (s)}}}$$

Wskazana jest ocena średniej wartości QTc z 3 kolejnych ewolucji QRS-T. Skorygowanie odstępu QT według wzoru Bazetta sprawdza się jedynie przy częstości rytmu serca w zakresie od 50 do 120/min. **Dyspersja odstępów QT (QTd)** to różnica pomiędzy najdłuższym i najkrótszym odstępem QT w czasie tej samej ewolucji rytmu zatokowego w 12-odprowadzeniowym zapisie EKG. Prawidłowa wartość QTd u dzieci i młodzieży wynosi od 20 do 50 ms.

Wanda Kawalec

10.3.3   *Anna Turska-Kmieć, Lidia Ziółkowska*

Badanie echokardiograficzne

Badanie echokardiograficzne (ECHO) jest standardowym badaniem diagnostycznym pozwalającym na podjęcie decyzji terapeutycznych u większości dzieci z wadami serca. Kompleksowa ocena serca uwzględnia informacje z różnych technik – prezentacji M, dwuwymiarowej (2D) i trójwymiarowej (3D) oraz

określenie przepływów metodą Dopplera z użyciem fali pulsacyjnej, ciągłej i kodowanej kolorem, a także Dopplera tkankowego.

W kardiologii dziecięcej najpowszechniejsze zastosowanie ma **echokardiografia dwuwymiarowa**, która pozwala na dobrą ocenę anatomii serca. W rutynowym badaniu głowicę ultradźwiękową umieszcza się w obrębie „okna echokardiograficznego" – obszaru bezpośredniego przylegania serca do klatki piersiowej. U dziecka jest ono duże z powodu nieskostniałego mostka i żeber oraz szerokiego śródpiersia wskutek obecności większej niż u dorosłych grasicy. Pozycje przykładania głowicy:

- przymostkowa – przymostkowo po stronie lewej na przestrzeni ograniczonej od góry przez obojczyk, przyśrodkowo przez mostek,
- koniuszkowa – od dołu przez koniuszek serca, w miejscu uderzenia koniuszkowego,
- jarzmowa – w dołku nadmostkowym,
- podżebrowa – w dołku podsercowym.

Dla oceny budowy serca stosuje się również wiele pośrednich przekrojów. Wszystkie otrzymane informacje pozwalają badającemu na „zbudowanie" pełnego obrazu serca, określenie położenia przedsionków i komór, rodzaju powiązań i budowy połączeń przedsionkowo-komorowych, położenia i budowy dużych tętnic, rodzaju i budowy powiązań komorowo-naczyniowych oraz dróg odpływu komór, spływu żył płucnych i systemowych oraz obecności ubytków przegród serca i przetrwałego przewodu tętniczego.

Badanie w **prezentacji 3D** nie jest powszechnie stosowane. Wykonuje się je tylko w niektórych ośrodkach. Dostarcza dodatkowych informacji wynikających z przestrzennej wizualizacji struktur serca.

Umieszczenie głowicy w przełyku (**echokardiografia przezprzełykowa**) umożliwia rejestrację obrazów lepszej jakości. U dzieci wykorzystuje się je stosunkowo rzadko dla celów diagnostycznych ze względu na dobrą jakość obrazu w badaniach z powierzchni klatki piersiowej. Stanowi natomiast nieodłączny element monitorowania zabiegów przezskórnych i jest bardzo przydatne dla monitorowania bezpośredniego wyniku leczenia kardiochirurgicznego jeszcze na stole operacyjnym.

Badanie echokardiograficzne **jednowymiarowe** (prezentacja M, M-mode) polega na rejestracji ruchu poszczególnych struktur serca znajdujących się na przebie-

Tabela 10.5. Wskaźniki echokardiograficzne

SYMBOL	NAZWA WSKAŹNIKA ECHOKARDIOGRAFICZNEGO
%SF	Procentowy wskaźnik skracania wymiaru poprzecznego lewej komory serca – shortening fraction
LVEDd	Wymiar lewej komory w rozkurczu – left ventricular end-diastolic diameter
LVESd	Wymiar lewej komory w skurczu – left ventricular end-systolic diameter
Vcf	Średnia prędkość skracania włókien okrężnych – mean rate of circumferential fiber shortening (obwodów/s)
LVEF	Frakcja wyrzutowa lewej komory – left ventricular ejection fraction
LVET	Czas wyrzutu lewej komory – left ventricular ejection time
LVPEP	Okres przedwyrzutowy lewej komory – left ventricular preejection period
LVPEP/LVET	Pośrednia ocena obciążenia następczego lewej komory
RVPEP	Okres przedwyrzutowy prawej komory – right ventricular preejection period
RVET	Okres wyrzutowy prawej komory – right ventricular ejection time
RVPEP/RVET	Wskaźnik przydatny dla oceny nadciśnienia płucnego
ΔP	Gradient ciśnienia (mmHg)
V	Prędkość przepływu (m/s)

Tabela 10.6. Wzory obliczeń wskaźników echokardiograficznych

SYMBOL WSKAŹNIKA	WARTOŚCI PRAWIDŁOWE	WZÓR
%SF	28–38%	(LVEDd – LVESd)/ /LVEDd × 100
Vcf	noworodki: $1,51 \pm 0,04$ dzieci: $1,34 \pm 0,03$	(LVEDd – LVESd)/ /(LVEDd × LVET) × 100
LVPEP/LVET	0,30–0,39	LVPEP/LVET
RVPEP/RVET	0,16–0,30	RVPEP/RVET
ΔP	–	$\Delta P = 4 \times V^2$

gu wąskiej wiązki ultradźwięków. Przebieg wiązki sterowany jest niemal zawsze badaniem dwuwymiarowym z pozycji przedsercowej. Uzyskany obraz zarysu ruchu ścian serca, zastawek przedsionkowo-komorowych i dużych tętnic pozwala na ocenę licznych parametrów czynnościowych. W praktyce klinicznej największe znaczenie ma pomiar grubości ścian serca, średnicy jam serca oraz objętości w skurczu i rozkurczu, objętości wyrzutowej i rzutu minutowego serca.

W tabelach 10.5 i 10.6 przedstawiono najczęściej stosowane wskaźniki echokardiograficzne i wzory obliczeń.

Badanie metodą Dopplera umożliwia określenie kierunku i prędkości przepływu krwi w sercu i naczyniach. Można je wykonać przy użyciu fali pulsacyjnej (wolne przepływy) lub ciągłej (szybkie przepływy). Częstotliwość odbijanej fali ultradźwiękowej zmienia się w zależności od prędkości przepływu krwi, co pozwala na ocenę różnicy ciśnienia między poszczególnymi jamami serca. Im większa różnica, tym szybszy przepływ krwi. Gradient ciśnienia (Δ w mmHg) można obliczyć na podstawie uproszczonego wzoru Bernouliego (tabela 10.6).

Uzupełnieniem badania metodą Dopplera jest kolorowe znakowanie przepływu (**kolorowy Doppler**). Umożliwia ono uwidocznienie obecności i kierunku przepływu oraz orientacyjne oszacowanie szybkości – szybsze przepływy powodują turbulencję, co zmienia kolor.

Tkankowa echokardiografia dopplerowska (tissue Doppler imaging, TDI) pozwala na ocenę funkcji komór, regionalnej czynności mięśnia sercowego i asynchronii skurczu komór. Klasycznymi technikami tkankowej echokardiografii dopplerowskiej są kolorowe kodowanie poruszających się fragmentów mięśnia sercowego w prezentacji jedno- i dwuwymiarowej oraz technika Dopplera pulsacyjnego. Do oceny globalnej czynności lewej komory wykorzystuje się analizę ruchu pierścienia zastawki dwudzielnej, a prawej komory – pierścienia zastawki trójdzielnej.

Wanda Kawalec
Anna Turska-Kmieć, Lidia Ziółkowska

10.3.4
Badanie radioizotopowe

Angiokardiografia izotopowa techniką pierwszego przejścia polega na rejestracji przepływu radioizotopu przez serce, płuca i duże naczynia krwionośne, co umożliwia analizę obrazów i krzywych zmian aktywności z wybranych obszarów. Związek promieniotwórczy (najczęściej nadtechnecjan ^{99m}Tc), emitujący promieniowanie γ, podaje się dożylnie, w postaci bolusa, a rejestracji dokonuje się w sposób ciągły przez 25–60 s. Stosowany izotop jest bezpieczny, nie wymaga blokowania tarczycy i zostaje szybko wydalony przez nerki. Badania nie wolno wykonywać u kobiet w ciąży, a osoby, u których wykonano badanie, nie powinny kontaktować się w ciągu 24 godzin z ciężarnymi (możliwość uszkodzenia płodu). Dawka napromieniowania jest kilkakrotnie mniejsza od przeglądowego zdjęcia klatki piersiowej, a nieporównywalnie niższa niż w czasie cewnikowania serca i angiokardiografii.

Badanie techniką pierwszego przejścia umożliwia ocenę wielkości jam serca, obecności i wielkości przecieków, czasu krążenia płucnego, frakcji wyrzutowej komór, czasu przepływu i eliminacji radioizotopu z jam serca oraz ukrwienia płuc. Wartości prawidłowe frakcji wyrzutowej dla prawej komory wynoszą 45–65%, a dla lewej 55–75%.

Oszacowanie wielkości **stosunku przepływu płucnego (Qp) do systemowego (Qs)** metodą izotopową (Qp : Qs) i obserwacja asymetrii ukrwienia płuc mogą być pomocne zarówno w podejmowaniu decyzji o kwalifikacji do leczenia, jak i w ocenie jego skuteczności u pacjentów z wrodzonymi wadami serca. W warunkach prawidłowych parametr ten wynosi 1 : 1. Za istotnym przeciekiem lewo-prawym przemawiają wartości > 1,5 : 1. Ocena ukrwienia płuc stosowana jest w diagnostyce obwodowych zwężeń tętnic płucnych i w sewestracji płuca. Stwierdzenie asymetrii ukrwienia płuc przydaje się w kwalifikacji do leczenia przezskórnego (balonoplastyka, stent) lub kardiochirurgicznego.

Scyntygrafia perfuzyjna mięśnia sercowego polega na określeniu kumulacji znacznika izotopowego (najczęściej ^{99m}Tc) w poszczególnych obszarach serca w spoczynku i wysiłku, z obrazowaniem z wykorzystaniem SPECT (single photon emission computed tomography), co pozwala na ocenę ukrwienia mięśnia lewej komory. Zaburzenia perfuzji mogą mieć charakter przejściowy lub trwały. Wskazaniem do wykonania tego badania są anomalie wrodzone i nabyte tętnic wieńcowych (np. po anatomicznej korekcji przełożenia wielkich pni tętniczych [transposition great arteries, TGA], w chorobie Kawasakiego), podejrzenie niedokrwienia w zapisie EKG i zapalenie mięśnia sercowego.

Scyntygrafię perfuzyjną płuc wykonuje się przy użyciu mikrosfer lub mikroagregatów albuminy ludzkiej o średnicy 5–20 mikrometrów w celu uwidocznienia łożyska naczyniowego płuc. Prawidłowa scyntygrafia perfuzyjna wyklucza zatorowość płucną. Badanie stosuje się w diagnostyce przetok tętniczo--żylnych w płucach oraz ocenie zwężeń w obrębie proksymalnych i dystalnych odcinków tętnic płucnych przed przezskórnym leczeniem interwencyjnym i po nim.

10.3.5   *Grażyna Brzezińska-Rajszys*
Diagnostyczne cewnikowanie serca

W skład diagnostycznego cewnikowania serca wchodzą **badanie hemodynamiczne** (zapisy ciśnienia i pomiary saturacji krwi w jamach serca i dużych naczyniach) i **angiograficzne** (angiografie do jam serca i naczyń w zależności od diagnozowanej patologii). Na podstawie uzyskanych pomiarów obliczane są m.in. gradienty ciśnienia, przepływy (płucny i systemowy), opory (płucny i systemowy) i przecieki (wewnątrz- i zewnątrzsercowy). Ocenia się anatomię wady oraz określa parametry anatomiczne (np. średnice pierścieni zastawkowych czy naczyń, stopień ich zwężenia) i czynnościowe (np. pojemność końcoworozkurczowa i końcowoskurczowa lewej komory, frakcja wyrzutowa, objętość fali zwrotnej w przypadku niedomykalności zastawek mitralnej i aorty). Dodatkowe informacje możliwe do uzyskania na podstawie danych z cewnikowania serca są aktualnie oceniane prościej w echokardiografii i rezonansie magnetycznym.

Cewnikowanie serca to inwazyjne badanie diagnostyczne wykonywane pod kontrolą promieni rentgenowskich w pracowniach angiograficznych wyposażonych w angiograf i aparaturę do pomiarów i analizy zapisów hemodynamicznych. Obecnie z metody diagnostycznej stało się głównie techniką leczniczą (przezskórne zabiegi terapeutyczne). Specyfika pracy powoduje konieczność zachowania sterylnych warunków.

Cewnikowanie serca wykonywane jest najczęściej u pacjentów, u których badania nieinwazyjne nie pozwalają na jednoznaczną ocenę anatomii i/lub zaburzeń hemodynamicznych złożonej wady serca oraz standardowo u chorych zakwalifikowanych do terapii przezskórnej. Dojście naczyniowe (najczęściej naczynia udowe) i cewnik zależą od rodzaju wady i parametrów pacjenta. Cewnikowanie serca mimo postępu różnych metod diagnostycznych w dalszym ciągu jest uznanym złotym standardem w wielu patologiach układu sercowo-naczyniowego.

10.3.6 *Grażyna Brzezińska-Rajszys*
Tomografia komputerowa (TK)

Wprowadzenie szybkich, wielorzędowych, dwuenergetycznych i dwulampowych skanerów istotnie zwiększyło możliwości diagnostyki wad i chorób układu sercowo-naczyniowego metodą TK. Przy 256-rzędowej TK czas skanu serca wynosi poniżej 1 sekundy i umożliwia wykonanie badania wysokiej rozdzielczości bez znieczulenia nawet u najmłodszych pacjentów. Metoda pozwala na jednoznaczne obrazowanie i rekonstrukcje trójwymiarowe narządów klatki piersiowej (np. ocena położenia serca i naczyń względem siebie, dróg oddechowych i przełyku). Z tego powodu może być wykorzystana do obrazowania patologii naczyniowych w zakresie aorty i jej odgałęzień (anomalie rozwojowe łuku aorty, pierścienie naczyniowe, zwężenie cieśni aorty), tętniczego i żylnego łożyska płucnego (zwężenia i poszerzenia tętnic płucnych, nieprawidłowe spływy żył płucnych), tętnic wieńcowych (wady odejścia i przebiegu tętnic wieńcowych, choroba Kawasakiego) czy anomalii naczyniowych (przetoki tętniczo-żylne w płucach, przetoki wieńcowe, kolaterale).

TK stanowi metodę obrazową z wyboru dla oceny zwapnień (zastawek, homograftów) oraz patologii dróg oddechowych i płuc (zwężenia oskrzeli i ich relacji do struktur otaczających, w tym naczyń). U pacjentów pooperacyjnych jest często wykorzystywana w celu uwidocznienia ewentualnych powikłań, np. krwiaków w śródpiersiu czy tętniaków.

Osoby wykonujące badanie TK powinny wybrać/ /zmodyfikować program badania pod kątem optymalizacji dawki promieniowania rentgenowskiego. Obowiązująca w radiologii zasada zastosowania najniższej możliwej dawki do wykonania badania na poziomie diagnostycznym jest szczególnie istotna u najmłodszych pacjentów.

10.3.7 *Grażyna Brzezińska-Rajszys*
Rezonans magnetyczny (MR)

Rozwój technik obrazowania anatomii (wysoka rozdzielczość) oraz oceny parametrów hemodynamicznych i czynnościowych sprawił, że rezonans magnetyczny serca stał się precyzyjną i nieinwazyjną metodą diagnostyczną wad wrodzonych serca i innych chorób układu sercowo-naczyniowego. Powinien być wykonywany w sytuacjach, w których nie ma możliwości uzyskania wystarczających informacji na podstawie badania echokardiograficznego. Powszechnym wskazaniem jest konieczność zobrazowania struktur pozasercowych, takich jak tętnicze łożysko płucne, aorta z gałęziami, żyły płucne i systemowe czy struktury zasłonięte przez płuca. W najnowszych aparatach rozdzielczość obrazu pozwala na ocenę małych naczyń, np. tętnic wieńcowych, co może być wykorzystane np. do kontroli pacjentów z chorobą Kawasakiego czy po operacji anatomicznej przełożenia wielkich pni tętniczych. MR pozwala na rekonstrukcje trójwymiarowe, szczególnie istotne dla zobrazowania struktur pozasercowych. Anatomia wewnątrzsercowa jest również możliwa do oceny, ale jej dokładność odbiega od uzyskiwanej echokardiograficznie.

MR pozwala na pomiary hemodynamiczne (gradienty ciśnienia, przepływy płucny i systemowy czy przez kolaterale aortalno-płucne lub zespolenia, wielkość fali zwrotnej przez niedomykalne zastawki), objętościowe (pojemności końcoworozkurczowe i końcowoskurczowe komór), czynnościowe i masy oraz na ocenę perfuzji i żywotności mięśnia sercowego. Dodatkowo możliwe jest określenie metabolizmu mięśnia sercowego przez wykonanie **spektroskopii rezonansu magnetycznego** (np. w kardiomiopatii).

Należy podkreślić, że w niektórych przypadkach dane z MR decydują o leczeniu, np. u pacjentów po operacji tetralogii Fallota z niedomykalnością zastawki pnia płucnego (ocena ilościowa niedomykalności).

Pacjenci po wszczepieniu stymulatora, stentów czy urządzeń embolizacyjnych mogą mieć przeciwwskazania do badania. Warto pamiętać, że jakość i ilość informacji uzyskanych w MR zależy istotnie od profesjonalizmu osób wykonujących i opracowujących badanie.

Wanda Kawalec, Anna Turska-Kmieć,
Lidia Ziółkowska

10.4

ZMIANY W UKŁADZIE KRĄŻENIA PO URODZENIU

10.4.1

Krążenie płodowe, krążenie przejściowe i krążenie u noworodka

U płodu wymiana gazowa następuje w łożysku, a przepływ krwi przez płuca jest mały mimo przewagi prawej komory, której rzut stanowi $2/3$ całkowitego rzutu serca. Większość krwi nie przepływa przez płuca, lecz przez szeroki przewód tętniczy do aorty i łożyska, gdzie ulega utlenowaniu. We wczesnym okresie rozwoju płodu tylko 13% połączonego rzutu serca przepływa przez płuca (patrz rozdz. 7 „Choroby okresu noworodkowego”).

Opór płucny na początku ciąży jest bardzo wysoki w porównaniu z okresem niemowlęcym, prawdopodobnie w związku z niewielką jeszcze liczbą małych tętniczek. Od połowy ciąży opór stopniowo obniża się wskutek rozwoju naczyń płucnych i zwiększania się ich przekroju. Średnie ciśnienie w tętnicy płucnej stopniowo wzrasta i pod koniec ciąży wynosi ok. 50 mmHg.

Bezpośrednio po urodzeniu w układzie krążenia zachodzą dynamiczne zmiany. Zapoczątkowanie oddychania powoduje rozprężenie płuc, zwiększenie ciśnienia parcjalnego tlenu i obniżenie ciśnienia dwutlenku węgla we krwi tętniczej. W konsekwencji następuje spadek oporu naczyniowego płuc oraz wzrost przepływu płucnego. W 24 godziny po urodzeniu średnie ciśnienie w tętnicy płucnej może wynosić około połowy ciśnienia systemowego. Po szybkim początkowym spadku oporu płucnego i ciśnienia w tętnicy płucnej dalsze obniżanie się trwa od 2 do 6 tygodni. Czynnościowe zamknięcie przewodu tętniczego następuje w ciągu 10–15 godzin po urodzeniu – w tym okresie możliwe jest ponowne szybkie i szerokie otwarcie go za pomocą wlewu dożylnego prostaglandyny E1 (PGE1). Później w ścianie przewodu powstają wylewy, zakrzepy i włóknienie, co skutkuje anatomicznym jego zamknięciem. Wytworzenie się więzadła tętniczego następuje w ciągu pierwszych 2 mż.

Drugim połączeniem między krążeniem płucnym a systemowym, które zamyka się po urodzeniu, jest otwór owalny. W okresie życia płodowego przepływa przez niego krew z żyły głównej dolnej do lewego przedsionka, co powoduje odchylenie zastawki otworu. Obniżenie się ciśnienia w żyle głównej dolnej wskutek oddzielenia łożyska powoduje, że zastawka zbliża się do lewoprzedsionkowej powierzchni przegrody międzyprzedsionkowej. Zasadniczy wpływ na zamknięcie otworu owalnego ma podwyższenie ciśnienia w lewym przedsionku wskutek zwiększenia przepływu płucnego.

10.4.2

Przetrwałe nadciśnienie płucne

łac. *hypertensio pulmonalis persistens*

ang. persistent pulmonary hypertension of the newborn (PPHN)

Definicja

Przetrwałe nadciśnienie płucne (przetrwałe krążenie płodowe) u noworodka to stan, w którym ciśnienie i opór w łożysku tętniczym płucnym nie obniżają się po urodzeniu i utrzymuje się prawo-lewy przeciek odtlenowanej krwi przez przewód tętniczy i otwór owalny.

Przepływ krwi przez płuca jest mniejszy niż u zdrowych noworodków. Ciśnienie w tętnicy płucnej przewyższa ciśnienie systemowe. Wysycenie krwi tętniczej tlenem jest niskie (hipoksemia, $PaO_2 < 50$ mmHg we krwi tętniczej), co powoduje sinicę centralną. Znacznie podwyższony opór naczyń płucnych lub okresowy wzrost oporu (tzw. przełomy = „kryzy” nadciśnienia płucnego) mogą powodować nasilenie sinicy i niewydolności serca.

Epidemiologia

1 : 1400 żywych urodzeń. PPHN stanowi pierwszą przyczynę zgonów noworodków o masie ciała powyżej 1500 g bez wrodzonej wady serca. PPHN występuje częściej u noworodków donoszonych i urodzonych po czasie.

Etiologia i patogeneza

Wyróżnia się przetrwałe nadciśnienie płucne pierwotne (idiopatyczne) i wtórne (tab. 10.7). PPHN to wieloetiologiczny zespół chorobowy występujący najczęściej w początkowym okresie noworodkowym (pierwsze godziny i dni życia), chociaż w określonych okolicznościach może pojawić się później, np. jako powikłanie ciężkiego nabytego zapalenia płuc.

Przyczyną wystąpienia PPHN może być nieprawidłowa adaptacja (skurcz tętniczek płucnych) albo zaburzony (przerost mięśniówki tętniczek płucnych) lub niedostateczny rozwój naczyń tętniczego krążenia płucnego (zmniejszona powierzchnia przekroju płucnego łożyska naczyniowego), ew. policytemia z nadkrzepliwością (noworodki matek z niewyrównaną cukrzycą) (tab. 10.8). Najczęstszą przyczyną u noworodków donoszonych jest niedotlenienie okołoporodowe, a u wcześniaków zespół zaburzeń oddychania.

Obraz kliniczny

Objawy kliniczne są takie jak w siniczej wrodzonej wadzie serca, jednak budowa serca i wielkich naczyń pzostaje prawidłowa. Stwierdza się sinicę, niewydolność oddechową, nadmierne tętnienie okolicy przedsercowej, nadmierną akcentację II tonu serca, szmer niedomykalności zastawki trójdzielnej lub pnia płucnego, powiększenie wątroby i inne objawy niewydolności serca.

Przebieg naturalny

Kwasica metaboliczna, rozwijająca się w wyniku niedotlenienia i niewydolności serca, nasila skurcz tętniczek płucnych, powodując podwyższenie oporu płucnego i narastanie objawów.

Metody diagnostyczne

Wysycenie krwi tętniczej tlenem mierzone pulsoksymetrem na prawej kończynie górnej lub na płatku

usznym (nad przewodem tętniczym) jest wyższe niż na kończynie dolnej (poniżej przewodu). Prawo-lewy przepływ krwi przez przewód tętniczy powoduje, że PaO_2 w tętnicach zaopatrywanych z łuku aorty krwią z lewej komory (prawa tętnica promieniowa, tętnica skroniowa) jest wyższe niż PaO_2 w tętnicach zaopatrywanych przez mieszaną krew z lewej komory i przewodu tętniczego (tętnica pępowinowa, tętnica piszczelowa). U noworodków z PPHN różnica ta wy-

Tabela 10.7. Podział przetrwałego nadciśnienia płucnego u noworodka

RODZAJ PPHN	PRZYCZYNA
Bez anomalii w rozwoju płuc	■ Zamartwica niezależnie od etiologii ■ Patologia płucna z nieprawidłowym stosunkiem wentylacji do perfuzji (V/Q): RDS, MAS, zapalenie płuc, zakażenia *Streptococcus B*, stany jatrogenne (nadmierne rozdęcie płuc)
Obturacyjne (z pogrubieniem ścian naczyń płucnych)	■ Zbyt wczesne zamknięcie przewodu tętniczego u płodu (NLPZ stosowane w ciąży) ■ Nieprawidłowy spływ naczyń żylnych ■ Idiopatyczne – zakłócenia metabolizmu endogennego NO (?)
Restrykcyjne (z amputacją naczyń płucnych)	■ Przepuklina przeponowa ■ Małowodzie, szczególnie wtedy, gdy pojawi się wcześnie i trwa długo: przedwczesne pęknięcie błon płodowych, agenezja nerek (zespół Potter), zastawka cewki tylnej, torbielowatość nerek, niewydolność łożyska

Tabela 10.8. Przyczyny przetrwałego nadciśnienia płucnego u noworodka

TĘTNICZE ŁOŻYSKO PŁUCNE		
PRZYCZYNA ZMIAN	RODZAJ ZMIAN	RODZAJ PATOLOGII
Nieprawidłowa adaptacja	Skurcz tętniczek płucnych	■ Niedotlenienie okołoporodowe, zespół aspiracji smółki, zespół zaburzeń oddychania, zapalenie płuc (paciorkowce), zespół mikrozatorowości płucnej ■ Ciężka kwasica i hipoksemia, hipotermia, zaburzenia metaboliczne (hipoglikemia, hipokalcemia, hipomagnezemia) ■ Niedostateczna wentylacja z przyczyn neurologicznych lub z powodu nieprawidłowej budowy i upośledzonej drożności górnych dróg oddechowych (atrezja nozdrzy tylnych, sekwencja Pierre'a Robina)
Nieprawidłowy rozwój	Przerost mięśniówki tętniczek płucnych	■ Przewlekłe niedotlenienie wewnątrzmaciczne ■ Niewydolność łożyska ■ Idiopatyczny, uwarunkowany genetycznie
Niedostateczny rozwój	Zmniejszona powierzchnia przekroju płucnego łożyska naczyniowego	■ Pierwotna hipoplazja płuc ■ Przepuklina przeponowa ■ Torbiel płuca ■ Zespół mikrozatorowości płucnej ■ Zwężenie obwodowych tętnic płucnych ■ Wrodzona dysplazja włośniczek płucnych

nosi 10–15 mmHg, co odpowiada 5% (lub większej) różnicy wysycenia krwi tętniczej. Różnica powyżej 10% sugeruje istotne nadciśnienie płucne.

W badaniu gazometrycznym krwi tętniczej stwierdza się znaczną hipoksemię i kwasicę metaboliczną.

W EKG widać cechy przerostu prawej komory i prawego przedsionka.

Definitywne rozpoznanie umożliwia badanie echokardiograficzne. **Budowa anatomiczna serca i dużych tętnic jest prawidłowa.** Stwierdza się prawo--lewy (lub dwukierunkowy) przepływ przez drożny przewód tętniczy i otwór owalny. Obecne są echokardiograficzne cechy nadciśnienia płucnego – przymykanie i drżenie echa zastawki pnia płucnego w skurczu, niedomykalność zastawki trójdzielnej (znaczna szybkość fali zwrotnej) oraz zwiększenie stosunku wartości okresu przedwyrzutowego do wyrzutowego prawej komory (RPEP/RVET) > 0,3.

◤ Różnicowanie

Wrodzona przepulina przeponowa, zespół aspiracji smółki, zapalenie płuc, odma opłucnowa, hipoplazja płuca, RDS, uogólnione zakażenie i sinicze wady wrodzone serca.

◤ Leczenie

PPHN może stanowić bezpośrednie zagrożenie życia noworodka. Leczenie jest kompleksowe i ma na celu obniżenie ciśnienia w tętnicy płucnej przy zachowaniu prawidłowego ciśnienia systemowego, odwrócenie przecieku na poziomie otworu owalnego i przewodu tętniczego oraz uzyskanie wzrostu saturacji krwi tętniczej tlenem. Postępowanie:

- wyrównanie kwasicy (normokapnia, tj. CO_2 krwi tętniczej w granicach od 37 do 44 mmHg przy pH > 7,3, preferowane pH 7,45) i hipotermii,
- skorygowanie czynników sprzyjających obkurczaniu naczyń płucnych (hipoglikemia, hipokalcemia, hipomagnezemia, anemia, hipowolemia),
- stosowanie sedacji, zwiotczenia i oddechu kontrolowanego (przy braku poprawy hiperwentylacja), zwiększenie stężenia tlenu w powietrzu wdechowym do 100% (FiO_2 0,9–1,0),
- optymalizacja funkcji serca i utrzymanie średnich wartości systemowego ciśnienia tętniczego w granicach 35–50 mmHg (w zależności od wieku i diurezy) poprzez wyrównanie objętości płynów i/lub wlew z amin katecholowych (dopaminy),

- ciśnienie w tętnicy płucnej można obniżyć środkami farmakologicznymi (siarczan magnezu, prostacyklina), choć obecnie lekiem z wyboru jest tlenek azotu (dawka początkowa 20 ppm, zmniejszana do 5 ppm, konieczna kontrola poziomu methemoglobiny),
- leczenie przyczynowe – egzogenny surfaktant w RDS, częściowa transfuzja wymienna w policytemii, drenaż jam opłucnowych przy uogólnionym obrzęku płodu,
- w przypadku nieskuteczności leczenia konwencjonalnego – pozaustrojowe utlenowanie krwi (ECMO).

◤ Powikłania

Następstwa PPHN to opóźnienie rozwoju somatycznego (25% przypadków), BPD (25%), zaburzenia neurologiczne (10–12%) – zaburzenia narządów zmysłów (wzroku i słuchu) i/lub nieprawidłowy rozwój psychoruchowy.

◤ Rokowanie

Lepsze w PPHN bez anomalii rozwoju płuc (zmiany zwykle ustępują po leczeniu), gorsze w pozostałych postaciach. Śmiertelność może sięgać 50%.

Wanda Kawalec, Anna Turska-Kmieć, Lidia Ziółkowska

10.5
WRODZONE WADY SERCA

10.5.1
Częstość występowania i etiologia wrodzonych wad serca u dzieci

Wrodzona wada serca (WWS, *vitium cordis congenitum*, congenital heart defect, CHD) wg definicji zaproponowanej przez Mitchella i wsp. to duża strukturalna nieprawidłowość budowy serca lub dużych naczyń w obrębie klatki piersiowej mająca obecnie lub potencjalnie znaczenie dla funkcji organizmu. Nomenklatura wrodzonych wad serca związana początkowo z kodyfikacją ICD-9, a następnie ICD-10 została w ostatnim okresie zrewidowana przez grupy ekspertów. Od 2004 r. jest stopniowo wprowadzana wersja Nazewnictwa Międzynarodowego Kardiochirurgii Wrodzonych Wad Serca i Projektu Bazy Danych Europejskiego Towarzystwa Chirurgii Klatki Piersiowej i Serca oraz Towarzystwa Chirurgów Klatki Piersiowej. W Polsce założono Polski Rejestr

Wrodzonych Wad Rozwojowych, będący częścią EUROCAT (rejestr europejski), do którego raportowane są dane o wszystkich wadach wrodzonych w populacji do 2. rż.

Częstość występowania wrodzonych wad serca wynosi 7–8 : 1000 żywo urodzonych noworodków, a więc w Polsce co roku rodzi się ok. 3500 dzieci z wadami serca (tab. 10.9). U płodów wady układu krążenia występują około trzykrotnie częściej – aż $^2/_3$ z nich nie dożywa do czasu porodu.

Wady wrodzone, wśród których najczęstsze są wrodzone wady serca, stanowią drugą po chorobach okresu okołoporodowego przyczynę zgonów niemowląt w Polsce.

Tabela 10.9. Częstość występowania wad wrodzonych serca na 10 000 żywych urodzeń [wg J Pediatr, 2008, 153: 807–813]

RODZAJ WADY SERCA	CZĘSTOŚĆ WYSTĘPOWANIA
Ubytek przegrody międzykomorowej	41,8
Ubytek przegrody międzyprzedsionkowej	13,1
Ubytek przegrody przedsionkowo-komorowej	4,4
Przetrwały przewód tętniczy	2,9
Tetralogia Fallota	4,7
Przełożenie wielkich pni tętniczych	2,3
Wspólny pień tętniczy	0,6
Całkowity nieprawidłowy spływ żył płucnych	0,8
Atrezja zastawki trójdzielnej	0,5
Anomalia Ebsteina	0,6
Serce jednokomorowe	1,0
Zespół hipoplazji lewego serca	2,3
Zespół heterotaksji	1,7
Koarktacja aorty	4,4
Zwężenie zastawki aorty	1,1
Przerwanie ciągłości łuku aorty typ B	2,3
Zwężenie zastawki tętnicy płucnej	5,5
Atrezja zastawki pnia płucnego	0,4
Wady krytyczne (patrz str. 376)	15,6

Etiologia wrodzonych wad serca w 90% przypadków jest nieznana. Anomalie chromosomalne i pojedynczego genu mogą mieć związek z 8% przypadków. Wrodzone wady serca występują w:

■ anomaliach chromosomalnych – trisomia 21 (zespół Downa), trisomia 18 (zespół Edwardsa), trisomia 13 (zespół Patau), zespoły z anomalią chromosomów płciowych (zespół Turnera),

■ zespołach dziedziczonych autosomalnie dominująco – zespół Marfana, Ehlersa–Danlosa, Holt––Orama, LEOPARD, Noonan, Alagille'a, DiGeorge'a,

■ zespołach dziedziczonych autosomalnie recesywnie – zespół Ellisa–van Crevelda, małopłytkowości i aplazji kości promieniowej (TAR), Ivemarka, Hurler, *osteogenesis imperfecta*,

■ innych zespołach wad rozwojowych – zespół suszonej śliwki, asocjacja CHARGE, zespół Klippla–Feila, Rubinsteina–Taybiego, asocjacja VACTERL, zespół mikrodelecji 22q11.

Wyższe ryzyko występowania wrodzonych wad serca dotyczy rodzin, w których u osób w pierwszym stopniu pokrewieństwa (ojciec, matka, rodzeństwo) stwierdzono patologię układu krążenia (najwyższe, gdy wadę ma matka). WWS częściej występują u bliźniąt jednojajowych niż dwujajowych, częstsze są u bliźniąt tej samej płci. Znany jest również fakt rodzinnego występowania zespołów genetycznie uwarunkowanych zaburzeń rytmu serca i kardiomiopatii.

Z czynników środowiskowych wpływających na występowanie wad serca u płodu wymienić należy ogólny stan zdrowia matki, procesy infekcyjne oraz działanie leków i toksyn. Zakażenia, szczególnie wirusowe w pierwszym trymestrze ciąży, mogą wpływać teratogennie. Obecnie ma to mniejsze znaczenie w związku z programem szczepień ochronnych. Udowodniono częstsze występowanie przetrwałego przewodu tętniczego (persistent ductus arteriosus, PDA) i obwodowych zwężeń tętnicy płucnej u dzieci matek, które w czasie ciąży chorowały na różyczkę. Zakażenie wirusem opryszczki, cytomegalii lub Coxsackie B w pierwszym trymestrze ciąży może być przyczyną różnych wad serca, a pod koniec ciąży zapalenia mięśnia sercowego u noworodka.

Cukrzyca u matki obarczona jest 3–5% ryzykiem wystąpienia TGA, koarktacji aorty (coarctation of aorta, CoA) lub VSD. Poza tym noworodki matek z cukrzycą mają przerost komórek wchodzących w skład wysp trzustkowych (Langerhansa). Następstwa nadmiernego wytwarzania insuliny, mającej działanie anaboliczne, stanowią duża masa ciała, kardiomegalia oraz cechy przemijającej kardiomiopatii przerostowej. Choroby tkanki łącznej, a szczególnie toczeń rumieniowaty układowy u matki może być przyczyną całkowitego bloku serca u dziecka (patrz rozdz. 18 „Reumatologia wieku rozwojowego”). Ubytek przegrody międzyprzedsionkowej (atrial septal defect) i ubytek przegrody międzykomorowej (ventricular septal defect, VSD) występują u 20–30% dzieci matek pijących w ciąży alkohol. Zwężenie zastawki pnia płucnego czy aorty i CoA częściej stwierdza się u dzieci matek z padaczką (wskutek stosowanego leczenia – pochodne hydantoiny). Toksyczne działanie witaminy A może powodować anomalie łuku aorty. Po amfetaminie opisywano występowanie ubytków przegród serca i TGA.

10.5.2
Diagnostyka prenatalna wrodzonych wad serca

Między 11. a 14. tc. powinno się przeprowadzić ocenę przesiewowych markerów dysmorfologii płodu, w tym ocenić przezierność fałdu karkowego. Stwierdzenie poszerzenia zbiorniczka płynu w okolicy szyi (> 99. centyla) wskazuje na to, że płód może być obarczony aberracją chromosomową albo wrodzoną wadą serca lub innego narządu. Płodowe badanie echokardiograficzne rutynowo wykonuje się w 18.–22. tc. Najczęściej rozpoznawane prenatalnie są wady możliwe do wykrycia w obrazie 4 jam serca, tj. ubytek przegrody przedsionkowo-komorowej (atrio-ventricular septal defect, AVSD), VSD i zespół hipoplazji lewego serca (hypoplastic left heart syndrome, HLHS). Najtrudniejsze zadanie stanowi ocena łuku aorty (Ao) i spływów żył płucnych.

10.5.3
Przetrwały przewód tętniczy

łac. *ductus arteriosus persistens*

ang. patent ductus arteriosus (PDA)

Przewód tętniczy to naczynie łączące aortę z pniem tętnicy płucnej (ryc. 10.2). Izolowany przetrwały przewód tętniczy u donoszonych noworodków stanowi ok. 10% wszystkich wrodzonych wad serca. Wada 3 razy częściej występuje u dziewczynek.

Patomorfologia
U donoszonych noworodków najczęściej w ciągu pierwszych 24 godzin życia następuje czynnościowe zamknięcie przewodu tętniczego wskutek skurczu mięśniówki i wpuklenia się warstwy wewnętrznej do światła naczynia. Skurcz zaczyna się przy końcu płucnym przewodu i postępuje do końca aortalnego. W pierwszych 3 tygodniach życia zachodzi proces włóknienia aż do całkowitego anatomicznego zamknięcia.

Zamknięcie przewodu tętniczego opóźnia się w RDS i u wcześniaków (obniżona wrażliwość ściany naczynia na stężenie tlenu i zwiększona na krążące prostaglandyny).

Zaburzenia hemodynamiczne
Opóźnione zamykanie przewodu tętniczego ma dramatyczny efekt hemodynamiczny u noworodków o bardzo małej masie urodzeniowej z zespołem zaburzeń oddychania. Przy dużym przepływie lewo-prawym przez to naczynie zwiększa się przepływ w aorcie wstępującej, a obniża w aorcie zstępującej. Opór w tętnicach trzewnej, krezkowej górnej i nerkowych jest podwyższony. Wsteczny odpływ krwi z aorty do przewodu tętniczego w rozkurczu „podkrada” krew z narządów jamy brzusznej, co usposabia do rozwoju martwiczego zapalenia jelit i upośledzenia czynności nerek. Zwiększony przepływ płucny nasila zespół zaburzeń oddychania. Podkradanie krwi z krążenia mózgowego sprzyja występowaniu krwawień wewnątrzczaszkowych i leukomalacji okołokomorowej.

Obraz kliniczny
Częstość występowania istotnego hemodynamicznie przewodu tętniczego jest większa u noworodków przedwcześnie urodzonych (patrz rozdz. 7 „Choroby wieku noworodkowego”). U noworodków urodzonych o czasie oraz u niemowląt przebieg kliniczny zależy od szerokości przewodu i wielkości przecieku. Zwykle po urodzeniu wysłuchuje się szmer skurczo-

wy o głośności 2–4/6, często maksymalnie nasilony w późnym okresie skurczu. U niemowląt i dzieci starszych klasycznymi objawami PDA są chybkie tętno oraz szmer skurczowo-rozkurczowy, tzw. maszynowy, nad tętnicą płucną (ryc. 10.1), szeroko promieniujący do góry, nawet do części kostnych barku.

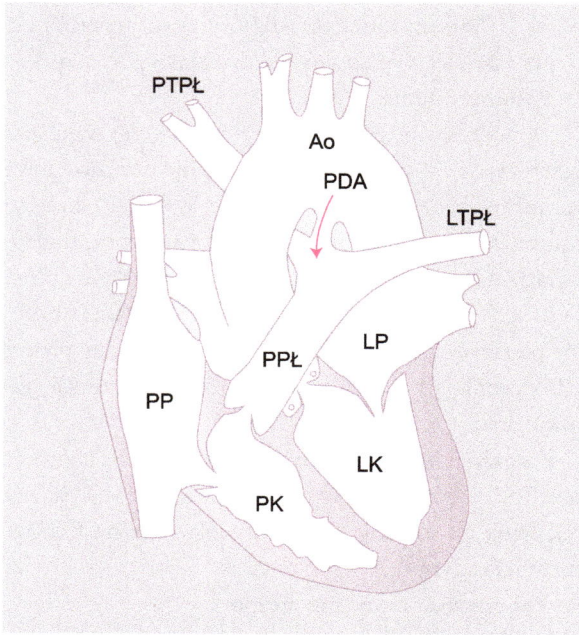

Rycina 10.2. Schemat przetrwałego przewodu tętniczego (PDA). Strzałka wskazuje kierunek przepływu lewo-prawego przez przewód.

Tabela 10.10. Badania diagnostyczne wykonywane u dziecka z przetrwałym przewodem tętniczym

RODZAJ BADANIA	OPIS
Badanie EKG	■ Zapis często jest całkowicie prawidłowy ■ Z narastaniem zaburzeń hemodynamicznych pojawia się przewaga elektryczna lewej komory, a w dużym przecieku przerost obu komór
RTG klatki piersiowej	■ Obraz prawidłowy lub powiększenie serca (w zależności od wielkości przecieku) ■ Wzmożenie rysunku naczyniowego płuc
Badanie echokardiograficzne	■ Podstawowa metoda diagnostyczna – prezentacja 2D pozwala na uwidocznienie długości i szerokości przewodu ■ Powiększenie lewego przedsionka i lewej komory (wtórne cechy zwiększonego przepływu)
Cewnikowanie serca i badanie angiokardiograficzne	■ Badanie wykonuje się podczas interwencyjnego przezskórnego zamykania przewodu tętniczego

Przebieg naturalny

PDA jest wadą ze zwiększonym przepływem płucnym, która w naturalnym przebiegu może doprowadzić do nieodwracalnego nadciśnienia płucnego, rozwija się zespół Eisenmengera (patrz. str. 372).

Metody diagnostyczne

Badania diagnostyczne wykonywane u pacjentów z PDA przedstawiono w tabeli. 10.10.

Różnicowanie

Szmer skurczowo-rozkurczowy może występować również w innych wadach wrodzonych układu sercowo-naczyniowego, takich jak przetoka wieńcowa, przetoka płucna, okienko aortalno-płucne.

Leczenie

Leczenie u wcześniaków przedstawiono w rozdz. 7 „Choroby okresu noworodkowego". U niemowląt i dzieci starszych stwierdzenie PDA stanowi wskazanie do jego zamknięcia. Obecnie preferuje się metodę przezskórną. Najczęściej stosuje się sprężynkę wewnątrznaczyniową (coil), a przy większych rozmiarach przewodu tzw. korek Amplatza. Zamknięcie przewodu tętniczego powoduje całkowite ustąpienie objawów zależnych od przecieku lewo-prawego.

Rokowanie

Rokowanie u leczonych przed wystąpieniem nadciśnienia płucnego jest dobre.

10.5.4
Ubytek przegrody międzyprzedsionkowej

łac. *defectus saepti interatrialis*
ang. atrial septal defect (ASD)

Ubytek przegrody międzyprzedsionkowej (ryc. 10.3) stanowi 3–14% wrodzonych wad serca i należy do najczęstszych wrodzonych anomalii układu krążenia.

Patomorfologia

Przegroda międzyprzedsionkowa utworzona jest z dwóch części – przegrody drugiej i pierwszej. Przegroda druga stanowi grubą część górną i kończy się od tyłu w górnym biegunie otworu owalnego. Przegroda pierwsza tworzy część dolną.

ASD jest anomalią powstałą wskutek braku tkanki przegrody międzyprzedsionkowej. Może być zlokalizowany w każdej części przegrody:

■ ubytek typu dołu owalnego (synonimy: typu otworu drugiego, ASD II, ASD *ostium secundum*) – 80% wszystkich ubytków, powstaje w związku z niedo-

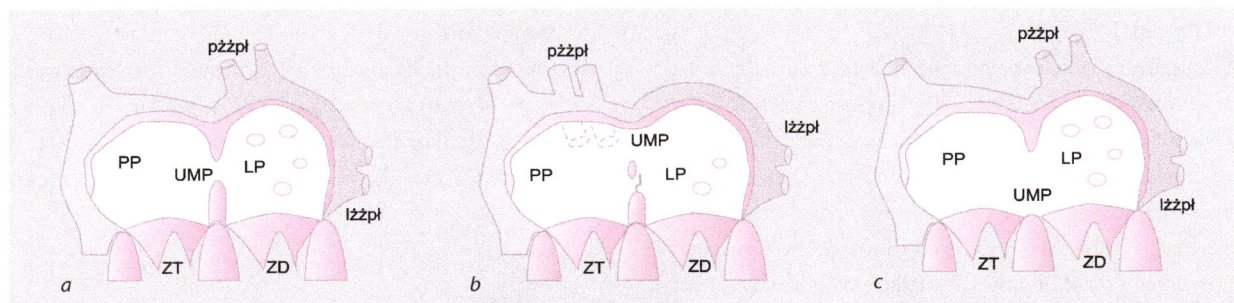

Rycina 10.3. Schemat typów ubytków przegrody międzyprzedsionkowej (UMP): (*a*) ubytek przegrody międzyprzedsionkowej typu *ostium secundum*; (*b*) ubytek przegrody międzyprzedsionkowej typu *sinus venosus*, z częściowym nieprawidłowym spływem żył płucnych; dwie prawe żyły płucne (pżżpł) uchodzą do prawego przedsionka (PP), dwie lewe żyły płucne (lżżpł) do lewego przedsionka (LP); (*c*) ubytek przegrody międzyprzedsionkowej typu *ostium primum*.

rozwojem przegrody pierwszej i brakiem części tkanek dołu owalnego, może być pojedynczy lub mnogi,

- ubytek typu *sinus venosus* (synonimy: typu żyły głównej górnej, SV-ASD) – 10% ubytków, położony w połączeniu pomiędzy żyłą główną górną a prawym przedsionkiem, dogłowowo w stosunku do górnego bieguna otworu owalnego, prawie zawsze jest połączony z nieprawidłowym ujściem prawej górnej żyły płucnej do prawego przedsionka,
- ubytek typu przegrody pierwszej (synonimy: typu częściowego kanału przedsionkowo-komorowego, ASD I, ASD *ostium primum*) – stanowi składową kanału przedsionkowo-komorowego (ubytku przegrody przedsionkowo-komorowej) (patrz str. 374).

Czasem następuje niedorozwój całej przegrody międzyprzedsionkowej i powstaje wspólny przedsionek.

ASD najczęściej jest wadą izolowaną, ale mogą mu towarzyszyć częściowy nieprawidłowy spływ żył płucnych (jedna lub dwie żyły płucne uchodzą do prawego przedsionka), zwężenie zastawki płucnej (pulmonary stenosis, PS), VSD, PDA, zwężenie zastawki dwudzielnej czy wypadanie płatka zastawki dwudzielnej (mitral valve prolaps, MVP).

Zaburzenia hemodynamiczne

W okresie płodowym istnieje szeroka komunikacja między przedsionkami przez otwór owalny. Zaraz po urodzeniu, zanim nastąpi całkowite rozprężenie płuc, przez kilka godzin krew może nadal przepływać z prawa na lewo, zwłaszcza w czasie skurczu przedsionków, ponieważ ciśnienie w obu przedsionkach jest zbliżone. Po kilku godzinach, gdy ciśnienie w lewym przedsionku przewyższy ciśnienie w prawym przedsionku, następuje zamknięcie otworu owalnego i przeciek zanika. Otwór zamyka się zwykle anatomicznie w ciągu 2–3 miesięcy po urodzeniu. Przetrwałą drożność obserwuje się u 15–20% osób dorosłych.

Przeciek przez ASD zależy od ciśnienia w przedsionkach i od podatności komór serca. Ciśnienie w lewym przedsionku zwykle jest wyższe niż w prawym, co powoduje przeciek lewo-prawy. Jeśli ubytek jest duży, ciśnienie między przedsionkami się wyrównuje.

Obraz kliniczny

Objawy kliniczne zależą od typu wady i związanych z nią zaburzeń hemodynamicznych (tab. 10.11). We wczesnym dzieciństwie rzadko stwierdza się nieprawidłowości. Mały ASD z niewielkim przeciekiem lewo-prawym może ulec samoistnemu zamknięciu w 1. rż., rzadziej w późniejszym wieku.

Przebieg naturalny

ASD jest wadą ze zwiększonym przepływem płucnym, która w naturalnym przebiegu może doprowadzić do nieodwracalnego zaporowego nadciśnienia płucnego – rozwija się zespół Eisenmengera (patrz. str. 372).

Metody diagnostyczne

Badanie echokardiograficzne najczęściej stanowi podstawę rozpoznania. Szczegółowy opis badań diagnostycznych wykonywanych u pacjentów z ubytkiem przegrody międzyprzedsionkowej typu *ostium secundum* przedstawiono w tabeli 10.12.

Różnicowanie

Zmiany osłuchowe w małych ubytkach przegrody międzyprzedsionkowej mogą wymagać różnicowania ze szmerem niewinnym.

Leczenie

Wskazaniem do operacyjnego lub przezskórnego interwencyjnego zamknięcia ubytku jest przeciek lewo-prawy > 1,5 : 1. Jeśli dziecko rozwija się prawidłowo i nie występują istotne zaburzenia hemodynamiczne, zabieg można odłożyć do wieku przedszkolnego lub szkolnego. Obecnie najczęściej stosuje się implanty zamykające ubytek przezcewnikowo (najczęściej implant Amplatza) pod kontrolą przezprzełykowego badania echokardiograficznego. Do zamknięcia implantem kwalifikuje się dzieci z masą ciała > 10 kg, z ASD II o średnicy mniejszej niż 50% średnicy całej przegrody międzyprzedsionkowej. Po leczeniu interwencyjnym przez 6 miesięcy dziecko otrzymuje aspirynę. Pozostałe ubytki, niekwalifikujące się do leczenia interwencyjnego, zamykane są chirurgicznie łatą z własnego osierdzia, a ryzyko operacyjne nie przekracza 1–2%.

W okresie niemowlęcym wskazaniem do leczenia chirurgicznego jest niewydolność serca, która nie ustępuje po leczeniu farmakologicznym.

Powikłania

Powikłania po leczeniu operacyjnym lub interwencyjnym występują rzadko. Zalicza się tu resztkowy przeciek, nadkomorowe zaburzenia rytmu serca (dorośli) i bloki przedsionkowo-komorowe (pooperacyjne < 1%).

Tabela 10.11. Objawy kliniczne u pacjentów z ubytkiem przegrody międzyprzedsionkowej w zależności od wielkości stosunku przepływu płucnego do systemowego (Qp : Qs)

QP : QS	OBJAWY KLINICZNE
< 1,5 : 1	■ Nie stwierdza się podmiotowych ani przedmiotowych objawów wady
od 1,5 do 2 : 1	■ Umiarkowana męczliwość i duszność ■ Sztywne rozdwojenie II tonu nad tętnicą płucną (oddech minimalnie wpływa na zmianę rozdwojenia), częściowo z powodu wydłużenia czasu opróżniania się powiększonej prawej komory, składowa płucna II tonu jest nieco głośniejsza, nawet jeśli nie ma nadciśnienia płucnego ■ Zwiększony przepływ krwi przez zastawkę pnia płucnego powoduje wyrzutowy szmer skurczowy, maksymalny w górze mostka po lewej stronie, promieniujący do pól płucnych
> 2 : 1	■ Mogą wystąpić objawy jawnej niewydolności serca ■ W pierwszych latach życia dziecka zwykle nie obserwuje się nadciśnienia płucnego, może ono pojawiać się w przebiegu naturalnym wady w późniejszych dekadach życia u pacjentów z większym przeciekiem i powiększeniem serca

Tabela 10.12. Badania diagnostyczne u dziecka z ubytkiem przegrody międzyprzedsionkowej typu *ostium secundum*

RODZAJ BADANIA	OPIS
Badanie EKG	■ Nieistotny hemodynamicznie ubytek – zapis prawidłowy ■ Istotny hemodynamicznie ubytek – prawogram i przerost prawej komory, częściowy blok prawej odnogi pęczka Hisa (przeciążenie rozkurczowe prawej komory, blok może ustąpić po zamknięciu ubytku); u 50% pacjentów podwyższona amplituda załamka P sugeruje powiększenie prawego przedsionka
RTG klatki piersiowej	■ Nieistotny hemodynamicznie ubytek – obraz prawidłowy ■ Istotny hemodynamicznie ubytek – serce powiększone, uwypuklenie w miejscu pnia płucnego, zwiększony przepływ płucny
Badanie echokardiograficzne	■ Badanie w prezentacji 2D – uwidocznienie ubytku ■ Badanie metodą Dopplera z kolorową wizualizacją przepływów – stwierdzenie kierunku i wielkości przecieku ■ Mogą występować pośrednie cechy przecieku międzyprzedsionkowego – poszerzenie pnia płucnego, powiększenie prawego przedsionka czy przeciążenie rozkurczowe prawej komory (powiększenie jamy prawej komory i paradoksalny ruch przegrody międzykomorowej) ■ Badanie umożliwia ustalenie prawidłowego ujścia 4 żył płucnych do lewego przedsionka lub jednej albo dwóch żył do prawego przedsionka
Angiokardiografia izotopowa	■ Powiększone jamy prawego przedsionka i prawej komory ■ Cechy przecieku lewo-prawego przez ubytek ■ Istotny przeciek = Qp : Qs > 1,5 : 1
Cewnikowanie serca i badanie angiokardiograficzne	■ Wykonywane tylko wtedy, gdy istnieje podejrzenie nadciśnienia płucnego oraz podczas interwencyjnego przezskórnego zamykania ubytku

Rokowanie

Rokowanie po niepowikłanym zamknięciu ASD jest bardzo dobre.

10.5.5

Ubytek przegrody międzykomorowej

łac. *defectus saepti interventricularis*

ang. ventricular septal defect (VSD)

Ubytek przegrody międzykomorowej (ryc. 10.4) stanowi ok. 20% wszystkich wrodzonych wad serca.

Patomorfologia

Najczęściej używana jest klasyfikacja ubytków według Soto, uwzględniająca podział przegrody międzykomorowej na cztery części anatomiczne (błoniastą, odpływową, napływową i beleczkową). Wyróżnia się trzy główne typy ubytków międzykomorowych (ryc. 10.5):

- okołobłoniaste (75–80% wszystkich VSD) – zwykle dotyczą też pozostałych części przegrody i dzielą się na napływowe, odpływowe i beleczkowe,
- mięśniowe – również dzielą się na napływowe, odpływowe i beleczkowe,
- podtętnicze – znane również jako pod- i nadgrzebieniowe (tzw. podwójnie związane – doubly committed), brak całej górnej części przegrody, a „dach" ubytku tworzą zastawka aorty i pnia płucnego.

Przegroda międzykomorowa odpływowa może być przemieszczona w kierunku drogi odpływu jednej z komór (ang. malaligment outlet defects). W **mnogich ubytkach** w części mięśniowej beleczkowej przegroda jest jak ser szwajcarski (swiss cheese septum).

Z anomalii wewnątrzsercowych współistniejących z VSD najczęściej występują:

- niedomykalność zastawki aorty – najczęściej w ubytku podtętniczym w następstwie wypadania/zasysania prawego płatka wieńcowego do światła ubytku,
- zwężenie podzastawkowe aorty – konsekwencja przemieszczenia przegrody stożka do światła lewej komory lub obecność pierścienia włóknistego,
- zwężenie drogi odpływu prawej komory – następstwo przerostu mięśni lub przemieszczenia i wypuklenia się przegrody stożka do światła prawej komory,
- koarktacja aorty.

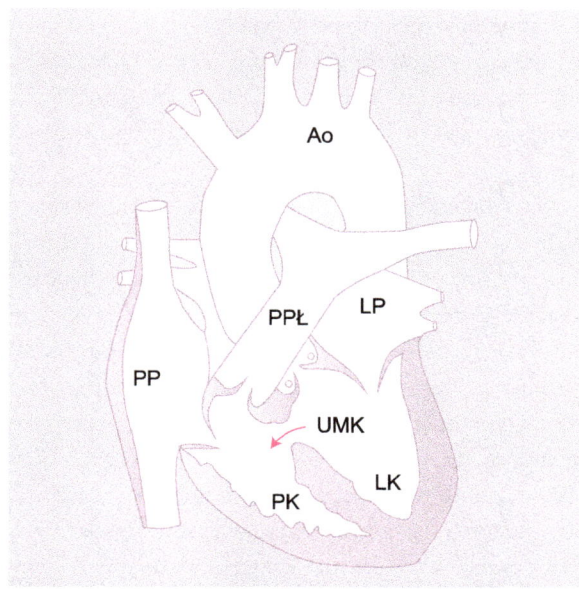

Rycina 10.4. Schemat ubytku przegrody międzykomorowej (UMK). Strzałka wskazuje lewo-prawy przeciek przez ubytek.

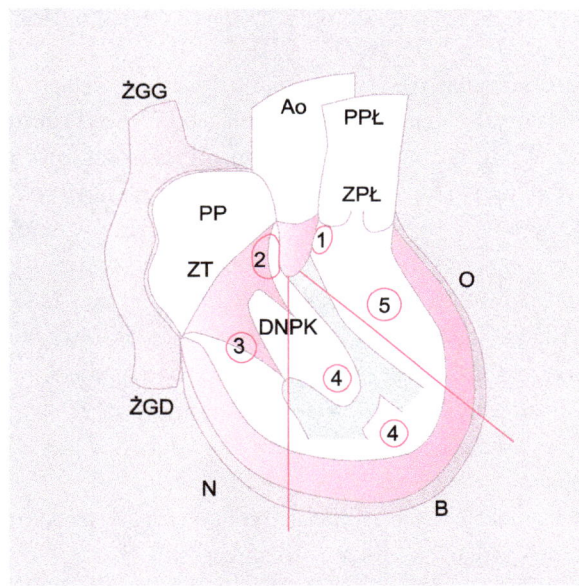

Rycina 10.5. Schemat typów ubytku przegrody międzykomorowej. Widok od strony otwartej prawej komory (PK), z uwzględnieniem podziału przegrody międzykomorowej na część napływową (N), odpływową (O) i beleczkową (B). 1 – ubytek podtętniczy (nadgrzebieniowy) w części odpływowej; 2 – ubytek okołobłoniasty (podgrzebieniowy) napływowy; 3 – ubytek mięśniowy w części napływowej; 4 – ubytek mięśniowy beleczkowy; 5 – ubytek mięśniowy odpływowy.

Zaburzenia hemodynamiczne

Stanowią następstwo lewo-prawego przecieku przez ubytek i zmian w łożysku tętniczym płuc. Wielkość przecieku zależy od wielkości ubytku i oporu płucnego.

Konsekwencją lewo-prawego przecieku krwi przez VSD są przeciążenie objętościowe lewej komory i zwiększony przepływ płucny. To pierwsze powoduje rozstrzeń i przerost komory, a następnie podwyższenie ciśnienia w lewym przedsionku i żyłach płucnych. Rozwija się **zespół Eisenmengera** – wskutek zwiększonego przepływu płucnego dokonują się postępujące zmiany strukturalne w tętniczkach płucnych i narasta opór płucny, powstaje nieodwracalne nadciśnienie płucne (choroba naczyniowa płuc) (patrz str. 448), przeciek krwi zmienia kierunek na prawo-lewy i dochodzi do desaturacji krwi tętniczej, stopniowo nasila się sinica, stwierdza się akcentację składowej płucnej II tonu, zanika szmer typowy dla ubytku i pojawiają się objawy niewydolności prawokomorowej serca.

Obraz kliniczny

Objawy kliniczne zależą od wielkości ubytku i stanu łożyska tętniczego płuc, w tym od wartości oporu i wielkości przepływu płucnego. W okresie noworodkowym, gdy opór płucny jest fizjologicznie wysoki, mogą nie występować żadne objawy. Po obniżeniu oporu i zwiększeniu przecieku lewo-prawego pojawiają się trudności w karmieniu, niedostateczny przyrost masy ciała, przyspieszenie liczby oddechów lub jawna niewydolność serca. Objawy te mogą ustępować, jeżeli zmniejsza się wielkość ubytku i przecieku.

U niektórych niemowląt nie dochodzi do spadku oporu płucnego, dotyczy to szczególnie dzieci z zespołem Downa, zagrożonych wcześnie postępującym nadciśnieniem płucnym.

U niemowląt z dużym przeciekiem lewo-prawym poza niewydolnością serca i brakiem przyrostu masy ciała charakterystyczne są nawracające infekcje dróg oddechowych ze stanami spastycznymi oskrzeli i niedodmami segmentowymi płuc.

Mały ubytek mięśniowy lub okołobłoniasty może nie powodować żadnych objawów klinicznych oprócz szmeru w sercu. Znamienny dla VSD jest szmer skurczowy, obejmujący całą fazę skurczu, najlepiej słyszalny wzdłuż lewego brzegu i w dole mostka, promieniujący na boki. W większym ubytku wyczuwa się niekiedy drżenie okolicy przedsercowej, a powiększenie serca powoduje czasem uwypuklanie lewej połowy klatki piersiowej.

Przebieg naturalny

Przebieg naturalny w VSD jest uzależniony od wielu czynników. Ubytki części mięśniowej beleczkowej, szczególnie małe (2–3 mm średnicy) i izolowane, mogą ulec samoistnemu zamknięciu w miarę wzrostu dziecka. Najczęstszym mechanizmem samoistnego zamykania ubytku okołobłoniastego jest wytworzenie tzw. tętniaka wokół ubytku wskutek apozycji płatka przegrodowego zastawki trójdzielnej.

W dużych ubytkach, z dużym przeciekiem lewo-prawym i znacznie zwiększonym stosunkiem przepływu płucnego do systemowego, już w okresie niemowlęcym występuje niewydolność serca. W 3–7% przypadków VSD stwierdza się postępujące zwężenie drogi odpływu prawej komory i rozwija się obraz kliniczny podobny do TOF (wariant anatomiczny zwany „różową" tetralogią Fallota). U 2–7% dzieci z VSD, podaortalnym lub podwójnie związanym, występuje wypadanie płatka zastawki aorty z jej niedomykalnością.

Metody diagnostyczne

Badania diagnostyczne wykonywane u pacjentów z VSD przedstawiono w tabeli 10.13.

Leczenie

Praktycznie nie ma wskazań do leczenia chirurgicznego izolowanego VSD w okresie noworodkowym. Planowo leczenie przeprowadza się w wieku niemowlęcym w sytuacjach, gdy Qp : Qs wynosi > 1,5 : 1.

Podaortalna lokalizacja ubytku z wypadaniem płatka zastawki aortalnej do ubytku, z współistniejącą niedomykalnością zastawki, jest wskazaniem do operacyjnego zamknięcia VSD z plastyką zastawki, niezależnie do wielkości Qp : Qs. Obecnie ubytek zamyka się z dostępu przez prawy przedsionek.

Wystąpienie objawów niewydolności serca u niemowląt stanowi wskazanie do włączenia leczenia farmakologicznego objawowego i szybkiej kwalifikacji do korekcji chirurgicznej wady. Alternatywną metodą do leczenia chirurgicznego jest przezskórne zastosowanie implantów zamykających ubytek – metoda głównie wykorzystywana w niektórych ubytkach części mięśniowej przegrody.

W mnogich ubytkach przegrody międzykomorowej, gdy chirurgiczne zamknięcie ubytków nie jest możliwe (np. u niemowląt z małą masą ciała), wykonuje się banding tętnicy płucnej. W późniejszym wieku w części przypadków przeprowadza się leczenie hybrydowe – dostępne dla chirurga ubytki zamyka się operacyjnie, a położone w części mięśniowej za pomocą implantów. Czasem dochodzi do samoistnego zamknięcia części mięśniowych ubytków, co ułatwia leczenie chirurgiczne.

Leczenie chirurgiczne jest bezwzględnie przeciwwskazane u dzieci z chorobą naczyniową płuc, jeśli stosunek oporu płucnego do systemowego wynosi > 1 : 1, opór płucny osiąga 8–12 j. Wooda lub Qp : Qs = 0,5 : 1.

▶ Powikłania

Odległe wyniki leczenia chirurgicznego zależą od wieku dziecka w czasie operacji i stopnia zaburzeń hemodynamicznych przed leczeniem.

Zmianami resztkowymi mogą być niewielki przeciek lub rekanalizacja ubytku (stwarza dodatkowe ryzyko rozwoju IZW), utrzymujące się nadciśnienie płucne (niekiedy postępujące mimo zamknięcia ubytku) oraz tzw. nabyte zwężenie podzastawkowe aorty w postaci pierścienia mięśniowo-włóknistego, niekiedy z narastaniem gradientu ciśnienia między lewą komorą a aortą (rozwija się prawdopodobnie na podłożu anatomicznego substratu – tkanki włóknistej – niewidocznego w przedoperacyjnych badaniach diagnostycznych). Narastający gradient w drodze odpływu lewej komory może być wskazaniem do ponownego leczenia chirurgicznego.

Następstwami urazu tkanek układu bodźco-przewodzącego podczas chirurgicznego zamykania ubytku są pooperacyjny blok prawej odnogi pęczka Hisa z blokiem wiązki przedniej lewej odnogi lub bez niego, ektopiczny częstoskurcz z pęczka Hisa (wymagający dużych dawek amiodaronu) lub sporadycznie bloki przedsionkowo-komorowe II lub III stopnia (implantacja stymulatora).

Tabela 10.13. Badania diagnostyczne u dziecka z ubytkiem przegrody międzykomorowej

RODZAJ BADANIA	OPIS
Badanie EKG	■ Nieistotny hemodynamicznie mały ubytek – zapis prawidłowy ■ Narastanie zaburzeń hemodynamicznych – przerost lewej komory lub obu komór ■ Nadciśnienie płucne – prawogram i wyłącznie przerost prawej komory
RTG klatki piersiowej	■ Nieistotny hemodynamicznie ubytek – prawidłowy ■ Duży przeciek – znaczne powiększenie serca (zwiększony wskaźnik sercowo-płucny), zwłaszcza lewej komory i lewego przedsionka ■ Cechy zwiększonego przepływu, zastoju żylnego (niewydolność serca lewokomorowa), amputacji wnęk (zespół Eisenmengera)
Badanie echokardiograficzne	■ Uwidocznienie ubytku, stwierdzenie kierunku i wielkości przecieku, powiększenia jam komór, anomalii towarzyszących ■ Zarys ruchu zastawki pnia płucnego może wykazywać cechy charakterystyczne dla nadciśnienia płucnego ■ Badanie metodą Dopplera umożliwia obliczenie Qp : Qs oraz orientacyjną ocenę ciśnienia w prawej komorze na podstawie gradientu ciśnienia między lewą i prawą komorą
Angiokardiografia izotopowa	■ Ocena powiększenia jam komór i ich funkcji (frakcje wyrzutowe) ■ Ocena stanu łożyska płucnego na postawie czasu krążenia płucnego ■ Istotny przeciek = Qp : Qs > 1,5 : 1
Cewnikowanie serca i badanie angiokardiograficzne	■ Wykonywane tylko wtedy, gdy są wątpliwości diagnostyczne w badaniach nieinwazyjnych uniemożliwiające podjęcie decyzji o leczeniu chirurgicznym lub istnieje podejrzenie nadciśnienia płucnego ■ Podczas cewnikowania ocenia się ciśnienie i utlenowanie krwi w tętnicy płucnej i jej rozgałęzieniach, ciśnienie zaklinowania naczyń włosowatych płucnych (wedge), stosunek przepływu płucnego do systemowego (Qp : Qs), stosunek oporu płucnego do systemowego (Rp : Rs) ■ Jeśli ciśnienie w tętnicy płucnej jest znacznie podwyższone, a stosunek oporu płucnego do systemowego wynosi > 0,3, wskazane jest przeprowadzenie próby z tlenkiem azotu w celu oceny reaktywności łożyska naczyniowego płuc; jeśli opór w łożysku płucnym nie spada, a Qp : Qs nie zwiększa się, uznaje się próbę za ujemną ■ Wentrykulografia lewostronna w projekcji lewej przedniej skośnej precyzyjnie uwidacznia ubytek (ubytki) ■ Podanie środka cieniującego do prawej komory lub tętnicy płucnej obrazuje tętnicę płucną i jej rozgałęzienia ■ Aortografia może być wskazana przy współistnieniu niedomykalności zastawki aorty

10.5.6

Ubytek przegrody przedsionkowo-komorowej (kanał przedsionkowo-komorowy)

łac. *defectus saepti atrioventricularis* (*canalis atrioventricularis*)

ang. atrioventricular septal defect – AVSD (common atrioventricular cannal – CAVC)

Najczęstsza wrodzona wada serca u dzieci z zespołem Downa – 35–40% dzieci z trisomią 21 ma AVSD (ryc. 10.6), głównie postać całkowitą tej wady.

Patomorfologia

AVSD charakteryzuje się częściowym lub całkowitym brakiem tkanki przegrody przedsionkowo-komorowej. Jest to ta część przegrody, która w warunkach prawidłowych leży między przyczepem zastawek przedsionkowo-komorowych i oddziela lewą komorę od prawego przedsionka.

Zwykle występuje ubytek przegrody międzyprzedsionkowej typu przegrody pierwszej (ASD I) tuż nad zastawkami przedsionkowo-komorowymi oraz ubytek w napływowej części przegrody międzykomorowej, którym towarzyszy nieprawidłowa budowa tych zastawek. Droga odpływu lewej komory jest zniekształcona, wydłużona i wąska, ale rzadko powoduje to zaburzenia przepływu. W ASD I występują małe zmiany w zakresie zastawek z zachowanymi ich pierścieniami, co określa się jako **częściowy kanał przedsionkowo-komorowy**.

W najbardziej zaawansowanej **postaci całkowitej** stwierdza się wspólny pierścień zastawek przedsionkowo-komorowych oraz duży ubytek przegrody międzyprzedsionkowej i międzykomorowej. Lewa zastawka jest 3-płatkowa, ale najczęściej dwa płatki tworzące płatek przedni łączą się na długości 2–4 mm. Rzadziej oddzielają się od siebie w okresie skurczu, co określa się jako „rozszczep przedniego płatka". Anomalie lewej zastawki powodują różnego stopnia jej niedomykalność. Przy wspólnym pierścieniu zwykle występuje pięć płatków (może być ich więcej) o różnej wielkości: dwa boczne (prawy, lewy), jeden dolny i dwa górne (prawy, lewy). Lewy górny płatek może być położony w całości nad lewą komorą lub też jest przesunięty w różnym stopniu nad komorę prawą. Stopień jego przesunięcia (bridging) stanowi podstawę **klasyfikacji Rastellego** na typy A (bez przesunięcia płatka, jego nici ścięgniste przyczepiają się do

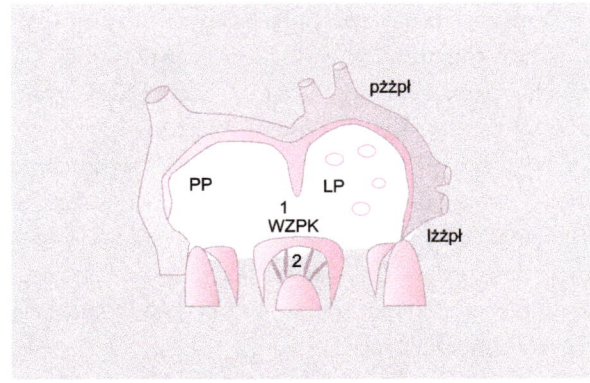

Rycina 10.6. Schemat ubytku przegrody przedsionkowo-komorowej z komponentem przedsionkowym (1) i komorowym (2) ubytku oraz wspólną zastawką przedsionkowo-komorową (WZPK).

szczytu przegrody międzykomorowej), B (nici ścięgniste przyczepiają się do przyśrodkowego mięśnia brodawkowatego) i C (nici ścięgniste przyczepiają się do mięśnia brodawkowatego przednio-bocznego).

W **niezrównoważonej** (unbalanced) postaci AVSD jedna komora jest znacznie mniejsza od drugiej. Zmniejszenie jamy lewej komory jest graniczne lub stanowi element hipoplazji lewego serca.

Zaburzenia hemodynamiczne

Zależą od typu anatomicznego wady. Przy współistnieniu dużej niedomykalności lewej zastawki przedsionkowo-komorowej objawy przecieku lewo-prawego są znaczne, zwiększa się pojemność skurczowa obu komór, wcześnie występują kardiomegalia i niewydolność serca. Aż u 40% pacjentów z postacią częściową i u 60% z postacią całkowitą AVSD niedomykalność ta jest umiarkowana lub ciężka. Fala zwrotna przepływa przez komisurę pomiędzy lewym górnym i lewym dolnym płatkiem u ich podstawy, co kieruje strumień krwi do prawego przedsionka. Lewy przedsionek jest wówczas mały, a prawy powiększa się. Przy współistnieniu przecieku międzykomorowego początkowo ciśnienia w komorach są wyrównane. W miarę obniżania się po urodzeniu oporu płucnego zwiększają się przeciek lewo-prawy i przepływ płucny, powodując niewydolność serca.

W rozwoju zaburzeń hemodynamicznych i powstawaniu nadciśnienia płucnego w AVSD ogromne znaczenie ma fakt, że przeciek jest między lewą komorą a prawym przedsionkiem, z jamy o wysokim ciśnieniu krwi do niskociśnieniowej. Konsekwencję tego stanowi progresja zmian w łożysku tętniczym i rozwój choroby naczyniowej płuc (nadciśnienie płucne), co szczególnie szybko pojawia się u dzieci z zespołem Downa.

Obraz kliniczny

Objawy kliniczne zależą od postaci AVSD. W całkowitym pojawiają się wcześnie, często już w 4.–6. tż., pod postacią narastającej niewydolności serca (kardiomegalia, wyczuwalne uderzenie sercowe, tachykardia, przyspieszenie oddechu, upośledzony przepływ obwodowy, powiększenie wątroby, trudności w karmieniu, opóźnienie rozwoju fizycznego). Akcentacja składowej płucnej II tonu u podstawy serca jest wzmożona z powodu nadciśnienia płucnego. Wysłuchuje się szmer skurczowy wzdłuż lewego brzegu mostka spowodowany przeciekiem międzykomorowym. Przy istotnej niedomykalności lewej zastawki przedsionkowo-komorowej obecny jest również holosystoliczny szmer na koniuszku serca. W dole mostka po lewej stronie i na koniuszku serca słychać poza tym śródrozkurczowy szmer spowodowany zwiększonym przepływem przez zniekształconą zastawkę przedsionkowo-komorową. Zwiększony przepływ wynika zarówno z niedomykalności ujścia przedsionkowo-komorowego, jak i z przecieku międzyprzedsionkowego.

Metody diagnostyczne

Badania diagnostyczne wykonywane w AVSD przedstawiono w tabeli 10.14.

Różnicowanie

Szmer skurczowy może wymagać różnicowania z izolowanym ubytkiem przegrody międzykomorowej, a szmer rozkurczowy z izolowaną niedomykalnością zastawki dwudzielnej (rzadko u dzieci).

Leczenie

Jedyną skuteczną metodę terapii stanowi leczenie chirurgiczne. Celem korekcji jest poprawienie „domykalności" zastawek przedsionkowo-komorowych i zamknięcie ubytków. Ryzyko operacyjne zależy od stopnia nasilenia zaburzeń hemodynamicznych, zwłaszcza nadciśnienia płucnego. W częściowej postaci AVSD zabieg może być wykonany w okresie poniemowlęcym. Ze względu na postępujące objawy niewydolności serca i ryzyko rozwoju nadciśnienia płucnego całkowita postać AVSD wymaga natomiast leczenia w pierwszych 6 mż. Banding tętnicy płucnej obecnie wykonuje się rzadko, tylko w sytuacjach, gdy z powodu przedoperacyjnych powikłań przeciwwskazana jest operacja korekcyjna wady, a równocześnie należy zabezpieczyć łożysko płucne przed nadmiernym przepływem krwi i rozwojem nadciśnienia płucnego.

Tabela 10.14. Badania diagnostyczne u dziecka z ubytkiem przegrody przedsionkowo-komorowej	
RODZAJ BADANIA	OPIS
Badanie EKG	▪ Lewogram patologiczny (charakterystyczny objaw) ▪ Wydłużenie przewodzenia przedsionkowo-komorowego (często) ▪ Cechy przerostu prawej komory lub blok prawej odnogi pęczka Hisa, czasem cechy przerostu lewej komory
RTG klatki piersiowej	▪ Powiększenie sylwetki serca w zakresie przedsionków i komór, cechy zwiększonego przepływu ▪ Niekiedy cechy zastoju żylnego (niewydolność serca lewokomorowa) lub amputacji wnęk (zespół Eisenmengera)
Badanie echokardiograficzne	▪ Uwidocznienie ubytków, nieprawidłowej budowy zastawek przedsionkowo-komorowych, zniekształcenia drogi odpływu lewej komory, powiększenia jam serca, anomalii towarzyszących ▪ Stwierdzenie kierunku i wielkości przecieku, stopnia niedomykalności ujść przedsionkowo-komorowych i ew. gradientu w drodze odpływu lewej komory
Cewnikowanie serca i badanie angiokardiograficzne	▪ Wykonywane wtedy, gdy są wątpliwości diagnostyczne w badaniach nieinwazyjnych uniemożliwiające podjęcie decyzji o leczeniu chirurgicznym lub istnieje podejrzenie nadciśnienia płucnego ▪ Ocenia się kierunek i wielkość przecieku, ciśnienia i opory płucne i systemowe ▪ Jeśli ciśnienie w tętnicy płucnej jest znacznie podwyższone, a stosunek oporu płucnego do systemowego wynosi > 0,3, wskazane jest przeprowadzenie próby z tlenkiem azotu w celu oceny reaktywności łożyska naczyniowego płuc ▪ Wentrykulografia lewostronna ujawnia przeciek zacieniowanej krwi z lewej do prawej komory, rozszczep przedniego płatka lewej zastawki przedsionkowo-komorowej, zwrotną falę zacieniowanej krwi do lewego przedsionka, charakterystyczne zniekształcenie drogi odpływu lewej komory (niewklinowana aorta powoduje obraz wydłużonej i wąskiej gęsiej szyi) ▪ Podanie środka cieniującego do lewego przedsionka ujawnia przepływ kontrastu z lewego do prawego przedsionka przez nisko położony ubytek

W rzadko występujących niezrównoważonych postaciach AVSD lub z istotnymi towarzyszącymi anomaliami najczęściej stosowane jest rozwiązanie jednokomorowe (leczenie operacyjne jak w czynnościowo pojedynczej komorze) z wykonaniem bandingu tętnicy płucnej w pierwszym etapie leczenia oraz połączeń żylno-płucnych z grupy operacji Fontana w następnych etapach.

Powikłania

Do najgroźniejszych powikłań wczesnych po operacji naprawczej AVSD należą zaburzenia rytmu i przewodzenia (u 1–4% pacjentów pooperacyjny całkowity blok przedsionkowo-komorowy wymagający implantacji układu stymulującego serce) oraz kryzy nadciśnieniowe. Do istotnych powikłań odległych mogących wymagać reoperacji zalicza się przede wszystkim postępującą niedomykalność zrekonstruowanej lewej zastawki przedsionkowo-komorowej (u 5–10% chorych), istotny resztkowy przeciek wewnątrzsercowy (1–3%) i pojawienie się błoniastego zwężenia podaortalnego z gradientem > 50 mmHg (1–5%).

10.5.7

Przewodozależne wrodzone wady serca

ang. ductal dependent congenital heart diseases

Wady wrodzone serca są przyczyną ok. 20% wszystkich zgonów w grupie noworodków. Od wczesnej wykrywalności i odpowiedniego postępowania diagnostyczno-terapeutycznego zależą losy tej populacji. Rokowanie odnośnie do życia i zdrowia jest bardzo poważne i niepewne zwłaszcza w złożonych, późno rozpoznawanych patologiach. Do **krytycznych wad wrodzonych serca** stanowiących największe zagrożenie od chwili urodzenia i wymagających leczenia w okresie noworodkowym zalicza się przewodozależne wrodzone wady serca i całkowity nieprawidłowy spływ żył płucnych (TAPVD) ze zwężeniem w obrębie spływu.

Wady przewodozależne stanowią 20% wszystkich wrodzonych wad serca. Przy ich obecności życie noworodka zależy od drożności przewodu tętniczego po urodzeniu. Wyróżnia się wady:

- ■ z przewodozależnym przepływem systemowym (przepływ prawo-lewy przez przewód tętniczy utrzymuje przepływ systemowy) – krytyczna koarktacja aorty, przerwanie ciągłości łuku aorty, krytyczne zwężenie zastawki aorty, zespół hipoplazji lewego serca,

- ■ z przewodozależnym przepływem płucnym (przepływ lewo-prawy przez przewód tętniczy utrzymuje przepływ płucny) – krytyczne zwężenie zastawki pnia płucnego izolowane lub stanowiące element wady złożonej, atrezja zastawki pnia płucnego z ubytkiem przegrody międzykomorowej lub bez, ciężka postać noworodkowa anomalii Ebsteina, atrezja zastawki trójdzielnej.

- ■ z przewodozależnym mieszaniem krwi – przełożenie wielkich pni tętniczych, niektóre złożone warianty anatomiczne tzw. malpozycji naczyń.

We wszystkich tych wadach w chwili przymykania się przewodu tętniczego dochodzi do gwałtownego pogorszenia stanu dziecka, a całkowite zamknięcie tego połączenia powoduje zgon.

Rozpoznanie bezpośrednio po urodzeniu szczególnie wad z przewodozależnym przepływem systemowym może być trudne. Niektóre z tych dzieci z początkowo drożnym przewodem tętniczym (przez pierwsze 24–72 godziny, a nawet dłużej) nie wykazuje bowiem objawów i pozornie zdrowy noworodek zostaje wypisany z oddziału neonatologicznego. Dramatyczne objawy wady pojawiają się z opóźnieniem, dopiero w domu.

Rozpoznanie wrodzonej wady serca u noworodka utrudnia fakt, że szmery nad sercem są trudne do wysłuchania ze względu na fizjologicznie szybką czynność serca. Poza tym sinica początkowo nie musi być widoczna, a EKG i RTG początkowo mogą nie wykazywać odchyleń.

Podstawowymi objawami krążeniowymi krytycznych wad wrodzonych serca u noworodków są sinica i/lub niewydolność serca. Sinica może występować jako objaw stały (wady serca sinicze) lub niestały, np. występujący pod wpływem wysiłku (płacz, karmienie). Niewydolność serca pojawia się w pierwszych godzinach życia (IAA, HLHS), 1. tż. (TAPVD ze zwężeniem żył płucnych, krytyczna CoA lub krytyczna SA) albo później (wraz ze spadkiem oporu płucnego w wadach przeciekowych).

Podstawę wstępnego rozpoznania stanowi badanie echokardiograficzne, które nie jest jednak dostępne na wszystkich oddziałach noworodkowych. Natomiast ogólnie dostępną, nieinwazyjną i łatwą do wykorzystania metodą sugerującą przewodozależną wadę serca u noworodka jest przezskórna ocena wysycenia hemoglobiny tlenem (pulsoksymetria) na kończynach górnych i dolnych. Saturacja < 95% na kończynach górnych i dolnych wskazuje na obecność wrodzonej wady serca z przewodozależnym przepływem płucnym lub przełożenia wielkich pni tętniczych. Obniżenie saturacji jedynie na kończynie dolnej jest charakterystyczne dla wad z przewodozależnym przepływem systemowym.

W wadach przewodozależnych jak najwcześniej należy rozpocząć ciągły wlew dożylny z prostaglandyny E1 (PGE1, Alprostadyl), która, działając na błonę mięśniową przewodu tętniczego, utrzymuje jego drożność. Następnie noworodka powinno się przetransportować do ośrodka kardiologiczno-kardiochirurgicznego w celu ustalenia dalszego postępowania diagnostyczno-terapeutycznego. Dawka początkowa PGE1 zwykle wynosi 0,05 µg/kg mc./min, w zależności od stanu noworodka można ją zmniejszać do 0,01–0,02 µg/kg mc./min lub zwiększać do maksymalnie 0,1 µg/kg mc./min. Wskaźnikami terapeutycznego działania prostaglandyny E1 są wzrost PaO_2, pH i pojawienie się szmeru nad sercem. Do objawów niepożądanych stosowania leku zalicza się gorączkę (> 38°C), tachykardię (> 150/min) lub bradykardię (rzadziej), hipotensję, zaczerwienienie skóry (rumień w wyniku rozszerzenia naczyń podskórnych), drżenie mięśniowe, drgawki, biegunkę i bezdechy (rzadziej występuje depresja oddechowa). W niektórych przypadkach drożność zamykającego się przewodu tętniczego można dłużej utrzymać poprzez implantację stentu.

We wrodzonych wadach serca z przewodozależnym przepływem systemowym, szczególnie w HLHS, należy unikać sytuacji zmniejszających opór płucny (nasilających przepływ lewo-prawy przez przewód tętniczy), dlatego nie jest wskazane stosowanie tlenoterapii (pożądane PaO_2 < 40 mmHg) i hiperwentylacji.

Wady przewodozależne wymagają leczenia kardiochirurgicznego lub przezskórnego (tab. 10.15).

Tabela 10.15. Postępowanie terapeutyczne w przewodozależnych wrodzonych wadach serca u noworodka			
GRUPA WAD	RODZAJ WADY	UTRZYMANIE DROŻNOŚCI PRZEWODU TĘTNICZEGO (PGE1/STENT W DA)	LECZENIE
Przewodozależny przepływ płucny	Krytyczne PS, TOF ze skrajnym PS	Tak	■ Walwuloplastyka balonowa/chirurgiczne zespolenie systemowo-płucne
	Atrezja zastawki trójdzielnej	Tak	■ Atrioseptostomia balonowa (zabieg Rashkinda) – przy niedostatecznym przepływie na poziomie przegrody międzyprzedsionkowej ■ Leczenie wieloetapowe ■ U noworodka zależnie od wariantu anatomicznego wady – banding tętnicy płucnej lub zespolenie systemowo-płucne
Przewodozależny przepływ systemowy	Przerwanie ciągłości łuku aorty	Tak	■ Leczenie niewydolności serca i niewydolności oddechowej ■ Leczenie chirurgiczne
	Koarktacja aorty	Tak	■ Leczenie niewydolności serca i niewydolności oddechowej ■ Leczenie chirurgiczne koarktacji z jednoczesną korekcją współistniejących anomalii serca lub bez niej
	Krytyczne zwężenie zastawki aorty	Tak	■ Leczenie niewydolności serca i niewydolności oddechowej ■ Walwuloplastyka balonowa lub leczenie chirurgiczne zależnie od morfologii zastawki aortalnej
	Zespół hipoplazji lewego serca	Tak	■ Nie stosować tlenoterapii (pożądane PaO_2 < 40 mmHg) i hiperwentylacji (PaO_2 = 40 mmHg) ■ Leczenie chirurgiczne wieloetapowe ■ Noworodek – I etap to operacja Norwooda lub leczenie hybrydowe
Przewodozależne mieszanie krwi	Przełożenie wielkich pni tętniczych	Tak	■ Wyrównanie kwasicy metabolicznej ■ Atrioseptostomia balonowa (zabieg Rashkinda) ■ Korekcja chirurgiczna (anatomiczna – arterial switch – operacja Jatene'a)

W niektórych wadach leczenie w okresie noworodkowym ma charakter korekcji (np. korekcja TGA metodą Jatene'a, plastyka balonowa izolowanego krytycznego zwężenia zastawki płucnej), w innych terapii paliatywnej, często nie tylko ratującej życie, ale również przygotowującej noworodka do dalszych etapów leczenia (np. w wadach o charakterze czynnościowo pojedynczej komory).

10.5.8

Przełożenie wielkich pni tętniczych

łac. *transpositio vasorum*

ang. transposition of great arteries (TGA)

Stanowi ok. 5% wszystkich wrodzonych wad serca. Częściej występuje u chłopców. Stwierdza się niezgodne połączenia komorowo-tętnicze: aorta odchodzi od przodu z prawej komory, a tętnica płucna z tyłu z lewej komory (ryc. 10.7). W d-TGA aorta leży do przodu i na prawo od pnia tętnicy płucnej, a w l-TGA na lewo od niego.

◢ Patomorfologia

Anatomia komór serca i układu bodźco-przewodzącego jest prawidłowa, a połączenia przedsionkowo-komorowe są zgodne (lewy przedsionek–zastawka dwudzielna–lewa komora, prawy przedsionek–zastawka trójdzielna–prawa komora). Wyróżnia się

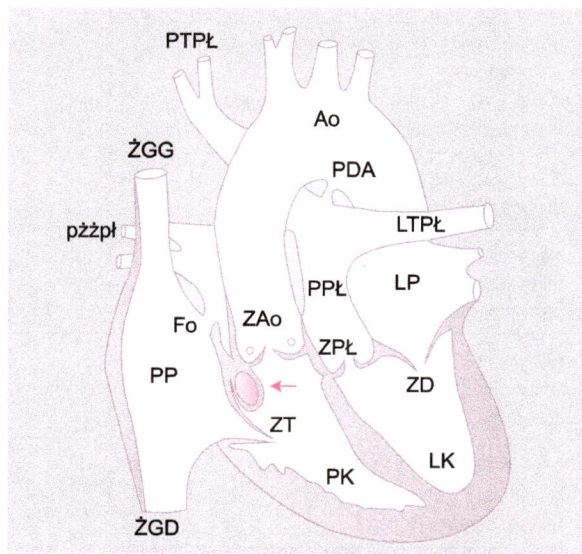

Rycina 10.7. Schemat przełożenia wielkich pni tętniczych, z aortą (Ao) odchodzącą z prawej komory (PK) i pniem płucnym (PPŁ) odchodzącym z lewej komory (LK). Strzałka wskazuje stożek mięśniowy, znajdujący się pod zastawką aortalną (ZAo). PDA – przetrwały przewód tętniczy; Fo – otwór owalny (*foramen ovale*).

TGA proste (bez istotnych wad współistniejących) i złożone (współwystępujące z VSD, PS, anomaliami tętnic wieńcowych, PDA czy CoA).

W warunkach prawidłowych prawa tętnica wieńcowa odchodzi z przedniej zatoki Valsalvy, lewa z tylnej, rozdzielając się wkrótce na lewą zstępującą, przednią i okalającą. Anomalie odejścia i przebiegu tętnic wieńcowych występują u ok. 30% pacjentów z TGA. Najczęściej od prawej tętnicy wieńcowej odchodzi lewa tętnica okalająca. Może występować jeden ubytek przegrody międzykomorowej lub kilka ubytków, o różnej wielkości i lokalizacji. Często współistnieje przesunięcie przegrody odpływowej stożka w prawo, co może powodować ustawienie ujścia tętnicy płucnej w pozycji jeźdźca (**zespół Taussig–Binga**).

Zwężenie podpłucne (zwężenie drogi odpływu z lewej komory) występuje w 5% przypadków TGA bez VSD i w 30–35% z tym ubytkiem. Najczęściej ma ono postać dynamiczną, spowodowaną wpuklaniem się górnej części przegrody międzykomorowej do drogi odpływu lewej komory podczas skurczu. Zazwyczaj skurczowy gradient ciśnienia między lewą komorą a tętnicą płucną jest niewielki (20–30 mmHg). Niekiedy przyczyną zwężenia może być pierścień mięśniowo-włóknisty, rzadziej zwężenie zastawki tętnicy płucnej.

◢ Zaburzenia hemodynamiczne

W krążeniu dużym (prawa komora [PK]–aorta–żyły główne–prawy przedsionek [PP]) krąży krew nieutlenowana, w krążeniu małym (lewa komora [LK]–tętnica płucna–żyły płucne–lewy przedsionek [LP]) krew utlenowana. Istnieją zatem 2 niezależne od siebie układy krążenia, jeżeli nie ma połączenia na poziomie wielkich pni tętniczych (drożny przewód tętniczy [*ductus arteriosus*, DA]), przedsionków (ASD/FO [*foramen ovale*]) lub komór (VSD) zapewniającego mieszanie się krwi tętniczej i żylnej. Brak lub nieskuteczność hemodynamiczna tych połączeń uniemożliwia życie dziecka. TGA należy do wad wrodzonych serca z przewodozależnym mieszaniem krwi. U noworodka z TGA bez VSD odbywa się ono na poziomie drożnego przewodu tętniczego lub ubytku przegrody międzyprzedsionkowej. Przewód tętniczy zazwyczaj ulega jednak samoistnemu zamknięciu w kilka dni po urodzeniu, co stanowi zagrożenie życia noworodka, jeżeli nie utrzyma się drożności przewodu przez stosowanie PGE1. U noworodka z TGA z dużym

VSD istnieje dwukierunkowy przeciek na poziomie komór. W przełożeniu wielkich pni tętniczych z VSD i zwężeniem drogi odpływu lewej komory lub zastawki tętnicy płucnej zaburzenia hemodynamiczne są podobne jak w tetralogii Fallota.

Obraz kliniczny

TGA nie zaburza rozwoju płodu i większość noworodków rodzi się o czasie z prawidłową masą ciała. U niektórych dzieci opóźnienie rozwoju fizycznego stwierdza się w późniejszych okresach życia.

W TGA bez VSD głównym objawem u noworodka jest sinica błon śluzowych i paznokci, zwykle bez szmeru. W TGA z VSD i zwężeniem drogi odpływu lewej komory może być wysłuchiwany szmer skurczowy (krótki wyrzutowy zwężenia lub parasystoliczny wzdłuż lewej linii mostkowej VSD), a stopień sinicy zależy od wielkości przepływu przez płuca. Palpacyjnie wyczuwa się niekiedy prawokomorowe tętnienie okolicy przedsercowej.

Przebieg naturalny

Bez leczenia 90% dzieci nie przeżywa 1. rż. Choroba naczyniowa płuc (nadciśnienie płucne) jest najistotniejszym czynnikiem rzutującym na losy pacjentów.

Metody diagnostyczne

Badania diagnostyczne wykonywane u pacjentów z TGA przedstawiono w tabeli 10.16. Obecnie wskazania do cewnikowania serca i badania angiokardiograficznego u noworodka uległy znacznemu ograniczeniu wobec wiarygodności informacji uzyskiwanych z badania echokardiograficznego i dopplerowskiego.

Leczenie

Utrzymanie drożności przewodu tętniczego umożliwia transport noworodka do ośrodka kardiologicznego, a także przeprowadzenie badań diagnostycznych i leczenie chirurgiczne pacjenta w najlepszym możliwym stanie.

Atrioseptostomia balonowa metodą Rashkinda (ryc. 10.8) wykonywana u noworodków ma na celu zwiększenie przepływu lewo-prawego przez przegrodę międzyprzedsionkową, a tym samym poprawę utlenowania krwi w aorcie. Pilnego przeprowadzenia tego zabiegu wymagają noworodki ze stwierdzonym w ECHO restrykcyjnym przepływem krwi na poziomie przegrody międzyprzedsionkowej.

Atrioseptostomia polega na wprowadzeniu z prawego do lewego przedsionka przez otwór owalny cewnika zakończonego balonikiem, napełnieniu baloni-

Tabela 10.16. Badania diagnostyczne u noworodka z przełożeniem wielkich pni tętniczych

RODZAJ BADANIA	OPIS
Badanie EKG	■ Prawogram, przerost prawej komory ■ Dodatnie załamki T w V1–V3 w pierwszych 3 dż. świadczące o przeciążeniu prawej komory ■ Zapis nie jest charakterystyczny
RTG klatki piersiowej	■ Obraz może być prawidłowy ■ U $\frac{1}{3}$ pacjentów – wąski pień naczyniowy, jajowaty kształt sylwetki serca i cechy zwiększonego przepływu płucnego
Badanie echokardiograficzne	■ Badanie w prezentacji 2D jest wiarygodne w diagnostyce TGA, towarzyszących anomalii, wielkości ubytku przegrody międzyprzedsionkowej, drożności i szerokości przewodu tętniczego. Badanie metodą Dopplera – ocena przepływu krwi, w tym restrykcyjnego charakteru przepływu na poziomie przegrody międzyprzedsionkowej
Cewnikowanie serca	■ Zaburzenia hemodynamiczne stwierdzane podczas badania inwazyjnego zależą od wieku pacjenta i współistniejących anomalii. Utlenowanie krwi w tętnicy płucnej zawsze wyższe niż w aorcie ■ Początkowo może występować niewielki gradient ciśnienia skurczowego lewa komora–pień płucny, jeżeli jest zwężenie zastawki pnia płucnego lub częściej dynamiczne zwężenie drogi odpływu lewej komory ■ Ciśnienie krwi w prawej komorze ma wartość ciśnienia systemowego ■ Wykonanie zabiegu Rashkinda u chorych z restrykcyjnym przepływem na poziomie przedsionków
Badanie angiokardiograficzne i koronarografia	■ Uwidocznienie odejścia wielkich pni tętniczych, wielkości i położenia VSD, zwężenia drogi odpływu lewej komory oraz odejścia i przebiegu tętnic wieńcowych

ka rozcieńczonym środkiem cieniującym, a następnie przeciągnięciu go energicznym ruchem do prawego przedsionka, co poszerza otwór owalny lub powoduje przerwanie przegrody międzyprzedsionkowej. Zabieg można wykonać pod kontrolą echokardiograficzną. Manewr ten powtarza się kilkakrotnie, stopniowo zwiększając wypełnienie balonika. Skuteczność septostomii ocenia się na podstawie wzrostu saturacji krwi tętniczej, wyrównania ciśnienia w pra-

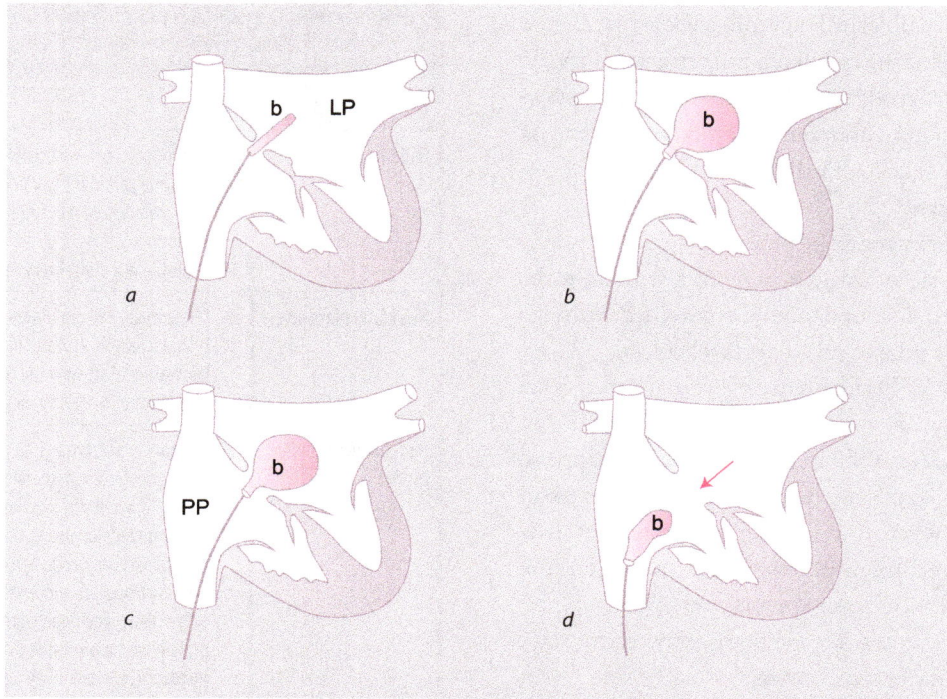

Rycina 10.8. Schemat zabiegu atrioseptostomii metodą Rashkinda: (*a*) wprowadzenie cewnika zakończonego niewypełnionym balonikiem (*b*) przez niewielki otwór owalny w przegrodzie międzyprzedsionkowej do lewego przedsionka (LP); (*b*) wypełnienie balonika środkiem cieniującym; (*c*) gwałtowne cofnięcie wypełnionego środkiem cieniującym balonika z lewego (LP) do prawego przedsionka (PP) powoduje rozerwanie przegrody międzyprzedsionkowej; (*d*) widoczny duży otwór (oznaczony strzałką) w przegrodzie międzyprzedsionkowej po wykonanym zabiegu.

wym i lewym przedsionku, pomiarów echokardiograficznych wytworzonego ubytku i nierestrykcyjnego przepływu krwi przez przegrodę międzyprzedsionkową. Niekiedy wskazane jest kontynuowanie stosowania PGE1 po atrioseptostomii dla stabilizacji mieszania się krwi na poziomie przedsionków.

U noworodków, u których nie jest możliwy zabieg Rashkinda (pogrubiała przegroda międzyprzedsionkowa lub bardzo mały ubytek międzyprzedsionkowy) wykonuje się zabieg **metodą Parka** z wykorzystaniem cewnika zaopatrzonego w ostrze.

Korekcją z wyboru prostego TGA i TGA z izolowanym VSD jest obecnie **korekcja anatomiczna** (arterial switch operation – operacja Jatene'a) (tab. 10.17). Operacja polega na przeszczepieniu ujść tętnic wieńcowych do podstawy tętnicy płucnej przy odejściu z lewej komory oraz połączeniu aorty z proksymalną częścią tętnicy płucnej, a tętnicy płucnej z proksymalnym odcinkiem aorty. Podstawowym warunkiem jest wykonanie operacji wcześnie (przed 3. tż.), przed fizjologicznym spadkiem ciśnienia w lewej komorze, dlatego przeprowadza się ją przed 3. tygodniem życia.

W złożonych postaciach TGA przeprowadza się leczenie wieloetapowe. Całkowita korekcja wady musi być poprzedzona zabiegiem paliatywnym. **Banding** tętnicy płucnej (założenie podwiązki na tętnicę płucną) ma na celu zmniejszenie przepływu krwi przez płuca wtedy, gdy występują mnogie VSD lub konieczne jest przygotowanie lewej komory do pełnienia czynności komory systemowej przed korekcją anatomiczną. **Zespolenie systemowo-płucne** stosuje się jako pierwszy etap leczenia chirurgicznego u niemowląt z TGA z istotnym zwężeniem drogi odpływu lewej komory lub zastawki płucnej ze współistniejącym VSD lub bez niego, a kolejny etap leczenia stanowi **operacja metodą Rastelliego**. Polega ona na połączeniu tunelem przez nierestrykcyjny ubytek międzykomorowy lewej komory z aortą oraz konduitem zastawkowym lub homograftem pnia płucnego z prawą komorą. **Operacja Damusa–Stansela––Kaye'a** stosowana w zwężeniu podaortalnym to połączenie odciętego pnia płucnego do boku aorty wstępującej i prawej komory z dystalnym odcinkiem tętnicy płucnej za pomocą konduitu, bez przeszczepiania tętnic wieńcowych.

Tabela 10.17. Rodzaje zabiegów kardiochirurgicznych stosowanych w leczeniu przełożenia wielkich pni tętniczych

TYP ANATOMICZNY TGA	RODZAJ OPERACJI
Proste TGA	Korekcja anatomiczna (arterial switch operation – operacja Jatene'a)
TGA z izolowanym VSD	Korekcja anatomiczna i zamknięcie VSD
TGA z mnogimi VSD	Banding tętnicy płucnej
TGA z VSD i istotnym zwężeniem tętnicy płucnej	I etap: zespolenie systemowo-płucne
	II etap: operacja Rastelliego
TGA z VSD i istotnym zwężeniem podaortalnym	I etap: w części przypadków zespolenie systemowo-płucne
	II etap: operacja Damusa–Stansela–Kaye'a

Powikłania

Po korekcji anatomicznej istnieje ryzyko powstawania zwężenia w miejscu anastomozy aorty i pnia płucnego z wytworzeniem gradientu ciśnienia. Konsekwencją przeszczepienia tętnic wieńcowych może być zwężenie w miejscu implantacji, co zagraża rozwojem choroby wieńcowej z jej następstwami w późniejszym okresie życia. Konsekwencją postępującego poszerzania się początkowego odcinka nowej aorty (anatomicznie tętnicy płucnej) jest niedomykalność zastawki, często narastająca z wiekiem. W odniesieniu do nowego pnia płucnego istnieje ryzyko nadzastawkowego zwężenia, które może wymagać reoperacji lub angioplastyki balonowej. Dotychczasowe wyniki korekcji anatomicznej TGA u noworodków są dobre.

10.5.9

Koarktacja aorty

łac. *coarctatio aortae*

ang. aortic coarctation (CoA)

Koarktacja aorty (ryc. 10.9) stanowi około 5% wrodzonych wad serca. Częściej występuje u chłopców. Ma ją ok. 48% pacjentek z zespołem Turnera.

Patomorfologia

CoA polega na zwężeniu cieśni aorty między odejściem lewej tętnicy podobojczykowej a przyczepem więzadła tętniczego. Najczęstszymi anomaliami jej towarzyszącymi są dwupłatkowa zastawka aorty, podzastawkowe zwężenie aorty i VSD. Współistnienie koarktacji oraz patologii w obrębie zastawki dwudzielnej i aorty to **zespół Shone'a** (zespół koarktacji).

Wyróżnia się CoA **typu niemowlęcego** (zwężenie na długim odcinku) i **typu dorosłego** (zwężenie pierścieniowate). Podział ten odpowiada relacji położenia zwężenia cieśni aorty w stosunku do przewodu tętniczego. Nadprzewodowa koarktacja (typu niemowlęcego) występuje powyżej miejsca odejścia przewodu tętniczego lub więzadła tętniczego, natomiast podprzewodowa (typu dorosłych) – poniżej. Termin **juxtapozycja** oznacza zwężenie znajdujące się naprzeciwko przewodu tętniczego, tj. okołoprzewodowe.

Zaburzenia hemodynamiczne

Przy niewielkich zwężeniach i w sytuacjach, gdy przewód tętniczy zamyka się stopniowo, przez długi czas mogą nie występować istotne zaburzenia.

U noworodków z krytycznym zwężeniem położonym nadprzewodowo występuje prawo-lewy przeciek przez przewód tętniczy. Powoduje to, że ciśnienie w aorcie zstępującej nie jest istotnie obniżone i wyczuwa się tętno na tętnicach udowych. Stwierdza się natomiast różnicę w wysyceniu krwi tlenem na kończynie górnej prawej (saturacja wyższa) i dolnej (saturacja niższa).

U niewielkiego odsetka noworodków koarktacja położona jest podprzewodowo. Przepływ w dolnej części ciała ulega wtedy upośledzeniu, z brakiem tęt-

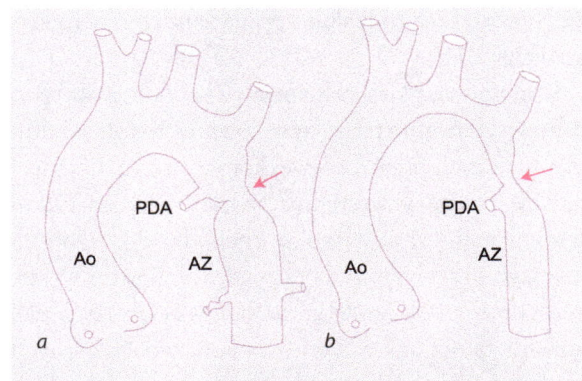

Rycina 10.9. Schemat typów zwężenia cieśni aorty (Ao): (*a*) w koarktacji podprzewodowej lub umiejscowionej naprzeciw przewodu tętniczego (tzw. postać dorosłych) krew do aorty zstępującej (AZ) dopływa przez krążenie oboczne; (*b*) w koarktacji aorty nadprzewodowej (tzw. postać niemowlęca) źródłem zaopatrzenia w krew aorty zstępującej (AZ) jest przepływ prawo-lewy przez przewód tętniczy (PDA). Miejsce koarktacji aorty wskazuje strzałka.

na na tętnicach udowych i zaburzeniami przepływu nerkowego. Przy drożnym przewodzie tętniczym występuje przeciek lewo-prawy, którego wielkość zależy od oporu naczyniowego płuc. Najczęściej jednak przewód tętniczy zamyka się i stwierdza się charakterystyczne znaczne nadciśnienie tętnicze w górnej połowie ciała. Rozwój krążenia obocznego umożliwia przepływ w dolnej połowie ciała i zmniejsza obciążenie następcze lewej komory, a w konsekwencji redukuje prawdopodobieństwo wystąpienia niewydolności serca. Szerokie naczynia krążenia obocznego obniżają ciśnienie w aorcie wstępującej, dlatego u starszych dzieci różnica ciśnienia między kończyną górną a dolną może być nieduża.

Obraz kliniczny

U noworodków bezpośrednio po urodzeniu mogą nie występować typowe objawy wady. Ciśnienie tętnicze krwi oraz tętno na kończynach górnych i dolnych są takie same. W zależności od tempa zamykania się przewodu tętniczego i ciężkości zwężenia po kilku godzinach, dniach lub tygodniach mogą wystąpić objawy niewydolności serca (w najcięższych postaciach z objawami wstrząsu kardiogennego lub niewydolności wielonarządowej), duszność, tachykardia i powiększenie wątroby. Tętno na kończynach dolnych jest wtedy słabo wyczuwalne lub niewyczuwalne (może być wyczuwalne przy drożnym przewodzie tętniczym z przeciekiem prawo-lewym, np. po zastosowaniu wlewu PGE1). II ton serca zwykle jest akcentowany w drugiej lewej przestrzeni międzyżebrowej. Najczęściej nie słychać szmeru, ale jeśli występują wady towarzyszące, zjawiska osłuchowe w dużej mierze zależą od ich rodzaju i stopnia zaburzeń hemodynamicznych.

U niemowląt klasyczne objawy koarktacji aorty to słabo wyczuwalne tętno na kończynach dolnych lub jego brak oraz przerost lewej komory serca. U dzieci starszych objawy występują rzadko. Przy znaczącej koarktacji w czasie wysiłku dochodzi do niedostatecznego przepływu w kończynach dolnych i występuje chromanie. Często górna połowa ciała jest lepiej rozwinięta niż dolna. Tętno na kończynach górnych wyczuwa się bardzo dobrze, a na dolnych słabiej lub wcale. Ciśnienie na kończynach górnych bywa podwyższone, a na dolnych niższe niż na górnych. II ton serca w II międzyżebrzu może być akcentowany u pacjentów z nadciśnieniem tętniczym. Najczęściej nie stwierdza się szmeru nad sercem, czasem może być

słyszalny szmer wyrzutu nad aortą. Między łopatkami wysłuchuje się miękki, ciągły szmer o wysokiej częstotliwości, spowodowany krążeniem obocznym.

Przebieg naturalny

Nieleczona CoA skraca życie średnio do 30–40 lat. Przyczyny zgonu to zastoinowa niewydolność serca, zawał serca, infekcyjne zapalenie wsierdzia, udar mózgowy czy pęknięcie tętniaka aorty. Nieleczona koarktacja u niemowlęcia z objawami niewydolności serca prawie zawsze powoduje zgon dziecka.

Metody diagnostyczne

Badania diagnostyczne wykonywane w koarktacji aorty przedstawiono w tabeli 10.18.

Leczenie

Leczenie koarktacji aorty polega na chirurgicznym usunięciu miejsca zwężenia. Stosuje się różne techniki operacyjne, obecnie najczęściej zespolenie koniec do końca.

Angioplastyka balonowa jest zwykle wykonywana w leczeniu rekoarktacji aorty po leczeniu kardiochirurgicznym oraz w leczeniu koarktacji aorty u dzieci starszych i młodzieży z rozwiniętym krążeniem obocznym. W tych przypadkach dodatkowa możliwość to użycie stentu. Ryzyko zabiegu obejmuje krwawienie i rozwarstwienie ściany aorty, z powstaniem tętniaka zagrażającego pęknięciem. Przeciwwskazaniem do angioplastyki balonowej wrodzonej koarktacji aorty jest współistnienie zespołu Turnera lub innych stanów powodujących osłabienie ściany aorty.

Powikłania

Możliwe są liczne powikłania z powodu nadciśnienia tętniczego, niedomykalności zastawki aorty, miażdżycy tętnic szyjnych, tętniaków tętnic międzyżebrowych, tętniaków rozwarstwiających aorty oraz tętniaków w części dystalnej i proksymalnej w stosunku do zwężenia cieśni.

Rokowanie

Pomimo leczenia operacyjnego lub interwencyjnego w późniejszym okresie najważniejszymi problemami są rekoarktacja skutkująca reinterwencją i nadciśnienie tętnicze. Nadciśnienie tętnicze wymagające przewlekłej farmakoterapii może występować nawet przy dobrym anatomicznym wyniku leczenia.

Tabela 10.18. Badania diagnostyczne u dziecka z koarktacją aorty

RODZAJ BADANIA	OPIS
Badanie EKG	■ Noworodki – cechy przerostu prawej komory (rola komory „systemowej" w krytycznej postaci) ■ 3.–6. mż. – narastanie woltażu załamków R nad lewą komorą, zaburzenia okresu repolaryzacji, z odwróceniem załamka T i obniżeniem odcinka ST (spowodowane niedokrwieniem mięśnia sercowego) ■ Dzieci starsze – zapis prawidłowy lub cechy niewielkiego przerostu lewej komory
RTG klatki piersiowej	■ Noworodki i niemowlęta z niewydolnością serca – kardiomegalia, w okresie noworodkowym nie stwierdza się nadżerek na żebrach ■ Dzieci starsze – serce prawidłowej wielkości lub powiększone w niewielkim stopniu w zakresie lewej komory, aorta wstępująca jest poszerzona i przemieszcza żyłę główną górną na prawo, powodując uwypuklenie prawego zarysu pnia naczyniowego; przy znacznej koarktacji na lewym zarysie pnia naczyniowego może być widoczny typowy obraz cyfry 3 – poszerzenie nad miejscem zwężenia i poniżej zwężenia, wcięcie w miejscu koarktacji; czasem stwierdza się nadżerki na dolnych krawędziach żeber spowodowane uciskiem dużych naczyń krążenia obocznego
Badanie echokardiograficzne	■ Zwężenie światła aorty (różnej długości) najczęściej poniżej odejścia tętnicy podobojczykowej lewej ■ Koarktacji u noworodków często towarzyszy hipoplazja łuku aorty, wyrażająca się zwężeniem łuku najczęściej między lewą tętnicą szyjną a lewą tętnicą podobojczykową ■ Badanie metodą Dopplera – w aorcie zstępującej oblicza się gradient ciśnienia przez zwężenie i rejestruje się charakterystyczny przepływ (przyspieszony i szeroki, obejmujący czasem swego trwania okres rozkurczu); krzywa przepływu w aorcie brzusznej jest płaska ■ Wyniki badania metodą Dopplera zależą od wielu czynników, np. przy znacznie upośledzonej czynności lewej komory wartość gradientu może być niska i nie koreluje z ciężkością anatomicznego zwężenia, stąd zawsze należy ocenić anomalie towarzyszące ■ Badanie echokardiograficzne najczęściej jest wystarczające do oceny wszystkich elementów wady i stanowi podstawę kwalifikacji do leczenia operacyjnego
Rezonans magnetyczny	■ Obrazuje miejsce i stopień koarktacji, rozwój łuku, naczynia dogłowowe, naczynia krążenia obocznego, przerost lewej komory ■ Kino-MR dostarcza informacji o prędkości przepływu krwi ■ Ocena skuteczności leczenia koarktacji i ewentualnych powikłań (restenoza, hipoplazja łuku poprzecznego, tętniaki, rozwarstwienie lub pęknięcie ściany aorty)
Tomografia komputerowa	■ Angio-TK ma wartość porównywalną z klasyczną angiokardiografią ■ Analiza przekrojów, rekonstrukcji wielopłaszczyznowych i rekonstrukcja 3D pozwalają na obrazowanie aorty, jej rozgałęzień i nieprawidłowości w obrębie jej ściany (rozwarstwienie, zwapnienia) ■ Ocena efektów terapeutycznych (ukazanie poszerzenia światła aorty, położenia stentu z oceną jego drożności) i powikłań (tętniaki, rozwarstwienia)
Cewnikowanie serca i badanie angiokardiograficzne	■ Wykonywane wtedy, gdy są wątpliwości diagnostyczne w badaniach nieinwazyjnych uniemożliwiające podjęcie decyzji o leczeniu chirurgicznym ■ W cewnikowaniu serca najważniejszy jest bezpośredni pomiar gradientu ciśnienia na poziomie koarktacji; u noworodków z koarktacją aorty nadprzewodową i drożnym przewodem tętniczym ciśnienie w pniu płucnym jest podwyższone ■ Badanie angiokardiograficzne ma na celu wizualizację miejsca koarktacji, budowy łuku aorty, odejścia tętnic dogłowowych i anomalii towarzyszących przed leczeniem operacyjnym lub przezskórnym

10.5.10
Przerwanie ciągłości łuku aorty
ang. interrupted aortic arch (IAA)

Stanowi około 1,5% wrodzonych wad serca.

Patomorfologia
Polega na braku lub zarośnięciu segmentu łuku aorty. W typie A przerwanie występuje dystalnie do lewej tętnicy podobojczykowej (43% przypadków), w typie B między lewą tętnicą szyjną a lewą tętnicą podobojczykową (53%), a w typie C między pniem ramienno-głowowym a lewą tętnicą szyjną. U większości chorych współistnieją anomalie wewnątrzsercowe, u 90% z nich VSD. U 10% stwierdza się brak grasicy i zespół DiGeorge'a (hipokalcemia).

Zaburzenia hemodynamiczne
IAA jest krytyczną przewodozależną wrodzoną wadą serca, w której przeciek prawo-lewy przez przewód tętniczy zabezpiecza dopływ krwi do części aorty zstępującej.

Obraz kliniczny
Objawy kliniczne pojawiają się wkrótce po urodzeniu. Wraz z zamykaniem się przewodu tętniczego tętno na tętnicach udowych staje się niewyczuwalne i stwierdza się symptomy postępującej niewydolności serca.

Przebieg naturalny
Jeśli nie podejmie się leczenia najpóźniej w momencie całkowitego zamknięcia się przewodu tętniczego, dojdzie do zgonu dziecka.

Metody diagnostyczne
Badania diagnostyczne wykonywane u pacjentów z IAA przedstawiono w tabeli 10.19.

Leczenie
IAA należy do wad z przewodozależnym krążeniem systemowym, dlatego leczenie zachowawcze polega na utrzymaniu drożności przewodu tętniczego stałym wlewem dożylnym PGE1 (zapewnia przepływ krwi do aorty zstępującej i uzyskanie prawidłowej diurezy), a także na wyrównaniu kwasicy. U dzieci z współistniejącym zespołem DiGeorge'a w razie konieczności przetoczenia krwi należy stosować wyłącznie preparaty krwi naświetlanej, nie wolno też przetaczać krwi konserwowanej cytrynianem (powoduje hipokalcemię).

Leczenie chirurgiczne polega na rekonstrukcji łuku aorty. U dzieci z współistniejącym VSD przeprowadza się leczenie jednoetapowe (jednoczesna rekon-

Tabela 10.19. Badania diagnostyczne u dziecka z przerwaniem ciągłości łuku aorty

RODZAJ BADANIA	OPIS
Badanie EKG	■ Przerost prawej komory lub obu komór
RTG klatki piersiowej	■ Serce powiększone, cechy zastoju/obrzęku płuc
Badanie echokardiograficzne	■ Ocena stopnia niedorozwoju aorty wstępującej i proksymalnego odcinka łuku aorty, długości odcinka przerwania łuku oraz obecności przewodu tętniczego
Cewnikowanie serca i badanie angiokardiograficzne	■ Wykonywane wtedy, gdy są wątpliwości diagnostyczne w badaniach nieinwazyjnych uniemożliwiające podjęcie decyzji o leczeniu chirurgicznym

strukcja łuku aorty i zamknięcie ubytku) lub dwuetapowe (u noworodka rekonstrukcja łuku aorty i banding tętnicy płucnej, w drugim etapie zamknięcie VSD).

10.5.11
Zwężenie zastawki aorty
łac. *stenosis aortae*
ang. aortic stenosis

Najczęstsze zwężenie drogi odpływu lewej komory (ryc. 10.10) stanowi 2–6% wszystkich wrodzonych wad serca.

Patomorfologia
Zwężenie zastawkowe – zwykle zastawka jest dwupłatkowa wskutek zarośnięcia lub niecałkowitego wykształcenia spoideł pomiędzy dwoma płatkami. Rzadziej uwidocznia się pogrubiałe, guzkowate płatki, co może powodować zwężenie bez zrośnięcia komisur. Czasem stwierdza się zastawkę jednopłatkową. Pierścień aortalny często jest niedorozwinięty lub hipoplastyczny. Z wadą tą niejednokrotnie współistnieją CoA, PDA, anomalie zastawki dwudzielnej, fibroelastoza i niedorozwoje lewej komory i aorty wstępującej różnego stopnia.

Zwężenie podzastawkowe – spowodowane przez włóknisto-mięśniową strukturę w drodze odpływu lewej komory, pod zastawką aorty. Często występuje z innymi anomaliami serca i ma charakter postępujący.

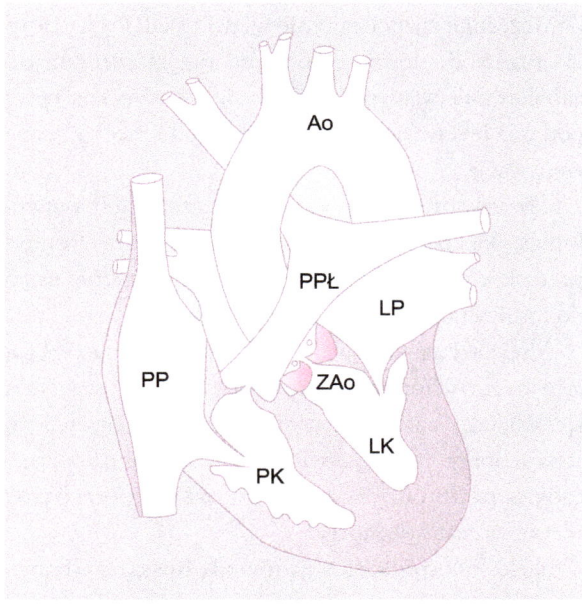

Rycina 10.10. Schemat zwężenia zastawki aorty (ZAo). Płatki zwężonej zastawki aortalnej zakropkowano.

Zwężenie nadzastawkowe – polega na różnej długości przewężeniu aorty wstępującej nad zatokami Valsalvy, może występować sporadycznie, rodzinnie czy w zespole Williamsa (idiopatyczna hipokalcemia, niedorozwój umysłowy, twarz elfa). Często współistnieje różnego stopnia hipoplazja aorty wstępującej.

Zaburzenia hemodynamiczne

W okresie noworodkowym istotne znaczenie ma krytyczne zwężenie zastawki aorty, które stanowi ok. 10% wszystkich przypadków wady. U tych dzieci (patrz str. 381) przepływ prawo-lewy przez przewód tętniczy może utrzymywać ciśnienie systemowe i przepływ systemowy. W momencie zamknięcia się przewodu tętniczego przepływ systemowy zapewnia wyłącznie lewa komora. By możliwe było utrzymanie odpowiedniego rzutu serca i ciśnienia systemowego, rośnie w niej ciśnienie skurczowe i późnorozkurczowe. Przy braku takiej możliwości zmniejsza się perfuzja obwodowa, a rozwija ciężka kwasica metaboliczna. W krytycznym zwężeniu zastawki aorty u noworodków występują zaburzenia perfuzji tętnic wieńcowych. Poza tym zwykle towarzyszy mu zwłóknienie wsierdzia i pogrubienie mięśnia lewej komory, stanowiące przyczynę małej jej podatności.

Przy mniej nasilonym zwężeniu, które nie ma charakteru krytycznego, bezpośrednio po urodzeniu ciśnienie w lewej komorze jest podwyższone tylko w niewielkim stopniu.

Zwężenie podzastawkowe ma charakter postępujący. Asymetryczny strumień krwi uszkadza płatki zastawki aorty, co prowadzi do powstania niedomykalności.

Zaburzenia hemodynamiczne w zwężeniu nadzastawkowym są podobne jak w zwężeniu zastawkowym. Podwyższone ciśnienie w naczyniach wieńcowych poniżej zwężenia powoduje szybszy rozwój zmian miażdżycowych.

Obraz kliniczny

Objawy zależą od stopnia zwężenia.

W umiarkowanym lub małym zwężeniu zastawki aorty, występującym u większości pacjentów z tą wadą, w okresie niemowlęcym nie obserwuje się żadnych objawów klinicznych. Wada zostaje wykryta na podstawie wysłuchania kliku wyrzutowego lub szmeru skurczowego w polu osłuchiwania aorty. W dołku jarzmowym wyczuwa się drżenie.

W cięższych postaciach zwężenia komponent aortalny II tonu jest cichy i opóźniony aż do paradoksalnego rozdwojenia II tonu (komponent aortalny po składowej płucnej), co jednak nieczęsto zdarza się w wieku dziecięcym.

W zwężeniu podzastawkowym stwierdza się szmer skurczowy, nie ma kliku. Często słyszy się również szmer współistniejącej niedomykalności zastawki aorty. Niekiedy na koniuszku stwierdza się śródrozkurczowy turkot spowodowany turbulentnym przepływem krwi przez anatomicznie prawidłową zastawkę dwudzielną, której płatki przymykają się wskutek cofającej się fali zwrotnej w niedomykalności zastawki aortalnej.

W zwężeniu nadzastawkowym szmer jest najgłośniejszy wzdłuż lewej krawędzi mostka, nie ma kliku.

Zupełnie odrębną grupę stanowią **noworodki z krytycznym zwężeniem zastawki aorty**. Wada stanowi u nich zagrożenie życia i wymagają szybkiego podjęcia leczenia. Bezpośrednio po urodzeniu stan dziecka jest dobry. Charakterystyczny objaw to szmer skurczowy o typie wyrzutu, o zmiennej głośności od 2 do 4/6, najgłośniejszy w środkowej części mostka, promieniujący na prawo i do góry, czasem również słyszalny na szyi. Tętno na tętnicach udowych może być słabo wyczuwalne. Po różnym okresie, od kilku godzin do nawet kilku tygodni, pojawia się niewydolność oddechowa i serca. Niekiedy nasilająca się dość gwałtownie. W krótkim czasie może wystąpić wstrząs, tętno jest słabo wyczuwalne, słychać rzężenia nad polami płucnymi. U dzieci w stanie ciężkim, ze złą funkcją lewej komory, szmer w sercu bywa bardzo cichy, a na koniuszku słychać rytm cwałowy. Kwasica, znaczna hepatomegalia, słabo wyczuwalne tętno i bardzo cichy szmer to czynniki zwiększonego ryzyka zabiegu chirurgicznego lub interwencyjnego.

Przebieg naturalny

Bez interwencji stan noworodka pogarsza się. Występują kwasica metaboliczna, obrzęk płuc, zaburzenia przepływu obwodowego i zgon, często z powodu komorowych zaburzeń rytmu serca.

Metody diagnostyczne

Badania diagnostyczne wykonywane w zwężeniu zastawki aorty przedstawiono w tabeli 10.20.

Leczenie

Jedynym skutecznym leczeniem tej wady serca jest zabieg chirurgiczny lub interwencyjny. Krytyczne zwężenie u noworodków stanowi wskazanie do podjęcia natychmiastowego leczenia. Standardowo jak najwcześniej rozpoczyna się wlew z PGE1 dla otwarcia przewodu tętniczego. Przed przystąpieniem do zabiegu należy wyrównać kwasicę. Konieczne bywa podanie leków inotropowo dodatnich i mechaniczna wentylacja.

Obecnie preferowaną metodą leczenia jest **walwuloplastyka balonowa** przeprowadzana z dostępu przezskórnego – wprowadzenie cewnika balonowego do tętnicy udowej lub szyjnej wspólnej.

Alternatywę stanowi leczenie chirurgiczne polegające na uruchomieniu zrośniętych płatków w taki sposób, aby uniknąć istotnej niedomykalności zastawki aorty. Optymalnymi kandydatami do tej metody są noworodki, u których można otworzyć trójpłatkową zastawkę aorty.

Niektóre ośrodki stosują **metodę Rossa**, czyli przeszczepienie własnej zastawki pnia płucnego (autograft płucny) w miejsce wyciętej zastawki aorty i implantację allograftu płucnego w miejsce tętnicy płucnej.

Tabela 10.20. Badania diagnostyczne u dziecka ze zwężeniem zastawki aorty

RODZAJ BADANIA	OPIS
Badanie EKG	■ Noworodek z krytycznym zwężeniem – prawogram, przerost prawej komory (rola komory „systemowej") ■ Starsze niemowlę z niewydolnością serca, dziecko z dużymi zaburzeniami hemodynamicznymi (duży gradient ciśnienia skurczowego między lewą komorą a aortą) – przerost lewej komory; załamki T o obniżonej amplitudzie lub spiczaste, może współistnieć obniżenie ST
RTG klatki piersiowej	■ Noworodek z krytycznym zwężeniem – powiększenie serca, poszerzenie aorty wstępującej, powiększenie lewego przedsionka, objawy zastoju i obrzęku płuc ■ Dzieci starsze – zwykle prawidłowa sylwetka serca
Badanie echokardiograficzne	■ Krytyczne zwężenie – zastawka aorty jest najczęściej czynnościowo dwupłatkowa w związku ze zrośnięciem komisury między płatkiem półksiężycowatym prawym i tylnym lub prawym i lewym. Płatki mogą być jednakowej wielkości lub różne (asymetryczna linia zamknięcia zastawki), a także pogrubiałe. W okresie maksymalnego rozwarcia charakterystyczne jest ich kopulaste uwypuklenie. ■ Przepływ krwi w aorcie wstępującej jest przyśpieszony, a strumień bywa asymetryczny ■ Wartość gradientu ciśnienia między lewą komorą a aortą może być niemiarodajna dla oceny ciężkości zwężenia, np. w upośledzonej kurczliwości lewej komory gradient może być bardzo niski mimo krytycznego zwężenia ■ Towarzysząca niedomykalność zastawki dwudzielnej wskazuje na niewydolność lewej komory ■ Mięsień lewej komory może być pogrubiały, wsierdzie grube i jasno świecące (fibroelastoza) ■ U dzieci starszych bez niewydolności serca frakcja skurczowa lewej komory jest zwiększona z powodu przeciążenia skurczowego. Należy ocenić gradient ciśnienia między lewą komorą a aortą oraz stan anatomiczny i czynnościowy lewej komory ■ W zwężeniu podzastawkowym należy uwidocznić jego rodzaj, określić gradient ciśnienia między lewą komorą a aortą oraz stopień uszkodzenia i niedomykalności zastawki aorty ■ W zwężeniu nadzastawkowym należy ustalić typ zmian w aorcie wstępującej
Cewnikowanie serca i badanie angiokardiograficzne	■ Wykonywane wtedy, gdy są wątpliwości diagnostyczne w badaniach nieinwazyjnych uniemożliwiające podjęcie decyzji o leczeniu wady ■ Ocenia się bezpośrednio gradient ciśnienia między lewą komorą a aortą ■ Angiografia lewokomorowa uwidacznia poziom zwężenia, wielkość i funkcję lewej komory oraz wielkość pierścienia mitralnego i aortalnego

Podobne sposoby leczenia stosuje się u niemowląt i dzieci starszych ze zwężeniem zastawki aorty. Wskazania do terapii to istotny gradient ciśnienia (pacjenci bezobjawowi > 60 mmHg, objawowi > 50 mmHg) między lewą komorą a aortą, przerost lewej komory oraz objawy kliniczne (bóle wieńcowe, omdlenia, ograniczona wydolność fizyczna).

W zwężeniu podzastawkowym usuwa się chirurgicznie zwężającą błoniastą strukturę. Niekiedy konieczna jest plastyka zastawki aorty.

W zwężeniu nadzastawkowym poszerza się zwężony odcinek, jeśli zmiany nie dotyczą całej aorty wstępującej.

Powikłania

Może wystąpić niedomykalność zastawki aorty, będąca najczęstszym wskazaniem do reoperacji i wszycia sztucznej zastawki.

10.5.12

Zespół hipoplazji lewego serca

ang. hypoplastic left heart syndrome (HLHS)

Stanowi ok. 6% wrodzonych wad serca. Terminem zespół hipoplazji lewego serca (ryc. 10.11) określa się duży zakres wrodzonych anomalii, w których występuje różny stopień niedorozwoju struktur lewej części serca. HLHS zalicza się u noworodka do krytycznych wad serca. Zarówno krążenie systemowe, jak i wieńcowe jest tu przewodozależne.

Patomorfologia

Główną cechą anatomiczną wady jest hipoplazja lewej komory (komora szczątkowa albo jej brak), która najczęściej współistnieje z atrezją zastawki aorty. U 90% pacjentów z tą ostatnią współwystępuje również atrezja lub skrajna hipoplazja zastawki dwudzielnej i skrajna hipoplazja aorty wstępującej (jej średnica wynosi 1–3 mm). Stwierdza się także różnego stopnia niedorozwój łuku aorty – przewężenie cieśni (80% przypadków) lub nawet przerwanie ciągłości łuku.

Lewy przedsionek zwykle jest mniejszy niż w warunkach prawidłowych. U ponad 50% pacjentów z atrezją zastawki aorty i zwężeniem zastawki dwudzielnej występuje zwężenie tętnic wieńcowych.

U chorych z dużym VSD często mimo atrezji zastawki aorty lewa komora zachowuje niemal prawidłową wielkość (możliwość korekcji dwukomorowej).

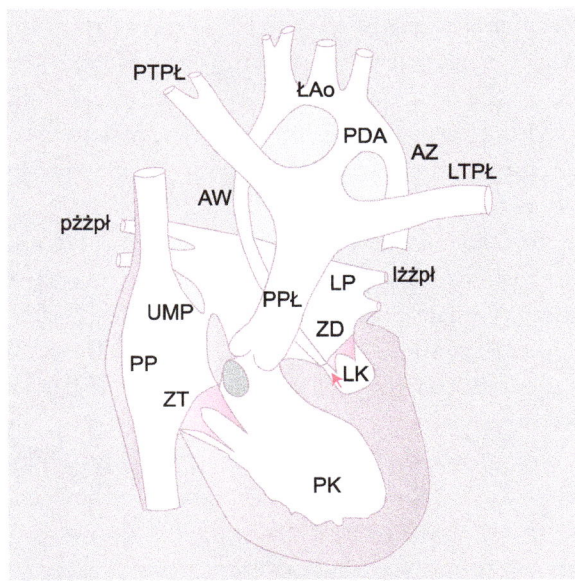

Rycina 10.11. Schemat zespołu hipoplazji lewego serca. Lewa komora (LK) jest szczątkowa, hipoplastyczna zastawka mitralna i aorty (zaznaczona strzałką). Aorta wstępująca (AW) i naczynia wieńcowe są hipoplastyczne. Wysokie ciśnienie w lewym przedsionku (LP) predysponuje do nadciśnienia płucnego. Przez ubytek przegrody międzyprzedsionkowej (UMP) lub otwór owalny krew przepływa z lewego (LP) do prawego przedsionka (PP). Jedyną drogą wypełnienia łożyska systemowego jest prawo-lewy przepływ (z tętnicy płucnej do aorty) przez przetrwały przewód tętniczy (PDA).

Zaburzenia hemodynamiczne

U pacjentów z atrezją zastawki aorty i dwudzielnej przeżycie bezpośrednio po urodzeniu zależy nie tylko od drożności przewodu tętniczego, ale również od wielkości połączenia między przedsionkami (nierestrykcyjnego przecieku lewo-prawego). Krew wpływająca przez przewód tętniczy do łożyska systemowego zaopatruje aortę zstępującą oraz wstecznie łuk aorty, tętnice dogłowowe, aortę wstępującą i tętnice wieńcowe. Podaż tlenu może stymulować zamykanie przewodu tętniczego i obniżenie oporu w łożysku płucnym (ułatwiając przepływ krwi z tętnicy płucnej do krążenia płucnego, zmniejsza przeciek prawo-lewy przez przewód tętniczy do krążenia systemowego), nasilając zaburzenia krążenia systemowego. W mniej ciężkiej postaci HLHS, tj. zwężeniu zastawki aorty i dwudzielnej, z istniejącą, choć hipoplastyczną lewą komorą, część krwi napływającej z płuc przepływa do lewej komory i jest wyrzucana do aorty. Rolę komory systemowej przejmuje powiększona i wysokociśnieniowa komora prawa, z której odtlenowana krew przez pień płucny płynie przez przewód tętniczy do aorty.

Obraz kliniczny

Objawy mogą pojawić się w pierwszych godzinach życia, zwykle jednak widoczne są dopiero po 24–48 godzinach od urodzenia. Objawy i dynamika narastania zmian różnią się zależnie od typu HLHS i rodzaju zaburzeń hemodynamicznych.

Stopień sinicy bywa różny, zwykle jednak nie jest ona nasilona. Często po urodzeniu skóra ma odcień szary. W miarę pojawiania się niewydolności oddechowej tętno staje się słabo wyczuwalne, sinica może być jeszcze mniejsza, a skóra robi się blada i marmurkowata.

Umiarkowane obniżenie wartości PaO_2, prawidłowa lub obniżona wartość $PaCO_2$ i znaczne obniżenie pH to cechy charakterystyczne HLHS, ale występują również w innych wadach z zaburzeniami przepływu systemowego przy prawidłowym lub zwiększonym przepływie płucnym. Poza tym można stwierdzić hipoglikemię, obniżenie ciepłoty ciała, zmniejszoną diurezę, podwyższenie stężenia azotu mocznikowego i kreatyniny. Ton I jest głośny, a II akcentowany nad tętnicą płucną z powodu atrezji zastawki aorty. Zwykle nie ma szmeru, jedynie czasem występuje szmer wyrzutu o głośności 2–3/6 nad tętnicą płucną. W miarę narastania niewydolności prawej komory powiększa się wątroba.

Przebieg naturalny

W naturalnym przebiegu wady w pierwszych godzinach, dniach po urodzeniu pojawiają się postępujące objawy niewydolności serca doprowadzające do zgonu najczęściej w pierwszym tygodniu życia.

Metody diagnostyczne

Badania diagnostyczne u pacjentów z HLHS przedstawiono w tabeli 10.21.

Leczenie

Bez leczenia chirurgicznego wada jest letalna. HLHS należy do wad z przewodozależnym krążeniem systemowym, dlatego leczenie zachowawcze polega na utrzymaniu drożności przewodu tętniczego stałym wlewem dożylnym PGE1 oraz na zwalczaniu kwasicy metabolicznej. Zasadnicze znaczenie ma zachowanie równowagi między oporem płucnym a systemowym tak, aby zapewniony był przepływ prawo-lewy na poziomie przewodu tętniczego. Przezskórnie mierzona **saturacja krwi** u noworodka oddychającego lub wentylowanego powietrzem **powinna wynosić ok. 80%**.

Leczenie chirurgiczne jest paliatywne, trzyetapowe (tab. 10.22). W wieku noworodkowym wykonuje się w krążeniu zewnątrzustrojowym **operację Norwooda**, która polega na odcięciu tętnic płucnych od pnia płucnego i zapewnieniu do nich dopływu przez zmodyfikowane **zespolenie systemowo-płucne** typu **Blalock–Taussig**, z użyciem wstawki z Gore-Tex™ (klasyczna operacja) lub od strony prawej komory za pomocą wstawki naczyniowej (homograftu) – **modyfikacja Sano**. Równocześnie łączy się prawą komorę i pień płucny z łukiem aorty w taki sposób, aby krew z prawej (pojedynczej) komory płynęła zarówno do aorty wstępującej i tętnic wieńcowych, jak i do tętnic dogłowowych i aorty zstępującej. Śmiertelność po pierwszym etapie jest wysoka i wynosi 20–45%. Za istotne czynniki ryzyka operacji Norwooda uważa się masę urodzeniową ciała < 2,5 kg, wcześniactwo (< 34. tyg. wieku ciążowego), restrykcyjny przepływ na poziomie przegrody międzyprzedsionkowej oraz dodatkowe wady układu sercowo-naczyniowego i poza nim.

Następne etapy leczenia kardiochirurgicznego są takie same jak w innych postaciach serca jednokomorowego i obciąża je mniejsza śmiertelność. Wcześniej wykonuje się diagnostyczne cewnikowanie serca celem oceny anatomii wady i ciśnienia w krążeniu płucnym. Drugi etap terapii polega na wykonaniu, zwykle przed końcem 1. rż., dwukierunkowego **zespolenia Glenna** (połączenie koniec do boku żyły głównej górnej z prawą tętnicą płucną i zamknięcie proksymalnego odcinka żyły głównej górnej), pod warunkiem że ciśnienie w tętnicach płucnych nie jest podwyższone.

W wieku 18–36 miesięcy przeprowadza się **operację Fontana** (III etap) z wytworzeniem pełnego połączenia (za pomocą bezzastawkowego graftu naczyniowego) pomiędzy żyłami głównymi górną i dolną a tętnicami płucnymi.

Obecnie jako alternatywę do pierwszego etapu leczenia paliatywnego HLHS stosowane jest **leczenie hybrydowe**. Polega ono na wykonaniu w okresie noworodkowym bandingu obu tętnic płucnych, implantacji stentu do przewodu tętniczego i atrioseptostomii przedsionkowej (lub implantacji stentu do otworu owalnego). Tego typu leczenie nie wymaga krążenia zewnątrzustrojowego i dlatego wykonuje się je u dzieci, u których zastosowanie krążenia zewnątrzustrojowego istotnie zwiększa ryzyko niepowodze-

Tabela 10.21. Badania diagnostyczne u noworodka z zespołem hipoplazji lewego serca

RODZAJ BADANIA	OPIS
Badanie EKG	■ Prawogram, przerost prawej komory i niskie załamki R nad lewą komorą (rola komory „systemowej") ■ Często zmiany odcinka ST i załamka T w odprowadzeniach lewokomorowych
RTG klatki piersiowej	■ We wczesnym okresie po urodzeniu serce jest tylko nieznacznie powiększone, a rysunek naczyniowy płuc zwiększony w niewielkim stopniu
Badanie echokardiograficzne	■ Pozwala na rozpoznanie wady z oceną średnicy pierścienia zastawek aorty i dwudzielnej, pojemności lewej komory, budowy łuku i cieśni aorty oraz określenia anomalii towarzyszących
Cewnikowanie serca i badanie angiokardiograficzne	■ Wykonywane wtedy, gdy u noworodka brakuje informacji z badania echokardiograficznego lub planuje się zabieg Rashkinda (przy restrykcyjnym przepływie na poziomie przegrody międzyprzedsionkowej) lub leczenie hybrydowe oraz przed kolejnymi etapami leczenia chirurgicznego

Tabela 10.22. Rodzaje paliatywnych zabiegów kardiochirurgicznych stosowanych w leczeniu etapowym zespołu hipoplazji lewego serca (opis operacji w tekście)

ETAP OPERACJI	RODZAJ OPERACJI
Pierwszy	Operacja metodą Norwooda
	lub operacja metodą Norwooda w modyfikacji Sano
	lub leczenie hybrydowe
Drugi	Dwukierunkowe zespolenie Glenna
Trzeci	Zewnątrzsercowa operacja Fontana
Czwarty	Przeszczep serca

nia. Aktualnie wyniki leczenia hybrydowego w ośrodkach stosujących tę metodę jako standardową są porównywalne z wynikami terapii metodą Norwooda.

U noworodków z krytyczną stenozą aorty z granicznymi wartościami rozwoju struktur lewego serca (lewa komora, aorta) terapia hybrydowa (taka jak w HLHS) może umożliwić rozwój tych struktur oraz leczenie dwukomorowe w późniejszym wieku.

Podejmowane są również próby zapobiegania rozwojowi HLHS poprzez otwarcie zastawki aorty u płodu.

Rokowanie

Ze względu na zmieniające się techniki i wprowadzane modyfikacje ocena wyników odległych leczenia HLHS jest trudna. Niekorzystny wpływ na rokowanie ma fakt, że prawa komora po zakończeniu trzech etapów leczenia paliatywnego pracuje jako komora systemowa i z biegiem czasu postępuje jej dysfunkcja, szczególnie u chorych z istotną niedomykalnością zastawki trójdzielnej. U pacjentów z załamującym się krążeniem typu Fontana (failing Fontan) w schyłkowych postaciach niewydolności serca jedyną opcją pozostaje przeszczep serca.

10.5.13
Całkowity nieprawidłowy płucny spływ żylny

łac. *transpositio completa ostiorum venarium pulmonarium*
ang. total anomalous pulmonary venous drainage (TAPVD)

Stanowi 1–3% wrodzonych wad serca. Zasadniczym zaburzeniem hemodynamicznym jest dopływ krwi z żył płucnych i systemowych do prawego przedsionka, skąd przepływ do lewej komory odbywa się przez ubytek przegrody międzyprzedsionkowej (ryc. 10.12).

Patomorfologia

Wada powstaje wskutek niewchłonięcia wspólnej żyły płucnej przez lewy przedsionek w 5. tyg. rozwoju zarodka. Zachowane zostają połączenia układu żył płucnych ze splotem trzewnym, co zapewnia drenaż krwi z płuc do układu żył systemowych (żyły głównej górnej/dolnej lub obu żył systemowych). Wyróżnia się cztery typy wady, w zależności od miejsca drenażu żył płucnych:

■ typ I – nadsercowy (45–50% pacjentów), w ok. 70% przypadków żyły płucne uchodzą do przetrwałej lewej żyły zasadniczej (żyły płucnej wstępującej) lub lewej żyły głównej górnej, u pozostałych chorych do żyły nieparzystej lub prawej żyły głównej górnej,

- typ II – śródsercowy (25% pacjentów), żyły płucne uchodzą do zatoki wieńcowej (80% przypadków) lub bezpośrednio do prawego przedsionka (20%),
- typ III – podsercowy (20% pacjentów), wspólna żyła płucna przechodzi przez przeponę i łączy się z żyłą główną dolną, żyłą wrotną lub przewodem żylnym,
- typ IV – mieszany (5–10% pacjentów), żyły płucne łączą się z żyłami systemowymi i prawym przedsionkiem więcej niż jednym z podanych powyżej połączeń.

TAPVD najczęściej współwystępuje jedynie z ubytkiem przegrody międzyprzedsionkowej, który warunkuje przeżycie. Wszystkim rodzajom spływu może towarzyszyć zwężenie ujść żył płucnych, najczęściej dotyczy to spływu podsercowego.

Zaburzenia hemodynamiczne

Krew z żył płucnych i systemowych miesza się całkowicie w prawym przedsionku, który wraz z prawą komorą jest powiększony. Lewy przedsionek i lewa komora są natomiast małe. Nasilenie zmian hemodynamicznych zależy od przebiegu i obecności zwężenia wspólnego kanału żylnego, obecności zwężenia ujść żył płucnych, wielkości drożnego otworu owalnego (przepływ prawo-lewy) oraz obecności przewodu tętniczego (przepływ prawo-lewy).

Obraz kliniczny

Nasilenie objawów klinicznych zależy od typu wady i zmian hemodynamicznych. Noworodki z ciężkim zwężeniem spływu żył płucnych mają objawy po urodzeniu – zmniejszony przepływ płucny, nadciśnienie płucne, obrzęk płuc, narastająca sinica, kwasica meta-

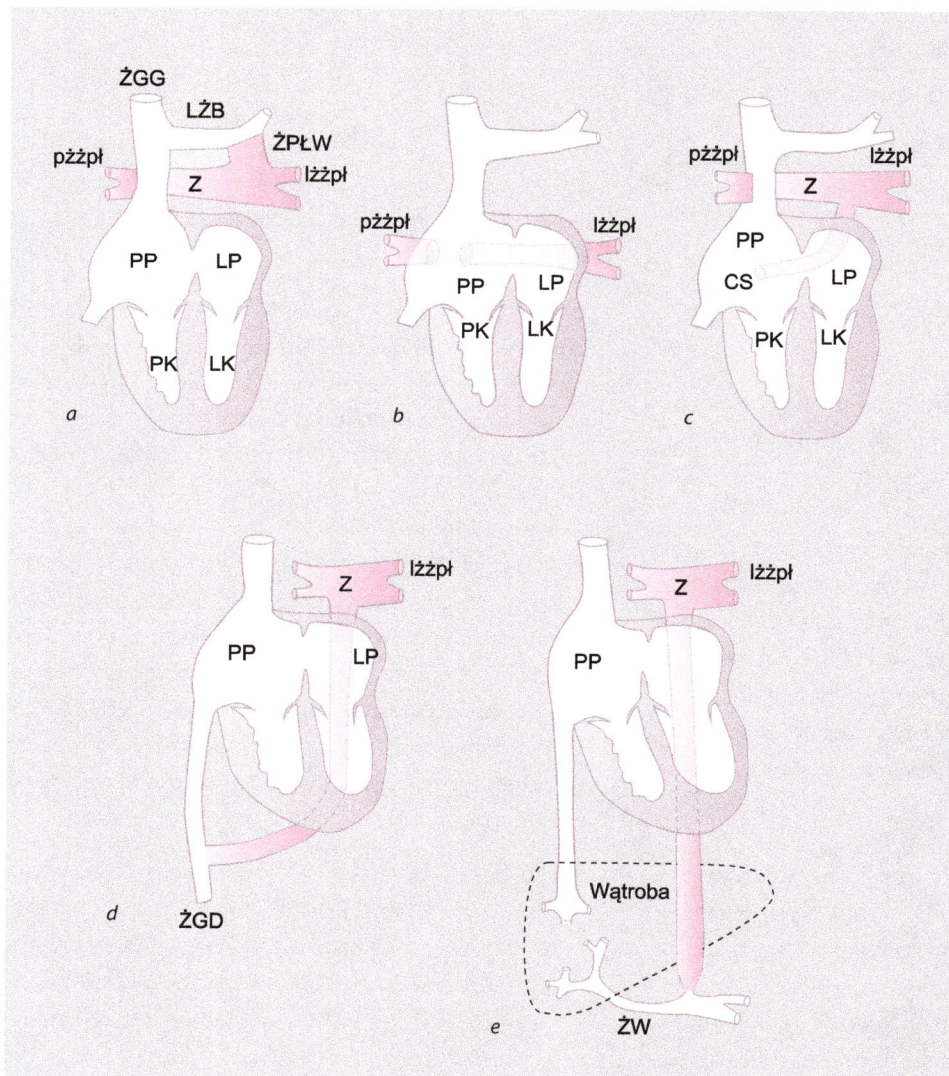

Rycina 10.12. Schemat całkowitego nieprawidłowego spływu żył płucnych: (*a*) typ I – nadsercowy, z odpływem krwi z 4 żył płucnych przez żyłę płucną wstępującą (ŻPŁW) do lewej żyły bezimiennej (LŻB), łączącej się następnie z żyłą główną górną (ŻGG); (*b*) typ II – śródsercowy, z ujściem wszystkich żył płucnych bezpośrednio do prawego przedsionka (PP); (*c*) typ II – śródsercowy, ze spływem krwi z żył płucnych do zatoki wieńcowej (CS) w prawym przedsionku; (*d*) typ III – podsercowy, ze spływem krwi z żył płucnych do żyły głównej dolnej (ŻGD); (*e*) typ III – podsercowy, ze spływem krwi z żył płucnych do żyły wrotnej (ŻW). Z – zlewisko żył płucnych.

boliczna, niewydolność oddechowa i serca. U nie-mowląt z niewielkim zwężeniem żył płucnych lub małym otworem owalnym prawokomorowa niewy-dolność serca pojawia się w ciągu 3 miesięcy. Wystę-pują też upośledzony rozwój fizyczny i częste infekcje dróg oddechowych. Noworodki i niemowlęta bez zwężenia spływu żył płucnych mają przebieg podob-ny jak w dużym ubytku przegrody międzyprzedsion-kowej, dodatkowo występuje niewielka sinica. Może się też u nich rozwinąć zaporowe nadciśnienie płuc-ne, z narastaniem sinicy, akcentacją II tonu i prawoko-morową niewydolnością serca. Większość nielecze-nych dzieci umiera w 1. rż.

Różny stopień sinicy zależy od wielkości przepły-wu prawo-lewego przez otwór owalny/ubytek prze-grody międzyprzedsionkowej (przepływ restrykcyjny lub nie) i współistnienia zwężenia spływu żył płuc-nych.

TAPVD nie jest wadą przewodozależną, ale (zwłaszcza przy restrykcyjnym ubytku przegrody międzyprzedsionkowej) przepływ prawo-lewy przez przewód tętniczy zmniejsza ryzyko rozwoju obrzęku płuc (odbarcza krążenie płucne) i zapewnia lepszy przepływ systemowy.

Metody diagnostyczne

Badania diagnostyczne wykonywane u pacjentów z całkowitym nieprawidłowym płucnym spływem żylnym przedstawiono w tabeli 10.23.

Leczenie

Leczenie zachowawcze jest podtrzymujące i przygo-towujące dziecko do leczenia operacyjnego. Korzyst-ny może być wlew PGE1 umożliwiający odbarczenie łożyska płucnego przez przewód tętniczy.

Zabieg operacyjny korekcji wady przeprowadza się w trybie pilnym ze wskazań życiowych u pacjentów ze zwężeniem żył płucnych. W innych typach rów-nież wskazane jest szybkie leczenie operacyjne. Ko-rekcja typu nadsercowego i podsercowego polega na połączeniu wspólnego zlewiska żył płucnych z tylną ścianą lewego przedsionka oraz zamknięciu ubytku przegrody międzyprzedsionkowej i ujścia żyły płuc-nej do żyły systemowej. Korekcja typu śródsercowego do zatoki wieńcowej to wytworzenie połączenia mię-dzy zatoką wieńcową a otworem owalnym przez sze-rokie nacięcie przegrody międzyprzedsionkowej, a następnie zamknięcie jej ubytku.

Tabela 10.23. Badania diagnostyczne wykonywane u pacjentów z całkowitym nieprawidłowym płucnym spływem żylnym	
RODZAJ BADANIA	OPIS
Badanie EKG	■ Prawogram, cechy przerostu prawego przedsionka i prawej komory
RTG klatki piersiowej	■ Zależy od wielkości przepływu płucnego, obecności zwężeń żył płucnych i typu wady ■ Zwężenie żył płucnych – zastój, obrzęk płuc, serce małe lub prawidłowej wielkości ■ Bez zwężenia żył płucnych, duży przepływ płucny – serce powiększone, poszerzony pień płucny, wzmożony rysunek naczyniowy płuc ■ TAPVD nadsercowy do żyły głównej górnej – charakterystyczny kształt serca (śnieżny bałwanek) u starszych dzieci
Badanie echokardiogra-ficzne	■ Małe jamy lewego przedsionka i lewej komory, PFO/ASD z przepływem prawo-lewym ■ Powiększone prawy przedsionek i prawa komora, paradoksalny ruch przegrody międzykomorowej ■ Przyśpieszenie przepływu w żyle głównej górnej i żyle nieparzystej lewej (typ nadsercowy) lub w żyle głównej dolnej (typ podprzeponowy) świadczy o restrykcji w obrębie spływu ■ Wizualizacja typu nieprawidłowego spływu żył płucnych
Cewnikowanie serca i badanie angiograficzne	■ Rzadko wykonywane w TAPVD ze względu na wiarygodność badania echokardiograficznego ■ Wskazania do cewnikowania serca to obecność anomalii pozasercowych lub problemy z uwidocznieniem połączeń wszystkich żył płucnych w badaniu echokardiograficznym

Powikłania

Rzadkim powikłaniem jest pooperacyjne zwężenie żył płucnych. Najczęstszym odległym problemem po leczeniu operacyjnym są przedsionkowe zaburzenia rytmu serca – bradyarytmie i tachyarytmie.

Rokowanie

Bez leczenia operacyjnego 75% dzieci z TAPVD umiera w 1. rż. Wyniki leczenia chirurgicznego są bardzo dobre.

10.5.14

Atrezja zastawki trójdzielnej

łac. *atresia tricuspidalis*

ang. tricuspid atresia

Trzecia, po TOF i TGA, najczęstsza sinicza wada serca. Stanowi ok. 1% wrodzonych wad serca. Stwierdza się brak lub zarośnięcie ujścia zastawki trójdzielnej (nie ma bezpośredniego przepływu krwi z prawego przedsionka do prawej komory), obecność ubytku przegrody międzyprzedsionkowej, powiększenie pierścienia zastawki dwudzielnej i średnicy lewej komory oraz hipoplazję prawej komory (ryc. 10.13).

Patomorfologia i zaburzenia hemodynamiczne

Wada dzieli się na kilka typów, w zależności od relacji połączeń komorowo-tętniczych, i podtypów, w zależności od stopnia ukrwienia płuc:

- typ I – prawidłowa relacja wielkich pni tętniczych w stosunku do komór (70–75% przypadków):
  - typ I A – z atrezją pnia tętnicy płucnej, bez VSD i z hipoplazją prawej komory (najcięższa postać), dopływ krwi do płuc odbywa się przez drożny

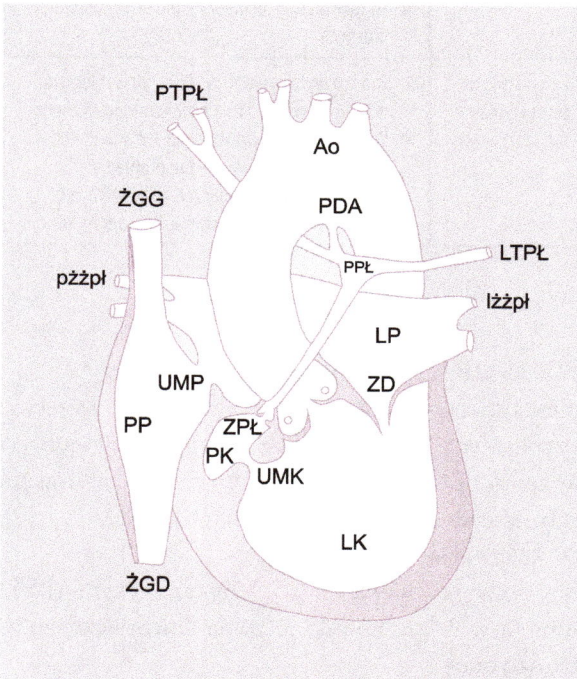

Rycina 10.13. Schemat atrezji zastawki trójdzielnej typu I B. Mała prawa komora (PK) łączy się z lewą komorą (LK) przez ubytek w przegrodzie międzykomorowej (UMK). Droga odpływu prawej komory jest hipoplastyczna. Widoczne są: zwężenie zastawkowe i nadzastawkowe, hipoplazja pnia płucnego (PPŁ) i jego rozgałęzień (PTPŁ, LTPŁ). Źródłem krwi dla łożyska płucnego jest przetrwały przewód tętniczy (PDA).

przewód tętniczy i/lub kolaterale systemowo--płucne; w obrazie klinicznym dominują cechy hipoksemii i kwasicy, sinica jest znacznie nasilona, nie ma natomiast niewydolności serca,

- typ I B – najczęstsza postać typu I ze zwężeniem pnia płucnego, często restrykcyjnym VSD, dwupłatkową zastawką pnia płucnego i niekiedy hipoplastycznym pniem płucnym; przepływ płucny jest skąpy, a sinica nasilona,
- typ I C – bez zwężenia pnia płucnego, krew z lewej komory przepływa swobodnie przez duży VSD do prawidłowej lub poszerzonej tętnicy płucnej; jeśli przepływ jest zwiększony, to wcześnie występują cechy niewydolności serca; w części przypadków następuje zmniejszanie się wielkości VSD wraz z wiekiem dziecka, co skutkuje zmniejszeniem przepływu płucnego i ustępowaniem objawów niewydolności serca, ale też spadkiem utlenowania krwi systemowej, a w konsekwencji narastaniem sinicy i hipoksemii,
- typ II – całkowite przełożenie wielkich pni tętniczych (25% przypadków), aorta odchodzi z prawej komory, a pień płucny z lewej, prawa komora jest zwykle większa niż w typie I, a VSD nie ma charakteru restrykcyjnego:
  - typ II A – z atrezją pnia płucnego, przewód tętniczy zwykle nie wystarczy dla zapewnienia prawidłowej perfuzji płuc,
  - typ II B – ze zwężeniem pnia płucnego, zwykle dobrze tolerowany,
  - typ II C – bez zwężenia pnia płucnego, charakterystycznym objawem klinicznym jest niewydolność serca w następstwie zwiększonego przepływu płucnego.

Obraz kliniczny

Objawy kliniczne zależą od typu wady i związanych z nim zaburzeń hemodynamicznych (tab. 10.24).

Przebieg naturalny

W zależności od typu wady nieleczone dzieci żyją od 1–3 (typ IA, IIA, IIC) do kilkunastu miesięcy (typ IB), najdłuższe, kilkuletnie przeżycia bez interwencji opisywano w typie IC z prawidłowym przepływem płucnym i typie IIB.

Metody diagnostyczne

Badania diagnostyczne w atrezji zastawki trójdzielnej przedstawiono w tabeli 10.25.

Leczenie

Noworodkom z hipoksją podaje się PGE1 w stałym wlewie dożylnym w celu utrzymania drożności przewodu tętniczego. U 20–30% pacjentów konieczne jest wykonanie atrioseptostomii balonowej (zabiegu Rashkinda), aby poszerzyć połączenie między przedsionkami. W przypadkach niewydolności serca należy zastosować farmakoterapię.

Anatomiczna korekcja chirurgiczna wady nie jest możliwa. Hipoplastyczna prawa komora nie pozwala na operację z jej udziałem hemodynamicznym w krążeniu. Większość noworodków wymaga zabiegu paliatywnego w celu zwiększenia lub zmniejszenia przepływu płucnego. Wykonuje się założenie podwiązki na pień płucny w celu zmniejszenia dopływu krwi (banding tętnicy płucnej) lub zespolenie systemowo-płucne (ryc. 10.14).

Banding pnia płucnego, zmniejszając dopływ krwi do płuc, chroni przed nadciśnieniem płucnym. **Zespolenie systemowo-płucne** wykonuje się w celu zwiększenia przepływu krwi przez łożysko płucne, co pozwala na rozwój hipoplastycznych gałęzi tętnic płucnych. Zespolenie może polegać na połączeniu tętniczo-płucnym (np. zespolenie Blalocka–Taussig u dzieci < 6. mż.) lub żyły systemowej z tętnicą płucną (zespolenie Glenna, > 6. mż., zwłaszcza wtedy, gdy jest to drugie zespolenie u tego samego pacjenta).

Operacja Fontana, uznawana za definitywną operację w atrezji zastawki trójdzielnej, służy do oddzielenia krążenia płucnego od systemowego i zapewnia prawidłowe utlenowanie systemowej krwi tętniczej, bez przeciążenia objętościowego lewej komory. Polega na połączeniu prawego przedsionka z tętnicą płuc-

ną bezpośrednio lub za pomocą bezzastawkowej protezy naczyniowej, albo też poprzez bezpośrednie połączenie żył systemowych z tętnicą płucną. Kandydaci do operacji tą metodą przede wszystkim muszą mieć prawidłowy opór płucny, średnie ciśnienie w tętnicy płucnej < 20 mmHg, normalny rozmiar tętnic płucnych i dobrą czynność lewej komory.

Powikłania

Wczesny przebieg pooperacyjny może być powikłany przejściowo przez zespół żyły głównej górnej, obrzęki, wodobrzusze i hepatomegalię. W późniejszym okresie występują czasem zmiany zakrzepowo-zatorowe, zaburzenia rytmu serca, niewydolność wątroby, enteropatia z utratą białka, plastyczne zapalenie oskrzeli czy przetoki tętniczo-żylne w płucach. U chorych z załamującym się krążeniem typu Fontana jedyną opcją pozostaje **przeszczep serca**.

Tabela 10.25. Badania diagnostyczne wykonywane u pacjentów z atrezją zastawki trójdzielnej

RODZAJ BADANIA	OPIS
Badanie EKG	■ Patologiczny lewogram, przerost prawego przedsionka i lewej komory ■ Załamki P w odprowadzeniach I i II wysokie, spiczaste
RTG klatki piersiowej	■ Sylwetka serca prawidłowej wielkości lub powiększona ■ Charakterystyczny jest kształt serca ze stromym zarysem po stronie prawej oraz zaokrągleniem lewego zarysu i uniesieniem koniuszka ku górze ■ Przepływ płucny zwiększony lub zmniejszony
Badanie echokardiograficzne	■ Identyfikacja echa niedrożnej zastawki, ocena wielkości ASD i VSD, ocena relacji dużych pni tętniczych oraz zwężeń dróg odpływu komór ■ Brak przepływu przez zastawkę trójdzielną
Cewnikowanie serca i badanie angiograficzne	■ Podanie środka cieniującego do prawego przedsionka uwidacznia charakterystyczny, niezakontrastowany trójkąt w miejscu atrezji zastawki trójdzielnej i drogi napływu do prawej komory, ograniczony przez żyłę główną dolną, prawy przedsionek i lewą komorę ■ Ciśnienie w prawej komorze i pniu płucnym zależy od wariantu wady ■ Wysycenie tlenem krwi w prawym przedsionku jest prawidłowe, a obwodowej krwi tętniczej zmniejszone w stopniu zależnym od wielkości przepływu płucnego ■ U 20–30% pacjentów konieczne jest wykonanie zabiegu Rashkinda

Tabela 10.24. Objawy kliniczne i zaburzenia hemodynamiczne u pacjentów z atrezją zastawki trójdzielnej. Przepływ płucny zależy od przecieku przez VSD, drożnego przewodu tętniczego i stanu czynnościowego lewej komory

WIELKOŚĆ PRZEPŁYWU PŁUCNEGO	OBJAWY KLINICZNE
Zmniejszony przepływ płucny (70% przypadków)	■ Sinica ■ Duszność ■ Zła tolerancja wysiłku ■ Poliglobulia ■ Palce pałeczkowate
Zwiększony przepływ płucny	■ Niewydolność serca ■ Sinica (gdy VSD staje się restrykcyjny)

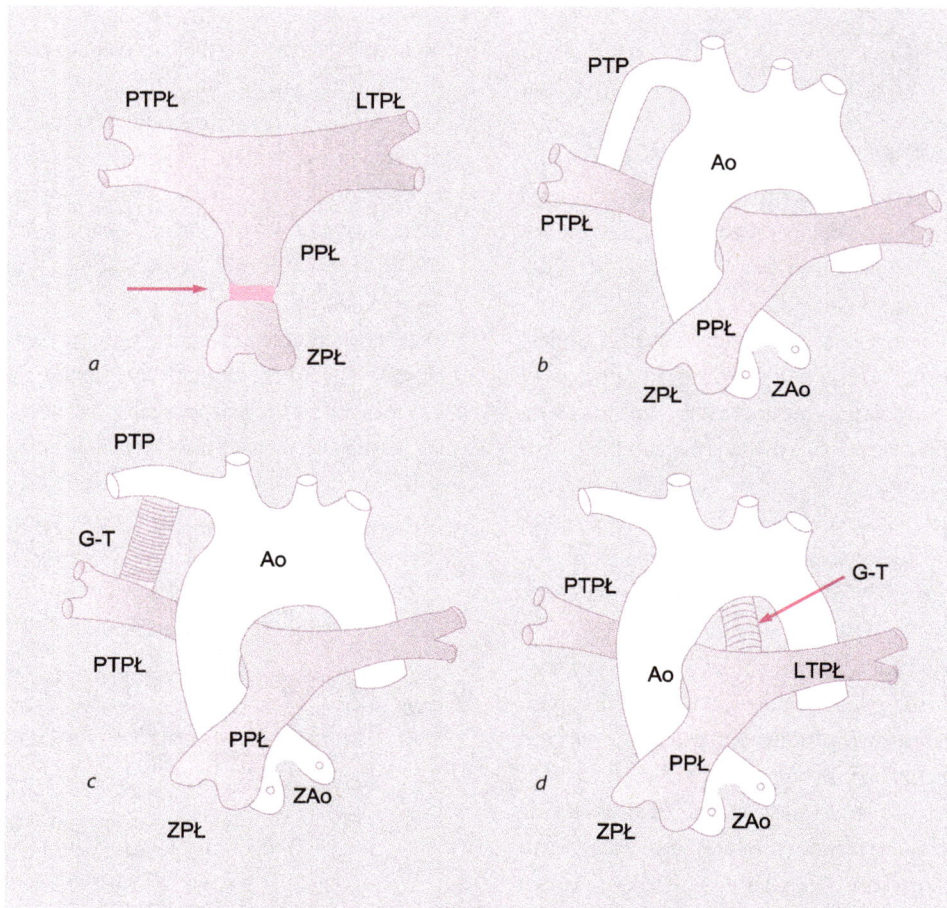

Rycina 10.14. Schematy niektórych operacji paliatywnych wykonywanych w wadach wrodzonych serca ze zwiększonym (*a*) lub zmniejszonym przepływem płucnym (*b, c, d*): (*a*) banding za pomocą podwiązki (miejsce jej założenia zaznaczone strzałką) założonej na pień płucny (PPŁ); (*b*) klasyczne zespolenie Blalocka–Taussig, łączące odciętą prawą tętnicę podobojczykową (PTP) ze znajdującą się po tej samej stronie gałęzią tętnicy płucnej (PTPŁ); (*c*) zmodyfikowane zespolenie Blalocka–Taussig, łączące za pomocą wstawki z Gore-Tex (G-T) tętnicę podobojczykową ze znajdującą się po tej samej stronie gałęzią tętnicy płucnej; (*d*) centralne zespolenie (zaznaczone strzałką), łączące za pomocą wstawki z Gore-Tex aortę (Ao) z pniem płucnym (PPŁ) lub jego gałęzią (PTPŁ).

10.5.15

Zwężenie drogi odpływu prawej komory

łac. *stenosis ostii arteriosi dextri*

ang. right ventricular outflow tract obstruction (RVOTO)

Zwężenie drogi odpływu prawej komory może dotyczyć okolicy podzastawkowej, zastawki, pnia i gałęzi tętnic płucnych lub wynika z obecności zwężenia w obrębie jamy prawej komory (ryc. 10.15). Izolowane zwężenie stożka płucnego, nadzastawkowe zwężenie pnia płucnego i zwężenie obwodowych gałęzi tętnic płucnych występują rzadko. Zwężenie zastawkowe pnia płucnego (pulmonary stenosis) stanowi ok. 10% wrodzonych wad serca.

Patomorfologia

Najczęściej zwężenie zastawkowe pnia płucnego wynika z fuzji spoideł trzypłatkowej zastawki. Zastawka ma kopulasty kształt, a jej ujście leży koncentrycznie. Spoidła są zwykle dobrze wykształcone. Pierścień bywa różnej wielkości, często jest prawidłowy. Prawa komora u dzieci z niewielkim zwężeniem zastawki pnia płucnego może być normalna. W dużym zwężeniu stwierdza się przerost jej mięśnia oraz stożka. U niemowląt z krytycznym zwężeniem zastawki lub jej zarośnięciem przerost mięśnia prawej komory jest znaczny, natomiast wielkość jamy komory, rozmiar pierścienia zastawki trójdzielnej i jej czynność znacznie się różnią u poszczególnych pacjentów.

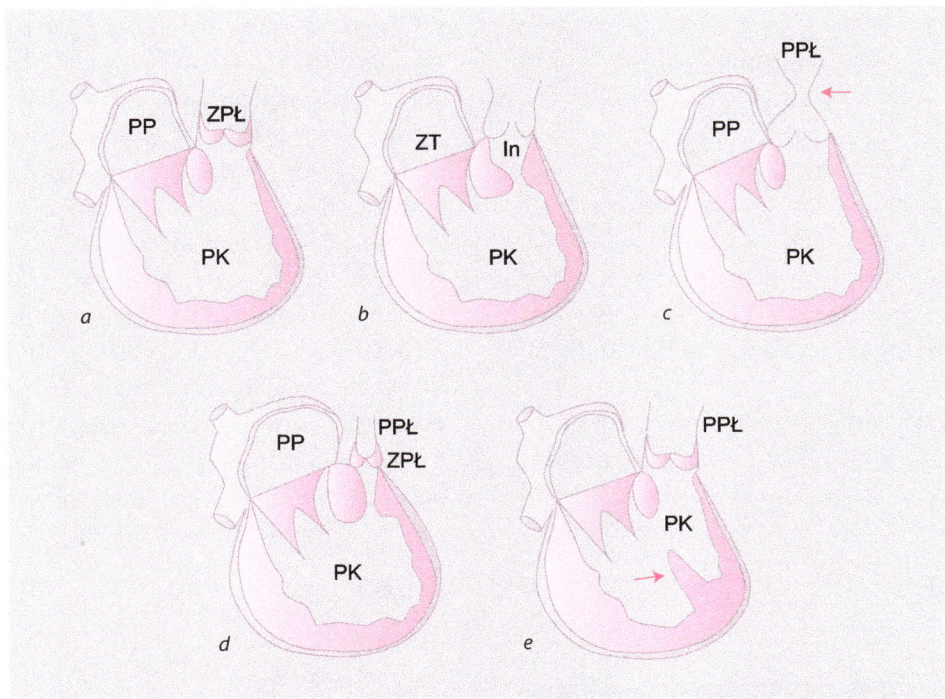

Rycina 10.15. Schemat typów zwężenia drogi odpływu prawej komory (DOPK): (*a*) zwężenie zastawki pnia płucnego (ZPŁ) pod postacią zwężenia pierścienia i/lub nieprawidłowej budowy płatków; (*b*) zwężenie podzastawkowe pnia płucnego w obrębie stożka podpłucnego (In), spowodowane przerostem beleczki przegrodowo-brzeżnej i przedniej (grzebień nadkomorowy – GN); (*c*) zwężenie nadzastawkowe pnia płucnego (PPŁ) z postenotycznym poszerzeniem pnia (gruba strzałka); (*d*) wielopoziomowe zwężenie drogi odpływu prawej komory (zastawkowe, podzastawkowe i nadzastawkowe) i pnia płucnego; (*e*) dwujamowa prawa komora (PK), w której zwężenie DOPK spowodowane jest istnieniem nieprawidłowej belki mięśniowej w jamie prawej komory – dwujamowa prawa komora (strzałka).

Zaburzenia hemodynamiczne

Zależą od ciężkości zwężenia, stopnia rozwoju prawej komory i czynności zastawki trójdzielnej. W krytycznym zwężeniu zastawki pnia płucnego komunikacja między prawą komorą a pniem płucnym jest bardzo mała. Przepływ płucny zależy od drożności przewodu tętniczego. Ciśnienie w prawym przedsionku ulega podwyższeniu z powodu wzrostu ciśnienia skurczowego i późnorozkurczowego oraz upośledzonego napełniania prawej komory. Z wadą współistnieją zwykle niedomykalność i/lub zwężenie zastawki trójdzielnej oraz prawo-lewy przepływ przez otwór owalny.

Obraz kliniczny

Objawy kliniczne i początek ich wystąpienia zależą od ciężkości zwężenia (tab. 10.26).

Przebieg naturalny

U nieleczonych noworodków z przewodozależnym zwężeniem zastawki pnia płucnego zgon następuje po zamknięciu się przewodu tętniczego. Pacjenci z niewielkim i umiarkowanym zwężeniem mogą nie wymagać interwencji w wieku dziecięcym.

Tabela 10.26. Objawy kliniczne w zależności od stopnia zwężenia zastawki pnia płucnego

STOPIEŃ ZWĘŻENIA ZASTAWKI	OBJAWY KLINICZNE
Krytyczne zwężenie u noworodków	■ Ciężkie objawy po urodzeniu (zamykanie się przewodu tętniczego) ■ Sinica ■ Duszność ■ Niewydolność serca ■ Pojedynczy II ton, bez kliku wyrzutowego ■ Niekiedy szmer skurczowy niedomykalności zastawki trójdzielnej
Umiarkowane zwężenie (ciśnienie skurczowe w prawej komorze w granicach 50–100 mmHg)	■ Niewydolność serca zwykle pojawia się w 6.–9. mż. ■ Cicha składowa płucna II tonu, klik wyrzutowy ■ Szmer skurczowy typu wyrzutowego w górze mostka po lewej stronie ■ Często drżenie w polu pnia płucnego i unoszenie skurczowe prawej komory
Łagodne zwężenie (ciśnienie skurczowe w prawej komorze w granicach 30–50 mmHg)	■ Zwykle nie stwierdza się objawów ■ Może być obecny krótki wyrzutowy szmer skurczowy w polu pnia płucnego

Metody diagnostyczne

Badania diagnostyczne w zwężeniu zastawkowym pnia płucnego przedstawiono w tabeli 10.27.

Leczenie

W krytycznym zwężeniu zastawki pnia płucnego u noworodka konieczne jest niezwłoczne włączenie wlewu dożylnego PGE1 dla utrzymania drożności przewodu tętniczego i dopływu krwi do płuc. Wlew utrzymuje się do zabiegu walwuloplastyki balonowej zastawki i w jego trakcie, a czasem nawet kilka dni po jego wykonaniu.

U noworodków lub niemowląt, u których walwuloplastyka balonowa nie była możliwa, przeprowadza się leczenie chirurgiczne – zespolenie systemowo--płucne lub walwulotomię zastawki płucnej z zastosowaniem krążenia pozaustrojowego.

Pacjenci z umiarkowanym lub ciężkim izolowanym zwężeniem zastawki pnia płucnego (skurczowy gradient ciśnień prawa komora–pień płucny $\geqslant$ 50 mmHg) wymagają usunięcia tego zwężenia. Leczeniem z wyboru jest walwuloplastyka balonowa. Poprawa ruchomości płatków wynika zwykle z separacji zrośniętych spoideł, rzadziej z rozerwania płatków.

Ocena skuteczności leczenia może być monitorowana badaniem echokardiograficznym.

Rokowanie

Wyniki leczenia w większości przypadków są bardzo dobre. Różnica ciśnienia między prawą komorą a pniem płucnym ustępuje. Pojawia się natomiast niedomykalność zastawki pnia płucnego, która jednak zwykle nie ma znaczenia klinicznego.

10.5.16

Tetralogia Fallota

łac. *tetralogia Fallot*
ang. tetralogy of Fallot

Stanowi 3–5% wrodzonych wad serca. Charakteryzuje się dużym ubytkiem przegrody międzykomorowej, zwężeniem drogi odpływu prawej komory, przesunięciem pierścienia aorty nad ubytek przegrody międzykomorowej (dekstropozycja aorty) oraz przerostem prawej komory (ryc. 10.16).

Patomorfologia

Droga odpływu prawej komory jest zwężona, co wynika z przesunięcia przegrody stożka do przodu i do góry oraz przerostu przegrody stożka i pasm mięśni sięgających do przedniej ściany tej komory i beleczki przegrodowo-brzeżnej. Zastawka pnia płucnego może być trój- lub dwupłatkowa, wykazuje różny stopień zwężenia. Czasem stwierdza się również zwężenie pnia, rozwidlenia prawej lub lewej tętnicy płucnej lub obwodowych rozgałęzień. Typowy VSD to ubytek okołobłoniasty, podaortalny. Dekstropozycję aorty określa się w procentach (od kilkunastu nawet do 95%). W TOF istnieje ciągłość anatomiczna między przednim płatkiem zastawki dwudzielnej a tylną ścianą aorty. Jeżeli dekstropozycja aorty wynosi > 50% i nie jest zachowana ciągłość mitralno-aortalna (stożek podaortalny), to rozpoznaje się **odejście obu tętnic z prawej komory**.

Zaburzenia hemodynamiczne

Zależą od stopnia zwężenia drogi odpływu prawej komory i wielkości VSD. Ubytek przegrody międzyko-

---

RODZAJ BADANIA	OPIS
Badanie EKG	■ Przerost prawej komory ■ Załamki P zwykle są wysokie w odprowadzeniach II, III i nad prawą komorą
RTG klatki piersiowej	■ Sylwetka serca prawidłowa lub nieznacznie powiększona, powiększony PP, wcięcie w miejscu tętnicy płucnej, przepływ płucny zmniejszony ■ W umiarkowanym i łagodnym zwężeniu postenotyczne poszerzenie pnia płucnego, przepływ płucny prawidłowy
Badanie echokardiograficzne	■ Płatki zastawki pnia płucnego tworzą kopulaste uwypuklenie w skurczu, mogą być pogrubiałe ■ Przerost prawej komory zależy od stopnia zwężenia ■ Obliczenie maksymalnego gradientu skurczowego między prawą komorą a pniem płucnym
Cewnikowanie serca i badanie angiograficzne	■ Wykonywane wtedy, gdy są wątpliwości w badaniu echokardiograficznym i przed zabiegiem walwuloplastyki płucnej ■ Ocena anatomii gałęzi tętnic płucnych i ustalenie poziomów wszystkich zwężeń w obrębie prawej komory i jej odpływu ■ Ciśnienie skurczowe w prawej komorze jest podwyższone, może przekraczać ciśnienie systemowe

morowej zwykle jest duży, a ciśnienie w obu komorach wyrównane. Przy niewielkim zwężeniu drogi odpływu prawej komory i prawidłowym oporze płucnym przepływ płucny może być większy od systemowego, a przeciek na poziomie komór lewo-prawy.

Sinica nie występuje w spoczynku, lecz dopiero po wysiłku, w następstwie spadku oporu systemowego i nasilenia zwężenia drogi odpływu prawej komory. Narastające z wiekiem zwężenie zwiększa prawo-lewy przeciek na poziomie komór, co nasila sinicę. Ciśnienie w tętnicy płucnej jest wtedy niskie, a przepływ krwi przez płuca zmniejsza się.

Obraz kliniczny

Objawy kliniczne zależą od stopnia nasilenia zaburzeń hemodynamicznych i mogą być skrajne – od ob-

jawów ciężkiego niedotlenienia do pozornie zdrowego dziecka („różowa" tetralogia Fallota) (tab. 10.28).

Przebieg naturalny

W nieleczonej wadzie dochodzi do postępującego uszkodzenia i dysfukcji prawej komory, narastania sinicy, pojawienia się napadów hipoksemicznych. Bez leczenia chirurgicznego i/lub interwencyjnego przezskórnego 40% dzieci umiera przed ukończeniem 1. rż.

Metody diagnostyczne

Badania diagnostyczne wykonywane u pacjentów z TOF przedstawiono w tabeli 10.29.

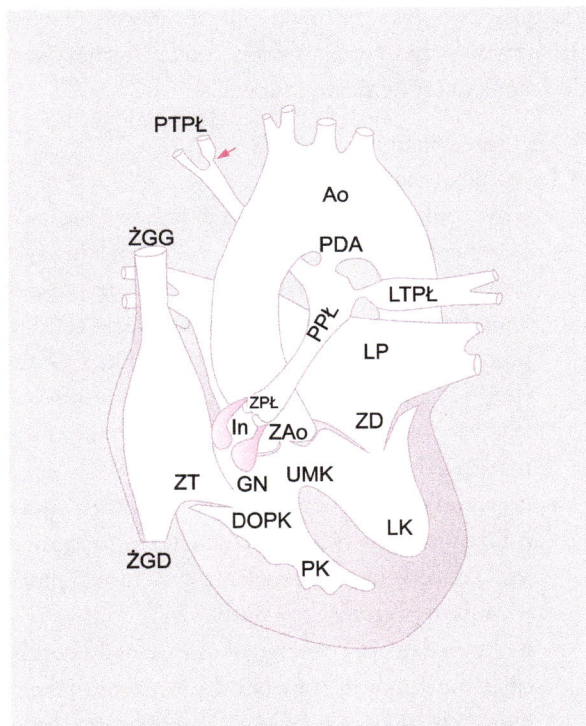

Rycina 10.16. Schemat zespołu Fallota z przesunięciem (dekstropozycja) ujścia aorty (Ao) nad ubytek przegrody międzykomorowej (UMK) i zwężeniem drogi odpływu prawej komory (DOPK) na różnych jej poziomach: podzastawkowym – z wytworzeniem jamy „trzeciej komory" (In – infundibulum) przez przerosłą beleczkę przegrodowo-brzeżną i przednią (grzebień nadkomorowy – GN), zastawkowym – w wyniku zwężenia pierścienia i/lub nieprawidłowej budowy zastawki płucnej (ZPŁ), nadzastawkowym – w obrębie pnia płucnego (PPŁ) i/lub jego rozgałęzień. Zaznaczono zwężenie w miejscu odejścia lewej tętnicy płucnej (LTPŁ) z jej postenotycznym poszerzeniem, tubularne zwężenie prawej gałęzi tętnicy płucnej (PTPŁ) od początku jej odejścia, zwężenie w miejscu odejścia rozgałęzień obwodowych prawej tętnicy płucnej (strzałka). PDA – przetrwały przewód tętniczy.

Tabela 10.28. Objawy kliniczne u pacjentów z tetralogią Fallota

OBJAWY KLINICZNE	ZMIANY ANATOMICZNE I HEMODYNAMICZNE
Sinica znacznego stopnia w okresie noworodkowym (przewodozależne krążenie płucne)	■ Skrajne zwężenie/atrezja zastawki pnia płucnego lub inne zwężenie drogi odpływu prawej komory
Sinica w spoczynku	■ Umiarkowane zwężenie drogi odpływu prawej komory
Sinica pojawiająca się przy wysiłku	■ Niewielkie zwężenie drogi odpływu prawej komory
Niedotlenienie krwi tętniczej	■ Zwiększona erytropoeza (wzrost liczby erytrocytów, stężenia hemoglobiny i wartości hematokrytu)
Napady anoksemiczne	■ Nagły spadek przepływu płucnego wskutek skurczu mięśni w drodze odpływu prawej komory, czego wyrazem jest ściszenie lub zanik szmeru nad sercem, zwiększenie prawo-lewego przecieku i niedotlenienie krwi tętniczej (po wysiłku fizycznym, stresie, urazie, defekacji, zmianie temperatury otoczenia)
Szmer nad sercem	■ Szmer wyrzutowy *crescendo-decrescendo* – najgłośniejszy nad tętnicą płucną (zwężenie drogi odpływu prawej komory, np. zastawki pnia płucnego) ■ Szmer ciągły nad całą powierzchnią klatki piersiowej, szczególnie od tyłu (obecność odaortalnego krążenia obocznego)
Sinica błon śluzowych i paznokci, palce pałeczkowate	■ Nasilenie zmian zależy od stopnia niedotlenienia krwi tętniczej

Tabela 10.29. Badania diagnostyczne wykonywane u pacjentów z tetralogią Fallota

RODZAJ BADANIA	OPIS
Badanie EKG	■ Prawogram, przerost prawej komory i prawego przedsionka
RTG klatki piersiowej	■ Sylwetka serca w kształcie buta (powiększenie prawej komory i wcięcie w miejscu pnia płucnego na lewym zarysie pnia naczyniowego) ■ Prawostronny łuk aorty u 30% dzieci (uwypuklenie prawego zarysu pnia naczyniowego) ■ Przepływ płucny prawidłowy lub zmniejszony (różny stopień zwężenia drogi odpływu prawej komory)
Badanie echokardiograficzne	■ Ocena położenia i wielkości VSD, stopnia dekstropozycji aorty i położenia łuku, morfologii drogi odpływu prawej komory i zastawki pnia płucnego ■ Pomiary średnicy zastawki, pnia płucnego, prawej i lewej tętnicy płucnej oraz wielkości lewej komory ■ Obliczenie gradientu ciśnienia skurczowego prawa komora–pień płucny
Cewnikowanie serca i badanie angiograficzne	■ Ocena utlenowania krwi i ciśnienia w poszczególnych jamach serca (ciśnienie w obu komorach jest wyrównane) ■ Przepływ płucny jest obniżony przy prawidłowym lub nieco podwyższonym przepływie systemowym ■ Ocena zwężenia pnia płucnego, stanu łożyska tętniczego płuc, mnogich VSD, anatomii tętnic wieńcowych, anatomii i czynności lewej komory, stopnia dekstropozycji aorty, współistnienia przewodu tętniczego oraz odaortalnego krążenia obocznego w badaniu angiograficznym

Leczenie

1 Farmakoterapia

Prostaglandyna E1 w stałym wlewie dożylnym w dawce 0,05–0,1 µg/kg mc./min i kontynuowanie tego leczenia do czasu zakończenia badań diagnostycznych oraz przecewnikowego zabiegu interwencyjnego lub chirurgicznego.

Leczenie w **napadzie hipoksemicznym**:

■ dolantyna domięśniowo w dawce 1 mg/kg mc.,
■ wyrównanie kwasicy wodorowęglanem sodu (bezpieczna dawka – 1 mEq(mmol/l)/kg mc.) dożylnie,
■ ułożenie dziecka z kolanami przygiętymi do klatki piersiowej (zwiększenie napływu krwi do płuc) oraz podanie tlenu przez maskę,
■ jeżeli napad nie ustępuje, należy zastosować propranolol w dawce 0,1 mg/kg mc., w 5–10-minutowym wlewie dożylnym,
■ w skrajnych przypadkach może zaistnieć konieczność znieczulenia ogólnego.

Propranolol stosuje się również w profilaktyce napadów w dawce podzielonej 1–4 mg/kg mc./dobę doustnie. Należy jednak podkreślić, że pierwszy napad hipoksemiczny jest bezwzględnym wskazaniem do przeprowadzenia badań diagnostycznych i podjęcia decyzji o leczeniu chirurgicznym paliatywnym lub korekcji wady.

2 Leczenie kardiologiczne przezskórne
Plastyka balonowa zastawki pnia płucnego (zabieg paliatywny przed korekcją wady serca, alternatywny do zespolenia systemowo-płucnego).

3 Leczenie chirurgiczne
■ Leczenie dwuetapowe:
  ■ noworodki i niemowlęta do 3. mż. wymagające leczenia ze względu na objawy – zespolenie systemowo-płucne typu Blalocka–Taussig (zespolenie tętnicy podobojczykowej z gałęzią tętnicy płucnej, najczęściej z użyciem wstawki z Gore-Tex™), co powoduje zwiększenie dopływu krwi do łożyska płucnego, w drugim etapie korekcja wady,
  ■ noworodki i niemowlęta w 1. półroczu życia z hipoplazją pierścienia płucnego wymagające jego poszerzenia – zespolenie systemowo-płucne, a następnie korekcja wady,
  ■ niektóre dzieci z przeciwwskazaniami do korekcji jednoetapowej (obwodowe zwężenie tętnic płucnych, niedorozwój lewej komory serca, inne wady współistniejące).
■ Leczenie jednoetapowe:
  ■ niemowlęta po 3. mż. bez wad towarzyszących i dodatkowych czynników ryzyka, niewymagające poszerzenia pierścienia płucnego – wczesna korekcja,
  ■ niemowlęta wymagające poszerzenia pierścienia płucnego, ale bez jego znacznej hipoplazji – operacja zwykle po 6. mż. z zastosowaniem jednopłatkowej przezpierścieniowej łaty homogennej (monocusp).

Tabela 10.30. Zmiany resztkowe i następstwa leczenia chirurgicznego u pacjentów z tetralogią Fallota

ZMIANY RESZTKOWE	NASTĘPSTWA KOREKCJI WADY
■ Resztkowe zwężenie drogi odpływu – resztkowy gradient ciśnienia skurczowego prawa komora–pień płucny nie powinien przekraczać 20 mmHg ■ Szmer skurczowy w sercu – prawie u wszystkich dzieci po korekcji wady ■ Resztkowy VSD – niecałkowite zamknięcie ubytku, lewo-prawy przeciek krwi ■ Rekanalizacja VSD – nieszczelność lub naderwanie łaty	■ Niedomykalność zastawki pnia płucnego – stopień zależy od zastosowanej techniki operacyjnej ■ Szmer rozkurczowy w sercu ■ Postępujące upośledzenie czynności prawej komory, mimo bardzo dobrego wyniku leczenia chirurgicznego – częściej dotyczy pacjentów operowanych w późniejszych okresach życia i jest następstwem narastającego z wiekiem zwłóknienia mięśnia sercowego ■ Całkowity blok prawej odnogi pęczka Hisa w zapisie EKG ■ Komorowe zaburzenia rytmu serca – częściej dotyczą pacjentów z istotnymi hemodynamicznie zmianami resztkowymi

Korekcja wady w krążeniu pozaustrojowym polega na zamknięciu ubytków wewnątrzsercowych, zniesieniu zwężenia podzastawkowego z drogi odpływu prawej komory i ewentualnych zwężeń śródkomorowych, plastyce płatków zastawki płucnej oraz poszerzeniu zwężeń pierścienia, pnia, rozwidlenia i gałęzi tętnic płucnych (aż do wnęk płuc).

Powikłania

Mogą występować zmiany resztkowe i następstwa leczenia chirurgicznego (tab. 10.30).

Rokowanie

Odległe wyniki korekcji TOF należy uznać za dobre. W wielu doniesieniach ok. 95% pacjentów żyje > 25 lat. **Reoperacje** w odległym okresie pooperacyjnym najczęściej wykonywane są z powodu gradientu ciśnienia skurczowego w drodze odpływu prawej komory > 50 mmHg, dysfunkcji homograftu, przecieku na poziomie komór z Qp : Qs > 1,5 : 1.

10.5.17

Atrezja zastawki pnia płucnego z ubytkiem przegrody międzykomorowej

łac. *atresia ostii arteriosi dextri cum defectus saepti interventriculorum*

ang. pulmonary valve atresia with ventricular septal defect

Częstość występowania atrezji zastawki pnia płucnego z ubytkiem przegrody międzykomorowej (ryc. 10.17) jest trudna do ustalenia, gdyż nadal bywa ona różnie klasyfikowana jako tetralogia Fallota z atrezją pnia płucnego, rzekomy wspólny pień tętniczy lub typ IV wspólnego pnia tętniczego. W przybliżeniu wada ta stanowi 2–3% wszystkich wrodzonych wad serca.

Patomorfologia

Podzastawkowy odcinek drogi odpływu prawej komory jest zarośnięty. Rzadko stwierdza się wyłącznie atrezję zastawki pnia płucnego, znacznie częściej również atrezję pnia i hipoplazję gałęzi płucnych. Prawa i lewa tętnica płucna na ogół łączą się ze sobą (confluent). Zdarza się jednak, że odchodzą oddzielnie (non--confluent) od aorty wstępującej, przewodu tętniczego czy pośrednio lub bezpośrednio od tętnic odaortalnego krążenia obocznego. Mogą być zaopa-

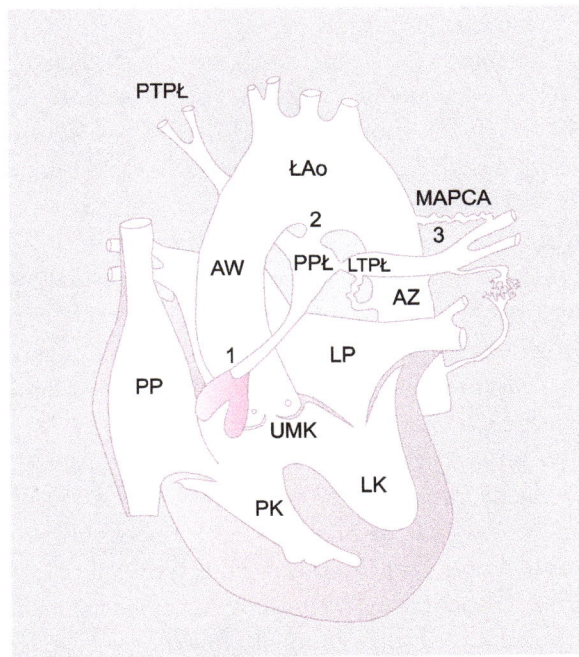

Rycina 10.17. Schemat atrezji zastawki pnia płucnego (1) z ubytkiem przegrody międzykomorowej (UMK) oraz główne źródła zaopatrzenia krążenia płucnego w krew w tej wadzie: przetrwały przewód tętniczy (2), odchodzące od aorty zstępującej duże kolaterale aortalno-płucne (MAPCA) o krętym przebiegu, z licznymi zwężeniami (3).

trywane w krew przez prawo- lub lewostronnie położony przewód tętniczy.

W atrezji zastawki pnia płucnego z VSD typ krążenia obocznego stanowi indywidualną niepowtarzalną cechę każdego pacjenta w zakresie liczebności, rozmiarów i drożności naczyń, rozwoju i przepływu krwi przez tętnice płucne oraz rodzaju połączeń pomiędzy prawdziwymi tętnicami płucnymi a naczyniami krążenia obocznego (ryc. 10.18).

Obraz kliniczny

Objawy kliniczne i przebieg naturalny wady zależą od anatomii i wielkości przepływu krwi przez płuca (tab. 10.31). Optymalny przebieg naturalny dotyczy dzieci ze zrównoważonym odaortalnym przepływem płucnym w stosunku do prawdziwego krążenia płucnego.

Metody diagnostyczne

Badania diagnostyczne wykonywane u pacjentów z atrezją zastawki pnia płucnego z VSD przedstawiono w tabeli 10.32.

Leczenie

Terapię rozpoczyna się bezpośrednio po urodzeniu od podania PGE1 w stałym wlewie dożylnym. PGE1 może przyczynić się do zwiększenia średnicy tętnic płucnych, co ułatwia wykonanie zespolenia systemowo-płucnego.

Leczenie chirurgiczne składa się z wielu etapów i zależy od anatomii wady. Rekonstrukcję drogi odpływu prawej komory bez zamykania VSD wykonuje się wtedy, gdy tętnice płucne nie są hipoplastyczne i zachowały anatomiczną ciągłość. Przy hipoplastycznych tętnicach płucnych przeprowadza się zespolenie systemowo-płucne. Wskazanie do **zabiegu paliatywnego** (zespolenie systemowo-płucne klasyczne, modyfikowane wstawką z Gore-Tex lub centralne) stanowi narastająca sinica i niedostateczny przepływ krwi przez płuca.

W sytuacji, gdy występują liczne kolaterale aortalno-płucne, można zastosować **unifokalizację**. Polega ona na wykonaniu wielu zabiegów obejmujących przywrócenie prawidłowego przepływu płucnego przez segmentowe i płatowe tętnice płucne oraz utworzeniu jednego centralnego przepływu płucnego, który umożliwia wewnątrzsercową korekcję wady. W niektórych przypadkach krążenie odaortalne jest korzystniejsze niż rekonstrukcja przepływu przez prawdziwe tętnice płucne, co należy uwzględnić przed podjęciem decyzji o leczeniu chirurgicznym.

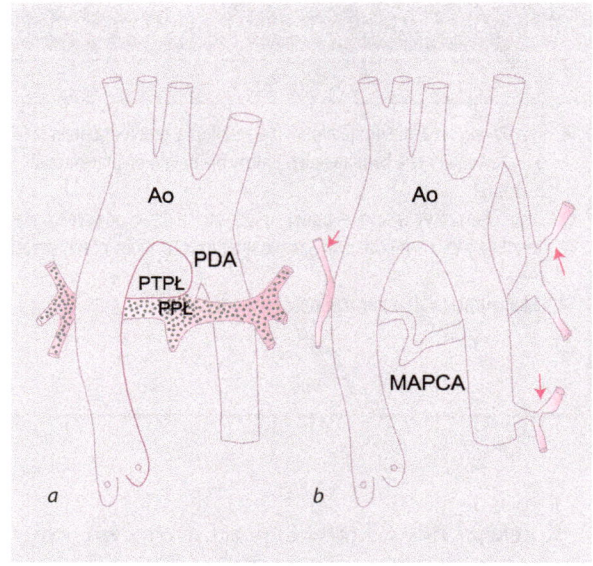

Rycina 10.18. Schemat źródeł zaopatrzenia w krew krążenia płucnego w atrezji zastawki pnia płucnego z ubytkiem przegrody międzykomorowej: (a) w atrezji wyłącznie zastawki tętnicy płucnej, przy zachowanym pniu płucnym (PPŁ) z jego rozgałęzieniami, źródłem krwi dla łożyska płucnego jest przetrwały przewód tętniczy (PDA); (b) w atrezji zarówno zastawki płucnej, jak i pnia płucnego, łącznie z jego rozgałęzieniami, krew do łożyska płucnego jest dostarczana przez duże kolaterale aortalno-płucne (main aorto-pulmonary collateral arteries = MAPCA), odchodzące od aorty (Ao) i zwężone w miejscu ich wnikania w tkankę płucną. Zakropkowane łożysko płucne o niskim oporze naczyniowym. Miejsce zwężenia kolaterali aortalno-płucnych wskazują strzałki.

Tabela 10.31. Objawy kliniczne oraz anatomia i wielkość przepływu płucnego u dzieci z atrezją zastawki pnia płucnego z ubytkiem przegrody międzykomorowej

WIELKOŚĆ PRZEPŁYWU PŁUCNEGO	OBJAWY KLINICZNE
Skrajnie zmniejszony (hipoplazja tętnic płucnych u noworodków – przewodozależne krążenie płucne)	■ Zamykanie się przewodu tętniczego powoduje zagrażające życiu niedotlenienie ■ Może prowadzić do zgonu
Zmniejszony	■ Objawy jak w tetralogii Fallota (patrz str. 397)
Zwiększony (łożysko płucne zaopatrywane zarówno przez drożny przewód tętniczy, jak i dobrze rozwinięte krążenie odaortalne)	■ Objawy niewydolności serca ■ Niedokrwienie mięśnia sercowego (niedostateczny przepływ wieńcowy – „ucieczka" krwi z aorty do płuc) ■ Krwotoki płucne (pękanie kolaterali do drzewa oskrzelowego, zagrażające zgonem u młodzieży i młodych dorosłych) ■ Nawracające infekcje dróg oddechowych

Ostatecznym celem leczenia chirurgicznego jest korekcja wady z udziałem hemodynamicznym obu komór serca, zamknięciem VSD, rekonstrukcją połączenia prawej komory z pniem płucnym, obniżeniem ciśnienia w prawej komorze i zminimalizowaniem odaortalnego krążenia obocznego.

▸ Rokowanie

Odległe wyniki leczenia są znacznie gorsze niż po korekcji TOF. Częściej konieczna jest reoperacja i wymiana graftu płucnego z powodu zwężenia lub zwapnienia. U niektórych chorych jedyną opcję stanowi etapowe leczenie paliatywne jak w pojedynczej komorze (operacja typu Fontana).

Tabela 10.32. Badania diagnostyczne wykonywane u pacjentów z atrezją tętnicy płucnej z ubytkiem przegrody międzykomorowej	
RODZAJ BADANIA	OPIS
Badanie EKG	■ Prawogram, powiększenie prawego przedsionka i prawej komory ■ Cechy przerostu obu komór lub tylko lewej komory – przy zwiększonym przepływie płucnym
RTG klatki piersiowej	■ Przepływ płucny zwiększony lub zmniejszony ■ W miejscu pnia płucnego widoczne jest wcięcie ■ Sylwetka serca ma kształt buta ■ Nieprawidłowy, siateczkowy rysunek naczyniowy płuc wskazuje na krążenie oboczne
Badanie echokardiograficzne	■ Ocena anatomii wewnątrzsercowej, połączenia między prawą a lewą tętnicą płucną, dopływu krwi do łożyska płucnego, określenie położenia i drożności przewodu tętniczego ■ Uwidocznienie pnia płucnego, prawej i lewej tętnicy płucnej oraz określenie obecności kolaterali może być bardzo trudne
Cewnikowanie serca i badanie angiograficzne	■ Ocena anatomii i pomiary pnia płucnego oraz prawej i lewej tętnicy płucnej, ocena charakteru przepływu płucnego, analiza podwójnego ukrwienia płuc, określenie rodzaju połączeń z prawdziwymi tętnicami płucnymi ■ Pomiary ciśnienia w tętnicach płucnych (jest zazwyczaj niskie, może być jednak podwyższone lub wysokie w nadciśnieniu płucnym) ■ Możliwość interwencyjnego przezcewnikowego zamykania niektórych anastomoz krążenia obocznego sprężynkami wewnątrznaczyniowymi lub wykonania angioplastyki balonowej zwężeń obwodowych gałęzi tętnicy płucnej

10.5.18

Atrezja zastawki pnia płucnego bez ubytku przegrody międzykomorowej

łac. *atresia ostii arteriosi sine defectus saepti interventriculorum*
ang. pulmonary valve atresia with intact ventricular septum

Niedrożność drogi odpływu prawej komory z różnego stopnia hipoplazją prawej komory i zastawki trójdzielnej (ryc. 10.19). Nie ma VSD. Stanowi ok. 1–3% wszystkich wrodzonych wad serca.

▸ Patomorfologia

Płatki zastawki pnia płucnego są zrośnięte i tworzą błonę, w której w większości przypadków można wyróżnić zarośnięte spoidła i trzy płatki. Pierścień zastawki i pień płucny zazwyczaj są wykształcone, ale mniejsze niż prawidłowe. Jama prawej komory może być różnej wielkości (bardzo mała lub powiększona).

W warunkach prawidłowych prawa komora składa się z trzech części – napływowej z aparatem zastawki trójdzielnej, beleczkowej w okolicy mięśni brodawkowatych i odpływowej pod zastawką pnia płucnego. W atrezji zastawki pnia płucnego może być dwuczęściowa (części napływowa i odpływowa) lub jedno-

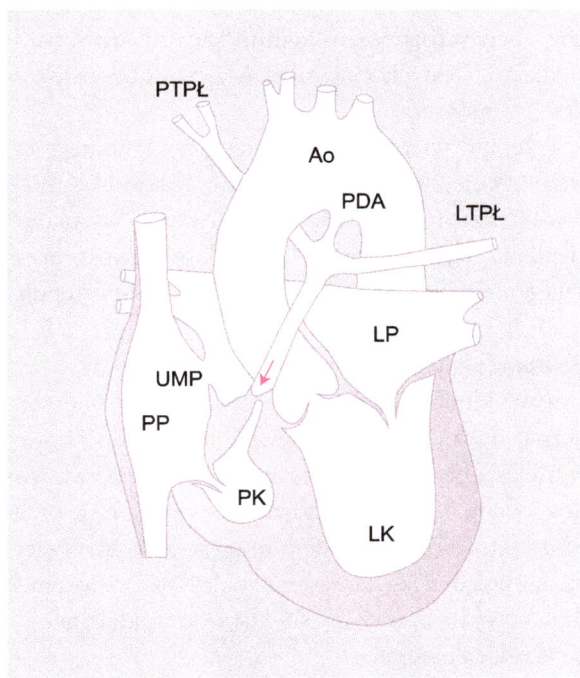

Rycina 10.19. Schemat atrezji zastawki pnia płucnego bez ubytku przegrody międzykomorowej z hipoplastyczną prawą komorą (PK) oraz ubytkiem przegrody międzyprzedsionkowej (UMP) i przetrwałym przewodem tętniczym (PDA) jako jedynym źródłem zaopatrzenia krążenia płucnego w krew. Miejsce atrezji zastawki płucnej wskazuje strzałka.

częściowa (część napływowa). Małej jednoczęściowej prawej komorze zawsze towarzyszy hipoplastyczna znacznie zwężona zastawka trójdzielna. Natomiast przy powiększeniu prawej komory występuje znaczna niedomykalność zastawki trójdzielnej.

W połowie przypadków wady stwierdza się komunikację między prawą komorą a tętnicami wieńcowymi przez tzw. **sinusoidy**, tj. połączenia tętniczo-żylne. Przepływ krwi w tętnicach wieńcowych w skurczu może być wsteczny (tzn. w kierunku aorty) lub dwukierunkowy. Sinusoidy umożliwiają odpływ krwi z prawej komory przy niedrożności zastawki pnia płucnego. Są szczególnie dobrze rozwinięte w małej nadciśnieniowej prawej komorze.

Wielkość prawego przedsionka zależy od stopnia niedomykalności zastawki trójdzielnej i przecieku na poziomie przegrody międzyprzedsionkowej przez drożny otwór owalny lub ubytek typu *ostium secundum*.

Zaburzenia hemodynamiczne

U noworodków jest to wada przewodozależna, w której przepływ płucny utrzymuje się dzięki lewo-prawemu przeciekowi przez przewód tętniczy. Jego zamykanie się powoduje spadek saturacji krwi tętniczej. Pogorszenie stanu dziecka może być też związane ze zbyt małym rozmiarem komunikacji między przedsionkami (restrykcyjny ubytek przegrody międzyprzedsionkowej).

Przepływ wieńcowy w mięśniu prawej komory zawsze jest nieprawidłowy (obecność sinusoid i zmniejszenie przepływu wieńcowego wskutek wysokiego ciśnienia w jamie prawej komory). Stanowi to przyczynę niedokrwienia mięśnia sercowego i postępującego włóknienia wsierdzia.

Obraz kliniczny

Objawy kliniczne, takie jak sinica, kwasica metaboliczna, duszność aż do niewydolności oddechowej występują bezpośrednio po urodzeniu, wraz z czynnościowym lub anatomicznym zamykaniem się przewodu tętniczego. Badaniem przedmiotowym stwierdza się pojedynczy II ton serca i holosystoliczny szmer skurczowy niedomykalności zastawki trójdzielnej.

Przebieg naturalny

Nieleczona wada serca doprowadza do zgonu po zamknięciu się przewodu tętniczego.

Metody diagnostyczne

Badania diagnostyczne wykonywane u pacjentów z atrezją zastawki pnia płucnego bez VSD przedstawiono w tabeli 10.33.

Leczenie

Bezpośrednio po urodzeniu podanie PGE1 w stałym wlewie dożylnym oraz wyrównanie kwasicy i niedotlenienia. Terapię kontynuuje się do czasu wykonania atrioseptostomii balonowej lub leczenia chirurgicznego.

Leczenie chirurgiczne polega na wykonaniu zespolenia systemowo-płucnego lub odtworzeniu bezpośredniej komunikacji między prawą komorą a tętnicą

Tabela 10.33. Badania diagnostyczne wykonywane u pacjentów z atrezją tętnicy płucnej bez ubytku przegrody międzykomorowej

RODZAJ BADANIA	OPIS
Badanie EKG	■ Spiczasty załamek P o zwiększonej amplitudzie ■ Zawsze stwierdza się przerost lub przewagę elektryczną lewej komory
RTG klatki piersiowej	■ Przepływ płucny prawidłowy lub zmniejszony ■ Sylwetka serca może być prawidłowa lub powiększona, zależnie od wielkości prawej komory ■ Prawy przedsionek jest zawsze powiększony
Badanie echokardiograficzne	■ Ocena wielkości komór i przedsionków, komunikacji na poziomie przegrody międzyprzedsionkowej, anatomii zastawki płucnej, drogi odpływu prawej komory oraz wielkości pierścienia, pnia i proksymalnych odcinków prawej i lewej tętnicy płucnej ■ Ocena przepływu przez przewód tętniczy, prawo-lewego przecieku na poziomie przedsionków i niedomykalności zastawki trójdzielnej
Cewnikowanie serca i badanie angiograficzne	■ Stwierdza się wysokie ciśnienie w prawym przedsionku i prawej komorze oraz podwyższone ciśnienie końcowo-rozkurczowe (równe ciśnieniu w prawym przedsionku) ■ Utlenowanie krwi tętniczej i żylnej może być znacznie obniżone ■ Ocena obecności sinusoid, wielkości prawej komory i odległości między pniem płucnym a prawą komorą ■ Ocena anatomii tętnic wieńcowych ■ Możliwość wykonania zabiegu Rashkinda

płucną (walwulotomia, łata przezpierścieniowa na drodze odpływu prawej komory, czasem łącznie z zespoleniem systemowo-płucnym). Jeżeli rozwinięte są trzy składowe prawej komory, można podjąć ryzyko przeprowadzenia korekcji w okresie noworodkowym. Zwłaszcza u dzieci z dobrze wykształconą prawą komorą i zastawką trójdzielną bez znacznych zaburzeń ich czynności, pod warunkiem że przepływ wieńcowy nie zależy od istnienia sinusoid między prawą komorą a naczyniami wieńcowymi. Jeśli zmiany anatomiczne i zaburzenia hemodynamiczne są zaawansowane lub występują sinusoidy, poleca się postępowanie jak w pojedynczej komorze (operacja typu Fontana).

10.5.19

Wspólny pień tętniczy

łac. *truncus arteriosus communis*
ang. persistent truncus arteriosus

Charakteryzuje się jednym naczyniem tętniczym, wychodzącym z serca, od którego odchodzą tętnice wieńcowe, płucne i systemowe (ryc. 10.20). Stanowi 1–4% wrodzonych wad serca. Może występować jako wada izolowana lub współistnieć z innymi anomaliami, szczególnie często z mikrodelecją 22q11.2.

▲ Patomorfologia

Wyróżnia się cztery typy anatomiczne wady:

- typ I – od wspólnego pnia odchodzi krótki pień płucny, a od niego prawa i lewa tętnica płucna,
- typ II – brak pnia płucnego, prawa i lewa tętnica płucna odchodzą osobno bezpośrednio od wspólnego pnia na tym samym poziomie,
- typ III – brak pnia płucnego, osobne odejście prawej i lewej tętnicy płucnej bezpośrednio od wspólnego pnia na różnej wysokości,
- typ IV – brak pnia płucnego, tętnice płucne zaopatrywane są w krew przez przewód tętniczy lub przez naczynia odchodzące od aorty zstępującej – według obecnie stosowanej klasyfikacji wad serca ten rodzaj zmian określa się jako atrezja zastawki pnia płucnego z VSD (patrz str. 399) (inna nazwa, obecnie nierekomendowana to rzekomy wspólny pień tętniczy – pseudotruncus arteriosus).

Wspólny pień tętniczy odchodzi od serca najczęściej nad VSD w pozycji jeźdźca, a ubytek przegrody międzykomorowej osiąga duże rozmiary wskutek braku lub hipoplazji przegrody stożka. Zastawka wspólnego pnia jest nieprawidłowa, często czteropłatkowa, rzadziej dwupłatkowa, sporadycznie jednopłatkowa. Zwykle istnieje różnego stopnia niedomykalność zastawki wspólnego pnia spowodowana wypadaniem płatków lub anomaliami spoideł i płatków.

Istotne znaczenie dla chirurga mają anomalie odejścia i przebiegu tętnic wieńcowych i układu przewodzącego serca.

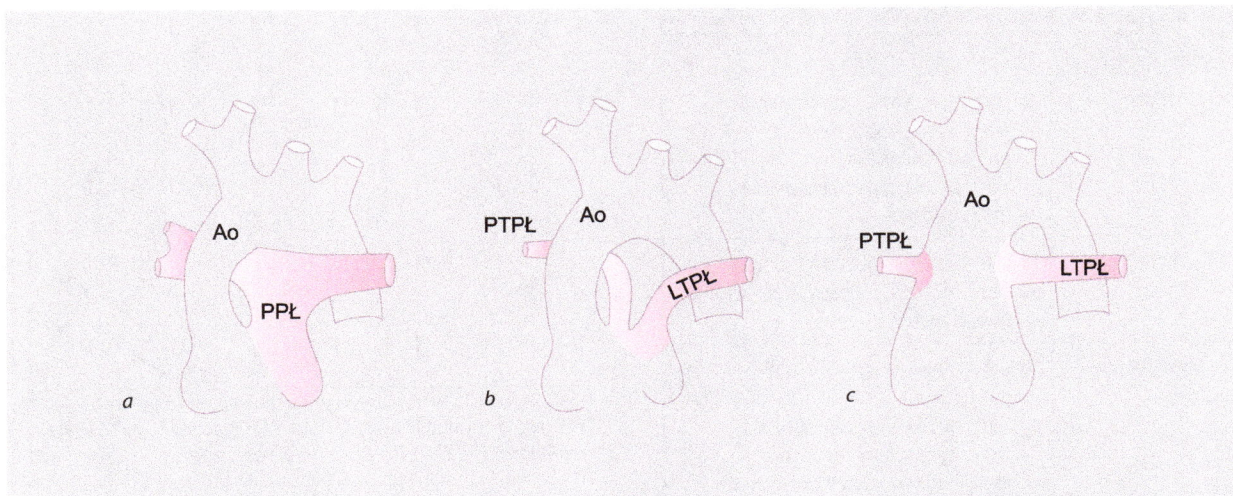

Rycina 10.20. Schemat najczęściej występujących postaci wspólnego pnia tętniczego: (*a*) typ I – wspólne odejście aorty (Ao) i pnia płucnego (PPŁ) od jednego pnia tętniczego; (*b*) typ II – brak pnia płucnego, bezpośrednie, ale blisko siebie położone odejście prawej (PTPŁ) i lewej tętnicy płucnej (LTPŁ) od tylnej części wspólnego pnia tętniczego; (*c*) typ III – tętnica płucna prawa (PTPŁ) i lewa (LTPŁ) odchodzą osobno od bocznych powierzchni wspólnego pnia tętniczego.

Zaburzenia hemodynamiczne

Krew żylna miesza się z tętniczą na poziomie VSD. Zwiększony przepływ płucny po fizjologicznym spadku oporu płucnego jest przyczyną niewydolności serca występującej już w najwcześniejszym okresie życia. Szybko rozwija się postępujące nadciśnienie płucne, do choroby naczyniowej płuc włącznie. Stanowi ona przeciwwskazanie do leczenia chirurgicznego nawet u młodych niemowląt.

Obraz kliniczny

Objawy kliniczne zmieniają się wraz z wiekiem, w zależności od oporu naczyniowego płuc. Już w okresie noworodkowym występuje niewydolność serca i różnie nasilona sinica. Badaniem przedmiotowym stwierdza się tętnienie okolicy przedsercowej, wysoką amplitudę tętna I i zwykle pojedynczy II ton nad tętnicą płucną. Charakterystyczny jest głośny szmer skurczowo-rozkurczowy. Ucisk wspólnego pnia na oskrzela może powodować niewydolność oddechową.

Przebieg naturalny

W nieleczonej wadzie serca postępująca niewydolność serca i nadciśnienie płucne doprowadzają do zgonu.

Metody diagnostyczne

Badania diagnostyczne wykonywane u pacjentów ze wspólnym pniem tętniczym przedstawiono w tabeli 10.34.

Tabela 10.34. Badania diagnostyczne wykonywane u pacjentów ze wspólnym pniem tętniczym

RODZAJ BADANIA	OPIS
Badanie EKG	■ Normogram lub niewielki prawogram, przerost jednej lub obu komór ■ Często stwierdza się zmiany odcinka ST-T wskazujące na niedokrwienie warstwy podwsierdziowej
RTG klatki piersiowej	■ Powiększona sylwetka serca ■ Cechy zwiększonego przepływu płucnego i zastoju żylnego
Badanie echokardiograficzne	■ Ocena anatomii wady: wielkości VSD, odejścia pnia tętniczego i tętnic płucnych, budowy łuku aorty oraz budowy i funkcji zastawki wspólnego pnia tętniczego, a także identyfikacja odejścia tętnic wieńcowych
Cewnikowanie serca i badanie angiograficzne	■ Wykonywane wtedy, gdy w badaniu echokardiograficznym niemożliwa jest identyfikacja wszystkich elementów wady

Leczenie

Leczenie chirurgiczne polega na wykonaniu wczesnej całkowitej korekcji wady w krążeniu pozaustrojowym. Zamyka się VSD oraz odcina się tętnice płucne od wspólnego pnia i łączy je z prawą komorą protezą zastawkową.

Rokowanie

Bezpośrednie wyniki operacji są dobre, ale w przypadku korekcji przeprowadzonej u niemowlęcia konieczna jest wymiana protezy zastawkowej w późniejszym okresie życia.

10.5.20

Anomalia Ebsteina

łac. *anomalia Ebstein*

ang. Ebstein anomaly

Przemieszczenie części pierścienia zastawki trójdzielnej do jamy prawej komory z nieprawidłowym przyczepem i morfologią płatków tej zastawki (ryc. 10.21).

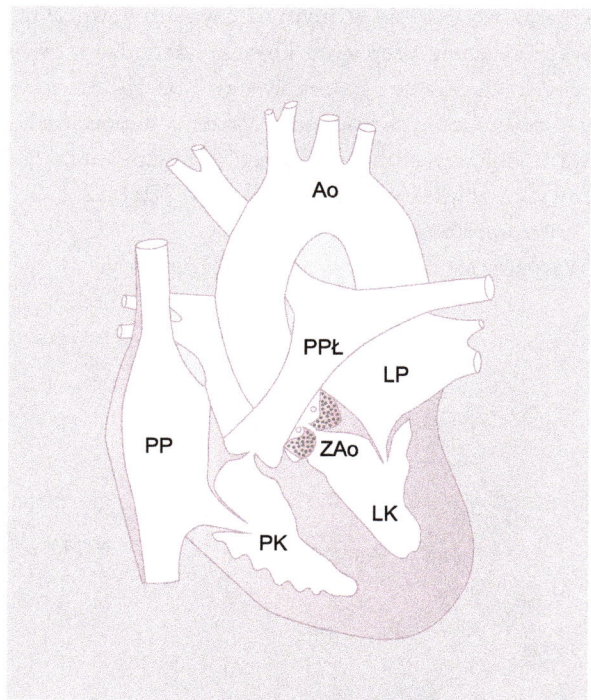

Rycina 10.21. Schemat nieprawidłowej budowy zastawki trójdzielnej w anomalii Ebsteina. Tylny (1) i przegrodowy (2) płatek zastawki trójdzielnej odchodzą od wsierdzia wolnej ściany w jamie prawej komory (PK) poniżej pierścienia tej zastawki (PZT). Powoduje to utworzenie w obrębie prawej komory obszaru leżącego w komorze, ale równocześnie nad zastawką trójdzielną. Obszar ten, należący czynnościowo do prawego przedsionka (atrializowana część prawej komory), na schemacie zakreskowano, a płatki zastawki trójdzielnej zakropkowano.

Patomorfologia

Prawidłowa zastawka trójdzielna ma 3 płatki: tylny, przegrodowy i przedni. W anomalii Ebsteina płatek przegrodowy i tylny są dysplastyczne i przemieszczone w kierunku koniuszka prawej komory. Duży przedni płatek w kształcie żagla przyczepia się między napływową i beleczkową częścią prawej komory. Prawy przedsionek jest znacznie powiększony.

Przemieszczenie zastawki trójdzielnej dzieli prawą komorę na dwie części – cienkościenną napływową (atrializowana część prawej komory) i odpływową (właściwa prawa komora). Zawsze współistnieje drożny otwór owalny lub ubytek przegrody międzyprzedsionkowej.

Zaburzenia hemodynamiczne

Na zaburzenia hemodynamiczne wpływa wiele czynników: stopień niedomykalności zastawki trójdzielnej, stopień dysfunkcji prawej i lewej komory, znaczne powiększenie prawego przedsionka, prawo-lewy przepływ krwi przez otwór owalny lub ubytek przegrody międzyprzedsionkowej, zmniejszony napływ krwi do tętnicy płucnej, dodatkowe drogi przewodzenia (tachyarytmie przedsionkowo-komorowe) oraz migotanie lub trzepotanie przedsionków.

Obraz kliniczny

Objawy kliniczne w ciężkiej postaci wady mogą wystąpić w okresie noworodkowym i niemowlęcym pod postacią sinicy i niewydolności serca. W późniejszym okresie życia oprócz różnie nasilonej sinicy najczęstszymi objawami są duszność, upośledzenie tolerancji wysiłku i zaburzenia rytmu serca.

W badaniu przedmiotowym charakterystyczny objaw stanowią nieprawidłowe tony serca. I ton serca jest szeroko rozdwojony z powodu opóźnionego zamykania zastawki trójdzielnej, a rozdwojenie II tonu wynika z opóźnionego zamykania zastawki pnia płucnego. Słychać też dodatkowe tony III i IV, co imituje rytm cwałowy. Szmer skurczowy holosystoliczny wzdłuż lewej linii mostkowej i powiększenie wątroby stanowią konsekwencję znacznej niedomykalności zastawki trójdzielnej.

Przebieg naturalny

Anomalia Ebsteina jest wadą o różnorodnym przebiegu naturalnym – od skrajnie ciężkiego już w okresie prenatalnym do skąpoobjawowego w wieku dojrzałym.

Metody diagnostyczne

Badania diagnostyczne u pacjentów z anomalią Ebsteina przedstawiono w tabeli 10.35.

Leczenie

1 Leczenie farmakologiczne i niefarmakologiczne

U noworodków ze zmniejszonym przepływem płucnym może być wskazana prostaglandyna E1. Niektórzy chorzy wymagają farmakoterapii zaburzeń rytmu serca. W przypadku nawracających częstoskurczów nadkomorowych wykonuje się badanie elektrofizjologiczne i ablację prądem o częstotliwości radiowej.

2 Leczenie chirurgiczne

Wskazania do leczenia chirurgicznego to:

- postępująca niewydolność serca (klasa III i IV według NYHA),
- kardiomegalia (wskaźnik sercowo-piersiowy > 0,65),

Tabela 10.35. Badania diagnostyczne wykonywane u pacjentów z anomalią Ebsteina

RODZAJ BADANIA	OPIS
Badanie EKG	- Wydłużenie odstępu PQ - Amplituda spiczastych załamków P wyższa od zespołów QRS - Prawogram - Całkowity blok prawej odnogi pęczka Hisa - Cechy zespołu WPW (u 25% dzieci) o typie bloku lewej odnogi pęczka Hisa - Zaburzenia rytmu serca (częstoskurcz nadkomorowy, migotanie lub trzepotanie przedsionków, częstoskurcz komorowy, różnego stopnia bloki serca)
RTG klatki piersiowej	- Sylwetka serca prawidłowa lub znacznie powiększona (cor bovinum) zależnie od stopnia przemieszczenia zastawki trójdzielnej - Zmniejszony przepływ płucny
Badanie echokardiograficzne	- Ocena przemieszczenia płatka przegrodowego, duży i wydłużony płatek przedni, poszerzenie pierścienia zastawki trójdzielnej, ocena odległości między przyczepem płatka przegrodowego zastawki trójdzielnej a przyczepem płatka przedniego zastawki dwudzielnej - Ocena przepływu przez ubytek przegrody międzyprzedsionkowej lub drożny otwór owalny - Ocena funkcji lewej komory
Cewnikowanie serca i badanie angiograficzne	- Wskazane tylko w wadach współistniejących - Ryzyko prowokacji zaburzeń rytmu serca

■ znaczna sinica (saturacja krwi tętniczej < 80%, hemoglobina >16 g%),

■ częstoskurcze z udziałem drogi dodatkowej nawracające mimo leczenia farmakologicznego,

■ zatory paradoksalne.

Metody leczenia operacyjnego:

■ plastyka zastawki trójdzielnej,

■ wymiana zastawki trójdzielnej (bioproteza, zastawka mechaniczna),

■ plikacja atrializowanej części prawej komory,

■ operacja Fontana – u pacjentów ze znacznym niedorozwojem prawej komory.

Rokowanie

Większość pacjentów po operacji ma zadowalającą wydolność fizyczną. Problemy w odległym okresie pooperacyjnym stanowią reoperacja niedomykalności zastawki trójdzielnej, wymiana bioprotezy lub zastawki mechanicznej, zaburzenia rytmu serca i blok całkowity serca (u 25% pacjentów po wymianie zastawki).

10.5.21
Wrodzone wady zastawki dwudzielnej

Zwężenie zastawki dwudzielnej
łac. *stenosis ostii venosi sinistri*
ang. mitral valve stenosis

Wrodzone zwężenie zastawki dwudzielnej występuje u dzieci bardzo rzadko. Izolowana postać odpowiada za 0,5% wszystkich wrodzonych wad serca. Wada może dotyczyć płatków zastawki, nici ścięgnistych lub mięśni brodawkowatych (zastawka spadochronowa). Najczęściej współistnieje z innymi anomaliami lewego serca – zwężeniem zastawki aorty czy koarktacją aorty. Stanowi też część składową HLHS.

W niektórych postaciach anatomicznych leczenie może polegać na plastyce chirurgicznej zastawki. Dąży się do wykonywania zabiegów naprawczych, ale wszczepienie sztucznej zastawki u dzieci jest skomplikowane z powodu małej średnicy pierścienia i łączy się z koniecznością kolejnych reoperacji w celu wymiany zastawki w miarę wzrostu pacjenta. Po zabiegu wszczepienia sztucznej zastawki należy stale podawać antykoagulanty.

Niedomykalność zastawki dwudzielnej
łac. *insufficientia valvae mitralis*
ang. mitral valve insufficiency

Wrodzona niedomykalność zastawki dwudzielnej najczęściej współistnieje z innymi anomaliami – AVSD, nieprawidłowym odejściem lewej tętnicy wieńcowej od tętnicy płucnej, rozstrzenią lewej komory (o różnej etiologii) czy zespołem Marfana. Wrodzona izolowana niedomykalność zastawki mitralnej stanowi mniej niż 0,5% wrodzonych wad serca. Niedomykalność zwykle spowodowana jest poszerzeniem pierścienia zastawki i brakiem koaptacji płatków. W AVSD wynika natomiast z anomalii budowy płatków.

Najczęściej dominują objawy wady zasadniczej, a jej leczenie powoduje zmniejszenie pierścienia zastawki i ustąpienie lub redukcję niedomykalności. Czasem konieczna jest jednak chirurgiczna plastyka zastawki mitralnej lub jej wymiana na sztuczną.

Wypadanie płatka (prolaps) zastawki dwudzielnej
łac. *prolapsus cuspis valvulae mitralis*
ang. mitral valve prolapse (MVP)

Najczęstsza izolowana patologia zastawki dwudzielnej, opisywana u 1–3% populacji. Części płatka lub obu płatków zastawki dwudzielnej przemieszczają się w trakcie skurczu do lewego przedsionka. Powody wypadania to nadmierna wiotkość płatków, w których doszło do rozerwania włókien kolagenowych i nagromadzenia kwaśnych mukopolisacharydów, a także zmiany destrukcyjne strun ścięgnistych.

Rozpoznanie tej anomalii na podstawie osłuchiwania czasem może być trudne, ponieważ objawy są zmienne. Typowo stwierdza się klik śródskurczowy i szmer późnoskurczowy. Klik może nasilać się po położeniu pacjenta na lewym lub prawym boku.

U osób z tą anomalią występują omdlenia i stany przedomdleniowe, niecharakterystyczne bóle w klatce piersiowej, nadmierna pobudliwość emocjonalna czy zaburzenia rytmu serca.

Zapis EKG może być prawidłowy lub stwierdza się zaburzenia okresu repolaryzacji nad lewą komorą (spłaszczenie lub odwrócenie załamków T). Dyspersja czasu repolaryzacji (QTd) $\geqslant$ 50 ms zwiększa ryzyko wystąpienia częstoskurczu komorowego.

Podstawowe badanie w diagnostyce prolapsu zastawki mitralnej to echokardiografia. Wypadanie może przebiegać z obecnością lub brakiem fali wstecznej do lewego przedsionka. W klasycznej postaci oprócz przemieszczenia się o ponad 2 mm płatków zastawki do lewego przedsionka stwierdza się pogrubienie przedniego płatka > 5 mm.

Rokowanie w dzieciństwie jest dobre. Konieczność wykonania zabiegu kardiochirurgicznego występuje rzadko. Objawy wzmożonego napięcia układu adrenergicznego można łagodzić preparatami magnezu, ew. β-blokerami.

Wanda Kawalec

10.6 *Anna Turska-Kmieć, Lidia Ziółkowska*

NIEWYDOLNOŚĆ SERCA

łac. *insufficientia circulatoria*
ang. heart failure

Definicja

Niewydolność serca (NS) występuje wtedy, gdy rzut serca jest niewystarczający dla zaspokojenia potrzeb metabolicznych ustroju. Parametry określające pracę mięśnia sercowego małego dziecka znajdują się na szczycie krzywej Franka–Starlinga, dlatego u noworodka i niemowlęcia łatwo dochodzi do pojawienia się objawów niewydolności serca. Ponieważ serce ma stałą pojemność wyrzutową, zwiększenie jego rzutu odbywa się głównie kosztem przyspieszenia częstości pracy, a nie wzrostu siły skurczu. Niski opór obwodowy i słabsza reakcja niedojrzałych receptorów na katecholaminy to dodatkowe czynniki, które powodują, że na spadek objętości krwi krążącej dziecko reaguje przede wszystkim przyspieszeniem częstości pracy serca.

Z wiekiem zwalnia się częstość pracy serca, wzrasta podatność komór, rośnie pojemność minutowa i dojrzewa unerwienie współczulne.

Epidemiologia

U dzieci nieznana.

Etiologia i patogeneza

Przyczyny niewydolności serca są różne w zależności od wieku dziecka (tab. 10.36 i 10.37).

U pacjentów pediatrycznych z patologią układu sercowo-naczyniowego występują różne typy krążenia, odmienne rodzaje dysfunkcji lub przeciążenia pracy serca:

- krążenie dwukomorowe z dysfunkcją skurczową (uszkodzenie mięśnia sercowego) lub rozkurczową (np. kardiomiopatia restrykcyjna),
- krążenie dwukomorowe z przeciążeniem objętościowym (np. niedomykalność zastawek) lub ciśnieniowym (zwężenie dróg odpływu komór, nadciśnienie płucne lub systemowe),
- krążenie z systemową prawą komorą (skorygowane przełożenie wielkich pni tętniczych), krążenie jednokomorowe (hemodynamicznie lub anatomicznie pojedyncza komora).

Obraz kliniczny

Niewydolność serca (NS) u dzieci może być ostra lub przewlekła, z wysokim lub niskim rzutem serca, z szybką lub wolną częstością rytmu serca, skurczowa lub rozkurczowa. Typowe objawy to przyspieszenie oddechów, tachykardia oraz powiększenie serca i wątroby (u niemowląt również powiększenie śledziony). Osłuchiwaniem serca, poza typowymi zmianami dla współistniejącej patologii, stwierdza się dodatkowe tony rozkurczowe (III, IV).

Stopień nasilenia objawów klinicznych w NS u dzieci można oceniać w 4-klasowej **skali Rossa**, a u młodzieży i dorosłych według 4-klasowej **skali NYHA** (tab. 10.38).

Metody diagnostyczne

Badanie radiologiczne klatki piersiowej niemal zawsze jest nieprawidłowe. Wykazuje powiększenie sylwetki serca, cechy zastoju lub obrzęku płuc, płyn w opłucnej, czasem ogniska niedodmy w płucach. **Badanie echokardiograficzne** ma zasadnicze znaczenie dla rozpoznania patologii serca będącej przyczyną niewydolności. Pozwala też na ocenę funkcji mięśnia sercowego czy obecności płynu w worku osierdziowym lub narośli bakteryjnych. Seryjne oznaczanie **stężenia peptydu natriuretycznego NT-proBNP** w surowicy krwi może pomóc w ocenie dynamiki niewydolności serca i skuteczności zastosowanego leczenia.

Leczenie

Leczenie niewydolności serca u małego dziecka zależy od patomechanizmu, stopnia zaawansowania oraz ostrego lub przewlekłego przebiegu choroby.

W kardiologii pediatrycznej nie opracowano jak dotąd ujednoliconych standardów leczenia przewlekłej niewydolności serca popartych wiarygodnymi dowodami klinicznej skuteczności terapii. Wykorzystywane są rekomendacje dla dorosłych. Jednak zale-

Tabela 10.36. Przyczyny niewydolności serca u dzieci w zależności od wieku

WIEK	PRZYCZYNA
Płód	■ Niewydolność serca z ryzykiem zgonu wewnątrzmacicznego – całkowity blok przedsionkowo-komorowy (nieimmunologiczny obrzęk płodu), krytyczne zwężenie zastawki aorty, tachyarytmie (trzepotanie przedsionków, częstoskurcz nadkomorowy)
Noworodek	■ W okresie okołoporodowym zaburzenia termoregulacji i metaboliczne (hipoglikemia, hipotermia, hipokalcemia, hipomagnezemia, kwasica znacznego stopnia, niedotlenienie okołoporodowe), znaczna utrata krwi (łożysko przodujące, przedwczesne oddzielenie łożyska), przejściowe niedokrwienie mięśnia sercowego wtórnie do niewydolności oddechowej (zespół aspiracji smółki, zespół błon szklistych, przetoka tchawiczo-przełykowa, odma opłucnowa, przepuklina przeponowa) ■ Przetrwałe nadciśnienie płucne, tachyarytmie, całkowity blok przedsionkowo-komorowy, uogólnione zakażenie, istotny hemodynamicznie przewód tętniczy u wcześniaka, krytyczne wrodzone wady serca (wady przewodozależne, TAPVD)
Niemowlę	■ Przeciekowe wady wrodzone serca (objawy niewydolności serca mogą pojawić się w 4.–8. tż. wraz z obniżeniem się oporu w krążeniu płucnym), koarktacja aorty, zespół Blanda–White'a–Garlanda (odejście lewej tętnicy wieńcowej od tętnicy płucnej), złożone wrodzone wady serca, zaburzenia rytmu serca
Niezależnie od wieku	■ Wrodzone wady serca przed leczeniem kardiochirurgicznym (paliatywnym, naprawczym) i po nim lub po przezskórnych zabiegach interwencyjnych, niewydolność oddechowa, procesy zapalne mięśnia sercowego, wsierdzia i osierdzia i ich następstwa, kardiomiopatie, utrwalone tachy-bradyarytmie, uszkodzenie mięśnia sercowego w przebiegu zatrucia toksynami//lekami (np. antracyklinami), choroby osierdzia, choroby układowe, guzy serca, mała objętość krwi krążącej, zawał mięśnia sercowego i choroby tętnic wieńcowych (choroba Kawasakiego, wrodzone wady tętnic wieńcowych, narkotyki), przetoki tętniczo-żylne

Tabela 10.37. Wady wrodzone serca, w których dominującym objawem u noworodka jest niewydolność serca

GRUPA WAD	WADY ZE ZWĘŻENIEM DROGI ODPŁYWU LEWEJ KOMORY	WADY Z MIESZANIEM SIĘ KRWI UTLENOWANEJ Z ODTLENOWANĄ NA RÓŻNYCH POZIOMACH	WADY Z PRZECIEKIEM LEWO-PRAWYM
Objawy	Niewydolność serca ± wstrząs kardiogenny	Niewydolność serca ± sinica	Niewydolność serca
Rodzaj wady	HLHS	TAPVD	Szeroki przewód tętniczy (wcześniak)
	CoA	Wspólny pień tętniczy	VSD lub AVSD (po obniżeniu oporu płucnego > 4.–6. tż.)
	IAA	Podwójny napływ do komory	
	Atrezja aorty	Podwójny odpływ z komory	Anomalie tętniczo-żylne

cenia te muszą być modyfikowane zgodnie z odmienną specyfiką przyczyn niewydolności u dzieci i młodzieży oraz z uwzględnieniem odmiennego dawkowania.

Leczenie opiera się na terapii farmakologicznej lub zabiegowej (kardiochirurgicznej, przezskórnej interwencyjnej, elektroterapii), która ma na celu jak najwcześniejsze usunięcie czynnika wywołującego niewydolność i przywrócenie prawidłowych warunków przepływów narządowych. Jeśli leczenie przyczynowe nie jest możliwe, stosuje się leczenie objawów niewydolności w zależności od patomechanizmu, stopnia jej zaawansowania i przebiegu.

Postępowanie u dzieci w **ostrej niewydolności serca jest wielokierunkowe**. Obejmuje odpowiednie ułożenie dziecka – kąt nachylenia 30° w stosunku do podło-

ża (głowa wyżej) w celu przemieszczenia trzewi do jamy brzusznej i niższego ustawienia przepony. Należy dążyć do utrzymania prawidłowej temperatury ciała, a tym samym do zmniejszenia do minimum wydatków energetycznych związanych z termogenezą (stosowanie dmuchawy, inkubatora, ogrzanych płynów infuzyjnych). **Żywienie** powinno być wysokoenergetyczne, z zastosowaniem restrykcji płynowych oraz zmniejszeniem podaży soli. **Tlenoterapia** zmniejsza domieszkę krwi żylnej (przeciek wewnątrzpłucny) i pomaga w uzyskaniu prawidłowego wysycenia tlenem krwi tętniczej. Można zwiększyć zawartość tlenu w mieszaninie oddechowej za pomocą maski, budki tlenowej lub w ostatecznych przypadkach wentylacji mechanicznej. Stosowanie tej ostatniej poprawia upowietrznienie płuc, zwiększa dostarczanie tlenu (moż-

Tabela 10.38. Skale stosowane w ocenie stopnia nasilenia objawów niewydolności serca u dzieci (zmodyfikowana skala Rossa) i młodzieży (skala NYHA)

SKALA ROSSA – DZIECI		SKALA NYHA – MŁODZIEŻ, DOROŚLI	
KLASA	OBJAWY NIEWYDOLNOŚCI SERCA	KLASA	OBJAWY NIEWYDOLNOŚCI SERCA
I	■ Bez objawów niewydolności serca	I	■ Bez objawów niewydolności serca w spoczynku i przy zwykłej aktywności fizycznej
II	■ Miernego stopnia przyspieszenie liczby oddechów lub pocenie się podczas jedzenia ■ Duszność podczas wysiłku u starszych dzieci ■ Bez zaburzeń rozwoju fizycznego	II	■ Objawy niewydolności serca podczas zwykłej aktywności fizycznej
III	■ Znacznego stopnia przyspieszenie liczby oddechów lub pocenie się podczas jedzenia ■ Dziecko zjada mniejsze porcje, wydłuża się czas posiłku ■ Obecne zaburzenia rozwoju fizycznego spowodowane niewydolnością serca ■ Znacznego stopnia duszność podczas wysiłku u starszych dzieci	III	■ Objawy niewydolności serca podczas mniejszej niż zwykła aktywności fizycznej
IV	■ Objawy niewydolności serca obecne w spoczynku: – Przyspieszenie liczby oddechów – Rzężenia nad polami płucnymi – Wciąganie międzyżebrzy – Pocenie się	IV	■ Objawy niewydolności serca w spoczynku ■ Każdy wysiłek nasila objawy niewydolności serca

liwość podawania 100% tlenu w mieszaninie oddechowej) i zmniejsza wysiłek oddechowy. Nie należy zapominać o zmniejszeniu zapotrzebowania na tlen poprzez odpowiednią sedację. Ostra niewydolność serca przebiegająca ze spadkiem ciśnienia tętniczego zwykle wymaga wypełnienia łożyska naczyniowego.

Leczenie farmakologiczne ciężkiej niewydolności serca z objawami zastoju w krążeniu płucnym i hipoperfuzji obwodowej polega na wlewach dożylnych małych dawek dopaminy w celu poprawy przepływu nerkowego, wlewie dożylnym nienaparstnicowych leków o dodatnim działaniu inotropowym, takich jak aminy katecholowe (dobutamina) lub inhibitory fosfodiesterazy III (np. milrinon – działanie inotropowo dodatnie i naczyniorozszerzające).

Doświadczenia w stosowaniu nowych leków: lewozymendanu (lek inotropowo dodatni, którego mechanizm działania polega na wiązaniu się z troponiną sercową C, co zwiększa wrażliwość białek kurczliwych na jony wapnia) i rekombinowanego peptydu natriuretycznego BNP (nesyrytyd) u dzieci w niewydolności serca przebiegającej z ostrą dekompensacją są skąpe.

Leczenie **przewlekłej niewydolności serca** u dzieci jest oparte przede wszystkim na zmniejszeniu aktywności nadmiernie pobudzonych kompensacyjnych układów neurohumoralnych, modyfikacji obciążeń (wstępnego lub następczego), poprawie kurczliwości oraz normalizacji częstości rytmu serca i sekwencji pobudzenia. W leczeniu farmakologicznym uwzględnia się inhibitory konwertazy angiotensyny II (ACEI, leki naczyniorozszerzające, leki pierwszego rzutu), diuretyki (przy objawach retencji płynów), spironolakton (przeciwdziała hiperaldosteronizmowi i przebudowie serca) oraz małe dawki β-blokerów (hamowanie nadmiernej aktywności adrenergicznej). Digoksyna w niewielkich dawkach modyfikuje niekorzystne kompensacyjne mechanizmy neurohumoralne i dlatego może być stosowana jako uzupełnienie leczenia u chorych z rytmem zatokowym i objawową niewydolnością serca spowodowaną dysfunkcją skurczową komór.

Na szczególną uwagę zasługuje postępowanie z noworodkiem z szybko narastającą niewydolnością serca połączoną z mieszaną kwasicą i sinicą, sugerującą występowanie wady serca przewodozależnej. U takiego dziecka powinno się włączyć wlew PGE1 w celu przywrócenia warunków hemodynamicznych jak po urodzeniu.

Dawki leków stosowanych w ostrej i przewlekłej niewydolności serca u dzieci przedstawia tabela w rozdz. 26 „Badania i normy w pediatrii".

U pacjentów z oporną na leczenie niewydolnością serca przy braku możliwości usunięcia przyczyny można rozważyć stosowanie mechanicznych systemów wspomagających pracę komór (sztuczne komory), ECMO lub transplantację serca/serca i płuc. Doświadczenia z wykorzystaniem terapii resynchronizującej pracę serca u dzieci są skąpe.

Wanda Kawalec
Anna Turska-Kmieć, Lidia Ziółkowska

10.7

ZABURZENIA RYTMU SERCA

10.7.1

Metody diagnostyczne w rozpoznawaniu zaburzeń rytmu serca

Zastosowanie badań diagnostycznych u dzieci z zaburzeniami rytmu serca przedstawiono w tabeli 10.39.

Tabela 10.39. Badania diagnostyczne najczęściej wykonywane u dzieci z zaburzeniami rytmu serca

RODZAJ BADANIA	WSKAZANIA I PRZYDATNOŚĆ
Standardowy 12-odprowadzeniowy zapis EKG	■ Podstawowe badanie w rozpoznawaniu zaburzeń rytmu serca ■ Rejestracja utrwalonej lub napadowej arytmii ■ Określenie kształtu, osi, częstości załamków P i QRS, ich wzajemnych relacji, a także czasu trwania odstępu PQ, odstępu QT/QTc i zespołu QRS
24-godzinne monitorowanie zapisu EKG metodą Holtera	■ Zwiększa wykrywalność niemiarowości ■ Wskazania: – zaburzenia rytmu serca lub przewodzenia rejestrowane w rutynowym badaniu EKG, – wywiad sugerujący występowanie napadowych niemiarowości, – zasłabnięcia (omdlenia) o nieustalonej etiologii, – pacjenci po operacjach kardiochirurgicznych lub zabiegach interwencyjnych z patologią układu krążenia predysponującą do zaburzeń rytmu serca i przewodzenia, – ocena skuteczności leczenia umiarawiającego – ocena dobowej zmienności rytmu zatokowego (HRV) oraz dobowej zmienności wartości QTc – ocena pracy implantowanego układu stymulującego serce lub kardiowertera-defibrylatora – monitorowanie pacjenta po przeszczepie serca
Próba wysiłkowa	■ Wykonywana w celu określenia maksymalnej częstości rytmu węzła zatokowego, wydolności ośrodka rytmu zastępczego u dzieci z zespołem chorej zatoki lub blokiem przedsionkowo-komorowym oraz oceny skuteczności leczenia umiarawiającego ■ Może być przydatna w prowokowaniu częstoskurczu u dzieci z podawanymi w wywiadach zasłabnięciami po wysiłku fizycznym, u których w rutynowym EKG nie rejestrowano arytmii ■ Ocena arytmii komorowych
Próba farmakologiczna z atropiną	■ Atropina w dawce 0,02 mg/kg mc., *i.v.* przez 2 min ■ Diagnostyka bradykardii w zespole chorej zatoki oraz w bloku przedsionkowo-komorowym – ocena maksymalnej wydolności ośrodka rytmu zastępczego ■ Przyśpieszenie rytmu zatokowego po atropinie może wygasić aktywność ogniska arytmii komorowej
Próba z ajmaliną lub flekainidem	■ U chorych z podejrzeniem utajonego zespołu Brugadów prowokacja wystąpienia elektrokardiograficznych cech zespołu
EKG wysokiego wzmocnienia i wielokrotnego uśredniania	■ Komputerowa ocena niskonapięciowych (< 40 µV) sygnałów rejestrowanych w końcowym fragmencie zespołu QRS z powierzchni klatki piersiowej (późnych potencjałów komorowych), które mogą stanowić substrat arytmogenny dla arytmii komorowych, szczególnie u pacjentów w odległym okresie po korekcji wady serca wymagającej nacięcia ściany prawej komory oraz u chorych z kardiomiopatiami
Przezprzełykowa stymulacja lewego przedsionka	■ Ocena przewodzenia przedsionkowo-komorowego, automatyzmu węzła zatokowego, czasu przewodzenia zatokowo-przedsionkowego i prowokacja częstoskurczu nadkomorowego lub przedsionkowo-komorowego ■ Metoda terapeutyczna wykorzystywana w celu przerwania napadu częstoskurczu nadkomorowego
Inwazyjne badanie elektrofizjologiczne (EPS)	■ Polega na rejestracji potencjałów z elektrod wewnątrzsercowych ■ Pozwala na ustalenie miejsca powstawania i charakteru arytmii oraz lokalizacji drogi lub dróg dodatkowych przewodzenia przedsionkowo-komorowego (zespoły preekscytacji) ■ Wskazania u dzieci to objawowe, zagrażające życiu i oporne na leczenie farmakologiczne arytmie – u tych pacjentów EPS połączone jest z ablacją prądem wysokiej częstotliwości dodatkowej drogi przewodzenia lub ogniska ektopicznej arytmii w przedsionku lub komorze

10.7.2

Zaburzenia czynności węzła zatokowo-przedsionkowego

Niemiarowość zatokowa

ang. sinus arrhythmia

Niemiarowość zatokową (ryc. 10.22) rozpoznaje się wtedy, gdy w zapisie EKG różnice między kolejnymi odstępami R-R są większe niż 0,08 s. Niemiarowość oddechowa wiąże się z fazą oddechową – podczas wydechu następuje zwolnienie, a podczas wdechu przyspieszenie czynności serca. Jest ona u dzieci fizjologiczna, jeżeli zakres częstości rytmu serca mieści się w granicach normy dla wieku.

Tachykardia zatokowa (przyspieszenie zatokowe)

łac. *tachycardia sinusalis*
ang. sinus tachycardia

Tachykardia zatokowa oznacza stan, gdy rytm zatokowy ma częstość przekraczającą górną granicę normy dla wieku (ryc. 10.23). Zwykle wynika z fizjologicznej reakcji organizmu na różne bodźce, takie jak gorączka, niedokrwistość, wzrost aktywności katecholamin, wzmożone napięcie układu współczulnego czy wysiłek. Występuje jednak również w zapaleniu mięśnia sercowego, niewydolności krążenia i wstrząsie kardiogennym. Leczenie zależy od etiologii.

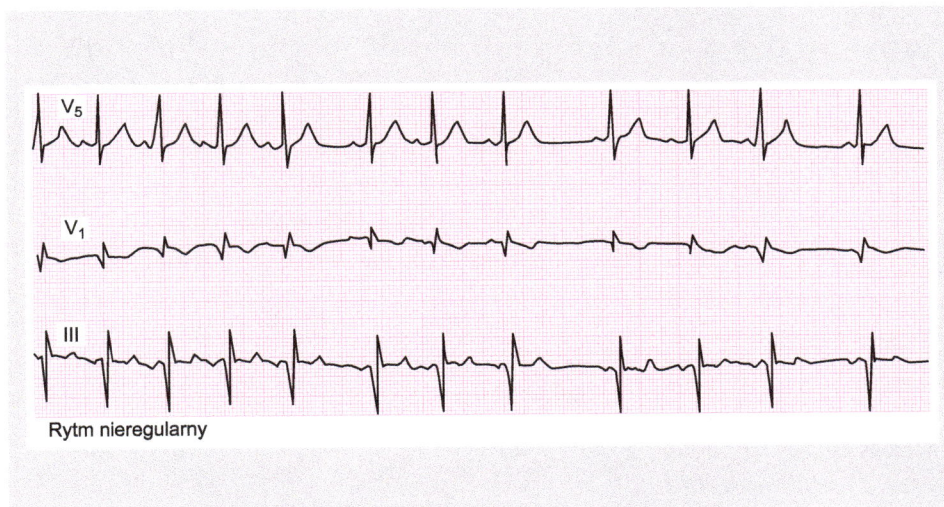

Rycina 10.22. Niemiarowość zatokowa – 75–110/min.

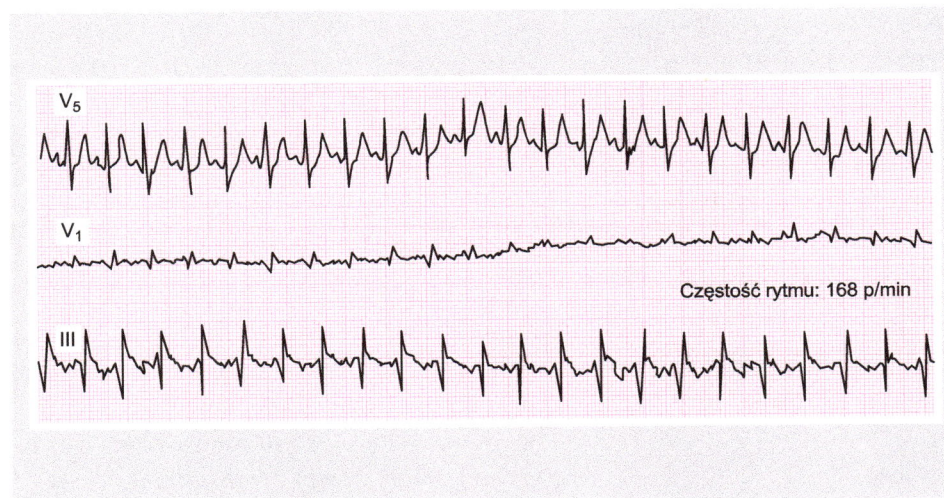

Rycina 10.23. Tachykardia zatokowa – 168/min.

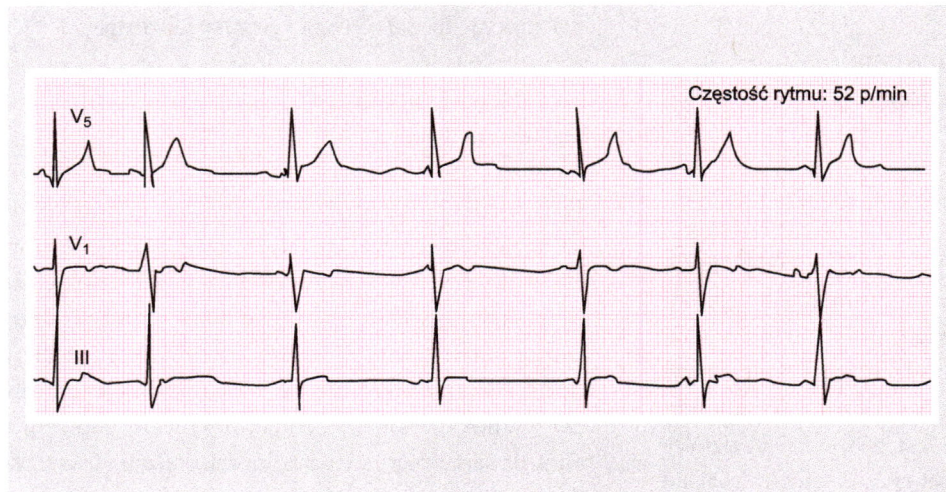

Nadkomorowe wędrowanie rozrusznika

ang. supraventricular wandering pacemaker

Charakteryzuje się zmiennym kształtem załamków P (zatokowe, przedsionkowe), zmiennym czasem PQ i prawidłowymi zespołami QRS (ryc. 10.24). Najczęściej występuje u małych dzieci w godzinach nocnych. Jest zjawiskiem fizjologicznym, bez znaczenia klinicznego, jeśli częstość rytmu serca mieści się w granicach normy dla wieku.

Zespół chorego węzła zatokowo-przedsionkowego

ang. sinus node dysfunction (sick sinus syndrome)

Rzadko występuje u dzieci. Obejmuje zespół klinicznych i elektrokardiograficznych objawów spowodowanych upośledzeniem czynności bodźcotwórczej węzła zatokowo-przedsionkowego. Stanowi symptom wielu procesów chorobowych, w tym wrodzonych anomalii, zapalenia mięśnia sercowego lub osierdzia, kardiomiopatii, kolagenoz i guzów serca. Może być następstwem wewnątrzprzedsionkowych korekcji kardiochirurgicznych niektórych wad wrodzonych serca. Opisywano również jej rodzinne występowanie.

Istnieją różne postacie elektrokardiograficzne choroby węzła zatokowego:

- niewydolność automatyzmu (bradykardia zatokowa lub węzłowa, zahamowanie zatokowe) (ryc. 10.25a),
- zespół bradykardia-tachykardia,
- zaburzenia automatyzmu i przewodzenia (blok zatokowo-przedsionkowy).

Główne objawy kliniczne stanowią hemodynamiczne następstwo zwolnienia czynności serca. Występują zawroty głowy, mroczki przed oczami czy zasłabnięcia, aż do zespołu Morgagniego–Adamsa––Stokesa włącznie.

Leczenie farmakologiczne bradyarytmii jest na ogół zawodne. W bradyarytmii objawowej postępowanie z wyboru stanowi wszczepienie układu stymulującego serca. U pacjentów wyłącznie z zaburzeniami automatyzmu węzła zatokowego wykorzystuje się stałą stymulację elektrodą przedsionkową (ryc. 10.25b), a w przypadku współistniejących zaburzeń przewodzenia przedsionkowo-komorowego stymulację dwujamową. W zespole bradykardia–tachykardia najpierw wszczepia się układ stymulujący, a potem rozpoczyna farmakoterapię arytmii.

10.7.3

Bloki przedsionkowo-komorowe

łac. *dissociatio atrioventricularis*
ang. atrio-ventricular blocks

Blok przedsionkowo-komorowy może mieć różny stopień zaawansowania (ryc. 10.26) i odmienne objawy kliniczne (tab. 10.40).

Przyczynami występowania bloku przedsionkowo-komorowego I° i II° są zwykle procesy zapalne (np. zapalenie mięśnia sercowego, zapalenie wsierdzia, choroba Kawasakiego), wrodzone wady serca przebiegające z powiększeniem przedsionków czy skory-

Tabela 10.40. Obraz elektrokardiograficzny bloków przedsionkowo-komorowych i objawy im towarzyszące

STOPIEŃ BLOKU	OBRAZ EKG	OBJAWY
I°	Wydłużenie odstępu PQ powyżej normy dla wieku i częstości rytmu serca, ale wszystkie bodźce zatokowe są przewiedzione z przedsionków do komór (zachowane jest przewodzenie 1 : 1) (ryc. 10.26a)	■ Zwykle nie powoduje objawów ■ Często jest przypadkowo rejestrowany w godzinach nocnych w badaniu holterowskim u dzieci bez współistniejącej patologii układu krążenia ■ Najczęściej nie ma tendencji do przechodzenia w blok wyższego stopnia ■ Nie wymaga leczenia, gdy w Holter-EKG nie ma przerw pomiędzy kolejnymi zespołami QRS rytmu komór > 2 s
II° typu Mobitz I (czyli typu periodyki Wenckebacha)	Stopniowe wydłużanie się odstępu PQ, najczęściej aż do momentu, w którym po załamku P nie pojawia się zespół QRS (ryc. 10.26b); odstęp PQ po „wypadniętym" zespole QRS jest prawidłowy	
II° typu Mobitz II	Odstępy PQ są jednakowe (często prawidłowe), ale okresowo po załamku P brak zespołu QRS (nie dochodzi do przewiedzenia pobudzenia z przedsionków do komór), stosunek liczby załamków P do zespołów QRS może być różny, np. 2 : 1 (ryc. 10.26b) czy 3 : 1	■ Może być przyczyną niepokojących objawów wynikających z następstw hemodynamicznych zbyt wolnej czynności serca ■ U dzieci z współistniejącymi pooperacyjnymi blokami odnóg pęczka Hisa po operacjach kardiochirurgicznych blok II° typu Mobitz II może przejść w blok całkowity ■ U pacjentów z objawami konieczne jest zastosowanie czasowej lub stałej stymulacji serca
III° (całkowity blok przedsionkowo-komorowy)	Całkowity brak zależności między załamkami P a zespołami QRS (ryc. 10.26c); częstość rytmu przedsionków zależy od częstości wyładowań w węźle zatokowo-przedsionkowym (mieści się na ogół w granicach normy dla wieku), rytm komorowy (pochodzi z niżej położonego ośrodka zastępczego) jest znacznie wolniejszy. Zespoły QRS są najczęściej prawidłowe u dzieci ze zdrowym morfologicznie sercem. Poszerzone zespoły QRS występują raczej u dzieci z blokiem współistniejącym z inną patologią układu krążenia	

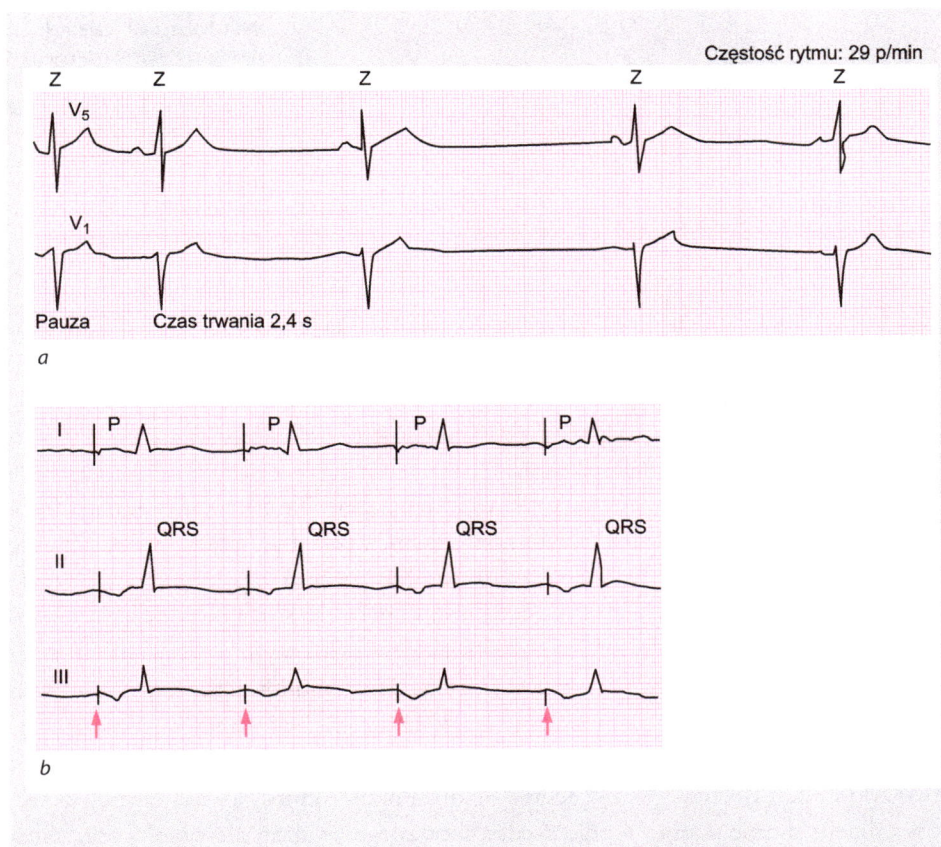

Rycina 10.25. Choroba węzła zatokowego: (a) bradykardia zatokowa – 29/min, z przerwą R-R = 2400 ms, zarejestrowana w czasie monitorowania EKG metodą Holtera; (b) zapis EKG u 8-letniego dziecka z chorobą węzła zatokowego po wszczepieniu układu stymulującego serce z elektrodą przedsionkową. Strzałka wskazuje na impuls przekazywany ze stymulatora do przedsionka, po którym występuje tzw. wystymulowany załamek P. Wobec prawidłowego przewodzenia przedsionkowo-komorowego (prawidłowy czas PQ) pojawia się odpowiedź komór z prawidłowym zespołem QRS.

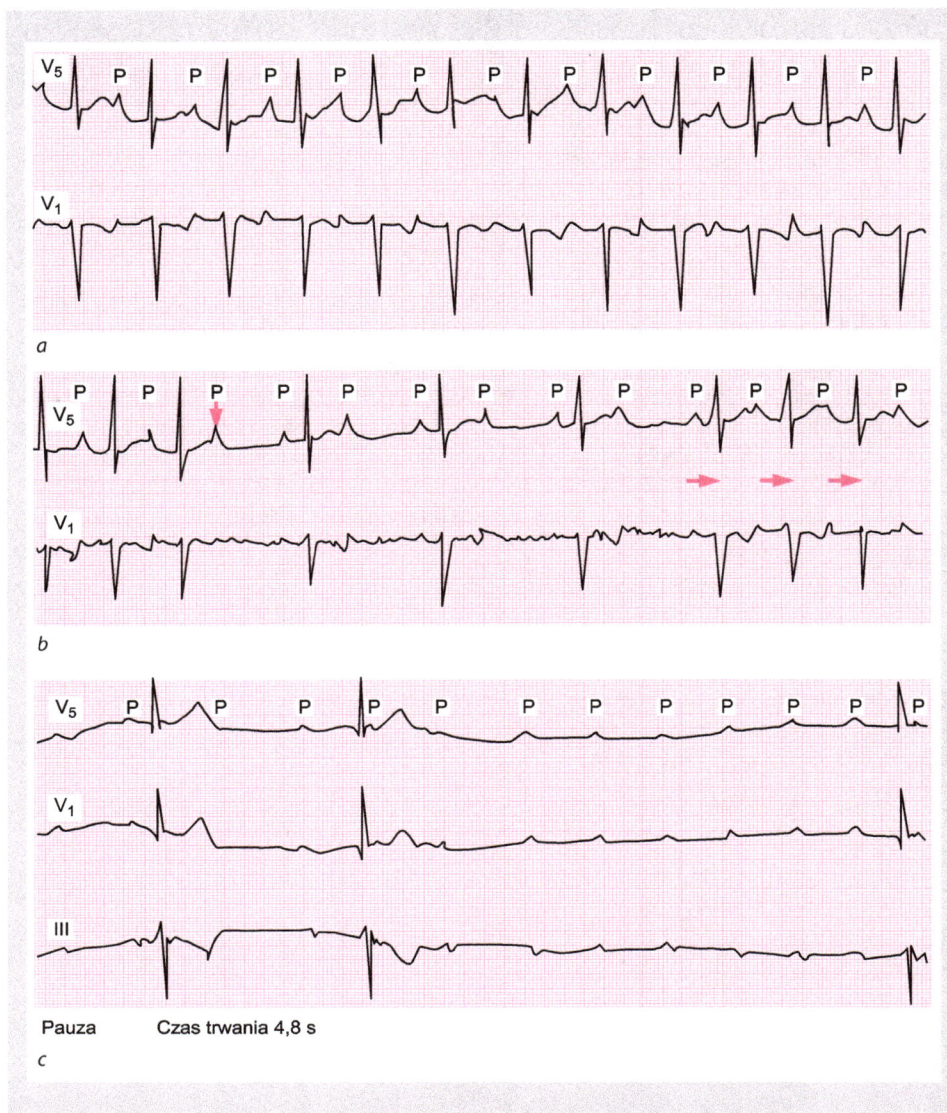

Rycina 10.26. Zapis EKG metodą Holtera w bloku przedsionkowo-komorowym (p-k) z wąskimi zespołami QRS: (*a*) blok p-k I°; (*b*) blok p-k II°; pionowa strzałka wskazuje na nieprzewiedziony do komór (ostatni w czasie periodyki Wenckebacha) załamek P, następnie rejestrowana jest krótka wstawka bloku p-k II° typu Mobitz 2 : 1 i ponownie pojawia się periodyka Wenckebacha, ze stopniowym wydłużaniem czasu PQ (poziome strzałki); (*c*) blok p-k III° z asystolią komór przez 4,8 s.

gowane przełożenie wielkich pni tętniczych. Utrwalony, niekiedy przebiegający z nasilaniem się stopnia, blok może wystąpić w wyniku leczenia kardiochirurgicznego. Przemijające zaburzenia przewodzenia przedsionkowo-komorowego opisywano podczas drażnienia mechanicznego (np. kaniulą czy cewnikiem) i po lekach. Bloki III° dzieli się na wrodzone i nabyte.

Nabyty blok przedsionkowo-komorowy III° najczęściej stanowi powikłanie leczenia kardiochirurgicznego wrodzonej wady serca lub następstwo procesu zapalnego w sercu.

Wrodzony blok przedsionkowo-komorowy III° występuje z częstością od 1 : 15 000 do 1 : 22 000 żywo urodzonych dzieci. Może być wynikiem chorób tkanki łącznej u matki pacjenta. Przeciwciała anty-Ro (SS-A) lub anty-La (SS-B) przechodzą z krwi matki przez łożysko i uszkadzają układ bodźcoprzewodzący płodu. Anatomia serca tych dzieci jest zwykle prawidłowa.

Całkowity wrodzony blok przedsionkowo-komorowy może również powstać przed urodzeniem się dziecka, w wyniku procesu zapalnego toczącego się we wsierdziu lub w mięśniu sercowym płodu. Towarzyszy też niektórym złożonym wadom wrodzonym serca z nieprawidłową budową lub anatomicznym brakiem ciągłości układu bodźcoprzewodzącego.

Przebieg kliniczny u dzieci z całkowitym blokiem cechuje się dużą różnorodnością – od bezobjawowego do dramatycznego z ciężką niewydolnością serca, utratami przytomności i zgonem włącznie. Nasilenie objawów klinicznych zależy od wielu czynników, ale przede wszystkim od częstości i wydolności ośrodka rytmu zastępczego komorowego. Dzieci ze zdrowym morfologicznie sercem i niezbyt wolnym rytmem ośrodka zastępczego mogą długo nie mieć objawów, a blok zostaje wykryty przypadkowo. Przy czynności serca < 55/min u większości niemowląt i małych dzieci dochodzi do postępujących objawów niewydolności serca. U niemowląt pojawiają się niechęć do jedzenia, męczenie się przy karmieniu i senność. Najbardziej niebezpieczny jest blok III° z wolnym rytmem komorowym w okresie życia płodowego. Prowadzi on bowiem niekiedy do zgonu wewnątrzmacicznego w następstwie tzw. nieimmunologicznego obrzęku (niewydolności krążenia) płodu.

Dramatyczne zwolnienie (ryc. 10.26c) lub zatrzymanie czynności komór u pacjentów z całkowitym blokiem przedsionkowo-komorowym, podobnie jak zagrażająca życiu tachyarytmia komorowa (częstoskurcz lub migotanie komór), może spowodować gwałtowne obniżenie się pojemności minutowej serca. Następuje wtedy ostre niedotlenienie OUN z wystąpieniem charakterystycznego napadu (zespołu) Morgagniego–Adamsa–Stokesa (MAS), manifestującego się utratą przytomności, zaburzeniami oddychania, drgawkami i mimowolnym oddaniem stolca lub moczu, co czasem mylnie zostaje uznane za napad padaczkowy. Przedłużający się napad MAS może być przyczyną trwałego uszkodzenia OUN i spowodować zgon.

Leczenie wewnątrzmaciczne w całkowitym bloku przedsionkowo-komorowym, polegające na podawaniu matce leków parasympatykomimetycznych (atropiny i jej pochodnych) lub stymulacji β-adrenergicznej (np. orcyprenalina, izoprenalina), powoduje niewielkie i krótkotrwałe przyspieszenie czynności serca płodu oraz tachykardię u matki. Podczas podawania steroidów matkom z podejrzeniem choroby tkanki łącznej zmniejszenie objawów niewydolności serca płodu stwierdzano w nielicznych przypadkach. Pierwsze próby wewnątrzmacicznej czasowej stymulacji serca płodu zakończyły się niepowodzeniem. Wobec nieskuteczności leczenia prenatalnego poród dziecka z całkowitym blokiem przedsionkowo-komorowym i niewydolnością serca (lub nieimmunologicznym obrzękiem) należy przyspieszyć, jeśli dojrzałość płodu daje szansę utrzymania go przy życiu.

Bezpośrednio **po urodzeniu** należy stosować leki chronotropowo i inotropowo dodatnie oraz diuretyki. Leki parasympatykolityczne (atropina i jej pochodne) i pobudzające receptory β-adrenergiczne (izoprenalina) podawane dożylnie tylko krótkotrwale przyspieszają częstość zastępczego rytmu komorowe-

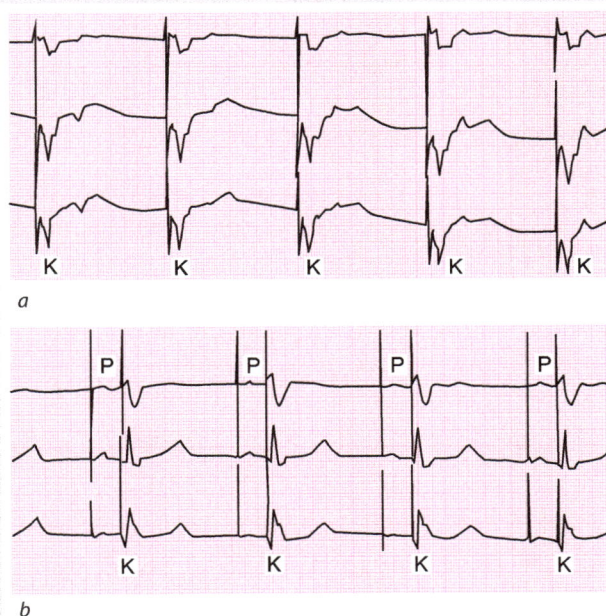

Rycina 10.27. Zapisy rutynowego badania EKG u dzieci z różnymi rodzajami stałej stymulacji serca; (a) po wszczepieniu układu wyłącznie do stymulacji jednojamowej komorowej w zapisie EKG widoczne wystymulowane przez elektrodę komorową zespoły QRS (K) o zaprogramowanej częstości 80/min; (b) po wszczepieniu stymulatora do stymulacji dwujamowej sekwencyjnej przedsionka i komory („fizjologicznej") widoczne wystymulowane zarówno załamki przedsionkowe (P), jak i zespoły komorowe (K), z zachowaniem prawidłowego czasu przewodzenia p-k.

go. Często już w pierwszych godzinach życia noworodka konieczna jest czasowa stymulacja elektrodą wewnątrzsercową, a później wszczepienie układu stymulującego serce.

Za **wskazania do zastosowania stałej stymulacji serca** u dziecka z całkowitym blokiem przedsionkowo-komorowym uważa się przede wszystkim niewydolność krążenia wskutek bradykardii, czynność komór < 65/min u dzieci ze współistniejącą patologią układu krążenia (< 55/min u dzieci bez współistniejącej patologii), współistniejącą arytmię komorową, współistnienie zespołu wydłużonego QT oraz pooperacyjny blok przedsionkowo-komorowy utrzymujący się > 10–14 dni. Ostateczne wskazania do wszczepienia stymulatora ustalane są u dzieci indywidualnie. Wszczepienie układu stymulującego, a następnie opieka nad dzieckiem ze stałą stymulacją musi odbywać się w specjalistycznych ośrodkach kardiologii dziecięcej. Systematyczna kontrola ma na celu ocenę działania wszczepionego układu (stymulatora, elektrody lub elektrod) i optymalne dla danego pacjenta programowanie parametrów stymulatora. Obecnie możliwe jest wszczepienie układu stymulującego serce już w okresie noworodkowym. Coraz częściej nawet u najmłodszych dzieci zamiast mniej korzystnej hemodynamicznie stymulacji jednojamowej (użycie jednej elektrody nasierdziowej lub wewnątrzsercowej) (ryc. 10.27a) stosuje się bardziej fizjologiczną stymulację dwujamową z użyciem elektrod wewnątrzsercowych. W tym typie stymulacji częstość własnego rytmu zatokowego odbierana przez elektrodę przedsionkową decyduje o częstości rytmu stymulowanego przez elektrodę komorową (ryc. 10.27b). Alternatywną metodę w przypadkach, gdy możliwe jest użycie tylko jednej elektrody, stanowi stymulacja komorowa z możliwością przyspieszenia częstości stymulacji w razie potrzeby, np. w czasie wysiłku. W celu zmniejszenia procesu wytwórczego w okolicy końca elektrody (narastania progu stymulacji) stosuje się elektrody uwalniające steroidy w miejscu zetknięcia się z mięśniem sercowym.

10.7.4
Zaburzenia przewodzenia śródkomorowego
ang. intraventricular conduction defects

Zaburzenia przewodzenia śródkomorowego, stałe lub przejściowe, polegają na zwolnieniu lub całkowitym przerwaniu przewodzenia w obrębie komorowego układu bodźcoprzewodzącego. Mogą dotyczyć jednej odnogi lub obu odnóg albo wiązek pęczka Hisa. Rozpoznanie ustala się na podstawie zapisu EKG. Do przyczyn zaburzeń przewodzenia śródkomorowego należą przede wszystkim wady serca (przed leczeniem kardiochirurgicznym i po nim), zapalenie mięśnia sercowego i kardiomiopatie.

Kryteria rozpoznania całkowitego bloku prawej odnogi pęczka Hisa:

- czas QRS ⩾ 0,12 s (QRS między 0,1 a 0,12 s w niezupełnym bloku),
- poszerzony zespół QRS w kształcie litery M (rsR', rR') w odprowadzeniu V1 i V2,
- szeroki załamek S w V5 i V6,
- przeciwstawny kierunek odcinka ST i załamka T w stosunku do największego wychylenia QRS w odprowadzeniu V1.

Kryteria rozpoznania bloku lewej odnogi pęczka Hisa:

- czas QRS ⩾ 0,12 s,
- zespół QRS zazębiony w kształcie litery M w odprowadzeniu V5 i V6,
- przeciwstawny kierunek odcinka ST i załamka T w stosunku do największego wychylenia QRS w odprowadzeniu V5 i V6.

Zaburzenia przewodzenia śródkomorowego zwykle nie powodują istotnych objawów. Niekiedy jednak przy współistnieniu innych nieprawidłowości lub postępującym charakterze zaburzeń konieczne bywa leczenie stałą stymulacją serca.

10.7.5
Napadowy częstoskurcz nadkomorowy i przedsionkowo-komorowy
ang. supraventricular and atrio-ventricular tachycardia

Częstoskurcz nadkomorowy to szybki pozazatokowy rytm serca powstający ponad tkanką mięśnia komór z częstością rytmu komór powyżej normy dla wieku dziecka. W zależności od miejsca powstawania (ryc. 10.28) wyróżnia się:

- częstoskurcz nadkomorowy przedsionkowy,
- częstoskurcz nadkomorowy z łącza przedsionkowo-komorowego (węzłowy),
- częstoskurcz przedsionkowo-komorowy – u pacjentów z zespołami preekscytacji.

Napadowy częstoskurcz nadkomorowy (NCN) i przedsionkowo-komorowy (NCPK) są najczęstszymi objawowymi zaburzeniami rytmu serca u dzieci. Częstość ich występowania ocenia się na 1 : 250––1000. Częściej występują u dzieci najmłodszych.

Częstoskurcz może być utrwalony lub napadowy. Biorąc pod uwagę mechanizm jego powstawania, ma charakter ektopowy (oba częstoskurcze nadkomorowe) lub typu fali nawrotnego pobudzenia (oba częstoskurcze nadkomorowe i przedsionkowo-komorowy). Rytm komór w czasie częstoskurczu najczęściej wynosi 160–220/min.

Nadmierny automatyzm ośrodków ektopowych odgrywa rolę w powstawaniu zaburzeń u 3–10% dzieci. Do wystąpienia częstoskurczu częstość pobudzeń wytwarzanych przez ognisko ektopowe złożone z komórek roboczych mięśnia przedsionków (które w warunkach patologicznych mają własność bodźcotwórczą) albo komórek łącza (o zmienionych własnościach bodźcotwórczych) musi być szybsza niż częstość ośrodka fizjologicznego, odpowiedzialnego za prawidłowy rytm serca.

W przeważającej większości przypadków (90%) napadowy częstoskurcz powstaje w mechanizmie krążącej (nawrotnej) fali pobudzenia (re-entry) w obrębie mięśnia sercowego lub układu bodźcoprzewodzącego. Fala nawrotna może tworzyć pętle częstoskurczu w mięśniu przedsionka (sporadycznie u dzieci), łączu przedsionkowo-komorowym lub w łączu i drodze dodatkowej.

W częstoskurczu z łącza przedsionkowo-komorowego pętlę dla każdego pobudzenia nawrotnego tworzą dwa szlaki w węźle przedsionkowo-komorowym, które różnią się między sobą szybkością przewodzenia i okresem refrakcji. U dzieci bez współistniejącego utrwalonego bloku odnogi pęczka Hisa częstoskurcz nadkomorowy (ektopowy lub nawrotny) charakteryzuje się w zapisie EKG wąskim zespołem QRS w czasie napadu (ryc. 10.29 i 10.30).

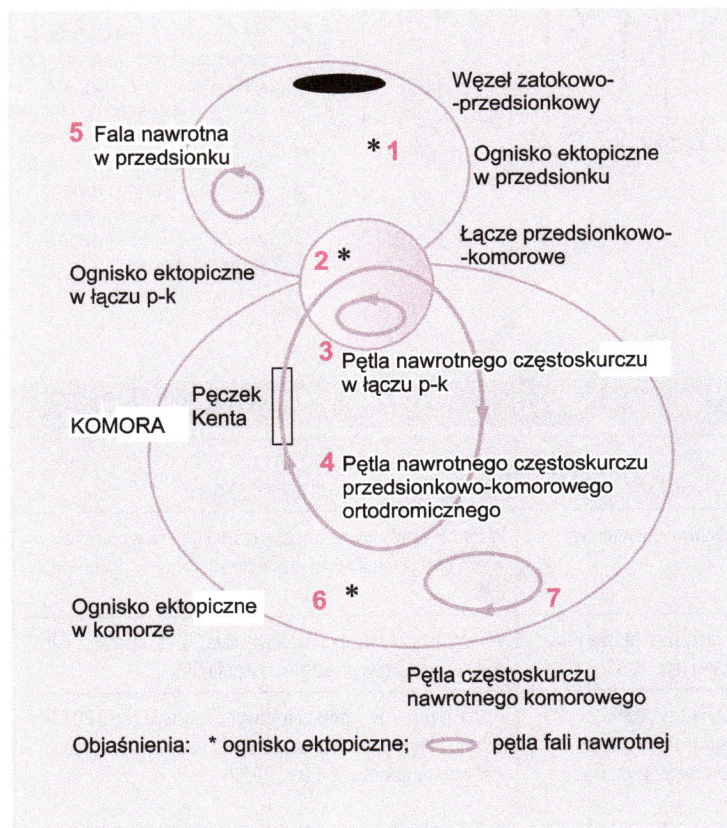

Rycina 10.28. Schematyczne przedstawienie mechanizmów częstoskurczu: 1 – nadkomorowego ektopowego przedsionkowego; 2 – nadkomorowego ektopowego w łączu przedsionkowo-komorowym (p-k); 3 – nawrotnego w łączu przedsionkowo-komorowym; 4 – przedsionkowo-komorowego ortodromowego nawrotnego z wstecznym wykorzystaniem drogi dodatkowej (pęczka Kenta); 5 – nadkomorowego nawrotnego w przedsionku; 6 – komorowego ektopowego; 7 – nawrotnego w komorze.

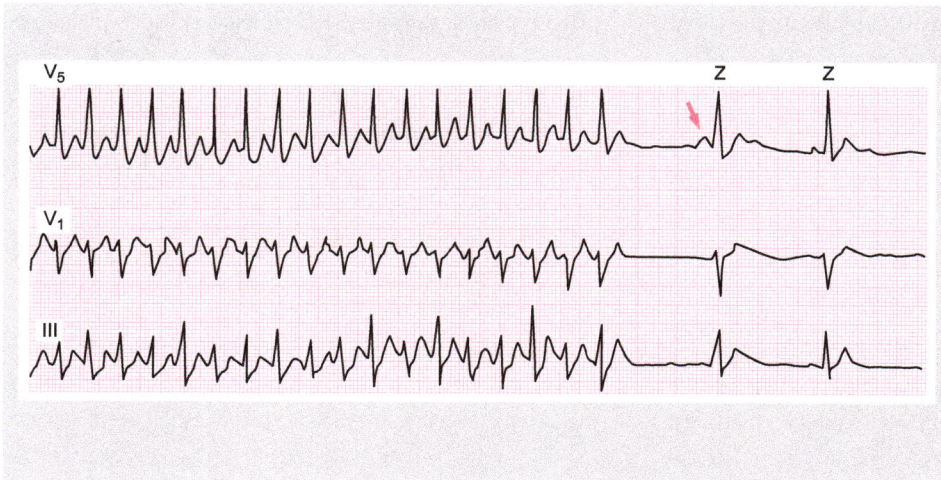

Rycina 10.29. Częstoskurcz 240/min z wąskimi zespołami QRS o morfologii zbliżonej do zespołów QRS dominującego rytmu zatokowego (Z), występującego po przerwaniu napadu. W zapisie częstoskurczu zespołów QRS nie poprzedzają załamki P, nie są one również widoczne bezpośrednio za zespołem QRS. Widoczna większa amplituda załamka P (oznaczony strzałką) w pierwszym pobudzeniu zatokowym po ustąpieniu częstoskurczu.

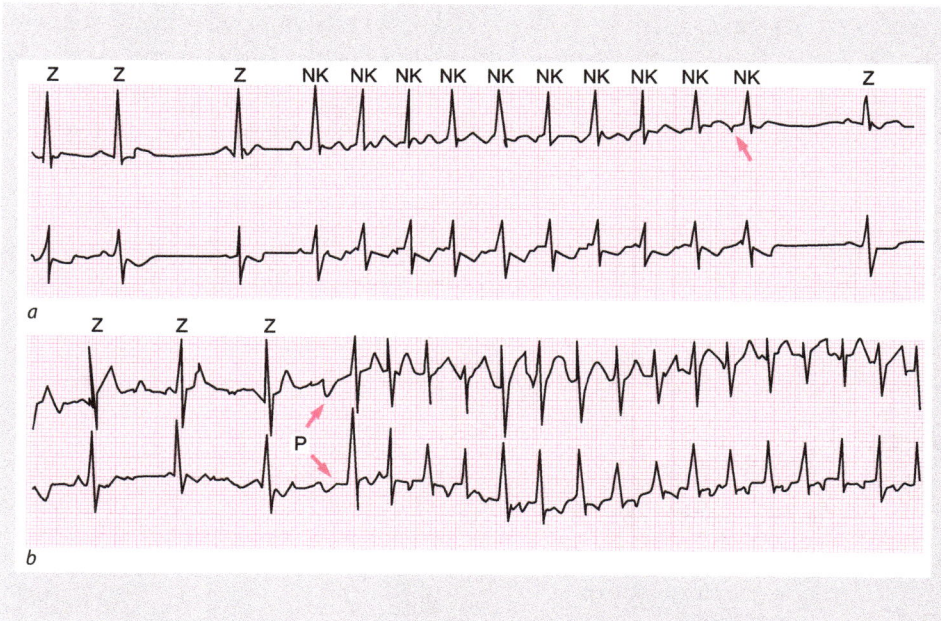

Rycina 10.30. Częstoskurcz z wąskimi zespołami QRS: (*a*) obraz elektrokardiograficzny krótkiego, samoograniczającego się napadu częstoskurczu (150/min), z ujemnymi załamkami P (strzałka), poprzedzającymi zespoły QRS (NK – częstoskurcz); (*b*) załamek P oznaczony strzałką odpowiada przedwczesnemu pobudzeniu przedsionkowemu, które zapoczątkowuje częstoskurcz nawrotny z wąskimi zespołami QRS (Z – rytm zatokowy).

Tabela 10.41. Podział zespołów preekscytacji

RODZAJ ZESPOŁU PREEKSCYTACJI	MECHANIZM POWSTAWANIA	OBRAZ EKG
Zespół Lowna–Ganonga––Levine'a (zespół LGL)	Droga dodatkowa omija węzeł przedsionkowo-komorowy i łączy się z pęczkiem Hisa (ryc. 10.31)	W rytmie zatokowym skrócenie czasu PQ poniżej normy dla wieku przy prawidłowym czasie trwania i morfologii zespołu QRS
Zespół Mahaima	Dodatkowa droga (pęczek Mahaima) łączy pień pęczka Hisa z mięśniem przegrody międzykomorowej (ryc. 10.31)	W rytmie zatokowym prawidłowy czas PQ, ale obecność fali delta w początkowym odcinku zespołu QRS
Zespół Wolffa–Parkinsona–White'a (WPW)	Droga dodatkowa (pęczek Kenta) łączy bezpośrednio przedsionek z komorą i nie ma żadnego anatomicznego połączenia z prawidłowym układem przewodzącym (ryc. 10.31)	Postać jawna – w rytmie zatokowym skrócenie czasu PQ i fala delta w obrębie poszerzonego zespołu QRS, mogą występować zmiany odcinka ST-T (ryc. 10.32)

W większości przypadków u młodszych dzieci pętlę częstoskurczu tworzy droga dodatkowa. Sprzyja temu niedojrzałość układu przewodzącego w pierwszych 2 latach życia. Preekscytacja (tab. 10.41) oznacza, że jakiś obszar serca zostaje pobudzony wcześniej, niż to wynika z przebiegu pobudzenia przez prawidłowy układ przewodzący. Najczęściej droga dodatkowa, tzw. **pęczek Kenta**, łączy bezpośrednio przedsionek z komorą i nie ma żadnego anatomicznego połączenia z prawidłowym układem bodźcoprzewodzącym (ryc. 10.31). Pobudzenie z węzła zatokowego jest przewodzone zarówno drogą fizjologiczną (przez łącze przedsionkowo-komorowe), jak i pęczkiem Kenta. Powoduje to elektrokardiograficzne cechy zespołu Wolffa–Parkinsona–White'a (zespół WPW) (ryc. 10.32). W jego jawnej postaci w czasie rytmu zatokowego cechy zespołu występują w zapisie EKG trwale lub okresowo. U niektórych dzieci z tzw. utajonym zespołem WPW w rutynowym badaniu EKG w rytmie zatokowym nie występują cechy zespołu preekscytacji, a drogą dodatkową odbywa się wyłącznie wsteczne przewodzenie w czasie częstoskurczu.

W 90% przypadków zespołu WPW w czasie napadu częstoskurczu fala nawrotna przewodzona jest do komór przez łącze przedsionkowo-komorowe, natomiast wraca do przedsionka wstecznie przez drogę dodatkową. Ten typ częstoskurczu nosi nazwę częstoskurczu **ortodromowego** i charakteryzuje go wąski zespół QRS. W pozostałych zaburzeniach pobudzenie biegnie do komór przez drogę dodatkową, a wraca do przedsionków przez łącze przedsionkowo-komorowe – częstoskurcz **antydromowy** z szerokimi zespołami QRS.

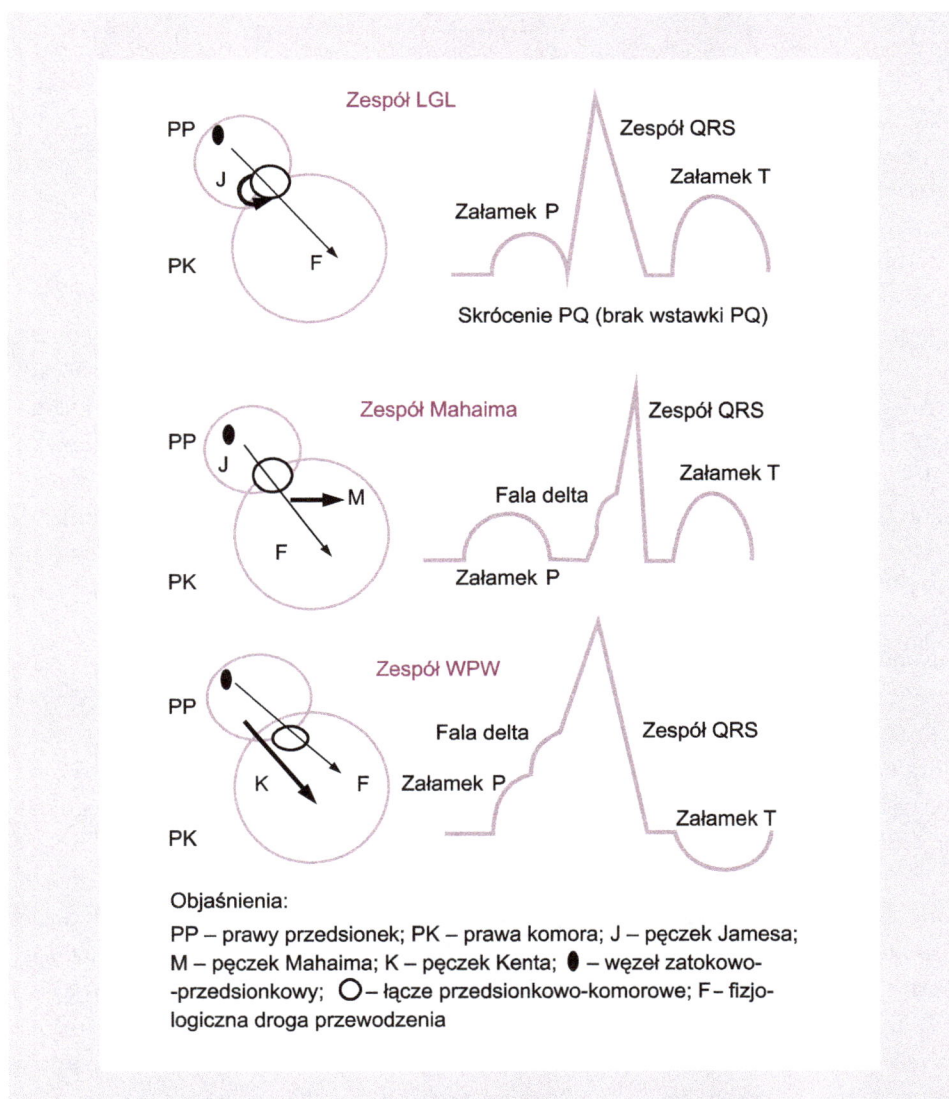

Rycina 10.31. Schemat zespołów preekscytacji i charakterystycznego zapisu EKG.

Objawy zależą od wieku dziecka, współistniejącej patologii układu krążenia oraz częstości rytmu serca w czasie napadu i czasu jego trwania. Długotrwała szybka akcja komór podczas utrwalonego częstoskurczu nadkomorowego może prowadzić do wytworzenia tachyarytmicznej kardiomiopatii rozstrzeniowej. Przywrócenie prawidłowego rytmu komór prowadzi czasem nawet do całkowitego odwrócenia tego schorzenia.

U noworodków, niemowląt i małych dzieci, pomimo bardzo szybkiej czynności serca, krótkotrwałe napady częstoskurczu często przebiegają bezobjawowo. Dłuższy napad może powodować niepokój, zblednięcie lub sinicę obwodową, wymioty, niechęć do jedzenia czy objawy zastoinowej niewydolności serca. Nieustępujący mimo leczenia częstoskurcz bywa przyczyną wstrząsu kardiogennego i zgonu, zwłaszcza jeśli współistnieje patologia układu krążenia.

U dzieci starszych objawy pojawiają się nagle i nagle ustępują. Napad może trwać od kilku sekund do wielu godzin. Dziecko zwykle skarży się na uczucie szybkiego bicia serca. Często towarzyszą mu niepokój, lęk i ból w klatce piersiowej, czasem też bóle brzucha. W tej grupie wiekowej częstoskurcz sporadycznie powoduje wstrząs, zasłabnięcie, utratę przytomności lub zatrzymanie czynności serca.

Rutynowy zapis EKG wykonany w czasie częstoskurczu jest często wystarczający do rozpoznania charakteru arytmii. Należy ocenić częstość zespołów P i QRS, ich wzajemne zależności oraz szerokość zespołów QRS. Wąskie zespoły QRS w czasie napadu nie wyjaśniają ostatecznego charakteru arytmii, ponieważ mogą występować zarówno w przypadkach NCN, jak i ortodromowego NCPK. Zwykle w trakcie napadu stwierdza się niespecyficzne zmiany odcinka ST-T. Przez pewien czas po ustąpieniu częstoskurczu w zapisie EKG w czasie rytmu zatokowego niekiedy stwierdza się cechy powiększenia przedsionków.

Niekiedy ustalenie relacji między rytmem przedsionków i komór w czasie częstoskurczu jest możliwe dopiero po wykonaniu zapisu EKG z odprowadzeń przełykowych.

24-godzinne monitorowanie EKG metodą Holtera może być pomocne w ustaleniu rozpoznania i ocenie skuteczności profilaktycznego leczenia umiarawiającego u dzieci, u których napady częstoskurczu występują często (więcej niż raz w tygodniu). **Próba wysiłkowa** jest przydatna w ustaleniu rozpoznania

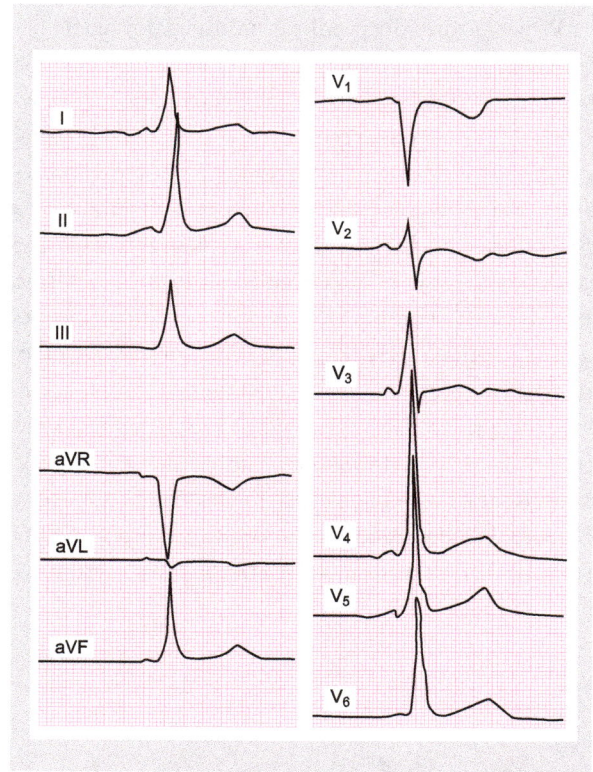

Rycina 10.32. Zespół Wolffa–Parkinsona–White'a w 12 odprowadzeniach rutynowego badania EKG.

tylko wówczas, gdy wysiłek prowokuje pojawienie się napadu szybkiego bicia serca. Niekiedy dopiero **stymulacja przezprzełykowa** pozwala na wywołanie częstoskurczu i ustalenie jego mechanizmu. **Przezżylne badanie elektrofizjologiczne** wskazane jest w zagrażających życiu opornych na leczenie antyarytmiczne i nawracających napadach częstoskurczu w celu ostatecznego ustalenia mechanizmu arytmii i wykonania przezżylnej ablacji.

Leczenie polega na przerwaniu napadu (tab. 10.42), a następnie terapii profilaktycznej. Wybór metody przerwania częstoskurczu zależy od stanu klinicznego pacjenta. Jeżeli u dziecka stwierdza się objawy niewydolności serca lub/i objawy małego rzutu napad należy przerwać jak najszybciej.

Profilaktyka napadów częstoskurczu nadkomorowego lub przedsionkowo-komorowego zależy od wieku dziecka, charakteru częstoskurczu i ewentualnego współistnienia zespołu WPW. U niektórych pacjentów w miarę wzrostu dodatkowe szlaki przewodzenia tracą swoje właściwości elektrofizjologiczne i napady ustępują samoistnie. Zwykle obserwuje się to pod ko-

Tabela 10.42. Metody przerywania napadu częstoskurczu nadkomorowego lub przedsionkowo-komorowego

METODA	OPIS METODY/NAZWA LEKU	UWAGI
Pobudzenie nerwu błędnego	Oziębienie twarzy lub okolicy przedsercowej przez 10–30 sekund	Położenie na twarzy pieluszki zamoczonej w lodowatej wodzie lub przyłożenie w okolicy przedsercowej woreczka z lodem
	Masaż zatoki szyjnej przez 5–6 sekund	Nigdy po obu stronach równocześnie
	Wywołanie odruchu wymiotnego lub wymiotów	Ryzyko zachłyśnięcia się
	Próba Valsalvy	Wydech przy zamkniętej głośni (starsze dzieci)
Farmakoterapia – leki podaje się pod kontrolą zapisu EKG i ciśnienia tętniczego krwi	**Adenozyna** – lek z wyboru do przerywania napadu częstoskurczu nawrotnego, którego pętla obejmuje łącze przedsionkowo-komorowe (NCN węzłowy, NCPK), blokując przewodzenie w łączu, przerywa falę nawrotnego pobudzenia	Bardzo szybki bolus dożylny, po 30 sekundach ulega rozkładowi; jeżeli jednorazowe podanie leku nie spowodowało przerwania napadu częstoskurczu dawkę można powtórzyć (Adenocor 0,0375–0,25 mg/kg mc./dawkę)
	Amiodaron – wydłuża okres refrakcji, zwalnia przewodzenie przez drogę dodatkową, zwalnia częstość rytmu serca, wydłuża odstęp QT	Może być stosowany u dzieci ze złym stanem hemodynamicznym (ma znikome działania kardiodepresyjne); interwencyjnie podaje się go w dawce jednorazowej 5 mg/kg mc. w bardzo wolnym (co najmniej 5 min) bolusie dożylnym albo w stałym 1–2-godzinnym wlewie dożylnym
	Propafenon – zwalnia przewodzenie przez drogę dodatkową i łącze przedsionkowo-komorowe, zwalnia częstość rytmu serca, poszerza QRS	Leki ujemne inotropowo – nie mogą być stosowane u dzieci w złym stanie hemodynamicznym; podaje się je w dawce 0,5–1 mg/kg mc. w bardzo wolnym (co najmniej 5–10 min) bolusie dożylnym albo w stałym 1–2-godzinnym wlewie dożylnym
	Sotalol – działanie zbliżone do amiodaronu, jest ponadto niekardioselektywnym β-blokerem, wydłuża czas QT	
	Digoksyna – może być stosowana u dzieci w dobrym stanie w czasie napadu, gdy arytmia nie jest spowodowana naparstnicowaniem i nie przewiduje się w najbliższym czasie kardiowersji elektrycznej, nie ma istotnej hipokaliemii	Obecnie jest rzadko stosowana w celu przerwania napadu arytmii; po podaniu digoksyny częstoskurcz zwykle nie ustępuje od razu, ale dopiero po kilku (zwykle 6) godzinach; lek jest przeciwwskazany u dzieci z zespołem preekscytacji z dodatkową drogą przewodzenia o krótkim okresie refrakcji
	Werapamil (obecnie sporadycznie stosowany)	Przeciwwskazania do stosowania dożylnego – noworodki i niemowlęta (może powodować bradykardię, hipotensję, a nawet nagły zgon), dzieci leczone β-blokerem oraz z dodatkową drogą przewodzenia; u dzieci starszych podaje się najczęściej w bolusie dożylnym (2–5-minutowym), zawsze pod kontrolą ciśnienia tętniczego krwi
Elektroterapia	Stymulacja przezprzełykowa	Z częstością przekraczającą o ok. 10% częstość rytmu częstoskurczu
	Stymulacja przezżylna (elektrodą umieszczoną w prawym przedsionku)	Rytmem o 10–15 pobudzeń szybszym niż rytm częstoskurczu
	Kardiowersja elektryczna (wyładowanie elektryczne zsynchronizowane z załamkiem R) – powinna być wykonana u dzieci z objawami niewydolności serca w czasie częstoskurczu i u dzieci, których stan hemodynamiczny pogarsza się, a nie można przerwać napadu arytmii	U dziecka w znieczuleniu ogólnym, rozpoczynając od 0,5 J/kg mc./dawkę, starając się nie przekraczać maksymalnej dawki 2 J/kg mc./dawkę (u dzieci należy stosować elektrody pediatryczne); dla utrzymania rytmu zatokowego bezpośrednio po kardiowersji elektrycznej należy rozpocząć dożylne podawanie leku antyarytmicznego

niec 1.–2. rż. Wszystkie noworodki i niemowlęta z napadami częstoskurczu wymagają profilaktycznego podawania leków antyarytmicznych przez 6–12 miesięcy, co u większości dzieci zapobiega nawrotom napadów w tym okresie życia.

W leczeniu profilaktycznym lekami pierwszego rzutu są β-blokery (propranolol, metoprolol, sotalol), następnie podaje się propafenon lub amiodaron. Wyjątkowo w bardzo opornych napadach stosuje się skojarzone leczenie dwoma lekami umiarawiającymi.

Digoksyna może być włączona w profilaktyce częstoskurczu nadkomorowego ektopowego. Zapobiegawcze podawanie preparatów naparstnicy jest przeciwwskazane w zespole WPW.

U dzieci > 5. rż., u których profilaktyka farmakologiczna objawowego częstoskurczu nadkomorowego lub przedsionkowo-komorowego nie przynosi rezultatów, należy rozważyć możliwość niefarmakologicznego leczenia arytmii przezżylną ablacją prądem wysokiej częstotliwości lub krioablacją ogniska ektopicznego/drogi dodatkowej, szczególnie w przypadkach po zatrzymaniu krążenia.

10.7.6
Trzepotanie przedsionków

łac. *flagellatio atriorum*
ang. atrial flutter

Trzepotanie przedsionków jest rzadko spotykaną arytmią u dzieci. W ponad 80% przypadków występuje w wadach serca ze znacznym powiększeniem przedsionków (np. prawy przedsionek po korekcjach wad metodą Fontana lub Senninga), kardiomiopatiach, guzach w obrębie przedsionków (śluzak, skrzeplina), czy w następstwie mechanicznego drażnienia cewnikiem przezżylnym, niekiedy też jako zespół po-

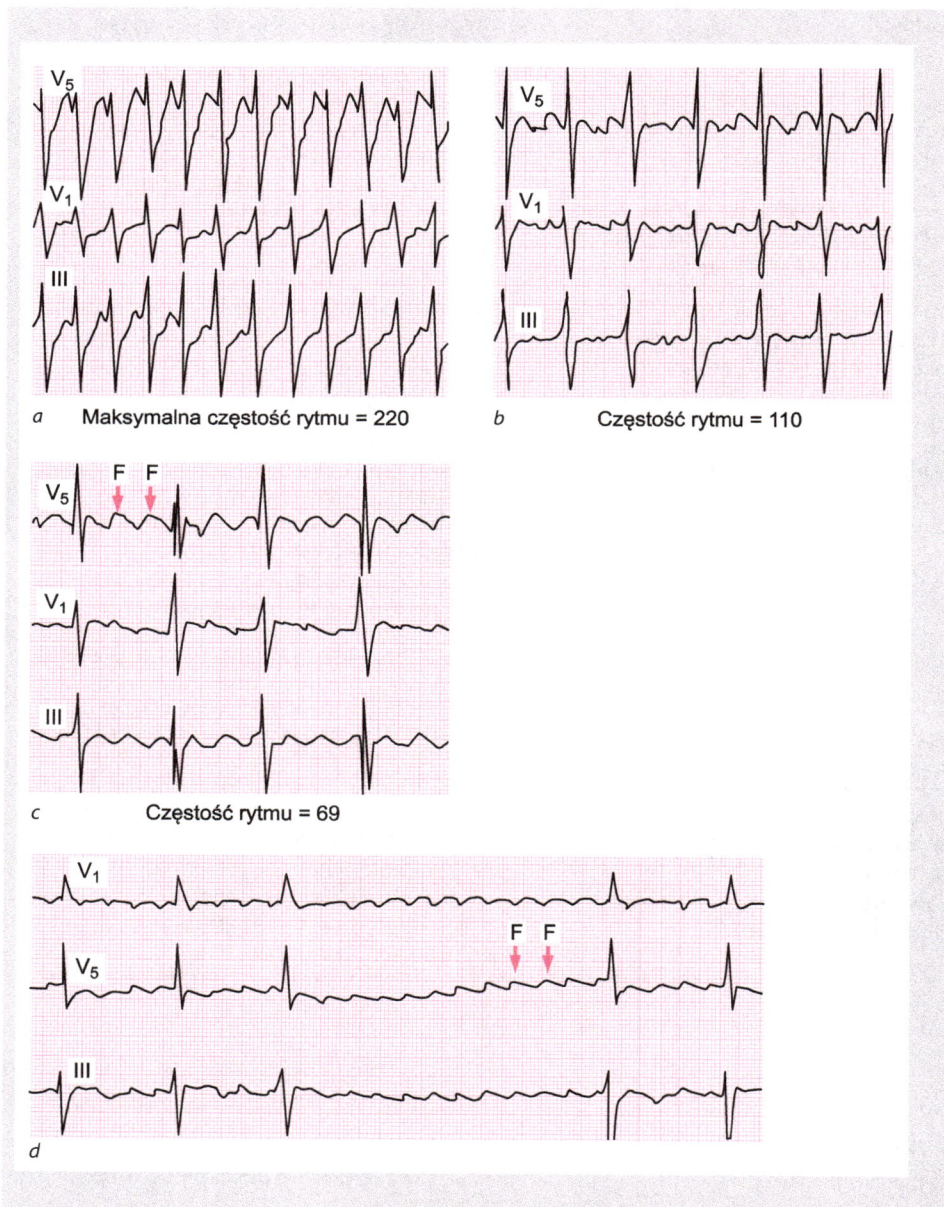

Rycina 10.33. Trzepotanie przedsionków: (*a*) utrwalone trzepotanie przedsionków z przewodzeniem 1 : 1 i szybkim rytmem komór – około 220/min; (*b*) trzepotanie przedsionków z przewodzeniem do komór 2 : 1 lub 3 : 1 (*c*); (*d*) trzepotanie przedsionków z blokiem 12 : 1, z przerwą R-R = 2929 ms (F – fale trzepotania przedsionków).

stymulatorowy. Arytmia ta może być przyczyną niewydolności krążenia płodu. Występuje też w przebiegu zapalenia mięśnia sercowego u noworodka. W 8% przypadków trzepotanie przedsionków stwierdzano u dzieci ze zdrowym sercem.

Trzepotanie dzieli się na napadowe i utrwalone. W zapisie EKG stwierdza się falę trzepotania pod postacią tzw. **zębów piły** (fala F), najlepiej widoczną w odprowadzeniach przedsercowych prawokomorowych, bez linii izoelektrycznej pomiędzy kolejnymi pobudzeniami przedsionków, z częstością załamków P zwykle > 280/min (od 200/min nawet do 350/min). Przewodzenie przedsionkowo-komorowe 1 : 1 (ryc. 10.33*a*) dotyczy szczególnie pacjentów z współistniejącą dodatkową drogą przewodzenia. Stan taki predysponuje do wystąpienia częstoskurczu komorowego lub migotania komór. Zwykle jednak, w wyniku współistniejącego w obrębie łącza przedsionkowo-komorowego bloku II° (2 : 1, 3 : 1, 4 : 1) (ryc. 10.33*b* i *c*) rytm komór jest wolniejszy niż rytm przedsionków. Przy utrwalonym bloku 2 : 1 rytm komór może być miarowy (ryc. 10.33*b*), a przy bardzo nasilonym bloku (np. 10 : 1) występują długie, nawet kilkusekundowe przerwy między kolejnymi zespołami QRS (ryc. 10.33*d*) powodujące objawy bradykardii.

U dziecka z trzepotaniem przedsionków trzeba wykonać badania echokardiograficzne, aby ustalić, czy nie ma skrzeplin w przedsionku, co jest szczególnie ważne przed wykonaniem kardiowersji. Leczenie można rozpocząć od próby przerwania arytmii stymulacją przezprzełykową lub kardiowersją farmako-

logiczną (*i.v.* lub *p.o.*). Najczęściej stosuje się amiodaron (szczególnie w zespole WPW). W razie nieskuteczności farmakoterapii należy wykonać kardiowersję elektryczną. Planowa procedura powinna być poprzedzona podaniem heparyny. U dzieci z nawracającymi zagrażającymi życiu napadami należy rozważyć leczenie za pomocą ablacji.

10.7.7
Migotanie przedsionków
łac. *fibrillatio atriorum*
ang. atrial fibrillation

Migotanie przedsionków jest opisywane u dzieci bardzo rzadko. Najczęściej ma związek z korekcją wewnątrzprzedsionkową wrodzonej wady serca, zwężeniem zastawki dwudzielnej lub śluzakiem lewego przedsionka. Częściej występuje u dzieci z zespołem WPW. U podłoża zaburzenia leży mechanizm mnogich małych fal nawrotnych, tzw. mikroreentry. Ostatnio udowodniono również, że szczególnie napadowe migotanie inicjowane bywa z ektopowych źródeł między innymi w żyłach płucnych, żyle głównej dolnej czy w zatoce wieńcowej. Pobudzenia przedsionków są niemiarowe, nieregularne, o częstości 400–700/min. W zapisie EKG stwierdza się całkowitą niemiarowość rytmu komór i brak wyraźnych załamków P między zespołami QRS. Widać jedynie różnokształtne fale f o niskiej amplitudzie (ryc. 10.34*a*).

Stan dziecka może być ciężki, szczególnie przy szybkim rytmie komór (ryc. 10.34*b*). Zwykle wska-

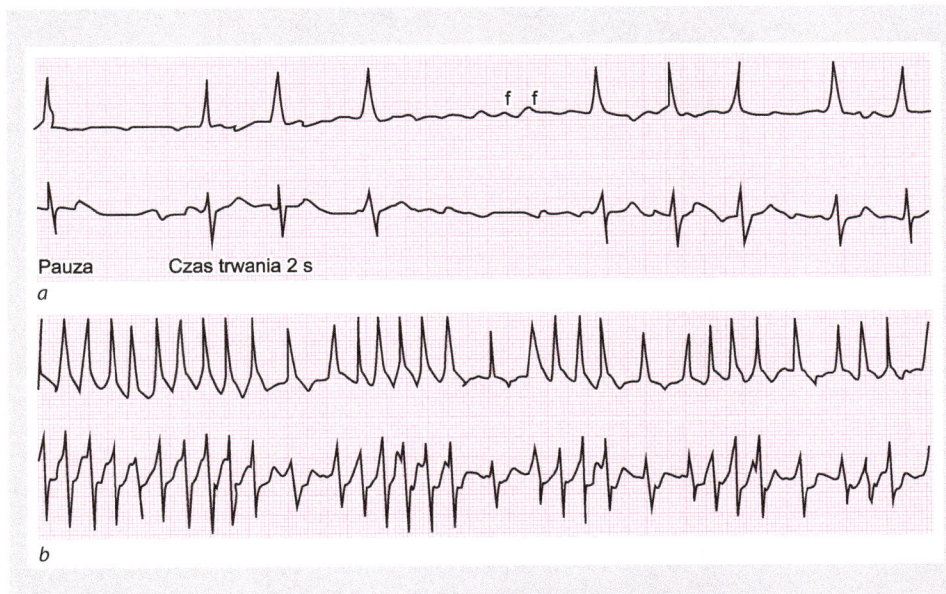

Pauza   Czas trwania 2 s

a

b

Rycina 10.34. Migotanie przedsionków: (*a*) utrwalone migotanie przedsionków z wolnym rytmem komór, z przerwą R-R = 2000 ms (f – fale migotania przedsionków); (*b*) migotanie przedsionków z krótkimi wstawkami niemiarowych szybkich rytmów (300/min), przewodzonych bez poszerzenia zespołu QRS.

zana jest kardiowersja elektryczna poprzedzona podaniem heparyny. Należy wykonać badanie echokardiograficzne w celu sprawdzenia istnienia ew. skrzeplin w obrębie przedsionków. W dobrze tolerowanym migotaniu przedsionków można podjąć próbę kardiowersji farmakologicznej (jak w trzepotaniu przedsionków). U dzieci z nawracającymi zagrażającymi życiu napadami należy rozważyć wskazania do ablacji.

10.7.8
Komorowe zaburzenia rytmu serca
ang. ventricular arrhythmias

Pobudzenia dodatkowe komorowe
ang. ventricular premature beats

Powstają dystalnie od miejsca rozwidlenia pęczka Hisa. Występują u dzieci stosunkowo często. Pojedyn-

cze pobudzenia w tej grupie wiekowej rejestruje się w zapisach EKG w 0,3–0,7% przypadków, a w badaniu holterowskim w 18–33%. Zwykle są jednokształtne, a ich liczba nie przekracza 200/dobę.

Przyczyny występowania komorowych zaburzeń rytmu to stan zapalny, przerost, zwłóknienie lub zastąpienie komórek mięśniowych przez tkankę tłuszczową, niedokrwienie, niedotlenienie, zaburzenia jonowe lub metaboliczne, upośledzenie czynności skurczowej, zatrucie naparstnicą, wrodzone wady serca przed leczeniem kardiochirurgicznym i po nim, kardiomiopatie lewej komory, arytmogenna kardiomiopatia prawej komory, wypadanie płatka zastawki dwudzielnej, guzy serca (hamartoma, rhabdomyoma), genetycznie uwarunkowane kanałopatie oraz stany proarytmii (po stosowaniu leków wydłużających czas QT – amiodaron, sotalol). Jeśli nie stwierdza się żadnej uchwytnej przyczyny, arytmię uważa się za idiopatyczną.

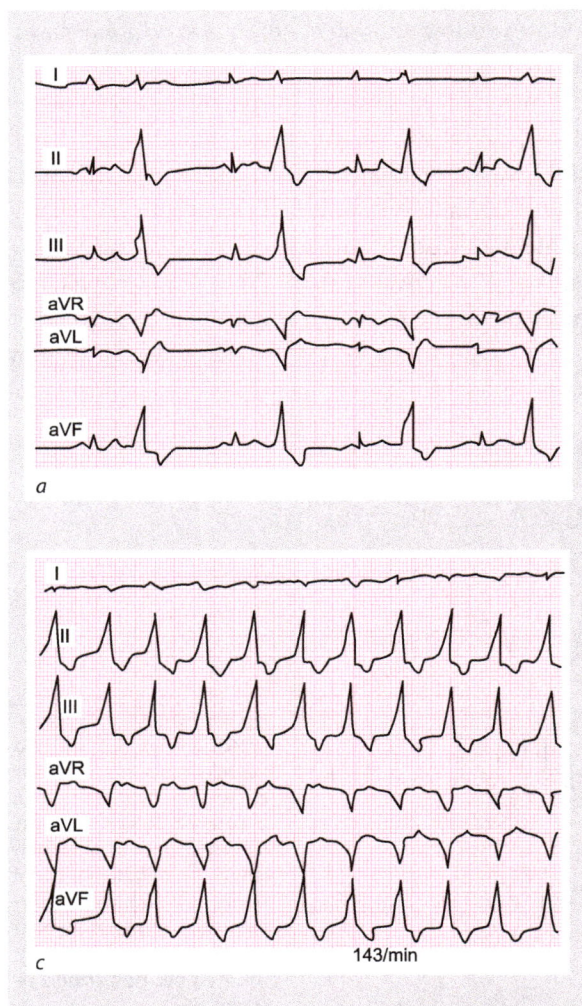

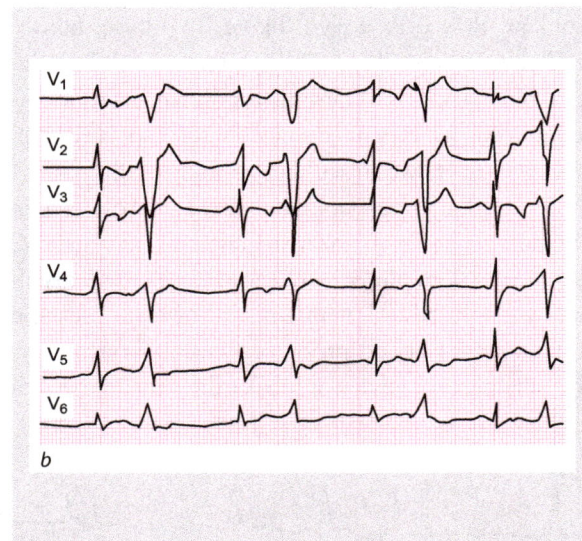

Rycina 10.35. Komorowe zaburzenia rytmu: (*a*) pobudzenia przedwczesne komorowe pod postacią bigeminii komorowej w odprowadzeniach kończynowych i przedsercowych (*b*) rutynowego EKG; (*c*) fragment zapisu jednokształtnego trwałego częstoskurczu komorowego (143/min).

W **rutynowym zapisie EKG** pobudzenia dodatkowe komorowe mogą być przedwczesne, wtrącone lub zastępcze. Charakteryzują się odmiennym ukształtowaniem niż zespół QRS rytmu podstawowego i nie poprzedza ich załamek P (ryc. 10.35), z wyjątkiem tzw. pobudzeń zsumowanych. Czas trwania zespołu QRS pobudzeń dodatkowych komorowych jest wydłużony, u niemowląt > 80 ms, u dzieci starszych > 90 ms. Depolaryzacja różni się od stwierdzanej w rytmie wiodącym, z przeciwstawnym wychyleniem załamka T i odcinka ST. U ok. 75% dzieci kształt pobudzeń komorowych przypomina blok lewej odnogi pęczka Hisa.

Komorowe zaburzenia rytmu serca mogą być jednokształtne lub wielokształtne, proste (pojedyncze, bigeminia komorowa – stały układ naprzemiennie występujących pobudzeń komorowego i zatokowego) lub złożone (pary, salwy) (ryc. 10.35 i 10.36).

U wszystkich dzieci z komorowymi zaburzeniami rytmu w rutynowym badaniu EKG powinno się zmierzyć odstęp QT oraz ocenić wartość QTc.

Częstoskurcz komorowy

łac. *tachycardia ventricularis*
ang. ventricular tachycardia

Częstoskurcz komorowy oznacza arytmię, w której występują trzy lub więcej kolejne pobudzenia o szerokich zespołach QRS (ryc. 10.35c i 10.36b), o rytmie zwykle 150–200/min. Jeżeli częstość rytmu komór nie przekracza 20–25% częstości rytmu zatokowego to arytmia nosi nazwę **nienapadowy częstoskurcz komorowy**.

W 25% przypadków częstoskurczu komorowego w zapisie EKG widać rozkojarzenie przedsionkowo-komorowe. Częstoskurcz może być jednokształtny (ryc. 10.35a i b) lub różnokształtny. Powstaje ektopowo albo w mechanizmie fali nawrotnej pobudzenia lub automatyzmu wyzwalanego pod postacią późnych potencjałów następczych.

U dzieci częstoskurcz komorowy występuje rzadko. Należy go jednak podejrzewać u każdego dziecka z częstoskurczem o szerokich zespołach QRS, ponie-

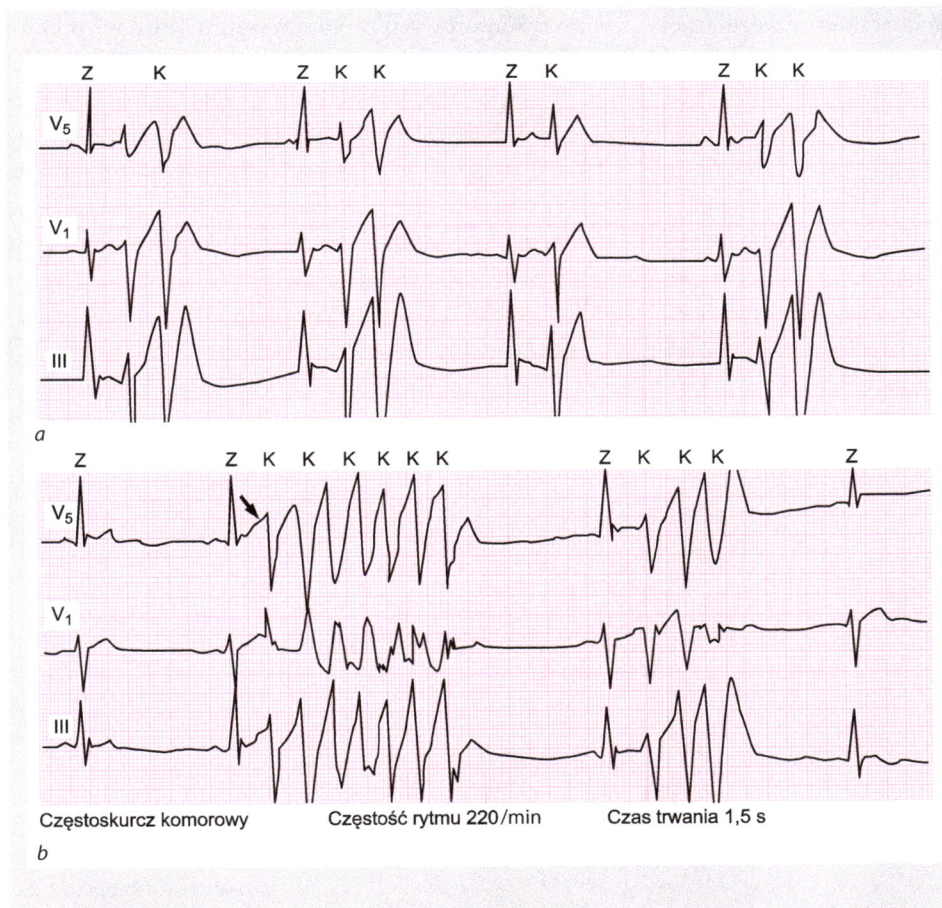

Rycina 10.36. Złożona arytmia komorowa: (*a*) pary i pojedyncze pobudzenia przedwczesne komorowe (K) o krótkim czasie sprzężenia z poprzedzającym pobudzeniem zatokowym (Z); (*b*) 2 krótkie wstawki częstoskurczu komorowego (3–8 kolejnych pobudzeń) o częstości około 220/min. Wstawkę dłużej trwającego częstoskurczu zapoczątkowało pobudzenie przedwczesne typu R-na-T (strzałka).

Częstoskurcz komorowy   Częstość rytmu 220/min   Czas trwania 1,5 s

waż jeszcze rzadziej w tym wieku przyczynami poszerzenia zespołu QRS w czasie częstoskurczu są antydromiczny CZPK lub CZN u pacjenta z utrwalonym blokiem odnogi pęczka Hisa.

Stan kliniczny dziecka z napadem częstoskurczu komorowego zależy od częstości rytmu komór, czasu trwania arytmii i stanu układu krążenia. Trwały częstoskurcz o szybkim rytmie komór u dziecka z patologią układu krążenia w krótkim czasie może wywołać istotne zaburzenia hemodynamiczne, wstrząs kardiogenny i zgon.

Trzepotanie i migotanie komór

łac. *fibrillatio et flagellatio ventriculorum*
ang. ventricular flutter and fibrillation

Występują u dzieci bardzo rzadko, zwykle w przebiegu zespołu wydłużonego QT, zespołu WPW lub kardiomiopatii prawej lub lewej komory, czasem także u pacjentów po korekcjach wrodzonych wad serca. Stanowią zagrożenie życia. W zapisie EKG brak linii izoelektrycznej pomiędzy zespołami QRS. W trzepotaniu komór zespoły te mają charakter nieregularnej sinusoidy (ryc. 10.37), a w migotaniu widać niskonapięciowe, różnokształtne fale o częstotliwości 250––500/min.

Najnowsza klasyfikacja komorowych zaburzeń rytmu serca opiera się na obrazie klinicznym, zapisie EKG oraz uwzględnia chorobę podstawową prowadzącą do arytmii. Uwzględniając obraz kliniczny, podzielono pacjentów na stabilnych hemodynamicznie (bezobjawowych lub z niewielkimi objawami) oraz niestabilnych hemodynamicznie (ze stanami przed-

omdleniowymi, omdleniami, nagłym zatrzymaniem sercowym, nagłym zgonem sercowym). Biorąc pod uwagę obraz elektrokardiograficzny, wyróżnia się chorych z nietrwałym częstoskurczem komorowym, częstoskurczem nawrotnym pęczkowym, częstoskurczem dwukierunkowym, *torsades de pointes*, trzepotaniem komór i migotaniem komór. Ze względu na jednostkę chorobową podzielono pacjentów na grupy z przewlekłą chorobą wieńcową serca, niewydolnością serca, wrodzoną wadą serca, chorobą metaboliczną serca, stanem zapalnym, zespołem nagłego zgonu niemowląt, prawidłową morfologią serca oraz z różnymi typami kardiomiopatii. W klasyfikacji tej uwzględniono również zagrożenie nagłym zgonem sercowym i rekomendacje co do sposobu leczenia oraz wskazania do wszczepienia kardiowertera-defibrylatora serca.

10.7.9
Kanałopatie
ang. channelopathies

Kanałopatie to zespoły genetycznie uwarunkowanych komorowych zaburzeń rytmu serca, wśród których wyróżnia się zespoły skróconego i wydłużonego QT, zespół Brugadów oraz katecholaminergiczny częstoskurcz komorowy. Zalicza się je do nowej grupy kardiomiopatii zagrożonych złośliwymi komorowymi zaburzeniami rytmu serca, u których podłoża leży zaburzona funkcja podjednostek kanałów jonowych lub białek je regulujących wynikająca z mutacji genu lub genów. Ich wspólnym mianownikiem jest związek z dużym ryzykiem wystąpienia nagłego zgonu sercowego u młodych pozornie zdrowych osób.

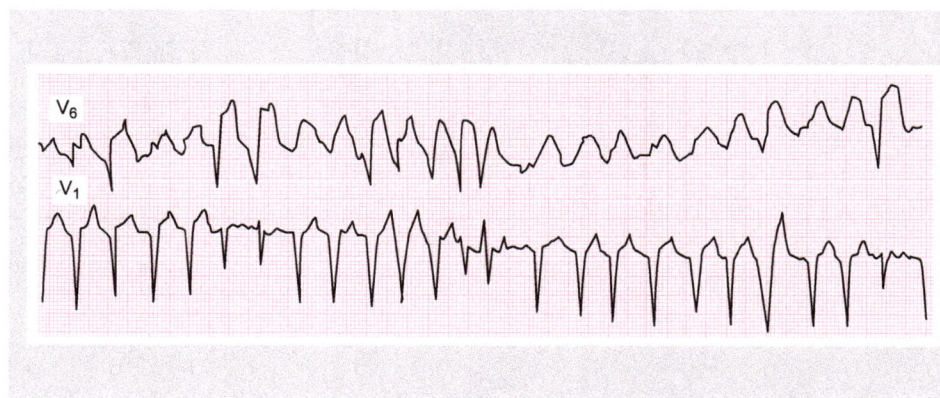

Rycina 10.37. Częstoskurcz komorowy przechodzący okresowo w trzepotanie komór.

Zespół wydłużonego QT
ang. long QT syndrome (LQTS)

Zróżnicowany klinicznie zespół spowodowany nieprawidłowym, wydłużonym okresem repolaryzacji (wydłużenie odstępu QT EKG) (ryc. 10.38), co sprzyja występowaniu groźnej dla życia arytmii komorowej, tzw. polimorficznego częstoskurczu komorowego typu *torsades de pointes*. Może on być przyczyną omdleń i nagłego zgonu sercowego.

LQTS dzieli się na nabyty i wrodzony. Za prawidłowe uważa się QTc < 450 ms u mężczyzn i < 460 ms u kobiet. Standardowe badanie EKG z oceną odstępu QT i QTc powinno być wykonane u wszystkich członków rodzin chorych z wrodzonym LQTS. Szczególnie duże ryzyko nagłego zgonu sercowego występuje u dzieci, u których QTc przekracza 0,6 s, współistnieją zmiany morfologii odcinka ST-T, bradykardia, komorowe zaburzenia rytmu serca lub blok przedsionkowo-komorowy III°.

Nabyty LQTS wynika z przyjmowania leków wydłużających odstęp QT (np. amiodaron, sotalol, trójpierścieniowe leki antydepresyjne, makrolidy, ketokonazol, cyzapryd), zaburzeń jonowych (hipomagnezemia), chorób OUN, zatruć, niedokrwienia czy zapalenia mięśnia sercowego.

Wrodzony LQTS należy do grupy genetycznie uwarunkowanych komorowych zaburzeń rytmu serca. Dziedziczy się w sposób autosomalny dominujący (zespół Romano–Warda, 99% przypadków) lub autosomalny recesywny (zespół Jervella i Langego-Nielsena, skojarzony z głuchoniemotą). Częstość występowania LQTS szacuje się na 1 : 5000–20 000 osób. Bardzo ważna jest identyfikacja wszystkich członków rodziny chorego będących nosicielami mutacji genowych odpowiedzialnych za wystąpienie LQTS. Wyróżnia się kilkanaście typów zespołu (tab. 10.43).

U ok. 40% pacjentów wrodzony LQTS nie powoduje objawów. U 30–35% osób pierwszy objaw stanowi utrata przytomności, zatrzymanie krążenia lub

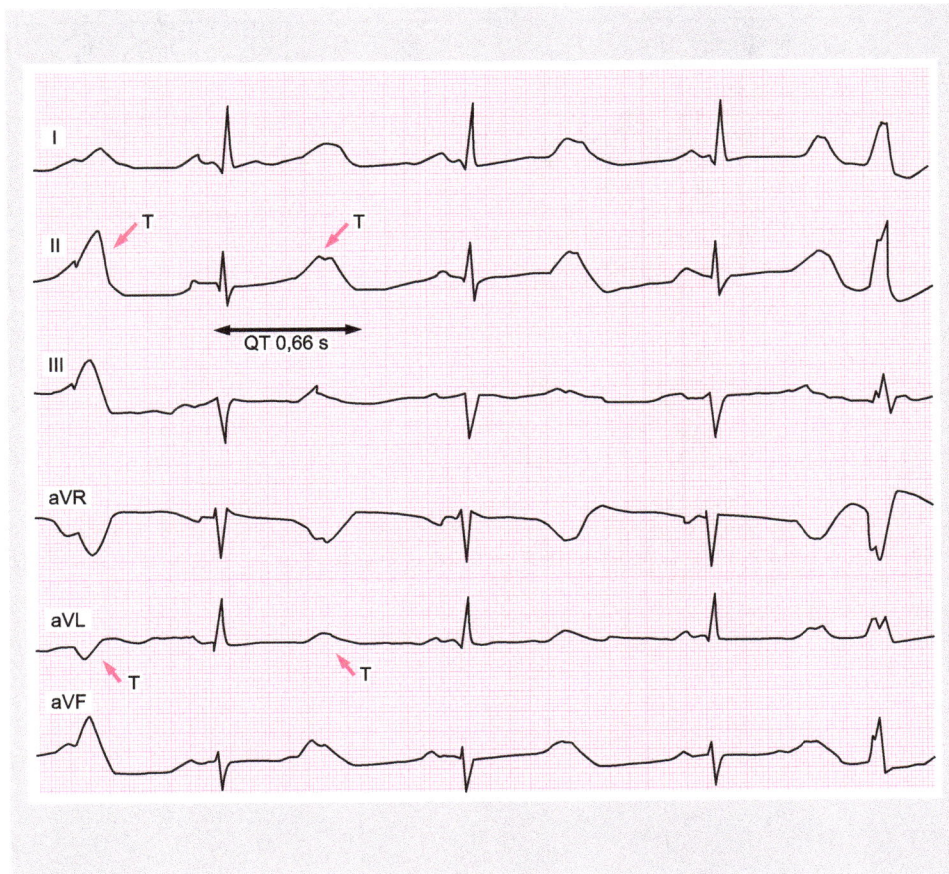

Rycina 10.38. Zapis z odprowadzeń kończynowych rutynowego EKG u 4-letniego dziecka z wrodzonym zespołem wydłużonego QT (czas odstępu QT w odprowadzeniu II wynosi 0,66 s). Zmienna morfologia załamka T (dwugarbny lub o zwiększonej amplitudzie w odprowadzeniu II, ujemny lub dodatni w odprowadzeniu aVL). Bradykardia zatokowa – 52/min.

Tabela 10.43. Najczęściej występujące typy zespołu wydłużonego QT (JLN – zespół Jervella i Langego–Nielsena)

TYP ZESPOŁU	% WSZYSTKICH LQTS	ZMUTOWANY GEN	PRODUKT GENU
LQT1	45%	KvLQT1 (KCNQ1)	Białko kanału potasowego przewodzącego wolny prąd potasowy IKs
LQT2	40%	HERG (KCNH2)	Kanał dla szybkiego prądu potasowego IKr
LQT3	8–10%	SCN5A	Białko kanału sodowego odpowiedzialnego za prąd depolaryzacji INa
LQT4	< 1%	ANK2	Ankyryna B odpowiadająca za właściwe umiejscowienie kanałów jonowych w błonie komórkowej kardiomiocytów
LQT5	< 1%	KCNE1	Jednostka pomocnicza kanału potasowego IKs
LQT6	< 1%	KCNE2	Jednostka pomocnicza kanału potasowego IKr
JLN	4–7%	KCNE1 lub KCNQ1	KCNQ1 jest odpowiedzialny za kodowanie podjednostki α w kanale potasowym IKs, a KCNE1 koduje podjednostkę β (zwaną też minK) w tym kanale, obie podjednostki są konieczne do prawidłowego działania kanału IKs

Tabela 10.44. Skala punktowa (Schwartza i Mossa) kryteriów rozpoznawania wrodzonego zespołu wydłużonego QT

KRYTERIUM			LICZBA PUNK-TÓW
Badanie EKG (u chorych nieotrzymujących leków wpływających na zapis EKG)	QTc obliczone wg wzoru Bazetta	≥ 480 ms	3
		460–470 ms	2
		450 ms (u mężczyzn)	1
	Arytmia	Torsades de pointes	2
	Załamek T	Naprzemienność załamków T (regularna zmiana amplitudy lub kierunku osi załamków)	1
		Zazębienia na załamku T w co najmniej 3 odprowadzeniach	1
	Częstość rytmu	Bradykardia (wolna częstość rytmu w stosunku do normy dla wieku w spoczynku)	0,5
Wywiad dotyczący pacjenta	Omdlenia	W czasie stresu	2
		Bez stresu	1
	Wrodzona głuchota		0,5
Wywiad dotyczący rodziny pacjenta	Pewne rozpoznanie LQTS u członka rodziny (≥ 4 punktów w niniejszej skali)		1
	Niewyjaśniona nagła śmierć sercowa < 30. rż. wśród najbliższych członków rodziny		0,5

Pacjent może otrzymać 2 punkty z powodu *torsades de pointes* albo z powodu omdlenia (nie można łączyć punktacji)
Co najmniej 4 punkty – rozpoznanie wysoce prawdopodobne
2–3 punkty – rozpoznanie prawdopodobne (wskazana częsta kontrola zapisu EKG)
0,5–1 punkt – rozpoznanie mało prawdopodobne

nagły zgon sercowy w pełnym zdrowiu. Symptomy zwykle pojawiają się już w dzieciństwie, w 50–67% przypadków po pobudzeniu adrenergicznym (układ współczulny jest wyzwalaczem arytmii), tj. w czasie intensywnej aktywności fizycznej – szczególnie pływania (LQT1), w czasie emocji (LQT2) czy pod wpływem nagłego bodźca słuchowego. U ok. 10% chorych (utrata przytomności z drgawkami) mylnie rozpoznaje się padaczkę. W LQT3 objawy najczęściej występują we śnie.

Zapis EKG:

■ LQT1 – po krótkim odcinku ST pojawia się powoli narastający załamek T o szerokiej podstawie,
■ LQT2 – po prawidłowym odcinku ST występuje spłaszczony dwugarbny załamek T,
■ LQT3 – na końcu wydłużonego izoelektrycznego odcinka ST pojawia się wąski spiczasty załamek T.

W 1993 r. Schwartz i Moss zaproponowali kryteria rozpoznawania wrodzonego LQTS (tab. 10.44). Po wprowadzeniu badań molekularnych okazało się, że kryteria te charakteryzują się zaledwie 38% czułością. Obecnie najczulszą metodą diagnostyki jest badanie genetyczne. Nie u wszystkich pacjentów udaje się jednak znaleźć mutację odpowiadającą za wystąpienie zespołu, gdyż istnieją prawdopodobnie jeszcze inne, niepoznane dotychczas, geny związane z jego wystąpieniem.

Pozornie zdrowe dzieci z wrodzonym LQTS są zagrożone nagłym zgonem spowodowanym *torsades de pointes*, który może prowadzić do migotania komór. Ten typ częstoskurczu komorowego charakteryzuje się szybką częstością rytmu (180–250/min) i zmianą kształtu zespołów QRS w kilku lub kilkunastu kolejnych pobudzeniach.

Czynniki ryzyka wystąpienia incydentu sercowego u dzieci w wieku od 1. do 12. rż. z LQTS to:

■ płeć męska,
■ czas QTc > 0,5 s,
■ omdlenia w wywiadzie występujące w ciągu ostatnich 2 lat.

U młodocianych do 20. rż. ryzyko nagłej śmierci sercowej jest przede wszystkim związane z czasem QTc > 0,53 s i wystąpieniem co najmniej 2 epizodów omdleń w okresie ostatnich 2 lat.

Zespół skróconego QT
ang. short QT syndrome (SQTS)

Podstawowe objawy SQTS to kołatania serca, omdlenia, nagłe zatrzymanie krążenia (34% chorych) oraz arytmie, zarówno komorowe (migotanie komór), jak i nadkomorowe (migotanie przedsionków). Choroba dotyka osób w różnym wieku, również dzieci i niemowląt.

Mutacje genów powodują zaburzenia funkcji kanałów potasowych (odpowiednio mutacje *KCNH2*, *KCNQ1* i *KCNJ2* zaburzają funkcje Iks, Ikr i IK1 w typach SQT1, SQT2 i SQT3).

Zespół rozpoznaje się wtedy, gdy w badaniu EKG QTc wynosi u kobiet bezobjawowych < 340 ms (u objawowych < 370 ms), u mężczyzn bezobjawowych < 330 ms (u objawowych < 360 ms).

Z uwagi na zagrożenie nagłym zgonem sercowym u pacjentów objawowych jedyną skuteczną formą terapii jest implantacja kardiowertera-defibrylatora.

Zespół Brugadów
ang. Brugada syndrome

Zespół dziedziczony w sposób autosomalny dominujący. W części przypadków jest spowodowany przez mutacje genu *SCN5A* na chromosomie 3 i związane z nimi nieprawidłowe działanie kanału sodowego w komórce mięśnia sercowego.

W rutynowym EKG w rytmie zatokowym stwierdza się stałe lub przemijające cechy bloku prawej odnogi pęczka Hisa, z nietypowym uniesieniem odcinka ST lub punktu J w przedsercowych odprowadzeniach V1–V3 (w typowym bloku prawej odnogi widać obniżenie odcinka ST), które może nasilić podanie leków blokujących kanał sodowy (ajmalina lub flekainid).

Typowe są incydenty utraty przytomności i/lub nagłego zatrzymania akcji serca występujące w pełnym zdrowiu u młodych mężczyzn z prawidłową anatomią serca spowodowane wielokształtnym częstoskurczem komorowym lub migotaniem komór. Najczęściej zdarzają się w nocy lub nad ranem.

Rokowanie w zespole Brugadów jest bardzo poważne. Zespół jest odpowiedzialny za ok. 4% wszystkich nagłych zgonów i ok. 20% nagłych zgonów u chorych

< 40. rż. bez strukturalnej choroby serca. Za jedyne skuteczne postępowanie uważa się wszczepienie kardiowertera-defibrylatora.

Polimorficzny katecholaminergiczny częstoskurcz komorowy

ang. catecholaminergic polymorphic ventricular tachycardia

Uwarunkowana genetycznie arytmia polegająca na zaburzeniu przepływu prądów jonowych w mięśniu sercowym wskutek mutacji genów wpływających na obieg jonów wapnia w komórce sercowej. Może dziedziczyć się w sposób autosomalny dominujący (mutacja genu receptora rianodynowego RyR2) lub recesywny (mutacja genu sercowej kalsekwestryny). Najczęściej występuje u dzieci i młodych dorosłych ze zdrowym anatomicznie sercem.

Zapis EKG w spoczynku jest zwykle prawidłowy, natomiast wysiłek lub pobudzenie adrenergiczne mogą sprowokować dwukierunkowy lub wielokształtny częstoskurcz komorowy z wysokim ryzykiem wystąpienia omdleń i nagłego zgonu sercowego. Obecnie podstawowym leczeniem jest podawanie dużych dawek β-blokerów, choć zarówno farmakoterapia, jak i wszczepienie kardiowertera-defibrylatora nie zawsze dają oczekiwane efekty.

10.7.10

Leczenie komorowych zaburzeń rytmu serca

Terapia polega przede wszystkim na leczeniu choroby podstawowej, w tym procesu zapalnego, poprawie hemodynamiki (korekcja wady, reoperacja) czy leczeniu niewydolności serca. U dzieci wskazania do przewlekłego stosowania preparatów antyarytmicznych ustala się indywidualnie, uwzględniając ocenę zagrożenia nagłym zgonem sercowym.

Pojedyncze przedwczesne pobudzenia komorowe nie powodują zwykle zaburzeń hemodynamicznych i są dobrze tolerowane przez pacjentów ze zdrowym morfologicznie sercem. Arytmia komorowa bez objawów nie wymaga leczenia umiarawiającego. Należy jednak dalej okresowo obserwować dziecko.

Wskazania do leczenia profilaktycznego stanowią komorowe zaburzenia rytmu serca:

- przebiegające z istotnymi objawami (epizody zatrzymania krążenia w wywiadzie, zaburzenia hemodynamiczne) w spoczynku,
- w przebiegu kanałopatii,
- współistniejące z niewydolnością serca (po korekcji wady serca, w zapaleniu mięśnia sercowego o ciężkim przebiegu, u chorych oczekujących na przeszczep serca),
- prowokowane lub nasilane przez wysiłek.

Leczenie uważa się za skuteczne wtedy, gdy uzyska się zmniejszenie liczby przedwczesnych pobudzeń komorowych o co najmniej 75% w czasie 24-godzinnej rejestracji holterowskiej i ustąpią formy złożone arytmii.

U dzieci bez niewydolności serca jako leki pierwszego rzutu stosuje się β-blokery (propranolol, metoprolol). Ze względu na ryzyko proarytmicznego i kardiodepresyjnego działania innych leków umiarawiających (sotalol, propafenon, amiodaron) wskazania do ich przewlekłego podawania są ustalane indywidualnie i leczenie nimi powinno rozpoczynać się w warunkach szpitalnych. Poleca się włączenie preparatów magnezu. Amiodaron lub sotalol można stosować tylko przy prawidłowym czasie QT i QTc. W rozdziale 26 „Badania i normy w pediatrii" (tab. 26.9) przedstawiono dawki leków stosowanych dożylnie i doustnie u dzieci z zaburzeniami rytmu serca.

We **wrodzonym zespole wydłużonego QT** w postępowaniu profilaktycznym bardzo ważne jest zapewnienie prawidłowego stężenia elektrolitów, unikanie sytuacji prowokujących omdlenia (wysiłku – szczególnie pływania, nadmiernych emocji), leków wydłużających czas QT i picia soku grejpfrutowego (podwyższa stężenie niektórych leków). Pacjent lub jego rodzice powinni otrzymać wykaz leków wydłużających czas QT (www.torsades.org). Pacjenci z wrodzonym LQTS, niezależnie czy przebiegającym z objawami klinicznymi, czy bez nich, wymagają leczenia przez całe życie. W LQT1 i LQT2 standardowo podaje się duże dawki β-blokerów (metoprolol, propranolol). W LQT2 dodatkowo powinno się włączyć preparat potasu lub spironolakton. W LQTS3 stosuje się meksyletynę (z β-blokerem lub bez). U dzieci z LQTS współistniejącym z bradykardią, uniemożliwiającą

Tabela 10.45. Metody przerywania napadu komorowych zaburzeń rytmu serca

ZABURZENIE	OPIS METODY/NAZWA LEKU	UWAGI
Migotanie lub trzepotanie komór	Defibrylacja elektryczna (u dzieci należy stosować elektrody pediatryczne) – postępowanie z wyboru	Następnie należy wyrównać zaburzenia jonowe i metaboliczne, zastosować tlenoterapię i podać dożylne leki umiarawiające
Napad częstoskurczu komorowego z objawami niewydolności serca	Kardiowersja elektryczna – przy pierwszym wyładowaniu 0,5–1 J/kg mc., następnie 1–2 J/kg mc. (u dzieci należy stosować elektrody pediatryczne) – niepolecana przy przedawkowaniu naparstnicy	Następnie dożylne leki umiarawiające – lidokaina, amiodaron (u dzieci z prawidłowym czasem QT i QTc)
Torsades de pointes	Dożylnie siarczan magnezu lub lidokaina, do rozważenia β-bloker	Przeciwwskazane jest stosowanie leków wydłużających czas QT (amiodaron, sotalol)
Napad częstoskurczu komorowego bez objawów niewydolności serca	Można rozpocząć leczenie od dożylnego podania lidokainy lub amiodaronu (u dzieci z prawidłowym czasem QT, QTc)	Leczenie prowadzi się w warunkach intensywnego nadzoru kardiologicznego

podawanie β-blokera, lub z przerwami w czynności serca wyzwalającymi napad *torsades de pointes* wskazana jest stała stymulacja serca, z podstawową częstością stymulacji zaprogramowaną tak, aby utrzymać ją w górnych granicach normy (80.–90. centyl) dla danego wieku (szybszy rytm sprzyja skracaniu czasu QT). Jednak nawet mimo skojarzonego leczenia stałą elektrostymulacją i/lub β-blokerami niektórzy pacjenci z LQTS umierają w czasie obserwacji. Dlatego u dzieci i młodych osób z LQTS po zatrzymaniu krążenia z udokumentowanym częstoskurczem komorowym lub migotaniem komór istnieją bezwzględne wskazania do wszczepienia kardiowertera-defibrylatora.

Postępowanie w napadzie objawowych, złożonych i szybkich komorowych zaburzeń rytmu serca przedstawiono w tabeli 10.45. W zaburzeniach zagrażających życiu opornych na leczenie farmakologiczne wskazana jest inwazyjna diagnostyka elektrofizjologiczna. Na jej podstawie ustala się wskazania do operacyjnego wycięcia lub ablacji prądem o częstotliwości radiowej/krioablacji ogniska arytmii. Implantację kardiowertera-defibrylatora stosuje się w profilaktyce pierwotnej i wtórnej nagłego zatrzymania krążenia przede wszystkim u chorych z kardiomiopatiami i kanałopatiami.

Wanda Kawalec
Anna Turska-Kmieć, Lidia Ziółkowska

10.8
CHOROBY MIĘŚNIA SERCOWEGO

10.8.1

Zapalenie mięśnia sercowego

łac. *miocarditis*

ang. myocarditis

▲ Definicja

Proces zapalny w mięśniu sercowym charakteryzujący się obecnością nacieku zapalnego złożonego z komórek immunokompetentnych (limfocytów T) oraz martwicą i uszkodzeniem kardiocytów nietypowym dla zawału.

▲ Epidemiologia

Częstość występowania zapalenia mięśnia sercowego waha się wg różnych autorów od 4,2% do 16,7%, a w grupie dzieci zmarłych nagle od 17% do 21%. Jest największa w okresie niemowlęcym, w wieku dojrzewania oraz u młodych dorosłych. Wiąże się to z zależną od wieku predyspozycją do zakażenia wirusami kardiotropowymi i większym bezpośrednim działaniem uszkadzającym enterowirusów w mięśniu sercowym u dzieci w porównaniu z dorosłymi.

▲ Etiologia i patogeneza

Zapalenie mięśnia sercowego może być wywołane przez:

- czynniki infekcyjne:
  - wirusy – enterowirusy, adenowirusy, parwowirus B19, wirus cytomegalii, grypy, różyczki, mononukleozy zakaźnej,

- bakterie – *Legionella, Meningococcus, Mycoplasma, Pneumococcus, Salmonella*, riketsje, krętki,
  - grzyby,
  - pierwotniaki,
- czynniki toksyczne i leki,
- choroby o podłożu autoimmunizacyjnym.

Najczęstszą przyczyną zapalenia mięśnia sercowego u dzieci są infekcje wirusowe. Do najbardziej kardiotropowych zalicza się wirusy Coxsackie B. Niszczą one kardiomiocyty bezpośrednio poprzez uszkodzenie dystrofiny (białka strukturalnego kardiocytu) przez proteazę 2A. Nasilają ekspresję wspólnego dla wirusów Coxsackie i adenowirusów receptora w tych komórkach. Uruchamiają też procesy autoimmunizacyjne i wytwarzanie narządowo-specyficznych autoprzeciwciał.

W patogenezie choroby biorą udział liczne mechanizmy odpowiedzi komórkowej (aktywacja limfocytów Th1, prozapalnych cytokin) i humoralnej (aktywacja limfocytów B z wytworzeniem autoprzeciwciał przeciw różnym elementom kardiomiocytu) oraz aktywacja cząsteczek adhezyjnych. Rolę odgrywają również antygeny głównego kompleksu zgodności tkankowej MHC klasy I i II oraz prozapalne cytokiny (TNF-α, IL-1, IL-6).

Obraz kliniczny

Zapalenie mięśnia sercowego jest chorobą o zróżnicowanym przebiegu – subklinicznym, piorunującym, ostrym lub przewlekłym. Może nie powodować objawów klinicznych lub prowadzić do niewydolności serca o nagłym początku, arytmii, a u starszych dzieci bólu w klatce piersiowej. Istotny jest wywiad dotyczący przebytej infekcji górnych dróg oddechowych i samopoczucia dziecka po jej zakończeniu.

W badaniu przedmiotowym stwierdza się upośledzenie tolerancji wysiłku, tachykardię, głuche i nieprawidłowo akcentowane tony serca, rytm cwałowy,

niemiarową czynność serca, a także u dzieci z objawami niewydolności serca i rozstrzenią lewej komory szmer skurczowy wtórnej niedomykalności zastawki dwudzielnej.

Przebieg naturalny

Warianty przebiegu zapalenia mięśnia sercowego u dzieci to:

- całkowite wyzdrowienie (25–45% przypadków),
- rozwój kardiomiopatii rozstrzeniowej (2–25% przypadków),
- rozwój arytmogennej kardiomiopatii prawej komory (25–56% przypadków),
- utrzymujące się cechy przetrwałego procesu zapalnego w biopsji endomiokardialnej z objawami klinicznymi lub bez nich,
- nagły zgon.

Metody diagnostyczne

1 Badania laboratoryjne

Oznaczanie miana przeciwciał przeciwwirusowych, autoprzeciwciał przeciw łańcuchom ciężkim β-miozyny, wskaźników stanu zapalnego, frakcji sercowej kinazy kreatynowej, sercowej troponiny T lub troponiny I oraz markerów zapalenia (cząsteczki adhezyjne, cytokiny prozapalne) we krwi obwodowej. PCR i hybrydyzacja *in situ* to najbardziej czuła metoda w identyfikacji materiału genetycznego wirusa w wycinku mięśnia sercowego.

2 RTG klatki piersiowej

Sylwetka serca jest prawidłowa lub powiększona.

3 EKG i 24-godzinne monitorowanie EKG metodą Holtera

Ma istotną wartość diagnostyczną w rozpoznawaniu zaburzeń rytmu i przewodzenia występujących w przebiegu zapalenia mięśnia sercowego (tab. 10.46).

Tabela 10.46. Zmiany w zapisie EKG stwierdzane u pacjentów z zapaleniem mięśnia sercowego	
W DŁUGIM ZAPISIE	**W POJEDYNCZEJ EWOLUCJI**
■ Tachykardia zatokowa ■ Bradykardia zatokowa ■ Arytmie komorowe i nadkomorowe ■ Bloki przedsionkowo-komorowe różnego stopnia ■ Bloki odnóg pęczka Hisa	■ Spłaszczenie lub odwrócenie załamka T ■ Obniżenie lub uniesienie odcinka ST ■ Poszerzenie zespołów QRS ■ Patologiczny załamek Q (Q ⩾ 0,04 s i > 25% R w odprowadzeniu I, II) ■ Wydłużenie odstępu QT

4 Badanie echokardiograficzne

U pacjentów z ostrym zapaleniem mięśnia sercowego przebiegającym z rozstrzenią lewej komory stwierdza się zwiększony wymiar późnorozkurczowy i późnoskurczowy komory z obniżeniem jej frakcji wyrzutowej i skurczowej, wtórną niedomykalność zastawki dwudzielnej oraz zaburzenia kurczliwości wolnej ściany i/lub przegrody międzykomorowej. Zapaleniu może towarzyszyć różna ilość płynu w worku osierdziowym.

5 Biopsja mięśnia sercowego

Najbardziej obiektywna metoda rozpoznawania zapalenia mięśnia sercowego, wykonywana z określonych wskazań (tab. 10.47). W celu wiarygodnego rozpoznania konieczne jest stwierdzenie w nacieku limfocytów T. Zastosowanie badań immunohistochemicznych w ocenie wycinków mięśnia sercowego umożliwia różnicowanie populacji limfocytów T i B oraz makrofagów za pomocą specyficznych przeciwciał monoklonalnych, określenie stopnia aktywacji cząsteczek adhezyjnych, oznaczanie stopnia ekspresji antygenów głównego kompleksu zgodności tkankowej klasy I i II oraz wykrycie genomu wirusa w mięśniu sercowym.

6 Rezonans magnetyczny serca

Nowe techniki obrazowania serca za pomocą MR w obrazach T1- i T2-zależnych oraz z zastosowaniem metody późnego wzmocnienia kontrastowego stwarzają możliwość rozróżnienia obszarów zdrowego i objętego naciekiem zapalnym mięśnia sercowego, oceny martwicy, obrzęku, przekrwienia mięśnia sercowego oraz rozpoznania blizn po zapaleniu mięśnia sercowego czy włóknienia miokardium.

Tabela 10.47. Wskazania do wykonania biopsji endomiokardialnej u dzieci z podejrzeniem zapalenia mięśnia sercowego

ZALECENIE	OBJAWY KLINICZNE	ROZPOZNANIE HISTOPATOLOGICZNE
Należy wykonać biopsję	Nowo powstała niewydolność serca o nieznanej etiologii trwająca krócej niż 2 tygodnie i przebiegająca z poszerzeniem lewej komory lub bez niego (piorunująca niewydolność serca)	Piorunujące limfocytarne lub martwicze eozynofilowe, lub olbrzymiokomórkowe zapalenie mięśnia sercowego
	Nowo powstała niewydolność serca o nieznanej etiologii trwająca od 2 tygodni do 3 miesięcy i przebiegająca z rozstrzenią lewej komory lub nowymi komorowymi zaburzeniami rytmu lub blokiem przedsionkowo-komorowym II° (Mobitz II) lub III°, a także niewydolność serca bez reakcji na 1–2-tygodniowe leczenie objawowe	Olbrzymiokomórkowe lub ostre limfocytarne zapalenie mięśnia sercowego, lub sarkoidoza serca
Wykonanie biopsji jest uzasadnione	Kardiomiopatia o nieznanej etiologii u dzieci z piorunującą/ostrą niewydolnością serca lub idiopatyczna kardiomiopatia rozstrzeniowa lub zaburzenia rytmu serca o niewyjaśnionej etiologii (wyjątkowo)	Limfocytarne zapalenie mięśnia sercowego, rzadziej olbrzymiokomórkowe lub eozynofilowe zapalenie mięśnia sercowego

Tabela 10.48. Leczenie zapalenia mięśnia sercowego w zależności od wyniku histopatologicznego biopsji endomiokardialnej

RODZAJ ZAPALENIA	LECZENIE
Olbrzymiokomórkowe	Skojarzone leczenie immunosupresyjne (cyklosporyna + azatiopryna + prednizon), zgłoszenie do przeszczepu serca
Martwicze eozynofilowe	Steroidy
Piorunujące/ostre limfocytarne	Mało danych randomizowanych o skuteczności dożylnych immunoglobulin i immunosupresji, u dzieci możliwa przydatność dożylnych preparatów immunoglobulin (2 g/kg mc.)
Przewlekłe limfocytarne (bez genomu wirusa)	Immunosupresja (azatiopryna + prednizon)
Przewlekłe limfocytarne (przetrwanie genomu wirusa)	Interferon β

7 Scyntygrafia mięśnia sercowego

Scyntygrafia z użyciem przeciwciał przeciw granulocytom znakowanych technetem ma na celu ocenę gromadzenia się granulocytów w mięśniu sercowym (ocena jakościowa i ilościowa nacieku zapalnego) w porównaniu do gromadzenia się znacznika w obu płucach, co wyrażone jest poprzez obliczenie wskaźnika sercowo-piersiowego. Wyniki wykazują dużą korelację z wynikami EMB.

Leczenie

Zaleca się bezwzględne leżenie (bed rest), co zmniejsza proces namnażania się wirusa w mięśniu sercowym. U pacjentów z zapaleniem mięśnia sercowego i objawami niewydolności serca stosuje się ACEI, β-blokery, bloker receptorów β- i α-adrenergicznych (karwedilol), diuretyki, katecholaminy, inhibitory fosfodiesterazy III, leki antyarytmiczne i antykoagulanty. Terapia różni się w zależności od wyniku biopsji mięśnia sercowego (tab. 10.48). W zapaleniu o piorunującym przebiegu sugeruje się wykonanie kontrapulsacji wewnątrzaortalnej i mechanicznego wspomagania lewej komory, a w przypadku ich nieskuteczności – przeszczep serca.

W trakcie badań doświadczalnych znajdują się m.in. leki hamujące wytwarzanie prozapalnych cytokin i tlenku azotu oraz przeciwciała przeciw cząsteczkom adhezyjnym, a także szczepionki antyenterowirusowe, które mogą być w przyszłości przydatne w leczeniu wirusowego zapalenia mięśnia sercowego u dzieci.

Rokowanie

Czynniki wpływające na progresję choroby i niepomyślne rokowanie u dzieci z zapaleniem mięśnia sercowego to niska wartość frakcji wyrzutowej lewej komory, omdlenia, upośledzona objętość późnorozkurczowa lewej komory, hiponatremia, nieprawidłowe ciśnienie zaklinowania w kapilarach płucnych, systemowa hipotensja, migotanie przedsionków, złośliwe tachyarytmie komorowe i bradyarytmie.

10.8.2

Klasyfikacja kardiomiopatii u dzieci

Kardiomiopatie to grupa chorób, w których mięsień sercowy jest strukturalnie i funkcjonalnie nieprawidłowy, przy wykluczeniu patologii tętnic wieńcowych, nadciśnienia tętniczego, wad zastawkowych i wrodzonych wad serca. W zależności od typu dysfunkcji mięśnia sercowego wyróżniono cztery typy kardiomiopatii: rozstrzeniową, przerostową, restrykcyjną i arytmogenną kardiomiopatię prawej komory.

Klasyfikacja kardiomiopatii (opracowana przez Amerykańskie Towarzystwo Kardiologiczne w 2006 r.) dzieli je na pierwotne (tab. 10.49) i wtórne. Te drugie mają znany związek z zaburzeniami sercowymi lub ogólnoustrojowymi i powstają m.in. w następstwie zaburzeń metabolicznych czy reakcji toksycznych i nadwrażliwości.

10.8.3

Kardiomiopatia rozstrzeniowa

łac. *cardiomyopathia congestiva*
ang. dilated cardiomyopathy (DCM)

Defnicja

Powiększenie i upośledzenie funkcji skurczowej lewej komory serca lub obu komór.

Częstość występowania

36 : 100 000 populacji.

Etiologia i patogeneza

Uwzględnia się udział czynników genetycznych, wirusowych i/lub immunologicznych, metabolicznych oraz cytotoksycznych. W niemal 50% przypadków nie udaje się ustalić uchwytnej przyczyny (postać idiopatyczna).

Obraz kliniczny

Objawy kliniczne to męczliwość, duszność po wysiłku, osłabienie, tachykardia, przyśpieszenie liczby oddechów, upośledzenie tolerancji wysiłku spowodowane obniżeniem pojemności wyrzutowej serca, ból w klatce piersiowej w wyniku zmniejszonej rezerwy rozkurczowej mikrokrążenia wieńcowego i podwsierdziowego niedokrwienia mięśnia sercowego oraz powikłania zakrzepowo-zatorowe.

Przebieg naturalny

U pacjentów symptomatycznych obserwuje się stopniową progresję choroby, ze śmiertelnością ok. 30% w okresie od 1 roku do 5 lat od początku objawów klinicznych.

Metody diagnostyczne

Badania diagnostyczne u pacjenta z kardiomiopatią rozstrzeniową przedstawiono w tabeli 10.50.

Tabela 10.49. Klasyfikacja kardiomiopatii pierwotnych

GRUPA	PODŁOŻE ZABURZEŃ	RODZAJ KARDIOMIOPATII
I	Genetyczne	■ Kardiomiopatia przerostowa ■ Arytmogenna kardiomiopatia prawej komory ■ Niescalony mięsień lewej komory ■ Kardiomiopatie w chorobach spichrzania glikogenu ■ Postępujące zaburzenia przewodzenia w obrębie włókien systemu Hisa–Purkinjego ■ Mitochondrialne miopatie ■ Kanałopatie (polimorficzny katecholaminoergiczny częstoskurcz komorowy, zespół wydłużonego QT, zespół Brugadów, zespół krótkiego QT, azjatycki zespół nagłego niewyjaśnionego zgonu nocnego)
II	Mieszane	■ Kardiomiopatia rozstrzeniowa ■ Kardiomiopatia restrykcyjna nierozstrzeniowa i nieprzerostowa
III	Nabyte	■ Kardiomiopatia pozapalna ■ Kardiomiopatia związana ze stresem ■ Kardiomiopatia takotsubo (kardiomiopatia indukowana stresem) ■ Kardiomiopatia okołoporodowa ■ Kardiomiopatia indukowana częstoskurczami ■ Kardiomiopatia występująca u dzieci matek z cukrzycą typu 1

Tabela 10.50. Badania diagnostyczne wykonywane u pacjentów z kardiomiopatią rozstrzeniową

RODZAJ BADANIA	OPIS
Wywiad i badanie przedmiotowe	■ Infekcja grypopodobna w wywiadzie ■ Określenie stopnia nasilenia objawów niewydolności serca według NYHA (klasa I–IV)
RTG klatki piersiowej	■ Powiększenie sylwetki serca ■ Cechy zastoju żylnego ■ Płyn w jamie opłucnej (w zaawansowanym stadium choroby)
Badanie EKG i 24-godzinne monitorowanie EKG metodą Holtera	■ Tachykardia zatokowa ■ Niespecyficzne zmiany odcinka ST i załamka T ■ Zaburzenia przewodzenia śródkomorowego (głównie blok lewej odnogi pęczka Hisa) ■ Nadkomorowe i komorowe zaburzenia rytmu serca ■ Cechy przerostu i przeciążenia lewej komory ■ Obniżony woltaż załamków R w odprowadzeniach przedsercowych
Badanie echokardiograficzne	■ Powiększenie lub rozstrzeń lewej komory ze ścieńczeniem jej ścian ■ Powiększenie lewego przedsionka ■ Obniżenie frakcji skurczowej i wyrzutowej lewej komory ■ Odcinkowe lub uogólnione zaburzenia kurczliwości ściany komory i przegrody międzykomorowej ■ Obecność skrzeplin przyściennych w lewej komorze i lewym przedsionku ■ Płyn w worku osierdziowym ■ Wtórna niedomykalność zastawki dwudzielnej
Scyntygrafia mięśnia sercowego z użyciem znakowanych technetem przeciwciał przeciw granulocytom	■ Ocena gromadzenia się granulocytów w mięśniu sercowym (ocena jakościowa i ilościowa nacieku zapalnego w mięśniu sercowym) w porównaniu do gromadzenia się w obu płucach
Cewnikowanie serca	■ Podwyższone ciśnienie późnorozkurczowe w lewej komorze i lewym przedsionku ■ Podwyższone ciśnienie zaklinowania w tętnicach płucnych
Biopsja endomiokardialna	■ Przed przeszczepem serca ■ Różnicowanie kardiomiopatii idiopatycznej i pozapalnej

Różnicowanie

Zapalenie mięśnia sercowego, podawanie leków cytostatycznych (doksorubicyna), sarkoidoza, dystrofie mięśniowe (dystrofia miotoniczna, dystrofia mięśniowa Duchenne'a), zakażenie HIV, zatrucie alkoholem i kokainą.

Leczenie

Leczenie ma charakter objawowy i jest zindywidualizowane. Należy dążyć do zmniejszenia objawów niewydolności serca, ustąpienia zaburzeń rytmu serca oraz redukcji ryzyka wystąpienia powikłań zakrzepowo-zatorowych. Pacjent musi ograniczyć aktywność fizyczną. Farmakoterapia obejmuje leki o działaniu inotropowo dodatnim, moczopędne, antagonistów aldosteronu, ACEI, β-blokery, karwedilol, preparaty naparstnicy oraz leki rozszerzające naczynia obwodowe, antyarytmiczne, antyagregacyjne i przeciwkrzepliwe. Niektórzy chorzy wymagają wszczepienia kardiowertera-defibrylatora w celu leczenia groźnych komorowych zaburzeń rytmu serca i zapobiegania nagłemu zgonowi. Doświadczenia w terapii resynchronizującej serce (implantacja stymulatora resynchronizującego) u dzieci są skąpe. W schyłkowej niewydolności serca należy rozważyć wdrożenie mechanicznych urządzeń wspomagających czynność komór oraz przeszczep serca.

10.8.4

Kardiomiopatia przerostowa

łac. *cardiomyopathia hypertrophica*
ang. hypertrophic cardiomyopathy (HCM)

Definicja

Przerost mięśnia lewej komory przy braku innej patologii, takiej jak zwężenie zastawki aorty lub nadciśnienie tętnicze. Przerost może być obecny od razu po urodzeniu lub we wczesnym okresie życia, choć w większości przypadków zmiany ujawniają się dopiero po 12. rż.

Epidemiologia

Częstość występowania – 0,2% populacji (1 : 500). Kardiomiopatia przerostowa jest szczególnie częstą przyczyną nagłej śmierci sercowej u dzieci i młodych dorosłych, w tym u wyczynowych sportowców.

Etiologia i patogeneza

Przerost mięśnia lewej komory najczęściej jest asymetryczny. Zwykle dotyczy przegrody międzykomorowej i przednio-bocznej wolnej ściany. Postać zawężająca

występuje u ok. 25% chorych (zawężanie i skurczowy gradient ciśnienia w drodze odpływu lewej komory w wyniku śródskurczowego przemieszczenia przedniego płatka zastawki dwudzielnej do przegrody międzykomorowej). U 80% pacjentów stwierdza się nieprawidłowości śródściennych tętnic wieńcowych pod postacią zwężenia i pogrubienia ich ściany wskutek przerostu błony środkowej lub wewnętrznej.

Przerost mięśnia może wynikać z wrodzonych zaburzeń metabolicznych, współistnieje z zespołami genetycznymi czy chorobami neuromięśniowymi. Najczęściej spowodowany jest mutacją genów kodujących białka sarkomeru. W ponad połowie przypadków mutacja dotyczy genów łańcucha ciężkiego β-miozyny, białka C wiążącego miozynę lub sercowej troponiny T.

Obraz kliniczny

Objawy kliniczne zależą od nasilenia zaburzeń hemodynamicznych, stopnia dysfunkcji lewej komory (upośledzenie jej relaksacji i napełniania), zwężania drogi odpływu, niedokrwienia mięśnia sercowego oraz komorowych i nadkomorowych zaburzeń rytmu serca. Występują ograniczona wydolność wysiłkowa, męczliwość, duszność spoczynkowa, napadowa duszność w nocy, bóle w klatce piersiowej, bóle głowy, omdlenia i stany przedomdleniowe.

Przebieg naturalny

Objawy kardiomiopatii przerostowej mogą się ujawnić klinicznie w różnym wieku, zarówno we wczesnym dzieciństwie, jak i dopiero w wieku dojrzałym. U niektórych pacjentów przez długi czas utrzymuje się stabilny przebieg choroby, jednak część chorych jest zagrożona wystąpieniem powikłań, takich jak nagły zgon sercowy, udar mózgu i niewydolność serca. Średnia roczna śmiertelność wynosi ok. 1,3%, ale w pewnych grupach chorych może być wyższa i osiągać nawet 6%.

Metody diagnostyczne

Badania diagnostyczne w kardiomiopatii przerostowej przedstawiono w tabeli 10.51.

Różnicowanie

Zwężenie zastawki aorty, niedomykalność zastawki mitralnej, niewydolność serca i choroba niedokrwienna serca.

Leczenie

Konieczne jest ograniczenie aktywności fizycznej i zakaz uprawiania sportu (ryzyko nagłego zgonu w czasie wysiłku lub krótko po nim).

Tabela 10.51. Badania diagnostyczne wykonywane u pacjentów z kardiomiopatią przerostową

RODZAJ BADANIA	OPIS
Wywiad rodzinny	■ Analiza występowania kardiomiopatii przerostowej i nagłego zgonu w rodzinie
Badanie przedmiotowe	■ Określenie stopnia nasilenia objawów niewydolności serca wg NYHA (klasa I–IV)
Badania laboratoryjne	■ Określenie aktywności enzymów sercowych we krwi (CK, CK-MB, troponina I) ■ Badania metaboliczne z krwi i moczu
RTG klatki piersiowej	■ Powiększenie sylwetki serca (u $1/3$ pacjentów), jednak nawet w dużym przeroście lewej komory sylwetka serca może być prawidłowa ■ Cechy zastoju żylnego w płucach
Badanie EKG i 24-godzinne monitorowanie EKG metodą Holtera	■ Cechy przerostu lewej komory i lewego przedsionka ■ Zmiany odcinka ST, odwrócenie załamka T stwierdzane w odprowadzeniach znad lewej komory ■ Patologiczny załamek Q, zmniejszona amplituda załamka R w odprowadzeniach przedsercowych ■ Całkowity blok odnogi pęczka Hisa lub zaburzenia przewodzenia śródkomorowego ■ Głęboki załamek S w V2 ■ Wydłużenie odstępu QT ■ Napadowy częstoskurcz nadkomorowy, migotanie przedsionków, częstoskurcz komorowy, pobudzenia przedwczesne komorowe, cechy zespołu WPW
Uśredniony zapis EKG	■ Ocena obecności późnych potencjałów komorowych – ocena ryzyka wystąpienia komorowych zaburzeń rytmu i nagłego zgonu sercowego
Dyspersja odstępu QT	■ Ocena stopnia zaburzeń repolaryzacji mięśnia sercowego
Badanie echokardiograficzne	■ Ocena przerostu lewej komory, stopnia zwężenia jej drogi odpływu i skurczowego gradientu ciśnienia ■ Za patognomoniczny uznaje się stosunek grubości przegrody międzykomorowej do tylnej ściany lewej komory > 1,5 : 1, jednak najistotniejsze są bezwzględne wartości pomiarów i odnoszenie ich do siatki centylowej opracowanej w stosunku do powierzchni ciała
Scyntygrafia perfuzyjna mięśnia sercowego	■ Wykazanie obecności obszarów niedokrwienia mięśnia lewej komory w czasie badania spoczynkowego i wysiłkowego
Próba wysiłkowa	■ Ocena gradientu skurczowego w drodze odpływu lewej komory ■ Ocena reakcji ciśnienia tętniczego na wysiłek
Magnetyczny rezonans (MR)	■ Ocena przerostu i stopnia włóknienia mięśnia sercowego

1 Farmakoterapia

W farmakoterapii stosuje się:

■ β-blokery – zwolnienie częstości rytmu serca z wydłużeniem okresu rozkurczowego napełniania komór, zmniejszenie zapotrzebowania mięśnia sercowego na tlen, redukcja wysiłkowego gradientu ciśnień w drodze odpływu lewej komory,

■ blokery kanału wapniowego – u pacjentów, u których istnieją przeciwwskazania do β-blokerów; werapamil ma korzystny wpływ na rozkurczową funkcję lewej komory,

■ leki moczopędne – jeśli mimo podawania β-blokerów lub werapamilu utrzymują się cechy zastoju w płucach,

■ leki antyarytmiczne – amiodaron w zapobieganiu nawrotom tachyarytmii nadkomorowych i komorowych.

U pacjentów, u których rozwija się skurczowa dysfunkcja komór i ciężka NS w stadium schyłkowym rozważa się przeszczep serca.

2 Leczenie chirurgiczne i interwencyjne

Miektomia (wycięcie mięśnia) w obrębie przegrody międzykomorowej jest wskazana u pacjentów, u których w spoczynku i/lub w wysiłku stwierdza się gradient w drodze odpływu lewej komory ⩾ 50 mmHg, a ponadto występują duszność wysiłkowa i ból w klatce piersiowej, oporne na leczenie farmakologiczne.

W leczeniu napadowego lub utrwalonego migotania przedsionków stosowane są kardiowersja elektryczna lub farmakologiczna oraz ablacja.

Występowanie czynników ryzyka nagłego zgonu należy ustalić u każdego pacjenta z kardiomiopatią przerostową (tab. 10.52). Nagły zgon może być pierwszym objawem choroby, a ok. 80% zgonów u tych osób to nagły zgon sercowy. Najczęściej dotyczy on dzieci i młodych dorosłych (9.–35. rż.).

Najczęstszym mechanizmem prowadzącym do nagłego zgonu są złożone tachyarytmie komorowe. U chorych obciążonych skrajnie dużym ryzykiem takich zaburzeń najskuteczniejszy sposób leczenia, mogący ich w pełni zabezpieczyć, a w niektórych przypadkach zmieniający przebieg naturalny choroby, to wszczepienie kardiowertera-defibrylatora. Jako prewencję pierwotną nagłego zgonu zaleca się go w przypadku występowania co najmniej 1 czynnika głównego (klasa II a), a w prewencji wtórnej jako zalecenie bezwzględne (klasa I).

10.8.5

Kardiomiopatia restrykcyjna

łac. *cardiomyopathia restrictiva*

ang. restrictive cardiomyopathy (RCM)

Definicja

Choroba charakteryzująca się nieprawidłową funkcją rozkurczową mięśnia sercowego, obniżoną jego podatnością z upośledzeniem napełniania komór i zmniejszeniem objętości rozkurczowej jednej lub obu z nich, z prawidłową lub niemal prawidłową czynnością skurczową i grubością ścian serca.

Epidemiologia

Kardiomiopatia restrykcyjna występuje u dzieci bardzo rzadko.

Etiologia i patogeneza

Zmiany nie dotyczą komórki mięśnia sercowego, lecz tkanki śródmiąższowej, wsierdzia i macierzy pozakomórkowej. Kardiomiopatia może wystąpić jako postać idiopatyczna (genetycznie uwarunkowana) lub w przebiegu innych chorób, takich jak amyloidoza, sarkoidoza, hemochromatoza, zespół Löfflera czy zwłóknienie endomiokardialne.

Obraz kliniczny

Objawy kliniczne to męczliwość, osłabienie, omdlenia, bóle wieńcowe, bóle brzucha, duszność spoczynkowa, duszność wysiłkowa, napadowa duszność nocna, obrzęki obwodowe, wodobrzusze oraz nadkomorowe i komorowe zaburzenia rytmu serca.

Przebieg naturalny

U ok. 28% chorych występuje nagły zgon sercowy spowodowany prawdopodobnie zmianami niedokrwiennymi, które stanowią substrat dla groźnych komorowych zaburzeń rytmu serca.

Metody diagnostyczne

Badania diagnostyczne wykonywane w kardiomiopatii restrykcyjnej przedstawiono w tabeli 10.53.

Różnicowanie

Zaciskające zapalenie osierdzia.

Leczenie

Leczenie objawowe ma na celu zmniejszenie zastoju w krążeniu systemowym i płucnym poprzez ostrożne obniżanie ciśnienia napełniania (diuretyki), kontrolowanie akcji serca (zachowanie odpowiedniego czasu napełniania komór), utrzymywanie prawidłowego skurczu przedsionków, kontrolę zaburzeń przewodzenia przedsionkowo-komorowego (implantacja rozrusznika) oraz unikanie anemii, niedoborów żywieniowych i zaburzeń elektrolitowych. W przypadku występowania groźnych komorowych zaburzeń rytmu serca należy rozważyć implantację kardiowertera-defibrylatora. Przeszczep serca może być brany pod uwagę w postaci rodzinnej lub idiopatycznej.

Rokowanie

Jedynie połowa pacjentów przeżywa 2 lata od początku wystąpienia objawów choroby.

10.8.6

Arytmogenna kardiomiopatia prawej komory

ang. arrhythmogenic right ventricular cardiomyopathy (ARVC)

Definicja

Choroba charakteryzująca się pod względem patologicznym stopniowo pojawiającym się włóknisto-tłuszczowym przerostem, dotyczącym głównie mięśnia prawej komory, a pod względem klinicznym komorową arytmią o morfologii bloku lewej odnogi pęczka Hisa u często na pozór zdrowych, młodych osób.

Epidemiologia

Częstość występowania szacuje się na od 1 : 1000 do 1 : 100 000 osób (często przebieg bezobjawowy). Kardiomiopatia rozpoznawana jest zwykle między 20. a 50. rż., tylko w 10% przypadków < 20. rż. Uważa się ją za istotną przyczynę nagłych zgonów < 30. rż. Stanowi przyczynę ok. 20% nagłych zgonów sercowych u młodych ludzi i sportowców, prawdopodobnie w mechanizmie arytmii.

Kardiomiopatia arytmogenna w 20–30% przypadków występuje rodzinnie.

Tabela 10.52. Czynniki ryzyka nagłego zgonu sercowego u pacjentów z kardiomiopatią przerostową

CZYNNIKI GŁÓWNE (DUŻE)	CZYNNIKI MAŁE
■ Zatrzymanie czynności serca w mechanizmie migotania komór ■ Spontaniczny trwały częstoskurcz komorowy ■ Przedwczesny nagły zgon sercowy w wywiadzie rodzinnym ■ Nawracające omdlenia ■ Grubość ściany lewej komory ⩾ 30 mm (dorośli) ■ Nieprawidłowe reakcje ciśnienia tętniczego w czasie wysiłku fizycznego ■ Nietrwały częstoskurcz komorowy (w badaniu holterowskim)	■ Migotanie przedsionków ■ Niedokrwienie mięśnia sercowego ■ Zwężenie drogi odpływu lewej komory ■ Mutacja genu wiążąca się z dużym ryzykiem zgonu ■ Intensywny wysiłek fizyczny (wyczynowy)

Tabela 10.53. Badania diagnostyczne wykonywane u pacjentów z kardiomiopatią restrykcyjną

RODZAJ BADANIA	OPIS
Badanie przedmiotowe	■ Określenie stopnia nasilenia objawów niewydolności serca wg NYHA (klasa I–IV)
RTG klatki piersiowej	■ Sylwetka serca prawidłowa lub nieznacznie powiększona z cechami nadciśnienia żylnego i zastoju w krążeniu płucnym ■ W zaawansowanym stadium choroby cechy obrzęku płuc
Badanie EKG i 24-godzinne monitorowanie EKG metodą Holtera	■ Duży załamek P w odprowadzeniach kończynowych świadczący o powiększeniu obu przedsionków ■ Niespecyficzne zmiany odcinka ST ■ Wstawki częstoskurczu komorowego
Badanie echokardiograficzne	■ Znaczne powiększenie przedsionków ■ Jasno świecące echa wsierdzia ■ Zmiany w mięśniach brodawkowatych ■ Upośledzona podatność rozkurczowa mięśnia sercowego (bardzo szybkie napełnianie we wczesnej fazie rozkurczu oraz nieprawidłowy stosunek amplitudy fal E i A)
Cewnikowanie serca	■ Wysokie ciśnienie napełniania lewej komory, znacznie wyższe niż komory prawej ■ Różnicowanie z zaciskającym zapaleniem osierdzia
Rezonans magnetyczny	■ Ocena grubości osierdzia ■ Różnicowanie z zaciskającym zapaleniem osierdzia

Etiologia i patogeneza

Mięsień prawej komory jest częściowo lub całkowicie zastąpiony przez tkankę tłuszczową i/lub włóknistą. Komora ulega powiększeniu i/lub występują odcinkowe zaburzenia kurczliwości. U ok. 10% pacjentów zmiany obejmują również mięsień lewej komory.

Etiologia jest wieloczynnikowa, z licznymi hipotezami:

■ genetyczna – mutacje genów kodujących białka desmosomu (desmoplakina, plakophilina-2, plakoglobina), dochodzi do zaniku kardiomiocytów, dziedziczenie autosomalne dominujące,

■ zapalna – następstwo przebytego zapalenia mięśnia sercowego,

■ zaburzenia funkcji receptora rianodynowego RyR2 – nieprawidłowe uwalnianie wapnia do cytoplazmy komórki mięśnia sercowego, nieprawidłowa struktura białek wchodzących w skład połączeń międzykomórkowych – utrata łączności między komórkami lub ich wtórne uszkodzenie – obecnie najbardziej prawdopodobna teoria.

Obraz kliniczny

Objawy kliniczne są następstwem zaburzeń rytmu serca i/lub uszkodzenia prawej komory. Pojawiają się równocześnie z progresją choroby i zastępowaniem coraz większego obszaru mięśnia sercowego przez tkankę włóknisto-tłuszczową. Występują omdlenia, epizody szybkiego bicia serca czy objawy niewydolności serca. Pierwszą manifestacją może być nagły zgon.

Komorowe zaburzenia rytmu serca mają różne nasilenie – od pojedynczych pobudzeń do częstoskurczów o morfologii bloku lewej odnogi pęczka Hisa prowadzących do migotania komór i nagłego zgonu w każdej fazie choroby.

Tabela 10.54. Badania diagnostyczne wykonywane u pacjentów z arytmogenną kardiomiopatią prawej komory

RODZAJ BADANIA	OPIS
Wywiad rodzinny	■ Analiza występowania kardiomiopatii i nagłych zgonów sercowych u członków rodziny
RTG klatki piersiowej	■ Powiększenie sylwetki serca ■ Zastój w płucach w zaawansowanej fazie choroby
Badanie EKG i 24-godzinne monitorowanie EKG metodą Holtera	■ Wysoki woltaż załamka P w II odprowadzeniu kończynowym ■ Odwrócenie załamka T w odprowadzeniach przedsercowych znad prawej komory u dzieci > 14. rż. bez bloku prawej odnogi pęczka Hisa ■ Załamek epsilon po zespole QRS ■ Prawogram, przerost prawej komory ■ Częściowy lub całkowity blok prawej odnogi pęczka Hisa ■ Dodatkowe pobudzenia komorowe oraz nawracający częstoskurcz komorowy o morfologii bloku lewej odnogi pęczka Hisa ■ Arytmia nadkomorowa
Uśredniony zapis EKG	■ Ocena obecności późnych potencjałów komorowych – ocena ryzyka wystąpienia komorowych zaburzeń rytmu i nagłego zgonu sercowego
Badanie echokardiograficzne	■ Ocena wielkości i kurczliwości komór serca ■ We wczesnej fazie choroby badanie może być prawidłowe ■ Później obserwuje się powiększenie prawej komory, ogniskowe zachyłki lub tętniaki w jej ścianie i cechy hipokinezy, akinezy lub dyskinezy mięśnia sercowego
Badanie izotopowe techniką pierwszego przejścia	■ Ocena wielkości i funkcji komór serca (frakcje wyrzutowe)
Rezonans magnetyczny	■ Wykrycie ognisk lub rozległych śródściennych nacieków tkanki tłuszczowej w mięśniu sercowym ■ Ścieńczenia wolnej ściany prawej komory, zaburzenia jej kurczliwości i synchronii skurczu oraz obszary akinezy lub dyskinezy ■ Obniżona frakcja wyrzutowa prawej komory
Cewnikowanie serca i badanie angiograficzne prawej komory	■ Zniekształcenie zarysu ściany prawej komory i okolicy pod zastawką trójdzielną ■ Obecność tętniaka (dyskinetycznego uwypuklenia) w okolicy koniuszka serca i obecność tzw. obrazu głębokich szczelin jako wynik występowania nieprawidłowo pogrubiałych beleczek mięśniowych w prawej komorze
Biopsja mięśnia prawej komory	■ Histopatologiczne duże kryterium rozpoznania kardiomiopatii arytmogennej to: zastąpienie w skrawku bioptatu > 40% mięśnia sercowego przez tkankę włóknisto-tłuszczową

Przebieg naturalny

W miarę postępu procesu chorobowego może dojść do zajęcia lewej komory, narastającego uszkodzenia kurczliwości mięśnia sercowego i niewydolności serca.

Metody diagnostyczne

Badania diagnostyczne w arytmogennej kardiomiopatii prawej komory przedstawiono w tabeli 10.54.

Rozpoznanie artymogennej kardiomiopatii prawej komory jest trudne, szczególnie u dzieci we wczesnej fazie choroby i wymaga wielu badań diagnostycznych. W 2010 r. opublikowano kryteria diagnostyczne (tab. 10.55).

Różnicowanie

Choroba Uhla („papierowata" ściana prawej komory), anomalia Ebsteina, zawał prawej komory i niedomykalność zastawek prawego serca.

Leczenie

Leczenie powinno być indywidualizowane. Obejmuje terapię arytmii, prewencję nagłego zgonu sercowego i leczenie objawowe niewydolności serca. Pacjenci powinni unikać wysiłków fizycznych. Przeciwwskazane jest uprawianie sportu.

U chorych bezobjawowych zaleca się β-blokery (zmniejszenie ryzyka arytmii wywołanych pobudzeniem układu adrenergicznego). W przypadkach arytmii objawowej lub często nawracających komorowych zaburzeń rytmu serca stosuje się β-blokery, sotalol/ /amiodaron lub implantację kardiowertera-defibrylatora. Tę ostatnią metodę bezwzględnie zaleca się w prewencji wtórnej nagłego zatrzymania akcji serca. Wciąż nie ustalono wskazań dotyczących prewencji pierwotnej. Nieskuteczność wszystkich metod postępowania stanowi wskazanie do przeszczepu serca.

Tabela 10.55. Zmodyfikowane kryteria rozpoznawania arytmogennej kardiomiopatii prawej komory. Dla rozpoznania choroby powinny być spełnione 2 duże kryteria lub 1 duże i 2 małe, lub 4 małe (każde z innej dziedziny diagnostycznej)

DZIEDZINA DIAGNO-STYCZNA	RODZAJ ZMIAN	KRYTERIUM
Badanie echokardiograficzne, rezonans magnetyczny i angiokardiografia prawokomorowa	▪ Istotne powiększenie prawej komory z istotnym obniżeniem jej frakcji wyrzutowej (⩽ 40%) ▪ Istotna odcinkowa akineza lub dyskineza ściany prawej komory ▪ Zaburzenia synchronii skurczu prawej komory ▪ Obecność tętniaków w ścianie prawej komory	Duże
	▪ Umiarkowanego stopnia powiększenie prawej komory z umiarkowanego stopnia obniżeniem jej frakcji wyrzutowej (> 40%, ale ⩽ 45%) ▪ Umiarkowanego stopnia odcinkowa akineza lub dyskineza ściany prawej komory	Małe
Biopsja endomiokardialna – histopatologiczne kryteria rozpoznania w skrawku o powierzchni ⩾ 2 mm²	▪ Ponad 60% powierzchni skrawka stanowią miocyty, w ⩾ 1 skrawku pobranym z wolnej ściany prawej komory obecne są cechy zastępowania komórek mięśnia sercowego przez tkankę włóknistą, z zastępowaniem komórek mięśnia sercowego przez tkankę tłuszczową lub bez niego	Duże
	▪ Od 60 do 75% powierzchni skrawka stanowią miocyty, w ⩾ 1 skrawku pobranym z wolnej ściany prawej komory obecne są cechy zastępowania komórek mięśnia sercowego przez tkankę włóknistą, z zastępowaniem komórek mięśnia sercowego przez tkankę tłuszczową lub bez niego	Małe
EKG – zaburzenia repolaryzacji (> 14. rż.)	▪ Ujemne załamki T co najmniej w odprowadzeniach V1–V3 (bez cech całkowitego bloku prawej odnogi pęczka Hisa)	Duże
	▪ Ujemne załamki T w odprowadzeniach V1–V2 (bez cech całkowitego bloku prawej odnogi pęczka Hisa) lub w odprowadzeniach V4–VT lub V6	Małe
	▪ Ujemne załamki T w odprowadzeniach V1–V4 z cechami całkowitego bloku prawej odnogi pęczka Hisa	Małe
EKG – zaburzenia depolaryzacji	▪ Fala epsilon (mały dodatni załamek pomiędzy końcowym fragmentem QRS a początkiem załamka T) w odprowadzeniach V1–V3	Duże
	▪ Późne potencjały komorowe (uśredniony zapis EKG) – spełnienie co najmniej 1 kryterium rozpoznania późnych potencjałów u pacjenta bez wydłużenia czasu QRS ⩾ 110 ms w standardowym EKG	Małe
EKG – zaburzenia rytmu serca	▪ Trwały lub nietrwały częstoskurcz komorowy o morfologii bloku lewej odnogi pęczka Hisa z osią górną	Duże
	▪ Trwały lub nietrwały częstoskurcz komorowy o morfologii bloku lewej odnogi pęczka Hisa z osią dolną lub nieokreśloną	Małe
	▪ Liczne (> 500/24 godz.) dodatkowe pobudzenia komorowe o morfologii bloku lewej odnogi pęczka Hisa	Małe
Wywiad rodzinny	▪ Rozpoznanie kardiomiopatii arytmogennej u krewnego pierwszego stopnia na podstawie aktualnych kryteriów	Duże
	▪ Potwierdzenie kardiomiopatii arytmogennej u krewnego pierwszego stopnia w biopsji endomiokardialnej lub autopsji	Duże
	▪ Rozpoznanie u członka rodziny mutacji odpowiedzialnej lub prawdopodobnie odpowiedzialnej za kardiomiopatię arytmogenną	Duże
	▪ Rozpoznanie kardiomiopatii arytmogennej u krewnego pierwszego stopnia, ale niespełniające aktualnie obowiązujących kryteriów	Małe
	▪ Nagły zgon sercowy u krewnego pierwszego stopnia < 35. rż. z podejrzeniem kardiomiopatii arytmogennej	Małe
	▪ Potwierdzenie kardiomiopatii arytmogennej u krewnego drugiego stopnia na podstawie aktualnych kryteriów w biopsji lub autopsji	Małe

Rokowanie

Nagłe zgony sercowe stanowią 80% przyczyn wszystkich zgonów w kardiomiopatii arytmogennej. Ich częstość wynosi ok. 1% na rok.

Wanda Kawalec
10.9 *Anna Turska-Kmieć, Lidia Ziółkowska*
ZMIANY W UKŁADZIE KRĄŻENIA W CHOROBIE KAWASAKIEGO

Definicja

Ostre nekrotyzujące zapalenie tętnic zwykle małego i średniego kalibru, w tym tętnic wieńcowych, współistniejące z zapaleniem śluzówkowo-skórno-węzłowym (patrz str. 952).

Epidemiologia

Najczęściej występuje u dzieci < 5. rż. (80% przypadków), z dominacją płci męskiej. Zwykle zachorowania pojawiają się w okresie wiosny i zimy.

Etiologia i patogeneza

Uwzględnia się udział czynników infekcyjnych (bakterie, wirusy, grzyby) i środowiskowych oraz polimorfizm genów receptora chemokiny i genów ligandu CD40.

Obraz kliniczny

Kryteria diagnostyczne przedstawiono w rozdz. 18 „Reumatologia wieku rozwojowego".

Metody diagnostyczne

■ Badanie echokardiograficzne – ocena tętnic wieńcowych (kryteria diagnostyczne: prawa tętnica wieńcowa – z-score $\geqslant$ 2,5, lewa tętnica wieńcowa – z-score $\geqslant$ 2,5, tętniaki tętnic wieńcowych), wymiaru i funkcji LK oraz obecności skrzeplin w tętniakach i płynu w worku osierdziowym.
■ Badania laboratoryjne – OB $\geqslant$ 40 mm/godz., CRP $\geqslant$ 3,0 mg/dl.
■ RTG klatki piersiowej – może wystąpić powiększenie sylwetki serca.
■ EKG – może wystąpić tachykardia zatokowa, arytmia i/lub zmiany odcinka ST-T.
■ Wielorzędowa TK – ocena anatomii tętnic wieńcowych oraz wielkości i funkcji lewej komory.
■ Badania radioizotopowe – ocena perfuzji mięśnia sercowego.
■ Koronarografia.

Leczenie

Przedstawiono na str. 953.

Powikłania

Powikłania kardiologiczne w przebiegu choroby Kawasakiego występują u 20–30% pacjentów (tab. 10.56).

Najistotniejszym powikłaniem choroby Kawasakiego, zarówno w fazie ostrej, jak i późnej, są **tętniaki tętnic wieńcowych**. Pojawiają się od 10. dnia do 4. tygodnia choroby. Czynniki zwiększające ryzyko ich wystąpienia to:

■ płeć męska,
■ wiek < 1. rż.,
■ zajęcie serca,
■ powiększenie sylwetki serca,
■ niedomykalność zastawki dwudzielnej,
■ zaburzenia rytmu serca,
■ przedłużający się okres trwania stanu zapalnego,
■ gorączka powyżej 16 dni,
■ nawrót gorączki po bezgorączkowym okresie 24 godzin,
■ trombocytopenia,
■ anemia,
■ hipoalbuminemia,
■ hiponatremia,
■ wysokie wartości wskaźników stanu zapalnego,
■ brak podaży immunoglobulin.

Powikłania kardiologiczne stanowią główną przyczynę zgonów w chorobie Kawasakiego. W ostrej fazie choroby spowodowane są pęknięciem tętniaka tętnicy wieńcowej, zawałem mięśnia sercowego (zmiany zakrzepowe w obrębie tętniaka) lub ostrym zapaleniem mięśnia sercowego. Do późnych zgonów najczęściej dochodzi u pacjentów z obustronnymi tętniakami olbrzymimi tętnic wieńcowych. Do czynników ryzyka nagłego zgonu sercowego zalicza się:

■ zajęcie kilku tętnic wieńcowych,
■ przebyty zawał mięśnia sercowego,
■ niską frakcję wyrzutową lewej komory,
■ nieutrwalony częstoskurcz komorowy,
■ różnokształtne dodatkowe pobudzenia komorowe.

Systematyczna kontrola kardiologiczna, leczenie przeciwzakrzepowe i chirurgiczna rewaskularyzacja (pomostowanie aortalno-wieńcowe) mają istotne znaczenie w zapobieganiu zawałom mięśnia sercowego i dysfunkcji lewej komory w grupie pacjentów

Tabela 10.56. Powikłania kardiologiczne w przebiegu choroby Kawasakiego

POWIKŁANIE	CZĘSTOŚĆ WYSTĘPOWANIA
Zmiany w tętnicach wieńcowych (poszerzenie, tętniaki małe < 5 mm, tętniaki średnie 5–8 mm, tętniaki olbrzymie > 8 mm)	20–25% (bez podaży immunoglobulin) 3–5% (podaż immunoglobulin)
Zapalenie mięśnia sercowego	50%
Zapalenie osierdzia (płyn w worku osierdziowym)	30%
Zapalenie wsierdzia (niedomykalność zastawek), zmiany w zastawce dwudzielnej i/lub aorty	1%
Niewydolność serca	20%
Zawał mięśnia sercowego	2,3–27%
Nagły zgon sercowy	2%
Zaburzenia rytmu serca	35%
Wczesne występowanie zmian miażdżycowych	30%

o wysokim ryzyku wystąpienia nagłego zgonu sercowego.

Rozpoznanie i właściwe leczenie choroby Kawasakiego przed 9.–10. dniem od pojawienia się objawów istotnie zmniejsza ryzyko występowania zmian w tętnicach wieńcowych i poważnych powikłań kardiologicznych.

Wanda Kawalec

10.10 *Anna Turska-Kmieć, Lidia Ziółkowska*
INFEKCYJNE ZAPALENIE WSIERDZIA

łac. *endocarditis infectiosa*
ang. infective endocarditis

Definicja

Infekcyjne zapalenie wsierdzia (IZW) jest wewnątrznaczyniowym zakażeniem obejmującym struktury serca (zastawki, wsierdzie komór i przedsionków), duże naczynia krwionośne (przetrwały przewód tętniczy, przetoki tętniczo-żylne, zwężona cieśń aorty), obcy materiał znajdujący się w jamach serca (protezy zastawkowe, elektrody rozrusznika serca lub kardiowertera-defibrylatora) i operacyjnie wytworzone połączenia naczyniowe. Zakażenie wywołują mikroorganizmy, najczęściej bakterie, rzadziej grzyby. Rozwija się u większości chorych na wsierdziu zastawkowym i dotyczy zarówno zastawek naturalnych, najczęściej lewego serca, jak i sztucznych (tab. 10.57).

Infekcyjne zapalenie wsierdzia należy do chorób obarczonych wysoką śmiertelnością (10–20%) oraz występowaniem powikłań sercowych i pozasercowych (30–60% dzieci), stąd konieczność racjonalnego postępowania, począwszy od diagnostyki przez prawidłową antybiotykoterapię do leczenia kardiochirurgicznego, a przede wszystkim profilaktykę.

Epidemiologia

Zapadalność w populacji ogólnej wynosi 2–12 : 100 000 rocznie i rośnie z wiekiem. Częstość występowania choroby wśród pacjentów z wadą serca szacuje się na 1–2%, a 10–15% przypadków to zakażenia szpitalne (najczęściej związane z procedurami inwazyjnymi).

Etiologia i patogeneza

IZW najczęściej jest powikłaniem wrodzonej wady lub choroby reumatycznej serca, lecz może również występować u dzieci bez patologii układu krążenia. Nowe grupy ryzyka jego rozwoju stanowią narkomani, pacjenci po operacjach kardiochirurgicznych, pacjenci wymagający stosowania cewników naczyniowych oraz przewlekle dializowani. Najbardziej narażone na rozwój IZW są dzieci z siniczymi wrodzonymi wadami serca przed korekcją lub po wykonanym zespoleniu systemowo-płucnym, dzieci ze sztucznymi zastawkami lub sztucznym materiałem użytym do chirurgicznej naprawy zastawki, pacjenci po przebytym IZW oraz po wszczepieniu układu stymulującego serca lub kardiowertera-defibrylatora.

Tabela 10.57. Klasyfikacja infekcyjnego zapalenia wsierdzia w zależności od lokalizacji procesu chorobowego oraz obecności wewnątrzsercowego sztucznego materiału lub jego braku

IZW na zastawkach własnych lewego serca	
IZW na zastawkach sztucznych lewego serca	■ Wczesne IZW (do 12 miesięcy od implantacji zastawki) ■ Późne IZW (po 12 miesiącach od implantacji zastawki)
IZW prawego serca	
IZW związane z obecnością wewnątrzsercowych elektrod	■ Stały układ stymulujący serca ■ Stały kardiowerter-defibrylator

Wegetacje zawierające płytki krwi, erytrocyty, fibrynę, komórki zapalne i drobnoustroje powstają zazwyczaj w miejscach, w których turbulentny przepływ krwi powoduje uszkodzenie wsierdzia lub błony wewnętrznej naczynia.

Obraz kliniczny

Objawy kliniczne to gorączka, osłabienie, bóle stawów, utrata masy ciała oraz manifestacje wynikające z obecności powikłań sercowych (ostra niedomykalność zastawek i niewydolność serca, tętniak zatoki Valsalvy, ropień pierścienia, przetoki do jam serca lub jamy osierdzia, zaburzenia przewodzenia przedsionkowo-komorowego, przecieki okołozastawkowe w przypadku obecności protezy zastawkowej) i pozasercowych (zatory z lewej połowy serca – zatory tętnic mózgu, serca, nerki, śledziony, jelita, a także z prawej połowy serca – zatorowość płucna, zapalenie lub ropnie płuc). W przebiegu powikłań pozasercowych mogą również wystąpić zapalenie opon mózgowo-rdzeniowych, odmiedniczkowe zapalenie nerek, zespół rozsianego wykrzepiania wewnątrznaczyniowego, rozlane lub ogniskowe kłębuszkowe zapalenie nerek, martwicze zapalenie małych naczyń oraz tętniaki infekcyjne dużych i średnich tętnic.

Głównym objawem przedmiotowym nasuwającym podejrzenie IZW jest stwierdzenie nowego lub nasilenie głośności wcześniej istniejącego szmeru niedomykalności zastawki. U części chorych mogą występować wybroczyny na skórze, drobne zmiany skórne umiejscowione na palcach rąk i stóp (bolesne czerwone guzki Oslera), niebolesne plamy krwotoczne na dłoniach i podeszwach (objaw Janewaya) oraz zmiany oczne (wybroczyny w siatkówce – plamki Rotha).

Przebieg naturalny

Nieleczone infekcyjne zapalenie wsierdzia kończy się śmiercią. Główne przyczyny zgonu to niewydolność serca i udar mózgu. Przebieg zależy głównie od rodzaju zajętej zastawki (naturalna czy sztuczna), czynnika etiologicznego i ew. od czasu, który upłynął od zabiegu. Przebieg kolejnego epizodu choroby lub nawrotu (zwykle w ciągu pierwszych 2 miesięcy, najczęściej związany z dożylnym przyjmowaniem narkotyków) jest znacznie gorszy.

Metody diagnostyczne

Podwyższone wartości wskaźników zapalenia (OB, CRP, leukocytozy we krwi).

Badanie echokardiograficzne przezklatkowe należy wykonać u każdego chorego z podejrzeniem IZW. Wskazania do echokardiografii przezprzełykowej to poważne podejrzenie IZW przy negatywnym badaniu przezklatkowym, zła jakość badania echokardiograficznego przezklatkowego, obecność sztucznej zastawki, podejrzenie zmian na zastawce aorty, występowanie powikłań IZW oraz stan przed planowaną operacją w czasie aktywnego IZW.

Posiewy krwi mogą być pobierane w dowolnym czasie, niezależnie od gorączki, z uwagi na utrzymującą się stale w IZW bakteriemię. Należy je pobrać co najmniej 3-krotnie, zachowując godzinne odstępy. Jednak IZW z ujemnym wynikiem posiewów krwi stanowi nadal od 5 do 31% wszystkich przypadków.

Kryteria rozpoznania IZW jako najistotniejsze wymieniają dodatnie posiewy krwi i dowód na zajęcie wsierdzia w badaniu echokardiograficznym (tab. 10.58).

Leczenie

Wszyscy pacjenci z podejrzeniem lub rozpoznaniem IZW powinni być hospitalizowani. Jeżeli stan kliniczny dziecka wymaga pilnego rozpoczęcia leczenia antybiotykami, należy je włączyć natychmiast po pobraniu posiewów krwi. W innych przypadkach zaleca się wstrzymanie antybiotykoterapii do momentu uzyskania dodatniego wyniku posiewu krwi i zastosowania preparatów celowanych. Wstępny wybór leczenia empirycznego (tab. 10.59) zależy od kilku czynników: wcześniejszego przyjmowania antybiotyków przez pacjenta, typu zastawek, których dotyczy IZW – własnych czy sztucznych, a jeśli sztucznych, to również czasu od operacji (wczesne czy późne IZW) oraz

Tabela 10.58. Zmodyfikowane kryteria Duke University dla rozpoznania infekcyjnego zapalenia wsierdzia

KRYTERIA DUŻE

■ **Posiewy krwi dodatnie dla IZW**
  – Wyniki posiewów krwi pobieranych w fazie rozpoznawania IZW: drobnoustroje typowe dla IZW z dwóch różnych posiewów – paciorkowce typu *viridans*, *Streptococcus bovis*, grupa HACEK, *Staphylococcus aureus* lub enterokoki pozaszpitalne przy braku ogniska pierwotnego
  lub
  – Wyniki posiewów krwi pobieranych w trakcie leczenia IZW: drobnoustroje typowe dla IZW z utrzymujących się dodatnich posiewów – przynajmniej 2 dodatnie posiewy krwi z próbek pobranych w odstępie 12 godz.
  lub
  – Dodatnie wszystkie 3 bądź większość z 4 różnych posiewów krwi (jeśli między pobraniem 1. i ostatniego posiewu minęła przynajmniej 1 godz.)
  lub
  – Pojedynczy dodatni posiew dla *Coxiella burnetii* lub obecność przeciwciał IgG fazy 1 w mianie > 1 : 800
■ **Dowód zajęcia wsierdzia**
  – Obraz echokardiograficzny typowy dla IZW (wegetacja, ropień, wyprucie się sztucznej zastawki)
  i/lub
  – Nowa niedomykalność zastawki

KRYTERIA MAŁE

■ Czynnik predysponujący – choroba serca, stosowanie narkotyków dożylnych
■ Gorączka > 38°C
■ Zjawiska naczyniowe – poważne zatory tętnicze, septyczna zatorowość płuc, tętniak zapalny, krwotok wewnątrzczaszkowy, krwotok do spojówki, objaw Janewaya
■ Zjawiska immunologiczne – kłębuszkowe zapalenie nerek, guzki Oslera, plamki Rotha, obecność czynnika reumatycznego
■ Dowody mikrobiologiczne – dodatni posiew krwi niespełniający kryterium dużego lub dodatni wynik badań serologicznych typowy dla czynnego zakażenia drobnoustrojem charakterystycznym dla IZW

PEWNE ROZPOZNANIE IZW	MOŻLIWE ROZPOZNANIE IZW
2 kryteria duże *lub* 1 kryterium duże i 3 kryteria małe, *lub* 5 kryteriów małych	1 kryterium duże i 1 kryterium małe *lub* 3 kryteria małe

Tabela 10.59. Antybiotykoterapia empiryczna IZW (przed zidentyfikowaniem patogenu lub wobec niezidentyfikowania patogenu) na podstawie zaleceń Europejskiego Towarzystwa Kardiologicznego (dawki antybiotyków podane w tabeli są zgodne z zaleceniami Europejskiego Towarzystwa Kardiologicznego dla dorosłych, u dzieci należy zastosować dawki antybiotyków w przeliczeniu na mg/kg mc.)

ANTYBIOTYK	DAWKOWANIE I DROGA PODANIA	CZAS LECZENIA (TYGODNIE)
ZASTAWKI WŁASNE		
Ampicylina-sulbactam *lub*	12 g/dzień *i.v.* w 4 dawkach	4–6
amoksycylina-kwas klawulanowy	12 g/dzień *i.v.* w 4 dawkach	4–6
obie łącznie z gentamycyną	3 mg/kg mc./dobę *i.v.* w 2–3 dawkach	4–6
Wankomycyna (u pacjentów nietolerujących antybiotyków β-laktamowych)	30 mg/kg mc./dobę *i.v.* w 2 dawkach	4–6
łącznie z gentamycyną *lub*	3 mg/kg mc./dobę *i.v.* lub *i.m.* w 2–3 dawkach	4–6
łącznie z ciprofloksacyną	1000 mg/dobę *p.o.* w 2 dawkach lub 800 mg/dobę *i.v.* w 2 dawkach	4–6
SZTUCZNE ZASTAWKI (WCZEŚNIE, TJ. < 12 MIESIĘCY OD OPERACJI)		
Wankomycyna	30 mg/kg mc./dobę *i.v.* w 2 dawkach	6
łącznie z gentamycyną	3 mg/kg mc./dobę *i.v.* lub *i.m.* w 2–3 dawkach	2
łącznie z ryfampicyną	1200 mg/dobę *p.o.* w 2 dawkach	6
SZTUCZNE ZASTAWKI (PÓŹNO, TJ. ≥ 12 MIESIĘCY OD OPERACJI)		
Tak samo jak w przypadku zastawek własnych		

lokalnych czynników epidemiologicznych, zwłaszcza od oporności na antybiotyki i swoistych patogenów dających ujemne posiewy krwi.

Leczenie paciorkowcowego IZW zależy od gatunku bakterii, gdyż występują między nimi różnice w oporności na antybiotyki oraz w działaniu synergistycznym antybiotykoterapii skojarzonej (tab. 10.60).

W **leczeniu gronkowcowego** IZW zasadnicze znaczenie ma wczesne rozpoczęcie odpowiedniej antybiotykoterapii (tab. 10.61), gdyż zakażenie ma ciężki, zagrażający życiu przebieg. W 90% przypadków gronkowcowego IZW czynnikiem etiologicznym jest *Staphylococcus aureus,* a w 10% gronkowce koagulazoujemne.

Profilaktyka infekcyjnego zapalenia wsierdzia

Przestrzeganie zasad profilaktyki ma na celu zmniejszenie ryzyka zachorowania na IZW. Zgodnie z zaleceniami Europejskiego Towarzystwa Kardiologiczne-

go z 2009 r. profilaktyka antybiotykowa jest zalecana tylko u pacjentów najwyższego ryzyka rozwoju IZW przed zabiegami stomatologicznymi wysokiego ryzyka pojawienia się choroby (tab. 10.62 i 10.63).

Wskazania do prowadzenia profilaktyki antybiotykowej IZW w związku z wykonywanymi zabiegami stomatologicznymi zostały znacznie ograniczone. Okazało się bowiem, że ogromna większość przypadków IZW wywołana przez mikroflorę bakteryjną jamy ustnej jest wynikiem przypadkowej bakteriemii spowodowanej przez rutynową codzienną aktywność (żucie jedzenia, szczotkowanie zębów), a nie konkretne procedury stomatologiczne. Główny nacisk należy więc położyć na poprawę opieki stomatologicznej, regularne leczenie zębów, kontrolę stomatologiczną i utrzymanie optymalnej higieny jamy ustnej u pacjentów z wadami serca.

Tabela 10.60. Antybiotykoterapia IZW wywołanego przez paciorkowce jamy ustnej i paciorkowce grupy D na podstawie zaleceń Europejskiego Towarzystwa Kardiologicznego z 2009 r.

ANTYBIOTYK	DAWKOWANIE I DROGA PODANIA	CZAS LECZENIA (TYGODNIE)
SZCZEPY O PEŁNEJ WRAŻLIWOŚCI NA PENICYLINĘ (MIC < 0,125 mg/l)		
Leczenie standardowe		
Penicylina G	200 000 j./kg mc./dobę *i.v.* w 4–6 dawkach	4
lub amoksycylina	300 mg/kg mc./dobę *i.v.* w 4–6 dawkach	4
lub ceftriakson	100 mg/kg mc./dobę *i.v.* lub *i.m.* w 1 dawce	4
Leczenie 2-tygodniowe		
Penicylina G	jw.	2
lub amoksycylina	jw.	2
lub ceftriakson	jw.	2
łącznie z gentamycyną	3 mg/kg mc./dobę *i.v.* lub *i.m.* w 1 dawce lub w 3 dawkach	2
lub		
netylmycyną	6–7,5 mg/kg mc./dobę *i.v.* w 1–2 dawkach	2
U pacjentów uczulonych na antybiotyki β-laktamowe		
Wankomycyna	40 mg/kg mc./dobę *i.v.* w 2–3 dawkach	4
SZCZEPY O POŚREDNIEJ OPORNOŚCI NA PENICYLINĘ (MIC 0,125–2 mg/l)		
Leczenie standardowe		
Penicylina G	200 000 j./kg mc./dobę *i.v.* w 4–6 dawkach	4
lub amoksycylina	300 mg/kg mc./dobę *i.v.* w 4–6 dawkach	4
łącznie z gentamycyną	3 mg/kg mc./dobę *i.v.* lub *i.m.* w 1 dawce	2
U pacjentów uczulonych na antybiotyki β-laktamowe		
Wankomycyna	40 mg/kg mc./dobę *i.v.* w 2–3 dawkach	4
łącznie z gentamycyną	3 mg/kg mc./dobę *i.v.* lub *i.m.* w 1 dawce	2

Tabela 10.61. Antybiotykoterapia IZW wsierdzia wywołanego przez gronkowce na podstawie zaleceń Europejskiego Towarzystwa Kardiologicznego z 2009 r.

ANTYBIOTYK	DAWKOWANIE I DROGA PODANIA	CZAS LECZENIA (TYGODNIE)
ZASTAWKI WŁASNE		
Gronkowce wrażliwe na metycylinę		
Kloksacylina *lub* oksacylina	200 mg/kg mc./dobę *i.v.* w 4–6 dawkach	4–6
łącznie z gentamycyną	3 mg/kg mc./dobę *i.v.* lub *i.m.* w 3 dawkach	3–5 dni
Pacjenci uczuleni na antybiotyki β-laktamowe lub w przypadku gronkowców opornych na metycylinę		
Wankomycyna	40 mg/kg mc./dobę *i.v.* w 2–3 dawkach	4–6
łącznie z gentamycyną	3 mg/kg mc./dobę *i.v.* lub *i.m.* w 3 dawkach	3–5 dni
ZASTAWKI SZTUCZNE		
Gronkowce wrażliwe na metycylinę		
Kloksacylina *lub* oksacylina	jw.	⩾6
łącznie z ryfampicyną	20 mg/kg mc./dobę *i.v.* lub *p.o.* w 3 dawkach	⩾6
i gentamycyną	3 mg/kg mc./dobę *i.v.* lub *i.m.* w 3 dawkach	2
Pacjenci uczuleni na antybiotyki β-laktamowe lub w przypadku gronkowców opornych na metycylinę		
Wankomycyna	40 mg/kg mc./dobę *i.v.* w 2–3 dawkach	⩾6
łącznie z ryfampicyną	20 mg/kg mc./dobę *i.v.* lub *p.o.* w 3 dawkach	⩾6
i gentamycyną	3 mg/kg mc./dobę *i.v.* lub *i.m.* w 3 dawkach	2

Tabela 10.62. Stany kardiologiczne najwyższego ryzyka rozwoju IZW, przy których zaleca się profilaktykę w przypadku zabiegu wysokiego ryzyka

- Pacjenci ze sztuczną zastawką lub sztucznym materiałem użytym do chirurgicznej naprawy zastawki
- Pacjenci po przebytym infekcyjnym zapaleniu wsierdzia
- Pacjenci z wrodzoną wadą serca:
  - sinicze wady przed korekcją lub po korekcji, gdy występują zmiany resztkowe, lub sinicze wady po zespoleniu paliatywnym lub z użyciem konduitu
  - wady po korekcji z użyciem sztucznego materiału w ciągu pierwszych 6 miesięcy po zabiegu
  - wady po leczeniu przezskórnym z zastosowaniem implantów w ciągu pierwszych 6 miesięcy po zabiegu
  - wady po korekcji lub po leczeniu przezskórnym w przypadku utrzymywania się zmian resztkowych w miejscu lub w okolicy przylegającej do sztucznej łaty lub sztucznego implantu
- Profilaktyka antybiotykowa nie jest obecnie zalecana w przypadku innych postaci choroby wrodzonej lub zastawkowej serca

Tabela 10.63. Zalecenia dotyczące profilaktyki infekcyjnego zapalenia wsierdzia u pacjentów najwyższego ryzyka rozwoju IZW w zależności od rodzaju zabiegu zwiększającego ryzyko

- **Zabiegi stomatologiczne**
  - Profilaktykę antybiotykową *należy rozważyć* w przypadku zabiegów stomatologicznych obejmujących manipulacje dotyczące dziąsła i okolicy przywierzchołkowej zębów lub perforację śluzówki jamy ustnej
  - Profilaktyka antybiotykowa *nie jest zalecana* w przypadku miejscowego wstrzyknięcia środka znieczulającego w niezakażoną tkankę, usuwania szwów, wykonywania zdjęć RTG zębów oraz zakładania lub dopasowywania aparatów i innych urządzeń ortodontycznych
  - Profilaktyki *nie zaleca* się także w trakcie gojenia po wypadnięciu zęba mlecznego oraz po urazie obejmującym wargi lub błonę śluzową jamy ustnej
- **Zabiegi na drogach oddechowych**
  - Profilaktyka antybiotykowa *nie jest zalecana* przed zabiegami na drogach oddechowych, w tym przed bronchoskopią, laryngoskopią i intubacją donosową
- **Zabiegi na drogach pokarmowych lub moczowo-płciowych**
  - Profilaktyka antybiotykowa *nie jest zalecana* przed gastroskopią, kolonoskopią, cystoskopią oraz przed przezprzełykowym badaniem echokardiograficznym
- **Zabiegi na skórze i tkankach miękkich**
  - Profilaktyka antybiotykowa *nie jest zalecana* przed żadnym zabiegiem

10.11

Małgorzata Żuk

NADCIŚNIENIE PŁUCNE

łac. *hypertensio pulmonalis*

ang. pulmonary hypertension

Definicja

Nadciśnienie płucne jest stanem patofizjologicznym i hemodynamicznym definiowanym jako wzrost średniego ciśnienia w tętnicy płucnej ≥ 25 mmHg w spoczynku, oznaczony w cewnikowaniu prawego serca.

Epidemiologia

Częstość występowania tętniczego nadciśnienia płucnego wynosi w całej populacji 15–50 : 1 000 000, natomiast w populacji dziecięcej 3,7 : 1 000 000 z roczną zapadalnością 2,2 : 1 000 000. Brak danych na temat częstości występowania pozostałych grup nadciśnienia płucnego.

Etiologia i patogeneza

Nadciśnienie płucne najczęściej jest objawem, następstwem lub powikłaniem innych chorób. Odrębnymi jednostkami są wyłącznie idiopatyczne i dziedziczne tętnicze nadciśnienie płucne (tab. 10.64).

U dzieci dominuje tętnicze nadciśnienie płucne: związane z wadą serca (do 50% przypadków) i idiopatyczne (> 25% przypadków). Przyczyną rozwoju tętniczego nadciśnienia płucnego jest pierwotna lub wtórna do innych chorób patologia naczyń krążenia płucnego (stąd nazwa choroba naczyniowa płuc). Zmiany dotyczą tętniczek prekapilarnych (< 500 μm średnicy), gdzie stwierdza się skurcz mięśni gładkich, przerost warstwy środkowej, proliferację komórek śródbłonka, pogrubienie przydanki, zakrzepy *in situ* i zapalenie. Naczynia żylne pozostają niezmienione.

W związku z postępem w leczeniu wcześniaków i noworodków z wadami powodującymi hipoplazję płuc narastającym problemem w pediatrii staje się nadciśnienie płucne związane z chorobami płuc.

Obraz kliniczny

Idiopatyczne nadciśnienie płucne długo pozostaje bezobjawowe lub skąpoobjawowe, dlatego rozpoznawane jest zwykle przypadkowo lub w zaawansowanym stadium choroby. Czas od wystąpienia pierwszych objawów do rozpoznania wynosi średnio 17 miesięcy (dane z aktualnego rejestru nadciśnienia płucnego u dzieci). Choroba ma charakter postępujący. Jako pierwszy objaw pojawia się zwykle zmęczenie, nietolerancja wysiłku i duszność wysiłkowa, z czasem narastająca aż do spoczynkowej, a w zaawansowanym stadium choroby orthopnoë (duszność w pozycji leżącej). Może wystąpić ból w klatce piersiowej (najpierw powysiłkowy) oraz zasłabnięcia i omdlenia. Sinica, początkowo nieobecna lub bardzo dyskretna, narasta w miarę postępu choroby. W końcowym stadium nadciśnienia płucnego występują objawy zaawansowanej niewydolności prawokomorowej z obrzękami i powiększeniem obwodu brzucha. Mogą wystąpić krwioplucie i krwotoki z płuc. Ostatecznie choroba doprowadza do przedwczesnego zgonu.

W badaniu przedmiotowym stwierdza się początkowo bardzo dyskretne, z czasem narastające unoszenie okolicy przedsercowej oraz zmiany osłuchowe nad sercem – wzmożony II ton, szmer skurczowy nie-

---

Tabela 10.64. Klasyfikacja kliniczna nadciśnienia płucnego [Dana Point, 2008]	
PODZIAŁ NA GRUPY KLINICZNE	**TĘTNICZE NADCIŚNIENIE PŁUCNE (PULMONARY ARTERIAL HYPERTENSION, PAH)**
1. Tętnicze nadciśnienie płucne	1.1. Idiopatyczne
1' Choroba zarostowa żył płucnych i/lub hemangiomatoza włośniczek płucnych	1.2. Dziedziczone (BMPR2, ALK-1, endoglina, bez znanej przyczyny)
2. Nadciśnienie płucne spowodowane chorobą lewej części serca	1.3. Wywołane przez leki lub toksyny
3. Nadciśnienie płucne w przebiegu chorób płuc i/lub hipoksji	1.4. W przebiegu wybranych chorób
4. Przewlekłe zakrzepowo-zatorowe nadciśnienie płucne	1.4.1. Choroby tkanki łącznej
5. Nadciśnienie płucne o niewyjaśnionym i/lub wieloczynnikowym patomechanizmie	1.4.2. Zakażenie HIV
	1.4.3. Nadciśnienie wrotne
	1.4.4. Wady wrodzone serca
	1.4.5. Schistosomatoza
	1.4.6. Przewlekłe niedokrwistości hemolityczne
	1.5. Przetrwałe nadciśnienie płucne noworodków

domykalności zastawki trójdzielnej, szmer rozkurczowy niedomykalności zastawki pnia płucnego i dodatkowy III ton prawokomorowy. Zaawansowane zmiany to poszerzenie żył szyjnych, zimne kończyny, hepatomegalia, obrzęki obwodowe, wodobrzusze, duszność spoczynkowa oraz sinica centralna i/lub obwodowa.

Przebieg naturalny

Na przebieg naturalny u pacjentów z nadciśnieniem płucnym wtórnym do innych patologii zasadniczy wpływ ma choroba podstawowa. Wystąpienie tego powikłania modyfikuje jednak jej przebieg, dołączając objawy charakterystyczne dla nadciśnienia, i pogarsza rokowanie.

Metody diagnostyczne

Diagnostyka we wstępnym stadium choroby polega na różnicowaniu przyczyn duszności. Podstawową metodą weryfikacji podejrzenia klinicznego nadciśnienia płucnego po wykluczeniu innych przyczyn duszności oraz u pacjentów z grup ryzyka (tzn. z chorobami, które mogą być powikłane wystąpieniem nadciśnienia płucnego) jest badanie echokardiograficzne. Stwierdza się patologię prawej połowy serca, a w przypadku obecności niedomykalności zastawek trójdzielnej i płucnej możliwa jest estymacja ciśnienia w tętnicy płucnej. Wartość ciśnienia w tętnicy płucnej obliczanego z niedomykalności zastawki trójdzielnej wynosząca powyżej 50 mmHg, niezależnie od innych odchyleń w badaniu ECHO, wskazuje na prawdopodobieństwo nadciśnienia płucnego, co jednak należy potwierdzić badaniem inwazyjnym. W pozostałych badaniach nieinwazyjnych układu krążenia (RTG klatki piersiowej, EKG) trudno zidentyfikować zmiany zależne od nadciśnienia płucnego, zwłaszcza we wczesnej fazie choroby lub u dzieci z wadą serca. Kolejny etap diagnostyki stanowi identyfikacja rodzaju nadciśnienia. Należy wykluczyć wady lewego serca, nadciśnienie płucne zatorowo-zakrzepowe i patologię płuc. Do ostatecznego rozpoznania tętniczego nadciśnienia płucnego niezbędne jest badanie hemodynamiczne (cewnikowanie serca) z próbą reaktywności naczyń płucnych.

Po potwierdzeniu tętniczego nadciśnienia płucnego należy ustalić jego etiologię. Wykonuje się USG jamy brzusznej, badania w kierunku chorób tkanki łącznej i hematologicznych oraz HIV. Po wykluczeniu znanych przyczyn można rozpoznać nadciśnienie idiopatyczne.

W trakcie trwania choroby dokonuje się systematycznej oceny wydolności fizycznej (klasa WHO-FC analogiczna do skali NYHA w niewydolności serca, test 6-minutowego marszu) i określania czynników rokowniczych (m.in. klasa WHO-FC, szybkość narastania objawów, obecność prawokomorowej niewydolności serca, parametry echokardiograficzne i hemodynamiczne, poziom BNP/NTproBNP). U dzieci na ogół nie zaleca się kontrolnych badań inwazyjnych.

Leczenie

Zalecenia ogólne dotyczące postępowania z pacjentem z nadciśnieniem płucnym obejmują ograniczenie wysiłku do pierwszych objawów zmęczenia, unikanie infekcji (zapalenie płuc – 7% śmiertelność), zapobieganie ciąży (30–50% śmiertelność). Tlenoterapię bierną stosuje się wtedy, gdy saturacja wynosi < 85%. Pacjentom z idiopatycznym nadciśnieniem płucnym podaje się leki przeciwkrzepliwe (INR 1,5–3). Farmakoterapię swoistą rozpoczyna się u pacjentów w II klasie WHO-FC.

Celem leczenia idiopatycznego nadciśnienia płucnego jest osiągnięcie maksymalnie dobrego stanu pacjenta (stan stabilny zadowalający) zdefiniowanego na podstawie oceny wymienionych wyżej czynników rokowniczych. U pacjentów z ujemnym wynikiem próby reaktywności naczyń zaleca się leczenie antagonistami receptora endoteliny lub inhibitorami fosfodiesterazy 5, a u chorych w IV klasie WHO-FC analogami prostacykliny i.v., wziewnie lub w inhalacjach (ta grupa nie jest zarejestrowana u dzieci). W razie niepowodzenia monoterapii dodany może być kolejny lek z innej grupy terapeutycznej (do 3 łącznie).

Brak poprawy po maksymalnym leczeniu jest wskazaniem do przeszczepu płuc. Jako pomost do przeszczepu lub w razie omdleń powysiłkowych wykonane mogą być zabiegi paliatywne odbarczające prawą komorę (atrioseptostomia balonowa, zespolenie Pottsa).

Wskazania do leczenia nadciśnienia płucnego o znanej etiologii (związanego z wadą serca, z chorobą płuc i/lub hipoksemią) ustalane są indywidualnie. Zawsze jednak podstawę stanowi leczenie przyczynowe, np. operacja wady serca czy likwidacja przyczyny bezdechów nocnych (np. wycięcie przerośniętych migdałów). W chorobach płuc leczenie specyficzne nadciśnienia płucnego nie wydłuża okresu przeżycia, który zależy od choroby podstawowej, może natomiast nasilić sinicę poprzez zwiększenie przecieków wewnątrzpłucnych.

Powikłania

W zaawansowanym stadium nadciśnienia płucnego współistnienie sinicy i niewydolności prawokomorowej może doprowadzić do zmian w innych narządach. Stwierdza się upośledzenie funkcji wątroby (objawy dyspeptyczne, wzrost aktywności enzymów wątrobowych). Utrzymywanie się obrzęków i policytemia spowodowana przewlekłym niedotlenieniem stwarzają warunki do powstawania zmian troficznych skóry. Omdlenia stanowią stan zagrożenia życia, są jednak zwykle krótkotrwałe, dlatego rzadko wiążą się z wtórnym uszkodzeniem OUN.

Rokowanie

Nadciśnienie płucne jest przewlekłą postępującą chorobą zagrażającą życiu. Na podstawie danych historycznych przeżycie roczne, 3-letnie i 5-letnie bez leczenia wynosiło u dorosłych odpowiednio 68–77%, 35–48% i 21–34%, a u dzieci 66, 52 i 35%. Zastosowanie nowoczesnych metod terapii zmieniło historię naturalną i poprawiło przeżywalność do odpowiednio 80–91%, 49–65% i 47–55% u dorosłych i nawet do 94, 88 i 81% u dzieci.

Piśmiennictwo

1. Bobkowski W., Turska-Kmieć A.: *Omdlenia u dzieci.* Pediatr. Dypl., 2010 (wyd. spec.), 30–37.
2. Cooper L.T., Baughman K.L., Feldman A.M. i wsp.: *The role of endomyocardial biopsy in the management of cardiovascular disease. A scientific statement from the American Heart Association, the American College of cardiology, and the European Society of Cardiology.* Eur. Heart J., 2007, 28(24), 3076–3093.
3. Danel J.: *Diagnostyka prenatalna – mity i rzeczywistość.* Nauka, 2007, 3, 31–47.
4. Imazio M., Trinchero R.: *Myocarditis: etiology, management, and prognosis.* Int. J. Cardiol., 2008, 127(1), 17–26.
5. Kawalec W., Turska-Kmieć A., Ziółkowska L., Kowalczyk M.: *Nagły zgon sercowy u dzieci.* w: *Nagła śmierć sercowa. Co lekarz praktyk wiedzieć powinien* (red. M. Dłużniewski, M. Kucha, I. Grzywanowska-Łaniewska, W. Pikto-Pietkiewicz i J. Syska-Sumińska). Czelej, Lublin 2009.
6. Kubicka K., Bieganowska K.: *Zaburzenia rytmu serca u dzieci.* Wydawnictwo Lekarskie PZWL, Warszawa 2001.
7. Kubicka K., Kawalec W.: *Kardiologia dziecięca.* Wydawnictwo Lekarskie PZWL, Warszawa 2003.
8. Marcus F.I., McKenna W.J., Sherrill D. i wsp.: *Diagnosis of arrhythmogenic right ventricular cardiomyopathy/ /dysplasia: proposed modification of the Task Force Criteria,* Eur. Heart J., 2010, 31(7), 806–814.
9. Maron B.J., Towbin J.A., Thiene G. i wsp.: *Contemporary definitions and classification of the cardiomyopathies: an American Heart Association Scientific Statement from the Council on Clinical Cardiology, Heart Failure and Transplantation Committee; Quality of Care and Outcomes Research and Functional Genomics and Translational Biology Interdisciplinary Working Groups; and Council on Epidemiology and Prevention.* Circulation, 2006, 113(14), 1807–1816.
10. Nazzareno G., Hoeper M.M., Humbert M. i wsp.: *Wytyczne dotyczące rozpoznawania i leczenia nadciśnienia płucnego.* Kard. Pol., 2009, 67(11, supl. 7).
11. *Rozpoznanie, leczenie i długofalowe postępowanie w chorobie Kawasaki: Stanowisko Komitetu ds. Gorączki Reumatycznej, zapalenia wsierdzia i choroby Kawasaki, Rady ds. Chorób Układu Sercowo-Naczyniowego u Młodocianych, American Heart Association.* Pediatria po Dyplomie, 2005, 9, 10–48.
12. Schulze-Neick I., Beghetti M.: *Issues related to the management and therapy of paediatric pulmonary hypertension.* Eur. Respir. Rev., 2010, 19(118), 331–339.
13. Turska-Kmieć A., Kawalec W.: *Kardiologia.* w: *Farmakoterapia dzieci i młodzieży* (red. M. Krawczyński). Wydawnictwo Lekarskie PZWL, Warszawa 2009.
14. Turska-Kmieć A.: *Niewydolność serca u dzieci.* w: *Medycyna rodzinna – co nowego?* (red. A. Steciwko). Cornetis, Wrocław 2010.
15. Turska-Kmieć A.: *Wady wrodzone serca.* w: *Medycyna rodzinna – co nowego?* (red. A. Steciwko). Cornetis, Wrocław 2010.
16. Grupa Robocza Europejskiego Towarzystwa Kardiologicznego do Spraw Zapobiegania, Rozpoznawania i Leczenia Infekcyjnego Zapalenia Wsierdzia. *Wytyczne dotyczące zapobiegania, rozpoznawania i leczenia infekcyjnego zapalenia wsierdzia (nowa wersja – 2009).* Kard. Pol., 2010, 68 (1, supl. 1).

10.12

Mieczysław Litwin

NADCIŚNIENIE TĘTNICZE U DZIECI I MŁODZIEŻY

10.12.1

Definicja, epidemiologia i klasyfikacja nadciśnienia tętniczego u dzieci i młodzieży

łac. *hypertensio arterialis*

ang. hypertension

Rozpoznanie nadciśnienia tętniczego opiera się na stwierdzeniu w trakcie 3 różnych wizyt uśrednionych wartości ciśnienia skurczowego i/lub rozkurczowego równych lub przekraczających 95. centyl dla płci, wzrostu i wieku. Zgodnie z definicją, podwyższone wartości ciśnienia tętniczego muszą zostać potwierdzone w pomiarze metodą osłuchową. Nadciśnienie tętnicze rozpoznane zgodnie z powyższą definicją dotyczy 2–3% ogółu populacji do 18. rż., ale wśród 18-latków występuje z częstością do 10%. W krajach europejskich stosuje się klasyfikację ciężkości nadciśnienia tętniczego zaproponowaną przez European

Society of Hypertension, która jest zbliżona do podziału wykorzystywanego w USA, ale zamiast kategorii „stan przednadciśnieniowy" w klasyfikacji europejskiej używa się nazwy „ciśnienie wysokie prawidłowe" (tab. 10.65). Dla wartości ciśnienia stwierdzonych w całodobowym ambulatoryjnym monitorowaniu ciśnienia tętniczego (ambulatory blood pressure monitoring, ABPM) zaproponowano oddzielny podział (tab. 10.66). Odpowiednie zaklasyfikowanie wartości ciśnienia tętniczego pozwala na podjęcie właściwej decyzji o szybkości postępowania diagnostycznego i terapeutycznego.

10.12.2

Etiologia nadciśnienia tętniczego w wieku rozwojowym

Do głównych przyczyn nadciśnienia tętniczego w wieku rozwojowym należą wrodzone lub nabyte schorzenia nerek oraz wady rozwojowe naczyń tętniczych. Jednak im starsze dziecko, tym częściej rozpoznaje się nadciśnienie pierwotne, które staje się dominującą etiologią w wieku szkolnym i okresie

---

Tabela 10.65. Klasyfikacja nadciśnienia tętniczego u dzieci i młodzieży

WARTOŚCI CIŚNIENIA	DEFINICJA
Prawidłowe ciśnienie tętnicze	Wartości ciśnienia < 90. centyla dla płci, wieku i wzrostu
Ciśnienie wysokie prawidłowe (Europa)/stan przednadciśnieniowy (USA)	Wartości ciśnienia skurczowego i/lub rozkurczowego między 90. a 95. centylem, a u młodzieży, podobnie jak u dorosłych również wartości ciśnienia > 120/80 mmHg
Nadciśnienie tętnicze	Średnie wartości ciśnienia tętniczego skurczowego i/lub rozkurczowego ocenione na podstawie przynajmniej 3 niezależnych pomiarów ciśnienia ⩾ 95. centyla dla płci, wieku i wzrostu
Nadciśnienie białego fartucha	Wartości ciśnienia w pomiarach wykonywanych przez personel medyczny przekraczają 95. centyl, a w pomiarach w domu mieszczą się w granicach normy
Stopień I nadciśnienia tętniczego (dawna nazwa łagodne nadciśnienie tętnicze)	Wartości ciśnienia w granicach od 95. do maksymalnie + 5 mmHg ponad 99. centyl dla płci, wieku i wzrostu
Stopień II nadciśnienia tętniczego	Wartości ciśnienia przekraczają 99. centyl dla płci, wieku i wzrostu o > 5 mmHg
Nadciśnienie tętnicze maskowane	Nieprawidłowe wartości ciśnienia tętniczego w pomiarze ABPM i prawidłowe w pomiarze metodą tradycyjną
W klasyfikacji nadciśnienia tętniczego u dzieci przyjętej zarówno w zaleceniach europejskich, jak i w USA, nie wyodrębniono nadciśnienia ciężkiego oraz nadciśnieniowych stanów pilnych i nagłych. Niemniej ze względów praktycznych stosowane są odpowiednie ich definicje.	
Nadciśnienie tętnicze ciężkie	Wartości ciśnienia przekraczające 99. centyl dla płci, wieku i wzrostu o > 30 mmHg
Nadciśnieniowe stany pilne	Zagrażająca niewydolność narządowa w przebiegu nadciśnienia tętniczego, zwykle z towarzyszącymi niespecyficznymi objawami (bóle głowy, wymioty) – wymaga natychmiastowej interwencji
Nadciśnieniowe stany nagłe	Dokonane lub dokonujące się uszkodzenia narządowe w przebiegu nadciśnienia tętniczego, najczęściej z niewydolnością narządową i objawami encefalopatii

---

Tabela 10.66. Klasyfikacja ciśnienia tętniczego u dzieci na podstawie wyniku ABPM [wg Urbina i wsp.]

KLASYFIKACJA	WARTOŚCI CIŚNIENIA W GABINECIE LEKARSKIM	ŚREDNIE WARTOŚCI CIŚNIENIA SKURCZOWEGO W ABPM	ŁADUNEK CIŚNIENIA SKURCZOWEGO (% POWYŻEJ NORMY)
Prawidłowe ciśnienie tętnicze	< 95. centyla	< 95. centyla	< 25%
Nadciśnienie białego fartucha	≥ 95. centyla	< 95. centyla	< 25%
Nadciśnienie maskowane	< 95. centyla	≥ 95. centyla	> 25%
Stan przednadciśnieniowy/ciśnienie wysokie prawidłowe	≥ 95. centyla	< 95. centyla	25–50%
Nadciśnienie ambulatoryjne	≥ 95. centyla	≥ 95. centyla	25–50%
Nadciśnienie ambulatoryjne ciężkie	≥ 95. centyla	≥ 95. centyla	> 50%

Tabela 10.67. Przyczyny nadciśnienia tętniczego u dzieci i młodzieży w zależności od wieku

WIEK	PRZYCZYNA
Noworodek, niemowlę	■ Wady wrodzone nerek ■ Wrodzone wady dużych naczyń tętniczych (zwężenie tętnicy nerkowej, koarktacja aorty, przetrwały przewód tętniczy) ■ Zakrzep tętnicy nerkowej ■ Guzy ■ Dysplazja oskrzelowo-płucna ■ Zabiegi chirurgiczne w obrębie jamy brzusznej ■ Hiperkalcemia ■ Nadciśnienie śródczaszkowe ■ Tyreotoksykoza u matki ■ Przewodnienie ■ Zatrucia u matki (kokaina, amfetamina) ■ Nabyte choroby nerek ■ Bezdechy nocne ■ Zaburzenia biosyntezy hormonów kory nadnerczy
1.–6. rż.	■ Choroby miąższu nerek (zmiany strukturalne, zapalne) ■ Wady naczyń tętniczych (koarktacja aorty, zwężenie tętnicy nerkowej) ■ Hiperkalcemia ■ Choroby tarczycy ■ Nadmiar mineralokortykosteroidów
6.–10. rż.	■ Choroby miąższu nerek ■ Zwężenie tętnicy nerkowej ■ Nadciśnienie tętnicze pierwotne ■ Choroby tarczycy ■ Neurofibromatoza ■ Zespół zwężenia środkowego odcinka aorty ■ Guz chromochłonny ■ Inne wymienione wyżej
> 10. rż.	■ Nadciśnienie tętnicze pierwotne ■ Choroby miąższu nerek ■ Inne wymienione wyżej

dojrzewania (tab. 10.67). Uznaje się, że im wyższe ciśnienie tętnicze i młodszy wiek dziecka, tym większe prawdopodobieństwo obecności wtórnych przyczyn nadciśnienia. Starszy wiek, otyłość i towarzyszące zaburzenia metaboliczne, w tym tendencja do wyższych stężeń kwasu moczowego we krwi, zwiększają prawdopodobieństwo rozpoznania nadciśnienia pierwotnego.

Konieczność wykluczenia wtórnych przyczyn nadciśnienia tętniczego powoduje, że w każdym przypadku należy przeprowadzić dokładną diagnostykę różnicową. Monogenowe postacie nadciśnienia charakteryzują się typowym fenotypem pośrednim (tab. 10.68).

10.12.3
Pomiar ciśnienia tętniczego

Zasady pomiaru i wskazania do pomiaru ciśnienia tętniczego u dzieci i młodzieży podano w tabeli 10.69. Najczęściej stosowane siatki centylowe ciśnienia tętniczego zostały opracowane na podstawie badań populacyjnych w USA i dotyczą wartości ciśnienia ocenionych w pomiarze sfigmomanometrem rtęciowym. Ponieważ w krajach europejskich w powszechnym użyciu są aparaty do automatycznego pomiaru oscylometrycznego w interpretacji wyniku należy uwzględnić metodę pomiaru (patrz rozdz. 26 „Badania i normy w pediatrii"). Do rozpoznania nadciśnienia tętniczego zgodnie z definicją konieczne jest potwierdzenie podwyższonych wartości ciśnienia metodą osłuchową. Metodą potwierdzającą rozpoznanie jest ABPM.

Tabela 10.68. Postacie nadciśnienia monogenowego („–" nie zmienia się)

POSTAĆ	DZIE-DZI-CZENIE	FENOTYP KLINICZNY	K⁺ SUR.	HCO₃⁻ SUR.	ARO	ALDO-STE-RON SUR.	INNE ZABURZENIA BIOCHEMICZNE	LECZENIE
Zespół Liddle'a	AD	Nadciśnienie tętnicze w różnym wieku	↓−	↑	↓	↓	–	Amiloryd, triamteren
Zespół rzekomego nadmiaru mineralokortykosteroidów	AR	Częściej niska urodzeniowa masa ciała, wapnica nerek, nadciśnienie tętnicze w różnym wieku; 4 postacie zespołu	↓−	↑	↓	↓	Nadmiar metabolitów kortyzolu w stosunku do metabolitów kortyzonu	Spironolakton, amiloryd, triamteren, ew. deksametazon
Pseudohipoaldosteronizm typu II	AD	Częściej po okresie dojrzewania	↑	↓	↓−	↓−	Hiperkalciuria, prawidłowy GFR	Tiazydy
Mutacja receptora MR	AD	Zaostrzenie lub rozwój nadciśnienia tętniczego w drugiej połowie ciąży, dotyczy również mężczyzn	↓−	↑	↓	↓		Amiloryd, triamteren, tiazydy
Hiperaldosteronizm rodzinny typu I	AD	Nadciśnienie tętnicze może rozwinąć się u dzieci	↓	↑	↓	↑	Hybrydowe steroidy w moczu	Deksametazon
Hiperaldosteronizm rodzinny typu II	AD	Nadciśnienie tętnicze może rozwinąć się u dzieci	↓	↑	↓	↑	Zwiększone wydalanie aldosteronu z moczem	Spironolakton, adrenalektomia
Blok 11β-hydroksylazy steroidowej	AR	Nadciśnienie tętnicze w wieku dziecięcym lub niemowlęcym, cechy przedwczesnego dojrzewania płciowego	↓−	↑−	↓−	↓	Nadmierne wydalanie metabolitów dezoksykortykosteronu i testosteronu	Spironolakton, hydrokortyzon
Niedobór 17 α-hydroksylazy steroidowej	AR	Nadciśnienie tętnicze w wieku dziecięcym, opóźnione dojrzewanie płciowe	↓−	↑−	↓−	↓	Niedobór hormonów płciowych	Spironolakton
Rodzinna oporność na glikokortykosteroidy	AR/AD	Nadciśnienie tętnicze	↓−	↑−	↓−	↓	Hiperkortyzolemia bez cech zespołu Cushinga	Spironolakton
Brachydaktylia z nadciśnieniem tętniczym	AD	Niskorosłość, brachydaktylia typu E	−	−	−↑	−↑	Konflikt naczyniowo-nerwowy, możliwe anomalie tętnicze w innych łożyskach naczyniowych	Leczenie skojarzone obejmujące blokery receptora 1AT2, β-blokery, blokery kanałów wapniowych

ARO – aktywność reninowa osocza; AD – autosomalne dominujące; AR – autosomalne recesywne; sur. – stężenie w surowicy krwi

Tabela 10.69. Wskazania do pomiaru ciśnienia tętniczego u dzieci i zasady wykonywania badania

Wskazania

- Pomiar ciśnienia tętniczego powinien być wykonywany u każdego dziecka w wieku > 3. rż. co najmniej raz w roku i podczas rutynowego badania lekarskiego*
- U dzieci młodszych (≤ 3. rż.) pomiar ciśnienia tętniczego należy wykonywać w określonych sytuacjach:
  - Obciążony wywiad okołoporodowy – wcześniactwo, niska masa urodzeniowa, intensywna terapia w okresie okołoporodowym
  - Wady wrodzone
  - Nawracające zakażenia układu moczowego, choroba nerek i/lub układu moczowego
  - Nowotwór
  - Transplantacja narządów i przeszczep szpiku
  - Stosowanie leków wpływających na wysokość ciśnienia tętniczego
  - Objawy i stany chorobowe związane z występowaniem nadciśnienia (neurofibromatoza, stwardnienie guzowate) oraz wzrost ciśnienia śród-czaszkowego

Zasady

- Pomiar ciśnienia tętniczego jest bardziej wiarygodny wtedy, gdy dziecko nie jadło posiłków co najmniej od 30 min przed badaniem, nie otrzymało leków mogących wpływać na wysokość ciśnienia oraz ostatnie 5–10 min przed wykonaniem pomiaru spędziło w spokoju, w pozycji siedzącej z opartymi plecami
- W trakcie pierwszej wizyty lekarskiej ciśnienie powinno zostać zmierzone na wszystkich kończynach. W 1. rż. i do momentu osiągnięcia przez dziecko pionowej pozycji ciała wartości ciśnienia tętniczego na kończynach dolnych są niższe w porównaniu z pomiarem na kończynach górnych. W 2. rż. u dziecka stojącego/chodzącego wartości ciśnienia na kończynach dolnych stają się o ok. 20 mmHg, a w późniejszym wieku o 30–40 mmHg wyższe od stwierdzanych na kończynach górnych
- Kolejne pomiary należy wykonywać na prawym ramieniu, całkowicie odkrytym, odwiedzionym i opartym na wysokości serca
- Mankiet powinien obejmować cały obwód ramienia i co najmniej $2/3$ jego długości, część mankietu wypełniana powietrzem musi obejmować co najmniej 80% obwodu ramienia i całą stronę dłoniową. Pomiar dokonany zbyt wąskim mankietem może zawyżać odczyt nawet do 30%, a zbyt szerokim – zaniżać
- U niemowląt pozycja ciała nie wpływa istotnie na wartość ciśnienia. W tym okresie życia w pomiarze wykonanym w czasie snu wartości skurczowego ciśnienia tętniczego są o 5–7 mmHg niższe niż w czuwaniu
- Ponieważ wartości uzyskane w trakcie pierwszego pomiaru są zwykle zawyżone, pomiary należy powtórzyć 2–3-krotnie w czasie jednego badania
- Wartości > 90. centyla ocenione metodą oscylometryczną lub automatyczną wymagają weryfikacji metodą osłuchową
- Jeżeli różnica w pomiarach z obu kończyn górnych wynosi ≥ 5 mmHg, należy to odnotować w karcie pacjenta

* Zgodnie z rozporządzeniem Ministra Zdrowia w Polsce obowiązuje wykonywanie pomiaru ciśnienia tętniczego u wszystkich dzieci powyżej 2. rż. Nie jest to zgodne z zaleceniami towarzystw naukowych i jest powodem dużej liczby fałszywych rozpoznań nadciśnienia tętniczego.

10.12.4

Diagnostyka różnicowa nadciśnienia tętniczego u dzieci

Po stwierdzeniu podwyższonych wartości ciśnienia tętniczego należy przeprowadzić diagnostykę różnicową, która obejmuje 3 etapy (tab. 10.70).

Badania oceniające zaawansowanie powikłań narządowych w nadciśnieniu tętniczym to m.in.:

- ECHO – określenie masy lewej komory oraz czynności skurczowej i rozkurczowej serca,
- EKG,
- ocena naczyń dna oka,
- ocena czynności nerek,
- USG – uszkodzenie dużych naczyń tętniczych (ocena grubości kompleksu błona środkowa–błona wewnętrzna tętnic szyjnych wspólnych, intima-media thickness, IMT).

Ocena masy lewej komory serca

Masa lewej komory stanowi podstawowe kryterium oceniające uszkodzenie narządowe. Standardem oceny jest badanie ECHO. EKG ze względu na małą swoistość i konieczność interpretacji zapisu w zależności od wieku pozostaje metodą dodatkową.

Masę lewej komory najczęściej szacuje się według zaleceń American Society of Echocardiography z zastosowaniem wzoru Deveraux. Ponieważ zależy ona od wzrostu, należy również obliczyć indeks masy z uwzględnieniem wzrostu wyrażonego w metrach i podniesionego do potęgi 2,7 (tzw. wzór DeSimone'a). Pozwala to na porównywanie wyników badania ECHO nie tylko u dzieci w różnym wieku, ale również porównywanie danych pediatrycznych z wynikami uzyskanymi u dorosłych.

Przerost lewej komory rozpoznaje się wtedy, gdy jej masa przekracza 95. centyl dla płci i wieku, tj. $38,6 \text{ g/m}^{2,7}$, a **istotny (ciężki) przerost lewej komory**,

Tabela 10.70. Etapy postępowania diagnostycznego u dzieci z podejrzeniem nadciśnienia tętniczego

	RODZAJ BADANIA	KOMENTARZ
Etap 1	■ Morfologia, stężenie we krwi kreatyniny, sodu, potasu, chlorków, wapnia, wodorowęglanów, cholesterolu, trójglicerydów, frakcji cholesterolu, kwasu moczowego i glukozy ■ Badanie ogólne i posiew moczu ■ Albuminuria dobowa ■ USG-Doppler nerek i tętnic nerkowych ■ EKG ■ ECHO z oceną masy lewej komory i łuku aorty ■ Ocena kompleksu błona środkowa–błona wewnętrzna tętnic szyjnych (IMT) ■ USG przezciemiączkowe u noworodków ■ ABPM u dzieci > 6. rż. i/lub > 120 cm wzrostu	■ Potwierdzenie rozpoznania nadciśnienia tętniczego i wykluczenie nadciśnienia białego fartucha ■ Ocena stopnia nadciśnienia, uszkodzenia narządowego i zaburzeń metabolicznych ■ Wykonanie podstawowych badań diagnostycznych pozwalających wykluczyć wtórne przyczyny nadciśnienia ■ Ocena IMT jest opcjonalna ■ Pomiar metodą ABPM jest obecnie ogólnie dostępny, stanowi ostateczne potwierdzenie nadciśnienia, ocena u dzieci < 6. rż. nie ma walidacji
Etap 2	■ Glikemia, doustny test obciążenia glukozą, insulinemia ■ Ocena wydalania katecholamin w moczu ■ Ocena stężenia chromograniny ■ Aktywność reninowa osocza i stężenie aldosteronu ■ Profil sterydowy moczu ■ Hormony tarczycy, metabolity wit. D_3 ■ Scyntygrafia nerek (test kaptoprylowy) ■ Cystografia mikcyjna	■ Doustny test obciążenia glukozą zalecany jako obligatoryjny u pacjentów z BMI > 85. centyla ■ Ocena stężenia insuliny na czczo pozwala na obliczenie wskaźnika HOMA-IR, a ocena na czczo i po 120 minutach od podania glukozy na określenie wskaźnika insulinowrażliwości; wielokrotne pomiary w 240-minutowym teście umożliwiają obliczenie pól pod krzywą glukozy i insuliny ■ Badania hormonów tarczycy, metabolitów wit. D_3 tylko u pacjentów z podejrzeniem odpowiednich patologii ■ Cystografia mikcyjna u pacjentów z patologią dróg moczowych i ze wskazań urologicznych
Etap 3	■ Nieinwazyjna i inwazyjna diagnostyka obrazowa tętnic nerkowych (angio-TK, angio-MR, klasyczna arteriografia) ■ Diagnostyka obrazowa patologii nadnerczy/przyzwojaka ■ Nieinwazyjne badania naczyniowe innych obszarów naczyniowych (tętnice trzewne, tętnice wewnątrzczaszkowe) ■ Badania molekularne	■ U dzieci, u których mimo wszechstronnej diagnostyki (etap 1 i 2) nie ustalono rozpoznania oraz jako kolejny etap diagnostyki patologii naczyń lub endokrynopatii w przypadkach nadciśnienia opornego na leczenie

gdy masa wynosi > 51 $g/m^{2,7}$. W obserwacjach populacji dorosłych wykazano, że ta druga wartość wiąże się z 4-krotnie większym ryzykiem zdarzenia sercowo-naczyniowego w okresie 5 lat. 51 $g/m^{2,7}$ odpowiada w przybliżeniu 97. centylowi masy lewej komory w populacji dziecięcej i koresponduje z obecnością ciężkiego ambulatoryjnego nadciśnienia tętniczego.

Ocena czynności skurczowej i rozkurczowej lewej komory nie różni się od zasad stosowanych u dorosłych. Przy czynności rozkurczowej należy wziąć pod uwagę większą wartość stosunku fali wczesnego napływu do fali przedsionkowej u młodszych dzieci.

Ocena naczyń dna oka

W praktyce klinicznej powszechne zastosowanie ma klasyfikacja według Keitha–Wagenera–Bakera. Czasem stosowana jest uproszczona skala obejmująca 2 rodzaje zmian – łagodne (I° i/lub II° wg Keitha–Wa-

genera–Bakera) i złośliwe (III° i/lub IV°). Pozwala ona na wstępne zakwalifikowanie do mniej lub bardziej intensywnego leczenia.

Zwężenie naczyń (I°) uznawane jest za objaw spotykany również w zdrowej populacji ogólnej. Ostatnio wykazano jednak, że średnica tętniczek siatkówki koreluje zarówno z masą ciała, jak i z wysokością ciśnienia tętniczego. Istnieją ponadto dane wskazujące, że średnica naczyń mikrokrążenia to cecha wrodzona, która nie tylko świadczy o reakcji ze strony ściany naczyń, ale i determinuje podatność na rozwój nadciśnienia tętniczego.

Ocena czynności nerek

Do rutynowych metod oceny nerek należą pomiar przesączania kłębuszkowego (GFR) i albuminurii traktowanej jako marker uszkodzenia naczyń mikrokrążenia. Jawna klinicznie nefropatia nadciśnieniowa jest wyjątkowo rzadko spotykana u dzieci. W przypadkach ciężkiego nadciśnienia wtórnego może dojść do upośledzenia GFR, zwykle przebiegającego z białkomoczem. Nie opracowano powszechnie przyjętych norm albuminurii dla dzieci, szczególnie w najmłodszych grupach wiekowych. W praktyce przyjmuje się punkty odcięcia stosowane u dorosłych.

Hiperurykemia jest zaburzeniem uznawanym za swoiste dla pierwotnego nadciśnienia tętniczego. Kwestia tego, czy większe stężenie kwasu moczowego stanowi zjawisko pierwotne czy wtórne do subklinicznego uszkodzenia nerek nie została rozwiązana.

Ocena nadciśnieniowego uszkodzenia naczyń tętniczych

W praktyce klinicznej coraz częściej wykonuje się badanie IMT w tętnicach szyjnych wspólnych pod rozwidleniem (carotid IMT, cIMT). Ponieważ IMT zależy od wieku, BMI, płci i wysokości ciśnienia tętniczego, przy interpretacji wyniku należy zastosować odpowiednie normy. Wartość cIMT u dzieci koreluje z masą lewej komory, narażeniem na metaboliczne czynniki ryzyka sercowo-naczyniowego oraz wysokością skurczowego ciśnienia tętniczego i ciśnienia tętna.

Ocena IMT nie jest jeszcze uznawana za standard w pediatrii, chociaż należy do podstawowych metod szacowania uszkodzenia narządowego i ryzyka sercowo-naczyniowego u dorosłych.

10.12.5

Wtórne postacie nadciśnienia tętniczego

Nadciśnienie tętnicze nerkopochodne

Jest to główna przyczyna nadciśnienia tętniczego u dzieci młodszych, a bez względu na wiek, nadciśnienia ciężkiego, przebiegającego z powikłaniami narządowymi. Należy też, obok nadciśnienia naczyniowo-nerkowego, do głównych przyczyn nagłych i pilnych stanów nadciśnieniowych w populacji pediatrycznej.

Tradycyjnie pod nazwą nadciśnienie tętnicze nerkopochodne rozumiano głównie nadciśnienie w przebiegu nefropatii odpływowej lub kłębuszkowych zapaleń nerek z zachowanym GFR, a nadciśnienie u chorych z obniżeniem GFR klasyfikowano jako nadciśnienie w przebiegu przewlekłej choroby nerek

(PChN). Obecnie nadciśnienie tętnicze w przebiegu nefropatii odpływowej i przewlekłych kłębuszkowych zapaleń nerek są traktowane jako postać przewlekłej choroby nerek.

Do rozwoju nadciśnienia tętniczego może dojść zarówno w przebiegu ostrych, jak i przewlekłych chorób nerek. Główne mechanizmy generujące podwyższenie wartości ciśnienia tętniczego to aktywacja układu renina–angiotensyna–aldosteron (RAAS) i/lub zmniejszenie GFR prowadzące do retencji sodu i wody. Spośród schorzeń o przebiegu ostrym nadciśnienie jest typowym powikłaniem kłębuszkowych zapaleń nerek i mikroangiopatii, np. zespołu hemolityczno-mocznicowego. W przebiegu bakteryjnego cewkowo-śródmiąższowego zapalenia nerek nadciśnienie rozwija się na ogół później, gdy ujawniają się dalekie powikłania w postaci blizn pozapalnych. W PChN częstość występowania nadciśnienia zależy od schorzenia podstawowego i postępującego zmniejszenia GFR. Stwierdza się je u większości dzieci, u których przyczyną zmian w nerkach są glomerulopatie lub mikroangiopatie. W schorzeniach nerek z dominującym uszkodzeniem tkanki śródmiąższowej i cewek, oraz w tubulopatiach, które przebiegają z zaburzeniami zagęszczania moczu i tendencją do utraty sodu, nadciśnienie na ogół rozwija się dopiero w schyłkowej fazie choroby, gdy wraz ze zmniejszeniem GFR i diurezy następuje retencja sodu i wody.

Leczenie hipotensyjne u dzieci i młodzieży z przewlekłą chorobą nerek w stadium 2–4

W związku z tym, że nadciśnienie tętnicze, obok białkomoczu, należy do głównych czynników ryzyka postępu PChN do stadium 5, odpowiednio prowadzona terapia hipotensyjna jest również leczeniem renoprotekcyjnym. Polega na blokadzie układu renina–angiotensyna–aldosteron (RAAS) z wykorzystaniem efektu hipotensyjnego i antyproteinurycznego inhibitorów konwertazy angiotensyny (ACEI) i blokerów receptora 1 angiotensyny II (AT1RB). Ze względu na możliwość istotnego pogorszenia czynności nerek nie zaleca się blokady RAAS u pacjentów z przesączaniem kłębuszkowym < 15–20 ml/min/1,73 m².

Nefropatia odpływowa

W skojarzeniu z hipodysplazją nerek należy do głównych przyczyn PChN u dzieci i młodzieży. Nazwa nefropatia odpływowa określa towarzyszące odpływowi pęcherzowo-moczowodowemu uszkodzenie nerek w postaci blizn pozapalnych oraz obszarów dysplazji lub hipoplazji w rdzeniu i korze nerki. Rozwijające się nadciśnienie nie jest tu związane z obecnością odpływu, ale z uszkodzeniem nerek. Zmiany o takim charakterze obserwuje się również u chorych bez odpływu. Ponieważ odpływ pęcherzowo-moczowodowy jest najczęstszą wadą układu moczowego towarzyszącą hipo-/dysplazji nerek (w ponad 50% przypadków hipoplazji nerek), nefropatię odpływową w wielu rejestrach klasyfikuje się jako hipo-/dysplazję nerek. Ocenia się, że u dzieci i młodzieży nefropatia odpływowa w takim skojarzeniu odpowiada za ponad 40% przypadków PChN w stadium 2–4 i 27% w stadium 5.

Częstość występowania odpływu pęcherzowo-moczowodowego w wieku dorosłym nie została poznana. Zakładając jednak fizjologiczną tendencję do jego ustępowania z wiekiem, jest ona o wiele mniejsza niż u dzieci. Dlatego nefropatia odpływowa stanowi stosunkowo rzadką przyczynę nadciśnienia tętniczego i/lub PChN u dorosłych.

W patogenezie nefropatii odpływowej można wyodrębnić co najmniej 2 mechanizmy uszkodzenia nerek:

■ wrodzone zaburzenie rozwojowe nerek (większość przypadków, częściej u chłopców) – do powstania łącznotkankowych blizn w korze nerek dochodzi *in utero* w związku z zaburzonym przebiegiem nefrogenezy prowadzącym z jednej strony do nieprawidłowego umiejscowienia ujścia pęcherzowego moczowodu powodującego odpływ, z drugiej zaś, do przetrwania nieprawidłowych pasm niezróżnicowanej mezenchymy płodowej w korze nerek; zaburzenie zwykle wiąże się z uogólnionym rozmieszczeniem blizn w nerkach i z odpływem wysokiego stopnia,

■ blizny powstają w mechanizmie odczynu zapalnego na zakażenie po urodzeniu (częściej u dziewczynek) – odpływ pęcherzowo-moczowodowy stanowi czynnik predysponujący do zakażenia, blizny rozmieszczone są w biegunach nerki, a ryzyko powstania blizny pozapalnej jest największe w pierwszych latach życia (zmniejsza się po 4. rż.), u noworodków i niemowląt do istotnego zniszczenia kory nerek może dojść już po jednym epizodzie ZUM.

Bez względu na mechanizm powstania (wrodzony, nabyty), blizny powodują z jednej strony różnego stopnia zmniejszenie liczby czynnych nefronów, z drugiej zaś miejscowe niedokrwienie, generację reniny i zwiększenie dośrodkowej aktywności współczulnej. Konsekwencją jest wysokoreninowe nadciśnienie w stopniu 2. W przypadkach późno rozpoznanych pierwszą manifestacją kliniczną bywa przełom nadciśnieniowy. Ponieważ blizny i/lub hipodysplazja mogą zajmować znaczne obszary nerek, w przebiegu choroby rozwija się niekiedy postępująca PChN, która powoduje również stopniowe obniżanie GFR. W takich przypadkach, wraz z obniżaniem się GFR, coraz większe znaczenie w patogenezie nadciśnienia ma retencja sodu i wody.

Nefropatię odpływową jako przyczynę nadciśnienia tętniczego rozpoznaje się na podstawie stwierdzenia w badaniach obrazowych (USG, scyntygrafia) uszkodzenia strukturalnego nerek w postaci nierównych zarysów kory i/lub asymetrycznej czynności. W cystografii mikcyjnej można wykazać odpływ pęcherzowo-moczowodowy. Jednak ze względu na tendencję do spontanicznego jego ustępowania w wielu przypadkach nadciśnienia wtórnego, pomimo stwierdzenia blizn lub hipo-/dysplazji nerek, nie stwierdza się obecności tej patologii.

Leczenie nefropatii odpływowej

Leczenie obejmuje problemy związane z nadciśnieniem tętniczym, postępującą PChN, ZUM i odpływem pęcherzowo-moczowodowym. Przez wiele lat dominował pogląd, że wczesne leczenie zabiegowe odpływu zapobiega rozwojowi blizn pozapalnych, nadciśnienia i PChN. Postępy badań nad embriologią układu moczowo-płciowego i wyniki kontrolowanych badań prospektywnych wykazały jednak, że leczenie zabiegowe polegające na operacji przeciwodpływowej lub endoskopowym ostrzykiwaniu ujść moczowodów nie ma żadnego wpływu na pojawienie się nadciśnienia i postęp PChN u dzieci z już rozwiniętą nefropatią odpływową. Równocześnie, wraz z opracowaniem zasad terapii renoprotekcyjnej, wykazano, że leczenie oparte na blokadzie RAAS nie tylko skutecznie obniża ciśnienie tętnicze u chorych z nefropatią odpływową, ale i istotnie zwalnia przebieg PChN. Zasady farmakologicznego leczenia hipotensyjnego w nefropatii odpływowej nie różnią się od opisanych w przypadku PChN (patrz str. 732). U chorych z nefropatią odpływową ograniczoną do jednej nerki i z towarzyszącym dużym upośledzeniem jej czynności (< 10%) zastosowanie ma jednostronna nefrektomia. Należy podkreślić, że w przypadku zmian obustronnych zabieg na ogół nie powoduje obniżenia ciśnienia tętniczego.

Nadciśnienie tętnicze naczyniowo-nerkowe

Zwężenie tętnicy nerkowej i/lub jej odgałęzień należy do głównych przyczyn utrwalonego, ciężkiego nadciśnienia tętniczego u dzieci i młodzieży. Zwykle wiąże się z powikłaniami narządowymi. Etiologia zwężenia tętnicy nerkowej (tab. 10.71) zależy od grupy etnicznej i regionu geograficznego. W krajach azjatyckich i w Afryce Południowej dominują zmiany zapalne o typie choroby Takayasu, natomiast w krajach rozwiniętych dysplazja włóknisto-mięśniowa (fibromuscular dysplasia, FMD). Istotną grupę przyczyn w wieku rozwojowym stanowią zwężenia w przebiegu innych zespołów wrodzonych, takich jak neurofibromatoza typu 1 i zespół Williamsa. W odróżnieniu od dorosłych, nawet u dzieci i młodzieży z wrodzoną

Tabela 10.71. Przyczyny nadciśnienia naczyniowo-nerkowego u dzieci i młodzieży

1 Dysplazja włóknisto-mięśniowa
- Błony wewnętrznej
- Błony środkowej
- Okołoprzydankowa

2 Syndromiczne postaci nadciśnienia naczyniowo-nerkowego
- Neurofibromatoza 1
- Zespół Williamsa
- Zespół Alagille'a
- Inne (stwardnienie guzowate, zespół Marfana, zespół Ehlersa–Danlosa typ IV, brachydaktylia z nadciśnieniem tętniczym)

3 Zapalenia naczyń
- Choroba Takayasu
- Choroba Kawasakiego
- Guzkowe zapalenie tętnic

4 Zwężenie tętnicy nerkowej spowodowane uciskiem z zewnątrz
- Guzy (neuroblastoma, przyzwojak, guz Wilmsa, rak nerki)

5 Inne
- Zwężenie tętnicy nerki przeszczepionej
- Zwężenia po napromienianiu
- Zwężenie pourazowe
- W zespole różyczki wrodzonej
- Po cewnikowaniu naczyń pępowinowych

hipercholesterolemią nie obserwuje się nadciśnienia tętniczego naczyniowo-nerkowego na tle miażdżycowym.

Dysplazja włóknisto-mięśniowa

Jest to niezapalne schorzenie tętnic, które najczęściej obejmuje tętnice nerkowe, ale może dotyczyć również innych tętnic, w tym trzewnych i szyjnych. Występuje zwykle u osób młodych, ale była opisywana nawet u pacjentów po 60. rż. Prowadzi do zwężenia światła i zmiany struktury ściany tętnicy. Objawy kliniczne zależą od lokalizacji, stopnia zwężenia i rodzaju zmian dysplastycznych. Powikłania to tętniaki i rozwarstwienia ściany tętnicy.

Zmiany tętnic nerkowych o typie dysplazji stwierdza się w badaniu arteriograficznym u 3–6% potencjalnych dawców nerki o prawidłowym ciśnieniu tętniczym. Do rozwoju nadciśnienia tętniczego dochodzi bowiem dopiero po zmniejszeniu przepływu poniżej pewnego krytycznego poziomu.

Klasyfikacja dysplazji nerwowo-mięśniowej opiera się na lokalizacji zmian dysplastycznych w błonie wewnętrznej, środkowej lub w przydance. U młodzieży większość przypadków dotyczy warstwy środkowej ściany tętnicy (medial FMD), w której zwiększa się ilość włókien elastycznych. Obserwuje się włóknienie i rozrost mięśni gładkich, zwykle w środkowym i dystalnym odcinku tętnicy nerkowej. Występuje naprzemienne pogrubienie i ścieńczenie ściany naczynia, co w badaniu radiologicznym daje obraz sznura paciorków. Nierównomierne zmiany predysponują do powstania tętniaków. W części przypadków dysplazja błony środkowej prezentuje się jednak jako jednolite zwężenie tętnicy nerkowej na dłuższym odcinku. Rzadko (1%) spotykaną odmianą dysplazji błony środkowej są zmiany na pograniczu błony środkowej i przydanki. Na ogół powodują one ogniskowe zwężenia.

Dysplazja błony wewnętrznej (intimal FMD) stanowi ok. 10% wszystkich przypadków choroby. W badaniu arteriograficznym prezentuje się jako zwężenie ogniskowe lub rozległe, obejmujące długi odcinek tętnicy.

Dysplazja przydankowa jest najrzadziej spotykaną postacią FMD (periadventitial FMD). Zwykle stwierdza się ściśle odgraniczone, stosunkowo długie zwężenia odcinkowe.

Etiologia dysplazji włóknisto-mięśniowej nie jest znana. Nie potwierdzono sugerowanego wcześniej związku z paleniem papierosów, przyjmowaniem leków antykoncepcyjnych i wcześniejszym nadciśnieniem tętniczym. W części przypadków (11–60%) choroba ma charakter dziedziczny, o typie autosomalnym dominującym z różną penetracją. Nie zdefiniowano dotychczas defektu genetycznego, jednak niektóre obserwacje wskazują, że wada może dotyczyć polimorfizmu I genu konwertazy angiotensyny, co wiąże się z mniejszą aktywnością enzymu konwertującego angiotensynę.

FMD może przebiegać jako choroba zlokalizowana w jednej tętnicy nerkowej lub obustronnie. W 30% przypadków zmiany w głównym pniu naczynia są skojarzone z dysplazją tętnic wewnątrznerkowych. Powoduje to postępujące niedokrwienie i istotne upośledzenie czynności nerki. Stosunkowo często (15––48% zwężeń tętnic nerkowych) patologia obejmuje również środkowy odcinek aorty i przebiega pod postacią zespołu zwężenia środkowego odcinka aorty (middle aortic syndrome).

Inne postacie nadciśnienia naczyniowo--nerkowego u młodzieży

Drugą co do częstości przyczyną nadciśnienia naczyniowo-nerkowego u młodzieży jest neurofibromatoza typu 1 (w zależności od rejestru 13–58% przypadków). Zwężenia tętnic nerkowych wynikają tu zwykle z włóknistego zgrubienia błony wewnętrznej, a zmiany obejmują również aortę i tętnice trzewne. Zwężenia te nie muszą występować równocześnie i mogą rozwijać się w miarę upływu czasu. Zmiany dysplastyczne nie zawsze prowadzą do zwężenia światła tętnicy, choć przez zmianę struktury ściany zmniejszają jej elastyczność. Powoduje to przyspieszenie fali tętna i może być niezależnym od zwężenia tętnicy nerkowej mechanizmem generacji nadciśnienia.

Jedno- lub obustronne zwężenie tętnicy nerkowej może być sekwencją zespołów Alagille'a i Williamsa.

U osób rasy białej zapalenia naczyń stanowią przyczynę nadciśnienia naczyniowo-nerkowego w niewielkim odsetku przypadków (w materiale własnym 3%). Najczęściej do zwężenia tętnic nerkowych dochodzi w przebiegu choroby Takayasu. Typowe dla tej patologii są przede wszystkim zmiany zwężające aor-

te, stąd uznaje się ją za główną przyczynę zespołu zwężenia środkowego odcinka aorty. Na podstawie obrazu arteriograficznego wyróżnia się 5 typów choroby. Na ogół w momencie rozpoznania zwężenia dotyczą wielu naczyń, w tym również tętnic nerkowych i trzewnych. Poza krajami Dalekiego Wschodu rozpoznanie u dzieci choroby Takayasu w fazie ostrej jest stosunkowo rzadkie. Zwykle dopiero w wywiadach można stwierdzić przebycie trwających przez wiele miesięcy stanów pod- i gorączkowych, często o nawrotowym charakterze i z różnie nasilonymi wykładnikami stanu zapalnego. U części chorych obserwuje się również inne schorzenia autoimmunizacyjne. Dodatni odczyn tuberkulinowy występujący u pacjentów z chorobą Takayasu związany jest z krzyżową reakcją między antygenem białka szoku cieplnego i białkami *Mycoplasma tuberculosis* i nie ma związku z zakażeniem prątkiem gruźlicy. Badania obrazowe (angio-MR) pozwalają na kontrolę efektów leczenia przeciwzapalnego. Zmiany zapalne w aorcie bywają tak nasilone, że zwężenie może powodować objawy typowe dla koarktacji aorty.

Nadciśnienie naczyniowo-nerkowe opisywano również jako powikłanie choroby Kawasakiego i w przebiegu choroby moya-moya, dla której charakterystyczne jest zwężenie śródczaszkowych odcinków tętnic szyjnych z charakterystycznym krążeniem obocznym w OUN powodującym typowe objawy w badaniu arteriograficznym. Poza objawami neurologicznymi spowodowanymi niedokrwieniem ośrodkowego układu nerwowego mogą występować powikłania zależne od zwężenia tt. trzewnych i nerkowych.

Inne przyczyny nadciśnienia naczyniowo-nerkowego są rzadkie. Zwężenie tętnicy nerkowej spowodowane zakrzepicą w okresie noworodkowym wtórną do cewnikowania naczyń pępowinowych ujawnia się wcześniej i na ogół rozpoznawane jest u młodszych dzieci. Do zwężenia tętnicy nerkowej może dojść po urazie mechanicznym lub zabiegach chirurgicznych. Do nadciśnienia związanego z uciskiem na to naczynie może dochodzić w przebiegu guza chromochłonnego, neuroblastoma lub innych guzów jamy brzusznej. Zwężenie tętnicy nerki przeszczepionej w wyniku powikłań chirurgicznych występuje u 1–2% dzieci po transplantacji tego narządu.

Opisywano również przypadki nadciśnienia naczyniowo-nerkowego u dzieci spowodowanego utrudnieniem przepływu krwi przez długie i wąskie dodatkowe tętnice nerkowe bez ewidentnego zwężenia, ale o zagiętym przebiegu. Naczynia te mogą odchodzić od głównego pnia tętnicy nerkowej lub od innych tętnic (tętnicy biodrowej wspólnej, aorty). W teście lateralizacji reniny (patrz dalej) wykazano istotną lateralizację wydzielania reniny, a zastosowanie ACEI okazało się skutecznym leczeniem. Po usunięciu niedokrwionego segmentu ciśnienie tętnicze ulega normalizacji.

Objawy kliniczne nadciśnienia naczyniowo--nerkowego u dzieci

Objawy są nieswoiste i wspólne dla dzieci z innymi postaciami ciężkiego nadciśnienia tętniczego. U około 50% dzieci z nadciśnieniem naczyniowo-nerkowym stwierdza się objawy kliniczne związane z zaburzeniami autoregulacji mikrokrążenia (bóle głowy, krwawienia z nosa, krwawienia z przewodu pokarmowego, wielomocz, białkomocz, łatwe męczenie się), które stanowią przyczynę zgłoszenia się do lekarza. Wielomocz spowodowany diurezą presyjną może prowadzić do utraty masy ciała i hiperkalciurii z wapnicą nerek. U pozostałych pacjentów nadciśnienie rozpoznawane jest w trakcie rutynowych badań lekarskich lub pierwszą manifestację kliniczną stanowi przełom nadciśnieniowy. Należy jednak podkreślić, że u 30% chorych nie stwierdzono żadnych objawów klinicznych przed rozpoznaniem nadciśnienia naczyniowo-nerkowego pomimo bardzo wysokich wartości ciśnienia tętniczego i ciężkich powikłań narządowych. Przełom nadciśnieniowy przebiegający z niecharakterystycznymi objawami załamania mechanizmu autoregulacji mikrokrążenia, m.in. w ośrodkowym układzie nerwowym (obrzęk mózgu), nerkach (wielomocz, białkomocz), przewodzie pokarmowym (krwawienia), jest pierwszą manifestacją kliniczną u 15 do 25% pacjentów (w tym udar krwotoczny u 3,4%).

Diagnostyka nadciśnienia naczyniowo-nerkowego

Nadciśnienie naczyniowo-nerkowe, szczególnie wywołane zwężeniem jednej tętnicy nerkowej, powoduje typowy wzór zaburzeń metabolicznych wtórnych do hiperaldosteronizmu. Składają się na nie hipokaliemia, alkaloza metaboliczna, wysoka aktywność reninowa osocza i hiperaldosteronizm.

Badaniem przesiewowym jest badanie ultrasonograficzne, które może wykazać asymetrię wielkości nerek zależną od upośledzonego ukrwienia, a w technice dopplerowskiej zaburzenia spektrum przepływu krwi przez nerkę. Wymaga ono jednak dużego doświadczenia ultrasonografisty i wynik ujemny nie pozwala na wykluczenie rozpoznania nadciśnienia naczyniowo-nerkowego w przypadkach dodatkowych sugestii klinicznych. Badanie scyntygraficzne (scyntygrafia dynamiczna z DTPA i statyczna z DMSA) pozwala na wykrycie upośledzonej czynności nerki niedokrwionej. Wyższością scyntygrafii dynamicznej jest możliwość oceny szybkości napływu krwi do narządu i wolniejszego wydalania znacznika z niedokrwionej nerki. Test z kaptoprylem, polegający na podaniu jednej jego dawki (0,5–1 mg/kg mc., maks. 25 mg) na godzinę przed podaniem znacznika, zwiększa czułość badania. Angio-TK i/lub angio-MR pozwalają na dokładne zobrazowanie naczyń nerkowych. Metodą rozstrzygającą o rozpoznaniu jest klasyczna arteriografia. Ze względu na inwazyjność powinna być ona wykonywana z równoczesną próbą rozszerzenia tętnicy i/lub wprowadzenia stentu.

Ocenę aktywności reninowej osocza/stężenia reniny w obu żyłach nerkowych przeprowadza się w przypadkach wątpliwych diagnostycznie.

Leczenie nadciśnienia naczyniowo-nerkowego

Docelowym i przyczynowym leczeniem nadciśnienia naczyniowo-nerkowego jest leczenie zabiegowe usuwające przyczynę choroby. Farmakoterapia, chociaż pozwala na osiągnięcie przynajmniej częściowej kontroli ciśnienia tętniczego, nie pozwala na wyleczenie pacjenta. W chorobie Takayasu leczeniem przyczynowym jest również immunosupresja.

1 Leczenie farmakologiczne

Zasady farmakoterapii są różne w zależności od typu zwężenia:

■ Nadciśnienie spowodowane zwężeniem jednej tętnicy nerkowej – dominuje wybitne pobudzenie RAAS, nasilone przez diurezę presyjną w nerce z prawidłową tętnicą nerkową, która skutkuje odwodnieniem. Z tego powodu nie należy stosować diuretyków, gdyż jeszcze bardziej stymulują one RAAS i zwiększają zaburzenia wodno-elektrolitowe. Lekami z wyboru są substancje hamujące syntezę reniny (β-adrenolityki), zmniejszające opór obwodowy (dihydropirydynowe blokery kanałów wapniowych) i blokujące centralne ośrodki adrenergiczne. Zwykle nie zaleca się blokerów RAAS (ACEI, AT1RB) w związku z obawą o pogorszenie się czynności niedokrwionej nerki. Czasem jednak podaje się je z konieczności ze względu na brak kontroli ciśnienia tętniczego. Należy jednak podkreślić, że zmniejszenie perfuzji niedokrwionej nerki jest wtórne do obniżenia ciśnienia systemowego, a nie do zablokowania RAAS.

■ Nadciśnienie spowodowane zwężeniem obu tętnic nerkowych – dominuje retencja sodu i wody, a pacjenci zagrożeni są rozwojem obrzęku płuc. Leki pierwszego rzutu stanowią diuretyki, antagoniści aldosteronu, dihydropirydynowe blokery kanału wapniowego lub β-adrenolityki. ACEI i AT1RB są przeciwwskazane, gdyż mogą doprowadzić do niewydolności nerek.

W obu postaciach nadciśnienia naczyniowo-nerkowego zastosowanie mają leki hipotensyjne działające ośrodkowo, takie jak klonidyna, rylmenidyna i moksonidyna.

Skuteczność leczenia farmakologicznego nadciśnienia naczyniowo-nerkowego u dzieci i młodzieży jest ograniczona. W materiale IPCZD normalizację ciśnienia tętniczego w trakcie farmakoterapii przed zabiegiem naprawczym uzyskano u 5% pacjentów, u 32% stwierdzono częściowe obniżenie ciśnienia tętniczego, a u 63% była ona nieskuteczna. Pacjenci wymagali podawania średnio 3 leków hipotensyjnych.

2 Leczenie zabiegowe

Istnieją dwie metody leczenia zabiegowego: arterioplastyka chirurgiczna i przezskórne rozszerzenie zwężonej tętnicy (ew. z wprowadzeniem stentu).

Próba przezskórnego rozszerzania zwężonej tętnicy jest pierwszym etapem leczenia zabiegowego i powinna być podjęta w trakcie badania arteriograficznego. Powikłania tego zabiegu to mechaniczne uszkodzenie ściany naczynia z powstaniem pseudotętniaka, zakrzepica, skurcz tętnicy, rozerwanie ściany tętnicy z krwawieniem oraz zablokowanie się balonu w świetle tętnicy. Z tego powodu inwazyjna diagnostyka naczyniowa i procedura rozszerzania powinny być wykonywane w ośrodkach, w których znajdują się doświadczone oddziały chirurgii naczy-

niowej, a zabieg powinien być zabezpieczony możliwością miejscowego podania leku zwiotczającego mięśniówkę gładką tętnic (nifedypina, nitrogliceryna, nitroprusydek sodu). W każdym przypadku cewnikowania tętnic nerkowych z angioplastyką należy po zabiegu przez 1–7 dni podawać profilaktyczne dawki niskocząsteczkowej heparyny. Przez kolejne 3–6 miesięcy zalecane jest stosowanie kwasu acetylosalicylowego w dawce 1 mg/kg mc./dobę.

Doświadczenia z zastosowaniem stentów u dzieci i młodzieży są stosunkowo niewielkie. Ze względu na niezakończone procesy wzrastania zaleca się stosowanie stentów umożliwiających dalsze poszerzanie lub samorozszerzających się. W przypadkach towarzyszącego zespołu zwężenia środkowego odcinka aorty należy rozważyć próbę przezskórnej angioplastyki aorty z ewentualnym założeniem stentu.

3 Leczenie chirurgiczne

Dwie podstawowe metody leczenia chirurgicznego to rewaskularyzacja i nefrektomia. Wskazaniem do rewaskularyzacji chirurgicznej jest nieskuteczne leczenie farmakologiczne i zabiegowe, a do nefrektomii – jednostronne zwężenie tętnicy nerkowej ze znacznie upośledzoną czynnością niedokrwionej nerki (< 10––15% ze zmniejszeniem wymiarów narządu).

U części dzieci i młodzieży nadciśnienie naczyniowo-nerkowe przebiega z zajęciem naczyń trzewnych i/lub zespołem zwężenia środkowego odcinka aorty. W związku z tym przygotowanie przedoperacyjne polega na dokładnej diagnostyce naczyniowej.

Podstawowe techniki chirurgiczne stosowane w zabiegach rewaskularyzacyjnych tętnic nerkowych u młodzieży to wszycie wstawki z własnego naczynia lub tworzywa sztucznego oraz autotransplantacja nerki po usunięciu zwężenia.

10.12.6
Nadciśnienie tętnicze pierwotne

Z badań populacyjnych wynika, że w ostatnich 3 dekadach obserwuje się wzrost wartości ciśnienia skurczowego w wieku rozwojowym oraz bezwzględny wzrost częstości rozpoznawania nadciśnienia tętniczego pierwotnego u dzieci i młodzieży. Obecnie stanowi ono dominującą przyczynę nadciśnienia u dzieci od wieku dojrzewania. W odróżnieniu od starszych analiz jest również coraz częściej rozpoznawane nawet od 3. rż. Spośród przyczyn takiej zmiany epidemiologii podstawowe znaczenie mają wzrost częstości występowania otyłości i nadwagi u dzieci i młodzieży oraz zmniejszenie aktywności fizycznej.

Fenotyp pośredni, zaburzenia metaboliczne i zespół metaboliczny u dzieci z nadciśnieniem pierwotnym

Podstawowym klinicznym wyróżnikiem dzieci z nadciśnieniem tętniczym pierwotnym jest większa masa ciała, BMI i obwód talii w porównaniu z ogółem populacji pediatrycznej. Otyłość dotyczy > 50% tych pacjentów. Stanowi też dodatkowy czynnik różnicujący między nadciśnieniem pierwotnym i wtórnym u dzieci < 12. rż., gdyż ujemnie koreluje z prawdopodobieństwem rozpoznania nadciśnienia wtórnego w tej grupie wiekowej.

Ścisły związek z otyłością trzewną powoduje, że nadciśnieniu pierwotnemu towarzyszą typowe zaburzenia metaboliczne w postaci różnie nasilonej dyslipidemii z hipertrójglicerydemią, obniżeniem stężenia HDL oraz insulinooporność. Wszystkie te patologie wchodzą w skład zespołu metabolicznego (patrz str. 891). Częstość występowania zespołu metabolicznego u dzieci z pierwotnym nadciśnieniem tętniczym wynosi 15–20%, a w ogólnej populacji pediatrycznej 1,5–2%.

Typowa dla nadciśnienia tętniczego pierwotnego jest tendencja do wyższych stężeń kwasu moczowego przy prawidłowym GFR, co stanowi dodatkowe kryterium diagnostyczne tej choroby. Wyższe stężenia kwasu moczowego u tych dzieci tylko częściowo wiążą się z większą masą ciała.

Uszkodzenie narządowe u dzieci z nadciśnieniem tętniczym pierwotnym

U ok. 40% dzieci z nadciśnieniem tętniczym pierwotnym badanych w trakcie ustalania rozpoznania choroby masa lewej komory przekracza 95. centyl (przerost lewej komory), a u 13% jest większa lub równa 51 $g/m^{2,7}$ (istotny przerost lewej komory). Przerost lewej komory koreluje z narażeniem na obciążenie hemodynamiczne i zaburzenia metaboliczne będące kryteriami rozpoznania zespołu metabolicznego.

Nadciśnieniowe uszkodzenie dużych tętnic, oceniane jako zwiększenie IMT tętnic szyjnych i udowych powierzchownych, koreluje z urazem hemo-

dynamicznym wyrażonym jako ciśnienie tętna i z zaburzeniami metabolicznymi związanymi z zespołem metabolicznym i insulinoopornością. Wśród nich wymienić należy niskie stężenie adiponektyny, podwyższone stężenie insuliny na czczo, wyższą wartość wskaźnika HOMA-IR i mniejszą wskaźnika insulinowrażliwości, a także mniejszą urodzeniową długość ciała.

W ocenie ryzyka sercowo-naczyniowego związanego z rozwojem powikłań narządowych w przebiegu nadciśnienia tętniczego pierwotnego znaczenie ma nie tyle otyłość czy nadwaga, ale też rodzaj dystrybucji tkanki tłuszczowej. Otyłość brzuszna (centralna) oceniana jako obwód talii i/lub jako wskaźnik talia––biodra wykazuje większe znaczenie jako czynnik predykcyjny uszkodzenia narządowego niż bezwzględna masa ciała i BMI.

Leczenie nadciśnienia tętniczego pierwotnego u dzieci i młodzieży

W odróżnieniu od postaci wtórnych podstawowe znaczenie w leczeniu nadciśnienia tętniczego pierwotnego ma postępowanie niefarmakologiczne. Farmakoterapię należy rozpocząć w przypadku:

- stwierdzenia uszkodzeń narządowych,
- nadciśnienia objawowego,
- współistnienia innych schorzeń zwiększających ryzyko sercowo-naczyniowe (cukrzyca, hiperlipidemia),
- obecności nadciśnienia II°,
- po 3–6 miesiącach nieskutecznego leczenia niefarmakologicznego u dzieci bez uszkodzeń narządowych z nadciśnieniem I°.

1 Leczenie niefarmakologiczne

Ze względu na patogenezę choroby priorytetem są działania prowadzące do normalizacji masy ciała i zwiększenia stosunku masy mięśniowej do ilości tkanki tłuszczowej, czyli modyfikacje dietetyczne i zwiększenie aktywności fizycznej. Ze względu na duży ładunek soli kuchennej w komercyjnie dostępnej żywności celowe jest ograniczenie i praktycznie zaprzestanie dosalania potraw. Wyniki European Youth Heart Study wskazują, że do zmniejszenia ryzyka sercowo-naczyniowego, w tym obniżenia ciśnienia tętniczego i insulinooporności, konieczne jest zwiększenie aktywności fizycznej do 90 minut dziennie. Takie zalecenia wydają się szczególnie istotne u dzieci z już rozpoznanym pierwotnym nadciśnieniem tętniczym lub stanem przednadciśnieniowym. Chociaż zaleca się głównie wysiłki o charakterze dynamicznym, u większości chorych nie ma przeciwwskazań do wysiłków statycznych. Przeciwwskazanie do uprawiania sportu stanowi brak kontroli ciśnienia tętniczego u osób z nadciśnieniem II° i/lub współistniejącą chorobą serca (niektóre zaburzenia rytmu, kardiomiopatie czy wada serca).

Skuteczność postępowania niefarmakologicznego u młodzieży z nadciśnieniem tętniczym pierwotnym lub w stanie przednadciśnieniowym jest stosunkowo duża, ale pod warunkiem akceptacji zaleceń i uzyskania istotnego obniżenia masy ciała. Uzyskane korzyści są większe u dzieci niż u dorosłych. Podstawowy problem stanowi długotrwała akceptacja zmiany stylu życia, która z zasady powinna obejmować całe środowisko pacjenta, w tym rodzinę i szkołę (grupę rówieśniczą).

2 Leczenie farmakologiczne

Leki hipotensyjne działają na bardzo ważne układy regulujące homeostazę, wywierają więc również istotne działania metaboliczne. Powoduje to, że wybór leku zależy nie tylko od jego skuteczności w obniża-

niu ciśnienia tętniczego, ale również od wpływu na zaburzenia metaboliczne i uszkodzenie narządowe. Przykładowo, blokada RAAS skutkuje zarówno redukcją ciśnienia tętniczego i regresją uszkodzenia narządowego, jak i zwiększeniem wrażliwości na insulinę. Istnieją także badania sugerujące związek między stosowaniem AT1RB i zmniejszeniem ilości tkanki tłuszczowej trzewnej.

Ze względu na korzystny profil metaboliczny i związaną z tym największą skuteczność w uzyskiwaniu regresji przerostu lewej komory leki hamujące RAAS są lekami pierwszego rzutu w leczeniu nadciśnienia tętniczego pierwotnego (tab. 10.72), a szczególnie w przypadku towarzyszących zaburzeń metabolicznych. Przeciwwskazania do ich stosowania obejmują nadwrażliwość na lek, zwężenie obu tętnic nerkowych i hiperkaliemię. Nie mogą być stosowane w ciąży. Dlatego prowadząc leczenie blokerami RAAS u dziewczynek po okresie pokwitania, należy rozważyć stosowanie antykoncepcji. Ponieważ w badaniach pediatrycznych stosowanie AT1RB rzadziej powoduje objawy pseudoalergiczne, są one preferowane zamiast ACEI u dzieci z wywiadem atopowym.

Dihydropirydynowe blokery kanałów wapniowych obniżają zarówno skurczowe, jak i rozkurczowe

Tabela 10.72. Dawkowanie inhibitorów konwertazy angiotensyny i blokerów receptora angiotensyny u dzieci

GRUPA	LEK	WIELKOŚĆ DAWKI	LICZBA DAWEK NA DOBĘ
Inhibitor konwertazy angiotensyny	Kaptopryl	0,3–0,5 mg/kg mc.	2–3
	Enalapryl	0,08–0,6 mg/kg mc. (maks. 40 mg/dzień)	1–2
	Fozynopryl	0,1–0,6 mg/kg mc. (maks. 40 mg/dzień)	1
	Lizynopryl	0,07–0,6 mg/kg mc. (maks. 40 mg/dzień)	1
	Ramipryl	2,5–6 mg (lub 6 mg/m² pc.)	1
	Benazepryl	0,2 mg/kg mc. (maks. 10 mg)	1
	Chinapryl	5–10 mg (maks. 80 mg)	1
Bloker receptora angiotensyny	Kandesartan	0,16–0,5 mg/kg mc. (maks. 32 mg)	1
	Irbesartan	75–150 mg (maks. 300 mg)	1
	Losartan	0,75–1,44 mg/kg mc. (maks. 100 mg)	1
	Walsartan	1–4 mg/kg mc. (maks. 320 mg)	1

Tabela 10.73. Dawkowanie blokerów kanałów wapniowych u dzieci

LEK	DAWKA	LICZBA DAWEK NA DOBĘ
Amlodypina	0,06 mg/kg mc. (maks. 10 mg)	1
Felodypina	2,5 mg/kg mc. (maks. 10 mg)	1
Isradypina	0,05–0,15 mg/kg mc.	1–2
Nifedypina – preparaty o wolnym uwalnianiu	0,25–0,5 mg/kg mc. (maks. 3 mg/kg mc. do 120 mg/dobę)	1–2

ciśnienie tętnicze, a ich stosowanie nie wiąże się z istotnymi powikłaniami metabolicznymi. Należą do leków dobrze tolerowanych i są stosowane w przypadku konieczności wprowadzenia leczenia farmakologicznego przed zakończeniem oceny fenotypu pośredniego oraz jako leki pierwszego lub drugiego rzutu (tab. 10.73). Ze względu na brak niekorzystnych efektów metabolicznych są chętnie łączone z ACEI i AT1RB.

10.12.7
Nagłe i pilne stany nadciśnieniowe u dzieci i młodzieży

Nagłe i pilne stany nadciśnieniowe to sytuacje dużego wzrostu ciśnienia tętniczego stanowiące zagrożenie życia. W dawniejszej nomenklaturze stosowano nazwy „nadciśnienie złośliwe" i „przełom nadciśnieniowy", które opisywały duży wzrost ciśnienia tętniczego ze współwystępowaniem encefalopatii lub nefropatii. Obecnie jako nagły stan nadciśnieniowy definiuje się ciężkie nadciśnienie tętnicze z towarzyszącym ostrym uszkodzeniem narządowym dotyczącym najczęściej OUN, serca lub nerek. Natomiast jako pilny stan nadciśnieniowy określa się ciężkie nadciśnienie tętnicze zagrażające niewydolnością narządową.

Dokładna ocena i zróżnicowanie między nagłym i pilnym stanem nadciśnieniowym ma istotne znaczenie ze względu na różne zasady postępowania. W niektórych przypadkach jest to trudne i zależy od interpretacji objawów. Przykładowo, wymioty i ból głowy u dziecka bez cech ostrego uszkodzenia narządowego mogą być pierwszym objawem encefalopatii nadciśnieniowej.

U dzieci i młodzieży do nadciśnieniowych stanów nagłych dochodzi praktycznie tylko w przypadkach nadciśnienia wtórnego. Głównymi przyczynami są tu ostre i przewlekłe choroby nerek, nadciśnienie nerkowo-naczyniowe i guz chromochłonny lub przyzwojak. Oddzielną postać stanowią przypadki ciężkiego nadciśnienia tętniczego u chorych przewlekle dializowanych, u których do nadciśnieniowych stanów pilnych/nagłych dochodzi w wyniku przewlekłego przewodnienia.

Objawy kliniczne

Objawy kliniczne nadciśnieniowych stanów nagłych i pilnych są różne i zależą od charakteru uszkodzenia. Uraz obejmuje zwykle naczynia mikrokrążenia w obrębie mózgu, nerek i serca. Do najgroźniejszych należą objawy neurologiczne. Nudności i wymioty mogą świadczyć o rozwijającym się obrzęku mózgu, natomiast zaburzenia świadomości i drgawki o encefalopatii nadciśnieniowej.

Najpoważniejszym z powikłań neurologicznych jest udar mózgu. Najczęstszą jego postać u dzieci i młodzieży z nadciśnieniowym stanem nagłym stanowi udar krwotoczny. Odmienny charakter ma odwracalna tylna leukoencefalopatia polegająca na ogniskowym obrzęku okolicy skroniowo-ciemieniowej mózgu związanym z miejscowym zwiększeniem przepuszczalności naczyń. Obwodowe porażenie nerwu twarzowego typu Bella wynika natomiast z obrzęku nerwu twarzowego w kanale kostnym. Innym z ostrych powikłań neurologicznych jest krwawienie podpajęczynówkowe. Na ogół rozwija się w przebiegu przewlekle utrzymującego się i nieleczonego nadciśnienia wtórnego, które spowodowało powstanie tętniaków podpajęczynówkowych.

Uszkodzenie naczyń mikrokrążenia można ocenić w siatkówce oczu. W odróżnieniu od zmian przewlekłych odpowiadających II° wg Keitha–Wagenera–Bakera w nadciśnieniowych stanach nagłych i pilnych pojawia się obraz sugerujący III lub IV°. Świadczy to o przełamaniu bariery autoregulacji przepływu mikrokrążenia wskutek wysokiego ciśnienia tętniczego. Dlatego ocena dna oka należy do podstawowych badań diagnostycznych u chorych z nadciśnieniowym stanem nagłym lub pilnym.

Pierwszym objawem ostrego uszkodzenia nerek jest białkomocz i/lub krwinkomocz świadczący o upośledzeniu autoregulacji krążenia w nerkach i istotnym wzroście ciśnienia wewnątrzkłębuszkowego. Wielomocz i zaburzenia zagęszczania moczu wynikają z natriurezy ciśnieniowej, której towarzyszyć może hiperkalciuria.

Ostra niewydolność serca i/lub obrzęk płuc na ogół związane są z przewodnieniem i dotyczą dotychczas niedializowanych chorych z PChN, ostrym uszkodzeniem nerek lub pacjentów dializowanych z ukrytym i nierozpoznanym przewodnieniem. Obrzęk płuc i retencję płynów opisywano też w przebiegu obustronnego zwężenia tętnic nerkowych. Do kazuistyki pediatrycznej należą przypadki zawału mięśnia sercowego w przebiegu nieleczonego ciężkiego nadciśnienia z wtórnym przerostem lewej komory.

U niektórych pacjentów dominującym objawem klinicznym są krwawienia ze śluzówek nosa lub przewodu pokarmowego. W patogenezie tego rodzaju zaburzeń znaczenie ma nie tylko przełamanie mechanizmów autoregulacji mikrokrążenia i narażenie drobnych naczyń śluzówki na ciśnienie systemowe, ale również rozwój anastomoz tętniczo-żylnych w śluzówce przewodu pokarmowego, a szczególnie w żołądku i dwunastnicy. Mogą one ulec przerwaniu pod wpływem wysokiego ciśnienia tętniczego.

Ogólne zasady postępowania w nagłych i pilnych stanach nadciśnieniowych

Leczenie chorych z nadciśnieniem tętniczym ciężkim powinno odbywać się w warunkach sali intensywnego nadzoru, z zapewnionym monitorowaniem EKG, ciśnienia tętniczego, oddychania (pulsoksymetr) i bilansu płynów oraz dostępem dożylnym. Ciśnienie tętnicze należy mierzyć co 15 minut aż do obniżenia go o 30% zaplanowanej redukcji wartości wyjściowych. W kolejnych godzinach pomiary mogą odbywać się co 30–60 minut w zależności od stanu chorego.

Tak jak w każdym przypadku stanu nagłego, o kolejności działań diagnostycznych i leczniczych decyduje stan pacjenta. Postępowanie diagnostyczne ma na celu ocenę powikłań narządowych. Umożliwia to klasyfikację nadciśnienia jako pilny lub nagły stan nadciśnieniowy oraz przeprowadzenie diagnostyki różnicowej pozwalającej na rozpoznanie przyczyny choroby. Poza oceną kliniczną i danymi z wywiadu należy wykonać panel podstawowych badań laboratoryjnych określających czynność nerek, ew. zaburzenia wodno-elektrolitowe, gospodarkę kwasowo-zasadową i morfologię krwi z liczbą płytek. Zwykle wystarczy to do rozpoznania przyczyny stanu pacjenta i umożliwia zaplanowanie dalszego leczenia.

Podstawowym badaniem obrazowym ukierunkowanym na rozpoznanie lub wykluczenie choroby nerek i/lub nadciśnienia naczyniowo-nerkowego jest badanie ultrasonograficzne nerek z oceną dopplerowską przepływu w tętnicach nerkowych.

Oszacowania uszkodzenia narządowego dokonuje się zgodnie z zasadami rozpoznawania nadciśnienia tętniczego. Ocenę zmian w naczyniach mikrokrąże-

nia umożliwia badanie dna oka. ECHO pozwala na obliczenie masy lewej komory i pośrednio wskazuje, czy nadciśnienie jest procesem długotrwałym. Wskazania do wykonania dodatkowych badań obrazowych zależą od obrazu klinicznego. U pacjentów z objawami neurologicznymi należy wykonać TK lub MR OUN.

Ustalenie bilansu płynów zależy od etiologii nadciśnienia. W większości przypadków pilnych i nagłych stwierdza się stan względnego odwodnienia związany z natriurezą ciśnieniową, szczególnie przy jednostronnym zwężeniu tętnicy nerkowej. U tych chorych poza stosowaniem dożylnych leków hipotensyjnych istotne znaczenie ma wyrównanie wolemii i zaburzeń jonowych, dzięki czemu można zmniejszyć pobudzenie RAAS i obniżyć ciśnienie tętnicze. Natomiast u dzieci z upośledzeniem czynności nerek, szczególnie u dializowanych, może dominować przewodnienie, które na ogół jest główną przyczyną nadciśnienia.

Leczenie farmakologiczne polega na kontrolowanym obniżaniu ciśnienia tętniczego (tab. 10.74 i 10.75). W przebiegu nadciśnienia dochodzi do aktywacji mechanizmów chroniących tkanki obwodowe, w tym OUN, przed hiperperfuzją. Wyrazem tego jest przesunięcie się zakresu autoregulacji przepływu krwi na wyższy zakres ciśnienia tętniczego. Zbyt szybkie obniżenie ciśnienia może spowodować hipoperfuzję narządu i nieodwracalne uszkodzenie układu nerwowego, takie jak ślepota czy udary niedokrwienne OUN i/lub rdzenia kręgowego. Z kolei podanie leków znoszących mechanizm autoregulacji może skutkować hiperperfuzją.

Farmakoterapia ma podstawowe znaczenie w większości przypadków leczenia nagłych i pilnych stanów nadciśnieniowych. Wyjątek stanowią pacjenci z ciężkim nadciśnieniem z przewodnieniem w przebiegu ostrej lub schyłkowej niewydolności nerek, w których leczeniem przyczynowym jest usunięcie nadmiaru płynów jedną z metod oczyszczania pozaustrojowego lub dializy otrzewnowej.

W ciężkim nadciśnieniu monogenowym związanym z nadmiernym efektem mineralokortykoidowym (np. zespół Liddle'a) jedyne skuteczne leczenie stanowi podanie leków hamujących aktywność nabłonkowego kanału sodowego (amyloryd, triamteren).

Tabela 10.74. Schemat postępowania w stanach nagłych i pilnych nadciśnienia tętniczego

NAGŁE STANY NADCIŚNIENIOWE	PILNE STANY NADCIŚNIENIOWE
Cel ■ Obniżenie RR o 30% zaplanowanego obniżenia ciśnienia w ciągu 1–8 godz. ■ Obniżenie RR o kolejne 30% zaplanowanego obniżenia ciśnienia w ciągu 24–36 godz. ■ Normalizacja RR (< 90. centyla) w ciągu 72–96 godz.	**Cel** ■ Obniżenie RR o 30% zaplanowanego obniżenia ciśnienia w ciągu 6 godz. ■ Normalizacja RR (< 90. centyla) w ciągu 36–48 godz.
Rodzaj stosowanych leków ■ Dożylne leki hipotensyjne o szybkim początku działania i krótkim czasie utrzymywania się efektu hipotensyjnego ■ Leki doustne po ustabilizowaniu stanu pacjenta, początkowo razem z lekami podawanymi dożylnie	**Rodzaj stosowanych leków** ■ Dożylne leki hipotensyjne o szybkim początku działania i krótkim czasie utrzymywania się efektu hipotensyjnego *lub* początkowe skojarzenie leków dożylnych z lekami doustnymi, *lub* 2 doustne leki hipotensyjne o różnym mechanizmie działania z szybkim i krótkim efektem hipotensyjnym

Tabela 10.75. Rekomendowane dawki dożylnych leków hipotensyjnych u dzieci z ciężkim nadciśnieniem tętniczym

LEK	GRUPA LEKÓW	DAWKOWANIE	DROGA PODANIA	UWAGI
Diazoksyd	Wazodylatator	2–5 mg/kg mc./dawkę	Szybki wlew *i.v.*	Powolny wlew jest nieskuteczny. Lek może powodować gwałtowną hipotensję
Enalaprylat	Inhibitor konwertazy angiotensyny	0,05–0,1 mg/kg mc./dawkę (maks. 1,25 mg/dawkę)	Wlew *i.v.*	Może spowodować długotrwałą hipotensję lub ostrą niewydolność nerek
Esmolol	Bloker receptorów β-adrenergicznych	100–500 μg/kg mc./min	Wlew *i.v.*	Umiarkowany efekt hipotensyjny, może powodować bradykardię
Fenoldopam	Agonista receptora dopaminy	0,2–0,8 μg/kg mc./min	Wlew *i.v.*	Umiarkowane obniżenie ciśnienia
Hydralazyna	Wazodylatator	Bolus 0,2–0,6 mg/kg mc./dawkę	Wlew *i.v.*, *i.m.*	Często występuje tachykardia, przy podaży w postaci bolusów odstępy co 4 godz., dawka rekomendowana niższa niż rejestracja FDA
Labetalol	Bloker receptorów α- i β-adrenergicznych	Bolus: 0,20–1 mg/kg mc./dawkę (maks. 40 mg/dawkę) Wlew: 0,25–3,0 mg/kg mc./h	Wlew lub bolus *i.v.*	Przeciwwskazania względne to niewydolność serca i astma
Nikardypina	Bloker kanałów wapniowych	1–3 μg/kg mc./min	Ciągły wlew *i.v.*	Może powodować odruchową tachykardię
Nitroprusydek sodu	Wazodylatator (tętnice i żyły)	0,5–10 μg/kg mc./min	Ciągły wlew *i.v.*	W przypadku długotrwałego stosowania lub współistniejącej niewydolności nerek może dojść do zatrucia cyjankami

Tabela 10.76. Zasady leczenia nadciśnienia tętniczego u dzieci i młodzieży

POSTAĆ NADCIŚNIENIA TĘTNICZEGO	LECZENIE NIEFARMAKO-LOGICZNE	LECZENIE FARMAKOLO-GICZNE	LECZENIE ZABIEGOWE	UWAGI
Nadciśnienie tętnicze nerkopochodne	Po wprowadzeniu leczenia farmakologicznego jako leczenie dodatkowe	Oparte na ACEI lub AT1RB, ew. leki dodatkowe (blokery kanału wapniowego, β-adrenolityki)	Nie ma znaczenia w leczeniu nadciśnienia tętniczego	U pacjentów z białkomo-czem > 0,5 g/dobę zalecane obniżenie ciśnienia tętniczego < 50. centyla
Nadciśnienie tętnicze w przewlekłej chorobie nerek w stadium 2–4	Po wprowadzeniu leczenia farmakologicznego jako leczenie dodatkowe	Oparte na ACEI lub AT1RB, ew. leki dodatkowe (blokery kanału wapniowego, β-adrenolityki lub diuretyki u pacjentów z GFR < 40 ml/ /min/1,73 m^2	Nie ma znaczenia w leczeniu nadciśnienia tętniczego	U większości chorych zalecane obniżenie ciśnienia tętniczego < 75. centyla, a u pacjentów z białkomo-czem > 0,5 g/dobę < 50. centyla
Nadciśnienie tętnicze u dzieci dializowanych	Jako leczenie dodatkowe – ograniczenia podaży soli i wody	Podstawowe znaczenie ma usunięcie nadmiaru wody i sodu	Nie ma znaczenia w leczeniu nadciśnienia tętniczego	Niekontrolowane nadciśnienie tętnicze jest głównym czynnikiem ryzyka rozwoju kardiomiopatii mocznicowej i zgonu u dzieci dializowanych
Nadciśnienie tętnicze naczyniowo-nerkowe	Po wprowadzeniu leczenia farmakologicznego jako leczenie dodatkowe	W zwężeniu jednej tętnicy nerkowej ACEI lub AT1RB, ew. leki dodatkowe (blokery kanału wapniowego, β-adrenolityki, ośrodkowo działający agoniści receptora imidazolowego); w zwężeniu obu tętnic nerkowych diuretyki, blokery kanału wapniowego, β-adrenolityki, ośrodkowo działający agoniści receptorów imidazolowych	Podstawowa i docelowa forma leczenia	Pacjenci z nadciśnieniem naczyniowo-nerkowym spowodowanym zwężeniem jednej tętnicy nerkowej znajdują się w stanie względnej hipowolemii; u pacjentów z obustronnym zwężeniem tętnic nerkowych podanie ACEI lub AT1RB jest przeciwwskazane
Nadciśnienie tętnicze monogenowe	Leczenie dodatkowe	Dobór leku w zależności od rodzaju defektu molekular-nego i fenotypu pośredniego	Nie ma znaczenia (z wyjątkiem przerostu kory nadnerczy)	Różne postacie nadciśnienia charakteryzują się typowymi fenotypami pośrednimi, na ich podstawie możliwe jest rozpoznanie i podanie odpowiedniego leczenia
Nadciśnienie tętnicze w guzie chromochłonnym lub przyzwojaku	Nie ma znaczenia	α-adrenolityki, a po zablokowaniu receptorów β-adrenergicznych – β-adrenolityki	Po zlokalizowaniu guza – leczenie chirurgiczne	U pacjentów z guzem chromochłonnym lub przyzwojakiem należy wykonać badania molekularne w kierunku dziedzicznych postaci nowotworu
Nadciśnienie tętnicze pierwotne	Podstawowe znaczenie w prewencji i leczeniu	ACEI lub AT1RB; lekami drugiego rzutu są blokery kanału wapniowego	Nie ma znaczenia	Ze względu na towarzyszące zaburzenia metaboliczne diuretyki i β-adrenolityki nie powinny być stosowane w leczeniu tej postaci nadciśnienia jako leki z wyboru, gdyż nasilają insulinooporność

10.12.8
Podsumowanie

Podstawowe informacje o leczeniu nadciśnienia tętniczego u dzieci i młodzieży zebrano w tabeli 10.76.

Piśmiennictwo

1. Andersen L.B., Harro M., Sardinha L.B. i wsp.: *Physical activity and clustered cardiovascular risk in children: a cross-sectional study (The European Youth Heart Study)*. Lancet, 2006, 368(9532): 299–304.
2. Katzmarzyk P.T., Srinivasan S.R., Chen W. i wsp.: *Body mass index, waist circumference, and clustering of cardiovascular disease risk factors in biracial sample of children and adolescents*. Pediatrics, 2004, 114(2): 198–205.
3. Litwin M.: *Nadciśnienie tętnicze u dzieci i młodzieży*. w: *Nadciśnienie tętnicze* (red. A. Januszewicz, W. Januszewicz, E. Szczepańska-Sadowska, M. Sznajderman). Medycyna Praktyczna, Kraków 2007.
4. Litwin M., Sladowska J., Antoniewicz J. i wsp.: *Metabolic abnormalities, insulin resistance and metabolic syndrome in children with primary hypertension*. Am. J. Hypertens. 2007, 20(8): 875–882.
5. Litwin M., Niemirska A., Sladowska-Kozlowska J. i wsp.: *Regression of target organ damage and metabolic abnormalities in children and adolescents with primary hypertension – prospective study*. Pediatr. Nephrol., 2010, 25(12): 599–609.
6. Litwin M., Januszewicz A., Prejbisz A.: *Nadciśnienie tętnicze u młodzieży i młodych dorosłych*. Medycyna Praktyczna, Kraków 2011.
7. Lurbe E., Cifkova R., Cruikshank J.K. i wsp.: *Management of high blood pressure in children and adolescents: Recommendations of the European Society of Hypertension*. J. Hypertens., 2009, 27(9): 1719–1742.
8. National High Blood Pressure Education Program Working Group on High Blood Pressure in Children and Adolescents: *The fourth Report on diagnosis, evaluation and treatment of high blood pressure in children and adolescents*. Pediatrics, 2004, 114 (suppl. 2): 555–576.
9. Wyszyńska T., Litwin M.: *Nadciśnienie tętnicze u dzieci i młodzieży*. Wydawnictwo Lekarskie PZWL, Warszawa 2002.

GASTROENTEROLOGIA | *red. Józef Ryżko*

W rozdziale tym przedstawiono choroby przewodu pokarmowego oraz wątroby i trzustki. Wybrano te, które częściej występują u dzieci. Opisano również współczesne zasady postępowania diagnostycznego i terapeutycznego. Z uwagi na ograniczoną objętość rozdziału więcej miejsca poświęcono chorobom wątroby i trzustki, ponieważ zagadnienia te są skrótowo traktowane w innych podręcznikach pediatrycznych.

11.1   *Józef Ryżko, Joanna Kuszyk, Piotr Socha*
METODY DIAGNOSTYCZNE W GASTROENTEROLOGII

11.1.1
Badania endoskopowe

Gastroduodenoskopia

Cele diagnostyczne

- Wykrywanie zmian zapalnych przełyku, żołądka i dwunastnicy.
- Wykrywanie zmian naczyniowych, w tym żylaków przełyku.
- Wykrywanie źródła krwawienia.
- Diagnostyka celiakii (na podstawie badania histopatologicznego bioptatów dwunastnicy).
- Rozpoznawanie choroby refluksowej przełyku, choroby wrzodowej żołądka i dwunastnicy czy alergicznego zapalenia przełyku i dwunastnicy.
- Rozpoznawanie obecności ciała obcego.
- Rozpoznawanie zakażenia *H. pylori* (test ureazowy, badanie bakteriologiczne).

Cele terapeutyczne

- Tamowanie krwawienia (zabieg podwiązywania żylaków przełyku, zakładanie klipsów metalowych na krwawiące naczynia tętnicze, ostrzykiwanie krwawiących żylaków).
- Usuwanie ciał obcych.
- Usuwanie polipów.

Czułość badania

Wysoka w wykrywaniu źródeł krwawienia i zmian zapalnych przełyku, żołądka i dwunastnicy, niska w rozpoznawaniu choroby refluksowej przełyku (ok. 5% u niemowląt – na podstawie nadżerek i owrzodzeń przełyku, ok. 20% w starszych grupach wiekowych).

Warunki przeprowadzenia badania

Znieczulenie ogólne u niemowląt i małych dzieci oraz podczas endoskopii zabiegowej, znieczulenie miejscowe i sedacja płytka u starszych dzieci i młodzieży.

Ryzyko badania

Niskie samego badania endoskopowego, związane jest głównie ze znieczuleniem. Wysokie w przypadku endoskopii zabiegowej.

Kolonoskopia

Cele diagnostyczne

- Wykrywanie zmian zapalnych jelita grubego i końcowego odcinka jelita cienkiego.
- Wykrywanie zmian naczyniowych.
- Wykrywanie źródła krwawienia i alergicznego zapalenia jelita grubego.

Cele terapeutyczne

- Tamowanie krwawienia (ostrzykiwanie/argonowanie krwawiących zmian naczyniowych i zapalnych).
- Usuwanie polipów.

Czułość badania

Wysoka w wykrywaniu źródeł krwawienia i zmian zapalnych. Badanie konieczne do przeprowadzenia w diagnostyce choroby Leśniowskiego–Crohna i wrzodziejącego zapalenia jelita grubego.

Warunki przeprowadzenia badania

Znieczulenie ogólne lub sedacja płytka u młodzieży, przygotowanie jelita grubego poprzez procedurę czyszczenia preparatami doustnymi i wlewkami czyszczącymi 1–2 dni przed zabiegiem.

Ryzyko badania

Niskie samego badania endoskopowego, związane jest głównie ze znieczuleniem. Podwyższone w przypadku endoskopii zabiegowej.

11.1.2
Dwudziestoczterogodzinna pH-metria przełyku

Metoda diagnostyczna polegająca na oznaczeniu i rejestracji wartości pH przez sondę wewnątrzprzełykową podłączoną do zewnętrznego rejestratora. Pozwala to na całodobową, obiektywną ocenę zarzucania treści żołądkowej do przełyku.

Aparatura do pH-metrii przełyku składa się z giętkiej cienkiej sondy, wprowadzanej przez nos do przełyku, zawierającej na końcu elektrodę reagującą na zmiany pH, która połączona jest z zewnętrznym rejestratorem. Po zakończeniu badania dane z rejestratora przenoszone są do komputera i poddane analizie.

Na tydzień przed badaniem należy zaprzestać podawania leków obniżających wydzielanie żołądkowe.

Prawidłowe założenie polega na umieszczeniu końcówki sondy 3–4 cm powyżej dolnego zwieracza przełyku u niemowląt i małych dzieci oraz 5 cm powyżej dolnego zwieracza przełyku u dzieci starszych i dorosłych. Prostą metodą weryfikacji prawidłowego założenia sondy jest badanie RTG. Końcówka sondy powinna znajdować się na wysokości trzeciego kręgu nad przeponą.

Za najważniejsze uważa się następujące parametry zapisu pH-metrycznego:

- odsetek czasu z pH < 4 (indeks refluksowy),
- liczbę epizodów refluksowych (liczba wahnięć pH < 4),
- liczbę epizodów refluksowych trwających > 5 minut,
- czas trwania najdłuższego epizodu.

Najistotniejszy jest pierwszy z tych parametrów, gdyż na jego podstawie rozpoznaje się refluks. Norma indeksu refluksowego do 15. mż. wynosi < 8%, a w późniejszym wieku < 4%.

U dzieci z podejrzeniem refluksu żółciowego (niekwaśnego) stosuje się sondę dwubiegunową, rejestrującą także wzrost pH > 8. Odmianą tego badania jest impedancja określająca zmniejszenie oporności pomiędzy elektrodami umieszczonymi na sondzie, co wynika ze zwiększenia przewodnictwa w wyniku napłynięcia płynnej treści z żołądka, będącej dobrym przewodnikiem prądu.

11.1.3
Wodorowy test oddechowy

Wodorowy test oddechowy stosowany jest w diagnostyce pierwotnych lub wtórnych niedoborów enzymów trawiennych (laktaza, sacharoza, maltaza) w rąbku szczoteczkowym enterocytów jelita cienkiego. Wtórne niedobory disacharydaz występują przy uszkodzeniu enterocytów, np. w celiakii, alergii pokarmowej czy lambliozie. Niestrawione cukry docierają do jelita grubego, w którym ulegają bakteryjnej fermentacji z wytworzeniem wodoru, którego wydalanie wzrasta po 120 minutach testu.

Odmienna sytuacja zachodzi przy rozplemie bakteryjnym w jelicie cienkim. Wówczas bakterie, które znalazły się w tym odcinku przewodu pokarmowego, rozkładają cukry w początkowych fazach testu. Wodór uwalniany w wyniku bakteryjnej przemiany cukrów wchłania się do krwi i wydala się w powietrzu wydechowym.

Najprostszym testem diagnostycznym jest wodorowy test oddechowy po obciążeniu laktozą lub sacharozą (każda – 2 g/kg mc. i maks. 50 g). Oznaczenie wodoru w powietrzu wydechowym wykonuje się w przedziałach 0 – 15 – 30 – 45 – 60 – 75 – 90 – 105 – 120 – 150 min.

Interpretacja – wynik nieprawidłowy, jeżeli przyrost zawartości wodoru w powietrzu wydechowym w odniesieniu do wartości w czasie 0 przekracza 20 ppm w ciągu 120 minut (a zwłaszcza 60 minut testu). Przyrost zawartości wodoru w ostatniej fazie testu wskazuje na upośledzenie trawienia cukru w jelicie cienkim, ale bez rozplemu bakteryjnego, czyli na fermentację tego cukru w jelicie grubym.

Odmianą testu może być ocena wydalania wodoru po posiłku zawierającym węglowodany złożone (pieczywo, makaron, ryż) w tych samych przedziałach czasowych.

11.2

CHOROBY PRZEWODU POKARMOWEGO

11.2.1   *Danuta Celińska-Cedro*

Refluks żołądkowo-przełykowy; choroba refluksowa przełyku; przepuklina rozworu przełykowego

łac. *refluxus ventrico-oesophagealis, morbus refluxosus oesophagi, hernia hiatus oesophagi*

ang. gastroesophageal reflux, gastroesophageal reflux disease (GERD), hiatal hernia

◢ Definicja

Refluks (odpływ) żołądkowo-przełykowy to bierne cofanie się treści żołądkowej do przełyku. Może przybierać postać biernych ulewań (regurgitacji) lub czynnych wymiotów. Refluks powodujący wyraźne dolegliwości lub wywołujący powikłania nosi nazwę choroba refluksowa przełyku.

◢ Epidemiologia

Refluks żołądkowo-przełykowy jest częstą dolegliwością wieku dziecięcego, zwłaszcza niemowląt. Dolegliwości refluksowe codziennie odczuwa ok. 10% społeczeństwa, a raz w tygodniu nawet 20%.

◢ Etiologia i patogeneza

Sam refluks jest zjawiskiem fizjologicznym. Występuje kilkakrotnie w ciągu doby u zdrowych niemowląt, dzieci i dorosłych jako krótkie (do 3 minut), niewywołujące objawów, epizody po posiłkach.

W patogenezie refluksu chorobowego istotną rolę odgrywają: obniżona sprawność dolnego zwieracza przełyku, nieskuteczność mechanizmów antyrefluksowych, nieprawidłowa motoryka żołądka i zaburzona koordynacja antralno-dwunastnicza.

Przemieszczenie części żołądka z wpustem powyżej przepony wskutek niewydolności jej rozworu to przepuklina (wślizgowa lub okołoprzełykowa) rozworu przełykowego. Jej obecność skutkuje cięższym przebiegiem choroby refluksowej przełyku.

Występowaniu refluksu u niemowląt sprzyja stosunkowo mała pojemność żołądka przy dużej objętości spożywanego płynnego pokarmu. Dolny zwieracz przełyku osiąga prawidłową długość i siłę skurczów po 3. mż., choć czasem dopiero ok. 18. mż. Stąd znana u małych dzieci skłonność do ulewań i wymiotów. Objawy te ustępują samoistnie między 12. a 24. mż.

◢ Obraz kliniczny

W tabeli 11.1 przedstawiono najczęstsze objawy choroby refluksowej przełyku, a w tabeli 11.2 jej manifestacje pozaprzełykowe. Występowanie objawów alarmujących wymaga pilnej diagnostyki i intensywnego leczenia. Tabela 11.3 zawiera sytuacje kliniczne zwiększające ryzyko wystąpienia choroby refluksowej przełyku.

Objawy refluksu nasilają się w pochylonej pozycji ciała, u dzieci otyłych i po niektórych potrawach (tłuszcze, soki, słodycze).

Zwykle etiologię refluksową dolegliwości można podejrzewać na podstawie wywiadu, bez konieczności wykonywania dalszych badań diagnostycznych. Rozpoznanie to upoważnia do rozpoczęcia na próbę farmakoterapii.

◢ Przebieg naturalny

U niemowląt refluks ustępuje zwykle pod koniec 1. rż. U dzieci starszych, gdy wielomiesięczne leczenie jest nieskuteczne, może zajść konieczność wykonania chirurgicznego zabiegu antyrefluksowego.

Tabela 11.1. Objawy choroby refluksowej u dzieci		
NIEMOWLĘ	**DZIECKO STARSZE**	**OBJAWY ALARMUJĄCE**
■ Wymioty, ulewania	■ Wymioty, regurgitacja	■ Krew w zwracanym pokarmie
■ Słaby przyrost masy ciała	■ Zgaga, bóle zamostkowe	■ Niedokrwistość
■ Niepokój przy karmieniu	■ Bóle brzucha	■ Niedożywienie
■ Zaburzenia połykania	■ Zaburzenia połykania	■ Zaburzenia połykania
■ Odgięciowa pozycja ciała		■ Zachłyśnięcia
		■ Początek objawów > 6. mż.
		■ Utrzymywanie się objawów > 1. rż.

Tabela 11.2. Pozaprzełykowe objawy choroby refluksowej

PŁUCNE	OTOLARYNGOLOGICZNE	INNE
■ Astma ■ Przewlekłe zapalenie oskrzeli ■ Rozstrzenie oskrzeli ■ Włóknienie płuc	■ Przewlekły kaszel, chrząkanie ■ Uporczywe zapalenie krtani, gardła, zatok, uszu ■ Globus	■ Ubytki szkliwa zębów ■ Bezdechy senne

Tabela 11.3. Czynniki zwiększające ryzyko wystąpienia choroby refluksowej

SYTUACJE PREDYSPONUJĄCE
■ Wcześniactwo ■ Otyłość ■ Mózgowe porażenie dziecięce ■ Wady wrodzone przewodu pokarmowego ■ Znaczne skrzywienia kręgosłupa ■ Mukowiscydoza

Metody diagnostyczne

■ 24-godzinna pH-metria – pozwala na ocenę zmian pH w przełyku, w tym określa odsetek czasu z pH < 4 (norma – do 4% czasu badania).

■ Badanie pH-metryczne może być skojarzone z pomiarem impedancji w świetle przełyku, rozszerzając możliwości diagnostyczne o wykazanie nie tylko refluksu kwaśnego, ale i alkalicznego. Badanie to dobrze koreluje z występowaniem objawów choroby.

■ Endoskopia z pobraniem biopsji – najbardziej wiarygodny objaw refluksu to stwierdzenie ubytków błony śluzowej (nadżerki, owrzodzenia) w dolnej części przełyku i potwierdzenie mikroskopowe metaplazji nabłonka walcowatego typu żołądkowego lub jelitowego (przełyk Barretta).

■ Badanie radiologiczne kontrastowe – wykonywane u niektórych chorych w celu wykluczenia refluksu wtórnego towarzyszącego wadom anatomicznym (przepuklina rozworu przełykowego, nieprawidłowy zwrot jelit, pasma Ladda, zwężenie odźwiernika, trzustka obrączkowata czy niedrożność dwunastnicy), a także w celu oceny powikłań refluksu, np. odcinkowego zwężenia przełyku.

■ U starszych dzieci w celu diagnostycznym można stosować tzw. terapię empiryczną – ustąpienie typowych dolegliwości po 4 tyg. kuracji blokerami pompy protonowej może wskazywać na refluks jako ich przyczynę. Należy jednak pamiętać, że objawy te mogą także ustępować samoistnie lub pod wpływem placebo. Ze względu na mało swoiste objawy choroby u niemowląt i małych dzieci, takie postępowanie nie ma zastosowania w tych grupach wiekowych.

■ Badanie manometryczne wykazuje zazwyczaj nieprawidłową motorykę przełyku u pacjentów z chorobą refluksową, jednak ma zbyt małą czułość i swoistość, aby na jego podstawie można rozpoznać chorobę lub określić odpowiedź na terapię. Jest bardzo użyteczne w rozpoznawaniu innych zaburzeń motoryki, na przykład u chorych, którzy mimo objawów sugerujących refluks nie odpowiadają na terapię antysekrecyjną.

■ Inne badania – ultrasonografia, ocena występowania bilirubiny w treści przełykowej lub obecność laktozy, pepsyny czy makrofagów zawierających tłuszcz w płynach aspirowanych z ucha środkowego i oskrzeli są mało wiarygodne w rutynowej diagnostyce.

Różnicowanie

Regurgitacje niemowlęce, zespół przeżuwania u niemowląt, zespół ruminacji u młodzieży, niedrożność przełyku, choroba wrzodowa, zapalenie błony śluzowej żołądka, zwężenie odźwiernika, niedrożność dwunastnicy.

Leczenie

Leczenie choroby refluksowej przełyku składa się z kilku faz, stosowanych kolejno w miarę trwania choroby.

1 Leczenie dietetyczne i pozycyjne

W przypadku dobrze rozwijających się i prawidłowo przybierających na wadze niemowląt często wystarczy spokojna rozmowa z rodzicami wyjaśniająca istotę niepokojących objawów. Można przeprowadzić trwającą od 2 do 4 tygodni próbę karmienia mieszankami mlekozastępczymi w celu wykluczenia alergii pokarmowej. Zagęszczanie pokarmów lub wprowadzenie mieszanek AR czasem zmniejsza ujawnianie się refluksu, ale nie wpływa na liczbę jego epizodów w pH-metrii (zaleganie pokarmu w przełyku, opóźnienie opróżniania żołądka). Zapis pH-metryczny poprawia się po ułożeniu dziecka w 1. godzinie po karmieniu na prawym boku, a następnie na lewym i na brzuchu, z uniesieniem górnej części ciała pod kątem 30° do płaszczyzny poziomej. Ze względu na hipotetyczny związek pozycji na brzuchu z nagłą śmiercią łóżeczkową niemowląt nie jest ona zalecana w czasie snu do końca 1. rż., może natomiast być stosowana w fazie czuwania.

U starszych dzieci nie stosuje się szczególnych diet eliminacyjnych. Należy unikać posiłków zbyt obfitych i jedzenia bezpośrednio przed snem, a także leczyć ew. otyłość. Można prowadzić terapię ułożeniową (uniesienie wezgłowia łóżka, spanie na brzuchu lub boku).

2 Leczenie farmakologiczne
Nie ma leków skutecznie i w bezpieczny sposób wpływających na motorykę przewodu pokarmowego. Leki buforujące lub wzmacniające barierę śluzówkową (sukralfat) u niemowląt powinny być podawane tylko doraźnie, gdyż ich składniki mogą się wchłaniać i wywoływać działania niepożądane. W zapaleniu błony śluzowej przełyku stosuje się leki hamujące wydzielanie żołądkowe (inhibitory pompy protonowej) przez okres kilku tygodni lub przewlekle.

3 W przypadku powikłań
Wystąpienie zwężenia przełyku w przebiegu choroby refluksowej wymaga intensywnego leczenia zachowawczego i wykonania zabiegu endoskopowego jego rozszerzania. Najistotniejszym powikłaniem tej procedury jest przedziurawienie przełyku.

4 Leczenie chirurgiczne
U niektórych dzieci z objawami ciężkiego refluksu, a także w razie wystąpienia powikłań niepoddających się leczeniu, konieczne bywa leczenie chirurgiczne. Preferowana jest fundoplikacja metodą laparoskopową. Pilne wskazanie do zabiegu stanowi występowanie zachłyśnięć prowadzących do niewydolności krążeniowo-oddechowej.

Powikłania
- Metaplazja błony śluzowej – występuje u ok. 15% pacjentów z refluksem żołądkowo-przełykowym. U dorosłych w miarę trwania choroby w obrębie metaplastycznej śluzówki mogą pojawić się ogniska dysplazji, a następnie raka gruczołowego. U dzieci ryzyko takie jest zdecydowanie mniejsze, choć należy o nim pamiętać w przypadkach długotrwale utrzymujących się zmian.
- Zwężenie przełyku – stwierdzane u > 50% chorych z długotrwałym wywiadem chorobowym.

Rokowanie
Zależne od nasilenia refluksu i jego przyczyny. Zwykle dobre.

11.2.2   *Danuta Celińska-Cedro*
Achalazja wpustu
łac. *achalasia cardiae*
ang. achalasia

Definicja
Achalazja wpustu jest chorobą, której istotę stanowią nadmierne napięcie dolnego zwieracza przełyku oraz zaburzona synchronizacja czynności przełyku i jego dolnego zwieracza, wyrażona brakiem relaksacji zwieracza w akcie połykania, co zależy od pobudzających i hamujących bodźców docierających ze splotu trzewnego i nerwu błędnego.

Epidemiologia
Achalazja wpustu u dzieci jest chorobą rzadką. Szczyt zachorowań występuje w 3. i 7. dekadzie życia. Zapadalność w populacji ogólnej wynosi ok. 1 : 100 000 osób rocznie.

Etiologia i patogeneza
Zaburzenia motoryki wynikają z uszkodzenia komórek zwojowych mięśniowego splotu nerwowego trzonu przełyku i dolnego zwieracza przełyku (lower esophageal sphincter, LES), do którego dochodzi prawdopodobnie wskutek procesów autoimmunizacyjnych, neurodegeneracyjnych lub zakażeń wirusowych (szczególnie wirusami odry, półpaśca, opryszczki pospolitej i brodawczaka ludzkiego). Za autoimmunizacyjną etiologią achalazji przemawia występowanie autoprzeciwciał skierowanych przeciwko komórkom nerwowym.

Achalazja wtórna może wystąpić wskutek obecności nacieku nowotworowego lub zapalnego (choroba

Chagasa), a także jako konsekwencja zastosowania zbyt ciasnego mankietu w czasie zabiegu antyrefluksowego.

Stale nadmiernie napięty zwieracz stanowi czynnościową przeszkodę w pasażu treści pokarmowej, co prowadzi do poszerzenia przełyku.

Obraz kliniczny

Główne objawy:

- zaburzenia połykania,
- wymioty,
- bóle zamostkowe, którym mogą towarzyszyć zaburzenia ze strony dróg oddechowych,
- utrata masy ciała.

Ze względu na przystosowanie się do choroby objawy bywają dyskretne (np. powolne jedzenie, ruchy stereotaktyczne w trakcie połykania), co czasem znacznie opóźnia rozpoznanie.

Przebieg naturalny

Nieleczona achalazja przy nasilonych objawach prowadzi do znacznego niedożywienia, z dalszymi jego konsekwencjami.

Metody diagnostyczne

- Zdjęcie radiologiczne przełyku z kontrastem – stwierdza się poszerzenie górnej części przełyku ze zwężeniem odcinka dystalnego (obraz „ptasiego dzioba") i z poziomem zalegającego płynu oraz brak perystaltyki.
- Badanie endoskopowe – niezbędne dla wykluczenia procesu nowotworowego. Obserwuje się poszerzenie przełyku, często ze znaczną ilością zalegającej treści pokarmowej. Wpust pozostaje zamknięty, jednak łatwo poddaje się uciskowi aparatu, pozwalając na jego swobodne wprowadzenie do żołądka.
- Manometria przełyku – „złoty standard" w diagnostyce achalazji. Klasyczna achalazja definiowana jest jako brak perystaltyki w trzonie przełyku z równocześnie wzmożonym ciśnieniem LES.

Różnicowanie

Choroba refluksowa przełyku, niedrożność przełyku po zatruciach ługami lub kwasami, sklerodermia, nowotwory, ciało obce w przełyku.

Leczenie

Zaburzenia motoryki przełyku nie poddają się leczeniu. Dlatego głównym celem terapii jest zmniejszenie napięcia LES przez jego relaksację lub mechaniczne rozerwanie.

1 Leczenie farmakologiczne

W terapii achalazji wykorzystuje się nitraty, blokery kanału wapniowego i leki uwalniające tlenek azotu (sildenafil). Ułatwiają one relaksację LES i/lub wzmacniają perystaltykę przełyku. Skuteczność leczenia farmakologicznego jest jednak bardzo ograniczona, a możliwość wystąpienia działań niepożądanych wysoka.

2 Leczenie endoskopowe

Polega na wstrzykiwaniu w obręb LES toksyny botulinowej lub na mechanicznym rozszerzaniu okolicy wpustu żołądka. Leczenie zachowawcze achalazji u dzieci nie przynosi trwałego ustąpienia objawów klinicznych.

3 Leczenie operacyjne

Ezofagomiotomia lub miotomia Hellera, coraz częściej przeprowadzane metodą laparoskopową. Ich wykonanie uzasadniają zarówno trwały efekt kliniczny, jak i ograniczenie do minimum wtórnych zaburzeń motoryki przełyku związanych ze znacznym poszerzeniem jego światła w miarę trwania choroby.

Powikłania i rokowanie

Około 50% pacjentów leczonych chirurgicznie rozwija chorobę refluksową przełyku. Dlatego w większości ośrodków wykonuje się jednoczasowo miotomię i zabieg antyrefluksowy.

Po dwóch dekadach od wykonanej ezofagomiotomii i przedniej fundoplikacji może dochodzić do pogorszenia stanu klinicznego, głównie z powodu nasilenia refluksu kwaśnego i związanych z tym powikłań.

Pacjenci z achalazją (leczeni lub nieleczeni) są w grupie zwiększonego ryzyka wystąpienia raka płaskonabłonkowego przełyku.

11.2.3   *Danuta Celińska-Cedro*

Zapalenie błony śluzowej żołądka i choroba wrzodowa

łac. *gastritis, morbus ulcerosus*

ang. gastritis, gastric ulcer disease, peptic ulcer disease

Definicja

Proces zapalny obejmujący błonę śluzową żołądka. Wytworzenie ubytku w błonie śluzowej żołądka lub dwunastnicy określane jest mianem choroby wrzodowej.

Epidemiologia

Na chorobę wrzodową w ciągu całego życia zapada 7–10% populacji, a u 2% objawy rozpoczynają się w okresie dzieciństwa.

Etiologia i patogeneza

Zapalenie błony śluzowej żołądka może mieć charakter ostry lub przewlekły. Do rozwoju zapalenia ostrego dochodzi w wyniku infekcji wirusowych lub bakteryjnych oraz wskutek działania czynników drażniących (leki, alkohol, silne kwasy lub zasady).

Najbardziej istotnym czynnikiem patogenetycznym w skali całego świata prowadzącym do powstania trawiennego ubytku w obrębie błony śluzowej żołądka i/lub dwunastnicy jest zakażenie *Helicobacter pylori*. Odpowiada ono u dorosłych za ok. 95% owrzodzeń dwunastnicy i ok. 60% wrzodów żołądka. Związek tej bakterii z wrzodem żołądka w populacji pediatrycznej nie został jednoznacznie udowodniony.

U dzieci owrzodzenia żołądka występują zwykle wtórnie do przebytego stresu, chorób OUN oraz działania substancji żrących, pochodnych kwasu acetylosalicylowego czy NLPZ. Mogą także mieć charakter nowotworowy.

W patogenezie częściej występujących u dzieci i młodzieży owrzodzeń dwunastnicy istotne jest wzmożone wydzielanie kwasu solnego w przebiegu zapalenia błony śluzowej części przedodźwiernikowej żołądka, zazwyczaj wywołanego zakażeniem *H. pylori*. Toczący się proces zapalny zaburza funkcję znajdujących się w tej części żołądka komórek D produkujących somatostatynę, zmniejszając jej wydzielanie. Niedobór tego enterohormonu skutkuje nadmierną sekrecją gastryny przez komórki G i wtórnie kwasu przez komórki okładzinowe żołądka. Występuje przewlekłe zapalenie dwunastnicy z następczą metaplazją błony śluzowej żołądka i przeniesieniem się aktywnego zakażenia w obręb opuszki dwunastnicy. Zakażenie to zmniejsza możliwości obronne błony śluzowej, potęgując szkodliwe działanie kwasu i istotnie zwiększa ryzyko powstania owrzodzenia.

W przeciwieństwie do choroby wrzodowej dwunastnicy wrzodom żołądka nie towarzyszy nadmierne wydzielanie kwasu. Często jest ono nawet obniżone. Wywołane przez *H. pylori* zapalenie obejmuje bowiem całą powierzchnię błony śluzowej żołądka (*pangastritis*) lub dominuje w obrębie jego trzonu i prowadzi do zaniku komórek okładzinowych.

Obraz kliniczny

Najczęstsze objawy:

- bóle brzucha,
- nudności, wymioty,
- brak apetytu,
- krwawienie (w ciężkich przypadkach).

Utrzymujące się działanie czynnika uszkadzającego (leków, zakażenia *H. pylori*) może spowodować przejście procesu w zapalenie przewlekłe. Objawy kliniczne zapalenia przewlekłego i choroby wrzodowej są niecharakterystyczne (tab. 11.4). Potwierdzenie choroby ma miejsce jedynie u < 5% dzieci poddawanych badaniom endoskopowym z powodu uporczywych bólów brzucha. Zapalenie przewlekłe może mieć także przebieg bezobjawowy.

Tabela 11.4. Objawy kliniczne sugerujące chorobę wrzodową

- Ból w nadbrzuszu, czasem promieniujący do pleców
- Bóle nocne
- Bóle głodowe lub poposiłkowe
- Zmniejszanie się dolegliwości po mleku, alkaliach, wymiotach
- Nawrotowość objawów

Przy mniej typowym umiejscowieniu owrzodzeń, tj. w kanale odźwiernika lub części pozaopuszkowej dwunastnicy, dominować mogą objawy upośledzenia drożności przewodu pokarmowego. U części pacjentów pierwszym istotnym objawem choroby jest krwawienie z przewodu pokarmowego.

Przebieg naturalny

Od czasu wprowadzenia leków hamujących wydzielanie kwasu solnego, zwłaszcza inhibitorów pompy protonowej, przebieg choroby jest znacznie łagodniejszy. Występuje możliwość zupełnego wyleczenia.

Metody diagnostyczne

Gastroduodenoskopia – stwierdzenie zmian zapalnych i pobranie wycinków błony śluzowej żołądka i dwunastnicy.

Testy w kierunku *H. pylori* – ureazowy, oddechowy, badanie histologiczne, posiew z antybiogramem, stwierdzenie antygenu w kale.

Różnicowanie

Choroba refluksowa przełyku, dyspepsja czynnościowa, zespół drażliwego jelita, czynnościowe bóle brzucha.

Leczenie

1 Metody niefarmakologiczne
Wpływ na czynniki środowiskowe, które mogą sprzyjać wystąpieniu choroby (nawyki żywieniowe, wypoczynek, komfort psychiczny, tryb życia). Zalecenia dietetyczne są mało rygorystyczne – obowiązuje zasada unikania potraw powodujących dyskomfort. Jedynie w ostrym okresie choroby pacjenci lepiej tolerują potrawy gotowane i należy ograniczyć tłuszcze, świeże owoce i skoncentrowane soki.

Tabela 11.5. Leczenie zakażenia *H. pylori* – potrójna terapia przez 10 dni

LEK	DAWKA/kg mc.	DAWKA MAKSYMALNA/DOBA
Inhibitory pompy protonowej	1 mg 2 × dziennie	2 × 20 mg
oraz amoksycylina lub klarytromycyna	50 mg 2 × dziennie / 20 mg 2 × dziennie	2 × 1000 mg / 2 × 500 mg
oraz metronidazol lub tinidazol	20 mg 2 × dziennie	2 × 500 mg

Tabela 11.6. Leczenie zakażenia *H. pylori* – terapia sekwencyjna

PIERWSZA FAZA – 5 DNI	DAWKA/kg mc.	DAWKA MAKSYMALNA/DOBA
Inhibitory pompy protonowej	1 mg 2 × dziennie	2 × 20 mg
oraz amoksycylina	50 mg 2 × dziennie	2 × 1000 mg
DRUGA FAZA – 5 DNI		
Inhibitory pompy protonowej	20 mg 2 × dziennie	2 × 20 mg
oraz klarytromycyna,	20 mg 2 × dziennie	2 × 500 mg
oraz metronidazol lub tinidazol	20 mg 2 × dziennie	2 × 500 mg

2 Leczenie farmakologiczne
Farmakoterapia choroby wrzodowej zmierza do wyhamowania wydzielania kwasu solnego, głównie poprzez blokadę pompy protonowej w obrębie cytozolu komórek okładzinowych. Stwierdzenie zakażenia *H. pylori* obliguje do zastosowania leczenia eradykacyjnego – tradycyjna terapia potrójna lub sekwencyjna (tab. 11.5 i 11.6). Skuteczność leczenia zależy przede wszystkim od lekowrażliwości szczepu bakteryjnego.

3 Leczenie chirurgiczne
Obecnie częściej wykonuje się operacje naprawcze, a coraz rzadziej rozległe zabiegi resekcyjne, których celem w przeszłości było zniesienie wydzielania żołądkowego kwasu solnego.

Powikłania
Krwawienie, perforacja, zwężenie.

Rokowanie
Dobre.

11.2.4   *Józef Ryżko*

Biegunka ostra
łac. *diarrhoea acuta*
ang. acute diarrhea

Definicja
Choroba o podłożu infekcyjnym, cechująca się oddawaniem 3 lub więcej płynnych lub półpłynnych stolców na dobę, względnie stolców zawierających krew, ropę lub znaczne ilości śluzu, utrzymująca się do 2 tygodni.

Epidemiologia
Rocznie na ostrą biegunkę na świecie choruje około 500 mln dzieci. U niemowląt jest przyczyną 10% zgonów.

Etiologia i patogeneza
Ostre biegunki zwykle mają etiologię wirusową – rotawirusy (50–70% przypadków), kaliciwirusy (Norwalk, sapowirusy), adenowirusy, astrowirusy. Spośród bakterii wymienić należy szczepy *Escherichia coli* enteropatogenne (EPEC, enteropathogenic *E. coli*), enterotoksyczne (ETEC, enterotoxicogenic *E. coli*), enteroinwazyjne (EIEC, enteroinvasive *E. coli*), enterokrwotoczne (EHEC, enterohemorrhagic *E. coli*) i enteroadhezyjne (EAEC, enteroadherent *E. coli*), a także *Salmonella*, *Campylobacter*, *Shigella*, *Yersinia*, *Clostridium* i gronkowce. Innymi czynnikami etiolo-

gicznymi są *Chlamydiae* oraz pierwotniaki (*Lamblia intestinalis, Cryptosporidium*).

Powyższe czynniki mogą powodować następujące typy biegunki infekcyjnej:

- enterotoksyczny – czynnikiem patogennym są enterotoksyny, biegunka ma charakter sekrecyjny, wodnisty, bez leukocytów w kale, wywołana jest przez rotawirusy, kaliciwirusy, EPEC, ETEC, *Lamblia, Cryptosporydium*,
- zapalny – w wyniku zmian zapalnych dochodzi do uszkodzenia błony śluzowej jelita grubego, z obecnością krwi i granulocytów w kale, czynniki etiologiczne to przede wszystkim *Shigella dysenteriae*, EIEC, EHEC, *Salmonella enteritidis, Clostridium difficile, Campylobacter jejuni* i *Entamoeba histolytica*,
- inwazyjny – z wnikaniem drobnoustrojów do błony śluzowej, co skutkuje uszkodzeniem enterocytów jelita krętego, stwierdza się obecność leukocytów jednojądrzastych w kale, ten typ biegunki wywołują *Salmonella typhi, Shigella sonnei* i *flexneri, Yersinia enterocolitica* i *Campylobacter*.

Obraz kliniczny
Główne objawy:

- płynne stolce,
- bóle brzucha,
- upośledzenie łaknienia,
- wymioty,
- gorączka (nie zawsze).

Niedostateczne wyrównywanie strat wody prowadzi do odwodnienia i zaburzeń wodno-elektrolitowych, ubytku masy ciała, a w konsekwencji do wystąpienia objawów neurologicznych i zaburzeń gospodarki kwasowo-zasadowej.

Postacie kliniczne ostrej biegunki:

- ostry nieżyt żołądkowo-jelitowy – wymioty z wodnistą biegunką i tendencją do znacznego odwodnienia,
- biegunka krwista i zespół czerwonkowy – dominuje biegunka z zawartością świeżej krwi, śluzu i ropy oraz bóle brzucha, a w zespole czerwonkowym dodatkowo stwierdza się bolesne parcie na stolec i silne kurczowe bóle brzucha,

- zespół durowy – wysoka gorączka, bóle głowy i brzucha oraz niewspółmiernie małe przyspieszenie tętna w stosunku do wysokości gorączki,
- biegunka podróżnych – wywołana patogennymi szczepami *E. coli* oraz *Campylobacter*.

Przebieg naturalny
Zależy od czynnika wywołującego, najczęściej choroba ustępuje w ciągu kilku dni.

Metody diagnostyczne

- Badania biochemiczne krwi (u dzieci z oznakami odwodnienia) z oceną jonogramu i gazometrii.
- Badanie kału z oceną leukocytów lub laktoferyny – obecność > 5 leukocytów w polu widzenia albo wynik dodatni w kierunku laktoferyny wskazuje na biegunkę zapalną lub inwazyjną.
- Badanie mikrobiologiczne – wykonuje się je u dzieci z biegunką krwistą, gdy stwierdzono dużą liczbę leukocytów w kale (> 5 w polu widzenia) lub dodatni test na laktoferynę oraz przy podejrzeniu cholery, a także ze wskazań epidemiologicznych.

Różnicowanie
Alergia pokarmowa, zespół rozrostu bakteryjnego, zespół krótkiego jelita, nietolerancje pokarmowe (zwłaszcza dwucukrów), endokrynopatie (nadczynność tarczycy, choroba Addisona), nieswoiste zapalenia jelit, zatrucia grzybami, środkami gospodarstwa domowego itp., nowotwory (rakowiak, guz chromochłonny), zespół hemolityczno-mocznicowy, zespół Stevensa–Johnsona, choroba Schönleina–Henocha.

Leczenie
Leczenie domowe, gdy ubytek masy ciała nie przekracza 5%. W pozostałych przypadkach zaleca się terapię w warunkach szpitalnych.

1 Nawadnianie doustne lub dożylne z wyrównywaniem zaburzeń kwasowo-zasadowych i wodno-elektrolitowych.

2 Leczenie żywieniowe
Rozpoczyna się po 3–4 godzinach nawadniania. Karmienie naturalne, a u dzieci starszych dieta lekkostrawna z wyłączeniem produktów nietolerowanych przez dziecko. Stopniowo powinna być rozszerzana pod kontrolą stolców, aż do diety stosownej do wieku. Przy znacznym odwodnieniu żywienie wprowadza się po wyrównaniu zaburzeń wodno-elektrolitowych.

3 Probiotyki

Pomocne, zwłaszcza w biegunkach wirusowych. Udowodniona została skuteczność *Lactobacillus GG* i *Saccharomyces boulardii*. Mają też pewne działanie antybiotyczne.

4 Antybiotyki i chemioterapeutyki

Antybiotykoterapia jest konieczna w biegunce u niemowląt do 3. mż. przy podejrzeniu posocznicy. Inne wskazania to gorączka > 39°C z biegunką z domieszką krwi, dużą liczbą leukocytów w kale lub wykazaniem laktoferyny w stolcu. Najczęściej stosowane są trimetoprim z sulfametoksazolem, metronidazol, fluorochinolony i ryfaksymina.

5 Preparaty kaolinowo-pektynowe

Mogą poprawiać konsystencję stolca i zmniejszyć oddziaływanie toksyn bakteryjnych. Należą tu węgiel lekarski, atapulgit i diosmektyn (Smecta).

Patrz rozdz. 19 „Choroby zakaźne".

Powikłania

Wynikają najczęściej z nieodpowiedniego wyrównywania zaburzeń wodno-elektrolitowych. Powikłania biegunek bakteryjnych to posocznica i zespół hemolityczno-mocznicowy (EHEC – *Escherichia coli* O157:H7), a niekiedy także wtórny zespół złego wchłaniania.

Rokowanie

Zależy od przyczyny ostrej biegunki i skuteczności terapii. Zwykle dobre.

11.2.5   *Józef Ryżko*

Biegunka przewlekła

łac. *diarrhoea chronica*
ang. chronic diarrhea

Biegunka przewlekła jest stanem chorobowym polegającym na oddawaniu większej liczby stolców, niekiedy o nieprawidłowym składzie (krew, śluz, ropa), trwającym dłużej niż 2 tygodnie, często prowadzącym do niedożywienia. Jej najważniejsze postacie to biegunka osmotyczna i sekrecyjna.

Biegunka osmotyczna jest skutkiem zaburzenia równowagi między dostarczonymi do przewodu pokarmowego węglowodanami a możliwościami ich trawienia i wchłaniania. Cukry te w wyniku niedostatecznego trawienia lub wchłaniania w jelicie cienkim po przejściu do jelita grubego ulegają bakteryjnej fermentacji z wytworzeniem osmotycznie czynnych krótkołańcuchowych kwasów tłuszczowych. W większości przypadków biegunka osmotyczna jest związana z wtórnym niedoborem dwusacharydaz w przebiegu zakażeń przewodu pokarmowego, zaostrzeń choroby trzewnej czy zespołów poantybiotykowych i poresekcyjnych. Występuje też w zaburzeniach wchłaniania monosacharydów (fruktoza, sorbitol). Jedną z częstszych przyczyn biegunki osmotycznej stanowi niedobór laktazy.

Biegunka osmotyczna charakteryzuje się w badaniu stolca wartością pH < 6, obecnością substancji redukujących > 0,5% lub obecnością glukozy i wysoką wartością pułapki osmotycznej > 140 mOsm/l [osmolalność = 2 × (Na + K)], tj. różnica między osmolalnością stolca a podwojoną sumą wartości stężeń jonów sodu i potasu w stolcu.

Objawy ustępują przy próbie wstrzymania karmienia.

Biegunka sekrecyjna polega na zwiększonym wydzielaniu do światła jelita elektrolitów i wody wskutek pobudzenia aktywności cyklazy adenylowej, cyklazy guaninowej lub kinazy C. Przyczynami tego rodzaju biegunki mogą być: toksyny bakteryjne (np. *E. coli*), zdekoniugowane kwasy żółciowe, obecność guza hormonalnie czynnego (VIP-oma, gastrinoma, rakowiak), wrodzone defekty sekrecji i absorpcji (biegunka chlorowa, sodowa i wrodzona atrofia mikrokosmków), a także biegunka o charakterze autoimmunizacyjnym. Dla biegunki sekrecyjnej charakterystyczne jest wysokie stężenie sodu w stolcu (> 70 mmol/l) przy niskiej wartości pułapki osmotycznej. Stolce są obfite i wodniste. Nie ustępują mimo wstrzymania żywienia doustnego.

Leczenie biegunek przewlekłych:

- operacyjne w guzach hormonalnie czynnych (gastrinoma, VIP-oma),
- dietetyczne – diety eliminacyjne, żywienie enteralne z szeroką możliwością wzbogacania diety w triglicerydy średniołańcuchowe, białko (Protifar), węglowodany (Fantomalt), żywienie pozajelitowe,
- farmakoterapia – antybiotyki w dysbakteriozie, cholestyramina w biegunce z nadmierną sekrecją kwasów żółciowych, probiotyki w dysbakteriozie, glikokortykosteroidy, sulfasalazyna w nieswoistych zapaleniach jelit.

11.2.6   *Józef Ryżko*

Zaburzenia wchłaniania jelitowego (zespół złego wchłaniania)

łac. *syndroma malabsorptionis*

ang. malabsorption syndrome

Definicja

Zaburzenia trawienia jelitowego wynikające z pierwotnego wrodzonego defektu enzymatycznego jelit lub wtórnego uszkodzenia nabłonka jelitowego w przebiegu niektórych stanów chorobowych. Pierwotny defekt enzymatyczny może dotyczyć trawienia węglowodanów lub białek.

Epidemiologia

Najczęściej występuje zaburzenie wchłaniania laktozy, które u osób dorosłych i dzieci > 3. rż. dotyczy w Polsce 37% populacji, a w Europie Zachodniej i Północnej < 10% mieszkańców.

Etiologia i patogeneza

Pierwotne defekty enzymatyczne dotyczą błony śluzowej jelita cienkiego. Polegają na braku lub znacznym upośledzeniu aktywności pojedynczych enzymów (laktaza, sacharaza, maltaza, enterokinaza jelitowa). Powoduje to zaburzenie trawienia określonych cukrów albo upośledzenie aktywacji trypsynogenu do trypsyny. Klinicznie istotne niedobory wymieniono w tab. 11.7.

Wtórne niedobory enzymatyczne występują w przebiegu chorób prowadzących do zaburzenia struktury lub funkcji enterocytów. Rozróżnia się następujące grupy przyczyn:

- zanik rąbka szczoteczkowego – choroba trzewna, wtórny zespół złego wchłaniania (np. po stosowaniu neomycyny), niedożywienie białkowe (np. kwashiorkor);
- obrzęk zapalny błony śluzowej – poinfekcyjny zespół złego wchłaniania, choroba Leśniowskiego––Crohna, lamblioza;
- zmniejszenie powierzchni chłonnej – zespoły poresekcyjne.

Powyższe zaburzenia, w odróżnieniu od defektów pierwotnych, mają charakter uogólniony – dotyczą procesów trawienia i wchłaniania węglowodanów, białek i tłuszczów. Najbardziej upośledzona jest czynność laktazy, co klinicznie manifestuje się nietolerancją laktozy i wymaga okresowego wyłączenia mleka z diety. Wtórne zaburzenia trawienia i wchłaniania przebiegają jak biegunka osmotyczna. Objawy ustępują w miarę poprawiania się choroby podstawowej i rekonwalescencji.

Powikłania

Przy nasilonych zaburzeniach wchłaniania mogą pojawić się cechy niedożywienia.

Rokowanie

Rokowanie we wtórnych zaburzeniach jest dobre, a w postaciach pierwotnych różne.

Tabela 11.7. Wrodzone defekty trawienia i wchłaniania jelitowego			
DEFEKT ENZYMATYCZNY	**OBJAWY KLINICZNE**	**TESTY DIAGNOSTYCZNE**	**LECZENIE**
Wrodzony niedobór laktazy (jednego z enzymów trawiennych rąbka szczoteczkowego enterocytu)	■ Biegunki wkrótce po rozpoczęciu karmienia mlekiem matki	■ Płaska krzywa glikemiczna po obciążeniu laktozą (2 g/kg mc., maks. 50 g) ■ Brak aktywności laktazy w bioptatach jelita cienkiego	Dieta bezlaktozowa
Hipolaktazja typu dorosłych (obniżona aktywność laktazy, jednego z enzymów trawiennych rąbka szczoteczkowego enterocytu)	■ Biegunki ■ Wzdęcia brzucha ■ Przelewania i kruczenia po spożyciu mleka Częściej występuje u Murzynów, Indian i Azjatów	■ Płaska krzywa glikemiczna po obciążeniu laktozą (2 g/kg mc., maks. 50 g) ■ Zwiększone wydalanie wodoru w powietrzu wydechowym (norma < 20 ppm) po obciążeniu laktozą (dawki jw.) ■ Brak aktywności laktazy w bioptatach jelita cienkiego	■ Mleka niskolaktozowe ■ Preparaty laktazy dodawane do mleka ■ Tylaktaza ■ Często dobra tolerancja mleka zsiadłego, kefiru i jogurtu, w których laktoza jest częściowo rozkładana w czasie produkcji (fermentacja bakteryjna)

Tabela 11.7. cd.

DEFEKT ENZYMATYCZNY	OBJAWY KLINICZNE	TESTY DIAGNOSTYCZNE	LECZENIE
Wrodzony niedobór sacharazy i izomaltazy (jednego z enzymów trawiennych rąbka szczoteczkowego enterocytu)	■ Łagodna biegunka i wzdęcia brzucha po wprowadzeniu sacharozy i skrobi do diety dziecka ■ Nieznaczne cechy niedożywienia lub ich brak ■ Objawy ustępują w wieku 4–12 lat	■ Płaska krzywa glikemiczna po obciążeniu sacharozą (2 g/kg mc.) ■ Zwiększone wydalanie wodoru w powietrzu wydechowym (norma do 20 ppm) po obciążeniu sacharozą (dawka jw.) ■ Brak aktywności sacharazy i izomaltazy w bioptatach jelita cienkiego	■ Ograniczenie sacharozy i skrobi w diecie do ilości tolerowanych z jednoczesnym zastąpieniem ich innymi cukrami
Wrodzony niedobór trehalazy (jednego z enzymów trawiennych rąbka szczoteczkowego enterocytu)	■ Biegunka i wzdęcia brzucha po spożyciu grzybów, także jadalnych	■ Płaska krzywa glikemiczna po obciążeniu trehalozą (2 g/kg mc.) ■ Zwiększone wydalanie wodoru w powietrzu wydechowym (norma do 20 ppm) po obciążeniu trehalozą (dawka jw.) ■ Brak aktywności trehalazy w bioptatach jelita cienkiego	■ Ograniczenie spożycia grzybów
Zespół upośledzonego wchłaniania glukozy i galaktozy (wrodzony defekt układu enzymatycznego transportującego te heksozy przez nabłonek jelitowy)	■ Biegunka fermentacyjna u noworodków od pierwszych prób karmienia ■ Szybko postępujące wyniszczenie ■ Poprawa po wyłączeniu glukozy i galaktozy z diety i zastąpieniu ich fruktozą	■ Płaska krzywa glikemiczna po obciążeniu glukozą w dawce jw.	■ Wyłączenie produktów zawierających glukozę i galaktozę – próba zastąpienia ich produktami bogatymi we fruktozę
Zespół wrodzonego braku enteropeptydazy (enzymu jelitowego aktywującego trypsynogen do biologicznie czynnej trypsyny)	■ Wczesna przewlekła biegunka tłuszczowa ■ Niedobory białkowe (niedokrwistość, hipoproteinemia, obrzęki) ■ Poprawa po podaniu wyciągów trzustkowo-jelitowych	■ Badanie enzymatyczne soku dwunastniczego wykazujące brak aktywności trypsyny, chymotrypsyny i karboksypeptydazy, a po dodaniu enteropeptydazy – aktywację tych enzymów	■ Podawanie enterokinazy lub wyciągów trzustkowo-jelitowych
Choroba Hartnupów (zaburzenie aktywnego transportu tryptofanu w błonie śluzowej jelita cienkiego oraz cewkach nerkowych)	■ Objawy pelagropodobne (zapalenie skóry, biegunka, otępienie) ■ Objawy neurologiczne wywołane toksycznym działaniem związków indolowych (depresja, zaburzenia orientacji, bezsenność)	■ Zwiększone wydalanie z moczem aminokwasów obojętnych z wyjątkiem proliny, hydroksyproliny i metioniny. Charakterystyczne zwiększone wydalanie z moczem pochodnych indolowych (kwas indolooctowy, indolomlekowy, indykan)	■ Amid kwasu nikotynowego (witamina PP)
Cystynuria (upośledzenie transportu jelitowego i cewkowego cystyny, lizyny, argininy i ornityny)	■ Kamica nerkowa cystynowa	■ Wydalanie z moczem cystyny, lizyny, argininy i ornityny	Patrz rozdz. 14 „Choroby układu moczowego"

11.2.7

Józef Ryżko

Celiakia (enteropatia glutenozależna, choroba trzewna)

łac. *coeliakia*

ang. celiac disease

Definicja

Celiakia jest trwałą nietolerancją glutenu (białka występującego w zbożach). Jego spożycie u osób genetycznie predysponowanych wywołuje uszkodzenie błony śluzowej jelita cienkiego, a w konsekwencji zespół zaburzeń wchłaniania jelitowego.

Epidemiologia

Częstość występowania celiakii oceniana jest na 1 : 100 – 1 : 300 osób.

Etiologia i patogeneza

Przez wiele dziesiątków lat przyczynę choroby wiązano z toksycznym działaniem nierozłożonej gliadyny, jednej z frakcji glutenu, na nabłonek jelitowy. Brano też pod uwagę teorię alergiczną, sugerującą, że choroba trzewna jest postacią alergii na gluten. W ostatnich dwóch dekadach coraz więcej zwolenników zyskuje teoria autoimmunizacyjna. Według niej w następstwie spożycia glutenu przez osoby genetycznie predysponowane (HLA-DQ2, HLA-DQ8) zachodzą reakcje autoimmunizacyjne wyzwalane pobudzeniem układu immunologicznego z aktywacją autoreaktywnych limfocytów T i B. Pewną rolę etiopatogenetyczną odgrywają też polipeptydy gliadynowe, bogate w glutaminę, które przechodząc do blaszki właściwej, ulegają deaminacji pod wpływem tkankowej transglutaminazy. Następnie są wychwytywane przez makrofagi i komórki dendrytyczne z powierzchniowymi cząsteczkami HLA-DQ2 i DQ8, a potem prezentowane limfocytom T, powodując ich aktywację. W konsekwencji dochodzi do uszkodzenia i zaniku kosmków jelita cienkiego oraz obniżenia aktywności enzymów nabłonka jelitowego, zwłaszcza rąbka szczoteczkowego (m.in. dwusacharydaz). Zmniejsza się też liczba komórek APUD (amine precursor uptake decarboxylase) produkujących peptydy jelitowe, przede wszystkim cholecystokininę, sekretynę i GIP z wtórnym upośledzeniem czynności trzustki i zaburzeniami motoryki jelit.

Obraz kliniczny

Postacie kliniczne choroby trzewnej:

1 Postać kwitnąca (celiakia kwitnąca, active celiac disease)

Rozwija się najczęściej u małych dzieci. Obejmuje 20–30% wszystkich przypadków. Objawy pojawiają się po kilku tygodniach lub miesiącach od wprowadzenia glutenu do diety i ustępują po jego odstawieniu. Stwierdza się:

■ zwolnienie lub zahamowanie rozwoju somatycznego,

■ powiększenie obwodu brzucha,

■ drażliwość lub apatię,

■ nietolerancję laktozy z powodu wtórnego niedoboru laktazy – w zależności od stopnia zaniku kosmków jelitowych,

■ niedokrwistość z niedoboru żelaza, obniżenie stężenia albumin oraz niedobór witamin A, D i E,

■ nieprawidłowości w zapisie EEG.

2 Postać zaniedbana (celiakia zaniedbana, neglected celiac disease)

Występuje u dzieci, u których leczenie dietą bezglutenową jest niesystematyczne. Obserwuje się:

■ niedobór wzrostu,

■ opóźnienie wieku kostnego,

■ osteoporozę,

■ zaburzenia emocjonalne (apatia, męczliwość, trudności w skupieniu uwagi),

■ zmiany uzębienia,

■ afty,

■ niedokrwistość niedoborową, hipoproteinemię, hipokalcemię, hipomagnezemię,

■ opóźnienie pokwitania, a u osób dorosłych – bezpłodność lub niepowodzenia ciążowe oraz częstsze występowanie nowotworów jelita cienkiego (chłoniaki).

3 Postać utajona (celiakia utajona, silent celiac disease)

Zanik kosmków przy braku lub skąpych objawach zespołu złego wchłaniania. Niekiedy sugerują ją skąpe objawy świadczące o niedożywieniu:

■ niepoddająca się leczeniu niedokrwistość niedobarwliwa,

■ hipokalcemia z osteoporozą,

■ niedobór wzrostu.

Z chorobą trzewną mogą współwystępować:

- cukrzyca typu I,
- autoimmunizacyjne zapalenie tarczycy,
- nawracające idiopatyczne zapalenie osierdzia,
- autoimmunizacyjne zapalenie wątroby,
- nieswoiste zapalenia jelit,
- autoimmunizacyjne zapalenie trzustki,
- zapalenie błony naczyniowej oka,
- reumatoidalne zapalenie stawów,
- sarkoidoza, zespół Sjögrena,
- chłoniaki i gruczolakoraki jelita cienkiego,
- hipoplazja szkliwa,
- nawracające afty jamy ustnej,
- opóźnienie pokwitania,
- poronienia samoistne,
- zespół Downa.

4 Postać późno ujawniająca się (celiakia późno ujawniająca się, latent celiac disease, late onset celiac disease)

Objawy pojawiają się pod wpływem stresu, zakażenia, ciąży czy długiej prowokacji glutenem. Do tej postaci należy choroba Duhringa (*dermatitis herpetiformis*, opryszczkowate zapalenie skóry), w której stwierdza się wielopostaciowe wykwity (grudki, pęcherzyki) na wyprostnych powierzchniach kończyn, w okolicach barkowych i krzyżowo-lędźwiowej oraz na pośladkach. Rozpoznanie potwierdzają ziarniste złogi IgA na granicy skórno-naskórkowej. U 60–80% pacjentów z chorobą Duhringa występuje zanik kosmków jelitowych, a objawy zespołu złego wchłaniania tylko u 10–20%.

Częstość występowania poszczególnych postaci choroby trzewnej Logan przyrównuje do dryfującej góry lodowej, której wystający ponad powierzchnię wody szczyt odpowiada postaci klasycznej (leczonej i nieleczonej), a część schowana w oceanie to postacie utajone i późno ujawniające się.

Przebieg naturalny

Zależy od stosowania diety bezglutenowej. Przy bezwzględnym unikaniu glutenu przebieg jest bezobjawowy.

Metody diagnostyczne

- Badania serologiczne (pomocne w ukierunkowaniu rozpoznania) – wykazanie przeciwciał przeciwretikulinowych lub przeciwendomysialnych w klasie IgA lub IgG, a także przeciwciał przeciw tkankowej transglutaminazie.
- Ocena materiału bioptycznego (badanie rozstrzygające) – wykazanie charakterystycznych zmian strukturalnych jelita cienkiego w materiale bioptycznym pobranym z dwunastnicy za pomocą kleszczyków biopsyjnych w czasie gastroduodenoskopii lub kapsułką Crosby'ego z okolicy więzadła Treitza. Opis wg skali Marsha: faza 0 – przednaciekowa, I – naciekowa, II – rozrostowa, III – destrukcyjna, IV – zanikowa.
- Prowokacja glutenem (u dzieci z podejrzeniem wtórnego zespołu złego wchłaniania) – wykonywana dla potwierdzenia bądź wykluczenia rozpoznania celiakii po uprzednim uzyskaniu regeneracji jelita. Polega na ponownym włączeniu do diety glutenu w dawce przekraczającej 0,5 g/kg mc. (1 kromka chleba zawiera 2,5 g glutenu) przez okres od kilku tygodni do 3 miesięcy. Po tym okresie wykonuje się kolejną biopsję jelita lub ocenę przeciwciał przeciwendomysialnych lub przeciw tkankowej transglutaminazie. Ponowne pojawienie się przeciwciał w badaniach serologicznych lub stwierdzenie całkowitego lub prawie całkowitego zaniku kosmków jelitowych potwierdza rozpoznanie choroby trzewnej.

Różnicowanie

Inne postacie biegunki przewlekłej, przede wszystkim wtórny zespół złego wchłaniania, zwłaszcza poinfekcyjny.

Leczenie

Postępowaniem z wyboru jest dieta bezglutenowa stosowana przez całe życie. W produktach bezglutenowych zawartość glutenu nie powinna przekraczać 1 mg/100 g. Z pożywienia wyłączone są pokarmy z pszenicy, żyta i jęczmienia. Produkty z owsa mogą być dopuszczone pod warunkiem przebadania ich pod kątem zanieczyszczenia gliadyną.

Powikłania

U osób przestrzegających diety nie obserwuje się powikłań. U niestosujących się do zaleceń mogą wystąpić:

- niedożywienie,
- opóźnienie wzrastania i dojrzewania,
- niedokrwistość,
- osteoporoza,
- bezpłodność,
- zaburzenia emocjonalne,
- nowotwory, najczęściej chłoniaki.

Rokowanie

Rokowanie co do wyleczenia jest niekorzystne.

11.2.8   *Józef Ryżko*

Alergia pokarmowa i nietolerancje pokarmowe

łac. *allergia alimentaria, intolerantia alimentaria*
ang. nutritional allergy, food intolerance

Definicja

Alergia pokarmowa to niepożądana, powtarzalna i odtwarzalna reakcja organizmu na pokarm, z udziałem mechanizmów immunologicznych. W nietolerancji pokarmowej podobne reakcje zachodzą bez udziału tych mechanizmów.

Epidemiologia

Występują nieścisłości w klasyfikacji objawów ubocznych związanych ze spożyciem pokarmów, a tym samym w rozróżnieniu między alergią a nietolerancją pokarmową. W związku z tym w piśmiennictwie spotyka się duże rozbieżności w ocenie częstości choroby. Częstość występowania alergii pokarmowej u dzieci ocenia się na od 0,3 do 7,5%, a nietolerancji pokarmowych od 7 do 20%.

Etiologia i patogeneza

Alergia pokarmowa ujawnia się w pierwszych miesiącach życia. Rozwój choroby zależy od czynników genetycznych (atopia) i od stopnia ekspozycji na składniki pożywienia – głównie białka mleka, jaja, zbóż, ryb, soi, orzechów, owoców drobnopestkowych, cytrusów, kakao, czekolady i skorupiaków. Rzadko alergenami są ziemniaki, ryż, marchew i jabłko.

Patogenetyczna rola alergenów pokarmowych zmniejsza się z wiekiem. Najczęściej chorują dzieci w pierwszych 2 latach życia. U większości z nich objawy mijają do 4.–5. rż.

Do rozwoju choroby alergicznej predysponują:

- rodzinne występowanie chorób alergicznych,
- podwyższone stężenie całkowitej IgE (> 0,5 IU/ml) we krwi pępowinowej,
- karmienie niemowlęcia od urodzenia preparatami mleka krowiego,
- infekcje przewodu pokarmowego (biegunki wirusowe i bakteryjne),
- zaburzenia odporności komórkowej i humoralnej.

Najczęściej występuje reakcja typu I, powstająca z udziałem IgE, oraz typu IV (komórkowa).

W patogenezie najważniejszą rolę odgrywają:

- obecność antygenu,
- zwiększona przepuszczalność jelita,
- zaburzona immunoregulacja, zwłaszcza w zakresie komórek pomocniczych T, prowadząca do wzrostu stężenia IgE i IL-4,
- udział komórek tucznych, czego wyrazem jest zwiększenie stężenia histaminy.

Obraz kliniczny

Różnorodne objawy:

- skóra:
  - atopowe zapalenie,
  - pokrzywka,
  - obrzęk naczynioruchowy,
- układ oddechowy:
  - astma,
  - nieżyt nosa,
- układ nerwowy:
  - nadpobudliwość,
  - apatia,
  - zaburzenia snu,
  - chwiejność emocjonalna,
- przewód pokarmowy:
  - brak łaknienia,
  - wymioty,
  - biegunki z domieszką krwi lub bez,
  - kolki jelitowe,
  - bóle brzucha i wzdęcia,
  - zaparcia stolca,
- jama ustna (po spożyciu owoców i warzyw powodujących reakcję alergiczną):
  - miejscowy obrzęk,
  - świąd,
  - pieczenie,
- przewlekła niedokrwistość lub jelitowa ucieczka białka z obrzękami i hipoproteinemią.

Uczuleniu na białko zwykle towarzyszy nietolerancja węglowodanów (o różnym nasileniu) będąca wynikiem uszkodzenia błony śluzowej jelita i obniżenia aktywności dwusacharydaz w rąbku szczoteczkowym.

Postacie alergii pokarmowej:

1 Alergiczne łagodne zapalenie jelita grubego
Dobry stan ogólny dziecka. Obecność luźnych pasm krwi na stolcach. Endoskopowo stwierdza się zaczerwienienie z pojedynczymi nadżerkami błony śluzowej prostnicy lub całego jelita grubego. W obrazie mikroskopowym widać nacieki z przewagą komórek kwasochłonnych. Następuje szybka poprawa po eliminacji mleka z diety matki u niemowląt karmionych piersią lub po wprowadzeniu hydrolizatów u karmionych sztucznie.

2 Przewlekła biegunka ze zmianami zanikowymi błony śluzowej jelita cienkiego
Pogorszenie stanu ogólnego z wymiotami, biegunką z domieszką krwi, eozynofilią, hipoalbuminemią, dodatnimi wynikami RIST (radioimmunosorbent test) i RAST (radioallergosorbent test), częściowym zanikiem kosmków jelitowych oraz zmianami zapalnymi jelita grubego z obecnością owrzodzeń. W badaniu mikroskopowym obserwuje się przewagę granulocytów kwasochłonnych w naciekach i obecność ropni kryptowych. Po włączeniu diety bezmlecznej uzyskuje się szybką poprawę.

Najcięższą postacią reakcji alergicznej jest wstrząs anafilaktyczny.

Alergia pokarmowa stanowi jedną z głównych przyczyn występowania eozynofilowego zapalenia żołądkowo-jelitowego oraz eozynofilowego zapalenia przełyku.

Przebieg naturalny
U większości dzieci alergia pokarmowa ustępuje do 5. rż. U niektórych może przejść w inną postać alergii (alergia skórna, oddechowa).

Metody diagnostyczne

- RIST, RAST – ilościowe i jakościowe oznaczanie przeciwciał w klasie IgE.
- Testy skórne – u niemowląt ujemne nie wykluczają alergii.
- Czynnik hamujący migrację makrofagów (macrophage migration inhibitory factor, MIF) (swoistość 40–60%) – nadwrażliwość komórkowa.
- Test karencji i ekspozycji.
- Test prowokacji z podwójnie ślepą próbą.

Rozpoznanie alergii pokarmowej jest możliwe tylko poprzez eliminację szkodliwego produktu przez okres co najmniej 4 tygodni, aż do ustąpienia objawów, i ponowne wprowadzenie go, rozpoczynając od bardzo niewielkich ilości. Testy obciążeniowe powinny być wykonane w szpitalu, na wypadek wystąpienia reakcji anafilaktycznej. Testy laboratoryjne (z D-ksylozą, α1-antytrypsyna w kale, aktywność dwusacharydaz, wodorowy test oddechowy po laktozie) wykonane przed i po prowokacji mogą pomóc w obiektywizacji obserwacji objawów klinicznych.

Różnicowanie
Nietolerancja laktozy, choroba trzewna, stany zapalne jelit (biegunka o etiologii infekcyjnej), zespoły złego wchłaniania wywołane nadwrażliwością na inne pokarmy (soja, ryż, inne białka) lub lambliozą, zespół drażliwego jelita, biegunka niepoddająca się leczeniu w okresie niemowlęcym z przyczyną trudną do ustalenia (intractable diarrhoea), wady anatomiczne jelit (limfangiektazje jelitowe, niedokonany zwrot jelit), zespoły niedoborów immunologicznych.

Pokarmowe reakcje pseudoalergiczne
Mogą być wywołane np. przez histaminę lub tyraminę zawarte w różnych produktach spożywczych, lub są następstwem uwalniania tych substancji w organizmie przez pokarm, bez udziału mechanizmów alergicznych. Zwiększone uwalnianie histaminy obserwuje się po spożyciu truskawek, pomidorów, czekolady, białka jaj, wieprzowiny, skorupiaków i surowych ananasów. Po przyjęciu pokarmów bogatych w wymienione substancje (np. ekstrakty drożdżowe, kapusta kiszona, ryby, sery, wina i orzechy włoskie) występują:

- napadowy rumień skóry,
- pokrzywka,
- spadek ciśnienia tętniczego krwi,
- bóle brzucha,
- biegunka,
- skurcz oskrzeli.

Reakcje pseudoalergiczne mogą być też wywołane przez substancje dodawane do żywności (konserwanty, barwniki). Czekolada, sery żółte i czerwone wino zawierają tyraminę i fenyloetyloaminę, a banany serotoninę, które u niektórych osób powodują napady nudności i migrenę.

Należy pamiętać o kofeinie zawartej w kawie oraz napojach energetyzujących. Dopuszczalna dawka kofeiny wynosi dla dorosłych 250–500 mg kofeiny/ /dobę, co odpowiada 2–6 filiżankom kawy lub 3–7 herbaty lub 7 puszkom coli (dzieci nie powinny wypijać więcej niż 1–2 puszki coli/dobę).

Nietolerancja pokarmów może być uwarunkowana psychologicznie, np. u osób podatnych na sugestie, które poprzednio miały jakieś przykre doświadczenie po spożyciu niektórych pokarmów. Skuteczne leczenie polega na eliminacji czynnika szkodliwego, odpowiedzialnego za reakcję pseudoalergiczną.

Nietolerancje pokarmowe
Nietolerancje pokarmowe najczęściej spowodowane są wtórnymi deficytami aktywności enzymów trawiennych w wyniku zmniejszenia powierzchni chłonnej jelita (po ostrych biegunkach, biegunkach poantybiotykowych, w chorobie trzewnej czy alergii pokarmowej). Występuje też hipolaktazja typu dorosłych uwarunkowana genetycznie (od 18 do 37% osób > 5. rż.).

Zwiększone spożycie soków, zwłaszcza ze zwiększoną zawartością fruktozy i obecnością sorbitolu (np. sok jabłkowy), może wywołać niespecyficzną przewlekłą biegunkę o charakterze osmotycznym.

Inne objawy kliniczne to wymioty, wzdęcia i bóle brzucha, przelewanie, uczucie pełności i zagazowanie, upośledzenie wzrostu oraz niechęć do węglowodanów. Najbardziej burzliwy przebieg i niekorzystne rokowanie występuje u niemowląt.

Leczenie
Alergia pokarmowa

1 Leczenie dietetyczne
U niemowląt i małych dzieci w leczeniu i w profilaktyce alergii stosuje się hydrolizaty białek mleka krowiego (kazeiny lub białek serwatkowych), preparaty na bazie białka sojowego lub hydrolizat soi i kolagenu oraz preparaty, w których źródłem białka są wolne aminokwasy (diety elementarne). Nie należy wprowadzać mleka koziego lub mleka innych zwierząt kopytnych, gdyż wykazują one reakcje krzyżowe z mlekiem krowim. Błędem jest stosowanie diety wykluczającej wiele pokarmów, jeśli nie ma wyraź-

nych wskazań, gdyż często bywa ona dietą niedoborową. Z diety należy wykluczyć pokarmy o wysokiej zdolności alergizacji: mleko, kazeinę, żółtko i białko jaja, cielęcinę i wołowinę, zboża glutenowe oraz cytrusy. Zamiast nich można stosować ryż, kukurydzę i tapiokę, mięso z kurczaka, indyka, królika i gołębia oraz podstawowe warzywa. Z owoców dopuszcza się jabłka, maliny i porzeczki. Ryby, orzechy, czekolada i kakao powinny być wyłączone z diety do 24. mż.

2 Leczenie farmakologiczne
U dziecka z alergią pokarmową z wiekiem rośnie rola przyczynowa innych alergenów (wziewne, kontaktowe). W takich przypadkach należy zastosować leczenie farmakologiczne, odczulające, immunokorekcyjne lub klimatyczne. Czynione są próby zmniejszenia przepuszczalności śluzówki jelita przez stosowanie probiotyków. W ciężkich postaciach alergii podaje się glikokortykosteroidy. U niektórych dzieci poprawę uzyskuje się po włączeniu disodium cromoglycate (Nalcrom).

Nietolerancja pokarmowa

1 Leczenie dietetyczne
Eliminacja z diety lub obniżenie w niej zawartości nietolerowanego cukru. Przykładowo w nietolerancji laktozy u dzieci < 2. rż. stosuje się preparaty mlekozastępcze bezlaktozowe lub niskolaktozowe. U dzieci starszych i osób dorosłych zaleca się mleka fermentowane. Można również podawać enzym laktazę (np. Lactosanol) razem z wypijanym mlekiem.

Powikłania
Zależą od zespołu objawów i nasilenia alergii oraz kontaktów z alergenami. W okresie niemowlęcym przy nieodpowiednim leczeniu mogą wystąpić objawy niedożywienia z dalszymi konsekwencjami tego stanu. Najpoważniejszym powikłaniem jest wstrząs anafilaktyczny po podaniu alergenu.

Rokowanie
U większości dzieci dobre. Objawy ustępują do 4.–5. rż. Niekiedy objawy alergii pokarmowej utrzymują się do wieku dorosłego. U części pacjentów w miejsce alergii pokarmowej rozwija się alergia skórna, oddechowa lub inne postacie (marsz alergiczny).

Józef Ryżko

Zespół rozrostu bakteryjnego (zespół ślepej pętli)

ang. bacterial overgrowth syndrome (blind loop syndrome)

Definicja

Zespół objawów wywołany nadmierną kolonizacją bakteryjną jelita cienkiego, co skutkuje krwawieniami i zaburzeniami wchłaniania w tym odcinku przewodu pokarmowego.

Epidemiologia

Występuje częściej u chorych z upośledzeniem pasażu jelitowego (neuropatie) lub po zabiegach chirurgicznych z wagotomią. U dzieci jest dość rzadko rozpoznawany. Zazwyczaj mylnie traktuje się go jak zespół drażliwego jelita (irritable bowel syndrome, IBS).

Etiologia i patogeneza

Przełamanie barier ochronnych przewodu pokarmowego usposabia do nadmiernego rozplemu flory bakteryjnej w jelicie cienkim w wyniku:

- zahamowania wydzielania kwasu solnego na tle choroby żołądka lub działania jatrogennego,
- upośledzenia motoryki jelita cienkiego w następstwie zmian strukturalnych (choroba Leśniowskiego–Crohna, zwężenie, uchyłki, chłoniaki jelita) lub czynnościowych (sklerodermia, neuropatie i inne postacie rzekomej niedrożności jelit),
- usunięcia zastawki krętniczo-kątniczej,
- przenikania nadmiernej liczby bakterii do jelita w wyniku zakażenia pokarmowego.

Skutkiem nadmiernego rozplemu flory bakteryjnej w jelicie cienkim jest zwiększona utylizacja węglowodanów i białek przez bakterie. Bakteryjna dekoniugacja i dehydroksylacja kwasów żółciowych prowadzi do niedostatecznego tworzenia miceli z wtórnym zaburzeniem wchłaniania tłuszczów, cholesterolu i witamin rozpuszczanych w tłuszczach. Upośledzone jest też wchłanianie witaminy B_{12} w następstwie wiązania jej przez drobnoustroje.

Obraz kliniczny

U części pacjentów na plan pierwszy wysuwają się objawy choroby podstawowej (np. choroba Leśniowskiego–Crohna, sklerodermii), u innych dominują objawy zespołu złego wchłaniania wywołanego nadmiernym rozrostem bakterii. Dlatego wywiad i badanie przedmiotowe należy ukierunkować na próbę zidentyfikowania pierwotnej przyczyny zespołu.

Typowe objawy zespołu rozrostu bakteryjnego to:

- wzdęcia i bóle brzucha,
- biegunka niezależna od rodzaju spożytego pokarmu,
- stany podgorączkowe (nie zawsze),
- cechy niedoboru składników pokarmowych,
- w USG – obecność zwiększonej ilości gazów w świetle jelita cienkiego i powiększenie węzłów chłonnych krezkowych,
- w badaniu bioptycznym jelita cienkiego – brak zmian strukturalnych błony śluzowej,
- poprawa w czasie antybiotykoterapii z innych wskazań.

Przebieg naturalny

Cykliczne zaostrzenia i remisje związane z przebiegiem choroby podstawowej i stosowanym leczeniem.

Metody diagnostyczne

- Jakościowa i ilościowa ocena flory bakteryjnej treści uzyskanej z dwunastnicy. Hodowla w kierunku bakterii tlenowych i beztlenowych. Za wynik dodatni uważa się wykazanie powyżej 10^5 bakterii w 1 ml treści dwunastniczej.
- Obecność w dwunastnicy zwiększonej ilości zdekoniugowanych kwasów żółciowych jest pośrednim dowodem na obecność bakterii.
- Test oddechowy z zastosowaniem ^{14}C glikocholanu, który w prawidłowych warunkach pozostaje w krążeniu wątrobowo-jelitowym. U chorych następuje bakteryjne odłączenie kwasu cholowego od ^{14}C-glicyny, z której następnie powstaje $^{14}CO_2$, obecny w powietrzu wydechowym.
- Ocena wydalania tłuszczów w 72-godzinnej zbiórce kału powyżej 3 g/dobę wskazuje na wtórny niedobór soli żółciowych w świetle jelita.
- Wodorowy test oddechowy po obciążeniu laktozą, laktulozą lub glukozą. Za wynik dodatni przyjmuje się wykazanie zwiększonego stężenia wodoru (> 20 ppm) w powietrzu wydechowym 30–60 min po obciążeniu laktulozą (do 10 g) lub laktozą i glukozą (2 g/kg mc., maks. 50 g). Wodór powstaje podczas bakteryjnej przemiany cukrów.
- Test Schillinga, polegający na podaniu znakowanej ^{57}Co witaminy B_{12}. Normalnie w dobowej zbiórce moczu wydala się > 8% podanej witaminy.

Różnicowanie

Biegunka infekcyjna, celiakia, zespół drażliwego jelita, aerofagia, mukowiscydoza, zewnątrzwydzielnicza niewydolność trzustki, lamblioza, inne przyczyny biegunki przewlekłej i niedożywienia.

Leczenie

1 Antybiotykoterapia

Zgodnie z antybiogramem przez 10 dni. Jeśli objawy nawracają, zaleca się powtarzanie kuracji, podając antybiotyk przez tydzień co 6 tygodni. Najczęściej stosuje się metronidazol, a spośród innych wymieniane są rifaksymina, kotrimoksazol, amoksycylina z kwasem klawulanowym i cyprofloksacyna.

2 Leczenie objawowe

Uzupełnianie witamin, włączenie cholestyraminy i leków prokinetycznych, a także probiotyków.

Powikłania

Zależą od nasilenia i czasu utrzymywania się dolegliwości. Z czasem może dojść do wystąpienia niedoborów składników pokarmowych.

Rokowanie

Zależy od choroby podstawowej oraz nasilenia zaburzeń wchłaniania jelitowego i czasu ich utrzymywania się.

11.2.10 *Józef Ryżko*

Enteropatia z utratą białka (enteropatia wysiękowa)

łac. *enteropathia exsudativa*

ang. protein-losing enteropathy

Definicja

Zaburzenie występujące w różnych stanach chorobowych, cechujące się zwiększoną jelitową ucieczką białek osoczowych w wyniku zmian w naczyniach chłonnych jelit lub zmian zapalnych błony śluzowej.

Epidemiologia

Pierwotne enteropatie są bardzo rzadkie, wtórne są częstsze i towarzyszą zaburzeniom odpływu krwi z jelit bądź stanom zapalnym jelit.

Etiologia i patogeneza

Objawy kliniczne pojawiają się wtedy, gdy synteza wątrobowa białek nie nadąża za ich stratami jelitowymi (tab. 11.8). Patomechanizm zaburzenia nie jest dobrze poznany. Badania doświadczalne wykazały, że ucieczka białka występuje w okolicy szczytów kosmków jelitowych.

U pacjentów z niedrożnością naczyń limfatycznych podaż tłuszczów zawierających triglicerydy o długołańcuchowych kwasach tłuszczowych (long-chain triglycerides, LCT) powoduje zwiększenie ciśnienia w naczyniach chłonnych i utratę nie tylko białek, ale również tłuszczów, cholesterolu i witamin rozpuszczalnych w tłuszczach. U pacjentów z pierwotną limfangiektazją jelitową poszerzenie naczyń chłonnych może występować w błonie śluzowej, błonie podśluzowej lub pod surowicówką, co warunkuje utratę białka i limfocytów do światła jelita lub do jamy otrzewnej. Mechanizm ten polega na pękaniu naczyń chłonnych i błony śluzowej z wyciekiem chłonki do światła jelita. Wady naczyń chłonnych mogą dotyczyć również kończyn, co powoduje niesymetryczne ich obrzęki. Odpowiadają też za obecność chłonki w jamie opłucnej i worku osierdziowym.

Limfangiektazje jelitowe mogą być jedną ze składowych zespołu Klippela–Trenaunaya–Parkesa Webera i zespołu Noonan.

Obraz kliniczny

Dominujące objawy:

- biegunka,
- stolce tłuszczowe,
- wtórny zespół upośledzonego wchłaniania jelitowego,
- cechy niedożywienia,
- może pojawić się płyn w jamie opłucnej i worku osierdziowym,
- w badaniach laboratoryjnych – hipoalbuminemia, hipocholesterolemia i limfopenia, a także hipokalcemia i niedobór witamin rozpuszczalnych w tłuszczach.

Jelitowa utrata immunoglobulin nie powoduje upośledzenia układu odpornościowego. Podobnie jelitowe straty białek układu krzepnięcia nie wywołują zaburzeń tego układu.

Przebieg naturalny

Okresowe zaostrzenia i remisje. W postaciach wtórnych zależy od choroby podstawowej.

Metody diagnostyczne

- Oznaczanie zawartości α_1-antytrypsyny w kale – nie powinno przekraczać 2 mg/g kału.
- Test z podaniem albumin znakowanych ^{51}Cr.

Tabela 11.8. Choroby związane ze zwiększoną jelitową ucieczką białka

MIEJSCE UTRATY	TYP ZABURZEŃ	UKŁADY	CHOROBY
Utrata z jelitowych naczyń chłonnych	Pierwotna limfangiektazja jelitowa		
	Wtórna limfangiektazja jelitowa	Choroby serca	■ Zaciskające zapalenie osierdzia ■ Wady serca z zastojem krwi w krążeniu ■ Kardiomiopatia ■ Stan po zabiegu Fontany
		Upośledzenie drożności naczyń chłonnych	■ Niedokonany zwrot krezki ■ Chłoniak ■ Gruźlica ■ Sarkoidoza ■ Stany po radio- i chemioterapii ■ Włóknienie i guzy pozaotrzewnowe
Utrata z nieprawidłowej lub zapalnie zmienionej błony śluzowej	Infekcje		■ Zakażenia bakteryjne (np. salmonelloza, czerwonka, *Clostridium difficile*, *Helicobacter pylori*) ■ Pasożyty (np. lamblie) ■ Zespół rozrostu bakteryjnego
	Schorzenia immunologiczne i zapalne	Stany zapalne żołądka	■ Choroba Menetriera ■ Eozynofilowe zapalenie żołądka i jelit
		Stany zapalne jelita cienkiego	■ Celiakia ■ Alergia pokarmowa ■ Zmienny pospolity niedobór odporności ■ Popromienne zapalenie jelit ■ Choroba „przeszczep przeciw gospodarzowi"
		Stany zapalne jelita grubego	■ Wrzodziejące zapalenie jelita grubego ■ Choroba Leśniowskiego–Crohna ■ Choroba Hirschsprunga ■ Martwicze zapalenie jelit
		Choroby zapalne naczyń	■ Toczeń rumieniowy układowy ■ Mieszana choroba tkanki łącznej ■ Choroba Schönleina–Henocha

■ Limfangiografia – może wykazać hipoplazję naczyń chłonnych w kończynach oraz słabe zakontrastowanie przewodu piersiowego lub jego brak.

■ Limfoscyntygrafia z zastosowaniem mikrokoloidu znakowanego ^{99m}Tc – wskazuje miejsce wypływu chłonki.

■ Badanie endoskopowe – uwidacznia rozsiane białe plamki lub obecność kropel mlecznego płynu na powierzchni błony śluzowej, co ułatwia lokalizację miejsca pobrania bioptatu z jelita do badania histopatologicznego. Przy głębszym położeniu limfangiektazji badanie mikroskopowe może nie wykazać zmian w obrazie błony śluzowej.

Różnicowanie

Inne zespoły niedoboru białkowego: niedożywienie białkowe, choroby wątroby z niedostateczną syntezą białek, inne choroby z nadmierną ucieczką białka z przewodu pokarmowego (tab. 11.6).

Leczenie

1 Leczenie choroby podstawowej (np. zapalnych chorób jelit, niewydolności krążenia).

2 Leczenie objawowe (zwłaszcza w chorobach z utrudnieniem odpływu chłonki)
Ograniczenie w diecie LCT i zastąpienie ich triglicerydami średniołańcuchowymi (MCT, medium-chain triglycerides), które wchłaniają się do układu wrotnego, omijając drogę naczyń chłonnych. Powoduje to spadek ciśnienia w układzie chłonnym i zmniejszenie przenikania albumin do światła jelita.

3 Zwiększenie podaży w diecie preparatów bogato-białkowych (Protitar).

Powikłania

Obrzęki i wodobrzusze mogą prowadzić do obniżenia ciśnienia tętniczego krwi. Nagromadzenie płynu w worku osierdziowym powoduje tamponadę serca.

Rokowanie

Zależne od choroby podstawowej. W limfangiektazjach jelitowych wiąże się ze skutecznością postępowania dietetycznego i wielkością strat jelitowych białka.

11.2.11 *Józef Ryżko*

Wrzodziejące zapalenie jelita grubego

łac. *colitis ulcerosa*

ang. ulcerative colitis

Definicja

Nieswoisty proces zapalny toczący się w błonie śluzowej jelita grubego, rozciągający się od odbytnicy w kierunku proksymalnym na różną odległość, do zajęcia całej długości okrężnicy (*pancolitis*) włącznie.

Epidemiologia

Średnia roczna zachorowalność na nieswoiste zapalenia jelit u dzieci do 15. rż. w różnych krajach Europy waha się od 1,5–2 : 100 000 (Szkocja) do 5,7 : 100 000 (Szwecja). W Polsce wynosi 2,8 : 100 000.

Etiologia i patogeneza

Podobnie jak w chorobie Leśniowskiego–Crohna nie została w pełni poznana. Prawdopodobnie za powstanie obu tych chorób odpowiedzialna jest interakcja między genetyczną predyspozycją organizmu, mikroflorą jelitową i immunologicznymi właściwościami błony śluzowej jelita.

U dzieci znaczenie polimorfizmu genów wydaje się nawet bardziej istotne niż u dorosłych. Dotyczy to głównie genów *CARD15* (*R702W*, *G908R*, *3020insC*) w chorobie Leśniowskiego-Crohna. Być może polimorfizm genu wpływa na wcześniejsze występowanie nieswoistych zapaleń jelit u dzieci niż u dorosłych oraz cięższy przebieg tych chorób.

Z czynników środowiskowych największą rolę odgrywa mikroflora jelitowa. Spośród bakterii wymienia się m.in. patogenne szczepy *E. coli*, *Bacteroides vulgatus*, a także biorące udział w przemianie siarkowej *Desulfibrio desulficans*. O roli tych ostatnich

świadczy zwiększone wydalanie siarczków w kale w zaostrzeniach choroby przy jednoczesnym zmniejszeniu wydalania krótkołańcuchowych kwasów tłuszczowych (SCFA, short-chain fatty acids).

W nieswoistych zapaleniach jelit przełamane zostają mechanizmy regulujące odpowiedź błony śluzowej na florę jelitową. Dochodzi do wyzwolenia reakcji zapalnej w ścianie jelita. O rodzaju odpowiedzi decyduje profil wydzielanych cytokin. W chorobie Leśniowskiego–Crohna dominują cytokiny związane z Th1, takie jak interferon γ (INF-γ), czynnik martwicy guza α (TNF-α, tumor necrosis factor alfa), interleukina 1β (IL-1β) oraz interleukina 12 (IL-12). Wzorzec cytokin we wrzodziejącym zapaleniu jelita grubego nie jest tak jasny. Wydaje się mniej zależeć od Th1, a bardziej od zmienionej odpowiedzi Th2 związanej z cytokinami IL-5 i IL-10.

Aktywowane komórki odpornościowe poza cytokinami wydzielają wiele innych mediatorów procesu zapalnego – leukotrieny, tromboksany, reaktywne rodniki tlenowe, czynniki wzrostowe i tlenek azotu. Następuje destrukcja tkanek i ich włóknienie, szczególnie widoczne w chorobie Leśniowskiego–Crohna, gdzie zmiany obejmują całą grubość ściany jelita. We wrzodziejącym zapaleniu jelita grubego ograniczają się do błony śluzowej.

Obraz kliniczny

- Objaw charakterystyczny to biegunka z domieszką krwi i/lub śluzu z towarzyszącym parciem na stolec.
- Objawy niecharakterystyczne to bóle brzucha, gorączka, utrata masy ciała.
- Niekiedy początek choroby jest mniej wyraźny z utratą łaknienia, stanami podgorączkowymi i domieszką krwi w stolcach.
- Przy ograniczeniu się zapalenia do prostnicy objawy mogą być dość skąpe (parcie na stolec czy obecność krwi i śluzu w kale).
- Czasem choroba rozpoczyna się objawami pozajelitowymi (stawowe, skórne, oczne).
- Badania laboratoryjne – dodatnie wykładniki stanu zapalnego (przyspieszenie OB, zwiększenie liczby krwinek białych i płytek krwi oraz wzrost CRP), obniżona wartość wskaźników stanu odżywienia (hemoglobina, albuminy, Fe).

Przebieg naturalny

Okresowe zaostrzenia i remisje.

Metody diagnostyczne

- Endoskopia – ciągłość zmian rozpoczynających się od prostnicy w kierunku proksymalnym. Mogą ograniczać się do prostnicy, obejmować prostnicę i esicę, lewą stronę okrężnicy albo całe jelito grube. W okresie remisji stwierdza się zatarcie rysunku naczyniowego oraz granulację, a w zaostrzeniach choroby zlewne, nieregularne w kształcie owrzodzenia, pokryte włóknikiem oraz śluzem i ropą.

- Badanie histopatologiczne – zmiany zapalne ograniczające się do błony śluzowej. Ich nasilenie zależy od fazy choroby. Występują nacieki z komórek jednojądrzastych, granulocytów obojętnochłonnych i kwasochłonnych. Charakterystycznymi są mikroropnie kryptowe oraz zniekształcenie krypt i zanik komórek kubkowych. Po 10 latach trwania choroby zwiększa się prawdopodobieństwo rozwoju zmian dysplastycznych nabłonka (stan przedrakowy).

- W USG jamy brzusznej – pogrubienie, usztywnienie i nierówny zarys ściany jelita, a także zanik haustracji okrężnicy.

- Wlew kontrastowy jelita grubego – nierówny, postrzępiony zarys ściany jelita, polipy rzekome. Przy cięższym przebiegu choroby uwidacznia się usztywnienie i zwężenie jelita oraz zanik haustracji (rurowaty kształt okrężnicy).

Różnicowanie

Biegunki infekcyjne, alergia pokarmowa (głównie u młodszych dzieci), polipy jelita grubego, zespół złego wchłaniania, choroba Leśniowskiego–Crohna, zespół drażliwego jelita, zapalenie guzków krwawniczych, zmiany jatrogenne.

Leczenie

W zależności od fazy choroby. Poniżej przedstawiono strategię postępowania leczniczego w przewlekłych nieswoistych zapaleniach jelit.

1 Leczenie dietetyczne

W remisji dieta zbliżona jest do zwykłej, odpowiedniej do wieku dziecka, uwzględniającej upodobania kulinarne pacjenta. Przy niewielkich zaostrzeniach stosuje się pewne ograniczenie surowych warzyw, owoców i soków, a podaż mleka zależy od jego tolerancji. W okresie ciężkiego zaostrzenia konieczne jest leczenie żywieniowe enteralne lub pozajelitowe.

2 Leczenie farmakologiczne

- Aminosalicylany – sulfasalazyna oraz preparaty 5ASA (Asamax, Jucolon, Salofalk, Pentasa).

- Leki hormonalne – prednison, hydrokortyzon, budezonid. Podawane w zależności od postaci leku drogą doustną, dożylną lub *per rectum*.

- Preparaty immunosupresyjne – najczęściej stosuje się azatioprynę (Imuran) lub 6-merkaptopurynę pod kontrolą obrazu morfotycznego i liczby płytek krwi oraz parametrów czynności trzustki i wątroby. U chorych opornych na Imuran podejmuje się próby podawania metotreksatu (bardziej skuteczny w chorobie Leśniowskiego–Crohna niż we wrzodziejącym zapaleniu jelita grubego) lub cyklosporyny A (bardziej skuteczna we wrzodziejącym zapaleniu jelita grubego).

- Leczenie biologiczne – w wielu ośrodkach podejmowane są próby stosowania przeciwciał przeciw cytokinom prozapalnym (przeciw TNF-α – najskuteczniejsze to infliximab, adalimumab) oraz cytokiny przeciwzapalne (IL-10). Leczenie biologiczne ma wyższą skuteczność w chorobie Leśniowskiego–Crohna niż we wrzodziejącym zapaleniu jelita grubego.

3 Leczenie chirurgiczne

We wrzodziejącym zapaleniu jelita grubego usuwa się całe jelito grube, a w chorobie Leśniowskiego–Crohna zabieg ogranicza się do korekty lub usunięcia zmienionego odcinka jelita lub czasowego wyłonienia stomii. Wskazania względne do usunięcia jelita grubego we wrzodziejącym zapaleniu jelita grubego to:

- długotrwałe zaostrzenia z pogorszeniem przebiegu choroby w ciągu 12 miesięcy,
- częste i długotrwałe nawroty o ciężkim przebiegu,
- zahamowanie wzrostu i dojrzewania,
- utrzymywanie się choroby przez okres powyżej 10 lat,
- dysplazja komórkowa w badaniu histopatologicznym.

W okresie ostrym wrzodziejącego zapalenia jelita grubego wskazaniami są:

- masywny krwotok,
- perforacja jelita,
- toksyczne rozdęcie okrężnicy (*megacolon toxicum*),

■ piorunujący przebieg (bez poprawy w ciągu 5–14 dni intensywnego leczenia).

Powikłania

W ostrym rzucie choroby – krwotok, perforacja, *megacolon toxicum*. Inne – niedokrwistość, niedobory wzrostu i masy ciała, rak jelita grubego.

Rokowanie

Co do wyleczenia jest niepomyślne. Możliwe są wieloletnie remisje choroby.

11.2.12   *Józef Ryżko*

Choroba Leśniowskiego–Crohna

łac. *morbus Leśniowski-Crohn*

ang. Crohn disease

Definicja

Przewlekły proces zapalny obejmujący całą grubość ściany zajętego odcinka przewodu pokarmowego, przy czym odcinkowe zmiany zapalne mogą występować od jamy ustnej do prostnicy.

Epidemiologia

Częstość zachorowań w Europie wynosi około 5 : 100 000 mieszkańców. Najczęściej rozpoczyna się w wieku 20–30 lat, ale u 15–20% objawy pojawiają się w wieku dziecięcym.

Etiologia i patogeneza

Patrz rozdz. 11.2.11 „Wrzodziejące zapalenie jelita grubego".

Obraz kliniczny

Objawy kliniczne są wypadkową lokalizacji, rozległości i nasilenia zapalenia, tworzenia przetok i ropni, zaburzeń wchłaniania oraz niedożywienia:

■ bóle brzucha o różnym nasileniu i lokalizacji (u $^1/_3$ pacjentów zlokalizowane w prawym dole biodrowym),

■ gorączka,

■ utrata masy ciała, brak łaknienia, osłabienie, uczucie wyczerpania,

■ biegunka i obecność krwi w kale (przy zajęciu jelita cienkiego),

■ obły opór w prawym dole biodrowym (czasem),

■ zmiany okołoodbytowe (ropnie, szczeliny, przetoki) i afty (afty Suttona) w jamie ustnej – najbardziej charakterystyczne dla choroby Leśniowskiego–Crohna,

■ pozajelitowe – stawowe (zapalenie stawów, zesztywniające zapalenie stawów kręgosłupa), oczne (zapalenie błony naczyniowej) i skórne (piodermia, rumień guzowaty).

Jednym z najważniejszych kryteriów dotychczasowego przebiegu choroby oraz wyboru sposobu leczenia jest ocena masy i długości ciała.

Wyniki badań laboratoryjnych są podobne do uzyskiwanych we wrzodziejącym zapaleniu jelita grubego. Różnicujące badanie stanowi ocena przeciwciał. Dla choroby Leśniowskiego–Crohna bardziej charakterystyczne są wysokie miana przeciwciał przeciw *Saccharomyces cerevisiae* (ASCA, anti-Saccharomyces cerevisiae antibodies), a dla wrzodziejącego zapalenia jelita grubego – przeciwciał przeciw cytoplazmie neutrofilów (p-ANCA, anti-neutrophil cytoplasmic antibody).

Przebieg naturalny

Okresowe zaostrzenia i remisje.

Metody diagnostyczne

■ Endoskopia – zmiany o charakterze odcinkowym. Mogą występować w każdym odcinku przewodu pokarmowego. Najczęściej zlokalizowane są w okolicy krętniczo-kątniczej. Obserwuje się obrzęk i granulację błony śluzowej, drobne owrzodzenia aftowate otoczone obrzmiałym obrąbkiem lub pojedyncze owrzodzenia o wyglądzie girlandowatym, przy niezmienionej otaczającej błonie śluzowej. W zaawansowanej chorobie stwierdza się podłużne owrzodzenia z tworzeniem głębokich i wąskich szczelin. Z czasem wytwarzają się polipy rzekome o charakterze zapalnym. Obserwuje się często zniekształcenie jelita, w tym zwężenia i przetoki na jego przebiegu.

■ Badanie histopatologiczne – nacieki leukocytarne przekraczające blaszkę graniczną, mogące obejmować całą grubość zajętego odcinka jelita. Najbardziej charakterystyczną zmianą są ziarniniaki z komórkami nabłonkowatymi. Brak stwierdzenia typowych zmian nie wyklucza rozpoznania choroby Leśniowskiego–Crohna.

■ USG jamy brzusznej – usztywnienie, pogrubienie i przerost grudek chłonnych w części końcowej jelita krętego (ileum terminale) oraz pogrubienie ściany jelita w kątnicy lub wstępnicy (norma to 2–3 mm). Pozwala również wykazać obecność ropni w jamie brzusznej.

■ Badanie radiologiczne – zatokowe zgrubienia błony śluzowej i podśluzowej, głębokie wąskie owrzodzenia i szczeliny sięgające błony surowiczej, tworzenie się przetok międzypętlowych lub zewnętrznych oraz obraz brukowania (kocich łbów). Charakterystycznymi zmianami są usztywnienia i przewężenia w zmienionych zapalnie odcinkach jelita.

W ok. 80% przypadków zmiany dotyczą końcowego odcinka jelita krętego jako jedynego miejsca lub ze współistniejącym zajęciem różnych odcinków jelita grubego.

Różnicowanie

Wrzodziejące zapalenie jelita grubego (tab. 11.9), choroby infekcyjne (przede wszystkim gruźlica i jersinioza), chłoniak okolicy krętniczo-kątniczej, zespół drażliwego jelita.

Leczenie

1 Leczenie żywieniowe
W okresie remisji dieta dostosowana do wieku. Przy niewielkich oznakach niedożywienia dodaje się preparat białkowo-energetyczny polimeryczny (np. Nutridrink, Ensure, Pediasure). Jeśli oznaki niedożywienia pogłębiają się, stosuje się wyłącznie preparaty bezresztkowe (doustnie, przez sondę dożołądkową lub dodwunastniczą albo przez gastrostomię).

Karmienie wyłącznie mieszankami przemysłowymi określane jest mianem leczenia żywieniowego. W chorobie Leśniowskiego–Crohna lepsze efekty uzyskiwano przy lokalizacji zmian w jelicie cienkim. Wykazano, że wielotygodniowe stosowanie leczenia żywieniowego u dzieci z mało- lub średnioaktywną postacią tej choroby może indukować jej remisję w stopniu porównywalnym z glikokortykoidami.

Jeżeli ten sposób żywienia jest nieskuteczny, stosuje się okresowo żywienie pozajelitowe.

2 Leczenie farmakologiczne i biologiczne
Patrz rozdz. 11.2.11 „Wrzodziejące zapalenie jelita grubego".

3 Leczenie chirurgiczne
Polega na usunięciu zwężonego lub najbardziej zmienionego odcinka jelita albo na czasowym wyłonieniu stomii. Wskazania:

■ brak efektu leczenia farmakologicznego i biologicznego,
■ zwężenia jelit,
■ niepoddające się gojeniu przetoki okołoodbytowe,
■ opóźnienie wzrastania i dojrzewania.

Powikłania

Najczęściej niedożywienie i opóźnienie dojrzewania płciowego. Po kilkunastu latach trwania choroby zwiększa się częstość zachorowania na nowotwory jelit.

Rokowanie

Rokowanie co do wyleczenia jest niekorzystne.

11.2.13   *Józef Ryżko*

Choroba Hirschsprunga
łac. *morbus Hirschsprung*
ang. Hirschsprung's disease

Definicja

Wrodzony defekt unerwienia końcowego odcinka jelita grubego prowadzący do zwężenia tego odcinka i utrudnienia pasażu z wtórnym rozdęciem proksymalnie znajdujących się odcinków okrężnicy.

Tabela 11.9. Różnicowanie między chorobą Leśniowskiego–Crohna a wrzodziejącym zapaleniem jelita grubego [wg W. Bartnika, cyt. za 10]

OBJAWY	CHOROBA LEŚNIOWSKIEGO––CROHNA	WRZODZIEJĄCE ZAPALENIE JELITA GRUBEGO
Bóle brzucha	Częste, silne	Mniej nasilone
Krwawienie	Rzadkie	Bardzo częste
Wyczuwalny guz w brzuchu	Częsty	Brak
Przetoki	Częste	Rzadkie
Zwężenie jelita	Częste	Rzadkie
Zmiany w okolicy odbytu	Częste	Rzadkie
Zajęcie odbytnicy	Rzadkie	Bardzo częste
Zmiany odcinkowe	Częste	Brak
Zmiany ciągłe	Brak	Częste
Toksyczne rozdęcie okrężnicy	Rzadsze	Częstsze
Wolna perforacja	Rzadsza	Częstsza
Polipy rzekome	Dość częste	Rzadkie

Epidemiologia

Częstość występowania 1 : 5000 dzieci. Częściej u chłopców. Może współistnieć z zespołem Downa i innymi wadami rozwojowymi.

Etiologia i patogeneza

Przyczynę choroby wiąże się z mutacją kilku genów, najczęściej genu *RET* albo genu receptora dla endoteliny B (*C-kit, SOX10, ErbB2*). W wyniku zaburzonej migracji macierzystych komórek nerwowych do ściany jelita grubego upośledzone zostaje tworzenie zwojów nerwowych podśluzówkowych i śródmięśniowych. Zachodzi toniczne obkurczenie się bezzwojowego odcinka jelita grubego. Najczęściej dotyczy prostnicy, rzadziej dodatkowo esicy, przy czym odcinek bezzwojowy zaczyna się od zwieracza wewnętrznego odbytu.

Obraz kliniczny

Objawy zależą od stopnia utrudnienia pasażu w dotkniętym odcinku jelita.

- W okresie noworodkowym:
  - zaburzenie oddawania smółki,
  - wymioty,
  - pogarszanie się stanu ogólnego.
- W okresie niemowlęcym:
  - powiększenie i rozdęcie brzucha,
  - utrata łaknienia z postępującą dystrofizacją,
  - zaparcia stolca naprzemiennie z biegunkami,
  - duże zaleganie mas kałowych i gazów jelitowych,
  - pusta bańka odbytnicy w badaniu *per rectum*; po badaniu często wytryskuje duża ilość mas kałowych i gazów.
- U dzieci starszych dominują:
  - zaparcia stolca,
  - nieproporcjonalnie małe brudzenie bielizny w stosunku do dużej ilości zalegającego kału.

Przebieg naturalny

Zależy od wielkości zwężenia i stopnia utrudnienia pasażu jelitowego. W lżejszych postaciach do pewnego stopnia skuteczne mogą być leki przeczyszczające.

Metody diagnostyczne

- Wlew kontrastowy jelita grubego – znaczne zwężenie jelita w dystalnej części z jego rozdęciem powyżej.
- Manometria odbytu – brak relaksacji zwieracza wewnętrznego odbytu.

- Badanie histopatologiczne – brak zwojów podśluzówkowych, w badaniu histochemicznym podwyższona aktywność acetylocholinesterazy.

Różnicowanie

Czynnościowe zaparcia stolca, mukowiscydoza, dysplazja neuronalna jelit.

Leczenie

1 Leczenie chirurgiczne
Usunięcie bezzwojowego odcinka odbytnicy. Niekiedy zabieg wykonywany jest dwuetapowo. W pierwszym etapie wytwarzana jest jelitowa przetoka odbarczająca, a w drugim usuwa się odcinek bezzwojowy.

Powikłania

Niedrożność jelit, ostre zapalenie jelita grubego, perforacja, niedożywienie.

Rokowanie

Po leczeniu chirurgicznym u części dzieci utrzymują się problemy z defekacją wymagające leków rozluźniających stolce, najczęściej z grupy osmotycznie czynnych.

11.3   *Józef Ryżko*

ZABURZENIA CZYNNOŚCIOWE PRZEWODU POKARMOWEGO

W drugiej połowie XX wieku nastąpiło przewartościowanie podejścia diagnostycznego do bólów brzucha u dzieci. Dawniej polegało ono na rozpoznaniu czynnościowego tła dolegliwości dopiero po wykluczeniu chorób organicznych. Nowsze podejście wiąże się ze wstępnym rozpoznaniem czynnościowego tła bólów brzucha na podstawie wywiadu i badania przedmiotowego. Następnie potwierdza się je na podstawie kilku prostych badań laboratoryjnych i USG jamy brzusznej traktowanych jako badania przesiewowe.

W 1988 roku na Kongresie Gastroenterologicznym w Rzymie podjęto próbę usystematyzowania zaburzeń czynnościowych. Opracowano tzw. Kryteria Rzymskie. Są one weryfikowane co kilka lat (obecnie obowiązuje trzecia ich rewizja, określona jako III Kryteria Rzymskie). U osób dorosłych utrzymano narządową klasyfikację zaburzeń, jako dotyczące przełyku (A), żołądka i dwunastnicy (B), jelita grubego (C), zespołu czynnościowego bólu brzucha (D), pęcherzyka żółciowego (E) oraz odbytu i odbytnicy (F). Zaburzenia czynnościowe u dzieci zostały nato-

Tabela 11.10. Objawy ostrzegające (czerwone flagi) towarzyszące bólom brzucha

- Przewlekły ból w prawym górnym lub prawym dolnym kwadrancie brzucha
- Ból budzący dziecko ze snu
- Zaburzenia połykania
- Długotrwałe wymioty
- Krwawienie z przewodu pokarmowego
- Biegunka występująca w nocy
- Dodatni wywiad rodzinny w kierunku nieswoistych zapaleń jelit, celiakii lub choroby wrzodowej
- Bóle stawowe
- Zmiany okołoodbytnicze
- Chudnięcie niezależne od woli
- Zwolnienie tempa wzrastania
- Opóźnienie dojrzewania
- Gorączki o niewyjaśnionej etiologii

miast podzielone na dwie grupy w zależności od wieku dziecka: na czynnościowe zaburzenia okresu niemowlęcego i młodszego dzieciństwa – od 0 do 4 lat (G) oraz czynnościowe zaburzenia okresu dziecięcego i młodzieńczego – od 4 do 18 lat (H).

W rozpoznawaniu zaburzeń czynnościowych przewodu pokarmowego duże znaczenie mają dane uzyskane z wywiadu i badania przedmiotowego, przy uwzględnieniu sygnałów ostrzegawczych, tzw. czerwonych flag (tab. 11.10). Ważne jest stwierdzenie dobrych przyrostów wzrostu i masy ciała na podstawie siatek centylowych.

11.3.1

Zaburzenia czynnościowe u niemowląt i małych dzieci (0–4 lat)

Kliniczna ekspresja czynnościowych zaburzeń przewodu pokarmowego zależy od indywidualnego stopnia rozwoju emocjonalnego i intelektualnego dziecka, a także od autonomicznego układu nerwowego oraz współistniejących zmian organicznych i psychologicznych. W tym okresie życia dzieci nie potrafią dokładnie określić swoich dolegliwości, jak nudności czy ból. Stąd klinicysta musi polegać na interpretacjach rodziców, co w połączeniu z jego przygotowaniem i doświadczeniem pozwoli mu w pierwszym rzędzie na różnicowanie między zdrowiem a chorobą. Błędne rozpoznanie i nieodpowiednie leczenie może doprowadzić do niepotrzebnego cierpienia fi-

zycznego i psychicznego, narażenia na zbędne, często złożone i kosztowne badania pracowniane, co wydłuża stres emocjonalny oraz potęguje wątpliwości i niepokój rodziców.

Zaburzenia czynnościowe występujące w grupie wiekowej od 0 do 4 lat przedstawiono w tabeli 11.11.

11.3.2

Zaburzenia czynnościowe występujące u dzieci i młodzieży (4–15 lat)

Zaburzenia uporządkowano według dominujących objawów, dzieląc je na 3 grupy (tab. 11.12). Najważniejsza jest grupa H2, w której zestawiono zespoły cechujące się bólami brzucha. Stanowią one najczęstszą dolegliwość ze strony przewodu pokarmowego, z jaką rodzice zgłaszają się do pediatry.

Przyczyna przewlekłego bólu brzucha nie została wyjaśniona. W literaturze zwraca się uwagę na zaburzenia motoryki jelita grubego, bądź czucia trzewnego, względnie interakcji pomiędzy jelitowym a ośrodkowym układem nerwowym z zaburzeniami funkcji szlaków nerwowych oraz nakładającymi się czynnikami infekcyjnymi lub zaburzeniami psychosomatycznymi.

U dzieci z czynnościowymi bólami brzucha wykazano wysoką amplitudę skurczową dwunastnicy, większą częstość wędrujących kompleksów motorycznych (MMC, migrating motor complex) z wolniejszym przemieszczaniem wzdłuż jelita. Stwierdzono też zmniejszenie aktywności układu współczulnego przy prawidłowej funkcji układu przywspółczulnego. Nasila to amplitudę skurczów perystaltycznych i może być jedną z przyczyn bólu brzucha.

U dzieci z dyspepsją czynnościową wykazano opóźnione opróżnianie żołądka i zaburzenia koordynacji żołądkowo-dwunastniczej. Czynność motoryczna przewodu pokarmowego podlega kontroli na kilku poziomach – jelitowego układu nerwowego, układu wegetatywnego i ośrodkowego układu nerwowego.

Zaburzenia czucia trzewnego mogą występować na poziomie receptorów, dróg przewodzących w obrębie układu autonomicznego oraz zaburzeń percepcji w ośrodkowym układzie nerwowym.

W etiopatogenezie wymiotów w migrenie brzusznej wskazywano na możliwość mutacji mitochondrialnego DNA i wtórną niedostateczną produkcję

Tabela 11.11. Zaburzenia czynnościowe przewodu pokarmowego u niemowląt i dzieci do 4. rż. (G)

DEFINICJA	EPIDEMIOLOGIA I ETIOPATOGENEZA	KLINIKA	LECZENIE I ROKOWANIE
G1 Regurgitacje niemowlęce (*regurgitatio infantilis*, infant regurgitation) Niezależne od woli cofanie niedawno połkniętego pokarmu do ust z ulaniem go na zewnątrz.	Częstość ulewań zmniejsza się z 67% u niemowląt 4-miesięcznych do 5% u 10–12-miesięcznych. Regurgitacje wynikają z niedojrzałości mechanizmów antyrefluksowych wpustu (skrócenie odcinka podprzeponowego przełyku, wygładzenie kąta Hisa, obniżone napięcie dolnego zwieracza przełyku, stosunkowo duże wypełnienie żołądka pokarmem).	Kryteria diagnostyczne. Muszą być spełnione poniższe 2 punkty u zdrowych niemowląt w wieku od 3 tygodni do 12 miesięcy. 1 Regurgitację 2 lub więcej razy dziennie przez 3 lub więcej tygodni. 2 Brak objawów niepokojących, tj. wymiotów, zachłyśnięcia, bezdechów, zwolnienia tempa rozwoju fizycznego czy trudności w żywieniu lub połykaniu. Objawy nasilają się do 6. mż., następnie stopniowo ustępują.	Uspokojenie i rozwianie wątpliwości rodziców oraz zapewnienie możliwości ponownej oceny klinicznej, jeśli będzie zachodziła potrzeba. Poprawa relacji matka–dziecko wpływa na złagodzenie objawów. W karmieniu dziecka – włączenie mieszanek zagęszczonych oraz przestrzeganie właściwej pozycji. Niekiedy okresowo podaje się prokinetyki (metoklopramid, cizapryd). Rokowanie dobre. Objawy zwykle ustępują do końca 1. rż.
G2 Zespół ruminacji u niemowląt (*ruminatio infantilis*, infant rumination syndrome) Rzadkie zaburzenie charakteryzujące się świadomym, nawykowym cofaniem niedawno połkniętego pokarmu z żołądka do jamy ustnej, ponownym jego przeżuwaniem i połknięciem lub usunięciem na zewnątrz.	Często wynika ze złego funkcjonowania relacji niemowlę–opiekun. Jest stymulowany przez zaniedbanie emocjonalne i uczuciowe. Przy nasilonym wypluwaniu pokarmu może dojść do niedożywienia i opóźnienia rozwoju fizycznego, głównie w stanach zaniedbania socjalnego. Ruminacja może być nasilona przez stres związany z postępowaniem „rozpoznanie przez wykluczenie".	Kryteria diagnostyczne. Muszą być spełnione wszystkie poniższe warunki przez co najmniej 3 miesiące. 1 Nawracające skurcze mięśni brzucha, przepony i języka. 2 Cofnięcie kęsa z żołądka do jamy ustnej, przełcie i ponowne połknięcie lub usunięcie na zewnątrz. 3 Przynajmniej 3 z poniższych: ■ początek objawów między 3. a 8. mż., ■ nieskuteczne próby leczenia (jak w chorobie refluksowej, zmiana mieszanek, leki antycholinergiczne, próby żywienia przez sondę lub gastrostomię), ■ brak wymiotów i niepokoju, ■ objawy nie występują w czasie snu ani w sytuacji zaabsorbowania dziecka innym zajęciem przez opiekunów.	Pomocne jest zastąpienie przez pewien czas matki lub opiekuna inną osobą, włącznie z noszeniem i karmieniem dziecka. Pomoc matce w poprawie jej zdolności do rozpoznawania stanów autoabsorbujących dziecka oraz uświadomienie jej potrzeby odwracania uwagi dziecka poprzez zajęcie go np. zabawą. Przy nasilonym wypluwaniu może dojść do niedożywienia. Gdy ruminacja zostanie opanowana, zwykle nie wraca, nawet w rodzinach zaniedbanych socjalnie.

G3 Zespół cyklicznych wymiotów – patrz zaburzenia czynnościowe u dzieci i młodzieży w wieku od 5 do 18 lat.

DEFINICJA	EPIDEMIOLOGIA I ETIOPATOGENEZA	KLINIKA	LECZENIE I ROKOWANIE
G4 Kolki niemowlęce (*colica infantum*, infantile colic) Zespół charakteryzujący się napadowym, niedającym się ukoić płaczem (krzykiem) z jednoczesnym podkurczaniem nóżek, powiększeniem obwodu brzucha i zwiększoną ilością gazów jelitowych.	Kolki niemowlęce występują u 10–40% populacji niemowlęcej. Nie udało się powiązać ich występowania z jednym określonym czynnikiem etiopatogenetycznym. Uważa się, że kolka jest końcowym efektem złożonej interakcji między niemowlęciem a szeroko rozumianym środowiskiem. Być może stanowi wyraz nadmiernego płaczu (krzyku), normalnie występującego w pierwszym kwartale okresu niemowlęcego. Rozważa się następujące przyczyny: ■ żywieniowe (nadwrażliwość na białko mleka krowiego lub sojowego), ■ zaburzenia żołądkowo-jelitowe (nadmierne ilości gazów jelitowych, wzmożona perystaltyka jelitowa, uszkodzenie błony śluzowej jelita), ■ hormonalne, ■ niedojrzałość układu nerwowego, ■ interakcje rodzice–dziecko (stany lękowe matki, stres w rodzinie), ■ nieodpowiednie techniki pielęgnacyjne dotyczące karmienia czy noszenia przez rodziców.	Kryteria diagnostyczne. Muszą być spełnione wszystkie poniższe warunki u niemowlęcia od urodzenia do 4. mż. 1 Napady drażliwości, niepokoju lub płaczu rozpoczynającego się i kończącego bez uchwytnej przyczyny. 2 Epizody trwające 3 lub więcej godzin dziennie i występujące częściej niż 3 dni w tygodniu przez co najmniej 1 tydzień. 3 Brak oznak opóźnienia rozwoju fizycznego. Dolegliwości występują zwykle między godziną 6 a 10 wieczorem, a ustępują w 3.–4. mż. W ataku kolki niemowlęcej u dziecka w dobrym stanie ogólnym nagle pojawia się napadowe zaczerwienienie i zachmurzenie twarzy, podkurczanie nóżek, a po chwili dołącza się energiczny piskliwy krzyk, który nagle kończy się po kilku minutach. Podkurczanie nóżek może przejść w nagły ich wyprost i zesztywnienie, przypominające spastyczność. Stwierdza się też rozdęcie brzuszka, nadmierne ilości gazów i kruczenia. Może nastąpić oddanie zielonych i śluzowych stolców z jednoczesnym wydaleniem gazów jelitowych i chwilowym uspokojeniem dziecka.	Wyjaśnienie podłoża dolegliwości i uspokojenie rodziców. Minisposoby pielęgnacyjne (kołysanie, noszenie, łagodny hałas – np. radio, suszarka do włosów, jazda samochodem, ciepła kąpiel lub okłady z ciepłej wody na brzuszek dziecka). Przy nietolerancji mleka 2-dniowa próba karmienia hydrolizatami białkowymi. Przy karmieniu piersią próba z eliminacją z diety matki mocnej kawy i herbaty, ostrych przypraw, orzechów, czekolady, ew. dieta bezmleczna. Niekiedy, częściowo dla uspokojenia rodziców podejmuje się próbę farmakoterapii, która ogranicza się do leków spazmolitycznych i ułatwiających usuwanie gazów jelitowych (koper włoski, rumianek, simetykon, dimetykon, trimebutyna). Rokowanie dobre. Różnicowanie: alergia pokarmowa, choroba Hirschsprunga, zakażenia infekcyjne przewodu pokarmowego.

G5 Biegunka czynnościowa (biegunka pędraków, *diarrhoea functionalis*, Toddler's diarrhea) Bezbolesne oddawanie licznych luźnych stolców przez 4 lub więcej tygodni, przy dobrym stanie ogólnym dziecka.	Jedna z najczęstszych dolegliwości wieku dziecięcego. W etiologii zaburzenia zwraca się uwagę na przyspieszenie motoryki jelita cienkiego, ze skróceniem czasu pasażu. W wyniku tego do okrężnicy przechodzi zwiększona ilość kwasów żółciowych i tłuszczowych oraz węglowodanów, które następnie ulegają degradacji bakteryjnej, co prowadzi do biegunki. Pewne znaczenie odgrywają też prostaglandyny. Ważną rolę pełnią czynniki żywieniowe. U dzieci z biegunką czynnościową często występuje duża podaż węglowodanów, zwłaszcza soków (fruktoza, sorbitol) oraz niska podaż tłuszczów.	Kryteria diagnostyczne. Muszą być spełnione wszystkie poniższe warunki. 1 Bezbolesne oddawanie 3 lub więcej nieuformowanych stolców dziennie. 2 Utrzymywanie się objawów > 4 tygodni. 3 Początek objawów pomiędzy 6. a 36. mż. 4 Stolce oddawane są tylko w okresie czuwania dziecka. 5 Nie występują cechy opóźnienia rozwoju fizycznego, o ile podaż energii jest odpowiednia. W wywiadzie często stwierdza się nadmierne spożycie węglowodanów, soków i płynów hiperosmolarnych. Stolce najczęściej są cuchnące, zawierają niestrawione resztki pokarmowe (groszek, marchewka, kukurydza), niekiedy także domieszkę śluzu. Z reguły oddawane są rano, po przebudzeniu się dziecka. Dolegliwość dotyczy zwykle dzieci w wieku od 6 miesięcy do 8 lat, najczęściej między 1. a 5. rż. Może ulec nasileniu przy dołożeniu się czynników stresowych lub po biegunkach infekcyjnych. Przedmiotowo stwierdza się dobry ogólny stan dziecka, prawidłowe łaknienie, brak współistniejących dolegliwości bólowych, odpowiedni wzrost i masę ciała, o ile nie obniżono podaży energii w wyniku interwencji dietetycznej.	W postępowaniu terapeutycznym ważne jest unikanie diety eliminacyjnej, która może prowadzić do niedożywienia. Dolegliwości ustępują samoistnie, bez leczenia. Niekiedy pomaga modyfikacja diety ze zwiększeniem podaży tłuszczów i ograniczeniem soków i owoców. Korzystne efekty może przynieść włączenie probiotyków. Rokowanie jest dobre przy odpowiedniej podaży energii. Różnicowanie: alergia pokarmowa i zaburzenia wchłaniania jelitowego.
G6 Dyschezja niemowlęca (*dyschezia infantum*, infant dyschezia) Zaburzenie występujące najczęściej w pierwszym kwartale okresu niemowlęcego, charakteryzujące się gwałtownym napadowym krzykiem poprzedzającym defekację.	Przyczynę zaburzenia wiąże się z niewykształceniem koordynacji mięśni brzucha zwiększających tłoczni brzusznej z jednoczesną relaksacją mięśni dna miednicy. Płacz dziecka jest ekwiwalentem próby Valsalvy. W czasie płaczu (krzyku) dochodzi do wzrostu ciśnienia w jamie brzusznej.	Kryteria diagnostyczne. Muszą być spełnione oba poniższe warunki u niemowlęcia < 6. mż. 1 Przynajmniej 10 minut napięcia i płaczu przed oddaniem papkowatego stolca. 2 Brak innych problemów zdrowotnych. Nagle pojawia się piskliwy krzyk trwający 10–30 minut z zaczerwienieniem twarzy. Krzyk kończy się z chwilą defekacji. Stolce są miękkie, oddawane bez wysiłku. Poza napadami krzyku dziecko zachowuje się spokojnie, nie ma problemów z karmieniem, a przyrosty masy i długości ciała są prawidłowe.	Rozmowa uspokajająca z rodzicami, w czasie której wyjaśnione zostaje podłoże dolegliwości. Nie ma potrzeby podawania środków przeczyszczających ani leków rozkurczowych. Dolegliwości ustępują wtedy, gdy niemowlę nauczy się zamykać głośnię w celu zwiększenia ciśnienia w jamie brzusznej. Rokowanie jest dobre. Różnicowanie: kolka niemowlęca i zaparcie stolca.

DEFINICJA	EPIDEMIOLOGIA I ETIOPATOGENEZA	KLINIKA	LECZENIE I ROKOWANIE
G7 Zaparcia czynnościowe (*obstipatio, constipatio,* functional constipation) Oddawanie stolców twardych, spieczonych i/lub utrudnione, wymagające wysiłku wydalanie kału oraz defekacje w odstępach większych niż 3 dni przez 2 lub więcej tygodni.	*Przyczyny:* **1** Czynniki dietetyczne (obniżona podaż błonnika, węglowodanów lub płynów). **2** Zmiana warunków życia (zbyt wczesne wysadzanie na nocnik, rozpoczęcie zajęć w przedszkolu lub szkole, unieruchomienie, podróż, pośpiech podczas defekacji). **3** Niektóre leki (antycholinergiczne, psychotropowe, leki zobojętniające). **4** W przebiegu chorób: ■ układu nerwowego (najczęściej mózgowe porażenie dziecięce), ■ psychicznych (jadłowstręt psychiczny, depresja endogenna, schizofrenia), ■ układu dokrewnego (niedoczynność tarczycy, niedoczynność nadnerczy, niedoczynność przysadki mózgowej), ■ przemiany materii (hipokaliemia, hiperkalcemia, cukrzyca, amyloidoza, mocznica, porfiria). **5** Nieprawidłowości strukturalne w regionie odbytnicy (choroba Hirschsprunga, pierścień odbytowo-odbytniczy, kurcz spastyczny mięśni dna miednicy – *anismus*, zwężenie odbytu, wypadnięcie błony śluzowej lub zwieracza wewnętrznego odbytu, szczelina odbytu).	Objawy są łatwe do oceny w przypadku trudności w defekacji lub wydłużeniu odstępów pomiędzy wypróżnieniami. Zaparcia mogą być przyczyną brudzenia bielizny, nawet pomimo oddawania luźnych stolców. U dzieci młodszych towarzyszą im oznaki lęku dziecka przed oddaniem stolca. W badaniu *per rectum* ocenia się napięcie zwieracza odbytu, stwierdza ew. przewężenie w tej okolicy, jak też obecność i charakter mas kałowych. Domieszka krwi w kale występuje u $^1/_2$, a bóle brzucha u $^3/_4$ dzieci z zaparciami. Mogą też wystąpić zmiany zapalne skóry wokół odbytu i szczelina odbytu. *Badania dodatkowe:* ■ manometria, ■ czas pasażu znaczników (norma do 56 godz.) – pozwala na rozróżnienie między zwolnieniem motoryki jelita grubego (colonic inertia) a zaburzeniem wydalania stolca (outlet obstruction), ■ wlew kontrastowy jelita grubego, ■ badanie histopatologiczne bioptatu odbytnicy, ■ elektromiografia mięśni dna miednicy.	Leczenie. **1** Usunięcie zalegających mas kałowych – farmakologicznie (makrogole, parafina) lub za pomocą wlewów czyszczących. **2** Dieta bogatoresztkowa (warzywa, owoce, soki, ciemne pieczywo). **3** Preparaty z błonnikiem (glukomannan, błonnik). **4** Leki: ■ poślizgowe (parafina, siemię lniane, dokuzan sodowy), ■ drażniące (sennozydy A i B, bisakodyl, olej rycynowy), ■ pęczniejące (siemię lniane, babka), ■ osmotyczne (laktuloza, makrogole, siarczan magnezu, siarczan sodu), ■ czopki, wlewki (czopki glicerynowe, bisakodyl, Enema). **5** Regulacja rytmu wypróżnień. **6** Ćwiczenia typu biofeedback u dzieci z zaburzeniami typu outlet obstruction.

Tabela 11.12. Zaburzenia czynnościowe u dzieci i młodzieży w wieku od 4 do 15 lat (H)

NAZWA I DEFINICJA	EPIDEMIOLOGIA I ETIOPATOGENEZA	KLINIKA	LECZENIE I ROKOWANIE
H1 Zaburzenia czynnościowe z wymiotami jako głównym objawem oraz aerofagia			
H1a Zespół ruminacji u młodzieży (*ruminatio adolescentium*, adolescent rumination syndrome) Świadome cofanie do ust połkniętego pokarmu, a następnie przeżuwanie i ponowne połknięcie lub wyplucie na zewnątrz.	W ocenie psychologicznej ruminacja może odpowiadać zaburzeniom łaknienia u nastolatków. Nasila ją stres związany z postępowaniem „rozpoznanie przez wykluczenie".	Występuje w ciągu kilku minut od rozpoczęcia posiłku, trwa około godziny i rzadko pojawia się w nocy. Kryteria diagnostyczne. Muszą być spełnione wszystkie poniższe punkty. 1 Powtarzające się bezbolesne regurgitacje, przeżucie, a następnie połknięcie lub wyplucie porcji papki pokarmowej: ▪ początek wkrótce po spożyciu pokarmu, ▪ dolegliwości nie występują w czasie snu, ▪ brak odpowiedzi na standardowe leczenie refluksu żołądkowo-przełykowego. 2 Nie ma wymiotów. 3 Nie ma objawów stanu zapalnego, nieprawidłowości anatomicznych, metabolicznych lub nowotworowych, które tłumaczyłyby objawy. 4 Objawy występują co najmniej raz w tygodniu przez przynajmniej 2 miesiące. U 1/3 dzieci towarzyszą zaburzenia psychologicznie (depresja, stany lękowe, zachowania obsesyjno-kompulsywne).	Jeżeli nie pojawią się objawy niedożywienia to poprawę uzyskuje się za pomocą terapii behawioralnej nawet u 85% pacjentów. Pomocne może być postępowanie wielospecjalistyczne. U części pacjentów poprawę wywołują trójcykliczne antydepresanty. Przy znacznym ubytku masy ciała konieczne może być odżywianie przez zgłębnik założony poza odźwiernik. Rokowanie dobre.

499

NAZWA I DEFINICJA	EPIDEMIOLOGIA I ETIOPATOGENEZA	KLINIKA	LECZENIE I ROKOWANIE
H1b Zespół cyklicznych wymiotów (*vomitus cyclica*, cyclic vomiting syndrome) Nawrotowe, stereotypowe epizody intensywnych nudności i wymiotów utrzymujące się przez wiele godzin lub kilka dni, przedzielone bezobjawowymi okresami trwającymi kilka tygodni lub miesięcy.	Częstość występowania – ok. 2% populacji dziecięcej. Występuje z jednakową częstością u dziewczynek i chłopców. Wariant migreny (EEG). Pod uwagę bierze się: ■ zaburzenie czynności układu współczulnego, nieprawidłowe wydzielanie katecholamin, ACTH, wazopresyny, PGE czy histaminy, ■ CRF przypisuje się rolę stymulatora wymiotów, ■ zaburzenie czynności podwzgórza i układu wegetatywnego, ■ zwiększona podatność ośrodka wymiotnego na bodźce (CRF, histamina, inne mediatory naczynioruchowe).	U wielu dzieci występuje choroba lokomocyjna, a u rodziców zespół nadpobudliwego jelita lub migrenowe bóle głowy. Częstość napadów waha się między 1 a 70 (przeciętnie 12) w ciągu roku. Kryteria diagnostyczne. Muszą wystąpić oba poniższe warunki. 1 Dwa lub więcej okresów napadowych intensywnych nudności i wymiotów trwających godzinami lub przez kilka dni. 2 Powrót do wyjściowego stanu zdrowia i brak objawów utrzymujący się tygodniami lub miesiącami. Typowy napad rozpoczyna się z reguły zawsze o tej samej porze, zwykle w nocy lub nad ranem. Kolejne epizody są bardzo podobne do siebie. Największą intensywność wymiotów obserwuje się w ciągu pierwszych godzin (12 lub więcej razy w ciągu godziny), następnie dolegliwości słabną, a nudności utrzymują się do końca napadu. Po jego zakończeniu następuje szybki powrót do dobrego samopoczucia. Objawy towarzyszące: bladość, osłabienie, ślinotok, bóle brzucha, nadwrażliwość na światło, dźwięki i/lub zapachy, bóle głowy, luźne stolce, stany gorączkowe, przyspieszenie czynności serca, zaburzenia wodno-elektrolitowe i leukocytoza. Pewne okoliczności lub zdarzenia wyzwalają napad – stany pobudzenia emocjonalnego lub wyczerpania fizycznego, infekcje, astma, czynniki dietetyczne (np. czekolada). Rys psychologiczny – zmiany zachowania (unikanie towarzystwa, lęk, depresja, zaburzenia snu, niepokój, drażliwość, zaburzenia osobowości).	Wytłumaczenie natury dolegliwości ze zwróceniem uwagi na stres i jego opanowanie oraz zwalczanie lęku i nadpobudliwości. Farmakoterapia – dobór leku metodą prób i błędów – lorazepam, fenotiazyna, antagoniści receptora 5-HT3 (ondansetron), leki przeciwmigrenowe (pochodne dihydroergotaminy, klonidyna, pizotifen). W czasie wymiotów – H2-blokery, inhibitory pompy protonowej, korekcja zaburzeń wodno-elektrolitowych. Profilaktyka – amitryptylina, cyproheptadyna, fenobarbital, propranolol, leki przeciwmigrenowe. Psychologiczne techniki opanowania lęku i łagodzenia stresu. Powikłania – przy intensywnych wymiotach dochodzi często do znacznych zaburzeń wodno-elektrolitowych, wymagających wyrównywania w warunkach szpitalnych. Rokowanie dobre. Objawy ustępują w okresie dojrzewania.
H1c Aerofagia (*aerophagia*, aerophagia) Zaburzenie czynnościowe polegające na nadmiernym połykaniu powietrza.	Częstość występowania – 1– 1,5% dzieci. Nawykowe połykanie powietrza w ciągu dnia. Zwiększone połykanie powietrza jest często wywołane przez strach, może towarzyszyć również kryzie astmatycznej.	Kryteria diagnostyczne. Muszą być spełnione przynajmniej 2 z 3 poniższych warunków. 1 Połykanie powietrza. 2 Rozdęcie brzucha z powodu nagromadzonego w jelitach powietrza. 3 Nawracające odbijania i/lub zwiększone wydalanie gazów jelitowych. Dolegliwości muszą występować co najmniej raz w tygodniu przez przynajmniej 2 miesiące. Połykanie powietrza często bywa niezauważane przez rodziców ani przez samego pacjenta. Obserwuje się też głośne połykanie oraz częste wydalanie gazów jelitowych. Rano brzuch jest zapadnięty, rozdęcie narasta w ciągu dnia, by w nocy znowu ustąpić. Aerofagia mylona jest z zaburzeniami motoryki (np. rzekoma niedrożność jelit) i zaburzeniami wchłaniania jelitowego. Prawidłowy wynik testu oddechowego.	Wyjaśnienie tła dolegliwości oraz uspokojenie rodziców i dziecka. Zaprzestanie żucia gum i picia napojów gazowanych. Niekiedy potrzeba postępowania psychoterapeutycznego dla usunięcia lęku. Rokowanie dobre. Po rozmowie wyjaśniającej objawy stopniowo zanikają. Różnicowanie: choroba refluksowa, zespół rozrostu bakteryjnego, celiakia, choroba Hirschsprunga.

H2 Zaburzenia czynnościowe u dzieci związane z bólem brzucha

H2a Dyspepsja czynnościowa (*dyspepsia functionalis*, functional dyspepsja) Zaburzenia czynnościowe cechujące się dyskomfortem lub bólem brzucha zlokalizowanym w nadbrzuszu.	Patrz zaburzenia czynnościowe cechujące się bólami brzucha. Częstość występowania szacuje się na od 3,5 do 27% populacji w zależności od płci i kraju pochodzenia pacjentów.	Kryteria diagnostyczne. Muszą być spełnione wszystkie poniższe warunki. 1 Ciągłe lub nawracające bóle, względnie dyskomfort, o największym nasileniu w górnej części brzucha (powyżej pępka). 2 Dolegliwości nie wykazują związku z wypróżnieniami ani ze zmianą wyglądu stolców (wykluczenie IBS). 3 Nie ma cech stanu zapalnego, nieprawidłowości anatomicznych, metabolicznych lub procesów nowotworowych, które mogłyby tłumaczyć dolegliwości. Kryteria są spełnione wtedy, gdy dolegliwości występują co najmniej raz w tygodniu przez przynajmniej 2 miesiące.	W leczeniu zaleca się unikanie niesteroidowych leków przeciwzapalnych i produktów żywnościowych mogących nasilić objawy (np. kawa, potrawy ciężkostrawne). Jeżeli dominującym objawem jest ból, zaleca się leki hamujące wydzielanie kwasu solnego. Przy dominującym uczuciu dyskomfortu zalecane są prokinetyki (metoklopramid, erytromycyna, domperidon, cisaprid). Przy współistniejących problemach psychologicznych konieczna może być pomoc psychologiczna. Rokowanie dobre.
H2b Zespół drażliwego jelita (zespół jelita nadwrażliwego) (*colon irritabilis*, irritable bowel syndrome, IBS) Zaburzenie czynnościowe cechujące się bólami brzucha współistniejącymi z nieprawidłową konsystencją stolca i/lub nieprawidłową częstością defekacji.	Patrz zaburzenia czynnościowe cechujące się bólami brzucha. Częstość występowania wzrasta z wiekiem od 8% u dzieci 12-letnich do 17% u 16-latków.	Kryteria diagnostyczne. Muszą być spełnione wszystkie poniższe warunki. 1 Dyskomfort lub ból brzucha z towarzyszeniem co najmniej 2 z poniższych objawów przynajmniej w 25% czasu: ■ ustępuje lub zmniejsza się po defekacji, ■ początek łączy się ze zmianą częstości stolców, ■ początek łączy się ze zmianą wyglądu stolców. 2 Nie ma oznak stanu zapalnego, nieprawidłowości anatomicznych, metabolicznych lub procesów nowotworowych, które mogłyby tłumaczyć dolegliwości. Kryteria są spełnione wtedy, gdy dolegliwości występują co najmniej raz w tygodniu przez przynajmniej 2 miesiące. W okresach bez dolegliwości bólowych nie obserwuje się zaburzeń defekacji. U wielu pacjentów z IBS spotyka się objawy towarzyszące – skurcze przełyku, dyspepsję, zapalenie guzków krwawniczych lub szczelinę odbytu. Objawami towarzyszącymi spoza przewodu pokarmowego są bóle głowy, migrena, uczucie znużenia, zaburzenia snu, uczucie szybkiego wyczerpywania się, zaburzenia miesiączkowania, pollakisuria, dysuria, bóle grzbietu, przyspieszenie czynności i kołatanie serca, uczucie „klusek" w gardle.	Rozmowa wyjaśniająca, uspokojenie dziecka i jego rodziców. Uregulowanie trybu życia. Unikanie konfliktów w domu. Niekiedy konieczna jest zmiana środowiska szkolnego (przeniesienie do innej klasy lub szkoły). W postępowaniu terapeutycznym dietę dostosowuje się do charakteru stolców (jak w zaparciach lub biegunce czynnościowej). Farmakoterapia jest przez część autorów kwestionowana, ponieważ skuteczność placebo sięga 60%. Z leków zalecane były: olejek miętowy, trimebutyna, mebeweryna, alweryna, leki przeciwwzdęciowe (simetykon, dimetykon) i probiotyki, a przy stanach depresyjnych trójcykliczne antydepresanty. Dla poprawy konsystencji stolców i regulacji wypróżnień w okresie występowania zaparć stosuje się środki osmotycznie czynne, a przy pojawianiu się biegunek – loperamid. Rokowanie dobre.

NAZWA I DEFINICJA	EPIDEMIOLOGIA I ETIOPATOGENEZA	KLINIKA	LECZENIE I ROKOWANIE
H2c Migrena brzuszna (*migrena abdominalis*, abdominal migraine) Zaburzenie czynnościowe polegające na nagłym pojawieniu się silnego bólu brzucha o silnym początku, występującego najczęściej w linii pośrodkowej.	Zaburzenie to występuje u 1–4% dzieci, z niewielką przewagą dziewczynek (3 : 2). Etiologia nieznana. Przypuszczalnie napady wyzwalane są nieprawidłowymi wyładowaniami elektrycznymi pochodzącymi z podwzgórza lub zmianami przepływu naczyniowego w tętnicach mózgowych. Istnieje wiele wspólnych cech między migreną brzuszną, zespołem cyklicznych wymiotów i migrenowym bólem głowy.	Dolegliwości pojawiają się najczęściej w 7. r.ż. z największym nasileniem między 10. a 12. r.ż., a następnie słabną. Występowanie migreny w rodzinie albo przebytej lub aktualnej choroby lokomocyjnej u pacjenta. Kryteria diagnostyczne. Muszą być spełnione wszystkie poniższe warunki. Wystąpienie w ciągu roku co najmniej 2 epizodów: 1 napadowych intensywnych bólów w okolicy pępka, trwających przynajmniej 1 godzinę, 2 bólu, który z powodu intensywności zaburza normalną aktywność dziecka, 3 towarzyszących bólowi 2 z poniższych objawów: ▪ anoreksja, ▪ nudności, ▪ wymioty, ▪ bóle głowy, ▪ fotofobia, ▪ bladość. Oprócz tego: 1 Nie ma oznak stanu zapalnego, nieprawidłowości anatomicznych, metabolicznych lub procesów nowotworowych, które mogłyby tłumaczyć dolegliwości. 2 Powrót do wyjściowego stanu zdrowia utrzymujący się przez tygodnie lub miesiące. Napad poprzedzony jest często zmianą usposobienia z bólami głowy, wymiotami i sennością, a także nadwrażliwością na światło i dźwięki. Dolegliwości mają podobną do siebie kliniczną prezentację. Zwykle pojawiają się w nocy lub nad ranem. Ataki bólowe utrzymują się od kilku godzin do kilku dni. Pod koniec pojawia się senność, a po okresie snu dolegliwości ustępują zupełnie.	Unikanie czynników wyzwalających dolegliwości (produkty zawierające kofeinę, azotany i aminy biogenne, czyli czekolada, kakao, kofeina, teina, sery, cytrusy, pomidory); unikanie nadmiernych stanów emocjonalnych, wydłużonego głodzenia, zmian wzorca snu, ekspozycji na mrugające, intensywne światło i hałas. Jeżeli epizody występują często, to w profilaktyce można zastosować pizotifen, propranolol, cyproheptadynę lub sumatriptan.

H2d Czynnościowy ból brzucha u dzieci (abdominalia functionalis, childhood functional abdominal pain) Dolegliwości bólowe o charakterze nawracającym lub przewlekłym bez ustalonego czynnika etiologicznego oraz bez jakichkolwiek zmian strukturalnych i odchyleń w badaniach laboratoryjnych.	Najczęściej występujący problem gastrologiczny w pediatrii. Okresowo może dotyczyć nawet do $^1/_3$ populacji dzieci i młodzieży.	Kryteria diagnostyczne. Muszą być spełnione wszystkie poniższe warunki. 1 Okresowy lub stały ból brzucha. 2 Nie spełnia warunków do rozpoznania zespołu czynnościowego bólu brzucha. 3 Nie ma oznak stanu zapalnego, nieprawidłowości anatomicznych, metabolicznych lub procesów nowotworowych, które mogłyby tłumaczyć powyższe objawy. Kryteria są spełnione wtedy, gdy dolegliwości występują co najmniej raz w tygodniu przez przynajmniej 2 miesiące. Ból ma charakter ciągły lub nawracający. Najczęściej lokalizuje się w okolicy pępka. Nie wykazuje związku z przyjmowaniem pokarmu, defekacjami czy krwawieniami miesięcznymi. Dolegliwości z reguły występują w dzień. Wszystkie epizody bólowe są do siebie podobne. Nie obserwuje się dolegliwości typowych dla innych zespołów cechujących się bólami brzucha (nieprawidłowych stolców, wymiotów itp.) Nie występują inne symptomy typowe dla innych zaburzeń czynnościowych. Stwierdza się stany lękowe, depresyjne i somatyzację. Badania pracowniane ograniczają się do wybranych analiz przesiewowych (morfologia krwi, OB lub CRP, badanie ogólne i posiew moczu, biochemiczne wykładniki chorób wątroby i nerek, badanie kału w kierunku pasożytów, wodorowy test oddechowy w kierunku nietolerancji cukrów), które służą upewnieniu się lekarza i rodziców odnośnie do czynnościowego charakteru bólów brzucha.	Wyjaśnienie natury dolegliwości i uspokojenie dziecka i jego rodziców. Pomoc może przynieść opieka psychologiczna, wyuczenie sposobów radzenia sobie z bólem. Dobre wyniki przynosi postawa rodziców polegająca na uspokajaniu dziecka, odwracaniu uwagi oraz bagatelizowanie dolegliwości. W stanach obniżonego nastroju korzystne mogą być trójcykliczne antydepresanty. Czasem pomagają trimebutyna i mebeweryna. Niedawna otwarta próba kliniczna z citalopramem u dzieci z czynnościowym bólem brzucha dała obiecujące rezultaty. Rokowanie dobre – u 50% dolegliwości ustępują całkowicie, u 25% zmieniają swój charakter na bóle pleców, głowy lub bolesne miesiączkowanie, a u pozostałych utrzymują się do wieku dorosłego.
H2d1 Zespół czynnościowego bólu brzucha u dzieci (syndroma abdominalgiae functionalis, childhood abdominal pain syndrome) Czynnościowy ból brzucha z towarzyszącymi objawami somatycznymi.	Patrz czynnościowe bóle brzucha u dzieci	Kryteria diagnostyczne. Czynnościowy ból brzucha musi trwać przez przynajmniej 25% czasu oraz musi wystąpić 1 z 2 poniższych warunków 1 Upośledzenie dziennej aktywności o różnym nasileniu. 2 Objawy somatyczne – bóle lub zawroty głowy, bóle kończyn lub zaburzenia snu czy uczucie znużenia. Pozostałe objawy jak w czynnościowym bólu brzucha.	Jak w czynnościowym bólu brzucha.

H3. Zaparcie i nietrzymanie kału

H3a Zaparcia stolca – patrz zaburzenia przewodu pokarmowego u niemowląt i dzieci do 4 rż.

NAZWA I DEFINICJA	EPIDEMIOLOGIA I ETIOPATOGENEZA	KLINIKA	LECZENIE I ROKOWANIE
H3b Nieretencyjne brudzenie bielizny (*encopresis non-retentionis*, nonretentive fecal soiling) Zaburzenie cechujące się powtarzanym, nieodpowiednim wydalaniem stolca do innego miejsca niż toaleta u dziecka w wieku > 4 lat, bez cech retencji kału.	Częstość tego zaburzenia wynosi 1–4%, wyższa jest u chłopców. Zaburzenie to traktuje się jako formę bierno-agresywnej relacji z obojgiem lub jednym z rodziców. W ocenie psychologicznej wykazywano, ze impulsem do popuszczenia była nieuświadomiona złość, a brudzenie jest formą manifestacji tej złości, podobną do niechlujności, nonszalancji lub lekceważenia innych osób.	Kryteria diagnostyczne. Muszą wystąpić wszystkie poniższe warunki u dziecka w wieku > 4 lat. 1 Defekacje do miejsc nieodpowiednich w rozumieniu socjalnym przynajmniej raz w miesiącu. 2 Nie ma oznak stanu zapalnego, nieprawidłowości anatomicznych, metabolicznych lub procesów nowotworowych, które mogłyby wyjaśnić powyższe objawy. 3 Nie ma cech retencji kału. Kryteria są spełnione wtedy, gdy dolegliwości występują przynajmniej raz w tygodniu przez co najmniej 2 miesiące. Objawy najczęściej występują w czasie godzin czuwania. Brudzenie może zachodzić od małych objętościowo aż do dużych, odpowiadających normalnemu wypróżnieniu, mas kałowych. W badaniu fizykalnym, USG lub radiologicznym nie stwierdza się zalegania kału w odbytnicy i esicy. Negatywny wywiad odnośnie do zaparć stolca u dziecka.	Rozmowa wyjaśniająca i zalecenie regularnego używania toalety mogą być wystarczające. Wiele z tych dzieci wymaga opieki psychologiczno-psychiatrycznej.

energii w komórkach, czego konsekwencją jest wzmożona odpowiedź podwzgórza na stres z aktywacją ośrodka wymiotnego.

Zaburzenia czynności jelit mogą być konsekwencją infekcji jelitowych. Wykazano, że objawy zespołu jelita nadwrażliwego utrzymują się przez okres 3 miesięcy u $\frac{1}{4}$ chorych po ostrych infekcjach jelitowych. Prawdopodobnie zachodzi dysregulacja immunologiczna z aktywacją pozapalnego układu cytokin Th1 ze zmianami ilościowymi limfocytów T w błonie śluzowej. Dolegliwości dyspeptyczne powoduje też zakażenie *H. pylori*.

U znacznego odsetka dzieci z nawracającymi bólami brzucha wykazano nietolerancję laktozy. U pacjentów z IBS w krajach Europy Południowej częściej obserwowano nietolerancję laktozy, a w krajach skandynawskich – nietolerancję fruktozy i sorbitolu.

W IBS i nawracających bólach brzucha w badaniach psychologicznych stwierdzano wyższy poziom lęku i depresji. Dodatkowo niepokój wykazywany przez rodziców wzmacniał odczuwane dolegliwości. Doznania lękowe mogą być wzmacniane przez pochopne zwalnianie dziecka z zajęć szkolnych lub domowych oraz niepewność w postępowaniu lekarskim i wynikające z tego wykonywanie coraz bardziej wyszukanych i obciążających badań diagnostycznych. U podłoża bólów brzucha leżą niekiedy nadmierne oczekiwania rodziców w stosunku do dziecka lub trudności szkolne.

Na odczuwanie wrażeń bólowych wpływają czynniki genetyczne, środowiskowe i przebyte doświadczenia rodzinne z bólem (np. choroba nowotworowa, poważne zabiegi chirurgiczne). Obniżenie progu odczuwania bólu powoduje, że dziecko zgłasza inne zespoły bólowe, najczęściej bóle głowy i kończyn.

Dolegliwości częściej występują w nieprawidłowo funkcjonującej rodzinie (rozbita, alkoholizm), przy nadopiekuńczości lub sztywności uczuciowej matki, jak też w nieprawidłowo rozwiązywanych konfliktach rodzinnych.

11.4

Józef Ryżko

POLIPY JELITA GRUBEGO

Polipy nienowotworowe – w populacji pediatrycznej najczęściej występują polipy należące do hamartoma, a wśród nich polipy młodzieńcze i zespół Peutza–Je-

ghersa. Do tej grupy należą także polipy zapalne, występujące u pacjentów z wrzodziejącym zapaleniem jelita grubego i chorobą Leśniowskiego–Crohna, a także polipy hiperplastyczne, rozwijające się zwykle u dorosłych.

Polipy nowotworowe rozwijają się m.in. w rodzinnej polipowatości gruczolakowatej i zespole Gardnera.

11.4.1

Polipy młodzieńcze

łac. *polypus juvenilis*
ang. juvenile polyps

▶ **Definicja**

Pojedyncze lub rzadziej mnogie polipowate struktury rozwijające się i bujające do światła jelita.

▶ **Epidemiologia**

Częstość występowania polipów ocenia się na 15%. Polipy młodzieńcze są jedną z częstszych przyczyn krwawienia z jelita grubego u dzieci w wieku przedszkolnym.

▶ **Etiologia i patogeneza**

Występują zazwyczaj pojedynczo. Mnogie (> 5) występowanie polipów młodzieńczych określane jest jako uogólniona polipowatość młodzieńcza lub polipowatość młodzieńcza okrężnicy. Jedna trzecia przypadków wykazuje uwarunkowanie genetyczne. Przekazywana jest jako cecha autosomalna dominująca. Część autorów uważa polipy młodzieńcze za lokalne zmiany zapalne, w których do blaszki właściwej w pobliże zmienionego nabłonka proliferują naczynia włosowate i fibroblasty. Przybywa komórek zapalnych. Tkanka zapalna zaciska ujścia gruczołów, doprowadzając do ich torbielowatego poszerzenia. W miarę wzrostu polipa może dojść do niedostatecznego dostarczania składników pokarmowych przez naczynia szypuły i do martwicy, a w konsekwencji do autoamputacji.

▶ **Obraz kliniczny**

Objawy:

- krew w stolcu (100% przypadków),
- bóle brzucha,
- śluz w kale,
- biegunki lub zaparcia,
- niewielkiego stopnia niedokrwistość przy dobrym stanie ogólnym dziecka.

Przebieg naturalny

Około 20% polipów ulega autoamputacji z krótkotrwałym, nieco obfitszym krwawieniem, które zazwyczaj ustępuje samoistnie.

Metody diagnostyczne

- Kolonoskopia – stwierdza się obecność zazwyczaj pojedynczych polipów o średnicy od łebka szpilki do 4 cm, najczęściej w odbytnicy i esicy. Zmiany są uszypułowane lub półuszypułowane, rzadziej siedzące. Mają gładką, lśniącą powierzchnię, czerwoną lub pomarańczowoczerwoną. Na przekroju widać liczne torbielki wypełnione surowiczym płynem.
- Badanie histopatologiczne – liczne torbielowato poszerzone, kręte gruczoły rozmieszczone wśród zapalnie zmienionego zrębu.
- Wlew kontrastowy jelita grubego z podwójnym kontrastem oraz tomografia kontrastowa – rzadko stosowane dla poszukiwania polipów młodzieńczych.

Różnicowanie

Polipy gruczolakowate, polipy rzekome w nieswoistych zapaleniach jelit.

Leczenie

1 Polipektomia śródkolonoskopowa

Zabieg wykonuje się podczas diagnostycznego badania kolonoskopowego. Po usunięciu pojedynczych (do 4) polipów można zrezygnować z badania kontrolnego.

Powikłania

Krwawienie z przewodu pokarmowego.

Rokowanie

W pojedynczych (do 4) polipach dobre. Nie obserwuje się wznowy. W polipowatości młodzieńczej mogą pojawiać się nowe polipy. Dlatego wymagany jest nadzór endoskopowy.

11.4.2
Młodzieńcza polipowatość rodzinna

łac. *polipositas juvenilis familiaris*
ang. familial juvenile polyposis

Definicja

Mnogie występowanie polipów młodzieńczych w całym przewodzie pokarmowym.

Epidemiologia

Częstość występowania – 1 : 100 000.

Etiologia i patogeneza

Dziedziczenie w sposób autosomalny dominujący – mutacja genu *BMPR1A* (bone morphogenetic protein receptor, type 1A) o lokalizacji 10q22.3 lub *MADH4* (mothers against decapentaplegic drosophilia, homolog of 4) o lokalizacji 18q21.1. Druga z tych mutacji powoduje cięższy przebieg kliniczny z lokalizacją polipów także w jelicie cienkim i żołądku oraz częstszą przemianę nowotworową. Oba geny są supresorami ontogenezy.

Obraz kliniczny

Objawy:

- obecność krwi w kale,
- różnego stopnia niedokrwistość w zależności od skłonności polipów do krwawienia,
- mnogie polipy o charakterze polipów młodzieńczych ograniczone do jelita grubego (polipowatość młodzieńcza okrężnicy) lub obejmujące także jelito cienkie i żołądek (uogólniona polipowatość młodzieńcza).

Choroba może być skojarzona z takimi wadami, jak:

- niedokonany zwrot krezki,
- limfangiektazje krezki,
- hiperteloryzm, wodogłowie,
- tetralogia Fallota, koarktacja aorty.

Odmianą zespołu jest polipowatość młodzieńcza niemowląt, która klinicznie cechuje się krwistymi i śluzowymi stolcami już w pierwszych tygodniach życia. Może dochodzić do wypadania odbytu i wgłobienia jelita, prowadzącego niekiedy do śmierci. Biegunka i jelitowa ucieczka białka skutkują ciężkim niedożywieniem i utratą łaknienia.

Przebieg naturalny

Zależy od liczby polipów i wielkości krwawienia. Mogą pojawić się polipy gruczolakowate, które są stanem przedrakowym.

Metody diagnostyczne

- Endoskopia – mnogie polipy młodzieńcze jelita grubego, u niektórych pacjentów także żołądka i jelita cienkiego.

Leczenie

1 Polipektomia śródkolonoskopowa

2 Leczenie chirurgiczne
W zależności od obrazu klinicznego. Do rozważenia usunięcie jelita grubego.

Powikłania

Zależą od liczby i lokalizacji polipów – krwawienie z przewodu pokarmowego, zaburzenia wchłaniania jelitowego, możliwość rozwoju nowotworu złośliwego.

Rokowanie

Przy obecności niezbyt licznych polipów dobre. Przy bardzo licznych polipach – możliwość nowotworzenia, co w przypadku zaniechania leczenia chirurgicznego pogarsza rokowanie.

11.4.3

Zespół Peutza–Jeghersa

łac. *syndroma Peutz–Jeghers*
ang. Peutz–Jeghers syndrome

Definicja

Skojarzenie polipów hamartomatycznych i zmian skórnych.

Epidemiologia

W różnych opracowaniach podaje się częstość występowania od 1 : 8300 do 1 : 150 000.

Etiologia i patogeneza

Dziedziczony w sposób autosomalny dominujący. U podłoża choroby znajduje się mutacja genu *LKB1* w locus 19p13.3. Polipy mogą występować w jelicie grubym, żołądku i jelicie cienkim, gdzie mogą być przyczyną wgłobienia jelit.

Obraz kliniczny

Podobny do opisanego przy polipach młodzieńczych.

Drugą cechą są zmiany barwnikowe o charakterze brązowawych przebarwień wielkości 2–4 mm zlokalizowanych wokół warg oraz na błonie śluzowej policzków, warg, podniebienia miękkiego oraz gardła.

Przebieg naturalny

Nieusunięte polipy jelita grubego mogą u 2–13% pacjentów ulec zezłośliwieniu. W jelicie cienkim proces ten jest rzadszy, ale w miarę powiększania się zmiany mogą powodować utrudnienie drożności jelit czy wgłobienie.

Metody diagnostyczne

- Kolonoskopia – mnogie polipy w jelicie grubym.
- Gastroskopia – polipy w żołądku i dwunastnicy.
- Endoskopia dwubalonowa (u dzieci starszych) – stwierdzenie polipów w jelicie czczym i krętym.
- Zdjęcie przeglądowe jamy brzusznej – pasaż jelita cienkiego z użyciem kontrastu dla wykrycia polipów w jelicie cienkim.
- Badanie histopatologiczne – jak w polipowatości młodzieńczej.

Różnicowanie

Mnogie polipy młodzieńcze, polipowatość młodzieńcza rodzinna, rodzinna polipowatość gruczolakowata.

Leczenie

1 Polipektomia śródendoskopowa.

2 Leczenie chirurgiczne
W przypadku dużych polipów w jelicie cienkim, które powodują utrudnienie pasażu.

Powikłania

Możliwość zezłośliwienia sięgająca 2–13%. Niedrożność lub wgłobienie jelita cienkiego.

Rokowanie

Zależne od przebiegu choroby.

11.4.4

Rodzinna polipowatość gruczolakowata

łac. *polyposis adenomatosa familiaris*
ang. familial adenomatous polyposis

Definicja

Mnogie polipy gruczolakowate jelita grubego, a także żołądka i jelita cienkiego.

Epidemiologia

Częstość występowania 3–10 : 100 000 populacji ogólnej.

Etiologia i patogeneza

Mutacja genu *APC* zlokalizowanego na chromosomie 5q21–22. Typ dziedziczenia autosomalny dominujący, z penetracją 90%. W $\frac{1}{3}$ przypadków występowanie sporadyczne. Polipy mogą pojawić się w każdym wieku, poczynając od okresu niemowlęcego. Najwięcej rozwija się w 2. i 3. dekadzie życia.

Obraz kliniczny

Objawy:

- obecność krwi w kale (75% przypadków),

- bóle brzucha,
- biegunka,
- śluz w kale.

Część pacjentów stanowią bezobjawowi członkowie rodzin chorych. Mogą występować dyskretne objawy pozajelitowe, jak w zespole Gardnera.

Przebieg naturalny

U osób nieleczonych dochodzi do rozwoju raka jelita grubego, zwykle między 40. a 50. rż.

Metody diagnostyczne

- Kolonoskopia – obecność licznych polipów (najczęściej > 100), zwykle o średnicy < 1 cm. Badania endoskopowe uwidaczniają też polipy w żołądku, dwunastnicy i jelicie cienkim.
- Wlew kontrastowy z podwójnym kontrastem – wykazanie polipów.
- Badanie histologiczne – gruczolaki cewkowe (75% zmian), kosmkowe (10%) lub o utkaniu cewkowo--kosmkowym (15%). Gruczolaki kosmkowe cechują się największą złośliwością (20–40%).
- Badanie genetyczne – wykazanie mutacji genu *APC*.

Różnicowanie

Zespół Gardnera, polipowatość młodzieńcza rodzinna, zespół Turcota.

Leczenie

1 Leczenie chirurgiczne
Kolektomia w późnym okresie dorastania lub przy znacznym przyroście liczby polipów. Jeżeli pozostawiono błonę śluzową prostnicy, konieczna jest kontrola endoskopowa co 3–6 miesięcy. Najpóźniej kolektomia powinna być przeprowadzona w 3. dekadzie życia.

Powikłania

Częstość złośliwienia po 5 latach od stwierdzenia choroby wynosi 10%, a po 20 latach – 50%. W 4. dekadzie życia stwierdza się 100% złośliwienia.

Większe zagrożenie rozwoju innych nowotworów górnego odcinka przewodu pokarmowego, hepatoblastoma oraz ośrodkowego układu nerwowego.

Rokowanie

U pacjentów nieleczonych rokowanie jest złe. Zabieg kolektomii w 2., a najpóźniej 3. dekadzie życia poprawia rokowanie, ponieważ nowotwory o innej lokalizacji niż okrężnica rozwijają się rzadziej.

11.4.5
Zespół Gardnera

łac. *syndroma Gardneri*
ang. Gardner's syndrome

Definicja

Zespół pokrewny rodzinnej polipowatości gruczolakowatej (przez wielu autorów traktowany wręcz jako jedna z nią jednostka nozologiczna), cechujący się bardziej wyrażonymi objawami pozajelitowymi.

Epidemiologia

Brak danych epidemiologicznych.

Etiologia i patogeneza

Jak w rodzinnej polipowatości gruczolakowatej.

Obraz kliniczny

Mnogie polipy gruczolakowate współistnieją z:

- kostniakami pokrywy czaszki i żuchwy,
- guzami tkanek miękkich (torbiele skórzaste, włókniaki, nerwiakowłókniaki) twarzy, ramion i podudzi,
- objawami ocznymi (przerost nabłonka barwnikowego siatkówki), które występują w 90% przypadków (tzw. stygmaty zespołu).

Metody diagnostyczne, różnicowanie, leczenie, powikłania i **rokowanie** jak w rodzinnej polipowatości gruczolakowatej.

11.5   *Danuta Celińska-Cedro*
CIAŁA OBCE I KRWAWIENIA Z PRZEWODU POKARMOWEGO

11.5.1
Ciało obce w przewodzie pokarmowym

łac. *corpus alienum in tractu digestivo*
ang. foreign body in gastrointestinal tract

Zdecydowana większość połknięć ciał obcych dotyczy dzieci między 2. a 3. rż. Wyróżnia się ciała obce rzekome (kęsy pokarmowe) oraz prawdziwe, pochłaniające promienie rtg lub tzw. niekontrastujące.

Podział ciał obcych:

- ciała obce zakończone ostro – szpilki, kości, ości itp.
- ciała obce obłe (tępe) – monety, guziki, kapsle, fragmenty zabawek; wśród nich szczególną grupę stanowią baterie do urządzeń elektronicznych, ze względu na odmienny sposób postępowania,

- bezoary – powstające na skutek gromadzenia się w żołądku substancji nieulegających trawieniu:
  - roślinne (fitobezoary),
  - złożone z włosów lub włókien sztucznych (trichobezoary),
  - niezdefiniowane, galaretowate resztki pokarmowe u pacjentów z opóźnionym opróżnianiem żołądkowym.

Nawet 80–90% ciał obcych zostanie wydalone drogą naturalną. Zależy to jednak od ich liczby, wielkości i kształtu. Ciała obce szersze niż 2 cm i dłuższe niż 5–6 cm mogą zatrzymać się w różnych odcinkach przewodu pokarmowego. W przełyku najbardziej sprzyjającymi do tego miejscami są:

- połączenie z gardłem – wysokość chrząstki pierścieniowatej krtani,
- poziom rozdwojenia tchawicy, gdzie oskrzele lewe obejmuje przełyk od przodu (wysokość łuku aorty),
- przejście przełyku przez rozwór przeponowy (wysokość wpustu).

Po przejściu przez przełyk ciało obce może zostać zatrzymane:

- przed odźwiernikiem,
- w pętli dwunastnicy – w miejscu więzadła Treitza,
- w miejscu zastawki krętniczo-kątniczej,
- w zagięciu wątrobowym i śledzionowym jelita grubego,
- przy zastawkach odbytniczych.

U niektórych dzieci zatrzymanie ciała obcego w przewodzie pokarmowym może przebiegać wśród charakterystycznych objawów klinicznych, u innych mogą być one wręcz burzliwe. Jednak u około połowy pacjentów nie stwierdza się żadnych objawów klinicznych, a rozpoznanie bywa zwykle sugerowane przez dziecko lub opiekuna. Dlatego ogromne znaczenie ma dokładnie zebrany wywiad.

Obraz kliniczny

Objawy:

- płacz,
- odmowa jedzenia spowodowana trudnością lub niemożnością połykania,
- ból,
- ślinotok,

- odruchy wymiotne,
- objawy ze strony układu oddechowego – krztuszenie, kaszel, nagła, nieuzasadniona stanem zdrowia duszność,
- ból zamostkowy,
- ból brzucha,
- niedrożność przewodu pokarmowego.

Metody diagnostyczne

- Badanie rentgenowskie (po upewnieniu się, że połknięte zostało ciało kontrastujące się) – zdjęcia przeglądowe A-P i boczne szyi, klatki piersiowej i jamy brzusznej.
- Badanie rentgenowskie z niewielką ilością kontrastu – gdy ciała obce nie pochłaniają promieni rentgenowskich (zostaną „oblane" kontrastem).
- Tomografia komputerowa – w przypadku podejrzenia penetracji ciała obcego przez ścianę przewodu pokarmowego.
- Badanie endoskopowe przewodu pokarmowego (gdy badanie radiologiczne nie wykazało obecności ciała obcego) – wykonane w trybie pilnym (objawy kliniczne) lub odroczonym (obserwacja dziecka), pozwala na potwierdzenie obecności ciała obcego w górnym lub dolnym odcinku przewodu pokarmowego.

Po identyfikacji ciała obcego należy się zastanowić:

- czy ewakuacja ciała obcego jest konieczna,
- jaki sposób ewakuacji ciała obcego powinien być zastosowany,
- w jakim trybie należy ewakuować ciało obce (bardzo pilny, pilny, odroczony)?

Różnicowanie

Inne ostro przebiegające choroby jamy brzusznej.

Leczenie

W przełyku najgroźniejsze są przedmioty o brzegach ostrych. Stanowią one wskazanie do zabiegu w trybie pilnym. Należy wziąć również pod uwagę zagrożenie ucisku na drogi oddechowe lub wtórne przedostanie się ciała obcego do układu oddechowego.

W trybie pilnym należy usuwać zarówno z przełyku, jak i z żołądka baterie do urządzeń elektronicznych. Stanowią one duże zagrożenie, gdyż wydzielający się elektrolit (wodorotlenek potasu, wodorotlenek sodu, tlenek rtęci) powoduje uszkodzenie błony śluzowej w postaci oparzenia chemicznego z konsekwencjami w postaci zwężenia lub martwicy rozpływnej z możliwością perforacji.

Ciała obce o kształtach obłych mogą pozostawać w żołądku do 7 dni. Po tym czasie powinny być usunięte endoskopowo.

Większość przypadków bezoarów wymaga interwencji chirurgicznej, ponieważ techniki endoskopowe są nieskuteczne.

Ciała obce zalegające w jelicie grubym można usunąć w trakcie kolono- lub sigmoidoskopii. W trudnych przypadkach celowe jest wykonanie po zabiegu przeglądowego badania rentgenowskiego dla wykluczenia ew. perforacji.

W przypadkach, w których stwierdza się wyraźne uszkodzenia błony śluzowej, wskazane jest podanie leków hamujących wydzielanie żołądkowe i ew. antybiotyków.

Po samoistnym opuszczeniu żołądka ciało obce zazwyczaj ewakuowane jest w sposób naturalny dość szybko, chociaż czas tranzytu jest osobniczo zmienny.

Zaleca się obserwację stolców, bez narażania dziecka na wykonywanie kontrolnych badań radiologicznych przy braku niepokojących objawów klinicznych. Ich pojawienie się jest wskazaniem do zabiegu operacyjnego.

Leczenie chirurgiczne powinno być traktowane jako ostateczność, gdy zachodzi duże ryzyko wykonywania zabiegu endoskopowego lub jest on nieskuteczny.

Tabela 11.13. Powikłania związane z połknięciem ciała obcego

WCZESNE	PÓŹNE
■ Perforacja	■ Narastająca dysfagia, objawy niedrożności
■ Zapalenie śródpiersia/ /otrzewnej	■ Brak przyrostu masy ciała z powodu trudności z przyjmowaniem posiłków
■ Aspiracja do dróg oddechowych	■ Zmiana nawyków żywieniowych (płyny, papki)
■ Migracja	■ Nawracające zapalenia oskrzeli i płuc
■ Krwawienie	■ Krwioplucie
■ Obrzęk lub nadżerki/ /owrzodzenia błony śluzowej	■ Tworzenie przetok, ropni, zwężeń
	■ Zgon

Powikłania
Tabela 11.13.
Rokowanie
Zwykle dobre.

11.5.2
Krwawienie z przewodu pokarmowego
łac. *sanguinatio e tractu digestivo*
ang. gastrointestinal bleeding

Krwawienie z przewodu pokarmowego jest jednym z najbardziej niepokojących objawów chorobowych w klinice dziecięcej. Może być następstwem chorób ogólnoustrojowych lub patologii przewodu pokarmowego. Stosunkowo mała objętość krwi w dziecięcym łożysku naczyniowym i niebezpieczeństwo szybkiego rozwinięcia się wstrząsu hipowolemicznego powodują, że gwałtowne krwawienie występujące w tej grupie chorych stanowi zawsze poważne zagrożenie życia. Jednak w porównaniu z chorymi dorosłymi śmiertelność u dzieci jest mniejsza z powodu zazwyczaj lepszego stanu ogólnego i niewystępowania innych, obciążających chorób.

Krwawienie z przewodu pokarmowego dzieli się w zależności od położenia źródla krwawienia na krwawienie z górnego i dolnego odcinka przewodu pokarmowego. Krwawienie może być jawne (potwierdzone źródło krwawienia), utajone (dodatni wynik testu na krew utajoną w kale i/lub występuje niedokrwistość z niedoboru żelaza bez dostrzegalnej utraty krwi) lub nieokreślone (nieznanego pochodzenia, utrzymuje się lub nawraca przy negatywnym wyniku badań endoskopowych zarówno górnego, jak i dolnego odcinka przewodu pokarmowego).

Epidemiologia
Brak danych u dzieci.
Etiologia i patogeneza
Najczęstsze przyczyny krwawienia z górnego i dolnego odcinka przewodu pokarmowego przedstawiono w tabelach 11.14 i 11.15.
Obraz kliniczny
Krwawienie z górnego odcinka przewodu pokarmowego ma często dramatyczny przebieg, wymaga intensywnych działań diagnostycznych i terapeutycznych. Objawy:

■ krwiste wymioty (*haematemesis*),
■ smoliste stolce (*melaena*),

Tabela 11.14. Najczęstsze przyczyny krwawień z górnego odcinka przewodu pokarmowego u dzieci

NOWORODKI	NIEMOWLĘTA	DZIECI STARSZE
■ Wrzód stresowy ■ Choroba krwotoczna ■ Zaburzenia krzepnięcia ■ Uraz (sondowanie) ■ Krwawienie pozorne (połknięta krew matczyna)	■ Zapalenie przełyku ■ Zapalenie błony śluzowej żołądka ■ Wrzód trawienny ■ Wady wrodzone ■ Dysplazje naczyniowe	■ Wrzód trawienny ■ Żylaki przełyku ■ Zapalenie przełyku ■ Zapalenie błony śluzowej żołądka ■ Zespół Mallory'ego–Weissa ■ Dysplazje naczyniowe ■ Nowotwory

Tabela 11.15. Najczęstsze przyczyny krwawienia z dolnego odcinka przewodu pokarmowego u dzieci

NOWORODKI	NIEMOWLĘTA	DZIECI MŁODSZE	MŁODZIEŻ
■ Uraz okolicy *anorectum* ■ Choroba krwotoczna ■ Martwicze zapalenie jelit ■ *Enterocolitis* w przebiegu choroby Hirschsprunga ■ Wady naczyniowe	■ Zakażenia bakteryjne przewodu pokarmowego ■ Alergie pokarmowe ■ Szczelina odbytu ■ Wgłobienie jelita ■ Uchyłek Meckela ■ Zdwojenie jelit ■ Uraz okolicy *anorectum*	■ Polipy młodzieńcze ■ Zakażenia bakteryjne i pasożytnicze ■ Choroby naczyń i skazy krwotoczne ■ Choroba Schönleina–Henocha ■ Zespół hemolityczno-mocznicowy ■ Toksyny egzo- i endogenne ■ Nieswoiste zapalenie jelit ■ Uchyłek Meckela	■ Nieswoiste zapalenie jelit ■ Polipy ■ Zapalenie guzków krwawniczych ■ Biegunka infekcyjna ■ Wady naczyń ■ Nowotwory

■ wydalanie świeżej krwi i skrzepów przez odbyt w przypadkach masywnych krwawień (*haematochezia*),

■ przewlekłe krwawienie z przewodu pokarmowego może być przez długi czas niezauważone, prowadząc do często przypadkowo stwierdzanej niedokrwistości.

We wstępnej diagnostyce starannie zebrany wywiad chorobowy niejednokrotnie pozwala na określenie z dużym prawdopodobieństwem potencjalnego źródła krwawienia.

W badaniu przedmiotowym decydujące znaczenie ma wstępna ocena ciężkości stanu ogólnego pacjenta. Czynność serca i ciśnienie tętnicze powinny być mierzone w pozycji leżącej oraz (jeżeli to możliwe) na stojąco, dla zaobserwowania zmian ortostatycznych.

Metody diagnostyczne

Badania dodatkowe wykonywane są w trybie pilnym:

■ badania hematologiczne – grupa krwi, morfologia, liczba płytek, układ krzepnięcia,

■ badania biochemiczne – stężenia elektrolitów, mocznika i glukozy, ew. bilirubiny i enzymów wątrobowych,

■ skrzyżowanie krwi w ilości umożliwiającej wyrównanie dotychczasowych i przewidywanych dalszych jej strat.

Każde dziecko z objawami ostrego krwawienia z górnego odcinka przewodu pokarmowego powinno być poddane obserwacji szpitalnej. W przypadkach krwawień umiarkowanych czas obserwacji może nie być dłuższy niż 24–48 godzin pod warunkiem rozpoznania w tym czasie przyczyny krwawienia i upewnienia się, że ustało.

Krwawienia z dolnego odcinka przewodu pokarmowego u dzieci występują dość często, ale zazwyczaj ich przebieg jest łagodniejszy. Ważniejsze badania:

■ badanie bakteriologiczne i parazytologiczne kału – przede wszystkim w biegunkach krwotocznych,

■ badanie endoskopowe (rektoskopia, kolonoskopia) – najlepsze badanie dla wykazania zmian zapalnych, naczyniowych, polipów oraz innych nieprawidłowości strukturalnych jako źródła krwawienia,

■ badanie radiologiczne, w tym z podwójnym kontrastem – pozwala na uwidocznienie zmian zapalnych i obecności polipów w jelicie grubym,

■ USG jamy brzusznej – ocena grubości ściany jelita grubego i końcowego odcinka jelita krętego oraz przepływu krwi w ścianie, co odzwierciedla rozległość zmian zapalnych,

■ scyntygrafia z nadtechnecjanem (^{99m}Tc) podanym dożylnie – umożliwia uwidocznienie ektopicznej błony śluzowej żołądka (uchyłek Meckela).

Różnicowanie

Kwawienie z górnego odcinka przewodu pokarmowego, sekwestracja płuca, pseudokrwawienie (wymioty krwią połkniętą np. przy krwawieniu z nosa), krwawienie z dolnego odcinka przewodu pokarmowego, krwawienie z dróg rodnych, krwawienie z dróg moczowych.

Leczenie

W krwawieniu z górnego odcinka przewodu pokarmowego istnieje konieczność intensywnego nadzoru z częstym pomiarem parametrów życiowych. Stosownie do ilości utraconej krwi prowadzone jest leczenie przeciwwstrząsowe. Należy skorygować ewentualne zaburzenia układu krzepnięcia krwi. Trzeba założyć co najmniej 2, a optymalnie 3 duże dojścia dożylne – jedno w celu podawania leków, drugie dla przetaczania masy erytrocytarnej i preparatów krwiopochodnych, trzecie dla płynów infuzyjnych.

W razie masywnych wymiotów krwią oraz u chorych nieprzytomnych należy pamiętać o zabezpieczeniu dróg oddechowych przez wykonanie intubacji dotchawiczej.

Równolegle do działań mających na celu uzyskanie stabilizacji krążeniowo-oddechowej chorego wdrażane jest leczenie farmakologiczne (tab. 11.16).

W razie podejrzenia krwawienia ze zmian w obrębie błony śluzowej (owrzodzenia, nadżerki) stosuje się leki hamujące wydzielanie żołądkowe. Leki zmniejszające przepływ w układzie wrotnym stosujemy przede wszystkim w celu hamowania krwotoków z żylaków przełyku. Jednak mogą być one także skuteczne w innych masywnych krwawieniach z górnego odcinka przewodu pokarmowego. Są szczególnie przydatne przy zabezpieczeniu chorego w czasie transportu.

Po wyprowadzeniu pacjenta ze wstrząsu i zapewnieniu stabilnego stanu funkcji życiowych należy wykonać badanie endoskopowe, które w większości przypadków pozwala jednoznacznie określić przyczynę krwawienia oraz skutecznie je zahamować. W leczeniu żylaków przełyku stosowane są metody iniekcyjne i opaskowanie, a w innych zmianach elektro- i termokoagulacja, fotokoagulacja laserowa czy klipsowanie.

W hamowaniu krwawień użyteczna może być także radiologia interwencyjna. W przypadku nieskuteczności omawianych zabiegów należy rozważyć leczenie operacyjne.

Tabela 11.16. Farmakoterapia krwawień z przewodu pokarmowego u dzieci

KRWAWIENIE NIEŻYLAKOWE CEL – HAMOWANIE WYDZIELANIA JONU WODOROWEGO	
LEK	DAWKOWANIE
Inhibitor pompy protonowej	1–2 mg/kg mc./dobę *p.o.* lub *i.v.*

KRWAWIENIE Z ŻYLAKÓW PRZEŁYKU CEL – OBNIŻENIE CIŚNIENIA W UKŁADZIE WROTNYM		
LEK	FAZA OSTRA	DALSZE LECZENIE
Terlipresyna	2 mg/4 godz. przez 48 godz.	Ciągła infuzja 1 mg/4 godz. do 5 dni
Somatostatyna	Bolus 250 µg do 3 × przez 1 godz., jeśli trwa krwotok	Ciągła infuzja 250 µg/godz. do czasu osiągnięcia 24 godz. bez krwawienia
Oktreotyd	Bolus 50 µg	Ciągła infuzja 25 lub 50 µg/godz.

W krwawieniach z dolnego odcinka przewodu pokarmowego postępowanie zależy od przyczyny krwawienia. Najczęściej jest to leczenie zachowawcze i endoskopowe. Leczenia chirurgicznego wymagają pacjenci z krwawieniem z uchyłku Meckela, ze zdwojeniem jelit lub polipowatością oraz z intensywnym krwawieniem.

Powikłania i rokowanie

Zależą od wielkości krwawienia i możliwości leczniczych.

Piśmiennictwo

1. Socha J. (red.): *Gastroenterologia praktyczna*. Wydawnictwo Lekarskie PZWL, Warszawa 1999
2. Socha J., Ryżko J. (red.): *Kazuistyka gastroenterologiczna u dzieci*. Wydawnictwo Lekarskie PZWL, Warszawa 2000.
3. Yamada T.: *Podręcznik gastroenterologii*. Czelej, Lublin 2006.
4. Januszewicz W., Kokot F. (red.): *Interna* (t. I). Wydawnictwo Lekarskie PZWL, Warszawa 2001.
5. Szczeklik A. (red.): *Choroby wewnętrzne. Stan wiedzy na rok 2011*. Wydawnictwo Medycyna Praktyczna, Kraków 2011.
6. Gabryelewicz A. (red.): *Gastroenterologia w praktyce*. Wydawnictwo Lekarskie PZWL, Warszawa 2002.
7. Iwańczak F. (red.): *Gastroenterologia dziecięca. Wybrane zagadnienia*. Borgis Wydawnictwo Medyczne. Warszawa 2003.
8. Ryżko J., Socha J. (red.): *Zaburzenia czynnościowe układu pokarmowego dzieci i młodzieży*. Wydawnictwo Lekarskie PZWL, Warszawa 2004.
9. Ryżko J.: *Biegunki i zaparcia*. Wydawnictwo Lekarskie PZWL, Warszawa 2009.
10. Dąbrowski A. (red.): *Wielka interna. Gastroenterologia*. Medical Tribune, Warszawa 2011.

11.6
CHOROBY WĄTROBY

11.6.1
Joanna Pawłowska
Cholestaza niemowlęca
łac. *cholestasis neonatalis*
ang. neonatal cholestasis

Definicja

Cholestaza nie jest jednostką chorobową, ale zaburzeniem, które może wystąpić w przebiegu różnych chorób (tab. 11.17). Odrębnością cholestazy u dzieci jest jej zależność od wieku i dojrzałości czynnościowej wątroby. Ma ona często mało charakterystyczny, a nawet bezżółtaczkowy przebieg. Według zaleceń North American Society for Pediatric Gastroenterology, Hepatology and Nutrition o cholestazie u niemowląt mówi się wówczas, gdy stężenie bilirubiny całkowitej w osoczu jest wyższe od 5 mg/dl, a stężenie bilirubiny bezpośredniej przekracza 20% lub wtedy, gdy stężenie bilirubiny całkowitej w osoczu nie przekracza 5 mg/dl, ale stężenie bilirubiny bezpośredniej osiąga ponad 1 mg/dl.

Epidemiologia

Cholestazę stwierdza się u 1 na 2500 niemowląt. Częstość występowania poszczególnych przyczyn cholestazy przedstawiono na ryc. 11.1.

Etiologia i patogeneza

Mianem cholestaza określa się patologiczny proces spowodowany obniżoną syntezą i sekrecją żółci do dwunastnicy. Konsekwencją tego jest gromadzenie w organizmie związków, które w warunkach fizjologicznych są wydzielane do żółci. W surowicy rośnie stężenie bilirubiny (głównie związanej), kwasów żółciowych i cholesterolu, a także aktywność gammaglutamylotranspeptydazy. Wartości tych parametrów mogą być bardzo różne w poszczególnych jednostkach chorobowych.

Nie wszystkie mechanizmy biorące udział w powstawaniu cholestazy zostały wyjaśnione. W cholestazie wewnątrzwątrobowej, głównie wskutek uszkodzenia hepatocytów, dochodzi do upośledzenia mechanizmów tworzenia lub kanalikowego transportu żółci (patrz rozdz. 11.6.3 „Postępująca rodzinna cholestaza wątrobowa"). W cholestazie zewnątrzwątrobowej utrudniony jest odpływ żółci do dwunastnicy (patrz atrezja dróg żółciowych i torbiele dróg żółciowych).

Tabela 11.17. Najczęstsze przyczyny cholestazy niemowlęcej

PRZYCZYNY ZEWNĄTRZWĄTROBOWE

- Niedrożność dróg żółciowych
- Torbiele dróg żółciowych
- Kamica żółciowa
- Spontaniczna perforacja przewodu żółciowego wspólnego
- Noworodkowe stwardniające zapalenie dróg żółciowych

PRZYCZYNY WEWNĄTRZWĄTROBOWE

1 Zakażenia
- Bakteryjne
  - Kiła
  - Listerioza
  - Zakażenie uogólnione – sepsa
  - Zakażenie układu moczowego
- Wirusowe
  - Cytomegalowirus
  - *Herpes simplex*
  - Różyczka
  - HIV
- Parazytologiczne
  - Toksoplazmoza
2 Rodzinne zespoły cholestatyczne
- Zespół Alagille'a
- Postępująca rodzinna cholestaza wewnątrzwątrobowa (progressive familial intrahepatic cholestasis, PFIC), typy 1, 2 i 3
- Zespół Aagenaesa
- Zespół Dubina–Johnsona
3 Choroby metaboliczne
- Niedobór α1-antytrypsyny
- Mukowiscydoza
- Galaktozemia
- Fruktozemia
- Tyrozynemia
- Choroba Niemanna–Picka
- Choroba Gauchera
- Zaburzenia syntezy kwasów żółciowych (BASD)
- Zespół Zellwegera
- Cytopatia mitochondrialna
- Hemochromatoza noworodkowa
4 Inne
- Niedoczynność przysadki
- Niedoczynność tarczycy
- Cholestaza związana z żywieniem pozajelitowym
- Toksyczność leków
- Zespół zagęszczonej żółci
- Zespół Caroliego
- Toczeń noworodkowy

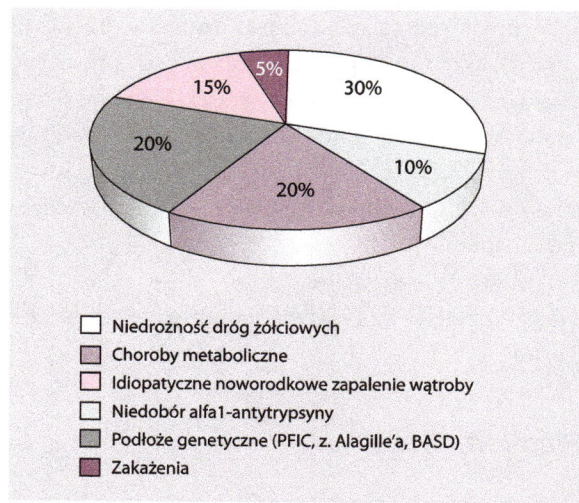

- ☐ Niedrożność dróg żółciowych
- ☐ Choroby metaboliczne
- ☐ Idiopatyczne noworodkowe zapalenie wątroby
- ☐ Niedobór alfa1-antytrypsyny
- ☐ Podłoże genetyczne (PFIC, z. Alagille'a, BASD)
- ☐ Zakażenia

Rycina 11.1. Przyczyny cholestazy niemowlęcej.

dzenie słuchu (cytomegalowirus – CMV). Wirus opryszczki pospolitej (*Herpes simplex virus*) może być przyczyną burzliwie przebiegającego zapalenia wątroby i encefalopatii. Wirusy hepatotropowe A, B, C są wyjątkowo rzadkimi przyczynami ostrej niewydolności wątroby w okresie niemowlęcym (najczęściej po 6. mż. – okres inkubacji).

Endotoksyny działają hamująco na transport kanalikowy kwasów żółciowych. Stąd może dojść do cholestazy w przebiegu zakażeń bakteryjnych, najczęściej zakażenia układu moczowego *E. coli*. Cholestaza i hepatomegalia pojawiają się czasem już we wczesnym okresie uogólnionego zakażenia ustroju (sepsa). Na plan pierwszy wysuwają się wtedy inne objawy: ciężki stan dziecka, gorączka, tachykardia, krwawienie, apatia, niechęć do jedzenia, wymioty czy wzdęcie brzucha.

W 10–15% przypadków cholestazy wewnątrzwątrobowej nie udaje się ustalić czynnika etiologicznego. Stan ten określa się jako idiopatyczne noworodkowe zapalenie wątroby. Częściej dotyczy ono ciąż powikłanych, wcześniaków i noworodków z objawami dystrofii wewnątrzmacicznej. W badaniu biopsyjnym wątroby stwierdza się olbrzymiokomórkowe zapalenie wątroby i prawidłowe przewody żółciowe.

Obraz kliniczny

Wczesne objawy cholestazy, bez względu na przyczynę:

- żółtaczka,
- powiększenie wątroby,

We wrodzonych zakażeniach wewnątrzmacicznych, takich jak cytomegalia, toksoplazmoza, różyczka czy kiła, cholestaza rzadko jest jedyną manifestacją choroby. Najczęściej występują objawy uszkodzenia OUN, zapalenie siatkówki (toksoplazmoza), upośle-

■ zaburzenia krzepnięcia (krwawienia z pępka, krwawienie z przewodu pokarmowego, krwawienia wewnątrzczaszkowe).

W cholestazie zewnątrzwątrobowej:

■ jasne, acholiczne lub tzw. przepuszczające stolce,
■ ciemny mocz.

W cholestazach wewnątrzwątrobowych:

■ dystrofia wewnątrzmaciczna,
■ cechy dysmorfii,
■ szmer nad sercem,
■ wymioty i/lub biegunka,
■ opóźnione oddawanie smółki,
■ ospałość lub rozdrażnienie,
■ drgawki.

Późniejsze objawy:

■ powiększenie śledziony,
■ niedożywienie,
■ świąd skóry,
■ wodobrzusze,
■ w zaawansowanej chorobie inne objawy niewydolności wątroby.

Przebieg naturalny
Bardzo różny – w zależności od przyczyny. W większości chorób, przy braku lub nieskuteczności leczenia, może dojść do przewlekłego uszkodzenia wątroby, włącznie z objawami jej niewydolności.

Metody diagnostyczne
1 Badanie podmiotowe
Wywiad rodzinny, przebieg ciąży, powód zgłoszenia się do lekarza i występowanie objawów niepokojących (wymioty, krwawienie, drżenia kończyn lub drgawki, opóźnione oddawanie smółki, biegunka, brak przyrostu masy ciała, odbarwione stolce).

2 Badanie przedmiotowe
Zwrócenie szczególnej uwagi na występowanie wad rozwojowych (np. odwrócenie trzewi, szmer nad sercem) i cech dysmorfii, ocenę wątroby i śledziony oraz ew. obecność wodobrzusza.

3 Badania biochemiczne
Podwyższone wartości wskaźników cholestazy – bilirubina związana, γ-glutamylotranspeptydaza (GGTP), kwasy żółciowe oraz niespecyficzne aminotransferazy alaninowa (AlAT) i asparaginianowa (AspAT). Ża-

den z parametrów biochemicznych nie ma wartości różnicującej, ale u 90% pacjentów z atrezją dróg żółciowych aktywność GGTP przekracza 300 IU/l. Natomiast u pacjentów z typem 1 i 2 postępującej rodzinnej cholestazy wewnątrzwątrobowej występuje prawidłowa aktywność GGTP.

Wydłużony czas protrombinowy może być wykładnikiem niedoboru witaminy K (zaburzenia wchłaniania witamin rozpuszczalnych w tłuszczach) i ulega korekcji po dożylnym jej podaniu (5–10 mg). Brak poprawy jest typowy dla niektórych chorób metabolicznych (tyrozynemia, galaktozemia, hemochromatoza noworodkowa, cytopatie mitochondrialne) oraz późnego stadium atrezji dróg żółciowych. Niedokrwistość, leukocytoza lub leukopenia mogą świadczyć o czynniku infekcyjnym. Hipoglikemia występuje niekiedy w przebiegu chorób metabolicznych i endokrynopatii.

4 Badania bakteriologiczne
Konieczne jest wykonanie posiewu moczu, a gdy zachodzi potrzeba także posiewu krwi, kału, wymazu z gardła i ew. płynu mózgowo-rdzeniowego.

5 Badania serologiczne w kierunku najczęściej występujących infekcji wewnątrzmacicznych (TORCH).

6 Diagnostyka chorób metabolicznych
Wskazane badania: profil kwasów organicznych w moczu GC-MS (bursztynyloaceton), substancje redukujące w moczu, żelazo, ferrytyna, AFP, kwas mlekowy, stężenia aminokwasów w surowicy, stężenie i fenotyp α1-antytrypsyny, chlorki w pocie, hormony tarczycy, kortyzol.

Krew do badań należy zabezpieczyć przed przetoczeniem preparatów krwiopochodnych. Większość badań możliwa jest do wykonania w ośrodkach wysokospecjalistycznych.

7 Badania molekularne w kierunku mukowiscydozy, zespołu Alagille'a i postępującej rodzinnej cholestazy wewnątrzwątrobowej.

8 Badania obrazowe
USG jamy brzusznej – wykluczenie torbieli dróg żółciowych, ocena pęcherzyka żółciowego, dodatkowe wady anatomiczne, scyntygrafia – ocena funkcji wątroby i pasażu żółci do jelit oraz w wybranych przypadkach MRCP – ocena dróg żółciowych (patrz atrezja dróg żółciowych).

9 Badanie histologiczne wycinka wątroby

Przynosi najwięcej informacji i powinno być wykonywane we wszystkich wątpliwych przypadkach. Wynik biopsji musi uwzględniać stopień uszkodzenia wątroby z oceną zapalenia (rodzaj nacieków) i włóknienia oraz zastoju żółci w hepatocytach, a także informacje dotyczące przewodów żółciowych (prawidłowe, proliferacja, skąpość), gromadzenia (spichrza-

nia) nieprawidłowych substancji, występowania ognisk hematopoezy i obecność transformacji olbrzymiokomórkowej. U bardzo młodych niemowląt biopsja wątroby może być nierozstrzygająca, ponieważ aby rozwinął się typowy obraz histologiczny musi upłynąć odpowiedni czas wynikający z dynamiki procesu chorobowego.

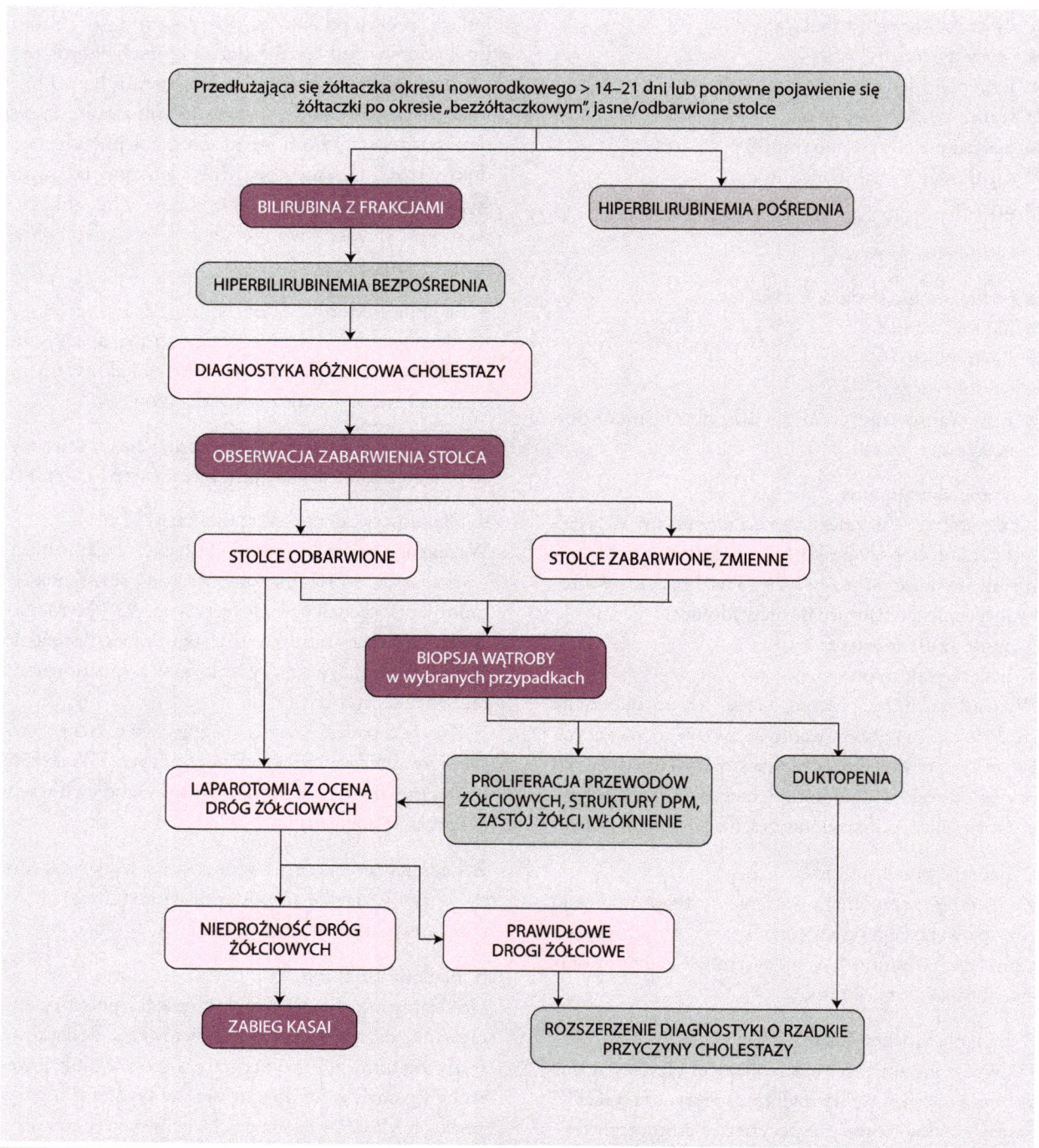

Rycina 11.2. Różnicowanie między wewnątrz- i zewnątrzwątrobowymi przyczynami cholestazy.

Różnicowanie

Najważniejsze jest różnicowanie między przyczynami wewnątrz- i zewnątrzwątrobowymi (ryc. 11.2). Warunkuje ono sposób postępowania leczniczego. W przypadku cholestaz zewnątrzwątrobowych zwykle wymagany jest pilny zabieg operacyjny. Istotny jest więc czas postawienia rozpoznania i kwalifikacji do leczenia (patrz atrezja dróg żółciowych).

Leczenie

W przypadku cholestazy zewnątrzwątrobowej leczenie jest operacyjne (patrz atrezja dróg żółciowych i torbiele dróg żółciowych). W cholestazach wewnątrzwątrobowych postępuje się w zależności od przyczyny. Ważne jest zwalczanie skutków cholestazy, w tym świądu skóry (kwas ursodezoksycholowy 15–45 mg/kg mc., cholestyramina 4–8 g/dobę, rifampicyna 5–10 mg/dobę, fenobarbital 3–5 mg/kg mc.) oraz objawów zespołu złego wchłaniania (leczenie dietetyczne).

Powikłania

Związane z cholestazą (żółtaczka, zaburzenia odżywienia, skutki niedoboru witamin rozpuszczalnych w tłuszczach – A, D, E i K), uszkodzeniem komórki wątrobowej (upośledzenie funkcji syntetycznej – hipoalbuminemia, hipoproteinemia, zaburzenia krzepnięcia, hipoglikemia) i nadciśnieniem wrotnym.

Rokowanie

Najlepsze w chorobach infekcyjnych. Dzięki zastosowaniu leczenia operacyjnego rokowanie poprawiło się w cholestazach zewnątrzwątrobowych i rodzinnych. Nadal jednak duża liczba dzieci rozwija objawy przewlekłej niewydolności wątroby i wymaga kwalifikacji do przeszczepienia wątroby.

11.6.2   *Irena Jankowska*

Zespół Alagille'a

łac. *syndroma Alagille (dysplasia arteriohepatica)*
ang. Alagille syndrome (arteriohepatic dysplasia, syndromatic paucity of interlobular bile ducts)

Definicja

Zespół Alagille'a jest wielonarządową chorobą dziedziczoną autosomalnie dominująco ze zmienną ekspresją objawów. Charakteryzuje się nieprawidłowym rozwojem wątroby, serca, kręgosłupa, oczu, twarzoczaszki, rzadziej nerek oraz innych narządów. Należy do grupy rodzinnych cholestaz wewnątrzwątrobowych.

Epidemiologia

Częstość występowania zespołu Alagille'a szacuje się na 1 : 70 000 żywych urodzeń.

Etiologia i patogeneza

U podłoża choroby leży mutacja genu Jagged 1 (*JAG1*) zlokalizowanego na chromosomie 20 (20p12), kodującego białko-ligand dla receptora Notch 1. Powstaje zespół wad rozwojowych współistniejących z cholestazą wewnątrzwątrobową.

Obraz kliniczny

Objawy charakterystyczne:

- przewlekła cholestaza ze świądem skóry,
- nieprawidłowości sercowo-naczyniowe – najczęściej zwężenie pnia płucnego (zwykle obwodowe), rzadziej tetralogia Fallota czy inne wady serca,
- wady kręgosłupa – zwykle obecność tzw. kręgów motylich, rzadziej niespojenie łuków kręgów lędźwiowych,
- nieprawidłowości okulistyczne widoczne jedynie w specjalistycznym badaniu z użyciem lampy szczelinowej (najczęściej *embryotoxon posteriori* lub nieprawidłowa pigmentacja siatkówki oraz „druzy" tarczy nerwu wzrokowego),
- charakterystyczne rysy twarzy – wypukłe szerokie czoło, głęboko osadzone i szeroko rozstawione oczy, szeroka nasada nosa, mała szpiczasta broda (ryc. 11.3).

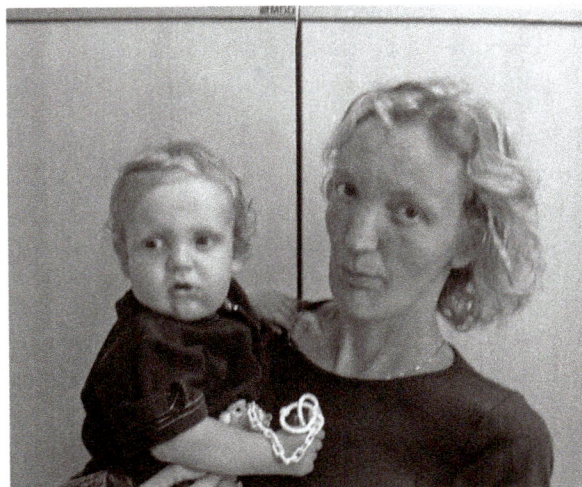

Rycina 11.3. Charakterystyczny wygląd twarzy matki i dziecka z zespołem Alagille'a (materiał własny).

Inne objawy:

- anomalie nerkowe (kwasica kanalikowa, torbielowatość, kamica),
- krwawienia wewnątrzczaszkowe,
- nawracające zapalenia górnych dróg oddechowych.

Badaniem przedmiotowym stwierdza się:

- powiększenie wątroby,
- zażółcenie powłok,
- przeczosy,
- kępki żółtakowe (zwykle u starszych pacjentów), będące wyrazem typowych dla choroby zaburzeń gospodarki lipidowej.

Przebieg naturalny

Przebieg u pacjentów z potwierdzoną obecnością mutacji może być różny. Część dzieci nie ma prawie żadnych dolegliwości, podczas gdy inne, często z tej samej rodziny, cierpią na poważną chorobę serca albo przewlekłą niewydolność wątroby, wymagającą przeszczepienia narządu.

Metody diagnostyczne

1 Badania laboratoryjne
- U części pacjentów stwierdza się podwyższone stężenie bilirubiny całkowitej (z przewagą postaci bezpośredniej) oraz kwasów żółciowych, hipercholesterolemię (często bardzo nasiloną), podwyższoną aktywność fosfatazy alkalicznej (alkaline phosphatase, ALP), GGTP, AlAT i AspAT.
- W przypadku postaci bezżółtaczkowych (stężenie bilirubiny w normie) notuje się jedynie podwyższoną aktywność GGTP.
- U dzieci z zespołem Alagille'a i cholestazą w późniejszym okresie choroby występują zmiany podobne do zaawansowanej cholestazy.

2 Badanie molekularne
Mutację genu *JAG1* można wykryć u ok. 94% pacjentów z potwierdzonym klinicznie rozpoznaniem zespołu Alagille'a. U ok. 60% pacjentów identyfikowana jest mutacja *de novo*.

3 Badania obrazowe
- USG jamy brzusznej z oceną wątroby i pęcherzyka żółciowego (poszukiwanie kamicy żółciowej).
- Zdjęcie radiologiczne klatki piersiowej i kręgosłupa (obecność tzw. kręgów motylich, niespojenie łuków kręgów lędźwiowych, ocena sylwetki serca).

- Echo serca, w wybranych przypadkach celowe jest wykonanie cewnikowania serca.
- U części dzieci z cholestazą w okresie niemowlęcym, podczas wykonywania scyntygrafii wątroby nie obserwuje się przechodzenia znacznika do jelit, co może doprowadzić do pomyłkowego rozpoznania atrezji dróg żółciowych.

4 Inne badania
- Ocena okulistyczna w celu stwierdzenia zmian opisanych powyżej.
- Badanie histopatologiczne bioptatu wątroby u większości pacjentów z cholestazą wykazuje cechy zastoju żółci oraz skąpość dróg żółciowych.

Różnicowanie

Inne cholestazy wewnątrz- i zewnątrzwątrobowe, przede wszystkim atrezja dróg żółciowych.

Leczenie

1 Leczenie farmakologiczne
W przypadku dzieci z zespołem Alagille'a z cholestazą:

- kwas ursodezoksycholowy (ursodeoxycholic acid, UDCA) – 10–20 mg/kg mc./dobę,
- w wypadku nasilonego świądu – rifampicyna (10 mg/kg mc.) oraz czasem cholestyramina, fenobarbital (Luminal), antagoniści receptora H1, ondansetron czy naltrekson,
- ważne jest podawanie witamin, zwłaszcza A, D, E i K.

2 Leczenie operacyjne
Pojawiają się doniesienia o skutecznym zastosowaniu u pacjentów z uporczywym świądem, ale bez marskości wątroby, zabiegu częściowego zewnętrznego odprowadzenia żółci (partial external biliary diversion, PEBD), a także zabiegu wyłączenia końcowego odcinka jelita krętego z zastosowaniem zespolenia omijającego (ileal exclusion). W przypadku wystąpienia marskości wątroby z cechami jej niewydolności jedynym skutecznym leczeniem jest przeszczepienie narządu. Chory z zespołem Alagille'a może wymagać zabiegu kardiochirurgicznego w celu korekcji wady serca.

Powikłania

U starszych dzieci częściej niż w populacji ogólnej ujawniają się choroby nerek i pozasercowe malformacje naczyniowe oraz występują udary mózgu.

Rokowanie

Z uwagi na niezwykle zmienną ekspresję objawów ustalenie rokowania jest bardzo trudne. O przebiegu klinicznym choroby i rokowaniu decyduje obecność i nasilenie choroby wątroby i układu sercowo-naczyniowego. Dotychczas nie udało się ustalić żadnych pewnych czynników prognostycznych genetycznych lub klinicznych.

11.6.3 *Irena Jankowska*

Postępująca rodzinna cholestaza wewnątrzwątrobowa

łac. *cholestasis intrahepatica familiaris progresiva*

ang. progressive familial intrahepatic cholestasis (PFIC)

Definicja

Przewlekła, genetycznie uwarunkowana cholestaza dziedziczona autosomalnie recesywnie. Wyniki dotychczas przeprowadzonych badań sugerują istnienie 3 różnych genotypów z takim samym obrazem klinicznym. Dwa pierwsze typy nie różnią się od siebie w zakresie aktywności GGTP, w 3. typie jest ona zwykle podwyższona (tab. 11.18).

Tabela 11.18. Typy postępującej rodzinnej cholestazy wewnątrzwątrobowej (PFIC)

TYP PFIC	AKTYWNOŚĆ GGTP	TYPOWA LOKALIZACJA GENU
PFIC-1	Prawidłowa	Obszar 19cM na chromosomie 18q21-q22
PFIC-2	Prawidłowa	Obszar 1cM na chromosomie 2q24
PFIC-3	Podwyższona	Na chromosomie 7q21.1

Epidemiologia

Szacuje się, że PFIC występuje z częstością 1 : 90 000 urodzeń, choć według niektórych autorów jest to wartość bardzo istotnie zaniżona, ponieważ u wielu pacjentów choroba pozostaje nierozpoznana.

Etiologia i patogeneza

Pierwsze doniesienie o PFIC dotyczyło dzieci Amiszów, a od ich nazwiska przyjęła się nazwa tej postaci PFIC – choroba Bylera. W kolejnych latach ukazały się doniesienia o przypadkach cholestazy w innych grupach ludności.

PFIC-1: mutacja genu *ATP8B1,* który koduje fosfatydylo-ATP-azę, prawdopodobnie odpowiedzialną za przezbłonowy transport aminofosfolipidów. Wysoką ekspresję *ATP8B1* stwierdza się w jelicie cienkim i trzustce, a niską w wątrobie.

PFIC-2: u części chorych z fenotypem podobnym do PFIC-1 stwierdzono mutację na chromosomie 2q24 (PFIC-2). W pozycji tej zlokalizowano gen *ABCB11.* Jego defekt prowadzi do zaburzeń sekrecji kanalikowej.

PFIC-3: w przeciwieństwie do typu 1. i 2. PFIC-3 charakteryzuje się wysoką aktywnością GGTP w surowicy. Genem odpowiedzialnym za wystąpienie choroby jest *ABCB4*, którego locus zmapowano na chromosomie 7q21.1.

W powstawaniu PFIC kluczową rolę odgrywają zaburzenia transportu błonowego kwasów żółciowych. U dzieci z tą chorobą stwierdza się zaburzenia sekrecji kwasów żółciowych, w tym defekt sekrecji pierwotnych kwasów żółciowych z ich kumulacją w wątrobie.

Obraz kliniczny

Objawy choroby:

- świąd skóry – u części dzieci z PFIC świąd skóry wyprzedza o kilka miesięcy lub lat pojawienie się żółtaczki,
- żółtaczka (możliwe przypadki bezżółtaczkowe),
- niskorosłość, zaburzenia mineralizacji kości (krzywica, osteopenia, osteoporoza),
- hepatomegalia, u części pacjentów również splenomegalia.

U większości pacjentów z PFIC objawy kliniczne cholestazy pojawiają się we wczesnym okresie niemowlęcym. Istnieją jednak pojedyncze przypadki późnego ujawnienia się choroby.

Przebieg naturalny

PFIC nieleczona lub leczona niewłaściwie prowadzi do niewydolności wątroby i zgonu, zwykle przed osiągnięciem 2. dekady życia. Dość późno w przebiegu choroby dochodzi do rozwoju żylaków przełyku. Wprowadzenie do leczenia kwasu ursodezoksycholowego (UDCA), metod zabiegowych, w tym PEBD, i przeszczepienia wątroby odmieniły niekorzystne dotychczas rokowanie.

Leczenie

1 Leczenie farmakologiczne

U wszystkich dzieci z PFIC stosowane jest leczenie UDCA, a w razie nasilonego świądu – rifampicyna. Ważne jest podawanie witamin A, D, E i K oraz β-karotenu.

2 Leczenie chirurgiczne

W każdym przypadku braku efektu leczenia UDCA rozważane jest wykonanie PEBD z koniecznością noszenia worka stomijnego (ryc. 11.4). Gdy zabieg ten nie jest możliwy, przeprowadza się zespolenie omijające krętniczo-kątnicze (ileal bypass, IB). Jego efekt jest zdecydowanie gorszy niż PEBD. W wypadku rozwinięcia się marskości wątroby zachodzi konieczność przeszczepienia tego narządu.

Powikłania

Zależą przede wszystkim od stopnia uszkodzenia wątroby i przewlekłej cholestazy.

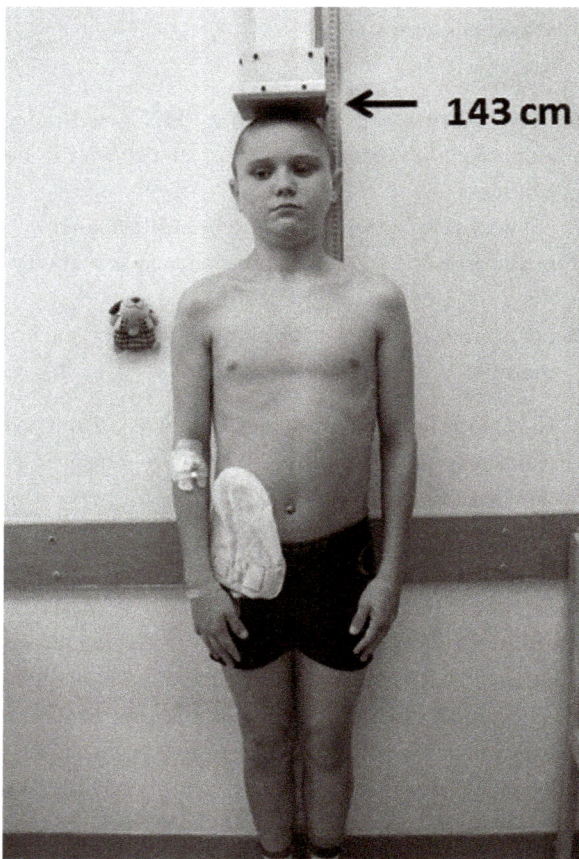

Rycina 11.4. Szesnastoletni chłopiec z przewlekłą rodzinną cholestazą wewnątrzwątrobową po zabiegu częściowego zewnętrznego odprowadzenia żółci (materiał własny).

Rokowanie

Nieleczona choroba prowadzi do zgonu z powodu niewydolności wątroby, najczęściej przed osiągnięciem pełnoletności. Wczesne leczenie operacyjne (PEBD) daje bardzo dobre rezultaty. Problemem w okresie dojrzewania może być brak akceptacji stomii żółciowej. U pacjentów z PFIC częściej niż opisywane są przypadki występowania raka wątrobowokomórkowego.

11.6.4   *Joanna Pawłowska*

Zarośnięcie przewodów żółciowych

łac. *atresia biliaris*

ang. biliary atresia

Definicja

Postępująca cholangiopatia rozwijająca się w okresie prenatalnym i w pierwszych tygodniach po urodzeniu prowadzi do destrukcji zewnątrz- i wewnątrzwątrobowych dróg żółciowych i w konsekwencji skutkuje rozwojem żółciowej marskości wątroby.

Epidemiologia

Częstość występowania to 5–8,5 : 100 000 żywych urodzeń, jedynie w Polinezji Francuskiej jest wielokrotnie wyższa i wynosi 31 : 100 000. Choroba częściej występuje u dziewczynek.

Etiologia i patogeneza

Pozostają niewyjaśnione. Przypuszczalnie w wyniku działania pewnego czynnika (np. wirusowego lub toksycznego) zostaje zapoczątkowana destrukcyjna odpowiedź immunologiczna uszkadzająca prawidłowo wykształcone drogi żółciowe. Taki mechanizm uszkodzenia występuje w większości przypadków (80%) i stanowi tzw. typ niemowlęcy. U pozostałych 20% dzieci istnieje gorzej rokujący typ płodowy (embrionalny), przypuszczalnie związany z defektem morfogenezy płodowej.

Obraz kliniczny

- Najczęściej występuje u noworodków donoszonych, z prawidłową masą ciała.
- Żółtaczka może utrzymywać się od urodzenia lub pojawić się około 4. rż. (tab. 11.19).
- Występują odbarwione (acholiczne) stolce oraz ciemno zabarwiony mocz. Stolce początkowo mogą być zmienne (tzw. przepuszczające).
- Wątroba jest powiększona, twarda.

Tabela 11.19. Podział kliniczny niedrożności dróg żółciowych

TYP NIEMOWLĘCY (65–80% PRZYPADKÓW)	TYP PŁODOWY (20–35% PRZYPADKÓW)
■ Późniejszy początek cholestazy (ok. 4. tż.) ■ Przerwa bezżółtaczkowa (2–4 tygodnie) po ustąpieniu żółtaczki fizjologicznej ■ Obecność drożnych pozostałości dróg żółciowych w usuniętej podczas operacji tkance włóknistej ■ Widoczny (mały, szczątkowy) pęcherzyk żółciowy w badaniu USG ■ Niewystępowanie towarzyszących wad wrodzonych	■ Wczesny początek cholestazy ■ Brak przerwy bezżółtaczkowej po ustąpieniu żółtaczki fizjologicznej ■ Brak drożnych pozostałości przewodów żółciowych w usuniętej podczas operacji tkance włóknistej ■ Niewidoczny pęcherzyk żółciowy w badaniu USG ■ Dodatkowe wady wrodzone (dodatkowe śledziony, odwrócenie trzewi, niedokonany zwrot jelit, przeddwunastnicza żyła wrotna, wady serca)

■ Powiększenie śledziony pojawia się później i jest wynikiem włóknienia wątroby.

■ Pierwszym zauważalnym objawem choroby, częściej występującym u noworodków karmionych piersią, może być krwawienie (koagulopatia związana z niedoborem witaminy K).

■ W czasie trwania cholestazy typowym objawem jest słaby przyrost masy ciała mimo prawidłowego łaknienia.

■ U 20% pacjentów stwierdza się obecność dodatkowych wad wrodzonych (najczęściej polisplenię).

Przebieg naturalny

Nieleczona niedrożność dróg żółciowych nieuchronnie prowadzi do żółciowej marskości wątroby i zgonu w ciągu pierwszych 2 lat życia (ponad połowa dzieci umiera już w okresie niemowlęcym).

Metody diagnostyczne

1 Badania laboratoryjne

Dominuje hiperbilirubinemia z przewagą frakcji związanej, podwyższona aktywność wątrobowych enzymów kanalikowych (GGTP, fosfataza alkaliczna) i hepatocytarnych (AlAT, AspAT).

2 Badania obrazowe

■ Scyntygrafia wątroby z pochodnymi kwasu iminodwuoctowego znakowanymi technetem 99m – w przypadku niedrożności dróg żółciowych wychwyt radioznacznika powinien być dobry, drogi żółciowe są nieposzerzone i nie stwierdza się pasażu żółci do jelit. Scyntygrafia wątroby ma małą swoistość (35–75%) i wysoką czułość (95%). Prawidłowy pasaż żółci do jelit wyklucza istnienie niedrożności dróg żółciowych.

■ USG jamy brzusznej – stwierdza się zmiany dotyczące pęcherzyka żółciowego (mały, obkurczony, słabo- lub niewidoczny). Czułość badania 73––100%, a swoistość 67–100%.

■ Śródoperacyjna cholangiografia – w wątpliwych przypadkach ma znaczenie rozstrzygające.

■ Cholangiopankreatografia z użyciem rezonansu magnetycznego – ma małą przydatność. Endoskopowa wsteczna cholangiopankreatografia wymaga bardzo dużego doświadczenia i jest stosowana w niewielu ośrodkach.

3 Badanie histologiczne wycinka wątroby

Najczulsze badanie, jeśli jest oceniane przez doświadczonego patologa (czułość 89–99%, swoistość 82––98%). Zmiany typowe to proliferacja przewodów żółciowych, kanalikowy i wewnątrzkomórkowy zastój żółci oraz wrotne i/lub okołowrotne zapalenie i włóknienie z czopami żółci w przewodach. W połowie przypadków widać transformację olbrzymiokomórkową hepatocytów i nacieki zapalne w przestrzeniach wrotnych.

Różnicowanie

Różnicować należy między innymi przyczynami cholestazy zewnątrzwątrobowej a cholestazą wewnątrzwątrobową (tab. 11.16). W pierwszej kolejności powinno się wykluczyć mukowiscydozę, niedobór α1--antytrypsyny i zespół Alagille'a, gdyż one najczęściej mogą imitować niedrożność dróg żółciowych.

Leczenie

Pod koniec lat 50. ubiegłego wieku japoński chirurg Morio Kasai wprowadził do leczenia zabieg operacyjny (zespolenie wątrobowo-wrotno-jelitowe) polegający na wszyciu jelitowej pętli (Roux-en-Y) w miejscu usuniętych pozostałości dróg żółciowych. Jednym z czynników warunkujących powodzenie leczenia jest wiek dziecka w chwili zabiegu. Najlepsze wyniki obserwuje się u operowanych przed ukończeniem 60. dnia życia, a skuteczność zabiegu znacznie się zmniejsza po 90. dniu życia.

Po zabiegu konieczne jest prowadzenie profilakty-ki antybiotykowej wstępującego zapalenia dróg żół-ciowych, zastosowanie kwasu ursodezoksycholowego jako leku żółciopędnego i czynnika cytoprotekcyjne-go, optymalizacja żywienia z wykorzystaniem mie-szanek wzbogaconych o średniołańcuchowe kwasy tłuszczowe (MCT) oraz suplementacja witamin roz-puszczalnych w tłuszczach. Dożylna antybiotykote-rapia jest powszechne stosowana i najczęściej utrzy-mywana przez 5–14 dni po zabiegu. Przedłużona profilaktyka z zastosowaniem doustnych antybioty-ków nie ma jednolitego schematu. Najczęściej prze-wlekle, sekwencyjnie, przez 6–9 miesięcy stosuje się cefalosporyny II generacji, penicylinę z inhibitorem β-laktamaz (amoksycylina z kwasem klawulanowym) i trimetoprim-sulfametoksazol.

Powikłania

U niemowląt, u których nie uzyskano odpływu żółci należy liczyć się z szybko pojawiającymi się objawami niewydolności wątroby. Najczęstszym powikłaniem w 1. roku po zabiegu jest wstępujące zapalenie dróg żółciowych wymagające szybkiego rozpoznania i za-stosowania antybiotykoterapii dożylnej. Istotnym problemem, szczególnie u pacjentów > 2. rż., jest roz-wój nadciśnienia wrotnego z powikłaniami (żylaki przełyku, hipersplenizm, zespół wątrobowo-płucny).

Rokowanie

Pacjenci, u których uda się operacyjnie przywrócić odpływ żółci, mają szansę na zahamowanie postępu choroby i odroczenie konieczności przeszczepienia wątroby, do którego dochodzi ostatecznie w 70–80% przypadków.

11.6.5   *Joanna Pawłowska*

Torbiele dróg żółciowych

łac. *cystis biliaris, cystis ductus choledochi*
ang. choledochal cysts, biliary cysts

Definicja

Nieprawidłowe rozszerzenie przewodów żółciowych, które może dotyczyć dróg wewnątrzwątrobowych, zewnątrzwątrobowych lub obu jednocześnie. Klasy-fikacja torbieli dróg żółciowych zaproponowana przez Todaniego i wsp. dzieli torbiele na 5 typów. Naj-częściej, bo w ponad 70% przypadków, występuje typ I (pojedyncze, odcinkowe lub rozlane poszerzenie przewodu żółciowego wspólnego – PŻW).

Epidemiologia

Częstość występowania w populacji kaukaskiej okre-śla się na 1 : 100 000 żywo urodzonych. Znacznie częściej torbiele dróg żółciowych występują w krajach azjatyckich (szczególnie w Japonii). Trzykrotnie czę-ściej stwierdza się je u dziewczynek. Większość przy-padków ($^2/_3$) rozpoznaje się u dzieci do 10. rż.

Etiologia i patogeneza

Przypuszczalnie dochodzi do zaburzenia w embrio-genezie dystalnych dróg żółciowych i trzustkowych. Konsekwencją jest zarzucanie soku trzustkowego do dróg żółciowych z ich zapaleniem i włóknieniem. Bie-rze się pod uwagę wpływ czynników genetycznych.

Obraz kliniczny

Objawy zwykle pojawiają się < 3. rż., często mają cha-rakter cykliczny, z coraz krótszymi okresami remisji. Są to:

- żółtaczka cholestatyczna,
- bóle brzucha, nudności, wymioty i gorączka,
- u części pacjentów mogą występować objawy zapa-lenia trzustki, wtedy dolegliwości bólowe i wymio-ty są znacznie bardziej nasilone,
- rzadko wyczuwa się guz w prawym podżebrzu.

Przebieg naturalny

Objawy kliniczne najczęściej związane są z zapale-niem dróg żółciowych (bakterie Gram-ujemne), cho-ciaż obecnie, w związku z dużą liczbą wykonywanych badań obrazowych (USG), torbiele rozpoznaje się już w okresie bezobjawowym. U dzieci (szczególnie < 4. rż.) może dojść do samoistnego pęknięcia torbieli i żółciowego zapalenia otrzewnej.

Metody diagnostyczne

- Badania laboratoryjne – niecharakterystyczne, świadczą o żółtaczce zastoinowej; w okresie za-ostrzeń podwyższone są wskaźniki stanu zapalne-go i wskazujące na ostre zapalenie trzustki.
- Badania obrazowe – USG wątroby, scyntygrafia dynamiczna, tomografia komputerowa z obra-zowaniem dróg żółciowych (cholangio-TK) i cho-langiopankreatografia rezonansu magnetycznego (magnetic resonance cholangiopancreatography, MRCP).
- W wybranych przypadkach zachodzi konieczność wykonania endoskopowej cholangiopankreatogra-fii wstecznej (endoscopic retrograde cholangiopan-creatography, ECPW).

Każde z badań obrazowych może być podstawą ostatecznego rozpoznania i często zależy od możliwości ośrodka.

Różnicowanie

Zapalenie, guzy i torbiele wątroby, mechaniczna niedrożność dróg żółciowych, pierwotne stwardniające zapalenie dróg żółciowych (primary sclerosing cholangitis, PSC), ostre choroby jamy brzusznej.

Leczenie

Zabieg operacyjny polegający na całkowitym usunięciu torbieli stanowi leczenie z wyboru. W przypadku torbieli mnogich, zlokalizowanych w jednym płacie – częściowa resekcja wątroby.

Leczenie zachowawcze (antybiotyki, leki rozkurczowe, UDCA) powinno być prowadzone w okresie zaostrzenia jako przygotowanie do zabiegu operacyjnego.

Powikłania

Nawracające zapalenia dróg żółciowych, kamica dróg żółciowych, marskość żółciowa wątroby, ostre zapalenie trzustki. U dorosłych wzrasta zagrożenie rozwoju raka dróg żółciowych.

Rokowanie

W przypadku wczesnego, prawidłowego, niepowikłanego leczenia chirurgicznego rokowanie jest dobre. Nieleczona lub niewłaściwie leczona torbiel wątroby może skutkować wystąpieniem wymienionych powyżej powikłań.

11.6.6   *Piotr Socha*

Niedobór α1-antytrypsyny

łac. *deficientia α1-antitrypsini*

ang. α1-antitrypsin deficiency

Definicja

Klasyczna choroba monogenowa polegająca na produkcji nieprawidłowego białka – α1-antytrypsyny (α1-AT), należącego do białek odpowiedzialnych za inaktywację elastazy neutrofili i innych enzymów elastolitycznych. Białko to ma również właściwości przeciwzapalne, wynikające z hamowania kaskady reakcji zapalnych. Gromadzenie jego zmienionych form w wątrobie manifestuje się najczęściej jako uszkodzenie wątroby i/lub płuc.

Epidemiologia

Jedna z najczęstszych wrodzonych chorób w Europie. Częstość występowania fenotypu PiZZ (klasycznej formy niedoboru związanej z chorobą wątroby) w populacji europejskiej oceniono na 1 : 4727, a w Polsce na 1 : 9110.

Etiologia i patogeneza

Niedobór α1-antytrypsyny jest klasyczną chorobą monogenową. Gen nazwany Serpina 1, zlokalizowany jest na długim ramieniu chromosomu 14q(31––32.3). Jest on wysoce polimorficzny – zidentyfikowano ok. 120 alleli. Odmiany niedoboru α1-AT dziedziczone są w sposób autosomalny kodominujący – powstają produkty obu alleli genu. Fenotyp wytwarzanego białka określony jest wg systemu „Pi" (protease inhibitor) i oznaczany kolejnymi literami alfabetu w zależności od jego ruchliwości elektroforetycznej.

Patomechanizm uszkodzenia wątroby w przebiegu niedoboru α1-AT nie został w pełni wyjaśniony. Wiązany jest z odkładaniem polimerów α1-AT w szorstkiej siateczce śródplazmatycznej hepatocytów. Zróżnicowany przebieg choroby wymaga jednak poszukiwania innych mechanizmów.

Obraz kliniczny

U noworodków pierwszym objawem może być przedłużająca się powyżej 4.–8. tż. żółtaczka cholestatyczna, często z obecnością odbarwionych stolców.

U dzieci starszych rozpoznanie nasuwają żółtaczka, hepatomegalia albo przypadkowo stwierdzona podwyższona aktywność aminotransferaz. Objawy nadciśnienia wrotnego mogą towarzyszyć chorobie wątroby w każdym wieku. U dzieci nie obserwuje się rozedmy płuc.

U dorosłych dominuje manifestacja płucna pod postacią rozedmy płuc. Pacjenci ze zmianami w układzie oddechowym zazwyczaj nie wykazują objawów choroby wątroby.

Rzadką postacią kliniczną jest *panniculitis* (zapalenie podskórnej tkanki tłuszczowej).

Przebieg naturalny

Zwykle cholestaza noworodkowa i niemowlęca ustępuje. W niewielkim odsetku przypadków postęp choroby może być bardzo szybki, prowadząc do niewydolności wątroby i krwawień z żylaków przełyku już w wieku niemowlęcym i wczesnodziecięcym.

Przedłużająca się żółtaczka i hepatomegalia są uważane za niekorzystne czynniki rokownicze.

Metody diagnostyczne

Pierwszym badaniem diagnostycznym jest pomiar stężenia α1-AT we krwi. Prawidłowe wartości mierzone metodą immunoelektroforezy nefelometrycznej wynoszą 83–220 mg/dl (metoda immunonefelometryczna). Dla pełnego rozpoznania obowiązuje określenie genotypu lub fenotypu białka α1-AT. Klasyczna postać związana z chorobą wątroby u dzieci to PiZZ.

Różnicowanie

Zależnie od objawów klinicznych. Należy uwzględnić choroby przebiegające jako cholestaza niemowlęca (patrz cholestazy niemowlęce) lub jako przewlekłe zapalenie wątroby (patrz rozdz. 11.6.14.„Autoimmunizacyjne zapalenie wątroby"). Szczególnym problemem klinicznym może być rozróżnianie z atrezją dróg żółciowych.

Leczenie

Choroba wątroby w okresie wyrównanej funkcji narządu wymaga jedynie leczenia objawowego – w przypadku cholestazy stosowany jest UDCA. Poza przeszczepieniem wątroby nie ma obecnie możliwości przyczynowego leczenia niedoboru α1-antytrypsyny. Wskazania do przeszczepienia wątroby nie odbiegają od obowiązujących w uszkodzeniu wątroby na innym tle. Niedobór α1-antytrypsyny jest drugą co do częstości, po atrezji dróg żółciowych, przyczyną transplantacji wątroby u dzieci.

Powikłania

Szczególnie istotne powikłania to niewydolność wątroby i żylaki przełyku (patrz obraz kliniczny choroby).

Rokowanie

Zwykle rokowanie jest dobre. Około 10% osób z fenotypem PiZZ rozwija objawy przewlekłej choroby wątroby, a jedynie u nieznacznego odsetka występują najpoważniejsze powikłania z niewydolnością wątroby.

Choroba Wilsona

łac. *morbus Wilsoni*
ang. Wilson disease

Definicja

Zaburzenie metabolizmu miedzi dziedziczone autosomalnie recesywnie. Do upośledzenia wydalania miedzi przez wątrobę do żółci oraz zaburzeń wiązania miedzi z ceruloplazminą dochodzi w wyniku mutacji genowej błonowego adenozynotrifosforanu (adenosine triphosphate, ATP) wiążącego miedź (ATP7B zlokalizowana na chromosomie 13). Efektem tego zaburzenia jest gromadzenie miedzi w tkankach (głównie w wątrobie i OUN). Objawy wynikają z uszkodzenia wątroby lub OUN.

Epidemiologia

Częstość występowania choroby Wilsona nie została precyzyjnie określona i wydaje się zróżnicowana w różnych populacjach. Szacuje się, że występuje u 1 : 30 000 osób, chociaż w określonych populacjach może być znacznie częstsza (w tym w populacji polskiej). Rodzice chorego zazwyczaj są zdrowymi nosicielami. Częstość nosicielstwa wynosi około 1 : 90 osób zdrowych. Najczęstszą mutacją w polskiej populacji i wielu populacjach europejskich jest H 1069 Q.

Etiologia i patogeneza

Miedź jest niezbędnym pierwiastkiem dla organizmu. Dostarczana jest z pożywieniem. Po przedostaniu się z krążenia do hepatocytu ulega w układzie Golgiego połączeniu z ceruloplazminą (w tej formie nie jest toksyczna) lub zostaje przetransportowana do kanalika żółciowego i wydalana z żółcią. Przechodzenie miedzi do układu Golgiego i dalsze procesy wydalania lub wiązania z ceruloplazminą są zależne od zlokalizowanej w układzie Golgiego ATP-azy 7B. Dysfunkcja tego białka prowadzi do gromadzenia niewydalonej z żółcią miedzi w wątrobie, co skutkuje uszkodzeniem tego narządu, a następnie prowadzi do odkładania się miedzi w innych tkankach.

Obraz kliniczny

Duża różnorodność objawów o różnym stopniu nasilenia. Zwykle związane są z uszkodzeniem wątroby lub układu nerwowego. U dzieci częściej występuje postać wątrobowa.

Objawy ze strony wątroby:

- przypadkowe stwierdzenie nieprawidłowych wartości testów wątrobowych w fazie skąpoobjawowej choroby,
- cholestaza,
- hemoliza ze wzrostem stężenia bilirubiny pośredniej,
- zapalenie wątroby,
- przewlekła marskość wątroby,
- niewydolność wątroby.

Objawy ze strony układu nerwowego:

- zaburzenia pisma, mowy, chodu czy koordynacji, drżenia – objawy neurologiczne występują niezwykle rzadko u dzieci,
- zaburzenia zachowania, depresja – objawy psychiatryczne rzadko wysuwają się na pierwszy plan,
- pierścień Kaysera–Fleischera – depozyt miedzi w rogówce jest objawem charakterystycznym, jednak niezwykle rzadko występuje u dzieci (ok. 5% przypadków).

Przebieg naturalny

Choroba zazwyczaj nie ujawnia się u małych dzieci, nie stwierdzano objawów u niemowląt. Wczesne rozpoznanie i leczenie zapobiega rozwojowi zaburzeń wątrobowych i neurologicznych. Objawy neurologiczne są konsekwencją postępu choroby i zazwyczaj występują dopiero u młodych dorosłych. Nierozpoznana wcześnie choroba Wilsona może prowadzić do postępującego uszkodzenia wątroby, marskości tego narządu i jego niewydolności.

Metody diagnostyczne

Opracowano system punktowy podsumowujący cechy kliniczne i badania laboratoryjne wykorzystywane w diagnostyce choroby Wilsona. Każda cecha lub badanie jest odpowiednio punktowane. Osiągnięcie co najmniej 4 punktów rozstrzyga o ostatecznym rozpoznaniu choroby Wilsona (tab. 11.20). Pojedyncze badania nie mają wystarczająco wysokiej czułości.

Zazwyczaj wstępnie w diagnostyce choroby Wilsona oznaczane jest stężenie ceruloplazminy (mniej wiarygodne w niewydolności wątroby) i miedzi w surowicy oraz dobowe wydalanie miedzi z moczem. Jeśli badania te nie rozstrzygają o rozpoznaniu, wykonywane są kolejne testy. Przydatna jest ocena stężenia miedzi w bioptacie wątroby – jednak można uzyskać niemiarodajny wynik w przypadku cholestazy.

W każdym przypadku potwierdzenia rozpoznania choroby Wilsona obowiązuje przeprowadzenie diagnostyki u rodzeństwa pacjenta.

Różnicowanie

Z innymi chorobami przebiegającymi z przewlekłym uszkodzeniem wątroby (patrz rozdz. 11.6.14 „Autoimmunizacyjne zapalenie wątroby") lub innymi przyczynami ostrej niewydolności wątroby (patrz rozdz. 11.6.18 „Ostra niewydolność wątroby").

Leczenie

Choroba Wilsona rozpoznana we wczesnym okresie może być skutecznie leczona farmakologicznie i dlatego wczesne rozpoznanie jest tak istotne.

1 Leczenie farmakologiczne
- Leki chelatujące miedź. Penicilamina – lek skuteczny, jednak obarczony grupą działań niepożąda-

Tabela 11.20. System punktowy diagnostyki choroby Wilsona (min. suma punktów rozstrzygająca o rozpoznaniu to 4)

PARAMETR	0 PKT	1 PKT	2 PKT	4 PKT
Ceruloplazmina (mg/dl)	> 20	< 20	< 10	–
Dobowe wydalanie Cu w moczu (mg/dobę)	< 50	< 100	> 100	–
Cu w biopsji wątroby (μg/g tkanki)	< 50*	> 50	> 250	–
Mutacje ATP7B	Brak	1 mutacja	–	2 mutacje
Pierścień Kaysera–Fleischera	Brak	–	Obecny	–
Typowe objawy neurologiczne	Brak	Łagodne	Zaawansowane	–
Anemia z ujemnym odczynem Coombsa	Brak	Obecna	–	–

* – 1 pkt

nych (skórne reakcje nadwrażliwości, zahamowanie hematopoezy szpikowej, białkomocz), które u dzieci występują rzadko. Inny lek chelatujący, trientine, nie jest w Polsce zarejestrowany.

■ Preparaty cynku wykazują podobną skuteczność, jednak nie są polecane do leczenia niewydolności wątroby. Niestety nudności i wymioty towarzyszące leczeniu u części chorych wymagają zmiany terapii.

2 Przeszczepienie wątroby

Istnieją ograniczone wskazania do przeszczepiania wątroby. W kwalifikacji do transplantacji stosuje się skalą punktową King's College. Ocenia ona takie parametry, jak leukocytoza, stężenie bilirubiny, AspAT, INR i stężenie albumin. Istotnym wskazaniem do przeszczepu jest wystąpienie encefalopatii wątrobowej.

Powikłania

Marskość wątroby, niewydolność wątroby, żylaki przełyku, encefalopatia wątrobowa i objawy neurologiczne.

Rokowanie

Różnorodne. Od postaci bezobjawowych, łagodnie przebiegającego stłuszczenia wątroby i przewlekłego zapalenia wątroby do ciężkich postaci niewydolności wątroby, piorunującego przebiegu z hemolizą i ciężkich objawów neurologicznych. Nie ustalono ostatecznie czynników decydujących o rokowaniu i rozwoju choroby.

11.6.8   *Irena Jankowska*

Zespół Gilberta

łac. *syndroma Gilbert*
ang. Gilbert syndrome

Definicja

Zespół Gilberta (okresowa żółtaczka młodocianych) to uwarunkowane genetycznie łagodne zaburzenie metabolizmu bilirubiny w wątrobie objawiające się nieznacznym podwyższeniem stężenia bilirubiny pośredniej (wolnej, niesprzężonej) we krwi.

Epidemiologia

Występuje u 5–7% populacji, znacznie częściej u mężczyzn. Pierwsze objawy pojawiają się zwykle w wieku młodzieńczym.

Etiologia i patogeneza

Dziedziczy się autosomalnie dominująco. Jest spowodowany mutacją genu *UGT1A1* w locus 2q37, który koduje enzym urydylo-dwufosfoglukuronylotransferazę (UDP-glukuronylotransferazę, uridine-diphosphate glucuronosyl transferase, UGT). Dochodzi do zaburzenia sprzęgania bilirubiny w hepatocytach.

Obraz kliniczny

Zazwyczaj przebiega bezobjawowo. Podwyższone stężenie bilirubiny jest zwykle rozpoznawane przypadkowo lub w związku ze stwierdzeniem zażółcenia twardówek. Niekiedy przy wzroście stężenia bilirubiny występują bóle brzucha, nudności, osłabienie i zwiększona senność.

Narastanie objawów obserwuje się po dłuższym okresie głodzenia, wysiłku fizycznym, spożyciu alkoholu i w czasie infekcji (gorączki) oraz w okresie stresu i przed miesiączką.

Przebieg naturalny

Najczęściej występują przemijające okresy zażółcenia twardówek. Schorzenie nie prowadzi do uszkodzenia wątroby. W zespole Gilberta często obserwuje się nadwrażliwość na leki: irinotecan – stosowany w leczeniu onkologicznym, niesteroidowe leki przeciwzapalne, propofol, leki przeciwwirusowe – indinavir i jego pochodne oraz lowastatynę. Ze względu na potencjalne ryzyko nadwrażliwości zaleca się ostrożność przy stosowaniu interferonu, rybawiryny, gemfibrozilu, simwastatyny, atorwastatyny, buprenorfiny oraz pochodnych estradiolu.

Metody diagnostyczne

Rozpoznanie:

■ podwyższone stężenie bilirubiny niesprzężonej – zwykle < 4–5 mg/dl (72–90 µmol/l), a sporadycznie nawet do 9 mg/dl,

■ prawidłowa aktywność enzymów wątrobowych (AlAT, AspAT, GGTP),

■ w badaniu przedmiotowym – wątroba i śledziona niepowiększone,

■ potwierdzenie choroby wynikiem badania molekularnego.

Przy typowym obrazie klinicznym oraz wykluczeniu innych przyczyn hiperbilirubinemii nie ma konieczności wykonywania biopsji wątroby. W zespole tym obraz histopatologiczny wątroby jest prawidłowy.

Różnicowanie

Inne przyczyny hiperbilirubinemii, m.in.:

- żółtaczki hemolityczne,
- choroby infekcyjne (zakażenia z grupy TORCH),
- choroby metaboliczne (np. galaktozemia),
- zespół Dubina–Johnsona, zespół Rotora.

Leczenie

Nie wymaga leczenia. Zaleca się unikanie dłuższych okresów głodzenia oraz picia alkoholu. Pacjenci mogą uczestniczyć we wszystkich zajęciach wychowania fizycznego i aktywnie uprawiać sport.

Powikłania

Nie obserwuje się.

Rokowanie

Bardzo dobre. Najczęściej objawy znacznie się zmniejszają po okresie pokwitania.

11.6.9   *Irena Jankowska*

Zespół Dubina–Johnsona

łac. *syndroma Dubin–Johnsoni*

ang. Dubin–Johnson syndrome

Definicja

Zespół Dubina–Johnsona to łagodna, genetycznie uwarunkowana choroba wątroby, objawiająca się żółtaczką wynikającą z obecności zwiększonego stężenia bilirubiny sprzężonej we krwi.

Epidemiologia

Schorzenie bardzo rzadkie, częściej opisywane wśród irańskich Żydów.

Etiologia i patogeneza

Dziedziczony autosomalnie recesywnie. Określono mutację w genie *MRP2/cMOAT/ABCC2* w locus 10q24. W jej wyniku zaburzeniu ulega transport sprzężonej bilirubiny do kanalików żółciowych.

Obraz kliniczny

U większości chorych przebieg jest bezobjawowy. Ewentualne objawy:

- żółtaczka, czasami cholestaza o ciężkim przebiegu w okresie noworodkowym,
- może występować hepatomegalia.

Przebieg naturalny

Zwykle objawia się w wieku młodzieńczym i dorosłym. Przebieg jest łagodny. Nie opisano progresji do niewydolności wątroby. Mogą wystąpić zaostrzenia w czasie ciąży i stosowania doustnych środków antykoncepcyjnych.

Przebieg naturalny

Łagodny.

Metody diagnostyczne

- Podwyższone stężenie bilirubiny sprzężonej, zwykle 2–5 mg/dl, niekiedy nawet do 25 mg/dl.
- Prawidłowa aktywność aminotransferaz.
- Zmniejszona aktywność protrombiny (u ok. 60% pacjentów).
- Próba z bromosulfoftaleiną (bromosulfophthalein, BSP) – charakterystyczna dla zespołu Dubina–Johnsona; u chorych początkowo obserwuje się zwolnioną eliminację BSP z późniejszym wzrostem jej wydalania po kilku godzinach.
- W badaniu histopatologicznym wątroby stwierdza się gromadzenie charakterystycznego czarnego barwnika (melaninopodobny pigment w lizosomach hepatocytów).
- Zwiększone wydalanie z moczem izomerów koproporfiryny I, a zmniejszone koproporfiryny III.
- Zwiększone wydalanie z moczem metabolitów leukotrienów.
- Potwierdzenie choroby wynikiem badania molekularnego.

Różnicowanie

Jak w zespole Gilberta.

Leczenie

Zwykle nie jest konieczne. W przypadku cholestazy noworodkowej korzystne może być podawanie fenobarbitalu. UDCA i rifampicyna wykorzystywane są w leczeniu przewlekłej cholestazy. Kobiety z zespołem Dubina–Johnsona powinny unikać stosowania doustnych środków antykoncepcyjnych.

Powikłania

Niekiedy pojawiają się nasilona żółtaczka i powiększenie wątroby.

Rokowanie

Dobre.

11.6.10   *Irena Jankowska*

Zespół Rotora

łac. *syndroma Rotori*

ang. Rotor syndrome (Rotor type hyperbilirubinemia)

Definicja

Rzadki, genetycznie uwarunkowany zespół dziedziczony w sposób autosomalny recesywny. Obrazem klinicznym bardzo przypomina zespół Dubina–Johnsona.

Epidemiologia

Schorzenie bardzo rzadkie.

Etiologia i patogeneza

Występuje bardzo rzadko, wydaje się, że częściej na Filipinach. Sporadycznie obserwuje się postać rodzinną. W związku z tym sugeruje się dziedziczenie autosomalne recesywne.

Obraz kliniczny

Objawy:

- przewlekła żółtaczka,
- napadowe bóle brzucha, dyskomfort w jamie brzusznej,
- epizodycznie gorączka.

Przebieg naturalny

Łagodny.

Metody diagnostyczne

- Podwyższone stężenia bilirubiny sprzężonej, zwykle 3–7,5 mg/dl (50–130 μmol/l).
- Prawidłowa aktywność aminotransferaz.
- W badaniu histopatologicznym wątroby nie stwierdza się gromadzenia czarnego barwnika, charakterystycznego dla zespołu Dubina–Johnsona.
- Zwiększone wydalanie z moczem izomerów koproporfiryny I, jednak w zdecydowanie mniejszej ilości niż w zespole Dubina–Johnsona.
- Badania obrazowe (USG, cholangiogram) nie wykazują odchyleń od normy.
- Potwierdzenie choroby wynikiem badania molekularnego.

Różnicowanie

Jak w zespole Gilberta.

Leczenie

Ze względu na łagodny przebieg nie wymaga leczenia.

Powikłania

Nie występują.

Rokowanie

Dobre, należy unikać alkoholu, leków potencjalnie hepatotoksycznych i ekspozycji na wirusy.

11.6.11   *Irena Jankowska*

Żółtaczka związana z karmieniem piersią

łac. *icterus lactarius*

ang. breast milk jaundice

Definicja

Najczęstsza postać przedłużającej się żółtaczki u noworodka. Jedna z hiperbilirubinemii z przewagą bilirubiny pośredniej.

Epidemiologia

Według niektórych autorów nawet u ok. 50% noworodków karmionych piersią stężenia bilirubiny wolnej (pośredniej) przekraczają granice fizjologii. U ok. 7% noworodków karmionych piersią poziom bilirubiny całkowitej przekracza 15 mg/dl.

Etiologia i patogeneza

Patomechanizm nie jest do końca wyjaśniony. Domniemane przyczyny:

1 Zaburzone krążenie jelitowo-wątrobowe bilirubiny wynikające z:

- opóźnionego pierwszego karmienia i niedostatecznej podaży pokarmu,
- opóźnionego pasażu smółki,
- ograniczonego tworzenia urobilinoidów, wtórnego do opóźnionego u noworodka rozwoju jelitowej flory bakteryjnej,
- obecności w pokarmie wysoko aktywnej β-glukuronidazy – enzymu rozszczepiającego wiązania estrowe glukuronidu bilirubiny i uwalniającego łatwo wchłaniającą się niezwiązaną bilirubinę.

2 Zaburzenia przemiany bilirubiny w wątrobie związane z obecnością w pokarmie kobiecym czynników utrudniających glukuronizację.

Obraz kliniczny

Brak innych objawów chorobowych. Stan dzieci pozostaje dobry. Procesy adaptacji do życia pozamacicznego przebiegają prawidłowo. Stolce i mocz są prawidłowe. Wyniki badań laboratoryjnych, poza podwyższonym stężeniem bilirubiny wolnej, mieszczą się w granicach normy. Wyróżnia się dwie postacie kliniczne tej żółtaczki, wczesną i późną, w zależności od wieku dziecka, w jakim wystąpiła.

Przebieg naturalny

Charakterystyczne jest długie utrzymywanie się żółtaczki, nawet do 4–12 tygodni. Stąd ważne jest jej właściwe rozpoznanie i różnicowanie z innymi przyczynami.

Metody diagnostyczne

Żółtaczkę związaną z karmieniem piersią można rozpoznać, jeżeli występuje nie wcześniej niż w 2. dż. (postać wczesna) i nie później niż w 4. dż. (postać późna) u zdrowego, karmionego piersią noworodka oraz wykluczone zostały inne przyczyny żółtaczki. W ustaleniu rozpoznania należy uwzględnić:

■ wywiad – przedłużająca się żółtaczka u poprzednich dzieci, o ile były karmione piersią,
■ próbę diagnostyczno-leczniczą polegającą na przerwaniu karmienia piersią na 12–48 godzin po wcześniejszym określeniu wyjściowego stężenia bilirubiny w surowicy krwi dziecka; potwierdzeniem rozpoznania jest spadek stężenia o minimum 2 mg/dl w stosunku do wartości wyjściowej po 12 godzinach karmienia sztucznego lub pasteryzowanym pokarmem matki.

Różnicowanie

Żółtaczka fizjologiczna, żółtaczki hemolityczne, cholestazy, zespół Criglera–Najjara.

Leczenie

Zależy od postaci choroby. W postaci wczesnej, tzw. żółtaczce dzieci karmionych piersią, zaleca się utrzymanie częstych i efektywnych karmień piersią, a w wybranych przypadkach fototerapię przerywaną przy jednoczasowym kontynuowaniu karmienia piersią.

W postaci późnej wskazane są:

■ obserwacja noworodka, utrzymanie częstych i efektywnych karmień,
■ fototerapia przerywana,
■ fototerapia ciągła i karmienie pasteryzowanym pokarmem lub mieszanką opartą na hydrolizatach mlecznych.

Powikłania

Istnieją pojedyncze doniesienia opisujące wystąpienie klasycznej żółtaczki jąder podkorowych mózgu u wcześniej zdrowych, karmionych piersią noworodków.

Rokowanie

Rokowanie dobre, zwłaszcza przy wczesnym rozpoczęciu karmienia piersią oraz częstym i efektywnym karmieniu w pierwszych dobach życia.

11.6.12 *Irena Jankowska*

Zespół Criglera–Najjara typu I

łac. *syndroma Crigler–Najjari I*
ang. Crigler–Najjar syndrome type I

Definicja

Rzadka, genetycznie uwarunkowana choroba, stanowiąca przyczynę ciężkiej żółtaczki u noworodków. Jedna z hiperbilirubinemii z przewagą bilirubiny pośredniej.

Epidemiologia

Częstość występowania wynosi 0,6–1 : 1 000 000.

Etiologia i patogeneza

Dziedziczony w sposób autosomalny recesywny. Opisano mutację genu *UGT1A1* skutkującą całkowitym brakiem aktywności enzymu urydylo-dwufosfoglukuronylotransferazy (UGT) w hepatocytach, co powoduje znaczne podwyższenie stężenia we krwi bilirubiny niesprzężonej.

Obraz kliniczny

Żółtaczka ujawniająca się w pierwszych dniach po urodzeniu, szybko nasilająca się. Duże stężenie bilirubiny pośredniej (niesprzężonej, wolnej).

Przebieg naturalny

Nieleczony doprowadza do żółtaczki jąder podkorowych mózgu, upośledzenia rozwoju psychoruchowego lub zgonu dziecka.

Metody diagnostyczne

■ Wysokie stężenie bilirubiny w surowicy krwi – u noworodka może przekraczać 40 mg/dl, a po okresie noworodkowym zwykle wynosi ok. 20 mg/dl.
■ Brak bilirubiny bezpośredniej w żółci.
■ Aktywność pozostałych enzymów wątrobowych (AlAT, AspAT, GGTP) przeważnie jest w granicach normy.

Różnicowanie

Inne przyczyny żółtaczek z przewagą bilirubiny pośredniej, m.in. choroba hemolityczna, zakażenia (posocznica, TORCH), choroby metaboliczne (np. galaktozemia).

Leczenie

1 W sytuacji zagrożenia wystąpieniem żółtaczki jąder podkorowych u noworodka zastosowanie ma transfuzja wymienna krwi, a następnie fototerapia.

2 Podstawę terapii w wieku noworodkowym/niemowlęcym i wczesnodziecięcym stanowi systematyczna fototerapia w celu utrzymywania stężenia bilirubiny w surowicy krwi < 18 mg/dl.

3 Zasadniczym leczeniem jest przeszczepienie wątroby, które powinno zostać wykonane zanim dojdzie do powikłań neurologicznych. Optymalnie należy je przeprowadzić między 4. a 6. rż.

Powikłania

Nieleczona nasilająca się hiperbilirubinemia może prowadzić do wystąpienia żółtaczki jąder podkorowych – upośledzenia rozwoju umysłowego, a nawet śmierci dziecka.

Rokowanie

Przy prawidłowo stosowanej fototerapii i utrzymywaniu odpowiedniego stężenia bilirubiny – raczej dobre. Po przeszczepieniu wątroby nie ma konieczności stosowania fototerapii i nie istnieje zagrożenie rozwoju żółtaczki jąder podkorowych.

11.6.13 *Irena Jankowska*

Zespół Criglera–Najjara typu II

łac. *syndroma Crigler-Najjari II*
ang. Crigler–Najjar syndrome type II

Definicja

Rzadka, genetycznie uwarunkowana choroba, stanowiąca przyczynę żółtaczki u noworodków. Jedna z hiperbilirubinemii z przewagą bilirubiny pośredniej.

Epidemiologia

Choroba bardzo rzadka.

Etiologia i patogeneza

Sposób dziedziczenia nie został poznany. Przebiega zwykle łagodniej niż typ I. Aktywność UGT jest obniżona, nawet do 4% normy.

Obraz kliniczny

Żółtaczka ujawniająca się w pierwszych dniach po urodzeniu, szybko narastająca. Przeważa stężenie bilirubiny niesprzężonej. Stężenie bilirubiny w surowicy krwi po okresie noworodkowym nie przekracza 20 mg/dl.

Przebieg naturalny

Choroba może dotyczyć noworodków, chociaż najczęściej ujawnia się pomiędzy 2. a 10. rż. Żółtaczka jąder podkorowych występuje bardzo rzadko, chyba że dołączy się znacznie pogarszająca przebieg choroby infekcja. Opisywany jest wzrost stężenia bilirubiny u kobiet z tym zespołem w okresie ciąży.

Metody diagnostyczne

- Stężenie bilirubiny w surowicy zwykle nie przekracza 20 mg/dl.
- Aktywność pozostałych enzymów wątrobowych (AlAT, AspAT, GGTP) pozostaje zazwyczaj w granicach normy.

Różnicowanie

Jak w zespole Criglera–Najjara typu I.

Leczenie

Z powodzeniem stosuje się fenobarbital, który indukuje aktywność UGT.

Powikłania

Najczęściej nie dochodzi do rozwoju objawów neurologicznych.

Rokowanie

Dobre.

11.6.14 *Irena Jankowska*

Autoimmunizacyjne zapalenie wątroby

łac. *hepatitis autoimmunologica*
ang. autoimmune hepatitis (AIH)

Definicja

Uwarunkowana genetycznie predyspozycja do rozwoju przewlekłego, postępującego procesu martwiczo-zapalnego w obrębie wątroby o nieznanej etiologii.

Epidemiologia

Zapadalność w Europie szacuje się na 0,1––1,9 : 100 000/rok. Występuje czterokrotnie częściej u płci żeńskiej. U dzieci zwykle rozpoczyna się w okresie pokwitania.

Etiologia i patogeneza

Główną rolę w patogenezie choroby odgrywa genetycznie uwarunkowana predyspozycja do zaburzeń odpowiedzi immunologicznej, zarówno komórkowych, jak i humoralnych mechanizmów odpornościowych. Nadmierna produkcja przeciwciał o różnej swoistości sprzyja reakcjom cytotoksycznym z udziałem wielu komórek (K, T, B). Procesy autoimmunizacyjne są bardzo złożone. W pierwszym etapie czynnik inicjujący (przypuszczalnie wirus lub toksyna) powoduje ekspresję autoantygenów.

Efektem powyższych reakcji jest przewlekły proces martwiczo-zapalny prowadzący do zwłóknienia i marskości wątroby. Ryzyko rozwoju autoimmunizacyjnego zapalenia wątroby jest zwiększone u osób z antygenami MHC klasy I (B8) oraz klasy II (DR3, DR4 i DR52a). Często u chorego lub w jego najbliższej rodzinie stwierdza się inne choroby z autoagresji.

Obraz kliniczny

Może przebiegać bezobjawowo. Niekiedy przypomina ostre lub przewlekłe zapalenie wątroby. Rzadko ma przebieg piorunujący. Objawy:

- osłabienie, znużenie, brak apetytu, utrata masy ciała,
- nudności, wymioty,
- bóle w prawym podżebrzu,
- skłonność do krwawień (np. po usunięciu zęba),
- zaburzenia miesiączkowania,
- bóle kostne i stawowe,
- rumień skórny,
- w zaawansowanej chorobie – żółtaczka, hepatosplenomegalia i biochemiczne cechy uszkodzenia wątroby.

Wyróżnia się dwa typy AIH. Typowi I często towarzyszy obecność HLA A1 B8 DR3 lub DR4. Pacjenci z obecnością HLA B8 DR3 są młodsi. Obserwuje się u nich większą aktywność choroby. Gorzej odpowiadają na leczenie, a także mają częstsze nawroty po odstawieniu terapii. Osoby z obecnością DR4 chorują w późniejszym wieku. Lepiej odpowiadają na leczenie, ale częściej spotyka się u nich inne choroby autoimmunizacyjne.

Typ II występuje głównie u pacjentów młodych, rzadziej dotyczy dorosłych (10% przypadków). Dominują haplotyp HLA B14 DR3 oraz C4A-Q0. Początek choroby częściej jest ostry i szybciej rozwija się marskość wątroby. W typie II bierze się pod uwagę rolę wirusa zapalenia wątroby typu C jako czynnika inicjującego proces autoimmunizacyjny.

U pacjentów z zespołami nakładania (overlap syndromes) występują cechy związane zarówno z autoimmunizacyjnym zapaleniem wątroby, jak i z inną przewlekłą chorobą wątroby, np.:

- pierwotnym stwardniającym zapaleniem dróg żółciowych (AIH/PSC),

- pierwotną marskością żółciową wątroby (AIH/PBC) – u dzieci dotychczas nie rozpoznano PBC ani zespołu nakładania AIH/PBC),
- wirusowym zapaleniem wątroby (AIH/WZW).

Przebieg naturalny

Choroba może przebiegać z okresami remisji i nasilenia się objawów. W wyniku jej postępu dochodzi niekiedy do rozwoju nadciśnienia wrotnego. Wiąże się z tym ryzyko powstawania żylaków przełyku i jednego z najcięższych powikłań nadciśnienia wrotnego, czyli krwotoku z nich. Czasem rozwija się niewydolność wątroby i zachodzi konieczność przeprowadzenia transplantacji tego narządu.

Metody diagnostyczne

Rozpoznanie opiera się na stwierdzeniu współwystępowania następujących cech:

- podwyższona aktywność aminotransferaz (AlAT i AspAT),
- podwyższone stężenia bilirubiny (rzadziej),
- podwyższone stężenie frakcji białkowej (gamma-globulin) i immunoglobulin G (IgG),
- obecność autoprzeciwciał w surowicy krwi, z których najważniejsze dla rozpoznania są:
  - przeciwciała przeciwjądrowe (anti-nuclear antibodies, ANA),
  - przeciwciała przeciw mięśniom gładkim (anti-smooth muscle antibodies, ASMA) w mianie > 1 : 40,
  - przeciwciała wątrobowo-nerkowe przeciwmikrosomalne (liver/kidney microsomal antibodies, LKM),
- charakterystyczny wynik badania histopatologicznego wycinka wątroby – duża aktywność zapalna z obecnością martwicy kęsowej oraz z naciekami z limfocytów i plazmocytów w przestrzeniach wrotnych, które często przekraczają blaszkę graniczną, a w przypadku wystąpienia nadostrego przebiegu – z obecnością martwicy przęsłowej.

U niektórych pacjentów, zwłaszcza przy współistnieniu wrzodziejącego zapalenia jelita grubego, stwierdza się obecność nieswoistych dla autoimmunizacyjnego zapalenia wątroby przeciwciał przeciw cytoplazmie neutrofilów z okołojądrowym typem świecenia (anti-neutrophil cytoplasmic antibodies, perinuclear pattern, p-ANCA).

W zależności od występowania określonych autoprzeciwciał wyróżnia się dwa typy autoimmunizacyjnego zapalenia wątroby.

Typ I (80% przypadków choroby) z przeciwciałami:

- przeciwjądrowymi (ANA) i/lub
- przeciwko mięśniom gładkim (ASMA),
- przeciwko rozpuszczalnym antygenom wątroby (anti-soluble liver antigen antibodies, anti-SLA) – rzadziej,
- przeciwko cytoplazmie neutrofilów (ANCA),
- przeciwaktynowymi (anti-actin antibodies, AAA).

Typ II (20% przypadków choroby) z przeciwciałami:

- wątrobowo-nerkowymi przeciwmikrosomalnymi (LKM),
- przeciwko antygenowi cytozolowemu hepatocytów typu 1 (anti-liver cytosolic antigen type 1 antibody, anti-LC-1).

U niewielkiego odsetka chorych z autoimmunizacyjnym zapaleniem wątroby nie stwierdza się w ogóle żadnych przeciwciał. Mogą jednak współistnieć u nich inne schorzenia o podłożu autoimmunizacyjnym.

Badania obrazowe nie odgrywają większej roli w diagnostyce. Przydatne są w ocenie wielkości wątroby i śledziony oraz przepływu krwi w żyle wrotnej w celu diagnostyki nadciśnienia wrotnego.

Różnicowanie

Zapalenia wątroby wywołane zakażeniami wirusami pierwotnie i wtórnie hepatotropowymi, niedobór α1-antytrypsyny, choroba Wilsona, polekowe zapalenie wątroby, niealkoholowe stłuszczenie wątroby, pierwotne stwardniające zapalenie dróg żółciowych.

Leczenie

1 Leczenie farmakologiczne

Leczenie należy rozpocząć jak najwcześniej po ustaleniu rozpoznania. Terapia polega na indukcji remisji i wieloletnim leczeniu podtrzymującym. Najczęściej stosuje się leczenie skojarzone – glikokortykosteroidy (Encorton) i azatioprynę. Encorton podaje się początkowo w dawce 2 mg/kg mc./dobę (maks. do 60 mg/dobę), azatioprynę w dawce 1–2 mg/kg mc./dobę. Leczenie podtrzymujące (azatiopryna 1 mg/kg mc./dobę + niskie dawki steroidów) prowadzi się wiele lat ze względu na duże ryzyko nawrotu choroby.

U pacjentów z towarzyszącymi objawami cholestazy wskazane jest dołączenie do leczenia kwasu ursodezoksycholowego (UDCA) w dawkach 15–20 mg//kg mc./dobę.

2 Leczenie zabiegowe

W przypadku braku efektu leczenia farmakologicznego, progresji choroby do marskości i niewydolności wątroby, jedyną skuteczną terapią jest przeszczepienie wątroby.

Powikłania

- Nadciśnienie wrotne z obecnością żylaków przełyku.
- Wodobrzusze.
- Rak wątrobowokomórkowy.

Rokowanie

Choroba przebiega z okresami remisji i zaostrzeń. Rokowanie uległo poprawie po wprowadzeniu leczenia immunosupresyjnego. Niektórzy pacjenci wymagają jednak przeszczepienia wątroby. Niestety, u ok. 25% chorych poddanych temu zabiegowi z powodu autoimmunizacyjnego zapalenia wątroby obserwuje się nawrót schorzenia w przeciągu pierwszych 5 lat od przeszczepienia narządu.

11.6.15   *Irena Jankowska*

Pierwotne stwardniające zapalenie dróg żółciowych

łac. *cholangitis scleroticans primaria*
ang. primary sclerosing cholangitis (PSC)

Definicja

Przewlekłe schorzenie o nieznanej etiologii, charakteryzujące się odcinkowym zapaleniem wewnątrz- i/lub zewnątrzwątrobowych dróg żółciowych z ich okołoprzewodowym włóknieniem i cholestazą, co może prowadzić do wystąpienia marskości żółciowej wątroby.

Epidemiologia

W grupie pacjentów pediatrycznych zapadalność wynosi 0,23 : 100 000/rok. PSC występuje głównie u młodych dorosłych, częściej u mężczyzn. Ostatnio zwraca się uwagę na tendencję zwyżkową częstotliwości występowania PSC. U 70–80% pacjentów współwystępują nieswoiste zapalenia jelit, zwykle wrzodziejące zapalenie jelita grubego.

Etiologia i patogeneza

Etiologia nie została w pełni poznana. Brane są pod uwagę zaburzenia autoimmunizacyjne (obecność różnych przeciwciał, np. ANCA), aktywacja układu dopełniacza, wpływ haplotypu HLA A1 B8 DR3 oraz współwystępowanie innych schorzeń o podłożu autoimmunizacyjnym i zapalnym.

Obraz kliniczny

U blisko połowy chorych PSC przebiega bezobjawowo (przynajmniej w pierwszej fazie choroby). Nieprawidłowe parametry funkcji wątroby stwierdza się u ponad 60% dzieci z nieswoistym zapaleniem jelit. Taki wynik powinien skłonić lekarza do poszerzenia diagnostyki w kierunku PSC. Najczęstsze objawy kliniczne:

- bóle brzucha zlokalizowane głównie w prawym podżebrzu,
- przewlekłe zmęczenie i męczliwość, ubytek masy ciała,
- świąd skóry i przeczosy,
- żółtaczka, czasem z gorączką i dreszczami,
- splenomegalia.

Przebieg naturalny

W okresie młodzieńczym rzadko dochodzi do rozwoju niewydolności wątroby i konieczności przeszczepienia tego narządu. Bez przeszczepienia wątroby przeżycie wynosi zwykle 10–12 lat.

U niektórych pacjentów z PSC stwierdza się współwystępowanie nieswoistych zapaleń jelit lub przewlekłych chorób, szczególnie o podłożu autoimmunizacyjnym. Od 8 do 55% prezentuje w obrazie klinicznym komponent autoimmunizacyjnego zapalenia wątroby. Zespoły nakładania AIH/PSC występują zarówno u dorosłych, jak i u dzieci (niektórzy autorzy sugerują, że ze zwiększoną częstością u dzieci).

Wtórne stwardniające zapalenie wątroby występuje w przebiegu schorzeń z niedoborami odporności (np. w zespole hiper IgM), w których domniemaną przyczyną zapoczątkowania zmian w wątrobie jest współwystępująca oportunistyczna infekcja (szczególnie *Cryptosporidium parvum*). Wtórne PSC rozwija się też u dorosłych pacjentów z mukowiscydozą, a za czynnik sprawczy przyjmuje się zaleganie gęstej, lepkiej żółci o zmniejszonej zasadowości w układzie wątrobowo-żółciowym.

Metody diagnostyczne

1 Badania laboratoryjne
- Podwyższona aktywność GGTP i fosfatazy alkalicznej.
- Podwyższona aktywność aminotransferaz.
- Hiperbilirubinemia.
- Obecność autoprzeciwciał: p-ANCA (u > 80% pacjentów), ANA i anti-SMA (u > 60% chorych).
- Badania immunogenetyczne wykazują silny związek występowania PSC i wrzodziejącego zapalenia jelita grubego z haplotypem HLA B8 DR3, typowym także dla innych schorzeń autoimmunizacyjnych.

2 Badania obrazowe
- Badanie USG jamy brzusznej – u > 50% chorych obraz jest prawidłowy, w pozostałych przypadkach widać drogi żółciowe z wyraźnym pogrubieniem ścian i nieregularne wielosegmentowe odcinkowe poszerzenia światła przewodów.
- Endoskopowa cholangiopankreatografia wsteczna (ECPW) – stwarza możliwość jednoczesnego postępowania diagnostyczno-terapeutycznego (np. założenie protez).
- Cholangiopankreatografia rezonansu magnetycznego (MRCP) – pozwala na dokładną ocenę wewnątrz- i zewnątrzwątrobowych dróg żółciowych.

3 Badanie morfologiczne
Badanie histopatologiczne jest niecharakterystyczne. Ogniskowe zmiany dotyczą limfocytarnych nacieków zapalnych w przestrzeniach wrotnych oraz włóknienia przestrzeni wrotnych i okołowrotnych, a także proliferacji dróg żółciowych z późniejszym ich zanikiem (duktopenia).

U dzieci zdecydowanie częściej niż u dorosłych stwierdza się wariant PSC z zajęciem drobnych przewodów żółciowych (small ducts PSC). Schorzenie to objawia się nieprawidłową aktywnością parametrów cholestatycznych (m.in. GGTP), charakterystycznym wynikiem badania histologicznego (włóknienie i zapalenie okołoprzewodowe, obrzęk i włóknienie w przestrzeni wrotnej, cechy obliterującego zapalenia przewodów żółciowych i cholestazy) oraz negatywnym wynikiem badania ECPW, a nawet MRCP. Rokowanie wydaje się znacznie pomyślniejsze w kontekście dynamiki progresji choroby i ryzyka rozwoju *cholangiocarcinoma*.

Różnicowanie

Autoimmunizacyjne zapalenie wątroby, zapalenie dróg żółciowych, kamica przewodowa, wrodzone błędy metaboliczne i cholestazy rodzinne, guzy, torbiele i wady organiczne w obrębie jamy brzusznej, powikłania procedur terapeutycznych (np. żywienia pozajelitowego), polekowe cholestatyczne zapalenie wątroby.

W przypadku small-ducts PSC w rozpoznaniu różnicowym należy uwzględnić dodatkowo atrezję dróg żółciowych oraz PFIC typu 3.

Leczenie

1 Leczenie farmakologiczne

UDCA w dawce 20 mg/kg mc./dobę (nie należy przekraczać tej dawki), po którym u części chorych obserwuje się poprawę parametrów biochemicznych cholestazy i obrazu radiologicznego.

2 Leczenie zabiegowe

Protezowanie dróg żółciowych, a w przypadkach zaawansowanych, opornych na terapię, konieczna jest kwalifikacja do transplantacji wątroby. Nawrót PSC w przeszczepionej wątrobie występuje u 10–30% biorców.

U większości chorych z PSC i pierwotnymi zaburzeniami odporności przeszczepienie szpiku kostnego (bone marrow transplantation, BMT) jest metodą z wyboru. Powinno się je wykonać przed wystąpieniem objawów uszkodzenia wątroby. W przypadku obecności powikłań wątrobowych jednocześnie przeszczepia się wątrobę i szpik kostny.

Powikłania

Rak dróg żółciowych (u dzieci wyjątkowa rzadkość), rak wątrobowokomórkowy, rak trzustki i rak jelita grubego.

11.6.16   *Irena Jankowska*

Toksyczne (polekowe) uszkodzenia wątroby

łac. *laesio toxica (postmedicamentosa) hepatis*

ang. toxic liver injury, drug-induced liver injury (DILI)

Definicja

Zmiany powstałe w wątrobie wskutek działania substancji hepatotoksycznych (toksyn lub leków).

Epidemiologia

Statystyki dotyczące częstości występowania polekowego uszkodzenia wątroby są różne. Jako najczęstszą przyczynę tej choroby w Europie podaje się leki, takie jak amoksycylina z kwasem klawulanowym czy statyny, a w Azji spożycie różnego rodzaju substancji, w tym ziół, stosowanych w medycynie alternatywnej. U dzieci rozpoznanie polekowego uszkodzenia wątroby nie jest częste.

Etiologia i patogeneza

Wątroba, jako narząd o kluczowej roli w metabolizowaniu substancji endo- i egzogennych, w tym leków, jest szczególnie narażona na uszkodzenie przez czynniki chemiczne. Zachodzące w wątrobie pod wpływem układów enzymatycznych procesy przemian tych substancji mogą czasami spowodować ich zamianę z nietoksycznych do potencjalnie toksycznych metabolitów.

Obraz kliniczny

Najczęstsze objawy (niezależnie od rodzaju uszkodzenia):

- męczliwość, jadłowstręt, nudności,
- ogólne osłabienie, utrata apetytu,
- powiększenie wątroby i śledziony,
- świąd skóry (częściej obserwowany w uszkodzeniu cholestatycznym).

Odchylenia w badaniach laboratoryjnych:

- podwyższona aktywność aminotransferaz,
- podwyższone stężenie bilirubiny,
- podwyższona aktywność GGTP i fosfatazy alkalicznej,
- zaburzenia w układzie krzepnięcia.

Na podstawie wyników badań biochemicznych można podejrzewać występowanie jednego z rodzajów uszkodzenia wątroby: cytotoksycznego, cholestatycznego lub mieszanego (tab. 11.21).

Tabela 11.21. Kryteria biochemiczne rozpoznania typów toksycznego uszkodzenia wątroby

TYP	KRYTERIA
Cytotoksyczny	AlAT > 2 × GGN *lub* R ⩾ 5
Cholestatyczny	FA > 2 × GGN *lub* R ⩽ 2
Mieszany	FA > 2 × GGN *i* 2 < R < 5

GGN – górna granica normy
R – stosunek aktywności AlAT do aktywności fosfatazy alkalicznej (FA)

Polekowe uszkodzenia wątroby przybierają różną formę i obraz kliniczny, a także ujawniają się w różnym czasie. Leki mogą wywołać ostrą niewydolność wątroby, zapalenie wątroby, stłuszczenie narządu, jego marskość, wystąpienie zmian ziarniniakowych, naczyniaków lub nawet guzów.

Przebieg naturalny

U niektórych chorych dochodzi do szybkiej normalizacji parametrów wątrobowych po odstawieniu leku. U innych obserwowano ustępowanie odchyleń w badaniach biochemicznych pomimo kontynuacji leczenia. W przypadku spożycia niektórych leków lub substancji toksycznych może rozwinąć się ostra niewydolność wątroby (patrz rozdz. 11.6.18 „Ostra niewydolność wątroby").

Metody diagnostyczne

W diagnostyce próbuje się stosować skale prawdopodobieństwa wystąpienia DILI. Najbardziej popularną z nich jest skala CIOMS/RUCAM (Counsils for International Organizations of Medical Sciences/Roussel Uclaf Causality Assessment Method). Uwzględnia się w nich różne parametry kliniczne, którym nadaje się odpowiednią wartość punktową. Są to m.in.: czas od spożycia leku do pierwszego objawu, fakt ustąpienia objawów po odstawieniu leku, przebieg kliniczny, występowanie czynników ryzyka reakcji hepatotoksycznej – wiek, spożywanie alkoholu, ciąża, przyjmowanie innych leków oraz fakt, czy objawy nasiliły się po ponownym podaniu leku. Skale te mają wiele wad, wśród nich jest budząca kontrowersje wymieniona powyżej próba z nasileniem się objawów po ponownym podaniu leku. W niektórych przypadkach konieczne jest wykonanie biopsji wątroby. Objawem toksycznego działania leków w badaniu histopatologicznym mogą być – zwyrodnienie lub martwica hepatocytów, pobudzenie komórek gwiaździstych czy nacieki zapalne w drogach żółciowych, oceniane nierzadko jako wyraz nieswoistego zapalenia wątroby. Badanie histopatologiczne nie jest zalecane jako badanie rutynowe przy podejrzeniu DILI.

Różnicowanie

Wirusowe zapalenia wątroby, cholestaza.

Leczenie

1 Leczenie farmakologiczne

Należy okresowo kontrolować pacjentów przyjmujących leki potencjalnie uszkadzające wątrobę. Ocenę czynności wątroby należy przeprowadzić przed rozpoczęciem leczenia oraz po 4 tygodniach terapii i zwykle co 3 miesiące.

Nie ma swoistego postępowania terapeutycznego w toksycznym uszkodzeniu wątroby. Warunkiem koniecznym powodzenia leczenia jest eliminacja zarówno substancji podejrzanej o działanie hepatotoksyczne, jak i wszystkich innych czynników ewentualnie uszkadzających wątrobę, do czasu pełnej normalizacji biochemicznych wykładników jej czynności.

Lek potencjalnie hepatotoksyczny należy odstawić wtedy, gdy:

■ pojawi się żółtaczka, a stężenie bilirubiny osiągnie trzykrotność górnej granicy normy lub gdy wartość INR przekroczy górną granicę normy o 50%,
■ pojawią się istotne zaburzenia krzepnięcia lub objawy encefalopatii – taki pacjent wymaga hospitalizacji w ośrodku hepatologicznym ze względu na ew. konieczność przeszczepienia wątroby.

Wykazano korzystny wpływ stosowania N-acetylocysteiny w zapobieganiu ostrej niewydolności wątroby po spożyciu potencjalnie hepatotoksycznej dawki acetaminofenu. Korzyści jej podawania w toksycznych uszkodzeniach wątroby na innym tle nie zostały dotychczas potwierdzone. Nie udowodniono korzyści stosowania kortykosteroidów, z wyjątkiem sytuacji nadwrażliwości z towarzyszącą wysypką i eozynofilią.

2 Leczenie operacyjne

Przy pogłębiającej się niewydolności wątroby może zajść konieczność przeszczepienia tego narządu.

Rokowanie

Najgorzej rokują pacjenci, u których w przebiegu toksycznego uszkodzenia wątroby dochodzi do ostrej jej niewydolności. Należy wówczas hospitalizować chorego i podjąć postępowanie zgodnie ze standardami leczenia ostrej niewydolności wątroby.

11.6.17   *Piotr Socha*

Niealkoholowa choroba stłuszczeniowa wątroby

łac. *steatohepatitis nonalcoholica*

ang. non-alcoholic fatty liver disease (NAFLD)

Definicja

Stłuszczenie wątroby oznacza stan, w którym ponad 5–10% hepatocytów zawiera depozyty tłuszczu. Stłuszczenie wątroby wynikające z zaburzeń metabolicznych towarzyszących otyłości określane jest jako niealkoholowa choroba stłuszczeniowa wątroby. Zapalenie wątroby rozwijające się w wyniku stłuszczenia tego narządu (NAFLD) często z towarzyszącym włóknieniem określane jest jako niealkoholowe stłuszczeniowe zapalenie wątroby (nonalcoholic steatohepatitis, NASH).

Epidemiologia

U pacjentów dorosłych stłuszczenie wątroby stanowi najczęstszą przyczynę kryptogennego przewlekłego zapalenia wątroby. U osób z czynnikami ryzyka, np. z otyłością lub cukrzycą typu II, aż 90% przypadków kryptogennego przewlekłego zapalenia wątroby związane jest z jej stłuszczeniem.

Etiologia i patogeneza

Różnorodność stanów patologicznych mających związek z NAFLD sprawia, że nie ma jednego mechanizmu wyjaśniającego to zaburzenie. Wysoce prawdopodobne jest wieloczynnikowe tło zaburzeń. W wyniku aktywacji procesu peroksydacji lipidów, zaburzenia β-oksydacji kwasów tłuszczowych i wzrostu wrażliwości hepatocytów na endotoksyny bakteryjne penetrujące ze światła jelita dochodzi do rozwoju procesu zapalnego, a następnie włóknienia i marskości wątroby.

Podstawowym czynnikiem ryzyka stłuszczenia wątroby jest otyłość, szczególne otyłość centralna (brzuszna).

Obraz kliniczny

Brak charakterystycznych objawów. U niektórych chorych występują:

- uczucie zmęczenia,
- dyskomfort w okolicy prawego podżebrza,
- otyłość (często) – prawdopodobieństwo wystąpienia NAFLD wydaje się wprost proporcjonalne do stopnia otyłości, jednak głównie otyłości centralnej,

- hepatomegalia (75% przypadków), splenomegalia (25%).

W badaniach laboratoryjnych:

- hiperaminotransferazemia,
- zaburzenia gospodarki lipidowej (hipercholesterolemia, hiperlipidemia mieszana lub hipertrójglicerydemia),
- podwyższona glikemia na czczo.

Przebieg naturalny

Stłuszczenie wątroby jest procesem całkowicie odwracalnym pod warunkiem odpowiedniej redukcji masy ciała. Niestety najczęściej nie poddaje się skutecznemu leczeniu i uszkodzenie może prowadzić do marskości i niewydolności narządu w wieku dorosłym. NAFLD u dziecka jest istotnym czynnikiem ryzyka rozwoju marskości wątroby w wieku dorosłym.

Metody diagnostyczne

Złotym standardem w diagnostyce stłuszczenia wątroby jest jej biopsja. Rozróżnia się dwie postaci stłuszczenia wątroby:

- wielkopęcherzykową – w hepatocycie widoczna jest duża wakuola, wypełniona głównie trójglicerydami, spychająca jądro komórkowe na obwód (typowo w NAFLD),
- mikropęcherzykową – hepatocyt usiany jest drobnymi wakuolami, a jego jądro pozostaje w pozycji centralnej (często w chorobach metabolicznych).

Z uwagi na inwazyjność biopsji wstępną diagnostykę stłuszczenia przeprowadza się z wykorzystaniem nowoczesnych badań obrazowych:

- USG jamy brzusznej – echogeniczność wątroby ocenia się wg czterostopniowej skali (od 0 do 3 punktów) nasilenia stłuszczenia,
- tomografia komputerowa z zastosowaniem metody spiralnej i substancji cieniujących, co łącznie pozwala na dokładniejsze uwidocznienie szczegółów,
- rezonans magnetyczny z zastosowaniem kontrastu fazowego ze względu na dobrą korelację wyniku ze stopniem stłuszczenia w obrazie histologicznym.

Różnicowanie

Choroby wątroby przebiegające ze stłuszczeniem tego narządu oraz przewlekłe zapalenie wątroby. U małych dzieci należy uwzględnić przede wszystkim choroby metaboliczne. U młodzieży i dzieci starszych choroby infekcyjne (HBV, HCV), toksyczne uszkodzenie wątroby (w tym polekowe), chorobę Wilsona, niedobór α1-antytrypsyny oraz autoimmunizacyjne zapalenie wątroby.

Leczenie

Otyłość jest najczęstszym objawem klinicznym związanym z NAFLD, dlatego podstawowym warunkiem terapii jest zrównoważona redukcja masy ciała. Wykazano, że nawet niewielki spadek masy ciała może wpłynąć korzystnie na liczne czynniki ryzyka wystąpienia zespołu metabolicznego (m.in. skurczowe ciśnienie tętnicze krwi oraz stężenie trójglicerydów, cholesterolu, glukozy na czczo i HDL-cholesterolu w surowicy krwi).

Nie ma wystarczających dowodów na skuteczność farmakoterapii w NAFLD. Tym niemniej u wybranych pacjentów z powodzeniem stosowano metforminę, witaminę E, kwas dokozaheksaenowy oraz olej rybi (mieszanina kwasu dokozaheksaenowego i eikozapentaenowego).

Powikłania

Powikłania związane są z postępem choroby do marskości i niewydolności wątroby. Pełnoobjawowa marskość wątroby rzadko występuje u dzieci. Stanowi za to istotny problem u pacjentów dorosłych.

Rokowanie

Rokowanie odległe może być poważne. Brakuje systematycznych długotrwałych obserwacji u dzieci, jednak badania u dorosłych wskazują na rozwój marskości wątroby w ciągu 10 lat u 15–20% pacjentów z NASH i ok. 5% pacjentów z NAFLD.

11.6.18   *Irena Jankowska*

Ostra niewydolność wątroby

łac. *insufficientia hepatis acuta*

ang. hepatic acute failure

Definicja

Zgodnie z raportem Grupy Roboczej II Światowego Kongresu Gastroenterologii, Hepatologii i Żywienia u Dzieci (Paryż 2004 r.), przyjmuje się, że ostrą niewydolność wątroby rozpoznaje się u dzieci (po wykluczeniu zakażenia uogólnionego i DIC) według następujących kryteriów:

- czas protrombinowy > 24 sekund oraz INR > 2 lub
- INR > 1,5 i jednocześnie współistnieją zaburzenia świadomości

oraz

- brak normalizacji ww. zaburzeń w ciągu 8 godzin po podaniu witaminy K pozajelitowo.

Epidemiologia

Częstość występowania w krajach rozwiniętych ocenia się na 1–10 : 1 000 000 mieszkańców. W krajach rozwijających się częstość schorzenia jest większa z powodu większej zapadalności na wirusowe zapalenie wątroby.

Etiologia i patogeneza

W okresie niemowlęcym dominują:

1 infekcje,
2 wrodzone wady metabolizmu,
3 inne schorzenia, np. zespół hemofagocytarny.

U starszych dzieci przyczynami ostrej niewydolności wątroby są:

1 wirusowe zapalenia wątroby (przede wszystkim wirusy pierwotnie i wtórnie hepatotropowe),
2 autoimmunizacyjne zapalenia wątroby,
3 choroba Wilsona,
4 polekowe lub toksyczne uszkodzenia wątroby (np. w wyniku zatrucia muchomorem sromotnikowym).

Nagłe upośledzenie funkcji wątroby w przebiegu ostrej niewydolności jest spowodowane masywną martwicą hepatocytów.

Obraz kliniczny

Najczęstsze objawy to żółtaczka i zaburzenia świadomości. Rozpoznanie opiera się na:

- wywiadzie rodzinnym (np. spokrewnienie rodziców, zgony poprzednich dzieci),
- wywiadzie chorobowym (np. spożycie leków, grzybów),
- danych klinicznych (żółtaczka, zaburzenia świadomości, śpiączka wątrobowa) (tab. 11.22).

Rozdrażnienie lub odwrócenie rytmu dobowego snu oraz wymioty lub zaburzenia łaknienia mogą być wczesnymi objawami zaburzeń świadomości związanych z ostrą niewydolnością wątroby.

Przebieg naturalny

Ostra niewydolność wątroby jest jednym z najbardziej dramatycznych zespołów klinicznych obserwowanych w praktyce hepatologicznej, o bardzo wysokiej śmiertelności.

Tabela 11.22. Ocena nasilenia encefalopatii wątrobowej w skali West Haven

STOPIEŃ	STAN ŚWIADOMOŚCI	FUNKCJE INTELEKTUALNE	ZACHOWANIE – OSOBOWOŚĆ	ZABURZENIA NERWOWO-MIĘŚNIOWE
0	Prawidłowy	Zachowane	Prawidłowa	Brak
1	Senność, bezsenność lub odwrócenie dobowego rytmu snu i czuwania	Subtelne zaburzenia w wykonywaniu działań arytmetycznych, zaburzenia uwagi i koncentracji, zapominanie	Dyskretnie zaznaczona euforia lub drażliwość, słowotok	Ataksja, zaburzenia pisma, pojedyncze drżenia mięśniowe typu *asterixis*
2	Przymglenie, apatia zaczynająca się dezorientacją	Nasilające się objawy stopnia I, wyraźne zaburzenia pamięci, utrata orientacji w czasie	Obniżony próg kontroli zachowania, jawne zaburzenia osobowości, zachowanie nieadekwatne	Wyraźne drżenia mięśniowe, dyzartria, osłabione odruchy ścięgniste, wyraźna ataksja, patologia pisma
3	Senność, splątanie, półstupor	Zaawansowane otępienie	Reakcje lękowe, urojenia, niepohamowany gniew	Wygórowane odruchy ścięgniste, odruchy paatologiczne (Babińskiego), kloniczne skurcze mięśni, oczopląs, objawy pozapiramidowe
4	Śpiączka	Brak	Nie do oceny	Sztywność odmóżdżeniowa, szerokie źrenice bez reakcji

Metody diagnostyczne

- Wyniki badań laboratoryjnych wskazujące na uszkodzenie wątroby.
- Ultrasonografia lub tomografia komputerowa jamy brzusznej – umożliwia ocenę objętości wątroby.
- Biopsja wątroby – pomocna w ustaleniu etiologii niewydolności wątroby, choć często przeciwwskazana ze względu na duże ryzyko wystąpienia powikłań związanych z zaburzeniami w układzie krzepnięcia. Optymalne byłoby wykonanie biopsji wątroby z dostępu przez żyłę szyjną.

Różnicowanie

Posocznica, choroby ogólnoustrojowe, dekompensacja przewlekłej choroby wątroby.

Leczenie

1 Leczenie przyczynowe
W zależności od czynnika etiologicznego.

2 Leczenie objawowe
Niezależnie od etiologii postępowanie obejmuje monitorowanie i wczesne leczenie:

- zaburzeń hemodynamicznych,
- obrzęku mózgu,
- niewydolności nerek,
- zakażeń,
- krwawień,
- zaburzeń krążenia,
- zaburzeń metabolicznych.

3 Leczenie chirurgiczne
Nowoczesne, intensywne leczenie zachowawcze ostrej niewydolności wątroby sprawia, że część pacjentów może przeżyć bez transplantacji, jednak znaczną liczbę chorych może uratować tylko przeszczepienie wątroby, wykonane przed pojawieniem się nieodwracalnego uszkodzenia ośrodkowego układu nerwowego.

W przypadku pacjentów dorosłych najczęściej stosowanymi kryteriami kwalifikacji do przeszczepienia wątroby są kryteria grupy londyńskiej z King's College Hospital oraz grupy paryskiej Villejuif, nazwane kryteriami Clichy (tab. 11.23).

Tabela 11.23. Kwalifikacja do przeszczepienia wątroby

A. Kryteria londyńskie (King's College Hospital):

PRZY ZATRUCIU ACETAMINOFENEM	ETIOLOGIA INNA NIŻ ZATRUCIE ACETAMINOFENEM
■ pH < 7,3 lub ■ Czas protrombinowy > 100 s ■ Kreatynina > 2 mg/dl ■ Encefalopatia 3 lub 4°	■ Czas protrombinowy > 100 s lub 3 parametry z poniższych parametrów ■ Wiek < 10. rż. ■ Etiologia: WZW nie A i nie B, zatrucie lekami (z wyjątkiem acetaminofenu) ■ Czas trwania żółtaczki przed wystąpieniem encefalopatii > 7 dni ■ Czas protrombinowy > 50 s ■ Bilirubina w surowicy > 17,6 mg/dl

B. Kryteria paryskie (Clichy) – dotyczą chorych z ostrą niewydolnością wątroby w przebiegu WZW

U pacjentów < 30. rż.
■ czynnik V < 20% + encefalopatia 3 lub 4°
U pacjentów > 30. rż.
■ czynnik V < 30% + encefalopatia 3 lub 4°

W przypadku dzieci istnieje możliwość przeszczepienia fragmentu wątroby od żywego spokrewnionego dawcy. W okresie oczekiwania pacjenta na narząd zastosowanie znajdują różne metody usuwania gromadzących się w organizmie toksyn, w tym tzw. dializa albuminowa z wykorzystaniem systemu MARS (molecular adsorbent recirculating system).

W niektórych jednostkach chorobowych istnieją przeciwwskazania do przeszczepienia wątroby, np. w schorzeniach mitochondrialnych o wielonarządowej manifestacji czy w zespole hemofagocytarnym.

Powikłania

Najgroźniejsze to encefalopatia wątrobowa, obrzęk mózgu, posocznica, krwawienie z przewodu pokarmowego, niewydolność nerek i niewydolność wielonarządowa.

Rokowanie

Spośród osób, u których nie dokonano przeszczepienia wątroby, przeżywa ok. 40%. U dzieci wyróżniono kryteria złego rokowania, do których zaliczono:

■ wiek < 2. rż.,
■ INR > 4,
■ maksymalne stężenie bilirubiny > 13,8 mg/dl (235 mmol/l),
■ liczba leukocytów > 9×10^9/l.

11.6.19 *Joanna Pawłowska*

Marskość i przewlekła niewydolność wątroby

łac. *cirrhosis hepatis, insufficientia hepatica chronica*
ang. cirrhosis and chronic liver failure

Definicja

Przewlekła niewydolność wątroby powstaje w wyniku końcowego, nieodwracalnego uszkodzenia wątroby, najczęściej na tle marskości wątroby, będącej konsekwencją różnych procesów chorobowych (marskość pozapalna, żółciowa, zastoinowa, w przebiegu chorób metabolicznych czy toksycznego uszkodzenia). W zależności od nasilenia klinicznych lub/i laboratoryjnych wykładników uszkodzenia rozróżnia się marskość wątroby wyrównaną i niewyrównaną.

Etiologia i patogeneza

Zależna od wieku dziecka i regionu. W krajach rozwiniętych najczęstszą przyczyną marskości wątroby u dzieci w wieku przedszkolnym są choroby cholestatyczne, w tym na pierwszym miejscu atrezja dróg żółciowych. W późniejszym wieku mogą dominować procesy zapalne (autoimmunizacyjne zapalenie wątroby, pierwotne stwardniające zapalenie dróg żółciowych). Objawy niewydolności wątroby związane są z cechami upośledzonej czynności komórki wątrobowej lub/i nadciśnieniem wrotnym.

```
┌──────────────────────────────────┐
│    Krwotok z żylaków przełyku     │
└──────────────────────────────────┘
                 │
                 ▼
┌──────────────────────────────────┐
│            Resuscytacja           │
│ Transfuzja krwi, osocza, witaminy K│
│  Zabezpieczenie dostępów dożylnych │
│    Stabilizacja hemodynamiczna     │
│   Stylamina bolus + wlew dożylny   │
└──────────────────────────────────┘
                 │
                 ▼
┌──────────────────────────────────┐
│         Endoskopia dostępna        │
└──────────────────────────────────┘
          │                 │
       ( TAK )           ( NIE )
          │                 │
          ▼                 ▼
┌──────────────┐   ┌──────────────┐
│     EVL      │   │   Sonda S-B  │
│ lub          │◄──│  Przeniesienie│
│ sklerotyzacja│   │  do ośrodka  │
│              │   │ referencyjnego│
└──────────────┘   └──────────────┘
       │
 ( Niepowodzenie )
       │
       ▼
┌──────────────┐
│   Sonda S-B  │
└──────────────┘
       │
 ( Niepowodzenie )
       │
       ▼
┌──────────────┐
│   Leczenie   │
│  chirurgiczne│
│     TIPSS    │
└──────────────┘
```

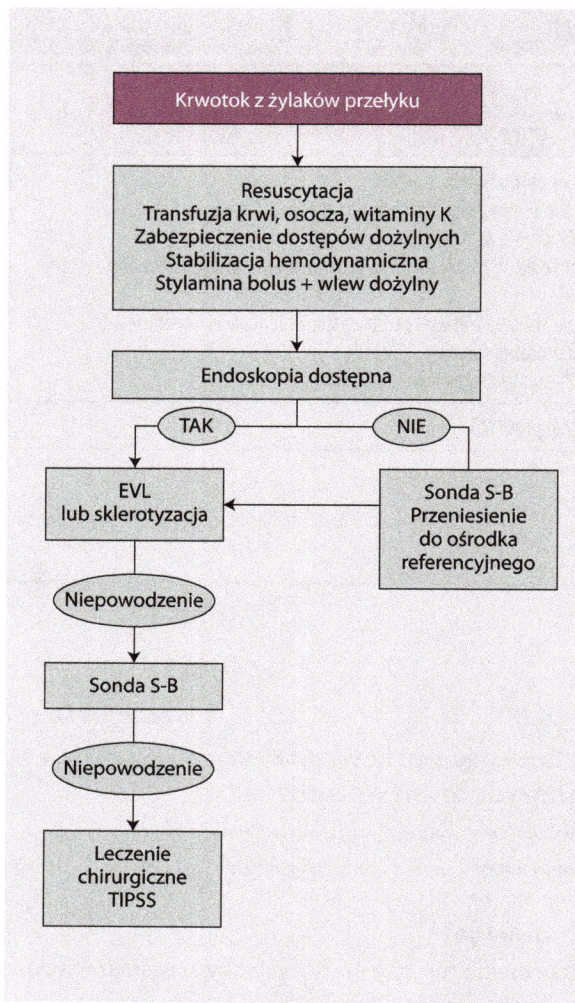

Rycina 11.5. Postępowanie w krwotoku z żylaków przełyku.

Obraz kliniczny

Początkowo, w okresie wyrównanej marskości wątroby nie obserwuje się wyraźnych objawów klinicznych. W późniejszym okresie pojawiają się:

- powiększenie wątroby lub/i śledziony, w przypadku marskości pozapalnej wątroba może być mała i twarda,
- żółtaczka,
- niedożywienie,
- wodobrzusze,
- encefalopatia wątrobowa (zaburzenia czynności mózgu),
- krwawienie z przewodu pokarmowego (żylaki przełyku, gastropatia wrotna, żylaki odbytu),
- zmiany skórne (zaczerwienienie wewnętrznych części dłoni, „pajączki" skórne, żółtaki, teleangiektazje), świąd skóry oraz przeczosy,

- poszerzone żyły krążenia obocznego na skórze brzucha, tzw. głowa Meduzy,
- zaburzenia lub utrata miesiączkowania u dziewcząt,
- ginekomastia u chłopców.

Przebieg naturalny

Marskość wątroby jest chorobą postępującą, która w różnym czasie doprowadza do objawów niewydolności wątroby. Przebieg naturalny zależy od czynnika etiologicznego i w populacji dziecięcej najgorszy jest u pacjentów z atrezją dróg żółciowych (patrz atrezja dróg żółciowych).

Marskość wątroby uważana jest za stan przedrakowy, z możliwością rozwoju raka wątrobowokomórkowego, szczególnie dotyczy to pacjentów z tyrozynemią nieleczonych NTBC oraz z marskością wątroby o etiologii wirusowej.

Metody diagnostyczne

1 Badania laboratoryjne
- W morfologii krwi obwodowej – małopłytkowość i leukopenia (efekt hipersplenizmu) oraz niedokrwistość.
- Hiperbilirubinemia z przewagą bilirubiny związanej – szczególnie wyrażona u pacjentów z żółciową marskością wątroby.
- Podwyższona aktywność AspAT, AlAT, GGTP i ALP.
- Hipoproteinemia z hipoalbuminemią.
- Wydłużenie czasu protrombinowego – najczulszy wskaźnik wydolności wątroby, ma duże znaczenie rokownicze.
- Hipoglikemia.
- Wzrost stężenia amoniaku w surowicy krwi.
- Hiponatremia – częsta u pacjentów z wodobrzuszem.
- Alfafetoproteina – jej wysokie stężenie wymaga weryfikacji rozpoznania raka wątrobowokomórkowego, może też występować u niemowląt i w niektórych chorobach metabolicznych.

2 Badania obrazowe
- USG jamy brzusznej z badaniem metodą Dopplera – umożliwia ocenę wielkości i kształtu wątroby i śledziony, pomiar szerokości naczyń i przepływu w nich, a także uwidocznienie wodobrzusza i zmian ogniskowych.
- Tomografia komputerowa (badanie trójfazowe ze środkiem cieniującym) – jeśli uwidoczniono zmianę ogniskową.

3 Badanie endoskopowe – poszukiwanie żylaków przełyku lub żołądka i ocena występowania gastropatii wrotnej.

4 Badanie histologiczne – niezbędne u pacjentów z nieznaną etiologią uszkodzenia wątroby i w przypadkach wątpliwych co do kwalifikacji bądź wyboru momentu wykonania transplantacji wątroby.

Różnicowanie

W okresie niewyrównanej marskości wątroby objawy i odchylenia w badaniach dodatkowych są tak charakterystyczne, że nie stwarzają trudności diagnostycznych.

Leczenie

Postępowanie we wczesnym etapie ukierunkowane jest na zahamowanie lub spowolnienie uszkodzenia wątroby. W tym celu, w zależności od etiologii, stosuje się leczenie przyczynowe. W późniejszym okresie główne zadanie to zapobieganie lub leczenie objawów niewydolności wątroby (patrz poszczególne rozdziały). Ostatecznie zadaniem lekarza jest przygotowanie pacjenta do transplantacji wątroby.

Powikłania

Najważniejsze powikłania, nadciśnienie wrotne i encefalopatię, omówiono w osobnych rozdziałach.

Niedożywienie

Zaburzenia stanu odżywienia są szczególnie nasilone w przebiegu chorób cholestatycznych rozpoczynających się we wczesnym okresie życia. Dzieci ze względu na wyższe zapotrzebowanie energetyczne oraz intensywny rozwój są bardziej narażone na niedożywienie, nawet w stosunkowo krótkim czasie. Najważniejsze czynniki etiologiczne niedożywienia to:

- zmniejszone spożycie pokarmów,
- upośledzone wchłanianie tłuszczów,
- nieprawidłowy metabolizm białek,
- zwiększone zapotrzebowanie energetyczne.

Upośledzony stan odżywienia jest istotnym czynnikiem ryzyka zgonu po transplantacji wątroby. Intensywne leczenie żywieniowe odgrywa więc bardzo ważną rolę, szczególnie u pacjentów kwalifikowanych do przeszczepienia. Podstawowe zalecenia dietetyczne przedstawiono w tabeli 11.24. U dzieci, u których żywienie doustne jest niewystarczające, należy rozpocząć żywienie nocne przez sondę. W przypadku nietolerancji żywienia enteralnego, niedożywienia

znacznego stopnia lub krwawienia z żylaków przełyku pozostaje prowadzenie żywienia parenteralnego.

Wodobrzusze

Wodobrzusze to częsty i niekorzystny rokowniczo objaw. Patogeneza jego powstania jest złożona:

- rozszerzenie naczyń trzewnych i zmniejszenie oporu naczyniowego,
- pobudzenie układu renina–angiotensyna–aldosteron,
- obniżenie stężenia białka (a zwłaszcza albumin) we krwi,
- zwiększone ciśnienie w naczyniach krwionośnych jamy brzusznej (nadciśnienie wrotne).

Typowe objawy:

- powiększenie się obwodu brzucha,
- ujawnienie się przepuklin,
- obrzęk moszny lub sromu,
- obrzęki obwodowe (w zaawansowanym wodobrzuszu),
- wyraźne zwiększenie się masy ciała dziecka.

W początkowym okresie zaleca się ograniczenie płynowe (np. mieszanki zagęszczane) i zmniejszenie ilości sodu w diecie. Podstawą leczenia farmakologicznego jest stosowanie leków moczopędnych: spironolaktonu (1–2 mg/kg mc./dobę) i hydrochlorotiazydu (2–3 mg/kg mc./dobę), a w razie braku ich skuteczności furosemidu (0,5–1 mg/kg mc./dobę). Leczenie powinno być monitorowane systematycznym pomiarem masy ciała i obwodu brzucha. Przewlekłe stosowanie leków moczopędnych zwykle wymaga substytucji potasu i magnezu.

W bardzo zaawansowanych przypadkach, a także wtedy, gdy wystąpią powikłania (trudności w oddychaniu, krwawienie z przewodu pokarmowego) może być konieczne nakłucie jamy otrzewnej i upuszczenie płynu (paracenteza). W czasie zabiegu niezbędne jest prawidłowe wypełnienie łożyska naczyniowego, najlepiej przez przetoczenie albumin (1 g albumin na 100 ml upustu).

Świąd skóry

Świąd skóry to jeden z najbardziej przykrych objawów towarzyszących cholestazie wątrobowej. Szczególnie często występuje w przebiegu cholestaz wewnątrzwątrobowych (rodzinnych) i jest najprawdopodobniej związany z kumulacją nieprawidłowych (patologicznych) kwasów żółciowych.

W leczeniu świądu stosuje się pojedyncze leki lub ich kombinacje. Są to kwas ursodezoksycholowy, cholestyramina, rifampicyna i fenobarbital. Uporczywy, niepoddający się leczeniu farmakologicznemu świąd skóry może być wskazaniem do zastosowania dializy albuminowej z wykorzystaniem techniki MARS.

▲ Rokowanie

Rokowanie w marskości wątroby zależy od etiologii, klinicznych i laboratoryjnych wykładników uszkodzenia wątroby oraz możliwości leczenia przyczynowego. Czynniki złego rokowania to:

■ stężenie bilirubiny powyżej 17,5 mg/dl (300 μmol/l),

■ wydłużony czas protrombinowy nieulegający korekcji po dożylnym podaniu witaminy K,
■ niedożywienie,
■ wodobrzusze,
■ hipoalbuminemia,
■ hiponatremia.

Pacjent z wyrównaną marskością wątroby przez pewien czas może być stabilny. Od okresu pojawienia się objawów niewydolności wątroby powinien być okresowo oceniany jako potencjalny kandydat do transplantacji wątroby. Przy niewyrównanej marskości należy intensywnie leczyć objawy niewydolności wątroby, w tym szczególnie u małych dzieci przeciwdziałać zaburzeniom odżywienia i rozpocząć kwalifikację do przeszczepienia narządu, będącego jedyną skuteczną metodą leczenia.

Tabela 11.24. Zalecenia dietetyczne dla pacjentów z niewydolnością wątroby

ZAPOTRZEBOWANIE NA PODSTAWOWE SKŁADNIKI		UWAGI
Energia	130–160% normy dla wieku	Optymalne zapotrzebowanie określane na podstawie pomiarów kalorymetrii pośredniej
Białko	< 4 g/kg mc.	Dodatek białka roślinnego może zapobiegać encefalopatii. Suplementacja BCAA wskazana u pacjentów w stanie śpiączki wątrobowej
Węglowodany	15–20 g/kg mc. 60–65% energii bezbiałkowej	Dodatek fruktozy może poprawiać bilans azotowy. Zalecane są polimery glukozy i węglowodany złożone, których podaż zapobiega wyczerpaniu wątrobowych zapasów glikogenu
Tłuszcze	35–40% energii bezbiałkowej	Niezbędne długołańcuchowe kwasy tłuszczowe. Tłuszcze MCT zalecane dla pacjentów z cholestazą
Witamina A	10 000–15 000 j.m./dobę	Tylko w cholestazie
Witamina B	RDA	–
Witamina C	RDA	–
Witamina D	W niedoborach 25-OH-D$_3$ 1–5 μg/kg mc./dobę doustnie	W cholestazie – zalecana odpowiednia ekspozycja na słońce i normalne spożycie wapnia i fosforu
Witamina E	50–400 j.m./dobę	Niedobory w cholestazie. Wskazane stosowanie preparatów rozpuszczalnych w wodzie
Witamina K	U pacjentów z odwracalną koagulopatią – 2,5–10 mg doustnie	Przed zabiegami chirurgicznymi lub w krwotokach domięśniowo lub dożylnie
Elektrolity	Sód – RDA Potas, wapń, fosfor, magnez, cynk, selen – RDA	Podaż sodu – w wodobrzuszu i obrzękach ograniczenie do 5 mEq dla dzieci w wieku od 1 do 4 lat, do 20 mEq w wieku od 5 do 11 lat i do 30 mEq między 12. a 14. rż.
Błonnik pokarmowy		Podaż błonnika pokarmowego może korzystnie wpływać na trawienie i zmniejszać oporność na insulinę
Probiotyki		Wskazane regularne podawanie probiotyków

RDA – dzienne zalecenia dla dzieci zdrowych (recomended dietary allovances)

11.6.20 *Irena Jankowska*

Encefalopatia wątrobowa

łac. *encephalopathia hepatica*

ang. hepatic encephalopathy

Definicja

Zespół objawów neurologicznych wynikających z zaburzeń w funkcjonowaniu ośrodkowego układu nerwowego wskutek działania toksyn pojawiających się w ustroju w związku z uszkodzeniem wątroby.

Epidemiologia

Nieznana.

Etiologia i patogeneza

Do uszkodzenia wątroby dochodzi w wyniku działania niektórych leków i toksycznych substancji, w przebiegu zakażeń (np. wirusami zapalenia wątroby), a także w przypadku wrodzonych schorzeń metabolicznych. Niekiedy etiologia pozostaje niewyjaśniona.

Wskutek zaburzonej detoksykacji w organizmie powstaje wiele związków mających szkodliwy wpływ na czynność układu nerwowego (m.in. neurotoksyny: amoniak, mangan, merkaptany, fenole, kwasy tłuszczowe; fałszywe neuroprzekaźniki: β-fenyloetanoloamina, oktopamina, tyramina). Dochodzi również do zwiększenia gęstości receptorów dla kwasu γ-aminomasłowego (gamma-aminobutyric acid, GABA) i nadmiernej aktywacji układu GABA-ergicznego.

Obraz kliniczny

■ Narastające zaburzenia koncentracji, nastroju, zachowania i świadomości.

■ Wymioty lub zaburzenia łaknienia (w przebiegu niektórych chorób metabolicznych).

■ Grubofaliste drżenia mięśniowe rąk lub drgawki.

Obraz nasilonej encefalopatii – patrz rozdz. 11.6.18 „Ostra niewydolność wątroby".

Przebieg naturalny

Zależy od etiologii, bez leczenia niepomyślny. W niektórych schorzeniach metabolicznych dochodzić może do upośledzenia rozwoju umysłowego lub psychoruchowego.

Metody diagnostyczne

■ W zależności od podejrzewanej etiologii badania metaboliczne, serologiczne i toksykologiczne.

■ Konsultacja neurologiczna (EEG) i okulistyczna.

■ Badania dodatkowe (np. tomografia komputerowa, rezonans magnetyczny czy biopsja wątroby lub mięśnia).

Różnicowanie

Encefalopatia w przebiegu ostrej niewydolności wątroby, encefalopatie metaboliczne (np. zaburzenia cyklu mocznikowego, acydurie organiczne, hepatopatia mitochondrialna, hipoglikemia), zakażenia wirusowe i bakteryjne, zatrucia lekami i toksynami, zapalenie mózgu, stan po urazie mózgu, udar mózgu.

Leczenie

Zależy od etiologii. Dąży się przede wszystkim do zmniejszenia stężenia amoniaku (dieta ubogo- lub bezbiałkowa). Stosuje się laktulozę i rifaksyminę. W niektórych schorzeniach metabolicznych konieczne jest wprowadzenie specjalistycznych preparatów (zwiększenie wydolności cyklu mocznikowego) lub eliminacja amoniaku przez aktywację „alternatywnych" dróg jego wydalania, jak hemodializa, hemofiltracja, ew. MARS. Niekiedy jedyną metodą leczenia jest przeszczepienie wątroby.

Powikłania

Najgroźniejsze to obrzęk mózgu i zgon. W niektórych schorzeniach metabolicznych dochodzić może do upośledzenia rozwoju umysłowego lub psychoruchowego.

Rokowanie

Pojawienie się encefalopatii wątrobowej zaliczane jest do czynników złego rokowania.

11.6.21 *Joanna Pawłowska*

Nadciśnienie wrotne

łac. *hypertensio portalis*

ang. portal hypertension

Definicja

Nadciśnienie wrotne rozpoznaje się, gdy ciśnienie w żyle wrotnej przekracza $17-20 \ cmH_2O$, co odpowiada $12,5-15 \ mmHg$, lub gdy gradient ciśnień między żyłą wrotną a żyłą główną dolną przekracza $10--15 \ cmH_2O$ ($1 \ mmHg = 1,35 \ cmH_2O$).

W zależności od miejsca lokalizacji przeszkody rozróżnia się blok:

■ przedwątrobowy – związany z nieprawidłową budową lub zakrzepem żyły wrotnej,

■ wewnątrzwątrobowy – marskość lub włóknienie wątroby,

■ nadwątrobowy – zakrzepica żył wątrobowych lub/i żyły głównej dolnej oraz przyczyny sercowe.

Epidemiologia

W ostatnich latach znacznie zmniejszyła się liczba pacjentów z blokiem przedwątrobowym (zaniechanie cewnikowania żyły pępowinowej w okresie noworodkowym). Ze względu na zwiększoną liczbę chorych po przeszczepieniu wątroby maleje też częstość występowania ciężkich postaci nadciśnienia wrotnego w przebiegu bloku wewnątrzwątrobowego.

Etiologia i patogeneza

Blok przedwątrobowy. Najczęstszą przyczyną u dzieci jest zakrzepica żyły wrotnej. Poza tym występuje we wrodzonych trombofiliach z obniżoną aktywnością osoczowych antykoagulantów (białka C i S, antytrombiny III), opornością na aktywne białko C lub mutacją genu protrombiny.

Blok wewnątrzwątrobowy – w większości przypadków wynika z przewlekłej choroby wątroby prowadzącej do marskości lub z wrodzonego włóknienia tego narządu. Wyjątkowo rzadko u dzieci występuje zarostowa choroba żył wątrobowych (hepatic veno-occlusive disease), która może stanowić powikłanie chemio- lub radioterapii, a w krajach afrykańskich i azjatyckich spowodowana jest działaniem toksycznych alkaloidów.

Blok nadwątrobowy – przyczyny to zakrzepica żył wątrobowych lub/i żyły głównej dolnej (zespół Budda–Chiariego) występująca w stanach nadkrzepliwości i prawokomorowa niewydolność serca.

Obraz kliniczny

Objawy:

■ splenomegalia i hipersplenizm głównie manifestujące się leukopenią i małopłytkowością,

■ żylaki przełyku, żołądka i odbytu powstające wskutek rozwoju krążenia obocznego wrotno-systemowego, a także poszerzenie naczyń żylnych na skórze brzucha. W rzadkich przypadkach, przy zachowanej drożności żyły pępkowej, obserwuje się promieniste poszerzenia naczyń żylnych – „głowę Meduzy".

■ enteropatia z utratą białka.

Przebieg naturalny

Jeśli nie dojdzie do wytworzenia naturalnych zespoleń wrotno-systemowych i odbarczenia układu wrotnego, objawy nadciśnienia wrotnego mogą systematycznie się nasilać. Krwotok z żylaków przełyku/ /żołądka jest zawsze zagrożeniem dla życia dziecka.

Metody diagnostyczne

1 Badania laboratoryjne

■ Morfologia krwi, najczęściej wykazująca istniejącą niedokrwistość, leukopenię i małopłytkowość. U pacjentów z zespołem Budda–Chiariego może występować nadkrwistość.

■ Koagulogram może być prawidłowy u pacjentów z blokiem przedwątrobowym, zaburzony u pacjentów z blokiem wewnątrzwątrobowym (w zależności od stopnia uszkodzenia wątroby).

■ Badania oceniające funkcje wątroby i ukierunkowane na poszukiwanie czynników etiologicznych.

2 Badania obrazowe

■ Badanie ultrasonograficzne jamy brzusznej metodą Dopplera – podstawowe badanie pozwalające na rozpoznanie nadciśnienia wrotnego. Daje możliwość różnicowania typu bloku i oceny szybkości i kierunku przepływu wrotnego.

■ Dynamiczna tomografia komputerowa (angiografia) lub rezonans magnetyczny z uwidocznieniem układu naczyniowego – szczególnie przy kwalifikacji do leczenia zabiegowego.

■ Badania naczyniowe (splenoportografia, arteriografia pnia trzewnego) są obecnie wykonywane sporadycznie.

3 Badanie endoskopowe

Do oceny żylaków przełyku stosuje się czterostopniową skalę Paqueta. Dodatkowo ocenia się obecność znamion zagrożenia krwawieniem (plamki wiśniowe, plamki torbielowate, czerwone pręgi).

4 Badanie histopatologiczne

W wypadkach wątpliwych (nieznana przyczyna nadciśnienia wrotnego) lub w celu oceny uszkodzenia wątroby (kwalifikacja do leczenia przeszczepowego) przy braku przeciwwskazań wykonuje się igłową biopsję wątroby.

Różnicowanie

Najważniejsze jest przeprowadzenie różnicowania pomiędzy rodzajami nadciśnienia wrotnego (przedwątrobowe, wewnątrzwątrobowe, nadwątrobowe), a w bloku wewnątrzwątrobowym ustalenie przyczyny uszkodzenia wątroby.

Leczenie

Przy wczesnych objawach zakrzepicy (żyły wrotnej, żył wątrobowych) możliwe jest leczenie trombolityczne. W pozostałych przypadkach postępowanie ma na celu zapobieganie pierwszemu krwotokowi (profilaktyka pierwotna) lub leczenie krwotoku i zapobieganie jego nawrotom (profilaktyka wtórna).

Zapobieganie krwawieniu z żylaków:

- farmakoterapia – leki blokujące receptory β-adrenergiczne; u dzieci z blokiem wewnątrzwątrobowym stosuje się propranolol w dawce 1–5 mg/kg mc. tak, by zwolnić spoczynkową częstość pracy serca o 25%,
- endoskopia – skleroterapia lub opaskowanie (endoscopic variceal ligation – EVL), ew. zakładanie metalowych klipsów na żylaki; do eliminacji żylaków konieczne jest wielokrotne powtarzanie zabiegów,
- leczenie chirurgiczne – zespolenia naczyniowe, zabiegi przerywające połączenia żołądkowo-przełykowe (stosowane rzadko, jedynie w trybie pilnym podczas aktywnego krwawienia niepoddającego się innym metodom leczenia) i splenektomia; przy braku efektu farmakoterapii i endoskopii u pacjentów z marskością wątroby leczeniem ostatecznym jest transplantacja wątroby,
- radiologia interwencyjna – przezskórne przez żyłę szyjną zespolenie wrotno-żylne (ang. transjugular intrahepatic porto-systemic shunt – TIPS) – zabieg nie może być przeprowadzony u pacjentów z zakrzepicą wrotną.

Leczenie krwotoku z żylaków przełyku zależy od stanu klinicznego pacjenta. Polega na ostrożnym wyrównywaniu strat krwi, leczeniu zaburzeń krzepnięcia (witamina K, osocze, krioprecypitat) i jonowych, a w przypadku wstrząsu hipowolemicznego na podjęciu czynności resuscytacyjnych. W farmakologicznym leczeniu krwotoku stosowana jest wazopresyna, jej pochodna terlipresyna i dająca mniej objawów ubocznych somatostatyna (obniża ciśnienie wrotne bez istotnego wpływu na ciśnienie systemowe). Somatostatynę podaje się w bolusie (125–250 μg), a następnie w ciągłym wlewie dożylnym w dawce 3,5 μg/ /kg mc./godzinę.

Po wyrównaniu stanu ogólnego pacjent wymaga wykonania badania endoskopowego z możliwością leczenia – sklerotyzacją bądź opaskowaniem. W przypadkach utrzymywania się aktywnego krwotoku mimo zastosowania wymienionego powyżej leczenia konieczna może być tamponada żylaków przez założenie sondy Sengstakena–Blakemore'a. W skrajnych przypadkach wykonuje się doraźny zabieg operacyjny (rewaskularyzacja, podkłucie żylaków, transekcja przełyku).

Powikłania

Rozwój krążenia obocznego, wrotno-systemowego, z powstaniem żylaków przełyku i żołądka. Krwawienie z żylaków. Splenomegalia i związany z tym hipersplenizm. Wystąpienie zespołu wątrobowo-płucnego (dotyczy zwłaszcza pacjentów z blokiem wewnątrzwątrobowym).

Rokowanie

Krwotok z żylaków zawsze stanowi zagrożenie dla życia pacjenta. W bloku wewnątrzwątrobowym rokowanie zależy od wydolności wątroby. W przypadku bloku przedwątrobowego jest znacznie lepsze i zależy od skuteczności leczenia żylaków.

11.6.22 *Joanna Pawłowska*

Przeszczepianie wątroby

łac. *transplantatio hepatis*
ang. liver transplantation

Definicja

Przeszczepianie wątroby jest uznaną metodą leczenia zarówno ostrej, jak i przewlekłej niewydolności wątroby oraz niektórych nowotworów wątroby u dzieci. Zabieg polega na wszczepieniu biorcy wątroby pochodzącej od dawcy zmarłego lub wszczepieniu części wątroby (przeszczep zredukowany, częściowy, fragmentem wątroby) pobranej od dawcy zmarłego bądź żywego, spokrewnionego. Najczęstszą przyczynę przeszczepiania wątroby u dzieci stanowią choroby cholestatyczne, w tym, na pierwszym miejscu, niedrożność dróg żółciowych. Pozostałe to choroby metaboliczne, pozapalne, zatrucia i nowotwory wątroby (tab. 11.25).

Głównym wskazaniem do przeszczepienia wątroby są zagrażające życiu objawy niewydolności wątroby zarówno w przebiegu jej ostrego, jak i przewlekłego uszkodzenia. Ostra niewydolność wątroby stanowi ok. 10–15% wskazań do transplantacji w krajach eu-

Tabela 11.25. Wskazania do przeszczepienia wątroby u dzieci

1 Przewlekła niewydolność wątroby
- ■ Zespoły cholestatyczne:
  - – Niedrożność dróg żółciowych
  - – Postępująca rodzinna cholestaza wewnątrzwątrobowa (PFIC)
  - – Zespół Alagille'a
  - – Idiopatyczne, noworodkowe zapalenie wątroby
  - – Hipoplazja dróg żółciowych
  - – Pierwotne stwardniające zapalenie dróg żółciowych
  - – Wtórna, żółciowa marskość wątroby (np. po rozległych resekcjach czy związana z żywieniem pozajelitowym)
- ■ Marskość we wrodzonych chorobach metabolicznych
  - – Niedobór α1-antytrypsyny
  - – Mukowiscydoza
  - – Glikogenoza typu IV
  - – Tyrozynemia typu 1
  - – Choroba Wilsona
- ■ Marskość pozapalna
  - – Autoimmunizacyjne zapalenie wątroby
  - – Wirusowe zapalenie wątroby typu B i C

2 Ostra niewydolność wątroby
- ■ Piorunujące zapalenie wątroby w przebiegu zakażeń wirusowych (hepatotropowych – wirusy zapalenia wątroby typu A, B, C i E; niehepatotropowych)
- ■ Zatrucia (paracetamol, muchomor sromotnikowy, ekstazy, halotan)
- ■ Choroby metaboliczne (hemochromatoza noworodkowa, tyrozynemia typu 1, choroba Wilsona, zaburzenia oksydacji kwasów tłuszczowych)

3 Choroby niepowodujące niewydolności wątroby
- ■ Zespół Criglera–Najjara
- ■ Rodzinna hipercholesterolemia
- ■ Pierwotna hiperoksaluria

4 Pierwotne nowotwory wątroby
- ■ Wątrobiak zarodkowy
- ■ Rak wątrobowokomórkowy
- ■ Inne guzy

5 Inne
- ■ Zespół Budda–Chiariego
- ■ Zespół Caroliego

ropejskich, ale odsetek ten może być znacznie wyższy na obszarach o dużej endemiczności występowania wirusowych zapaleń wątroby.

Epidemiologia

Nie ma dokładnych badań analizujących zapotrzebowanie na transplantację wątroby w Polsce. Wzorując się na innych krajach, można przypuszczać, że wynosi ono 5–8 zabiegów przeszczepienia na 1 000 000 mieszkańców rocznie, z czego około 20% stanowią dzieci. Obecnie w Polsce wykonuje się u dzieci ponad 40 przeszczepień wątroby rocznie.

Ocena biorcy przed kwalifikacją do przeszczepu (tab. 11.26)
Ocenia się:

- ■ stopień zaawansowania uszkodzenia wątroby oraz występowanie powikłań związanych z niewydolnością wątroby,
- ■ pilność wykonania przeszczepienia – w przypadku przewlekłej niewydolności wątroby w zależności od wieku dziecka używa się < 12. rż. skali PELD (INR, stężenia bilirubiny i albumin, stopień niedożywienia), a > 12. rż. skali MELD (INR, stężenia bilirubiny i kreatyniny); kalkulator dostępny jest na stronie internetowej (http://optn.transplant.hrsa.gov/resources/MeldPeldCalculator.asp?index=97); w przypadku ostrej niewydolności wątroby opracowano kryteria specyficzne (tab. 11.23),
- ■ badania wydolności innych narządów, tj. układu krążenia, układu oddechowego, nerek,
- ■ serologiczne markery ostrych i przewlekłych infekcji,
- ■ wykluczenie stanów będących przeciwwskazaniami do transplantacji,
- ■ badania obrazowe wskazujące na techniczne możliwości wykonania transplantacji,
- ■ psychologiczne i socjologiczne warunki pacjenta i jego rodziny.

Przeciwwskazania do przeszczepienia wątroby
W ostatnich latach liczba przeciwwskazań do transplantacji znacznie się zmniejszyła. Nadal jednak w większości ośrodków nie kwalifikuje się pacjentów z:

- ■ ciężkimi schorzeniami dotyczącymi innych niż wątroba narządów, nieodwracalnymi po transplantacji (zaawansowana niewydolność serca lub płuc, uszkodzenie OUN),
- ■ uogólnionym, ciężkim zakażeniem, w tym szczególnie grzybiczym,
- ■ pozawątrobowym ogniskiem nowotworowym,
- ■ cytopatią mitochondrialną z zajęciem wielonarządowym (w tym OUN),
- ■ olbrzymiokomórkowym zapaleniem wątroby z anemią autoimmunohemolityczną,
- ■ zespołem nabytego niedoboru odporności (acquired immunodeficiency syndrome, AIDS)

Tabela 11.26. Badania wykonywane w celu oceny stanu biorcy przed przeszczepieniem wątroby

UKŁAD/NARZĄD	PARAMETRY	RODZAJ BADANIA
Stan odżywienia	Masa ciała, wzrost	Pomiary antropometryczne
	Jakościowa i ilościowa ocena diety	Wywiad żywieniowy Badania laboratoryjne: białko, albuminy, cholesterol, stężenie witamin A, D, E i pierwiastków śladowych, Mg, Fe
Wątroba	Zaburzenia krzepnięcia	Czas protrombinowy, INR, płytki krwi
	Funkcja syntetyczna	Białko całkowite, albuminy
	Nadciśnienie wrotne	USG Doppler Endoskopia przewodu pokarmowego
	Hipersplenizm	Morfologia krwi
	Wodobrzusze Hepatosplenomegalia	Badanie przedmiotowe USG jamy brzusznej
Układ sercowo-naczynio-wy	Grupa krwi	Serologiczne
	Niedokrwistość	Morfologia krwi, w uzasadnionych przypadkach ocena szpiku kostnego
		EKG, ECHO serca, w wybranych przypadkach: Holter, cewnikowanie serca
Układ oddechowy	Shunty płucne	Rtg. płuc, spirometria Badanie scyntygraficzne płuc z mikrosferami
Nerki		Mocznik, kreatynina, elektrolity, gazometria, klirens kreatyniny, badanie ogólne i posiew moczu
Układ nerwowy		Badanie neurologiczne Ocena psychologiczna W wybranych przypadkach: EEG, EMG, TK, MR
Jama ustna		Badanie stomatologiczne Rtg./TK
Ostre/przewlekłe zakażenia	CMV, EBV, WZW typu A, B, C, gruźlica, HIV, zakażenia bakteryjne, grzybicze	Badania serologiczne (antygeny, przeciwciała) Badania molekularne (PCR) Posiewy
Anatomia narządowa		USG Doppler, angio-TK

Przygotowanie biorcy do transplantacji

Od momentu rozpoczęcia kwalifikacji biorcy czas do operacji powinien być wykorzystany na jak najlepsze przygotowanie pacjenta:

- poprawa stanu odżywienia (tab. 11.24),
- uodpornienie czynne,
- zapobieganie krwawieniu z żylaków przełyku (patrz rozdz. 11.6.21 „Nadciśnienie wrotne”),
- leczenie wodobrzusza (patrz rozdz. 11.6.19 „Marskość i przewlekła niewydolność wątroby”),
- przygotowanie psychologiczne.

Okres oczekiwania na transplantację, szczególnie w przypadku pogarszającego się stanu zdrowia pacjenta, wiąże się z bardzo dużym stresem dla rodziny. Konieczna jest wielodyscyplinarna pomoc. Obecnie, z uwagi na wprowadzenie tzw. technik wariantowych, znacznie zmniejszyła się śmiertelność oczekujących (z ponad 25% do 5%).

Techniki operacji

Klasyczne ortotopowe przeszczepienie wątroby składa się z trzech faz: hepatektomii wątroby biorcy, fazy bezwątrobowej i fazy poreperfuzyjnej. W ostatnich latach nastąpił rozwój technik wariantowych zapewniający optymalizację wykorzystania narządów (podział wątroby dla dwóch biorców – dorosłego i dziecka), prowadzenie zabiegów zmniejszających masę przeszczepianej wątroby oraz wykonywanie transplantacji od spokrewnionego dawcy żywego.

Leczenie immunosupresyjne

Schematy leczenia immunosupresyjnego zmieniały się na przestrzeni lat. Obecnie lekiem z wyboru jest inhibitor kalcyneuryny (częściej takrolimus, rzadziej cyklosporyna). U dzieci preferowane są schematy bezsteroidowe (z wyjątkiem pacjentów z autoimmunizacyjnym zapaleniem wątroby i stwardniającym zapaleniem dróg żółciowych). W początkowym okresie po transplantacji lub u pacjentów z uszkodzeniem czynności nerek dodaje się lek z grupy antymetabolitów (mykofenolan mofetilu).

W leczeniu ostrego odrzucania nadal stosuje się glikokortykosteroidy. Najczęściej metylprednizolon w postaci „pulsów" 10 mg/kg mc. U pacjentów z aktywnym zakażeniem wirusem cytomegalii w trakcie podawania pulsów steroidowych zalecane jest leczenie osłonowe gancyclowirem.

Rokowanie

Niekorzystne czynniki prognostyczne:

- wczesne występowanie przewlekłego odrzucania (przed upływem 90 dni po zabiegu),
- stężenie bilirubiny powyżej 10 mg/dl,
- brak więcej niż 90% przewodów żółciowych w badaniu histopatologicznym wycinka wątroby.

Aktualnie średnie roczne i 5-letnie przeżycie pacjentów po transplantacji wątroby wynosi odpowiednio 83–91% i 82–84%, w zależności od wieku i wskazań.

11.6.23   *Irena Jankowska*

Kamica żółciowa

łac. *cholelithiasis*

ang. cholelithiasis (gall stones)

Definicja

Kamica pęcherzyka żółciowego i dróg żółciowych (kamica żółciowa) jest chorobą polegającą na tworzeniu się złogów (kamieni żółciowych) w pęcherzyku żółciowym lub/i przewodach żółciowych.

Epidemiologia

Częstość występowania kamicy w populacji wieku rozwojowego waha się między 0,13 a 1,9%, natomiast u dorosłych sięga 10–15%. Obserwuje się tendencję wzrostową częstości występowania tego schorzenia.

Etiologia i patogeneza

Istotą kamicy żółciowej jest tworzenie się złogów w pęcherzyku żółciowym i przewodach żółciowych poza wątrobą. Kamienie składają się w różnych proporcjach z cholesterolu, barwników żółciowych, jonów nieorganicznych i białek. W oparciu o skład chemiczny wyróżniamy kamienie: cholesterolowe, barwnikowe (brązowe i czarne) oraz mieszane.

W patogenezie powstawania kamicy istotną rolę odgrywa zastój żółci w pęcherzyku żółciowym. Do wytwarzania mikrokryształów cholesterolowych dochodzić może w wyniku zmniejszonej puli kwasów żółciowych albo zwiększonego stężenia cholesterolu w żółci (u zdrowych osób stosunek ten wynosi od 1 : 20 do 1 : 30). Kamienie barwnikowe brązowe powstają zwykle w przewodach żółciowych, a ich tworzeniu sprzyja dodatkowo zakażenie dróg żółciowych (najczęściej o etiologii *Escherichia coli* oraz *Enterobacter species*). Do wytrącania kamieni barwnikowych czarnych częściej dochodzi u chorych z zaburzeniami hemolitycznymi, a także u pacjentów przewlekle żywionych pozajelitowo. Do kamicy pęcherzyka żółciowego u dzieci predysponują:

- wcześniactwo,
- całkowite żywienie pozajelitowe,
- niektóre leki (m.in. furosemid, ceftriakson, fibraty, doustne środki antykoncepcyjne) i chemioterapia,
- wrodzone choroby hemolityczne,
- inne schorzenia – PFIC, zespół Gilberta, mukowiscydoza, hipercholesterolemia, zespół Downa, otyłość, odwodnienie, zakażenia dróg moczowych oraz czynniki hormonalne i genetyczne (w około 30% przypadków choroba występuje rodzinnie).

Obraz kliniczny

Zwykle przebiega bezobjawowo i wykrywana jest przypadkowo w trakcie diagnostyki ultrasonograficznej innych chorób. Czasem mogą wystąpić:

- napadowy ból brzucha o charakterze kolki w prawym podżebrzu lub śródbrzuszu z promieniowaniem do łopatki lub ból słabo zlokalizowany, u niemowląt obraz kliniczny przypomina kolkę jelitową,
- nudności i wymioty, wzdęcie brzucha,
- niepokój i rozdrażnienie (u niemowląt),
- żółtaczka.

W badaniu przedmiotowym pacjentów z objawową kamicą pęcherzyka żółciowego występują:

■ bolesność palpacyjna w okolicy podżebrowej prawej,
■ dodatni objaw Chełmońskiego (często trudności interpretacyjne, zwłaszcza u dzieci < 3. rż.).

Przebieg naturalny
Najczęściej przebieg bezobjawowy. W przypadkach objawowych dolegliwości nawracają, zwłaszcza po błędach dietetycznych.

Metody diagnostyczne
Rozpoznanie stawia się na podstawie badania USG jamy brzusznej wykonanego w trakcie diagnostyki bólów brzucha lub z powodu innych chorób.

1 Obrazowanie
■ USG jamy brzusznej – badanie podstawowe, które pozwala ocenić liczbę i wielkość złogów oraz ich lokalizację.
■ Przeglądowe zdjęcie radiologiczne jamy brzusznej – uwidocznienie złogów uwapnionych.
■ Endoskopowa cholangiopankreatografia wsteczna (ECPW) – zwłaszcza w przypadku kamicy żółciowej przewodowej.
■ Cholangiopankreatografia rezonansu magnetycznego (MRCP).

Dwie ostatnie metody są rzadziej stosowane u dzieci.

2 Badania laboratoryjne (odchylenia częściej stwierdza się w kamicy powikłanej)
■ Wzrost aktywności aminotransferaz (AspAT, AlAT), GGTP i ALP, rzadziej (zwłaszcza przy kamicy przewodowej) amylazy i lipazy.
■ Wzrost stężenia bilirubiny w surowicy krwi.
■ Wzrost stężenia cholesterolu oraz jego frakcji.

Można przeprowadzić badania genetyczne. Należy je rozważyć przede wszystkim u pacjentów z grup ryzyka zachorowania na kamicę pęcherzyka żółciowego.

Różnicowanie
W przypadku objawów klinicznych sugerujących kamicę u dzieci należy wykluczyć takie choroby, jak perforacja wrzodu żołądka lub dwunastnicy, ostre i przewlekłe zapalenie trzustki, kamica moczowa oraz zapalenie opłucnej.

Leczenie
Bezobjawowa, niepowikłana kamica żółciowa u większości dzieci nie wymaga leczenia chirurgicznego.

Wyjątki:

■ niedokrwistość sierpowatokrwinkowa,
■ otyłość III stopnia (gdy BMI > 40 kg/m^2),
■ towarzyszące polipy pęcherzyka żółciowego,
■ wielkość złogów > 3 cm,
■ pęcherzyk porcelanowy (zwapniały).

1 Leczenie farmakologiczne
W leczeniu zachowawczym stosuje się dietę ubogocholesterolową i preparaty kwasu ursodezoksycholowego (UDCA) przez czas od 6 do 24 miesięcy. Takie postępowanie jest możliwe przy prawidłowej motoryce pęcherzyka żółciowego i obecności nieuwapnionych złogów o średnicy < 10 mm.

2 Leczenie operacyjne
Wycięcie pęcherzyka żółciowego (cholecystektomia) metodą tradycyjną (z cięcia pod prawym łukiem żebrowym) lub laparoskopową.

3 W przypadkach kamicy przewodowej istnieją wskazania do wykonania ECPW (endoskopowej cholangiopankreatografii wstecznej).

Powikłania
Najczęstszym powikłaniem jest przewlekłe zapalenie pęcherzyka żółciowego. Poza tym występują ostre zapalenie trzustki, ostre zapalenie, wodniak i ropniak pęcherzyka żółciowego, kamica przewodowa, żółtaczka mechaniczna oraz zapalenie dróg żółciowych.

Rokowanie
W przypadku niepowikłanej kamicy rokowanie jest dobre. Powikłania u dzieci stwierdza się znacznie rzadziej niż u dorosłych. Częstość ich występowania rośnie z wiekiem.

Piśmiennictwo

1. Dąbrowski A. (red.): *Wielka interna. Gastroenterologia.* Medical Tribune, Warszawa 2010.
2. Gabryelewicz A.: *Gastroenterologia w praktyce.* Wydawnictwo Lekarskie PZWL, Warszawa 2002.
3. Kaliciński P.: *Przeszczep wątroby. Wybrane zagadnienia.* Fundacja Polski Przegląd Chirurgiczny, Warszawa 1997.
4. Kelly D.A.: *Diseases of the liver and biliary system in children.* Wiley-Blackwell, Oxford 2008.
5. Pawłowska J., Jankowska I.: *Żółtaczki.* Wydawnictwo Lekarskie PZWL, Warszawa 2008.
6. Socha J. (red.): *Gastroenterologia praktyczna.* Wydawnictwo Lekarskie PZWL, Warszawa 1999.
7. Socha J., Ryżko J. (red.): *Kazuistyka gastroenterologiczna u dzieci.* Wydawnictwo Lekarskie PZWL, Warszawa 2000.

11.7

Grzegorz Oracz

CHOROBY TRZUSTKI

11.7.1

Trzustka dwudzielna

łac. *pancreas divisum*

ang. pancreas divisum

Definicja

Najczęstsza wada anatomiczna przewodu trzustkowego. Wynika z zaburzenia połączenia grzbietowej i brzusznej części narządu w okresie płodowym.

Epidemiologia

Częstość występowania tej wady ocenia się na 4–14% populacji, zdecydowanie częściej występuje ona u ludzi rasy kaukaskiej, rzadziej w Afryce, Azji i Ameryce (< 2%).

Etiologia i patogeneza

Zaburzenie połączenia przewodów grzbietowego i brzusznego, do którego prawidłowo dochodzi między 5. a 6. tygodniem życia płodowego. Większość soku trzustkowego w przypadku tej wady uchodzi przez brodawkę mniejszą przewodem Santoriniego. Brodawka mniejsza jest zwykle obkurczona, co powoduje utrudnienie odpływu soku trzustkowego, wzrost ciśnienia w przewodzie trzustkowym i przedwczesną aktywację enzymów.

Obraz kliniczny

Zwykle bezobjawowy. Trzustka dwudzielna jest z całą pewnością czynnikiem predysponującym do zapalenia trzustki. Chorzy z trzustką dwudzielną we wcześniejszym wieku rozwijają zapalenie oraz mają bardziej nasilone zmiany zapalne oceniane w skali Cambridge w porównaniu z pacjentami z przewlekłym zapaleniem trzustki o innej etiologii.

Przebieg naturalny

Choroba może przebiegać bezobjawowo lub jako nawracające zapalenie trzustki prowadzące do rozwoju przewlekłego zapalenia tego narządu.

Metody diagnostyczne

- Cholangiopankreatografia rezonansu magnetycznego (MRCP).
- Endoskopowa cholangiopankreatografia wsteczna (ECPW).

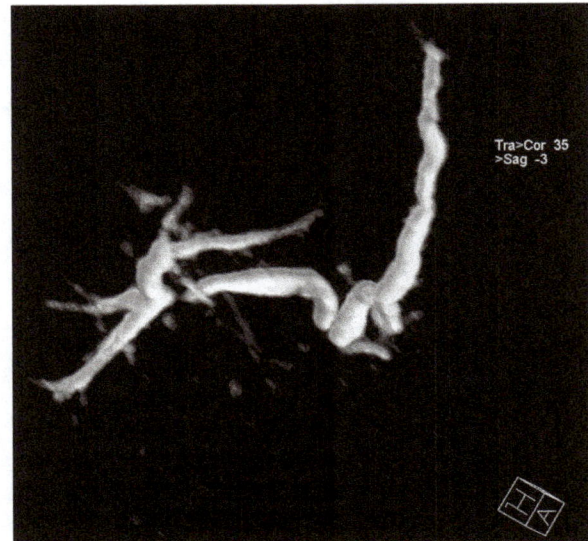

Rycina 11.6. Trzustka dwudzielna w obrazie rezonansu magnetycznego (materiał własny).

W obu tych badaniach uwidocznia się przewód Santoriniego drenujący głowę, trzon i ogon trzustki, a spływ soku trzustkowego przewodem Wirsunga ogranicza się do głowy narządu (ryc. 11.6).

Leczenie

Jeżeli rozwinie się ostre zapalenie trzustki, leczenie jest typowe (patrz rozdz. 11.7.5 „Ostre zapalenie trzustki"). U pacjentów z przewlekłym zapaleniem trzustki dąży się do zapobiegania kolejnym zaostrzeniom choroby (ECPW z możliwością zaprotezowania przewodu Santoriniego lub wykonania sfinkterotomii brodawki mniejszej, co ułatwia odpływ soku trzustkowego). Alternatywą dla leczenia endoskopowego jest chirurgiczna sfinkteroplastyka.

Powikłania

Ponowne zwężenie brodawki mniejszej zarówno po leczeniu chirurgicznym, jak i endoskopowym. Ewolucja w kierunku przewlekłego zapalenia trzustki.

11.7.2

Trzustka obrączkowata

łac. *pancreas anularis*

ang. annular pancreas

Definicja

Rzadka wada anatomiczna występująca w 2 wariantach:

- trzustka obrączkowata pełna – tkanka trzustki otacza dookoła dwunastnicę,

■ trzustka obrączkowata niepełna – ramiona miąższu trzustki nie obejmują całego obwodu dwunastnicy.

Epidemiologia
Występuje z częstością 1 – 3 : 20 000.

Etiologia i patogeneza
Dokładny mechanizm powstawania trzustki obrączkowatej nie jest znany. Podejrzewa się, że u podstaw rozwoju tej wady leży defekt monogenowy. Opisywano rodzinne jej występowanie.

Obraz kliniczny
Trzustka obrączkowata u ok. 50% pacjentów ujawnia się już w okresie noworodkowym pod postacią niepełnej lub całkowitej niedrożności dwunastnicy. Jest przyczyną 8–21% niedrożności dwunastnicy w okresie noworodkowym. Obecnie u ponad 50% chorych trzustkę obrączkowatą można rozpoznać już w okresie płodowym, a u ok. 75% dzieci rozpoznaje się ją w ciągu pierwszych 48 godzin życia. Mogą jej towarzyszyć inne wady rozwojowe (tab. 11.27).

Tabela 11.27. Wady wrodzone towarzyszące trzustce obrączkowatej

■ Atrezja lub zwężenie dwunastnicy – 40% przypadków
■ Zespół Downa – 16% przypadków
■ Przetoka przełykowo-tchawicza – 9% przypadków
■ Wady serca – 7% przypadków
■ Niedokonany zwrot jelit
■ Przepuklina pierścienia pępkowego
■ Odwrócenie trzewi
■ Wady nerek
■ Wady rdzenia kręgowego
■ Wady układu moczowo-płciowego
■ Trzustka dwudzielna

U starszych pacjentów trzustka obrączkowata (szczególnie postać niepełna) może powodować niespecyficzne objawy (75% chorych ma bóle brzucha) lub pozostaje bezobjawowa.

Przebieg naturalny
Nie ma zwiększonego ryzyka rozwoju ostrego i przewlekłego zapalenia trzustki.

Zwiększone ryzyko rozwoju raka trzustki i brodawki Vatera.

Metody diagnostyczne

■ Tomografia komputerowa – trzustka obrączkowata widoczna jest jako masa trzustkowa otaczająca część wstępującą dwunastnicy.
■ MRCP i ECPW pozwalają uwidocznić anatomię przewodu trzustkowego.

Różnicowanie
Atrezja dwunastnicy, skręt jelit, inne przyczyny zwężenia dwunastnicy (np. pasmo Ladda).

Leczenie
W przypadku niedrożności dwunastnicy leczeniem z wyboru jest zabieg operacyjny z wytworzeniem dwunastniczego by-passu. U starszych chorych z objawową trzustką obrączkowatą również wykonuje się zabieg operacyjny lub podejmuje się próbę leczenia endoskopowego (ECPW ze sfinkterotomią i protezowanie przewodu trzustkowego).

11.7.3

Mukowiscydoza (zwłóknienie torbielowate trzustki)
łac. *mucoviscydosis, fibrosis cystica pancreatis*
ang. cystic fibrosis

Definicja
Mukowiscydoza (zwłóknienie torbielowate trzustki) jest najczęstszą genetycznie uwarunkowaną autosomalnie recesywną chorobą u ludzi rasy kaukaskiej (patrz rozdz. 9 „Choroby układu oddechowego”).

Epidemiologia
Częstość występowania ocenia się na 1 : 2500––1 : 5000 urodzeń.

Etiologia i patogeneza
Patrz rozdz. 9.4.4 „Mukowiscydoza (zwłóknienie torbielowate)”.

Jej przyczynę stanowią mutacje genu *CFTR*. Najczęstszą mutacją odpowiadającą za blisko 70% przypadków choroby jest mutacja ΔF508. Defekt ten powoduje nieprawidłową funkcję lub brak białka CFTR (cystic fibrosis transmembrane conductance regulator), co prowadzi do zaburzenia transportu chloru oraz wzrostu wchłaniania sodu i wody do komórki. W konsekwencji dochodzi do zagęszczenia i zwiększenia lepkości wydzieliny z gruczołów. Zaburzenie wydzielania enzymów trzustkowych może skutkować upośledzeniem trawienia tłuszczów, białek i węglowodanów, a w efekcie do upośledzenia rozwoju fizycznego.

Tabela 11.28. Objawy kliniczne mukowiscydozy

UKŁAD ODDECHOWY	UKŁAD POKARMOWY	INNE UKŁADY
■ Przewlekła choroba oskrzelowo-płucna ■ Nawracające i przewlekłe zapalenia płuc ■ Zapalenia oskrzelików ■ Przewlekły kaszel ■ Kolonizacja dróg oddechowych *Pseudomonas aeruginosa, Staphylococcus aureus, Haemophilus influenzae* ■ Polipy w nosie ■ Przewlekłe zapalenie zatok przynosowych ■ Rozstrzenie oskrzeli, niedodma	■ Niewydolność zewnątrzwydzielnicza trzustki ■ Zapalenie trzustki ■ Cukrzyca ■ Niedrożność smółkowa ■ Biegunka tłuszczowa ■ Zespół złego wchłaniania ■ Wypadanie odbytnicy ■ Marskość żółciowa wątroby ■ Kamica żółciowa ■ Zaparcie stolca	■ Niepłodność, oligospermia ■ Rzekomy zespół Barttera ■ Serce płucne ■ Palce pałeczkowate ■ *Acrodermatitis enteropathica*

Obraz kliniczny

Objawy kliniczne przedstawiono w tabeli 11.28.

Zarówno ostre, jak i przewlekłe zapalenia trzustki dość rzadko występują u dzieci z mukowiscydozą. W ciężkich postaciach choroby dominuje zewnątrzwydzielnicza niewydolność trzustki, podczas gdy epizody zapalenia trzustki przeważają u chorych z wydolną trzustką. Ocenia się, że zapalenie trzustki występuje u od 10 do 15% chorych na mukowiscydozę. Szacunkowo 85–90% pacjentów z mukowiscydozą ma niewydolność zewnątrzwydzielniczą trzustki, która prowadzi do niedożywienia i wyniszczenia.

Przebieg naturalny

Zależy od dominujących objawów, najczęściej brzusznych lub płucnych.

Metody diagnostyczne

Patrz rozdz. 9 „Choroby układu oddechowego".

Różnicowanie

Inne choroby trzustki.

Leczenie

Leczenie jest obecnie wyłącznie objawowe. Pacjenci z mukowiscydozą wymagają kompleksowej opieki specjalistycznej związanej z objawami ze strony wielu układów i narządów. Wymagana jest substytucja enzymów trzustkowych w dawce 2000–4000 j. lipazy/120 ml mleka u niemowląt, u dzieci do 4 lat 1000 j. lipazy/kg mc./posiłek, a u dzieci > 4 lat – 2500 j./kg mc./posiłek, dopasowując dawkę pod kontrolą wydalania tłuszczów w kale.

Ważna jest również suplementacja substancji niedoborowych – witamin rozpuszczalnych w tłuszczach i mikroelementów. Leczenie żywieniowe u wszystkich chorych na mukowiscydozę polega na edukacji oraz na stosowaniu diety wysokoenergetycznej i bogatobiałkowej (120–150% dobowego zapotrzebowania kalorycznego). Nie należy przy tym ograniczać podaży tłuszczów. Leczenie żywieniowe w przypadku tej grupy chorych ma zapewnić odpowiednią podaż kalorii i białka, a jednocześnie zmniejszyć ilość produkowanego przez organizm dwutlenku węgla.

Leczenie postaci płucnej patrz str. 331.

Powikłania i rokowanie

Patrz rozdz. 9 „Choroby układu oddechowego".

11.7.4

Zespół Shwachmana–Diamonda

łac. *syndroma Shwachman-Diamond*

ang. Shwachman–Diamond Syndrome (SDS)

Definicja

Uwarunkowany genetycznie zespół składający się z niewydolności zewnątrzwydzielniczej trzustki, której towarzyszą zaburzenia hematologiczne oraz wady kośćca.

Epidemiologia

Częstość występowania oceniana jest na 1 : 50 000 urodzeń. Zespół ten stanowi drugą pod względem częstości przyczynę występowania niewydolności zewnątrzwydzielniczej trzustki u dzieci.

Etiologia i patogeneza

Zespół genetycznie uwarunkowany, dziedziczony autosomalnie recesywnie, wywołany mutacją genu *SBDS* (MIM:260400). Białko SBDS reguluje funkcję rybosomów oraz metabolizm RNA. Przyczyna niewydolności trzustki u chorych z SDS nie jest do końca wyjaśniona. Prawdopodobnie rozwija się na tle zaburzeń dojrzewania gronek trzustkowych lub też ich przedwczesnej degeneracji.

Tabela 11.29. Objawy kliniczne zespołu Shwachmana–Diamonda

UKŁAD POKARMOWY	UKŁAD KRWIOTWÓRCZY	UKŁAD KOSTNO-STAWOWY
■ Niewydolność zewnątrzwydzielnicza trzustki (biegunka tłuszczowa, niedożywienie, niedobór witamin rozpuszczalnych w tłuszczach i mikroelementów) – u 100% pacjentów ■ Hipertransaminazemia – u 60% pacjentów ■ Hepatomegalia – u 15% pacjentów	■ Nawracająca neutropenia (nawracające infekcje dróg oddechowych, układu moczowego, kości, skóry) – u 98% pacjentów; u 33% przewlekła neutropenia ■ Niedokrwistość – u 42% pacjentów ■ Trombocytopenia – u 34% pacjentów ■ Pancytopenia – u 19% pacjentów ■ Nowotwory układu krwiotwórczego – u 25% pacjentów	■ Dysplazja przynasad (biodra, kolana) – u 50% pacjentów ■ Wady chrząstki żebrowej – u 50% pacjentów ■ Karłowatość ■ Klinodaktylia ■ Osteopenia ■ Dysplazja stawów biodrowych ■ Wady uzębienia

Obraz kliniczny

Zespół ujawnia się już w okresie niemowlęcym lub wczesno-dziecięcym (tab. 11.29). Pierwsze objawy to niedożywienie z towarzyszącą przewlekłą biegunką tłuszczową i nawracające infekcje. Objawy kliniczne niewydolności trzustki występują u większości niemowląt z SDS, jednak aż u 40–60% z nich produkcja enzymów zwiększa się z wiekiem, prowadząc do poprawy wydolności trzustki.

Przebieg naturalny

Zależny od dynamiki zmian trzustkowych i towarzyszących wad.

Metody diagnostyczne

- Badania obrazowe – charakterystyczne dla SDS stłuszczenie trzustki.
- Badanie histopatologiczne – prawidłowa budowa przewodów i wysp trzustkowych, zanik gronek trzustkowych, które zastępowane są komórkami tłuszczowymi.

Różnicowanie

Mukowiscydoza, zespół Pearsona i zespół Johansona–Blizzarda.

Leczenie

Leczenie wyłącznie objawowe. Suplementacja enzymów trzustkowych pod kontrolą testów czynnościowych, podobnie jak w mukowiscydozie. Istotna jest też odpowiednia dieta oraz suplementacja substancji niedoborowych – witamin rozpuszczalnych w tłuszczach i mikroelementów.

Powikłania

Zależą od stopnia niewydolności trzustki i wielkości neutropenii oraz towarzyszących wad.

Rokowanie

Zależne od nasilenia zespołu wad.

11.7.5

Ostre zapalenie trzustki

łac. *pancreatitis acuta*

ang. acute pancreatitis

Definicja

Ostre zapalenie trzustki (OZT) jest wieloczynnikowym procesem zapalnym obejmującym miąższ narządu oraz często tkanki otaczające, polegającym na przedwczesnej aktywacji proteaz (proenzymów trzustkowych) w miąższu trzustki.

Epidemiologia

Dość rzadko spotykane u dzieci. Częstość występowania ocenia się na 2 : 50 000 rocznie. W ostatnich latach obserwuje się wzrost liczby zachorowań w populacji pediatrycznej. Być może związane jest to z poprawą rozpoznawalności tej choroby.

Etiologia i patogeneza

Do najczęstszych przyczyn OZT u dzieci należą urazy jamy brzusznej, infekcje (zwykle wirusowe), choroby układowe, choroby dróg żółciowych oraz mutacje genów predysponujących do zapalenia trzustki (tab. 11.30).

Ostre zapalenie, w przeciwieństwie do przewlekłego zapalenia trzustki (PZT), cechuje się odwracalnym uszkodzeniem trzustki i narządów sąsiednich. Główną rolę w przedwczesnej aktywacji proteaz odgrywa trypsyna, która bierze również udział w samotrawieniu trzustki. Trypsyna aktywuje zarówno trypsynogen, jak i inne proenzymy trzustkowe (chymotrypsynogen, proelastazę czy prokarboksypeptydazę).

Obraz kliniczny

U dzieci zwykle ma przebieg łagodny. Zdarzają się jednak przypadki o ciężkim, zagrażającym życiu przebiegu. Główne objawy:

Tabela 11.30. Przyczyny ostrego zapalenia trzustki u dzieci (wg częstości występowania)

1 Uraz brzucha (klasycznie uraz rowerowy)
2 Infekcje
- Świnka
- Coxsackie B
- EBV
- VZV
- CMV
- Glista ludzka
- Inne
3 Patologie dróg żółciowych
- Kamica przewodowa
- Torbiele dróg żółciowych (choledochocele)
- „Błotko żółciowe"
4 Mutacje genów
- Mutacje genu *CFTR* – autosomalne recesywne
- Mutacje genu trypsynogenu *PRSS1* (cationic trypsinogen/serine proteaze 1) – autosomalne dominujące
- Mutacje genu inhibitora proteazy trypsynogenu *SPINK1* (serine protease inhibitor, Kazal type 1) – autosomalne recesywne
5 Zaburzenia lipidowe (hipertriglicerydemia > 1000 mg/dl)
6 Wady anatomiczne przewodu trzustkowego
- Trzustka dwudzielna
- Pętla przewodu trzustkowego
7 Leki
- Przeciwpadaczkowe (kwas walproinowy, karbamazepina)
- Cytotoksyczne (L-asparaginaza)
- Immunosupresyjne (azatiopryna, 6-merkaptopuryna)
- Diuretyki
- Inne
8 Nadczynność przytarczyc
9 Dysfunkcja zwieracza Oddiego
10 Alkohol (zwykle > 15. rż.)
11 Choroby układowe
- Toczeń rumieniowaty układowy
- Choroba Schönleina–Henocha
- Zespół hemolityczno-mocznicowy
- Choroby zapalne naczyń
12 Idiopatyczne

- silny, narastający w czasie ból brzucha (w nadbrzuszu lub śródbrzuszu), nasilający się podczas ruchu i po posiłku,
- nudności i wymioty,
- gorączka i tachykardia.

W badaniu przedmiotowym:

- bolesność uciskowa w śródbrzuszu i nadbrzuszu,
- słabo słyszalna perystaltyka jelit (może wystąpić niedrożność porażenna).

Przebieg naturalny

Niepowikłane zapalenie trzustki ustępuje w ciągu kilku dni.

Metody diagnostyczne

1 Badania laboratoryjne
- Podwyższona aktywność amylazy i lipazy w surowicy krwi. Za diagnostyczny dla OZT uważa się 3–5-krotny wzrost aktywności amylazy lub lipazy powyżej górnej granicy normy. Oznaczanie aktywności lipazy cechuje się wyższą czułością i swoistością niż amylazy, a ich równoczesna ocena u dzieci ma 94% czułość. Z drugiej strony blisko 40% dzieci może mieć prawidłową aktywność amylaz w trakcie OZT.
- Wykładniki stanu zapalnego – podwyższone CRP i leukocytoza.
- Wykładniki cholestazy – wzrost stężenia bilirubiny, aktywności aminotransferaz i GGTP, głównie w zapaleniach trzustki żółciopochodnych.
- Hipokalcemia i hiperglikemia – u niektórych pacjentów.

2 Diagnostyka obrazowa
- USG jamy brzusznej – pozwala na ocenę obecności obrzęku zapalnego miąższu trzustki, zbiorników okołotrzustkowych oraz przebiegu przewodu trzustkowego i jego ew. patologii.
- Tomografia komputerowa – ma najwyższą czułość i swoistość. Bardzo dobrze obrazuje miąższ trzustki, ogniska martwicy narządu. W porównaniu z USG pozwala lepiej ocenić powikłania, obszar okołotrzustkowy i naczynia. Rezonans magnetyczny nie wnosi więcej informacji niż TK.
- Endoskopowa cholangiopankreatografia wsteczna (ECPW) w OZT u dzieci jest bardzo rzadko wykonywana. Jedyne wskazania to zapalenie pourazowe z przerwaniem ciągłości przewodu, żółciopochodne zapalenie trzustki i zapalenie związane z patologią zwieracza Oddiego lub wadą anatomiczną przewodu trzustkowego.

Różnicowanie

Choroba wrzodowa, niedrożność jelit, kamica żółciowa, jersinioza, czynnościowy ból brzucha, migrena brzuszna.

Podejrzenie zapalenia trzustki:
ból brzucha (nadbrzusze lub śródbrzusze) – silny, ostry, o nagłym początku, nudności, wymioty

Badania laboratoryjne:
aktywność α-amylazy w surowicy i moczu
aktywność lipazy we krwi
CRP
morfologia (WBC)
Ca (hipokalcemia)
glukoza (hiperglikemia)

Wywiad:
od kiedy są dolegliwości bólowe i czy wystąpiły pierwszy raz?
uraz jamy brzusznej – rowerowy, pobicie?
infekcje poprzedzające OZT?
wywiad rodzinny – zaburzenia lipidowe, choroby trzustki – OZT, cukrzyca, rak trzustki?

Pojedynczy epizod zapalenia trzustki: ostre zapalenie trzustki (OZT)

USG j. brzusznej

TK j. brzusznej

Obraz zapalenia trzustki bez powikłań

Obraz zapalenia trzustki z powikłaniami, np. pseudotorbiel, cholestaza, uszkodzenie przewodu trzustkowego

Leczenie zachowawcze

ECPW

Interwencja chirurgiczna

Kilkakrotne epizody zapalenia trzustki: ostre nawracające zapalenia trzustki (ONZT) lub przewlekłe zapalenie trzustki (PZT)

RTG j. brzusznej
USG j. brzusznej

Bez zmian – ONZT

Miąższ trzustki niejednorodny, zwapnienia, poszerzenie przewodu trzustkowego – PZT

Leczenie zachowawcze

MRCP ew. EUS

Obraz PZT bez znacznego poszerzenia przewodu trzustkowego, bez złogów

Obraz PZT ze znacznym poszerzeniem przewodu trzustkowego, ze złogami, obecnością pseudotorbieli

Leczenie zachowawcze

ECPW – sfinkterotomia, protezowanie, balonowanie, usuwanie złogów

Diagnostyka przyczyn ONZT, m.in. zaburzenia lipidowe, mutacje genów (SPINK1, CFTR), choroby dróg żółciowych, infekcje, wady anatomiczne

Diagnostyka przyczyn PZT, m.in. mutacje genów (PRSS1, SPINK1, CFTR), zaburzenia lipidowe, choroby dróg żółciowych, infekcje, wady anatomiczne

Z poprawą

Bez poprawy

Obserwacja ambulatoryjna – wizyta 1/rok z kontrolnym USG j. brzusznej

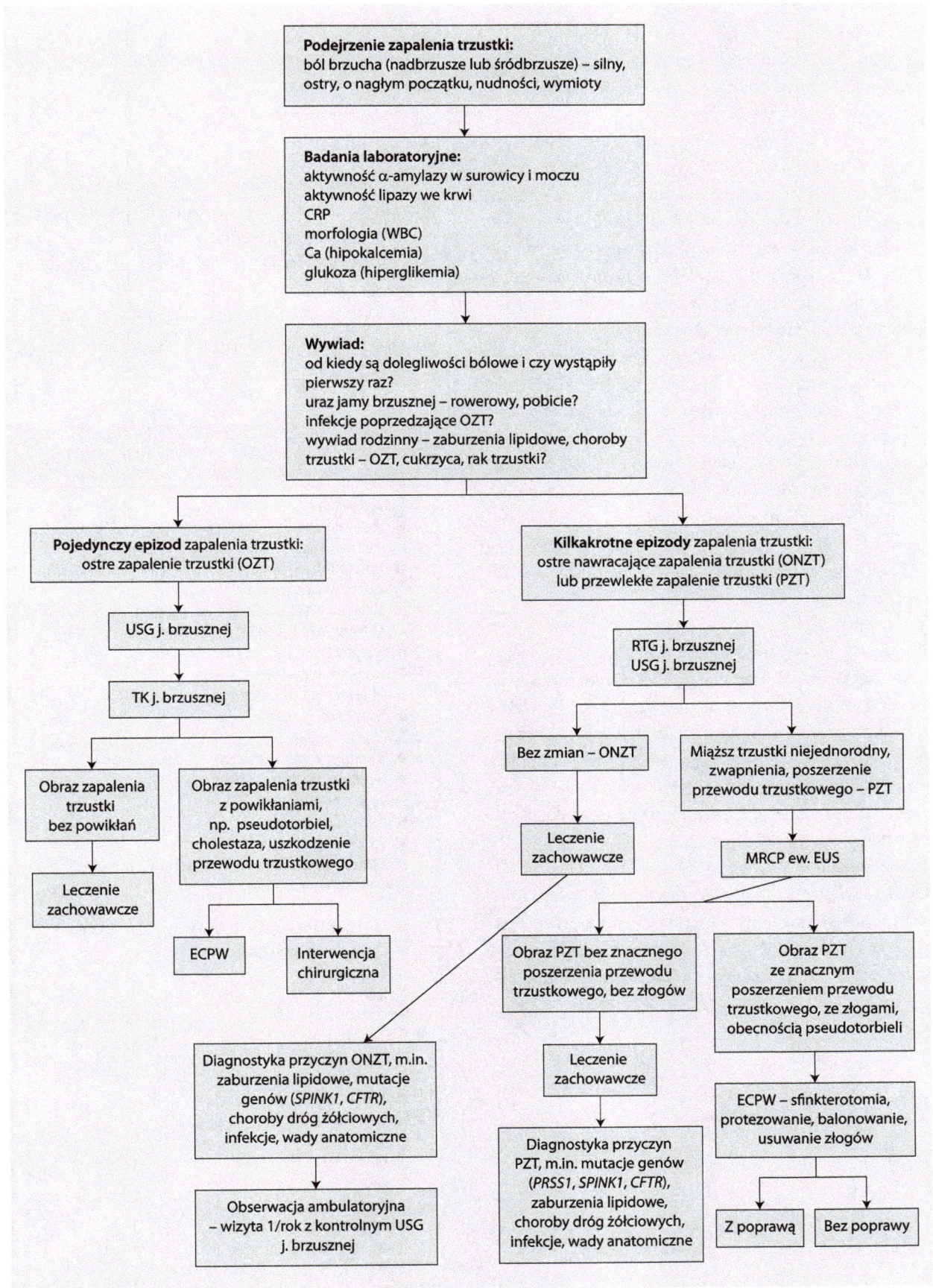

Rycina 11.7. Schemat postępowania u dziecka z zapaleniem trzustki.

⬛ Leczenie

Dziecko z OZT wymaga kompleksowego leczenia objawowego, przeciwbólowego, żywieniowego oraz antybiotykoterapii (ryc. 11.7).

Leczenie OZT ma na celu zmniejszenie wydzielania soku trzustkowego. W większości przypadków o lekkim i średnim przebiegu wystarczy wstrzymanie karmienia doustnego na okres od 3 do 5 dni oraz leczenie zaburzeń krążeniowych i wodno-elektrolitowych. Jednocześnie stosuje się leki przeciwbólowe.

Pacjenci z ciężkim OZT wymagają żywienia pozajelitowego lub enteralnego. Na korzystny wpływ tego drugiego wskazują doświadczenia wielu ośrodków internistycznych. Jeżeli chorzy wymagają antybiotykoterapii, zaleca się stosowanie cefalosporyn lub karbapenemów. Inhibitory pompy protonowej zmniejszają tendencję do zasadowicy metabolicznej. Nie ma wystarczających dowodów, że stosowanie oktreotydu i somatostatyny wpływa na częstość powikłań i śmiertelność.

Niektórzy chorzy wymagają endoskopowego bądź chirurgicznego leczenia powikłań.

⬛ Powikłania

Najczęstsze powikłanie to martwica miąższu trzustki – ogniskowa lub rozlana. Zakażenie martwicy trzustki wymaga interwencji chirurgicznej. W OZT o ciężkim przebiegu może dojść do rozwoju zaburzeń wielonarządowych, wymagających opieki i leczenia na oddziale intensywnej opieki medycznej. Innym powikłaniem OZT jest pseudotorbiel trzustki, tworząca się u 30 do 50% chorych.

⬛ Rokowanie

Ostre zapalenie trzustki o łagodnym przebiegu rokuje dobrze. Ostre zapalenie trzustki o ciężkim przebiegu stanowi stan zagrożenia życia. Ostre nawracające zapalenia trzustki to faza wstępna przewlekłego zapalenia trzustki.

11.7.6
Przewlekłe zapalenie trzustki

łac. *pancreatitis chronica*
ang. chronic pancreatitis

⬛ Definicja

Proces zapalny w obrębie trzustki przebiegający fazami, z okresami remisji i zaostrzeń, prowadzący do stopniowego upośledzenia czynności wewnątrzwydzielniczej i zewnątrzwydzielniczej tego narządu.

⬛ Epidemiologia

Przewlekłe zapalenie trzustki (PZT) u dzieci występuje bardzo rzadko. Częstość występowania w popu-

---

Tabela 11.31. Przyczyny przewlekłego zapalenia trzustki u dzieci (wg częstości występowania)

1 Mutacje genów
- Mutacje genu *CFTR* – autosomalne recesywne, czynnik predysponujący
- Mutacje genu trypsynogenu *PRSS1* – autosomalne dominujące, bezpośrednia przyczyna PZT
- Mutacje inhibitora proteazy trypsynogenu *SPINK1* – autosomalne recesywne, czynnik predysponujący

2 Wady anatomiczne przewodu trzustkowego
- Trzustka dwudzielna
- Pętla przewodu trzustkowego
- Trzustka obrączkowata

3 Zaburzenia lipidowe
- Hipertriglicerydemia rodzinna
- Hiperlipidemie (typ I, IV, V)

4 Patologie dróg żółciowych
- Kamica przewodowa
- Torbiele dróg żółciowych
- Stwardniające zapalenie dróg żółciowych

5 Dysfunkcja zwieracza Oddiego

6 Leki
- Przeciwpadaczkowe (kwas walproinowy, karbamazepina)
- Azatiopryna, 6-merkaptopuryna
- Diuretyki
- Inne

7 Nadczynność przytarczyc

8 Choroby układowe
- Toczeń układowy
- Choroby zapalne naczyń
- Zespół hemolityczno-mocznicowy

9 Toksyny
- Alkohol
- Kwas borny
- Inne

10 Autoimmunizacyjne

11 Wrodzone zaburzenia metabolizmu

12 Przewlekła niewydolność nerek

13 Choroby przeszczepu, szczególnie nerek

14 Idiopatyczne (do 30–40% przypadków)

lacji pediatrycznej nie jest ustalona. U dorosłych oceni a się ją na 20–100 : 100 000.

Etiologia i patogeneza

Najczęstsze przyczyny PZT u dzieci przedstawiono w tabeli 11.31.

Trzustka jest narządem, który się nie regeneruje i każde kolejne zaostrzenie w mniejszym lub większym stopniu upośledza funkcję narządu. Tym niemniej u dzieci rzadko dochodzi do objawów niewydolności wewnątrzwydzielniczej i zewnątrzwydzielniczej trzustki.

Obraz kliniczny

Obraz kliniczny jest niespecyficzny. W zaostrzeniu PZT objawy kliniczne przypominają OZT. Dominuje ból brzucha. W okresie zaostrzenia jest bardzo silny, czasami trudny do opanowania. Unikanie posiłków z powodu bólu powoduje ubytek masy ciała, aż do wyniszczenia. Towarzyszące objawy to nudności, wymioty, tachykardia i gorączka. Perystaltyka jelit może być słabo słyszalna.

Do upośledzenia trawienia tłuszczów, węglowodanów i białek dochodzi najczęściej dopiero po zniszczeniu przez proces chorobowy ponad 90% tkanki gruczołowej. Obserwuje się wtedy biegunkę tłuszczową i zaburzenia wchłaniania jelitowego.

U dzieci w przebiegu PZT stosunkowo rzadko dochodzi również do rozwoju cukrzycy.

Przebieg naturalny

Nasilenie objawów choroby zależy od czynnika etiologicznego. Najwcześniej choroba rozwija się u pacjentów z mutacjami genów predysponujących do zapalenia i z wadami anatomicznymi. Choroba ma charakter przewlekły, postępujący. Z czasem dochodzi do rozwoju niewydolności zewnątrz- i wewnątrzwydzielniczej trzustki.

Metody diagnostyczne

1 Badania laboratoryjne
- Aktywność amylazy i lipazy w surowicy jest zwykle podwyższona w okresie zaostrzenia. W okresie remisji często znajduje się w normie.
- Wykładniki stanu zapalnego – podwyższone CRP i leukocytoza.
- Biochemiczne wykładniki cholestazy – podwyższone wtedy, gdy występuje równoczesne utrudnienie odpływu żółci.

- Stężenie chlorków w pocie, badania gospodarki lipidowej wapniowo-fosforanowej oraz badania w kierunku procesu autoimmunizacyjnego.
- Testy oceniające funkcję trzustki (patrz rozdz. 11.7.3 „Mukowiscydoza [zwłóknienie torbielowate trzustki]”).

2 Badania obrazowe
- Przeglądowe zdjęcie radiologiczne jamy brzusznej – może uwidocznić cieniujące złogi w rzucie trzustki.
- USG jamy brzusznej – podstawowe badanie diagnostyczne. Pozwala ocenić jednorodność miąższu trzustki (pseudotorbiele, zwapnienia) i wygląd przewodu trzustkowego (poszerzenie, złogi). Czułość USG wynosi 60–70%, a swoistość 80–90%.
- Tomografia komputerowa – poza możliwościami przedstawionymi w OZT pozwala na wykazanie zwapnień w miąższu trzustki i złogów umiejscowionych w przewodzie trzustkowym, które są objawami patognomonicznymi dla PZT.
- MRCP – badanie nieinwazyjne pozwalające na uwidocznienie charakterystycznych dla PZT zmian morfologicznych przewodu trzustkowego, czyli przewężeń i odgałęzień drugo- i trzeciorzędowych, przy porównywalnej do ECPW wysokiej czułości (88–95%) i swoistości (89–100%).
- ECPW – nadal pozostaje jednym z najistotniejszych badań w diagnostyce PZT zarówno u dzieci, jak i u dorosłych (czułość 95%, swoistość 90––100%) (ryc. 11.8).

ECPW, jako jedyne z powyższych badań obrazowych, jest procedurą diagnostyczno-leczniczą. W czasie jej trwania można wykonać zabiegi endoskopo-

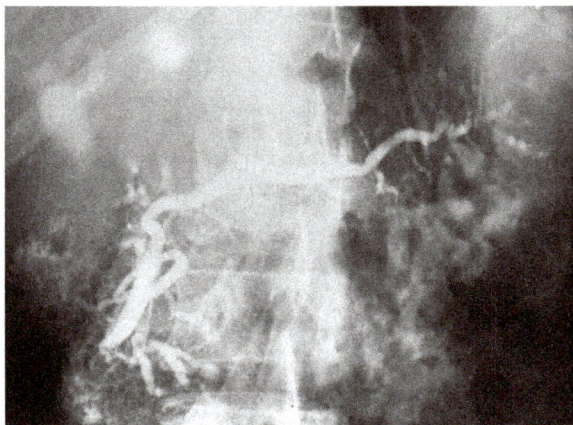

Rycina 11.8. Obraz przewlekłego zapalenia trzustki w ECPW (Endoterapia, Warszawa).

we, m.in. sfinkterotomię zwieracza Oddiego, usunięcie złogów lub protezowanie zwężenia do momentu uzyskania sprawnego odpływu soku trzustkowego.

Leczenie

PZT jest chorobą przewlekłą, której naturalnego przebiegu nie można odwrócić. U chorych z niewydolnością zewnątrzwydzielniczą trzustki należy włączyć suplementację enzymami trzustkowymi, kontrolując efekt leczniczy testami czynnościowymi. Stosuje się też leczenie dietetyczne i suplementację witamin rozpuszczalnych w tłuszczach i mikroelementów tak jak w mukowiscydozie. Jeżeli rozwinęła się niewydolność wewnątrzwydzielnicza trzustki, to konieczna staje się opieka diabetologiczna.

Dzieci wyjątkowo rzadko wymagają leczenia operacyjnego, które głównie ogranicza się do leczenia powikłań, np. pseudotorbieli trzustki. U niewielkiego odsetka chorych zaostrzenia powtarzają się bardzo często, leczenie zachowawcze i endoskopowe nie przynosi efektów, a ból ma charakter przewlekły. Wówczas wymagana jest częściowa, subtotalna lub całkowita resekcja trzustki.

Powikłania

Przewlekłe zapalenie trzustki zwiększa od kilku do kilkudziesięciu razy (w zależności od czynnika etiologicznego) ryzyko rozwoju raka trzustki.

Rokowanie

Rokowanie zależy od czynnika sprawczego PZT.

11.7.7
Dziedziczne zapalenie trzustki

łac. *pancreatitis hereditaria*
ang. hereditary pancreatitis

Definicja

Dziedziczne zapalenie trzustki (przy braku potwierdzonej mutacji) to ostre lub przewlekłe zapalenie w obrębie tego narządu o nieustalonej etiologii występujące u 2 krewnych pierwszego stopnia, bądź u 3 lub więcej krewnych drugiego stopnia w 2 lub więcej pokoleniach.

Epidemiologia

Częstość nie jest znana ze względu na małą dostępność badań diagnostycznych.

Etiologia i patogeneza

Za tę postać zapalenia trzustki mogą odpowiadać:

- mutacja genu trypsynogenu *PRSS1* – zaburza funkcję trypsynogenu, prowadząc do przedwczesnej aktywacji trypsyny w trzustce,
- mutacja genu inhibitora proteazy trypsynogenu *SPINK1* – zaburzenie produkcji inhibitora proteazy trypsynogenu, który chroni przed przedwczesną aktywacją trypsynogenu, do wywołania choroby niezbędny jest dodatkowy czynnik inicjujący (alkohol, infekcja); w idiopatycznym PZT częstość tej mutacji wynosi od 6,5 do 25% i znacznie przekracza średnią populacyjną,
- grupa mutacji genu *CFTR* (cystic fibrosis transmembrane conductance regulator).

Mutacje genów predysponujących do zapalenia trzustki są najczęstszą przyczyną PZT u dzieci (ok. 40%).

Obraz kliniczny

Przeciętny wiek pojawienia się pierwszych objawów wynosi w zależności od mutacji od 8 do 14 lat. Mutacje genu *PRSS1* sprzyjają wcześniejszemu pojawieniu się niewydolności zewnątrz- i wewnątrzwydzielniczej trzustki w porównaniu z PZT o innej etiologii.

U dzieci z dziedzicznym zapaleniem trzustki rzadko dochodzi do objawów niewydolności zewnątrz- i wewnątrzwydzielniczej trzustki, przy czym najpierw rozwija się zwykle pierwsza z nich.

Metody diagnostyczne

Badania biochemiczne i obrazowe jak w przewlekłym zapaleniu trzustki. Dodatkowo badania genetyczne w poszukiwaniu mutacji genów *PRSS1*, *SPINK1* i *CFTR*.

Różnicowanie

Przewlekłe zapalenie trzustki o innej etiologii (tab. 11.31).

Leczenie

Jak w przewlekłym zapaleniu trzustki.

Powikłania

Znacznie zwiększone ryzyko wystąpienia raka trzustki. U chorych z mutacją genu *PRSS1* ryzyko to jest 40–60 razy większe niż w populacji ogólnej.

Rokowanie

Choroba przewlekła, postępująca. Wcześnie prowadzi do rozwoju niewydolności trzustki. Znacznie zwiększa ryzyko rozwoju raka trzustki.

Piśmiennictwo

1. Gabryelewicz A. (red.): *Gastroenterologia w praktyce.* Wydawnictwo Lekarskie PZWL, Warszawa 2002.
2. Iwańczak F. (red.): *Gastroenterologia dziecięca. Wybrane zagadnienia.* Wydawnictwo Medyczne Borgis, Warszawa 2003.
3. Januszewicz W., Kokot F. (red.): *Interna* (t. I). Wydawnictwo Lekarskie PZWL, Warszawa 2001.
4. Socha J. (red.): *Gastroenterologia praktyczna.* Wydawnictwo Lekarskie PZWL, Warszawa 1999.
5. Socha J., Ryżko J. (red.): *Kazuistyka gastroenterologiczna u dzieci.* Wydawnictwo Lekarskie PZWL, Warszawa 2000.
6. Szczeklik A. (red.): *Choroby wewnętrzne. Stan wiedzy na rok 2011.* Wydawnictwo Medycyna Praktyczna, Kraków 2011.
7. Yamada T.: *Podręcznik gastroenterologii.* Wydawnictwo Czelej, Lublin 2006.

CHOROBY UKŁADU KRWIOTWÓRCZEGO | *Jerzy R. Kowalczyk*

12.1

FIZJOLOGIA UKŁADU KRWIOTWÓRCZEGO W OKRESIE ROZWOJOWYM

Układ krwiotwórczy u dzieci charakteryzuje się dużą zmiennością w zależności od okresu rozwojowego. W porównaniu z układem krwiotwórczym dorosłych wykazuje wiele różnic w zakresie anatomicznym, morfologicznym i czynnościowym. Wyraża się to również przez odmienne wartości norm parametrów krwi, które zmieniają się z wiekiem.

W okresie życia płodowego pierwsze ogniska komórek krwi powstają w tzw. wysepkach krwiotwórczych pęcherzyka żółtkowego już ok. 3. tygodnia rozwoju zarodkowego. Wywodzą się z nich zarówno pierwsze naczynia krwionośne, jak i pierwsze komórki krwi – erytroblasty. Od ok. 5. tygodnia życia płodowego czynność krwiotwórczą podejmuje wątroba, która między 3. a 5. miesiącem ciąży staje się głównym narządem krwiotwórczym. W tym czasie niewielkie właściwości krwiotwórcze mają też śledziona i węzły chłonne. Od 5. mż. płodowego następuje intensywny rozwój szpiku kostnego. W ostatnich 3 miesiącach ciąży staje się on głównym ośrodkiem krwiotwórczym.

U noworodka funkcję krwiotwórczą spełnia głównie szpik, a ogniska krwiotwórcze w wątrobie i śledzionie stopniowo zanikają. Do 7. rż. szpik wytwarzający elementy morfotyczne krwi znajduje się praktycznie we wszystkich kościach. Później szpik zawarty w kościach długich powoli traci swoją aktywność i w wieku dorosłym w warunkach fizjologicznych wykazuje czynność krwiotwórczą tylko w krę-gach kręgosłupa oraz kościach czaszki i talerzach biodrowych.

Wszystkie komórki krwi pochodzą od komórek zwanych wielopotencjalnymi krwiotwórczymi komórkami macierzystymi, które znajdują się w szpiku kostnym, ale też mogą być uwalniane do krwi obwodowej. Różnicują się one w szpiku kostnym w kierunku 2 linii – mieloidalnej (szpikowej) i limfoidalnej (ryc. 12.1).

Linia mieloidalna daje początek wszystkim komórkom szpikowym – erytrocytom, granulocytom (w tym neutrofilom, eozynofilom i bazofilom), monocytom oraz płytkom krwi. Limfoidalne komórki macierzyste są również generowane w szpiku kostnym. Dalsze fazy ich rozwoju w kierunku limfocytów T i B następują w szpiku, grasicy i obwodowych narządach limfoidalnych.

12.1.1

Układ czerwonokrwinkowy

Krwinki czerwone noworodka wykazują cechy makrocytozy. Czasem niektóre mają nieprawidłowe kształty (sferocyty, krwinki tarczowate). Czas przeżycia erytrocytów u noworodków wynosi 65–80 dni. Zawierają one hemoglobinę płodową (HbF), która po urodzeniu stopniowo zastępowana jest przez właściwą hemoglobinę (HbA) i od 6. mż. można stwierdzić jedynie jej śladowe ilości. Większość enzymów krwinek czerwonych ma w tym czasie zmniejszoną aktywność i dlatego erytrocyty wykazują większą wrażliwość na uszkodzenia niż w późniejszych okresach życia. Przez pierwsze kilka godzin po porodzie stwierdza się również wysokie wartości hematokrytu.

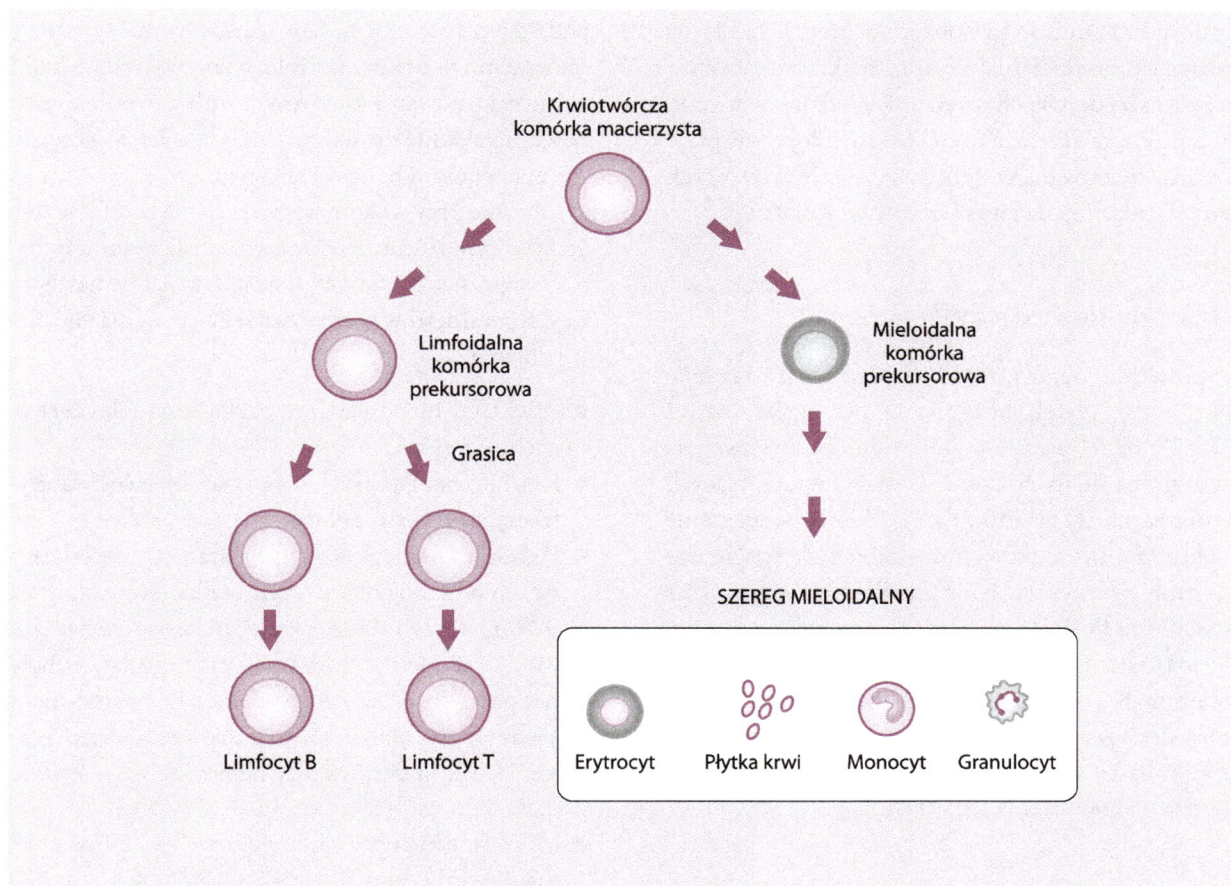

Rycina 12.1. Schemat krwiotworzenia.

Już pod koniec 1. rż. dochodzi do obniżenia stężenia hemoglobiny i liczby erytrocytów, przede wszystkim wskutek szybkiego rozpadu erytrocytów zawierających hemoglobinę płodową i małego potencjału odtwórczego szpiku kostnego. Rozwój układu czerwonokrwinkowego pobudza wytwarzana przez nerki erytropoetyna. Jej stężenie w pierwszych dniach życia noworodka jest małe, stopniowo zwiększa się dopiero od 3. mż. Z tego względu między 2. a 3. mż. obserwuje się najniższe stężenie hemoglobiny i liczbę erytrocytów – tzw. niedokrwistość pierwszego kwartału. Niekiedy, niesłusznie, określa się ją również mianem „niedokrwistość fizjologiczna", co stanowi stwierdzenie sprzeczne wewnętrznie.

W kolejnych miesiącach następuje wzrost produkcji krwinek czerwonych, ale stężenie hemoglobiny równolegle nie rośnie. Wynika to z wyczerpania ok. 5. mż. zapasów żelaza pochodzącego od matki z ostatniego okresu ciąży, a równocześnie braku możliwości podaży tego pierwiastka w diecie stosowanej w pierw-

szych miesiącach życia. Taki stan trwa do ok. 2. rż. Następnie obserwuje się tendencję do wzrostu stężenia hemoglobiny, liczby krwinek czerwonych i wartości hematokrytu. U dzieci > 4. rż. normy parametrów krwi są zbliżone do stwierdzanych u dorosłych. Do okresu dojrzewania w zasadzie nie ma na nie też wpływu płeć (patrz rozdz. 26 „Badania i normy w pediatrii".

12.1.2
Układ białokrwinkowy

Po urodzeniu liczba leukocytów mieści się zwykle w granicach $6-25 \times 10^9/l$. W rozmazie białokrwinkowym stwierdza się przewagę granulocytów obojętnochłonnych (60–70%). W pierwszych dniach życia następuje zwiększenie odsetka limfocytów i zmniejszenie odsetka neutrofilów – tzw. pierwsze skrzyżowanie. W wieku 6–7 lat zachodzi zjawisko odwrotne, określane jako drugie skrzyżowanie, czyli zwiększenie odsetka granulocytów obojętnochłonnych. Liczba wszystkich krwinek białych w tym okresie jest wciąż wyższa niż u dorosłych w warunkach fizjologicznych, choć liczba krwinek zasado- i kwasochłonnych przypomina stwierdzaną w starszych grupach wiekowych (patrz rozdz. 26 „Badania i normy w pediatrii").

12.1.3
Układ płytkotwórczy

Bezpośrednio po urodzeniu, szczególnie u wcześniaków, liczba płytek krwi może być niska (nawet $< 150 \times 10^9/l$), ale już po kilku dniach zwiększa się i utrzymuje się na poziomie wartości występujących u dorosłych ($150–350 \times 10^9/l$). Równocześnie w okresie noworodkowym i u niemowląt stwierdza się zmniejszenie stężenia niektórych czynników krzepnięcia (VII, IX, X). Jednak największe znaczenie ma niedobór protrombiny, wynikający z braku witaminy K i niedojrzałości wątroby, który niekiedy może doprowadzić do objawów skazy krwotocznej. Po kilkunastu dniach najczęściej dochodzi jednak do unormowania stężenia tego czynnika.

12.1.4
Objętość krwi krążącej

U noworodków i niemowląt krew stanowi ok. 10% masy ciała, a jej objętość wynosi u donoszonych noworodków ok. 80 ml/kg, a u wcześniaków ok. 100 ml/kg. U starszych dzieci krew odpowiada za ok. 8% masy ciała (70–80 ml/kg). Na uwagę zasługuje fakt, że utrata 30 ml krwi u niemowlęcia odpowiada utracie 500 ml krwi u dorosłego (pod względem ubytku odsetkowego), dlatego też każde zlecenie pobrania krwi musi być przemyślane.

12.2
METODY BADANIA UKŁADU KRWIOTWÓRCZEGO U DZIECI

Podstawowym badaniem w przypadkach chorób układu krwiotwórczego jest pełna morfologia krwi. Należy określić stężenie hemoglobiny, liczbę erytrocytów, limfocytów, retikulocytów i trombocytów oraz przeprowadzić analizę rozmazu krwinek białych. Elementy morfotyczne krwi ocenia się zarówno pod kątem ilościowym, jak i jakościowym. Stwierdzenie zmian w obrazie morfologicznym w skojarzeniu z innymi objawami klinicznymi lub nawet bez nich powinno skłonić do skierowania dziecka do specjalistycznej poradni hematologicznej.

Obecnie przy wykonywaniu badania morfotycznego krwi powszechnie wykorzystuje się automaty hematologiczne, które pozwalają na uzyskanie następujących parametrów (patrz rozdz. 26 „Badania i normy w pediatrii").

- RBC (red blood cells) – liczba krwinek czerwonych,
- Hct/Ht (hematokryt) – frakcja objętościowa erytrocytów we krwi pełnej,
- Hgb/Hb (hemoglobina) – parametr określający stężenie hemoglobiny, czyli białka, które stanowi 33% masy krwinki czerwonej, ma masę cząsteczkową 64458 i jest zbudowane z czterech łańcuchów polipeptydowych, z których każdy zawiera hem z jednym atomem dwuwartościowego żelaza,
- MCH (mean corpuscular hemoglobin) – średnia masa hemoglobiny w krwince czerwonej,
- MCV (mean corpuscular volume) – średnia objętość krwinki czerwonej,
- MCHC (mean corpuscular hemoglobin concentration) – średnie stężenie hemoglobiny w krwince czerwonej,
- RDW (red blood cell distribution width) – wskaźnik szerokości rozkładu wielkości erytrocytów,
- retikulocyty – niedojrzałe postacie krwinek czerwonych bez jądra komórkowego.

W obrazie poszczególnych krwinek można niekiedy stwierdzić nieprawidłowości dotyczące ich wyglądu. Zmiany dotyczące erytrocytów i/lub stężenia hemoglobiny to:

- różnice wielkości erytrocytów (anizocytoza):
  - mikrocyty (średnica $< 6 \mu m$) – niedobór żelaza, talasemie, niedokrwistość syderoblastyczna,
  - makrocyty (średnica $> 7,5 \mu m$),
  - megalocyty (średnica $> 12 \mu m$) – niedokrwistość megaloblastyczna z niedoboru witaminy B_{12} i/lub kwasu foliowego, choroby wątroby,
- różnice kształtu krwinek czerwonych (poikilocytoza):
  - sferocyty (erytrocyty o kształcie kulistym) – sferocytoza wrodzona, niedokrwistości hemoli-

tyczne, hemoglobinopatia C, stan po splenektomii, oparzenia,

- owalocyty, eliptocyty (kształt krwinki owalny) – wrodzona owalocytoza, talasemia, niedokrwistość z niedoboru żelaza, mielofibroza,
- schizocyty (różnej wielkości i kształtu fragmenty erytrocytów) – niedokrwistość hemolityczna mikroangiopatyczna, polekowa i mechaniczna, talasemia,
- akantocyty (erytrocyty mające wypustki na obwodzie) – akantocytoza, niedokrwistość hemolityczna, stan po splenektomii, marskość wątroby,
- dakriocyty (w kształcie łzy lub łyżeczki) – niedokrwistość hemolityczna, talasemia, zwłóknienie szpiku,
- krwinki tarczowate – talasemia, hemoglobinopatie, niedokrwistości niedobarwliwe, stan po splenektomii, żółtaczki zastoinowe,
- drepanocyty (krwinki sierpowate) – niedokrwistość sierpowatokrwinkowa,
- ciałka Heinza w erytrocytach – methemoglobinemie, wrodzone niedobory enzymów cyklu pentozowego erytrocytów (np. dehydrogenazy glukozo-6-fosforanowej), hemoglobinopatie, agenezja śledziony, stan po splenektomii, zatrucia,
- ciałka Howella–Jolly'ego w erytrocytach – niedokrwistości megaloblastyczne, niedokrwistości z niedoboru żelaza, sferocytoza, stan po splenektomii,
- syderocyty i syderoblasty (zawierające ziarenka żelaza pozahemoglobinowego) – niedokrwistość aplastyczna, niedokrwistość hemolityczna, stan po splenektomii.

W przypadku zmian w obrazie krwi obwodowej, np. gdy podejrzewa się białaczkę, konieczne jest badanie szpiku kostnego. Powinno się go pobierać do badania tylko w tych ośrodkach, które dysponują możliwością pełnej oceny cytomorfologicznej, cytochemicznej, immunologicznej i cytogenetycznej. Procedurę wykonuje się za pomocą specjalnej igły punkcyjnej. Najczęściej nakłuwa się tylny fragment grzebienia biodrowego. U niemowląt dogodne miejsce stanowi kość piszczelowa. U dzieci nie zaleca się pobierania szpiku z mostka (co często jest stosowane u dorosłych) ze względu na ryzyko łatwego przebicia się do leżących głębiej serca i płuca. Procedura odbywa się w znieczuleniu miejscowym lub ogólnym, a dziecko powinno być na czczo. Z uzyskanego szpiku (zwykle 1–3 cm^3) przygotowuje się rozmazy na szkiełku mikroskopowym do badań. Poza tym część materiału przenosi się do probówek z odpowiednim podłożem na badania genetyczne i immunologiczne. Jeżeli na podstawie badania szpiku ustalone zostanie rozpoznanie białaczki, konieczne jest przeprowadzenie dalszych badań mających na celu ustalenie rozległości procesu nowotworowego i wydolności poszczególnych narządów. Wykonuje się m.in. nakłucie lędźwiowe z pobraniem płynu mózgowo-rdzeniowego, radiologiczne badania obrazowe klatki piersiowej i kośćca, USG jamy brzusznej oraz badania biochemiczne krwi.

Podstawowe badania diagnostyczne układu hemostazy to:

- liczba płytek krwi,
- czas krwawienia – czas trwania krwawienia po ukłuciu opuszki palca do momentu powstania pierwszych nitek skrzepu,
- czas protrombinowy (prothrombin time, PT), wyrażany w formie wystandaryzowanego współczynnika (international normalized ratio, INR) – czas od momentu dodania czynnika tkankowego i chlorku wapnia do osocza cytrynianowego do chwili powstania skrzepu fibrynowego,
- INR – znormalizowany współczynnik międzynarodowy (umożliwia porównywanie PT z różnych laboratoriów),
- czas częściowej tromboplastyny po aktywacji (activated partial thromboplastin time, APTT), zwany czasem kaolinowo-kefalinowym – czas od momentu maksymalnej aktywacji czynników wewnątrzpochodnego układu krzepnięcia w osoczu cytrynianowym za pomocą kaolinu, kefaliny i chlorku wapnia do chwili powstania skrzepu fibrynowego,
- czas trombinowy (thrombin time, TT) – czas od momentu dodania standardowej ilości trombiny do osocza cytrynianowego do chwili powstania skrzepu fibrynowego.

12.3
NIEDOKRWISTOŚĆ

Niedokrwistość oznacza obniżenie całkowitej ilości hemoglobiny we krwi krążącej w porównaniu do wartości prawidłowych dla danego wieku i płci. Spadkowi tego parametru często towarzyszy zmniejszenie liczby krwinek czerwonych i wskaźnika hematokrytu.

W zależności od etiologii niedokrwistości dzieli się na następujące grupy:

- niedokrwistości spowodowane nieprawidłowym wytwarzaniem erytrocytów i/lub hemoglobiny:
  - niedokrwistości niedoborowe,
  - niedokrwistości spowodowane hipoplazją lub aplazją szpiku kostnego,
  - niedokrwistości w przebiegu zakażeń, chorób tkanki łącznej, wątroby czy nerek oraz chorób nowotworowych,
- niedokrwistości hemolityczne:
  - wrodzone, np. sferocytoza wrodzona,
  - nabyte, np. autoimmunizacyjna niedokrwistość hemolityczna,
- niedokrwistości w wyniku utraty krwi:
  - ostre,
  - przewlekłe, związane najczęściej z utajonym krwawieniem.

W przypadku ostrego krwotoku może dojść do niedokrwistości, której objawy kliniczne i stopień nasilenia są uzależnione od objętości utraconej krwi i szybkości jej utraty. Może to nastąpić zarówno w wyniku krwawienia zewnętrznego, jak i wewnętrznego do narządów, tkanek lub jam ciała. Najczęstsze przyczyny to urazy mechaniczne i zaburzenia układu krzepnięcia, a także pęknięte żylaki przełyku czy naczynia krwionośne żołądka i jelit. W okresie noworodkowym ostre krwawienia mogą być spowodowane urazami porodowymi lub uszkodzeniami w obrębie łożyska i naczyń pępowinowych.

W przypadku szybkiej utraty dużej ilości krwi u dziecka dochodzi do objawów wstrząsu z przyspieszeniem częstości oddechów i częstości pracy serca, spadkiem ciśnienia tętniczego krwi, obniżeniem napięcia mięśniowego oraz wiotkością i bladością powłok skórnych. W trakcie narastania niedokrwistości następuje utrata przytomności i drgawki.

W postępowaniu leczniczym głównym zadaniem jest zatrzymanie krwawienia oraz wyrównanie objętości krwi krążącej. Najczęściej w pierwszej kolejności podaje się dożylnie płyny w celu uzupełnienia objętości łożyska naczyniowego, a po uzyskaniu zgodnego grupowo koncentratu krwinek czerwonych uzupeł-

nia się również elementy morfotyczne krwi i inne składniki.

Przewlekła niedokrwistość pokrwotoczna pojawia się w następstwie stosunkowo niewielkich, ale utrzymujących się przez dłuższy okres jawnych bądź utajonych strat krwi. Najczęściej dochodzi do przewlekłych krwawień z przewodu pokarmowego z powodu obecności przepukliny rozworu przełykowego, uchyłku jelita krętego, choroby wrzodowej, polipów lub różnych anomalii jelitowych. U dziewczynek w okresie dojrzewania płciowego powodem tej patologii bywają obfite krwawienia z dróg rodnych.

Objawy wskazujące na możliwość przewlekłej niedokrwistości to łatwe męczenie się dziecka, pogorszenie łaknienia, bladość skóry i śluzówek, zmiany zapalne w obrębie kącików ust i łamliwość paznokci. W badaniu morfotycznym krwi stwierdza się obniżenie stężenia hemoglobiny, często z cechami niedoboru żelaza, co jest wynikiem zmniejszenia rezerw żelaza wskutek przewlekłych krwawień.

Rozpoznanie przewlekłych krwawień u dziecka może być czasem bardzo trudne i wymaga wszechstronnej diagnostyki różnych układów, w tym przede wszystkim przewodu pokarmowego i układu moczowego, a u dziewczynek także układu rodnego.

Niedobór hemoglobiny generalnie prowadzi do objawów niedotlenienia tkankowego. W przypadku zwiększonego rozpadu erytrocytów w niedokrwistościach hemolitycznych stwierdza się hiperbilirubinemię i cechy wzmożonej erytropoezy w szpiku. W przypadku niedokrwistości spowodowanych utratą krwi, zwłaszcza przy ostrym krwotoku, może dojść do objawów wstrząsu pokrwotocznego.

Objawy niedokrwistości są uzależnione od stopnia zaburzeń, szybkości ich narastania, towarzyszących chorób i możliwości adaptacyjnych organizmu. W większości przypadków stwierdza się następujące objawy ogólne:

- bladość skóry i śluzówki jamy ustnej, należy też zwrócić uwagę na bladość czerwieni warg i objaw przeświecania małżowin usznych,
- upośledzone łaknienie,
- łatwa męczliwość,
- senność,
- zaburzenia koncentracji i trudności w nauce,
- bóle i zawroty głowy,

■ przyspieszenie częstości pracy serca, powiększenie sylwetki serca, obecność szmerów czynnościowych nad sercem,

■ u niemowląt zwiększone pragnienie,

■ w niedokrwistości hemolitycznej żółtaczka spowodowana hiperbilirubinemią.

Ze względu na bardzo zróżnicowaną etiopatogenezę niedokrwistości wieku dziecięcego w ustalaniu ich przyczyny, oprócz wywiadu i obrazu klinicznego, niezbędne staje się wykonanie badań laboratoryjnych:

■ badania morfotyczne krwi (Hb, Hct, RBC, WBC, retikulocyty, MCH, MCHC, MCV, płytki krwi),

■ stężenie żelaza w surowicy krwi,

■ całkowita zdolność wiązania żelaza (total iron binding capacity, TIBC),

■ stężenie bilirubiny w surowicy krwi z rozdziałem na wolną i związaną,

■ oporność osmotyczna krwinek czerwonych,

■ odczyn Coombsa bezpośredni i pośredni.

W uzasadnionych przypadkach konieczne jest wykonywanie dodatkowych badań specjalistycznych, m.in.:

■ miano przeciwciał przeciw erytrocytom,

■ aktywność enzymów erytrocytów,

■ stężenie witaminy B_{12} w surowicy krwi,

■ test wchłaniania witaminy B_{12} i żelaza,

■ stężenie kwasu foliowego,

■ ferrytyna we krwi.

12.3.1

Niedokrwistości związane z zaburzonym wytwarzaniem erytrocytów

Niedokrwistość z niedoboru żelaza

łac. *anaemia sideropenica*

ang. iron-deficiency anemia

Definicja

Zaburzenie charakteryzujące się spadkiem stężenia hemoglobiny i/lub erytrocytów w porównaniu do normy przyjętej dla danego wieku i płci w następstwie uogólnionego niedoboru żelaza w organizmie.

Epidemiologia

Najczęstsza niedokrwistość niedoborowa u dzieci. Stwierdza się ją nawet u 40% dzieci w wieku do 2. rż.,

w tym u ponad 60% dzieci z gorszych warunków socjalnych.

Etiologia i patogeneza

Powstaniu niedokrwistości niedoborowej sprzyja stan chwiejnej równowagi związany z szybkim tempem wzrastania dziecka i niedoborem żelaza w pożywieniu. Ponieważ żelazo jest potrzebne wszystkim tkankom, jego niedobór dotyczy całego organizmu. Obniżenie stężenia żelaza w surowicy krwi poniżej normy nosi nazwę syderopenia. Dzienne zapotrzebowanie na ten pierwiastek wynosi u dzieci urodzonych o czasie od 4. do 12. mż. – 15 mg/kg mc., między 1. a 10. rż. 10 mg, a u nastolatków 12 mg. U kobiet dorosłych zapotrzebowanie sięga 15 mg dziennie, a w okresie ciąży zwiększa się nawet do 30 mg dziennie.

Do niedoboru żelaza w organizmie mogą prowadzić różne przyczyny:

■ niedostateczna podaż żelaza w okresie życia płodowego:
  ■ wcześniactwo,
  ■ ciąża mnoga,
  ■ niedokrwistość u matki w czasie ciąży, niedostateczna podaż żelaza w diecie matki, zaburzenia wchłaniania,

■ nadmierne straty żelaza:
  ■ krwawienia,
  ■ transfuzja wymienna,
  ■ obecność pasożytów w organizmie,

■ zwiększone zapotrzebowanie na żelazo:
  ■ okres szybkiego wzrostu,
  ■ okres dojrzewania.

Obraz kliniczny

Najczęstsze objawy syderopenii to brak łaknienia, osłabienie, bóle i zawroty głowy, apatia, senność lub rozdrażnienie, szybkie męczenie się, przyspieszenie częstości pracy serca i zwiększone pragnienie (szczególnie u niemowląt). Badaniem fizykalnym można stwierdzić:

■ bladość skóry, śluzówki jamy ustnej i spojówek,

■ szmer skurczowy nad sercem,

■ łamliwość paznokci,

■ nadżerki w kącikach ust,

■ łamliwość włosów,

■ zmiany troficzne nabłonka.

Często występują zahamowanie przyrostu masy ciała i wzrostu, a także nawracające infekcje, głównie układu oddechowego.

Przebieg naturalny

W stanach niedoboru żelaza w 2. półroczu życia może nastąpić samoistna poprawa na przełomie 2. i 3. rż., jeśli dziecko jest prawidłowo odżywiane.

Nieleczone stany niedoboru żelaza mają charakter postępujący i mogą powodować różne nieprawidłowości, w tym zaburzenia rozwoju dziecka. Dlatego bardzo ważna jest profilaktyka syderopenii u pacjentów, u których stwierdza się czynniki ryzyka niedoboru żelaza.

Metody diagnostyczne

U każdego dziecka z objawami niedokrwistości należy wykonać zalecane w tych stanach badania laboratoryjne. W badaniu morfotycznym krwi stwierdza się obniżenie hematokrytu, stężenia Hb w surowicy krwi oraz zmiany wyglądu erytrocytów w postaci mikrocytozy, hipochromii, anizocytozy i poikilocytozy. W większości przypadków stężenie żelaza spada < 17 μmol/l oraz występuje wzrost całkowitej zdolności wiązania żelaza i wchłaniania żelaza z przewodu pokarmowego.

Różnicowanie

W różnicowaniu przyczyn niedoboru żelaza ważne jest wykluczenie obecności pasożytów. Należy również wziąć pod uwagę przewlekłe krwawienia oraz stany chorobowe związane z zaburzeniem wykorzystania obecnego w organizmie żelaza. Należy przy tym pamiętać, że obecnie rzadko stwierdza się niedokrwistość spowodowaną izolowanym niedoborem tego pierwiastka. Niedokrwistości mają zazwyczaj złożony charakter i wiążą się także z niedoborami innych czynników potrzebnych do krwiotworzenia, tj. kwasu foliowego, witamin (zwłaszcza z grupy B) czy białka.

Powinno się zwrócić uwagę na obecność ewentualnych ognisk zakażeń u dziecka, zwłaszcza w zakresie uszu, górnych dróg oddechowych i zatok przynosowych. Bez wyleczenia zakażeń terapia niedokrwistości będzie nieskuteczna.

Leczenie

Preparaty żelaza podawane doustnie, a w wyjątkowych sytuacjach domięśniowo lub dożylnie. Droga doustna jest bardziej fizjologiczna i bezpieczna. Dawka wynosi 4,5–6,0 mg Fe/kg mc./dobę i nie powinna

przekraczać 100 mg u niemowląt i 200 mg u dzieci starszych. Równocześnie powinno się stosować witaminy C i B_6 ułatwiające metabolizm żelaza.

Najlepsze kryterium właściwego rozpoznania niedokrwistości z niedoboru żelaza i skuteczności leczenia stanowi zwiększenie liczby retikulocytów i stężenia hemoglobiny. Odsetek retikulocytów między 1. a 2. tygodniem terapii powinien wynosić ok. 20‰. Przy prawidłowym wchłanianiu żelaza z przewodu pokarmowego stężenie hemoglobiny zwiększa się w tempie od 0,5 do 1,25 mmol/l (10–20 g/l) w ciągu 10 dni. Po osiągnięciu prawidłowych wartości hematologicznych preparat żelaza należy podawać przez co najmniej kolejnych 6–8 tygodni, a u wcześniaków nawet do 3 miesięcy. Ma to na celu uzupełnienie niedoborów tkankowych pierwiastka.

Należy pamiętać, że w trakcie leczenia doustnymi preparatami żelaza stolce stają się niekiedy czarne wskutek zawartości siarczków żelaza. Brak tego objawu może świadczyć o tym, że żelazo nie jest podawane przez rodziców, albo że podawane jest w sposób nieregularny. Brak poprawy stężenia hemoglobiny w 2–3 tygodnie od rozpoczęcia terapii może świadczyć o błędnie postawionym rozpoznaniu niedoboru żelaza lub też zaburzeniu jego wchłaniania z przewodu pokarmowego.

W przypadku nietolerancji preparatów doustnych lub zaburzeń wchłaniania można stosować żelazo pozajelitowo. Powinno się to jednak robić wyłącznie w warunkach szpitalnych, po dokładnym obliczeniu niedoboru żelaza w ustroju. Dawkę żelaza podawanego pozajelitowo oblicza się ze wzoru:

$$Fe \text{ elementarne w mg} =$$
$$= [(Hb \text{ należna g/dl} - Hb \text{ rzeczywista g/dl}) : 100] \times$$
$$\times \text{ masa ciała kg} \times 80 \text{ ml krwi/kg mc.} \times$$
$$\times 3,4 \text{ (zawartość żelaza w 1 g Hb)} \times$$
$$\times 1,5 \text{ (wsp. uzupełnienia rezerw żelaza)}$$

Powyższy wzór można uprościć:

$$Fe \text{ elementarne [mg]} =$$
$$= Hb \text{ należna [g/dl]} - Hb \text{ rzeczywista [g/dl]} \times$$
$$\times \text{ masa ciała [kg]} \times 4,08$$

Niedokrwistość megaloblastyczna

łac. *anaemia megaloblastica*

ang. megaloblastic anemia

Definicja

Niedokrwistość wynikająca z niedoboru witaminy B_{12}. We krwi obwodowej stwierdza się duże, owalne erytrocyty, a w szpiku kostnym zmiany określane mianem odnowy megaloblastycznej.

Epidemiologia

Niedobór witaminy B_{12} u dzieci występuje rzadko.

Etiologia i patogeneza

Przyczyną tej niedokrwistości są najczęściej niedobory pokarmowe, w tym dieta wegetariańska. Stwierdza się ją także u niemowląt matek z niedokrwistością Addisona–Biermera, a także w zespołach upośledzonego wchłaniania.

Obraz kliniczny

Stwierdza się:

- niedokrwistość megaloblastyczną,
- zanik brodawek języka i błony śluzowej żołądka,
- brak wydzielania kwasu solnego w żołądku,
- zaburzenia neurologiczne.

Przebieg naturalny

Choroba ta rozpoczyna się zazwyczaj skrycie. U dziecka można zaobserwować zmiany usposobienia, drażliwość, niepokój, czasami stany podgorączkowe, obniżenie masy ciała czy częste infekcje. Choroba wpływa niekorzystnie na stan psychiczny i rozwój motoryczny pacjenta. Przy prawidłowym leczeniu stosunkowo szybko obserwuje się ustępowanie wszystkich objawów.

Metody diagnostyczne

Do rozpoznania niedokrwistości megaloblastycznej z niedoboru witaminy B_{12} konieczne jest stwierdzenie zmniejszonego wchłaniania tej witaminy z przewodu pokarmowego i zwiększone wydalanie kwasu formiminoglutaminowego (FIGLU) w moczu. Ponadto ważną wskazówkę diagnostyczną stanowi obecność przeciwciał przeciw komórkom okładzinowym żołądka i czynnikowi wewnętrznemu. W badaniu szpiku kostnego stwierdza się cechy odnowy megaloblastycznej.

Różnicowanie

Rozpoznanie niedokrwistości megaloblastycznej jest stosunkowo łatwe przy pełnoobjawowym rozwoju choroby. Często jednak mniejsze nasilenie objawów chorobowych utrudnia postawienie właściwej diagnozy. W różnicowaniu należy brać pod uwagę zaburzenia hemopoezy w chorobach rozrostowych układu krwiotwórczego, a także inne postacie niedokrwistości.

Leczenie

W leczeniu podaje się witaminę B_{12} w dawce 250 µg 2 × w tygodniu pozajelitowo przez okres od 2 do 4 tygodni, a następnie dawkę tę powtarza się raz w miesiącu.

Rokowanie

W przypadku prawidłowo postawionego rozpoznania stosunkowo szybko można wyrównać niedobory witaminy B_{12} i kwasu foliowego, a także uzyskać normopoezę szpiku. Należy jednak pamiętać, że w przypadku choroby Addisona–Biermera dawki uzupełniające witaminę B_{12} podaje się przez całe życie.

Inne niedokrwistości niedoborowe

Niedokrwistość z niedoboru kwasu foliowego najczęściej jest skojarzona z niedoborem żelaza i wynika z tych samych przyczyn. Objawy nie różnią się od obserwowanych w innych niedokrwistościach niedoborowych. W morfologii krwi stwierdza się cechy niedokrwistości nadbarwliwej ze wskaźnikiem barwnym > 1. Krwinki czerwone wykazują hipochromię, występują makrocyty i czasami megalocyty, podwyższone MCV, wysokie RDW i prawidłowe MCHC. Często dochodzi do obniżenia liczby leukocytów i płytek krwi. W badaniach biochemicznych wykazuje się niskie stężenie kwasu foliowego i wysokie żelaza w surowicy krwi, a także znaczny poziom wysycenia transferyny.

Niedoborowi kwasu foliowego zazwyczaj towarzyszą niedobory innych witamin (B_{12}, B_2, B_6, PP, C, E), stąd w leczeniu należy również stosować ich suplementację. Kwas foliowy podaje się zazwyczaj w dawce 5–15 mg/dobę doustnie. W zespołach zaburzeń wchłaniania stosuje się pozajelitowo folinat wapnia.

W praktyce klinicznej nie należy zapominać o tym, że przewlekłe podawanie niektórych leków (np. fenytoiny lub trimetoprymu) może powodować zwiększone zapotrzebowanie na kwas foliowy. Brak jego suplementacji prowadzi wówczas do wystąpienia jawnej niedokrwistości.

Niedobory innych witamin i pierwiastków śladowych czy białek w polskich warunkach raczej nie występują. Problem ten dotyczy krajów rozwijających się. Diagnozę w tych niedokrwistościach opiera się na dokładnie zebranym wywiadzie, badaniu fizykalnym i analizie morfologii krwi obwodowej, a w przypadkach wątpliwych na oznaczeniu stężenia witaminy B_{12} i kwasu foliowego we krwi. Leczenie polega przede wszystkim na modyfikacji sposobu odżywiania. W przypadkach głębokich niedoborów i w stanach wywołanych podawaniem leków, których nie można odstawić, konieczna jest substytucja brakujących witamin.

Niedokrwistość aplastyczna

łac. *anaemia aplastica*

ang. aplastic anemia

◣ Definicja

Niedokrwistość hipoplastyczna oznacza uszkodzenie układu czerwonokrwinkowego, a więc pojedynczego fragmentu jednej z linii szpikowych. Niedokrwistość aplastyczna z kolei to niewydolność obejmująca więcej fragmentów i/lub całe linie, która prowadzi do pancytopenii. Oba typy niedokrwistości dzielą się na wrodzone (patrz dalej) i nabyte.

◣ Epidemiologia

Zapadalność na nabytą niedokrwistość aplastyczną ocenia się na 0,7–4,1 : 1 000 000 populacji rocznie w Europie i USA. W Azji spotykana jest 2–3 razy częściej, co może być związane z większym rozpowszechnieniem zakażeń wirusami hepatotropowymi.

◣ Etiologia i patogeneza

Skuteczność leczenia immusupresyjnego sugeruje immunologiczny mechanizm nabytej niedokrwistości aplastycznej. Po ekspozycji na antygen komórki i cytokiny układu odpornościowego powodują uszkodzenie komórek szpiku, czego skutkiem jest pancytopenia we krwi obwodowej. Mechanizmy autoimmunizacyjne, które odgrywają rolę w powstawaniu tej choroby, mogą być indukowane przez:

■ antygeny własne modyfikowane przez leki czy związki chemiczne i ich metabolity,

■ ekspresję białek receptorowych indukowaną przez wirusy,

■ produkcję nowych białek wynikającą z niewykrytych zaburzeń chromosomalnych,

■ reakcję krzyżową z lekami czy związkami chemicznymi i ich metabolitami.

Wyróżnia się 2 podstawowe mechanizmy uszkodzenia szpiku przez leki:

■ cytotoksyczny – niedokrwistość występuje u wszystkich osób stosujących lek w czasie jego podawania lub krótko po przerwaniu terapii i zależy od dawki preparatu,

■ związany z idiosynkrazją – osobniczo zmienny, nie zależy od dawki ani czasu podawania leku, nie można przewidzieć chwili wystąpienia, czasem pojawia się po upływie wielu tygodni lub miesięcy po zakończeniu terapii, reakcja może być nieodwracalna.

W 50–70% przypadków nie udaje się ustalić przyczyny wystąpienia nabytej niedokrwistości.

◣ Obraz kliniczny

Obraz kliniczny i główne objawy niedokrwistości aplastycznej związane są z pancytopenią we krwi obwodowej:

■ niedokrwistość – bladość, męczliwość, osłabienie, utrata łaknienia,

■ małopłytkowość – wybroczyny, wylewy podskórne, podatność na ciężkie krwotoki, w tym do OUN,

■ leukopenia – częste występowanie infekcji słabo reagujących na antybiotyki oraz obecność owrzodzenia jamy ustnej,

■ brak powiększenia wątroby, śledziony i węzłów chłonnych.

◣ Przebieg naturalny

Przebieg kliniczny nabytej niedokrwistości plastycznej u dzieci jest cięższy niż u dorosłych. Notuje się wysoką śmiertelność. U większości pacjentów konieczne jest stosowanie leczenia substytucyjnego preparatami koncentratów krwinkowych.

◣ Metody diagnostyczne

W celu potwierdzenia rozpoznania nabytej niedokrwistości aplastycznej i wykluczenia innych przyczyn pancytopenii należy wykonać następujące badania:

■ morfologia krwi obwodowej – stwierdza się pancytopenię z limfocytozą, niedokrwistością o charakterze normocytarnym (niekiedy makrocytoza) z brakiem retikulocytów,

■ ocena stężenia hemoglobiny płodowej – czasem podwyższone,

- badanie szpiku kostnego (pobranego co najmniej z 2 miejsc podczas trepanobiopsji) – w rozmazie stwierdza się szpik ubogokomórkowy z pojedynczymi komórkami, a w badaniu histopatologicznym dokładnie ocenia się podścielisko i komórkowość szpiku (cechy uszkodzenia podścieliska, zmniejszona komórkowość szpiku),
- ocena kariotypu komórek szpiku kostnego metodą klasyczną i techniką FISH – 26% chorych z nabytą niedokrwistością aplastyczną ma monosomię chromosomu 7 lub trisomię chromosomu 8 lub 13,
- badanie genetyczne w kierunku łamliwości chromosomów w celu wykluczenia niedokrwistości Fanconiego,
- ocena liczby komórek CD34+ (spadek) i CD8+ (wzrost) we krwi obwodowej metodą cytometrii przepływowej,
- badanie w kierunku napadowej nocnej hemoglobinurii (test Hama, test sacharozowy),
- ocena funkcji wątroby (transaminazy, bilirubina),
- badania w kierunku zakażenia HAV, HBV, HCV, EBV, CMV i HIV,
- badania na obecność przeciwciał przeciwjądrowych (ANA) i przeciw dwuniciowemu DNA (anty-dsDNA) – wykluczenie chorób autoimmunizacyjnych,
- ocena stężenia witaminy B_{12} i kwasu foliowego – wykluczenie niedokrwistości megaloblastycznej,
- RTG klatki piersiowej – ocena śródpiersia i płuc,
- USG jamy brzusznej – ocena węzłów chłonnych, wątroby i śledziony,
- badania układu zgodności tkankowej HLA w celu poszukiwania dawcy rodzinnego.

Na podstawie morfologii krwi obwodowej oraz obrazu szpiku ustala się stopień ciężkości choroby. Ogólnie przyjęte kryteria dla rozpoznania ciężkiej i bardzo ciężkiej postaci są następujące:

- hipoplastyczny szpik z komórkowością $\leqslant 25\%$ normy dla wieku,
- stwierdzenie co najmniej 2 z 3 wymienionych parametrów krwi obwodowej:
  - granulocyty obojętnochłonne $< 0{,}5 \times 10^6$/dl,
  - płytki krwi $< 20 \times 10^6$/dl,
  - retikulocyty $< 20 \times 10^6$/dl.

Różnicowanie

W różnicowaniu niedokrwistości aplastycznej należy brać pod uwagę wstępną fazę ostrej białaczki lub chłoniaka, małopłytkowość samoistną, zespół mielodysplastyczny oraz napadową nocną hemoglobinurię.

Leczenie

Najskuteczniejszym sposobem leczenia ciężkiej postaci nabytej niedokrwistości aplastycznej u dzieci jest przeszczepienie komórek krwiotwórczych od HLA-identycznego dawcy rodzinnego. Dawców rodzinnych ma jednak mniej niż 30% chorych. W pozostałych przypadkach stosuje się leczenie immunosupresyjne (inaczej mieloablacyjne). Terapia polega na podawaniu surowicy antylimfocytarnej, cyklosporyny A, steroidów i czynnika stymulującego powstawanie granulocytów (G-CSF). W razie braku efektu pierwszego cyklu leczenia immunosupresyjnego (ocena remisji w 120. dniu od początku leczenia) rozważa się możliwość przeszczepiania komórek krwiotwórczych od dawcy niespokrewnionego lub od rodzinnego dawcy niecałkowicie zgodnego.

Powikłania

W przebiegu niedokrwistości aplastycznej dochodzi do ciężkich zakażeń, które mogą mieć nawet charakter piorunujący. Ze względu na konieczność długotrwałego stosowania antybiotyków mogą wystąpić zakażenia grzybicze. U dzieci ze znacznym obniżeniem liczby płytek krwi czasem dochodzi do krwawień, w tym do ośrodkowego układu nerwowego.

Rokowanie

Nabyta niedokrwistość aplastyczna to choroba o niepewnym rokowaniu i wysokiej śmiertelności. Dlatego ważne jest szybkie ustalenie rozpoznania i wdrożenie odpowiedniego leczenia w zależności od stopnia ciężkości choroby.

Niedokrwistość Blackfana–Diamonda

łac. *Blackfan–Diamond anaemia*

ang. Blackfan–Diamond anemia

Uwarunkowana genetycznie rzadka wrodzona niedokrwistość hipoplastyczna. Jej objawy wiążą się z wybiórczą aplazją układu czerwonokrwinkowego w szpiku kostnym. Klinicznie dominuje głęboka anemia makrocytarna, która rozpoczyna się już w 1. rż. Charakterystyczny jest brak zaburzeń w zakresie leukocytów i płytek krwi. U niektórych chorych występują też wady wrodzone. Leczenie pierwszego rzutu to steroidoterapia, która u $^2/_3$ dzieci powoduje wzrost stężenia hemoglobiny i uniezależnia je od przetoczeń krwi. U pozostałych pacjentów należy rozważać przeszczepienie szpiku kostnego.

Niedokrwistość Fanconiego
łac. *Fanconi anaemia*
ang. Fanconi anemia

Wrodzona niedokrwistość aplastyczna, której pierwsze objawy występują zwykle między 5. a 10. rż. U większości dzieci stwierdza się nieprawidłowości kostne i zaburzenia w pigmentacji skóry (plamy typu *café au lait*), często także różne wady wrodzone. W morfologii krwi obserwuje się niskie stężenie hemoglobiny i obniżenie liczby leukocytów i trombocytów. Charakterystyczna jest zwiększona łamliwość chromosomów w badaniu cytogenetycznym. Jedyne skuteczne leczenie stanowi przeszczepienie szpiku kostnego.

12.3.2
Niedokrwistość związana ze skróconym czasem przeżycia erytrocytów (hemolityczna)
łac. *anaemia haemolytica*
ang. hemolytic anemia

Definicja
Niedokrwistość spowodowana skróceniem czasu przeżycia erytrocytów i ich przyspieszonym rozpadaniem się. Im te parametry są krótsze, tym trudniej organizm kompensuje niedobory hemoglobiny i nadmiar produktów jej rozpadu.

Etiologia i patogeneza
Niedokrwistości hemolityczne można podzielić na wrodzone i nabyte. Przyczyną **wrodzonej anemii hemolitycznej** jest albo genetycznie uwarunkowana nieprawidłowa budowa błony komórkowej erytrocytu (do tej grupy należy najczęstsza w Polsce sferocytoza wrodzona) lub niedobór jednego z enzymów niezbędnych do metabolizmu krwinki czerwonej. Najrzadszą w Polsce przyczyną wrodzonej niedokrwistości hemolitycznej są nieprawidłowości w budowie hemoglobiny.

Nabyta niedokrwistość hemolityczna najczęściej wynika z obecności autoprzeciwciał przeciw erytrocytom, które powstają w związku z infekcją wirusową lub mykoplazmatyczną, a także w reakcji na przetoczenia krwi i preparatów krwiopochodnych. Taką postać niedokrwistości określa się mianem nabytej niedokrwistości autoimmunohemolitycznej. Przeciwciała mogą również powstać w przebiegu konfliktu matczyno-płodowego lub wskutek działania niektórych leków. Szczególną postacią niedokrwistości autoimmunizacyjnej z towarzyszącą małopłytkowością i neutropenią jest zespół Evansa.

Niedokrwistości hemolityczne mogą również wynikać z innych przyczyn zewnątrzkomórkowych (mikroangiopatia, leki, zespół hemolityczno-mocznicowy) czy wewnątrzkrwinkowych (napadowa nocna hemoglobinuria, ciężkie uszkodzenie wątroby, hipobetalipoproteinemia, niedobór witaminy E).

Prawidłowa krwinka czerwona żyje ok. 4 miesięcy i po tym czasie ulega hemolizie wskutek wyczerpania się mechanizmów enzymatycznych warunkujących jej prawidłową funkcję przenoszenia tlenu. Hemoglobina ze zniszczonych krwinek zostaje przemieniona w barwniki żółciowe, a żelazo jest odzyskiwane i ponownie wbudowywane do hemoglobiny nowych erytrocytów.

Obraz kliniczny
Klinicznie anemia hemolityczna manifestuje się ostrą lub przewlekłą niedokrwistością i żółtaczką.

Przebieg naturalny
Ciężkość niedokrwistości hemolitycznej zależy od czasu przeżycia krwinki czerwonej w krwiobiegu, a także od zdolności kompensacyjnych wytwarzania erytrocytów przez szpik. U dzieci możliwości kompensacyjne szpiku są mniejsze niż u osób dorosłych, a dodatkowo na ograniczenie tych zdolności wpływają zakażenia, niedobory kwasu foliowego, toksyczne uszkodzenie szpiku oraz niszczenie prekursorów układu czerwonokrwinkowego przez czynniki hemolizujące. Nasilenie klinicznych objawów hemolizy jest zależne od wielu nakładających się czynników.

Metody diagnostyczne
W morfologii krwi obwodowej, oprócz niedokrwistości, stwierdza się zwiększoną liczbę retikulocytów (często > 100‰, a więc > 10%), a w badaniach biochemicznych podwyższone stężenie bilirubiny pośredniej (przedwątrobowej) i wzrost aktywności dehydrogenazy mleczanowej (LDH). Przydatna może być

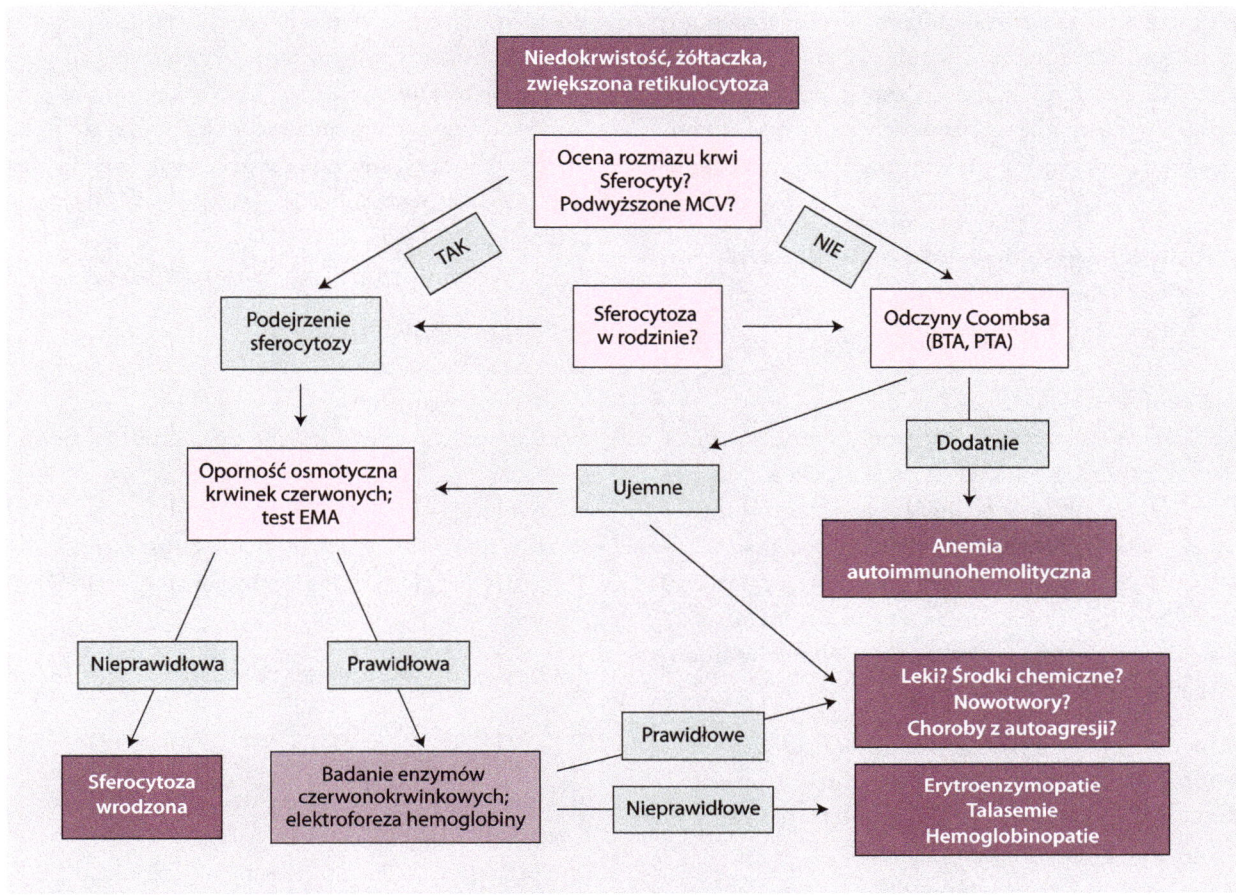

Rycina 12.2. Algorytm postępowania diagnostycznego w niedokrwistościach hemolitycznych.

także ocena rozmazu krwi obwodowej – w przypadku defektu błony komórkowej kształt krwinek czerwonych jest charakterystyczny dla określonego schorzenia.

U chorego z podejrzeniem niedokrwistości hemolitycznej zawsze należy wykonać tzw. odczyny Coombsa, czyli bezpośredni test antyglobulinowy i pośredni test antyglobulinowy. Wykrywają one przeciwciała skierowane przeciw krwinkom czerwonym (ryc. 12.2).

Różnicowanie

Niedokrwistości spowodowane różnymi czynnikami prowadzącymi do hemolizy krwi, zarówno nabytymi, jak i genetycznie uwarunkowanymi defektami enzymatycznymi lub defektem w budowie hemoglobiny. W przypadku stwierdzenia podwyższonego stężenia bilirubiny w różnicowaniu należy również wziąć pod uwagę inne niż hemoliza przyczyny hiperbilirubinemii.

Leczenie

Leczenie niedokrwistości hemolitycznej jest uzależnione od jej przyczyny i stopnia nasilenia. Niewielkiego stopnia hemoliza towarzysząca rozpoznanej infekcji ustępuje zazwyczaj przy prawidłowym leczeniu wywołującego ją zakażenia. Cięższe postacie anemii wymagają konsultacji lub leczenia w ośrodku specjalistycznym.

Powikłania

Powikłania wiążą się z następującymi stanami:

- ciężka niedokrwistość – wskutek niedotlenienia dochodzi do uszkodzenia tkanek, zwłaszcza OUN,
- hiperbilirubinemia – zagrożenie kamicą żółciową,
- częste przetoczenia koncentratów krwinek czerwonych – sprzyjają występowaniu hemosyderozy,
- znacznie powiększona śledziona (w niektórych typach niedokrwistości hemolitycznej) – ryzyko pęknięcia tego narządu,

- długotrwałe leczenie steroidami – objawy niepożądane związane z tymi lekami,
- ciężkie przełomy hemolityczne – mogą spowodować wyczerpanie możliwości kompensacyjnych szpiku kostnego i w konsekwencji jego aplazję.

Wrodzona niedokrwistość hemolityczna

łac. *syndroma haemolytica congenita*
ang. congenital hemolytic anemia

Definicja

Niedokrwistość wynikająca z genetycznie uwarunkowanych zaburzeń budowy błony komórkowej erytrocytów (sferocytoza wrodzona) i wrodzonych niedoborów enzymatycznych w tych komórkach. Te ostatnie, nazywane wrodzonymi niesferocytowymi niedokrwistościami hemolitycznymi, często ujawniają się pod wpływem dodatkowych czynników środowiskowych i prowadzą do nich:

- niedobór dehydrogenazy glukozo-6-fosforanowej,
- niedobór dehydrogenazy 6-fosfoglukonianowej,
- anomalie enzymów cyklu glikolizy beztlenowej (niedobór kinazy pirogronianowej),
- niedobór innych enzymów glikolitycznych.

Epidemiologia

Sferocytoza wrodzona (choroba Minkowskiego––Chauffarda) jest najczęściej występującą w polskiej populacji wrodzoną niedokrwistością hemolityczną.

Etiologia i patogeneza

Sferocytoza wrodzona wynika z dziedziczącego się w sposób autosomalny dominujący defektu budowy jednego z białek błony komórkowej erytrocytu (spektryny). Powstają krwinki o zmienionym kształcie – małe kuliste mikrosferocyty. Mają one zmniejszoną zdolność przepływu, w szczególności przez mikrokrążenie w śledzionie, i cechują się upośledzoną glikolizą, co doprowadza do zwiększonej ich hemolizy.

Obraz kliniczny

Chorobę rozpoznaje się najczęściej w wieku niemowlęcym lub w okresie wczesnodziecięcym. Z wcześniejszym pojawieniem się objawów zwykle wiąże się cięższy przebieg. Zdarza się jednak również rozpoznanie sferocytozy wrodzonej u osób dorosłych wskutek przypadkowo wykonanych badań laboratoryjnych. U wielu pacjentów choroba przebiega z okresami nasilenia i ustępowania objawów. Należą do nich żółtaczka hemolityczna, kliniczne objawy niedokrwistości i powiększenie śledziony.

Przebieg naturalny

W sferocytozie wrodzonej może dochodzić do przełomów hemolitycznych i aplastycznych, zwykle prowokowanych przez infekcje, urazy, wysiłek fizyczny, szczepienia czy stres.

W przełomie hemolitycznym stwierdza się:

- pogorszenie stanu ogólnego,
- nasilenie żółtaczki,
- znaczne osłabienie,
- bóle brzucha spowodowane powiększającą się śledzioną,
- wymioty,
- znaczne nasilenie zmian charakterystycznych dla sferocytozy wrodzonej w badaniach laboratoryjnych.

Objawy przełomu aplastycznego to:

- ciężki stan ogólny dziecka,
- gorączka i wymioty,
- bladość powłok skórnych i śluzówek z nieznaczną żółtaczką,
- ciężka niedokrwistość i cechy aplazji układu erytrocytarnego.

Metody diagnostyczne

Rozpoznanie stawiane jest w oparciu o wywiad i badania laboratoryjne, takie jak:

- ocena rozmazu krwi obwodowej – niedokrwistość normobarwliwa, znacznie zwiększona liczba retikulocytów, obecność mikrosferocytów, badania nie należy wykonywać bezpośrednio po podaniu preparatu krwinek czerwonych, ale po kilkunastu dniach od transfuzji,
- wzrost stężenia bilirubiny niezwiązanej,
- wzrost wydalania urobilinogenu z moczem,
- zwiększenie stężenia żelaza w surowicy krwi,
- zmniejszenie oporności osmotycznej krwinek czerwonych,
- pobudzenie układu erytrocytów w badaniu szpiku kostnego,
- ujemne odczyny Coombsa (w odróżnieniu od niedokrwistości autoimmunohemolitycznej),
- test EMA (najczulsze obecnie badanie) wykrywający nieprawidłową spektrynę metodą cytometrii przepływowej.

Różnicowanie

Sferocytozę wrodzoną należy różnicować z innymi wrodzonymi niedokrwistościami hemolitycznymi i z niedokrwistością autoimmunohemolityczną. Szczególną trudność sprawia różnicowanie sferocytozy wrodzonej w okresie noworodkowym. U najmłodszych pacjentów uwzględnia się możliwość konfliktu serologicznego, a nawet posocznicy. Istotną rolę odgrywa tutaj wywiad rodzinny wskazujący na możliwość obecności sferocytozy wrodzonej oraz utrzymywanie się zmian w krwinkach czerwonych w późniejszych okresach rozwoju dziecka.

Leczenie

W przypadku znacznej anemizacji konieczne mogą być przetoczenia koncentratu krwinek czerwonych. Dzieci ze sferocytozą wymagają intensywnego leczenia infekcji, a w okresie zdrowia podawania profilaktycznego kwasu foliowego i witaminy B_6, które pokrywają zapotrzebowanie związane ze zwiększonym krwiotworzeniem.

Splenektomia jest metodą pozwalającą na poprawę stanu klinicznego, jednak nie eliminuje defektu błony komórkowej erytrocytów. Usunięcie śledziony zabezpiecza jednak przed występowaniem przełomów hemolitycznych. Zabieg przeprowadza się po ukończeniu 5.–6. rż. i po odpowiednim przygotowaniu (szczepienia ochronne). Bezwzględne wskazania do usunięcia śledziony to:

■ częste przełomy hemolityczne,
■ przełom aplastyczny,
■ znaczne powiększenie śledziony,
■ cechy upośledzenia rozwoju fizycznego,
■ kamica dróg żółciowych.

W czasie przełomów hemolitycznych, a także w przełomie aplastycznym, może być konieczne wyrównywanie niedokrwistości przetaczaniem koncentratu krwinek czerwonych.

Powikłania

Częste powikłania sferocytozy wrodzonej stanowią kamica dróg żółciowych i zapalenie dróg żółciowych. Ponadto u tych pacjentów mogą wystąpić objawy niedokrwistości megaloblastycznej z niedoboru kwasu foliowego i witaminy B_{12}.

Rokowanie

W większości przypadków przebieg sferocytozy wrodzonej ma charakter łagodny, ze stosunkowo niewielką hemolizą, a w związku z tym z umiarkowaną nie-

dokrwistością i hiperbilirubinemią. Przy bardzo burzliwym przebiegu, z ciężkimi przełomami hemolitycznymi, istnieje niebezpieczeństwo wystąpienia tzw. przełomu aplastycznego.

Hemoglobinopatia

łac. *haemoglobinopathia*
ang. hemoglobinopathy

Hemoglobinopatia to defekt hemoglobiny spowodowany zaburzeniami sekwencji aminokwasów w łańcuchach polipeptydowych globiny albo upośledzeniem syntezy globiny przy zachowanej jej prawidłowej strukturze, który prowadzi do zmian czynnościowych hemoglobiny i powstania nieprawidłowych form erytrocytów, co może skutkować wystąpieniem niedokrwistości.

Choroby z grupy hemoglobinopatii spotyka się często w populacjach wywodzących się z basenu Morza Śródziemnego i w Afryce, natomiast w naszej szerokości geograficznej występują rzadko (chociaż ostatnio coraz częściej ze względu na większą mobilność ludzi). Najczęściej spotyka się talasemię α i β (zaburzenia syntezy odpowiednio łańcucha α i β hemoglobiny) i niedokrwistość sierpowatokrwinkową (obecność hemoglobiny S). Dotychczas opisano wiele różnych odmian hemoglobinopatii. Niektóre z nich przebiegają jako bardzo ciężkie zespoły hemolityczne, inne mają przebieg lekki i czasami wykrywane są tylko w badaniach laboratoryjnych.

Niedokrwistość autoimmunohemolityczna (NAIH)

łac. *anaemia haemolytica autoimmunologica*
ang. autoimmune hemolytic anemia

Definicja

Niedokrwistość wywołana przez przeciwciała skierowane przeciw własnym erytrocytom. Najczęściej są to przeciwciała należące do klasy IgG, rzadziej IgM lub IgA. Wyróżnia się 3 typy przeciwciał:

■ ciepłe, należące głównie do klasy IgG – działające w temperaturze 37°C,
■ zimne, należące do klasy IgM – aktywne w temperaturze 0–4°C,
■ dwufazowe hemolizyny Donatha–Landsteinera.

Epidemiologia

Częstość występowania różnych autoprzeciwciał u dzieci nie jest dokładnie znana. W niektórych badaniach przeciwciała ciepłe stwierdza się nawet u 70% dzieci, a zimne u ok. 30%.

Etiologia i patogeneza

Etiologia choroby nie została całkowicie wyjaśniona. Uważa się, że powstawanie przeciwciał może być spowodowane przez czynniki zakaźne, przede wszystkim wirusy, ale także przez substancje chemiczne (w tym leki). Prawdopodobnie w patogenezie choroby odgrywa rolę zaburzenie funkcji limfocytów T działających supresyjnie na tworzenie przeciwciał oraz zmniejszona aktywność limfocytów B, która sprzyja infekcjom. Opłaszczone przez przeciwciała krwinki czerwone zostają szybko zniszczone w śledzionie, wątrobie i naczyniach krwionośnych.

Obraz kliniczny

Choroba może pojawić się u osoby w każdym wieku, ale najczęściej rozpoznaje się ją u dzieci do 5. rż. Przebieg kliniczny NAIH wywołanej przeciwciałami typu ciepłego jest zazwyczaj ostry. Objawy hemolizy mogą rozwijać się bardzo gwałtownie, w ciągu kilku godzin. Stwierdza się złe samopoczucie, osłabienie, bladość, żółtaczkę, przyspieszoną częstość pracy serca, duszność, powiększenie śledziony i niekiedy wątroby, zwyżki temperatury ciała oraz bóle brzucha i kończyn. Mocz ma zazwyczaj ciemne zabarwienie. NAIH z przeciwciałami typu zimnego ma najczęściej związek z infekcją płuc wywołaną przez *Mycoplasma pneumoniae*. Ta postać niedokrwistości hemolitycznej przebiega znacznie łagodniej niż NAIH wywołana przeciwciałami typu ciepłego.

Przebieg naturalny

W przypadku ostrego przebiegu choroby w ciągu od 3 do 6 miesięcy u połowy dzieci dochodzi do całkowitego wyleczenia. U niektórych pacjentów choroba może mieć charakter przewlekły. W przebiegu NAIH zdarzają się również zgony spowodowane ciężką niedokrwistością lub krwawieniem z powodu dołączającej się małopłytkowości.

Metody diagnostyczne

W NAIH stwierdza się:

- niedokrwistość ze zwiększoną liczbą retikulocytów,
- dodatni test Coombsa bezpośredni (wykrywanie przeciwciał na powierzchni erytrocytów) i/lub pośredni (przeciwciała w surowicy krwi),
- hiperbilirubinemię z przewagą bilirubiny niezwiązanej,
- zwiększenie stężenia żelaza w surowicy krwi,
- skrócenie czasu przeżycia krwinek czerwonych,
- zwiększenie wydalania urobilinogenu z moczem,
- znaczne pobudzenie układu erytroblastycznego w rozmazie szpiku kostnego.

Różnicowanie

Inne zespoły hemolityczne nabyte i wrodzone.

Leczenie

W przypadku nieznacznie nasilonej hemolizy można przyjąć postawę wyczekującą, gdyż niedokrwistość może cofnąć się samoistnie. Konieczne jest jednak leczenie choroby podstawowej będącej podłożem NAIH. W ostro przebiegającej hemolizie stosuje się steroidy, np. prednizon w dawce 1–2 mg/kg mc./ /dobę (czasem wyższe dawki), co powoduje zmniejszenie hemolizy zwykle po 7–21 dniach. Następnie należy stopniowo i powoli redukować dawkę steroidów. U połowy dzieci z NAIH takie postępowanie prowadzi do pełnego wyleczenia w ciągu 5–6 miesięcy.

Przy braku efektów steroidoterapii można rozważyć leczenie immunosupresyjne (merkaptopuryna, azatiopryna, cyklofosfamid), a gdy i ta metoda zawiedzie, splenektomię. Dotyczy to zwłaszcza tych dzieci, u których stwierdza się objawy uboczne podawania steroidów. Należy jednak pamiętać, że usunięcie śledziony nie usuwa przyczyny NAIH, lecz jedynie łagodzi jej przebieg.

Przy wskazaniach do transfuzji trudność stanowi dobranie odpowiedniego preparatu koncentratu krwinek czerwonych. Z tego powodu leczenie powinno być prowadzone pod kontrolą ośrodka specjalistycznego.

Nocna napadowa hemoglobinuria

łac. *haemoglobinuria paroxysmalis nocturna*

ang. paroxysmal nocturnal hemoglobinuria

Rzadko występujące klonalne zaburzenie krwiotwórczej komórki macierzystej. Jego istotę stanowi mutacja w genie glikanu fosfatydyloinozytolu skutkująca brakiem funkcji ochronnej błony komórkowej dla nadmiernego działania dopełniacza na erytrocyty. Zjawisko to zachodzi łatwiej przy obniżonym pH krwi, więc do epizodów hemolizy dochodzi najczęściej w nocy. Rano dziecko oddaje ciemno zabarwiony mocz z dużą zawartością hemu (hemoglobinuria) i żelaza (hemosydenuria). Najczęściej nie stwierdza się cech niewydolności układu krwiotwórczego, chociaż mogą zdarzyć się epizody aplazji szpiku. W rozpoznaniu choroby, oprócz wcześniej wymienionych objawów, pomocny jest dodatni test Hama oraz wykazanie w cytometrii przepływowej obecności antygenów CD55 i CD59 na powierzchni komórek krwi.

W większości przypadków nie ma konieczności podejmowania leczenia. Jeśli jednak epizody hemolizy doprowadzają do niedokrwistości, może być konieczna terapia substytucyjna koncentratem krwinek czerwonych płukanych. W przypadkach z nasiloną hemolizą należy rozważyć leczenie glikokortykosteroidami lub przeciwciałem monoklonalnym blokującym składową C5 dopełniacza (ekulizumab). Przy znacznej progresji choroby można brać pod uwagę możliwość przeszczepienia allogenicznego komórek krwiotwórczych.

12.4
CHOROBY UKŁADU GRANULOPOEZY I ZWIĄZANE Z ZABURZENIEM FUNKCJI GRANULOCYTÓW

Granulocytopenia oznacza zmniejszoną liczbę granulocytów, a więc neutrofili, eozynofili i bazofili we krwi obwodowej. Neutropenia to obniżenie liczby granulocytów obojętnochłonnych, czyli neutrofili, poniżej normy dla wieku (patrz rozdz. 26 „Badania i normy w pediatrii"). O agranulocytozie mówi się wówczas, gdy liczba bezwzględna granulocytów obojętnochłonnych spada < 100 komórek/µl. Zmniejszenie liczby neutrofili wiąże się z dużym ryzykiem wystąpienia ciężkich infekcji.

Neutropenia może być wrodzona, spowodowana czynnikami genetycznymi (patrz rozdz. 20 „Choroby układu odpornościowego i szczepienia ochronne"), lub nabyta. Neutropenię nabytą wywołują:

- infekcje (grypa, różyczka, zakażenie EBV, CMV i HIV, ospa wietrzna, parwowirus B19, niektóre infekcje bakteryjne),
- leki,
- nieefektywne wytwarzanie granulocytów w białaczkach, chłoniakach, zespole mielodysplastycznym, niedoborze witaminy B_{12} czy kwasu foliowego,
- zwiększone niszczenie granulocytów w hipersplenizmie lub chorobach immunologicznych z występowaniem przeciwciał antygranulocytarnych.

Przy podejrzeniu neutropenii nabytej związanej z zakażeniem podstawę terapii stanowi leczenie celowane infekcji antybiotykami o szerokim spektrum. W wybranych przypadkach konieczne bywa podawanie G-CSF lub przetaczanie koncentratów granulocytarnych. Więcej informacji o objawach wskazujących na granulocytopenię i postępowaniu w niej znajduje się w rozdz. 20 „Choroby układu odpornościowego i szczepienia ochronne".

12.5
LIMFOCYTY I CHOROBY UKŁADU CHŁONNEGO

Limfocyty stanowią ok. 40% krążących krwinek białych. Występują 3 główne typy tych komórek: limfocyty T (70–75% ogólnej liczby limfocytów) i B (10––20%) oraz komórki NK (10–15%). Limfocyty stanowią bardzo ważny element układu immunologicznego człowieka. Nieprawidłowości dotyczące tych komórek są głównie związane ze zwiększeniem ich liczby (limfocytoza). Fizjologicznie od 4. mż. do 4. rż. u dzieci obserwuje się zwiększony odsetek limfocytów w rozmazie białokrwinkowym krwi obwodowej. Limfocytozę stwierdza się również w przebiegu niektórych chorób zakaźnych, takich jak: mononukleoza zakaźna, limfocytoza zakaźna, cytomegalia, toksoplazmoza, krztusiec, odra, różyczka, ospa wietrzna, wirusowe zapalenie ślinianek przyusznych, gruźlica czy kiła. W przypadku znacznie zwiększonego odsetka limfocytów we krwi obwodowej zawsze należy brać pod uwagę ostrą białaczkę limfoblastyczną. Zmniejszony odsetek limfocytów we krwi obwodowej (limfopenia) może być natomiast jednym z objawów agammaglobulinemii.

12.5.1
Powiększone węzły chłonne

Najbardziej znamiennym objawem odczynu lub choroby układu chłonnego jest powiększenie węzłów chłonnych. Praktycznie u każdego dziecka można stwierdzić w różnych okresach jego życia uogólnione lub miejscowe powiększenie węzłów chłonnych. W tych sytuacjach zawsze podstawę stanowi odpowiedź na pytanie, czy powiększone węzły chłonne powodują niepokój onkologiczny, czy też nie. Trzeba pamiętać, że zwykle nie jest to jedyny objaw prezentowany przez pacjenta. Dokładnie zebrany wywiad i wykonane badanie fizykalne pozwalają stwierdzić współistnienie innych objawów i mogą ułatwić diagnostykę różnicową.

Na początku należy dokonać oceny, czy obserwowane powiększenie węzłów chłonnych mieści się w granicach fizjologii. W codziennej praktyce niektóre węzły szyjne, pachowe i pachwinowe mogą być wyczuwalne u znacznego odsetka dzieci. Szyjne górne do wielkości 2 cm uznaje się raczej za odczynowo powiększone, zwłaszcza u pacjentów w wieku od 2 do 7 lat. Pozostałe grupy węzłów chłonnych mogą odczynowo powiększać się do średnicy 0,5–1 cm, a u dorosłych do 0,5 cm.

U niektórych dzieci między 2.–3. a 6.–7. rż. może dojść do przerostu utkania chłonnego w obrębie tzw. pierścienia gardłowego Waldeyera, w tym także węzłów chłonnych szyjnych górnych. Ulega on zazwyczaj samoistnej inwolucji, ale może też powodować problemy laryngologiczne, np. nawracające zapalenia uszu czy niedosłuch.

Wiele bardzo różnorodnych chorób może prowadzić do powiększenia węzłów chłonnych. Ogólnie można je podzielić na 6 szerokich grup:

- infekcyjne,
- układowe, w tym autoimmunizacyjne,
- jatrogenne (poszczepienne),
- potencjalnie nowotworowe (guz Castlemana, limfadenopatia angioimmunoblastyczna),
- nowotworowe,
- inne.

Podział ten ma jednak ograniczone znaczenie kliniczne, ponieważ większość z tych chorób jest raczej rzadko spotykana. Ponadto zdarzają się stany chorobowe, które naśladują powiększenie węzłów chłonnych, ale wynikają z nacieków poza układem chłonnym.

Metody diagnostyczne

Znalezienie przyczyny powiększenia węzłów chłonnych u dziecka i postawienie właściwego rozpoznania wymaga postępowania diagnostycznego „krok po kroku". Składają się na nie: dokładny wywiad, badanie fizykalne, odpowiednio dobrany celowy zestaw badań laboratoryjnych i obrazowych oraz w pewnych przypadkach biopsja węzła chłonnego.

W wywiadzie chorobowym należy zwrócić uwagę na czas trwania limfadenopatii. W rozrostach nowotworowych proces przewleka się zwykle > 2 tygodni, a węzły powiększają się stopniowo z upływem czasu. Długotrwałe powiększenie obserwuje się także w toksoplazmozie (od kilku tygodni do 6 miesięcy) oraz w zakażeniach gruźliczych.

Zbierając wywiad, zawsze należy zwrócić uwagę na kontakt dziecka ze zwierzętami domowymi i gospodarskimi, zwyczaje żywieniowe, w tym ostatnio stosowany rodzaj diety (możliwość alergii pokarmowej lub zakażeń bakteryjnych albo grzybiczych), a także ewentualne podróże w niedawnej przeszłości.

Ważne są objawy towarzyszące powiększeniu węzłów chłonnych. Gorączka stanowi objaw niecharakterystyczny, gdyż może występować u każdego dziecka z limfadenopatią. Jednak już gorączka, utrata masy ciała (> 10% w ciągu 6 miesięcy), poty nocne i świąd skóry wskazują na chłoniaka Hodgkina. Gorączka i utrata masy ciała często towarzyszą też brucelozie i leiszmaniozie, rzadziej występują w toksoplazmozie i gruźlicy węzłów chłonnych.

Istotne jest również stwierdzenie miejscowych zmian zapalnych. Zapalenie gardła i migdałków często towarzyszy mononukleozie zakaźnej lub zakażeniom paciorkowcowym, ale również każdej infekcji wirusowej. Zawsze należy sprawdzić uzębienie dziecka pod kątem zmian próchniczych lub ropni okołozębowych. Przy miejscowym powiększeniu węzłów chłonnych powinno się dokładnie wypytać o uszkodzenia skóry w drenowanej przez nie okolicy. W niektórych przypadkach limfadenopatia może mieć związek z podawanymi w wywiadzie objawami zapalnymi spojówek lub bólem ucha. Występowanie wysypki skórnej wskazuje na zakażenia wirusowe (różyczka, odra, mononukleoza) lub na nadwrażliwość na leki. Limfadenopatia bywa też powikłaniem stosowania pochodnych hydantoiny, karbamazepiny, cefalosporyn czy allopurinolu.

W badaniu fizykalnym należy zwrócić uwagę na następujące cechy:

- rozległość powiększenia węzłów chłonnych – miejscowe (obejmuje 1 region anatomiczny), ograniczone (2–3 regiony), uogólnione (4 lub więcej regionów), większość czynników etiologicznych może skutkować zarówno powiększeniem miejscowym, jak i uogólnionym, choć powiększenie miejscowe i ograniczone przeważnie ma etiologię niespecyficzną, a uogólnione specyficzną,
- obecność zmian chorobowych w okolicach ciała lub narządach drenowanych przez określoną grupę węzłów,
- wielkość węzłów chłonnych (patrz wyżej),
- konsystencja węzłów chłonnych – zmiany nowotworowe powodują zwykle znaczną twardość węzłów chłonnych, rozmiękanie i chełbotanie z tworzeniem przetok sugeruje ropne nieswoiste zapalenie węzłów chłonnych, tularemię, chorobę kociego pazura lub gruźlicę,
- bolesność węzłów chłonnych – zwykle sugeruje zmiany zapalne (niekiedy stwierdza się też zaczerwienienie skóry nad węzłami), nawet duże węzły przy procesie nowotworowym raczej są niebolesne, wyjątek stanowią węzły szybko powiększające się (ból w wyniku rozciągania ich torebki),
- powiększenie wątroby i śledziony,
- dynamika zmian (patrz wyżej),
- reakcja na antybiotykoterapię.

Należy pamiętać, że powiększenie węzłów chłonnych nadobojczykowych jest rzadko spowodowane nieswoistymi czynnikami etiologicznymi. Przeważnie ich powiększenie sugeruje swoisty proces nowotworowy, najczęściej chłoniaka Hodgkina lub złośliwy chłoniak nieziarniczy, czasami też przerzuty nowotworowe z ognisk pierwotnych w jamie brzusznej lub w płucach.

Badania laboratoryjne stanowią ważny element ustalenia przyczyny powiększenia węzłów chłonnych:

- leukocytoza – wykonanie rozmazu jest pomocne w diagnostyce mononukleozy zakaźnej (patrz str. 964) i ostrych białaczek (patrz str. 589), poza

mononukleozą zwiększony odsetek krwinek wielojądrzastych stwierdza się też w infekcjach ropnych, pobudzone limfocyty mogą występować w mononukleozie zakaźnej, cytomegalii, różyczce, toksoplazmozie, WZW, zakażeniach adenowirusami lub wirusami *Herpes*,
- neutropenia – występuje w zakażeniach wirusowych, brucelozie, leiszmaniozie, toczniu rumieniowatym układowym i w chorobach rozrostowych układu krwiotwórczego z zajęciem szpiku kostnego,
- trombocytopenia – bywa obserwowana w toczniu rumieniowatym układowym, białaczkach i chłoniakach, niewielki spadek liczby płytek krwi może mieć związek z infekcjami wirusowymi (różyczka, mononukleoza zakaźna),
- niedokrwistość – stosunkowo rzadko stwierdzana w przypadkach powiększonych węzłów chłonnych, najczęściej ma związek ze zmianami nowotworowymi lub chorobami układowymi czy autoimmunizacyjnymi,
- OB – mało specyficzny, utrzymujący się lub narastający pomimo ustępowania objawów infekcji stanowi wskazanie do wnikliwej diagnostyki,
- badania serologiczne – toksoplazmoza, EBV, CMV, mononukleoza zakaźna.

Przy trudnościach w interpretacji morfologii krwi, zwłaszcza rozmazu białokrwinkowego, konieczne jest badanie szpiku.

W każdym przypadku powinien być również wykonany **test w kierunku gruźlicy**. Szczególnie przydatny jest w różnicowaniu gruźlicy z sarkoidozą przy niepewnym obrazie histopatologicznym.

Zdjęcie RTG klatki piersiowej powinno być wykonane u każdego dziecka z przedłużającą się limfadenopatią w celu wykluczenia powiększenia węzłów chłonnych śródpiersia. Takie zmiany obserwuje się w chłoniaku Hodgkina, nieziarniczych chłoniakach złośliwych, przerzutach nowotworowych, gruźlicy, sarkoidozie i histoplazmozie. Wykonane w odpowiednim czasie badanie radiologiczne ma ogromne znaczenie diagnostyczne. Ponadto w RTG można uwidocznić obecność zmian śródmiąższowych charakterystycznych dla sarkoidozy, gruźlicy, przerzutów nowotworowych czy chłoniaków. Z drugiej strony przypadkowe wykrycie śródpiersiowej lub wysiękowej limfadenopatii jest bezwzględnym wskazaniem do dalszej bardzo wnikliwej diagnostyki.

W takich przypadkach należy również wykonać **USG jamy brzusznej** pozwalające stwierdzić lub wykluczyć obecność powiększonych węzłów chłonnych i narządów, płynu czy nieprawidłowych mas.

Badanie USG szyi jest przydatne u dzieci w różnicowaniu zmian pochodzenia węzłowego z częstymi w tym wieku nieprawidłowościami rozwojowymi i znacznie rzadziej stwierdzanymi guzami pochodzenia nowotworowego. USG pozwala też na potwierdzenie obecności ropnia wymagającego nacięcia i drenażu.

Końcowym etapem diagnostycznym w przypadkach niewyjaśnionych limfadenopatii jest **badanie histopatologiczne węzła chłonnego**. Wskazania do biopsji węzła chłonnego to:

■ niebolesny, powiększający się węzeł chłonny utrzymujący się przez 2–3 tygodnie,
■ węzły chłonne niezmniejszające się po antybiotykoterapii w czasie 3 tygodni, zwłaszcza z towarzyszącą gorączką, utratą masy ciała lub hepatosplenomegalią,
■ powiększenie węzłów nad- lub podobojczykowych,
■ wynik badania USG sugerujący charakter nowotworowy zmiany.

Leczenie

Antybiotykoterapię stosuje się jedynie u dzieci z objawami czynnego zakażenia bakteryjnego. Takie zakażenia są często, choć nie zawsze, zlokalizowane w okolicach drenowanych przez powiększone węzły i infekcja może być potwierdzona posiewem. Objawy kliniczne czynnego zakażenia bakteryjnego to gorączka, miejscowe zaczerwienienie i bolesność. Na etiologię infekcyjną wskazuje również wysoki odczyn Biernackiego, podwyższenie stężenia białka C-reaktywnego, ASO i leukocytoza z przesunięciem obrazu białokrwinkowego w lewo. Tło bakteryjne limfadenopatii jest wysoce prawdopodobne także wówczas, gdy stwierdza się inne punkty wyjścia infekcji:

■ żółtomiodowe strupy liszajca zakaźnego przy zakażeniu mieszanym gronkowcami i paciorkowcami,
■ ropne zmiany na skórze owłosionej głowy,
■ nadkażony wyprysk skórny – często w okolicy nasady małżowiny usznej, jako następstwo nieprawidłowej higieny tej okolicy,
■ drobne zropiałe rany pourazowe,
■ zapalenia wałów paznokciowych lub zanokcicę.

Stosuje się antybiotyki o szerokim spektrum, które obejmuje paciorkowce i gronkowce. Najczęściej wybiera się penicyliny półsyntetyczne i cefalosporyny. Antybiotykoterapię prowadzi się przez 10–14 dni, aż do uzyskania wyraźnej poprawy, tj. normalizacji temperatury ciała, ustąpienia bolesności przy dotyku i wyraźnego zmniejszenia się wielkości zajętych węzłów chłonnych. Jeżeli powiększenie węzłów chłonnych utrzymuje się pomimo leczenia, należy rozważyć wykonanie biopsji.

12.5.2

Śledziona i zaburzenia jej funkcji

Śledziona to narząd nieparzysty. Pełni funkcję zbiornika krwi, wytwarza niektóre typy limfocytów i jest miejscem rozpadu erytrocytów. W okresie wczesnego dzieciństwa stanowi ważny narząd układu odpornościowego. U dzieci do 3.–4. rż., a szczególnie u noworodków i niemowląt, w trakcie badania jamy brzusznej śledziona może być niekiedy wykrywana badaniem palpacyjnym w stanie pełnego zdrowia. Później jest niewyczuwalna lub też tylko nieznacznie wystaje poniżej brzegu żeber po stronie lewej. Dokładne rozmiary narządu określa się w badaniu USG jamy brzusznej. Powiększenie śledziony to splenomegalia. Powiększenie śledziony z jej nadmierną aktywnością w niszczeniu komórek krwi, która skutkuje niedokrwistością, leukopenią i/lub trombocytopenią, przy zachowanej funkcji szpiku kostnego, nosi nazwę hipersplenizm.

Powiększenie śledziony stwierdza się w następujących stanach:

■ choroby – bakteryjne (dur brzuszny), wirusowe (mononukleoza zakaźna), układu krwiotwórczego (sferocytoza wrodzona, białaczka), spichrzeniowe (choroba Gauchera, choroba Niemanna–Picka), autoimmunizacyjne (młodzieńcze idiopatyczne zapalenie stawów), chłoniaki i histiocytoza komórek Langerhansa,
■ zaburzenia krążenia krwi w żyle wrotnej lub w żyłach śledzionowych (nadciśnienie w żyle wrotnej w przypadku marskości wątroby lub zakrzepicy żyły śledzionowej).

W każdym przypadku należy dążyć do precyzyjnego ustalenia przyczyny powiększenia śledziony. Do hipersplenizmu może dojść we wszystkich chorobach, w których występuje splenomegalia. W hipersplenizmie należy rozważyć splenektomię, pamiętając jednak, że w wielu chorobach (niektóre postacie niedokrwistości hemolitycznej i przewlekłej samoistnej małopłytkowości) złagodzi to jedynie objawy, a nie będzie leczeniem przyczynowym.

12.6
ZABURZENIA UKŁADU KRZEPNIĘCIA KRWI

Procesy fizjologiczne, które mają na celu zatrzymanie krwawienia z uszkodzonego naczynia krwionośnego i zapewniają płynność krwi krążącej noszą nazwę hemostaza. Biorą w niej udział naczynia krwionośne, płytki krwi, osoczowe czynniki krzepnięcia i naturalne inhibitory krzepnięcia.

Krzepnięcie krwi to zjawisko prowadzące do powstania stabilnego czopu płytkowo-fibrynowego w miejscu uszkodzonego naczynia. Ma ono charakter reakcji kaskadowej, zapoczątkowywanej w chwili uszkodzenia śródbłonka naczynia krwionośnego.

W pierwszym etapie następuje obkurczanie naczynia, a następnie stworzenie czopu płytkowego (tzw. pierwotny mechanizm krzepnięcia). Następnie przy udziale osoczowych czynników krzepnięcia tworzy się skrzep fibrynowy (wtórny mechanizm krzepnięcia). Gdy spełni on swoją rolę, podlega fibrynolizie, czyli rozpuszczeniu pod wpływem enzymu – plazminy. Procesy krzepnięcia i fibrynolizy w normalnych warunkach pozostają w organizmie w stanie równowagi (ryc. 12.3). Do najważniejszych inhibitorów krzepnięcia należą antytrombina III, białko C i białko S.

Zaburzenia krzepnięcia dzielimy na:
- skazy krwotoczne:
  - skazy osoczowe – np. hemofilia, choroba von Willebranda,
  - skazy płytkowe – np. małopłytkowości, trombastenia Glanzmanna,
  - skazy naczyniowe – np. choroba Schönleina––Henocha (patrz str. 699 i 959),
- procesy zakrzepowe.

Ponadto skazy krwotoczne mogą występować jako wrodzone i nabyte.

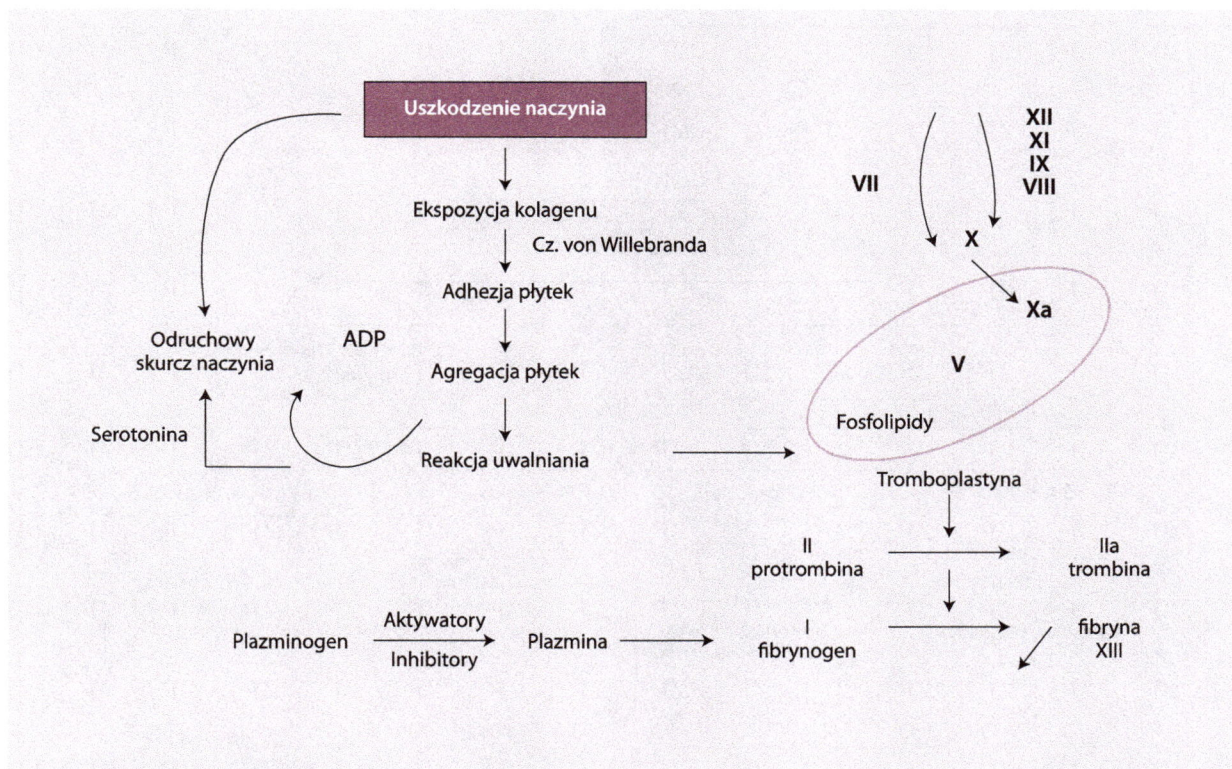

Rycina 12.3. Hemostaza w układzie krzepnięcia.

12.6.1

Postępowanie z dzieckiem w przypadku wystąpienia objawów skazy krwotocznej

U każdego pacjenta z podejrzeniem zaburzeń hemostazy należy przeprowadzić bardzo dokładny wywiad dotyczący:

- miejsca krwawienia,
- wieku dziecka, w którym wystąpiły pierwsze objawy,
- wywiadu rodzinnego dotyczącego zaburzeń krzepnięcia,
- przyjmowanych leków,
- poprzednio przebytych zabiegów chirurgicznych, ekstrakcji zębów, biopsji,
- nasilenia krwawień miesięcznych u dziewczynek.

Tabela 12.1. Badania laboratoryjne układu krzepnięcia i oceniane czynniki krzepnięcia

SKRÓT	BADANIE	OCENIANE CZYNNIKI
PT	Czas protrombinowy	II, V, VII, X
APTT	Czas kaolinowo-kefalinowy	II, V, VIII, IX, X, XI, XII
TT	Czas trombinowy	Fibrynogen
BT	Czas krwawienia	Płytki krwi

Badanie przedmiotowe musi być wykonywane bardzo delikatnie, zwłaszcza w obrębie narządów jamy brzusznej. Należy określić charakter krwawienia – czy stwierdza się wybroczyny, podbiegnięcia krwawe, wylewy dostawowe lub krwawienia z błon śluzowych.

Najważniejsze badania laboratoryjne obejmują pełną morfologię krwi z liczbą płytek krwi oraz wstępne badanie układu hemostazy z oznaczaniem PT, TT, APTT i BT (tab. 12.1).

Dziecko z nasilonymi objawami skazy krwotocznej powinno pozostawać w zupełnym spokoju, najlepiej w łóżku. Nie wolno wykonywać u niego iniekcji podskórnych i domięśniowych, a także zabiegów chirurgicznych czy stomatologicznych do momentu ustalenia dokładnego rozpoznania (ryc. 12.4).

12.6.2

Hemofilia

łac. *haemophilia*

ang. haemophilia

Definicja

Grupa chorób uwarunkowanych genetycznie związanych z defektami genów kodujących czynniki krzepnięcia – VIII (globulina antyhemofilowa) w hemofilii A, IX (czynnik Christmasa) w hemofilii B i XI w hemofilii C.

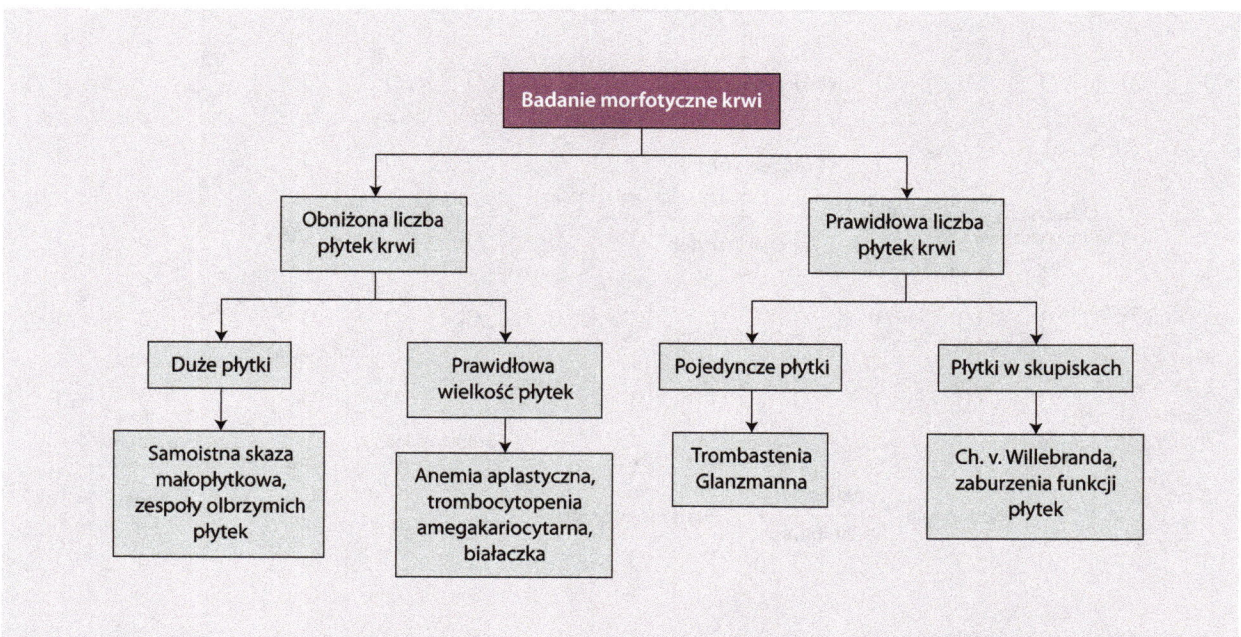

Rycina 12.4. Algorytm postępowania diagnostycznego w przypadku objawów skazy krwotocznej u dziecka.

Epidemiologia

Hemofilia A dziedziczy się recesywnie w sposób sprzężony z płcią (ryc. 12.5). Oznacza to, iż objawową chorobę stwierdza się wyłącznie u płci męskiej, a jej częstość występowania wynosi 1 : 10 000 żywo urodzonych chłopców. Kobiety są nosicielkami. Około 20% przypadków powstaje w wyniku mutacji *de novo*.

Hemofilia B również dziedziczy się recesywnie w sposób sprzężony z chromosomem X, występuje u mężczyzn z częstością 1 : 20 000. Hemofilia C dziedziczy się w sposób autosomalny recesywny, chorują mężczyźni i kobiety. Stwierdza się ją u 1 osoby na 100 000.

W Polsce zarejestrowanych jest 2118 chorych na hemofilię A, w tym 1139 chorych na postać ciężką. Chorych na hemofilię B jest 363, wśród nich 179 ma ciężką postać choroby (dane z rejestru prowadzonego przez Instytut Hematologii i Transfuzjologii w Warszawie).

Chorych na hemofilię A w wieku do 18. rż. jest obecnie 425, a na hemofilię B 92 dzieci.

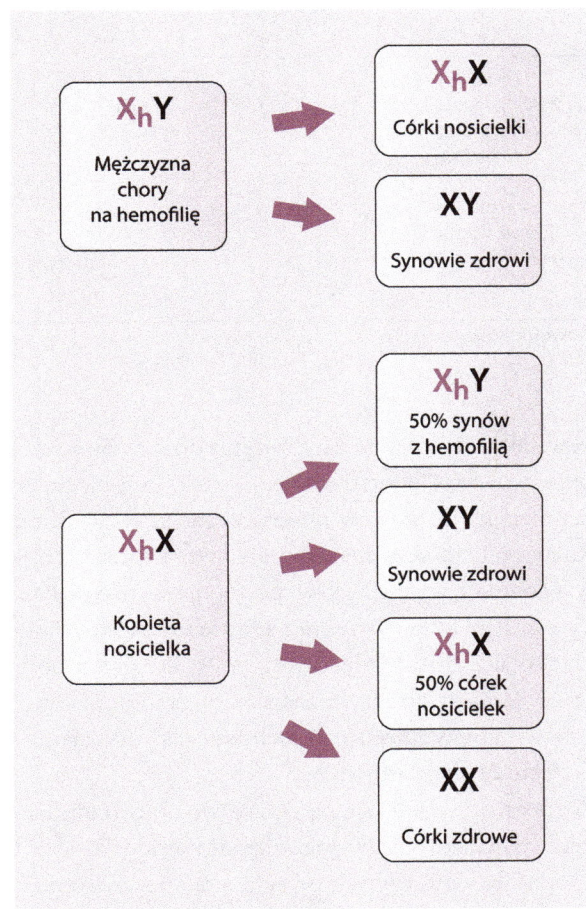

Rycina 12.5. Dziedziczenie hemofilii A.

Etiologia i patogeneza

Hemofilia to wrodzona uwarunkowana genetycznie skaza krwotoczna związana z niedoborem czynnika VIII (hemofilia A) lub czynnika IX (hemofilia B). Oba czynniki krzepnięcia krwi produkowane są w wątrobie pod wpływem genów znajdujących się w chromosomie X. Nieprawidłowości w budowie tych genów w postaci delecji fragmentów białka, inwersji lub różnego rodzaju mutacji punktowych powodują powstawanie zmniejszonych ilości czynnika krzepnięcia, całkowity jego brak lub zaburzenia czynności.

Wyróżnia się 3 stopnie ciężkości hemofilii:

- ciężka – stężenie czynnika < 1% normy,
- średnio ciężka – stężenie czynnika w granicach od 1 do 5% normy,
- łagodna – stężenie czynnika w granicach od 5 do 25% normy.

Obraz kliniczny

Objawy występujące u noworodka, które mogą sugerować hemofilię:

- krwawienie po nakłuciu pięty do badań przesiewowych w kierunku fenyloketonurii i niedoczynności tarczycy,
- krwawienie/krwiak po pobraniu krwi z żyły,
- krwiak po szczepieniu lub podaniu witaminy K,
- krwawienie śródczaszkowe.

Nie stwierdza się zazwyczaj krwawienia z kikuta pępowiny. Znaczące wydłużenie APTT u noworodka płci męskiej z dodatnim wywiadem w kierunku hemofilii w rodzinie czyni bardzo prawdopodobnym takie rozpoznanie (ryc. 12.6).

Objawy kliniczne hemofilii u dzieci zależą od stężenia czynnika krzepnięcia. W postaci ciężkiej już niewielki uraz spowodować może wylewy do stawów, krwotoki do tkanek miękkich i krwawienia ze śluzówek. Charakterystyczne są, nawet samoistne, wylewy krwi do dużych stawów, szczególnie kolanowych, łokciowych i skokowych. Nawracające wylewy mogą doprowadzić do wystąpienia przykurczu, zniszczenia powierzchni stawowych i unieruchomienia stawów. W postaciach o lżejszym przebiegu rozpoznanie stawiane jest często dopiero po stwierdzeniu zaburzeń w układzie krzepnięcia na podstawie badań układu hemostazy wykonywanych rutynowo przed planowym zabiegiem operacyjnym.

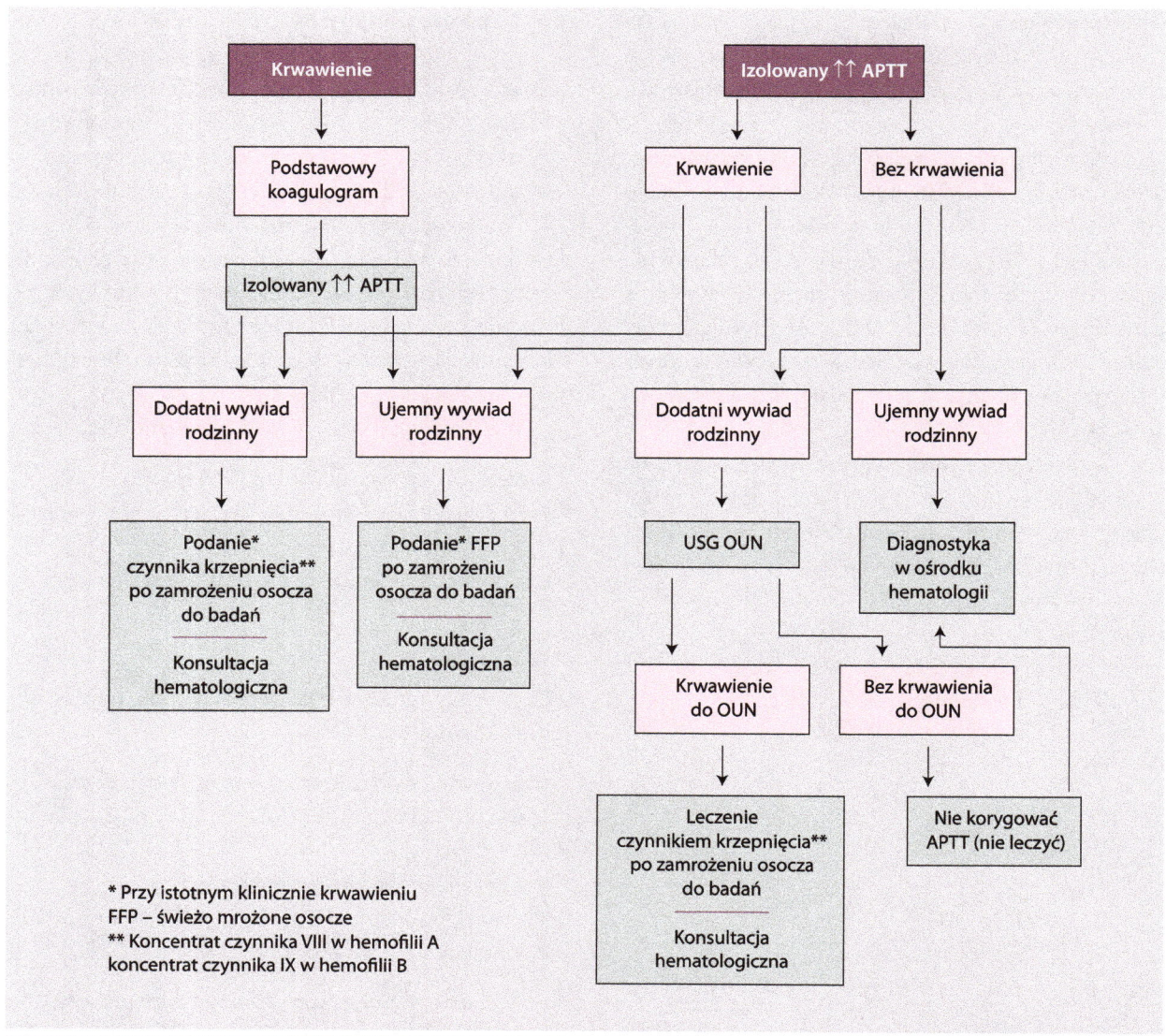

Rycina 12.6. Algorytm postępowania diagnostycznego w krwawieniach u noworodków.

W przypadku zabiegów stomatologicznych lub operacyjnych krwawienia występują zazwyczaj po kilku godzinach i mogą utrzymywać się przez kilka dni. Bezpośrednio po zabiegu, podobnie jak u człowieka zdrowego, krwawienie często ustępuje wskutek skurczu naczyń.

Po gwałtownych wstrząsach, np. przy skokach lub urazach jamy brzusznej, pojawia się krwiomocz. Niebezpieczne są urazy głowy i twarzoczaszki, np. krwawienie do podstawy języka może doprowadzić do zwężenia dróg oddechowych.

Przebieg naturalny
Objawy ciężkiej postaci hemofilii pojawiają się w ostatnich miesiącach 1. rż. dziecka jako wzmożone powstawanie siniaków. Krwawienia do stawów występują wówczas sporadycznie. Najczęściej pierwsze krwawienia do stawów obserwowane są w 2.–3. rż. Rozpoczęty proces niszczenia stawu wskutek pojawiających się wylewów krwi postępuje szybko po każdym kolejnym krwawieniu i jest nieodwracalny. Nierzadko już 3–4-letnie dzieci po kilku przebytych krwawieniach do stawu mają klinicznie zmieniony staw z nieprawidłową jego ruchomością i utykają.

Metody diagnostyczne
Rozpoznanie ustala się na podstawie obrazu klinicznego (pierwsze objawy pojawiają się zwykle ok. 1. rż.) i badań laboratoryjnych, w tym głównie oznaczenie stężeń czynników krzepnięcia.

Leczenie

Leczeniem z wyboru w hemofilii A i B jest substytucja brakującego czynnika krzepnięcia do osiągnięcia stężenia hemostatycznego na żądanie, tj. w sytuacjach krwawienia lub urazu. Aby zapobiec wystąpieniu powikłań, preparat należy podać jak najszybciej po urazie – tzw. leczenie domowe hemofilii. Dlatego pacjenci powinni mieć odpowiedni zapas czynnika w domowej chłodziarce.

Aktualnie dostępne są wysokooczyszczone osoczowe lub rekombinowane na drodze genetycznej preparaty czynnika VIII i IX. Podaje się ok. 20 j.m./kg mc. odpowiedniego czynnika dożylnie. Okres półtrwania czynnika VIII w osoczu wynosi ok. 12 godzin, więc infuzję należy powtarzać 2 razy dziennie. Czynnik IX podaje się raz dziennie. 1 j.m./kg mc. czynnika VIII podnosi jego poziom w organizmie o 2%, natomiast czynnika IX o 1%. Zazwyczaj wystarczające jest uzyskanie stężenia rzędu 20–30% normy.

W przypadku utrzymywania się krwawienia lub przy krwawieniach do narządów wewnętrznych i/lub OUN należy podawać 50–70 j.m./kg mc. co 12 godzin. U chorych z łagodną postacią hemofilii A podanie desmopresyny podwyższa przejściowo poziom czynnika VIII. Niewielkie ilości czynnika VIII zawierają krioprecypitat i świeżo mrożone osocze, a czynnika IX osocze pozbawione krioprecypitatu.

W przygotowaniu do zabiegu operacyjnego u chorego na hemofilię konieczne jest podniesienie stężenia czynnika we krwi do 50–70% normy i utrzymywanie go na tym poziomie do czasu zagojenia rany.

W leczeniu hemofilii C stosuje się świeżo mrożone osocze.

Najlepszą metodą postępowania jest leczenie profilaktyczne, zwłaszcza w okresach nasilonej aktywności chorego. Poprzez stosowanie wczesnej profilaktyki można skutecznie zapobiec artropatii i poważnym krwawieniom. Jak dowiodła praktyka, dzieci, które otrzymują profilaktycznie koncentraty czynników krzepnięcia w sposób ciągły, chodzą normalnie do szkoły, uczestniczą w grach i zabawach z rówieśnikami, nie różnią się zewnętrznie niczym od swoich kolegów.

Obecnie w Polsce prowadzony jest program profilaktyki krwawień u dzieci do 18. rż. z ciężką postacią hemofilii A i B:

1 pierwotna profilaktyka krwawień (u dzieci z noworozpoznaną hemofilią A lub B, przed wystąpieniem krwawień do stawów):
- czynnik VIII:
  - dzieci do ukończenia 2. rż. – 25–40 j.m./kg mc. 2 razy w tygodniu,
  - dzieci > 2. rż. – 25–40 j.m./kg mc. 2–3 razy w tygodniu, z zastrzeżeniem, że podawanie 2 razy w tygodniu dotyczy dzieci dotychczas leczonych 2 razy w tygodniu z dobrym efektem,
- czynnik IX – 25–50 j.m./kg mc. 2 razy w tygodniu,

2 wtórna profilaktyka krwawień (u dzieci, u których wystąpiło krwawienie do stawów):
- czynnik VIII:
  - dzieci do ukończenia 2. rż. – 25–40 j.m./kg mc. 2 razy w tygodniu,
  - dzieci > 2. rż. – 25–40 j.m./kg mc. 3 razy w tygodniu,
- czynnik IX – 25–50 j.m./kg mc. 2 razy w tygodniu.

U 10–15% chorych pojawiają się przeciwciała przeciw czynnikowi VIII lub IX (tzw. krążący antykoagulant). Przy ich niskim mianie w hemofilii A skuteczne może być zastosowanie dużej dawki czynnika VIII, a przy wysokim podaje się koncentraty aktywnych czynników kompleksu protrombiny (Autoplex, FEIBA), które omijają reakcje z udziałem czynnika VIII, ew. aktywny czynnik VII (VIIa). W hemofilii B immunotolerancję stosuje się znacznie rzadziej niż w hemofilii A, ponieważ ekspozycja na czynnik IX wywołuje u znacznej części pacjentów ciężkie objawy alergiczne.

Powikłania

Uszkodzenie narządu ruchu i skutki krwawień narządowych. Powikłania terapii to pojawienie się przeciwciał przeciw czynnikom VIII i IX, hemoliza i zakrzepica.

Rokowanie

Dzięki nowym technologiom przetwarzania osocza, a także wprowadzeniu do lecznictwa rekombinowanych preparatów czynników krzepnięcia ryzyko zakażenia wirusami przenoszonymi drogą krwi (wirusowe zapalenie wątroby, zakażenie HIV) jest obecnie minimalne.

12.6.3

Choroba von Willebranda

łac. *morbus von Willebrandi*

ang. Von Willebrand disease

Definicja

Choroba spowodowana niedoborem czynnika von Willebranda, który jest częścią kompleksu, w skład którego wchodzi również czynnik VIII, co wiąże się z predyspozycją do krwawień.

Epidemiologia

Choroba ta jest obecnie uważana za najczęstszą osoczową skazę krwotoczną. Dotyczy ok. 1% populacji. Dziedziczy się w sposób autosomalny dominujący, a więc chorują zarówno chłopcy, jak i dziewczynki.

Etiologia i patogeneza

Przyczyną tej choroby jest niedobór lub dysfunkcja osoczowego czynnika krzepnięcia krwi zwanego czynnikiem von Willebranda (*von Willebrand Factor – vWF*). Czynnik ten uczestniczy w procesie adhezji płytek krwi w miejscu uszkodzenia naczynia i stabilizuje czynnik VIII, z którym tworzy w osoczu kompleks. Zwiększona skłonność do krwawień w chorobie von Willebranda jest więc skutkiem upośledzenia adhezji płytek oraz zmniejszenia aktywności czynnika VIII w osoczu wskutek niedoboru jego stabilizatora, jakim jest vWF.

Obraz kliniczny

Wyróżnia się 3 główne typy choroby: częściowy niedobór ilościowy vWF (typ 1), jakościowe zaburzenie funkcji vWF (typ 2) oraz całkowity niedobór vWF (typ 3, tzw. typ ciężki). Typ 2 dzieli się na 4 podtypy, różniące się charakterem dysfunkcji vWF. Określenie typu choroby ma istotne znaczenie dla postępowania terapeutycznego.

Łagodne postacie (typ I i część przypadków typu II) ujawniają się zwykle w czasie zabiegów chirurgicznych lub stomatologicznych, albo przypadkowo po wykonaniu dokładnych badań układu krzepnięcia. U dziewcząt pierwszym objawem bywają szczególnie obfite pierwsze krwawienia miesięczne.

W typie III i niektórych przypadkach typu II przebieg kliniczny jest poważny, zbliżony do ciężkiej postaci hemofilii z wylewami do stawów włącznie.

Przebieg naturalny

W większości przypadków u dzieci z chorobą von Willebranda epizody krwotoczne mają charakter łagodny lub umiarkowany i nie wymagają stosowania koncentratu krwinek czerwonych ani interwencji medycznej. Krwawienia zagrażające życiu (np. do OUN czy przewodu pokarmowego) mogą występować u osób z typem 3 i niekiedy 2 choroby. Wylewy do stawów stwierdza się rzadko, zwykle u pacjentów z dużym niedoborem czynnika VIII, głównie z typem 3 choroby.

Na przebieg kliniczny mają wpływ choroby współistniejące oraz przyjmowane leki, np. NLPZ mogą nasilić objawy.

Metody diagnostyczne

Charakterystyczne dla choroby von Willebranda wyniki badań to:

- niedobór czynnika VIII z prawidłową liczbą płytek krwi,
- wydłużenie czasu krwawienia badanego metodą Ivy (u chorych na hemofilię jest prawidłowy).

Badania specjalistyczne obejmują ocenę:

- stężenia vWF w osoczu (vWF:Ag) – odzwierciedla ilość białka vWF w osoczu,
- aktywność vWF (vWF:RCo) – określa zaburzenia adhezji i agregacji płytek krwi pod wpływem rystocetyny,
- aktywność prokoagulacyjną czynnika VIII (FVIII::C) – ocenia zdolność vWF do wiązania FVIII oraz utrzymania odpowiedniej jego zawartości w osoczu.

W przypadku wyników badań wskazujących na rozpoznanie choroby von Willebranda wykonuje się bardziej szczegółowe testy diagnostyczne, w tym technikami molekularnymi.

Różnicowanie

Chorobę von Willebranda rozpoznaje się na podstawie kryteriów klinicznych i laboratoryjnych. W przypadku stwierdzenia nieprawidłowości innych niż przedłużenie APTT oraz znamiennego wywiadu krwotocznego lub badania przedmiotowego należy przeprowadzić diagnostykę w kierunku skaz krwotocznych innych niż choroba von Willebranda i w kierunku chorób towarzyszących.

Leczenie

Zapobieganie krwawieniom oraz ich leczenie polega na pobudzaniu wydzielania endogennego vWF z komórek śródbłonka za pomocą desmopresyny. Stosuje się również koncentraty czynnika VIII zawierające czynnik von Willebranda. W przeszłości w leczeniu choroby von Willebranda wykorzystywano krioprecypitat oraz świeżo mrożone osocze, jednak ze względu na małą zawartość vWF obecnie zastosowanie tych preparatów ogranicza się do sytuacji zagrożenia życia przy braku koncentratów czynnika VIII z vWF.

Powikłania

Nawracające wylewy do stawów mogą się stać przyczyną artropatii, której objawy są takie jak w przypadku hemofilii.

12.6.4

Choroba krwotoczna noworodków

łac. *morbus haemorrhagicus neonatorum*
ang. hemorrhagic disease of the newborn

Nabyta osoczowa skaza krwotoczna. Ze względu na niedojrzałość enzymatyczną wątroby i brak bakterii jelitowych odpowiedzialnych za produkcję witaminy K, u niektórych noworodków może dojść do nasilonego niedoboru czynników osoczowych i ujawnienia się skazy krwotocznej o charakterze plamicy skórnej i krwawień do przewodu pokarmowego. Powoduje to czarne zabarwienie stolców. Niekiedy może również doprowadzić do wylewu śródczaszkowego.

W leczeniu choroby krwotocznej noworodków stosuje się witaminę K w dawce 2–3 mg domięśniowo oraz koncentraty czynników zespołu protrombiny lub świeżo mrożonego osocza. Profilaktycznie bezpośrednio po urodzeniu wszystkie noworodki powinny otrzymać witaminę K w dawce 0,5 mg domięśniowo lub 2 mg doustnie.

12.6.5

Małopłytkowość

łac. *thrombocytopenia*
ang. thrombocytopenia

Małopłytkowość oznacza obniżenie liczby płytek krwi < 100×10^9/l. Należy ona do najczęstszych skaz krwotocznych u dzieci i powstaje w wyniku działania trzech mechanizmów:

- upośledzonego wytwarzania płytek krwi,
- wzmożonego niszczenia płytek krwi,
- nieprawidłowego rozmieszczenia płytek krwi w ustroju.

Podział małopłytkowości w zależności od etiologii (ryc. 12.7):

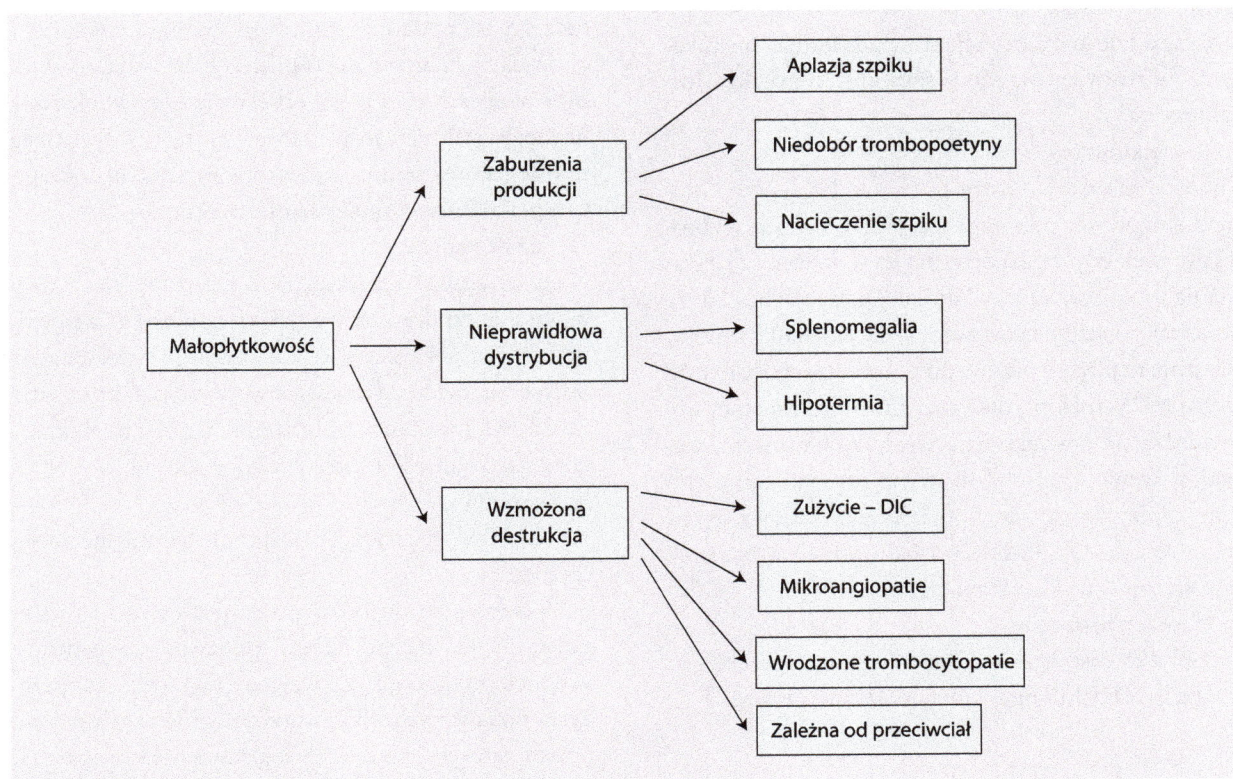

Rycina 12.7. Etiopatogeneza małopłytkowości.

■ małopłytkowości okresu noworodkowego związane z immunizacją matki lub biernym przeniesieniem czynników uszkadzających płytki od matki do płodu,

■ małopłytkowości poinfekcyjne,

■ małopłytkowości poprzetoczeniowe polekowe,

■ małopłytkowości objawowe, takie jak: towarzyszące chorobom rozrostowym układu krwiotwórczego lub w aplazji układu krwiotwórczego,

■ małopłytkowość samoistna w przypadku nieustalonej etiologii.

Małopłytkowość immunologiczna

łac. *purpura thrombocytopenica essentialis*

ang. immune thrombocytopenia

Definicja

Choroba spowodowana obwodowym niszczeniem płytek krwi przez mechanizmy immunologiczne.

Epidemiologia

Zachorowalność w populacji pediatrycznej wynosi 10–125 : 1 000 000, w zależności od populacji.

Etiologia i patogeneza

Sugeruje się, że jest to choroba autoimmunizacyjna. Przeciwciała opłaszczają płytki krwi i tak utworzone kompleksy zostają zniszczone w śledzionie. Często w wywiadzie u tych pacjentów stwierdza się zakażenie wirusowe (przede wszystkim różyczkę) lub bakteryjne.

Obraz kliniczny

Choroba ma zwykle ostry początek. Na skórze i błonach śluzowych pojawiają się punkcikowate wybroczyny, niekiedy podskórne wylewy krwawe. Krwawienia mogą występować na całej powierzchni błony śluzowej, najczęściej występują krwawienia z nosa, znacznie rzadziej z przewodu pokarmowego lub dróg rodnych. W małopłytkowości immunologicznej nie stwierdza się powiększenia węzłów chłonnych i narządów wewnętrznych (objawy te sugerują inną etiologię). Sporadycznie dochodzi do zagrażających życiu krwawień do OUN. Po 7–14 dniach objawy skazy krwotocznej zwykle zaczynają się zmniejszać.

Przebieg naturalny

Małopłytkowość immunologiczna może przebiegać w sposób ostry lub przewlekły. Mianownictwo:

■ noworozpoznana małopłytkowość immunologiczna – choroba w okresie pierwszych 3 miesięcy po diagnozie,

■ przetrwała małopłytkowość immunologiczna – małopłytkowość utrzymująca się od 3 do 12 miesięcy od rozpoznania,

■ przewlekła małopłytkowość immunologiczna – nieprawidłowości trwające > 12 miesięcy.

Metody diagnostyczne

Nie istnieje wiarygodny test służący diagnostyce serologicznej. W morfologii krwi stwierdza się obniżoną liczbę płytek krwi. Małopłytkowość rozpoznaje się wówczas, gdy ich liczba spada $< 100 \times 10^9/l$. Natomiast objawy kliniczne pojawiają się zwykle przy wartościach $< 50 \times 10^9/l$. Najczęściej w momencie wystąpienia objawów krwotocznych u dzieci liczba płytek wynosi $< 30 \times 10^9/l$. Poza tym w badaniu morfotycznym krwi raczej nie stwierdza się innych odchyleń. Jedynie w przypadku krwawienia pojawiają się cechy niedokrwistości pokrwotocznej. Zazwyczaj wykazuje się wydłużony czas krwawienia, prawidłowy czas krzepnięcia i upośledzone zużycie protrombin.

Badanie szpiku kostnego uzyskanego z biopsji aspiracyjnej wskazane jest przede wszystkim wtedy, gdy planuje się steroidoterapię, nie uzyskano efektu leczniczego po podaniu immunoglobulin, a także jeśli choroba trwa dłużej niż 6 miesięcy. W badaniu cytomorfologicznym szpiku obserwuje się zwiększoną liczbę megakariocytów, które najczęściej wykazują upośledzenie czynności płytkotwórczej. Układy czerwono- i białokrwinkowy są niezmienione.

Różnicowanie

Niedokrwistość aplastyczna i rozrost białaczkowy w obrębie szpiku kostnego – jeżeli w badaniu przedmiotowym poza skazą krwotoczną nie stwierdza się innych odchyleń od normy, a w morfologii krwi jedyne odchylenie stanowi obniżenie liczby płytek krwi, ich rozpoznanie jest mało prawdopodobne.

Leczenie

W ok. 80% przypadków następuje samoistne wyleczenie.

W przypadku głębokiej małopłytkowości i występujących krwawień należy podawać koncentraty krwinek płytkowych. Ze względu na krótki czas przeżycia podawanych płytek przetoczenia powinny być powtarzane co 2–3 dni, aż do ustąpienia krwawienia. W okresie wystąpienia ostrej skazy małopłytkowej należy znacznie ograniczyć aktywność ruchową dziecka, a także starać się zabezpieczyć je przed najdrobniejszymi urazami i infekcjami. Badanie fizykalne przeprowadza się bardzo delikatnie. Nie wolno wykonywać iniekcji domięśniowych i podskórnych.

Przy liczbie płytek krwi < 20×10^9/l i objawach skazy krwotocznej podaje się dożylnie preparaty immunoglobulin w dawce 0,8 g/kg mc. jednorazowo. Liczbę płytek należy sprawdzić po 24 i 48 godzinach po infuzji. Jeśli w tym czasie nie ma znaczącego wzrostu ich liczby, podaje się drugą dawkę – 0,8 g/kg mc. U większości dzieci po pojedynczej dawce immunoglobulin następuje wzrost liczby płytek > 20×10^9/l w ciągu 48 godzin.

W przypadku braku efektu można podjąć leczenie steroidami, stosując krótki cykl doustnego prednizonu w dawce 3–4 mg/kg mc./dobę przez 4 dni, z maksymalną dawką dzienną nieprzekraczającą 180 mg. Po 4 dniach prednizon może być odstawiony w sposób nagły, bez konieczności zmniejszania dawek. Wzrost liczby płytek następuje najczęściej w ciągu kilku dni od włączenia steroidu, a normalizacja ich liczby po 2–4 tygodniach.

Przy ciężkim przebiegu choroby niekiedy rozważa się terapię skojarzoną immunoglobulinami i steroidami. W przypadku braku efektu powyższych metod, gdy małopłytkowość przedłuża się ponad 12 miesięcy, należy rozważyć wykonanie splenektomii.

Powikłania

Najważniejszy czynnik wpływający na decyzję o zastosowaniu leczenia u dziecka z noworozpoznaną małopłytkowością immunologiczną stanowi obawa przed krwawieniem wewnątrzczaszkowym. Na szczęście częstość występowania tego powikłania u dzieci z noworozpoznaną chorobą jest stosunkowo niska – wynosi ok. 0,2% i głównie dotyczy pacjentów z liczbą płytek krwi < 10×10^9/l. Ryzyko innych krwawień u dzieci z liczbą płytek krwi < 20×10^9/l również jest niskie i wynosi ok. 3%.

Rokowanie

U ok. 80% pacjentów następuje pełna remisja choroby w ciągu kilku tygodni lub miesięcy od rozpoznania, niezależnie od zastosowanej strategii postępowania, tzn. albo postawy wyczekującej bez włączania leczenia, albo włączenia farmakoterapii zwiększającej liczbę płytek. Dodatkowo znacząca liczba pacjentów osiąga remisję później, w czasie od 6 do 12 miesięcy od diagnozy.

12.6.6
Trombastenia Glanzmanna

łac. *thrombasthenia Glanzmanni*
ang. Glanzmann thrombasthenia

Skaza krwotoczna związana z nieprawidłową czynnością płytek krwi dziedziczona w sposób autosomalny recesywny. Wynika z zaburzenia syntezy kompleksu glikoprotein IIb/IIIa (GPIIb/GPIIIa) zlokalizowanego na błonie trombocytu, będącego receptorem dla fibrynogenu, fibronektyny, trombospondyny i czynnika von Willebranda. Objawy występują dość wcześnie w postaci krwawień z dziąseł, nosa czy dróg rodnych. W badaniach laboratoryjnych stwierdza się prawidłową liczbę płytek krwi (ale nie spełniają one właściwej roli hemostatycznej), wydłużony czas krwawienia i upośledzoną kurczliwość skrzepu oraz brak agregacji płytek pod wpływem kolagenu, adrenaliny czy kwasu arachidonowego, przy prawidłowej agregacji pod wpływem rystocetyny.

Leczenie jest wyłącznie objawowe i w przypadku znacznych krwawień polega na przetaczaniu koncentratów płytkowych. W ciężkich postaciach można rozważać przeszczepienie komórek krwiotwórczych.

12.7
CHOROBY NOWOTWOROWE UKŁADU KRWIOTWÓRCZEGO

12.7.1
Epidemiologia i patogeneza nowotworów układu krwiotwórczego

Nowotwory układu krwiotwórczego, głównie białaczki, są najczęstszymi nowotworami wieku dziecięcego. Stanowią ok. 26% wszystkich nowotworów w tej populacji. Na 2. miejscu pod względem częstości występowania znajdują się nowotwory OUN (22%), a na 3. chłoniaki (15%). W populacji pediatrycznej 95% białaczek stanowią białaczki ostre, a tylko 5% to postacie przewlekłe.

Bardziej obiektywnych informacji dotyczących częstości występowania poszczególnych typów nowotworów w różnych krajach dostarczają współczynniki zachorowalności. Należy równocześnie zwrócić uwagę na fakt, że porównywanie zachorowalności pomiędzy krajami jest utrudnione w związku z odmienną strukturą wiekową populacji, co może wpływać na rozkład zachorowań zależnych od wieku, w tym na choroby nowotworowe. Standaryzowany współczynnik zachorowalności na białaczki u dzieci i młodzieży w Polsce wynosił 35,4/1 mln, a na chłoniaki – 21,2//1 mln. Porównując te dane z innymi krajami Europy Zachodniej (odpowiednio 44 i 15,2/1 mln), można stwierdzić w populacji polskiej nieco niższy współczynnik zachorowalności na białaczki i wyraźnie wyższą zachorowalność na nieziarnicze chłoniaki. Być może ma to związek ze stosunkowo wysokim w Polsce nosicielstwem mutacji w genie *NBS1*, które odgrywają rolę w patogenezie zespołu Nijmegen (patrz str. 1066).

W związku z coraz lepszymi wynikami terapii chorób nowotworowych u dzieci grupa pacjentów, którzy w przeszłości byli leczeni z powodu nowotworu zwiększa się. Obecnie można oceniać, że w Polsce żyje ok. 10 tys. po leczeniu choroby nowotworowej. Z każdym rokiem będzie ich przybywało.

Wynika z tego, że każdy lekarz pediatra i lekarz rodzinny w ciągu swojej kariery lekarskiej zetknie się zapewne z wieloma dziećmi chorymi na nowotwór lub z niego wyleczonymi. Jest to o tyle ważne, że ci pacjenci będą wymagali kompleksowego monitorowania pod kątem ewentualnego nawrotu choroby i jej tzw. późnych następstw.

Płeć tylko w niewielkim stopniu wpływa na występowanie nowotworów u dzieci. Ogólnie stwierdza się je nieco częściej u płci męskiej (10 : 7,5). Największa różnica występuje w przypadku chłoniaków (10 : 5,7), w mniejszym stopniu zaznaczona jest w białaczkach (10 : 8).

Obserwuje się też pewne odmienności w częstości występowania poszczególnych typów nowotworów w zależności od **rasy**. Ostra białaczka limfoblastyczna w USA jest rozpoznawana 2 razy częściej u rasy białej niż u czarnej. Podtypy histologiczne choroby Hodgkina występują z różną częstością w różnych regionach świata. Najbardziej agresywne klinicznie są częste w krajach o gorszych warunkach społeczno-ekonomicznych.

Obecnie nie ma podstaw do stwierdzenia dużych zmian w liczbie nowych zachorowań w porównaniu z latami wcześniejszymi. Obserwuje się dość powolny stały wzrost zarejestrowanych przypadków zachorowań na niektóre nowotwory, który wynosi średnio 0,8% rocznie. Na przestrzeni ostatnich 30 lat w wielu krajach notowano okresy wzrostu zachorowalności np. na nowotwory OUN. Nie była to jednak stała tendencja, lecz raczej skoki (koniec lat 70., połowa lat 80.), po których następowała stabilizacja, a nawet obniżanie się wskaźników. Wzrosty wiązały się z lepszą wykrywalnością wskutek wprowadzenia badań obrazowych (odpowiednio TK i MR). Od momentu szerokiego zastosowania MR, zarówno w Stanach Zjednoczonych, jak i w Niemczech, w latach 1985–1997 nie obserwowano dalszego wzrostu współczynnika zachorowalności.

Zachorowalność na białaczki u dzieci w Polsce i krajach Europy Zachodniej utrzymuje się na stałym poziomie. Obserwowany na pewnych terenach wzrost zachorowalności na ostre białaczki u dzieci próbuje się wiązać z występowaniem niektórych infekcji wirusowych lub czynnikami środowiskowymi (np. zakłady nuklearne, środki ochrony roślin).

Nowotwory u człowieka powstają wskutek działania równocześnie bardzo wielu czynników, często współdziałających ze sobą, a czasem wykluczających się, ale w konsekwencji prowadzących do uszkodzeń genomu zdrowej komórki. W wyniku tego dochodzi do zaburzeń jej metabolizmu i proliferacji. Wiadomo, że u osób dorosłych, mimo funkcjonowania w zdrowych komórkach różnych mechanizmów obronnych, w tym reparacyjnych DNA, działanie obecnych w środowisku czynników rakotwórczych prowadzi do kumulacji różnych zmian genetycznych. Zrozumiałe staje się więc, że ryzyko wystąpienia transformacji nowotworowej zwiększa się zarówno ze wzrostem ekspozycji na działanie środowiskowych czynników rakotwórczych, jak i z wiekiem. Dlaczego w takim razie procesy nowotworowe występują także u małych dzieci, a czasami nawet u noworodków? Można podejrzewać, że mechanizm powstawania nowotworów u dzieci jest nieco inny niż u osób dorosłych. Od dawna na taką możliwość wskazują obserwacje, że u dzieci rozwijają się inne nowotwory niż u dorosłych. Te, które są częste u dorosłych, występują niezwykle rzadko u dzieci lub w ogóle się ich w tej populacji nie stwierdza, np. rak płuca, rak jelita grubego, rak sutka. Z kolei te, które notuje się najczęściej u dzieci (białaczki), pojawiają się stosunkowo rzadko u dorosłych.

Nieziarnicze chłoniaki złośliwe, chłoniak Hodgkina i histiocytoza komórek Langerhansa zostały opisane w rozdz. 13 „Choroby nowotworowe u dzieci".

12.7.2

Wczesne objawy sugerujące nowotwór układu krwiotwórczego

Ogromne znaczenie dla końcowego rezultatu leczenia ma stopień zaawansowania choroby nowotworowej w momencie ustalenia rozpoznania. Im większa jest masa nowotworu, czyli liczba komórek nowotworowych w organizmie, tym gorsza skuteczność terapii. Zależność ta dotyczy wszystkich typów nowotworów i dlatego kluczowe zagadnienie stanowi jak najwcześniejsze ustalenie właściwego rozpoznania, a co za tym idzie szybkie rozpoczęcie leczenia. Stwierdzenie jakichkolwiek objawów sugerujących możliwość istnienia choroby nowotworowej u dziecka powinno spowodować niezwłoczną wstępną weryfikację za pomocą dostępnych badań, a w przypadku niemożności wykluczenia tej patologii, skierowanie pacjenta do odpowiedniego ośrodka specjalistycznego w celu przeprowadzenia pełnego postępowania diagnostycznego.

Wczesne objawy choroby nowotworowej u dziecka mogą być przeoczone lub zbagatelizowane, gdyż często ich charakter i przebieg są niecharakterystyczne – przypominają objawy innych chorób wieku dziecięcego. Wstępne objawy sugerujące chorobę nowotworową układu krwiotwórczego to:

- narastająca niedokrwistość (bladość, osłabienie, brak łaknienia),
- gorączka o nieustalonej etiologii,
- objawy utrzymujących się zakażeń błon śluzowych jamy ustnej, gardła, ucha czy nosa,
- niejasne bóle kostne, utykanie,
- pojawienie się objawów skazy krwotocznej, krwawienia,
- bóle brzucha,
- utrata masy ciała.

W badaniu przedmiotowym niekiedy stwierdza się powiększenie wątroby i śledziony oraz węzłów chłonnych obwodowych, klatki piersiowej lub jamy brzusznej (patrz też str. 590). Ponieważ powyższe objawy (z wyjątkiem objawów skazy krwotocznej) występują u dzieci w przebiegu różnych chorób infekcyjnych, najczęściej pacjenci otrzymują leczenie adekwatne do przypuszczalnej etiologii. Dopiero wtedy, gdy leczenie po 5–7 dniach nie przynosi oczekiwanego efektu, należy myśleć o innych przyczynach objawów, w tym o procesie rozrostowym w układzie krwiotwórczym. Konieczne jest wówczas wykonanie badania morfotycznego krwi z oceną rozmazu krwinek białych oraz określeniem liczby retikulocytów i płytek krwi. Podejrzenie procesu rozrostowego budzi zmniejszenie liczby prawidłowych krwinek produkowanych w szpiku (erytrocytów, płytek krwi, granulocytów). Jest to efekt tzw. wyparcia fizjologicznych elementów krwi w szpiku kostnym przez mnożące się intensywnie komórki nowotworowe, określane w białaczkach mianem blastów. Ogólna liczba leukocytów może być przy tym prawidłowa, obniżona lub podwyższona, w zależności od obecności blastów we krwi obwodowej, gdyż wyglądem przypominają one czasem limfocyty.

W przypadku jakichkolwiek wątpliwości dziecko powinno być niezwłocznie skierowane do ośrodka specjalistycznego, gdyż ostateczne rozpoznanie/wykluczenie choroby nowotworowej w wielu przypadkach możliwe jest jedynie na podstawie dokładnego badania szpiku kostnego.

12.7.3

Ostra białaczka limfoblastyczna

łac. *leucaemia lymphoblastica acuta*

ang. acute lymphoblastic leukemia (ALL)

Definicja

Grupa heterogennych biologicznie nowotworów, które charakteryzują się klonalną proliferacją komórek progenitorowych pochodzących z linii limfocytów B lub T.

Epidemiologia

Ostra białaczka limfoblastyczna jest najczęstszą postacią białaczki u dzieci (80% przypadków). Przeważnie rozwija się między 2. a 7. rż. W Polsce tę postać białaczki rozpoznaje się co roku u 30 na 1 mln dzieci. Długofalowe obserwacje nie wykazują zmian w częstości występowania tej choroby na przestrzeni lat.

Etiologia i patogeneza

Na podstawie cech morfologicznych, immunologicznych, cytogenetycznych i molekularnych można stwierdzić, że jest to grupa schorzeń biologicznie heterogennych, które charakteryzują się klonalną proliferacją komórek progenitorowych pochodzących z linii limfocytów B lub T. Transformacja nowotworowa może nastąpić na każdym etapie kolejnych stadiów różnicowania prawidłowej linii limfoidalnej. W wyniku rozplemu komórek białaczkowych dochodzi do wyparcia prawidłowych komórek krwiotwórczych ze szpiku kostnego przez limfoblasty i ich infiltracji do węzłów chłonnych, śledziony, wątroby i innych narządów.

W porównaniu z całą populacją znacznie większą predyspozycję do wystąpienia białaczki stwierdza się u dzieci z różnymi zespołami chromosomowymi, w tym przede wszystkim z trisomią chromosomu 21 (zespół Downa), w ataksji teleangiektazji czy niedokrwistości aplastycznej Fanconiego.

Obraz kliniczny

U większości pacjentów mało charakterystyczne objawy pojawiają się na 2 do 6 tygodni przed ustaleniem właściwego rozpoznania. Powodem zgłoszenia się do lekarza są zwykle ogólne osłabienie, brak łaknienia oraz objawy infekcyjne z gorączką i zmianami zapalnymi, czasem ropnymi w obrębie gardła i jamy nosowej (tab. 12.2).

Upośledzenie prawidłowej hematopoezy prowadzi do rozwoju objawów związanych z niedokrwistością, małopłytkowością i neutropenią. Niedokrwistość jest przyczyną osłabienia, bladości powłok skórnych i braku łaknienia. W wyniku zmniejszenia liczby granulocytów obojętnochłonnych występują zwyżki temperatury ciała, pojawiają się owrzodzenia w jamie ustnej oraz inne objawy zakażeń. Infekcje te z reguły nie ustępują mimo podejmowanego leczenia. Jeżeli wskutek wyparcia prawidłowych elementów krwi ze szpiku kostnego dochodzi do małopłytkowości, obserwuje się objawy skazy krwotocznej w postaci wybroczyn i podbiegnięć krwawych na skórze i błonach śluzowych. Czasami pacjent zgłasza bóle kostne i trafia do ortopedy lub chirurga, tymczasem przyczynę dolegliwości stanowią ogniskowe zmiany destrukcyjne kości wywołane przez nacieki blastów. Wykonanie zwykłego zdjęcia RTG kości może w tych przypadkach przyczynić się do wcześniejszego postawienia właściwego rozpoznania.

Niekiedy białaczka z komórek T przebiega pod postacią guzowatą, ze znacznym powiększeniem węzłów chłonnych obwodowych i śródpiersiowych, hepatosplenomegalią i leukocytozą. U ok. 5% dzieci w czasie ustalania rozpoznania stwierdza się zajęcie OUN, zwykle na podstawie obecności > 5 komórek blastycznych w 1 mm^3 płynu m.-r., rzadziej w związku z objawami ogniskowymi lub wzrostu ciśnienia śródczaszkowego.

Tabela 12.2. Objawy kliniczne w ostrej białaczce limfoblastycznej i częstość ich występowania u pacjentów z tą chorobą [wg Radwańskiej i wsp., 1997]

OBJAWY		CZĘSTOŚĆ WYSTĘPO-WANIA [%]
Dane z wywiadu		
Bladość		99,5
Gorączka		85,5
Krwawienia, wybroczyny		36,4
Zmęczenie, osłabienie		34,8
Badanie przedmiotowe		
Powiększenie wątroby		66
Powiększenie śledziony		62,7
Powiększenie węzłów chłonnych		29,7
Morfologia krwi		
Hemoglobina [g/l]	< 8	52
	8–10	26
	> 10	22
Leukocyty [× 10^9/l]	< 10	45
	10–24	20
	25–49	12
	50–99	9
	⩾ 100	14
Płytki krwi [× 10^9/l]	< 10	9
	10–49	39
	50–100	20
	> 100	32

Przebieg naturalny

Choroba nieleczona prawie zawsze prowadzi do nieuchronnej śmierci wskutek braku wytwarzania prawidłowych elementów krwi przez przeładowany blastami szpik albo w związku z nacieczeniem przez komórki białaczkowe narządów miąższowych, takich jak śledziona, wątroba czy nerki, co prowadzi do ich niewydolności.

Metody diagnostyczne

W badaniu morfotycznym krwi zazwyczaj stwierdza się niedokrwistość, małopłytkowość i granulocytopenię. Ogólna liczba leukocytów może być prawidłowa, obniżona lub podwyższona (nawet bardzo znacznie). **Rozpoznanie ostrej białaczki limfoblastycznej ustala się wyłącznie na podstawie badania rozmazu szpiku kostnego.** W związku z tym pacjent z odchyleniami od normy w obrazie krwi obwodowej powinien zostać skierowany do ośrodka specjalistycznego, w którym istnieje możliwość wykonania wszystkich niezbędnych badań już przy pierwszym pobraniu szpiku.

Białaczkę rozpoznaje się na podstawie zwiększonego odsetka młodych komórek jednojądrowych z zahamowanym torem dojrzewania (> 25% wszystkich komórek jądrzastych w preparacie). Komórki takie określa się mianem blastów białaczkowych. Badanie szpiku obejmuje ocenę cytomorfologiczną, cytochemiczną, immunofenotypową i cytogenetyczną, co umożliwia precyzyjną klasyfikację choroby i określenie czynników rokowniczych (tab. 12.3), a na ich podstawie zastosowanie odpowiedniego wariantu leczenia.

Różnicowanie

- Młodzieńcze idiopatyczne zapalenie stawów, gorączka reumatyczna – takie rozpoznanie sugerować mogą bóle okołostawowe i przyspieszony OB, jednak głęboka niedokrwistość i małopłytkowość nakazują wykonanie mielogramu, który ma rozstrzygające znaczenie diagnostyczne.
- Posocznicze zakażenie bakteryjne, choroby wirusowe (mononukleoza zakaźna, cytomegalia) – w przypadkach wątpliwych zasadnicze znaczenie ma badanie rozmazu szpiku kostnego.
- Nerwiak zarodkowy – przy rozsiewie tego guza wynik badania szpiku kostnego może przypominać ALL. Rozpoznanie ułatwia wykrycie obecności rozetek, w które układają się komórki nerwiaka zarodkowego. Poza tym w nerwiaku USG jamy brzusznej uwidacznia pierwotny guz, w którego obrębie wykrywa się też zwapnienia w badaniu RTG. Przy podejrzeniu nerwiaka nieodzowne jest badanie stężenia katecholamin w moczu.
- Niedokrwistość aplastyczna – w jej przebiegu szpik kostny obok ognisk zwłóknienia i stłuszczenia zawiera też obszary hiperplastyczne. Przypadkowa aspiracja takiego ogniska podczas biopsji na-

Tabela 12.3. Czynniki rokownicze w ostrej białaczce limfoblastycznej u dzieci			
CZYNNIKI		KORZYSTNY	NIEKORZYSTNY
Historyczne			
FAB		L1	L2, L3
Immunofenotyp	T-cell	Nie	Tak
	B-cell	Nie	Tak
WBC		$< 20 \times 10^9/l$	$> 50 \times 10^9/l$
Wiek dziecka		2–7 lat	< 2 lat i > 10 lat
Aktualne			
Reakcja na steroidy w 8. dniu terapii		Dobra	Zła
Cytogenetyka	Liczba chromosomów	> 50	< 45
	Translokacja t(9;22)/BCR/ABL lub t(4;11)/MLL/AF4	Brak	Obecne
Minimalna choroba resztkowa		Brak	Obecna
Obecność co najmniej 25% blastów w szpiku kostnym w 15. dobie leczenia		Nie	Tak
Pełna remisja w szpiku kostnym w 33. dobie leczenia		Tak	Nie

FAB – klasyfikacja francusko-amerykańsko-brytyjska (the French-American-British classification)

suwa podejrzenie białaczki. Decydujące znaczenie ma badanie szpiku pobranego metodą trepanobiopsji, podobnie jak w różnicowaniu białaczek z zespołem mielodysplastycznym.

- Chłoniak nieziarniczy – różnicowanie ma mniejsze praktyczne znaczenie, gdyż jeśli w przebiegu chłoniaka w szpiku kostnym znajduje się > 25% komórek blastycznych, to stosuje się leczenie jak w ostrej białaczce, mimo obecności pierwotnego guza śródpiersia w innej lokalizacji.
- Ostra białaczka szpikowa – różnicowanie na podstawie badań cytologicznych, cytochemicznych i immunologicznych.

Leczenie

Leczenie ostrej białaczki limfoblastycznej jest uzależnione od tzw. czynników rokowniczych (tab. 12.3) co do ryzyka wystąpienia wznowy w czasie chemioterapii lub po jej zakończeniu. Na podstawie ich obecności lub braku dziecko z rozpoznaniem ALL kwalifikuje się do jednej z 3 grup rokowniczych:

- grupa standardowego ryzyka – nie stwierdza się żadnych czynników niekorzystnych rokowniczo,
- grupa pośredniego ryzyka – nie stwierdza się zasadniczych czynników niekorzystnych rokowniczo, ale przy rozpoznaniu wiek dziecka przekraczał 6. rż. i/lub liczba leukocytów wynosiła co najmniej 20 000/µl,
- grupa wysokiego ryzyka – występuje co najmniej 1 z aktualnych czynników niekorzystnego rokowania.

Wszystkie nowoczesne protokoły lecznicze wielolekowej chemioterapii białaczek u dzieci zawierają 4 fazy; są to:

- indukcja remisji – celem leczenia w tej fazie jest szybka redukcja masy komórek białaczkowych, co ma znaczenie dla zapobiegania lekooporności i osiągnięcia całkowitej remisji zweryfikowanej dobrym stanem chorego oraz prawidłowym komórkowo szpikiem (odsetek blastów < 5%, liczba granulocytów > 0,5 × 10⁹/l, liczba płytek krwi > 100 × 10⁹/l), zła odpowiedź na początkowe 7-dniowe leczenie świadczy o pierwotnej lekooporności,
- konsolidacja – wczesna konsolidacja bezpośrednio po uzyskaniu remisji służy redukcji przetrwałej masy komórek białaczkowych, w tym w OUN,

- reindukcja (późna intensyfikacja) – wprowadzenie tej fazy spowodowało znaczną poprawę wyników leczenia, zazwyczaj stosuje się leki podobne do wykorzystywanych w 1. fazie,
- leczenie podtrzymujące remisję.

Ważnym elementem terapii jest postępowanie zapobiegające rozwojowi białaczki OUN. Cel leczenia w fazie indukcji stanowi szybka redukcja masy komórek białaczkowych, co ma znaczenie dla zapobiegania lekooporności i osiągnięcia całkowitej remisji zweryfikowanej dobrym stanem chorego i prawidłowym komórkowo szpikiem kostnym.

W wielolekowej chemioterapii ALL u dzieci znajdują zastosowanie następujące cytostatyki: steroidy, winkrystyna, cyklofosfamid, daunorubicyna, doksorubicyna, L-asparaginaza, cytarabina, metotreksat i 6-merkaptopuryna. Leki te podawane są w różnych kombinacjach i w różnej kolejności w zależności od programu leczenia.

Ostra białaczka limfoblastyczna to nowotwór wymagający długotrwałej kontynuacji leczenia. Cała terapia trwa ok. 24 miesięcy, z czego leczenie intensywne ok. 6 miesięcy, a pozostały czas obejmuje leczenie podtrzymujące. W Polsce obecnie stosowany jest program ALL IC BFM 2009, popularny również na świecie.

U pacjentów z grupy wysokiego ryzyka należy rozważyć możliwość przeprowadzenia allogenicznej transplantacji hematopoetycznych komórek macierzystych od dawcy spokrewnionego. Poza grupą wysokiego ryzyka u dzieci z ALL w chwili obecnej nie prowadzi się napromieniania OUN jako profilaktyki nawrotu białaczki w tym układzie.

Wznowa ostrej białaczki limfoblastycznej oznacza powtórne pojawienie się komórek białaczkowych w jakimkolwiek miejscu ustroju. Dochodzi do tego u 10–15% dzieci z rozpoznaniem ostrej białaczki limfoblastycznej. W zależności od czasu wystąpienia rozróżnia się wznowy:

- bardzo wczesna (10% wszystkich wznów) – pojawia się w czasie < 18 miesięcy od rozpoznania i < 6 miesięcy od zakończenia leczenia pierwszej linii,
- wczesna (75%) – stwierdzana > 18 miesięcy od rozpoznania, ale < 6 miesięcy od zakończenia leczenia pierwszej linii,
- późna (25%) – występuje > 6 miesięcy po zakończeniu leczenia.

Ponadto wznowy dzieli się na:

- szpikowe (50% przypadków) – zwykle wykrywane w badaniach kontrolnych,
- pozaszpikowe, m.in.:
    - w OUN (8–10%) – objawy podobne do pierwotnego zajęcia OUN,
    - w jądrach (15%) – niebolesne powiększenie jednego jądra lub obu jąder,
- mieszane szpikowo-pozaszpikowe (ok. 20%).

W leczeniu wznów zaleca się leki, które nie były stosowane w pierwotnej terapii, ponieważ konieczne jest przełamanie powstałej lekooporności.

Powikłania

Wielolekowa chemioterapia prowadzi nie tylko do wzrostu wyleczalności w białaczkach, ale i do ostrych powikłań narządowych, które podlegają monitorowaniu w trakcie leczenia. Skutkuje także odległymi, często trwałymi powikłaniami. Mogą one przyczynić się do skrócenia czasu życia pacjentów, spowodować trwałe inwalidztwo lub ograniczenie funkcji życiowych i społecznych.

Rokowanie

Obecnie stosowane programy leczenia dzieci z ALL pozwalają na wyleczenie > 80% pacjentów z tym rozpoznaniem. Całkowitą remisję uzyskuje się też u 70––90% pacjentów po wznowie. Wyniki leczenia wczesnych wznów szpikowych są znacznie gorsze niż wznów późnych. Również wyniki leczenia izolowanych wznów pozaszpikowych są lepsze niż nawrotów z równoczesnym zajęciem szpiku. Zazwyczaj druga remisja, zwłaszcza w przypadku wznowy szpikowej, jest nietrwała. Z tego powodu tym pacjentom proponuje się przeszczepienie allogenicznego szpiku, które powinno się przeprowadzić jak najszybciej po uzyskaniu drugiej remisji.

12.7.4

Ostra białaczka szpikowa

łac. *leucaemia myelocytica acuta*

ang. acute myeloid leukemia (AML)

Definicja

Nowotwór, typ białaczki wywodzący się z komórek prekursorowych zwykle szeregu mieloidalnego (granulocytów i mielocytów), rzadziej erytrocytów lub megakariocytów. U dorosłych występuje znacznie częściej niż u dzieci. Postacie ostrej białaczki szpiko-

wej u dzieci przedstawiono w tabeli 12.4, u osób dorosłych aktualnie obowiązuje inna klasyfikacja białaczek nielimfoblastycznych, oparta w głównej mierze na rearanżacjach genetycznych występujących w komórkach białaczkowych.

Epidemiologia

W Polsce rozpoznaje się rocznie 40–60 nowych zachorowań u dzieci na ostrą białaczkę szpikową. Stanowi ona ok. 15% wszystkich białaczek w populacji pediatrycznej.

Etiologia i patogeneza

W patogenezie ostrych białaczek szpikowych istotną rolę odgrywają czynniki, takie jak promieniowanie jonizujące, środki chemiczne, niektóre leki alkilujące i pochodne podofilotoksyny, napromienianie oraz uwarunkowania genetyczne. Wśród bliźniąt jednojajowych istnieje szczególnie duże zagrożenie (20%) wystąpienia białaczki u drugiego z bliźniąt, jeżeli u jednego z nich stwierdzono tę chorobę przed ukończeniem 5. rż. Rozpoznanie białaczki u rodzeństwa chorego dziecka jest 4-krotnie częstsze niż w populacji ogólnej.

Transformacja nowotworowa może nastąpić na każdym etapie kolejnych stadiów różnicowania prawidłowej linii mieloidalnej. W wyniku rozplemu komórek białaczkowych dochodzi do wyparcia prawidłowych komórek krwiotwórczych ze szpiku kostnego przez mieloblasty, które następnie infiltrują do węzłów chłonnych, śledziony, wątroby i innych narządów.

Tabela 12.4. Klasyfikacja ostrych białaczek nielimfoblastycznych u dzieci

TYP BIAŁACZKI	SKRÓT
Ostra białaczka mieloblastyczna M0	AML M0
Ostra białaczka mieloblastyczna M1	AML M1
Ostra białaczka mieloblastyczna M2	AML M2
Ostra białaczka promielocytowa	APL M3
Ostra białaczka mielomonocytowa	AMMoL M4
Ostra białaczka monocytowa	AMoL M5
Ostra erytroleukemia	AEL M6
Ostra białaczka megakariocytowa	AMKL M7

Obraz kliniczny

Objawy kliniczne są podobne do obserwowanych w ostrej białaczce limfoblastycznej. Występują jednak pewne odrębności dotyczące poszczególnych postaci.

- ostra białaczka promielocytowa jest związana z poważnymi objawami krwotocznymi i z zespołem wykrzepiania wewnątrznaczyniowego.
- W ostrej białaczce mielomonocytowej i monocytowej często obserwuje się przerost dziąseł oraz nacieki w skórze.

Przebieg naturalny

Rozplem mieloblastów w szpiku prowadzi do wyparcia prawidłowych elementów krwi, co skutkuje wystąpieniem objawów związanych z niedokrwistością, małopłytkowością i neutropenią. Jeśli nie zostanie podjęta odpowiednia chemioterapia, dochodzi do nacieczenia przez komórki białaczkowe narządów miąższowych (śledziona, wątroba, nerki). Rozwija się ich niewydolność i w konsekwencji następuje zgon dziecka.

Metody diagnostyczne

Ostrą białaczkę szpikową rozpoznaje się na podstawie badania szpiku cytomorfologicznego, cytochemicznego, immunologicznego, cytogenetycznego i molekularnego. Wyniki tych badań pozwalają na ustalenie podtypów białaczki.

Morfologia krwi wykazuje niedokrwistość, trombocytopenię oraz często znaczną leukocytozę z obecnością blastów.

Różnicowanie

Przede wszystkim należy różnicować z ostrą białaczką limfoblastyczną. Decydujące znaczenie mają tutaj badania cytochemiczne, immunofenotypowe i genetyczne. Ponadto, podobnie jak w przypadku ostrej białaczki limfoblastycznej, konieczne jest różnicowanie z młodzieńczym idiopatycznym zapaleniem stawów, posocznicą, chorobami wirusowymi (mononukleoza zakaźna, cytomegalia), niedokrwistością i chłoniakiem nieziarniczym.

Leczenie

W leczeniu stosowane są następujące cytostatyki: daunorubicyna, cytarabina, idarubicyna i 5-tioguanina. W ostrej białaczce promielocytowej stosuje się dodatkowo retinoidy (analogi witaminy A), które w tej postaci choroby przywracają komórkom białaczkowym zdolność do różnicowania, co skutkuje wystąpieniem remisji.

Powikłania

Powikłania związane z leczeniem ostrej białaczki szpikowej u dzieci są identyczne jak przy ostrej białaczce limfoblastycznej.

Rokowanie

Wyniki leczenia ostrej białaczki szpikowej są gorsze niż w przypadku postaci limfoblastycznej. Remisję choroby uzyskuje się u 75–85% pacjentów, jednak utrzymanie jej jest bardzo trudne i długoletnie przeżycia bez objawów choroby stwierdza się w 50% przypadków. W białaczce nielimfoblastycznej wysokiego ryzyka nawrotu choroby (M4, M5, M6) rozważa się możliwość allogenicznej transplantacji komórek krwiotwórczych.

12.7.5

Przewlekła białaczka szpikowa

łac. *leucaemia myelocytica chronica*
ang. chronic myeloid leukemia (CML)

Definicja

Choroba rozrostowa układu krwiotwórczego u dzieci wywodząca się ze złośliwego klonu wielopotencjalnej komórki pnia, w której pojawia się rearanżacja genowa BCR-ABL. CML charakteryzuje się typowym progresywnym przebiegiem od fazy przewlekłej, trwającej wiele miesięcy, a nawet lat, przez fazę akceleracji do fazy kryzy blastycznej.

Epidemiologia

CML jest rzadką postacią białaczki u dzieci. Stanowi ok. 2% wszystkich białaczek w tej grupie wiekowej. W Polsce rozpoznaje się rocznie 10–15 nowych przypadków tej białaczki. Wśród chorych przeważają chłopcy (1,8 : 1).

Etiologia i patogeneza

W wyniku translokacji fragmentów długich ramion chromosomów 9 i 22 – t(9;22)(q34;q11) powstaje m.in. mały chromosom markerowy zwany chromosomem Philadelphia. Konsekwencją tej translokacji jest przeniesienie protonkogenu c-abl ze swojej normalnej lokalizacji na chromosomie 9 do nowej pozycji na chromosomie 22, która znajduje się w pobliżu regionu bcr (breakpoint cluster region). Dochodzi do powstania nowego hybrydowego genu *BCR/ABL*, produkującego nieprawidłowe białko fuzyjne bcr-abl o charakterze kinazy tyrozynowej. Mechanizm jego niekorzystnego działania polega na zaburzeniu szlaków sygnałowych w komórce oraz zahamowaniu apoptozy, co prowadzi do niekontrolowanej proliferacji tych komórek.

Obraz kliniczny

Wyróżnia się 3 fazy choroby – przewlekłą, zaostrzenia i transformacji blastycznej. Faza przewlekła trwa średnio 4–5 lat. Jeśli w tym okresie utrzymuje się stały wpływ wysokiej aktywności kinazy BCR-ABL, dochodzi do progresji choroby, która przechodzi w fazę akceleracji, trwającą 9–12 miesięcy, a następnie w fazę transformacji blastycznej, trwającą 3–6 miesięcy.

Najczęściej występujące objawy u dzieci to niedokrwistość, dreszcze i gorączka, utrata apetytu, spadek masy ciała, bóle brzucha, powiększenie śledziony (dominujący objaw w badaniu przedmiotowym u większości dzieci) oraz bóle kostne i stawowe. Śledziona może stanowić pierwotną lokalizację transformacji blastycznej w CML u pewnej liczby pacjentów (< 10%). Istnieje grupa chorych z przetrwałą znaczną splenomegalią pomimo odpowiedniego leczenia i remisji hematologicznej we krwi obwodowej i szpiku kostnym.

Często do rozpoznania CML dochodzi przypadkowo u dotychczas zdrowego dziecka po utracie przytomności w trakcie wysiłku. W wykonanej wtedy kontrolnej morfologii stwierdza się znacznie zwiększoną liczbę krwinek białych, która przy ustalaniu rozpoznania waha się zwykle w przedziale od $100 \times 10^9/l$ do $500 \times 10^9/l$. Często obserwuje się też zwiększoną liczbę płytek krwi > $400 \times 10^9/l$. Nadpłytkowość jest niekorzystnym czynnikiem prognostycznym, towarzyszy jej zwiększone ryzyko wystąpienia powikłań zakrzepowo-zatorowych i krwotocznych.

Przebieg naturalny

Zanim w leczeniu CML wprowadzono inhibitory kinazy tyrozynowej u większości pacjentów obserwowano stopniową progresję choroby w kierunku fazy akceleracji i transformacji blastycznej. Obecnie, stosując te preparaty, możliwe jest uzyskanie wieloletniej remisji choroby.

Metody diagnostyczne

Badania konieczne do rozpoznania i określenia stopnia zaawansowania choroby, a także klasyfikacji i stratyfikacji pacjenta to:

- badanie morfologiczne krwi – wykazuje leukocytozę, często bardzo dużą, w rozmazie stwierdza się obecność wszystkich form przejściowych z układu granulocytów,
- badanie cytogenetyczne – obecność chromosomu Philadelphia,
- ocena aktywności fosfatazy alkalicznej granulocytów – niska aktywność lub jej brak,
- badanie szpiku – bogatokomórkowy z dominującą linią granulocytarną,
- badanie kariotypu komórek szpiku i badanie molekularne w kierunku rearanżacji BCR-ABL,
- USG jamy brzusznej – ocena wielkości śledziony, wątroby i ew. węzłów chłonnych,
- badania biochemiczne funkcji nerek i wątroby.

Różnicowanie

Przewlekłą białaczkę szpikową różnicuje się z innymi chorobami mieloproliferacyjnymi (czerwienica prawdziwa, nadpłytkowość samoistna, pierwotne zwłóknienie szpiku kostnego) oraz innymi chorobami rozrostowymi szpiku.

Leczenie

U pacjentów ze znaczną początkową leukocytozą we krwi obwodowej redukcję liczby białych krwinek uzyskuje się przez podanie hydroksymocznika. W leczeniu CML istnieje obecnie możliwość stosowania selektywnego inhibitora kinazy tyrozynowej BCR-ABL dostępnego pod nazwą międzynarodową imatinib. Lek ten blokuje drogę sygnałową nieprawidłowego białka i zapoczątkowuje tzw. terapię celowaną przez blokowanie specyficznych szlaków sygnałowych komórek nowotworowych. Po zastosowaniu imatinibu uzyskuje się szybko wysokie odsetki odpowiedzi hematologicznych i cytogenetycznych we wszystkich stadiach choroby. Lek ma wygodne dawkowanie raz dziennie i zwykle nieuciążliwe działania niepożądane. Jest jednak bardzo drogi i musi być stosowany przez całe życie, gdyż jego odstawienie bardzo szybko prowadzi do pojawienia się objawów chorobowych. U niektórych pacjentów po pewnym czasie stosowania imatinibu pojawia się oporność na terapię. W takich przypadkach podaje się inne inhibitory kinazy tyrozynowej.

Jedyną skuteczną metodą pozwalającą na pełne wyleczenie z przewlekłej białaczki szpikowej jest allogeniczna transplantacja szpiku, najlepiej od dawcy spokrewnionego, a w przypadku jego braku od dawcy niespokrewnionego.

Powikłania

Najczęstsze objawy niepożądane w trakcie leczenia CML inhibitorami kinazy tyrozynowej to nudności, biegunka, obrzęk tkanki podskórnej i bóle mięśniowe. Zwykle mają one niewielkie nasilenie.

Rokowanie

Przy zastosowaniu współczesnych metod leczenia inhibitorami kinazy tyrozynowej i/lub alogenicznej transplantacji szpiku możliwe jest wyleczenie większości dzieci z rozpoznaniem przewlekłej białaczki szpikowej.

12.8
ZESPOŁY MIELODYSPLASTYCZNE
ang. myelodysplastic syndromes (MDS)

Definicja

Grupa zaburzeń (tab. 12.5), u których podłoża leży dysfunkcja macierzystej komórki krwiotwórczej uniemożliwiająca różnicowanie i dojrzewanie komórek jednej, dwóch lub trzech linii. Zespoły mielodysplastyczne charakteryzują się cytopenią we krwi obwodowej, nieefektywną hematopoezą w szpiku kostnym, obecnością komórek o dysplastycznej morfologii i występowaniem klonalnych zmian genetycznych.

Epidemiologia

U osób dorosłych, a zwłaszcza w wieku podeszłym, MDS są jednymi z najczęstszych chorób rozrostowych układu krwiotwórczego. Częstość zachorowań waha się od 2 do 15 : 100 000 ludzi w wieku dojrzałym. U dzieci występują stosunkowo rzadko – w Polsce rozpoznaje się różne postacie MDS u 10–14 dzieci rocznie.

Etiologia i patogeneza

Do powstania zespołu mielodysplastycznego przyczyniają się genetyczne mutacje w wielopotencjalnej komórce macierzystej. W rodzinach z występowaniem monosomii 7 lub delecji 7q stwierdza się podwyższoną częstość występowania MDS. Zwiększone ryzyko ich rozwoju towarzyszy również niektórym wrodzonym zespołom niedomogi szpiku, jak niedokrwistość Fanconiego czy zespół Kostmanna, a także niedokrwistości Blackfana–Diamonda. MDS może również rozwinąć się wtórnie do anemii aplastycznej

Tabela 12.5. Klasyfikacja zespołów mielodysplastycznych u dzieci

1 **Zespoły mielodysplastyczne/mieloproliferacyjne**
- Młodzieńcza białaczka mielomonocytowa (JMML)
- Przewlekła białaczka mielomonocytowa (CMML)
- BCR/ABL ujemna przewlekła białaczka szpikowa (Ph-CM)

2 **Szczególne odmiany w zespole Downa (DS)**
- Przejściowy zespół mieloproliferacyjny (transient abnormal myelopoiesis, TAM)
- Ostra białaczka szpikowa DS

3 **Zespoły mielodysplastyczne (MDS)**
- Cytopenia oporna na leczenie (refractory cytopenia, RC) – < 2% blastów we krwi obwodowej i < 5% w szpiku kostnym
- Anemia oporna na leczenie z nadmiarem blastów (refractory anemia with excess blasts, RAEB) – 2–19% blastów we krwi obwodowej i 5–19% w szpiku
- Anemia oporna na leczenie z nadmiarem blastów w stadium transformacji (refractory anemia with excess blasts in transformation, RAEB-T) – 20–29% komórek blastycznych w szpiku kostnym lub we krwi obwodowej

lub zostać wyindukowany przez chemio- lub radioterapię.

Obraz kliniczny

Bardzo niejednorodny. Najczęściej obserwuje się nawracające infekcje, utratę masy ciała, bladość powłok skórnych oraz powiększenie śledziony i wątroby.

Metody diagnostyczne

Kryteria rozpoznania MDS przedstawiono w tabeli 12.6. Szpik kostny pobrany metodą biopsji aspiracyjnej jest zwykle bogatokomórkowy. W mielogramie można stwierdzić nieprawidłową liczbę komórek blastycznych oraz cechy mielodysplazji. Zmiany dysplastyczne wykrywa się w liniach erytroblastycznej, granulocytarnej i megakariocytarnej, przy czym nie są one patognomoniczne dla MDS i mogą również występować w innych chorobach hematologicznych, szczególnie przy niedoborze witaminy B_{12} lub kwasu foliowego, a także przy narażeniu na metale ciężkie, zwłaszcza arsen. Badanie trepanobioptatu szpiku jest konieczne do oceny komórkowości i zaburzeń architektoniki oraz ma bardzo ważne znaczenie w wypadku nieefektywnych punkcji szpiku przy jego zwłóknieniu. Badania cytogenetyczne i molekularne szpiku pozwalają na wykrycie klonalnych aberracji chromosomowych i mutacji.

W wielu wypadkach można stwierdzić nakładanie się objawów klinicznych i nieprawidłowości laborato-

Tabela 12.6. Kryteria rozpoznania zespołu mielodysplastycznego u dzieci

W celu rozpoznania MDS pacjent powinien spełniać co najmniej 2 kryteria spośród poniższych

- Występowanie jedno- lub wieloliniowej cytopenii o nieznanej przyczynie
- Dysplastyczne zmiany morfologiczne w linii erytrocytarnej, granulocytarnej lub megakariocytarnej
- Obecność mieloblastów we krwi obwodowej lub podwyższony odsetek mieloblastów (od 5 do 30%) w szpiku kostnym
- Występowanie nabytych klonalnych aberracji chromosomowych, z wyjątkiem translokacji specyficznych dla ostrej białaczki szpikowej

W przypadkach wątpliwych należy powtórzyć badania diagnostyczne po 2 tygodniach.

ryjnych typowych dla MDS, niedokrwistości aplastycznej i nocnej napadowej hemoglobinurii, przez co rozgraniczenie tych chorób może być bardzo trudne. Podejrzenie jednej z nich nakazuje przeprowadzenie diagnostyki również w kierunku pozostałych.

Różnicowanie

Rozpoznanie MDS u dziecka jest bardzo trudne i często wymaga wykonania wielu badań diagnostycznych pozwalających na wykluczenie innych chorób, takich jak niedobory witaminy B_{12} i kwasu foliowego, przewlekłych lub przetrwałych zakażeń wirusowych oraz zespoły niedoborów odporności. Czasem trudne jest odróżnienie MDS od ostrej białaczki szpikowej *de novo*.

Leczenie

Jedyną skuteczną metodą leczenia zespołów mielodysplastycznych jest alogeniczny przeszczep hematopoetycznych komórek macierzystych, najlepiej od zgodnego w układzie HLA dawcy rodzinnego. W przypadku braku takiego dawcy poszukuje się dawcy niespokrewnionego.

12.9
ROLA LEKARZA POZ W LECZENIU I MONITOROWANIU DZIECI Z NOWOTWORAMI UKŁADU KRWIOTWÓRCZEGO

Leczenie dzieci z chorobą nowotworową powinno być prowadzone wyłącznie w wysokospecjalistycznych ośrodkach. W Polsce znajdują się one we wszystkich województwach, w których są uniwersytety medyczne, a także w niektórych szpitalach wojewódzkich. Taka liczba wystarczy, by zapewnić niezbędną opiekę wszystkim potrzebującym jej dzieciom. Nowoczesne postępowanie z dzieckiem chorym na nowotwór wymaga obecności dobrze współpracującego wielodyscyplinarnego zespołu obejmującego lekarzy (nie tylko onkologów), pielęgniarki, psychologów, pracowników socjalnych, dietetyków, nauczycieli i pracowników terapii zabawowej.

Wszystkie dzieci z chorobą nowotworową w Polsce są leczone wg odpowiednich programów terapeutycznych opracowanych dla każdego typu nowotworów. Dzięki temu jest możliwe osiągnięcie najlepszych aktualnie wyników terapii, a także zbieranie informacji w celu lepszego zrozumienia choroby oraz ulepszenia metod leczenia.

Programy lecznicze w leczeniu chorób rozrostowych układu krwiotwórczego zazwyczaj polegają na wielolekowej chemioterapii. Niekiedy wprowadza się też radioterapię lub transplantację komórek krwiotwórczych.

W chemioterapii stosuje się kombinację wielu leków o odmiennych mechanizmach działania i w najwyższych tolerowanych dawkach. Jest to więc leczenie, które może powodować różne objawy toksyczne oraz późne powikłania ze strony różnych narządów i układów.

Pobyt w szpitalu, nawet przy stałej obecności rodziców, stanowi dla chorego dziecka duży stres, co może wpływać na rezultaty leczenia. Dlatego dąży się do skracania czasu pobytu pacjenta w szpitalu do niezbędnego minimum. Niekiedy możliwe jest prowadzenie terapii na zasadzie dziennych pobytów, co wymaga jednak spełnienia określonych warunków. Dom rodzinny musi być przygotowany na obecność chorego dziecka z zastosowaniem rygorów higienicznych, które obowiązują w szpitalu. Rodzice powinni być dyspozycyjni i mobilni, aby bez problemu dowozić dziecko do szpitala nawet codziennie, zawsze na wyznaczoną godzinę. Każde odstępstwo od terminu podania leku stwarza ryzyko zmniejszenia skuteczności terapii.

W domu, w którym przebywa leczone dziecko, należy ograniczyć wizyty osób z zewnątrz. Trudno jednak całkowicie zabronić kontaktu z rówieśnikami, zwłaszcza w wieku szkolnym. Odwiedziny powinny być jednak odpowiednio przygotowane. Niekiedy chore dziecko powinno założyć maseczkę chirurgiczną. Pacjent w trakcie chemioterapii powinien mieć też zapewnioną możliwość indywidualnego nauczania w domu. Poza okresami neutropenii chore dziecko może korzystać ze spacerów na świeżym powietrzu. Należy jednak unikać nadmiernego nasłonecznienia oraz dużego wysiłku fizycznego.

Ważna jest również możliwość wykonywania badań krwi w laboratorium znajdującym się najbliżej miejsca zamieszkania. Łączy się to z zapewnieniem opieki lekarskiej przez pediatrę lub lekarza rodzinnego w sytuacjach wymagających pilnej konsultacji ogólnolekarskiej, a więc w przypadku gorączki (podjęcie decyzji o podaniu antybiotyku), objawów infekcji wirusowej lub spadku liczby elementów morfotycznych krwi. Szczególnie ważne jest to w miejscowościach oddalonych od ośrodka leczniczego. Przy gorączce lekarz rodzinny powinien ocenić, czy w związku z cechami infekcji należy zastosować antybiotyk, czy też tylko podać leki przeciwgorączkowe. Jedynym dopuszczalnym lekiem obniżającym temperaturę ciała u dziecka w trakcie chemioterapii jest paracetamol. Nie wolno podawać aspiryny.

Często u leczonych dzieci dochodzi do przejściowego zahamowania czynności szpiku kostnego i w konsekwencji do niedoborów mikroelementów morfotycznych krwi. Niedobory te mogą wymagać uzupełnienia za pomocą odpowiednich preparatów krwi, a neutropenia stanowi wskazanie do pełnej izolacji dziecka w warunkach reżimu sanitarnego. Obecnie są również dostępne w lecznictwie otwartym preparaty czynników stymulujących powstawanie granulocytów (np. Filgrastim), które podawane podskórnie raz dziennie skutecznie zwiększają liczbę granulocytów w ciągu kilku dni. Trzeba pamiętać, że dziecko w okresie neutropenii jest szczególnie predysponowane do wszelkich zakażeń bakteryjnych, wirusowych i grzybiczych.

Jeżeli dziecku założono centralne dojście żylne w postaci tunelizowanego cewnika centralnego lub portu podskórnego, konieczna jest odpowiednie postępowanie pielęgnacyjne z zachowaniem zasad aseptyki.

U dziecka będącego w trakcie leczenia przeciwnowotworowego należy również zwracać uwagę na prawidłowe żywienie, zapobieganie bólowi, nudnościom i wymiotom oraz zaspokojenie jego potrzeb psychicznych.

Większość dzieci z rozpoznaniem choroby nowotworowej zostaje wyleczona po przeprowadzeniu odpowiedniej terapii. Dzieci te stopniowo wracają do normalnego życia, aktywności fizycznej, psychicznej i społecznej. Trzeba jednak zdawać sobie sprawę, że ciężkie i długie leczenie może u części stanowić przyczynę późnych następstw w postaci trwałych uszkodzeń różnych tkanek i narządów (tab. 13.5). Obecnie zwraca się coraz większą uwagę na zapobieganie tym następstwom poprzez odpowiednie modyfikacje w leczeniu. Jeżeli jednak takie konsekwencje pojawiają się w późniejszym życiu, niezwykle istotne jest odpowiednio wczesne rozpoznanie ich i podjęcie leczenia. Dlatego każdy pacjent, który w dzieciństwie był leczony z powodu nowotworu, powinien być przez całe życie regularnie monitorowany w zakresie funkcji wszystkich narządów i układów.

Piśmiennictwo

1. Chybicka A., Sawicz-Birkowska K. (red.): *Onkologia i hematologia dziecięca*. Wydawnictwo Lekarskie PZWL, Warszawa 2008.
2. Chybicka A. (red.): *Od objawu do nowotworu. Wczesne rozpoznawanie chorób nowotworowych u dzieci*. Elsevier, Wrocław 2009.
3. Dmoszyńska A. (red.): *Hematologia*. Medical Tribune, Warszawa 2011.
4. Kowalczyk J.R. (red.): *Stany przebiegające z powiększeniem węzłów chłonnych*. Wydawnictwo Lekarskie PZWL, Warszawa 2001.
5. Kowalczyk J.R., Samardakiewicz M.: *Dziecko z chorobą nowotworową*. Wydawnictwo Lekarskie PZWL, Warszawa 1998.
6. Kowalczyk J.R.: *Wprowadzenie dla lekarzy specjalizujących się w onkologii i hematologii dziecięcej*. CMKP, Warszawa 2011.
7. Krzakowski M. (red.): *Onkologia kliniczna*. Borgis, Warszawa 2006.
8. Natan D.G., Orkin S.H. (red.): *Hematology of infancy and childhood*. Saunders, Filadelfia 1998.
9. Orkin S.H. (red.): *Oncology of infancy and childhood*. Elsevier, Filadelfia 2009.
10. Pizzo P.A., Poplack D.G. (red.): *Principles and practice of pediatric oncology*. Lippincott, Williams & Wilkins, Filadelfia 2011.

CHOROBY NOWOTWOROWE U DZIECI | *Danuta Perek*

13.1
CZĘŚĆ OGÓLNA

Nowotwory u dzieci występują bardzo rzadko, ale mimo ogromnego postępu w leczeniu, jaki dokonał się na przełomie ostatnich kilku dekad, są nadal pierwszą przyczyną zgonu z powodu choroby przed 15. rż. Ponadto dzieci wyleczone z zaawansowanego nowotworu narażone są na wystąpienie wielu odległych następstw agresywnej terapii przeciwnowotworowej i wysoką chorobowość. Dlatego jest niezmiernie ważne, aby każdy lekarz, diagnozując dziecko z niejasnymi objawami, miał na uwadze choroby nowotworowe i, mimo rzadkiego występowania, dążył do ich wykluczenia. Jest to konieczne również z tego względu, że niemal wszystkie nowotwory pojawiające się u dzieci cechuje bardzo szybki rozwój i nawet dobowa zwłoka może spowodować podwojenie masy guza i doprowadzić do stanu zagrażającego życiu dziecka (nieziarnicze chłoniaki złośliwe umiejscowione w nosowej części gardła, nosie czy śródpiersiu).

Przy ustalaniu rozpoznania u dziecka z niejasnymi objawami lekarze podstawowej opieki zdrowotnej muszą wziąć pod uwagę chorobę nowotworową, dlatego powinni wiedzieć, jakie są pierwsze objawy kliniczne towarzyszące jej rozwojowi i w przypadku jakiegokolwiek podejrzenia w możliwie najkrótszym czasie kierować dziecko do ośrodka onkologicznego w celu dalszej diagnostyki i leczenia. Im wcześniej zostanie ustalone rozpoznanie i rozpoczęte właściwe leczenie, tym większe szanse na całkowite wyleczenie dziecka przy mniejszych niepożądanych objawach i odległych następstwach leczenia.

13.1.1
Epidemiologia nowotworów w Polsce

Choroby nowotworowe u dzieci stanowią około 1,5– –3% wszystkich nowotworów. Częstość ich występowania ocenia się na 130–140 przypadków na 1 milion dzieci do 14. rż. W Polsce rejestruje się od 1100 do 1200 nowych zachorowań rocznie. Dzięki rejestrowi szpitalnemu (wszystkie ośrodki onkologii i hematologii dziecięcej w Polsce) prowadzonemu w latach 1995–2003 można określić częstość występowania (%) poszczególnych rodzajów nowotworów w Polsce (ryc. 13.1) i współczynnik zachorowalności (tab. 13.1).

W liczbach bezwzględnych przedstawia się to następująco: białaczki średnio 300 (ALL – 252, ANLL – 44, CML – 8), chłoniaki średnio 150 (NHL – 79, HL – 71), nowotwory mózgu – 250, neuroblastoma 70, nowotwory nerek 65, mięsaki tkanek miękkich – 60, nowotwory kości – 55, nowotwory zarodkowe – 65, retinoblastoma – 24, nowotwory wątroby – 15 i inne rzadkie nowotwory (w tym raki tarczycy, kory nadnerczy, raki jelita) – 34. Są to dane orientacyjne i wymagają dokładnego opracowania epidemiologicznego. W stosunku do danych amerykańskich i europejskich zwraca uwagę znacznie wyższy odsetek mięsaków tkanek miękkich, guzów kości i guzów zarodkowych, co może być związane z niedoskonałością rejestru.

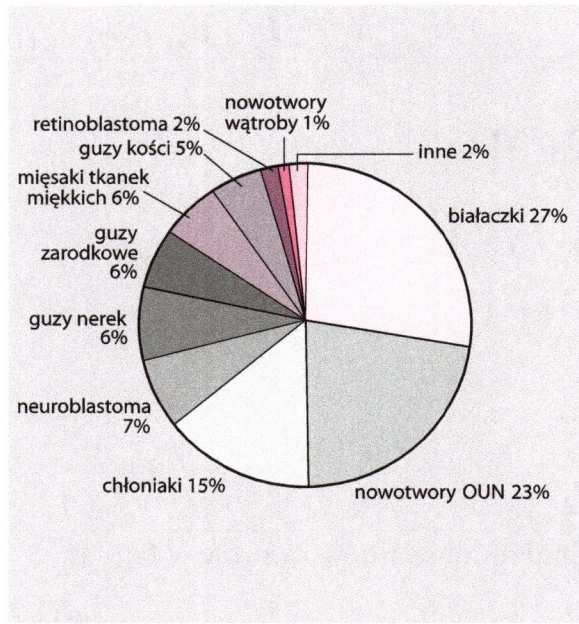

Rycina 13.1. Częstość występowania poszczególnych nowotworów w Polsce.

Tabela 13.1. Standaryzowanie współczynników zachorowalności na choroby nowotworowe na 1 milion dzieci do 14. rż. w Polsce [wg J.R. Kowalczyk]

RODZAJ NOWOTWORU	WSPÓŁCZYNNIK
Białaczki	35,4
Nowotwory mózgu	29,8
Chłoniaki	21,2
Mięsaki tkanek miękkich	10,6
Neuroblastoma	9,3
Guz Wilmsa	7,4
Nowotwory zarodkowe	6,3
Nowotwory kości	6
Retinoblastoma	3,7
Nowotwory nabłonkowe	2,7
Nowotwory wątroby	1,3
Inne nowotwory	0,4
Ogółem	134,1

13.1.2
Etiologia i patogeneza

W przeciwieństwie do pacjentów dorosłych, u których dużą rolę w etiologii nowotworów odgrywają czynniki zewnętrzne (środowiskowe), u dzieci podstawową przyczynę rozwoju nowotworów stanowią czynniki wewnętrzne. Z czynników środowiskowych, mających wpływ na rozwój nowotworów u dzieci (udowodniony w badaniach epidemiologicznych), należy wymienić:

- promieniowanie jonizujące,
- leki – preparaty immunosupresyjne stosowane po przeszczepach (chłoniaki), cytostatyki z grupy środków alkilujących (nitrogranulogen) i pochodne podofilotoksyny (etopozyd),
- zakażenia wirusowe – EBV (białaczki, chłoniaki).

Czynniki zewnętrzne mogą mieć wpływ na rodziców (komórki rozrodcze) czy na matkę w czasie ciąży. Opisywano częstsze występowanie białaczki limfoblastycznej u dzieci, których ojcowie narażeni byli na działanie promieniowania jonizującego, oraz białaczek mielocytarnych u dzieci matek zażywających marihuanę. Wykazano również związek między dietą z niską zawartością warzyw, owoców, witaminy C i kwasu foliowego u matek a częstszym występowaniem nowotworów mózgu u dzieci, a także częstsze występowanie guzów wątroby u dzieci matek narażonych na działanie metali ciężkich, farb, barwników czy wolnych rodników, a ojców na działanie metali ciężkich.

W miarę rozwoju badań genetycznych, cytogenetycznych i molekularnych wzrasta przeświadczenie, że nowotwór to choroba genetyczna. W wielu nowotworach wieku dziecięcego komórki nowotworowe są niedojrzałymi prekursorami komórek prawidłowych. I tak, w ostrej białaczce limfoblastycznej komórki nowotworowe są prekursorami dojrzałych limfocytów T i B, w neuroblastoma zwojów współczulnych, w guzie Wilmsa są komórkami metanefrycznymi, dającymi początek dojrzałej nerce, a w hepatoblastoma prekursorami dojrzałych komórek wątrobowych. Komórki nowotworowe mnożą się i rozwijają nieprawidłowo, ponieważ zostają uwolnione spod mechanizmów kontrolnych. Tę ucieczkę powodują zmiany genetyczne, występujące szczególnie często w okresach wzmożonej proliferacji, takich jak okres płodowy i niemowlęcy oraz wczesny dziecięcy, gdy rozwija się wiele narządów i układów. W tym czasie ogromna liczba komórek się dzieli, co zwiększa prawdopodobieństwo mutacji i zmian genetycznych skutkujących transformacją nowotworową. W jej wyniku dochodzi do nadmiernej proliferacji komórek lub blokady zaprogramowanej ich śmierci (apoptozy), bądź do obu tych procesów równocześnie. Skutkuje to niekontrolowanym mnożeniem się komórek o zmienionych cechach. Transformacja nowotworowa odbywa się najczęściej przez aktywację onkogenów i utratę genów supresorowych.

Onkogen jest nieprawidłowo aktywowanym lub zmienionym protoonkogenem, który wzmocnił swoją ekspresję lub zmienił produkt, powodując, że komórka trwale nabywa cech złośliwych. Protoonkogeny to zwykłe geny regulatorowe, kontrolujące proliferację, różnicowanie i rozwój. Ich produktami mogą być czynniki wzrostu, receptory czynników wzrostu, białka cytoplazmatyczne przenoszące wiadomości z receptorów do jądra lub białka regulatorowe jądra komórkowego, kontrolujące ekspresję genów wpływających na wzrost i różnicowanie komórki. Onkogeny powstają w wyniku translokacji protoonkogenów w nowe miejsce w genomie, mutacji punktowych lub amplifikacji. Mają one cechy genów dominujących – ich ekspresja dominuje nad genami niezmienionymi w innych allelach. Przykład stanowią onkogeny z rodziny myc odpowiedzialne za rozwój chłoniaka Burkitta. U dzieci z tym nowotworem dochodzi do translokacji genu *c-myc* z chromosomu 8 na 14, w miejsce odpowiedzialne za syntezę ciężkich łańcuchów immunoglobulin t(8:14), lub w miejsce odpowiedzialne za syntezę lekkich łańcuchów immunoglobulin na chromosomach 2 i 22 – t(8:2) i t(8:22). Gdy ekspresja *c-myc* w komórkach B, które przeszły translokacje jest niewłaściwa i komórki nie ulegną apoptozie, następuje rozrost nowotworowy.

Geny supresorowe, zwane antyonkogenami, pełnią funkcję negatywnych czynników kontrolujących wejście w cykl komórkowy – naprawiają błędy związane z regulacją wzrostu i różnicowaniem komórek (nieprawidłowe komórki ulegają apoptozie). W przeciwieństwie do protoonkogenów, które ujawniają swój dominujący onkogenny potencjał po nabyciu uczynniających je mutacji, recesywne geny supresorowe promują transformację nowotworową dopiero wówczas, gdy oba ich allele zostaną unieczynnione. Następuje to zazwyczaj w wyniku pojawiających się po sobie dwóch mutacji. Komórki pozbawione regulującego efektu genów supresorowych zaczynają niekontrolowanie się mnożyć, co prowadzi do rozrostu nowotworowego.

Poznanie mechanizmu działania genów supresorowych było możliwe dzięki badaniom epidemiologicznym Knudsona. Jego badania nad retinoblastoma (siatkówczakiem), za którego rozwój odpowiada gen *RB1*, zaowocowały hipotezą dwóch uderzeń (two hits). Zakłada ona, że do rozwoju dziedzicznej formy retinoblastoma potrzebne są dwie następujące po sobie mutacje, unieczynniające oba allele genu predysponującego do rozwoju tego nowotworu. Pierwsza mutacja (germinalna) następuje w komórkach rozrodczych, druga w komórkach somatycznych. Ten model rozwoju dziedzicznej formy siatkówczaka został potwierdzony przez późniejsze badania molekularne. Najbardziej poznanym genem supresorowym, zwanym strażnikiem genomu, jest gen *T53* i kodowane przez niego białko TP53.

Dziedziczne predyspozycje do rozwoju nowotworu oznaczają zmiany przekazane przez rodziców wcześniej istniejące albo nowe mutacje, które wystąpiły w czasie oogenezy lub spermatogenezy. Wrodzony charakter nowotworu może być stwierdzany badaniami epidemiologicznymi rodzin z określonymi chorobami i zespołami oraz badaniami molekularnymi potwierdzającymi zmiany w genach związanych z występowaniem tych nowotworów.

W przypadku dziedziczenia autosomalnego obserwuje się, podobnie jak w innych chorobach uwarunkowanych genetycznie, następujące zjawiska:

- nowotwór dotyczy kolejnych generacji,
- może być przekazany albo przez ojca, albo przez matkę,
- nowotwór wrodzony rozwija się wcześniej niż postacie sporadyczne,
- częściej występują postacie wieloogniskowe/obustronne.

W onkologii dziecięcej klasyczne przykłady dziedzicznego występowania nowotworów stanowią:

- retinoblastoma – w rodzinach, w których stwierdza się mutację genu supresorowego *RB1*, umiej-

Tabela 13.2. Czynniki predysponujące do występowania nowotworów u dzieci

RODZAJ NOWOTWORU	CZYNNIK	KOMENTARZ
Ostra białaczka limfoblastyczna	Promieniowanie jonizujące	▪ Napromienianie w okresie ciąży ▪ Radioterapia
	Czynniki genetyczne	▪ Zespół Downa ▪ Mutacja *NF1* ▪ Zespół Blooma
Ostra białaczka mieloblastyczna	Cytostatyki	▪ Środki alkilujące ▪ Pochodne podofilotoksyny
	Czynniki genetyczne	▪ Zespół Downa ▪ Mutacja *NF1* ▪ Monosomia chromosomu 7
Guzy mózgu	Promieniowanie jonizujące	▪ Radioterapia z powodu innych nowotworów
	Czynniki genetyczne	▪ Mutacja *NF1* ▪ Stwardnienie guzowate
Chłoniak Hodgkina	Występowanie rodzinne	▪ Jednojajowe bliźnięta ▪ Możliwość wystąpienia choroby u rodzeństwa
	Infekcje	▪ EBV
Chłoniaki nieziarnicze	Niedobory immunologiczne	▪ Wrodzone i nabyte zaburzenia odpowiedzi immunologicznej ▪ Leczenie immunosupresyjne
	Infekcje	▪ EBV
Osteosarcoma	Promieniowanie jonizujące	▪ Radioterapia
	Cytostatyki	▪ Środki alkilujące
	Czynniki genetyczne	▪ Zespół Li–Fraumeniego ▪ Wrodzona obuoczna postać retinoblastoma
Mięsak Ewinga	Rasa	▪ Częściej w rasie kaukaskiej
Guz Wilmsa	Czynniki genetyczne	▪ Zespół WAGR ▪ Aniridia ▪ Zespół Beckwitha–Wiedemanna ▪ Hemihipertrofia ▪ Zespół Denysa–Drasha
Mięśniakomięsak prążkowanokomórkowy (rhabdomyosarcoma)	Czynniki genetyczne	▪ Zespół Li-Fraumeniego ▪ Mutacja *NF1*
Wątrobiak zarodkowy (hepatoblastoma)	Czynniki genetyczne	▪ Hemihipertrofia ▪ Zespół Beckwitha–Wiedemanna ▪ Polipowatość rodzinna, np. zespół Gardnera
Złośliwy nowotwór jądra z pierwotnych komórek płciowych	Wada rozwojowa	▪ Wnętrostwo

scowionego na długim ramieniu chromosomu 13 (ryzyko = 40%),

- glejaki nerwów wzrokowych – w rodzinach z mutacją genu supresorowego *NF1* zlokalizowanego na długim ramieniu chromosomu 17 (ryzyko = 45%).

Należy dodać, że u pacjentów wyleczonych z retinoblastoma, u których choroba związana była z zaburzeniami genu *RB1*, rozwijają się mięsaki, głównie osteosarcoma, w różnym czasie od zakończenia leczenia.

Wystąpienie mutacji w okresie prezygotycznym (w gamecie) powoduje, że znajduje się ona we wszystkich komórkach organizmu i może być dziedziczona. Pojawienie się mutacji w okresie postzygotycznym (różnicowanie narządowe) wiąże się ze zmianami somatycznymi (w określonym narządzie), więc zaburzenia genetyczne dotyczą tylko tkanek guza i nie są dziedziczone.

Udokumentowano wpływ licznych czynników na ryzyko rozwoju nowotworów u dzieci (tab. 13.2).

13.1.3

Różnice między nowotworami dorosłych i dzieci

U dzieci nowotwory występują znacznie rzadziej niż u dorosłych, mniej więcej z jednakową częstością u obojga płci. Umiejscawiają się głównie w szpiku kostnym, układzie chłonnym, OUN, nerkach, układzie współczulnym, tkankach miękkich, kościach, gonadach, wątrobie i w siatkówce.

Najistotniejszą cechę nowotworów dziecięcych różniącą je od nowotworów u dorosłych stanowi ich nienabłonkowe pochodzenie (tab. 13.3). Są to nowotwory bardzo nisko zróżnicowane z monotonnym obrazem mikroskopowym. Większość z nich to tzw. nowotwory drobnookrągłokomórkowe. Cechują się bardzo dużą frakcją wzrostową i olbrzymią dynamiką. Podwojenie liczby komórek frakcji wzrostowej następuje w czasie od kilkunastu godzin (białaczki) do 3 tygodni (guzy lite). W rakach występujących głównie u pacjentów dorosłych podwojenie frakcji wzrostowej następuje zwykle w ciągu 3 miesięcy. W związku z dużą dynamiką nowotworów dziecięcych w chwili ustalenia rozpoznania proces chorobowy jest zwykle bardzo zaawansowany (III, IV stopień). Duża dynamika wzrostu wiąże się jednak ze znaczną wrażliwością na chemioterapię. Niezależnie od rodzaju i stadium zaawansowania nowotworu można na trwałe wyleczyć ponad 75% dzieci. Im mniejsza masa nowotworu, tym skuteczniejsze leczenie oraz słabsze niepożądane następstwa wczesne i odległe.

13.1.4

Rozpoznawanie nowotworów u dzieci

Nowotwór złośliwy występuje rocznie zaledwie u 1 dziecka na 10 000. Dlatego choroba, zwłaszcza we wczesnej fazie, zostaje bardzo często przeoczona.

CECHY	DZIECI	DOROŚLI
Częstość występowania	13–14 : 100 000	240 : 100 000
Etiologia i patogeneza	Czynniki genetyczne, promieniowanie jonizujące, infekcje	Czynniki środowiskowe, tytoń, dieta, alkohol, hormony
Patomorfologia	Mięsaki, obraz monotonny, nowotwory drobnookrągłokomórkowe	Raki – wyraźnie zróżnicowane
Typ zajętych tkanek	Szpik kostny, układ chłonny, OUN, nerki, układ współczulny	Nowotwory wszystkich narządów i tkanek
Zaawansowanie przy rozpoznaniu	Zwykle duże, bardzo często przerzuty	Różne
Wczesne wykrywanie	Przypadkowe, brak badań przesiewowych	Możliwość badań przesiewowych (rak szyjki macicy, rak gruczołu piersiowego, rak jelita)
Odpowiedź na chemioterapię	Bardzo dobra	W zależności od rodzaju nowotworu
Wyniki leczenia	Ponad 75% trwałych wyleczeń niezależnie od rodzaju nowotworu i stadium zaawansowania	W zależności od rodzaju nowotworu i stadium zaawansowania

Tabela 13.3. Cechy charakterystyczne nowotworów u dzieci i dorosłych

Zdarza się to nawet w przypadkach, gdy występują tzw. objawy alarmowe, wskazujące na chorobę nowotworową. Wynika to między innymi z lęku przed takim rozpoznaniem występującego zarówno u lekarzy, jak i rodziców. Tymczasem unikanie diagnostyki w kierunku choroby nowotworowej nie zmieni faktu, że ona istnieje, szybko się rozwija i im prędzej zostanie rozpoznana, tym lepiej dla dziecka. Dlatego przy nietypowym przebiegu choroby, zwłaszcza przy długo utrzymującym się, narastającym bólu, gorączce o niewyjaśnionej przyczynie czy pojawieniu się nietypowego, powiększającego się tworu, konieczne jest zebranie bardzo dokładnego wywiadu, przeprowadzenie szczegółowego badania całego dziecka po rozebraniu i wykonanie podstawowych badań dodatkowych (morfologia krwi, RTG klatki piersiowej, USG jamy brzusznej).

Nowotwory umiejscowione w obrębie głowy i szyi (chłoniaki, mięsaki tkanek miękkich) mogą powodować objawy podobne do występujących w tej okolicy zakażeń. Dlatego należy zawsze dokładnie ustalić przyczynę przedłużającego się bólu, niedosłuchu, wycieku z ucha czy nosa, obrzęku tylnej ściany gardła, szczękościsku, wszelkich asymetrii twarzy czy powiększenia węzłów chłonnych.

U nastolatków z uporczywym, narastającym bólem kości, który często wiązany jest w początkowym okresie z urazem, powinno się wykonać zdjęcie RTG w celu wykluczenia osteosarcoma i mięsaka Ewinga.

Objawy wzmożonego ciśnienia śródczaszkowego, zaburzenia równowagi czy porażenie któregokolwiek z nerwów czaszkowych powinno być wskazaniem do wykonania w trybie pilnym TK z kontrastem i/lub MRI OUN, gdyż są to alarmujące objawy procesów rozrostowych wewnątrzczaszkowych.

Wczesne objawy białaczek przedstawiono w rozdz. 12 „Choroby układu krwiotwórczego".

Rozpoznanie wstępne nowotworu można ustalić na podstawie jego umiejscowienia, badania przedmiotowego, wyników podstawowych badań dodatkowych i wieku dziecka (tab. 13.4).

Dalsza diagnostyka nowotworu i zaplanowanie optymalnego, zgodnego z aktualnym stanem wiedzy leczenia wymaga wielospecjalistycznego zespołu i powinna być przeprowadzana w klinikach onkologii i/lub hematologii dziecięcej.

Postępowanie diagnostyczne polega na precyzyjnym ustaleniu rozpoznania, określeniu stadium zaawansowania i czynników prognostycznych (zmieniają się wraz z postępem wiedzy i modyfikacją terapii poszczególnych nowotworów), co pozwala na zaplanowanie odpowiedniego leczenia.

System oceny stopnia zaawansowania choroby nowotworowej wyróżnia następujące stadia:

- I – guz umiejscowiony wewnątrz narządu, z którego się wywodzi, musi zostać usunięty chirurgicznie bez mikroskopowych pozostałości,
- II – zajęcie przez proces nowotworowy narządu i regionalnych węzłów chłonnych, możliwa jest resekcja makroskopowa,
- III – duży guz wychodzący poza narząd, z którego się wywodzi, naciekający na sąsiednie narządy, nie jest możliwe jego radykalne usunięcie, nawet makroskopowo, bez zabiegu okaleczającego,
- IV – proces rozsiany, do rozsiewu dochodzi drogą naczyń krwionośnych i/lub limfatycznych.

Powyższy system nie ma zastosowania w białaczkach, gdyż w chwili rozpoznania są one procesami rozsianymi.

13.1.5
Ogólne zasady leczenia nowotworów u dzieci

Leczenie dziecka z chorobą nowotworową ma na celu maksymalne zredukowanie masy guza przy jak najmniejszym uszkodzeniu zdrowych tkanek. Musi ono

Tabela 13.4. Najczęstsze nowotwory występujące u dzieci w zależności od wieku

WIEK DZIECKA	RODZAJ NOWOTWORU
0.–5. rż.	▪ Ostra białaczka limfoblastyczna ▪ Neuroblastoma ▪ Guz Wilmsa ▪ Retinoblastoma ▪ Hepatoblastoma
6.–10. rż.	▪ Guzy mózgu ▪ Nowotwory wywodzące się z komórek rozrodczych ▪ Mięsaki tkanek miękkich ▪ Chłoniaki
11.–15. rż.	▪ Guzy kości ▪ Raki ▪ Chłoniaki i ziarnica

być prowadzone dwutorowo, jako terapia skierowana przeciw nowotworowi i tzw. leczenie wspomagające.

Chemioterapia

Chemioterapia wielolekowa (tab. 13.5) jest podstawową metodą leczenia większości białaczek (patrz rozdz. 12 „Choroby układu krwiotwórczego") i chłoniaków nieziarniczych. W guzach litych stosuje się ją w terapii skojarzonej z zabiegiem operacyjnym i/lub radioterapią. W zdecydowanej większości przypadków u dzieci z guzami litymi chemioterapię traktuje się jako leczenie rozpoczynające kompleksowe postępowanie przeciwnowotworowe (nowotwory zaawansowane miejscowo lub rozsiane). Chemioterapię na tym etapie leczenia określa się jako **indukcyjną** lub **neoadjuwantową**. Ma ona za zadanie zniszczenie jak największej liczby komórek nowotworowych w ognisku pierwotnym i przerzutach przed zabiegiem operacyjnym, umożliwiając radykalne usunięcie guza. Ponadto zastosowanie chemioterapii przy istniejącej, mierzalnej chorobie nowotworowej pozwala na sprawdzenie *in vivo* skuteczności stosowanego programu leczenia. W I i II stadium zaawansowania chemioterapię stosuje się jako leczenie uzupełniające po leczeniu chirurgicznym w celu zlikwidowania ewentualnych niemożliwych do wykrycia ognisk rozsiewu choroby nowotworowej (mikroprzerzutów). Jest to **chemioterapia uzupełniająca** lub **adjuwantowa**.

Leczenie chirurgiczne

Istotny element kompleksowej terapii nowotworów litych u dzieci. W postępowaniu terapeutycznym ma zasadnicze znaczenie w leczeniu ogniska pierwotnego i ewentualnych przerzutów (płuca, mózg). Radykalne usunięcie (makroskopowe i mikroskopowe) ogniska pierwotnego może być przeprowadzone jako leczenie wstępne (małe guzy 3–5 cm w zależności od lokalizacji) lub jako zabieg odroczony po zastosowaniu chemioterapii indukcyjnej.

Radioterapia

Napromienianie odgrywa istotną rolę w miejscowym leczeniu guzów litych. Stosuje się je w skojarzeniu z chirurgią w celu zniszczenia pozostałości makroskopowych i/lub mikroskopowych po usunięciu ogniska pierwotnego, a także w leczeniu nowotworów zlokalizowanych w miejscach, w których radykalne usunię-

cie guza nie jest możliwe bez wykonania zabiegu okaleczającego. Radioterapię wykorzystuje się również w chorobach układowych do niszczenia komórek nowotworowych zlokalizowanych w miejscach trudno dostępnych dla cytostatyków (OUN, jądra). U dzieci w rzadkich przypadkach prowadzi się ją również jako leczenie paliatywne (przeciwbólowe).

Przeszczepy

Przeszczepianie macierzystych komórek krwiotwórczych (hematopoietic stem cells transplantation, HSCT) – wskazania do tej procedury w chorobach nowotworowych ustala się w kontekście aktualnych wyników leczenia konwencjonalnego. Jest ona uzasadniona tylko wtedy, gdy znamiennie zwiększa szanse chorego na wyleczenie. Niektórych rozsianych nowotworów nie da się wyleczyć standardowymi dawkami chemioterapii, wówczas stosuje się duże dawki cytostatyków (megachemioterapia). Dopuszczalne jest to wtedy, gdy można uniknąć nieodwracalnych skutków toksycznych. Głównym czynnikiem ograniczającym stosowanie megachemioterapii jest jej działanie mielosupresyjne (aplazja szpiku). Metodę postępowania w takich przypadkach stanowi przeszczepienie macierzystych komórek krwiotwórczych, które pozyskuje się ze szpiku kostnego lub z krwi obwodowej.

Przeszczepy dzieli się na:

- autologiczne – przeszczepienie choremu jego własnych komórek macierzystych, np. pobranie komórek przed megachemioterapią i przetoczenie ich po jej zakończeniu,
- syngeniczne – dawca i biorca są bliźniakami jednojajowymi (homozygotycznymi),
- allogeniczne – przeszczep od osoby niebędącej bliźniakiem jednojajowym (dawca rodzinny lub niespokrewniony z pacjentem).

Konieczny warunek wykonania przeszczepu stanowi zgodność dawcy i biorcy w układzie HLA (u dawców niespokrewnionych szansa 1 : 10 000). Jeśli jej nie ma, przeszczepione komórki albo zostaną odrzucone, albo, co zdarza się częściej, wystąpi choroba przeszczep przeciw gospodarzowi (graft-versus-host disease, GVHD). Sytuacja taka może pojawić się również w przypadkach dawców zgodnych w układzie HLA. GVHD powoduje przede wszystkim

Tabela 13.5. Najczęściej stosowane cytostatyki w leczeniu nowotworów u dzieci

NAZWA LEKU	MECHANIZM DZIAŁANIA	DZIAŁANIA NIEPOŻĄDANE	
		WCZESNE	ODLEGŁE
LEKI ALKILUJĄCE			
Cyklofosfamid	Alkilacja DNA	Leukopenia, kardiomiopatia, krwotoczne zapalenie pęcherza moczowego, wymioty, SIADH	Niepłodność, kardiomiopatia, wtórne nowotwory, leukoencefalopatia
Ifosfamid	Alkilacja DNA	Mielosupresja, przejściowa encefalopatia, uszkodzenie nerek, krwotoczne zapalenie pęcherza moczowego, wymioty, SIADH	Niepłodność, wtórne nowotwory
Chlormetyna	Alkilacja DNA	Leukopenia, małopłytkowość, wymioty, martwica tkanek przy wynaczynieniu	Niepłodność, wtórne nowotwory
Melfalan	Alkilacja DNA	Długotrwała leukopenia (6–8 tyg.), zapalenia błon śluzowych, biegunka, świąd, wymioty	Zwłóknienie płuc, niepłodność, wtórne nowotwory, zaćma
Busulfan	Alkilacja DNA	Mielosupresja, zapalenie błon śluzowych, drgawki, VOD, choroba okluzyjna naczyń wątrobowych	Zwłóknienie wsierdzia, niepłodność, wtórne nowotwory
Chlorambucyl	Alkilacja DNA	Mielosupresja, zapalenia błon śluzowych, biegunka, śródmiąższowe zapalenie płuc, zapalenie pęcherza moczowego	Zwłóknienie płuc, niepłodność, wtórne nowotwory
Lomustyna	Alkilacja DNA	Mielosupresja, wymioty, uczucie zmęczenia, dezorientacja	Wtórne nowotwory (białaczka)
Cisplatyna	Alkilacja DNA	Nefrotoksyczność, ototoksyczność, neuropatia obwodowa, nasilone wymioty, mielosupresja, SIADH, obrzęk tarczy nerwu wzrokowego	Niewydolność nerek, utrata słuchu, neuropatia obwodowa
Karboplatyna	Alkilacja DNA	Małopłytkowość, nefrotoksyczność, ototoksyczność, neuropatia obwodowa, nasilone wymioty, zapalenie nerwu wzrokowego	Niewydolność nerek, utrata słuchu
Dakarbazyna	Alkilacja DNA; hamowanie syntezy DNA, RNA, białek	Mielosupresja, nudności, wymioty, objawy grypopodobne, wypadanie włosów	Niepłodność
ANTYMETABOLITY			
Metotreksat	Hamuje syntezę kwasu tetrahydrofoliowego	Owrzodzenia błon śluzowych, biegunka, niewydolność nerek, encefalopatia, ślepota korowa, nadwrażliwość na promienie UV	Leukoencefalopatia, marskość wątroby, zwłóknienie płuc, aseptyczna martwica kości, osteoporoza
5-fluorouracyl	Zaburza syntezę DNA i RNA, analog nukleotydowy	Mielosupresja, zapalenie błon śluzowych, biegunka, hiperpigmentacja skóry, utrata paznokci	Nie stwierdzono
6-merkaptopuryna	Zaburza syntezę puryn	Martwica wątroby, encefalopatia, martwica tkanek przy wynaczynieniu, ból głowy, biegunka	Marskość wątroby
Cytarabina	Analog nukleotydowy, hamuje rozpoczęcie syntezy DNA	Mielosupresja, działanie toksyczne na móżdżek, wymioty, biegunka, metaliczny smak w ustach, ciężkie owrzodzenia przewodu pokarmowego, zapalenia spojówek, śpiączka, obrzęk płuc, gorączka	Leukoencefalopatia
Tioguanina	Hamowanie syntezy puryn	Mielosupresja, uszkodzenie wątroby, zapalenie śluzówek jamy ustnej	

Tabela 13.5 cd.

NAZWA LEKU	MECHANIZM DZIAŁANIA	DZIAŁANIA NIEPOŻĄDANE	
		WCZESNE	ODLEGŁE
ANTYBIOTYKI			
Daktynomycyna	Hamowanie zależnej od RNA syntezy DNA	Mielosupresja, ciężka biegunka, nudności, trądzik, rumień, choroba okluzyjna naczyń wątrobowych, powikłania skórne w razie jednoczesnej radioterapii, martwica tkanek przy wynaczynieniu	Wtórne nowotwory
Doksorubicyna	Fragmentacja DNA, tworzenie wolnych rodników	Leukopenia, zaburzenia rytmu serca, zastoinowa niewydolność krążenia, zapalenie jamy ustnej, wymioty, czerwone zabarwienie moczu, powikłania skórne w razie jednoczesnej radioterapii, martwica tkanek przy wynaczynieniu	Kardiomiopatia
Daunorubicyna	Fragmentacja DNA, tworzenie wolnych rodników	Jak doksorubicyna	Jak doksorubicyna
Bleomycyna	Sieciowanie łańcuchów DNA	Reakcje anafilaktyczne, zapalenie płuc, zapalenie błon śluzowych, odczyny skórne, gorączka	Zwłóknienie płuc
ALKALOIDY ROŚLINNE – ANTYMITOTYKI			
Winkrystyna	Blokowanie tworzenia wrzeciona mitotycznego w wyniku wiązania z tubuliną	Neuropatia obwodowa i autonomiczna, niedrożność porażenna jelit, SIADH, mielosupresja, wypadanie włosów	Nie stwierdzono
Winblastyna	Blokowanie tworzenia wrzeciona mitotycznego w wyniku wiązania z tubuliną	Mielosupresja, nudności i wymioty, niedrożność porażenna jelit, neuropatia obwodowa i autonomiczna, zmiany skórne, fotodermatoza, wypadanie włosów	Nie stwierdzono
POCHODNE PODOFILOTOKSYNY			
Etopozyd	Hamowanie topoizomerazy	Mielosupresja, nudności i wymioty, biegunka, gorączka, wypadanie włosów, odczyny anafilaktyczne	Wtórne nowotwory (AML)
Tenipozyd	Hamowanie topoizomerazy	Leukopenia, anafilaksja, hiperbilirubinemia	Wtórne nowotwory (AML)
CYTOSTATYKI O RÓŻNYM DZIAŁANIU			
L-asparaginaza	Hamowanie syntezy kwasów nukleinowych w wyniku rozkładu asparaginy	Odczyny anafilaktyczne, nudności i wymioty, uszkodzenie wątroby, koagulopatie, hiperglikemia, zapalenie trzustki, drgawki, reakcje nadwrażliwości, encefalopatia	Ubytki neurologiczne

uszkodzenie skóry, przewodu pokarmowego i wątroby. Zapobiega się jej przez stosowanie środków immunosupresyjnych.

Przeszczepy narządów w terapii nowotworów nie są powszechne. Wykonuje się przeszczepy wątroby w raku wątrobowokomórkowym i zaawansowanych miejscowo przypadkach hepatoblastoma, a także (rzadko) transplantacje nerki w obustronnych guzach Wilmsa.

Leczenie wspomagające

Leczenie wszystkich powikłań związanych ze stosowaniem chemioterapii i/lub radioterapii jest równie ważne jak terapia przeciwnowotworowa.

Zapobieganie nudnościom i wymiotom

Nudności i wymioty występują bardzo często przy stosowaniu cytostatyków, zwłaszcza średnio i wysoce emetogennych. Wprowadzenie leków blokujących receptory serotoninowe i histaminowe oraz steroidów pozwala skutecznie zwalczać te objawy.

Leczenie powikłań hematologicznych

Polega na przetaczaniu preparatów krwiopochodnych – koncentratu krwinek czerwonych w znacznej niedokrwistości, koncentratu płytek krwi w małopłytkowości z objawami skazy krwotocznej. Preparaty krwiopochodne powinny być pozyskiwane z separatora komórkowego i napromieniane dawką 1500 cGy w celu zniszczenia limfocytów dawcy mogących wywołać GVHD.

Leczenie powikłań infekcyjnych

Po wprowadzeniu chemioterapii wielolekowej w pierwszym okresie jej stosowania 40% zgonów spowodowanych było powikłaniami infekcyjnymi. Obecnie takie zgony zdarzają się niezwykle rzadko. Najlepszymi sposobami zapobiegania infekcjom w szpitalu jest dokładne mycie rąk przed każdym kontaktem z dzieckiem i używanie jałowych rękawiczek oraz utrzymanie czystości pomieszczeń. Czynnikami wywołującymi powikłania infekcyjne są głównie bakterie endogenne, dlatego niewielką skuteczność wykazuje stosowanie przez personel i najbliższych pacjenta maseczek ochronnych.

Najczęściej występują powikłania bakteryjne. U pacjentów z granulocytopenią i gorączką należy pobrać posiewy (krew, mocz, kał, wszystkie ewentualne miejsca infekcji) i natychmiast włączyć antybiotyki działające na bakterie Gram-dodatnie, Gram-ujemne i *Pseudomonas*. W przypadku braku reakcji na leczenie lub nawrotu gorączki powinno się dołączyć preparat przeciwgrzybiczy. Układowe zakażenia grzybicze stanowią obecnie największe zagrożenie dla pacjentów leczonych z powodu choroby nowotworowej.

Osobom narażonym na szczególnie ciężką mielosupresję podaje się profilaktycznie G-CSF i M-CSF.

Wyrównywanie niedoborów w stanie odżywienia

U dzieci leczonych przeciwnowotworowo lub cierpiących z powodu powikłań terapii (zwłaszcza ze strony przewodu pokarmowego) należy starać się nie dopuścić do wystąpienia niedoboru w stanie odżywienia i/lub dbać o ich wyrównywanie. W tym celu stosuje się specjalne diety, a przy uszkodzeniu śluzówki przewodu pokarmowego odżywianie parenteralne.

Powikłania metaboliczne

Zespół ostrego rozpadu guza rozwija się w wyniku niszczenia komórek nowotworowych i uwolnienia ich elementów do krwi. Występują:

- hiperurykemia – kwasy nukleinowe ulegają przemianie do kwasu moczowego,
- hiperkaliemia,
- hiperfosfatemia,
- hipokalcemia.

Wytrącanie się kryształków kwasu moczowego w kanalikach nerkowych może doprowadzić do niewydolności nerek. Pierwszej fazie hiperurykemii można zapobiec przez intensywne nawadnianie (3 l/m² pc. do chwili uzyskania ciężaru właściwego moczu 1,010 i diurezy 100 ml/m² pc./h), alkalizację wodorowęglanem sodu (pH moczu w granicach 7–7,5) i podawanie inhibitorów oksydazy ksantynowej. Przy braku skuteczności takiego postępowania stosuje się leczenie nerkozastępcze.

Hiperkaliemia powoduje zaburzenia rytmu serca. Hiperfosfatemia może wywoływać spadek stężenia wapnia, tężyczkę i wytrącanie się fosforanu wapniowego w kanalikach nerkowych. Nieleczony prawidłowo zespół ostrego rozpadu guza prowadzi do zaburzeń w układzie krążenia, niewydolności nerek, DIC i ostatecznie do zgonu.

Zwalczanie bólu

Zwalczanie bólu związanego z procedurami diagnostycznymi, terapeutycznymi i podstawową chorobą jest niezmiernie istotne w procesie leczenia choroby nowotworowej. Uważa się, że prawidłowa kontrola bólu w trakcie leczenia pozwala na utrzymanie dobrego stanu ogólnego i osiągnięcie lepszych wyników terapii. Leki przeciwbólowe stosuje się zgodnie z drabiną analgetyczną zdefiniowaną przez WHO w 1986 r.

Wczesne i odległe skutki leczenia

Chemioterapia działa nie tylko na komórki nowotworowe, ale także na komórki i tkanki zdrowe, przede wszystkim na ulegające intensywnej odnowie, czyli szpik kostny, nabłonek przewodu pokarmowego czy komórki mieszków włosowych. Powikłania chemioterapii dzieli się na wczesne (występujące w trakcie leczenia) i późne (kilka do kilkunastu lat od zakończenia leczenia przeciwnowotworowego) (tab. 13.5).

Najczęstsze wczesne powikłania po chemioterapii:

- nudności i wymioty,
- mielosupresja objawiająca się leukopenią, trombocytopenią i anemią,
- uszkodzenie błony śluzowej przewodu pokarmowego, które może być przyczyną zapalenia jamy ustnej, biegunki z towarzyszącymi bardzo ciężkimi zaburzeniami wodno-elektrolitowymi i infekcjami przewodu pokarmowego,
- uszkodzenie narządów miąższowych, głównie wątroby i nerek (bezpośrednie działanie toksyczne cytostatyków, zespół lizy guza),
- uszkodzenie komórek mieszków włosowych skutkujące wypadaniem włosów w trakcie leczenia (całkowicie odwracalne).

Odległe następstwa chemioterapii:

- leukoencefalopatia po leczeniu dużymi dawkami metotreksatu,
- niepłodność u osób płci męskiej po stosowaniu środków alkilujących,
- kardiomiopatia po antracyklinach (przekroczenie > 450 mg/m² pc. sumarycznej dawki na leczenie),
- zwłóknienie płuc po bleomycynie (przekroczenie > 220 mg/m² pc. sumarycznej dawki na leczenie).

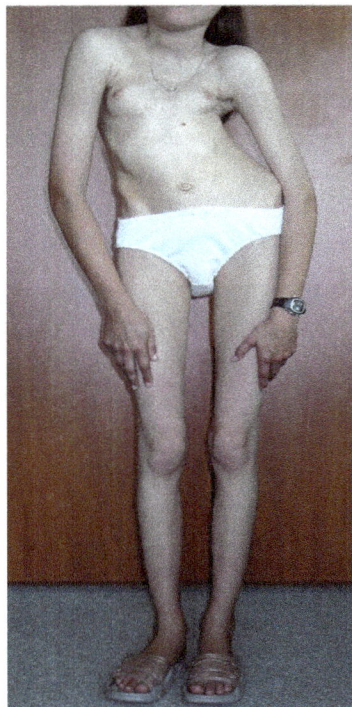

Duży problem stanowią również drugie nowotwory (białaczka mielocytarna po środkach alkilujących).

Odległe następstwa radioterapii u dzieci są szczególnie groźne ze względu na znaczną wrażliwość wszystkich tkanek na napromienianie. Mimo zmiany źródła promieniowania (od RTG, przez promieniowanie γ do obecnie stosowanych cząsteczek przyśpieszonych) i udoskonalenia metod precyzyjnego oznaczania pola napromieniania, metoda ta powinna być stosowana u dzieci jedynie w przypadkach bezwzględnej konieczności. Nasilenie objawów niepożądanych po radioterapii jest odwrotnie proporcjonalne do wieku i wprost proporcjonalne do wysokości dawki napromieniania. Ciężkie odległe następstwa radioterapii stanowią zahamowanie rozwoju okolicy napromienianej (ryc. 13.2a, b) i rozwój wtórnych nowotworów.

Leczenie chirurgiczne jest obecnie najmniej obciążające w aspekcie odległych następstw. Dzięki chemioterapii indukcyjnej zostały praktycznie wyeliminowane zabiegi okaleczające (amputacje, egzenteracje), które wykonuje się dopiero w przypadku nawrotów po wyczerpaniu metod zachowawczych.

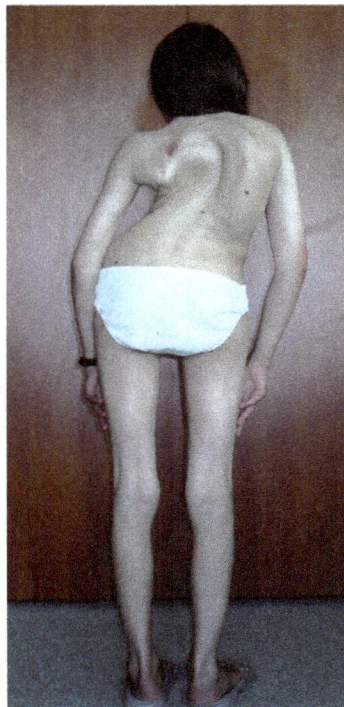

Rycina 13.2a. Pacjentka 20-letnia po radioterapii na śródpiersie z powodu neuroblastoma w wieku 4 lat

Rycina 13.2b. Ta sama pacjentka – widok od tyłu.

13.2

CHOROBY NOWOTWOROWE UKŁADOWE

13.2.1

Chłoniak Hodgkina

łac. *lymphogranulomatosis maligna*
ang. Hodgkin lymphoma

◣ Definicja

Nowotwór manifestujący się najczęściej powiększaniem węzłów chłonnych szyi, rzadziej śródpiersia. W miarę rozwoju choroby zajmowane są kolejne grupy węzłów i narządy pozawęzłowe (śledziona, wątroba, szpik, płuca). Chłoniak Hodgkina dawniej nazywany był ziarnicą złośliwą.

◣ Epidemiologia

Choroba stanowi 30–50% chłoniaków w populacji pediatrycznej. Występuje w każdym przedziale wiekowym, ale szczyt zachorowań przypada na 15.–35. rż. i około 50. rż. U dzieci poniżej 10. rż. występuje bardzo rzadko. Opisywano występowanie rodzinne.

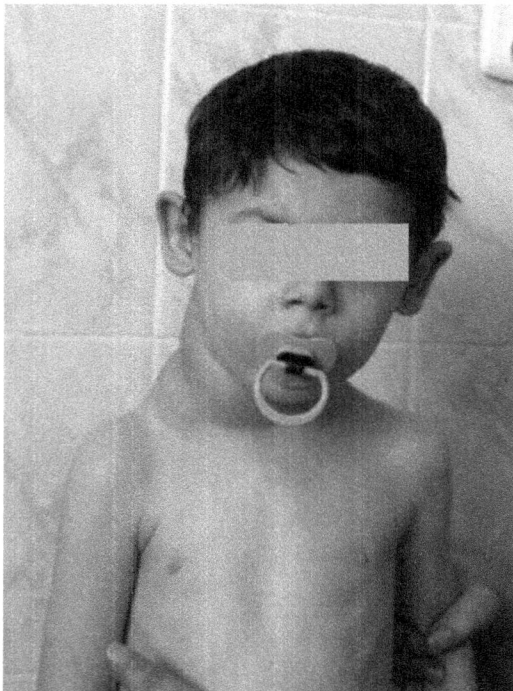

Rycina 13.3. Chłoniak Hodgkina – jednostronne powiększenie węzłów chłonnych szyi.

◣ Etiologia i patogeneza

Komórki nowotworowe wywodzą się z limfocytów B, a w patogenezie choroby dużą rolę przypisuje się EBV. Podkreślana jest również rola zaburzenia odpowiedzi immnologicznej komórkowej.

◣ Obraz kliniczny

U 80% pacjentów choroba rozpoczyna się od jednostronnego powiększenia węzłów chłonnych w okolicy szyi (ryc. 13.3). W 60% przypadków stwierdza się powiększenie węzłów chłonnych śródpiersia (ryc. 13.4). Rzadziej pierwotnie zajęte są węzły chłonne pachowe i pachwinowe (30%). Zmiany pozawęzłowe, będące objawami znacznego zaawansowania choroby, obserwuje się w śledzionie (10–45%), wątrobie (10–48%), płucach (5–15% zwykle jako wynik szerzenia się ze zmian w śródpiersiu), kościach i szpiku kostnym (< 5%).

Dostępne badaniu klinicznemu powiększone węzły chłonne w początkowej fazie są zwykle niezbyt duże, twarde, niebolesne przy ucisku i bez odczynów zapalnych. W miarę trwania choroby zwiększa się ich liczba i wielkość, mogą łączyć się w pakiety.

W przypadku zajęcia węzłów chłonnych śródpiersia czasem występują:

- zespół żyły głównej górnej – wskutek ucisku na żyłę główną górną stwierdza się zasinienie i obrzęk twarzy i szyi pacjenta oraz wypływanie pod ciśnieniem krwi przy nakłuciu żył kończyn górnych,
- zespół górnego śródpiersia – związany z uciskiem krtani, objawiający się kaszlem i trudnościami w oddychaniu.

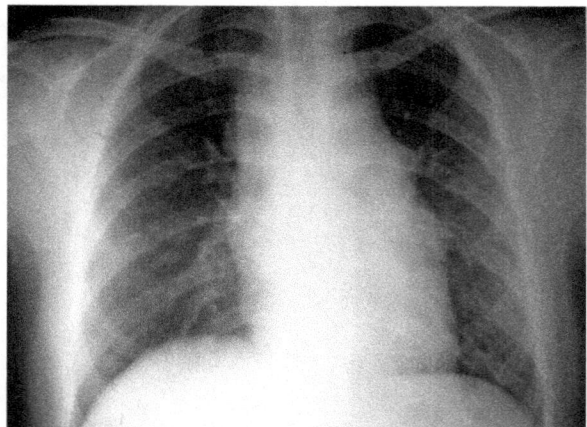

Rycina 13.4. Chłoniak Hodgkina – powiększenie węzłów chłonnych śródpiersia.

Przy zajęciu śródpiersia stwierdza się zwykle także zmiany w węzłach chłonnych nadobojczykowych po stronie prawej. W zaawansowanej chorobie mogą pojawić się objawy ogólne pod postacią okresowych stanów gorączkowych, braku apetytu, osłabienia, senności, potów nocnych, świądu skóry i utraty masy ciała.

W przebiegu choroby występują niekiedy zaburzenia immunologiczne, takie jak niedokrwistość immunohemolityczna, trombocytopenia i zespół nerczycowy. Zaburzona odporność komórkowa, która może być pogłębiona przez stosowane leczenie, sprzyja częstym infekcjom wirusowym (półpasiec) i grzybiczym (kryptokokoza, histoplazmoza, kandydoza).

Przebieg naturalny

Choroba szerzy się najpierw w układzie limfatycznym w sposób anatomiczny, zajmując kolejne grupy węzłów chłonnych, a następnie narządy pozalimfatyczne. Zwykle obecność procesu w węzłach chłonnych śródpiersia i wnęk powoduje objęcie procesem chorobowym płuc z pojawieniem się wysięku w opłucnej i osierdziu. Po zajęciu węzłów chłonnych w okolicy aorty dochodzi do nacieczenia śledziony, wątroby i/lub szpiku. Sposób i szybkość szerzenia się zmian zależy od podtypu patomorfologicznego chłoniaka. Nieleczony nowotwór prowadzi do śmierci pacjenta.

Metody diagnostyczne

W przypadku przedłużającej się limfadenopatii szyjnej, w której nie można wykryć ogniska zapalnego, konieczne jest pobranie w całości największego węzła do badania patomorfologicznego i dostarczenie go natychmiast w całości, w stanie niezmienionym, do patomorfologa. Biopsja aspiracyjna cienkoigłowa jest przeciwwskazana, nie pozwala bowiem na ustalenie precyzyjnej diagnozy.

Podstawę rozpoznania chłoniaka Hodgkina w obrazie mikroskopowym stanowi stwierdzenie obecności **komórek Reed–Sternberga**. Ponadto stwierdzić można limfocyty, histiocyty, plazmocyty, granulocyty i fibroblasty. Ich zawartość w obrazie mikroskopowym oraz stosunek do podłoża węzła chłonnego z obecnością bardziej lub mniej nasilonych cech zwłóknienia określają typy histologiczne choroby. Klasyfikacja WHO z 2008 roku wyróżnia:

- chłoniak Hodgkina guzkowy z przewagą limfocytów (nodular lymphocyte-predominant Hodgkin lymphoma),
- klasyczna postać chłoniaka Hodgkina (classical Hodgkin lymphoma):
  - bogata w limfocyty (lymphocyte-rich),
  - typ stwardnienia guzkowego (nodular sclerosis),
  - mieszanokomórkowa (mixed cellularity),
  - z zanikiem limfocytów (lymphocyte depleted).

Tabela 13.6. Stopnie zaawansowania klinicznego chłoniaka Hodgkina wg klasyfikacji z Cotswolds (zmodyfikowana klasyfikacja z Ann Arbor)

STOPIEŃ	OPIS
I	Zajęcie jednej grupy węzłów chłonnych lub narządu limfatycznego (śledziona, grasica, migdałek)
II	Zajęcie dwóch lub więcej grup węzłów chłonnych lub narządów limfatycznych poniżej lub powyżej przepony
III	Zajęcie grup węzłów chłonnych powyżej i poniżej przepony z towarzyszącym zajęciem ogniskowym narządów pozalimfatycznych lub bez ich zajęcia
III$_1$	Zajęcie węzłów chłonnych wnęki wątroby i/lub śledziony i węzłów trzewnych
III$_2$	Zajęcie węzłów chłonnych okolicy aorty i/lub biodrowych i krezkowych
IV	Rozlane lub wieloogniskowe zajęcie narządów pozalimfatycznych z zajęciem węzłów chłonnych lub bez niego

Określenia uzupełniające:
A – bez objawów ogólnych
B – z objawami ogólnymi (co najmniej 1 – gorączka > 38°C, nocne poty, utrata > 10% masy ciała w ciągu ostatnich 6 miesięcy)
E – ogniskowe zajęcie narządu pozalimfatycznego
X – duży guz śródpiersia przekraczający $^1/_3$ wewnętrznego wymiaru klatki piersiowej na wysokości Th 5–6 lub inny, którego średnica przekracza 10 cm

W celu ustalenia rozległości procesu chorobowego (tab. 13.6) niezbędnego do zaplanowania odpowiedniego leczenia konieczne jest wykonanie TK klatki piersiowej, jamy brzusznej i miednicy (ocena węzłów chłonnych śródpiersia, płuc, okolicy aorty i biodrowych, a także wątroby i śledziony). Bóle kości stanowią wskazanie do badania RTG i scyntygrafii. Punkcja obu kolców biodrowych i trepanobiopsja pozwala na potwierdzenie lub wykluczenie zmian chorobowych w szpiku kostnym.

Różnicowanie

Zakażenia ostre i przewlekłe (bakteryjne, wirusowe, pasożytnicze, grzybicze), sarkoidoza, ziarniniak przewlekły, histiocytoza z komórek Langerhansa, chłoniaki nieziarnicze, białaczka, mięsaki tkanek miękkich.

Leczenie

Do niedawna złotym standardem leczenia chłoniaka Hodgkina u dzieci była chemioterapia wielolekowa skojarzona z radioterapią niskimi dawkami (1525 cGy) stosowaną na okolicę zajętą procesem chorobowym. Z uwagi na uzyskiwane bardzo dobre wyniki leczenia w tej chorobie z jednej strony i odległe następstwa radioterapii prowadzone są badania kliniczne, które być może doprowadzą do wyeliminowania radioterapii z leczenia tej choroby u dzieci.

Powikłania

Wczesne i odległe powikłania po chemioterapii i radioterapii omówiono wcześniej (patrz str. 606).

Rokowanie

Wyniki leczenia zależą od stopnia zaawansowania i typu histologicznego nowotworu, a także od wieku chorego. Obecnie w ustalaniu czynników prognostycznych dużą wagę przywiązuje się także do masy nowotworu (dokładne pomiary wszystkich zajętych grup węzłów chłonnych i ognisk pozalimfatycznych), zwłaszcza przy zajęciu śródpiersia. W stadium I i II chłoniaka uzyskuje się 95% wyleczeń, a w III i IV 65%. W materiale IPCZD całkowite przeżycie 5- i 10-letnie, dla wszystkich stadiów zaawansowania łącznie, wynosi 96,9%.

13.2.2

Chłoniaki nieziarnicze

łac. *lymphoma malignum*

ang. non-Hodgkin lymphoma (NHL)

Definicja

Heterogenna grupa nowotworów, w których podobnie jak w białaczkach, proliferacji nowotworowej ulegają niedojrzałe lub dojrzałe limfocyty B, T lub NK, ale w przeciwieństwie do białaczek rozrost rozpoczyna się poza szpikiem, najczęściej w węzłach chłonnych. U dzieci występują wyłącznie chłoniaki o wysokiej złośliwości i bardzo szybkim, ostrym przebiegu (frakcja proliferująca guza może podwoić się w ciągu kilkunastu godzin).

Epidemiologia

Stanowią 5–7% wszystkich nowotworów dziecięcych. Szczyt zachorowań przypada między 5. a 15. rż. Chłopcy chorują znacznie częściej niż dziewczynki (2,5 : 1).

Etiologia i patogeneza

Przyczyna transformacji nowotworowej i rozrostu komórek w chłoniakach nieziarniczych nie została w pełni wyjaśniona. Z dotychczas przeprowadzonych badań wynika, że podwyższone ryzyko zachorowania mają bliźniacze rodzeństwo chorego dziecka, osoby z pierwotnymi i wtórnymi niedoborami odporności oraz z celiakią. Podobnie jak w chłoniaku Hodgkina, u większości pacjentów stwierdza się zakażenie EBV.

Obraz kliniczny

Choroba może rozwijać się w układzie limfatycznym i poza nim (tab. 13.7). Objawy kliniczne zależą od umiejscowienia ognisk chorobowych (tab. 13.8 i ryc. 13.5–13.9). Węzły chłonne szyi, w przeciwieństwie do chłoniaka Hodgkina, mogą być powiększone obustronnie i ulegają gwałtownej progresji. W przypadku zajęcia układu chłonnego pierścienia Waldeyera może wystąpić jednostronne powiększenie migdałka, któremu prawie zawsze towarzyszy powiększenie węzła chłonnego kąta żuchwy. Jeżeli wykluczy się ropień okołomigdałkowy, obraz taki jest patognomoniczny dla chłoniaka. W przypadku zajęcia nosa i gardła niekiedy pojawia się niedosłuch. Pierwotnie lub wtórnie bywa zajęta żuchwa. Należy pamiętać, że u dzieci > 6. rż. najczęstszą przyczyną wgłobienia jelita cienkiego jest chłoniak rozwijający się z kępki Peyera.

Tabela 13.7. Najczęstsza lokalizacja ogniska pierwotnego chłoniaków nieziarniczych u dzieci

LOKALIZACJA	%	ZAJĘTA OKOLICA
Jama brzuszna	35	Jelito kręte, kątnica, wyrostek robaczkowy, jajnik, wątroba, śledziona, węzły chłonne okolicy zaotrzewnowej, węzły chłonne okolicy aorty, nerki
Śródpiersie	26	Masa w przednim śródpiersiu, węzły chłonne śródpiersiowe przednie, węzły okolicy tchawicy i wnęk płuc
Obwodowe węzły chłonne	15	Każda grupa węzłów chłonnych może być zajęta
Głowa i szyja	13	Pierścień Waldeyera, zatoki przynosowe, węzły chłonne szyi i nadobojczykowe
Inne lokalizacje	11	Kości, jądra, okolica nadoponowa, tkanka podskórna, gruczoł/tarczyca, oczodół

Tabela 13.8. Objawy kliniczne chłoniaka nieziarniczego w zależności od lokalizacji ogniska pierwotnego

LOKALIZACJA	OBJAWY	RÓŻNICOWANIE
Głowa i szyja	■ Gwałtowne niebolesne powiększenie węzłów chłonnych szyi, czasem połączone z zapaleniem gardła i zatok przynosowych ■ Jednostronne powiększenie migdałka podniebiennego ■ Zmiany w dziąsłach i zębach ■ Obrzęk ślinianek ■ Porażenie nerwów czaszkowych	■ Odczynowe zapalenie węzłów chłonnych w obrębie głowy i szyi ■ Zakażona torbiel boczna szyi ■ Ropień okołomigdałkowy ■ Zapalenie ślinianek
Śródpiersie	■ Kaszel ■ Zaburzenia oddychania ■ Płyn w opłucnej ■ Płyn w osierdziu ■ Zespół żyły głównej górnej i górnego śródpiersia	■ Nowotwory łagodne śródpiersia ■ Torbiel enterogenna ■ Chłoniak Hodgkina
Jama brzuszna	■ Ból ■ Nudności ■ Biegunka ■ Brak apetytu, utrata masy ciała ■ Wodobrzusze ■ Obecność wyczuwalnego guza ■ Powiększenie obwodu brzucha ■ Gorączka ■ Niedrożność jelita cienkiego ■ Ostre krwawienie z przewodu pokarmowego ■ Hepatosplenomegalia ■ Żółtaczka	■ Zapalenie wyrostka robaczkowego ■ Niedrożność przewodu pokarmowego ■ Wgłobienie jelit ■ Inne nowotwory w obrębie jamy brzusznej ■ Hepatosplenomegalia w przebiegu infekcji ■ Choroba Leśniowskiego–Crohna
Tkanka podskórna	■ Nacieki (od żywo czerwonych do przypominających siniaki)	■ Naczyniaki ■ Urazy
Kości	■ Bolesne zmiany z widocznym uwypukleniem	■ Zapalenie kości ■ Mięsak Ewinga

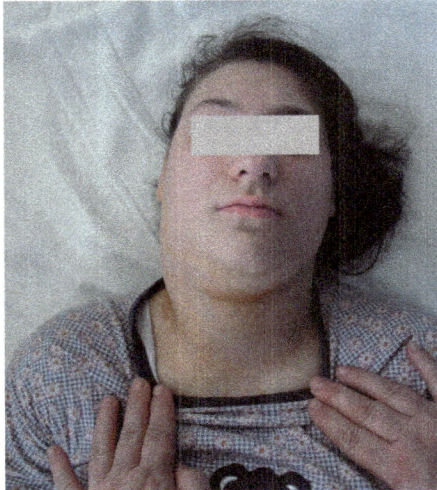

Rycina 13.5. Powiększenie węzłów chłonnych szyi w przebiegu chłoniaka.

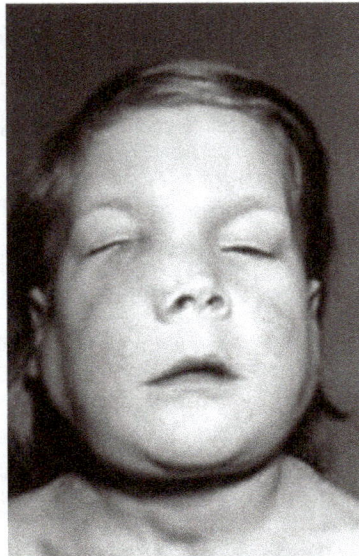

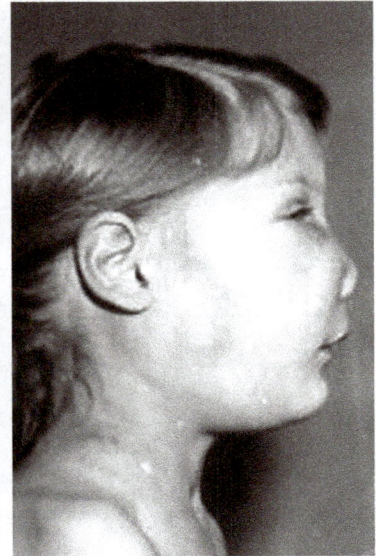

Rycina 13.6a. Chłoniak nosogardła, z widocznym zniekształceniem twarzy, porażeniem nerwów czaszkowych, powiększeniem węzłów chłonnych przedusznych, nadobojczykowych i szyjnych.

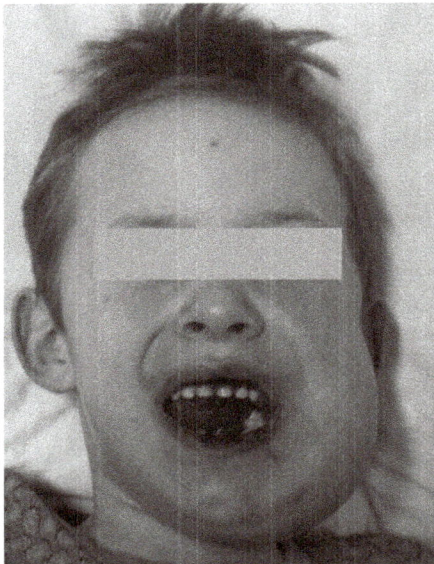

Rycina 13.6b. Ta sama pacjentka co na ryc. 13.6a – zdjęcie z profilu.

Rycina 13.7. Zajęcie żuchwy w przebiegu NHL. Obraz kliniczny.

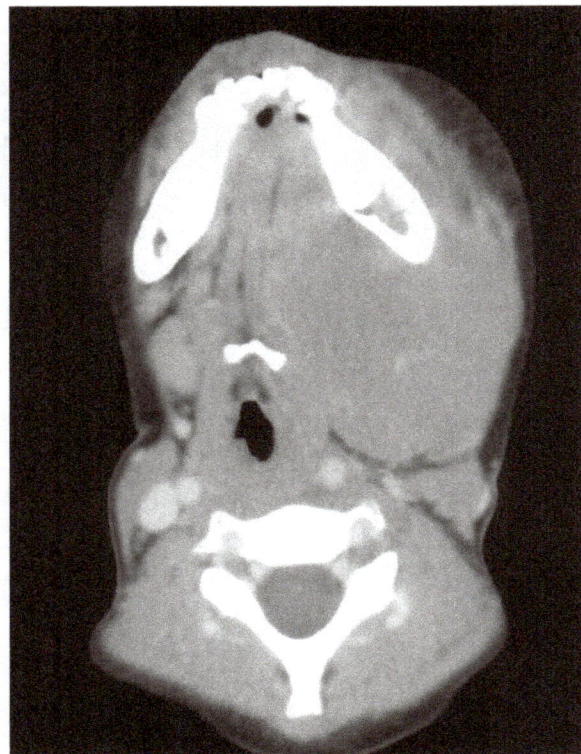

Rycina 13.9. Chłoniak z komórek dendrytycznych umiejscowiony w skórze.

Rycina 13.8. TK – zajęcie żuchwy w przebiegu NHL.

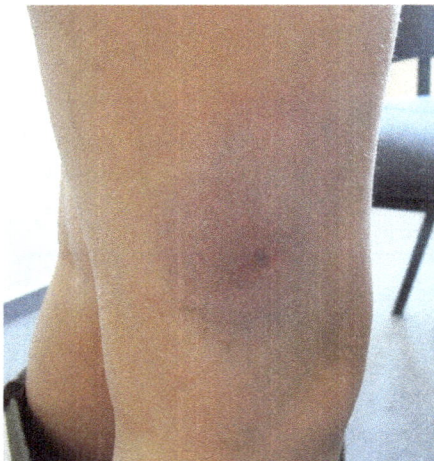

Przebieg naturalny

Przebieg kliniczny różni się w zależności od lokalizacji ogniska pierwotnego i rodzaju chłoniaka. Jednak zwykle duża frakcja wzrostowa i krótki czas podwojenia masy nowotworu przyczyniają się do szybkiego rozprzestrzenienia się chłoniaka w układzie limfatycznym i poza nim. Gwałtownemu wzrostowi nowotworu towarzyszy masywna martwica, a rozpadające się komórki mogą być przyczyną wystąpienia zespołu ostrego rozpadu guza (patrz str. 608). Dlatego podejrzenie chłoniaka nieziarniczego powinno skutkować natychmiastowym skierowaniem dziecka do ośrodka kompleksowego leczenia nowotworów, gdzie w trybie pilnym przeprowadzona zostanie diagnostyka i ewentualnie niezwłocznie rozpocznie się terapia.

Metody diagnostyczne

W pierwszym rzędzie należy wykonać:

- USG jamy brzusznej – ew. powiększenie węzłów chłonnych, wątroby i śledziony,
- RTG klatki piersiowej – masa (guz) w śródpiersiu (ryc. 13.10) w przeciwieństwie do kominowatego poszerzenia śródpiersia w chłoniaku Hodgkina, niekiedy płyn w opłucnej.

Ostateczne rozpoznanie ustala się zwykle na podstawie badania patomorfologicznego i immunocytochemicznego. Wg klasyfikacji WHO z 2008 r. uwzględnia się również dane kliniczne i wyniki badań cytogenetycznych i molekularnych. W ogólnym podziale chłoniaków wyodrębnia się rozrosty z komórek prekursorowych (limfoblastycznych) i limfocytów dojrzałych. U dzieci wyróżnia się 4 najczęściej występujące grupy chłoniaków:

- chłoniaki limfoblastyczne z komórek prekursorowych (30–40% przypadków),
- chłoniaki wywodzące się z dojrzałej komórki B, typ Burkitta (40%),
- anaplastyczne chłoniaki olbrzymiokomórkowe (15–20%),
- rozlane chłoniaki z dużych limfocytów B (8%).

Nowotwór zlokalizowany w jamie brzusznej przeważnie rozwija się z komórek B, w śródpiersiu z komórek T, a w węzłach chłonnych obwodowych z komórek T lub bez markerów. Chłoniaki anaplastyczne olbrzymiokomórkowe mogą rozwijać się w skórze, płucach, kościach, mięśniach, mózgu.

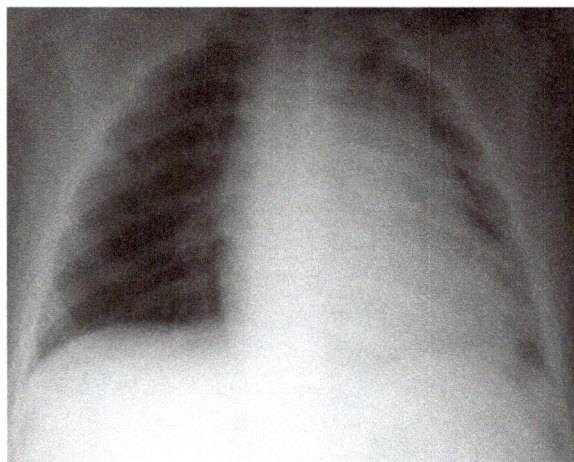

Rycina 13.10. Zdjęcie przeglądowe klatki piersiowej – chłoniak T-komórkowy śródpiersia.

Rozległość procesu ocenia się na podstawie TK (głowa, szyja, jama brzuszna, klatka piersiowa), MR (OUN), nakłucia lędźwiowego oraz punkcji szpiku kostnego i trepanobiopsji.

Z badań laboratoryjnych najistotniejsze jest stężenie LDH – wysokie świadczy o dużej masie guza, jego rozpadzie i znacznym prawdopodobieństwie wystąpienia zespołu ostrego rozpadu guza. Ponadto wykonuje się badania pozwalające określić funkcję nerek (w tym stężenie kwasu moczowego), wątroby i szpiku kostnego.

Stadium zaawansowania (wg klasyfikacji Murphy'ego) ocenia się podobnie jak w chłoniaku Hodgkina (patrz str. 611), ale masywne zajęcie śródpiersia, jamy brzusznej i pierwotne guzy wnikające do kanału kręgowego zalicza się do stopnia III, a stopień IV rozpoznaje się w przypadku zajęcia OUN i/lub szpiku kostnego.

Różnicowanie

Ostre zakażenia bakteryjne i wirusowe przebiegające z powiększeniem węzłów chłonnych oraz inne nowotwory (w tym chłoniak Hodgkina i ogniska pierwotne i/lub przerzuty do węzłów chłonnych mięsaków tkanek miękkich).

Leczenie

Podstawową metodą leczenia jest intensywna chemioterapia, różna w zależności od typu chłoniaka i stadium zaawansowania. W ostatnim okresie do leczenia chłoniaków nieziarniczych wprowadza się też przeciwciała.

Chłoniaki nieziarnicze limfoblastyczne (z prekursorowych limfocytów T i B) leczone są programem niemieckim grupy BFM (Berlin-Frankfurt-Münster) wg strategii stosowanej w ostrej białaczce limfoblastycznej (patrz str. 589).

Chłoniaki z dojrzałych limfocytów B (chłoniak Burkitta i rozlane chłoniaki z dużych komórek B) leczone są w Polsce programem niemieckim grupy BFM (BFM 04) lub programem francuskim LMB 2001/2003. Intensywność i długość leczenia zależy od stadium zaawansowania, reakcji na leczenie indukcyjne, zakresu resekcji pierwotnego zabiegu operacyjnego i wyjściowego stężenia dehydrogenazy mleczanowej.

Pacjenci z pierwotnym zajęciem ośrodkowego układu nerwowego otrzymują odmienne leczenie.

Chłoniaki anaplastyczne wielkokomórkowe leczone są programem ALCL 99, opartym na programach badawczych grupy BFM dla chłoniaków z dojrzałych limfocytów B.

Rokowanie

Wynik leczenia zależy od typu i stopnia zaawansowania nowotworu. W chłoniakach limfoblastycznych w niższych stadiach zaawansowania uzyskuje się wyleczenie w 80% przypadków, a w chłoniakach olbrzymiokomórkowych w 60%. W materiale IP-CZD całkowite przeżycie 5- i 10-letnie, dla wszystkich typów i stadiów zaawansowania chłoniaków nieziarniczych łącznie, wynosi 61%.

13.2.3

Histiocytoza z komórek Langerhansa

łac. *histiocytosis e cellulis Langerhansi*
ang. Langerhans cell histiocytosis (LCH)

Definicja

Nazwa jednostki chorobowej LCH używana jest obecnie dla określenia stanów chorobowych opisywanych wcześniej jako histiocytoza X, a jeszcze wcześniej jako ziarniniak kwasochłonny, choroba Handa––Schüllera–Christiana i choroba Letterera–Siwego.

Proces chorobowy spowodowany jest nadmiernym rozrostem histiocytów i komórek Langerhansa stanowiących część układu immunologicznego odpowiedzialną za usuwanie obcych dla organizmu elementów z krwi i tkanek. Biorąc pod uwagę etiopatogenezę i charakter komórek powodujących rozwój choroby, przeważa pogląd, że nie jest to typowy rozrost nowotworowy. Z drugiej strony monoklonalny rozrost komórek i fatalny przebieg choroby, w części przypadków, oraz sposób leczenia (jak w procesach nowotworowych) powoduje zaliczanie jej do nowotworów.

Epidemiologia

Występuje bardzo rzadko – zachorowalność wynosi 2 : 1 000 000 rocznie. Mediana wieku w chwili rozpoznania wynosi 3 lata, choć histiocytoza może rozwinąć się u osób w każdym wieku. W postaci uogólnionej pierwsze objawy kliniczne występują najczęściej przed ukończeniem 2. rż., w postaci zlokalizowanej u dzieci starszych.

Etiologia i patogeneza

Obecnie uważa się, że objawy chorobowe spowodowane są nadmierną ilością cytokin i prostaglandyn, produkowanych w normalnych warunkach przez histiocyty i komórki Langerhansa, w niewłaściwym miejscu. Wynikiem tego może być nadmierne mnożenie się komórek (naciek, guz). Przyczyna takiego stanu pozostaje nadal nie do końca wyjaśniona.

Obraz kliniczny

Choroba może mieć bardzo różny przebieg, zależny od wieku dziecka i lokalizacji zmian. Objawy mogące sugerować histiocytozę z komórek Langerhansa (ryc. 13.11–13.13) to:

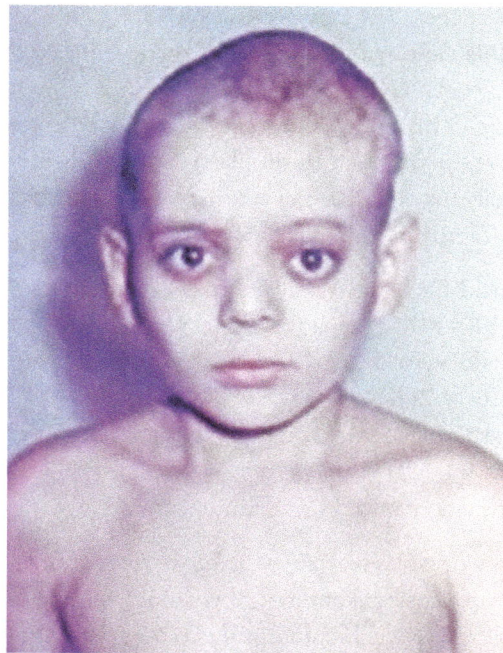

Rycina 13.11. Zmiana sugerująca histiocytozę z komórek Langerhansa (uwypuklenie kości pokrywy czaszki, wytrzeszcz gałek ocznych).

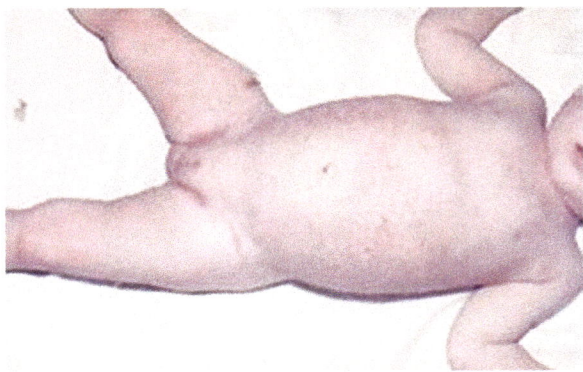

Rycina 13.12a. Histiocytoza z komórek Langerhansa – zmiany na skórze tułowia, typowa lokalizacja (w okolicy mostka, po bokach jamy brzusznej i w pachwinach).

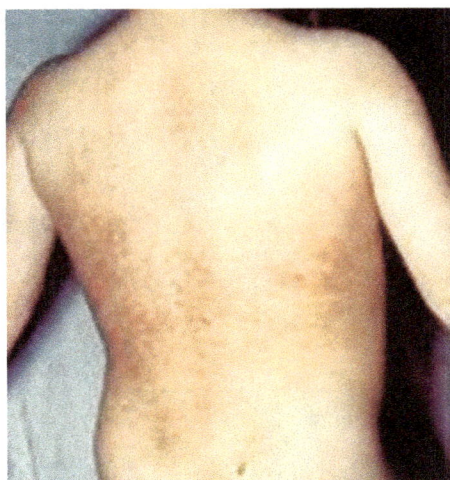

Rycina 13.12b. Histiocytoza z komórek Langerhansa – zmiany na skórze tułowia (starsze dziecko).

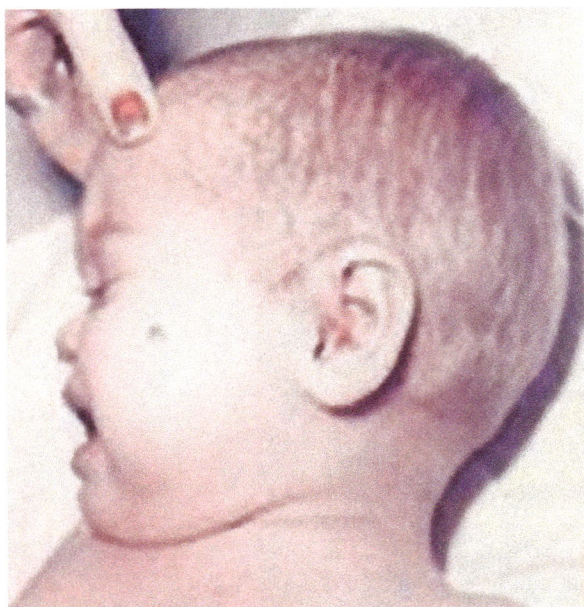

Rycina 13.12c. Histiocytoza z komórek Langerhansa – zmiany na owłosionej skórze głowy.

- miękkie uwypuklenie czaszki, które odpowiada ostro okonturowanemu ubytkowi w kościach sklepienia czaszki,
- ciemieniucha trudna do usunięcia, utrzymująca się czasami od wieku niemowlęcego,
- wysypka grudkowa na skórze tułowia (okolica międzyłopatkowa, lędźwiowa, pachwiny, okolica mostka) lub owłosionej skórze głowy, koloru od czerwonego do żółtobrunatnego, bez reakcji na leczenie antybiotykami,
- przewlekły wyciek z ucha,
- brak gojenia się zębodołów po ekstrakcji zęba,
- nacieczenie i bolesność dziąseł z rozchwianiem i wypadaniem przedwcześnie wyrżniętych zębów mlecznych lub stałych,
- jedno- lub obustronny wytrzeszcz gałki ocznej (zmiany w kościach oczodołu),
- nadmierne pragnienie i oddawanie moczu (moczówka prosta),
- duszność wysiłkowa,
- krwioplucie,
- objawy skazy krwotocznej,
- powiększenie węzłów chłonnych,
- powiększenie wątroby i/lub śledziony,
- objawy ogólne – stany gorączkowe, upośledzone łaknienie, zmniejszenie masy ciała i nadmierna drażliwość.

Przebieg naturalny

W zależności od wieku, w którym pojawią się pierwsze objawy kliniczne, a także liczby zajętych tkanek i układów, choroba może mieć bardzo łagodny przebieg (samoistna inwolucja małych ognisk kostnych i zmian skórnych) lub prowadzić do zgonu w wyniku niewydolności narządów, zwłaszcza wątroby i płuc.

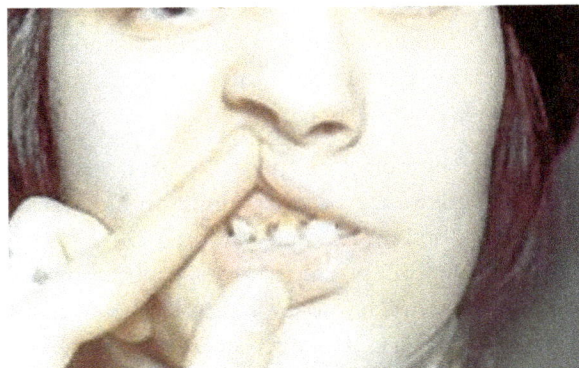

Rycina 13.13. Histiocytoza z komórek Langerhansa – zmiany na dziąsłach.

Metody diagnostyczne

1 Badania obrazowe

Ogniska kostne w badaniu RTG są typowymi zmianami osteolitycznymi, przy czym wykazują pewne cechy charakterystyczne w zależności od lokalizacji:

- pojedyncze ogniska w kościach płaskich (kości sklepienia czaszki, talerz kości biodrowej) mają charakter ostro odgraniczonego ubytku,
- liczne ogniska w kościach sklepienia czaszki (bardziej zaawansowane przypadki) mogą się zlewać, tworząc obraz mapy geograficznej,
- przy zajęciu kręgosłupa zmiany lokalizują się głównie w trzonie kręgu, który traci twardość i zapada się, tworząc charakterystyczny dla LCH kręg płaski (ryc. 13.14),
- ogniska w kościach długich mogą powodować odczyny okostnowe i złamanie patologiczne (ryc. 13.15) – duże trudności w różnicowaniu z mięsakiem Ewinga.

Zmiany w płucach związane są z nacieczeniem przez histiocyty podścieliska i zależą od okresu trwania choroby. W pierwszej fazie zmiany śródmiąższowe mogą dawać obraz „motyla" przypominający obrzęk płuc. Później dominują nacieczenia drobno- i gruboguzkowe oraz małe torbiele dające „obraz plastra miodu" (ryc. 13.16a, b). Może wystąpić również odma opłucnowa i wysięk w opłucnej. Dokładniejszy obraz uzyskuje się w badaniu TK.

2 Badania laboratoryjne

Morfologia krwi pozwala na potwierdzenie dysfunkcji szpiku kostnego w przypadku jego nacieczenia (niedokrwistość normobarwliwa, leukopenia, małopłytkowość).

Na potwierdzenie/wykluczenie dysfunkcji wątroby pozwala określenie stężenia białka całkowitego, albuminy i bilirubiny. OB jest zwykle miernie podwyższone. Badanie moczu pozwala rozpoznać moczówkę prostą (niski ciężar właściwy).

3 Badanie patomorfologiczne

W obrazie mikroskopowym dominuje proliferacja histiocytów, której może towarzyszyć obecność limfocytów, eozynofili, plazmocytów i wielojądrowych komórek olbrzymich w różnych proporcjach. Warunkiem rozpoznania LCH jest stwierdzenie w materiale pobranym ze zmiany chorobowej co najmniej jednej z poniższych cech:

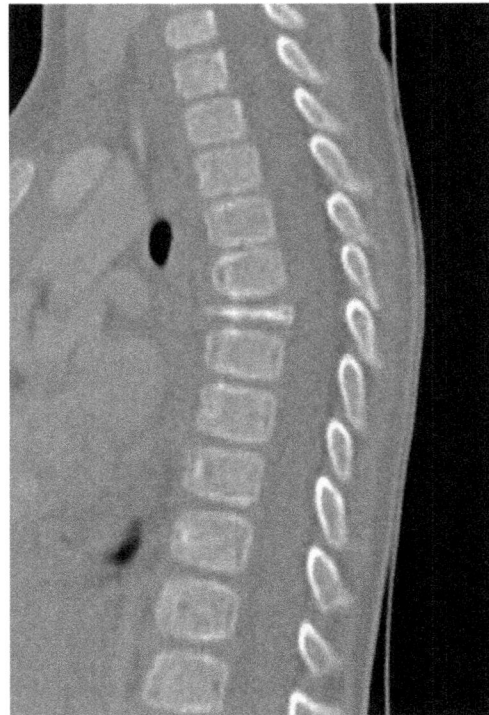

Rycina 13.14. Kręg płaski w badaniu MR – obraz patognomoniczny dla histiocytozy z komórek Langerhansa.

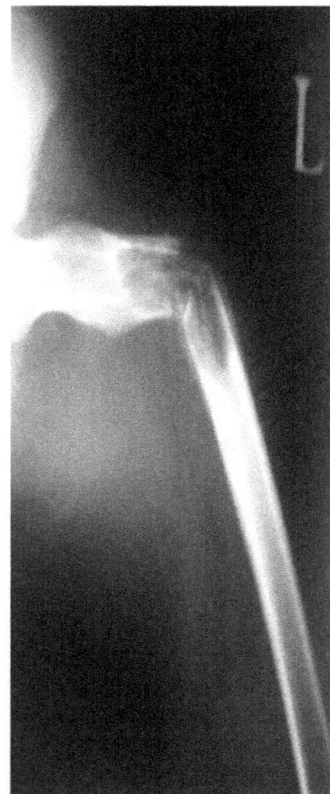

Rycina 13.15. Odczyn okostnowy i złamanie patologiczne w przebiegu histiocytozy z komórek Langerhansa.

- obecność **komórek Birbecka** w obrazie mikroskopu elektronowego,
- ekspresja białka S100 i markerów limfocytów CD1a i CD56.

4 Stadia zaawansowania – grupy prognostyczne

Obecnie wyróżnia się:

- chorobę zlokalizowaną – zajęty pojedynczy narząd/układ, odpowiada ziarniniakowi kwasochłonnemu,

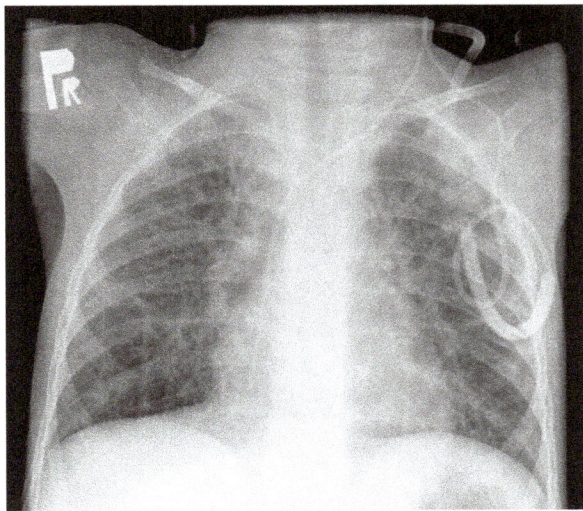

Rycina 13.16a. Histiocytoza z komórek Langerhansa – zmiany w płucach w RTG, widoczny obraz zamglonej szyby i różnej wielkości torbiele.

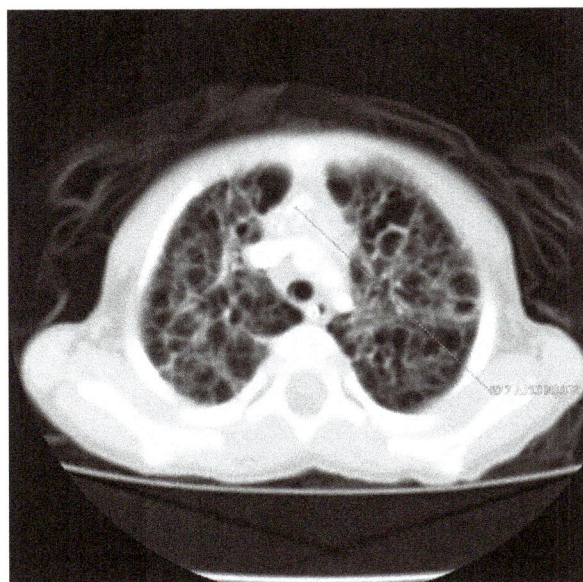

Rycina 13.16b. Obraz „plastra miodu" w przebiegu histiocytozy z komórek Langerhansa. Obraz płuc w TK.

- chorobę uogólnioną – zajęty więcej niż jeden układ bez dysfunkcji narządów, odpowiada chorobie Handa–Schüllera–Christiana,
- chorobę uogólnioną z dysfunkcją narządów – odpowiada chorobie Letterera–Siwego.

Istotne znaczenie prognostyczne ma wiek w chwili ustalenia rozpoznania, liczba zajętych narządów i/lub układów oraz obecność lub brak objawów dysfunkcji: wątroby, szpiku kostnego i płuc. Wiek < 2 lat w chwili zachorowania, więcej niż 4 zajęte narządy i obecne objawy dysfunkcji co najmniej jednego narządu (wątroba, szpik, płuca) są czynnikami gorszego rokowania.

Leczenie

W pojedynczych ogniskach kostnych wskazana jest biopsja z podaniem octanu metyloprednizolonu. W związku z brakiem możliwości odbudowy struktury kostnej nie powinno się stosować wyłyżeczkowania i/lub wycinania ognisk w kościach płaskich, zwłaszcza sklepienia czaszki.

W wieloogniskowych zmianach kostnych i w przypadku zajęcia wielu narządów zaleca się leczenie ogólne winblastyną i prednizonem. Intensywność i długotrwałość leczenia powinna być indywidualizowana. Przy nawrocie choroby można stosować to samo leczenie (nie obserwuje się oporności). Nie wydaje się również konieczne i nie jest skuteczne zalecane przez niektórych autorów agresywne leczenie chemiczne w przypadkach o złym rokowaniu.

Powikłania

W przebiegu leczenia mogą wystąpić złamania patologiczne, jeżeli duże ogniska osteolityczne zlokalizowane są w kościach długich, zwłaszcza kończyn dolnych. Rzadko dochodzi do wystąpienia zespołu ucisku rdzenia i powikłań neurologicznych u dzieci z ogniskami choroby zlokalizowanymi w kręgosłupie.

Rokowanie

W postaci zlokalizowanej u dzieci > 2. rż. rokowanie jest jednoznacznie pomyślne. W postaci uogólnionej u najmłodszych dzieci ze złymi czynnikami prognostycznymi (dysfunkcja narządów) rokowanie może być złe.

13.3

NOWOTWORY LITE

13.3.1

Nowotwory mózgu

◤ Definicja

Nowotwory rozwijające się ze struktur mózgowia oraz przerzuty do tych struktur. Stanowią one różnorodną grupę zmian, których klasyfikacja podlega ciągłym modyfikacjom. **Według lokalizacji** guzy mózgu dzieli się na:

- nadnamiotowe – guzy rozwijające się powyżej namiotu móżdżku:
  - obejmujące półkule mózgu – zwykle glejaki, ale też wyściółczaki i nisko zróżnicowane guzy neuroektodermalne (primitive neuroectodermal tumor, PNET),
  - guzy linii środkowej wywodzące się z przysadki, podwzgórza (glejaki), jąder podkorowych i okolicy szyszynki (guzy zarodkowe, PNET, szyszyniaki),
- podnamiotowe – większość guzów OUN u dzieci, zlokalizowane w tylnej jamie czaszki, która zawiera pień mózgu (glejaki) i móżdżek (medulloblastoma – rdzeniak zarodkowy).

Patomorfologiczna klasyfikacja guzów mózgu podlega stałej aktualizacji i wciąż budzi kontrowersje. Obecnie obowiązuje klasyfikacja WHO z 2000 r. oparta na aspektach morfologicznych guza, stopniu jego złośliwości i elementach patologii molekularnej:

I. Guzy wywodzące się z tkanki nerwowo-nabłonkowej:
- glejaki:
  - nowotwory gleju gwiaździstokomórkowego – astrocytoma,
  - nowotwory gleju skąpowypustkowego – oligodendroglioma,
  - nowotwory gleju wyściółkowego – ependymoma,
- guzy z pierwotnych komórek nerwowych:
  - neuroblastoma,
  - medulloblastoma/PNET.

II. Guzy nerwów obwodowych.
III. Guzy opon mózgowo-rdzeniowych.
IV. Chłoniaki.

V. Guzy z komórek rozrodczych.
VI. Guzy okolicy siodła tureckiego.
VII. Przerzuty.

◤ Epidemiologia

Guzy OUN (ryc. 13.17) są 2. co do częstości występowania grupą nowotworów u dzieci (po białaczkach). Stanowią ok. 23% wszystkich nowotworów w grupie wiekowej do 14. rż. (29 : 1 000 000). Średnia wieku w chwili ustalenia rozpoznania wynosi 7 lat i 10 miesięcy. Chłopcy chorują nieznacznie częściej – 1,2 : 1 (IP-CZD – 2500 przypadków). Nowotwory OUN są najczęstszą przyczyną zgonów z powodu nowotworów u dzieci. Mają też najcięższe skutki choroby i leczenia. Dlatego stanowią obecnie największe wyzwanie dla onkologii dziecięcej.

◤ Etiologia i patogeneza

Nadal dokładnie nie wiadomo, jakie są przyczyny powstawania guzów OUN. Pierwotne nowotwory mózgu rozwijają się częściej w niektórych zespołach chorobowych (tab. 13.9). Potwierdzono też częstsze ich występowanie u dzieci po ekspozycji na promieniowanie jonizujące (po radioterapii z powodu innych nowotworów), po leczeniu immunosupresyjnym oraz w pierwotnych i wtórnych niedoborach immunologicznych (nowotwory pochodzenia limfatycznego).

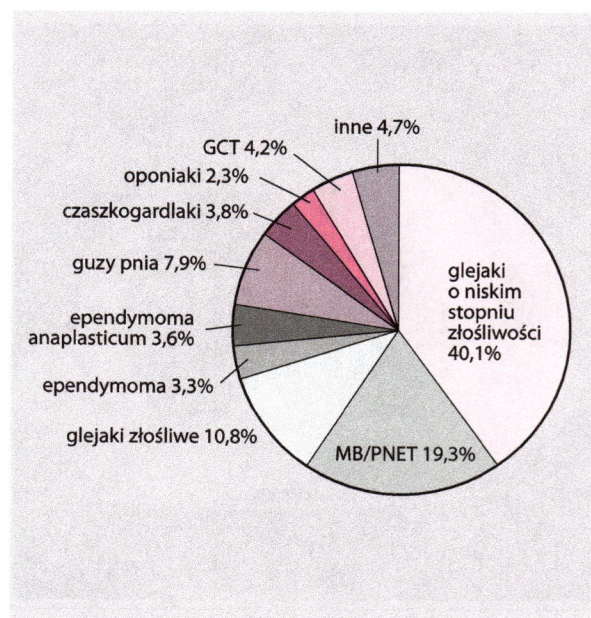

Rycina 13.17. Nowotwory OUN. Częstość występowania w %.

inne 4,7%
GCT 4,2%
oponiaki 2,3%
czaszkogardlaki 3,8%
guzy pnia 7,9%
ependymoma anaplasticum 3,6%
ependymoma 3,3%
glejaki złośliwe 10,8%
glejaki o niskim stopniu złośliwości 40,1%
MB/PNET 19,3%

Tabela 13.9. Stany chorobowe często współwystępujące z nowotworami mózgu

CHOROBA/ZESPÓŁ		TYPY NOWOTWORÓW
Neurofibromatoza	Typ 1	■ Glejaki dróg wzrokowych i podwzgórza ■ Oponiak
	Typ 2	■ Osłoniak (schwannoma) ■ Wyściółczak
Stwardnienie guzowate		■ Podwyściółkowy gwiaździak olbrzymiokomórkowy
Choroba von Hippla–Lindaua		■ Naczyniak płodowy móżdżku i rdzenia kręgowego
Zespół ataksja-teleangiektazja		■ Medulloblastoma/PNET ■ Glejaki
Zespół znamion atypowych		■ Medulloblastoma/PNET
Zespół Turcota		■ Glejaki i inne
Zespół Li-Fraumeniego		■ Glioblastoma
Zespół Gardnera		■ Medulloblastoma i inne

Wprowadzenie metod biologii molekularnej do badań cytogenetycznych pozwoliło ustalić, że w guzach o niskim stopniu złośliwości stwierdza się cechy diploidii, a w złośliwych triploidii DNA. W meningioma i medulloblastoma występuje monosomia chromosomu 22. W atypowym nowotworze teratoidnym/rabdoidnym (atypical theratoid rhabdoid tumor), najbardziej złośliwym nowotworze OUN u dzieci, stwierdza się utratę heterozygotyczności chromosomu 17. Ponadto wykazano, że w trakcie przemiany glejaków o niskim stopniu złośliwości w glejaki o wysokim stopniu złośliwości następuje utrata heterozygotyczności krótkiego ramienia chromosomów 10, 9 i 17, a także amplifikacja genu kodującego naskórkowy czynnik wzrostu (EGF). Uważa się, że im więcej zmian cytogenetycznych, tym bardziej złośliwy nowotwór.

◣ Obraz kliniczny

Guzy mózgu u dzieci mogą objawiać się w różny sposób. Niekiedy ustalenie właściwego rozpoznania opóźnia się, gdyż objawy są dyskretne i łatwo je pomylić z częstszymi chorobami wieku dziecięcego. Według danych z piśmiennictwa u 80% dzieci z białaczką i 84% z guzem Wilmsa rozpoznanie udaje się ustalić w okresie < 1 miesiąca, podczas gdy tylko 37% nowotworów mózgu zostaje rozpoznanych w tak

krótkim czasie. Tymczasem opóźnienie w ustaleniu rozpoznania właśnie nowotworu mózgu wiąże się z najpoważniejszymi konsekwencjami. O ile u dzieci z chorobą nowotworową zlokalizowaną poza OUN, charakteryzującą się wysoką wrażliwością na cytostatyki, można niejako obniżyć stopień zaawansowania w chwili ustalenia rozpoznania poprzez chemioterapię indukcyjną, o tyle w przypadku nowotworów OUN na obecnym etapie wiedzy jest to niemożliwe. Opóźnienie rozpoznania nowotworu mózgu oznacza rozleglejszy zabieg operacyjny, często bez możliwości radykalnego usunięcia tkanki nowotworowej, oraz związane z rozległością zabiegu ciężkie powikłania. Rokowanie w wypadku późnego rozpoznania co do przeżycia, wyleczenia, a także powrotu do samodzielnego funkcjonowania w społeczeństwie jest znacznie gorsze.

Objawy kliniczne nowotworu mózgu zależą przede wszystkim od lokalizacji ogniska pierwotnego, wieku dziecka i złośliwości guza. Najczęściej na rozwój guza OUN wskazują **objawy wzmożonego ciśnienia śródczaszkowego**. Wynikają one z przyrostu objętości wewnątrzczaszkowej, na który poza masą guza mogą składać się krwawienie do guza, obrzęk mózgu i wodogłowie powstałe w następstwie zatkania otworów komory IV i utrudnienia odpływu płynu mózgowo-rdzeniowego z układu komorowego.

Najbardziej charakterystycznym objawem związanym z podwyższeniem ciśnienia śródczaszkowego jest ból głowy. Początkowo ma on niewielkie nasilenie i występuje sporadycznie. Po pewnym czasie lokalizuje się zwykle w okolicy czołowej lub potylicznej, staje się bardzo silny i zwiększa się podczas kaszlu. Często występuje rano i/lub wybudza dziecko ze snu – długotrwałe przebywanie w pozycji leżącej niweluje wpływ grawitacji na odpływ płynu m.-r. i jeszcze bardziej upośledza jego krążenie. Mogą towarzyszyć mu wymioty, bez poprzedzających nudności, powodujące natychmiastowe zmniejszenie natężenia dolegliwości. W początkowej fazie choroby zdarza się, że ból głowy występuje wyłącznie w godzinach porannych, a przez resztę dnia dziecko funkcjonuje normalnie. Bywa to przyczyną rozpoznawania na tym etapie choroby fobii szkolnej i prowadzi do zaniechania dalszej diagnostyki w kierunku ewentualnego procesu rozrostowego. Narastające utrwalone ciśnienie wewnątrzczaszkowe powoduje zwiększenie częstości i nasilenia bólu głowy, który przestaje być uzależniony od pory dnia i może osiągnąć nasilenie całkowicie uniemożliwiające prawidłowe funkcjonowanie. W trakcie narastania wzmożonego ciśnienia wewnątrzczaszkowego pojawiają się neurologiczne objawy ogniskowe spowodowane uciskiem na poszczególne struktury mózgu, w tym:

- niedowłady nerwów czaszkowych (m.in. zez, oczoplās, podwójne widzenie – zaburzenia widzenia są stosunkowo częstym objawem),
- niedowłady kończyn w następstwie ucisku i/lub uszkodzenia dróg ruchowych,
- przymusowe przechylenie głowy związane z uciskiem na nerw dodatkowy.

Konsekwencją podwyższonego ciśnienia wewnątrzczaszkowego mogą być również drgawki, zwykle uogólnione, spowodowane niższym progiem drgawkowym obrzękniętego mózgu.

Objawy, niezwiązane z ciśnieniem śródczaszkowym, ale z lokalizacją zmiany, to:

- objawy wynikające z zaburzenia funkcji móżdżku:
  - zaburzenia koordynacji ruchowej i równowagi (np. pogorszenie charakteru pisma),
  - problemy pojawiające się w trakcie aktywności fizycznej, tj. skakania, biegania, jazdy na rowerze czy rolkach,
  - nasilające się zaburzenia równowagi z dodatnią próbą Romberga (ataksja, dysmetria, drżenie zamiarowe, oczoplās),
  - zaburzenia chodu (chód niepewny, na szerokiej podstawie, ze zbaczaniem w jedną stronę),

- obniżenie napięcia mięśniowego, nieprawidłowe przymusowe ustawienie głowy ze sztywnością karku,
- objawy wynikające z zajęcia pnia mózgu:
  - objawy porażenia nerwów czaszkowych (zaburzenia mimiki twarzy, asymetria twarzy, zaburzenia słuchu, smaku, połykania, odkrztuszania czy artykulacji) (ryc. 13.18),
  - kręcz szyi – przymusowe ustawienie głowy spowodowane uciskiem na nerw dodatkowy (ryc. 13.19),
  - objawy uszkodzenia dróg piramidowych (zazwyczaj jednostronny niedowład kończyn),
  - objawy uszkodzenia połączeń móżdżkowo-rdzeniowych (zaburzenia równowagi),
- objawy wynikające z zajęcia półkuli mózgu:
  - niedowład kończyn,
  - ogniskowe objawy neurologiczne (zmiany osobowości, zaburzenia psychiczne, labilność emocjonalna),
  - zaburzenia czucia,
  - zaburzenia widzenia (agnozja wzrokowa, omamy),
  - napady drgawkowe,
- zaburzenia endokrynologiczne (charakterystyczne dla guzów linii środkowej):
  - moczówka prosta, objawy niedoczynności przysadki,
  - objawy wtórnej niedoczynności tarczycy i/lub kory nadnerczy, objawy przedwczesnego dojrzewania płciowego,

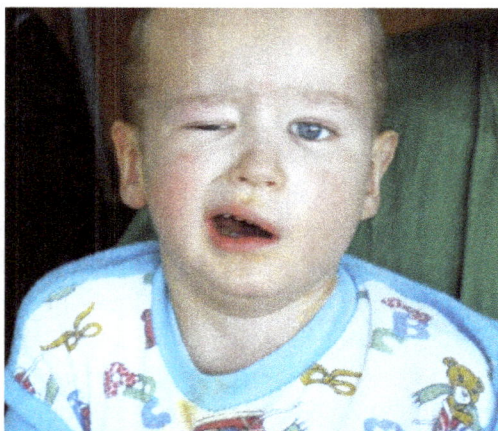

Rycina 13.18. Porażenie nerwu twarzowego w atypowym nowotworze teratoidnym/rabdoidnym.

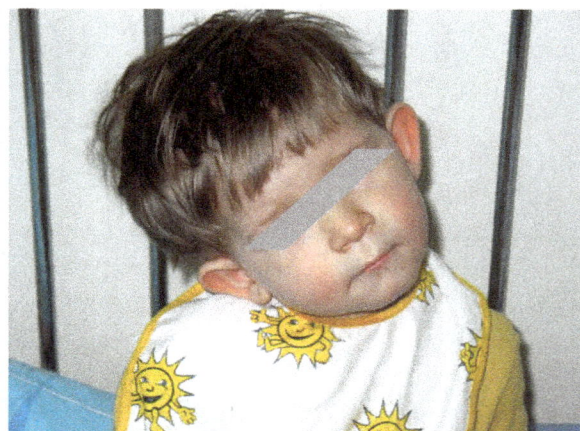

Rycina 13.19. Przymusowe ustawienie głowy u dziecka z guzem pnia mózgu.

- zaburzenia widzenia (charakterystyczne dla glejaków drogi wzrokowej i guzów okolicy nadsiodłowej):
  - zaburzenia pola widzenia,
  - zaburzenia ostrości wzroku,
  - zez,
  - oczopląs,
  - wytrzeszcz gałki ocznej,
- objawy zajęcia podwzgórza:
  - znaczne zaburzenia odżywienia (wyniszczenie lub znaczna otyłość),
  - zaburzenia psychiczne dotyczące zwłaszcza sfery emocjonalnej,
- objawy zajęcia rdzenia kręgowego:
  - dolegliwości bólowe w okolicy kręgosłupa,
  - znaczne, postępujące skrzywienie kręgosłupa,
  - niedowłady i porażenia kończyn,
  - zaburzenia oddawania moczu i stolca.

Objawy kliniczne rozwijającego się nowotworu OUN w zależności od wieku:

- noworodek i niemowlę:
  - duża zdolność kompensacji objętości wewnątrzczaszkowej (uwypuklanie się ciemiączka, rozejście się szwów kostnych, poszerzanie obwodu głowy, wodogłowie) – **USG przezciemiączkowe nie jest badaniem wykluczającym zmianę rozrostową w OUN, gdyż nie uwidacznia tylnej jamy czaszki, prawidłowy wynik może natomiast uśpić czujność,**
  - objawy są niecharakterystyczne – identyczne mogą towarzyszyć wodogłowiu pokrwotocznemu czy neuroinfekcji (wrodzonej i nabytej),
  - podwyższone ciśnienie śródczaszkowe – prężenia, wymioty, ulewanie,
  - objaw zachodzącego słońca,
  - zahamowanie rozwoju psychoruchowego, a zwłaszcza utrata zdobytych już umiejętności,
- dzieci w okresie przedszkolnym i wczesnoszkolnym:
  - dziecko przedszkolne może nieprecyzyjnie określać dolegliwości,
  - przewaga zmian podnamiotowych, a więc objawów związanych z taką lokalizacją,
  - zmiana charakteru pisma lub pogorszenie się poziomu graficznego rysunku, rezygnacja z jazdy na rowerze czy rolkach (zaburzenia równowagi),
  - przybliżanie kartki czy książki, zbliżanie się do ekranu telewizora (zaburzenia widzenia, ostrości wzroku),
  - zmiany w zachowaniu mogące imitować fobię szkolną lub nieprzystosowanie społeczne,
- nastolatki:
  - typowe objawy związane z lokalizacją nowotworu,
  - przewaga zmian nadnamiotowych,
  - niekiedy dysymulacja (celowe zatajanie) objawów,
  - niekiedy niechęć do diagnostyki, negowanie choroby.

Przebieg naturalny

W miarę rozwoju guza o wysokiej złośliwości narastają objawy wzmożonego ciśnienia śródczaszkowego. Ostatecznie dojść może do przemieszczenia tkanki mózgowej spowodowanego różnicą ciśnień w poszczególnych przestrzeniach i przedziałach wewnątrzczaszkowych, czyli wgłobienia migdałków móżdżku do otworu potylicznego wielkiego, co powoduje ucisk na rdzeń przedłużony. Następstwem tego są narastające w szybkim tempie wymioty, porażenie ruchów gałek ocznych i zaburzenia oddychania z bezdechem i zatrzymaniem czynności serca. Jeżeli nie zostanie wdrożone odpowiednie postępowanie, następuje zgon. Postępowanie przy wzmożonym ciśnieniu śródczaszkowym opisano w rozdz. 25 „Postępowanie w stanach zagrożenia życia u dzieci".

Metody diagnostyczne

Po stwierdzeniu w badaniu przedmiotowym objawów wskazujących na rozwój guza mózgu, a w przypadku wzmożonego ciśnienia śródczaszkowego po ustabilizowaniu stanu pacjenta, należy niezwłocznie wykonać badania neuroobrazowe MR mózgu lub TK z kontrastem. Przy podejrzeniu nowotworu zarodkowego (lokalizacja w okolicy szyszynki i nadsiodłowej) określa się również stężenie α-fetoproteiny (AFP) i gonadotropiny kosmówkowej (hCG) w surowicy krwi. Stężenie AFP powyżej 25 IU/ml i hCG powyżej 50 IU/ml (w zależności od laboratorium i norm w danym ośrodku) pozwala na rozpoznanie wydzielającego guza germinalnego i rozpoczęcie leczenia chemicznego bez badania patomorfologicznego.

W przypadku guzów o wysokiej złośliwości (głównie medulloblastoma) i podejrzeniu rozsiewu poza OUN wykonuje się badanie szpiku kostnego, scyntygrafię kośca i TK jamy brzusznej.

Leczenie

1 Leczenie chirurgiczne

Podstawa terapii w guzach mózgu. Należy zaznaczyć, że samym zabiegiem chirurgicznym w złośliwych nowotworach mózgu można uzyskać wyleczenie w ok. 20% przypadków.

2 Radioterapia

Odgrywa istotną rolę w leczeniu kompleksowym guzów mózgu u dzieci. Zakres i dawka promieniowania zależą od rodzaju guza. W przypadku rozpoznania medulloblastoma czy rozsianych nowotworów rozwijających się z pierwotnych komórek rozrodczych, napromieniany jest cały mózg i rdzeń kręgowy (oś mózgowo-rdzeniowa), a obszar pierwotnej lokalizacji guza naświetla się dodatkową dawką wzmacniającą. W przypadku innych nowotworów napromienianie ogranicza się do obszaru zajmowanego przez guz. U dzieci < 3. rż. leczenie uzupełniające po zabiegu operacyjnym polega na chemioterapii bez radioterapii. Ewentualne napromienianie, jeżeli jest konieczne, przeprowadza się po ukończeniu 3. rż. Im starsze dziecko, tym mniejsze ryzyko wystąpienia działań niepożądanych radioterapii. Wiadomo jednak, że nawet u dorosłych pacjentów może ona powodować niekorzystne skutki wczesne i odległe.

3 Chemioterapia

Coraz powszechniej stosowana w leczeniu uzupełniającym nowotworów mózgu. Włączenie chemioterapii do programu leczenia medulloblastoma i złośliwych glejaków spowodowało podwojenie odsetka 5-letnich przeżyć. Prawdziwym przełomem było wprowadzenie chemioterapii do leczenia glejaków o niskim stopniu złośliwości zlokalizowanych w obrębie nerwów wzrokowych i podwzgórza (brak możliwości leczenia operacyjnego). Łagodna chemioterapia u 70% dzieci z tymi nowotworami prowadzi do zmniejszenia masy guza lub przynajmniej zatrzymania jego wzrostu, co oceniane jest jako dobra odpowiedź na leczenie w tym rodzaju nowotworów. Do najczęściej stosowanych w guzach mózgu cytostatyków należą środki alkilujące (cyklofosfamid, ifosfamid), pochodne nitrozomocznika (lomustyna), pochodne podofilotoksyny (etopozyd), związki platyny (cisplatyna, karboplatyna) i inne (adriamycyna, irynotekan, temozolomid).

Rokowanie

Wyniki leczenia zależą od rodzaju nowotworu, jego umiejscowienia, zaawansowania miejscowego (ew. możliwość wykonania całkowitego usunięcia guza) i zastosowanego leczenia. Niezależnie od rodzaju i stadium zaawansowania nowotworu, 5- i 7-letnie całkowite przeżycie u dzieci leczonych w Polsce, według protokołów opracowanych w IP-CZD, wynosi odpowiednio 75 i 73%.

13.3.2

Nerwiak zarodkowy (neuroblastoma)

łac. *neuroblastoma*

ang. neuroblastoma

Definicja

Nowotwór rozwijający się z pierwotnych komórek grzebieni nerwowych różnicujących się w warunkach prawidłowych do okołordzeniowych zwojów układu współczulnego i rdzenia nadnerczy. Warunkuje to umiejscowienie ogniska pierwotnego nowotworu wzdłuż osi ciała (tylna część jamy czaszki, szyja, śródpiersie, okolica zaotrzewnowa, miednica) i w nadnerczach. W postaci wrodzonej choroba może dotyczyć obu nadnerczy.

Epidemiologia

Najczęściej rozpoznawany guz lity rozwijający się poza OUN u dzieci. Stanowi 6–8% wszystkich nowotworów dziecięcych. Zachorowalność w ciągu roku wynosi w Polsce 9,3 : 1 000 000. W połowie przypadków rozpoznanie nowotworu następuje < 2. rż., a w 79% przypadków przed ukończeniem 4. rż. Neuroblastoma rzadko występuje u starszych dzieci oraz niezwykle rzadko u młodzieży i młodych dorosłych. Chłopcy chorują nieznacznie częściej (1,2 : 1).

Jest to najczęstszy nowotwór złośliwy okresu noworodkowego. Stanowi 34–54% nowotworów rozpoznawanych u dzieci w pierwszych 4 tygodniach życia.

Etiologia i patogeneza

Etiologia rozwoju tego nowotworu nie jest znana. Istotną rolę w patogenezie odgrywają czynniki mające wpływ na różnicowanie i dojrzewanie pierwotnych komórek nerwowych. Opisywane przypadki współistnienia neuroblastoma i neurofibromatozy typu 1 oraz choroby Hirschsprunga mogą sugerować, że guz ten należy do grupy chorób związanych z zaburzeniami rozwoju cewy nerwowej.

Tabela 13.10. Neuroblastoma – objawy kliniczne w zależności od lokalizacji ogniska pierwotnego i obecności przerzutów

LOKALIZACJA	OBJAWY	RÓŻNICOWANIE
OGNISKO PIERWOTNE		
Szyja	■ Obecność guza ■ Powiększenie węzłów chłonnych po stronie guza	■ Torbiele szyi ■ Naczyniaki ■ Włókniaki ■ Ropień ■ Odczynowe powiększenie węzłów chłonnych ■ Kręcz szyi
Opuszka węchowa	■ Masa w przewodzie nosowym ■ Krwawienie z nosa ■ Niedrożność nosa ■ Uwypuklenie fałdu nosowego ■ Ból głowy	■ Polip nosa

Klatka piersiowa	■ Objawy guza w górnej części klatki piersiowej
	  ■ Zespół Hornera
	  ■ Nawracające infekcje górnych dróg oddechowych
	  ■ Zaburzenia oddychania
	■ Guzy zlokalizowane w dolnej części klatki piersiowej przez długi czas pozostają bezobjawowe
		■ Zapalenie płuc
		■ Zapalenie śródpiersia

Jama brzuszna	■ Bóle brzucha ■ Brak łaknienia ■ Wymioty ■ Wyczuwalna masa w jamie brzusznej (ryc. 13.20) ■ Gwałtowne powiększenie masy guza, bladość powłok skórnych i spadek ciśnienia tętniczego (objawy krwawienia do guza)	■ Zdwojenie przewodu pokarmowego ■ Nerka podkowiasta ■ Powiększenie wątroby ■ Powiększenie śledziony
Miednica	■ Zaparcie ■ Zatrzymanie moczu ■ Guz wyczuwalny badaniem przez odbyt	■ Nowotwory wychodzące z kości miednicy ■ Nowotwory wychodzące z okolicy krzyżowo-guzicznej ■ Wszystkie inne przyczyny niezwiązane z nowotworem
Zespół uciskowy rdzenia kręgowego	■ Ból w okolicy kręgosłupa ■ Zaburzenia perystaltyki ■ Porażenie pęcherza moczowego ■ Porażenie kończyn ■ Zaburzenia oddychania	■ Uraz rdzenia kręgowego ■ Inne nowotwory okołordzeniowe (NHL, mięsak Ewinga)
PRZERZUTY		
Kości długie kończyn dolnych	■ Ból kości ■ Utykanie ■ Podkurczanie nóżek ■ Niechęć do chodzenia ■ Zaprzestanie chodzenia	■ Zapalenie kości ■ Młodzieńcze idiopatyczne zapalenie stawów ■ Choroby neurologiczne
Kości pokrywy czaszki	■ Widoczne uwypuklenie pokrywy czaszki (guzy) ■ Uwypuklenie okolicy oczodołu ■ Krwiaki okularowe ■ Wytrzeszcz gałki ocznej	■ Nowotwory (NHL, mięsak Ewinga) ■ Dziecko maltretowane ■ Hemofilia
Węzły chłonne	■ Powiększenie węzłów chłonnych	■ Nowotwory (białaczka, NHL)
Szpik kostny	■ Pancytopenia	■ Nowotwory (białaczka, NHL)

Objawy ogólne
Rozdrażnienie, osłabienie, bladość (anemia), spadek masy ciała, nagłe zaczerwienienie twarzy, podwyższone ciśnienie tętnicze (nagły wyrzut katecholamin), zespół mioklonii i opsoklonii, ataksja, gorączka

Z przeprowadzonych dotychczas badań wynika ponadto, że może on występować rodzinnie, i że u dzieci ozdrowieńców w 50% przypadków istnieje ryzyko rozwoju tego nowotworu. W badaniach cytogenetycznych najbardziej charakterystyczną cechą dla komórek neuroblastoma jest delecja dystalnego odcinka krótkiego ramienia 1 chromosomu (1p36), którą stwierdza się w 80% przypadków. W komórkach guza można również stwierdzić amplifikację w rejonie dystalnego odcinka chromosomu 2. Odcinek ten zawiera protoonkogen *MYCN*. Amplifikację tego genu stwierdza się w 25% neuroblastoma, a jej obecność, podobnie jak delecja 1p, wiąże się ze złym przebiegiem choroby.

Wpływ czynników środowiskowych na rodziców w etiopatogenezie neuroblastoma u ich potomstwa nie jest jednoznaczny, choć stwierdzono częstsze występowanie tego guza u noworodków z płodowym zespołem hydantoinowym i płodowym zespołem alkoholowym.

Obraz kliniczny

Ognisko pierwotne neuroblastoma może rozwinąć się wszędzie tam, gdzie obecne są komórki struny grzbietowej z okresu płodowego tworzące łańcuch komórek układu współczulnego. Najczęstszą lokalizacją (65–70%) jest jama brzuszna, następnie śródpiersie (15%) i miednica (5%). Czasami można stwierdzić zaawansowany proces chorobowy z licznymi przerzutami do kości, ale bez uchwytnego ogniska pierwotnego.

Przerzuty szerzą się drogą naczyń limfatycznych i krwionośnych. Najczęściej występują przerzuty do kości, rzadziej do wątroby, szpiku kostnego czy skóry. Przerzuty do płuc i mózgu zwykle pojawiają się jako nawrót choroby.

Występowanie objawów klinicznych neuroblastoma związane jest z lokalizacją i rozległością ogniska pierwotnego oraz obecnością przerzutów (tab. 13.10).

Pacjenci z ogniskiem pierwotnym zlokalizowanym poza jamą brzuszną zwykle w chwili rozpoznania nie robią wrażenia ciężko chorych. Przykładowo guz w okolicy szyi długo nie daje żadnych objawów i bywa wykryty dopiero wtedy, gdy powoduje zmianę w wyglądzie dziecka (ryc. 13.21).

U noworodków pierwszym objawem klinicznym choroby może być znaczne powiększenie obwodu brzucha spowodowane licznymi przerzutami do wątroby (ryc. 13.22). U starszych dzieci głównie stwierdza się przerzuty do kości. Zlokalizowane w okolicy oczodołu powodują wystąpienie charakterystycznych dla tego nowotworu krwiaków okularowych (ryc. 13.23 i 13.24).

Z neuroblastoma związane są charakterystyczne zespoły, których objawy zwykle ustępują po usunięciu ogniska pierwotnego. Przykładowo encefalopatia móżdżkowa powoduje postępującą ataksję, chwianie głowy, skurcze miokloniczne i chaotyczny zmienny oczopląs. Z kolei nadmierne wydzielanie wazoaktywnego peptydu jelitowego (VIP) wiąże się z ciężką biegunką z atonią jelit i bardzo nasiloną ucieczką potasu.

Przebieg naturalny

Nowotwór ten ma niezwykły potencjał różnicowania/ /dojrzewania do łagodnej postaci – ganglioneuroma. Może też ulec spontanicznej regresji. Obserwuje się poza tym zjawisko samoistnego zanikania przerzutów po usunięciu ogniska pierwotnego. W większości przypadków ognisko pierwotne, niezależnie od umiejscowienia, ulega szybkiej progresji miejscowej, naciekając sąsiednie narządy i tkanki. W krótkim czasie następuje rozsiew nowotworu drogą naczyń krwionośnych i limfatycznych. Przerzuty krwiopochodne umiejscawiają się głównie w kościach (nie w płucach), co jest bardzo charakterystyczne dla neuroblastoma i innych guzów pochodzenia neurogennego. W okresie noworodkowym i wczesnoniemowlęcym występuje specyficzna postać tego nowotworu w IV stopniu zaawansowania (IV S), w której przy niewielkim ognisku pierwotnym stwierdza się przerzuty drogą naczyń limfatycznych do wątroby, szpiku kostnego i skóry, a nie do kości.

Metody diagnostyczne

Podstawowe znaczenie w ocenie rozległości ogniska pierwotnego oraz wykryciu przerzutów mają badania obrazowe. W guzach jamy brzusznej poza USG najbardziej przydatnym badaniem jest tomografia komputerowa z podaniem doustnym i dożylnym środka cieniującego. W obrazie TK guz wykazuje zwykle mieszaną gęstość tkanek, co sugeruje obecność zarówno pól litych, jak i torbielowatych. Fragmenty torbielowate odpowiadają ogniskom martwicy i/lub wylewom krwawym. Niemal we wszystkich przypadkach w badaniu tomograficznym stwierdza się drobne zwapnienia (ryc. 13.25). W przypadku dużego krwawienia do guza zwapnienie (mające inny charakter niż drobne zwapnienia, charakterystyczne dla neuroblastoma) może być trudne do zróżnicowania

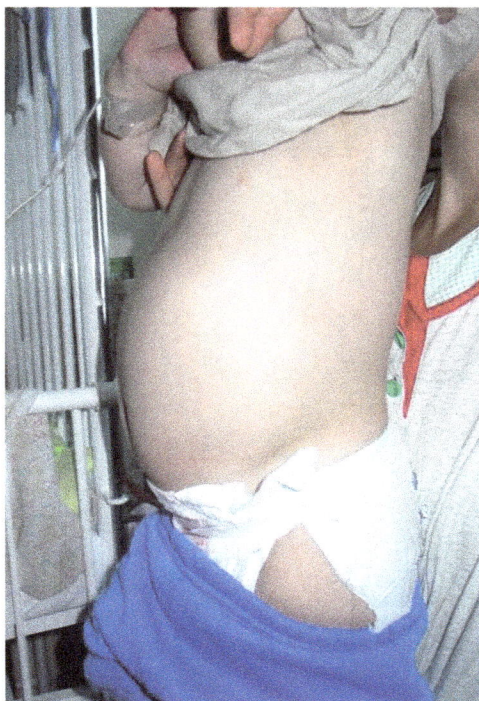

Rycina 13.20. Neuroblastoma – guz przestrzeni zaotrzewnowej.

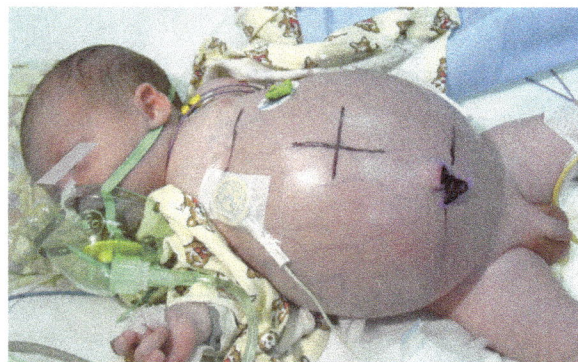

Rycina 13.22. Neuroblastoma u noworodka, przerzuty do wątroby (stadium IVS).

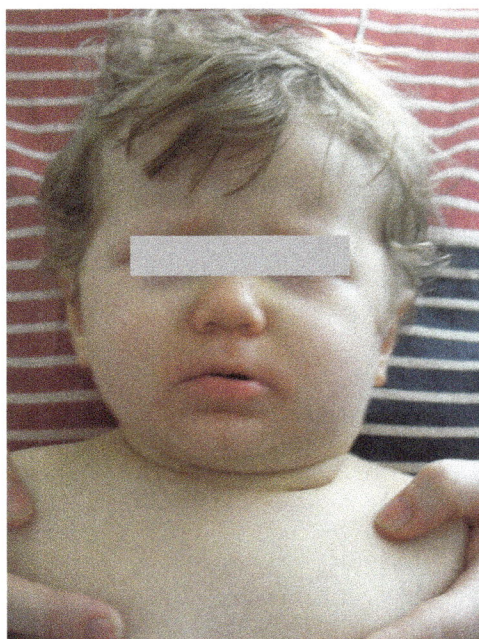

Rycina 13.23. Neuroblastoma – krwiak okularowy. Przerzut do kości.

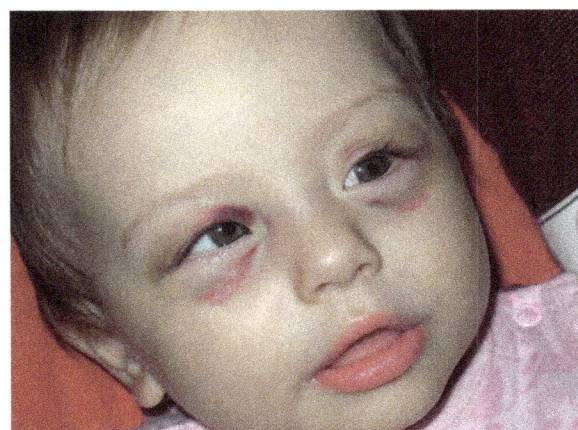

Rycina 13.21. Neuroblastoma okolicy szyi.

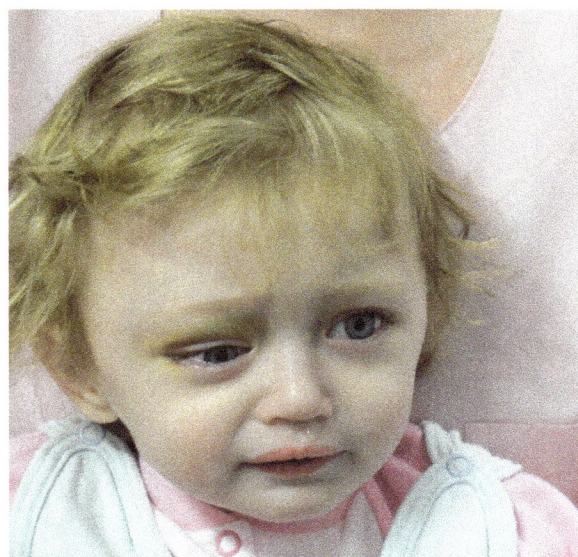

Rycina 13.24. Neuroblastoma – krwiaki okularowe obustronne.

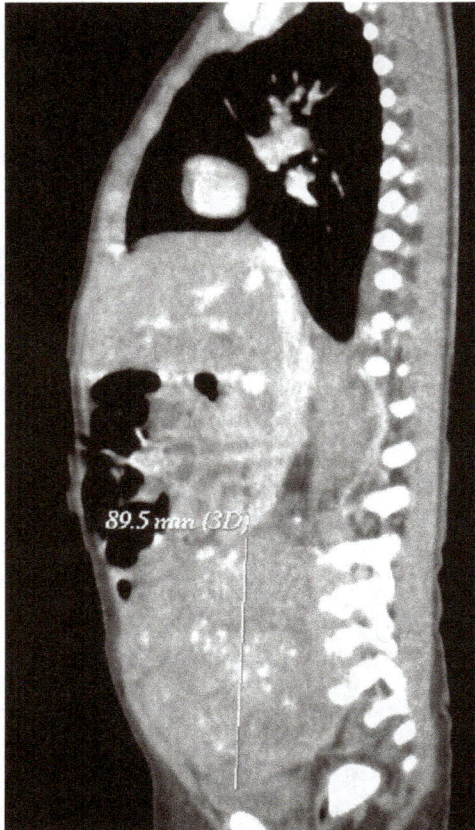

Rycina 13.25. Neuroblastoma – zwapnienia w guzie w obrazie TK.

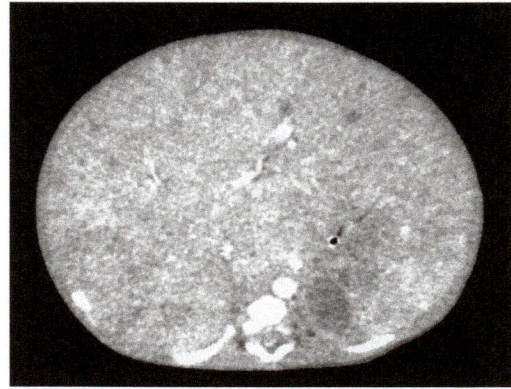

Rycina 13.26. Neuroblastoma – przerzuty w wątrobie w obrazie TK. Wątroba „koronkowa". IV stadium zaawansowania.

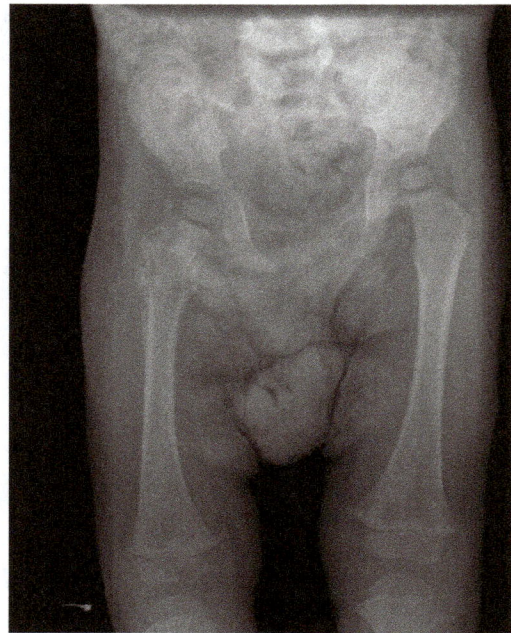

Rycina 13.27. Neuroblastoma – przerzuty do kości. Widoczne zmiany w przynasadach bliższych i dalszych kości udowych. Złamanie patologiczne bliższej części kości udowej.

z krwiakiem pourazowym nadnercza. TK jamy brzusznej pozwala również na wykrycie przerzutów w wątrobie (ryc. 13.26).

Guzy tylnego śródpiersia lub przykręgosłupowe są widoczne na zdjęciu bocznym RTG klatki piersiowej (małe guzy mogą być przesłonięte przez cień serca). Dokładną ocenę rozległości ogniska pierwotnego i jego stosunek do sąsiednich narządów przeprowadza się w TK. W przypadku podejrzenia zespołu uciskowego rdzenia kręgowego należy wykonać MR.

Przerzuty do kości stwierdza się w badaniu RTG (ryc. 13.27).

Bardzo przydatnym badaniem diagnostycznym jest scyntygrafia z użyciem znakowanej J[123] metajodobenzyloguanidyny (MIBG). Pozwala ona na wykrycie ogniska pierwotnego i/lub przerzutów, głównie w kościach i szpiku kostnym (ryc. 13.28).

U każdego pacjenta z podejrzeniem neuroblastoma powinna być wykonana punkcja szpiku kostnego z obu tylnych górnych kolców talerzy biodrowych. Badanie może wykazać skupiska komórek nowotworowych naciekających szpik lub całkowite zastąpienie utkania szpiku przez komórki nowotworowe niemożliwe do odróżnienia od zmian obserwowanych w białaczce (ryc. 13.29). Masywne zajęcie szpiku kostnego przez nowotwór może spowodować pancytopenię.

W każdym przypadku należy określić stężenie katecholamin i ich metabolitów w 2-dobowej zbiórce moczu. Podwyższone stężenie dopaminy oraz kwasu homowanilinowego (HVA) i wanilinomigdałowego (VMA) jest objawem specyficznym dla neuroblastoma. Warto również oznaczyć stężenie ferrytyny w surowicy krwi – wartości > 150 ng/ml uważa się za zły czynnik prognostyczny.

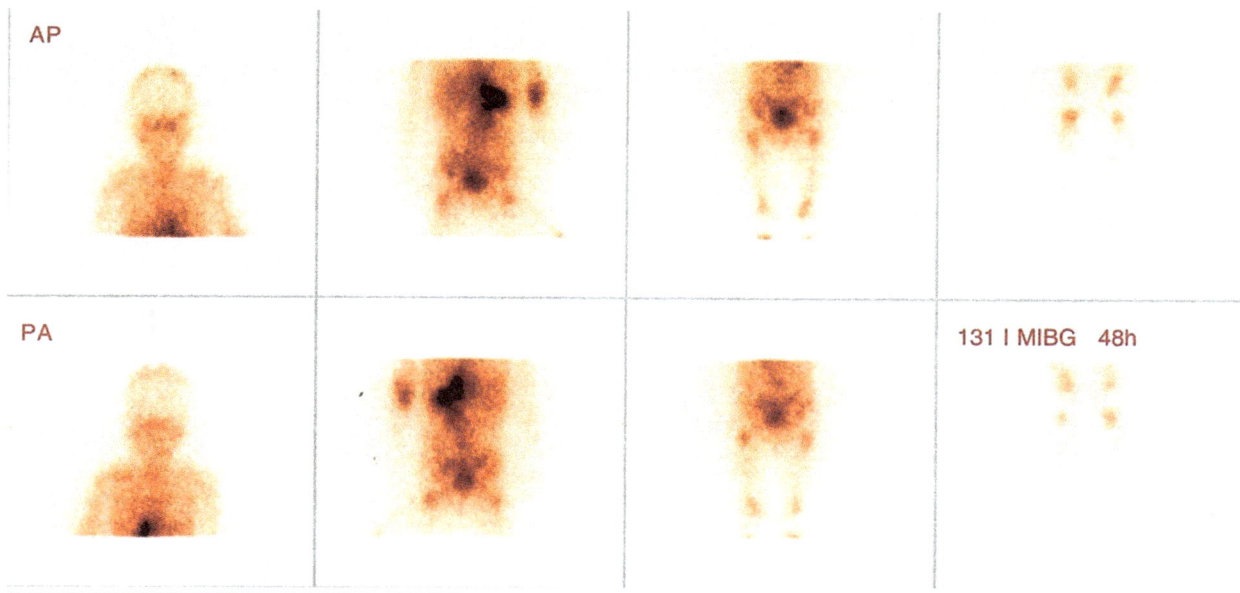

AP

PA

131 I MIBG   48h

Rycina 13.28. Neuroblastoma – ognisko pierwotne i przerzuty do kości w scyntygrafii MIBG.

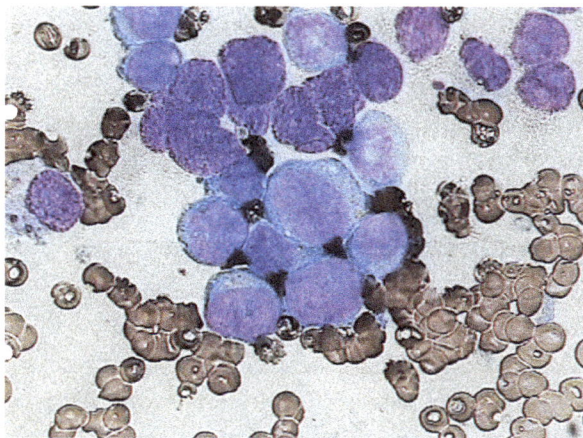

Rycina 13.29. Neuroblastoma – przerzuty do szpiku kostnego (rozetki).

Pobranie materiału z guza przed rozpoczęciem leczenia, poza badaniem patomorfologicznym, pozwala na ocenę amplifikacji genu *MYCN* i ploidii DNA oraz ew. przeprowadzenie innych badań cytogenetycznych pozwalających na precyzyjne określenie czynników prognostycznych warunkujących sposób kompleksowego leczenia i rokowanie.

Patomorfologia – w obrazie mikroskopowym większość guzów składa się z prymitywnych komórek neuroblastoma o niskim stopniu zróżnicowania. Nowotwór ten należy do grupy guzów drobnookrągłokomórkowych. Badanie w mikroskopie elektronowym pozwala na stwierdzenie małych, kulistych ziarnisto-

ści neurosekrecyjnych, które reprezentują nagromadzone w cytoplazmie katecholaminy. Obraz mikroskopowy guza usuniętego po wstępnej chemioterapii indukcyjnej może wykazywać zwiększającą się liczbę dojrzałych komórek zwojowych i cechy dojrzewania w kierunku ganglioneuroma. W takich przypadkach nie ma to znaczenia prognostycznego, w przeciwieństwie do guzów nieleczonych chemicznie przed ich usunięciem.

Stopień zaawansowania guza ocenia się na podstawie klasyfikacji International Neuroblastoma Staging System (tab. 13.11).

Różnicowanie
Tabela 13.10.

Leczenie
W I i II stopniu zaawansowania stosuje się głównie leczenie chirurgiczne, w III i IV rozpoczyna się od chemioterapii. Największą skuteczność w leczeniu pojedynczymi cytostatykami (20% całkowitych i częściowych remisji) wykazują cyklofosfamid, cisplatyna, doksorubicyna, winkrystyna, tenipozyd, ifosfamid i karboplatyna. Rodzaj stosowanej chemioterapii wielolekowej zależy od jej skuteczności i tolerancji. Po chemioterapii indukcyjnej usuwa się pozostałość ogniska pierwotnego i kontynuuje się chemioterapię uzupełniającą. U dzieci ze złymi czynnikami prognostycznymi bada się obecnie skuteczność megachemioterapii w połączeniu z autologicznym przeszczepem szpiku. Duże nadzieje pokładane

Tabela 13.11. Ocena stopnia zaawansowania neuroblastoma [wg International Neuroblastoma Staging System]

STOPIEŃ	CECHY
I	Guz zlokalizowany, wycięty makroskopowo radykalnie, z obecnością mikroskopowych pozostałości lub bez nich
IIA	Guz zlokalizowany, nieprzekraczający linii środkowej ciała, wycięty nieradykalnie makroskopowo, węzły chłonne po tej samej stronie niepozostające w łączności z guzem, bez mikroskopowych zmian nowotworowych
IIB	Guz wycięty makroskopowo, radykalnie lub nie, węzły chłonne po stronie guza niepozostające z nim w ścisłej łączności, zajęte mikroskopowo; powiększone węzły chłonne po stronie przeciwnej nie mogą być zajęte przez nowotwór w badaniu mikroskopowym
III	Nieoperacyjny guz po jednej stronie, naciekający poza linię środkową ciała, z zajęciem regionalnych węzłów chłonnych lub bez zajęcia *Lub* Guz po jednej stronie z zajęciem węzłów chłonnych po stronie przeciwnej *Lub* Guz zlokalizowany w linii środkowej ciała naciekający obie strony, z zajęciem węzłów chłonnych lub bez zajęcia
IV	Jakikolwiek guz z obecnością przerzutów w odległych węzłach chłonnych, kościach, szpiku, wątrobie, skórze lub innych narządach z wyjątkiem przypadków zakwalifikowanych jako stadium IVS
IVS	Ognisko pierwotne w I, IIA lub IIB stadium zaawansowania i obecność przerzutów w skórze, wątrobie i/lub szpiku kostnym u dziecka < 1. rż. (liczba komórek nowotworowych w szpiku kostnym < 10%)

są w lekach pobudzających dojrzewanie (kwas 13-cis-retinowy) i hamujących angiogenezę, które stosuje się po uzyskaniu całkowitej remisji choroby.

Szczególnego podejścia terapeutycznego wymagają pacjenci ze stopniem zaawansowania choroby IVS. W przypadku braku masywnego zajęcia wątroby i szpiku kostnego można wykonać tylko usunięcie chirurgiczne ogniska pierwotnego i obserwować dziecko, gdyż jest szansa, że przerzuty cofną się samoistnie. Przy masywnym, postępującym zajęciu wątroby stosuje się niskie dawki napromieniania (150 cGy co drugi dzień do sumarycznej dawki 450 cGy). Pozwala to zwykle na uzyskanie stabilizacji, a następnie powolnej regresji przerzutów i ogniska pierwotnego. U dzieci ze zmianami w wątrobie i szpiku kostnym włącza się chemioterapię z użyciem cyklofosfamidu w niskiej dawce (5 mg/kg mc.). Wyniki leczenia zaawansowanych postaci neuroblastoma w okresie noworodkowym są gorsze niż u dzieci między 3. a 12. mż.

Rokowanie

W I, II i IVS stadium zaawansowania choroby uzyskuje się całkowite wyleczenie niemal we wszystkich przypadkach (100% 5- i 7-letnich przeżyć w materiale IP-CZD). W III stadium zaawansowania przeżycie 5- i 7-letnie w materiale IP-CZD wynosi 89%, a w IV stadium odpowiednio 52 i 42%.

13.3.3
Guz Wilmsa (nephroblastoma)

łac. *nephroblastoma*
ang. Wilms tumor

Definicja

Nowotwór złośliwy nerki pochodzenia płodowego, rozwijający się z przetrwałej niezróżnicowanej komórki nerkowej. Może pojawić się w dowolnym miejscu miąższu nerki, choć najczęściej lokalizuje się w jednym z jej biegunów. Opisywano również występowanie pozanerkowe guza w przestrzeni zaotrzewnowej w bezpośrednim sąsiedztwie nerki. Obecność jego elementów stwierdzano w potworniakach.

Inne nazwy guza Wilmsa to nephroblastoma i nerczak płodowy.

Guz Wilmsa zajmuje szczególne miejsce w rozwoju onkologii dziecięcej. Wprowadzone w nim kompleksowe leczenie (chirurgia, radioterapia, chemioterapia) modyfikowane w zależności od zaawansowania choroby i innych czynników rokowniczych modelowo odzwierciedla postęp, jaki dokonał się w onkologii dziecięcej w ostatnich 30 latach.

Epidemiologia

Najczęstszy złośliwy guz nerki u dzieci i jeden z dwóch najczęstszych, obok neuroblastoma, guzów litych zlokalizowanych poza OUN. Stanowi 6–9% wszystkich nowotworów wieku dziecięcego.

Zachorowalność na ten nowotwór w Polsce wynosi 7,4 na 1 mln dzieci do 14. rż. rocznie. Występuje zwykle w wieku przedszkolnym, w 50% przypadków stwierdza się go do 3. rż., a w 90% przypadków do 7. rż., średnio w wieku 2,5 lat. U starszych dzieci i młodzieży występuje sporadycznie. W równym stopniu dotyczy obu płci. U 5–8% pacjentów występuje obustronnie.

Etiologia i patogeneza

Przyczyny rozwoju tego guza nie są w pełni poznane. W części przypadków można wykazać, że jego pojawienie się jest uwarunkowane genetycznie. Cytogenetyczna i molekularna analiza guzów Wilmsa pozwoliła na zidentyfikowanie dwóch miejsc na krótkim ramieniu chromosomu 11 (11p13 i 11p15) odpowiedzialnych za jego rozwój.

Udowodniono związek występowania guza Wilmsa z nefroblastomatozą, czyli zaburzonym, niekompletnym dojrzewaniem pierwotnych komórek nefrogennych. Nieprawidłowość tę można stwierdzić w większości przypadków nowotworów jednostronnych i niemal wszystkich obustronnych.

Guz Wilmsa stwierdza się również częściej u chorych z wrodzonymi zespołami i wadami (tab. 13.12). Ich obecność zawsze obliguje do obserwacji dziecka i ewentualnego wcześniejszego wykrycia nowotworu (USG jamy brzusznej).

Obraz kliniczny

Objawy kliniczne nowotworu zależą od umiejscowienia i zaawansowania guza (tab. 13.13). Najczęściej guz rozpoznaje się wtedy, gdy po osiągnięciu znacznych rozmiarów wpływa na obwód brzucha lub jest wyczuwalny przez jego powłoki. W badaniu przedmiotowym stwierdza się guz o gładkiej powierzchni, dość dobrze odgraniczony. W przypadku lokalizacji w górnym biegunie nerki może zlewać się on z łukiem żebrowym, a w umiejscowieniu w części centralnej lub dolnej niekiedy sięga do talerza kości biodrowej. Czasem widać uwypuklenie okolicy lędźwiowej po stronie guza (ryc. 13.30).

Guz nerki powinno się wykluczyć na początku w każdym przypadku pojawienia się krwawienia

Tabela 13.12. Wady wrodzone i zespoły genetyczne towarzyszące guzowi Wilmsa

WADA/ZESPÓŁ	OPIS
Układ moczowo-płciowy	▪ Nerka podkowiasta ▪ Dysplazja nerki ▪ Zdwojenie układu kielichowo--miedniczkowego ▪ Wnętrostwo ▪ Spodziectwo
Układ mięśniowo-szkieletowy	▪ Połowiczy przerost ciała ▪ Zrośnięcie żeber, palców ▪ Fokomelia
Inne wady wrodzone	▪ Aniridia ▪ Wady układu krążenia
Zespół Perlmana	▪ Gigantyzm płodowy i w okresie noworodkowym ▪ Cechy dysmorficzne twarzy ▪ Wady nerek (nefroblastomatoza, wodonercze)
Zespół Denysa–Drasha	Triada objawów: ▪ Wrodzona nefropatia ▪ Pseudohermafrodytyzm ▪ Guz Wilmsa
Zespół Beckwitha–Wiedemanna	▪ Przepuklina pępkowa ▪ Przerost języka ▪ Przerost narządów miąższowych
Zespół WAGR	Cztery objawy: ▪ Guz Wilmsa ▪ Wrodzony brak tęczówki ▪ Wrodzone wady układu moczowego ▪ Opóźnienie umysłowe

Tabela 13.13. Objawy kliniczne guza Wilmsa i częstość ich występowania [materiał własny]

OBJAW	CZĘSTOŚĆ WYSTĘPOWANIA [%]
Guz w jamie brzusznej (powiększenie obwodu brzucha zauważone przez matkę w trakcie ubierania lub kąpieli)	80
Niespecyficzne bóle brzucha	30
Nadciśnienie tętnicze	25
Gorączka	25
Krwinkomocz/krwiomocz	15
Zaparcia	4
Utrata masy ciała	4
Zakażenia dróg moczowych	3
Objawy związane z przerzutami	Rzadko
Objawy związane z pęknięciem guza (krwawienie do otrzewnej)	Rzadko

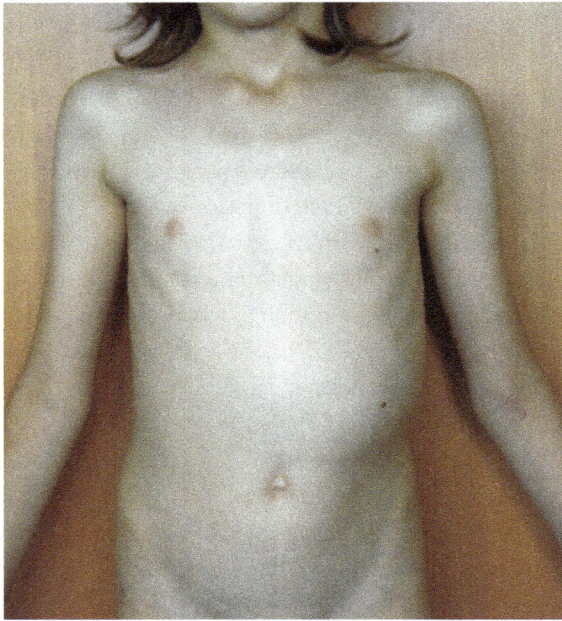

Rycina 13.30. Guz Wilmsa nerki lewej – widoczny guz z zatarciem talii po stronie guza.

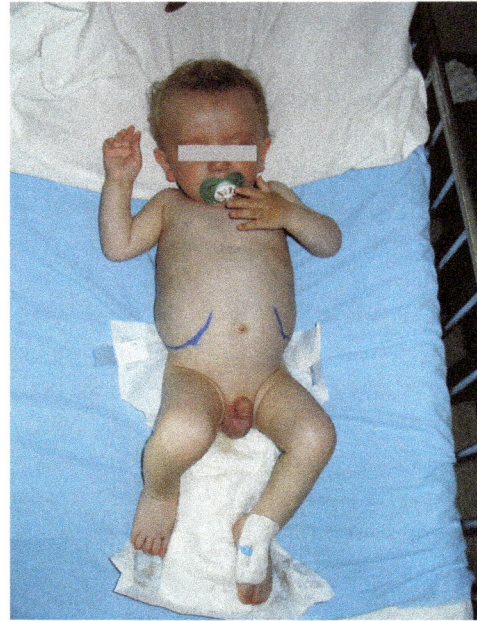

Rycina 13.31. Obustronny guz Wilmsa.

z dróg moczowych u dziecka. Zmiana bywa też wykrywana w rutynowym USG jamy brzusznej z powodu podejrzenia zapalenia dróg moczowych. Nagły początek, gwałtownie powiększająca się masa guza, gorączka i niedokrwistość mogą wystąpić w związku z masywnym krwawieniem do guza.

Przebieg naturalny

Po przekroczeniu torebki nerki nowotwór nacieka sąsiednie narządy, naczynia i jamę otrzewnej. Czop nowotworowy obejmuje najpierw naczynia nerkowe, a potem żyłę główną górną, dochodząc do prawego przedsionka serca. W guzach odmiedniczkowych zmiana wrasta do światła miedniczki nerkowej i moczowodu, co może być przyczyną krwawienia z dróg moczowych.

Rozsiew guza Wilmsa następuje drogą naczyń chłonnych (zajęte regionalne węzły chłonne) i krwionośnych. W chwili rozpoznania przerzuty do płuc stwierdza się w 10% przypadków.

Metody diagnostyczne

Badania diagnostyczne powinny odpowiedzieć na pytania: czy guz jest ograniczony do nerki, czy występują przerzuty, jaka jest funkcja drugiej nerki?

1 USG jamy brzusznej

Niezbędne zarówno w postępowaniu diagnostycznym, jak i w monitorowaniu przebiegu leczenia. Różnicuje zmiany nowotworowe lite z torbielowatymi

i wodonerczem. Umożliwia również wykrycie ewentualnych zmian w drugiej nerce, zakrzepu nowotworowego w żyle głównej oraz przerzutów do wątroby i węzłów chłonnych jamy brzusznej.

2 Urografia dożylna

Została praktycznie zastąpiona przez TK. Pozwala na wykrycie guza i ewentualnych wad w układzie moczowym. Wykazuje obecność wewnątrznerkowej masy zniekształcającej układ kielichowo-miedniczkowy. Moczowód może być przemieszczony ku środkowi. Czasami nie stwierdza się wydzielania kontrastu przez nerkę, zwykle wskutek ucisku/zamknięcia światła żyły nerkowej przez guz albo w związku z wodonerczem.

3 TK jamy brzusznej

W obrazie TK z kontrastem stwierdza się bardzo charakterystyczny obraz guza z widocznym na obwodzie prawidłowym miąższem nerki w postaci pierścienia lub półksiężyca. Jest to objaw patognomoniczny dla guza Wilmsa (ryc. 13.32 i 13.33).

TK z angiografią nerkową wykonuje się w przypadku obustronnych guzów Wilmsa, zwykle przed planowanym leczeniem chirurgicznym. Pozwala ona na określenie lokalizacji zmian i unaczynienia zdrowego miąższu nerek, co pomaga przy ocenie możliwości wykonania oszczędnego zabiegu chirurgicznego.

4 RTG klatki piersiowej

Obowiązkowe u wszystkich chorych. Pozwala na wykrycie przerzutów w płucach (ryc. 13.34).

5 Inne badania obrazowe

Nie ma wskazań do rutynowego wykonywania TK klatki piersiowej. W przypadku podejrzenia występowania przerzutów można wykonać TK OUN czy MR rdzenia kręgowego.

6 Badanie patomorfologiczne

Badanie przedmiotowe i badania obrazowe pozwalają na kliniczne rozpoznanie guza Wilmsa i rozpoczęcie chemioterapii bez konieczności potwierdzania diagnozy badaniem patomorfologicznym. Przeprowadza się je dopiero po chemioterapii indukcyjnej albo w przypadku wątpliwości diagnostycznych. Ze względu na przerwanie torebki nerki i możliwość skażenia komórkami nowotworowymi kanału biopsyjnego zaleca się wykonywanie punkcji cienkoigłowej (średnica igły 0,6–0,8 mm).

Obraz mikroskopowy guza Wilmsa może być bardzo różny i jest głównym czynnikiem prognostycznym. Wynika ze stopnia zróżnicowania mezodermy, z której zmiana się rozwija. Niekorzystna histologia dotyczy pacjentów z rozsianą anaplazją i dużą zawartością niedojrzałej blastemy nerkowej (nefroblastomatoza).

7 Ocena stadium zaawansowania

Stadium zaawansowania w guzach Wilmsa określa się na podstawie badań radiologicznych potwierdzających lub wykluczających obecność przerzutów, a także obrazu śródoperacyjnego i badania patomorfologicznego, które określają zasięg miejscowy choroby (tab. 13.14).

Leczenie

Leczenie guza Wilmsa rozpoczyna się od chemioterapii. Wyjątek stanowią noworodki i dzieci, u których przypadkowo wykryto zmianę w niskim stadium zaawansowania miejscowego. W skład programu terapeutycznego u pacjentów bez przerzutów wchodzą winkrystyna i aktynomycyna D. W przypadku przerzutów dodaje się adriamycynę. Leczenie prowadzi się przez 5–6 tygodni (z tygodniowymi przerwami), a następnie wykonuje się zabieg operacyjny. Polega on na usunięciu pozostałości guza wraz z chorą nerką, widocznymi węzłami chłonnymi i ewentualnymi

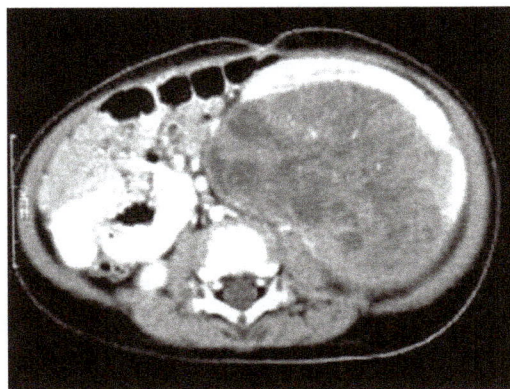

Rycina 13.32. TK – guz Wilmsa z widocznym na obwodzie prawidłowym miąższem nerki układającym się w obraz półksiężyca (objaw patognomoniczny).

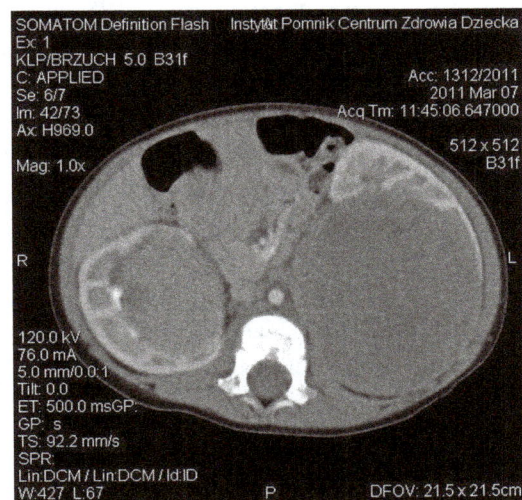

Rycina 13.33. TK – obustronny guz Wilmsa z widocznym na obwodzie prawidłowym miąższem nerki (objaw patognomoniczny).

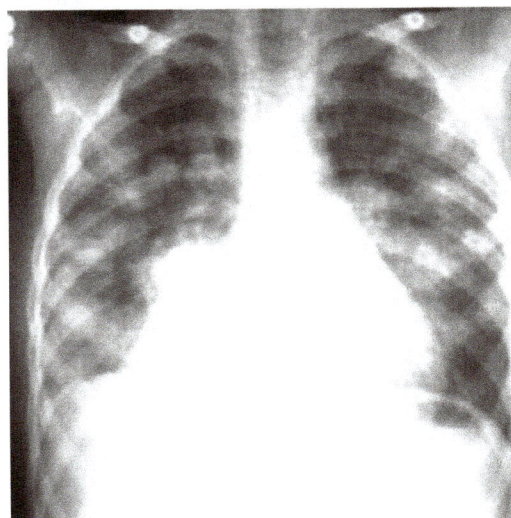

Rycina 13.34. Zdjęcie przeglądowe klatki piersiowej – przerzuty guza Wilmsa do płuc.

czopami w naczyniach. Po zabiegu przeprowadza się dokładne badanie patomorfologiczne, które ustala budowę mikroskopową guza i radykalność operacji. Jego wyniki ukierunkowują dalsze postępowanie terapeutyczne – rodzaj i długość chemioterapii uzupełniającej, ew. wskazania do radioterapii na lożę pooperacyjną.

W Stanach Zjednoczonych leczenie guza Wilmsa rozpoczyna się od zabiegu operacyjnego.

Rokowanie

Wprowadzenie chemioterapii indukcyjnej znacznie poprawiło rokowanie. Zwykle powoduje ona zniszczenie przerzutów i zmniejszenie masy ogniska pierwotnego. W związku z tym częściej możliwe jest wykonanie zabiegu radykalnego. Niemal całkowicie wyeliminowano też ryzyko śródoperacyjnego pęknięcia guza (zmiana stopnia zaawansowania z III na I lub II) i wynikającą z niego konieczność radioterapii na lożę pooperacyjną ze wszystkimi jej konsekwencjami.

Problem terapeutyczny nadal stanowią guzy o wysokim stopniu złośliwości (obecność rozlanej anaplazji w mikroskopie), wymagające zwykle personalizacji leczenia.

W materiale IP-CZD 5- i 10-letnie całkowite przeżycie niezależnie od stadium zaawansowania nowotworu wynosi 88%.

13.3.4
Mięsak prążkowanokomórkowy i inne mięsaki tkanek miękkich

łac. *rhabdomyosarcoma et non rhabdomyosarcoma*

ang. rhabdomyosarcoma and other soft tissue sarcomas

Definicja

Pojęcie mięsak oznacza wszystkie nowotwory złośliwe pochodzenia nienabłonkowego. Mięsaki tkanek miękkich stanowią heterogenną grupę nowotworów wywodzących się z pierwotnych komórek mezenchymy, która w warunkach prawidłowych różnicuje się w kierunku mięśni prążkowanych, mięśni gładkich, tkanki włóknistej, tkanki tłuszczowej, tkanki naczyń krwionośnych, powięzi i więzadeł.

Najczęstszym nowotworem tkanek miękkich u dzieci jest mięsak prążkowanokomórkowy (rhabdomyosarcoma). Wywodzi się on z komórek, które różnicują się w kierunku mięśni szkieletowych, chociaż może rozwinąć się w lokalizacji, w której nie ma takich mięśni, np. pęcherz moczowy, wątroba, macica czy pochwa. Patrz tab. 13.15.

Epidemiologia

Mięsaki tkanek miękkich stanowią ok. 8% wszystkich zachorowań na nowotwory złośliwe u dzieci (10,6 : 1 000 000, w tym rhabdomyosarcoma 5,6 : 1 000 000).

STOPIEŃ	CECHY
I	Guz ograniczony do nerki i usunięty całkowicie, guz nie pękł i nie był nakłuty podczas zabiegu
II	Guz wychodzący poza nerkę, całkowicie wycięty
III	Niedoszczętne wycięcie guza z powodu naciekania ważnych dla życia narządów *Lub* Pozostałości mikroskopowe w węzłach chłonnych *Lub* Guz pękł w czasie lub przed zabiegiem
IV	Przerzuty odległe do płuc, wątroby, kości czy mózgu
V	Obustronne guzy nerek

Tabela 13.14. Ocena stopnia zaawansowania guza Wilmsa

Tabela 13.15. Umiejscowienie i częstość występowania mięsaka prążkowanokomórkowego i pozostałych mięsaków tkanek miękkich [materiał własny]

UMIEJSCOWIENIE	RHABDOMYO-SARCOMA [%]	POZOSTAŁE [%]
Głowa i szyja, w tym:	32,5	24
Oczodół	8	0
Okołooponowe	15	2
Inne	9,5	22
Układ moczowo-płciowy	32,5	3
Kończyny	12,6	40
Inne	22,4	33

Obserwuje się dwa szczyty zachorowań na mięsaka prążkowanokomórkowego:

- wczesny (2.–5. rż.) – zajęcie pęcherza moczowego i pochwy, guzy głowy i szyi,
- późny (15.–19. rż.) – zmiany w układzie moczowo-płciowym (przydatki jądra, gruczoł krokowy) oraz w tkankach miękkich tułowia i kończyn.

Średnia wieku w momencie rozpoznania wynosi 6 lat. Rhabdomyosarcoma częściej występuje u chłopców (1,5 : 1).

Pozostałe mięsaki tkanek miękkich (tab. 13.16) u dzieci występują znacznie rzadziej niż u dorosłych. W populacji pediatrycznej wiążą się też z lepszym rokowaniem ze względu na większą chemiowrażliwość.

Etiologia i patogeneza

Wykazano rodzinne powiązanie występowania rhabdomyosarcoma z innymi nowotworami. Mięsaki częściej występują u dzieci z nerwiakowłókniakowatością i z zespołem Li–Fraumeniego. Delecję *NF1* w komórkach guza, głównie złośliwych nowotworów z osłonek nerwów obwodowych, stwierdzano także u dzieci bez nerwiakowłókniakowatości. Rodzinne występowanie nowotworów w zespole Li–Fraumeniego doprowadziło do ustalenia, że zjawisko to wynika z utraty heterozygotyczności genu supresorowego *T53* zlokalizowanego na krótkim ramieniu chromosomu 17 (17p13).

Stwierdzano zwiększone ryzyko występowania rhabdomyosarcoma u dzieci, których matki napromieniane były na jamę brzuszną w czasie ciąży. Zwiększone ryzyko rozwoju wszystkich mięsaków notowano w polu napromieniania z powodu innego nowotworu. Prowadzi to do wniosku, że promieniowanie jonizujące jest odpowiedzialne za zmiany genetyczne będące przyczyną rozwoju nowotworu.

Obraz kliniczny

Objawy kliniczne mogą być różnorodne w zależności od lokalizacji (tab. 13.17). Niezależnie od lokalizacji wspólnym objawem klinicznym mięsaków tkanek miękkich jest pojawienie się guzka/guza.

Guzy okolicy okołooponowej szybko szerzą się w kierunku podstawy czaszki. Skutkuje to porażeniem nerwów czaszkowych i objawami wzmożonego ciśnienia śródczaszkowego. Zmiany te źle rokują.

Niezależnie od lokalizacji guza możliwy jest wczesny rozsiew objawiający się bólami kości lub zaburzeniami oddychania z powodu przerzutów. Rozległe zajęcie kośćca powoduje czasem objawową hiperkalcemię.

Przebieg naturalny

Mięsaki tkanek miękkich charakteryzują się przede wszystkim dużą inwazyjnością miejscową i zdolnością do wznowy miejscowej. Mięsaki zlokalizowane w obrębie głowy i szyi szybko rozprzestrzeniają się wewnątrzczaszkowo i w obrębie całego OUN. Odległe przerzuty szerzą się drogą naczyń krwionośnych i dotyczą głównie płuc i kości.

Metody diagnostyczne

1 Badania obrazowe

Przy lokalizacji guza w obrębie głowy i szyi wykonuje się w pierwszym rzędzie TK, która pozwala stwierdzić wewnątrzczaszkowe szerzenie się guza, w tym na podstawę czaszki i zajęcie kości (ryc. 13.41). Rozległość ogniska pierwotnego i jego stosunek do sąsiednich struktur najdokładniej obrazuje MR.

Podejrzenie guza w jamie brzusznej lub miednicy obliguje do wykonania USG, a następnie TK ze środkiem cieniującym podanym dożylnie i doustnie, co umożliwi określenie masy guza.

Tabela 13.16. Częstość występowania mięsaków tkanek miękkich innych niż rabdomyosarcoma [materiał własny]

NOWOTWÓR	CZĘSTOŚĆ WYSTĘPOWANIA [%]
Mięsak niezróżnicowany (undifferentiated sarcoma)	24
Włókniakomięsak (fibrosarcoma)	18
Mięsak maziówkowy (synovial sarcoma)	17
Nerwiakomięsak (neurosarcoma)	16
Naczyniakomięsak (angiosarcoma)	10
Tłuszczakomięsak (liposarcoma)	10
Pozakostny guz Ewinga (extraosseous Ewing sarcoma)	4
Mięsak gładkokomórkowy (leyomyosarcoma)	3
PNET	1
Mięsak pęcherzykowaty (alveolar soft part sarcoma)	1

Tabela 13.17. Objawy kliniczne mięsaków tkanek miękkich w zależności od lokalizacji guza i różnicowanie

LOKALIZACJA	OBJAWY KLINICZNE	RÓŻNICOWANIE
Głowa		
Oczodół (ryc. 13.35 i 13.36)	■ Opadanie powieki ■ Pojawienie się guzka ■ Pogrubienie powieki ■ Porażenie nerwów wzrokowych	■ Naczyniak limfatyczny ■ Stany zapalne ■ Retinoblastoma, przerzuty neuroblastoma
Okolica okołooponowa (ryc. 13.37 i 13.38) (ucho środkowe, zatoki przynosowe, nos, gardło, dół skrzydłowo-podniebienny)	■ Wysuwanie się mas groniastych przypominających polip z ucha lub nosa ■ Wyciek śluzowo-krwisty z ucha lub nosa ■ Porażenie nerwów czaszkowych ■ Obrzęk twarzy ■ Zaburzenia oddychania, w tym chrapanie ■ Guz w okolicy podżuchwowej ■ Powiększenie węzłów chłonnych	■ Polip ■ Stan zapalny migdałków ■ Zapalenie nerwu twarzowego ■ Odczynowe powiększanie węzłów chłonnych ■ Nowotworowe zmiany łagodne
Twarzoczaszka, okolica czołowa i skroniowa, policzek, fałd nosowo-wargowy	■ Pojawienie się bezbolesnego, powiększającego się guzka	■ Stan zapalny ■ Guzki łagodne
Szyja	■ Pojawienie się guza ■ Porażenie nerwów szyjnych czy okolicy barku	■ Odczynowe powiększenie węzłów chłonnych ■ Zakażona torbiel boczna szyi
Miednica		
Pęcherz moczowy, gruczoł krokowy	■ Zaburzenia w oddawaniu moczu ■ Krwiomocz ■ Zaburzenia oddawania stolca ■ Wypadanie mas groniastych z cewki moczowej (dziewczynki)	■ Wynicowanie śluzówki cewki moczowej
Pochwa (ryc. 13.39), macica	■ Krwawienie ■ Wypadanie mas groniastych ■ Guz w miednicy ■ Zaburzenia oddawania stolca	■ Miesiączka ■ Zaburzenia hormonalne
Jądra	■ Pojawienie się w mosznie zmiany niezwiąza- nej z jądrem, a przy progresji – guz jądra	■ Zapalenie jądra ■ Żylaki powrózka nasiennego
Tułów, kończyny (ryc. 13.40–13.42)	■ Pojawienie się bezbolesnego powiększającego się guzka, często po urazie	■ Stan zapalny ■ Krwiak
Pęcherzyk żółciowy, drogi żółciowe	■ Powiększenie wątroby ■ Żółtaczka	■ Stan zapalny ■ Inne przyczyny żółtaczki

W celu potwierdzenia lub wykluczenia obecności przerzutów należy wykonać RTG i TK klatki piersiowej oraz badanie szpiku kostnego i scyntygrafię kośćca.

2 Badanie patomorfologiczne
Najistotniejszy element w procesie diagnostycznym. Znane są 4 odrębne podtypy histologiczne rhabdomyosarcoma:

■ typ zarodkowy (embryonal type) – ok. 60% przypadków,

■ typ groniasty (sarcoma botryoides) – odmiana postaci zarodkowej, w której komórki guza i obrzęknięte podścielisko uwypuklają się do jamy ciała jak grona winorośli, najczęściej występuje w pochwie, pęcherzu moczowym, jamie nosowej, gardle i uchu środkowym,

■ typ pęcherzykowy (alveolar type) – ok. 20% przypadków,

■ typ różnokształtnokomórkowy (pleomorphic type) – rzadki u dzieci (1% przypadków).

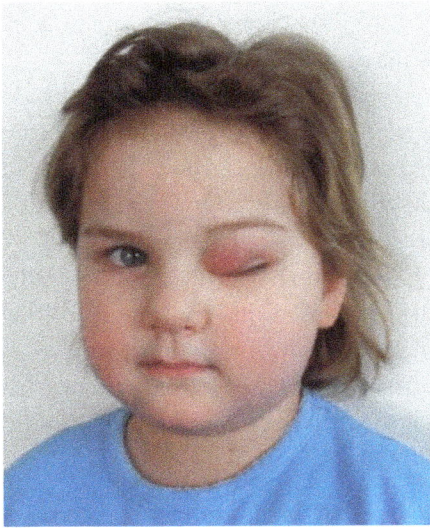

Rycina 13.35. Rhabdomyosarcoma oczodołu.

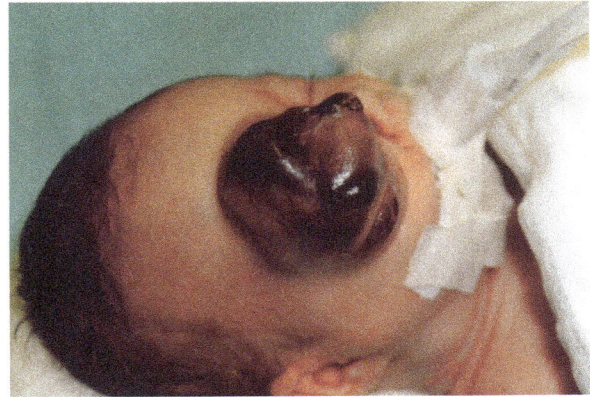

Rycina 13.36. Rhabdomyosarcoma oczodołu u noworodka. Pierwotnie rozpoznano naczyniak.

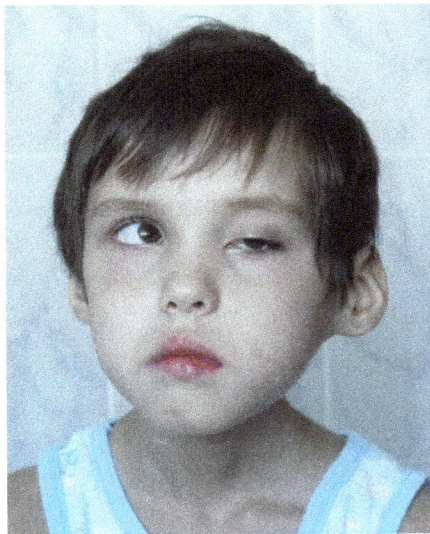

Rycina 13.37. Rhabdomyosarcoma ucha środkowego.

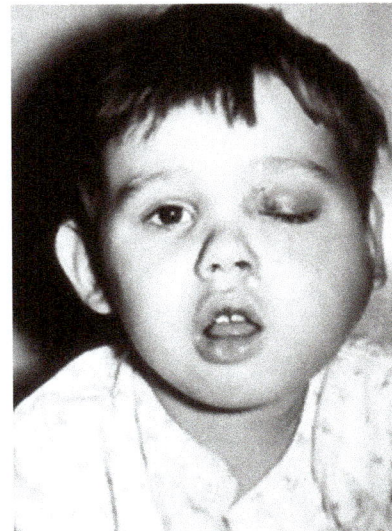

Rycina 13.38. Rhabdomyosarcoma nosowej części gardła.

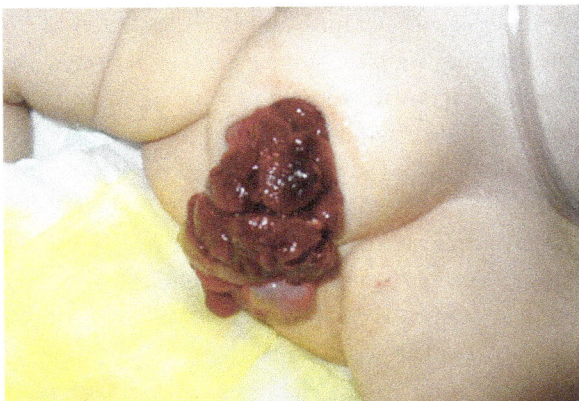

Rycina 13.39. Rhabdomyosarcoma botryoides pochwy. Wysuwające się groniaste masy guza.

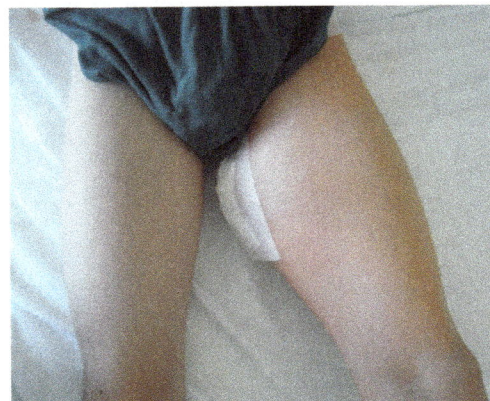

Rycina 13.40. Rhabdomyosarcoma w obrębie kończyny dolnej.

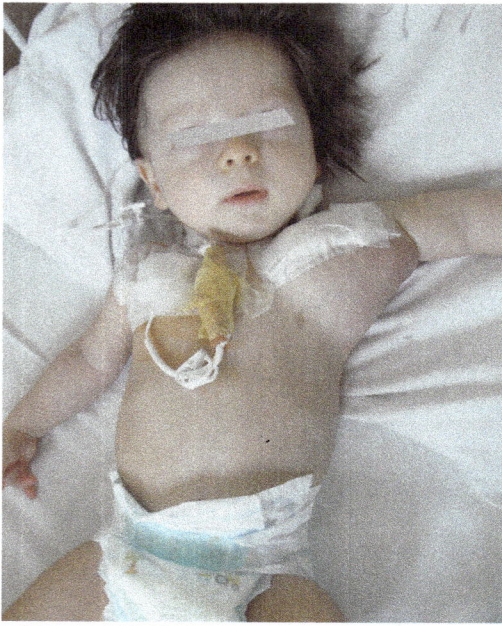

Rycina 13.41. PNET okolicy pachy lewej.

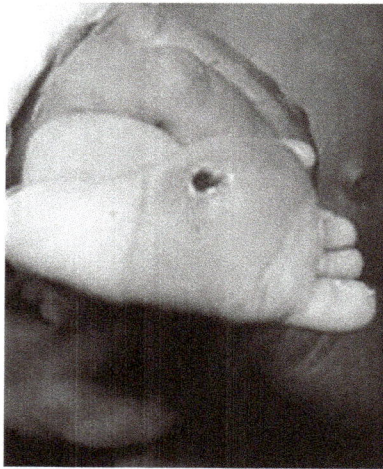

Rycina 13.42. Fibrosarcoma stopy.

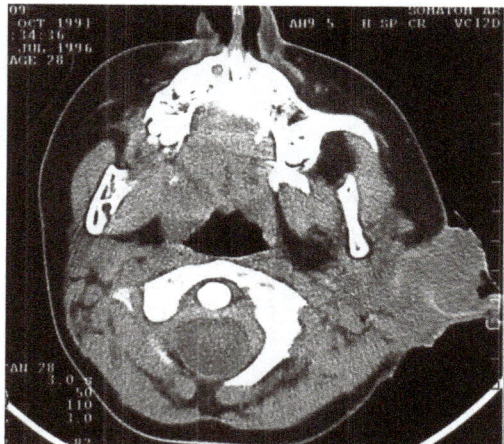

Rycina 13.43. TK – wewnątrzczaszkowe szerzenie się rhabdomyo-sarcoma ucha środkowego.

U ok. 20% chorych rozpoznawana jest niezróżnicowana postać nowotworu.

Typ histologiczny nowotworu, jego lokalizacja, rozległość i możliwość radykalnego chirurgicznego usunięcia stanowi podstawę do zaklasyfikowania guza do odpowiedniej grupy ryzyka warunkującej sposób leczenia.

Jeszcze do niedawna stosowany był podział na stadia zaawansowania wg Intergrup Rhabdomyosarcoma Study (IRS), w którym stopień zaawansowania nowotworu określa się na podstawie badania histopatologicznego oceniającego radykalność zabiegu chirurgicznego.

- I – choroba nowotworowa ograniczona, bez przerzutów w regionalnych węzłach chłonnych. Guz całkowicie wycięty chirurgicznie. Radykalność zabiegu potwierdzona badaniem histopatologicznym.
- II – choroba nowotworowa o zaawansowaniu miejscowym lub lokoregionalnym.
- III – choroba nowotworowa lokoregionalna. Niecałkowite wycięcie guza z pozostawieniem dużej masy lub stan po biopsji guza nieoperacyjnego.
- IV – choroba nowotworowa uogólniona. Stwierdza się przerzuty odległe do płuc, wątroby, układu kostnego i szpiku.

Obecnie onkolodzy w ocenie stadium zaawansowania uwzględniają również wielkość ogniska i lokalizację.

Różnicowanie
Tabela 13.17.

Leczenie
Leczenie skojarzone (zabieg operacyjny, chemioterapia, radioterapia). Wybór protokołu leczenia zależy od umiejscowienia ogniska pierwotnego, typu histopatologicznego guza i stopnia jego zaawansowania. Chemioterapia, zarówno indukcyjna, jak i uzupełniająca, składa się z winkrystyny, cyklofosfamidu, ifosfamidu, etopozydu i adriamycyny w różnych kombinacjach.

Rokowanie
Wyniki leczenia zależą od rodzaju nowotworu, stadium zaawansowania i lokalizacji. W materiale IP--CZD niezależnie od wymienionych wyżej czynników całkowite przeżycie 5-letnie wynosi 64%, a 10-letnie 63%.

13.3.5

Nowotwory złośliwe kości

Pierwotne nowotwory złośliwe kości stanowią ok. 5,5% wszystkich nowotworów u dzieci i młodzieży. W tej grupie wiekowej występują głównie kostniakomięsak (osteosarcoma) i mięsak Ewinga. Rzadko chłoniaki nieziarnicze, włókniakomięsaki (fibrosarcoma) i chrzęstniakomięsaki (chondrosarcoma).

Kostniakomięsak

łac. *osteosarcoma*

ang. osteosarcoma

Definicja

Pierwotny złośliwy nowotwór tkanki kostnej rozwijający się zazwyczaj w okolicy przynasad kości długich. Jest guzem wielopostaciowym, charakteryzującym się tworzeniem osteoidu lub tkanki kostnej bezpośrednio z podścieliska mezenchymalnego bez pośrednictwa chrząstki. Szybko zajmuje część korową, przechodzi przez okostną i nacieka tkanki miękkie.

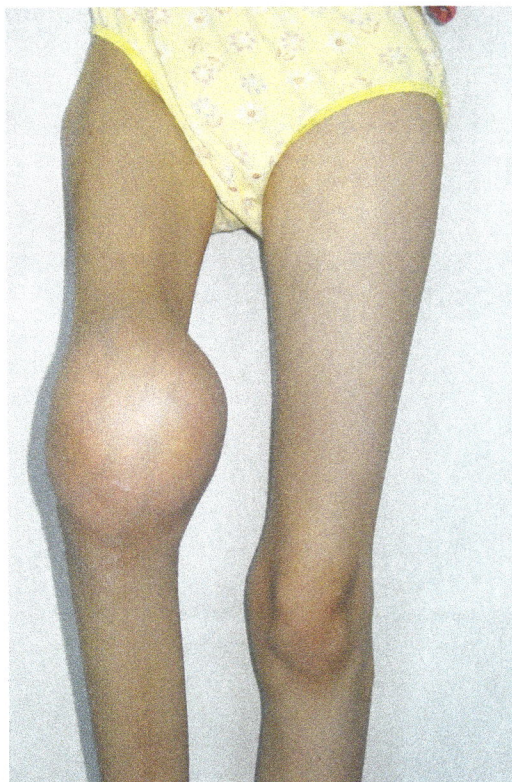

Rycina 13.44. Kostniakomięsak – obrzęk w okolicy rozwoju guza pierwotnego. Widoczne zaniki mięśni.

Epidemiologia

Najczęstszy nowotwór złośliwy kości u dzieci. Zwykle rozpoznaje się go między 10. a 20. rż. Występuje z częstością 4,8 : 1 000 000 rocznie. Częściej rozwija się u chłopców.

Etiologia i patogeneza

Dokładna etiologia występowania kostniakomięsaka nie jest znana. Opisano czynniki korelujące z częstszym występowaniem tego nowotworu:

- wzrost kości na długość – częstsze występowanie między 14. a 19. rż., pacjenci są zwykle wyżsi niż ich rówieśnicy, ognisko pierwotne najczęściej znajduje się w okolicy przynasad (płytki wzrostowej),
- czynniki genetyczne – częstsze występowanie u rodzeństwa, u pacjentów ze zmutowanym genem *RB1* (utrata materiału genetycznego w 14 prążku 13 chromosomu) i w zespole Li–Fraumeniego,
- czynniki środowiskowe – wpływ promieniowania jonizującego (5% kostniakomięsaków występuje w uprzednio napromienianej kości).

Obraz kliniczny

Najczęściej obserwowane objawy:

- narastający ból (90% przypadków),
- obrzęk w miejscu ogniska pierwotnego (50% przypadków),
- ograniczenie ruchomości,
- deformacja kończyny,
- złamanie patologiczne (rzadziej).

Objawy ogólne występują rzadko. W ponad połowie przypadków guz rozwija się w sąsiedztwie kolana (okolica przynasady dalszej kości udowej i przynasa-

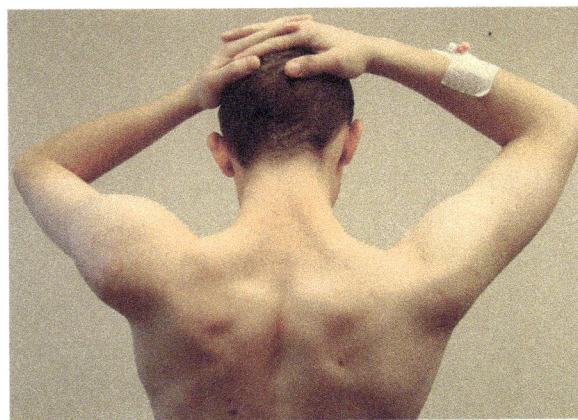

Rycina 13.45. Kostniakomięsak kości ramiennej lewej.

dy bliższej kości piszczelowej) (ryc. 13.44). Inne lokalizacje to przynasada bliższa kości ramiennej (ryc. 13.45), kość strzałkowa i kości płaskie (łopatka, kość miedniczna).

Przebieg naturalny

Nowotwór rozwija się wewnątrz kości i szerzy się przez okostną do tkanek miękkich. Poza rozrostem miejscowym nowotwór daje przerzuty głównie drogą naczyń krwionośnych, zwłaszcza do płuc (drobne okrągłe ogniska ze zwapnieniami zlokalizowane podopłucnowo). Rzadko daje przerzuty do innych kości.

Metody diagnostyczne

Podstawowe badanie stanowi RTG kości. Można w nim stwierdzić zmiany destrukcyjne osteolityczno-sklerotyczne z charakterystycznym odwarstwieniem okostnej (**trójkąt Codmana**) i odczynami okostnowymi z igiełkami kostnymi (spikulami) (ryc. 13.46). Taki obraz wynika z przerwania przez guz okostnej i wytwarzania w tkankach miękkich nowych beleczek.

Precyzyjnie rozległość ogniska chorobowego oraz jego stosunek do naczyń i nerwów można określić w TK i MR (ryc. 13.47a, b).

W celu poszukiwania przerzutów wykonuje się TK płuc i mózgu oraz scyntygrafię kośćca, która pozwala na stwierdzenie obecności tzw. „skaczących ognisk" (drobne przerzuty z ogniska pierwotnego w okolicy rozwoju guza).

Patomorfologia

Powszechnie stosuje się klasyfikację uwzględniającą stopień zróżnicowania histologicznego guza (GI – dobrze zróżnicowany, GII – średnio zróżnicowany i GIII – słabo zróżnicowany), oraz szczegóły struktury patomorfologicznej utkania guza. W zależności od przeważających elementów rozróżnia się typ: osteo-

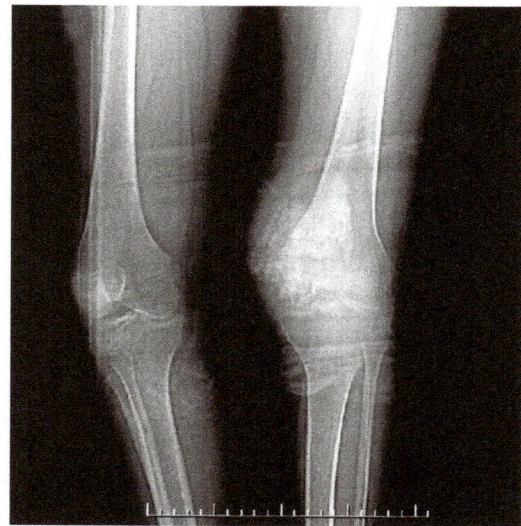

Rycina 13.47a. TK (przekrój strzałkowy) – kostniakomięsak kości udowej.

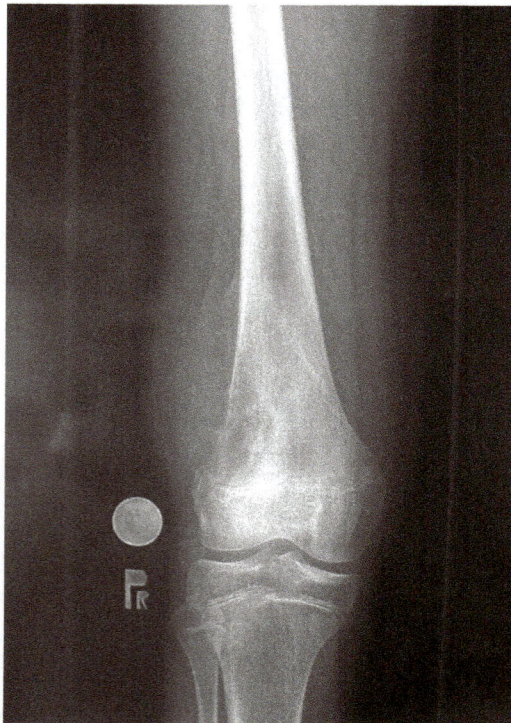

Rycina 13.46. Kostniakomięsak – odczyn okostnowy.

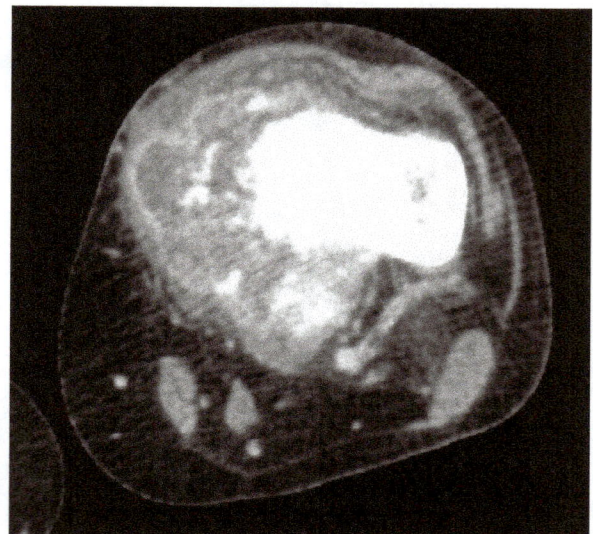

Rycina 13.47b. TK (przekrój poprzeczny) – kostniakomięsak kości udowej, widoczne nowotworzenie kości w tkankach miękkich.

blastyczny, chondrosarkomatyczny, fibrocytarny, fibrohistiocytarny, drobnokomórkowy, anaplastyczny i mieszany. Drobnokomórkowa postać kostniakomięsaka bywa mylona z mięsakiem Ewinga, a wrzecionowatokomórkowa z włókniakomięsakiem.

Leczenie

1 Chemioterapia

Wprowadzenie chemioterapii (indukcyjnej i uzupełniającej) znacznie poprawiło wyniki leczenia, w tym znacznie ograniczyło liczbę zabiegów okaleczających.

2 Leczenie chirurgiczne

Odgrywa kluczową rolę w leczeniu ogniska pierwotnego i usuwaniu przerzutów (płuca). Przeprowadza się je po chemioterapii indukcyjnej. Zabieg może być oszczędzający, ograniczający się do usunięcia zajętej przez guz części kości z marginesem i zastąpienie jej przeszczepem kostnym lub endoprotezą, lub okaleczający (amputacja), gdy pozostaje jedynym rozwiązaniem.

Rokowanie

Czynniki złego rokowania to:

- obecność przerzutów w momencie rozpoznania,
- lokalizacja ogniska pierwotnego w osi ciała,
- postać osteoblastyczna i niski stopień zróżnicowania w badaniu mikroskopowym,
- słaba odpowiedź na chemioterapię.

Mięsak Ewinga

łac. *sarcoma Ewingi*

ang. Ewing's sarcoma

Definicja

Złośliwy drobnookrągłokomórkowy nowotwór kości występujący przede wszystkim u dzieci. Razem z PNET jest zaliczany do rodziny guzów mięsaka Ewinga, ponieważ w obu tych nowotworach stwierdza się wspólne cechy histologiczne, immunocytochemiczne i molekularne.

Epidemiologia

Drugi co do częstości występowania złośliwy nowotwór kości u dzieci. Podobnie jak osteosarcoma występuje częściej u chłopców niż dziewczynek (1,5 : 1), najczęściej u nastolatków (2 na 1 mln).

Etiologia i patogeneza

Przeważa pogląd, że mięsak Ewinga wywodzi się z komórek grzebienia nerwowego, gdyż stwierdza się

w nim ten sam typ translokacji chromosomowej, co w PNET obwodowego układu nerwowego – t(11;22).

Obraz kliniczny

Najczęstsze objawy nowotworu to, podobnie jak w kostniakomięsaku, narastający ból i obrzęk miejscowy (ryc. 13.48). Częściej niż w kostniakomięsaku występują natomiast objawy ogólne, tj. gorączka i utrata masy ciała.

Guz może rozwinąć się w każdej kości. Najpowszechniejsze lokalizacje dotyczą kości udowej, piszczelowej i strzałkowej. Częściej niż w osteosarcoma zajęte są kości płaskie: kości miednicy (kość biodrowa, krzyżowa i łonowa) i kości tułowia (żebra, kręgosłup, obojczyk, łopatka).

Przebieg naturalny

Bardzo szybko dochodzi do zajęcia tkanek miękkich w okolicy rozwijającego się ogniska pierwotnego i do powstawania przerzutów, zwykle w płucach, innych kościach, szpiku kostnym i mózgu.

Metody diagnostyczne

W badaniach laboratoryjnych stwierdza się leukocytozę i przyspieszony OB, co może sugerować stan zapalny.

Badania obrazowe: RTG, TK i scyntygrafia, pozwalają na ocenę rozległości ogniska pierwotnego oraz

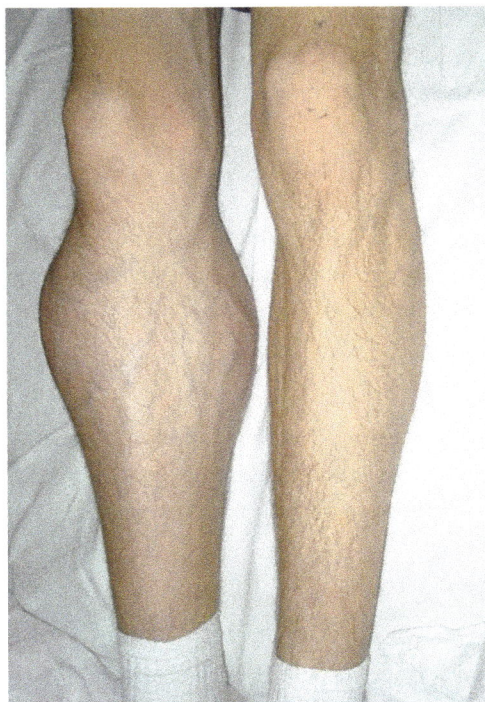

Rycina 13.48. Guz Ewinga podudzia prawego.

potwierdzenie lub wykluczenie obecności przerzutów. RTG uwidacznia w zajętej kości zmiany osteolityczne z nawarstwieniami okostnowymi (łupiny cebuli) z przerwaniem okostnej i zajęciem tkanek miękkich.

W obrazie patomorfologicznym PNET i mięsak Ewinga złożone są z okrągłych, drobnych komórek, barwiących się na niebiesko hematoksyliną. Badania immunohistochemiczne wykazują, że niemal wszystkie guzy cechuje dodatnia reakcja na CD 99 w błonie komórkowej i wimentynę w cytoplazmie. Nie są to czynniki specyficzne i do ustalenia rozpoznania coraz częściej stosuje się obecnie badania cytogenetyczne i molekularne.

Różnicowanie

Ziarniniak kwasochłonny, stan zapalny, złamanie zmęczeniowe.

Leczenie

1 Chemioterapia
Pierwszy etap leczenia. Powoduje zmniejszenie ogniska pierwotnego i zniszczenie mikro- i makroprzerzutów. Poza tym po leczeniu chirurgicznym włącza się chemioterapię uzupełniającą.

2 Leczenie chirurgiczne
Zabieg operacyjny z reguły wykonuje się po chemioterapii indukcyjnej przy ognisku pierwotnym zlokalizowanym w kości, której usunięcie nie spowoduje kalectwa (żebro, obojczyk, kość strzałkowa). W innej lokalizacji wskazania do operacji ustala się indywidualnie.

3 Radioterapia
Stosuje się ją samodzielnie lub w połączeniu z zabiegiem chirurgicznym, w przypadkach gdy występuje duże ognisko pierwotne trudne do radykalnego usunięcia.

Powikłania

W przebiegu leczenia poza powikłaniami związanymi z chemioterapią i radioterapią może wystąpić złamanie patologiczne w miejscu rozwoju ogniska pierwotnego.

Rokowanie

Złe czynniki prognostyczne:

■ duże ognisko pierwotne > 100 ml objętości,
■ lokalizacja osiowa i bliższe odcinki kości długich,
■ obecność przerzutów w momencie rozpoznania.

W zlokalizowanych postaciach choroby rokowanie jest pomyślne. W materiale IP-CZD u wszystkich pacjentów z mięsakami Ewinga średnie przeżycie 5-letnie wynosi 51%, a 10-letnie 49%.

13.3.6
Nowotwory zarodkowe
łac. *neoplasma germinalia*
ang. germ cell tumors

Definicja

Heterogenna grupa nowotworów wywodzących się z pierwotnych komórek rozrodczych (germinalnych). Nowotwory rozwijają się wzdłuż osi ciała i w gonadach. W guzach tych można stwierdzić różnicowanie:

■ wielokierunkowe – potworniaki (58% przypadków) łagodne i złośliwe oraz nowotwory mieszane,
■ jednokierunkowe – rozrodczaki (12%), nasieniaki, guzy zatoki endodermalnej (5%) i kosmówczaki.

Epidemiologia

Nowotwory germinalne stanowią 3–3,7% (w polskim rejestrze klinicznym 6,3%) wszystkich nowotworów u dzieci do 15. rż. U noworodków potworniak okolicy krzyżowo-guzicznej jest najczęstszym guzem litym (1 : 40 000 żywych urodzeń).

Badania epidemiologiczne prowadzone w Wielkiej Brytanii i w Niemczech wskazują na wzrost zachorowań na tego rodzaju nowotwory. Tendencja taka staje się również widoczna w Polsce.

Etiologia i patogeneza

W okresie embriogenezy pierwotne komórki płciowe wędrują z endodermy pęcherzyka żółtkowego wzdłuż struny grzbietowej do gonad. Na każdym etapie tej podróży może dojść do zatrzymania komórek w dalszym ich rozwoju/dojrzewaniu i powstania nowotworu. Stąd nowotwory wywodzące się z komórek rozrodczych umiejscowione są wzdłuż osi ciała (mózg – okolica szyszynki, szyja, górne śródpiersie, okolica zaotrzewnowa, kość guziczna) i w gonadach. Bardzo rzadko występują w innej lokalizacji (tarczyca, wątroba, nerka, pochwa).

Mechanizm przemiany nowotworowej nie jest do końca poznany. Migracja i dojrzewanie totipotencjalnych komórek rozrodczych zarodka odbywają się pod kontrolą złożonych czynników zewnątrzkomórkowych (fibronektyna, lamina) wchodzących w interakcję z receptorami powierzchniowymi tych komórek (receptory integrynowe) przy współudziale czynników chemotroficznych.

W patogenezie wewnątrzczaszkowych nowotworów zarodkowych można dopatrywać się również wpływu czynników endokrynologicznych odpowiedzialnych za dojrzewanie płciowe. Przemawiać może za tym lokalizacja tych guzów i częstsze ich występowanie w okresie dojrzewania płciowego. Badania cytogenetyczne wykazują, że w nowotworach tych stwierdza się diploidię lub tetraploidię oraz nieprawidłowości w chromosomach 1, 3 i 6. W ponad 80% guzów stwierdza się delecję 1p36.

Obraz kliniczny

Objawy kliniczne zależą od umiejscowienia ogniska pierwotnego i zaawansowania choroby (tab. 13.18).

Z lokalizacji pozagonadalnych nowotwory występują najczęściej w okolicy krzyżowo-guzicznej i są zwykle rozpoznawane w momencie urodzenia lub w niemowlęctwie i wczesnym dzieciństwie w związku z obecnością guza (ryc. 13.49 i 13.50). U najmłodszych dzieci niemal zawsze są dojrzałymi potworniakami. Potem im starsze dziecko w chwili rozpoznania, tym większe prawdopodobieństwo złośliwości guza.

Guzom zarodkowym mogą towarzyszyć:

■ wady wrodzone dolnego odcinka kręgosłupa (przepuklina rdzeniowa),
■ struniak,
■ wady układu moczowo-płciowego,
■ wady odbytu i odbytnicy (zdwojenie).

Tabela 13.18. Nowotwory zarodkowe – objawy kliniczne w zależności od lokalizacji i różnicowanie

LOKALIZACJA	WIEK WYSTĘPOWANIA	OBJAWY	RÓŻNICOWANIE
Pozagonadalna			
Szyja	Od urodzenia do 4. rż.	■ Widoczny guz	■ Naczyniak ■ Torbiel ■ Powiększone węzły chłonne
Klatka piersiowa Śródpiersie	10.–18. rż.	■ Ból w klatce piersiowej ■ Kaszel ■ Zaburzenia oddychania ■ Gorączka ■ Krwawienie ■ Przedwczesne dojrzewanie ■ Uwypuklenie okolicy klatki piersiowej	■ Chłoniaki (NHL) ■ Neuroblastoma ■ Grasiczak ■ Zmiany łagodne (torbiele, naczyniaki)
Okolica krzyżowo-guziczna	Od urodzenia do 4. rż.	■ Widoczny guz (ryc. 13.49) ■ Uwypuklenie pośladka ■ Wypełniona bruzda między pośladkami (ryc. 13.50) ■ Zaburzenia w oddawaniu stolca i moczu	■ Przepuklina mózgowo-rdzeniowa ■ Naczyniak ■ Tłuszczak ■ Struniak ■ Zdwojenie odbytnicy
W gonadach			
Jądro	Od urodzenia do 3. rż.	■ Szybko powiększający się bezbolesny guz w obrębie moszny stwierdzany zwykle przez matkę (ryc. 13.51) ■ Ginekomastia (przy obecności elementów kosmówczaka)	■ Krwiak jądra ■ Wodniak jądra
Jajnik	9.–16. rż.	■ Ostry ból (skręcenie guza na jajowodzie, krwawienie, pęknięcie) ■ Nudności, wymioty ■ Uwypuklenie okolicy podbrzusza (ryc. 13.52) ■ Powiększenie obwodu brzucha (wyczuwalny guz brzucha) ■ Uczucie pełności w jamie brzusznej ■ Zaburzenia miesiączkowania	■ Zapalenie wyrostka robaczkowego ■ Zapalenie przydatków ■ Ciąża

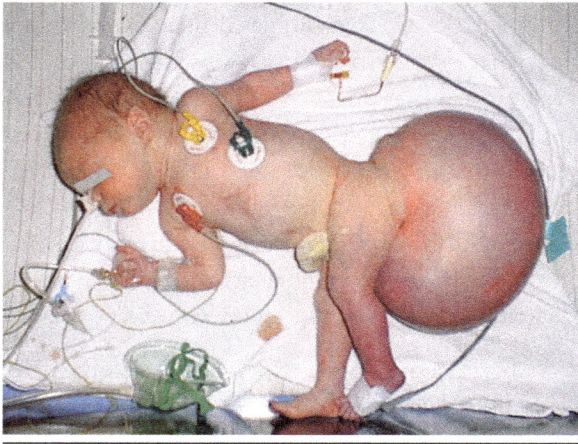

Rycina 13.49. Guz okolicy krzyżowo-guzicznej.

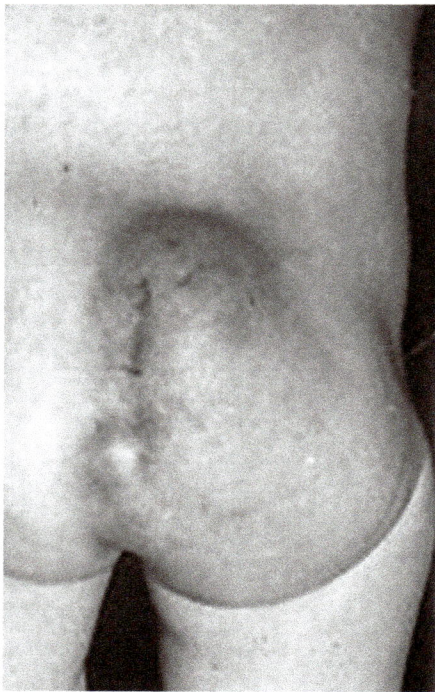

Rycina 13.50. Guz okolicy krzyżowo-guzicznej. Rozpoznanie ustalono dopiero w 4. roku życia w IV stadium zaawansowania.

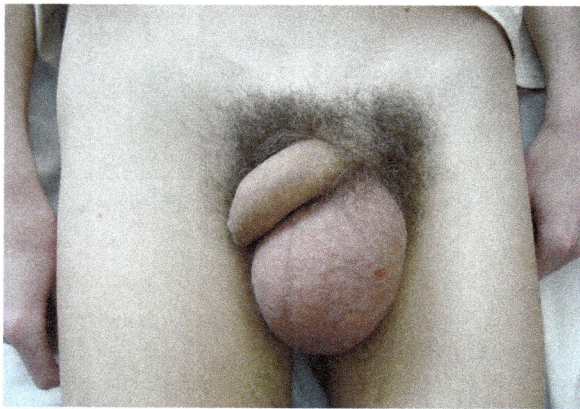

Rycina 13.51. Potworniak jądra.

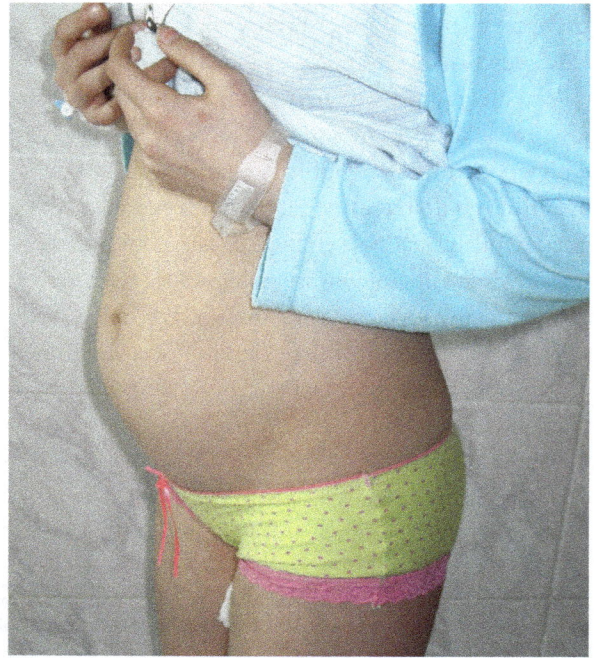

Rycina 13.52. Guz jajnika. Widoczne uwypuklenie okolicy podbrzusza.

Przebieg naturalny

Nowotwory szerzą się miejscowo, naciekając i uciskając sąsiednie narządy i tkanki. Niezależnie od lokalizacji rozsiewają się też drogą naczyń chłonnych do regionalnych i odległych węzłów oraz drogą naczyń krwionośnych do płuc i wątroby, rzadziej do OUN i kości, sporadycznie do szpiku kostnego.

Metody diagnostyczne

Badania obrazowe w celu oceny rozległości ogniska pierwotnego i poszukiwania przerzutów (RTG, USG, TK, MR, scyntygrafia kośćca) (ryc. 13.53).

W diagnostyce nowotworów zarodkowych duże znaczenie ma ocena stężeń biomarkerów:

- α-fetoproteina (AFP) – wydzielana jest przez guzy zatoki endodermalnej, jej podwyższone stężenie notuje się również w hepatoblastoma, nowotworach trzustki, przewodu pokarmowego i płuc, przetrwałe podwyższone stężenie AFP może być też spowodowane zaburzeniami funkcji wątroby w przebiegu wirusowego zapalenia wątroby i cholestazą po znieczuleniu ogólnym, okres półtrwania tego białka w surowicy krwi wynosi 5 do 7 dni,
- gonadotropina kosmówkowa (hCG) – podwyższone stężenie stwierdza się w kosmówczakach i niektórych rozrodczakach.

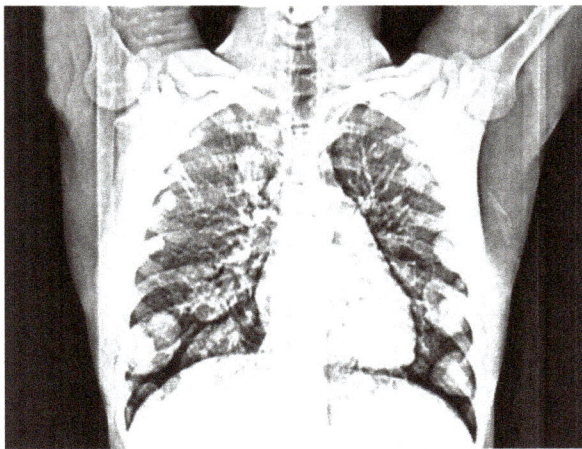

Rycina 13.53. Guz zarodkowy jądra – przerzuty do płuc.

Wiedza na temat podwyższonych stężeń AFP i hCG w surowicy krwi przed rozpoczęciem leczenia pozwala na potwierdzenie rozpoznania złośliwego nowotworu zarodkowego z obecnością elementów wywodzących się z zatoki endodermalnej lub kosmówki, a następnie na monitorowanie skuteczności leczenia na każdym jego etapie. Ponowny znaczny wzrost stężenia biomarkerów po leczeniu wskazuje na wznowę znacznie szybciej niż ew. odchylenia w badaniu przedmiotowym czy obrazowaniu.

Stadium zaawansowania guza zależy od lokalizacji ogniska pierwotnego, stopnia rozsiewu choroby, możliwości radykalnego usunięcia guza i zmian stężenia biomarkerów w surowicy krwi.

Patomorfologia

Potworniaki zawierające wyłącznie dojrzałe tkanki klasyfikuje się jako guzy łagodne (dojrzałe). Jeżeli jakikolwiek z elementów nowotworu zawiera tkanki niedojrzałe, najczęściej pochodzenia nerwowego, zalicza się go do zmian pośrednich (niedojrzałych). Nowotwory te są przeważnie duże (> 10 cm). Dlatego przy ustalaniu rozpoznania patomorfologicznego należy ocenić jak największą liczbę skrawków guza, z uwzględnieniem wszystkich składników, by nie przeoczyć elementów złośliwych. Najczęściej w potworniakach występują: tkanka skórna i jej przydatki, tkanka tłuszczowa, mózg oraz torbiele wysłane różnymi typami nabłonka. Niektóre składniki częściej stwierdza się w określonych lokalizacjach. Przykładowo potworniaki śródpiersia zawierają elementy tkanki krwiotwórczej, trzustki i przysadki, czasem czynne hormonalnie, a w dojrzałych potworniakach gonad (zwykle otorbionych) stwierdza się elementy kostne i chrzęstne, a także zęby i włosy. Potworniaki rozwijające się poza gonadami zazwyczaj nie mają torebki, co warunkuje np. konieczność usunięcia kości guzicznej wraz z guzem, jako zabezpieczenie przed odrostem.

Guzy zarodkowe charakteryzujące się rozrostem jednokierunkowym:

- guz zatoki endodermalnej (endodermal sinus tumor, yolk sac tumor) – najczęstsza czysta postać guzów zarodkowych u najmłodszych dzieci, ma bardzo złożony obraz mikroskopowy,
- kosmówczak (choriocarcinoma) – zwykle występuje jako część składowa złośliwego mieszanego guza germinalnego, rzadkie przypadki izolowanej postaci nowotworu stwierdza się głównie u noworodków i niemowląt w wyniku przerzutów od matki przez łożysko,
- rozrodczak (dysgerminoma) i nasieniak (seminoma) – guzy umiejscowione odpowiednio w jajniku i jądrze; rozrodczak to najczęstszy złośliwy guz zlokalizowany w jajniku i OUN u dzieci, nasieniak natomiast jest najczęstszym złośliwym guzem germinalnym występującym u dorosłych mężczyzn, ale prawie nigdy u niemowląt i młodych chłopców, choć może stanowić element guza germinalnego mieszanego u młodzieży.

Różnicowanie

Tabela 13.18.

Leczenie

1 Leczenie chirurgiczne

Pierwszy etap leczenia guzów zarodkowych bez podwyższonego stężenia biomarkerów niezależnie od lokalizacji. (Radykalne usunięcie guza lub biopsja. W guzach jajnika i jądra w niskich stadiach zaawansowania biopsja jest przeciwwskazana!).

2 Chemioterapia

Chemioterapia indukcyjna jest wskazana w przypadku podwyższonego stężenia w surowicy krwi AFP i/lub hCG oraz obecności dużego guza lub przerzutów. Po uzyskaniu znacznego zmniejszenia się ogniska pierwotnego i/lub ustąpieniu przerzutów wykonuje się tzw. odroczony zabieg operacyjny. Później prowadzi się chemioterapię uzupełniającą.

3 Radioterapia

Stosowana przy braku radykalności zabiegu operacyjnego, w zależności od rodzaju nowotworu i lokalizacji.

Rokowanie

Uzyskiwane obecnie wyniki leczenia nowotworów zarodkowych, nawet w przypadkach zaawansowanych, są bardzo dobre. Całkowite 5-letnie przeżycie w guzach jądra wynosi w materiale IP-CZD 100%, a w guzach jajnika 84,2%. Wyniki leczenia znacznie poprawiły się po wprowadzeniu chemioterapii wielolekowej zawierającej cisplatynę i jej pochodne.

13.3.7

Siatkówczak

łac. *retinoblastoma*

ang. retinoblastoma

Definicja

Złośliwy nowotwór wywodzący się z warstwy jądrowej pierwotnych komórek fotoreceptorowych siatkówki. Może rozwijać się jedno- lub wieloogniskowo i występować w postaci jedno- lub obuocznej. Przy czym zmiany w jednym oku mogą wyprzedzać o kilka miesięcy pojawienie się ich w drugim oku.

Epidemiologia

Częstość zachorowań w polskim rejestrze klinicznym (2004 r.) wynosiła 3,7 : 1 000 000 dzieci do 14. rż. rocznie. U starszych dzieci występuje sporadycznie. U młodzieży i dorosłych praktycznie nie występuje. Należy spodziewać się wzrostu zachorowań na ten nowotwór z uwagi na wysoką wyleczalność i możliwość rozwoju guza u potomstwa osób chorych w przeszłości.

Często rozpoznanie ustala się już w momencie urodzenia, a 80% przypadków wykrywa się do 3.–4. rż. Mediana wieku w chwili ustalenia rozpoznania wynosi 2 lata. Obuoczna postać jest rozpoznawana wcześniej niż jednooczna, zwykle w niemowlęctwie.

Etiologia i patogeneza

Retinoblastoma to nowotwór uwarunkowany genetycznie, związany z mutacją genu *RB1* znajdującego się na chromosomie 13 (13q14). Do wystąpienia choroby konieczna jest mutacja obu alleli. Ponad połowa przypadków to nowotwory sporadyczne, choć wiadomo, że guz dziedziczy się też autosomalnie dominująco z 90% penetracją (15% postaci jednoocznych i 25% obuocznych).

Gen *RB1* odpowiada nie tylko za występowanie siatkówczaka, ale też innych nowotworów, głównie kostniakomięsaka. U ok. 13% pacjentów z siatkówczakiem stwierdza się również ten nowotwór, w tym w 70% rozwija się on w polu napromieniania.

U każdego pacjenta wyleczonego z retinoblastoma z dodatnim wywiadem rodzinnym i u każdego pacjenta leczonego z powodu sporadycznej obuocznej postaci retinoblastoma mutacje dotyczą komórek rozrodczych, stąd 50% prawdopodobieństwo rozwoju nowotworu u potomstwa. W przypadku sporadycznej postaci jednoocznej mutacja dotyczy komórek rozrodczych w 10–20% przypadków, ryzyko wystąpienia choroby u potomstwa wynosi 7–10%, a ryzyko zachorowania kolejnego rodzeństwa 3% i zmniejsza się wraz z urodzeniem następnego zdrowego dziecka. Ryzyko zachorowania potomstwa zdrowego rodzeństwa jest małe, niemniej istnieje konieczność badania okulistycznego w znieczuleniu ogólnym w okresie niemowlęcym.

Obraz kliniczny

Najczęstsze objawy siatkówczaka to leukokoria, czyli biały refleks źreniczy (koci wzrok), i zez u dziecka, u którego wcześniej nie obserwowano tych nieprawidłowości (ryc. 13.54).

Czasami występują zaczerwienienie i bolesność gałki ocznej spowodowane wtórną infekcją, zapaleniem błony naczyniowej oka czy krwawieniem do komory gałki ocznej. Rzadko na początku choroby, znacznie częściej w przypadku niepowodzenia pierwszego etapu leczenia, stwierdza się przerzuty do kości sklepienia czaszki (ryc. 13.55).

Przebieg naturalny

Nowotwór rozwija się bardzo szybko. Zwykle w ciągu kilku tygodni dochodzi do całkowitego zniszczenia siatkówki i szybkiego rozprzestrzeniania się guza wewnątrz gałki ocznej. Szerzenie miejscowe może odbywać się przez odrywanie się komórek z głównej masy i rozrastanie się niezależnie wokół niej. Taki rozrost wewnątrz ciała szklistego bywa mylony z procesem zapalnym.

Zajęcie przez nowotwór błony naczyniowej oka przyśpiesza jego szerzenie się wewnątrzgałkowe i zwiększa ryzyko wystąpienia odległych przerzutów (do szpiku kostnego i kości). Szerzenie się guza wewnątrz twardówki odbywa się przez ciągłość z naczyniówki lub wzdłuż naczyń przez nią przebiegających.

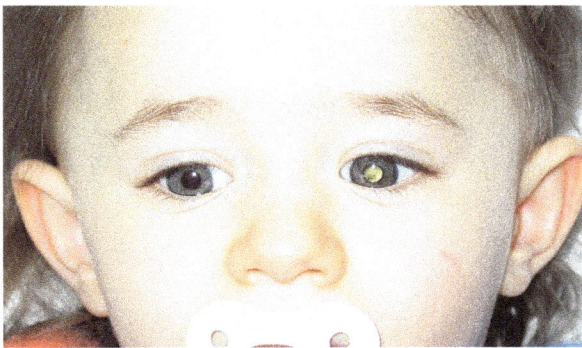

Rycina 13.54. Leukokoria.

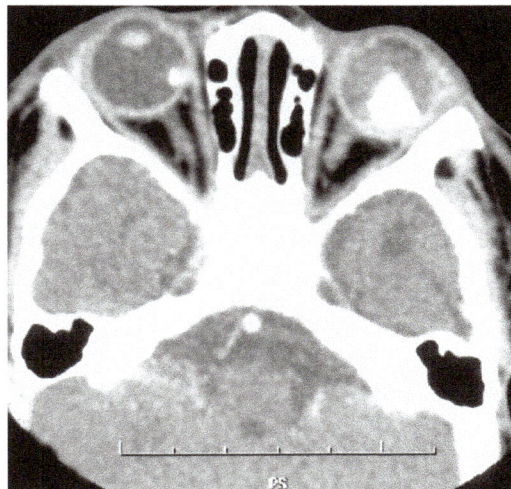

Rycina 13.57. TK – zwapnienia w obu gałkach ocznych w przebiegu retinoblastoma.

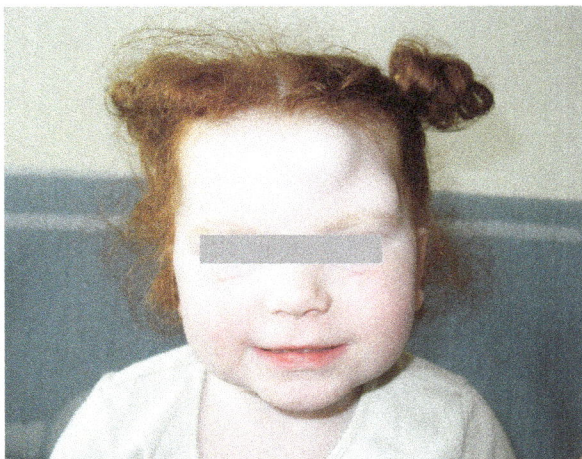

Rycina 13.55. Retinoblastoma – przerzuty do kości czaszki.

Naciekanie nerwu wzrokowego może skutkować wewnątrzczaszkowym rozrostem guza. Komórki siatkówczaka niekiedy wnikają do przestrzeni podpajęczynówkowej nerwu i dalej do OUN z rozsiewem do płynu mózgowo-rdzeniowego.

Metody diagnostyczne

1 Badanie okulistyczne
Badanie okulistyczne w znieczuleniu ogólnym po rozszerzeniu źrenicy uwidacznia siatkówkę i pozwala na ustalenie rozpoznania. Patognomoniczne dla siatkówczaka jest stwierdzenie bladoróżowych mas z tworzącymi się na ich powierzchni naczyniami, innymi niż naczynia siatkówki i naczyniówki. Spotyka się również białawe masy nieunaczynione (ryc. 13.56). W przypadku krwawienia lub rozsiewu do ciała szklistego i „zamglenia" przedniej komory gałki ocznej, guz może się nie uwidocznić.

2 Badania obrazowe
Tomografię komputerową wykonuje się przy niepewnym obrazie w badaniu okulistycznym oraz w celu oceny zasięgu nowotworu. Diagnostyczne jest stwierdzenie zwapnień w gałce ocznej (ryc. 13.57). Poza tym wykonuje się USG oka i badania potwierdzające/ /wykluczające rozsiew (MR mózgu, badanie płynu m.-r. i szpiku kostnego).

Leczenie

W postaci obuocznej i wieloogniskowej leczenie z wyboru stanowi chemioterapia lub chemioterapia połączona z zachowawczym leczeniem miejscowym

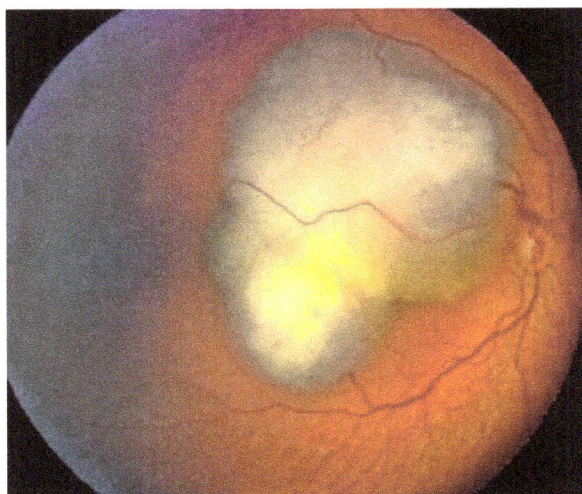

Rycina 13.56. Retinoblastoma – obraz guza w badaniu dna oka.

(krioterapia, laseroterapia). Najczęściej stosuje się winkrystynę, karboplatynę i etopozyd. W postaci jednoocznej po wstępnej chemioterapii w większości przypadków wykonuje się enukleację.

Rokowanie

Ogólnie wyleczenie uzyskuje się u > 95% dzieci. W postaci rozsianej możliwe jest w < 10% przypadków.

13.3.8
Nowotwory wątroby

Definicja

Pierwotne nowotwory rozwijające się w wątrobie u dzieci to heterogenna grupa guzów obejmująca zmiany łagodne i złośliwe. Najczęstszymi zmianami złośliwymi są wątrobiak zarodkowy (hepatoblastoma) i rak wątroby (hepatocarcinoma). Spośród rzadkich nowotworów, które mogą rozwinąć się w wątrobie u dzieci, należy wymienić naczyniakomięsaka, mięsaki niezróżnicowane, mięsaka prążkowanokomórkowego, mięsaka gładkokomórkowego, potworniaki złośliwe i ogniska pierwotne chłoniaków nieziarniczych.

Epidemiologia

Guzy wątroby stanowią od 0,5 do 2% wszystkich nowotworów u dzieci. Zachorowalność na złośliwe nowotwory wątroby u dzieci < 15. rż. ocenia się na 1,3 : 1 000 000 rocznie. Hepatoblastoma występuje częściej niż hepatocarcinoma. Złośliwe nowotwory wątroby częściej występują u chłopców niż u dziewczynek: 1,7 : 1 dla hepatoblastoma i 1,4 : 1 dla hepatocarcinoma. Hepatoblastoma średnio rozpoznaje się w wieku 12 miesięcy, a hepatocarcinoma 12 lat.

Etiologia i patogeneza

Etiologia hepatoblastoma nie jest znana. Opisywano współwystępowanie nowotworu z zespołem Beckwitha–Wiedemanna i połowiczym przerostem ciała. Charakterystyczne zmiany cytogenetyczne to utrata heterozygotyczności 11p13 i 11p15,5. Ponadto stwierdzić można trisomię chromosomu 2 i 20.

Rozwój hepatocarcinoma, podobnie jak u dorosłych, jest ściśle związany ze zwłóknieniem wątroby rozwijającym się z różnych przyczyn, a także z chorobami metabolicznymi i innymi zaburzeniami wrodzonymi.

Obraz kliniczny

Początkowo guz rozwija się bezobjawowo. U 10% pacjentów rozpoznawany jest przypadkowo podczas rutynowego badania, w którym stwierdza się powiększenie obwodu brzucha ze współistniejącą hepatomegalią (ryc. 13.58), lub przy wykonywaniu USG jamy brzusznej z innych wskazań.

W zaawansowanych stadiach mogą wystąpić niedokrwistość, gorączka, anoreksja, wymioty, bóle brzucha i spadek masy ciała. Bardzo rzadko nowotwór rozpoznaje się wśród objawów ostrego brzucha związanych z pęknięciem guza.

Czasami stwierdza się powiększenie śledziony, sporadycznie żółtaczkę.

W przebiegu hepatoblastoma może wystąpić osteopenia z licznymi złamaniami patologicznymi.

Przebieg naturalny

Najczęściej nowotwór rozwija się jednoogniskowo w prawym płacie wątroby. Często we wczesnej fazie dochodzi do mikroskopowego rozsiewu drogą naczyń krwionośnych do najbliższej okolicy guza. Przerzuty odległe drogą krwi szerzą się najczęściej do płuc, rzadziej do kości, a drogą naczyń chłonnych do węzłów chłonnych okolicy wnęki wątroby.

Metody diagnostyczne

1 Badania obrazowe

Zdjęcie przeglądowe jamy brzusznej może wykazać guz w prawym nadbrzuszu z obecnością zwapnień (6% przypadków). Należy zaznaczyć, że zwapnienia towarzyszą również naczyniakom. Wstępnym badaniem obrazowym pozwalającym na stwierdzenie zmiany wewnątrzwątrobowej litej i zróżnicowanie jej ze zmianami torbielowatymi jest USG jamy brzusznej. Pozwala ono na stwierdzenie ogniska o podwyższonej echogeniczności w stosunku do otaczających tkanek oraz ew. potwierdza naciekający charakter zmiany. Badanie metodą Dopplera umożliwia ocenę stosunku guza do dużych naczyń (naciekanie) i określenie przepływu przez guz.

W TK jamy brzusznej uwidacznia się rozległość ogniska pierwotnego i ew. szerzenie się procesu nowotworowego poza wątrobę, np. powiększone węzły chłonne wnęki wątroby czy w okolicy aorty (ryc. 13.59 i 13.60).

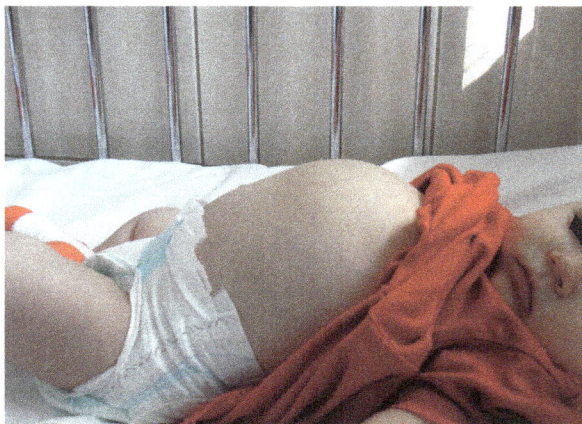

Rycina 13.58. Hepatoblastoma. Obraz kliniczny

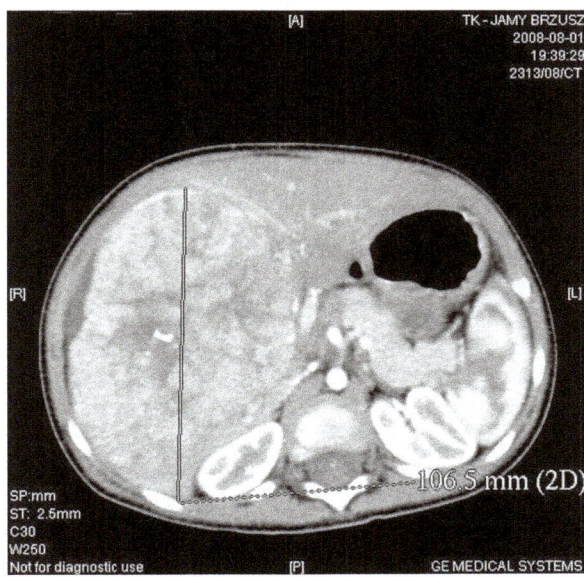

Rycina 13.59. TK – hepatoblastoma.

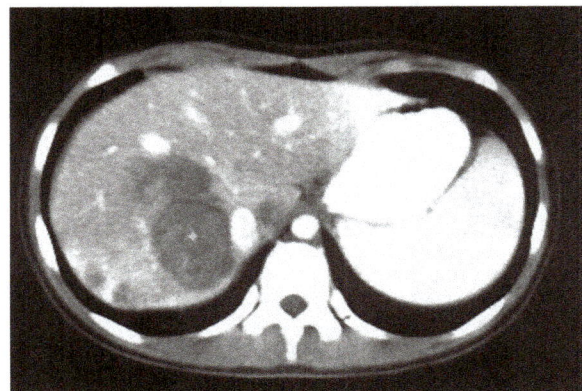

Rycina 13.60. TK – zmiany wieloogniskowe w przebiegu hepatocarcinoma.

2 Badania laboratoryjne

W morfologii krwi można stwierdzić niedokrwistość normocytarną o umiarkowanym nasileniu i trombocytozę (nawet > 600 tys.). Stężenie AFP jest podwyższone w większości przypadków hepatoblastoma i w połowie przypadków hepatocarcinoma. Ocena tego parametru ma duże znaczenie w procesie diagnostycznym, prognostycznym i obserwacji pacjenta po zakończonym leczeniu.

3 Badanie patomorfologiczne

Mikroskopowo zwykle wyróżnia się 2 typy hepatoblastoma:

- nabłonkowy – zawiera elementy zarodkowe lub płodowe, albo jedne i drugie,
- mieszany – obok elementów nabłonkowych zawiera też tkankę mezenchymalną, stwierdza się ponadto elementy osteoidu i ogniska hematopoezy.

W ocenie **stadiów zaawansowania** guza zwykle stosuje się system oparty na radiologicznej (TK) ocenie przed i po chemioterapii indukcyjnej, ale przed odroczonym zabiegiem chirurgicznym. Wątroba podzielona jest na sektory uwzględniające główne naczynia i przewody żółciowe. Dodatkowo bierze się pod uwagę zajęcie żył wątrobowych, żyły wrotnej oraz obecność regionalnych i odległych przerzutów.

Różnicowanie

Najbardziej istotne, przede wszystkim u noworodków, jest różnicowanie z naczyniakiem jamistym i naczyniakiem z komórkami śródbłonka (hemangioendotelioma). Ten ostatni, chociaż uważany za nowotwór łagodny, może mieć przebieg kliniczny jak w nowotworach złośliwych. Należy też wykluczyć hamartoma i przerost guzkowy.

Poza zmianami łagodnymi nowotwór wychodzący z wątroby musi być różnicowany z innymi guzami zlokalizowanymi w jamie brzusznej, przede wszystkim z nerwiakiem płodowym z ogniskiem pierwotnym zlokalizowanym w prawym nadnerczu i z guzem Wilmsa wychodzącym z górnego bieguna nerki prawej.

Leczenie

Obecnie niemal we wszystkich stadiach zaawansowania leczenie rozpoczyna się od chemioterapii indukcyjnej z odroczeniem zabiegu chirurgicznego (usunięcie segmentu lub płata wątroby) i następującą po nim chemioterapią uzupełniającą. Najskuteczniejszym programem leczenia jest połączenie cisplatyny podawanej w 24-godzinnym wlewie i adriamycyny podawanej w 48-godzinnym wlewie. W przypadkach z mnogimi ogniskami i/lub zajęciem obu płatów przed i po chemioterapii leczenie chirurgiczne polega na przeszczepieniu wątroby.

Wyniki leczenia hepatoblastoma są zdecydowanie lepsze niż hepatocarcinoma, który ma zdecydowanie mniejszą wrażliwość na chemioterapię.

Rokowanie

W hepatoblastoma w I stadium zaawansowania uzyskuje się wyleczenie niemal we wszystkich przypadkach, natomiast w IV stadium zaawansowania kilkuletnie przeżycie notuje się u 30% pacjentów. W materiale IP-CZD, od momentu wprowadzenia przeszczepów wątroby, w zaawansowanych miejscowo przypadkach uzyskuje się 5- i 10-letnie przeżycie w granicach 64% niezależnie od patomorfologii i stadium zaawansowania.

13.4
NOWOTWORY NABŁONKOWE – RAKI

Raki są nowotworami złośliwymi wywodzącymi się z tkanki nabłonkowej. Tkanka ta okrywa zewnętrzną powierzchnię ciała, wyściela jamy ciała i tworzy struktury gruczołowe. Nowotwory wywodzące się z tkanki nabłonkowej pojawiają się głównie u pacjentów dorosłych. U dzieci, szczególnie przed okresem dojrzewania, raki występują niezwykle rzadko. W Polsce wg J.R. Kowalczyka standaryzowany współczynnik zachorowalności na nowotwory nabłonkowe na 1 mln dzieci wynosi 2,7, podczas gdy w Europie Zachodniej 4,1.

Według danych Polskiej Pediatrycznej Grupy Guzów Litych, podgrupy zajmującej się szczególnie rzadko występującymi nowotworami, częstość występowania raków w Polsce szacowano na 1,5% wszystkich nowotworów złośliwych u dzieci, w tym: rak nerki < 0,1% (2–6% guzów nerek w wieku rozwojowym), rak nosowej części gardła < 1% i rak kory nadnerczy 0,2%. Prawie 75% raków u dzieci występuje między 15. a 19. rż. Występowanie raków u dzieci i młodzieży w materiale IP-CZD zestawiono w tabeli 13.19. W tym materiale na 2500 przypadków guzów litych (w tym nowotwory mózgu) u 75 pacjentów stwierdzono raki (3%).

Tabela 13.19. Występowanie i rodzaje nowotworów nabłonkowych w materiale Kliniki Onkologii IP-CZD

LOKALIZACJA	LICZBA	% WSZYSTKICH RAKÓW
Rak tarczycy	12	16
Rak nosogardła	2	2,66
Rak ślinianki	1	1,33
Rak trzustki	2	2,66
Rak jelita	10	13,3
Rak żołądka	1	1,33
Rak wątrobowokomórkowy	15	20
Rak nerki	12	16
Rak jajnika	2	2,66
Rak szyjki macicy	3	4
Rak z elementów *metanephros*	1	1,33
Rak kory nadnerczy	7	9,33
Rak neuroendokrynny grasicy	1	1,33
Rak płuca	1	1,33
Rak skóry	3	4
Rak o nieustalonym punkcie wyjścia	2	2,66
Razem	75	

Według Pizzo w Stanach Zjednoczonych częstość występowania wszystkich raków u osób < 20. rż. wynosi 1,4 na 1 milion. Według danych Surveillance Epidemiology and End Results (SEER) w Stanach Zjednoczonych wśród dzieci i młodzieży do 20. rż. rozpoznawanych jest rocznie 1050 zachorowań na złośliwe nowotwory nabłonkowe.

13.5
NOWOTWORY ŁAGODNE I ZMIANY NOWOTWOROPODOBNE

13.5.1
Zmiany w kościach

Zmiany mogą pojawić się wskutek nadmiernego rozrostu tkanki, nieprawidłowego kostnienia lub urazu.

Kostniak kostninowy

łac. *osteoma osteoides*

ang. osteoid osteoma

Guz wywodzący się z osteoblastów. Trzy razy częściej występuje u chłopców, średnio ok. 14. rż. Najczęstszą lokalizację stanowi przednia powierzchnia kości piszczelowej. Podstawowym objawem klinicznym jest tępy ból, nasilający się przy przeciążeniu i w nocy, ustępujący po podaniu NLPZ. Miejscowo stwierdza się nieregularne pogrubienie kości. O rozpoznaniu decyduje zdjęcie RTG, w którym stwierdza się śródokostnowe ognisko osteolityczne – rozjaśnienie o średnicy do 1cm (jądro osteoidu) wyraźnie odgraniczone od sklerotycznego odczynu okostnej (ryc. 13.61).

W różnicowaniu powinno się wziąć pod uwagę kostniakomięsaka i zapalenie kości (ropień).

Dolegliwości bólowe ustępują średnio po 33 miesiącach obserwacji. Przy nietolerancji leczenia przeciwbólowego powinno się wykonać radykalne wycięcie zmiany.

Włóknisty ubytek korowy

ang. fibrous Cortical Defect

Łagodna zmiana wywodząca się z okostnej, powodująca erozję kory od zewnątrz. Najczęściej rozwija się na pograniczu nasady i przynasady kości długich kończyn dolnych (okolica kolana). Większość przypadków rozpoznaje się między 4. a 8. rż., częściej u chłopców. Zmiana ma bardzo charakterystyczny obraz radiologiczny – ostro okonturowany ubytek korowy o średnicy do 3 cm z dłuższym wymiarem w osi kości (ryc. 13.62).

Włóknisty ubytek korowy jest zwykle wykrywany przypadkowo, przy okazji wykonywania RTG z innego powodu, np. w związku z urazem, gdyż nie daje żadnych dolegliwości bólowych. Ulega samoistnej regresji. Czasem bywa mylnie rozpoznany jako zmiana złośliwa (nawet w badaniu patomorfologicznym).

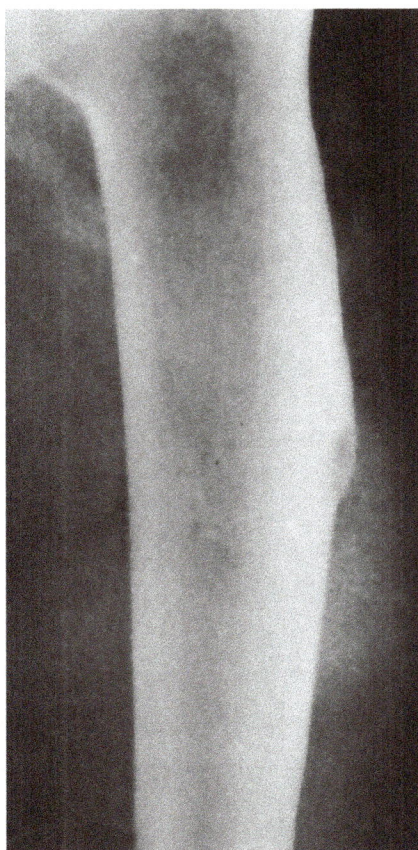

Rycina 13.61. Kostniak kostninowy – ognisko podokostnowe.

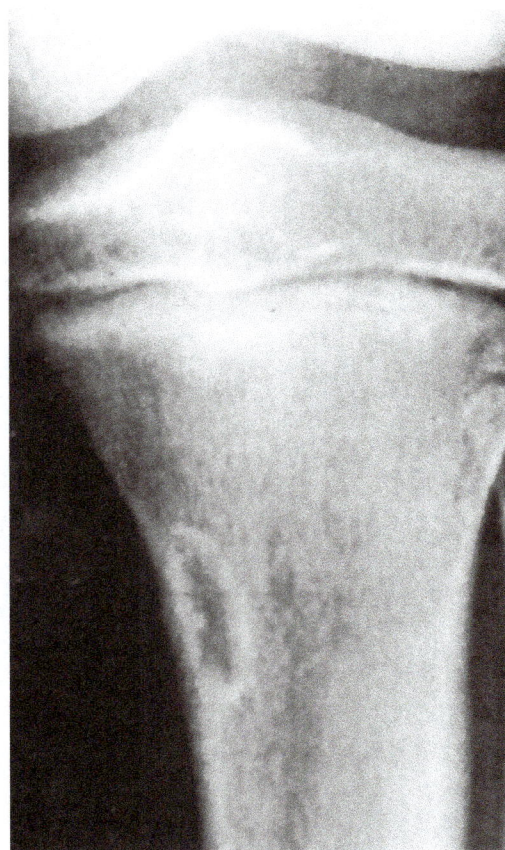

Rycina 13.62. Włóknisty ubytek korowy.

Włókniak niekostniejący

łac. *fibroma nonossificans*
ang. nonossifying fibroma

Łagodna zmiana rozwijająca się w wyniku proliferacji komórek lub defektu korowego. Najczęściej występuje między 8. a 20. rż. Lokalizuje się w odcinkach końcowych trzonów kości, głównie kończyn dolnych. Zwykle nie daje żadnych objawów, rzadko stwierdza się przewlekły ból o niewielkim nasileniu. Do rozpoznania dochodzi najczęściej przypadkowo lub po złamaniu patologicznym. Obraz radiologiczny jest bardzo charakterystyczny. Stwierdza się muszelkowate rozrzedzenie kości o średnicy od 3 do 7 cm, przy czym długa oś ogniska jest zgodna z osią kości (ryc. 13.63 i 13.64).

W niektórych przypadkach stwierdza się więcej niż jedno ognisko włókniaka. Do potwierdzenia rozpoznania nie jest konieczna biopsja. Małe zmiany nie wymagają leczenia. Zwykle ulegają samoistnej przebudowie w ciągu miesięcy lub lat, choć niekiedy stwierdza się ich ciągłe powiększanie się. Złamanie patologiczne jest momentem przyspieszającym przebudowę.

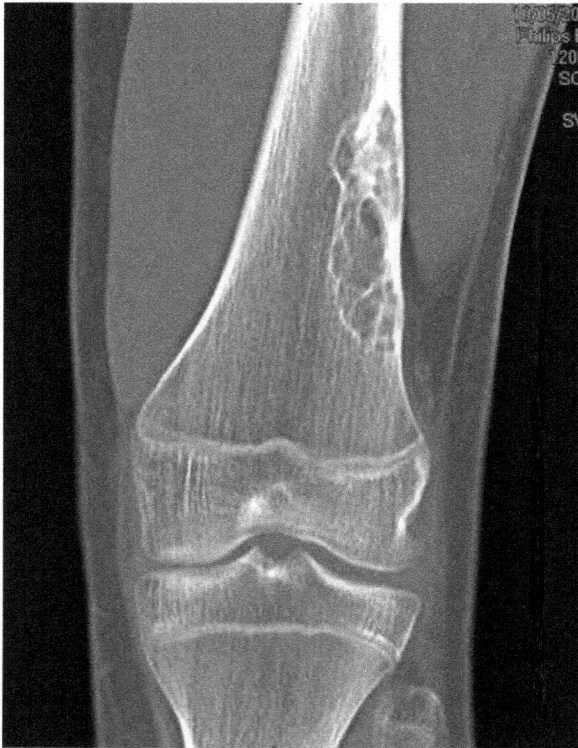

Rycina 13.63. Włókniak niekostniejący. Obraz w TK.

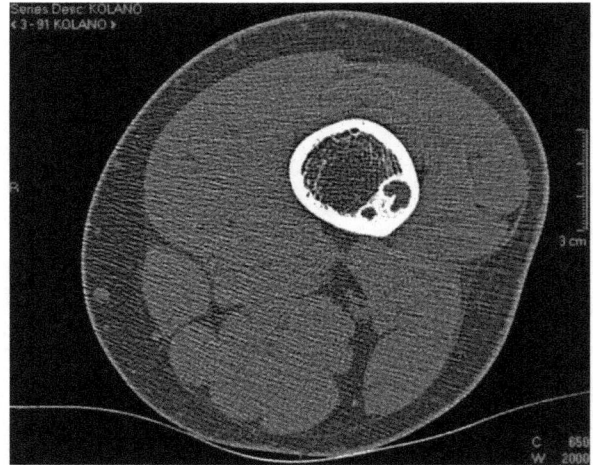

Rycina 13.64. Włókniak niekostniejący – przekrój poprzeczny. Obraz w TK.

Torbiel kostna jednokomorowa

łac. *cystis ossea univentricularis*
ang. unilocular bone cyst

Zmiana zlokalizowana przy płytce wzrostowej, zwykle w bliższym odcinku kości ramiennej lub udowej. W 80% przypadków występuje między 3. a 14. rż. (średnio w 9. rż.), 2-krotnie częściej u chłopców. W badaniu radiologicznym stwierdza się duże ognisko osteolityczne (rozrzedzenia), często rzekomo otorbione, nieprzekraczające płytki wzrostowej, czasami ze zniekształceniem kości i ścieńczeniem okostnej z zachowaniem jej ciągłości (ryc. 13.65).

Torbiel nie daje żadnych objawów klinicznych. W wielu przypadkach rozpoznawana jest po złamaniu patologicznym. Zmiany w kościach kończyn górnych przeważnie nie wymagają leczenia. W kończynach dolnych, przy dużych torbielach, ze względu na zagrożenie wystąpienia złamania patologicznego, stosuje się wycięcie zmiany z przeszczepem autologicznym. Złamanie patologiczne często powoduje przebudowę i reossyfikację zmiany.

Kostniakochrzęstniak

łac. *osteochondroma*
ang. osteochondroma

Najczęstszy łagodny nowotwór kości. Rozwija się w większości przypadków w przynasadzie dalszej kości udowej i bliższej kości piszczelowej, tj. w okolicy kolana. Kostniakochrzęstniak powiększa się wraz ze wzrostem kości, a następnie przestaje rosnąć. W obra-

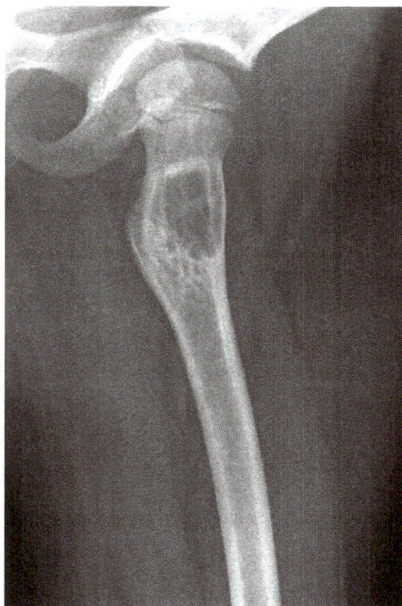

Rycina 13.65. Torbiel kostna jednokomorowa. Obraz w TK.

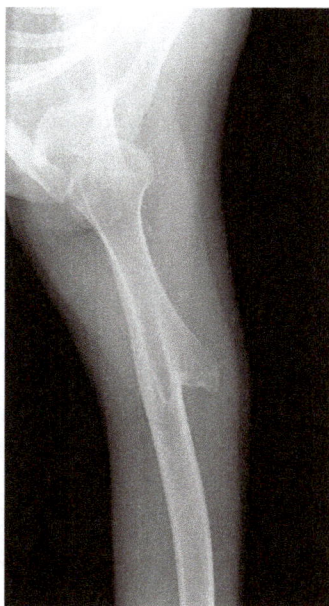

Rycina 13.66. Obraz RTG – kostniakochrzęstniak.

zie radiologicznym zwykle ma charakter kostnej szypuły sterczącej z przynasady, pokrytej czapeczką chrząstki, rzadziej przyjmuje formę „siedzącą" na szerokiej podstawie. Chrząstka może ulegać nieregularnemu uwapnieniu (ryc. 13.66 i 13.67). Może objawiać się jako guz wykryty przypadkowo lub (rzadko) powodować dolegliwości bólowe. Zmiany objawowe i ulegające szybkiemu powiększeniu powinny być usuwane. W pozostałych przypadkach leczenie nie jest konieczne.

Chrzęstniak śródkostny

łac. *enchondroma*
ang. enchondroma

Zmiana chrzęstna zwykle zlokalizowana w obrębie szpiku kostnego małych kości (paliczki dłoni i stóp) (ryc. 13.68). Mnogie chrzęstniaki śródkostne stwierdza się w chorobie Olliera.

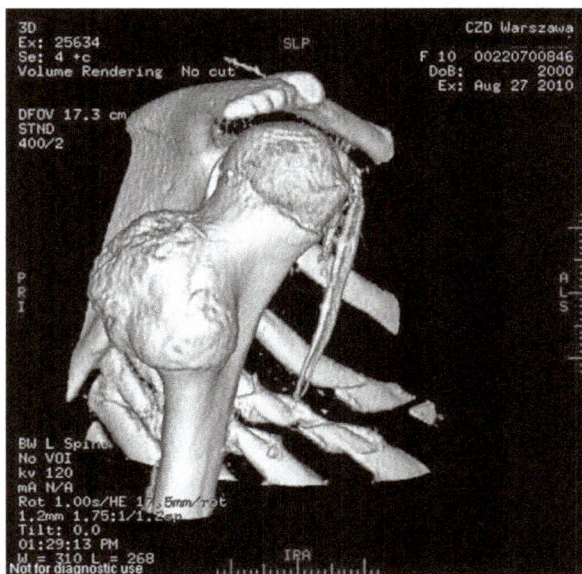

Rycina 13.67. TK (3D) – kostniakochrzęstniak.

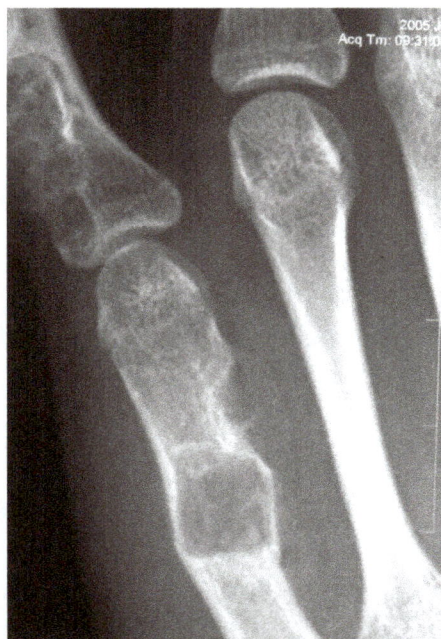

Rycina 13.68. Chrzęstniak śródkostny kości dłoni (powiększenie).

13.5.2

Zmiany naczyniowe

Zmiany dotyczące naczyń krwionośnych i limfatycznych są często stwierdzane u dzieci. Wyróżnia się naczyniaki i malformacje naczyniowe. Odróżnienie ich ma istotne znaczenie, gdyż część naczyniaków ulega po fazie wzrostu samoistnej inwolucji, a malformacje naczyniowe nie zanikają.

Naczyniaki krwionośne

łac. *haemangioma*

ang. hemangioma

Zmiany powstające w wyniku proliferacji komórek śródbłonka naczyń krwionośnych, od bardzo małych, po zagrażające życiu. Postępujący wzrost naczyniaków w okolicy głowy i szyi może być przyczyną niedrożności dróg oddechowych, trudności w przyjmowaniu pokarmu, niedrożności kanału ucha zewnętrznego i całkowitego przesłonięcia gałki ocznej.

Naczyniaki dzieli się na:

- naczyniak wczesnodziecięcy (*infantile hemangioma*),
- szybko zanikający naczyniak wrodzony,
- niezanikający naczyniak wrodzony,
- tufted angioma (angioblastoma Nakagawy),
- zrazikowy naczyniak włosowaty (pyogenic granuloma).

Większość zmian tego typu ujawnia się przed 3. mż. Częściej występują u dziewczynek. Ich przebieg naturalny jest trudny do przewidzenia. Naczyniaki, z którymi dziecko się rodzi, zwykle mają charakter kapilarny, przypominają owoc maliny. Po krótkiej fazie wzrostu zanikają, przeważnie jeszcze w okresie niemowlęcym. Zmiany pojawiające się po urodzeniu (najczęściej w 3. tż.), tzw. niemowlęce naczyniaki proliferujące, najpierw wyglądają jak plamka, która następnie się uwypukla i rozrasta (ryc. 13.70). Zwykle najintensywniej rosną do 3. mż, nieco wolniej do 6. mż., a potem zaczynają bardzo powoli zanikać. Stwierdza się bielenie w części centralnej, które rozszerza się na obwód. Następnie cała zmiana wiotczeje, bieleje i pozostaje nadmiar skóry. Może to trwać > 5 lat.

Mnogie naczyniaki skóry mogą być zewnętrzną manifestacją następujących stanów:

- rozsiana naczyniakowatość narządów wewnętrznych – bardzo rzadka choroba charakteryzuje się bardzo ciężkim przebiegiem, kończącym się w większości przypadków zgonem,
- zespół Sturge'a–Webera charakteryzujący się malformacjami naczyniowymi skóry (znamię czerwonego wina) zlokalizowanymi najczęściej na twarzy i napadami padaczkowymi spowodowanymi zmianami naczyń mózgowych,
- zespół Kasabacha–Merritt (ryc. 13.71) – charakteryzuje się obecnością szybko rosnącej zmiany pochodzenia naczyniowego (kaposiform hemangioendothelioma), któremu towarzyszą trombocytopenia i koagulopatia ze zużycia. Naczyniaki i malformacje naczyniowe mogą też być zlokalizowane w narządach wewnętrznych bez obecności naczyniaków na skórze.

Naczyniaki wątroby rozpoznawane są w pierwszych miesiącach życia. Początkowe objawy kliniczne to żółtaczka, wymioty i biegunka, a niekiedy tylko powiększenie obwodu brzucha. Czasem naczyniaka wykrywa się przypadkowo podczas rutynowego badania, gdy stwierdza się powiększenie wątroby. Scyntygrafia, USG i TK wątroby wykazują obecność zmian w tkance wątrobowej. Badanie angiograficzne ujawnia nieprawidłowy rysunek naczyniowy. Niekiedy duże przetoki tętniczo-żylne powodują niewydolność krążenia.

Leczenie zależy od typu zmiany, lokalizacji i wieku dziecka. Niemowlęce naczyniaki proliferujące w wybranych przypadkach (lokalizacja na twarzy, olbrzymie naczyniaki proliferujące, zagrażające życiu) leczy się obecnie propranololem. W zespole Kasabacha–Merritt stosuje się łagodną chemioterapię (VCR, niskie dawki CTX).

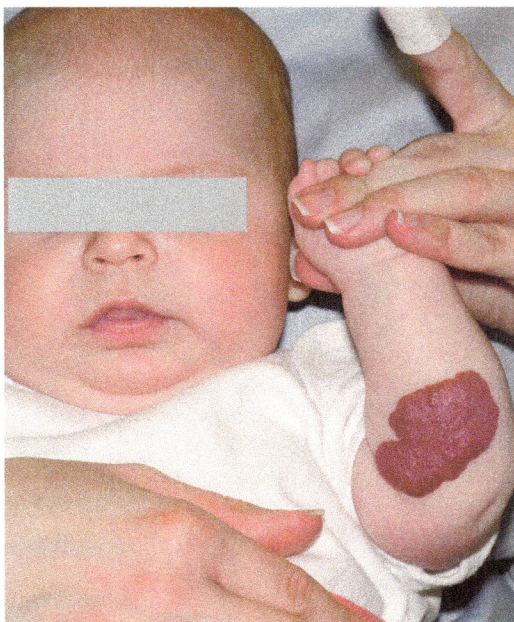

Rycina 13.69. Naczyniak niemowlęcy proliferujący.

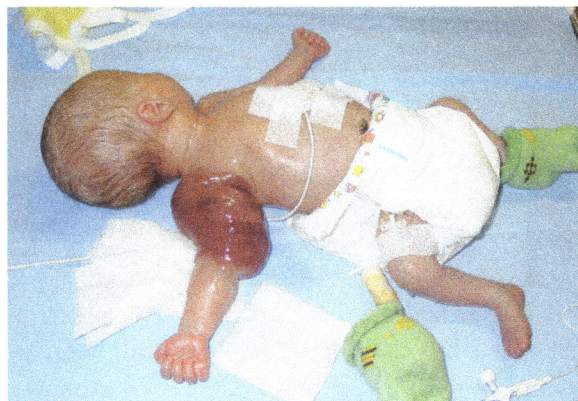

Rycina 13.71. Manifestacja zespołu Kasabacha–Merritt (kapasiform haemangioendothelioma).

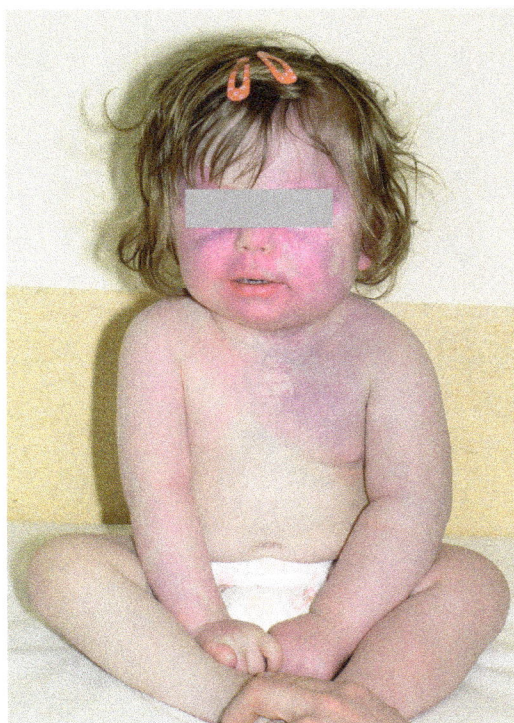

Rycina 13.70. Mnogie malformacje naczyniowe kapilarne. Znamię czerwonego wina.

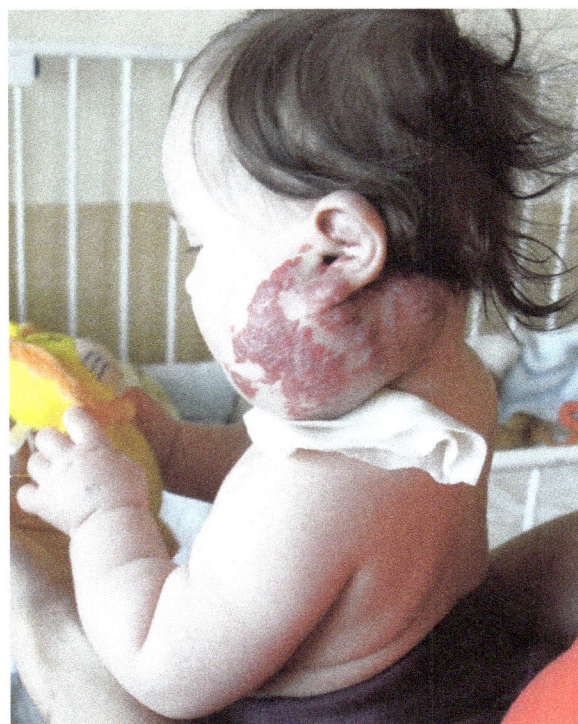

Rycina 13.72. Naczyniak krwionośny proliferujący i malformacje naczyniowe mieszane.

Naczyniak limfatyczny

łac. *lymphangioma*
ang. lymphangioma

Naczyniaki limfatyczne w $^3/_4$ przypadków występują w okolicy głowy i szyi. Podobnie jak naczyniaki krwionośne pojawiają się we wczesnym dzieciństwie, zawsze przed ukończeniem 3. rż. Część z nich rozpoznaje się prenatalnie podczas badania ultrasonograficznego ciężarnej. Ich pochodzenie embrionalne nie jest pewne. Nie wiadomo, czy są to zaburzenia rozwojowe, łagodne nowotwory czy zmiany hamartomatyczne. Mogą stanowić jedno- lub wielokomorowe guzy o cienkiej, często przejrzystej ścianie. Zawartość cyst ma kolor słomkowy. Przy badaniu naczyniaki są sprężyste, robią wrażenie torbieli. Są niebolesne i niewrażliwe na ucisk. Dopóki zmiana nie ulegnie zakażeniu, nie stwierdza się zaczerwienienia. W przeciwieństwie do naczyniaków krwionośnych naczyniaki limfatyczne zwykle nie ulegają samoistnej regresji. Jeżeli to możliwe, powinny być jak najwcześniej leczone radykalnym zabiegiem chirurgicznym.

Piśmiennictwo

1. Chybicka A., Sawicz-Birkowska K.: *Onkologia i hematologia dziecięca*. Wydawnictwo Lekarskie PZWL, Warszawa 2008.
2. Dobrzańska A., Ryżko J. (red.): *Pediatria. Podręcznik do Państwowego Egzaminu Lekarskiego i egzaminu specjalizacyjnego*. Elsevier Urban & Partner, Wrocław 2004.
3. Kaliciński P. (red.): *Chirurgia noworodka*. Inwest-druk, Warszawa 2004.
4. Krzakowski M. (red.): *Onkologia kliniczna*. Borgis, Warszawa 2006.
5. Lanzkowsky P.: *Manual of Pediatric Hematology and Oncology, 3rd edition*. Academic Press, Watham 1999.
6. Perek D., Roszkowski M.: *Nowotwory ośrodkowego układu nerwowego u dzieci: diagnostyka i leczenie*. Fundacja NEURONET, Warszawa 2006.
7. Pizzo P.A., Poplack D.G.: *Principles and Practice of Pediatric Oncology, 5th edition*. Lippincott Williams & Wilkins, Filadelfia 2005.

CHOROBY UKŁADU MOCZOWEGO

red. *Ryszard Grenda,*
Helena Ziółkowska

14.1 *Helena Ziółkowska, Ryszard Grenda*
WPROWADZENIE

14.1.1
Odrębności układu moczowego u dzieci

Produkcja moczu przez nerki płodu rozpoczyna się w 10. tyg. życia płodowego, a w 20. tyg. życia płodowego mocz stanowi 90% płynu owodniowego. Ciężkie patologie układu moczowego prowadzą więc do małowodzia, co ma wybitnie negatywny wpływ na rozwój płuc. Po urodzeniu nerki dziecka mają długość 4–4,5 cm i cechują się charakterystyczną budową płatowatą. Pierwszy mocz 95% noworodków oddaje w 1. dż. Liczba nefronów nie zwiększa się po urodzeniu. Dochodzi jednak do powiększania się kłębuszków i wzrostu powierzchni filtracyjnej, a także do zwiększenia powierzchni kory, co niweluje z czasem płatowatość budowy nerek. Niedojrzałość nefronów powoduje, że GFR rośnie z wiekiem dziecka, osiągając wartości prawidłowe dla człowieka dorosłego po 2. rż.

14.1.2
Badania laboratoryjne istotne dla rozpoznawania chorób układu moczowego

Wartości prawidłowe wyników badań zamieszczono w rozdz. 26 „Badania i normy w pediatrii". Poniżej przedstawiono interpretacje odchyleń od normy parametrów charakterystycznych dla chorób układu moczowego.

Badania z krwi
Badania biochemiczne oceniające funkcję nerek to przede wszystkim oznaczenie stężenia mocznika i kreatyniny.

Mocznik
Wzrost stężenia mocznika – ostra i przewlekła choroba nerek, katabolizm, niewydolność krążenia, nadmierna podaż białka w diecie. Spadek stężenia mocznika – choroby wątroby.

Kreatynina
Jej stężenie zmienia się w zależności od wieku dziecka (patrz rozdz. 26 „Badania i normy w pediatrii") i masy mięśniowej. Przy interpretacji wyników należy pamiętać o tym, że:

- w pierwszych 2 dobach życia dziecka jego stężenie kreatyniny odzwierciedla stężenie we krwi matki,
- u małego dziecka mieszczące się w zakresie normy laboratoryjnej stężenie kreatyniny nie oznacza, że funkcja nerek jest prawidłowa.

Kreatynina jest wydalana głównie drogą przesączania kłębuszkowego. W warunkach prawidłowych cewki nerkowe nie biorą udziału w jej usuwaniu. Dlatego klirens kreatyniny endogennej wykorzystuje się do oceny przesączania kłębuszkowego, obliczając współczynnik przesączania kłębuszkowego (estimated glomerular filtration rate, eGFR). U dzieci wylicza się go ze wzoru Schwartza:

$$GFR = 0{,}413 \times \text{wzrost [cm]} / \text{stężenie kreatyniny w surowicy krwi [mg/dl]}$$

Odchylenia od normy innych badań krwi występujące w chorobach nerek przedstawiono w tabeli 14.1.

Tabela 14.1. Nerkowe przyczyny odchyleń od normy w parametrach morfologicznych krwi i gospodarki wodno-elektrolitowej

BADANIE	PARAMETR	ZMIANA	PRZYCZYNY
Morfologia krwi	Leukocyty	↑	■ Infekcje ■ Stany zapalne ■ Steroidoterapia
		↓	■ Infekcje wirusowe ■ Toczeń rumieniowaty układowy ■ Zmiany polekowe
	Hemoglobina	↑	■ Odwodnienie
		↓	■ Przewodnienie ■ Niedokrwistość w przebiegu ostrej lub przewlekłej niewydolności nerek
	Płytki krwi	↑	■ Infekcje ■ Zespół nerczycowy
		↓	■ Infekcje ■ Zespół hemolityczno-mocznicowy
Elektrolity	Sód	↑	■ Odwodnienie hipernatremiczne ■ Zespół Conna
		↓	■ Przewodnienie ■ Odwodnienie hiponatremiczne
	Potas	↑	■ Niewydolność nerek ■ Hemoliza
		↓	■ Poliuria ■ Nadmierna utrata cewkowa (zespoły Fanconiego, Barttera, Gitelmana) ■ Zespół Conna

Badanie ogólne moczu

Barwa

Prawidłowy mocz ma barwę żółtą. Intensywność zabarwienia zależy od stopnia jego rozcieńczenia. Nieprawidłowe zabarwienie:

■ **niebieskozielonkawy** – leczenie błękitem metylenowym, czasem w zakażeniach *Pseudomonas aeruginosa*,
■ **zielonożółty** – w żółtaczce,
■ **brązowy** – w żółtaczce,
■ **intensywnie żółty** – po zażyciu dużej ilości witaminy B, w czasie leczenia nitrofurantoiną,
■ **różowy** – po zjedzeniu buraków,
■ **różowy, czerwony lub purpurowy** – domieszka krwi (hemoglobiny), zmianę barwy moczu zauważalną dla oka spowoduje obecność 0,5 ml krwi w 1 litrze moczu,

■ **czerwonobrązowy lub ciemnobrązowy** – porfiryny (porfiria) lub methemoglobina (methemoglobinemia),
■ **brązowoczarny** – alkaptonuria, znaczna hemoglobinuria.

Przejrzystość

Mętny mocz może występować w zakażeniach układu moczowego lub stanach zagrożenia kamicą.

Odczyn (pH)

Przyczyny wzrostu pH > 7,4:

■ przewlekła niewydolność nerek,
■ kwasica cewkowa (typ I i II),
■ zasadowica metaboliczna i oddechowa,
■ hiperkaliemia,
■ nadczynność przytarczyc,
■ stosowanie inhibitorów anhydrazy węglanowej.

Przyczyny spadku pH < 5,0:

- kwasica metaboliczna i oddechowa,
- hipokaliemia,
- odwodnienie,
- gorączka,
- stany zapalne.

Ciężar właściwy

Zależy od stopnia nawodnienia i zdolności do zagęszczania moczu, która jest niedojrzała u noworodków i niemowląt. W tej grupie wiekowej ciężar właściwy moczu może zawiera się w przedziale 1,001–1,012 g/cm^3. U starszych dzieci waha się między 1,015 a 1,025 g/cm^3. Ciężar właściwy moczu > 1,025 g/cm^3 może wynikać z:

- odwodnienia,
- obecności w moczu glukozy, białka, leków lub ich metabolitów, np. środków cieniujących, mannitolu lub dekstranu.

Ciężar właściwy moczu < 1,015 g/cm^3 stwierdza się w:

- przewodnieniu,
- moczówce prostej,
- przewlekłej niewydolności nerek,
- ostrej martwicy cewek nerkowych.

Białko

W moczu zdrowego dziecka może znajdować się niewielka ilość białka. W połowie jest to białko wydzielane przez nabłonki cewek nerkowych, głównie białko Tamma–Horsfalla (uromodulina), a resztę stanowią białka osocza, w tym albuminy i białka o niskim ciężarze cząsteczkowym, jak beta-2-mikroglobulina i aminokwasy. Całkowita fizjologiczna utrata białka u dziecka nie przekracza 100 mg/m^2 (150 mg/dobę), a u noworodków 300 mg/m^2 (obniżona reabsorpcja w cewkach proksymalnych). Tej ilości białka zwykle nie wykrywają rutynowe badania moczu.

Białkomocz przekraczający 100 mg/m^2 jest wykrywany w badaniu moczu. Może on być pochodzenia:

- kłębuszkowego (zwiększona filtracja w moczu, głównie albumina) – ten typ przeważa u dzieci, występuje w glomerulopatiach,
- cewkowego – stwierdzany w zaburzeniach w obrębie cewki proksymalnej (np. w zespole Fanconie-

go), w moczu przeważają białka o niskim ciężarze cząsteczkowym (beta-2-mikroglobulina, alfa-1-mikroglobulina,
- „z przelania" – pojawia się wskutek wzrostu produkcji białek o niskim ciężarze cząsteczkowym, u dzieci występuje sporadycznie, u dorosłych stwierdza się go w szpiczaku mnogim.

Przy interpretacji wyniku badania należy wziąć pod uwagę fakt, że powszechnie stosowane do wstępnej oceny badania ogólnego moczu laboratoryjne testy „paskowe" wykrywają wyłącznie albuminy. Nie są wyskalowane na białka o niskim ciężarze cząsteczkowym.

Dokładniejszym badaniem oceniającym wielkość białkomoczu jest dobowa zbiórka moczu (DZM). U bardzo małych dzieci, u których trudno wykonać DZM, można posłużyć się wyliczeniem wskaźnika białkowo-kreatyninowego z porcji moczu (preferowana pierwsza ranna porcja moczu). Jego prawidłowe wartości wynoszą:

- do 2. rż. – < 0,5 mg białka/mg kreatyniny (< 50 mg białka/mmol kreatyniny),
- > 2. rż. – < 0,2 mg białka/mg kreatyniny (< 20 mg białka/mmol kreatyniny).

Białkomocz u dzieci występuje dość często. Stwierdza się go u 5–10% dzieci w wieku szkolnym. Może stanowić objaw:

- przemijający (czynnościowy) – w czasie chorób przebiegających z gorączką, hipowolemii, po znacznym wysiłku fizycznym, drgawkach, przegrzaniu lub oziębieniu,
- ortostatyczny – częsta przyczyna białkomoczu, zwłaszcza u nastoletnich chłopców, występuje wyłącznie po pionizacji, w poszczególnych porcjach dziennych stężenie białka może być znaczne, w porcjach nocnych białkomocz ustępuje lub jest niewielki (w ciągu 12 godzin nie przekracza 200 mg), nie powoduje pogorszenia funkcji nerek,
- stały – stwierdzany u 0,1% dzieci, świadczy o poważniejszej chorobie nerek, wymaga starannej diagnostyki (do biopsji nerek włącznie), wg większości autorów dziecko z bezobjawowym (bez nadciśnienia tętniczego, z prawidłową funkcją nerek) białkomoczem < 500 mg/m^2/dobę może być starannie obserwowane przez nefrologa dziecięcego przed podjęciem decyzji o wykonaniu biopsji.

Czułym badaniem oceniającym uszkodzenie nerek jest oznaczenie **albuminurii**, czyli stężenia albumin w moczu. Może być wykonane w pojedynczej porcji moczu lub w dobowej zbiórce:

- stężenie < 20 mg/l lub wydalanie < 30 mg/24 h przyjmuje się za normę – normoalbuminuria,
- stężenia 20–300 mg/l lub wydalanie 30–300 mg//24 h to mikroalbuminuria, która nasuwa podejrzenie uszkodzenia nefronów.

Cukier

W moczu najczęściej stwierdza się glikozurię, czyli obecność glukozy. Zawsze należy wtedy zbadać stężenie glukozy we krwi w celu wykluczenia cukrzycy. W warunkach prawidłowych próg nerkowy dla glukozy wynosi 150–180 mg/dl, w cukrzycy zwiększa się do ok. 300 mg/dl.

Inne przyczyny obecności cukru w moczu to dysfunkcja cewek nerkowych dotycząca tylko glukozy (izolowana glikozuria) lub obecna w zespole Fanconiego.

Ciała ketonowe (aceton i kwas acetooctowy)

Najczęściej występują u dzieci przy odwodnieniu i gorączce. Można je również stwierdzić w ciężkich stanach niedożywienia (anoreksja), chorobach metabolicznych, niewyrównanej cukrzycy i w trakcie stosowania diety bogatotłuszczowej.

Bilirubina

Podwyższone stężenie tego barwnika w moczu występuje w chorobach wątroby i dróg żółciowych.

Urobilinogen

Wydalanie z moczem nie przekracza zwykle 1 mg/dl. Zwiększone wydalanie urobilinogenu stwierdza się w żółtaczce hemolitycznej i wirusowym zapaleniu wątroby.

Osad moczu

Nabłonki

Obecność licznych nabłonków może występować w okresie ciężkiego uszkodzenia cewek nerkowych i w zakażeniach układu moczowego. Stwierdzenie nabłonków w badaniu ogólnym moczu nie ma istotnego znaczenia diagnostycznego.

Leukocyty

W badaniu ogólnym moczu zdrowego dziecka może występować:

- do 5 leukocytów w polu widzenia u chłopców,
- do 10 leukocytów w polu widzenia u dziewczynek.

Leukocyturia (**ropomocz**), czyli zwiększone wydalanie krwinek białych z moczem jest podstawowym objawem zakażenia układu moczowego. Tak zwana abakteryjna leukocyturia może towarzyszyć ciężkim uszkodzeniom kłębuszków nerkowych lub cewek nerkowych w:

- ostrych i przewlekłych kłębuszkowych zapaleniach nerek,
- toczniu rumieniowatym układowym,
- cewkowo-śródmiąższowych zapaleniach nerek.

Erytrocyty

W prawidłowym badaniu ogólnym moczu może znajdować się < 5 erytrocytów w polu widzenia.

Krwinkomocz (**erytrocyturia**), czyli zwiększona liczba krwinek czerwonych w moczu, towarzyszy licznym stanom chorobowym dotyczącym układu moczowego. Przy podejrzeniu krwinkomoczu pomocne bywa obliczenie liczby krwinek czerwonych w moczu dobowym, tzw. liczba Addisa. Wydalanie > 2 mln erytrocytów na dobę pozwala na rozpoznanie krwinkomoczu. Przy bardzo dużej liczbie erytrocytów w moczu dochodzi do zmiany jego zabarwienia, co nosi nazwę **krwiomoczu**.

Podstawą diagnostyki jest ocena wyglądu krwinek w mikroskopie kontrastowo-fazowym. Przewaga krwinek nieuszkodzonych (izomorficznych, „świeżych") wskazuje na to, że ich źródło stanowią dolne drogi moczowe, a krwinek uszkodzonych (dyzmorficznych, „wyługowanych"), że pochodzą z nerek. Należy podkreślić, że także przy masywnej utracie krwinek z górnej części układu moczowego stwierdza się niekiedy przewagę krwinek izomorficznych.

Przyczyny krwinkomoczu z przewagą krwinek izomorficznych:

- zakażenie układu moczowego, często o etiologii wirusowej (tzw. krwotoczne zapalenie pęcherza moczowego), ale również ostre odmiedniczkowe zapalenie nerek o etiologii bakteryjnej,

- gruźlica układu moczowego,
- zapalenie prostaty (bardzo rzadko u dzieci),
- kamica układu moczowego i stany sprzyjające kamicy,
- zaburzenia krzepnięcia, w tym hemofilia,
- zakrzepica żył nerkowych,
- zespół „dziadka do orzechów" – ucisk żyły nerkowej przez aortę i tętnicę krezkową górną,
- nowotwory pęcherza moczowego (u dzieci rzadko), cewki moczowej lub prostaty,
- guz Wilmsa,
- martwica brodawek nerkowych.

Przyczyny krwinkomoczu z przewagą krwinek dyzmorficznych:

- kłębuszkowe zapalenia nerek (KZN) – przede wszystkim ostre, gwałtownie postępujące, błoniasto-rozplemowe KZN, nefropatia IgA,
- glomerulopatie uwarunkowane genetycznie – zespół Alporta, choroba cienkich błon,
- zespół hemolityczno-mocznicowy,
- choroby układowe – toczeń rumieniowaty układowy, guzkowe zapalenie tętnic,
- zapalenia naczyń – choroba Schönleina–Henocha, ziarniniakowatość Wegenera,
- gąbczastość rdzenia nerki,
- niedokrwistość sierpowatokrwinkowa.

Wałeczki

Odlewy światła cewek nerkowych. Ich obecność należy oceniać w świeżo oddanym moczu, ponieważ mogą ulec rozpuszczeniu. W warunkach fizjologicznych można wykryć wałeczki szkliste zbudowane z białka Tamma–Horsfalla. Inne stwierdza się w stanach patologicznych:

- wałeczki ziarniste – zbudowane z białka Tamma–Horsfalla i wtopionych w nie produktów rozpadu komórek, występują przy uszkodzeniu miąższu nerek, dzieli się je na:
  - erytrocytarne – głównie w KZN,
  - leukocytarne – odmiedniczkowe zapalenie nerek,
  - nabłonkowe – uszkodzenie cewek nerkowych,
- wałeczki hemoglobinowe – zbudowane głównie z hemoglobiny, występują u chorych, u których doszło do hemolizy,

- wałeczki mioglobinowe – zbudowane z mioglobiny, stwierdza w przypadkach rabdomiolizy,
- wałeczki tłuszczowe – zawierają kulki tłuszczowe, mogą pojawić się przy dużym białkomoczu w przebiegu zespołu nerczycowego,
- wałeczki woskowe – zwane też wałeczkami niewydolności nerek, są objawem poważnego uszkodzenia nerek, znajduje się je u chorych z przewlekłą niewydolnością nerek lub ostrym KZN,
- wałeczki bakteryjne, drożdżakowe – zbudowane z białka Tamma–Horsfalla, które zlepia bakterie lub drożdże, stwierdza się je w przebiegu ciężkich zakażeń układu moczowego.

Składniki mineralne

Występują w warunkach fizjologicznych. Ich ilość zależy od diety i pH moczu. W moczu kwaśnym mogą pojawić się niewielkie ilości kryształów kwasu moczowego, a w moczu zasadowym – moczanów i szczawianów wapnia.

Dobowa zbiórka moczu

Jest badaniem pomocnym w ustaleniu rozpoznania w wielu patologiach układu moczowego. Kryterium weryfikującym prawidłowe wykonanie DZM może być wydalanie kreatyniny, gdyż stanowi ono wartość stałą dla danego pacjenta i wynosi przeciętnie 14––26 mg/kg mc./dobę.

14.2   *Hanna Szymanik-Grzelak*
ZABURZENIA W ODDAWANIU MOCZU

14.2.1

Fizjologia oddawania moczu

Zdrowa nerka wydziela mocz w ilości zależnej od objętości dostarczonych płynów. Od 5. rż. dzieci mają przewagę diurezy dziennej i oddają 2–3 razy więcej moczu w dzień niż w nocy. Pojemność pęcherza moczowego wzrasta z wiekiem i równocześnie zmniejsza się częstość oddawania moczu (od 30 razy na dobę u niemowląt do 6 razy na dobę u dzieci w wieku szkolnym). Do 1. rż. mikcja jest prostym odruchem rdzeniowym. Korowa kontrola nad oddawaniem moczu rozwija się stopniowo i zazwyczaj ostatecznie utrwala się między 3. a 5. rż. Czynność pęcherza mo-

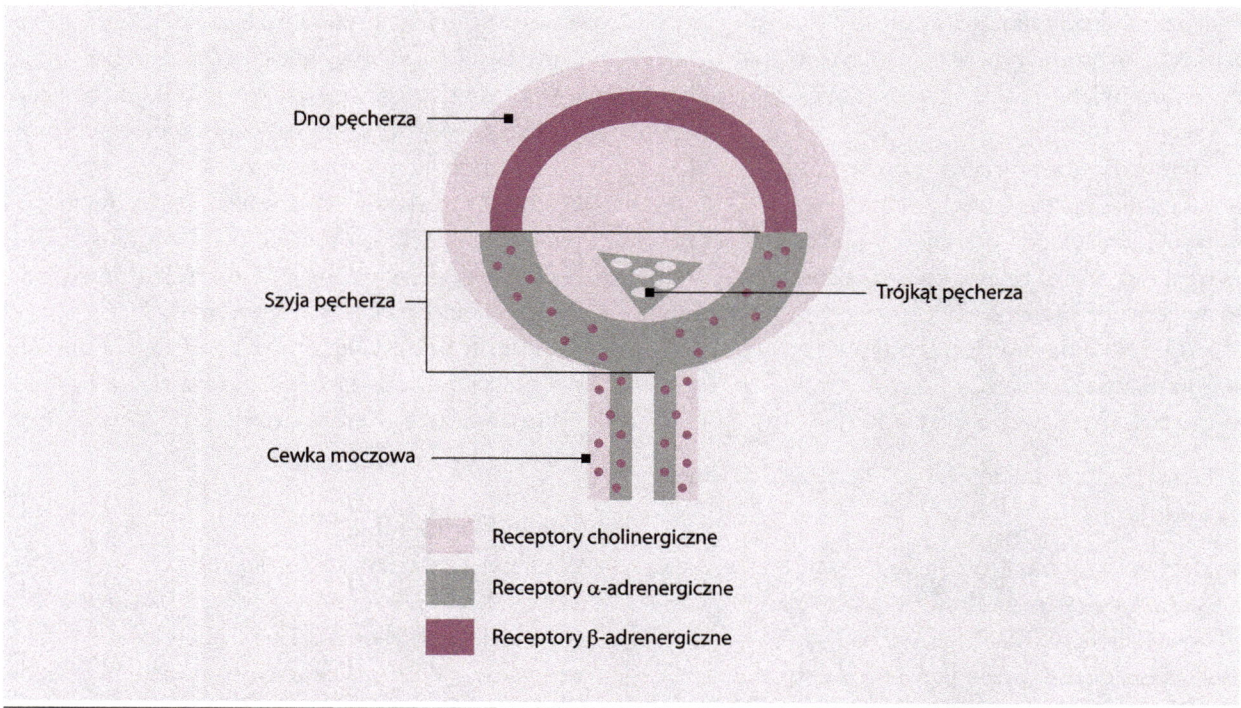

Rycina 14.1. Rozmieszczenie neuroreceptorów w pęcherzu moczowym.

czowego jest wynikiem pobudzenia receptorów adrenergicznych i cholinergicznych w danym jego obszarze (tab. 14.2). Nerwy współczulne pobudzają w mięśniach gładkich receptory alfa- i beta-adrenergiczne (ryc. 14.1).

14.2.2
Zaburzenia związane z oddawaniem moczu

Zaburzenia w oddawaniu moczu u dzieci mogą występować pod postacią:

- zmiany liczby mikcji w ciągu doby (częstomocz/ /rzadkie oddawanie moczu),
- zmiany w odczuwaniu parcia na mocz (naglące parcia/brak parcia),
- nietrzymania moczu (stałe nietrzymanie/przerywane nietrzymanie),
- zatrzymania oddawania moczu.

Według definicji International Children's Continence Society z 2006 roku nietrzymanie moczu (incontinence) to niezamierzone oddanie moczu w niewłaściwym czasie i miejscu przez dziecko w wieku ⩾ 5 lat (ryc. 14.2).

Tabela 14.2. Czynność pęcherza moczowego

- **Faza wypełnienia pęcherza**
  Adrenalina (↑)
      Receptory α (+) skurcz zwieracza
      Receptory β (+) relaksacja wypieracza
  ACTH (↓)
      Receptory M (−) relaksacja wypieracza
- **Faza mikcji**
  ACTH (↑)
      Receptory M (+) skurcz wypieracza
  Adrenalina (↓)
      Receptory α (−) rozkurcz zwieracza
      Receptory β (−) skurcz wypieracza

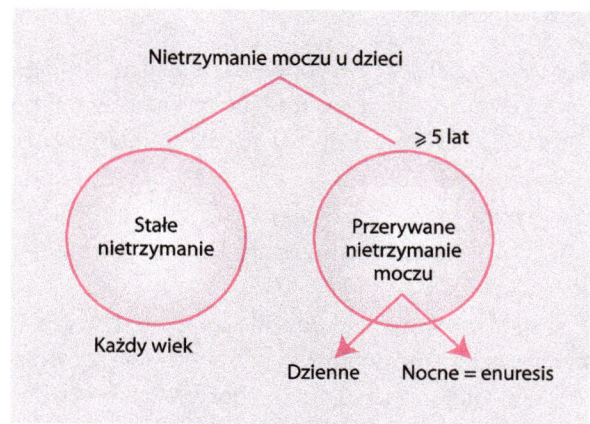

Rycina 14.2. Podział nietrzymania moczu u dzieci wg International Children's Continence Society.

Moczenie nocne występuje u 85% dzieci, dzienne nietrzymanie moczu dotyczy 5% dzieci, a postać mieszaną stwierdza się u ok. 10% pacjentów z zaburzeniami w oddawaniu moczu. Przyczyny zaburzeń w oddawaniu moczu u dzieci przedstawiono w tabeli 14.3.

Moczenie nocne – przerywane nietrzymanie moczu w nocy

łac. *enuresis nocturna*

ang. enuresis (bed-wetting, interrmittent nocturnal incontinence)

Definicja

Moczenie nocne pierwotne występuje bez przerwy od urodzenia. **Moczenie nocne wtórne** pojawia się po tzw. „suchej przerwie", trwającej co najmniej pół roku (moczenie nabyte). Zarówno moczenie nocne pierwotne, jak i wtórne można podzielić jeszcze na 2 grupy:

Tabela 14.3. Przyczyny zaburzeń w oddawaniu moczu u dzieci
1 Zaburzenia funkcji pęcherza moczowego ■ Neurogenne zaburzenia czynności pęcherza w wyniku obecności zmian organicznych (wady wrodzone, choroby, urazy układu nerwowego powodujące uszkodzenie ośrodków regulujących czynność pęcherza i cewki moczowej lub przerwanie ciągłości szlaków nerwowych – najczęściej przepuklina oponowo-rdzeniowa) ■ Nieneurogenna dysfunkcja pęcherza – zaburzenia czynności pęcherza moczowego **2** Choroby układu moczowego ■ Zakażenia układu moczowego ■ Wady układu moczowego (zastawki cewki tylnej, ektopia moczowodu, odpływy pęcherzowo-moczowodowe, wierzchniactwo) ■ Kamica układu moczowego ■ Procesy rozrostowe **3** Choroby przebiegające z wielomoczem ■ Cukrzyca ■ Wstępna faza przewlekłej niewydolności nerek ■ Moczówka centralna i nerkowa ■ Nefronoftyza ■ Nawykowa polidypsja ■ Hipokaliemia lub hiperkalcemia ■ Odmiedniczkowe zapalenie nerek ■ Niektóre tubulopatie (zespół Fanconiego, cystynoza) ■ Uszkodzenie osmoreceptorów **4** Uporczywe zaparcia **5** Zespół bezdechu sennego (przerost migdałków podniebiennych) **6** Alergia pokarmowa **7** Padaczka **8** Zaburzenia psychologiczne

■ moczenie izolowane,
■ moczenie współistniejące z innymi zaburzeniami oddawania moczu (częstomocz, naglące parcie, epizody nietrzymania moczu w ciągu dnia).

Moczenie izolowane dotyczy dzieci, u których nie występują inne choroby bądź wady układu moczowego. Natomiast moczenie współistniejące (wieloobjawowe) może mieć liczne przyczyny (tab. 14.3).

Epidemiologia

Moczenie nocne to najczęstszy, po schorzeniach alergicznych, przewlekły problem zdrowotny wśród dzieci. Występuje u 5 do 15% dzieci między 6. a 7. rż. Szacuje się, że w Polsce liczba dzieci dotkniętych tą dolegliwością wynosi ok. 300 000. Częstość występowania tej postaci moczenia maleje wraz z wiekiem.

Etiologia i patogeneza

Najczęstszą przyczyną **moczenia nocnego pierwotnego** jest brak równowagi pomiędzy pojemnością pęcherza moczowego a objętością moczu produkowanego w godzinach nocnych. Pacjentów z izolowanym moczeniem nocnym można podzielić na grupy:

■ z nocnym wielomoczem (zwiększoną nocną produkcją niezagęszczonego moczu),
■ ze zmniejszoną pojemnością pęcherza.

Głęboki sen i niemożliwość wybudzenia się dziecka w odpowiedzi na przepełniony pęcherz jest wskazywana przez wielu rodziców jako trzecia i główna przyczyna moczenia nocnego. U niektórych dzieci nie można wykluczyć nakładania się kilku przyczyn tej patologii.

Powodem **nocnej poliurii** jest nieadekwatna synteza wazopresyny tylko w godzinach nocnych.

Zmniejszona pojemność pęcherza wynika z nadczynności wypieracza (mimowolnych skurczów mięśnia wypieracza pęcherza) i niemożliwości utrzymania zagęszczonego moczu w nadaktywnym pęcherzu.

Moczenie nocne wtórne jest zwykle objawem wady lub choroby układu moczowego i/lub nerwowego, ew. zaburzeń emocjonalnych (ryc. 14.3).

Obraz kliniczny

Cechy charakterystyczne pierwotnego izolowanego moczenia nocnego:

■ powtarzające się zmoczenia w nocy od urodzenia,
■ brak objawów w ciągu dnia,

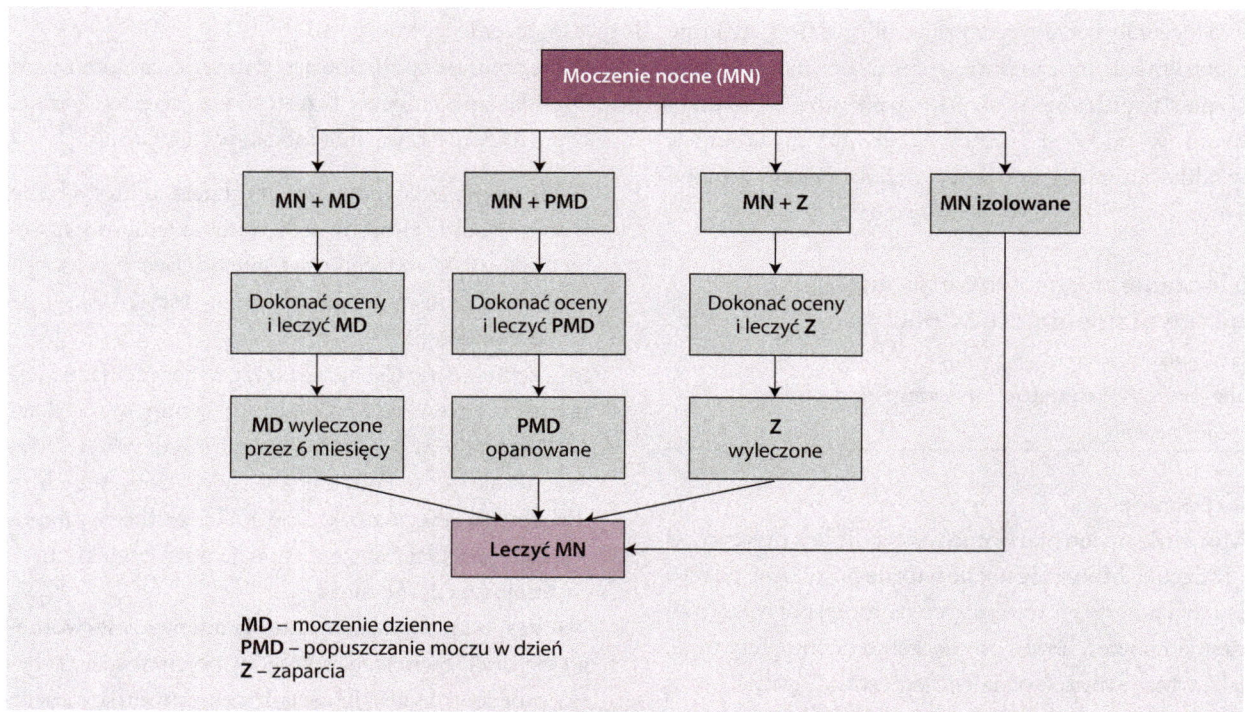

Rycina 14.3. Schemat leczenia pacjentów z moczeniem nocnym współistniejącym z innymi zaburzeniami.

■ rodzinne występowanie dolegliwości (częściej w linii męskiej),

■ brak odchyleń w badaniach dodatkowych – jedynie niski ciężar właściwy moczu po nocy.

W przypadku moczenia nocnego wtórnego dominują objawy choroby pierwotnej.

◤ Metody diagnostyczne

1 Wywiad

Najważniejsze informacje, które można uzyskać rozmawiając z dzieckiem lub opiekunem, dotyczą sposobu gromadzenia moczu, jego trzymania i wydalania. Istotna jest częstość oddawania moczu w ciągu doby i ocena jakości strumienia mocz (ciągły, przerywany, kroplowy itp.). Ważny jest też wywiad rodzinny w kierunku zaburzeń mikcji oraz wywiad uwzględniający obciążenia okołoporodowe, choroby nerek u dziecka, choroby układu nerwowego, urazy, zaparcia, choroby alergiczne, przerost migdałków podniebiennych i rodzaj stosowanego dotychczas leczenia.

2 Badanie fizykalne

Obejmuje ocenę stanu ogólnego, pomiar ciśnienia tętniczego, badanie palpacyjne jamy brzusznej, ocenę zewnętrznych narządów płciowych (głównie okolicy ujścia zewnętrznego cewki moczowej z oceną wycie-

ku moczu podczas kaszlu lub napinania brzucha), ocenę okolicy lędźwiowo-krzyżowej i sprawdzenie odruchów w obrębie kończyn dolnych.

3 Badania dodatkowe

Badanie ogólne moczu i posiew moczu oraz ocena stężeń glukozy, jonów, mocznika i kreatyniny we krwi.

4 Badania obrazowe

USG jamy brzusznej z oceną zalegania moczu po mikcji u każdego pacjenta. Pozostałe badania obrazowe i czynnościowe wg wskazań specjalisty.

◤ Leczenie

1 Trening behawioralny

Obejmuje kilka prostych zasad postępowania:

■ po wczesnej kolacji należy ograniczyć płyny podawane przed zaśnięciem,

■ przed spaniem dziecko powinno oddać mocz, żeby rozpoczynać noc z pustym pęcherzem,

■ dziecko ma uczestniczyć w prowadzeniu zeszytu obserwacji, w którym będą zapisywane noce „suche" i „mokre",

■ nie należy stosować pieluchomajtek u dzieci > 3. rż. – ich zakładanie hamuje motywację dziecka do wstawania w nocy w momencie, gdy poczuje potrzebę oddania moczu i opóźnia rozwój kontroli nad pęcherzem.

2 Trening wybudzania lub alarm wybudzeniowy
Wskazane u chorych z małą pojemnością pęcherza. Budzenie w nocy, zawsze o tej samej porze, najczęściej po ok. 3 godzinach snu powinno być połączone z bodźcem dźwiękowym (budzik). Leczenie moczenia nocnego metodą alarmu jest skuteczne w ok. 75% przypadków. Nawroty występują u 20–40% pacjentów.

3 Ćwiczenia rozciągające pęcherz moczowy
Polegają na nauce bezwysiłkowego, spokojnego oddawania moczu w regularnych odstępach czasu w ciągu dnia oraz bezpośrednio przed snem. Zwiększona podaż napojów w ciągu dnia, w celu zwiększenia wydzielania moczu, z jednoczesnymi próbami wydłużania przerw między oddawaniem moczu w dzień, jest bodźcem do zwiększania pojemności pęcherza moczowego.

4 Leczenie farmakologiczne
■ Analog wazopresyny (desmopresyna) – dostępny w postaci liofilizatu doustnego (Minirin Melt-60 i 120 µg), podawany na noc (30 min przed snem).
■ Leki antycholinergiczne – chlorowodorek oksybutyniny (Ditropan, Driptane): 0,2–0,4 mg/kg mc./ /dobę w 2–3 dawkach; winian tolterodiny (Tolterodine, Detrusitol): 0,5–1 mg podawany 2 razy dziennie.
■ Trójcykliczne leki przeciwdepresyjne – imipramina: 25–50 mg/dobę.

W przypadkach moczenia nocnego opornych na stosowane leczenie można prowadzić terapię skojarzoną (alarmy + desmopresyna, desmopresyna + imipramina, leki antycholinergiczne + desmopresyna). W każdym przypadku należy wykluczyć zaparcia.

5 Leczenie przyczynowe w moczeniu nocnym współistniejącym (ryc. 14.3)

6 Psychoterapia
Moczenie nocne wtórne o podłożu psychogennym leczy się za pomocą psychoterapii oraz łagodnych leków tonizujących.

▲ Rokowanie

Samoistne remisje moczenia nocnego pierwotnego występują z częstością 15% rocznie.

Ustępowanie moczenia nocnego wtórnego zależy od wyników leczenia choroby podstawowej. Moczenie nocne występuje nadal u 2–5% dzieci w okresie dojrzewania i u 1,5–3% dorosłych.

Nietrzymanie moczu w dzień
Ma zwykle charakter wtórny. Jego najczęstsze objawy to kroplowe zmoczenia bielizny, zanieczyszczanie się kałem, stany zapalne sromu, stany zapalne skóry w okolicach genitalnych, zrosty/zlepy warg sromowych, wierzchniactwo, spodziectwo, zaburzenia neurologiczne w obrębie kończyn dolnych i stygmaty dysrafii (znamiona, nieprawidłowa pigmentacja skóry).

14.3 *Helena Ziółkowska, Ryszard Grenda*
ZAKAŻENIE UKŁADU MOCZOWEGO
łac. *infectio tractus urinarii*
ang. urinary tract infection

▲ Definicja
Zakażenie układu moczowego (ZUM) jest rozpoznawane, gdy stwierdza się obecność drobnoustrojów, najczęściej bakterii, w układzie moczowym powyżej zwieracza pęcherza moczowego.

▲ Epidemiologia
Układ moczowy dziecka stanowi drugie pod względem częstości, po układzie oddechowym, miejsce infekcji. ZUM jest przyczyną ok. 5% epizodów gorączkowych u dzieci < 1. rż. Szacuje się, że spośród 7-letnich dzieci ok. 8% dziewczynek i 1,5% chłopców przebyło przynajmniej jeden epizod ZUM. U dzieci < 3. mż. stwierdza się 5–8-krotną przewagę płci męskiej, co może być związane z większą częstością występowania wad układu moczowego u chłopców. Po 8. mż. rośnie liczba ZUM u dziewczynek. U kobiet infekcje układu moczowego rozwijają się 10–50 razy częściej niż u mężczyzn.

Etiologia i patogeneza

Najczęściej zakażenia układu moczowego wywołują bakterie Gram-ujemne, z czego za 80–85% przypadków odpowiada *Escherichia coli*. Poza tym w posiewach moczu stwierdza się *Proteus mirabilis* (często kolonizuje srom i napletek), *Klebsiella*, *Enterobacter spp.*, *Morganella morganii* i *Pseudomonas aeruginosa*, a także bakterie Gram-dodatnie: *Staphylococcus* czy *Streptococcus* grupy B. Ten ostatni stanowi przyczynę ZUM głównie u noworodków, a *Staphylococcus saprophyticus* jest charakterystyczny dla nastoletnich dziewcząt. Znacznie rzadziej ZUM wywołują grzyby i wirusy.

Drobnoustroje mogą docierać do układu moczowego drogą wstępującą lub krwiopochodną (ok. 1% przypadków ZUM, głównie w czasie posocznicy, najczęściej o etiologii *Staphylococcus aureus*).

Do rozwoju ZUM predysponują:

- wady układu moczowego, szczególnie odpływ pęcherzowo-moczowodowy (III–V stopień), uropatie zaporowe,
- zaburzenia funkcji pęcherza moczowego,
- nieprawidłowości w obrębie zewnętrznych narządów płciowych, np. zrośnięcie warg sromowych mniejszych, stulejka,
- zmiany w składzie moczu – zasadowe pH, krystaluria,
- zaparcia i nietrzymanie stolca,
- przetrzymywanie moczu w pęcherzu, rzadkie mikcje,
- mała ilość wypijanych płynów,
- wywiad obciążony nawrotowymi ZUM w rodzinie.

Za przebieg i nawroty zakażenia odpowiadają również cechy drobnoustrojów, dlatego niektóre serotypy i szczepy *E. coli* częściej niż inne wywołują zakażenia. Szczepy *E. coli* wyposażone w fimbrie typu I są kojarzone z zapaleniem pęcherza, a typu II (tzw. fimbrie P) z ostrym odmiedniczkowym zapaleniem nerek. Bakterie inwazyjne i wystymulowane przez nie procesy zapalne mogą prowadzić do powstawania blizn pozapalnych w nerkach, a te przyczyniają się do rozwoju nadciśnienia tętniczego lub nawet przewlekłej choroby nerek w późniejszych okresach życia. Tworzenie blizn pozapalnych, najpoważniejszego odległego następstwa ZUM, jest uzależnione nie tylko od inwazyjności szczepu (obecność fimbrii P), ale również od genetycznie uwarunkowanych predyspozycji organizmu dziecka. Na modelach zwierzęcych wykazano np. zwiększone tworzenie blizn pozapalnych w przypadku braku receptorów dla IL-8. Tworzeniu blizn w nerkach sprzyja też obecność odpływu pęcherzowo-moczowodowego wyższych stopni (⩾ III stopnia).

Obraz kliniczny

Obraz kliniczny ZUM zależy od wieku dziecka, umiejscowienia infekcji i ciężkości zakażenia.

1 Noworodki i niemowlęta < 3. mż.

W tej grupie wiekowej ZUM przebiega najciężej. Objawy kliniczne są zwykle niecharakterystyczne. Mogą wystąpić wymioty, biegunka, niechęć do jedzenia, przedłużająca się żółtaczka, niepokój czy poliuria. Czasem dochodzi do uogólnienia infekcji i rozwoju zapalenia opon mózgowo-rdzeniowych. W cięższych stanach pojawiają się zaburzenia świadomości i wstrząs. Tylko u ok. 40% noworodków stwierdza się gorączkę. Wobec takiego obrazu klinicznego u każdego chorego dziecka w tej grupie wiekowej należy wykonać badanie moczu dla wykluczenia ZUM.

2 Dzieci od 3. mż. do 3. rż.

Mogą wystąpić gorączka, brak apetytu, nudności, wymioty, bóle brzucha, zahamowanie przyrostu masy ciała. Na właściwe rozpoznanie może naprowadzić również niepokój i płacz przy oddawaniu moczu oraz jego brzydki „ropny" zapach i zmiana koloru. U dzieci < 1. rż. rzadko stwierdza się objawy dyzuryczne, tj. częstomocz, parcie na pęcherz, ból i pieczenie przy oddawaniu moczu, u 5–10% z nich może natomiast dojść do uogólnienia zakażenia.

3 Dzieci > 3. rż.

Występują objawy charakterystyczne dla zajęcia układu moczowego, czyli objawy dyzuryczne, bóle brzucha, bóle okolicy lędźwiowej oraz zmiana koloru i zapachu moczu. Gorączka > 38,5°C, bóle w okolicy lędźwiowej, dodatni objaw Goldflama wskazują na zajęcie górnych części układu moczowego (ostre odmiedniczkowe zapalenie nerek). Objawy dyzuryczne stwierdza się w tej postaci ZUM u ok. 25% chorych. Nasilone objawy dyzuryczne bez dolegliwości w okolicy lędźwiowej i temperatura ciała < 38,5°C sugerują ZUM zlokalizowane w pęcherzu moczowym (*cystitis*).

U dzieci z nawrotami ZUM przebieg zakażenia jest najczęściej bezobjawowy. Dlatego wymagają one wykonywania systematycznych badań kontrolnych moczu.

Metody diagnostyczne

1 Badania laboratoryjne

Podstawą rozpoznania ZUM jest dodatni wynik posiewu prawidłowo pobranego moczu. Ze względu na możliwość łatwego zabrudzenia próbki moczu, szczególnie u małych dzieci, badanie nie powinno być pobierane do tzw. jałowych woreczków. Zalecane sposoby pobierania moczu to:

- środkowy strumień moczu po dokładnym podmyciu,
- cewnikowanie pęcherza moczowego,
- nakłucie nadłonowe u noworodków i niemowląt < 3. mż.

ZUM rozpoznaje się, jeśli z 1 ml moczu wyhoduje się następującą liczbę kolonii bakteryjnych (tzw. znamienna bakteriuria):

- przy pobraniu ze środkowego strumienia $\geqslant 10^5$ u dziewczynek i 10^4 u chłopców,
- przy pobraniu przez cewnikowanie pęcherza moczowego $> 10^5$ – rozpoznanie pewne, jeśli między 10^3 a 10^5 – rozpoznanie prawdopodobne,
- przy pobraniu moczu po nakłuciu nadłonowym – każda liczba bakterii Gram-ujemnych i $> 10^3$ bakterii Gram-dodatnich.

O stanie zapalnym w drogach moczowych świadczy **leukocyturia** (ropomocz), którą rozpoznaje się, gdy liczba leukocytów przekracza 10 w polu widzenia u dziewczynek, a 5 u chłopców.

Zakażeniu układu moczowego towarzyszą niekiedy inne zmiany w badaniu ogólnym moczu, jak niewielki białkomocz i krwinkomocz. Krwinkomocz lub krwiomocz występuje w przypadkach krwotocznego zapalenia pęcherza, które może wystąpić przy infekcjach wirusowych oraz po chemioterapii (np. po podaniu cyklofosfamidu drogą dożylną) lub radioterapii.

U małych dzieci i pacjentów starszych gorączkujących > 38,5°C w celu określenia ciężkości zakażenia należy wykonać badania dodatkowe:

- morfologia krwi (leukocyty, rozmaz),
- CRP,
- stężenie mocznika i kreatyniny (ocena funkcji nerek),
- posiew krwi (u noworodków).

W różnicowaniu ZUM dolnego i górnego odcinka układu moczowego przydatne jest oznaczanie stężenia prokalcytoniny (procalcitonin, PCT). Wartość > 0,5 ng/ml wykazuje dodatnią korelację z zajęciem górnego odcinka układu moczowego, powstawaniem blizn w tkance nerkowej i obecnością odpływu pęcherzowo-moczowodowego wysokiego stopnia.

2 Badania obrazowe

Mają na celu wykluczenie wady układu moczowego i ocenę rozległości zakażenia.

- Badanie ultrasonograficzne – dla oceny budowy układu moczowego, cech wady (liczba i położenie nerek, poszerzenie układów kielichowo-miedniczkowych, moczowodów, pogrubienie ściany pęcherza) i powikłań ZUM (ropień nerki).
- Scyntygrafia statyczna z użyciem kwasu dimerkaptosukcynylowego (dimercaptosuccinic acid, DMSA) znakowanego technetem 99 – ocenia miąższ nerek, wykazuje ich zajęcie w ostrym okresie ZUM, a także ujawnia blizny nerkowe, jeśli zostanie wykonana co najmniej 6 miesięcy po przebytym epizodzie ZUM.
- Scyntygrafia dynamiczna – wykonywana dla oceny wydalania, przydatna dla wykrywania uropatii zaporowych i wodonercza. U starszych dzieci może służyć do uwidocznienia odpływów pęcherzowo-moczowodowych. Nie ocenia jednak cewki moczowej i pęcherza moczowego.
- Cystouretrografia mikcyjna (CUM) – wykrywa odpływy pęcherzowo-moczowodowe, które mogą sprzyjać ZUM ($\geqslant$ III stopnia). Wykonuje się ją przede wszystkim u chorych podwyższonego ryzyka, tj. u małych dzieci (< 1. rż.), dzieci z nawrotowymi ciężkimi zakażeniami układu moczowego przy nieprawidłowym obrazie USG w zakresie poszerzenia miedniczek i moczowodów oraz przy nieprawidłowym obrazie scyntygraficznym układu moczowego.

Na podstawie objawów klinicznych i wyników badań laboratoryjnych rozpoznaje się następujące postacie kliniczne ZUM:

- **infekcje z zajęciem tkanki nerkowej:**
  - **ostre odmiedniczkowe zapalenie nerek** – gorączka > 38,5°C, ból okolicy lędźwiowej, bóle brzucha, objawy dyzuryczne u ok. 25% dzieci, leukocyturia, znamienna bakteriuria,
  - **urosepsa** – objawy jak w ostrym odmiedniczkowym zapaleniu nerek, ale ciężki stan, objawy uogólnionego zakażenia, wyhodowanie tych samych drobnoustrojów z moczu i krwi,
  - **przewlekłe odmiedniczkowe zapalenie nerek** – często towarzyszy ciężkim wadom układu moczowego, stwierdza się blizny w tkance nerkowej, nadciśnienie tętnicze i cechy niewydolności nerek,
- **infekcje dolnego odcinka układu moczowego:**
  - **objawowe zakażenie dolnego odcinka układu moczowego** – objawy dyzuryczne, temperatura < 38,5°C, leukocyturia, znamienna bakteriuria,
  - **bezobjawowe zakażenie układu moczowego** – bez objawów klinicznych, leukocyturia, znamienna bakteriuria,
  - **bezobjawowy bakteriomocz (bezobjawowa bakteriuria)** – bez objawów klinicznych, bez zmian w badaniu ogólnym moczu, dwukrotne stwierdzenie tego samego drobnoustroju w posiewie moczu. Bakterie powodujące bezobjawowy bakteriomocz (szczepy *E. coli* inne niż w objawowych ZUM) charakteryzują się małą wirulencją i nie przyczyniają się do powstawania powikłań ZUM (np. blizn pozapalnych).

Różnicowanie

U małych dzieci, które nie demonstrują charakterystycznych objawów, różnicowania wymagają wszystkie choroby przebiegające z gorączką.

Bezbakteryjna leukocyturia może być stwierdzana w badaniach moczu w śródmiąższowym zapaleniu nerek, glomerulopatiach (szczególnie w ostrym kłębuszkowym zapaleniu nerek), kwasicy cewkowej, kamicy układu moczowego i stanach sprzyjających kamicy, gruźlicy układu moczowego, zapaleniu pochwy i sromu, zapaleniu wyrostka robaczkowego, wodonerczu lub torbielowatości nerek.

Przy istniejących objawach ZUM fałszywie ujemny wynik moczu uzyskuje się wtedy, gdy:

- osmolalność moczu jest wysoka (> 600 mOsm/kg H_2O),
- występuje nasilony częstomocz,
- mocz ma niskie pH (< 5),
- dziecko przyjmuje leki przeciwbakteryjne z innego powodu.

Leczenie

1 Leczenie ostrego epizodu ZUM

Dzieci < 6. mż. i starsze z ciężkim przebiegiem choroby (wymioty, wysoka gorączka, silne bóle brzucha) wymagają hospitalizacji i podania antybiotyku parenteralnie. Stosuje się penicyliny półsyntetyczne lub cefalosporyny II generacji, a w uzasadnionych przypadkach cefalosporyny III generacji. U dzieci < 6. mż. podaje się antybiotyk dożylnie przez 10–14 dni, a u noworodków nawet przez 21 dni. U starszych dzieci możliwe jest rozpoczęcie terapii antybiotykiem dożylnym, a po poprawie stanu ogólnego, po co najmniej 3 dniach leczenia, dokończenie jej doustnie (leczenie sekwencyjne).

Dzieci > 6. mż. bez ciężkiego przebiegu ZUM mogą być leczone antybiotykiem podawanym doustnie przez 10 dni (tab. 14.4).

W zakażeniu bezobjawowym lub ograniczonym do dolnego odcinka układu moczowego dzieciom w wieku 1.–10. rż. podaje się nitrofurantoinę, trimetoprim lub kotrimoksazol przez 7 dni, a > 10. rż. te same leki, ale przez 3 dni. Ze względu na trudności w rozpoznaniu takich postaci ZUM u dziecka < 1. rż., w tej grupie wiekowej zawsze zaleca się stosowanie antybiotyku.

Bezobjawowego bakteriomoczu się nie leczy.

Nitrofurantoina, a właściwie stosowana ostatnio w Polsce furazydyna (pochodna nitrofuranu), jest skuteczna w leczeniu zakażenia dolnych dróg moczowych. Nie może być stosowana w leczeniu ostrego odmiedniczkowego zapalenia nerek, gdyż nie penetruje do tkanki nerkowej.

2 Profilaktyka ZUM

Wskazania do stosowania profilaktyki przeciwbakteryjnej obejmują dzieci:

- po przebyciu pierwszego epizodu ZUM do czasu wykonania cystografii mikcyjnej (jeśli dziecko ma wskazania do tego badania),
- z odpływem pęcherzowo-moczowodowym w 1. rż. niezależnie od stopnia i u starszych ≥ III stopnia,
- z zaburzeniami funkcji pęcherza utrudniającymi opróżnianie,
- z nawrotami ZUM.

Tabela 14.4. Antybiotyki stosowane w leczeniu zakażeń układu moczowego

DROBNOUSTRÓJ	LEKI DOŻYLNE	LEKI DOUSTNE
BAKTERIE GRAM-UJEMNE		
Enterobacteriaceae	Amoksycylina + kwas klawulanowy 90 mg/kg mc./24 h w 3 dawkach (< 7. dż. 60 mg/kg mc./24 h w 2 dawkach)	Amoksycylina + kwas klawulanowy 45 mg/kg mc./24 h w 2 dawkach
		Amoksycylina 40 mg/kg mc./24 h w 2–3 dawkach
	Cefuroksym 150 mg/kg mc./24 h w 3 dawkach	Cefuroksym axetyl 20 mg/kg mc./24 h w 2 dawkach
	Ceftriakson 50–75 mg/kg mc./24 h w 1 dawce	
	Cefotaksym 150 mg/kg mc./24 h w 3 dawkach	
	Gentamycyna 3–6 mg/kg mc./24 h w 1–3 dawkach	
		Trimetoprim/sulfametoksazol 8–12 mg trimetoprimu/kg mc./24 h w 2 dawkach
Pseudomonas aeruginosa	Ceftazidim 150 mg/kg mc./24 h w 3 dawkach	
		Tylko chinolony, które nie powinny być stosowane u dzieci < 18. rż.
	Piperacylina + tazobactam dzieci 2–12 lat (< 40 kg) 112,5 mg/kg mc. co 8 h (> 40 kg 2,25–4,5 g co 8 h) + aminoglikozyd	
BAKTERIE GRAM-DODATNIE		
Enterokoki	Ampicylina 200 mg/kg mc./24 h w 4 dawkach	Ampicylina 200 mg/kg mc./24 h w 4 dawkach
	Wankomycyna 40 mg/kg mc./24 h w 4 dawkach + gentamycyna u noworodków lub dzieci z osłabioną odpornością	
Paciorkowce grupy B	Ampicylina 200 mg/kg mc./24 h w 4 dawkach	Ampicylina 200 mg/kg mc./24 h w 4 dawkach

W profilaktyce farmakologicznej stosuje się lek w jednej wieczornej dawce:

- nitrofurantoina (od 2. mż.) – 1–2 mg/kg mc./dobę, lek należy podawać z bogatobiałkowym posiłkiem,
- trimetoprim (od 3. mż.) – 1–2 mg/kg mc./dobę,
- amoksycylina lub aksetyl cefuroksymu (u noworodków) – 10 mg/kg mc./dobę.

Powikłania

W ostrym okresie choroby możliwe jest uogólnienie zakażenia i powstanie ropnia w tkance nerkowej. Istotne powikłanie odległe stanowi powstanie blizn pozapalnych w nerkach, czemu sprzyjają wady układu moczowego (odpływ pęcherzowo-moczowodowy ≥ III stopnia, uropatie zaporowe, zdwojenia układu kielichowo-miedniczkowego), opóźnienie leczenia ostrego odmiedniczkowego zapalenia nerek oraz jego nawroty. Ocenia się, że nieprawidłowości w scyntygrafii DMSA w ostrym okresie stwierdza się u 50––85% dzieci z ostrym odmiedniczkowym zapaleniem nerek. U 60% z nich zmiany te mają charakter przewlekły.

Rokowanie

U 6–23% dzieci z odpływami pęcherzowo-moczowodowymi i bliznami w nerkach stwierdza się nadciśnienie tętnicze. Obecność blizn w nerkach zwiększa trzykrotnie ryzyko rozwoju nadciśnienia tętniczego w stosunku do dzieci bez blizn.

Częstość występowania przewlekłej choroby nerek na podłożu przebytych epizodów ostrego odmiedniczkowego zapalenia nerek sięga 5–6%.

14.4 *Danuta Zwolińska*

WRODZONE WADY NEREK I UKŁADU MOCZOWEGO

łac. *defectus renum et urinarii tractus congeniti*

ang. congenital anomalies of the kidney and urinary tract (CAKUT)

Definicja

Wady wrodzone nerek i układu moczowego to nieprawidłowości będące skutkiem zaburzeń embriogenezy na różnych jej etapach, co tłumaczy ich fenotypową różnorodność. Należą tu wady nerek (aplazja, hipoplazja, dysplazja, zdwojenia), anomalie dróg odprowadzających mocz (zwężenia moczowodu, moczowód olbrzymi, zdwojenie moczowodów), pęcherza moczowego (torbiel ujścia moczowodu, odpływ pęcherzowo-moczowodowy) oraz cewki moczowej (zastawki cewki tylnej).

Epidemiologia

Wrodzone wady nerek i układu moczowego występują z częstością 1 na 500 żywych urodzeń. Wady są przyczyną 30–43% przypadków schyłkowej niewydolności nerek u dzieci. Odpowiadają też za 60% przypadków przewlekłej choroby nerek (PChN).

Etiologia i patogeneza

Wady typu CAKUT powstają między 4. a 12. tygodniem embriogenezy. Nerka ostateczna tworzy się z pączka moczowodowego, będącego uwypukleniem przewodu zbiorczego śródnercza (przewód Wolffa), oraz mezodermy nerki ostatecznej, zwanej także mezodermą metanefronu. Rozwój nerki rozpoczyna się z chwilą wniknięcia pączka moczowodowego do mezodermy, która tworzy zbitą masę tkankową. Czynniki wpływające na ten proces odgrywają kluczową rolę w patogenezie CAKUT. Należą do nich czynniki genetyczne i środowiskowe.

Czynniki genetyczne

Błędy genetyczne trzech procesów rozwojowych (indukcji pączka moczowodowego, połączenia moczowodowo-pęcherzowego, dojrzewania mechanizmu warunkującego odpowiednią perystaltykę miedniczkowo-moczowodową) są odpowiedzialne za powstawanie wad typu CAKUT.

Najczęstszą i najliczniejszą grupę stanowią anomalie związane z defektami genów kontrolujących indukcję pączka moczowodowego. Do najważniejszych należy gen kodujący białko GDNF (czynnik troficzny pochodzenia glejowego, glial-derived neurotrophic factor). Po przyłączeniu się do swoistego receptora GFRA α1 (GDNF-family receptor α1) dochodzi do aktywacji receptora kinazy tyrozynowej, co inicjuje proces wzrostu pączka moczowodowego w kierunku mezenchymy metanefronu. Stymulujące działanie mają geny trzech czynników transkrypcyjnych: *Paired-box 2* (Pax2), *Eyes-absent homolog 1* (Eya1) i *Sine-oculis homeobox homolog 1* (Six1), które w molekularnej kaskadzie uaktywniają bezpośrednio GDNF.

Szczególna rola w prawidłowym tworzeniu moczowodu i jego połączenia z nerką przypada białku BMP-4 (białko morfogenetyczne kości, bone morphogenetic protein 4). Odpowiada ono za prawidłową nawigację pączka moczowodowego. Jeśli proces ten zostanie zaburzony, pączek moczowodowy może wykształcić się w innym miejscu lub też w kilku miejscach, prowadząc między innymi do zdwojenia i dysplazji nerek oraz odpływu pęcherzowo-moczowodowego.

Układ renina–angiotensyna (renin–angiotensin system, RAS), istotny regulator kontroli ciśnienia tętniczego i gospodarki wodno-elektrolitowej, jest również ważnym czynnikiem biorącym udział w morfogenezie układu moczowego. Ekspresję wszystkich jego składowych, a zwłaszcza receptorów angiotensyny II typu 1 i 2 (AGTR1, AGTR2, angiotensin II receptor) notuje się w okresie embriogenezy już od 5. tyg. po zapłodnieniu. Defekty tych genów prowadzą do różnych anomalii typu CAKUT, m.in. do olbrzymiego wodonercza z rdzeniową dysplazją, ektopii nerek, zwężeń moczowodów, dysplazji i hipoplazji nerek oraz odpływu pęcherzowo-moczowodowego. Udowodniono to w modelach zwierzęcych.

Wzajemna interakcja tak wielu czynników biorących udział w embriogenezie nerek stanowi przyczynę powstawania różnych fenotypów przy mutacji tego samego genu lub jednego fenotypu przy mutacjach różnych genów. Wykazały to liczne badania w modelach mysich pozbawionych badanych genów lub mających zmutowane geny.

Dodatkowo trzeba podkreślić, że na ostateczny fenotyp wady wpływa siła ekspresji zmodyfikowanych genów oraz czynniki środowiskowe.

Czynniki środowiskowe

Wśród czynników środowiskowych wymienić należy:

■ zakażenia wirusowe i bakteryjne,

■ narażenie na promieniowanie rentgenowskie,

■ stosowanie przez matkę narkotyków, palenie tytoniu lub nadużywanie alkoholu,

■ niedobory żywieniowe u matki,

■ przyjmowanie przez matkę leków o powinowactwie do układu moczowego.

Przykłady leków mogących spowodować CAKUT stanowią inhibitory enzymu konwertującego angiotensynę oraz blokery receptora dla angiotensyny II. Ekspozycja na te substancje w okresie prenatalnym może prowadzić do przerostu aparatu przykłębuszkowego, nadmiernego włóknienia rdzenia nerki oraz zaburzeń lub całkowitego braku różnicowania cewek nerkowych.

Wady nerek

Wrodzony brak obu nerek jest wynikiem całkowitego braku indukcji pączka moczowodowego do mezenchymy metanefronu, skutkującego niepojawieniem się zawiązka nerek. Wada ta występuje rzadko (1 : 4000 urodzeń), częściej u chłopców. Noworodki z agenezją nerek nie są zdolne do samodzielnego życia pozamacicznego, głównie z powodu hipoplazji płuc wywołanej nieobecnością płynu owodniowego. Również z tej przyczyny deformacji ulega twarz dziecka. Określa się ją mianem twarzy Potter (płaski nos, cofnięty podbródek, zniekształcone i nisko osadzone małżowiny uszne, zmarszczka nakątna). Ucisk wewnątrzmaciczny powoduje też deformacje wygięciowe kończyn i przykurcze stawów. Współistnienie różnych wielonarządowych anomalii jest częste.

Większość przypadków to prawdziwa agenezja. Zdarza się jednak, że rozpoznanie dotyczy nerek dysplastycznych, które uległy inwolucji z pozostawieniem małego tworu łącznotkankowego.

Według najnowszych badań BMI > 30 przed ciążą, palenie tytoniu oraz nadużywanie alkoholu w ciąży są czynnikami ryzyka wystąpienia braku nerek u dziecka.

Obustronną agenezję można zdiagnozować prenatalnie badaniem USG między 12. a 14. tyg. życia płodowego, choć tradycyjnie rozpoznanie stawia się między 16. a 20. tyg. ciąży. Brak nerek i moczowodów z towarzyszącym bezwodziem są charakterystycznym obrazem tej wady. Prenatalna wykrywalność sięga 90% przypadków. Około 33% płodów obumiera

wewnątrzłonowo, u żywo narodzonych rozpoznanie należy zweryfikować badaniem USG tuż po porodzie. Potwierdzenie diagnozy stanowi wskazanie do rozpoczęcia leczenia nerkozastępczego.

Wrodzony brak jednej nerki występuje raz na 1300 urodzeń. Zaburzenie częściej dotyczy nerki lewej i płci męskiej. Towarzyszy mu przeważnie brak moczowodu i niedorozwój trójkąta pęcherza moczowego. Jednostronny brak nerki jest przyczyną kompensacyjnego przerostu nerki po stronie przeciwnej. Wada niekiedy współwystępuje z różnymi anomaliami układu moczowego i innych narządów. W ok. 41% przypadków stwierdza się odpływ pęcherzowo-moczowodowy.

Hipoplazja nerki to wada polegająca na zmniejszeniu liczby prawidłowych nefronów. Zdarza się raz na 600–800 urodzeń, częściej u dziewczynek. Nerka hipoplastyczna jest mała (w badaniu USG zmniejszenie wymiarów o wartość > 2 SD w stosunku do normy dla wieku), ma mniejszą liczbę kielichów i węższe naczynia krwionośne. Może być jedno- lub rzadziej obustronna. Przy zmianach jednostronnych dochodzi do kompensacyjnego przerostu nerki przeciwnej i wówczas wada zwykle przebiega bezobjawowo. Hipoplastycznej nerce czasem towarzyszy dysplazja.

Dysplazja nerki cechuje się obecnością struktur zarodkowych, które mogą wywodzić się zarówno z zawiązka naczyniowego, jak i nefroblastycznego lub moczowodowego. Charakterystyczna dla dysplastycznej nerki jest obecność pierwotnych kanalików śródnercza, a niekiedy szklistej chrząstki. Narządy mają różną wielkość. Zależy to od obecności torbieli. Zazwyczaj jednak są małe.

Dysplazja nerki przyjmuje wiele postaci. Przykłady stanowią dysplazja wielotorbielowata (nerka afunkcyjna z obecnością wielu torbieli) i oligomeganefronia (niedorozwój oraz zmniejszenie liczby i przerost nefronów).

Bardzo często nerkom dysplastycznym towarzyszą różne nieprawidłowości urologiczne dotyczące miedniczki i kielichów (wrodzone wodonercze) oraz moczowodów (zdwojenie, moczowód olbrzymi, zwężenia, odpływ pęcherzowo-moczowodowy). Stanowią one przyczynę nawracających zakażeń, krwinkomoczu i bólów brzucha.

Przy zmianach jednostronnych rokowanie jest dobre, przy obustronnych już od urodzenia obserwuje się często upośledzenie funkcji nerek. Odsetek dzieci ze schyłkową niewydolnością nerek na tym tle sięga aż 20.

Hipoplazja i dysplazja nerek może wystąpić jako wada izolowana lub w zespołach wad, o znanym podłożu genetycznym. Należą do nich renal-coloboma-syndrome (mutacja genu *PAX2*), cukrzyca MODY 5 (mutacja genu *HNF1β*), zespół oskrzelowo-uszno-nerkowy (mutacja genów *EYAL1* i *SIX1*) oraz zespół Townesa–Brocksa (mutacja genu Sall1). Wszystkie te zespoły cechuje dziedziczenie autosomalne dominujące. Nic więc dziwnego, że wiele badań genetycznych dotyczących CAKUT zostało przeprowadzonych w tej grupie genów. Jedno z większych badań europejskich, które objęło 100 dzieci z przewlekłą chorobą i hipoplazją lub dysplazją nerek wykazało, że mutacje genów *HNF1β* i *PAX2* są częste (15%), a *EYA1* i *SALL1* rzadkie. Bardzo istotną obserwacją było opisanie dyskretnych objawów pozanerkowych, typowych dla zespołów wywoływanych przez mutacje tych genów. Wnioski z tej pracy są ważne z klinicznego punktu widzenia. Wskazują bowiem nie tylko na częstą asocjację genów *HNF1β* i *PAX2* z hipoplazją i dysplazją nerek w porównaniu do genów *EYA1* i *SIX1*, ale również na konieczność przeprowadzenia dokładnych badań pod kątem dyskretnych objawów pozanerkowych u dzieci, u których stwierdzono wyżej wymienione defekty genowe.

Ektopia nerek to wada polegająca na nietypowej lokalizacji nerki. Występuje z częstością 1 : 1000 urodzeń. Wynika z zaburzonej migracji tego narządu z dołu biodrowego ku górze w czasie embriogenezy. W zależności od położenia wyróżnia się nerkę miedniczną, biodrową lub lędźwiową. Przemieszczeniu nerki towarzyszy zwykle niedokonana rotacja.

Inne wady układu moczowego opisano w rozdz. 24 „Wybrane zagadnienia z chirurgii, urologii, neurochirurgii i ortopedii dziecięcej".

Obraz kliniczny

Objawy kliniczne zależą od rodzaju wady, stopnia jej zaawansowania w momencie porodu, wieku dziecka i współistniejących innych malformacji. Wiele wad ma przebieg bezobjawowy i wykrywana jest przypadkowo. Te, które utrudniają odpływ moczu, manifestują się najczęściej objawami zakażenia, kamicy moczowej, dolegliwościami bólowymi lub/i zaburzeniami mikcji.

Przebieg naturalny

W wadach z destrukcją miąższu rozwija się nadciśnienie tętnicze oraz objawy przewlekłej choroby nerek.

Rozpoznanie

Diagnostyka wad oparta jest na badaniach obrazowych.

Leczenie

Niektóre z wad wymagają bezwzględnej korekty operacyjnej, inne mogą być leczone zachowawczo. Terapia i monitorowanie zakażeń, leczenie hipotensyjne oraz opóźnianie postępu przewlekłej choroby nerek stanowią integralną część leczenia wad typu CAKUT.

Rokowanie

Zależy od rodzaju wady i funkcji nerek w momencie rozpoznania. Obustronna hipoplazja lub dysplazja nerek oraz zaawansowane uropatie zaporowe prowadzą do pojawienia się postępującej przewlekłej choroby nerek z koniecznością leczenia nerkozastępczego w jej ostatnim stadium.

14.5 *Ryszard Grenda, Helena Ziółkowska*

GLOMERULOPATIE WRODZONE

W wieku rozwojowym występuje wiele odmian wrodzonych schorzeń, które dotyczą zaburzeń budowy błony podstawnej kłębuszków nerkowych. W wielu przypadkach genetycznie uwarunkowana wada budowy mikrostrukturalnej nerki łączy się z innymi, różnorodnymi zaburzeniami budowy i funkcji innych narządów. Obok wrodzonych glomerulopatii przebiegających z białkomoczem, u dzieci rozpoznaje się również rodzinnie występujące uszkodzenie błony podstawnej kłębuszków, objawiające się przede wszystkim krwinkomoczem, takie jak zespół Alporta. Omawiane w poniższym rozdziale zespoły mają podłoże genetyczne i ze względu na podstawowy, morfologiczny, a nie immunologiczny, charakter uszkodzenia nerek cechują się opornością na leczenie stosowane w przypadku innych glomerulopatii.

14.5.1

Wrodzony i niemowlęcy zespół nerczycowy

łac. *syndroma nephroticum congenitum et infantile*

ang. congenital and infantile nephrotic syndrome

Definicja

Określenie wrodzony zespół nerczycowy oznacza, że objawy choroby wystąpiły przy urodzeniu lub w ciągu pierwszych 3 mż. Zespół nerczycowy rozpoczynający się między 3. a 12. mż. to niemowlęcy zespół nerczycowy.

Epidemiologia

Wrodzony zespół nerczycowy typu fińskiego dotyczy przede wszystkim populacji skandynawskiej. W Finlandii występuje z częstością 1,2 : 10 000 noworodków. W innych krajach częstość jego występowania jest znacznie rzadsza. Brak danych co do częstości występowania innych postaci wrodzonych i niemowlęcych zespołów nerczycowych.

Etiologia i patogeneza

Na podstawie badań, które przeprowadzono wśród 89 dzieci (z 80 rodzin) z zespołem nerczycowym w 1. rż., z terenu Europy Centralnej i Turcji, w 85% przypadków za wrodzony zespół nerczycowy odpowiadają mutacje 5 genów:

- *NPHS1* – gen kodujący nefrynę (kluczowy składnik błony szczelinowatej), jego mutacja odpowiada za wrodzony zespół nerczycowy typu fińskiego,
- *NPHS2* – gen kodujący podocynę (białko współpracujące z nefryną w błonie szczelinowatej), mutacja prowadzi do rodzinnego FSGS,
- *WT1* – gen kodujący białko supresorowe guza Wilmsa niezbędne w rozwoju nerek i gonad, jego mutacja wiąże się z zespołem Denysa–Drasha,
- *LAMB2* – gen kodujący β-lamininę 2 (składnik błony podstawnej kłębuszka), mutacja skutkuje wystąpieniem zespołu Piersona,
- *PLCE1* – gen kodujący fosfolipazę Cε, mutacja odpowiada za izolowane, rozlane stwardnienie mezangium o wczesnym początku.

W ok. 95% przypadków stwierdza się mutacje *NPHS1* i *NPHS2*.

Mogą występować również przypadki wrodzonego zespołu nerczycowego wtórnego do zakażeń lub zatruć. Białkomocz o charakterze nerczycowym może towarzyszyć kile wrodzonej, toksoplazmozie, cytomegalii, a także zatruciom rtęcią.

Wrodzony zespół nerczycowy typu fińskiego

ang. congenital nephrotic syndrome of the Finnish type

Definicja

Wrodzony zespół nerczycowy dziedziczony w sposób autosomalny recesywny, który charakteryzuje się ciężkim przebiegiem i występuje głównie u noworodków w krajach skandynawskich.

Etiologia i patogeneza

Choroba spowodowana jest mutacją genu *NPHS1* znajdującego się na długim ramieniu chromosomu 19, kodującego nefrynę. Białko to, produkowane przez podocyty, znajduje się w obrębie przegrody szczelinowatej błony podstawnej kłębuszków nerkowych i pełni istotną rolę w procesie filtracji. Znane są 4 mutacje genu, jednak istotne znaczenie mają 2: Fin-major (zmniejszenie liczby aminokwasów w cząsteczce nefryny z 1241 do 90) i Fin-minor (1109 aminokwasów) odpowiadające za 90% przypadków choroby. Obie mutacje skutkują zaburzeniami budowy błony szczelinowatej, co prowadzi do jej zwiększonej przepuszczalności dla białek.

Obraz kliniczny

U dziecka z mutacją *NPHS1* występuje ciężki białkomocz, często już w okresie wewnątrzłonowym. Wiele dzieci rodzi się przedwcześnie, w 35.–37. tc., ze zbyt niską do wieku ciążowego masą urodzeniową. Charakterystyczne jest duże łożysko (placentomegalia), ważące więcej niż 25% masy urodzeniowej dziecka. Obrzęki są obecne od urodzenia lub występują w pierwszych tygodniach życia. Noworodek ma charakterystyczny wygląd: duży brzuch, mały nos i nisko osadzone uszy, często też deformacje kończyn wtórne do dużego łożyska i szerokie szwy czaszkowe ze względu na zaburzenia kostnienia. W wielu przypadkach stwierdza się wiotkość mięśniową i zaburzenia neurologiczne.

W późniejszym wieku charakterystyczne są cechy niedożywienia i niskorosłość wskutek stałej utraty białek. Często obserwuje się niedoczynność tarczycy (ucieczka białek transportowych) oraz powikłania infekcyjne (zapalenie otrzewnej, infekcje układu oddechowego) i zakrzepowe.

Przebieg naturalny

Schyłkowa niewydolność nerek rozwija się w wieku 3–8 lat. Choroba nieleczona prowadzi do śmierci. Dłuższe przeżycie jest możliwe dzięki intensywnemu leczeniu zachowawczemu, wprowadzeniu dializ, a następnie transplantacji.

Metody diagnostyczne

Poza charakterystycznym obrazem klinicznym stwierdza się następujące odchylenia:

- badania z krwi – obniżone stężenie białka całkowitego, albumin (często < 1 g/dl) i innych białek, w tym IgG, transferyny, antytrombiny III i białek transportowych dla tyroksyny czy witaminy D, wysokie stężenie cholesterolu i triglicerydów,
- mocz – masywny białkomocz,
- badania USG – duże hiperechogeniczne nerki z zatarciem zróżnicowania korowo-rdzeniowego,
- biopsja nerki – poszerzenie cewek proksymalnych z tworzeniem mikrotorbieli (najbardziej charakterystyczna cecha), rozplem macierzy i komórek mezangium w kłębuszkach; w późniejszych stadiach choroby widoczne jest szkliwienie kłębuszków, włóknienie śródmiąższu i zaniki cewek.

Dla potwierdzenia rozpoznania można wykonać badanie z użyciem przeciwciał przeciwko nefrynie. Badanie wykazuje brak nefryny w mutacji Fin-major i obecność nefryny w mutacji Fin-minor. Podobnie, zależnie od wariantu choroby, stwierdza się brak lub obecność błony szczelinowatej podocytów w mikroskopie elektronowym.

Różnicowanie

Z innymi postaciami wrodzonych zespołów nerczycowych. Dla zespołu nerczycowego typu fińskiego charakterystyczne są zaburzenia okołoporodowe. Rozpoznanie potwierdza obraz biopsyjny nerki i badania genetyczne.

Leczenie

Stosuje się leczenie objawowe: codzienne wlewy albumin, uzupełnianie strat γ-globulin, witamin i tyroksyny, zapobieganie powikłaniom zakrzepowym i infekcyjnym. Istotne jest leczenie żywieniowe, wysokokaloryczna i wysokobiałkowa dieta (130 kcal/kg mc./dobę, białko 4 g/kg mc./dobę) z ograniczeniem soli, często prowadzone za pomocą sond donosowych lub gastrostomii.

W niektórych przypadkach zmniejszenie białkomoczu uzyskuje się po łącznym podawaniu inhibitorów konwertazy angiotensyny i indometacyny (skuteczność tylko w przypadkach choroby o niepełnej ekspresji). Próbą zmniejszenia białkomoczu jest również usunięcie jednej nerki.

Po osiągnięciu masy ciała 5–7 kg wykonuje się obustronną nefrektomię i rozpoczyna leczenie nerkozastępcze, najczęściej dializę otrzewnową. Po uzyskaniu masy ciała 8–9 kg przeprowadza się transplantację nerki. U ok. 25% dzieci po przeszczepieniu nerki pojawia się ponownie białkomocz wskutek tworzenia się przeciwciał przeciwko nefrynie. Poprawę przynosi leczenie plazmaferezami, cyklofosfamidem i pulsami z metyloprednizolonu.

Powikłania

Masywny białkomocz od urodzenia, oporność na stosowane leczenie i częste hospitalizacje stanowią przyczynę opóźnienia psychoruchowego u dzieci z wrodzonym zespołem nerczycowym. Dzieci narażone są na powikłania infekcyjne i zakrzepowe.

Inne postacie wrodzonych zespołów nerczycowych

Omówione poniżej zespoły charakteryzują się wczesnym początkiem, masywną utratą białka i wynikającymi z nich objawami przypominającymi typ fiński. Nie obserwuje się jednak zmian w okresie okołoporodowym i charakterystycznych dla niego zmian w łożysku. Terapia glikokortykosteroidami i lekami immunosupresyjnymi jest często nieskuteczna i dzieci wymagają postępowania jak w typie fińskim.

Rozlane stwardnienie mezangium – druga co do częstości występowania po typie fińskim postać wrodzonego zespołu nerczycowego. Charakteryzuje się stwardnieniem mezangium bez zmiany liczby komórek i uszkodzeniem kłębuszków szybko prowadzącym do schyłkowej niewydolności nerek. U dzieci stwierdza się mutacje genu *PLCE1*.

Zespół Denysa-Drasha – wczesnemu początkowi i patomorfologicznym zmianom jak w rozlanym stwardnieniu mezangium towarzyszy występowanie pseudohermafrodytyzmu męskiego i guza Wilmsa. Za zespół odpowiada mutacja genu *WT1*.

Idiopatyczny zespół nerczycowy o wczesnym początku – rzadko występuje jako zespół wrodzony. Może przebiegać we wszystkich 3 formach idiopatycznego zespołu nerczycowego, tj. jako zmiany minimalne, rozplem mezangium i szkliwienie ogniskowe. Dzieci rozwijają zwykle steroidooporny zespół nerczycowy, który szybko prowadzi do schyłkowej niewydolności nerek. W przypadkach o rodzinnym występowaniu stwierdza się mutacje genu *NPHS2* kodującego podocynę (połowa przypadków rodzinnie występującego wrodzonego zespołu nerczycowego w Europie). U niektórych dzieci stwierdza się mutacje zarówno *NPHS1*, jak i *NPHS2*.

Zespół Piersona – autosomalnie recesywny wrodzony zespół nerczycowy ze zmianami ocznymi (małoocze, nieprawidłowości siatkówki i soczewki, zaćma). Wywołuje go mutacja genu *LAMB2*.

Zespół Gallowaya–Mowata – poza zespołem nerczycowym występują: mikrocefalia, opóźnienie rozwoju psychoruchowego i przepuklina rozworu przełykowego. Genetyczna przyczyna zespołu nie jest znana.

Zespół Frasiera – rozwija się na podłożu mutacji genu *WT1* u dziewczynek. Poza zespołem nerczycowym, a następnie przewlekłą niewydolnością nerek na podłożu ogniskowego szkliwienia kłębuszków, występuje pseudohermafrodytyzm typu męskiego.

Zespół paznokciowo-rzepkowy (osteoonychoplazja) – dziedziczy się w sposób autosomalny dominujący. Częstość jego występowania to 1 : 50 000 urodzeń. Postępującej nefropatii towarzyszą zmiany w obrębie układu kostnego: dysplazja płytki paznokciowej (95% przypadków), hipoplazja lub aplazja rzepki (93% przypadków), dysplazja okolicy stawu łokciowego (93% przypadków) i znacznie rzadziej (10% przypadków) jaskra. Mutacja dotyczy genu *LMX1B*. Choroba charakteryzuje się białkomoczem, rzadziej krwinkomoczem. Postęp niewydolności nerek jest najczęściej wolny.

14.5.2
Zespół Alporta
łac. *syndroma Alport*
ang. Alport syndrome

Definicja
Genetycznie uwarunkowana nefropatia związana z zaburzeniem budowy błon podstawnych spowodowanym nieprawidłową strukturą kolagenu typu IV. Charakteryzuje się postępującą nefropatią skojarzoną z zaburzeniami słuchu i/lub narządu wzroku.

Etiologia i patogeneza
Zespół Alporta jest genetycznie heterogennym schorzeniem, które wynika z mutacji w genach kodujących łańcuchy kolagenu typu IV (α_3, α_4, α_5, α_6). Łańcuchy te w warunkach prawidłowych tworzą błony podstawne w nerkach, uszach i oczach. Łańcuchy α_5 i α_6 obecne są również w nabłonku skóry. Ich nieprawidłowa budowa powoduje zaburzenie struktury i funkcji błon podstawnych w poszczególnych narządach.

Wyróżnia się następujące postacie choroby związane z różnym sposobem dziedziczenia:

- postać klasyczna – sprzężona z chromosomem X i wiążąca się z postępującą głuchotą, wynika z mutacji genu *COL4A5* na chromosomie X (Xq22), powoduje defekt budowy łańcucha α_5, dotyczy ok. 80% chorych z zespołem Alporta, zidentyfikowano ok. 300 mutacji genu *COL4A5*, nowe mutacje występują u ok. 10% chorych,
- sprzężona z chromosomem X bez głuchoty – z mutacją w obrębie genu *COL4A5*,
- sprzężona z chromosomem X z towarzyszącą lejomiomatozą – wynika z mutacji genów *COL4A5* i *COL4A6* na chromosomie X, powoduje defekt budowy łańcuchów α_5 i α_6, zaburzeniom nerkowym towarzyszy lejomiomatoza przełyku, drzewa oskrzelowego i żeńskich narządów płciowych,
- postać dziedziczona w sposób autosomalny recesywny – związana jest z mutacją genu *COL4A3* lub *COL4A4* na chromosomie 2, występuje defekt budowy łańcucha α_3 lub α_4, dotyczy 15% chorych z zespołem Alporta,
- postać dziedziczona w sposób autosomalny dominujący – skutek mutacji genu *COL4A3* lub *COL4A4* na chromosomie 13, występuje defekt budowy łańcucha α_3 lub α_4, dotyczy ok. 5% chorych z zespołem Alporta.

Epidemiologia
Choroba rzadka, brak dokładnych danych.

Obraz kliniczny
Zmiany nerkowe
U chłopców w postaci sprzężonej z chromosomem X i u obu płci w postaci autosomalnej recesywnej krwinkomocz występuje często już w okresie niemowlęcym. Krwiomocz, który pojawia się w późniejszych latach, zwykle poprzedzony jest infekcją dróg odde-

chowych, podobnie jak w nefropatii IgA. Białkomocz ujawnia się wiele lat po krwinkomoczu i narasta w kolejnych latach, aż do białkomoczu nerczycowego, który rozwija się u ok. 30% pacjentów. W cięższych postaciach choroby stwierdza się nadciśnienie tętnicze.

Przewlekła choroba nerek rozwija się u wszystkich mężczyzn z klasycznym wariantem choroby. Tempo utraty funkcji nerek jest różne w różnych rodzinach. Wyróżnia się:

■ typ 1 (młodzieńczy), w którym chorzy wymagają dializ ok. 20. rż.,
■ typ 2 (osób dorosłych), w którym schyłkowa niewydolność nerek rozwija się ok. 40. rż.

Kobiety, nosicielki mutacji genu, wykazują jedynie krwinkomocz o niewielkim nasileniu, sporadycznie niewielki białkomocz, nigdy nie dochodzi u nich do niewydolności nerek.

W przypadku postaci dziedziczonej autosomalnie dominująco obserwuje się objawy postępującej glomerulopatii, ale postęp przewlekłej choroby nerek jest wolniejszy.

Upośledzenie słuchu

Obustronne neuro-sensoryczne upośledzenie słuchu jest najczęstszą pozanerkową manifestacją choroby. Nie występuje od urodzenia, ale już w wieku 15 lat dotyczy 85% chłopców i 18% dziewcząt. Początkowo defekt słuchu obejmuje tony 2000–8000 Hz. Wada pogłębia się z wiekiem i staje się klinicznie istotna u nastolatków. Obserwuje się równoległość upośledzenia słuchu i postępu niewydolności nerek.

Zmiany oczne

Stwierdza się je u połowy chorych z postacią sprzężoną z chromosomem X i autosomalną recesywną. Typowo zmiany dotyczą przedniego stożka soczewki. Nasilenie zmian koreluje z tempem utraty słuchu i pogorszeniem wydolności nerek. Mogą również wystąpić zmiany barwnikowe i białawo-żółte ziarnistości siatkówki w okolicy tarczy nerwu wzrokowego (37% chorych) oraz nawracające nieurazowe owrzodzenia rogówki (23% chorych między 12. a 20. rż.).

Lejomiomatoza

Łagodny przerost mięśniówki gładkiej w układzie oddechowym, pokarmowym i żeńskich narządach płciowych. Uszkodzenie przełyku objawia się dysfagią i bólem zamostkowym, zmiany w układzie oddechowym zaburzeniami oddychania, nawracającymi zapaleniami płuc i oskrzeli, a także powikłaniami po anestezji. U kobiet stwierdza się przerost łechtaczki i warg sromowych. Lejomiomatoza występuje u 2–5% pacjentów z postacią sprzężoną z chromosomem X, ale u 20% chorych z lejomiomatozą stwierdza się zespół Alporta.

Tętniaki

U młodych mężczyzn stwierdza się tętniaki aorty piersiowej i brzusznej, sporadycznie tętniaki tętnic mózgowych.

Metody diagnostyczne

Dzieci z krwinkomoczem i dodatnim wywiadem rodzinnym wymagają stałej opieki nefrologicznej, laryngologicznej i okulistycznej.

W biopsji nerki w mikroskopie świetlnym nie stwierdza się cech charakterystycznych dla zespołu Alporta. W późniejszych okresach życia ściana włośniczek może być pogrubiała, występują rozplem mezangium, szkliwienie ogniskowe i nasilone zmiany w śródmiąższu. U 40% chorych stwierdza się komórki piankowate.

W badaniu w mikroskopie immunofluorescencyjnym najczęściej nie uwidocznia się żadnych złogów immunoglobulin, rzadko IgM lub C3.

W badaniu immunohistochemicznym z wykorzystaniem przeciwciał monoklonalnych można stwierdzić brak ekspresji łańcuchów α_5 i zmniejszenie ekspresji α_3 i α_4 kolagenu IV.

Charakterystyczne zmiany obserwuje się w mikroskopie elektronowym. U dzieci są to segmentalne pogrubienia i ścieńczenia błony podstawnej kłębuszka (od 100 do 1200 nm) z rozszczepieniem i rozwarstwieniem blaszki gęstej z jasnymi strefami zawierającymi ziarnistości i przerośniętymi podocytami. Mogą wystąpić pęknięcia błony podstawnej.

Różnicowanie

Zespół Alporta wymaga różnicowania z innymi przyczynami krwio- i krwinkomoczu. Charakterystyczny jest dodatni wywiad rodzinny dotyczący krwiomoczu, niewydolności nerek i głuchoty. W nefropatii

IgA wywiad rodzinny jest zwykle negatywny. W nefropatii cienkich błon podstawnych, również uwarunkowanej genetycznie, stwierdza się krwinkomocz i okresowo krwiomocz, w mikroskopie elektronowym cienkie błony (< 200 nm). Białkomocz i nadciśnienie tętnicze rozwijają się rzadko, nigdy nie dochodzi do niewydolności nerek. W tych przypadkach wywiad rodzinny co do występowania krwinkomoczu jest dodatni, ale ujemny co do niewydolności nerek i głuchoty.

U niektórych pacjentów z autosomalnie dominującą postacią zespołu Alporta stwierdza się megatrombocytopenię i głuchotę (zespół Epsteina) i dodatkowo ziarnistości w leukocytach (zespół Fechtnera).

Leczenie

Nie ma leczenia specyficznego dla zespołu Alporta. Można stosować inhibitory konwertazy angiotensyny w celu zmniejszenia białkomoczu oraz spowolnienia włóknienia i postępu niewydolności nerek. U niektórych pacjentów udaje się zmniejszyć białkomocz, wykorzystując niespecyficzne działanie cyklosporyny A, ale leczenie to nie jest powszechnie zalecane w zespole Alporta ze względu na nefrotoksyczność cyklosporyny i brak jednoznacznych dowodów na spowolnienie postępu niewydolności nerek.

W fazie schyłkowej niewydolności nerek chorzy wymagają leczenia nerkozastępczego. Wyniki transplantacji nerki są dobre, nie ma nawrotu choroby w nerce przeszczepionej. U 3–5% pacjentów, głównie mężczyzn, dochodzi do powstania przeciwciał skierowanych przeciw niekolagenowej domenie łańcucha α_3 lub α_5 kolagenu IV.

Rokowanie

Zależy od postaci klinicznej. Najlepsze jest w postaci dziedziczonej autosomalnie dominująco, która zdarza się najrzadziej. W pozostałych postaciach dochodzi do rozwoju schyłkowej niewydolności nerek, zależnie od typu w wieku 20, 40 lub 60 lat. Czynnikami złej prognozy są krwiomocz, zespół nerczycowy, rozlane pogrubienie błony podstawnej kłębuszka nerkowego i obecność objawów pozanerkowych.

14.6   *Ryszard Grenda, Helena Ziółkowska*
TORBIELOWATOŚĆ NEREK

Torbiele w miąższu nerek są przestrzeniami wypełnionymi płynem o różnej gęstości i składzie, zlokalizowanymi w korze lub rdzeniu nerki. Bywają pojedyncze lub liczne, obecne w jednej lub w obu nerkach. Ich powstawanie może wiązać się z tłem genetycz-

Tabela 14.5. Klasyfikacja wrodzonych torbielowatości nerek

NAZWA	ZMUTOWANY GEN	CZĘSTOŚĆ WYSTĘPOWANIA (GDY JEDNOZNACZNIE USTALONA) I TYPOWY WIEK UJAWNIENIA OBJAWÓW KLINICZNYCH
Autosomalna dominująca wielotorbielowatość nerek (autosomal dominant polycystic kidney disease)	*PKD1* (80–90% przypadków) i *PKD2* (10–20%)	1 : 1000 Każdy, częściej w 3.–4. dekadzie życia
Autosomalna recesywna wielotorbielowatość nerek (autosomal recessive polycystic kidney disease)	*PKHD1*	1 : 20 000 Niemowlęcy, niekiedy także *in utero*
Stwardnienie guzowate (tuberous sclerosis) – dziedziczenie autosomalne dominujące	*TSC1* i *TSC2*	Dziecięcy
Rdzeniowa torbielowatość nerek (medullary cystic kidney disease) –dziedziczenie autosomalne dominujące	*MCKD1* i *MCKD2*	Wczesnodziecięcy
Nefronoftyza (nephronophtysis) – dziedziczenie autosomalne recesywne	5 różnych *loci* genu *NPH*, najczęściej *NPH1* (w 80% delecja w eksonie 2)	1 : 50 000 Każdy (niemowlęcy, dziecięcy, młodzieżowy)
Zespół Bardeta–Biedla (Bardet–Biedl syndrome) – dziedziczenie autosomalne recesywne	Mutacje w 8 loci genu *BBS*	1 : 135 000 Dziecięcy
Torbielowatość kłębuszków nerkowych (glomerulocystic kidney disease) – dziedziczenie autosomalne dominujące	*HNF1β*	Każdy, w tym *in utero*

nym (tab. 14.5), choć niektóre odmiany mają charakter sporadyczny lub nabyty. Niekiedy obecność torbieli towarzyszy chorobom nowotworowym nerek.

14.6.1

Autosomalna dominująca wielotorbielowatość nerek

łac. *degeneratio polycystica renum*

ang. autosomal dominant polycystic kidney disease (ADPKD)

Definicja

Uwarunkowana genetycznie choroba, w której dochodzi do tworzenia torbieli w nerkach (w korze i rdzeniu), rzadziej w innych narządach: wątrobie, trzustce, śledzionie, jajnikach i pajęczynówce. U części chorych występują tętniaki w mózgu.

Epidemiologia

Autosomalna dominująca wielotorbielowatość nerek jest jedną z najczęstszych chorób genetycznie uwarunkowanych. Występuje z częstością 1 : 500– –1 : 1000 urodzeń. Szacuje się, że ok. 12,5 mln ludzi na całym świecie jest dotkniętych tą chorobą.

Etiologia i patogeneza

ADPKD jest efektem mutacji genowej (gen *PKD1* lub *PKD2*) powodującej zmianę jednej z zasad w białku zwanym policystyną 1 lub 2. Defekt tych białek skutkuje niekontrolowanym mnożeniem się komórek,

tworzących w cewkach wypustki i następnie odłączających się od nich. Torbiele występują zarówno w korze, jak i w rdzeniu nerek. Mają różną objętość, od kilku mm do kilku cm^3. Ich zawartość przypomina składem mocz pierwotny. Typowym zjawiskiem jest stopniowe zwiększanie się objętości płynu w torbielach poprzez wydzielanie śródnabłonkowe, co dodatkowo nasila stan zapalny tkanki śródmiąższowej. Narastanie objętości nerek koreluje ze stopniowym pogarszaniem się ich czynności.

Obraz kliniczny

Objawy kliniczne, takie jak nadciśnienie tętnicze, dolegliwości bólowe i krwiomocz ujawniają się najczęściej w 3. lub 4. dekadzie życia, ale mogą występować także u dzieci (tab. 14.6).

Przebieg naturalny

Na przestrzeni kilkudziesięciu lat stopniowo rozwija się przewlekła choroba nerek.

Metody diagnostyczne

Podstawą rozpoznania jest badanie ultrasonograficzne nerek z zastosowaniem kryteriów Ravine'a, które zależnie od wieku i wywiadu rodzinnego wskazują konkretną liczbę torbieli w nerkach sugerującą rozpoznanie ADPKD (tab. 14.7).

Analiza narastania objętości torbieli (i całych nerek) wymaga wykonania badania wolumetrycznego techniką rezonansu mangetycznego. W przypadkach obecności objawów neurologicznych, ze względu na potencjalną możliwość występowania tętniaków mózgu, należy wykonać tomografię komputerową głowy.

Różnicowanie

ADPKD wymaga różnicowania z innymi chorobami przebiegającymi z obecnością torbieli w nerkach. Istotne znaczenie kliniczne ma odróżnienie wczesnych zmian rozrostowych oraz rozpoznanie stwardnienia guzowatego.

Tabela 14.6. Częstość występowania objawów klinicznych ADPKD w zależności od wieku

OBJAW	DOROŚLI [%]	DZIECI [%]
Krwinkomocz lub krwiomocz	35–50	10
Defekt zagęszczania moczu	100	60
Białkomocz	18	14
Kamica	20	?
Bóle okolicy lędźwiowej	60	10
Obecność tętniaków w mózgu	7	< 1
Nadciśnienie tętnicze wyprzedzające pogorszenie czynności nerek	60	22
Obecność torbieli w wątrobie	83	55
Obecność uchyłka w jelicie grubym	82	?

Tabela 14.7. Kryteria Ravine'a pomocne w rozpoznawaniu ADPKD w badaniu USG nerek

WIEK	DODATNI WYWIAD RODZINNY	UJEMNY WYWIAD RODZINNY
< 30 lat	2 torbiele obustronnie lub jednostronnie	5 torbieli obustronnie
30–60 lat	4 torbiele obustronnie	5 torbieli obustronnie
> 60 lat	8 torbieli obustronnie	8 torbieli obustronnie

Leczenie

Nie ma jak dotąd leczenia przyczynowego o potwierdzonej skuteczności. „Klasyczna" renoprotekcja z zastosowaniem inhibitorów układu renina-angiotensyna jest nieskuteczna w zakresie hamowania postępu choroby. Nie potwierdzono skuteczności blokowania szlaku mTOR, odpowiedzialnego m.in. za proliferację wielu komórek – jego inhibitorami, sirolimusem i ewerolimusem. W trakcie badań (2011) są leki blokujące receptory V2 dla wazopresyny (m.in. tolvaptan).

Najprościej zalecać chorym obfitą podaż płynów (niskosodowych i nie zawierających kofeiny), co naturalnie hamuje wydzielanie wazopresyny. Leczenie (jak dotąd) ma głównie charakter objawowy, typowy dla nadciśnienia tętniczego i przewlekłej choroby nerek. W przypadku zakażenia treści torbieli podaje się chinolony.

Powikłania

Nadciśnienie tętnicze, zakażenie treści torbieli.

Rokowanie

Potwierdzenie konkretnej mutacji (*PKD1* lub *PKD2*) pozwala przewidywać rokowanie. Chorzy dotknięci mutacją w genie *PKD1* o dekadę wcześniej rozwijają niewydolność nerek.

14.6.2

Autosomalna recesywna wielotorbielowatość nerek

łac. *degeneratio polycystica renum*

ang. autosomal recessive polycystic kidney disease (ARPKD)

Definicja

Choroba wrodzona, w której tworzą sie torbiele w nerkach (w korze i rdzeniu), a także zwykle występuje dysgenezja przewodu żółciowego i okołowrotne włóknienie wątroby.

Epidemiologia

Autosomalna recesywna wielotorbielowatość nerek jest dość rzadką chorobą, występującą z częstością 1 : 6000–1 : 55 000.

Etiologia i patogeneza

Mutacja genu *PKHD1* powoduje defekt działania fibrocystyny, białka, które w stanie fizjologii działa jako receptor błonowy, regulując interakcję komórek nabłonka cewek nerkowych z otaczającą macierzą. Efektem zaburzeń jego funkcji jest tworzenie się torbieli i olbrzymie rozmiary nerek.

Obraz kliniczny

Obraz kliniczny jest zróżnicowany. W ciężkich przypadkach (wykrywanych prenatalnie) dzieci rodzą się z hipoplazją płuc, co powoduje, że niekiedy trzeba doraźnie usunąć olbrzymią nerkę celem poprawy wentylacji i uwolnienia dziecka od respiratora. U tych chorych szybko rozwija się niewydolność nerek. Przy lżejszym przebiegu rozmiary nerek stopniowo narastają. Z czasem rozwija się dysfunkcja cewek. Pojawiają się zaburzenia zagęszczania moczu, kwasica metaboliczna, hipocytraturia i wapnica nerek oraz nadciśnienie tętnicze. Typowe jest zajęcie wątroby procesem włóknienia, co powoduje nadciśnienie wrotne z żylakami przełyku i hipersplenizm.

Przebieg naturalny

Przy dominacji objawów nerkowych rozwija się schyłkowa niewydolność nerek. Przy dominacji zaburzeń wątrobowych obraz kliniczny jest typowy dla nadciśnienia wrotnego i jego skutków.

Metody diagnostyczne

Podobnie jak w ADPKD podstawą rozpoznania jest ultrasonografia. Badanie techniką Dopplera dodatkowo pozwala ocenić stan wątroby i żyły wrotnej. W przypadkach hipoplazji płuc pomocne jest badanie radiologiczne klatki piersiowej.

Różnicowanie

ARPKD wymaga różnicowania z innymi chorobami przebiegającymi z obecnością torbieli w nerkach.

Leczenie

Nie ma postępowania przyczynowego. Leczenie jest wyłącznie objawowe, typowe dla przewlekłej choroby nerek i nadciśnienia tętniczego. W przypadkach niewydolności dwunarządowej istnieją wskazania do jednoczasowego, skojarzonego przeszczepienia nerki i wątroby pobranych od tego samego dawcy o podobnych rozmiarach ciała.

Powikłania

Typowe powikłania to nadciśnienie tętnicze i niewydolność nerek.

Rokowanie

U chorych z lżejszym przebiegiem rokowanie jest dobre do 5. dekady życia, kiedy to tempo uszkodzenia nerek narasta.

14.6.3

Rdzeniowa torbielowatość nerek

łac. *degeneratio cystica medullae renum*

ang. medullary cystic kidney disease

Odmiana torbielowatości nerek dziedziczona autosomalnie dominująco rozwijająca się na podłożu mutacji genów *MCKD1* i *MCKD2*. Jej typowe cechy to obecność torbieli przy prawidłowych rozmiarach nerek i hiperurykemia. Nie ma leczenia przyczynowego.

14.6.4

Nefronoftyza

łac. *nephronophtysis*

ang. nephronophtysis

Odmiana torbielowatości nerek dziedziczona autosomalnie recesywnie. Ma kilka odmian, z których najczęstszą jest tzw. typ młodzieńczy (mutacja genu *NPH1*, w 80% delecja w eksonie 2). Podłoże nieprawidłowości stanowi w nim utrata funkcji białka o nazwie nefrocystyna, regulującego czynności rzęski centralnej w komórkach nabłonka cewek zbiorczych. Podobnie jak w ADPKD typ mutacji ma tu znaczenie dla rokowania. Chorzy z mutacją *NPH1* rozwijają schyłkową niewydolność nerek ok. 13. rż., z *NPH2* w wieku 2–3 lat, a z *NPH3* ok. 19. rż.

Typowe objawy to wielomocz i niedokrwistość w zakresie nieproporcjonalnym do stopnia niewydolności nerek. W USG wielkość nerek jest prawidłowa, a torbiele lokalizują się na granicy korowo-rdzeniowej. W niektórych przypadkach nefronoftyza występuje w skojarzeniu z retinopatią barwnikową (zespół Seniora–Loken), hipoplazją robaka móżdżku (zepół Joubert), apraksją oczno-ruchową lub odwróceniem trzewi. Nie ma leczenia przyczynowego.

14.6.5

Gąbczastość rdzenia nerek

łac. *ren spongiosus*

ang. medullary sponge kidney

Odmiana wielotorbielowatości nerek zlokalizowana w rdzeniu. Zwykle występuje sporadycznie, niekiedy wchodzi w skład różnych zespołów objawów – czasem towarzyszy zespołom Ehlersa–Danlosa, Beckwitha–Widemanna i Marfana oraz chorobie Carolego.

W jej przebiegu wskutek hiperkalciurii często rozwija się kamica nerkowa. Nie ma leczenia przyczynowego.

14.6.6

Wielotorbielowata dysplazja nerek

łac. *dysplasia renum polycystica*

ang. multicystic dysplastic kidney

Anomalia rozwojowa występująca sporadycznie, z częstością 1 : 2000–4000, dwa razy częściej u chłopców. Rozwija się wskutek niepołączenia pączka moczowodowego z mezenchymą nerkową. Efektem tego jest wytworzenie się niefunkcjonującej nerki, której miąższ został zastąpiony licznymi torbielami różnych rozmiarów. Nerka przeciwległa (o ile sama nie jest dotknięta wadą) ulega kompensacyjnemu przerostowi.

Rozpoznanie opiera się na ultrasonografii oraz scyntygrafii wykazującej brak wydzielania znacznika w wadliwej nerce.

Pozostawienie nerki może skutkować rozwojem nadciśnienia tętniczego, zakażeniami układu moczowego oraz (bardzo rzadko) pojawieniem się nowotworu (adenocarcinoma lub guz Wilmsa). Niemniej wg pogłębionej analizy należałoby usunąć 1600–8000 takich nerek, aby zapobiec jednemu przypadkowi guza Wilmsa.

Nie ma leczenia przyczynowego. Jeżeli ustalono wskazania do nefrektomii, powinna ona zostać wykonana planowo ok. 1. rż. laparoskopowo.

14.6.7

Torbiele nabyte i torbiele proste

łac. *cystes renum aquisitae et cystes simplices*

ang. acquired renal cysts and simple renal cysts

Torbiele proste występują sporadycznie u zdrowych dzieci, natomiast nabyte rozwijają się wtórnie do niewydolności nerek, niezależnie od jej przyczyny. Mechanizm powstawania torbieli prostych nie jest znany. W przypadku torbieli nabytych przypuszcza się, że kompensacyjny przerost zachowanych nefronów i wtórne do mocznicy zaburzenia regulacji lokalnych czynników wzrostowych mogą powodować narastającą wraz z długością trwania niewydolności skłonność do tworzenia torbieli wtórnych. W niektórych przypadkach dochodzi też do ich zezłośliwienia.

Do oceny znaczenia klinicznego patologii służy czterostopniowa skala Bosniaka, w której stopień pierwszy to obecność pojedynczych torbieli prostych, a czwarty to obecność zmian o charakterze rozrostowym. Klasyfikacji dokonuje się na podstawie obecności w obrazie ultrasonograficznym takich zmian, jak zwapnienia, liczne przegrody, gęsty charakter zawartości torbieli, nieregularność i znaczna grubość ścian torbieli, konglomeraty torbieli oraz obecność elementów litych w ich świetle. Stwierdzenie w ultrasonografii torbieli spełniających kryterium ponad drugiego stopnia (w skali czterostopniowej) jest wskazaniem do wykonania tomografii komputerowej i w przypadku potwierdzenia podejrzanych zmian – nefrektomii, zwłaszcza u chorych dializowanych lub przyjmujących immunosupresję.

| 14.7 | *Ryszard Grenda, Helena Ziółkowska* |

CHOROBY KŁĘBUSZKÓW NERKOWYCH

łac. *glomerulonephritides*
ang. glomerulopathies

Glomerulopatie są różnorodnymi stanami patologii obejmującej głównie kłębuszki nerkowe i powodującej określone objawy kliniczne. Choroby kłębuszków można podzielić na wrodzone, rozwijające się zwykle wskutek swoistych mutacji genetycznych, oraz nabyte, pierwotne lub wtórne, powstające w przebiegu nieprawidłowych reakcji immunologicznych, ogólnoustrojowych lub ograniczonych swym działaniem do nerek. Glomerulopatie mogą mieć charakter zapalny lub niezapalny.

14.7.1

Idiopatyczny zespół nerczycowy

łac. *syndroma nephroticum*
ang. idiopathic nephrotic syndrome

Zespół nerczycowy na podłożu zmian minimalnych

łac. *syndroma nephroticum minimalis*
ang. minimal change nephrotic syndrome

Zespół nerczycowy na podłożu mezangialno-rozplemowego kłębuszkowego zapalenia nerek

łac. *glomerulonephritis mesangialis proliferativa*
ang. mesangial proliferative glomerulonephritis

Zespół nerczycowy może być objawem niemal każdej postaci kłębuszkowego zapalenia nerek. W tym rozdziale opisano „idiopatyczny zespół nerczycowy" jako odrębną jednostkę chorobową, rozwijającą się na podłożu kilku różnych zmian w obrazie patomorfologicznym, typowo występującą u dzieci. W dawnej nomenklaturze stosowano nazwę nerczyca.

▲ Definicja

Idiopatyczny zespół nerczycowy jest chorobą spowodowaną białkomoczem o nasileniu przekraczającym możliwości kompensacyjne ustroju ($\geqslant 50$ mg/kg mc./ /dobę lub > 200 mg białka na 1 mmol kreatyniny w moczu) i jego skutkami, takimi jak obrzęki i hipoalbuminemia (< 25 g/l).

▲ Epidemiologia

Najczęstsza glomerulopatia u dzieci w wieku od 1. do 12. rż. Zachorowalność wynosi od 2 do 7 przypadków rocznie na 100 000 dzieci < 15. rż. W młodszym wieku występuje 2–3 razy częściej u chłopców. Przewlekły i nawrotowy charakter choroby sprawia, że ogólna częstość jej występowania sięga 16 : 100 000. W większości przypadków ujawnia się między 2. a 6. rż., a częstość zachorowań istotnie maleje powyżej wieku 12 lat.

▲ Etiologia i patogeneza

Przyjmuje się, że przyczyną choroby jest uszkodzenie mikrostruktury kłębuszka nerkowego przez krążące tzw. czynniki przepuszczalności białka. Ich obecność i wzmożoną aktywność wykrywa się w surowicy krwi chorych z aktywną postacią choroby. Istnieje liczna grupa tych związków o masie cząsteczkowej 30–50 kDa. Według niektórych danych w warunkach fizjologicznych ich aktywność jest równoważona przez działanie naturalnych inhibitorów, jakimi są apolipoproteiny E2, E4 i J. Zaburzenie równowagi między czynnikami przepuszczalności białka i ich inhibitorami powoduje uszkodzenie błony szczelinowatej i podocytów (stopienie ich wypustek stopowatych), a w konsekwencji białkomocz.

Z moczem tracone są różne składniki błony szczelinowatej, takie jak nefryna, podocyna, białka kontaktowe (α i β dystroglikan, β1 integryna) oraz same podocyty. Efektem tego zjawiska jest podocytopenia (niedobór podocytów), która (przy braku skutecznego leczenia) postępując, prowadzi do stopniowego stwardnienia kłębuszków.

Kolejna hipoteza to tzw. teoria „podwójnego uderzenia". Sugeruje ona, że wskutek bezpośredniego działania cytokin na molekułę kostymulacyjną CD80 obecną w podocycie lub wpływu na tę molekułę alergenów lub cząsteczek wirusa wykorzystujących receptory błonowe TLR (ang. toll-like receptor), dochodzi do jej nadmiernej ekspresji. Przez to tymczasowej dezorganizacji ulega budowa aktyny i występuje przemijający białkomocz. U osób z zaburzeniami immunologicznymi, polegającymi na nieprawidłowościach w czynności limfocytów T regulatorowych (Treg) lub na lokalnym niedoborze czynników hamujących ekspresję molekuły CD80, jej nadmierne pobudzenie trwa długo. W związku z tym pojawia się utwalony białkomocz z odpowiednimi skutkami klinicznymi.

Inne domniemane mechanizmy powstawania zespołu nerczycowego to obniżenie syntezy siarczanu heparanu przez podocyty oraz utrata ujemnego ładunku bioelektrycznego przez kłębuszkową ścianę naczyniową, co zwiększa jej przepuszczalność dla albumin. Istnieje przypuszczenie, że limfocyty T mogą w pewnych okolicznościach klinicznych produkować limfokinę o zdolnościach neutralizujących ładunek elektryczny.

Obraz kliniczny

Typową cechą zespołu nerczycowego jest skłonność do nawrotów choroby pod wpływem dodatkowego bodźca (np. zakażenia) oraz przy obniżaniu dawki steroidów (steroidozależność). Reakcja na steroidy, podstawowy lek w tej chorobie, jest wykorzystywana do definiowania odmian klinicznych (tab. 14.8). Dodatkowym określeniem jest skłonność do częstych nawrotów (frequently relapsing nephrotic syndrome), definiowana jako nawrót choroby, co najmniej dwukrotnie w czasie pierwszych 6 miesięcy lub co najmniej czterokrotnie w ciągu 12 miesięcy od początku choroby niezależnie od zakresu prowadzonego leczenia.

Jak wynika z badań wieloośrodkowych (International Study of Kidney Disease in Children), przebieg kliniczny większości przypadków jest następujący:

Tabela 14.8. Definicje odmian klinicznych zespołu nerczycowego w zależności od reakcji na steroidy

ODMIANA	DEFINICJA
Steroidowrażliwa	Uzyskanie remisji w czasie pierwszych 4 tygodni leczenia
Steroidozależna	Występowanie co najmniej dwóch nawrotów w okresie zmniejszania dawki
Pierwotnie steroidooporna	Brak reakcji na 8-tygodniowe leczenie wstępne
Utrwalona steroidooporna	Brak reakcji na długotrwałe stosowanie prednizonu oraz przy nawrocie po remisji uzyskanej dzięki stosowaniu innego leku
Wtórnie steroidooporna	Oporność u chorego pierwotnie wrażliwego na steroidy

- u 76% dzieci z pierwszym rzutem zespołu nerczycowego stwierdza się w biopsji nerki zmiany minimalne,
- u 96% dzieci ze zmianami minimalnymi stwierdza się steroidowrażliwość, która stanowi korzystny czynnik rokowniczy zachowania dobrej czynności nerek,
- 80% dzieci ze steroidowrażliwym zespołem nerczycowym ma co najmniej jeden nawrót choroby,
- 30–50% z nich ma częste nawroty lub choroba staje się steroidozależna,
- częstość nawrotów zmniejsza się z upływem czasu – nawroty ustają w okresie 5 lat obserwacji u 50––70%, a w okresie 10 lat u 80% chorych,
- w grupie o niekorzystnym rokowaniu, tj. u dzieci, u których pierwszy nawrót wystąpił szybko, ryzyko kolejnych nawrotów jest wysokie, a skłonność do nich nie mija z upływem czasu i może dotrwać do wieku młodzieńczego i dorosłego.

Typowe objawy kliniczne to obrzęki (ryc. 14.4), białkomocz, hipoproteinemia i hiperlipidemia. Ich nasilenie zależy od wielkości strat białka i stopnia hipoproteinemii. Niemniej w wielu przypadkach, pomimo dużej utraty białka, obrzęki są niewielkie lub nie występują. Dla ich pojawienia się i nasilenia duże znaczenie ma szybkość, z jaką rozwija się białkomocz i wydolność mechanizmów kompensacyjnych. Szybko rozwijające się obrzęki mogą przebiegać z objawami wstrząsu hipowolemicznego. U większości pacjentów zespół nerczycowy przebiega ze skąpo-

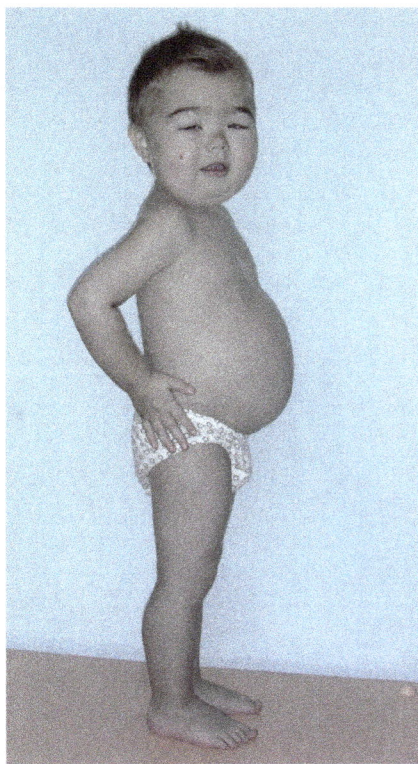

Rycina 14.4. Chłopiec z zespołem nerczycowym.

moczem. Ciśnienie tętnicze jest na ogół prawidłowe lub nieznacznie obniżone.

Przebieg naturalny

Przebieg jest ściśle związany z reakcją na leczenie. W przypadkach skuteczności terapii u większości chorych częstość nawrotów z czasem maleje i choroba ustępuje w wieku dojrzewania.

Metody diagnostyczne

Rozpoznanie ustala się na podstawie charakterystycznego obrazu klinicznego. Wykonanie biopsji w typowych przypadkach pierwszego rzutu choroby nie jest konieczne, bowiem ponad $3/4$ chorych ma zmiany minimalne.

Badania pomocnicze:

- badania moczu (białkomocz, krwinkomocz),
- badania krwi (proteinogram, lipidogram, stężenie mocznika, kreatyniny i kwasu moczowego, jonogram, stężenie hormonów tarczycy, stężenie aktywnych metabolitów witaminy D, ocena układu krzepnięcia),
- biopsja nerki.

W miarę trwania choroby i w zależności od rodzaju stosowanego leczenia (i reakcji na nie) oraz zależnie

od momentu wykonania kolejnych biopsji nerki, u tego samego pacjenta można stwierdzić ewolucję obrazu morfologicznego od zmian minimalnych, poprzez rozplem mezangium, do szkliwienia (stwardnienia) kłębuszków. Stosownie do sytuacji, rozpoznanie brzmi „zespół nerczycowy na podłożu zmiany minimalnej" lub „zespół nerczycowy na podłożu mezangialno-rozplemowego kłębuszkowego zapalenia nerek". Ogniskowe stwardnienie/szkliwienie kłębuszków opisano w rozdz. 14.7.2 „Ogniskowe segmentalne stwardnienie (szkliwienie) kłębuszków nerkowych".

Różnicowanie

Inne odmiany kłębuszkowego zapalenia nerek przebiegające z dużymi stratami białka z moczem. Znaczenie decydujące ma biopsja nerki.

Leczenie

1 Leczenie przyczynowe

Steroidy

Stanowią podstawę leczenia wstępnego. Dawka początkowa prednizonu wynosi 2 mg/kg, a następnie jest odpowiednio modyfikowana (ryc. 14.5).

Obecnie przyjmuje się, że optymalna długość leczenia wstępnego wynosi 6 miesięcy. Steroidoterapia powoduje wiele działań niepożądanych, dlatego też ich obecność i nasilenie powinno być monitorowane.

Leki antyproliferacyjne

Stosuje się je w przypadkach steroidozależności i częstych nawrotów zespołu nerczycowego oraz wtedy, gdy stwierdza się działania niepożądane steroidów w celu zmniejszenia ich dawki.

Cyklofosfamid – dawka wstępna wynosi 2 mg/kg mc. i może być zmniejszana w przypadku działań niepożądanych. Leczenie nie powinno przekraczać 3 miesięcy. Lek jest toksyczny dla szpiku oraz gonad i należy go unikać w okresie dojrzewania płciowego. Przekroczenie dawki skumulowanej 168 mg/kg mc./ /kurację nasila ryzyko działań niepożądanych, nie poprawiając skuteczności. Cyklofosfamid stosowano także w postaci „pulsów" podawanych drogą dożylną ($0,5-1,0$ g/m^2/miesiąc). Jednak wyższość podawania dożylnego nad doustnym nie została udowodniona w badaniach randomizowanych. Wykazano, że skuteczność i profil bezpieczeństwa cyklofosfamidu zależą od uwarunkowanej genetycznie aktywności enzymów metabolizujących lek (transferaz-S-glutationowych M1 i P1).

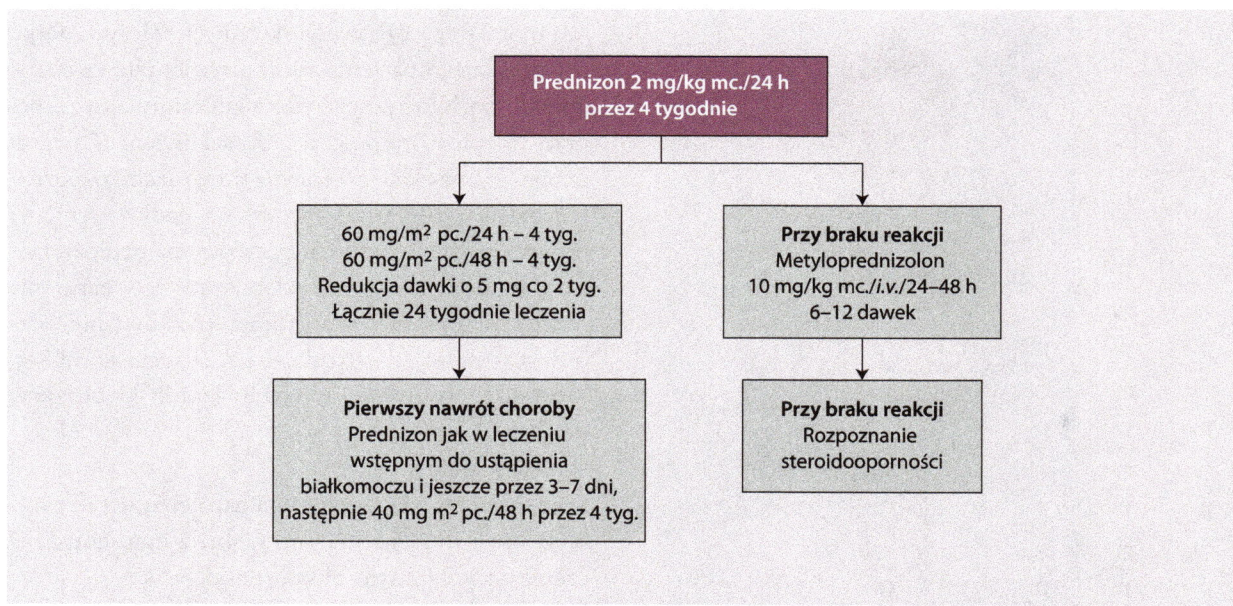

**Prednizon 2 mg/kg mc./24 h
przez 4 tygodnie**

60 mg/m² pc./24 h – 4 tyg.
60 mg/m² pc./48 h – 4 tyg.
Redukcja dawki o 5 mg co 2 tyg.
Łącznie 24 tygodnie leczenia

Przy braku reakcji
Metyloprednizolon
10 mg/kg mc./*i.v.*/24–48 h
6–12 dawek

Pierwszy nawrót choroby
Prednizon jak w leczeniu
wstępnym do ustąpienia
białkomoczu i jeszcze przez 3–7 dni,
następnie 40 mg m² pc./48 h przez 4 tyg.

Przy braku reakcji
Rozpoznanie
steroidooporności

Rycina 14.5. Zasady leczenia steroidami idiopatycznego zespołu nerczycowego.

Chlorambucyl – dawka wstępna wynosi 0,2 mg/ /kg mc. i może być zmniejszana w przypadku działań niepożądanych. Leczenie nie powinno trwać > 2 miesięcy. Lek jest toksyczny dla szpiku, a u chorych z padaczką nasila częstość napadów. Nie należy przekraczać dawki skumulowanej 11,2 mg/kg mc./kurację.

Mykofenolan mofetylu – w ostatnich latach stosowany jest coraz częściej pomimo braku rejestracji do tego wskazania. Dawka wstępna wynosi 1,2 g/m²/ /dobę. Leczenie można (w przypadku nieskuteczności lub toksyczności należy) monitorować, oznaczając stężenie kwasu mykofenolowego we krwi. Terapia powinna być stosowana co najmniej 12 miesięcy. Przy utrzymywaniu stężenia > 2 μg/ml częstość nawrotów jest istotnie niższa. Lek wykazuje skuteczność w steroidozależnym zespole nerczycowym, co w części przypadków pozwala na zmniejszenie dawki steroidów lub ich odstawienie. Nie ma jednoznacznie potwierdzonych danych na temat skuteczności mykofenolanu mefetylu w steroidoopornym zespole nerczycowym.

Inhibitory kalcyneuryny

Cyklosporyna A – służy do podtrzymywania remisji. Dawki wynoszą od 2 do 6 mg/kg mc./dobę. Leczenie jest monitorowane oceną stężenia leku we krwi. Należy je oznaczać przed kolejną dawką. Nie ma jednoznacznych zaleceń co do zakresu stężenia terapeutycznego leku. Niektórzy ignorują potrzebę takiego

monitorowania, inni dążą do utrzymania stężenia w zakresie 80–100 ng/ml, jeszcze inni (w przypadkach małej skuteczności terapii) preferują stężenia rzędu 120–150 ng/ml. Typową cechą tego rodzaju leczenia jest „cyklosporynozależność", czyli nawrót objawów choroby po odstawieniu leku (występuje u ponad połowy chorych). Lek ma znany, uciążliwy profil toksyczności, którego podstawowym objawem jest nefrotoksyczność oraz skłonność do wchodzenia w interakcję z innymi lekami metabolizowanymi przez szlak enzymatyczny cytochromu P450, co wymaga modyfikacji dawek.

Takrolimus – stosowany znacznie rzadziej niż cyklosporyna, z tych samych wskazań. Dawka wstępna to 0,2–0,3 mg/kg mc./dobę, a docelowe stężenie przed podaniem kolejnej dawki wynosi 5–8 ng/ml.

Leki alternatywne

Lewamizol – lek (pierwotnie stosowany jako środek przeciwrobaczy) wykazujący nieswoisty efekt immunomodulacyjny. Stymuluje aktywację limfocytów T i nasila działanie monocytów/makrofagów oraz neutrofili. W trakcie stosowania tego leku u dzieci z nawrotową postacią zespołu nerczycowego obserwowano zmniejszenie częstości nawrotów. Nie jest jasne, jak długo należy prowadzić terapię (podawano go od 3 do 18 miesięcy). Lewamizol dawkowano zarówno codziennie, jak i co drugi dzień (2,5 mg/kg mc.). Obserwowano „zależność" choroby od leku, bowiem po zakończeniu leczenia częstość nawrotów narastała do 70–75%. Typowe objawy niepożądane to leukopenia i biegunka. Lek (rzadko) może wywoływać zapalenie naczyń, schorzenia autoagresyjne i uszkodzenie wątroby. Nie jest zarejestrowany do tego wskazania i jest obecnie (2011 rok) niedostępny w Polsce.

Rytuksymab – przeciwciało monoklonalne skierowane przeciw limfocytom B CD20. Lek ten, pierwotnie stosowany w terapii niektórych odmian chłoniaka, próbuje się stosować w zespole nerczycowym, podając 2–4 dawki leku po 375 mg/m^2 dożylnie co 7 dni. W większości przypadków uzyskuje się remisję i stopniowe zaprzestanie podstawowej immunosupresji i kortykoterapii.

Odpowiedniego postępowania wymaga terapia nawrotów zespołu nerczycowego (ryc. 14.6) i jego steroidoopornej postaci (ryc. 14.7).

2 Leczenie objawowe
Ukierunkowane na leczenie istotnych objawów klinicznych i profilaktykę powikłań zespołu nerczycowego.

Diuretyki

W trakcie rzutu choroby w celu zmniejszenia obrzęków stosuje się leki tiazydowe, a w razie ich małej skuteczności i narastania objawów furosemid, zaczynając od dawki dożylnej 1–2 mg/kg mc., w skojarzeniu z wlewem albumin. W przypadku słabego efektu diuretycznego na godzinę przed podaniem furosemidu można podać hydrochlorotiazyd w dawce 1 mg/kg mc., co powoduje efekt synergistyczny polegający na zmniejszeniu zwrotnego wchłaniania sodu w cewce dalszej.

W przypadkach bezmoczu i ciężkiego przewodnienia stosuje się żylno-żylną ultra- lub hemofiltrację.

Inhibitory układu renina–angiotensyna i blokery receptora angiotensyny

Niezależnie od wskazań do leczenia nadciśnienia tętniczego, leki te można stosować w celu zmniejszenia strat białka jako dodatkowe w immunosupresji lub steroidoterapii. Efekt jest indywidualny.

Statyny

U dzieci z dużymi stratami białka występuje hipercholesterolemia. W przypadkach utrzymywania się białkomoczu i wysokiego stężenia cholesterolu moż-

na stosować statyny (w dawkach zależnych od preparatu). U chorych leczonych jednocześnie cyklosporyną należy okresowo (co 1–2 miesiące) monitorować aktywność kinazy kreatynowej, bowiem cyklosporyna spowalnia metabolizm statyn, co może być przyczną wystąpienia działań niepożądanych (miolizy).

Leki przeciwzakrzepowe

Wskazania do profilaktyki przeciwzakrzepowej istnieją u chorych wysokiego ryzyka, u których w przeszłości występowały epizody zatorowo-zakrzepowe. Po wyleczeniu takiego epizodu należy przez 3–6 miesięcy stosować profilaktykę opartą na podawaniu pochodnych dikumarolu przy monitorowaniu INR.

Nie ma jednoznacznych danych na temat wskazań do podawania heparyn drobnocząsteczkowych, aspiryny lub dipirydamolu w każdym przypadku nawrotu zespołu nerczycowego lub przy długotrwałym braku remisji. U takich chorych należy unikać odwodnienia.

3 Profilaktyka zakażeń
Najpoważniejszym zagrożeniem jest ospa wietrzna, dlatego należy dążyć do zaszczepienia dziecka w okresie remisji. Jeżeli to niemożliwe, w przypadku kontaktu z chorym na ospę, pacjentowi z zespołem nerczycowym podaje się swoiste immunoglobuliny (Varitect) oraz acyklowir. Przy zachorowaniu podaje się wysokie dawki acyklowiru dożylnie.

Powikłania

Powikłania choroby to skąpomocz, bezmocz, niewydolność nerek, dysproteinemia, hiperlipidemia, nadkrzepliwość i niekiedy epizody zakrzepowo-zatorowe, zakażenia oraz zaburzenia hormonalne (hipotyreoza).

Powikłania leczenia stanowią:

- objawy niepożądane steroidoterapii – otyłość, dyslipidemia, niedobór wzrostu, zaćma, zaburzenia metabolizmu glukozy, nadciśnienie tętnicze, osteoporoza posteroidowa,
- objawy niepożądane leków antyproliferacyjnych – uszkodzenie szpiku, biegunka, uszkodzenie gonad,
- objawy niepożądane inhibitorów kalcyneuryny – nefrotoksyczność, hepatotoksyczność, przerost dziąseł (cyklosporyna), niedokrwistość, neurotoksyczność.

```
                          ┌─────────────────────┐
                          │   Nawroty choroby   │
                          └─────────────────────┘
```

Pierwszy nawrót > 6 mies.	Częste nawroty (≥ 2 na 6 mies.)	Steroidozależność
Prednizon 2 mg/kg mc. do ustąpienia białkomoczu + 2 tyg., następnie malejące dawki co 48 h przez 2 mies.	Prednizon 2 mg/kg mc. jak w leczeniu wstępnym; okres obniżania dawki przedłużony do 12 mies.	CYC 2 mg/kg mc. – 3 mies. lub CsA od 6 mg/kg mc. C_0 80–100 ng/ml. Próba wycofania steroidów po 2–3 mies.

Objawy niepożądane steroidoterapii
CYC lub CsA lub MMF
(jak w steroidooporności)

Objawy niepożądane leczenia
MMF 1,2 g/m^2 pc./24 h
C_0 MPA 2–3 µg/ml

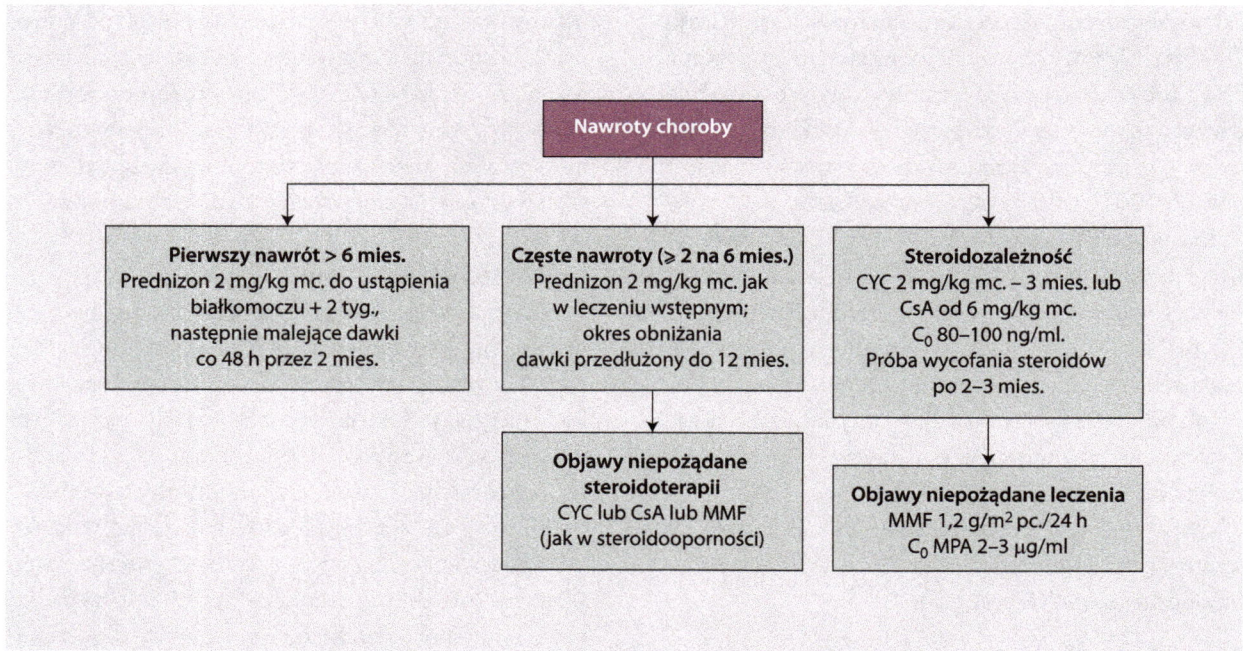

Rycina 14.6. Leczenie kolejnych nawrotów zespołu nerczycowego [wg T. Wyszyńskiej z modyfikacją własną]. CYC – cyklofosfamid, CsA – cyklosporyna A, MMF – mykofenolan mofetylu, C_0 – stężenie we krwi tuż przed podaniem następnej dawki, MPA – kwas mykofenolowy.

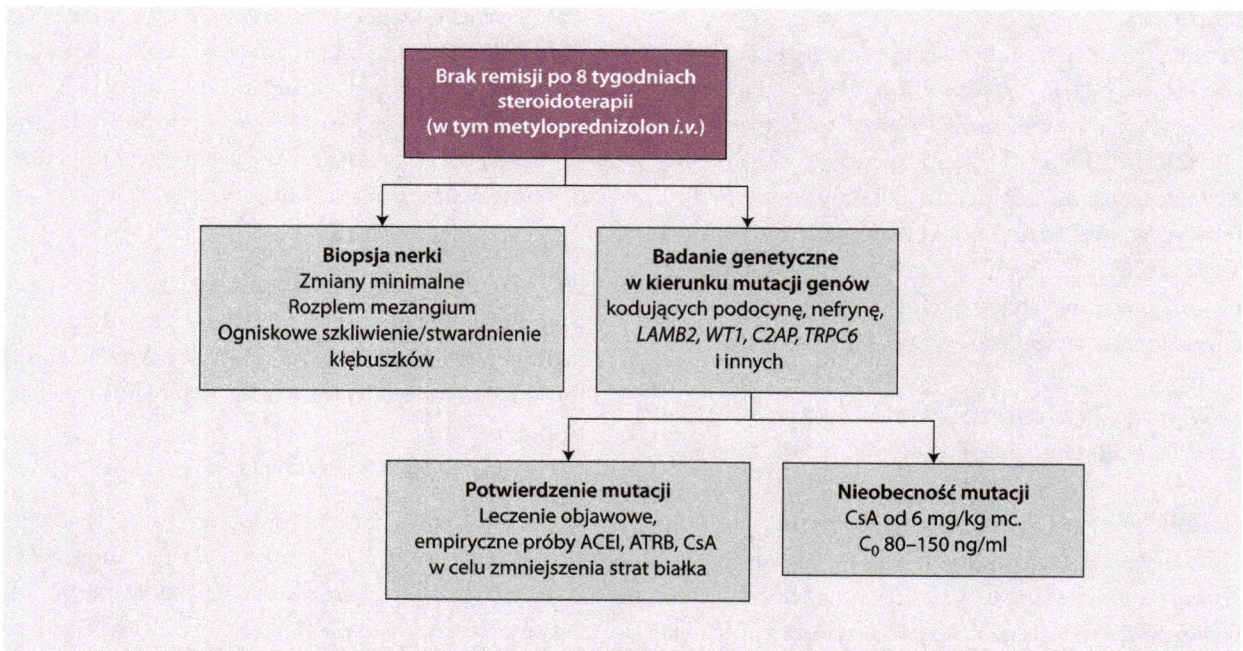

```
              ┌──────────────────────────────────┐
              │   Brak remisji po 8 tygodniach    │
              │         steroidoterapii           │
              │  (w tym metyloprednizolon i.v.)   │
              └──────────────────────────────────┘
```

Biopsja nerki
Zmiany minimalne
Rozplem mezangium
Ogniskowe szkliwienie/stwardnienie kłębuszków

Badanie genetyczne w kierunku mutacji genów
kodujących podocynę, nefrynę, *LAMB2, WT1, C2AP, TRPC6* i innych

Potwierdzenie mutacji
Leczenie objawowe, empiryczne próby ACEI, ATRB, CsA w celu zmniejszenia strat białka

Nieobecność mutacji
CsA od 6 mg/kg mc.
C_0 80–150 ng/ml

Rycina 14.7. Postępowanie w przypadku steroidooporności w zespole nerczycowym [wg D. Cattrana w modyfikacji własnej]. ACEI – inhibitory konwertazy angiotensyny, ATRB – antagoniści receptora AT1 angiotensyny II.

Rokowanie

Rokowanie zależy od reakcji na leczenie przyczynowe. Gdy uzyskuje się długotrwałe remisje, nie ma zagrożenia niewydolnością nerek. W przypadkach opornych na leczenie, bez remisji i z nasilonym białkomoczem, rokowanie jest zdecydowanie gorsze i po upływie 5 lat od 30 do 60% chorych rozwija niewydolność nerek.

14.7.2

Ogniskowe segmentalne stwardnienie (szkliwienie) kłębuszków nerkowych

łac. *glomerulosclerosis focalis et segmentalis*
ang. focal segmental glomerulosclerosis (FSGS)

Definicja

Ogniskowe segmentalne stwardnienie (szkliwienie) kłębuszków nerkowych w postaci pierwotnej jest glomerulopatią przebiegającą z opornym na leczenie zespołem nerczycowym i postępującą niewydolnością nerek, a w postaci wtórnej stanowi nefropatię rozwijającą się wskutek przewlekłego działania różnych czynników uszkadzających kłębuszki, takich jak hiperfiltracja, zakażenie czy niektóre leki lub toksyny.

Epidemiologia

Postać pierwotna występuje u 8–10% dzieci z zespołem nerczycowym.

Etiologia i patogeneza

Podobnie jak w przypadku idiopatycznego zespołu nerczycowego za przyczynę uszkodzenia kłębuszków uznaje się toksyczne działanie limfokin produkowanych przez limfocyty T, tzw. czynników przepuszczalności białka (inaczej czynników zwiększonej przepuszczalności naczyń). W tej chorobie uszkodzeniu podocytów towarzyszy stwardnienie w przyległym obszarze mezangium. Jednym z dodatkowych czynników niszczących kłębuszki i tkankę śródmiąższową jest transformujący czynnik wzrostu beta (transforming growth factor beta, TGFβ), silnie pobudzający lokalne włóknienie. U ok. 30% dzieci ze sporadyczną odmianą stwardnienia wykrywa się mutację genu *NPHS2* kodującego podocynę. Zidentyfikowano już ponad 50 takich mutacji.

W przypadkach wtórnych jednym z głównych mechanizmów jest hiperfiltracja, występująca wskutek znacznego zmniejszenia ogólnej masy czynnego miąższu nerek w przebiegu wad, jednostronnej nefrektomii, nefropatii odpływowej, znacznej otyłości

lub ciężkiego nadciśnienia tętniczego. Inny mechanizm to uszkodzenie polekowe po stosowaniu pamidronatu, interferonu-γ i soli litu. U chorych zakażonych HIV lub parwowirusem B19 dochodzi do niszczenia nabłonka kłębuszków przez wnikające tam cząstki wirusa.

Obraz kliniczny

Pierwotne szkliwienie objawia się opornym na leczenie zespołem nerczycowym i postępującą niewydolnością nerek. We wtórnym FSGS występuje izolowany i powoli narastający białkomocz bez objawów zespołu nerczycowego.

Przebieg naturalny

Przebieg jest ściśle związany z odmianą choroby. W przypadkach aktywnej glomerulopatii przy oporności na leczenie postępuje niewydolność nerek.

Metody diagnostyczne

Rozpoznanie ustala się na podstawie wyniku biopsji nerki. W pierwotnym FSGS część przypadków jest rozpoznawana w pierwszej wykonanej biopsji. U pozostałych pacjentów stwardnienie kłębuszków rozwija się stopniowo przy oporności na leczenie występującej u chorego ze zmianą minimalną lub z rozplemem mezangium i diagnozę stawia się dopiero w kolejnych biopsjach.

Patomorfologiczne postacie FSGS:

- niespecyficzna (klasyczna),
- okołownękowa,
- komórkowa,
- wierzchołkowa,
- z zapadnięciem pętli włośniczkowych.

Różnicowanie

Różnicowanie przede wszystkim ma potwierdzić pierwotny lub wtórny charakter choroby.

Leczenie

Leczenie postaci pierwotnych opisano w rozdz. 14.6.1 „Autosomalna dominująca wielotorbielowatość nerek". W postaciach wtórnych terapia jest objawowa i polega na stosowaniu inhibitorów konwertazy angiotensyny w celu zmniejszenia białkomoczu.

Powikłania

Powikłania są skutkiem białkomoczu oraz objawów niepożądanych długotrwałej farmakoterapii.

Rokowanie

W postaciach pierwotnych opornych na leczenie jest niepomyślne. Ponad połowa chorych traci czynność nerek w ciągu dekady od rozpoznania. W postaciach wtórnych zależy od możliwości usunięcia lub złagodzenia wiodącej przyczyny, a także od wielu czynników współistniejących.

Kłębuszkowe zapalenie nerek

łac. *glomerulonephritis*
ang. glomerulonephritis

Kłębuszkowe zapalenia nerek to grupa schorzeń o wieloczynnikowej etiologii, wielorakiej symptomatologii i rokowaniu. Tradycyjnie dzieli się je na pierwotne (dotyczące tylko nerek) i wtórne (uszkodzenie nerek będące częścią choroby ogólnoustrojowej). Jest to podział nieprecyzyjny, gdyż obraz histologiczny w obu grupach często bywa zbliżony. Poza tym lekarz musi pamiętać, że choroba początkowo traktowana jako pierwotna z czasem może być tylko składową choroby układowej.

Zespoły objawów klinicznych występujące w kłębuszkowym zapaleniu nerek u dzieci to przede wszystkim zespoły nerczycowy i nefrytyczny, ale także inne patologie.

Zespół nerczycowy – masywna utrata białka przekraczająca zdolności kompensacyjne ustroju. U dzieci jest to białkomocz $\geqslant 50$ mg/kg mc./dobę (u dorosłych $> 3,5$ g/d) z towarzyszącym obniżeniem stężenia albumin < 25 g/l, hiperlipidemią i obrzękami. Zespół nerczycowy nie jest skojarzony ze zmianami zapalnymi w badaniu histologicznym nerek.

Zespół nefrytyczny – jego charakterystyczną cechę stanowi występowanie białkomoczu nienerczycowego, bogatokomórkowego osadu moczu (tzw. aktywny osad – leukocyturia abakteryjna, erytrocyturia, wałeczki ziarniste), nadciśnienia tętniczego i niewydolności nerek. Zespół nefrytyczny jest skojarzony z występowaniem zmian zapalnych w biopsji nerki.

Utrwalony izolowany białkomocz – najczęściej przebiega bezobjawowo, utrata białka jest bowiem mniejsza niż w zespole nerczycowym i zostaje skompensowana.

Nawracający lub stały krwinkomocz (krwiomocz) – po wyeliminowaniu przyczyn innych niż patologia kłębuszków, rozpoznanie stawia się po wykonaniu biopsji nerki. Wskazaniem do biopsji jest utrzymywanie się krwinkomoczu $> 2–3$ lat. Poważną chorobę nerek stwierdza się u mniej niż 2% dzieci z krwinkomoczem. Najczęstszą przyczynę tej postaci klinicznej

stanowią nefropatie dziedziczne (zespół cienkich błon podstawnych, zespół Alporta) oraz nefropatia IgA.

Wymienione zespoły objawów zostały wydzielone dla ułatwienia postawienia rozpoznania i ewentualnego wdrożenia leczenia. Wiadomo, że zespół nefrytyczny częściej towarzyszy ostremu kłębuszkowemu zapaleniu nerek, a zespół nerczycowy tzw. idiopatycznemu zespołowi nerczycowemu. Jeśli u dziecka współwystępują zespół nerczycowy i nefrytyczny, wdraża się postępowanie jak w zespole nefrytycznym.

Badania diagnostyczne u dziecka z zespołem nefrytycznym (podejrzenie kłębuszkowego zapalenia nerek):

- badania w kierunku przebytej infekcji paciorkowcowej, np. odczyn antystreptolizynowy (anti-streptolysin O, ASO) – ostre popaciorkowcowe kłębuszkowe zapalenie nerek,
- badania w kierunku WZW B i C oraz zakażenia wirusem Ebsteina-Barr,
- przeciwciała przeciwjądrowe (ANA), w tym przeciw dwuniciowemu DNA (anti-double-stranded DNA antibodies, anti-dsDNA) – toczeń rumieniowaty układowy,
- składowe układu dopełniacza (C3, C4) i CH50 (całkowita aktywność dopełniacza):
  - obniżona aktywność C3 – alternatywna droga aktywacji dopełniacza – ostre popaciorkowcowe kłębuszkowe zapalenie nerek lub błoniasto-rozplemowe kłębuszkowe zapalenie nerek typ II,
  - obniżona aktywność C3 i C4 – klasyczna droga aktywacji dopełniacza – toczeń rumieniowaty układowy, błoniasto-rozplemowe kłębuszkowe zapalenie nerek typ I, shunt nephritis (kłębuszkowe zapalenie nerek skojarzone z podostrym zapaleniem wsierdzia),
- przeciwciała przeciw cytoplazmie neutrofili (ANCA) – najczęściej należą do klasy IgG immunoglobulin, zależnie od typu świecenia w immunofluorescencji pośredniej wyróżnia się:
  - c-ANCA (cytoplazmatyczne, świeci centralna część cytoplazmy) – skierowane przeciw proteinazie-3, charakterystyczne dla ziarniniakowatości Wegenera,
  - p-ANCA (okołojądrowe) – skierowane przeciw mieloperoksydazie, charakterystyczne dla mikroskopowego zapalenia naczyń i zespołu Churga–Strauss,

■ stężenie immunoglobulin, szczególnie IgA – może być podwyższone w nefropatii IgA i chorobie Schönleina–Henocha,

■ przeciwciała przeciw błonie podstawnej kłębuszków nerkowych (anti-glomerular basement membrane antibody, anti-GBM) – niektóre postacie gwałtownie postępującego kłębuszkowego zapalenia, a u dzieci także przy objawach płucnych towarzyszących chorobie – zespół Goodpasture'a.

Biopsja nerki to podstawowe badanie pozwalające na rozpoznanie choroby i podjęcie decyzji o włączeniu leczenia. Wycinek nerki powinien być obejrzany w mikroskopach:

■ świetlnym – wykonuje się badanie histopatologiczne, oglądając poszczególne struktury (kłębuszek, cewki, śródmiąższ i naczynia),

■ immunofluorescencyjnym – ocenia się obecność i rozkład złogów immunoglobulin,

■ elektronowym – pozwala na określenie ultrastruktury kłębuszka, jest kluczowe w chorobie cienkich błon podstawnych, zespole Alporta, zespole nerczycowym na podłożu zmiany minimalnej czy błoniasto-rozplemowym kłębuszkowym zapaleniu nerek.

Zmiany stwierdzane w biopsji nerki mogą być rozlane (obejmują > 80% kłębuszków) lub ogniskowe (< 50% kłębuszków) i dotyczą całego kłębuszka (zmiany globalne) lub jego fragmentu (zmiany segmentalne).

Na podstawie obrazu biopsyjnego wyróżnia się następujące rodzaje kłębuszkowego zapalenia nerek:

■ zapalenie rozplemowe:
  ■ wewnątrzwłośniczkowe,
  ■ zewnątrzwłośniczkowe,
  ■ mezangialne,
■ zapalenie mezangialno-włośniczkowe lub błoniasto-rozplemowe:
  ■ typ I – ze złogami podśródbłonkowymi,
  ■ typ II – ze zmianami błony podstawnej,
  ■ typ III – ze złogami podnabłonkowymi,
■ zapalenie błoniaste,
■ zmiany minimalne,
■ ogniskowe stwardnienie kłębuszków nerkowych,
■ inne nefropatie – włókienkowa, lipoproteinowa, kolagenowa.

Ostre kłębuszkowe zapalenie nerek

łac. *glomerulonephritis acuta*
ang. acute glomerulonephritis

▶ Definicja

Ostre kłębuszkowe zapalenie nerek spowodowane jest infekcją (najczęściej paciorkowcową) i charakteryzuje się ostrym początkiem, a także różnie nasilonymi objawami klinicznymi, od postaci asymptomatycznych do pełnoobjawowego zespołu nefrytycznego. Ma charakter samoograniczający się.

▶ Epidemiologia

Stanowi najczęstszą przyczynę zespołu nefrytycznego, z przewagą występowania w krajach rozwijających się, gdzie stwierdza się je z częstością 9,5–28,5 : 100 000 populacji. W krajach rozwiniętych częstość występowania tej choroby zmniejsza się w ostatnich 3 dekadach i w latach 90. XX wieku wynosiła 0,3 : 100 000 populacji. Na ostre kłębuszkowe zapalenie nerek zapadają zwykle dzieci w wieku od 5 do 12 lat, bardzo rzadko < 3. rż. Częściej chorują chłopcy (2 : 1 w stosunku do dziewcząt). Szczyt zachorowań występuje wiosną i jesienią, co wiąże się z większą częstotliwością zakażeń paciorkowcowych w tych okresach.

▶ Etiologia i patogeneza

Choroba rozwija się najczęściej po infekcjach paciorkowcowych, głównie po zakażeniach tzw. nefrytogennymi szczepami paciorkowca grupy A β-hemolizującego. Najczęściej rozwój ostrego kłębuszkowego zapalenia nerek poprzedza infekcja gardła, rzadziej skóry, ew. inne zakażenie bakteryjne, wirusowe lub pierwotniakowe. Po przebytej infekcji występuje okres latencji, który trwa 1–2 tygodnie w przypadku infekcji dróg oddechowych i 3–5 tygodni w infekcji skórnej. Jest to czas potrzebny na wytworzenie przeciwciał przeciw antygenom paciorkowca.

Ostre kłębuszkowe zapalenie nerek to choroba kompleksów immunologicznych, które zwykle powstają *in situ* w obrębie kłębuszka wskutek odkładania się w nim antygenów paciorkowcowych i wiązania się z nimi przeciwciał. Kompleksy powodują aktywację układu dopełniacza na drodze alternatywnej i pojawienie się odczynu zapalnego. Komórki kłębuszka zaczynają produkować cytokiny, co stymuluje rozplem mezangium i śródbłonka naczyń.

Podstawowe antygeny nefrytogenne odpowiedzialne za rozwój ostrego kłębuszkowego zapalenia nerek to:

■ receptor plazminowy związany z zapaleniem nerek (nephritis-associated plasmin receptor, NAPIr) – stwierdza się go w bioptatach nerek pacjentów w pierwszych 14 dniach zachorowania, a przeciwciała przeciw NAPIr są obecne u 92% chorych,
■ pirogenna egzotoksyna paciorkowcowa B (streptococcal pyrogenic exotoxin B, SPE B) – jej depozyty z dopełniaczem stwierdzano wewnątrz elektronowo gęstych depozytów podnabłonkowych (garbików, humps), charakterystycznych dla obrazów histopatologicznych ostrego kłębuszkowego zapalenia nerek.

Obraz kliniczny

Objawy kliniczne mają różne nasilenie, od łagodnego bezobjawowego krwinkomoczu do pełnoobjawowego ostro przebiegającego zespołu nefrytycznego z krwinkomoczem, białkomoczem (czasem nerczycowym), obrzękami, nadciśnieniem tętniczym i ostrą niewydolnością nerek. Najczęściej obserwuje się:

■ obrzęki – uogólnione występują u $2/3$ chorych, w niektórych przypadkach dochodzi do masywnego przewodnienia z obrzękiem płuc włącznie,
■ masywny krwinkomocz – występuje u 30–50% chorych, tradycyjnie barwę moczu określano jako „popłuczyny mięsne", obecnie raczej jako kolor herbaty lub coca-coli,
■ nadciśnienie tętnicze – dotyczy 50–90% pacjentów, przede wszystkim zależy od retencji płynów, w niektórych przypadkach może być bardzo ciężkie z występowaniem przełomów nadciśnieniowych włącznie.

Przebieg naturalny

Objawy najczęściej ustępują szybko. W ciągu 1 tygodnia dochodzi do zwiększenia diurezy i poprawy funkcji nerek (stężenie kreatyniny może ulegać normalizacji przez 3–4 tygodnie). Obniżenie stężenia składowej C3 dopełniacza utrzymuje się zwykle do 6 tygodni (rzadziej do 6 miesięcy). Zmiany w moczu ustępują wolniej. Krwinkomocz zanika w ciągu 3–6 miesięcy (do 12). Białkomocz o niewielkim nasileniu u 15% chorych utrzymuje się do 3 lat, a u 2% do 10 lat.

Metody diagnostyczne

1 Badania laboratoryjne

U 90% dzieci stwierdza się obniżone stężenie składowej C3 dopełniacza i CH50 w ciągu pierwszych 2 tygodni choroby. Po przebytych infekcjach górnych dróg oddechowych występuje podwyższone miano ASO. Parametr ten może pozostać w normie po zakażeniach w obrębie skóry, po których wzrostowi ulega miano antydeoksyrybonukleazy B (antideoxyribonuclease-B, anti-DNaze B) i antyhialuronidazy (antihyaluronidaze, AHaze). Charakterystyczne dla okresu zdrowienia jest „krzyżowanie się" po ok. 4–6 tygodni od początku choroby stężeń ASO (spada) i C3 (rośnie).

W badaniu moczu stwierdza się krwiomocz lub krwinkomocz. Często także wałeczki erytrocytarne, białkomocz o różnym nasileniu (u ok. 5% dzieci białkomocz nerczycowy) i abakteryjną leukocyturię.

Ze względu na okres latencji po przebytym zakażeniu tylko u 25% dzieci można jeszcze stwierdzić obecność paciorkowca w posiewach wymazu z gardła lub skóry.

2 Biopsja nerki

Jest wykonywana rzadko, ponieważ charakterystyczny obraz kliniczny i laboratoryjny zwykle pozwala na postawienie rozpoznania. Przeprowadza się ją wtedy, gdy:

■ nie dochodzi do poprawy w ciągu 7 dni od początku choroby (może wskazywać na zewnątrzwłośniczkową postać choroby),
■ obniżenie stężenia C3 utrzymuje się > 6 tygodni (może wskazywać na błoniasto-rozplemową postać choroby),
■ po przebytym ostrym kłębuszkowym zapaleniu nerek występują rzuty krwiomoczu, co wskazuje raczej na nefropatię IgA.

Stwierdza się:

■ w mikroskopie świetlnym – rozlany rozplem wewnątrzwłośniczkowy, duże kłębuszki wypełniające prawie całą przestrzeń Bowmana (zwiększenie liczby komórek mezangialnych i śródbłonkowych), charakterystyczna jest duża liczba granulocytów obojętnochłonnych w kłębuszkach i śródmiąższu,
■ w immunofluorescencji – obraz rozgwieżdżonego nieba (obecność złogów IgG i C3, rzadziej IgM i IgA w obwodowych częściach pętli i mezangium),

■ w mikroskopie elektronowym – najbardziej charakterystyczne są niehomogenne złogi podnabłonkowe rozmieszczone w pewnych odległościach od siebie, tzw. garbiki (humps), złogi odpowiadają depozytom IgG i C3 stwierdzanym w badaniu immunofluorescencyjnym.

Różnicowanie

Jeśli nie dochodzi do wyzdrowienia w ciągu 2 tygodni, należy wykonać biopsję nerki i na jej podstawie rozpoznać inny rodzaj kłębuszkowego zapalenia nerek.

Leczenie

Dzieci z objawową manifestacją wymagają hospitalizacji. Nie ma leczenia specyficznego. Stosuje się leczenie objawowe, zależne od nasilenia objawów klinicznych. Najczęściej pacjenci wymagają podawania leków hipotensyjnych i diuretyków pętlowych. Bardzo rzadko z powodu ostrej niewydolności nerek konieczne jest leczenie nerkozastępcze.

Powikłania

W ciężkich przypadkach, późno zdiagnozowanych, może dojść do rozwoju encefalopatii nadciśnieniowej, obrzęku płuc i mózgu oraz niewydolności krążenia.

Rokowanie

Dobre. Prawie wszystkie dzieci po przebytym ostrym kłębuszkowym zapaleniu nerek mają dobrą funkcję nerek przez wiele lat (badano po 18 latach) od zachorowania.

Zewnątrzwłośniczkowe kłębuszkowe zapalenie nerek

łac. *glomerulonephritis extracapillaris*
ang. extracapillary glomerulonephritis

Definicja

Zewnątrzwłośniczkowe kłębuszkowe zapalenie nerek charakteryzuje występowanie objawów kłębuszkowego zapalenia nerek z szybką utratą funkcji nerek (w ciągu dni, tygodni lub miesięcy). Morfologicznie wyróżnia je formowanie półksiężyców w ponad połowie kłębuszków nerkowych. Nazwy synonimiczne tej choroby to:

■ podostre kłębuszkowe zapalenie nerek (*glomerulonephritis subacuta*, subacute glomerulonephritis),

■ gwałtownie postępujące kłębuszkowe zapalenie nerek (*glomerulonephritis rapide progressiva*, rapidly progressive glomerulonephritis),

■ kłębuszkowe zapalenie nerek z półksiężycami (crescentic glomerulonephritis).

Epidemiologia

Choroba występuje znacznie częściej u dorosłych niż u dzieci, choć brak wiarygodnych danych, co do częstości jej występowania w wieku rozwojowym.

Etiologia i patogeneza

Większość przypadków u dzieci rozwija się po przebytej infekcji. Formowanie półksiężyców uważa się za niespecyficzną odpowiedź na ciężkie uszkodzenie ściany naczyń kłębuszka. Przez uszkodzoną ścianę naczyniową do przestrzeni Bowmana przenikają składniki osocza, w tym fibrynogen (tworzy się fibryna), makrofagi i limfocyty T. Dochodzi do uwalniania cytokin prozapalnych (IL-1, TNF-α). Półksiężyce są początkowo złożone z komórek, później dochodzi do proliferacji fibroblastów i włóknienia. Jeśli w obrazie biopsyjnym przeważają półksiężyce komórkowe, stwierdza się większe szanse na powstrzymanie uszkodzenia nerek.

Zewnątrzwłośniczkowe kłębuszkowe zapalenie nerek może występować w wielu patologiach o bardzo różnej etiologii. Poniżej przedstawiono najczęściej stosowany podział tej choroby.

Typ I z przeciwciałami przeciw błonie podstawnej kłębuszków nerkowych (anti-GBM), które stwierdza się we krwi. W kłębuszkach wzdłuż błony podstawnej występują linijne złogi IgG. Jest to najbardziej agresywna postać choroby. Może ograniczać się wyłącznie do nerek lub współwystępować z chorobą płuc, gdy pojawią się również przeciwciała przeciw pęcherzykom płucnym (zespół Goodpasture'a). Ta ostatnia postać jest bardzo rzadka u dzieci.

Typ II z kompleksami immunologicznymi. Występuje u ok. 45% dzieci z zewnątrzwłośniczkowym kłębuszkowym zapaleniem nerek. W badaniu immunofluorescencyjnym w kłębuszkach stwierdza się złogi kompleksów immunologicznych w mezangium i ścianach włośniczek.

Każda choroba (tab. 14.9), w trakcie której dochodzi do formowania kompleksów, może w ciężkiej postaci przebiegać z zewnątrzwłośniczkowym kłębuszkowym zapaleniem nerek.

Tabela 14.9. Choroby prowadzące do wystąpienia zewnątrzwłośniczkowego kłębuszkowego zapalenia nerek

ZAKAŻENIA	UKŁADOWE	GLOMERULOPATIE
■ Paciorkowiec hemolizujący grupy B ■ Gronkowiec złocisty ■ Krętek kiły ■ HIV ■ HBV, HCV	■ Toczeń rumieniowaty układowy ■ Reumatoidalne zapalenie stawów ■ Zespół Schönleina–Henocha ■ Samoistna krioglobulinemia	■ Błoniasto-rozplemowe kłębuszkowe zapalenie nerek ■ Nefropatia IgA

Typ III, ubogoimmunologiczny, wiąże się z obecnością przeciwciał ANCA. Najczęściej rozwija się po 20. rż., ale stwierdza się go również u ok. 40% dzieci z zewnątrzwłośniczkowym kłębuszkowym zapaleniem nerek. W bioptacie nerki nie widać złogów immunoglobulin ani kompleksów. Naczynia kłębuszków uszkadzają aktywowane przez przeciwciała ANCA granulocyty. Typ III zwykle stanowi składową układowego zapalenia naczyń (vasculitis), znacznie rzadziej ogranicza się jedynie do nerek (renal-limited vasculitis). Przeciwciała ANCA wykrywa się u większości chorych, u 80% z nich są to przeciwciała przeciw mieloperoksydazie (p-ANCA).

Obraz kliniczny

Rozwój choroby najczęściej poprzedza infekcja dróg oddechowych. Początkowo mogą występować niespecyficzne dolegliwości – znaczne osłabienie, uczucie rozbicia, bóle mięśniowe, brzucha i okolicy lędźwiowej. Na właściwe rozpoznanie naprowadza dopiero oddawanie krwistego moczu.

Niekiedy pierwsza faza przypomina ostre kłębuszkowe zapalenie nerek o ciężkim przebiegu – nagły początek z makroskopowym krwiomoczem, cechami ostrej niewydolności nerek, nadciśnieniem tętniczym i obrzękami.

Najczęściej występuje jako zespół nefrytyczny, ale u części chorych (do 30%) białkomocz ma charakter nerczycowy. Konieczność stosowania leczenia nerkozastępczego może występować od początku choroby.

Jeśli zewnątrzwłośniczkowe kłębuszkowe zapalenie nerek jest składową choroby układowej, do czysto nefrologicznych objawów dołączają się symptomy ogólnoustrojowe:

■ w chorobie anty-GBM krwotoki płucne,
■ w ziarniniakowatości Wegenera objawy ze strony górnych dróg oddechowych i płuc,
■ w toczniu rumieniowatym układowym i chorobie Schönleina–Henocha objawy skórne i stawowe.

Metody diagnostyczne

1 Badania laboratoryjne

Badania niezbędne do oceny stanu chorego – morfologia krwi obwodowej, stężenia Na^+, K^+, Ca^{2+}, białka całkowitego i albumin, mocznika i kreatyniny, badanie ogólne moczu i dobowa zbiórka moczu dla oceny białkomoczu (jeśli niemożliwa, ocena wskaźnika białko/kreatynina).

Badania różnicujące przyczynę choroby – składowe dopełniacza, anti-GBM, ANA, ANCA, badania serologiczne w kierunku infekcji (ASO, HIV, WZW B i C).

2 Biopsja nerki

Podstawa rozpoznania. Powinna być wykonana szybko. Stwierdzenie półksiężyców w ponad połowie kłębuszków stanowi podstawę morfologiczną do klinicznie rozpoznanego zewnątrzwłośniczkowego kłębuszkowego zapalenia nerek. W mikroskopie świetlnym widoczne są również nacieki w tkance śródmiąższowej, martwica ścian oraz skrzepliny w świetle włośniczek.

Obraz immunofluorescencyjny:

■ typ I – linijne złogi IgG i C3 wzdłuż pętli włośniczkowych,
■ typ II – obraz rozgwieżdżonego nieba (jak w ostrym kłębuszkowym zapaleniu nerek),
■ typ III – brak złogów (czasem niewielkie złogi C3).

Różnicowanie

Przedstawiono w tabeli 14.10.

Leczenie

Podstawą terapii są steroidy i leki cytotoksyczne. Najczęściej rozpoczyna się od pulsów metyloprednizolonu (10 mg/kg mc./dobę) przez 7–10 dni, a następnie podaje się prednizon doustnie – 2 mg/kg mc./dobę (maks. 80 mg/dobę). Po pewnym czasie dawkę steroidów zmniejsza się, ale leczenie trwa długo, nawet do roku, zależnie od odpowiedzi klinicznej i stanu chorego.

Tabela 14.10. Diagnostyka różnicowa w zewnątrzwłośniczkowym kłębuszkowym zapaleniu nerek

	OBJAWY KLINICZNE						BADANIA LABORATORYJNE						
	OGÓLNE	BRZUSZ-NE	PŁUCNE	Gdo	SKÓRNE	STAWO-WE	↓ C3	↑ ASO	ANA	p-ANCA	c-ANCA	ANTI-GBM	EOZYNO-FILIA
OKZN	+						+	+					
MPGN							+						
SLE	+				+	+	+		+				
IgA													
HSP	+/−	+			+	+							
aGBM	+		+									+	
WG	+		+	+	+/−	+/−					+	+/−	+/−
MPA	+		+		+/−	+/−				+		+/−	
C-S	+	+/−	+		+/−	+				+			+
RLV										+			

Gdo – górne drogi oddechowe, OKZN – ostre kłębuszkowe zapalenie nerek, MPGN – błoniasto-rozplemowe kłębuszkowe zapalenie nerek, SLE – toczeń rumieniowaty układowy, IgA – nefropatia IgA, HSP – nefropatia w przebiegu zespołu Schönleina–Henocha, aGBM – nefropatia z przeciwciałami przeciw błonie podstawnej kłębuszków, WG – ziarniniak Wegenera, MPA – mikroskopowe zapalenie naczyń, C-S – zespół Churga–Strauss, RLV – zapalenie naczyń ograniczone do nerek (typ III zewnątrzwłośniczkowego kłębuszkowego zapalenia nerek)

We wszystkich postaciach choroby zaleca się również stosowanie cyklofosfamidu dożylnie (500– –1000 mg/m² przez 3–6 miesięcy) lub doustnie (2 mg/kg mc./dobę). Ze względu na dużą toksyczność tego leku po uzyskaniu remisji chorzy wymagają włączenia azatiopryny lub mykofenolanu mofetylu. Terapię podtrzymującą prowadzi się długo. Przynajmniej rok po uzyskaniu remisji (nawet do 24 miesięcy). Leczenie dużymi dawkami cyklofosfamidu powoduje niepłodność, szczególnie u mężczyzn. Dlatego nastoletnim chłopcom przed terapią zaleca się zamrożenie nasienia.

W leczeniu stosuje się również plazmaferezy, szczególnie wtedy, gdy stwierdza się przeciwciała anti-GBM czy ANCA, choć brak jednoznacznych dowodów na skuteczność tej metody.

Powikłania

Stwierdza się zarówno powikłania choroby, jak i leczenia, a także związane z towarzyszącymi chorobami ogólnoustrojowymi. Terapia immunosupresyjna naraża pacjenta na ciężkie infekcje i możliwość rozwoju chorób nowotworowych w przyszłości.

Rokowanie

Rokowanie w I i III typie jest poważne – brak leczenia skutkuje 80% śmiertelnością. Intensywna terapia pozwala na uzyskanie remisji u większości chorych, jednak ryzyko nawrotu choroby wynosi 30–50%. Lepsze rokowanie dotyczy typu II. Czynniki złej prognozy to ciężka niewydolność nerek na początku choroby i wysoki odsetek (> 80%) półksiężyców włóknistych w biopsji nerki.

Nefropatia IgA

łac. *nephropathia IgA*
ang. immunoglobulin A nephropathy (IgA nephropathy)

Definicja

Nefropatia IgA jest mezangialną glomerulopatią rozplemową charakteryzującą się obecnością masywnych złogów immunoglobuliny klasy A w mezangium.

Epidemiologia

Najczęstsza przyczyna kłębuszkowego zapalenia nerek u dzieci w większości krajów rozwiniętych. Najczęściej występuje w Azji, gdzie jest przyczyną od 25 (Japonia) do 45% (Chiny) pierwotnych kłębuszkowych zapaleń nerek. W USA ok. 10%, a w Europie od 4 do 8%. W USA i krajach Europy Zachodniej wśród chorych obserwuje się przewagę płci męskiej (2 : 1).

Etiologia i patogeneza

Nefropatia IgA jest chorobą kompleksów immunologicznych. W jej powstawaniu biorą udział determinanty genetyczne, immunologiczne i środowiskowe. Czynnik inicjujący w patogenezie stanowi odkładanie się w mezangium złogów z polimerów immunoglobuliny A (podklasy IgA1). Stymulują one komórki mezangium do produkcji licznych cytokin prozapalnych powodujących uszkodzenie kłębuszka. Dochodzi do miejscowej aktywacji dopełniacza na drodze alternatywnej i lektynowej (co nie wpływa na stężenie składowych dopełniacza w surowicy).

Wydaje się, że podstawowe znaczenie dla rozwoju choroby ma nieprawidłowa budowa cząsteczki IgA1, skutkująca powstawaniem polimerów łatwiej wiążących się z mezangium i trudniej usuwalnych z krążenia. Defekt enzymatyczny α1,3-galaktozylotransferazy limfocytów B osób chorych na nefropatię IgA powoduje niemożność przyłączenia do cząsteczki IgA galaktozy, co jest niezbędne, aby IgA połączyło się z receptorem asialoglikoproteinowym w wątrobie. W surowicy chorych na nefropatię IgA stwierdzano krążące kompleksy immunologiczne z pozbawioną galaktozy cząsteczką IgA. To właśnie one wiążą się z mezangium.

W patogenezie nefropatii IgA istotną rolę przypisuje się czynnikom genetycznym. Choroba może występować rodzinnie. Wykazano związek antygenów zgodności tkankowej HLA B12, Bw35 i B37 oraz HLA-DR1 i DR4 z jej rozwojem, a także wpływ polimorfizmu genów kodujących składowe układu renina–angiotensyna na jej przebieg. Genotyp DD powodujący większą aktywność enzymu konwertującego angiotensynę wiąże się z gorszym rokowaniem (szybciej postępujące włóknienie).

W patogenezie choroby mają znaczenie liczne czynniki środowiskowe stymulujące wytwarzanie IgA, m.in. obecność bakterii (paciorkowce β-hemolizujące) i wirusów (wirus grypy) na błonie śluzowej układu oddechowego, HIV, gluten, białka mleka krowiego, *Helicobacter pylori* i *Escherichia coli*. Nefropatia IgA może być wynikiem dysregulacji odpowiedzi immunologicznej związanej z IgA na błonach śluzowych. Każda infekcja lub antygen może inicjować produkcję i uwalnianie patologicznych polimerów IgA do krążenia, skąd przedostają się do mezangium.

Dla rozwoju choroby kluczowe są 4 elementy:

- tworzenie krążących kompleksów immunologicznych mających tendencję (chemiczną i biologiczną) do odkładania się w mezangium,
- zdolność układu siateczkowo-śródbłonkowego do efektywnego usuwania z krążenia potencjalnie patogennych kompleksów IgA i agregatów nieprawidłowych polimerów nieglikozylowanego IgA1,
- podatność komórek mezangium na akumulację złogów IgA1 o nieprawidłowej budowie,
- wrodzona predyspozycja nerek do inicjowania wzmożonej reakcji z uszkodzeniem kłębuszków i włóknieniem śródmiąższu.

Obserwuje się podobieństwo patogenetyczne nefropatii IgA i choroby Schönleina–Henocha. Niektórzy autorzy traktują tę ostatnią jako ogólnoustrojową postać nefropatii IgA.

Obraz kliniczny

Manifestacje kliniczne choroby:

- nawracające epizody krwiomoczu (najczęstsza postać, 75% przypadków w USA) – zwykle w czasie infekcji dróg oddechowych, niekiedy z towarzyszącym bólem okolicy lędźwiowej wywołanym napinaniem się torebki otaczającej nerkę; obraz kliniczny może bardzo przypominać napad kolki nerkowej; krwiomocz zwykle ustępuje samoistnie po 2–4 dniach,
- krwinkomocz i łagodny białkomocz – są wykrywane przypadkowo lub podczas badania moczu w ramach programów prowadzonych wśród zdrowych dzieci,
- zespół nerczycowy lub gwałtownie postępujące kłębuszkowe zapalenie nerek (w 7% przypadków).

U 25% dzieci z nefropatią IgA w momencie rozpoznania choroby stwierdza się nadciśnienie tętnicze, u 10% cechy ostrej niewydolności nerek, a u mniej niż 5% przewlekłą niewydolność nerek.

Przebieg naturalny

Bardzo zmienny, od stosunkowo łagodnego, niewymagającego leczenia lub jedynie z renoprotekcją, do bardzo burzliwego, kończącego się utratą funkcji nerek. Najczęściej chorzy długo pozostają w dobrym stanie. Epizody zaostrzeń pod postacią makroskopowego krwiomoczu zdarzają się w czasie infekcji dróg oddechowych. Gorszy przebieg obserwuje się u dzieci bez krwinkomoczu w związku z późniejszym rozpoznaniem choroby.

Metody diagnostyczne

Nie ma żadnych badań serologicznych charakterystycznych dla nefropatii IgA. Zwykle stwierdza się podwyższone stężenie immunoglobuliny A, ale czułość i swoistość tego badania jest zbyt niska, aby można było je traktować jako istotne diagnostycznie. Chory wymaga badań niezbędnych dla wykluczenia innych postaci KZN, jednak by postawić rozpoznanie, należy wykonać biopsję nerki. Decydujące jest badanie immunofluorescencyjne, potwierdzające przewagę złogów IgA. Towarzyszyć im mogą złogi C3, rzadziej IgG i IgM. Nefropatia IgA przebiega najczęściej jako mezangialno-rozplemowe kłębuszkowe zapalenie nerek.

Czynnikami ryzyka progresji choroby są:

- stwardnienie kłębuszków,
- atrofia cewek,
- włóknienie śródmiąższu,
- złogi immunologiczne we włośniczkach i mezangium,
- zmiany w naczyniach i tworzenie półksiężyców.

Zmiany histopatologiczne mogą być różnie nasilone. Z tego względu stworzono klasyfikacje mające na celu ocenę ryzyka progresji choroby i ułatwienie podjęcia decyzji o wyborze leczenia. Najczęściej stosowana jest pięciostopniowa skala WHO – klasa 1 to zmiany minimalne, a klasa 5 – ogniskowe stwardnienie kłębuszków lub obecność półksiężyców w > 50% kłębuszków. Próbą stworzenia skali numerycznej jest coraz szerzej obecnie stosowana tzw. skala oksfordzka, która 4 cechom stwierdzanym w biopsji nerki (zwiększona komórkowość mezangium, segmentalne stwardnienie, rozplem komórek śródbłonka, atrofia cewek/włóknienie śródmiąższu) przypisuje punkty 0 lub 1.

Różnicowanie

W okresie izolowanego krwiomoczu i krwinkomoczu choroba wymaga różnicowania z innymi przyczynami tych stanów (patrz str. 660). Różnicuje się też z innymi rodzajami przewlekłych kłębuszkowych zapaleń nerek.

Leczenie

Nie ma jednoznacznych zaleceń, co do stosowania określonych leków w leczeniu nefropatii IgA. Działania terapeutyczne można podzielić na mające na celu spowolnienie progresji choroby i niespecyficzne dla nefropatii IgA (leczenie renoprotekcyjne i hipotensyjne) oraz stosowanie glikokortykosteroidów i innych leków immunosupresyjnych. Zasady stosowania poszczególnych leków:

- izolowany krwinkomocz, prawidłowe GFR – bez leczenia,
- leczenie hipotensyjne dla utrzymania wartości ciśnienia < 90. centyla u dzieci bez białkomoczu i bliskich 50. centyla u dzieci z białkomoczem,
- długotrwała renoprotekcja – jeśli wskaźnik białkowo/kreatyninowy wynosi > 0,5 lub stwierdza się białkomocz rzędu 0,5–1 g/dobę,
- przy białkomoczu > 1 g/dobę – próba renoprotekcji + leczenie hipotensyjne przez 3–4 miesiące, przy braku poprawy prednizon przez 6 miesięcy,
- przy białkomoczu nerczycowym – prednizon + renoprotekcja, przy braku poprawy dołącza się inne leki immunosupresyjne (cyklofosfamid, potem azatiopryna),
- jeśli półksiężyce występują w 20–50% kłębuszków – pulsy z metyloprednizolonu przed steroidoterapią doustną,
- jeśli półksiężyce występują w > 50% kłębuszków – leczenie jak w zewnątrzwłośniczkowym kłębuszkowym zapaleniu nerek (plazmaferezy, pulsy z metyloprednizolonu, cyklofosfamid),
- można rozważyć włączenie leczenia objawowego – statyn w razie zaburzeń lipidowych czy allopurinolu przy hiperurykemii, otyłych pacjentów należy motywować do schudnięcia,
- u dzieci ze wskazaniami do renoprotekcji niektórzy autorzy zalecają stosowanie oleju rybiego, choć nie ma jednoznacznych dowodów na skuteczność takiej terapii,
- należy dążyć do usunięcia wszystkich źródeł infekcji – likwidacji ognisk próchnicy, wykonania tonsilektomii w razie nawrotów angin i zapaleń gardła.

Rokowanie

U dzieci z nefropatią IgA może dojść do pełnego ustąpienia objawów choroby, przewlekłej choroby nerek lub do ich schyłkowej niewydolności. U dzieci i dorosłych bez białkomoczu i cech niewydolności nerek rokowanie jest dobre, a postęp choroby bardzo wolny. Według danych amerykańskich po 10 latach od początku choroby dializ wymagało ok. 15% dzieci z nefropatią IgA, a po 20 latach – 27%. W Japonii w ciągu 10 lat od początku choroby schyłkową niewydolność nerek rozwija 5% dzieci.

Choroba nawraca w nerce przeszczepionej w 35– –60% przypadków, co u 7–10% pacjentów prowadzi do utraty przeszczepu.

Błoniasto-rozplemowe (mezangio-kapilarne) kłębuszkowe zapalenie nerek

łac. *glomerulonephritis membranoproliferativa/ /mesangiocapillaris*

ang. mesangioproliferative/mesangiocapillary glomerulonephritis

Definicja
Nefropatia, w przebiegu której dochodzi do rozlanej proliferacji mezangium i pogrubienia ścian włośniczek wewnątrz kłębuszków nerkowych.

Epidemiologia
Stanowi ok. 5% rozpoznawanych przypadków kłębuszkowego zapalenia nerek u dzieci, najczęściej występuje w 2. dekadzie życia.

Etiologia i patogeneza
Etiologia postaci pierwotnych jest nieznana. Postacie wtórne rozwijają się w przebiegu zakażeń gronkowcowych i paciorkowcowych, tocznia rumieniowatego układowego, zapalenia wątroby typu B i C oraz krioglobulinemii typu II. Wskutek obecności tzw. czynnika nefrytycznego C3 (C3 nephritic factor, C3 NeF – autoprzeciwciało skierowane przeciw konwertazie C3) dochodzi do pobudzenia układu dopełniacza, zmniejszenia stężenia jego składowych w surowicy krwi oraz nasilenia produkcji czynników chemotaktycznych (C5a) i opsonin (C3b). Powodują one uwalnianie proteaz z lokalnie nagromadzonych leukocytów. Uszkodzona zostaje błona filtracyjna kłębuszka. Wskutek działania cytokin i czynników wzrostowych dochodzi też do nadmiernej proliferacji mezangium.

Obraz kliniczny
Białkomocz o różnym nasileniu (od umiarkowanego do nerczycowego), krwinkomocz, upośledzenie czynności nerek, nadciśnienie tętnicze i niedokrwistość.

Metody diagnostyczne
Podstawą rozpoznania jest biopsja nerki. Typy choroby:

- typ I (najczęstszy) – obecność złogów pod śródbłonkiem kapilar, pogrubienie ścian naczyń, rozplem mezangium i podwójne okonturowanie błony podstawnej,
- typ II (choroba gęstych depozytów) – obecność dużej liczby depozytów w błonie podstawnej,
- typ III – obecność złogów pod nabłonkiem; niekiedy stwierdza się także półksiężyce (10–15% przypadków), co upoważnia do klinicznego rozpoznania gwałtownie postępującego kłębuszkowego zapalenia nerek.

Badania dodatkowe to przede wszystkim ocena układu dopełniacza – niskie stężenie C3 (najczęściej w typie II), niekiedy także C1q i C4.

Różnicowanie
Z ostrym popaciorkowcowym kłębuszkowym zapaleniem nerek o ciężkim przebiegu. Na etiologię błoniasto-rozplemową wskazuje długie utrzymywanie się objawów klinicznych oraz niskiego stężenia C3 występujące po ponad 6–8 tygodniach od zachorowania. Ostatecznie decyduje wynik biopsji nerki.

Leczenie
Nie ma jednoznacznych zaleceń.

- Chorych z łagodnym przebiegiem klinicznym (bez zespołu nerczycowego, niewydolności nerek i nadciśnienia tętniczego) nie leczy się wcale.
- W przypadkach o średnio ciężkim nasileniu objawów stosuje się steroidoterapię – prednizon w dawce 40 mg/m²/48 h przez 6 miesięcy, a następnie w przypadku poprawy lub stabilizacji objawów stopniowo zmniejsza się dawkę (20–15– 10 mg/m²/48 h), kontynuując terapię przez 4 lata.
- W cięższych przypadkach przewlekła steroidoterapia doustna może być poprzedzona podaniem 6 dawek uderzeniowych metyloprednizolonu dożylnie (30 mg/kg mc./dawkę co drugi dzień). Przy niepowodzeniu leczenia łącznie ze steroidami podaje się cyklofosfamid.

Wspomagająco, w celu obniżenia strat białka, stosuje się inhibitory konwertazy angiotensyny. Dawniej zalecana przewlekła terapia dipirydamolem i aspiryną nie poprawia rokowania.

Rokowanie

Rokowanie nie jest dobre. Połowa nieleczonych chorych z czasem rozwija przewlekłą niewydolność nerek. Po 10 latach czynność nerek zachowuje od 61 do 84% pacjentów poddawanych terapii. Czynniki obciążające rokowanie to typ II choroby, występowanie zespołu nerczycowego na początku choroby, obniżenie przesączania kłębuszkowego po upływie roku obserwacji oraz obecność nasilonych zmian przewlekłych w tkance śródmiąższowej nerki w bioptacie.

Błoniaste kłębuszkowe zapalenie nerek

łac. *glomerulonephritis membranosa*
ang. membranous glomerulonephritis

Definicja

Nefropatia rozwijająca się wskutek uszkodzenia błony podstawnej kłębuszków nerkowych przez kompleksy immunologiczne, co powoduje białkomocz i jego skutki kliniczne.

Epidemiologia

U dzieci występuje rzadko. Jest rozpoznawane u 2–6% chorych z zespołem nerczycowym, w większości w postaci wtórnej.

Etiologia i patogeneza

Pierwotna nefropatia błoniasta u dzieci występuje bardzo rzadko. Rozwija się z nieznanego powodu wskutek tworzenia się kompleksów immunologicznych w miąższu nerek. Ich obecność w podnabłonkowej części kłębuszków skutkuje aktywacją układu dopełniacza i powstawaniem tzw. zespołu ataku błonowego (C5b–C9). Wywołuje on lokalny stan zapalny i białkomocz.

U dzieci dominuje nefropatia błoniasta wtórna do:

- zakażeń – wirusem zapalenia wątroby, zarodźcem malarycznym czy krętkiem bladym,
- obecności chorób układowych – toczeń rumieniowaty układowy, sarkoidoza,
- stosowania leków – penicilamina, kaptopryl, niesteroidowe leki przeciwzapalne, sole złota,
- chorób nowotworowych.

W rejonach zwiększonej zachorowalności na WZW B choroba występuje częściej.

Obraz kliniczny

W większości przypadków choroba manifestuje się zespołem nerczycowym (70%), rzadziej bezobjawowym białkomoczem (30%). U 70% chorych występuje krwinkomocz, u 2% krwiomocz, a u 20% nadciśnienie tętnicze. Niewydolność nerek w chwili ustalenia rozpoznania stwierdza się u ok. 5% pacjentów. W wielu przypadkach dochodzi do samoistnych remisji.

Metody diagnostyczne

1 Biopsja nerki

Podstawą rozpoznania jest swoisty obraz patomorfologiczny bioptatu nerki w mikroskopie świetlnym oraz obecność złogów podnabłonkowych w kapilarach kłębuszków potwierdzona w mikroskopie elektronowym.

2 Badania laboratoryjne

- Badanie moczu (obecność nerczycowego białkomoczu).
- Badania z krwi:
  - oceniające czynność nerek,
  - lipidogram,
  - układ dopełniacza (stężenie C3 i C4 jest prawidłowe w postaci idiopatycznej, ale obniżone w postaciach wtórnych do WZW B i SLE),
  - obecność krążących kompleksów immunologicznych,
  - obecność zakażeń wirusowych,
  - w kierunku różnicowania przyczyn wtórnych (diagnostyka SLE, choroby nowotworowej, sarkoidozy).

Do rozpoznania postaci wtórnej do WZW B upoważnia wykrycie HBV DNA w surowicy krwi przy jednoczesnej obecności w bioptacie nerki (niezależnie od obecności typowych zmian morfologicznych) antygenów i fragmentów genomu HBV w kłębuszkowych depozytach immunologicznych.

Leczenie

We wszystkich przypadkach wtórnych należy przede wszystkim wdrożyć terapię swoistą dla choroby podstawowej. W przypadku braku samoistnej remisji przewlekłego aktywnego zapalenia wątroby typu B stosuje się półroczną terapię interferonem. Osiągnięcie serokonwersji pozwala na uzyskanie trwałej remisji glomerulopatii w większości przypadków. Objawy zespołu nerczycowego ustępują zwykle po upływie kilku miesięcy, niemniej białkomocz o niewielkim nasileniu może się utrzymywać do 4 lat.

W przypadkach idiopatycznych i przebiegających łagodnie (bez zespołu nerczycowego, upośledzenia czynności nerek i nadciśnienia tętniczego) ze względu na wysoką częstość samoistnych remisji należy odroczyć decyzję o włączeniu steroidoterapii lub immunosupresji o 6 miesięcy obserwacji.

W przypadkach idiopatycznych o cięższym przebiegu stosuje się prednizon w dawce 2 mg/kg mc./ /dobę (nie przekraczając 60 mg/dobę) przez okres od 1 do 2 miesięcy. Następnie redukuje się ją do 60–30– 15–10 mg/m^2 powierzchni ciała/48 h w tempie zależnym od odpowiedzi klinicznej. Łącznie leczenie trwa od 6 miesięcy do nawet 5 lat.

W przypadkach bezobjawowego białkomoczu należy stosować inhibitory konwertazy angiotensyny. Inne elementy terapii mają charakter objawowy, tak jak w zespole nerczycowym.

Rokowanie

W ciągu 5 lat niewydolność nerek rozwinie się u 20% pacjentów, u których choroba przebiega z zespołem nerczycowym i nadciśnieniem tętniczym. W bezobjawowym białkomoczu i w przypadkach wtórnych, wtedy gdy udało się skutecznie wyleczyć chorobę podstawową, rokowanie jest dobre.

Nefropatia toczniowa

łac. *nephritis luposa*

ang. lupus nephritis

Definicja

Choroba nerek rozwijająca się w przebiegu tocznia rumieniowatego układowego, manifestująca się przede wszystkim jako kłębuszkowe zapalenie nerek, rzadziej jako śródmiąższowe zapalenie nerek lub tubulopatia.

Epidemiologia

Nefropatia występuje u od 20 do 80% młodocianych pacjentów z toczniem rumieniowatym układowym. Zachorowalność na toczeń w tej grupie wiekowej ocenia się na 0,5–0,6 : 100 000.

Etiologia i patogeneza

Rozdz. 18 „Reumatologia wieku rozwojowego".

Obraz kliniczny

Objawy nefropatii to:

- białkomocz (90% chorych),
- krwinkomocz (70%),
- tubulopatie (60–80%),
- upośledzenie czynności nerek (50%).

Tabela 14.11. Skrócona klasyfikacja nefropatii tIocznIowej [wg International Society of Nephrology i Renal Pathology Society]

KLASA	OBRAZ PATOMORFOLOGICZNY
I	Minimalne zmiany mezangialne (minimal mesangial lupus nephritis)
II	Rozplem mezangium (mesangial proliferative lupus nephritis)
III	Ogniskowa glomerulopatia (focal lupus nephritis)
IV	Rozlane zmiany rozplemowe (IV S – diffuse segmental lupus nephritis; IV G – global lupus nephritis)
V	Nefropatia błoniasta (membranous lupus nephritis)
VI	Zaawansowane stwardnienie kłębuszków (advanced sclerotic lupus nephritis)

Metody diagnostyczne

Podstawą rozpoznania jest jawny obraz kliniczny nefropatii (tab. 14.11) u chorego z potwierdzonym toczniem rumieniowatym układowym oraz biopsja nerki.

Leczenie

- Klasa I i II – bez swoistej terapii (poza stosowaną ze wskazań ogólnych).
- Klasa III i IV – metyloprednizolon 30 mg/kg mc./ /dawkę dożylnie (≤ 1 g) i cyklofosfamid 0,25– –1,0 g/m^2 dożylnie (dawka zależnie od czynności nerek) co 1 miesiąc, łącznie 6 dawek (indukcja), następnie azatiopryna 2 mg/kg mc. lub mykofenolan mofetylu 0,6–1,2 g/m^2/dobę (leczenie podtrzymujące); alernatywnie zamiast metyloprednizolonu można stosować prednizon 2 mg/kg mc./ /dobę doustnie.
- Klasa V – prednizon 2 mg/kg mc./dobę doustnie oraz cyklosporyna A w dawce początkowej 5 mg/kg mc./dobę, a następnie dobieranej tak, by utrzymywać stężenie leku we krwi na poziomie 90–110 ng/ml. W przypadku obecności półksiężyców w obrazie patomorfologicznym leczenie jest takie jak w klasie IV, ze skojarzonym wykonywaniem plazmaferezy.
- W przypadkach opornych na standardowe leczenie można podawać rytuksymab w dawce 375 mg/ /m^2 lub 750 mg/m^2 dożylnie co 2 tygodnie pod kontrolą liczby limfocytów B CD19 we krwi obwodowej.

Rokowanie

Zależy od ciężkości przebiegu klinicznego i odpowiedzi na leczenie. W przypadkach nefropatii IV klasy prawdopodobieństwo 5-letniego utrzymania czynności nerek wynosi ok. 80%.

Nefropatia w przebiegu choroby Schönleina–Henocha

łac. *Henoch–Schönlein nephritis*
ang. Henoch-Schönlein nephritis

Definicja

Zgodnie z definicją przyjętą przez Chapel Hill Consensus Group choroba Schönleina–Henocha to zapalenie drobnych naczyń przebiegające z dominującą obecnością złogów IgA zlokalizowanych w skórze, jelicie i kłębuszkach nerkowych, któremu towarzyszy ból lub zapalenie stawów. Postać z dominującymi objawami nerkowymi bywa określana mianem zapalenia nerek lub nefropatii w przebiegu choroby Schönleina–Henocha.

Epidemiologia

Roczna zapadalność na chorobę Schönleina–Henocha w populacji dziecięcej wynosi 13–18 : 100 000. Około ¾ przypadków ujawnia się < 10. rż. Częściej występuje u chłopców. Około 60% dzieci ma objawy nefropatii.

Etiologia i patogeneza

Występowanie choroby Schönleina–Henocha opisywano w związku z obecnością licznych antygenów, takich jak wirusy (odry, różyczki, świnki, parwowirus B19, *Coxsackie*, adenowirusy), *Mycoplasma*, *Toxocara*, ameba, *Salmonella hirschfeldi*, *Clostridium difficile*, *Morganella morganii*, *Streptococcus*, *Legionella*, *Helicobacter pylori*, antygeny lekowe (wankomycyna, ranitydyna, streptokinaza, cefuroksym, diklofenak, enalapryl, kaptopryl) oraz nowotworowe w przebiegu białaczki, chłoniaka, raka piersi, drobnokomórkowego raka płuca i zespołów mielodysplastycznych.

Podłożem patologicznym objawów pozanerkowych w chorobie Schönleina–Henocha jest leukocytoklastyczne zapalenie naczyń z naciekiem złożonym z granulocytów i komórek jednojądrowych. W ścianie naczyń i nacieku stwierdza się dużą ilość IgA i C3. W nefropatii dominującym zaburzeniem jest odkładanie się IgA1 i C3 w kłębuszkach. U chorych stwierdza się zwiększenie stężenia ubogiego w galaktozę

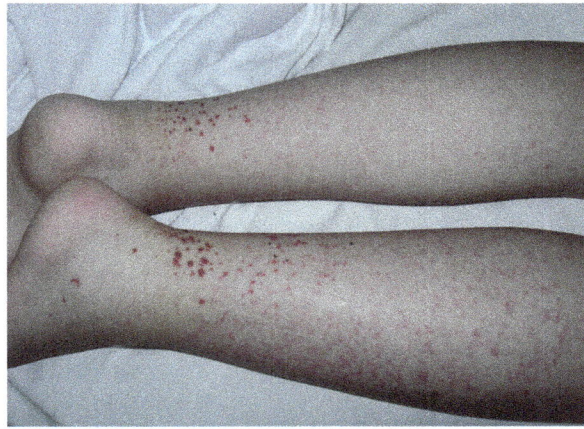

Rycina 14.8. Charakterystyczne zmiany skórne u pacjenta z zespołem Schönleina–Henocha.

IgA w surowicy krwi i obecność krążących kompleksów immunologicznych zawierających IgA.

Obraz kliniczny

Objawy pozanerkowe (ryc. 14.8) choroby Schönleina–Henocha opisano w rozdz. 18 „Reumatologia wieku rozwojowego".

Objawy nefropatii o szerokim spektrum występują u 40–60% pacjentów. Najczęściej stwierdza się krwinkomocz (niemal 100% chorych z nefropatią), białkomocz (70–90%) i przemijające upośledzenie czynności nerek (20–40%). W połowie przypadków ostry rzut choroby jest poprzedzony zakażeniem dróg oddechowych, a objawy skórne ustępują samoistnie po ok. 2 tygodniach.

Przebieg naturalny

Przebieg naturalny zależy od wstępnego obrazu klinicznego. Postacie łagodne przebiegają z niewielkim krwinkomoczem i/lub białkomoczem i ustępują samoistnie lub pod wpływem leczenia. W postaciach o gwałtownej prezentacji często rozwija się niewydolność nerek.

Metody diagnostyczne

Rozpoznanie nefropatii sugeruje obecność krwinkomoczu, białkomoczu i podwyższonego stężenia kreatyniny w surowicy. Diagnozę potwierdza biopsja nerki.

International Study of Kidney Diseases in Childhood zaleca podział zmian obserwowanych w mikroskopie świetlnym na VI klas. Stałym objawem jest obecność złogów IgA i C3 w mezangium i w pętlach naczyniowych kłębuszka. Badanie w mikroskopie elektronowym ujawnia gęste złogi IgA1 i C3 w mezangium i podśródbłonkowo. Stosowanie skali ilościowej (i półilościowej) dla zmian ostrych i przewlekłych pozwala na określenie efektywności leczenia (przy powtarzaniu biopsji nerki) i rokowania.

Wartość diagnostyczną ma także biopsja skóry.

Różnicowanie
Przede wszystkim z nefropatią IgA – głównym elementem różnicującym jest obecność plamicy.

Leczenie
Postacie łagodne, bez objawów nefropatii, nie wymagają farmakoterapii. Przy znacznym nasileniu objawów stosuje się steroidoterapię, a w przypadkach o gwałtownym przebiegu steroidy kojarzy się z cyklofosfamidem i plazmaferezą. Inne metody nie są jednoznacznie potwierdzone.

Powikłania
Nadciśnienie tętnicze i niewydolność nerek.

Rokowanie
Rokowanie w chorobie Schönleina–Henocha w większości przypadków o łagodnym i średnim nasileniu objawów jest dobre – albo choroba ma charakter samoograniczający się, albo uzyskuje się zadowalający efekt farmakoterapii. Ogólne ryzyko rozwoju przewlekłej niewydolności nerek wynosi ok. 5% i wykazuje korelację z nasileniem objawów na początku choroby. W przypadkach najcięższych rośnie do 33%.

14.8 *Helena Ziółkowska, Ryszard Grenda*
CEWKOWO-ŚRÓDMIĄŻSZOWE ZAPALENIE NEREK

łac. *nephritis tubulointerstitialis*
ang. tubulointerstitial nephritis (TIN)

Definicja
Heterogenna grupa chorób o różnej etiopatogenezie, w których naciek zapalny, obrzęk i włóknienie dotyczą cewek nerkowych i/lub śródmiąższu, podczas gdy kłębuszki i naczynia pozostają wolne od procesu chorobowego.

Epidemiologia
Cewkowo-śródmiąższowe zapalenie nerek jest przyczyną 8–25% przypadków ostrej niewydolności nerek u dorosłych i 7% u dzieci, a także 22–33% przypadków przewlekłej niewydolności tego narządu. Przewlekłe cewkowo-śródmiąższowe zapalenie nerek u dzieci jest często skojarzone z nefropatiami zaporowymi i odpływami pęcherzowo-moczowodowymi,

które stanowią istotną przyczynę schyłkowej niewydolności nerek.

Ostre cewkowo-śródmiąższowe zapalenie nerek

łac. *nephritis tubulointerstitialis acuta*
ang. acute tubulointerstitial nephritis

Definicja
Cewkowo-śródmiąższowe zapalenie nerek skojarzone z ostrą odpowiedzią zapalną i szybkim pogorszeniem funkcji nerek. Trwa krócej niż 3 miesiące. Po usunięciu czynnika wywołującego zwykle dochodzi do pełnej poprawy.

Etiologia i patogeneza
Podstawowe przyczyny wywołujące chorobę można podzielić na 4 grupy.

1 Leki
Lista leków opisanych jako przyczyny ostrego cewkowo-śródmiąższowego zapalenia nerek jest długa. Najczęściej wymienia się penicyliny (szczególnie metycylinę), niesteroidowe leki przeciwzapalne, rifampicynę i sulfonamidy. Uszkodzenie nerek jest tu rzadką reakcją o charakterze idiosynkrazji. Stopień uszkodzenia nie zależy od dawki. Reakcja często występuje po kolejnym podaniu. Opisywane są przypadki wystąpienia choroby po lekach podobnych strukturalnie, np. po podaniu cefalosporyn chorym, u których wcześniej dolegliwości wywołała penicylina.

2 Infekcje
Czynnikiem sprawczym mogą być zarówno drobnoustroje znajdujące się w nerce (np. w odmiedniczkowym zapaleniu nerek), jak i w innych miejscach ustroju (reakcja immunologiczna). Do wystąpienia choroby mogą przyczynić się praktycznie wszystkie drobnoustroje, ale najczęściej wymieniane to *Legionella*, *Leptospira*, wirus cytomegalii i paciorkowce.

3 Przyczyny immunologiczne
Chorobę mogą wywołać przeciwciała, kompleksy immunologiczne i limfocyty T. Wiąże się ona z toczniem rumieniowatym układowym, gdy nieprawidłowości w tkance śródmiąższowej towarzyszą uszkodzeniom kłębuszków nerkowych. Charakterystyczne zmiany można również stwierdzić w błoniastym kłębuszkowym zapaleniu nerek i nefropatii IgA.

4 Idiopatyczne

W patogenezie podstawową rolę odgrywają immunologiczne reakcje nadwrażliwości, które prowadzą do uszkodzenia tkanki śródmiąższowej.

■ Niektóre antygeny pochodzące z własnych komórek nerki (antygeny nefrytogenne) w pewnych sytuacjach stymulują powstanie autoprzeciwciał. Do najbardziej znanych należą antygen 3M-1 (tzw. TIN antygen), megalina (białko Heymanna) i białko Tamma–Horsfalla. W rzadkich przypadkach dochodzi do powstania przeciwciał przeciw błonie podstawnej komórek cewkowych (anti-tubular basement membrane antibodies, anti-TBM). Antygenem jest wtedy TIN antygen.

■ Zmiana antygenowości tkanki śródmiąższowej i/lub komórek cewek – ten mechanizm może być uruchomiony przez lek lub drobnoustrój, który wiążąc się z natywnymi białkami nerki, zmienia ich charakter.

■ Wywoływanie krzyżowych reakcji immunologicznych wskutek podobieństwa np. cząsteczek leków czy drobnoustrojów do białek nerki (tzw. mimikra antygenowa).

■ Odkładanie się antygenów lub kompleksów immunologicznych w tkance śródmiąższowej i błonie podstawnej cewek.

■ Tworzenie kompleksów immunologicznych *in situ* w tkance śródmiąższowej.

Czynniki genetyczne wpływają na ekspresję antygenów (np. w nefronoftyzie stwierdzono defekt antygenu TIN) i sposób odpowiedzi immunologicznej na nie. W reakcji immunologicznej w cewkowo-śródmiąższowym zapaleniu nerek podstawową rolę odgrywają limfocyty T. Genetycznie uwarunkowane zaburzenia regulacji limfocytów B/T i sposobu prezentacji antygenu mają znaczenie w rozwoju uszkodzenia tkanek.

Choroba może rozwinąć się również po bezpośrednim uszkodzeniu komórek przez czynnik cytotoksyczny, np. aminoglikozyd.

Obraz kliniczny

Obraz kliniczny jest wynikiem nakładania się objawów wynikających z ogólnoustrojowego odczynu zapalnego, choroby podstawowej i rozwijającej się ostrej niewydolności nerek (tab. 14.12). Nasilenie objawów może być różne, od bezobjawowego wzrostu stężenia mocznika i kreatyniny w surowicy krwi, do masyw-

Tabela 14.12. Objawy kliniczne w ostrym cewkowo-śródmiąższowym zapaleniu nerek

OGÓLNOUSTROJOWE	ZWIĄZANE Z OSTRĄ NIEWYDOLNOŚCIĄ NEREK
■ Gorączka ■ Wysypki ■ Bóle stawowe ■ Nudności ■ Wymioty ■ Osłabienie ■ Utrata apetytu, spadek masy ciała ■ Zapalenie tęczówki (TINU syndrome) ■ Bóle głowy	■ Oliguria (postacie nieoliguryczne w 40–50% przypadków) ■ Bóle w okolicy lędźwiowej (rozciąganie torebki nerkowej) ■ Nudności, wymioty ■ Polidypsja ■ Osłabienie siły mięśniowej ■ Kurcze mięśniowe

nej ogólnoustrojowej reakcji zapalnej. Większość chorych prezentuje niespecyficzne objawy ogólne (nudności, wymioty, osłabienie) i narastające cechy niewydolności nerek.

W chorobie polekowej objawy zaczynają się zwykle 3–5 dni po powtórnej ekspozycji na dany lek, choć opisuje się wystąpienie objawów od 1. dnia (rifampicyna) do 18 miesięcy (NLPZ) po kontakcie z lekiem. Klasyczna triada objawów ogólnych w polekowym zapaleniu nerek to:

■ wysypka,
■ gorączka,
■ eozynofilia.

W chorobie po penicylinach wysypkę stwierdza się w 50% przypadków, gorączkę w 75% przypadków, a eozynofilię w 80% przypadków. Współwystępowanie wszystkich tych objawów dotyczy 30% pacjentów.

Ostra niewydolność nerek związana z ostrym cewkowo-śródmiąższowym zapaleniem nerek przebiega z zachowaniem diurezy u 40–50% chorych, co stanowi dodatkową przyczynę opóźnienia rozpoznania.

Specyficzną manifestacją jest postać z zajęciem nerek i zapaleniem błony naczyniowej oka (tubulointerstitial nephritis and uveitis, TINU syndrome). U 65% chorych objawy zapalenia nerek (gorączka, osłabienie, bóle stawowe, mięśniowe i w okolicy lędźwiowej, postępująca ostra niewydolność nerek) wyprzedzają objawy oczne o 1–14 miesięcy. Manifestacja oczna (ból, zaczerwienienie oczu), jeśli wystąpi pierwsza, pojawia się do 2 miesięcy przed objawami nerkowymi. U 77% pacjentów stwierdza się ją obustronnie.

W 80% przypadków zapalenie obejmuje wyłącznie błonę naczyniową oka. U pozostałych chorych może powodować obrzęk tarczy nerwu wzrokowego, zaćmę i jaskrę.

Metody diagnostyczne

1 Badania laboratoryjne

We krwi stwierdza się wzrost stężenia kreatyniny i mocznika, kwasicę metaboliczną, niedokrwistość i eozynofilię. W moczu obserwuje się krwinkomocz, niebakteryjną leukocyturię i wałeczki leukocytarne. Objawem charakterystycznym dla ostrego cewkowo--śródmiąższowego zapalenia nerek (ale występującym również w innych zapalnych nefropatiach) jest eozynofiluria (> 1% eozynofili wśród leukocytów w moczu). Białkomocz najczęściej nie przekracza utraty 1 g białka/dobę. Białkomocz nerczycowy może występować w postaciach choroby po stosowaniu NLPZ, soli litu, ampicyliny i rifampicyny.

W zależności od miejsca uszkodzenia cewki nerkowej stwierdza się odmienne objawy kliniczne:

- uszkodzenie cewki bliższej (w postaci zespołu Fanconiego) – aminoacyduria, glikozuria, hiperfosfaturia, objaw rzadko występujący w ostrym typie choroby, częstszy w typie przewlekłym,
- uszkodzenie cewki dalszej – kwasica dystalna,
- uszkodzenie pętli nefronu – zaburzenia zagęszczania moczu (wielomocz, polidypsja, nykturia),
- uszkodzenie cewki zbiorczej – moczówka nerkowa.

2 Biopsja nerki

Wykonywana przy niejednoznaczności objawów klinicznych i laboratoryjnych. Wykazuje obecność w śródmiąższu nacieków z komórek jednojądrzastych, złożonych głównie z limfocytów T. W ostrych przypadkach stwierdza się nacieki limfocytów między komórkami nabłonka cewek (tubulitis). Eozynofile stwierdza się głównie w postaci polekowej, a w postaciach poinfekcyjnych dominują granulocyty. Może wystąpić martwica komórek cewkowych wraz z cechami ich regeneracji oraz obrzęk tkanki śródmiąższowej.

Badanie immunofluorescencyjne może wykazać:

- nieobecność złogów,
- złogi kompleksów immunologicznych wzdłuż błony podstawnej komórek cewkowych,
- linijne złogi IgG i dopełniacza wzdłuż błony podstawnej komórek cewkowych.

Ze względu na niespecyficzny obraz ostre cewkowo-śródmiąższowe zapalenie nerek powinno się podejrzewać w każdym przypadku ostrej niewydolności nerek o niejasnej przyczynie.

Leczenie

Zawsze należy usunąć potencjalny czynnik sprawczy, czyli odstawić podejrzane leki i wyleczyć infekcje. U wielu chorych powoduje to samoistną poprawę i nie wymagają oni dodatkowego leczenia. Jeśli usunięcie domniemanego czynnika wywołującego nie przynosi spodziewanej poprawy, należy rozpocząć leczenie prednizonem w dawce 1–2 mg/kg mc./dobę przez 4 tygodnie, a potem powinno się zmniejszać dawkę. W stanach z ciężką ostrą niewydolnością nerek można rozpocząć steroidoterapię od podania dożylnie 1–3 dawek uderzeniowych metyloprednizolonu (5–10 mg/kg mc./dawkę).

Rokowanie

U dzieci zwykle dobre – dochodzi do pełnego wyzdrowienia. Gorsze rokowanie dotyczy pacjentów, u których oliguria przedłuża się > 3 tygodni oraz dotkniętych inną chorobą nerek przed pojawieniem się tego zapalenia. Znaczniejszy wzrost stężenia kreatyniny i ciężki przebieg choroby nie pogarszają odległego rokowania u dzieci, niemniej u dorosłych w ok. 30% przypadków choroba przechodzi w postać przewlekłą.

14.8.2

Przewlekłe cewkowo-śródmiąższowe zapalenie nerek

łac. *nephritis tubulointerstitialis chronica*
ang. chronic tubulointerstitial nephritis

Definicja

Cewkowo-śródmiąższowe zapalenie nerek trwające dłużej niż 3 miesiące. Przebiega skąpoobjawowo. Charakteryzuje się powolnym pogarszaniem funkcji nerek pomimo usunięcia czynnika wywołującego.

Etiologia i patogeneza

Zapalenie może być wywołane przez różne czynniki infekcyjne, metaboliczne, toksyczne i wrodzone (tab. 14.13). U dzieci najczęściej jest skojarzone z obecnością nefropatii zaporowych i odpływów pęcherzowo-moczowodowych. W takich przypadkach reakcja immunologiczna doprowadzająca do uszkodzenia śródmiąższu i postępującego włóknienia wynika z podwyższonego ciśnienia w drogach odprowadzających mocz.

Obraz kliniczny

Nie ma objawów charakterystycznych dla tego zapalenia. Najczęściej pacjent nie odczuwa żadnych dolegliwości aż do czasu istotnego uszkodzenia tkanki nerkowej i powstania zaawansowanego stadium przewlekłej choroby nerek. Mogą występować objawy ogólne, takie jak brak apetytu, uczucie osłabienia, niedobór masy ciała i wzrostu. Istotnym symptomem są poliuria i nykturia, które czasem prowadzą do wystąpienia moczenia nocnego. Niekiedy dochodzi do rozwoju kwasicy metabolicznej i niedokrwistości niewspółmiernej do stopnia uszkodzenia nerek. Może pojawić się zespół utraty soli.

Postęp przewlekłej niewydolności nerek jest wolniejszy niż w innych nefropatiach.

Metody diagnostyczne

W biopsji nerki stwierdza się zanik cewek nerkowych i włóknienie śródmiąższu. Nacieki komórkowe w śródmiąższu są minimalne lub w ogóle ich nie ma. W przeciwieństwie do postaci ostrej w kłębuszkach stwierdza się zmiany niedokrwienne, włóknienie torebki Bowmana i złogi włóknika w przestrzeni podtorebkowej. Końcowym skutkiem tego zapalenia jest obecność małych, zwłókniałych nerek z poszerzonymi układami kielichowo-miedniczkowymi.

Leczenie

Należy dążyć do usunięcia czynników sprzyjających uszkodzeniu śródmiąższu. Stosuje się leczenie objawowe i renoprotekcyjne.

Rokowanie

Choroba przebiega z powolnym uszkadzaniem miąższu nerek, co prowadzi do rozwoju ich przewlekłej niewydolności.

Tabela 14.13. Czynniki etiologiczne przewlekłego cewkowo-śródmiąższowego zapalenia nerek

Leki	▪ NLPZ ▪ Cyklosporyna ▪ Cisplatyna ▪ Lit ▪ Fenacetyna ▪ Takrolimus
Zaburzenia urologiczne	▪ Nefropatia zaporowa (zastawka cewki tylnej, zespół suszonej śliwki, zwężenie podmiedniczkowe moczowodu, kamica) ▪ Odpływ pęcherzowo-moczowodowy
Choroby metaboliczne	▪ Nefropatia szczawianowa (oksaloza) ▪ Nefropatia moczanowa ▪ Nefrokalcynoza ▪ Nefropatia hiperkaliemiczna ▪ Cystynoza
Metale ciężkie	▪ Kadm ▪ Ołów ▪ Rtęć ▪ Złoto
Choroby wrodzone	▪ Zespół Alporta ▪ Nefronoftyza ▪ Niedokrwistość sierpowatokrwinkowa ▪ Zespół Bardeta–Biedla
Czynniki immunologiczne	▪ Toczeń rumieniowaty układowy ▪ Ziarniniak Wegenera ▪ Zespół Sjögrena ▪ Odrzucanie przeszczepu nerki
Czynniki hematologiczne	▪ Szpiczak mnogi ▪ Choroba łańcuchów lekkich ▪ Dysproteinemie
Inne	▪ Nefropatia bałkańska ▪ Nefropatia popromienna ▪ Nefropatia niedotlenieniowa ▪ Jadłowstręt psychiczny

14.9   *Helena Ziółkowska, Ryszard Grenda*

ZESPÓŁ HEMOLITYCZNO-MOCZNICOWY

łac. *syndroma haemolytico-uraemicum*

ang. hemolytic-uremic syndrome (HUS)

Definicja

Zespół hemolityczno-mocznicowy rozpoznawany jest na podstawie wystąpienia triady objawów: mikroangiopatycznej niedokrwistości hemolitycznej, małopłytkowości i ostrej niewydolności nerek. Biorąc pod uwagę obraz kliniczny, występuje jako:

■ typowy HUS – skojarzony z poprzedzającą biegunką (diarrhea-associated HUS, D + HUS), najczęstsza postać u dzieci (90% przypadków),

■ atypowy HUS – heterogenna grupa chorób, w których wśród objawów prodromalnych nie występuje biegunka (non-diarrheal HUS, D – HUS).

Epidemiologia

Zespół hemolityczno-mocznicowy stanowi jedną z najczęstszych przyczyn ostrej niewydolności nerek u dzieci. Typowy HUS występuje najczęściej u dzieci < 5. rż. Najwięcej zachorowań ma miejsce w miesiącach wiosennych i letnich. Zwykle są to zachorowania sporadyczne, ale zdarzają się epidemie spowodowane skażoną wodą lub żywnością.

Na świecie częstość zachorowań na HUS szacuje się na 6,1 : 100 000 populacji. W tzw. krajach rozwiniętych wynosi ona 1 : 100 000 populacji (może ulec zmianie po wzroście zachorowań na HUS w Europie w 2011 r.), a wśród dzieci < 5. rż. 2–3 : 100 000.

Etiologia i patogeneza

Zespół hemolityczno-mocznicowy i zakrzepowa plamica małopłytkowa (TTP, thrombotic thrombocytopenic purpura) są klinicznymi manifestacjami mikroangiopatii zakrzepowej. W obu przypadkach przyczynę choroby stanowią zakrzepy powstające w małych naczyniach mózgu (TTP) lub nerek (HUS). Zasadniczą rolę w patogenezie HUS/TTP odgrywa uszkodzenie śródbłonka drobnych naczyń wywołujące miejscowe wykrzepianie i powstawanie zakrzepów złożonych głównie z płytek krwi i czynnika von Willebranda (trombocytopenia), mechaniczne niszczenie erytrocytów przeciskających się przez zwężone przez zakrzepy światło drobnych naczyń (niedokrwistość hemolityczna) oraz ostrą niewydolność nerek spowodowaną zajęciem włośniczek kłębuszka nerkowego. Śródbłonek może być uszkadzany bezpośrednio lub pośrednio przez granulocyty. Uszkodzenie może być spowodowane infekcją lub nadmierną aktywacją dopełniacza. Do HUS prowadzą również nadmierna aktywność układu krzepnięcia lub defekt układu fibrynolizy.

Typowy HUS

Jest poprzedzony biegunką, najczęściej o charakterze krwotocznym, wywołaną infekcją bakteryjną, zwykle enteropatogennym szczepem *E. coli* (enterohemorrhagic *Escherichia coli*, EHEC), ale też przez *Shigella dysenteriae* (serotyp 1). Zdarzają się również zachorowania na HUS spowodowane infekcją *E. coli* układu moczowego. Za $^2/_3$ przypadków HUS u dzieci odpowiada szczep O157:H7.

Bakterie wywołujące HUS produkują egzotoksynę, zwaną kiedyś werotoksyną (była toksyczna dla komórek nerki małpy vero), identyczną z toksyną shigellopodobną. Zbudowana jest ona z 2 typów podjednostek: biologicznie aktywnej podjednostki A i 5 podjednostek B, które wiążą się z glikoproteinowym receptorem Gb3 na komórkach cewek proksymalnych i śródbłonka kłębuszków nerkowych. Następnie podjednostka A wnika do wnętrza komórki, gdzie zaburza syntezę białka w rybosomach i uruchamia szlaki apoptozy prowadzące do śmierci komórki. Zakażone komórki uwalniają do krążenia multimery czynnika von Willebranda, które powodują agregację płytek i formowanie zakrzepów. Uważa się, że w kłębuszkach nerkowych u małych dzieci znajduje się dużo receptorów Gb3, co warunkuje rozwój HUS głównie w tej grupie wiekowej.

Atypowy HUS

HUS skojarzony z infekcją *Streptococcus pneumoniae* – uważa się, że neuraminidaza produkowana przez paciorkowca odszczepia kwas sialowy z powierzchni erytrocytów, płytek krwi i komórek śródbłonka naczyń nerkowych, odsłaniając antygen Thomsena––Friedenreicha (antygen T). Naturalnie występujące przeciwciała IgM skierowane przeciw temu antygenowi powodują uszkodzenie komórek śródbłonka, mikroangiopatię zakrzepową i hemolizę erytrocytów.

Niedobory składowych układu dopełniacza (HUS uwarunkowany genetycznie) – opisywano atypowy HUS w przypadkach mutacji genów kodujących składowe dopełniacza C3, czynniki H, B, I i MCP (CD46) oraz trombomodulinę (też wpływa na dopełniacz). Nieprawidłowe działanie białek regulacyjnych w układzie dopełniacza powoduje ich nadmierną aktywność prowadzącą do uszkodzenia komórek śródbłonka.

Niedobór proteazy rozkładającej czynnik von Willebranda (HUS uwarunkowany genetycznie) – czynnik von Willebranda (von Willebrand factor, vWF) to nośnik czynnika VIII w krążeniu, niezbędny do prawidłowej adhezji i agregacji płytek krwi. Duże multimery vWF są bardziej efektywne w aktywacji płytek krwi niż ich mniejsze fragmenty. W warunkach prawidłowych multimery uwalniane z komórek śródbłonka zostają szybko rozkładane przez produkowaną w wątrobie metaloproteinazę 13 (13. składowa rodziny ADAMTS – **a** **d**esintegrin-like **a**nd **m**etalloprotease with **t**hrombo**s**pondin, ADAMTS 13). Jej niedobór może być wrodzony (dziedziczony w sposób autosomalnie recesywny) lub wywołany powstaniem autoprzeciwciał hamujących aktywność enzymu.

Uszkodzenie metabolizmu witaminy B_{12} (HUS uwarunkowany genetycznie) – witamina B_{12} (kobalamina) to koenzym syntazy metioniny, która przekształca homocysteinę w metioninę. Jest także koenzymem mutazy metylomalonylo-CoA, biorącej udział w przemianie metylomalonylo-CoA w sukcynylo-CoA. Atypowy HUS rozwija się u 25% dzieci z niedoborem kobalaminy. Charakterystyczny jest wczesny początek choroby – między 1. a 3. mż.

Stwierdza się również przypadki D – HUS dziedziczone w sposób autosomalny recesywny lub dominujący o nieznanej jak dotąd patogenezie. Pierwsze objawy choroby mogą wystąpić w każdym wieku. Zawsze jest dodatni wywiad rodzinny.

Polekowy atypowy HUS może wystąpić po różnych lekach, ale najczęściej wywołują go:

- inhibitory kalcyneuryny (cyklosporyna, takrolimus),
- leki cytotoksyczne (mitomycyna C, bleomycyna, cisplatyna),
- tiklopidyna, chinina, doustne środki antykoncepcyjne.

Atypowy HUS spowodowany przyczynami immunologicznymi – u ok. 10% dzieci z D – HUS wykrywa się przeciwciała przeciw czynnikowi H. Czasem stwierdza się przeciwciała przeciw vWF. Zespół może rozwinąć się też w toczniu rumieniowatym układowym, zespole antyfosfolipidowym i w twardzinie.

Inne przyczyny atypowego HUS – opisywano wystąpienie HUS w ciąży, po allogenicznym przeszczepie szpiku, w nowotworach i po radioterapii.

▸ Obraz kliniczny

Typowy HUS

W okresie prodromalnym występują objawy ze strony przewodu pokarmowego, bóle brzucha, wymioty i biegunka (często o charakterze krwotocznym). Klasyczne symptomy HUS pojawiają się zwykle po 5–10 dni od wystąpienia objawów brzusznych. Stwierdza

się nagłe pogorszenie stanu ogólnego, brak apetytu oraz zblednięcie z zażółceniem powłok i białkówek. Jeśli dochodzi do znacznej trombocytopenii, dołączają się objawy skazy krwotocznej – podbiegnięcia krwawe, wybroczyny oraz krwawienie z nosa i przewodu pokarmowego.

Pierwsze oznaki zajęcia nerek to oliguria i/lub krwiomocz. Nasilenie tych objawów jest różne. U połowy chorych dochodzi do ciężkiej postaci ostrej niewydolności nerek wymagającej leczenia nerkozastępczego. U większości dzieci występuje nadciśnienie tętnicze.

W HUS spotyka się również pozanerkowe ogniska chorobowe:

- ośrodkowy układ nerwowy – u ok. 30% dzieci mogą wystąpić drażliwość, drgawki, ślepota korowa, porażenia, udary i śpiączka; na objawy wynikające z uszkodzenia OUN nakładają się objawy będące skutkiem niewydolności nerek, jak nadciśnienie tętnicze czy zaburzenia gospodarki elektrolitowej i kwasowo-zasadowej,
- przewód pokarmowy – często dochodzi do zmian w przełyku i w obszarze okołoodbytniczym, w ciężkich przypadkach obserwuje się krwotoczne zapalenie jelit, zapalenie otrzewnej czy perforacje przewodu pokarmowego,
- trzustka – ok. 10% dzieci rozwija nietolerancję glukozy lub cukrzycę,
- wątroba – często dochodzi do powiększenia wątroby i wzrostu aktywności transaminaz,
- układ krążenia – może być zajęty z powodu retencji płynów i mocznicy, ale stwierdzano też przypadki niedotlenienia ze wzrostem stężenia troponiny 1,
- zmiany hematologiczne – poza charakterystycznymi dla HUS niedokrwistością i trombocytopenią może wystąpić leukocytoza.

Atypowy HUS

Zwykle przebiega łagodniej niż postać typowa. Nie ma żadnych objawów prodromalnych lub występują objawy infekcji dróg oddechowych. Stwierdza się niższe stężenia kreatyniny w surowicy krwi niż w D + HUS, rzadziej występuje anuria i oliguria. W 18% występuje postać nawrotowa HUS.

Przebieg naturalny

W przypadkach o lżejszym przebiegu może dojść do samowyleczenia. Najczęściej jednak dzieci wymagają hospitalizacji i leczenia objawowego. U 50% chorych dzieci konieczne jest leczenie nerkozastępcze.

Metody diagnostyczne

- Ocena morfologii krwi obwodowej (niedokrwistość, trombocytopenia, retikulocytoza). Charakterystyczne dla HUS jest stwierdzenie w rozmazie krwi 2–10% uszkodzonych erytrocytów (schizocyty).
- Badanie ogólne moczu (krwinkomocz, białkomocz, wałeczki ziarniste).
- Badania biochemiczne we krwi – podwyższone stężenia mocznika i kreatyniny, hiperbilirubinemia, hipertransaminazemia, podwyższone stężenie dehydrogenazy mleczanowej spowodowane hemolizą erytrocytów.
- Koagulogram – zaburzenia układu krzepnięcia.
- Jonogram – hiponatremia, hiperkaliemia.
- Gazometria – cechy kwasicy metabolicznej.

W atypowym HUS stwierdza się ponadto:

- dodatni odczyn Coombsa w D – HUS po infekcji *Streptococcus pneumoniae*,
- obniżone stężenie składowej C3 dopełniacza,
- niską aktywność ADAMTS 13.

W rzadkich przypadkach o wątpliwym obrazie klinicznym wykonuje się biopsję nerki, która uwidacznia cechy uszkodzenia komórek endotelialnych i zakrzepy w drobnych naczyniach (ryc. 14.9). Zmiany dotyczą naczyń kłębuszka (częściej w D + HUS) oraz większych tętniczek (w D – HUS). Zawsze występują

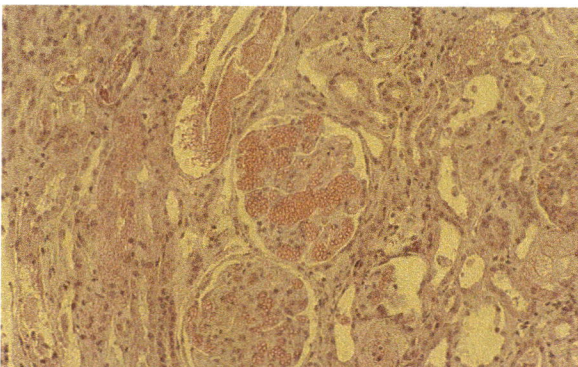

Rycina 14.9. Zmiany zakrzepowe w naczyniach kłębuszków nerkowych w zespole hemolityczno-mocznicowym.

cechy martwicy cewek nerkowych. W przypadkach o ciężkim przebiegu, często u niemowląt występuje martwica kory nerek, co może stanowić ryzyko rozwoju przewlekłej choroby nerek.

Różnicowanie

- Ostry ból brzucha, biegunka krwotoczna, gorączka i leukocytoza mogą wystąpić w różnych infekcjach przewodu pokarmowego (salmonelloza, *Campylobacter*, *Yersinia*, ameboza, *Clostridium difficile*), a także w chorobie Schönleina–Henocha.
- Układowe zapalenia naczyń – może wystąpić skojarzenie trombocytopenii, niedokrwistości i cech uszkodzenia nerek.
- Rozsiane wykrzepianie wewnątrznaczyniowe (disseminated intravascular coagulation, DIC).

Leczenie
Typowy HUS

- Niedokrwistość – u chorego dziecka należy dążyć do utrzymania Hb > 8 mg/dl. Większość dzieci wymaga przetoczenia koncentratu krwinek czerwonych. W późniejszych stadiach choroby o ciężkim przebiegu można wprowadzić erytropoetynę dla utrzymania parametrów krwi obwodowej na właściwym poziomie.
- Leczenie ostrej niewydolności nerek powinno opierać się na ogólnie przyjętych zasadach (patrz rozdz. 14.12 „Ostra niewydolność nerek").
- Nadciśnienie tętnicze. Leczenia hipotensyjnego wymaga większość dzieci z HUS. W początkowym okresie zalecane są blokery kanału wapniowego. Inhibitory konwertazy angiotensyny w ostrym okresie mogą nasilać uszkodzenie nerek (pogorszenie perfuzji nerkowej). Zalecane są natomiast po ostrej fazie, jako podstawa terapii długoterminowej.
- U dzieci z D + HUS nie zaleca się stosowania:
  - antybiotyków w celu wyleczenia infekcji jelitowej – mogą pogarszać przebieg choroby (zwiększone uwalnianie shigatoksyny),
  - leków spowalniających perystaltykę przewodu pokarmowego (leków antycholinergicznych i narkotyków),
  - leków przeciwzakrzepowych i środków wiążących shigatoksynę (Synsorb-Pk).

■ Nie ma jednolitych poglądów, co do skuteczności stosowania wlewów świeżo mrożonego osocza u dzieci z typową niepowikłaną postacią HUS. Dawniej zalecane, obecnie są stosowane rzadko.

■ Plazmaferezy z wymianą osocza 40–60 ml/kg mc. i wykorzystaniem świeżo mrożonego osocza jako płynu suplementującego powinny być stosowane u dzieci z typową postacią HUS i objawami ze strony OUN (np. drgawki, udar).

■ W ciężkich postaciach typowego HUS z zajęciem OUN opisywano skuteczność ekulizumabu (przeciwciała monoklonalnego przeciw składowej C5 dopełniacza).

Atypowy HUS

■ Leczenie objawowe.

■ Wlewy świeżo mrożonego osocza i plazmafereza. Leczenie to jest szczególnie skuteczne u dzieci z zaburzeniami układu dopełniacza (niedobór czynnika H lub I) i niedoborach vWF. Nie stwierdzono skuteczności tej terapii u chorych z niedoborem CD46 (MCP). Leczenia osoczem nie można stosować w postaciach HUS związanych z infekcją *Streptococcus pneumoniae*.

■ W przypadkach o udowodnionej patogenezie związanej z produkcją autoprzeciwciał (przeciw vWF lub czynnikowi H) poza stosowaniem plazmaferez można wykorzystać leczenie immunosupresyjne.

■ Ekulizumab podaje się w atypowym HUS spowodowanym defektami układu dopełniacza i w nawrotach HUS w nerce przeszczepionej. Niemniej ze względu na ogromny koszt i kontrowersje co do potrzeby powtarzania dawki co 2–3 tygodnie przez wiele miesięcy nie ma jednoznacznych zaleceń co do schematu dawkowania leku.

▶ Powikłania

Powikłania w HUS zdarzają się w cięższych postaciach choroby i są wynikiem tworzenia zakrzepów i ognisk niedokrwiennych w OUN (drgawki, udar, śpiączka), mięśniu sercowym (zawał, choroba niedokrwienna serca), przewodzie pokarmowym (perforacje jelita grubego i zrosty) i trzustce (cukrzyca).

▶ Rokowanie

Typowy HUS

Zmiany hematologiczne zwykle ustępują w ciągu 1–2 tygodni. Potem następuje poprawa funkcji nerek.

Śmiertelność szacuje się na 2–5% w ostrych epizodach i jest skojarzona z wystąpieniem objawów pozanerkowych. Za czynniki złej prognozy uważa się wiek > 5 lat w momencie wystąpienia HUS.

Objawy przewlekłej choroby nerek (białkomocz, nadciśnienie tętnicze i/lub niewydolność nerek) występują u 30–50% dzieci po przebytym HUS. W ciągu 25 lat po przebytym HUS schyłkowa niewydolność nerek rozwija się u 10–15% pacjentów. Nie obserwowano nawrotów choroby w nerce przeszczepionej.

Atypowy HUS

Atypowy HUS poprzedzony infekcją *Streptococcus pneumoniae* ma przebieg bardziej burzliwy i jest obarczony wyższą śmiertelnością niż postać typowa.

Rokowanie w postaciach genetycznie uwarunkowanych zależy od rodzaju mutacji. Mutacja genu kodującego czynnik H powoduje złe rokowanie, większość chorych umiera lub rozwija schyłkową niewydolność nerek w 1. roku choroby. Po przeszczepieniu nerki bardzo często dochodzi do nawrotu (od 30 do 100%).

Nawroty choroby w nerce przeszczepionej stwierdzano również w przypadku mutacji czynnika I. Od 2007 roku zaleca się przeszczep dwunarządowy (wątroba i nerka) w przypadkach genetycznie uwarunkowanych zaburzeń układu dopełniacza. Altenatywą jest przewlekłe podawanie ekulizumabu po transplantacji nerki.

Chorzy z mutacją genu kodującego CD46 mają lepsze rokowanie. Rzadko rozwija się u nich schyłkowa niewydolność nerek, choć nawroty są dość częste.

14.10 *Przemysław Sikora*

TUBULOPATIE

Tubulopatie stanowią heterogenną grupę rzadkich schorzeń, w których stwierdza się wrodzone lub nabyte dysfunkcje cewek nerkowych przy pierwotnie prawidłowej lub nieznacznie zmniejszonej filtracji kłębuszkowej. Podział tubulopatii przedstawiono w tabeli 14.14, a wybrane odmiany szczegółowo omówiono.

Tabela 14.14. Podział i przykłady tubulopatii

1 Tubulopatie izolowane
- Dysfunkcje transportu węglowodanów
  – Glikozuria nerkowa
- Dysfunkcje transportu aminokwasów
  – Cystynuria
  – Choroba Hartnupów
- Kwasice cewkowe
  – Proksymalna (typ 2)
  – Dystalna – klasyczna, hipokaliemiczna (typ 1), z osteopetrozą (typ 3), hiperkaliemiczna (typ 4)
- Dysfunkcje transportu elektrolitów (Na, Cl, Mg, Ca, P)
  – Zespół Barttera
  – Zespół Gitelmana
  – Rodzinna hipomagnezemia z hiperkalciurią i nefrokalcynozą
  – Izolowane hipomagnezemie
  – Zespół Liddle'a
  – Rodzinna krzywica hipofosfatemiczna
- Dysfunkcje transportu wody
  – Nefrogenna moczówka prosta

2 Tubulopatie złożone
- Zespół Fanconiego

14.10.1

Glikozuria nerkowa

łac. *glicosuria renalis*
ang. renal glycosuria

Definicja

Wrodzony defekt reabsorpcji glukozy w cewce proksymalnej nefronu prowadzący do wydalania tego cukru z moczem w ilości wykrywanej w rutynowej diagnostyce laboratoryjnej, przy jego prawidłowym stężeniu w surowicy krwi.

Epidemiologia

Szacuje się, że dotyczy od 0,16 do 6,3% populacji ogólnej.

Etiologia i patogeneza

Zwykle dziedziczy się w sposób autosomalny recesywny, znacznie rzadziej autosomalny dominujący. W większości przypadków u podłoża zaburzeń leżą mutacje genu symportera Na^+-glukoza *SGLT2*. W ich konsekwencji reabsorpcja glukozy w cewce bliższej nefronu jest obniżona, czego następstwem jest glikozuria.

Obraz kliniczny

Przebieg schorzenia jest bezobjawowy. W przypadkach głodzenia oraz w ciąży może dochodzić do odwodnienia i rozwoju kwasicy ketonowej.

Metody diagnostyczne

Rozpoznanie jest zazwyczaj przypadkowe i opiera się na stwierdzeniu powtarzalnej obecności glukozy w moczu przy prawidłowej glikemii i stężeniu hemoglobiny glikozylowanej.

Różnicowanie

Należy wykluczyć cukrzycę oraz złożone defekty cewki proksymalnej nefronu przebiegające z glikozurią, przede wszystkim zespół Fanconiego.

Leczenie

Schorzenie nie wymaga leczenia.

Rokowanie

Glikozuria nerkowa utrzymuje się zazwyczaj przez całe życie. Rokowanie jest bardzo dobre.

14.10.2

Cystynuria

łac. *cystinuria*
ang. cystinuria

Definicja

Klasyczna cystynuria jest wrodzonym defektem reabsorpcji cystyny i innych dwuzasadowych aminokwasów (ornityny, argininy, lizyny) w cewce proksymalnej nefronu i w jelicie cienkim, czego skutkiem jest rozwój kamicy cystynowej w układzie moczowym.

Epidemiologia

Cystynuria jest chorobą rzadką. Zachorowalność w poszczególnych populacjach określa się na 1 : 2500 do 1 : 100 000. Odpowiada za < 1% przypadków kamicy u dzieci.

Etiologia i patogeneza

Cystynuria dziedziczy się w sposób autosomalny recesywny, znacznie rzadziej autosomalny dominujący. W jej klasycznej postaci (typ 1), odpowiadającej za około 70% przypadków, u podłoża choroby leżą mutacje genu podjednostki transportera aminokwasów rBAT. Konsekwencją jest upośledzona reabsorpcja cystyny i wspomnianych aminokwasów dwuzasadowych w cewce bliższej nefronu i jelicie cienkim. Zwiększone stężenie cystyny prowadzi do jej krystalizacji, zwłaszcza przy fizjologicznych wartościach pH (< 7,0) moczu, skutkującej rozwojem kamicy cystynowej. Utrata pozostałych aminokwasów nie ma znaczenia klinicznego.

Obraz kliniczny

Objawy mogą wystąpić już w okresie wczesnego dzieciństwa, najczęściej jednak pojawiają się w 2. lub 3. dekadzie życia. Charakterystyczny jest rozwój ciężkiej, nawracającej kamicy układu moczowego z licznymi epizodami kolki nerkowej.

Przebieg naturalny

Przebieg naturalny charakteryzuje się nawrotowymi objawami kamicy.

Metody diagnostyczne

1 Badania obrazowe
Badanie USG układu moczowego, RTG przeglądowe jamy brzusznej i spiralna tomografia komputerowa ujawniają obecność kamieni w drogach moczowych (na zdjęciach RTG złogi są słabo cieniujące).

2 Badania laboratoryjne
- Badanie ogólne moczu – często stwierdza się niespecyficzne objawy, takie jak krwinkomocz, jałowa leukocyturia i białkomocz. Zazwyczaj w ocenie mikroskopowej próbki świeżo oddanego, zakwaszonego, porannego moczu można zauważyć obecność charakterystycznych heksagonalnych kryształów cystyny.
- Dodatni wynik barwnego testu moczu z nitroprusydkiem sodu (próba Branda) na obecność cystyny (przy wydalaniu cystyny > 75 mg/g kreatyniny) – test przesiewowy.
- Ilościowa ocena wydalania cystyny w moczu – zazwyczaj stwierdza się wydalanie cystyny > 250 mg/g kreatyniny.
- Chemiczny skład kamienia uzyskanego do badania wykazuje 100% zawartość cystyny.

Rozpoznanie opiera się na ocenie wyników powyższych badań dodatkowych.

Różnicowanie
Różnicowanie obejmuje inne typy kamicy.

Leczenie

1 Płynoterapia
Obfita podaż płynów, ok. 3–4 l/1,73 m² pc./24 h, w tym w nocy, w celu zmniejszenia stężenia cystyny w moczu.

2 Leczenie farmakologiczne
- Wodorowęglan sodu (1–2 mEq/kg mc./24 h) lub cytrynian potasu (0,5–1,5 mEq/kg mc./24 h) w celu alkalizacji moczu do pH 7,5–8, co zwiększa rozpuszczalność cystyny.
- W przypadku niedostatecznej skuteczności płynoterapii i alkalizacji moczu wskazane jest podawanie związków zwiększających rozpuszczalność cystyny, jak α-merkaptopropionyloglicyna (20–50 mg/kg mc./24 h), D-penicylamina (20–40 mg/kg mc./24 h) lub kaptopryl (0,5–1 mg/kg mc./24 h).

3 Leczenie zabiegowe
Postępowanie urologiczne jest utrudnione ze względu na niepełną skuteczność pozaustrojowej litotrypsji (extracorporeal shock wave lithotripsy, ESWL), stąd niekiedy istnieje konieczność stosowania innych, specyficznych metod zabiegowych.

Powikłania
Przewlekła choroba nerek.

Rokowanie

W przypadku prawidłowo prowadzonego leczenia zachowawczego rokowanie jest korzystne. U niewielkiego odsetka pacjentów w starszym wieku obserwuje się postęp przewlekłej choroby nerek, aż do wystąpienia ich schyłkowej niewydolności.

14.10.3

Kwasica cewkowa proksymalna (nerkowa kwasica cewkowa typu 2)

łac. *acidosis renalis tubularis proximalis*
ang. proximal renal tubular acidosis (renal tubular acidosis type 2)

Definicja
Wrodzony lub nabyty defekt reabsorpcji wodorowęglanów w cewce proksymalnej nefronu skutkujący rozwojem kwasicy metabolicznej hiperchloremicznej z prawidłową luką anionową w surowicy krwi.

Epidemiologia
Izolowana postać tego schorzenia jest rzadko spotykana, a jego dokładna epidemiologia nie została ustalo-

na. Częściej kwasica cewkowa proksymalna rozwija się w ramach zespołu Fanconiego.

Etiologia i patogeneza

Sugeruje się zarówno autosomalny dominujący, jak i autosomalny recesywny sposób dziedziczenia. W tym ostatnim stwierdza się mutację genu symportera sodowo-wodorowęglanowego *NBC1*. Izolowana postać choroby może być jednym ze skutków ubocznych stosowania acetazolamidu.

Niezależnie od etiologii, patomechanizm schorzenia jest związany z upośledzoną reabsorpcją wodorowęglanów w cewce proksymalnej i ich nadmierną utratą z moczem, co prowadzi do obniżenia stężenia wodorowęglanów w osoczu do wartości progu nerkowego, tj. 14–17 mmol/l. Prawidłowe wydalanie jonu H^+ w obrębie cewki dystalnej zapobiega dalszemu obniżaniu się tego stężenia.

Obraz kliniczny

Objawy kliniczne choroby są niecharakterystyczne, zwłaszcza u najmłodszych dzieci. Wynikają z kwasicy metabolicznej i zaburzeń wodno-elektrolitowych. Obserwuje się upośledzenie wzrastania, poliurię, polidypsję, skłonność do odwodnienia, tachypnoë, zaburzenia łaknienia, nudności, wymioty, osłabienie i wiotkość mięśniową o różnym nasileniu. Niektórym wrodzonym postaciom izolowanej kwasicy cewkowej proksymalnej towarzyszą anomalie rozwojowe zębów, oczu i upośledzenie rozwoju psychicznego.

Przebieg naturalny

Przebieg naturalny zależy od skutków przewlekłej kwasicy, dominują zaburzenia wzrastania.

Metody diagnostyczne

1 Badania laboratoryjne
- Badanie gazometryczne krwi – kwasica metaboliczna.
- Jonogram – hiperchloremia, często hipokaliemia.
- Prawidłowa wartość luki anionowej w surowicy krwi [$Na^+ - (Cl^- + HCO_3^-)$], czyli 8–16 mmol/l.
- Minimalne pH moczu < 5,5 (w stanie ciężkiej kwasicy metabolicznej, zazwyczaj przy stężeniu HCO_3^- w osoczu < 15–17 mmol/l).

2 Próby czynnościowe
- Test zakwaszania moczu z chlorkiem amonu – minimalne pH moczu podczas testu < 5,5.
- Test obciążenia wodorowęglanami – frakcyjne wydalanie HCO_3^- z moczem > 15% (przy prawidłowym stężeniu HCO_3^- w osoczu).

Rozpoznanie opiera się na stwierdzeniu kwasicy metabolicznej hiperchloremicznej z prawidłową luką anionową w surowicy krwi.

Różnicowanie

Inne typy kwasic cewkowych. Wykluczenie zespołu Fanconiego.

Leczenie

- Substytucja zasad poprzez podawanie wodorowęglanu sodu, cytrynianu potasu lub mieszanki Shohla (mieszanka cytrynianu sodu i potasu) w ilości 10–15 mEq/kg mc./24 h (1 g $NaHCO_3$ = = 12 mEq zasad, 1 ml mieszanki Shohla = 1 mEq zasad).
- Uzupełnianie niedoboru potasu.

Powikłania

Najbardziej istotne powikłania to niskorosłość i przewlekła choroba nerek.

Rokowanie

Mimo leczenia całkowite wyrównanie zaburzeń kwasowo-zasadowych nie zawsze jest możliwe. U większości pacjentów uzyskuje się ustąpienie objawów klinicznych i prawidłowy rozwój. W niektórych przypadkach obserwuje się samoistną poprawę kliniczną w miarę wzrastania dziecka.

14.10.4

Kwasica cewkowa dystalna (nerkowa kwasica cewkowa typu 1)

łac. *acidosis renalis tubularis distalis*

ang. distal renal tubular acidosis (renal tubular acidosis type 1)

Definicja

Wrodzony lub nabyty defekt kanalikowego wydalania jonu wodorowego w dalszej części nefronu, czego skutkiem jest rozwój kwasicy metabolicznej hiperchloremicznej z prawidłową luką anionową w surowicy krwi.

Epidemiologia

Kwasica cewkowa dystalna zaliczana jest do chorób rzadkich, a jej dokładna epidemiologia nie jest znana.

Etiologia i patogeneza

Etiopatogeneza schorzenia jest niejednorodna. Wrodzone postacie są dziedziczone w sposób autosomalny dominujący (typ 1a) lub autosomalny recesywny (typ 1b i 1c). Wynikają z mutacji genów kodujących molekuły transportowe wymiennika anionowego AE1 w typie 1a oraz podjednostek pompy protonowej ATP6V1B1 w typie 1b i ATP6N1B w typie 1c. Postacie nabyte stanowią skutek uszkodzenia komórek kanalików w przebiegu chorób autoimmunizacyjnych (np. zespół Sjögrena, toczeń rumieniowaty układowy), nefrokalcynozy lub działania leków i toksyn (np. amfoterycyna, sole litu).

W przebiegu choroby dochodzi do akumulacji jonów wodorowych w organizmie i rozwoju kwasicy systemowej. Buforowanie jonów H^+ przez tkankę kostną prowadzi do jej demineralizacji, hiperkalciurii oraz rozwoju nefrokalcynozy i/lub kamicy nerkowej. Przyczyną tej ostatniej jest również hipocytraturia powstająca wskutek stymulowanej przez kwasicę zwiększonej reabsorpcji kanalikowej cytrynianów.

Obraz kliniczny

Objawy kliniczne przypominają te obserwowane w kwasicy cewkowej proksymalnej, częściej mają jednak większe nasilenie. Dodatkowo charakterystyczny jest rozwój nefrokalcynozy i/lub kamicy nerkowej. W postaci 1b stwierdza się niedosłuch.

Przebieg naturalny

Zależy od skutków przewlekłej kwasicy, dominują zaburzenia wzrastania. Rozwija się nefrokalcynoza.

Metody diagnostyczne

1 Badania laboratoryjne
- Badanie gazometryczne krwi – kwasica metaboliczna.
- Jonogram – hiperchloremia, często hipokaliemia.
- Prawidłowa wartość luki anionowej w surowicy: 8–16 mmol/l.
- Minimalne pH moczu > 5,5 (zazwyczaj > 6 mimo ciężkiej kwasicy metabolicznej).
- Hiperkalciuria i hipocytraturia.

2 Badania obrazowe
USG układu moczowego – zazwyczaj nefrokalcynoza rdzeniowa.

3 Próby czynnościowe
- Test zakwaszania moczu z chlorkiem amonu (NH_4Cl) – minimalne pH moczu podczas testu

> 5,5 (zazwyczaj > 6). Testu zakwaszania moczu nie wykonuje się, jeżeli kwasicy metabolicznej (przy stężeniu HCO_3^- w osoczu < 15–17 mmol/l) towarzyszy pH moczu > 5,5. Wówczas diagnoza kwasicy cewkowej dystalnej jest raczej pewna.
- Test zakwaszania moczu z furosemidem – mniej swoisty niż test z NH_4Cl.
- Badanie audiometryczne – niedosłuch zmysłowo-nerwowy w typie 1b.

Rozpoznanie podobnie jak w kwasicy cewkowej proksymalnej opiera się na stwierdzeniu kwasicy metabolicznej hiperchloremicznej z prawidłową luką anionową w surowicy krwi.

Różnicowanie

Z innymi typami kwasic cewkowych.

Leczenie

Polega na substytucji zasad i potasu jak w kwasicy proksymalnej, jednakże zapotrzebowanie na zasady jest mniejsze (1–4 mEq/kg mc./24 h).

Rokowanie

W postaciach pierwotnych adekwatne wyrównywanie zaburzeń kwasowo-zasadowych i elektrolitowych pozwala na prawidłowy rozwój dziecka i zapobiega powikłaniom narządowym. W postaciach wtórnych zależy od choroby podstawowej.

14.10.5

Zespół Barttera

łac. *syndroma Bartter*
ang. Bartter's syndrome

Definicja

Wrodzona tubulopatia polegająca na kanalikowej utracie soli (NaCl) przebiegająca z hipokaliemią, hipochloremiczną zasadowicą metaboliczną, stymulacją układu renina-angiotensyna-aldosteron (RAA) oraz zwiększonym wydalaniem z moczem prostaglandyny E2 (PGE2).

Epidemiologia

Występuje rzadko. Dokładna epidemiologia nie jest znana.

Etiologia i patogeneza

Wyróżnia się 4 typy tego zespołu. Wszystkie dziedziczą się w sposób autosomalny recesywny i są spowodowane mutacjami genów kodujących różne molekuły transportowe dla sodu, chloru i potasu – kotransporter Na^+-K^+-$2Cl^-$ (*NKCC2*) w typie 1, kanału potasowego (*ROMK*) w typie 2, kanału chlorkowego (*CLCNKB*) w typie 3 (klasyczna postać zespołu Barttera) oraz podjednostki β kanałów chlorkowych (barttyny) w typie 4 (*BSND*). Zgodnie z miejscem ekspresji do zaburzeń dochodzi w obrębie grubego odcinka wstępującego ramienia pętli nefronu i cewki dystalnej. Defekt kanalikowej resorpcji sodu i chloru prowadzi do ich nadmiernej utraty z moczem, zmniejszenia objętości płynu pozakomórkowego, stymulacji układu RAA i nadprodukcji PGE2. Konsekwencją tych zaburzeń jest również utrata jonów K^+ i H^+ z moczem oraz rozwój hipochloremicznej hipokaliemicznej zasadowicy metabolicznej. Do innych następstw należy hiperkalciuria, nerkowa utrata magnezu i upośledzenie zagęszczania moczu. Mimo aktywacji układu RAA nie dochodzi do rozwoju nadciśnienia tętniczego ze względu na oporność naczyń na presyjne działanie angiotensyny II.

Obraz kliniczny

Choroba objawia się już prenatalnie w typach 1, 2 i 4 oraz zazwyczaj postnatalnie w typie 3. Zwykle obserwuje się wielowodzie i poród przedwczesny. Po urodzeniu stwierdza się masywny wielomocz, skłonność do odwodnienia, stany gorączkowe, wymioty, upośledzony rozwój motoryczny i somatyczny, osłabienie napięcia mięśniowego, nefrokalcynozę (z wyjątkiem typu 4) i osteopenię. W typie 4 występuje niedosłuch zmysłowo-nerwowy.

Przebieg naturalny

Zależy od skutków zaburzeń elektrolitowych i kwasowo-zasadowych. Dominują zaburzenia wzrastania.

Metody diagnostyczne

1 Badania laboratoryjne
- Badanie gazometryczne krwi – zasadowica metaboliczna.
- Jonogram – hipochloremia, hipokaliemia.
- Podwyższone stężenie aldosteronu i reniny w surowicy krwi.
- Zwiększone wydalanie wapnia i magnezu z moczem.
- Zwiększone wydalanie PGE2 z moczem.

2 Badania obrazowe
USG układu moczowego – nefrokalcynoza rdzeniowa w typach 1, 2 i 3.

3 Badanie audiometryczne
Niedosłuch zmysłowo-nerwowy w typie 4.

Rozpoznanie opiera się na obrazie klinicznym i wynikach badań dodatkowych. Różnicowanie pomiędzy poszczególnymi typami zespołu Barttera może być trudne. W takich przypadkach pomocna jest diagnostyka genetyczna.

Różnicowanie

Obejmuje inne przyczyny wzmożonej utraty potasu z moczem, takie jak zespół Gitelmana, nerkowe kwasice cewkowe, zespół Fanconiego oraz przewlekłe stosowanie diuretyków pętlowych i rodzinną biegunkę chlorową.

Leczenie

1 Postępowanie objawowe
- Wlewy roztworu 0,9% NaCl w przypadku odwodnienia.
- Suplementacja chlorku potasu (zwykle 1–3 mmol//kg mc./dobę).

2 Leczenie farmakologiczne
- Podawanie inhibitorów cyklooksygenazy, np. indometacyny (0,5–2,5 mg/kg mc./24 h), co zazwyczaj zmniejsza wielomocz, poprawia kaliemię, hamuje pobudzenie układu RAA i zmniejsza kalciurię, ale wiąże się z ryzykiem powikłań gastroenterologicznych, a także rozwoju ostrej niewydolności nerek, zwłaszcza u najmłodszych dzieci.
- W niektórych przypadkach pomocne może być podawanie spironolaktonu (1–1,5 mg/kg mc.//24 h) w celu wyrównania kaliemii.

Powikłania

Powikłania, przy braku skutecznego leczenia, to upośledzenie rozwoju psychofizycznego z niedoborem wzrostu.

Rokowanie

Leczenie pozwala zazwyczaj na istotną korektę zaburzeń biochemicznych. Zwiększa to szansę na prawidłowy rozwój, chociaż ostateczny wzrost pacjentów może być upośledzony. Choroba w niektórych przypadkach może prowadzić do przewlekłej niewydolności nerek, w tym schyłkowej, zwłaszcza w typie 4.

14.10.6

Rodzinna hipomagnezemia z hiperkalciurią i nefrokalcynozą

łac. *hypomagnesemia familiaris cum hypercalciuria et nephrocalcinosis*

ang. familial hypomagnesemia with hypercalciuria and nephrocalcinosis

Definicja

Wrodzona tubulopatia charakteryzująca się nerkową utratą magnezu i wapnia z towarzyszącą hipomagnezemią oraz rozwojem nefrokalcynozy.

Epidemiologia

Występuje rzadko. Dokładna epidemiologia nie została określona.

Etiologia i patogeneza

Dziedziczy się w sposób autosomalny recesywny. U podłoża choroby leżą najczęściej mutacje genu klaudyny 16 (*CLDN16*) – białka ścisłych połączeń międzykomórkowych. Przypuszcza się, że dochodzi do zaburzeń międzykomórkowego transportu jonów Mg^{2+} oraz Ca^{2+} w obrębie grubego odcinka wstępującego ramienia pętli nefronu i ich utraty z moczem.

Obraz kliniczny

Choroba może objawiać się już w pierwszych miesiącach życia jako poliuria, polidypsja, nefrokalcynoza i/lub kamica nerkowa. Rzadziej obserwuje się nieprawidłowe wzrastanie, drgawki związane z hipomagnezemią i anomalie narządu wzroku (m.in. poważna krótkowzroczność, oczopląs).

Przebieg naturalny

Prowadzi zazwyczaj do niewydolności nerek, w tym schyłkowej.

Metody diagnostyczne

1 Badania laboratoryjne
- Obniżony poziom magnezu w surowicy krwi.
- Często podwyższony poziom parathormonu (PTH) w surowicy krwi przy prawidłowej czynności filtracyjnej nerek.
- Często podwyższone stężenie kwasu moczowego w surowicy krwi przy prawidłowej czynności filtracyjnej nerek.
- Zwiększone frakcyjne wydalanie magnezu z moczem ($FE_{Mg} > 4\%$).
- Hiperkalciuria i hipocytraturia.

2 Badania obrazowe
USG układu moczowego – nefrokalcynoza rdzeniowa.

3 Badanie okulistyczne
Różne anomalie narządu wzroku.

Rozpoznanie opiera się na stwierdzeniu typowej triady objawów zawartych w nazwie choroby oraz innych wymienionych objawów klinicznych i laboratoryjnych. W przypadkach wątpliwych pomocna jest diagnostyka genetyczna.

Różnicowanie

Inne przyczyny utraty magnezu i wapnia z moczem.

Leczenie

1 Leczenie objawowe
Polega na suplementacji magnezu (10–20 mg/kg mc./dobę), podawaniu cytrynianu potasu (ok. 1 mEq//kg mc./dobę) w przypadku hipocytraturii oraz obfitej podaży płynów. Niekiedy konieczna staje się suplementacja potasu.

2 Leczenie farmakologiczne
Obejmuje podawanie hydrochlorotiazydu (0,25––2 mg/kg mc./24 h), również w kombinacji z amilorydem w preparatach złożonych w celu zmniejszenia kalciurii.

Powikłania

Rozwój przewlekłej choroby nerek.

Rokowanie

W naturalnym przebiegu w około połowie przypadków choroba prowadzi do rozwoju przewlekłej niewydolności nerek, w tym schyłkowej, zazwyczaj już w 2. dekadzie życia. Wydaje się, że adekwatne leczenie spowalnia ten proces.

14.10.7

Nefrogenna (nerkopochodna) moczówka prosta

łac. *diabetes insipidus nephrogenes*

ang. nephrogenic diabetes insipidus

Definicja

Wrodzony lub nabyty defekt kanalikowy polegający na upośledzonej wrażliwości cewek zbiorczych na działanie wazopresyny, czego konsekwencje stanowią utrata adekwatnej zdolności zagęszczania moczu, poliuria, skłonność do odwodnienia i zaburzenia elektrolitowe.

Epidemiologia

Wrodzone postacie choroby są rzadkie. Zachorowalność określa się na 4–9 przypadków na 1 000 000 mężczyzn. Częściej spotyka się postacie nabyte.

Etiologia i patogeneza

W 90% przypadków wrodzonej moczówki nefrogennej stwierdza się sprzężony z płcią recesywny sposób dziedziczenia związany z mutacjami genu *AVPR2* dla receptora wazopresyny typu 2 (vasopresin type 2 receptor, V2R). Pozostałe przypadki dziedziczą się w sposób autosomalny recesywny lub dominujący i są spowodowane mutacjami genu kodującego kanał wodny – akwaporynę 2. Oba defekty stanowią przyczynę nieprawidłowej odpowiedzi cewek zbiorczych na działanie wazopresyny.

Przypadki nabyte mogą wystąpić wtórnie do patologii nerek obejmujących tkankę cewkowo-śródmiąższową (m.in. nefropatia pozapalna, nefrokalcynoza, amyloidoza, nefropatia zastoinowa, przewlekła niewydolność nerek niezależnie od jej przyczyny) lub zaburzeń elektrolitowych (przewlekła hipokaliemia lub hiperkalcemia). Bywają też wynikiem nefrotoksyczności leków (sole litu, tetracykliny). Patomechanizm choroby w tych stanach wynika zazwyczaj z zaburzeń wytwarzania właściwego gradientu osmotycznego w rdzeniu nerki lub niekiedy zmniejszenia wrażliwości V2R. Zarówno w postaciach wrodzonych, jak i nabytych wyróżnia się typy kompletne i niekompletne. W przebiegu tych ostatnich nie występują wszystkie objawy.

Obraz kliniczny

W postaciach wrodzonych od pierwszych tygodni życia obserwuje się nasiloną poliurię, niepokój dziecka, wybitną skłonność do odwodnienia, stany gorączkowe, zaburzenia łaknienia, wymioty, zaparcia, upośledzone wzrastanie i drgawki. W późniejszych latach występuje predyspozycja do moczenia nocnego. Może również pojawić się zależne od poliurii niezaporowe poszerzenie dróg moczowych i dysfunkcja pęcherza moczowego. Rzadziej obserwuje się upośledzenie rozwoju psychicznego i charakteropatie.

W przypadkach nabytej moczówki nefrogennej objawy kliniczne są łagodniejsze (zazwyczaj postać niekompletna choroby).

Przebieg naturalny

Prowadzi do ciężkiego odwodnienia hipernatremicznego i jego następstw.

Metody diagnostyczne

1 Badania laboratoryjne
- Jonogram – hipernatremia, hiperchloremia.
- Analiza profilu osmolalności i ciężaru właściwego moczu – stale niskie wartości (odpowiednio < 300 mOsm/kg H_2O, < 1010), nawet w stanie odwodnienia.

2 Próby czynnościowe
Próba zagęszczania moczu oraz test z 1-dezamino-9-D-arginino-wazopresyną. W postaci kompletnej moczówki nefrogennej w obu badaniach nie stwierdza się wzrostu osmolalności (ciężaru właściwego) moczu.

3 Badania obrazowe
USG układu moczowego – często niezaporowe poszerzenie dróg moczowych.

Różnicowanie

Rozpoznanie wymaga różnicowania z moczówką prostą neurogenną (centralną) i polidypsją psychogenną. Służą temu przede wszystkim wyżej wymienione testy czynnościowe, które pozwalają również na różnicowanie pomiędzy typami kompletnymi i niekompletnymi tych schorzeń.

Leczenie

1 Leczenie objawowe
Polega na adekwatnym do stopnia diurezy nawadnianiu pacjenta i redukcji podaży sodu do 1 mmol/kg mc./24 h. Zalecane jest regularne oddawanie moczu w celu odbarczania dróg moczowych. W przypadku rozwoju wysokoobjętościowego, hipotonicznego pęcherza moczowego zaleca się niekiedy jego przerywane cewnikowanie.

2 Leczenie farmakologiczne
Służy zmniejszeniu diurezy.

- Hydrochlorotiazyd (1–4 mg/kg mc./24 h), niekiedy w kombinacji z amilorydem, zazwyczaj konieczna staje się suplementacja potasu.
- Indometacyna (1–2 mg/kg mc./24 h) – lek rzadziej stosowany ze względu na ryzyko wystąpienia skutków ubocznych.

Powikłania

Powikłania mogą być doraźnym skutkiem odwodnienia.

Rokowanie

W postaciach wrodzonych rokowanie zależy od odpowiedzi pacjenta na zastosowane leczenie. Zazwyczaj udaje się jedynie częściowo zmniejszyć diurezę. O ile nie powtarzają się epizody ciężkiego odwodnienia we wczesnym dzieciństwie, rozwój psychofizyczny chorego jest prawidłowy. Istnieje ryzyko pojawienia się przewlekłej niewydolności nerek u chorych z utrzymującą się znaczną poliurią i postępującym poszerzaniem dróg moczowych. W postaciach nabytych rokowanie zależy głównie od choroby podstawowej.

14.10.8

Zespół Fanconiego

łac. *syndroma Fanconi*

ang. Fanconi syndrome

Definicja

Wrodzona lub nabyta złożona dysfunkcja cewki proksymalnej nefronu polegająca na upośledzonej reabsorpcji aminokwasów, glukozy, fosforanów, wodorowęglanów, kwasu moczowego i innych substancji, co prowadzi do ich masywnej utraty z moczem i wystąpienia następstw klinicznych z tym związanych.

Epidemiologia

Występuje rzadko. U dzieci najczęstszą przyczyną zespołu Fanconiego jest cystynoza. Częstość występowania szacuje się na 1 : 100 000 – 1 : 200 000 żywych urodzeń.

Etiologia i patogeneza

Schorzenie polietiologiczne. Do jego wystąpienia prowadzić mogą zarówno wrodzone, genetycznie uwarunkowane choroby metaboliczne, jak i schorzenia nabyte, leki czy toksyny. Bardzo rzadko rozwija się jako postać idiopatyczna, dziedzicząca się najczęściej w sposób autosomalny dominujący.

Patomechanizm uszkodzenia cewki proksymalnej w zespole Fanconiego jest zróżnicowany i zależny od jego etiologii. Obejmuje zarówno dysfunkcje czynnościowe, jak i uszkodzenia anatomiczne. Wśród tych pierwszych stwierdza się m.in. zaburzenia błonowych systemów transportowych oraz komórkowych procesów energetycznych.

Najpoważniejsze następstwa kliniczne wiążą się z nerkową utratą fosforanów, wodorowęglanów, potasu i wody. Utrata glukozy i aminokwasów nie skutkuje istotnymi konsekwencjami dla organizmu.

Obraz kliniczny

Obserwuje się upośledzenie wzrastania, poliurię, polidypsję, skłonność do odwodnienia, wymioty, zaburzenia łaknienia, zaparcia, osłabienie siły i napięcia mięśniowego, stany gorączkowe i zaburzenia kostne, w tym rozwój krzywicy u dzieci i osteomalacji u dorosłych. Dodatkowo występują objawy typowe dla schorzenia podstawowego. Niekiedy jednak zespół Fanconiego może je wyprzedzać o wiele lat, czego przykładem jest cystynoza.

Przebieg naturalny

Zależny od nasilenia zaburzeń elektrolitowych, kwasowo-zasadowych i choroby podstawowej.

Metody diagnostyczne

Badania laboratoryjne:

- badanie ogólne moczu – glikozuria, białkomocz,
- zaburzenia charakterystyczne dla kwasicy cewkowej proksymalnej,
- hipofosfatemia (interpretacja po uwzględnieniu norm wiekowych), hiperchloremia, hipokaliemia, hiponatremia,
- obniżona wartość cewkowej maksymalnej reabsorpcji fosforanów (TmP/GFR),
- tendencja do hipourykemii.

Rozpoznanie – zespół Fanconiego należy podejrzewać u dzieci z opisanymi powyżej objawami klinicznymi oraz nieprawidłowym wynikiem badania ogólnego moczu pod postacią glikozurii i białkomoczu. Podstawą rozpoznania jest stwierdzenie kompleksowych zaburzeń biochemicznych, charakterystycznych dla złożonej dysfunkcji cewki proksymalnej. Rozpoznanie zespołu Fanconiego jest bezwzględnym wskazaniem do przeprowadzenia diagnostyki przyczynowej (tab. 14.15).

Różnicowanie

Z innymi dysfunkcjami cewki proksymalnej nefronu.

Leczenie

1 Leczenie objawowe

- Adekwatna podaż płynów.
- Podaż zasad z suplementacją potasu, jak w kwasicy cewkowej proksymalnej.

Tabela 14.15. Etiologia zespołu Fanconiego

PRZYCZYNY WRODZONE	PRZYCZYNY NABYTE
■ Cystynoza	■ Zespół Sjögrena
■ Zespół Lowe'a	■ Ostre cewkowo-śródmiąższo-
■ Tyrozynemia	we zapalenie nerek
■ Galaktozemia	z zapaleniem naczyniówki oka
■ Wrodzona nietolerancja	(TINU syndrome)
fruktozy	■ Ostre cewkowo-śródmiąższo-
■ Choroba Wilsona	we zapalenie nerek
■ Choroba Denta	z nefropatią błoniastą
■ Cytopatie mitochondrialne	■ Zespół nerczycowy
■ Glikogenoza typu I (choroba	■ Szpiczak mnogi
von Gierkego)	■ Amyloidoza
■ Zespół Fanconiego–Bickela	■ Nerka przeszczepiona
■ Idiopatyczny zespół	■ Leki (tetracykliny, aminogliko-
Fanconiego	zydy, salicylany, kwas
	walproinowy, ifosfamid,
	cisplatyna, adefowir,
	cidofowir)
	■ Zatrucie metalami ciężkimi
	(ołów, kadm, rtęć, chrom,
	platyna)

■ Suplementacja fosforanów (1–3 g/kg mc./24 h).
■ Podawanie aktywnych postaci witaminy D_3, np. kalcytriolu.

2 Leczenie przyczynowe
Przedstawione w innych rozdziałach przy okazji omawiania poszczególnych jednostek chorobowych.

Powikłania
Krzywica lub osteomalacja.

Rokowanie
Leczenie objawowe pozwala w większości przypadków na poprawę rozwoju dzieci. Rokowanie zależy jednak przede wszystkim od schorzenia podstawowego i możliwości jego leczenia. Przykładowo nieleczona cystynoza prowadzi do rozwoju schyłkowej niewydolności nerek ok. 10. rż.

14.11   *Przemysław Sikora*
KAMICA UKŁADU MOCZOWEGO I NEFROKALCYNOZA

łac. *urolithiasis et nephrocalcinosis*
ang. urolithiasis and nephrocalcinosis

Definicja
Kamica układu moczowego oznacza obecność uformowanych, twardych krystalicznych złogów o róż-

nym składzie chemicznym w obrębie dróg moczowych. Z kolei termin nefrokalcynoza (wapnica nerek) określa wzrost zawartości soli wapnia w obrębie tkanki cewkowo-śródmiąższowej nerek. Występuje ona znacznie rzadziej niż kamica, chociaż niekiedy oba te stany mogą ze sobą współistnieć. Zarówno kamicę, jak i nefrokalcynozę należy traktować w kategorii objawu, ponieważ do ich powstania prowadzi bardzo wiele, niekiedy wspólnych czynników etiologicznych.

Epidemiologia
Kamica układu moczowego jest częstą chorobą wieku dorosłego. Wskaźnik zapadalności wśród osób dorosłych w krajach Europy Zachodniej i w USA sięga 1,5%. Dokładna epidemiologia kamicy u dzieci nie jest znana. Szacuje się jednak, że występuje ona 10––20 razy rzadziej niż u dorosłych. Kamica może rozwinąć się w każdym wieku, wśród młodszych dzieci częściej chorują chłopcy, natomiast > 10. rż. zapadalność jest podobna u obu płci.

Nefrokalcynoza występuje znacznie rzadziej niż kamica, ale jej dokładna epidemiologia nie została określona.

Etiologia i patogeneza
Kamica jest chorobą o złożonej etiopatogenezie, co w efekcie wyraża się różnym składem chemicznym złogów:

■ szczawianowo-wapniowe (70–80% wszystkich przypadków),
■ z kwasu moczowego (10–15%),
■ z fosforanu amonowo-magnezowego – struwitu (5–7%),
■ z apatytu węglanowego (4–6%),
■ bruszytowe, cystynowe, moczanowe, ksantynowe, 2,8-dihydroksyadeninowe (kazuistyczne – < 1%).

W zdecydowanej większości kamienie tworzą się w obrębie górnych dróg moczowych, zazwyczaj na brodawkach nerkowych. Do rzadkości należy pierwotna kamica pęcherza moczowego.

Każdy rodzaj kamicy ma zazwyczaj typową dla siebie etiopatogenezę. Głównymi przyczynami kamicy u dzieci są izolowane defekty metaboliczne, tj. hiperkalciuria absorpcyjna i nerkowa, wtórna hiperoksaluria, hiperurykozuria czy hipocytraturia. W ich przebiegu dochodzi do krystalizacji odpowiednich substancji w przesyconym nimi moczu, agregacji kryształów oraz formowania „dojrzałych" złogów.

Sprzyja temu względny lub bezwzględny niedobór naturalnych inhibitorów krystalizacji w moczu, głównie cytrynianów i magnezu. Procesy te nasilają się w zagęszczonym moczu, w przypadku jego zastoju, np. wskutek anatomicznych anomalii dróg moczowych, a także przy stałym wysokim lub niskim pH moczu.

Odmienny patomechanizm dotyczy tzw. kamicy infekcyjnej, która rozwija się wskutek zakażenia dróg moczowych bakteriami ureazododatnimi (m.in. *Proteus spp.*, *Morganella morganii*, *Klebsiella spp.* i *Stapylococcus spp.*). Rozkładają one mocznik, powodując powstawanie amoniaku i alkalizację moczu, co stwarza korzystne środowisko dla krystalizacji struwitów i apatytów węglanowych. Typowe dla tego rodzaju kamicy jest tworzenie form odlewowych w obrębie układów kielichowo-miedniczkowych.

Niekiedy, zwłaszcza w przypadku nefrokalcynozy, przyczynę powstawania kamieni stanowią rzadkie choroby metaboliczne uwarunkowane genetycznie (tab. 14.16).

Nefrokalcynozę spotyka się również u wcześniaków o bardzo niskiej masie urodzeniowej (zazwyczaj < 1500 g), w przypadku zaburzeń metabolizmu witaminy D_3 oraz jej przedawkowania czy w przebiegu pierwotnej nadczynności przytarczyc.

Obraz kliniczny

Najbardziej typowym objawem kamicy układu moczowego jest kolka nerkowa, spowodowana obecno-

ścią blokującego złogu w obrębie moczowodu. Charakteryzuje ją bardzo silny ból, pierwotnie umiejscowiony w okolicy lędźwiowej i promieniujący w kierunku pachwiny. Często towarzyszą jej nudności, wymioty oraz krwiomocz/krwinkomocz. W badaniu fizykalnym stwierdza się dodatni objaw Goldflama. U najmłodszych dzieci objawy kolki nerkowej są zazwyczaj mało charakterystyczne.

Złogi pozostające w obrębie kielichów nerkowych, w tym w formie odlewowej, nie powodują zwykle żadnych dolegliwości, stąd często kamica rozpoznawana jest przypadkowo. Kamicy, zwłaszcza infekcyjnej, mogą towarzyszyć objawy zakażenia dróg moczowych. Czasami obserwuje się wydalanie drobin kamiczych z moczem.

Obecność nefrokalcynozy nie powoduje zazwyczaj żadnych objawów podmiotowych.

Przebieg naturalny

Nieleczona odpowiednio nawracająca kamica i nefrokalcynoza mogą być powodem rozwoju przewlekłej choroby nerek.

Metody diagnostyczne

1 Badania laboratoryjne
- Badanie ogólne moczu – okresowy lub stały krwinkomocz, zwykle jałowa leukocyturia, białkomocz. Wynik może być też prawidłowy.
- Badanie bakteriologiczne moczu – nawracająca znamienna bakteriuria w przypadku kamicy infekcyjnej.
- Analiza biochemiczna dobowej zbiórki moczu lub (przesiewowo) pojedynczej, zazwyczaj drugiej rannej, porcji moczu. W zależności od etiologii kamicy ujawnia ona różne, niekiedy współistniejące ze sobą metaboliczne czynniki ryzyka powstawania złogów (tab. 14.17).
- Badania biochemiczne krwi – w zależności od etiologii kamicy można stwierdzić zaburzenia gospodarki elektrolitowej (zwłaszcza wapniowo-fosforanowej i magnezowej), purynowej lub kwasowo-zasadowej.

2 Badania obrazowe
USG układu moczowego stanowi podstawowe badanie obrazowe dla rozpoznania kamicy i nefrokalcynozy. Charakteryzuje się dobrą czułością dla wykrywania kamieni w obrębie układu kielichowo-miedniczkowego nerki, ale znacznie słabszą w odniesieniu do złogów w obrębie środkowej części moczo-

---

Tabela 14.16. Wybrane choroby uwarunkowane genetycznie prowadzące do rozwoju kamicy dróg moczowych i/lub nefrokalcynozy

- **Choroby przebiegające z hiperkalciurią**
  - Kwasica cewkowa dystalna
  - Rodzinna hipomagnezemia z hiperkalciurią i nefrokalcynozą
  - Autosomalnie dominująca hiperkalciuria hipokalcemiczna
  - Zespół Barttera (typy 1–3)
  - Choroba Denta
  - Zespół Williamsa–Beurena
  - Zespół Lowe'a
- **Choroby przebiegające z hiperoksalurią**
  - Pierwotne hiperoksalurie
- **Choroby przebiegające ze zwiększonym wydalaniem metabolitów puryn/pirymidyn**
  - Zespół Lescha–Nyhana
  - Glikogenozy typu 1a/1b
  - Niedobór fosforybozylotransferazy adeninowej
  - Ksantynuria
- **Cystynuria**

Tabela 14.17. Kryteria rozpoznania wybranych metabolicznych czynników ryzyka rozwoju kamicy i nefrokalcynozy

	ROZPOZNANIE NA PODSTAWIE DOBOWEGO WYDALANIA DANEJ SUBSTANCJI	ROZPOZNANIE NA PODSTAWIE STOSUNKU STĘŻENIA DANEJ SUBSTANCJI DO STĘŻENIA KREATYNINY W POJEDYNCZEJ PORCJI MOCZU (WSKAŹNIKI KREATYNINOWE)		
Hiperkalciuria	> 4 mg (> 0,1 mmol)/kg mc. niezależnie od płci i wieku	< 1. rż.	> 0,8 mg/mg	> 2 mol/mol
		1.–3. rż.	> 0,5 mg/mg	> 1,4 mol/mol
		3.–5. rż.	> 0,4 mg/mg	> 1,1 mol/mol
		6.–7. rż.	> 0,3 mg/mg	> 0,8 mol/mol
		> 7. rż.	> 0,21 mg/mg	> 0,6 mol/mol
Hiperoksaluria	> 45 mg (> 0,5 mmol)/1,73 m² niezależnie od płci i wieku	< 6. mż.	> 180 mg/g	> 0,22 mol/mol
		7. mż.–2. rż.	> 140 mg/g	> 0,17 mol/mol
		2.–5. rż.	> 80 mg/g	> 0,1 mol/mol
		6.–14. rż.	> 65 mg/g	> 0,08 mol/mol
		> 16. rż.	> 32 mg/g	> 0,04 mol/mol
Hiperurykozuria	> 815 mg/1,73 m² niezależnie od płci i wieku	< 1. rż.	2,2 mg/mg	1,5 mol/mol
		1.–3. rż.	1,9 mg/mg	1,3 mol/mol
		3.–5. rż.	1,5 mg/mg	1,0 mol/mol
		6.–10. rż.	0,9 mg/mg	0,6 mol/mol
		> 10. rż.	0,6 mg/mg	0,4 mol/mol
Hipocytraturia	Chłopcy < 177 mg (0,92 mmol)/1,73 m²	< 5. rż. (chłopcy i dziewczynki)	< 0,2 mg/mg	< 0,12 mol/mol
	Dziewczynki < 253 mg (1,32 mmol)/1,73 m²	≥ 5. rż. (chłopcy i dziewczynki)	< 0,14 mg/mg	< 0,08 mol/mol

wodu. W obrazie USG złogi widoczne są jako różnokształtne hiperechogeniczne ogniska, typowo z obecnością tzw. cienia następczego (osłabienia sygnału USG). Niekiedy pośrednim dowodem na istnienie złogu moczowodowego jest jedynie poszerzenie dróg moczowych. Wizualizacja złogów w dolnym odcinku moczowodu wymaga badania z wypełnionym pęcherzem moczowym. Obraz kamieni w badaniu USG nie zależy od ich chemicznego składu, tak więc nie ma znaczenia, czy złogi są cieniujące czy niecieniujące na przeglądowym zdjęciu RTG jamy brzusznej. Badanie USG stanowi również podstawę rozpoznania i klasyfikacji nefrokalcynozy na typy rdzeniowy, korowy i mieszany. W najczęstszym typie rdzeniowym stwierdza się obecność hiperechogenicznych, ostro odgraniczonych piramid nerkowych.

Bezkontrastowa spiralna tomografia komputerowa to badanie o bardzo wysokiej czułości i specyficzności, szczególnie przydatne dla rozpoznawania złogów moczowodowych (diagnostyka kolki nerkowej).

Zdjęcie przeglądowe jamy brzusznej jest techniką nadal używaną w celu wykrywania obecności złogów jako uzupełnienie badania USG. Pozwala również na wstępne różnicowanie typu kamieni na:

- cieniujące – szczawianowo-wapniowe i fosforanowo-wapniowe,
- słabo cieniujące – struwitowe, cystynowe,
- niecieniujące – z kwasu moczowego, ksantynowe i 2,8-dihydroksyadeninowe.

Urografia pozwala na dobrą wizualizację złogów i ocenę dynamiki blokady dróg moczowych przez nie. Ze względu na potencjalne skutki uboczne badanie to jest obecnie zastępowane przez bezkontrastową spiralną tomografię komputerową.

Podstawą **rozpoznania** kamicy i nefrokalcynozy są badania obrazowe. Ponieważ oba stany nie stanowią chorób *per se*, w każdym przypadku należy poszukiwać ich etiologii. Pozwala to na ujawnienie przyczyn kamicy u 75%, a nefrokalcynozy nawet u 100% dzieci i młodzieży. Postępowanie obejmuje wywiad rodzinny, ocenę nawyków żywieniowych, diagnostykę laboratoryjną i obrazową. Ocena składu chemicznego kamienia rozstrzyga ostatecznie o typie kamicy. Jednak ze względu na obiektywne trudności w uzyskaniu złogu do badania, nie jest możliwa we wszystkich przypadkach.

Różnicowanie
Różnicowanie obejmuje wszystkie typy kamicy.

Leczenie

1 Kamicza kolka nerkowa
Dotychczas brak ogólnie przyjętych zasad leczenia tego stanu u dzieci. W praktyce schemat postępowania jest podobny do stosowanych u dorosłych. Należy jednak brać pod uwagę fakt, że niektóre z leków nie mają certyfikatów aprobujących ich użycie u dzieci.

Leczenie przeciwbólowe i przeciwzapalne
- I rzutu – paracetamol (10–15 mg/kg mc. *i.v.* lub *p.o.* co 6 h), NLPZ (np. ketoprofen, ibuprofen, diklofenak, metamizol).
- II rzutu – opioidy, np. morfina (0,1–0,2 mg/kg mc. *i.v.*, *i.m.* lub *s.c.* co 8 h), pentazocyna (0,5–1 mg/kg mc. co 6–8 h), tramadol (1–2 mg/kg mc. *i.v.*, *i.m.* lub *s.c.*).

Leczenie mające na celu usunięcie bloku nerki
- Zachowawcze:
  - chemitoliza kamieni – możliwa jedynie w przypadku złogów zbudowanych z kwasu moczowego (alkalizacja moczu) i cystyny (alkalizacja moczu, α-merkaptopropionyloglicyna, D-penicylamina, kaptopryl),
  - forsowanie diurezy (2000–3000 ml/1,73 m² pc./24 h) – tylko w przypadku małych (< 4––5 mm średnicy), niecałkowicie blokujących

światło złogów moczowodowych (prawdopodobieństwo ich naturalnego wydalenia sięga 90%),
  - leczenie rozkurczowe – papaweryna, drotaweryna, selektywne α1-blokery (tamsulozyna, terazosyna, doksazosyna, alfuzosyna), blokery kanału wapniowego (nifedypina, werapamil),
  - stosowanie diuretyków jest kontrowersyjne i zwykle nie zalecane.
- Zabiegowe:
  - stosowane w przypadku dużych złogów, kamicy moczowodu jedynej nerki, obustronnej kamicy moczowodowej, utrzymywania się bólu > 72 h mimo leczenia oraz braku wydalenia małego złogu moczowodowego w okresie 2–4 tygodni,
  - zaleca się metody umożliwiające drenaż nerki, jak instalacja cewników 2J i nefrostomia, oraz małoinwazyjne techniki rozkruszania złogów, jak ureterolitotrypsja (ureterorenoscopic lithotripsy, URSL) czy litotrypsja pozaustrojowa (ESWL).

2 Leczenie przewlekłe
Zachowawcze
Polega na postępowaniu przyczynowym, które jest podstawą zapobiegania nawrotom kamicy i hamowania rozwoju nefrokalcynozy. Obejmuje przestrzeganie zasad dietetycznych i niekiedy farmakoterapię (tab. 14.18). Szczegółowe postępowanie w metabolicznych chorobach prowadzących do rozwoju nefrokalcynozy i kamicy omówiono w odpowiednich rozdziałach. Niezależnie od rodzaju i przyczyny kamicy czy nefrokalcynozy podstawę terapii stanowi utrzymywanie diurezy na poziomie 2000–3000 ml/1,73 m²/dobę.

Urologiczne
Małe, bezobjawowe złogi wapniowe zlokalizowane w obrębie układów kielichowo-miedniczkowych nerek, które mają szansę być w przyszłości wydalone w sposób naturalny, można pozostawić do dalszej obserwacji. W przypadku większych złogów i kamicy infekcyjnej należy rozważyć wykonanie zabiegu ESWL lub przezskórnej pielolitotomii (percutaneous nephrolithotomy, PCNL). Te mało inwazyjne zabiegi zastąpiły prawie całkowicie klasyczne metody operacyjne.

Tabela 14.18. Postępowanie profilaktyczno--lecznicze w wybranych typach kamicy układu moczowego

TYP KAMICY	ETIOLOGIA	FORMA LECZENIA
Kamica wapniowa (szczawianowo--wapniowa)	Hiperkalciuria	■ Dieta niskosodowa, normowapniowa ■ Hydrochlorotiazyd (0,5–1 mg/kg mc./24 h) ■ Cytrynian potasu (0,5–1 mEq/kg mc./24 h)
	Hiperoksaluria	■ Dieta ubogoszczawianowa ■ Cytrynian potasu (1–2 mEq/kg mc./24 h) ■ Pirydoksyna (5–20 mg/kg mc./24 h) tylko w hiperoksalurii pierwotnej typu I
	Hipocytraturia	■ Cytrynian potasu (0,1–1 mEq/kg mc./24 h)
Kamica z kwasu moczowego	Hiperurykozuria pH moczu < 5,5	■ Dieta ubogopurynowa ■ Alkalizacja moczu: cytrynian potasu (0,5–1 mEq/kg mc./24 h) – docelowe pH moczu w profilaktyce to 6,5–7,0, a w chemolitolizie 7,0–7,2 ■ Allopurinol (1–3 mg/kg mc./24 h) w przypadku hiperurykemii
Kamica infekcyjna (struwitowa lub z węglanu apatytu)	Bakterie ureazododatnie	■ Bezwzględnie konieczne zabiegowe usunięcie złogów ■ Antybiotykoterapia

Rokowanie

Kamica układu moczowego w swoim naturalnym przebiegu jest schorzeniem nawrotowym u ok. 40% pacjentów pediatrycznych. Dotyczy to przede wszystkim kamicy uwarunkowanej metabolicznie. Odpowiednie postępowanie profilaktyczne przeciwdziała nawrotom i tym samym zapobiega rozwojowi przewlekłej choroby nerek.

Rokowanie w przypadku nefrokalcynozy zależy od choroby podstawowej i możliwości jej leczenia. Przykładowo nefrokalcynoza wcześniaków ustępuje zwykle samoistnie i bez konsekwencji, podczas gdy większość pacjentów z hiperoksalurią pierwotną typu I rozwija schyłkową niewydolność nerek.

14.12　　　*Helena Ziółkowska, Ryszard Grenda*
OSTRA NIEWYDOLNOŚĆ NEREK
łac. *insufficientia renum acuta*
ang. acute renal failure

Definicja

Ostra niewydolność nerek (ONN) to nagłe obniżenie przesączania kłębuszkowego (GFR) prowadzące do podwyższenia w surowicy stężenia produktów przemiany azotowej (mocznik, kreatynina) oraz w części przypadków do skąpomoczu.

Ostatnio pogorszenie funkcji nerek wskutek działania różnorodnych czynników określa się szerszym pojęciem ostre uszkodzenie nerek (acute kidney injury, AKI), pozostawiając termin ostra niewydolność nerek na opisanie ciężkiego uszkodzenia, wymagającego leczenia nerkozastępczego.

Epidemiologia

Ocenia się, że roczna częstość występowania ONN u dzieci wynosi 4 : 100 000 i jest znacznie niższa niż u dorosłych (17 : 100 000). Częstość ONN jest odmienna w różnym wieku. Najczęściej rozwija się u noworodków (18 : 100 000).

Przyczyna ONN jest także swoista dla wieku – u noworodków dominują przyczyny przednerkowe (90%), a u dzieci > 5. rż. choroby/uszkodzenia nerek (70%).

Ostra niewydolność nerek występuje u blisko 25% dzieci leczonych w oddziałach patologii noworodka i sięga 60% wśród dzieci urodzonych z ciężką zamartwicą.

Etiologia i patogeneza

Przyczyny ONN (AKI) można podzielić na trzy kategorie.

Przednerkowa ostra niewydolność nerek (skąpomocz czynnościowy)

Wynik obniżenia przepływu krwi przez nerki związanego ze zmniejszeniem objętości krwi krążącej lub spadkiem ciśnienia tętniczego. Struktura morfologiczna nerki pozostaje niezmieniona, a spadek GFR jest skutkiem hipoperfuzji miąższu.

Obniżenie przepływu krwi przez nerki wywołane skurczem naczyń jest rezultatem stymulacji układu współczulnego przez odruch z baroreceptorów i aktywacji układu renina–angiotensyna. Odruch z baroreceptorów stymuluje też wzrost wydzielania wazopresyny, co zmniejsza diurezę i dodatkowo powoduje skurcz naczyń.

Przedłużające się niedokrwienie nerek prowadzi do niedotlenienia (głównie cewek nerkowych) i rozwoju nerkowej niewydolności nerek. Różnica w zakresie tkankowego zapotrzebowania na tlen powoduje, że uszkodzenie niedokrwienne występuje przede wszystkim w korze nerki, a w mniejszym stopniu w rdzeniu.

Przyczyny przednerkowej niewydolności nerek u dzieci:

- bezwzględne zmniejszenie objętości krwi krążącej – utrata płynów z łożyska naczyniowego i ustroju:
  - odwodnienie,
  - jatrogenne działanie diuretyków,
  - straty płynów wskutek rozległych oparzeń lub krwotoku,
- względne zmniejszenie objętości płynów ustroju z przemieszczeniem ich poza łożysko naczyniowe:
  - obrzęki wskutek hipoalbuminemii w wyniku głodzenia, ciężkiej niewydolności wątroby lub zespołu nerczycowego,
  - przemieszczenie płynów do tzw. trzeciej przestrzeni w przebiegu ostrego zapalenia trzustki, niedrożności jelit lub zapalenia otrzewnej,
- spadek ciśnienia perfuzyjnego w naczyniach nerkowych wywołany przez:
  - wstrząs,
  - niewydolność krążenia,
  - skurcz naczyń w przebiegu posocznicy,
  - działanie niepożądane leków wpływających bezpośrednio na naczynia (NLPZ, blokery konwertazy angiotensyny),
  - odruchowy skurcz naczyń nerkowych w przebiegu zespołu wątrobowo-nerkowego i ostrego uszkodzenia płuc przy stosowaniu sztucznej wentylacji.

Nerkowa ostra niewydolność nerek

Wynik uszkodzenia elementów budowy nerki: naczyń, kłębuszków nerkowych, cewek nerkowych lub śródmiąższu. Najczęściej stanowi rezultat bezpośredniego działania nefrotoksyn, które kumulują się w obrębie nabłonka cewek nerkowych, lub wiąże się z przedłużającym się niedotlenieniem powodującym ostrą martwicę cewek nerkowych (acute tubular ne-

crosis, ATN). Ze względu na dużą aktywność metaboliczną komórek nabłonka cewki proksymalnej są one szczególnie podatne na uszkodzenie w warunkach zmniejszonego dowozu tlenu. W przypadku długotrwałego niedokrwienia dochodzi do uszkodzenia cytoszkieletu, apoptozy i śmierci komórek.

W ciężkim uszkodzeniu (w dalszej fazie choroby) zachodzi złuszczanie komórek nabłonka cewek, które przechodzą do światła kanalika nerkowego. Dodatkowo znajdują się tam również „wysalające się" wałeczki składające się głównie z białka Tamma––Horsfalla, które w obecności podwyższonego stężenia Na^+ tworzy materiał podobny do żelu. Złuszczenie komórek cewek powoduje, że jedyną barierą oddzielającą przesącz pierwotny od śródmiąższu znajdującego się wokół nich jest błona podstawna cewek. Dochodzi do bardzo charakterystycznego dla tego typu uszkodzenia przechodzenia przesączu pierwotnego do śródmiąższu („moczenie nerki do nerki"). Obrzęk śródmiąższu powoduje ucisk na naczynia i stanowi dodatkowy czynnik pogarszający ukrwienie tkanek nerkowych.

Bezpośrednio po niedotlenieniu w cewkach proksymalnych wzrasta stężenie lipokaliny związanej z żelatynazą neutrofili (neutrophil gelatinase-associated lipocalin, NGAL). Pełni ona funkcję ochronne dla uszkodzonej komórki, wpływając na apoptozę i przyspieszając procesy naprawcze. O ile ustało działanie czynnika sprawczego, procesy regeneracyjne nabłonka cewek nerkowych trwają ok. 6 tygodni.

Przyczyny nerkowej niewydolności nerek:

- ostra martwica cewek – niedotlenienie (wszystkie przyczyny przednerkowej ONN) i substancje nefrotoksyczne,
- przyczyny naczyniowe – zapalenie naczyń, zespół hemolityczno-mocznicowy,
- choroby śródmiąższu – ostre śródmiąższowe zapalenie nerek, nacieki nowotworowe,
- choroby kłębuszków nerkowych – ostre KZN, gwałtownie postępujące KZN, błoniasto-rozplemowe KZN.

Zanerkowa ostra niewydolność nerek

Wynika z zatkania dróg wyprowadzających mocz, co powoduje wzrost ciśnienia po drugiej stronie błony filtracyjnej i prowadzi do obniżenia GFR.

Przyczyny zanerkowej ONN:

- wady układu moczowego – zastawka cewki tylnej, zwężenie podmiedniczkowe moczowodów, pęcherz neurogenny,
- ciała obce – kamienie, masywne skrzepliny,
- nowotwory – uciskające z zewnątrz układ moczowy (guz Wilmsa, neuroblastoma) i nowotwory pęcherza moczowego (bardzo rzadkie u dzieci).

Obraz kliniczny

Zależy od przyczyny i postaci ONN. Objawy kliniczne są związane przede wszystkim z:

- retencją płynów – nadciśnienie tętnicze, obrzęki, przesięki do jam ciała (otrzewnej, opłucnej, osierdzia), obrzęk płuc, obrzęk mózgu,
- retencją produktów przemiany azotowej (mocznika, kreatyniny) – przy ich wysokich stężeniach w surowicy krwi może dochodzić do zaburzeń świadomości i śpiączki,
- zaburzeniami jonowymi – charakterystyczne to hiponatremia, hipokalcemia i hiperkaliemia,
- zaburzeniami gospodarki kwasowo-zasadowej – przede wszystkim kwasica metaboliczna.

Zmniejszenie ilości oddawanego moczu jest charakterystyczną cechą ONN (postacie oliguryczne). W części przypadków ONN ilość moczu nie zmienia

się. Oligurię rozpoznaje się wtedy, gdy ilość oddawanego moczu nie przekracza 0,5 ml/kg mc./h lub 400 ml/m² pc./dobę.

Przebieg naturalny

Nieleczona odpowiednio ostra niewydolność nerek prowadzi do trwałego uszkodzenia nerek.

Metody diagnostyczne

1 GFR

Podstawowe znaczenie ma stwierdzenie obniżonego GFR, wyliczanego ze zmodyfikowanego wzoru Schwartza na podstawie stężenia kreatyniny. Wzrostowi stężenia kreatyniny towarzyszy wzrost stężenia mocznika.

U dzieci hospitalizowanych i znajdujących się w grupie ryzyka wystąpienia ONN rozpoznanie jest stawiane na podstawie starannej obserwacji diurezy i badań laboratoryjnych oceniających funkcję nerek. Dla tych pacjentów stworzono kryteria rozpoznania i oceny zaawansowania ONN o akronimie RIFLE (**R**isk, **I**njury, **F**ailure, **L**oss, **E**nd-stage) dostosowane w 2004 r. dla dzieci (tab. 14.19). W 2007 r. w tym samym celu stworzono kryteria AKIN (acute kidney injury), o podobnym zakresie skali.

Istotna dla rozpoznania rodzaju ONN jest ocena wydalania sodu w moczu i wyliczenie wskaźnika frakcjonowanego wydalania sodu (fractional excretion of sodium, FENa) ze wzoru:

$$FENa\ [\%] =$$

$$= \frac{\text{stężenie Na w moczu [mmol/l]} \times}{\text{stężenie Na w surowicy [mmol/l]} \times} \times 100$$
$$\frac{\times \text{stężenie kreatyniny w surowicy [mg/dl]}}{\times \text{stężenie kreatyniny w moczu [mg/dl]}}$$

2 Badania krwi
- Morfologia krwi obwodowej – niedokrwistość i mała liczba płytek krwi wskazują na zespół hemolityczno-mocznicowy jako przyczynę ONN. W innych postaciach ONN najczęściej stwierdza się niedokrwistość niewielkiego stopnia z prawidłową liczbą płytek krwi. Eozynofilia wskazuje na śródmiąższowe zapalenie nerek.
- Jonogram – mogą wystąpić hipokalcemia, hiponatremia, hiperkaliemia i hiperfosfatemia (gdy GFR jest trzykrotnie niższy od normy).
- Gazometria – częstym objawem ONN jest kwasica metaboliczna.

Tabela 14.19. Pediatryczna skala RIFLE [wg Akcan-Arikan A. i wsp.: *Modified RIFLE criteria in critically ill children with acute kidney injury.* Kidney Int., 2007, 71(10), 1028–1035 w modyfikacji własnej]

	GFR	DIUREZA
R (risk) ryzyko dysfunkcji nerek	↓ eGFR o 25%	< 0,5 ml/kg mc./h × × 8 h
I (injury) uszkodzenie nerek	↓ eGFR o 50%	< 0,5 ml/kg mc./h × × 16 h
F (failure) niewydolność nerek	↓ eGFR o 75% lub eGFR < 35 ml//min/1,73 m²	< 0,3 ml/kg mc./h × × 24 h lub anuria × 12 h
ZEJŚCIE ONN		
L – loss (utrata, przedłużająca się ONN, leczenie nerkozastępcze > 4 tyg.)		
E – end-stage renal disease (schyłkowa niewydolność nerek, leczenie nerkozastępcze > 3 miesięcy)		

eGFR – współczynnik przesączania kłębuszkowego obliczony na podstawie wzoru Schwartza (patrz rozdz. 14.1.2 „Badania laboratoryjne istotne dla rozpoznania chorób układu moczowego")

■ Biomarkery – trwają badania nad przydatnością NGAL i IL-18 jako wczesnych markerów uszkodzenia nerek. Stężenie NGAL rośnie już w 2 godziny po zmniejszeniu przepływu nerkowego. Wzrost stężenia NGAL wyprzedza o 34 godziny, a IL-18 o 24 godziny wzrost stężenia kreatyniny w surowicy. Ocena stężenia tych substancji ma na razie zastosowanie tylko w badaniach naukowych.

3 Badania obrazowe

USG jamy brzusznej – pozwala na wyeliminowanie ostrej nefropatii zaporowej, wady układu moczowego i ocenę wielkości nerek (w ONN nerki są powiększone). Poszerzenie go o technikę Dopplera pozwala rozpoznać lub wykluczyć zakrzepicę naczyń nerkowych.

4 Biopsja nerki

Wykonuje się ją tylko w przypadku niejasnej przyczyny ONN lub w celu ustalenia rokowania przy przedłużającym się bezmoczu (> 4 tyg.).

Różnicowanie

Różnicowanie obejmuje rozróżnienie ostrej i przewlekłej niewydolności nerek (przede wszystkim na podstawie wielkości narządów w badaniu USG) oraz odrębnie – odmiany klinicznej ONN (tab. 14.20).

Leczenie

W lżejszych przypadkach ONN może być prowadzone leczenie zachowawcze. W połowie przypadków niezbędne okazuje się leczenie nerkozastępcze.

Tabela 14.20. Kryteria laboratoryjne różnicujące przednerkową niewydolność nerek i ostrą martwicę cewek nerkowych

BADANIE	PRZEDNERKO-WA ONN	MARTWICA CEWEK
Ciężar właściwy moczu	> 1020	< 1012
Osmolalność moczu	> 500 mOsm/kg	< 350 mOsm/kg
Stężenie Na w moczu [mmol/l]	< 20	> 40
FENa [%]	< 1	> 1; u noworodków > 2,5
Kreatynina mocz/surowica [mg/ /mg/dl]	> 40	< 20
Mocznik mocz/surowica [mg/ /mg/dl]	> 10	< 10

1 Leczenie nerkozastępcze

Wskazania do terapii nerkozastępczej są obecnie liberalne i stwarzają możliwość wczesnego zastosowania odpowiedniej techniki. Należą do nich:

■ skąpomocz lub bezmocz z przewodnieniem, bez reakcji na diuretyki,

■ nasilone zaburzenia jonowe i kwasica metaboliczna, niemożliwe do opanowania leczeniem zachowawczym,

■ szybko narastające stężenie mocznika (> 50 mg/ /dl/12 h),

■ konieczność żywienia parenteralnego i/lub ograniczenie farmakoterapii u chorego z bezmoczem związane z podawaniem dużej objętości płynów.

2 Płyny i diuretyki

Przy podejrzeniu niedoboru płynów należy przetoczyć roztwór 0,9% NaCl lub płynów wieloelektrolitowych (jeśli dziecko nie ma hiperkaliemii) w ilości 20 ml/kg mc. w ciągu 30–60 min. W przypadku uzyskania diurezy powinno się powtórzyć wlew, dobierając skład kroplówki do zaburzeń jonowych.

U chorych z obrzękami i niedoborami białka do wypełnienia łożyska naczyniowego można użyć 5% roztworu albumin.

Jeśli po wypełnieniu łożyska naczyniowego nadal nie ma diurezy należy podać dożylnie diuretyk pętlowy – furosemid w dawce 2–3 mg/kg mc., nie przekraczając dawki dobowej 10 mg/kg mc. Brak odpowiedzi na takie leczenie w ciągu doby sugeruje konieczność rozpoczęcia dializoterapii. Należy pamiętać, że stosowanie leków moczopędnych, nawet w przypadku zwiększenia diurezy, nie ma wpływu na rokowanie i służy tylko bieżącemu postępowaniu. Podobnie stosowanie dopaminy w tzw. dawce nerkowej (2 µg/kg mc./h) pomimo przemijającego efektu diuretycznego nie zmienia rokowania.

U dzieci z oligurią dobową podaż płynów planuje się wg zasady: diureza z doby poprzedniej + płyny na straty pozanerkowe (do 20 ml/kg mc./24 h).

3 Leczenie żywieniowe

Dostarczenie dziecku z ONN, będącemu w okresie ciężkiego katabolizmu, odpowiedniej ilości kalorii jest niezbędnym warunkiem wyzdrowienia i poprawy funkcji nerek. Wobec braku łaknienia pacjent może być żywiony parenteralnie lub przez sondę dożołądkową. Podstawę diety stanowi ograniczenie podaży białka do 0,5–1,0 g/kg mc. z podażą dużej ilości kalorii pozabiałkowych.

4 Wyrównywanie zaburzeń jonowych

Hiponatremia jest najczęściej wynikiem przewodnienia (po wyrównaniu objętości płynów stężenie Na⁺ ulega normalizacji). Może też być skutkiem utraty sodu lub toczenia płynów z małą jego zawartością. W razie konieczności stężenie Na⁺ wyrównuje się, wyliczając podaż ze wzoru:

$$0,6 \times \text{masa ciała [kg]} \times$$
$$\times (125 - \text{stężenie Na pacjenta [mmol/l]})$$

Najgroźniejszym zaburzeniem jonowym w ONN jest **hiperkaliemia**. Metody terapii zachowawczej przedstawiono w tabeli 14.21.

Hipokalcemia jest częsta w ONN. Może być spowodowana hiperfosfatemią lub niedoborem aktywnej postaci witaminy D. Wymaga podawania dożylnych preparatów wapnia i jak najszybszego włączenia doustnie aktywnych metabolitów witaminy D.

5 Wyrównywanie zaburzeń gospodarki kwasowo-zasadowej

Kwasica metaboliczna wymaga wyrównywania dopiero wtedy, gdy pH obniży się poniżej 7,2.

6 Modyfikacje dawek leków

Powinno się unikać leków nefrotoksycznych, a dawki leków modyfikować w zależności od GFR dziecka. Należy kierować się zasadą, że we wczesnej fazie rozwoju ONN (okres narastania stężenia kreatyniny) GFR dziecka wynosi < 10 ml/min/1,73 m².

Powikłania

- Układ krążenia – nadciśnienie tętnicze, obrzęk płuc, zaburzenia rytmu serca, zapalenie osierdzia, tamponada osierdzia.
- Przewód pokarmowy – nudności, wymioty, brak apetytu, niedożywienie, nieżyt żołądka, owrzodzenie żołądka i dwunastnicy, krwawienie z przewodu pokarmowego.
- Układ nerwowy – drażliwość, zaburzenia świadomości, śpiączka, drgawki.
- Powikłania infekcyjne – zapalenie płuc, posocznica, infekcje przewodu pokarmowego (np. *Clostridium difficile*).
- Powikłania hematologiczne – niedokrwistość, skaza krwotoczna.

Rokowanie

W przypadkach izolowanej przednerkowej niewydolności nerek oraz nefropatii zaporowej lub polekowej rokowanie jest dobre. W przypadkach nerkowej przyczyny ONN rokowanie jest gorsze – u niektórych

---

Tabela 14.21. Metody zachowawczego leczenia hiperkaliemii

LEK	DAWKA	POCZĄTEK DZIAŁANIA	CZAS DZIAŁANIA	UWAGI
Calcium gluconicum* 10%	0,5–1 ml/kg mc. w ciągu 5–10 min	Natychmiast	Kilka minut	W ciężkiej hiperkaliemii > 7 mmol/l
NaHCO₃	1–2 mEq/kg mc.	30 min	1–2 h	Gdy pH ok. 7,2, K⁺ < 7 mmol/l lub wysokie załamki T
Glukoza z insuliną	Glukoza 0,5 g/kg mc. + insulina 0,1 j./kg mc. w czasie 30 min	30 min	1–2 h	Ostrożnie przy przewodnieniu
Salbutamol	5–10 mg/dawkę w nebulizacji	30 min	2 h	Ograniczone doświadczenia u dzieci
Żywice jonowymienne (Resonium Ca lub Na)	1 g/kg mc. doustnie lub doodbytniczo	1–2 h	4–6 h	Podanie doodbytnicze wymaga wykonania wlewki z sorbitolu lub 20% mannitolu po ok. 2 h

* podanie wapnia nie obniża stężenia potasu, a jedynie chroni przed depolaryzacją komórki mięśnia sercowego

chorych po uzyskaniu poprawy rozwija się przewlekła choroba nerek, niekiedy szybko, a czasem po wielu latach.

Po przebyciu ONN po zespole hemolityczno-mocznicowym przewlekła choroba nerek rozwija się u 10–25% dzieci. Wystąpi też u 45% dzieci przedwcześnie urodzonych, które przechorowały ONN w okresie noworodkowym.

Najgorsze rokowanie wiąże się z przypadkami, w których ONN rozwija się w przebiegu uszkodzenia wielonarządowego u chorych poddawanych intensywnej terapii. Śmiertelność sięga tu 50%.

14.13
Helena Ziółkowska, Ryszard Grenda

PRZEWLEKŁA CHOROBA NEREK

łac. *insufficientia renum chronica*

ang. chronic kidney disease

Definicja

Przewlekła choroba nerek (PChN) powstaje w wyniku różnych schorzeń, które doprowadzają do istotnego uszkodzenia nefronów. U dzieci > 2. rż. PChN należy rozpoznać, gdy stwierdza się:

- cechy uszkodzenia nerek (w badaniach obrazowych lub laboratoryjnych) utrzymujące się dłużej niż 3 miesiące, przy prawidłowym lub upośledzonym GFR,

lub

- izolowane obniżenie GFR < 60 ml/min/1,73 m² utrzymujące się powyżej 3 miesięcy.

W przebiegu PChN wyróżnia się kilka stadiów zależnych od coraz niższej wielkości GFR i charakteryzujących się różnymi objawami klinicznymi (tab. 14.22). Stadium 5., zwane schyłkową niewydolnością nerek (SNN), oznacza konieczność rozpoczęcia leczenia nerkozastępczego.

Epidemiologia

Według danych pochodzących z rejestrów dzieci dializowanych częstość występowania SNN wynosi 9 : 1 000 000 w populacji do 19. rż., natomiast szacunkowa częstość występowania wcześniejszych stadiów wynosi ok. 12 : 1 000 000. Chłopcy stanowią ok. 65% wszystkich dzieci z PChN.

Głównymi przyczynami choroby u dzieci są wrodzone anomalie nerek i dróg moczowych. Odpowiadają one za 60–65% przypadków w stadiach od 2. do 4. u pacjentów do 18. rż. Inne czynniki sprawcze PChN u dzieci to przewlekłe kłębuszkowe zapalenie nerek, zespół hemolityczno-mocznicowy, torbielowatość nerek, nefronoftyza i martwica kory nerek.

W Polsce choroby wrodzone są przyczyną schyłkowej niewydolności nerek u 56% pacjentów w wieku od 0 do 22 lat, a choroby nabyte 39%. W pozostałych przyczyna pozostaje nieustalona. Udział chorób wrodzonych jako pierwotnej przyczyny SNN zmienia się z wiekiem. Wśród dzieci do 15. rż. stanowią one dominującą przyczynę, podczas gdy > 15. rż. zaczynają przeważać patologie nabyte, w tym ogniskowe szkliwienie kłębuszków.

Tabela 14.22. Stadia przewlekłej choroby nerek

STADIUM	GFR	OBJAWY KLINICZNE
1	Prawidłowe lub podwyższone (> 90 ml/min/1,73 m²)	Brak objawów klinicznych PChN
2	89–60 ml/min/1,73 m²	U małych dzieci mogą pojawiać się zaburzenia jonowe i kwasowo-zasadowe oraz niedokrwistość. U dzieci starszych bez objawów
3	59–30 ml/min/1,73 m²	Objawy o niewielkim nasileniu – zaburzenia zagęszczania moczu, kwasica metaboliczna, zaburzenia wzrastania, niedokrwistość. Objawy ulegają nasileniu (zaostrzenie PChN) w warunkach stresu metabolicznego, często przy niegroźnych chorobach wieku dziecięcego
4	29–15 ml/min/1,73 m²	Objawy PChN – niedokrwistość, retencja płynów, zaburzenia jonowe, kwasica metaboliczna, zaburzenia gospodarki wapniowo-fosforanowej, niskorosłość
5	< 15 ml/min/1,73 m²	Należy rozpocząć przygotowanie do leczenia nerkozastępczego
5d	Chory dializowany	

Etiologia i patogeneza

Fizjologiczny nadmiar nefronów i umiejętność czynnościowej kompensacji ich utraty powoduje, że częściowe zniszczenie tych struktur przebiega początkowo bez konsekwencji klinicznych. Istnieje jednak liczba krytyczna nefronów, poniżej której procesy uszkadzające nerkę stają się nieodwracalne nawet wtedy, gdy przyczyna pierwotna choroby zostanie usunięta. Najmniejsza liczba nefronów pozwalająca na utrzymanie homeostazy ustrojowej i niepowodująca rozwoju niewydolności nerek to tzw. punkt, z którego nie ma powrotu (point of no return). Nie został on jednak jednoznacznie ustalony. Parametrem zastępczym oceniającym to zjawisko (surrogate marker) jest GFR. Za jego graniczną wartość u większości chorych uznaje się 60 ml/min/1,73 m².

Procesy prowadzące do uszkodzenia pierwotnie zdrowych nefronów rozwijają się z powodu obciążenia tych struktur pracą. Teoria Brickera (nienaruszonego nefronu) i teoria Brennera (hiperfiltracji) są dwiema podstawowymi teoriami tłumaczącymi patogenezę PChN. Rozwinięcie teorii hiperfiltracji stanowi teoria toksyczności białka (według Remuzziego), która podkreśla związek między hiperfiltracją, białkomoczem i rozwojem nieswoistych zmian zapalnych w tkance śródmiąższowej.

Niezależnie od choroby pierwotnej w przebiegu PChN począwszy od stadium 3. dochodzi do uszkodzenia wszystkich struktur nerki, tj. kłębuszków, cewek i śródmiąższu. Postęp choroby zależy od licznych czynników, które można podzielić na 3 grupy:

- zależne od zmniejszenia liczby nefronów,
- czynniki ryzyka progresji PChN,
- choroby współistniejące.

Czynniki progresji PChN zależne od zmniejszenia liczby nefronów

Hiperfiltracja kłębuszków – zmniejszenie liczby czynnych nefronów powoduje wzrost przepływu przez kłębuszki i wzrost filtracji kłębuszkowej w pozostałych nefronach. Występujący wówczas spadek oporu w tętniczce doprowadzającej jest większy niż w odprowadzającej i ciśnienie wewnątrz kłębuszka rośnie powyżej fizjologicznego. Nasilenie hiperfiltracji kłębuszkowej jest proporcjonalne do liczby uszkodzonych nefronów.

Szkliwienie kłębuszków – wzrost ciśnienia w kłębuszku powoduje oddzielanie się komórek śródbłonka od błony podstawnej. Następuje zwiększone przenikanie elementów osocza tworzących złogi hialinowe (fibrynogen, IgM, składowe dopełniacza). Wzrost ciśnienia w naczyniach kłębuszka powoduje zwiększenie uwalniania endotelin, płytkowego czynnika wzrostowego (platelet-derived growth factor, PDGF) i transformującego czynnika wzrostowego beta (transforming growth factor β, TGF-β) z komórek śródbłonka i mezangium. Szczególnie ten drugi ma działanie prozapalne prowadzące do powstania nacieków z makrofagów, monocytów i fibroblastów oraz nasilające produkcję innych cytokin prozapalnych. Zmiany w śródbłonku, uszkodzenie podocytów, rozplem komórek i macierzy mezangium oraz odkładanie się złogów hialinowych skutkują stopniowym twardnieniem i szkliwieniem kłębuszków.

Białkomocz i odczyn zapalny – wzrost ciśnienia w kłębuszku nerkowym powoduje zwiększenie przepuszczalności błony szczelinowatej, co prowadzi do białkomoczu. Komórki cewek absorbują przefiltrowane białko, które ulega w ich wnętrzu katabolizmowi, niemniej część niestrawionej przez lokalnie działające enzymy puli białka przenika do śródmiąższu nerki. Białko i generowany w cewkach wskutek jego katabolizmu amoniak stymulują lokalną produkcję cytokin prozapalnych w obrębie śródmiąższu. Proces ten skutkuje włóknieniem zrębu oraz zarastaniem światła naczyń kłębuszka i okołocewkowych. Wzrost wewnątrzkomórkowej zawartości białka powoduje również zwiększenie aktywności jądrowego czynnika transkrypcyjnego κB (nuclear factor of kappa light chain gene enhancer in B cells, NFκB) i stymulację produkcji chemokin. Głównymi komórkami odpowiedzialnymi za przewlekły odczyn zapalny są komórki jednojądrzaste nacieku zapalnego oraz fibroblasty i miofibroblasty.

Powstawanie zmian w tkance śródmiąższowej – wzrost ciśnienia w naczyniach kłębuszka i w naczyniach okołocewkowych prowadzi do skurczu naczyń, przewlekłego niedokrwienia cewek i ich zaniku. Miejsce cewek zajmuje tkanka łączna. Kluczowym elementem inicjującym proces włóknienia cewek i tkanki śródmiąższowej jest TGF-β.

Czynniki ryzyka progresji PChN

Czynniki niepodlegające modyfikacji.

■ Waga przy urodzeniu i związana z tym indywidualna liczba nefronów. Im niższa urodzeniowa masa ciała, tym mniejsza liczba nefronów i pierwotna powierzchnia filtracyjna, a większe ryzyko rozwoju nadciśnienia tętniczego i PChN.

■ Czynniki genetyczne – stwierdzono szybszą progresję niewydolności nerek u chorych z nefropatią IgA i u osób z cukrzycą, z polimorfizmem D/D (delecją) genu *ACE*. Wydaje się, że na postęp PChN mogą mieć wpływ również polimorfizmy innych genów kodujących składowe układu renina–angiotensyna–aldosteron, interleukiny, TGF-β, VEGF czy receptor dla witaminy D.

■ Płeć – u mężczyzn postęp niewydolności jest szybszy niż u kobiet.

■ Wiek dziecka w momencie stwierdzenia obniżenia GFR. Na podstawie badań u dzieci z hipodysplazjami wyróżniono 3 okresy w historii naturalnej postępu PChN:
  ‐ od urodzenia do 3. rż. – faza wstępnej poprawy, związana z dojrzewaniem czynności cewek i poprawą GFR; brak poprawy GFR w 1. rż. stanowi zły czynnik prognostyczny dla postępu choroby,
  ‐ okres przedpokwitaniowy – faza stabilnej funkcji nerek, charakteryzuje się stopniowym, ale wolnym pogarszaniem funkcji nerek (ok. −1,7 ml/min/1,73 m²/rok),
  ‐ okres pokwitania – faza szybkiego postępu choroby, u 43% chorych rośnie tempo utraty GFR (−4,0 ml/min/1,73 m²/rok); pogorszenie jest związane z szybkim przyrostem masy ciała i zmianami hemodynamiki wewnątrznerkowej, co przyspiesza procesy włóknienia.

■ Charakter choroby podstawowej i stopień rozległości zmian pierwotnych (liczba uszkodzonych nefronów).

Czynniki podlegające modyfikacji.

■ Białkomocz – istotny czynnik ryzyka postępu PChN. U dzieci ze wskaźnikiem białkowo-kreatyninowym > 0,8 obserwuje się szybszą utratę funkcji nerek. W badaniu ESCAPE (Effect of strict blood pressure control and ACE inhibition on the progression of CRF in pediatric patients) wykazano, że u dzieci z PChN w fazie 2.−4. białkomocz przekraczający 300 mg/dobę jest związany z szybszym postępem choroby.

■ Nadciśnienie tętnicze – drugi obok białkomoczu najistotniejszy czynnik ryzyka progresji niewydolności nerek. Podwyższone ciśnienie tętnicze nasila hiperfiltrację kłębuszkową będącą podstawowym mechanizmem prowadzącym do uszkodzenia tkanki cewkowo-śródmiąższowej.

■ Palenie tytoniu – nikotyna powoduje rozplem komórek mezangium i wzmożoną produkcję fibronektyny. Dane kliniczne wskazują na korelację palenia tytoniu i obniżenia GFR.

■ Zaburzenia metaboliczne:
  ‐ dyslipidemia – towarzyszy PChN i jak wykazano w doświadczeniach na zwierzętach jest czynnikiem przyspieszającym obniżenie GFR, niemniej nie dowiedziono jednoznacznie skuteczności stosowania statyn w renoprotekcji u ludzi z PChN; natomiast ze względu na udowodniony wpływ hipercholesterolemii na wzrost ryzyka rozwoju chorób układu sercowo-naczyniowego, zaleca się stosowanie statyn u chorych z PChN i zaburzeniami gospodarki lipidowej (u dzieci rejestracja > 10. rż.),
  ‐ hiperurykemia – często stwierdzana u chorych z PChN może być czynnikiem przyspieszającym utratę funkcji nerek; uszkodzenie komórek następuje pod wpływem odkładania się kryształów kwasu moczowego w komórkach cewek nerkowych, śródbłonka naczyń i mięśni gładkich,
  ‐ zaburzenia elektrolitowe – stanowią stały objaw PChN, przyspieszają procesy kalcyfikacji naczyń, także w obrębie nerek, i przyczyniają się do postępu choroby.

■ Niedokrwistość – hipoksja i stres oksydacyjny należą do podstawowych czynników przyspieszających procesy włóknienia. U dorosłych pacjentów z PChN w fazie 2.−4. stwierdzono, że stosowanie erytropoetyny działa renoprotekcyjnie, spowalniając postęp niewydolności nerek. Ma to zapewne związek nie tylko z korekcją niedokrwistości, ale również z bezpośrednim ochronnym wpływem erytropoetyny na komórki przez swoiste receptory znajdujące się w wielu tkankach, w tym w tkance nerkowej.

Choroby współistniejące

Istotne znaczenie dla postępu PChN mogą mieć:

- otyłość – związana z ryzykiem rozwoju szkliwienia kłębuszków i glomerulomegalii,
- cukrzyca – nasila hiperfiltrację kłębuszkową, powoduje zmiany naczyniowe,
- utrudnienie odpływu moczu – skutkuje wzrostem ciśnienia w układzie moczowym,
- nefrotoksyczne leki.

Wskutek niewydolności nerek dochodzi do zaburzeń w funkcjonowaniu narządów, co przekłada się na objawy kliniczne.

Zaburzenia zagęszczania moczu. Zmiany w tkance cewkowo-śródmiąższowej w PChN powodują, że nerka stosunkowo szybko traci zdolność do zagęszczania moczu. Dochodzi do poliurii i nykturii (odwrócenie stosunku diurezy nocnej i dziennej). Poliuria wiąże się ze znacznym pragnieniem. Konieczność dostarczania dużej ilości płynów sprawia, że u dzieci z PChN i poliurią w przebiegu chorób związanych z utratą płynów może dojść do zaostrzenia choroby nerek (pogorszenie stanu ogólnego, narastanie stężeń parametrów funkcji nerek, zaburzenia elektrolitowe). Przy GFR < 15 ml/min/1,73 m² występuje czasem retencja wody z powstawaniem obrzęków i nadciśnienia tętniczego. Osłabienie zdolności zagęszczania moczu jest typowe dla PChN na podłożu wad układu moczowego, natomiast rzadko występuje w chorobie wynikającej z glomerulopatii.

Zaburzenia gospodarki sodowej i potasowej. U dzieci z PChN na podłożu glomerulopatii obserwuje się tendencję do hipernatremii w surowicy krwi i nadciśnienia tętniczego związanego z retencją sodu. Natomiast u pacjentów, u których choroba podstawowa powoduje głównie uszkodzenie cewki dystalnej (nefropatie zaporowe, torbielowatość nerek) obserwuje się zespół utraty soli. Konieczne jest wówczas ich suplementowanie w diecie.

Zdolność do wydalania sodu jest zachowana dość długo w przebiegu PChN. Ze względu na coraz mniejszą liczbę czynnych nefronów odpowiednie wydalanie jonów uzyskiwane jest przez zwiększone frakcyjne wydalanie (FENa), które może sięgać nawet 30%.

Utrzymanie homeostazy potasu jest możliwe aż do GFR rzędu 10 ml/min/1,73 m², dzięki zwiększeniu frakcyjnego wydalania i usuwaniu przez nabłonek jelita grubego. U niemowląt i małych dzieci z uszkodzeniem cewki dystalnej obserwuje się hiperkaliemię we wcześniejszych stadiach PChN, czemu sprzyja większa niż u starszych tendencja do kwasicy metabolicznej. Hiperkaliemia w PChN ujawnia się również w przebiegu hipoaldosteronizmu hiporeninowego (spowodowanego obniżoną wrażliwością cewek na aldosteron) wiążącego się zwykle z nadciśnieniem tętniczym.

Kwasica metaboliczna (wtórna do PChN) ujawnia się wtedy, gdy GFR spada < 40 ml/min/1,73 m². U niemowląt i młodszych dzieci niedojrzałość cewek związana z wiekiem nakłada się na typowe dla PChN zaburzenia ich funkcji, co powoduje, że do kwasicy dochodzi we wcześniejszych stadiach choroby.

Podstawowym mechanizmem powstawania kwasicy metabolicznej w PChN jest obniżona zdolność amoniogenezy. Z czasem dołącza się też obniżona zdolność do wydalania jonu wodorowego, a w ciężkiej PChN – obniżona zdolność reabsorpcji dwuwęglanów. Kwasica metaboliczna wywołuje liczne niekorzystne objawy ogólnoustrojowe, m.in. przyspiesza katabolizm białek, przyczyniając się do kacheksji mocznicowej. Buforowanie kwasicy przez tkankę kostną powoduje nasilenie procesów resorpcji kostnej i objawów osteodystrofii nerkowej.

Nadciśnienie tętnicze występuje u 70% dzieci z PChN (częstość 20–40 razy większa niż w ogólnej populacji dziecięcej). Częstość jego występowania rośnie wraz z pogarszaniem się funkcji nerek, niemniej zależy także od pierwotnej przyczyny PChN. Jak wynika z polskiego rejestru, występuje u 100% dzieci z PChN na podłożu zespołu hemolityczno-mocznicowego, 75% z PChN w wyniku przewlekłych KZN i u 27% z CAKUT.

We wczesnych stadiach PChN przyczyną nadciśnienia jest głównie mechanizm reninowy, w późniejszych okresach przede wszystkim objętościowo-zależny (sodowrażliwy). W zaawansowanej chorobie nerek, gdy dochodzi do retencji płynów, nadciśnienie tętnicze występuje u większości pacjentów. Jego obecność przyspiesza postęp niewydolności nerek, przyczynia się do pogorszenia stanu mięśnia sercowego i rozwoju zmian w naczyniach tętniczych.

Niedokrwistość – jej nasilenie i częstość występowania są wprost proporcjonalne do zaawansowania choroby. W stadium 2. PChN niedokrwistość stwierdza się u 19–30% pacjentów, a w stadium 5. u 90%. Jej występowanie zależy także od wieku dziecka. Znacznie częściej stwierdzana jest u niemowląt i małych dzieci.

Niedokrwistość w PChN ma charakter niedobarwliwy, normocytarny. Nie zachodzi odnowa krwinek.

Podstawowymi czynnikami prowadzącymi do rozwoju niedokrwistości w PChN są zaburzenia produkcji erytropoetyny (EPO) i niedobór żelaza. Erytropoetyna wytwarzana jest przede wszystkim (90%) przez śródmiąższowe komórki okołocewkowe i fibroblasty na granicy kory i zewnętrznej części rdzenia nerki. W niewielkiej ilości (10%) powstaje także w wątrobie. W PChN, mimo że formalnie stężenie EPO mieści się w granicach normy, występuje jej niedobór w stosunku do stopnia niedokrwistości.

Etiologia niedoboru żelaza jest wieloczynnikowa. W pewnym stopniu zależy od niedoborowej diety i zaburzeń wchłaniania. Badania z ostatnich lat wskazują również na udział w patogenezie niedoboru żelaza hepcydyny (odkryta w 2000 r.). Białko to, produkowane w wątrobie, odpowiada za homeostazę żelaza w organizmie ssaków. Blokuje ferroportynę, czyli transporter żelaza poza komórki magazynujące (enterocyty i makrofagi). Zablokowanie ferroportyny powoduje zahamowanie przenoszenia żelaza z enterocytów do układu żyły wrotnej. W PChN stężenie hepcydyny jest wysokie i koreluje ujemnie z GFR.

Wszystkie czynniki predysponujące do rozwoju niedokrwistości w przebiegu PChN przedstawiono w tabeli 14.23.

Tabela 14.23. Czynniki przyczyniające się do rozwoju niedokrwistości w przebiegu przewlekłej choroby nerek

- Niedobór erytropoetyny
- Niedobór żelaza
- Obniżona zdolność wiązania żelaza
- Niedożywienie – niedobór karnityny, kwasu foliowego i witaminy B_{12}
- Straty krwi, w tym krwawienia mocznicowe spowodowane m.in. zaburzoną funkcją płytek krwi
- Stany zapalne – aktywacja układu dopełniacza w czasie dializ, ogólnoustrojowe choroby zapalne
- Supresja szpiku – nadczynność przytarczyc, leki immunosupresyjne, inhibitory konwertazy angiotensyny i blokery receptora angiotensyny II

Zaburzenia krzepnięcia stanowią późny objaw niewydolności nerek. U chorych z PChN liczba płytek krwi jest prawidłowa, upośledzeniu ulega natomiast ich funkcja (adhezja i agregacja). Może to prowadzić do wystąpienia objawów skazy krwotocznej. Równocześnie u tych pacjentów występuje skłonność do powikłań zatorowo-zakrzepowych. W badaniach laboratoryjnych stwierdza się u nich wysokie stężenia D-dimerów, a niekiedy także skrócenie czasu kaolinowo-kefalinowego. Nadkrzepliwość występuje już w stadiach od 2. do 4. PChN. Sprzyja jej uszkodzenie śródbłonka spowodowane hiperhomocysteinemią i zaburzenia lipidowe.

Zaburzenia gospodarki mineralnej i kostnej w przewlekłej chorobie nerek (chronic kidney disease-mineral and bone disorder, CKD-MBD) są następstwem nieprawidłowego metabolizmu wapnia i fosforanów w uszkodzonej nerce. Cechy tej choroby występują u 15% dzieci z PChN 2, 47% z PChN 3 i u 100% z PChN 4 i 5. Chorzy rozpoczynający leczenie nerkozastępcze w dzieciństwie (0–14 lat) wskutek zaburzeń wapniowo-fosforanowych doświadczają licznych powikłań w późniejszym wieku – 61,4% ma niski wzrost, a 36,8% objawy kliniczne ze strony układu kostnego.

Niezależnie od przyczyny niewydolności nerek postępujący zanik nefronów prowadzi do zmniejszonej produkcji aktywnego metabolitu witaminy D – $1,25(OH)_2D_3$ (kalcytriolu) i zmniejszonego wydalania fosforanów. Niskie stężenie kalcytriolu powoduje zmniejszenie wchłaniania wapnia w przewodzie pokarmowym, co skutkuje hipokalcemią. Hiperfosfatemia oraz niskie stężenia Ca^{2+} i $1,25(OH)_2D_3$ stymulują przytarczyce do wyrzutu parathormonu, wywołując wtórną nadczynność przytarczyc. Jeśli chory z PChN nie jest leczony, stała stymulacja komórek przytarczyc prowadzi do ich przerostu, a następnie rozrostu monoklonalnego. Utworzenie guzka (gruczolaka) złożonego z jednego klonu komórkowego oznacza tzw. trzeciorzędową nadczynność przytarczyc, którą można leczyć jedynie za pomocą paratyroidektomii.

Istotne znaczenie w rozwoju CKD-MBD ma odkryty w 2000 r. czynnik fosfaturyczny – czynnik wzrostu fibroblastów 23 (fibroblast growth factor 23, FGF 23). Należy on do tzw. fosfatonin, które odpowiadają za zwiększenie wydalania fosforu przez nerki. Jest produkowany w kościach przez osteocyty i osteoblasty w odpowiedzi na wysokie stężenia fosforanów. Jego podstawowe działanie to zwiększanie wydalania fosforanów i hamowanie aktywności 1-α-hydroksylazy, co prowadzi do obniżenia ilości kalcytriolu w ustroju. Stężenie FGF 23 w PChN jest wysokie. Najwyższe wartości osiąga u chorych dializowanych. Poprzez hamowanie syntezy kalcitriolu ma to istotne znaczenie dla rozwoju nadczynności przytarczyc w PChN.

Dodatkowymi elementami istotnymi dla rozwoju zaburzeń wapniowo-fosforanowych w PChN są zaburzenia receptorowe. Stwierdza się zarówno obniżoną aktywność i gęstość receptora witaminy D (vitamin D receptor, VDR), jak i receptorów wapniowych (CaSR). Może to obniżać skuteczność leczenia.

W PChN stwierdza się spowodowaną wieloma czynnikami oporność tkanki kostnej na działanie PTH. W 4. i 5. stadium choroby dla uzyskania prawidłowego obrotu kostnego niezbędne są wyższe stężenia tego hormonu, które powinny przekraczać 2–3-krotnie górną granicę normy laboratoryjnej.

Podwyższone wartości PTH, niskie stężenia aktywnego metabolitu witaminy D, hipokalcemia, hiperfosfatemia, niska ekspresja receptorów wapniowych i witaminy D oraz kwasica metaboliczna doprowadzają do metabolicznej choroby kości zwanej osteodystrofią nerkową (mocznicową). Nie jest to choroba jednolita. W części przypadków dominują zmiany związane z nadczynnością przytarczyc, w innych stwierdza się postacie z niskim obrotem kostnym. Do tych ostatnich należą osteomalacja (dominują zaburzenia mineralizacji spowodowane niedoborem witaminy D) i tzw. adynamiczna choroba kości (postać z małą liczbą komórek kostnych). Stwierdza się również postacie mieszane, w których występują elementy nadczynności przytarczyc i osteomalacji.

Zaburzenia wapniowo-fosforanowe powodują również zmiany w naczyniach tętniczych. Przekroczenie iloczynu rozpuszczalności dla fosforanu wapnia powoduje odkładanie jego złogów poza układem kostnym, głównie w naczyniach tętniczych, choć również w torebkach stawowych, spojówkach, a także w tkankach miękkich i skórze (kalcyfilaksja). Według zaleceń europejskich iloczyn stężeń wapnia i fosforu w surowicy krwi u dzieci z PChN nie może przekraczać 5 $mmol^2/l^2$ (60 mg^2/dl^2). Złogi fosforanu wapnia odkładają się w błonie wewnętrznej (wapnienie blaszki miażdżycowej) i środkowej (zwapnienia typu Mönckeberga) tętnic. U dzieci ilościowo przeważa ten drugi proces, który nie jest jedynie zjawiskiem biernym. Komórki mięśniówki gładkiej naczyń tętniczych, szczególnie pod wpływem zwiększonego stężenia fosforanów, przekształcają się w komórki osteoblastopodobne i rozpoczynają produkcję macierzy kostnej.

Niedobór wzrostu – karłowatość mocznicowa to częsty objaw PChN u dzieci. Można ją rozpoznać, gdy wzrost dziecka z PChN znajduje się < 1,88 SDS (współczynnik odchylenia standardowego dla wzrostu w danym wieku i płci), czyli poniżej 3. centyla na siatkach centylowych. Niedobór wzrostu zależy od czasu wystąpienia choroby i jest tym większy, im wcześniej u dziecka rozwinie się PChN. W pierwszych 2 latach życia podstawę wzrastania stanowi odpowiedni dowóz składników odżywczych. W tym okresie w rozwoju karłowatości mocznicowej główną rolę odgrywają zaburzenia łaknienia i stosowanie niedoborowej diety.

W późniejszych okresach życia przyczyną zaburzeń wzrastania jest przede wszystkim oporność tkankowa na krążący endogenny hormon wzrostu (growth hormone, GH) i somatomedynę C (insulinopodobny czynnik wzrostowy 1, insulin-like growth factor 1, IGF-1). Mimo podwyższonego stężenia GH spowodowanego zwiększonym uwalnianiem i obniżonym klirensem, nie wykazuje on swojego biologicznego działania wskutek zaburzeń receptorowych (obniżona synteza IGF-1) i wzrostu stężenia białek wiążących somatomedynę C (IGF binding proteins, IGFBP) skutkującego zmniejszeniem stężenia aktywnego biologicznie (wolnego) IGF.

Zaburzenia wydzielania gonadotropin i obniżenie stężenia wolnego testosteronu powodują u nastolatków opóźnienie i skrócenie skoku wzrostowego. Osiągają oni zaledwie 50% przyrostu długości ciała charakterystycznego dla skoku wzrostowego dzieci zdrowych.

Do karłowatości mocznicowej przyczyniają się także kwasica metaboliczna (zmniejsza ekspresję receptora dla GH i IGF-1), niedokrwistość i osteodystrofia nerkowa.

Zaburzenia układu sercowo-naczyniowego – pacjenci z PChN należą do grupy najwyższego ryzyka występowania chorób układu sercowo-naczyniowego. Obrazowe przedstawienie stopnia tego ryzyka stanowi stwierdzenie, że ryzyko zgonu z powodu przyczyn sercowo-naczyniowych u 35-letniego chorego dializowanego jest takie samo, jak u 80-letniego człowieka ze zdrowymi nerkami.

Do głównych powikłań sercowo-naczyniowych w PChN należą:

- zaburzenia czynności rozkurczowej lewej komory serca, tzw. kardiomiopatia mocznicowa,
- stwardnienie tętnic typu Mönckeberga (zwapnienia błony środkowej tętnic),
- udary niedokrwienne i wylewy do OUN,
- mocznicowe (dializacyjne) zapalenie osierdzia.

Niedożywienie dotyczy zarówno dzieci leczonych zachowawczo, jak i dializowanych (45% dzieci hemodializowanych i 34% dzieci dializowanych otrzewnowo). Etiologia niedożywienia w przebiegu PChN jest wieloczynnikowa. Podstawowe znaczenie mają:

- wzrost katabolizmu białek (ujawnia się, gdy GFR wynosi < 30 ml/min/1,73 m^2),
- zaburzenia metabolizmu aminokwasów,
- zaburzenia łaknienia,
- stosowanie niedoborowej diety.

Obraz kliniczny

Objawy PChN najczęściej rozwijają się wolno, w ciągu wielu miesięcy lub lat. Mechanizmy kompensacyjne mogą je maskować i przyczyniać się do opóźnienia rozpoznania.

Do wczesnych objawów PChN należą poliuria i nykturia, czasem prowadzące do wtórnego moczenia nocnego. Inne symptomy, które powinny zwrócić uwagę lekarza na możliwość uszkodzenia nerek to nadciśnienie tętnicze, niskorosłość, zła tolerancja codziennych wysiłków, niedożywienie, dolegliwości ze strony układu kostnego oraz niedokrwistość. Zaburzenia hormonalne (hipogonadyzm hipogonadotropowy) prowadzą do opóźnienia dojrzewania i wieku szkieletowego. Liczba i nasilenie objawów zwiększają się wraz z postępem niewydolności nerek. W zaawansowanych stadiach choroby rozwijają się encefalopatia, polineuropatia, zapalenie osierdzia i kardiomiopatia.

Przebieg naturalny

Naturalną konsekwencją przewlekłej choroby nerek jest schyłkowa niewydolność wymagająca terapii nerkozastępczej.

Metody diagnostyczne

Podstawowe znaczenie dla rozpoznania PChN ma stwierdzenie zaburzeń w badaniach laboratoryjnych i obrazowych utrzymujących się > 3 miesięcy (patrz definicja). W badaniach obrazowych stwierdza się zmiany zależne od przyczyny pierwotnej choroby (wady układu moczowego czy KZN).

Charakterystyczną cechą w badaniu USG jest uwidocznienie małych, hiperechogennych nerek z zaburzeniami zróżnicowania korowo-rdzeniowego.

Zmiany obserwowane w bioptacie nerki dotyczą wszystkich struktur narządu. W zaawansowanych stadiach PChN biopsja nie pozwala na rozpoznanie pierwotnej przyczyny choroby.

U dziecka z PChN należy okresowo wykonywać następujące badania:

- EKG,
- ECHO serca,
- ocena dna oka,
- ocena grubości kompleksu błona środkowa–błona wewnętrzna tętnic szyjnych (intima-media thickness, IMT),
- całodobowy pomiar ciśnienia tętniczego,
- RTG ręki – dla oceny wieku kostnego i ewentualnych zaburzeń mineralizacji,
- RTG stawów kolanowych i biodrowych – w razie bólów kostnych czy trudności w chodzeniu,
- USG przytarczyc,
- USG nerek – ocena zmian degeneracyjnych, w tym wtórnych torbieli.

Badania laboratoryjne niezbędne dla rozpoznania i leczenia różnych zaburzeń w PChN oraz zalecane wartości badanych parametrów przedstawiono w tabeli 14.24.

Różnicowanie

Rozpoznanie PChN nie budzi wątpliwości u pacjentów leczonych już z powodu choroby nerek. U dziecka uchodzącego za zdrowe w razie stwierdzenia podwyższonych parametrów funkcji nerek należy rozstrzygnąć, czy niewydolność ma charakter ostry, czy przewlekły.

Tabela 14.24. Zalecane wartości wybranych parametrów laboratoryjnych u dzieci z PChN

OBJAW	BADANIE	ZALECANA WARTOŚĆ
Niedokrwistość	Hemoglobina	11–12 g/dl
	Hematokryt	33–36%
Gospodarka żelazowa	Ferrytyna	> 100 ng/ml (100–800 ng/ml)
	WWT*	20–50%
Zaburzenia gospodarki wapniowo-fosforanowej	Ca	2,2–2,37 mmol/l (8,8–9,5 mg/dl)
	P	0,8–1,8 mmol/l (2,5–5,5 mg/dl)
	$Ca \times P$	< 60 mg^2/dl^2
	25(OH)D$_3$	> 30 ng/ml
	PTH	PChN 2–4: 50–150 pg/ml PChN 5: 150–250 pg/ml
Kwasica metaboliczna	HCO$_3$	22 mmol/l

* wskaźnik wysycenia transferyny = stężenie żelaza (µg/dl) w surowicy krwi/TiBC (µg/dl) × 100

▲ Leczenie

1 Leczenie objawowe (tab. 14.25)

2 Zwolnienie postępu PChN

Spowolnienie postępu PChN opiera się na zmniejszaniu białkomoczu i ciśnienia wewnątrzkłębuszkowego poprzez blokowanie układu renina–angiotensyna––aldosteron. Leczenie renoprotekcyjne należy wprowadzać jak najwcześniej u wszystkich pacjentów z PChN i ciśnieniem tętniczym > 95. centyla oraz u chorych z białkomoczem lub mikroalbuminurią niezależnie od wartości ciśnienia tętniczego. Stosuje się inhibitory konwertazy angiotensyny (ACEI) i blokery receptora AT-1 (AT1RB). Ze względu na tzw. efekt ucieczki białkomoczu przed renoprotekcyjnym działaniem ACEI (nawrót białkomoczu w pierwszych 2 latach leczenia) korzystne wydaje się łączenie tych leków z AT1RB. Niemniej efekt renoprotekcji jest znikomy przy nieobecności nadciśnienia.

Docelowe wartości ciśnienia tętniczego u chorych z PChN zależą od obecności białkomoczu. U dzieci z białkomoczem > 500 mg/d wartości ciśnienia powinny być bliskie 50. centyla, a u dzieci z białkomoczem < 500 mg/d poniżej 90. centyla.

3 Leczenie żywieniowe w PChN

Zaleca się stosowanie diety normobiałkowej (100% pokrycia białkowego dla danego wieku) z 50% udziałem wysokowartościowych białek zwierzęcych (mle-

Tabela 14.25. Leczenie objawowe stosowane u dzieci z PChN

OBJAW		LECZENIE
Niedokrwistość	Niedobór żelaza	Preparaty żelaza 3–5 mg/kg mc. Fe elementarnego/dobę *p.o.*, a w razie zaburzeń wchłaniania *i.v.*
	Niedobory witamin	Kwas foliowy (od GFR 40 ml/min/1,73 m^2) – do 5. rż. 2,5 mg/dobę; > 5. rż. 5 mg/dobę Witamina Bcomp $^1/_2$–1 tabl./dobę
	Względny niedobór erytropoetyny	Erytropoetyna 100–300 (do 600) IU/kg mc./tydzień Darbepoetyna-alfa 0,5 µg/kg mc./tydzień lub 0,75 mg/kg mc. co 2 tyg. u dzieci > 11. rż.* CERA – 0,6 mg/kg mc./tydzień (potem raz w miesiącu)*
Kwasica metaboliczna		Wodorowęglan sodu (NaHCO$_3$) – roztwór 8,4% (1 ml = 1 mmol HCO$_3$), dawka wyliczana z wzoru 0,3 × mc. × BE lub podawany w proszku 2–5 g/dobę Roztwór cytrynianów (Mieszanka Shohla)** – do 50 ml/m^2
Nadciśnienie tętnicze		Enalapryl 0,1–0,3 mg/kg mc./dobę Ramipryl 6 mg/m^2
		Losartan 0,8–1,4 mg/kg mc./dobę Walsartan do 4 mg/kg mc./dobę Telmisartan 40 mg/m^2

Tabela 14.25 cd.

OBJAW		LECZENIE
Nadciśnienie tętnicze (cd.)		Hydrochlorotiazyd 1–3 mg/kg mc./dobę (maks. 50 mg/dobę) – działa słabiej przy GFR < 60 ml/ /min/1,73 m², nie działa przy GFR < 30 ml/min/1,73 m² Furosemid 1–3 mg/kg mc./dobę
		Metoprolol 1–2 mg/kg mc./dobę w 2 dawkach Atenolol 0,5–2 mg/kg mc./dobę (maks. 100 mg), przy GFR < 30 ml/min/1,73 m² połowa dawki raz na dobę, przy GFR < 15 ml/min/1,73 m² $^1/_4$ dawki raz na dobę
		Amlodypina (6.–17. rż.) 2,5 mg/dobę
Zaburzenia gospodarki wapniowo-fosforanowej	Wzrost stężenia fosforanów	Leki wiążące fosforany w przewodzie pokarmowym: Węglan wapnia – początkowo 50 mg/kg mc./dobę, do maks. 5 g/dobę Octan wapnia (działa silniej i zawiera mniej wapnia elementarnego) Przy hiperkalcemii: Chlorowodorek sewelameru do 7 g/dobę Węglan sewelameru 2,4–4,8 g/d **UWAGA!!! Wszystkie leki wiążące fosforany muszą być przyjmowane w czasie posiłków**
	Niedobór 25-OH-D₃	Witamina D₃ (cholekalcyferol) < 5 ng/ml – 8000 IU/dobę przez 4 tyg., potem 4000 IU/dobę przez 2 mies. 5–15 ng/ml – 4000 IU/dobę przez 3 mies. 16–30 ng/ml – 2000 IU/dobę przez 3 mies. Leki podaje się do czasu normalizacji stężenia 25-OH-D₃ w surowicy krwi
	Wzrost stężenia PTH	Aktywne metabolity witaminy D***: Alfakalcydol (1α-OH-D₃) *p.o.* – 0,05 µg/kg mc./d; 0,25–1,0 µg/d Kalcytriol (1,25-OH₂-D₃) – *p.o.* lub *i.v.* 5–10 ng/kg mc./dobę Parikalcytol **** – *i.v.* Kalcymimetyki (cinakalcet) – leki wiążące się z receptorem wapniowym, silnie hamują wydzielanie PTH. Mogą być stosowane u starszych dzieci w przypadku ciężkiej nadczynności przytarczyc
	Ciężka nadczynność przytarczyc niereagująca na leczenie zachowaw-cze	Paratyroidektomia
Zaburzenia gospodarki sodowo-potasowej	PChN na podłożu hipodysplazji	Zespół utraty soli – konieczna suplementacja soli do 4–7 mEq Na/kg mc./dobę
	PChN na podłożu glomerulopatii	Konieczne ograniczenie spożycia soli do 25–70 mg/kg mc./dobę (1–3 mmol/kg mc./dobę) u młodszych dzieci i < 1500 mg/dobę u starszych
	Hiperkaliemia	Dieta z ograniczeniem potasu; w razie wysokich wartości – żywice jonowymienne (sulfonian polistyrenu)
Niskorosłość		Odpowiednie pokrycie białkowo-kaloryczne u niemowląt i dzieci < 2. rż. z zastosowaniem wspomaganego żywienia przez sondę lub gastrostomię
		Rekombinowany ludzki hormon wzrostu (rhGH) w dawce 0,05 mg/kg mc./dobę (0,35 mg/kg mc./ /tydzień)

* Leki te nie są jeszcze (2012 r.) zarejestrowane do stosowania u dzieci (darbepoetyna ⩾ 11. rż.).

** Cytryniany zwiększają wchłanianie glinu z przewodu pokarmowego, należy je więc zalecać tylko wtedy, gdy dziecko nie toleruje NaHCO₃.

*** Podawanie aktywnych metabolitów witaminy D należy rozpocząć wtedy, gdy podwyższone stężenie PTH utrzymuje się mimo prawidłowych stężeń 25-OH-D₃ i fosforanów. Aktywne metabolity witaminy D zwiększają wchłanianie wapnia i hamują transkrypcję genu dla PTH, ale również zwiększają o ok. 50% wchłanianie fosforu z przewodu pokarmowego.

**** Parikalcytol – nowsza generacja metabolitów witaminy D o mniejszym działaniu hiperkalcemizującym.

Skróty: m.c. – masa ciała, BE – niedobór zasad (wartość z wyniku badania gazometrii).

ko, jaja i mięso). Dieta dziecka z PChN powinna być dietą bogatokaloryczną, zawierającą mało nasyconych kwasów tłuszczowych (< 7% energii).

4 Szczepienia
Szczepienia przeciw WZW B czy odrze-ospie-różycce należy wykonać w okresie leczenia zachowawczego. Dzieci wymagające terapii nerkozastępczej są bardziej narażone na infekcje pneumokokowe, dlatego zaleca się u nich zaszczepienie 23-walentną szczepionką polisacharydową, a u dzieci < 5. rż. szczepionką 13-walentną skoniugowaną. Wszystkie dzieci z PChN powinny być corocznie szczepione przeciw grypie.

14.14   *Ryszard Grenda, Helena Ziółkowska*
LECZENIE NERKOZASTĘPCZE

Leczenie nerkozastępcze (renal replacement therapy) zastępuje część funkcji nerek, głównie wydalniczej, w przypadku ich niewydolności. Metody leczenia nerkozastępczego to dializoterapia i (w przypadku schyłkowej niewydolności) transplantacja nerek.

U dzieci metodą z wyboru jest tzw. wyprzedzające przeszczepienie nerki, tj. transplantacja przed rozpoczęciem przewlekłej dializoterapii.

Ogólne wskazanie do rozpoczęcia przewlekłej dializoterapii stanowi obniżenie wielkości przesączania kłębuszkowego < 15 ml/min/1,73 m² wraz z towarzyszącymi temu typowymi powikłaniami przewlekłej choroby nerek. Mechanizm dializy jest oparty na procesie przenikania cząsteczek o niewielkich rozmiarach, jonów i wody przez błony półprzepuszczalne. Ze względu na rodzaj błony wyróżnia się:

- dializę wewnątrzustrojową, w której funkcję błony półprzepuszczalnej pełni nabłonek otrzewnej (dializa otrzewnowa),
- dializę zewnątrzustrojową, w której stosowane są sztuczne błony półprzepuszczalne (hemodializa).

Ze względu na długość trwania zabiegów nerkozastępczych wyróżnia się techniki przerywane (powtarzana hemodializa) i ciągłe (dializa otrzewnowa i ciągłe techniki oczyszczania pozaustrojowego). W ONN u dzieci preferowane są te drugie. Wybór techniki zależy od szczegółowych wskazań klinicznych, rozmiarów ciała i stanu dziecka (tab. 14.26, ryc. 14.11).

Tabela 14.26. Techniki dializacyjne w ostrej niewydolności nerek u dzieci

TECHNIKA	WSKAZANIA	PRZECIWWSKAZANIA	ZALETY	WADY
Dializa otrzewnowa	▪ ONN po zabiegach kardiochirurgicznych ▪ Ostra martwica cewek/ /zakrzepica kory nerek	▪ Ciężkie wady rozwojowe jamy brzusznej ▪ Stan po operacji jamy brzusznej ▪ Niedrożność przewodu pokarmowego ▪ Obecność przetok jelitowych/moczowych na brzuchu ▪ Ciężkie zapalenie płuc z niewydolnością oddechową u niemowlęcia	▪ Prosta technicznie ▪ Powolne odtruwanie ▪ Może być długo stosowana	▪ Relatywnie niewielka ultrafiltracja ▪ Problemy z tolerancją glukozy i buforów u noworodków i niemowląt ▪ Duże ryzyko wystąpienia zakażenia wewnątrzszpitalnego
Ciągła żylno-żylna hemodializa/ /hemodiafiltracja/ /ultrafiltracja	▪ ONN z masywnym przewodnieniem ▪ ONN w przebiegu zespołu nerczycowego ▪ Konieczność żywienia pozajelitowego przy bezmoczu ▪ Wady, operacje, przetoki jamy brzusznej	▪ Zły dostęp naczyniowy ▪ Wahania czynności układu krzepnięcia ▪ Aktywne krwawienie, zwłaszcza do OUN	▪ Powolne odtruwanie ▪ Kontrolowane, niemal dowolne odwadnianie	▪ Przy dłuższym stosowaniu problemy naczyniowe i małopłytkowość ▪ Długie unieruchomienie pacjenta

14.14.1

Dializa otrzewnowa

W pediatrii jest stosowana dwukrotnie częściej niż hemodializoterapia, szczególnie u dzieci młodszych (w USA u 87% dzieci < 5. rż. wymagających leczenia nerkozastępczego). Polega na wprowadzeniu (operacyjnym lub laparoskopowym) do jamy otrzewnej cewnika (ryc. 14.10), który łączy się odpowiednim drenem z workiem zawierającym płyn dializacyjny. Płyn jest dostarczany do jamy otrzewnej w ilości 30––35 ml/kg mc., pozostawiany tam na jakiś czas, a następnie wylewany do dodatkowego worka. Nadmiar objętości płynu drenowanego z jamy otrzewnej nosi nazwę ultrafiltracji. Ultrafiltracja uzyskiwana w ciągu doby umożliwia planowe odwodnienie pacjenta. Worki z płynem dializacyjnym wymienia się ręcznie (ciągła ambulatoryjna dializa otrzewnowa, CADO) lub przepływem płynu (głównie w godzinach nocnych) steruje tzw. cykler (automatyczna dializa otrzewnowa, ADO).

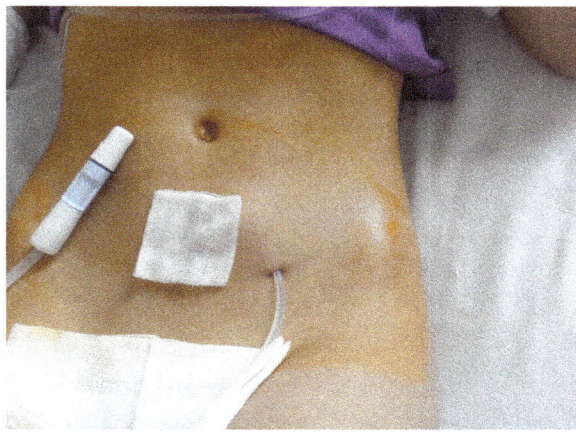

Rycina 14.10. Cewnik Tenckhoffa.

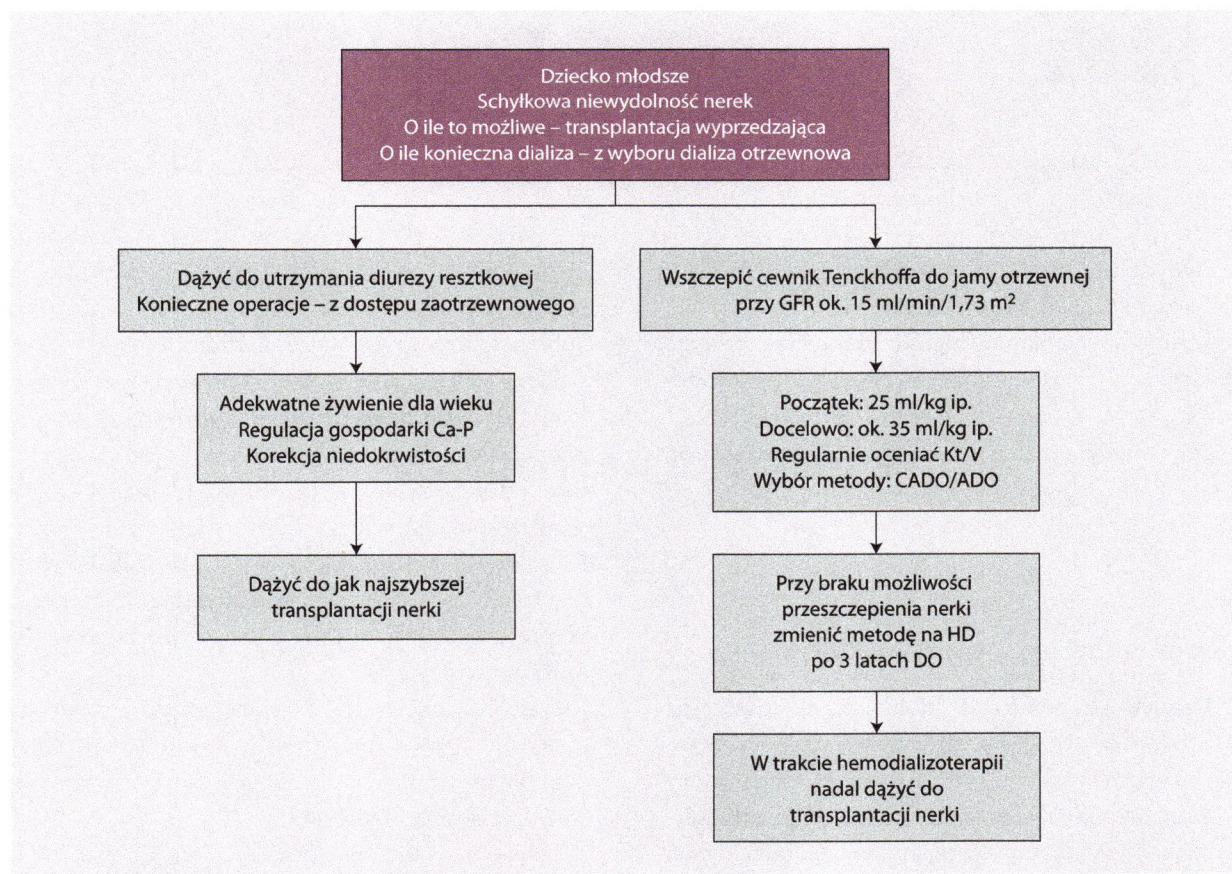

Rycina 14.11. Algorytm leczenia nerkozastępczego.

Tabela 14.27. Zalety, wady i ograniczenia przewlekłej dializoterapii otrzewnowej u dzieci

ZALETY	WADY	OGRANICZENIA CZASOWE
■ Terapia w warunkach domowych ■ Dializa głównie nocą (ADO), dzień wolny ■ Względnie liberalna dieta ■ Zabieg ciągły, zapewniający regularne odwadnianie i odtruwanie ■ Adekwatna kontrola wolemii i zatrucia mocznicowego przy odpowiednim doborze techniki i płynów	■ Brak łaknienia ■ Tworzenie się przepuklin ■ Zakażenia ujścia/kanału cewnika ■ Ryzyko rozwoju zapalenia otrzewnej ■ Nadkrzepliwość ■ Zaburzenia lipidowe ■ Przedwczesna miażdżyca	■ Efektywność maleje > 2–3 lat terapii ■ Z czasem kumulują się utajone efekty powikłań (przebudowa błony otrzewnej, przewodnienie, miażdżyca, powikłania brzuszne)

Tabela 14.28. Zalety i wady przewlekłej hemodializoterapii u dzieci

ZALETY	WADY	OGRANICZENIA CZASOWE
■ Efektywna w czasie usuwanie toksyn ■ Częsty nadzór zespołu medycznego nad chorym (co 2–3 dni)	■ Jest metodą przerywaną, co powoduje cykliczne gromadzenie toksyn mocznicowych i wody w ustroju ■ Ryzyko wystąpienia doraźnych powikłań śróddializacyjnych: spadki ciśnienia tętniczego, mimowolna utrata krwi, zator powietrzny, tzw. zespół niewyrównania przy wysokim stężeniu mocznika w surowicy krwi, reakcje uczuleniowe na błonę dializatora ■ Wymaga przestrzegania ścisłego reżimu płynowego i dietetycznego ■ Wymaga wytworzenia stałego dostępu naczyniowego ■ Nakłuwanie przetoki igłami jest bolesne ■ Wymaga dojeżdżania 3 razy w tygodniu do szpitala	■ Przetoka tętniczo-żylna i wahania wolemii obciążają układ krążenia (ryzyko postępu kardiomiopatii) ■ Długo powtarzana heparynizacja powoduje małopłytkowość i ryzyko krwawień, w tym do OUN

Płyn dializacyjny jest roztworem jonów, buforu i glukozy, która jako substancja osmotycznie czynna powoduje odwadnianie dziecka. Im wyższe stężenie glukozy w płynie dializacyjnym, tym większa ultrafiltracja.

Zalety i wady dializy otrzewnowej przedstawiono w tabeli 14.27.

14.14.2
Hemodializa

W tej metodzie stosuje się błony półprzepuszczalne wykonane z tworzywa sztucznego. Stanowią one główny element filtra, tzw. dializatora, przez który w czasie hemodializy po jednej stronie błony przepływa krew pacjenta, a po drugiej płyn dializacyjny, na który składa się wysoce oczyszczona woda z dodat-

kiem jonów i buforu wodorowęglanowego. Aparatura umożliwia kontrolowanie procesu krążenia krwi i płynu dializacyjnego przez dializator.

Do prowadzenia hemodializ konieczne jest wytworzenie dostępu naczyniowego. Najbezpieczniejszym przewlekłym dostępem naczyniowym jest tzw. przetoka tętniczo-żylna, wytwarzana chirurgicznie poprzez zespolenie żyły z tętnicą na kończynie górnej. Alternatywę stanowi założenie tzw. cewnika permanentnego, z wytworzeniem tunelu podskórnego. W przypadkach ostrych zakłada się tymczasową kaniulę naczyniową.

Dziecko przewlekle hemodializowane wymaga trzech zabiegów w tygodniu, trwających po 4–5 godzin. W czasie dializy stosuje się leki przeciwkrzepliwe – heparyny lub cytryniany.

Zalety i wady przewlekłej hemodializoterapii u dzieci przedstawiono w tabeli 14.28.

14.14.3
Ciągłe żylno-żylne techniki oczyszczania pozaustrojowego

Techniki te mają zastosowanie w ostrej niewydolności nerek. Ich zaletą jest zapewnienie choremu stabilnych parametrów gospodarki wodno-elektrolitowej i kwasowo-zasadowej. Ma to znaczenie przede wszystkim u pacjentów z uszkodzeniem wielonarządowym i niestabilnym układem krążenia. Odmiany techniczne i wskazania do ich zastosowania podano w tabeli 14.29.

14.14.4
Przeszczepienie nerki

Przeszczepienie nerki jest obecnie uważane za optymalną formę leczenia schyłkowej niewydolności nerek, zapewniającą lepsze przeżycie chorych niż dializoterapia. Począwszy od 100. dnia po transplantacji ryzyko zgonu u biorcy przeszczepu jest przez wiele lat istotnie niższe niż u podobnego pacjenta (w takim samym wieku) pozostającego przez tyle samo czasu na przewlekłej dializoterapii.

Kwalifikacja
Wskazaniem do przeszczepienia nerki u dzieci jest SNN (PChN 5). Zakwalifikowani chorzy są w większości przypadków dializowani lub stanowią kandydatów do tzw. transplantacji wyprzedzającej, wykonywanej zamiast dializoterapii. Przeszczep może być pobrany od odpowiedniego dawcy zmarłego lub żywego.

Dobór dawcy i biorcy
Dobieranie dawcy i biorcy zawiera elementy dopasowania immunologicznego, wielkości i masy narządu (ciała) oraz zgodności pod względem statusu wirusologicznego. Warunki bezwzględne to dobór grup krwi i ujemny wynik próby krzyżowej, wykluczający obecność w surowicy krwi biorcy preformowanych przeciwciał przeciw antygenom dawcy obecnym na limfocytach. Powinno się jak najlepiej dopasować antygeny tkankowe (human leukocyte antigens, HLA), choć przy nowoczesnej immunosupresji ich zgodność nie jest bezwzględnie konieczna dla powodzenia transplantacji. Przybliżona wielkość masy ciała dawcy i biorcy ułatwia transplantację, a znaczna dysproporcja (duży narząd–mały biorca) sprzyja powikłaniom. Niemniej przeszczepienie nerki od dawcy istotnie różniącego się rozmiarami ciała jest wykonalne. Należy dążyć do tego, aby seronegatywnemu biorcy, który nie miał dotąd kontaktu z wirusem cytomegalii (CMV) i Epsteina-Barr (EBV) nie przeszczepić nerki od seropozytywnego dawcy, ale nie jest to warunek bezwzględny.

Technika chirurgiczna
W większości przypadków nerkę przeszczepia się zaotrzewnowo na talerzu biodrowym, łącząc naczynia przeszczepu z naczyniami biodrowymi biorcy i moczowód z pęcherzem moczowym. W przypadkach dysproporcji narządu i naczyń (duża nerka–mały biorca) nerkę przeszczepia się wewnątrzotrzewnowo, łącząc naczynia do boku aorty i żyły głównej dolnej. Przy istotnej dysfunkcji pęcherza moczowód przeszczepu wszywa się do sztucznie wytworzonej pętli jelitowej.

Tabela 14.29. Odmiany technik ciągłych terapii nerkozastępczej i wskazania do ich stosowania

TECHNIKA	ZASADA	WSKAZANIA
SCUF (slow continuous ultrafiltration) – powolna ciągła ultrafiltracja	Eliminacja wyłącznie drogą konwekcji, uzyskuje się ultrafiltrat złożony głównie z wody osoczowej	Znaczne przewodnienie, bez zatrucia mocznicowego (np. ciężki zespół nerczycowy z opornym na diuretyki skąpomoczem)
CVVHF (continuous veno-venous hemofiltration) – ciągła żylno-żylna hemofiltracja	Eliminacja drogą konwekcji, w miejsce dużej ilości usuwanej wody podaje się płyn suplementujący	Niewydolność wielonarządowa, przewodnienie
CVVHD (continuous veno-venous hemodialysis) – ciągła żylno-żylna hemodializa	Eliminacja drogą dyfuzji, w filtrze przepływa płyn dializacyjny	Zatrucie mocznicowe
CVVHDF (continuous veno-venous hemodiafiltration) – ciągła żylno-żylna hemodiafiltracja	Skojarzenie eliminacji drogą dyfuzji i konwekcji, najbardziej efektywna technika	Niewydolność wielonarządowa, przewodnienie, zatrucie toksynami endogennymi, posocznica z niewydolnością nerek

Immunosupresja

Od dnia wykonania transplantacji do ostatniego dnia funkcjonowania przeszczepu stosuje się immunosupresję w celu zahamowania reakcji ostrego odrzucania. W większości przypadków łączy się trzy różne leki po to, by wykorzystać skumulowany efekt ich działania przy jednoczesnym zmniejszeniu swoistej toksyczności. Podstawowe leki to inhibitory kalcyneuryny (cyklosporyna A i takrolimus), leki antyproliferacyjne (azatiopryna i prekursory kwasu mykofenolowego), inhibitory szlaku mTOR (sirolimus lub ewerolimus) oraz steroidy.

Ogólną zasadą jest stosowanie wyższych dawek leków w pierwszych tygodniach po przeszczepieniu, ze stopniowym ich obniżaniem do zakresu docelowego w czasie do 6 miesięcy po transplantacji. W okresie późniejszym dawki utrzymuje się na względnie stałym poziomie. Tylko okresowo zmienia się je w zależności od występowania powikłań. Immunosupresja wymaga ścisłego monitorowania, w tym okresowego oznaczania stężenia leków (lub ich metabolitów) we krwi.

Dodatkową odrębną grupę stanowią tzw. leki biologiczne (przeciwciała przeciw limfocytom – tymoglobulina i basiliksymab), które stosowane są w wybranych przypadkach w tzw. indukcji w pierwszych dniach po transplantacji. Głównymi wskazaniami do ich podania jest wysokie ryzyko ostrego odrzucania (ponowne przeszczepienie, słaby dobór HLA) lub stworzenie możliwości bezpiecznego i szybkiego (< 7 dni po transplantacji) odstawienia steroidów.

Powikłania

Powikłania mogą występować zarówno doraźnie, bezpośrednio po transplantacji, jak i w okresie odległym. Mają związek z techniką pobrania i przeszczepienia nerki, działaniami niepożądanymi immunosupresji oraz powikłaniami narządowymi (tab. 14.30).

Odrzucanie

Podstawowym powikłaniem jest ostre odrzucanie przeszczepu. Występuje głównie w pierwszych 6 miesiącach po transplantacji z częstością do 30%. Objawia się pogorszeniem czynności narządu. Badaniem potwierdzającym rozpoznanie jest biopsja nerki. Leczenie zaczyna się od podania 3–6 dawek uderzeniowych (pulsów) metyloprednizolonu – 10 mg/kg mc.

dożylnie. Brak efektu jest podstawą do rozpoznania steroidooporności i podania tymoglobuliny.

Większość epizodów ostrego odrzucania tzw. typu komórkowego (95%) jest odwracalna. W przypadkach odrzucania humoralnego podstawę stanowi próba usunięcia przeciwciał drogą plazmaferezy, podawania dużych (2 g/kg mc.) dawek immunoglobulin lub przeciwciała monoklonalnego anty-B CD20 (rytuksymab). Rokowanie jest w tych przypadkach gorsze.

Odrzucanie humoralne stanowi przyczynę tzw. przewlekłego odrzucania, występującego po ponad roku od transplantacji. Często jego rozwój jest poprzedzony pojawieniem się (lub zwiększeniem miana już obecnych) swoistych przeciwciał skierowanych przeciw antygenom dawcy (donor specific antibodies, DSA). Badaniem dodatkowo przybliżającym rozpoznanie humoralnego odrzucania jest stwierdzenie w bioptacie nerki złogów C4d (składnika układu dopełniacza) *in-situ* w okolicy kapilar okołocewkowych.

Tabela 14.30. Powikłania po transplantacji nerki

TYP POWIKŁAŃ	POWIKŁANIA
Chirurgiczne	■ Zakrzepica naczyń przeszczepu ■ Przeciek moczu ■ Wyciek chłonki (limfocele) ■ Zwężenie tętnicy nerkowej
Immunologiczne	■ Ostre odrzucanie ■ Przewlekłe odrzucanie ■ Nawrót choroby podstawowej (kłębuszkowego zapalenia nerek, zespołu hemolityczno-mocznicowego, oksalozy) ■ Pojawienie się uszkodzenia kłębuszków *de novo*
Infekcyjne	■ Zakażenia wirusowe ■ Zakażenia układu moczowego ■ Inne zakażenia i nadkażenia
Objawy uboczne immunosupresji	■ Ostra i przewlekła nefropatia przy stosowaniu inhibitorów kalcyneuryny ■ Nadciśnienie tętnicze ■ Uszkodzenie czynności wątroby ■ Uszkodzenie czynności szpiku ■ Neurotoksyczność ■ Choroby nowotworowe (przede wszystkim limfoproliferacja) ■ Objawy hiperkortyzonizmu ■ Odczyn pirogenny po podaniu tymoglobuliny
Inne	■ Ostra martwica cewek przeszczepionej nerki ■ Nadciśnienie tętnicze

Innym powodem przewlekłej dysfunkcji przeszczepu jest włóknienie zrębu nerki (interstitial fibrosis/tubular atrophy, IF/TA) wskutek toksycznego działania inhibitorów kalcyneuryny, obecności stałego białkomoczu lub powtarzających się zakażeń układu moczowego przebiegających z odmiedniczkowym zapaleniem miąższu przeszczepu.

Zakażenia

Wśród zakażeń bakteryjnych dominują zakażenia układu moczowego (występują okresowo u ponad połowy chorych). Zakażenia wirusowe to najczęściej infekcja CMV, rozwijająca się pomimo powszechnie stosowanej profilaktyki farmakologicznej, często po zakończeniu jej przyjmowania (tj. po upływie 100 dni po transplantacji). Zakażenie to, niezależnie od typowych objawów, może także stymulować rozwój ostrego odrzucania przeszczepu, ze względu na podobieństwo pewnych antygenów wirusa do HLA. Swoistym lekiem jest gancyklowir (podawany dożylnie) lub jego pochodna valgancyklowir (podawany doustnie). W przypadkach opornych stosuje się cidofowir dożylnie.

Zakażenie EBV może być przyczyną rozwoju potransplantacyjnej choroby limfoproliferacyjnej (posttransplant lymphoproliferative disease, PTLD), wczesnej formy chłoniaka. Grupę ryzyka stanowią pacjenci seronegatywni przed transplantacją (przede wszystkim dzieci < 10. rż.) otrzymujący przeszczep od seropozytywnego dawcy. Ryzyko rozwoju PTLD wzrasta przy stosowaniu tymoglobuliny. U chorych wysokiego ryzyka należy okresowo (co 3 miesiące) monitorować wiremię, oceniając tzw. ładunek wirusa (viral load) techniką PCR. Leczenie polega na stosowaniu leków przeciwwirusowych (acyklowiru lub gancyklowiru) i zmniejszeniu immunosupresji, a w przypadkach dalszego postępu choroby i przy obecności komórek B CD20 w bioptacie węzła chłonnego – na podawaniu rytuksymabu.

Swoistym zakażeniem po transplantacji nerki jest infekcja wirusem BK (BKV) o powinowactwie do komórek nabłonka dróg moczowych i zdolności wywoływania śródmiąższowego zapalenia nerki (nefropatia BK). Zakażenie to jest trudne do wyleczenia. Stosuje się lek przeciwwirusowy (cidofowir) lub immunoglobuliny podawane drogą dożylną.

Nawrót choroby podstawowej

W zasadzie każda odmiana glomerulopatii, która była przyczyną niewydolności nerek, może nawrócić po transplantacji. U dzieci najczęściej nawraca zespół nerczycowy. Czynniki ryzyka to ciężki, oporny na leczenie przebieg choroby podstawowej oraz szybka utrata czynności własnych nerek wskutek tej choroby (w ciągu kilku lat od pojawienia się objawów). Częstość nawrotów sięga wtedy 60%, a połowa z nich jest nieuleczalna i prowadzi do szybkiej utraty przeszczepu. W leczeniu stosuje się powtarzaną plazmaferezę, cyklosporynę w dużych dawkach i rytuksymab. Taka choroba nawraca w każdym kolejnym przeszczepie.

Inną poważną nawracającą chorobą podstawową jest atypowy zespół hemolityczno-mocznicowy o podłożu genetycznym, związanym z mutacjami genów kodujących określone składniki układu dopełniacza. Kwalifikacja do transplantacji powinna być u tych pacjentów poprzedzona badaniami genetycznymi. W potwierdzonych przypadkach istnieją wskazania do skojarzonej transplantacji nerki i wątroby lub samej nerki z wielokrotnym podawaniem monoklonalnego przeciwciała skierowanego przeciw składowej C5 dopełniacza (ekulizumab).

Choroba nowotworowa

Poza PTLD i innymi formami chłoniaka u dzieci po przeszczepie rzadko (< 3%) dochodzi do rozwoju raka skóry lub raka nerki (własnej). Niezależnie od przyczyny utraty czynności nerek, po przeszczepieniu należy co najmniej raz do roku oceniać własne (nieczynne) nerki badaniem ultrasonograficznym. W przypadkach wątpliwych powinno się wykonać tomografię komputerową. Podejrzenie obecności zmian złośliwych jest wskazaniem do pilnej nefrektomii.

Wyniki transplantacji nerki u dzieci

Roczne i 5-letnie przeżycie pacjentów wynosi odpowiednio 99 i 97%, a zachowanie czynności przeszczepu 90 i 75%. Pacjent tracący przeszczep, po okresie ponownego leczenia dializami, jest kandydatem do retransplantacji. Długość karencji zależy od przyczyny utraty przeszczepu i jest dłuższa (ok. 1 roku) u chorych z ciężkim odrzucaniem, limfoproliferacją lub nawrotem choroby postawowej. W przypadkach choroby nowotworowej okres ten może ulec znacznemu wydłużeniu.

Piśmiennictwo

1. Gbadegesin R., Smoyer W.E.: *Nephrotic syndrome.* w: *Comprehensive pediatric nephrology* (red. D.F. Geary, F. Schaefer), Mosby Elsevier, Maryland Heights 2008.
2. Grenda R., Watson A., Vondrak K., Webb N.J., Beattie J. i Pediatric Tacrolimus Study Group: *A prospective, randomized, multicenter trial of tacrolimus-based therapy with or without basiliximab in pediatric renal transplantation.* Am. J. Transplant., 2006, 6 (7): 1666–1672.
3. Grenda R., Litwin M.: *Choroby nerek u dzieci.* w: *Nefrologia* (red. A. Książek, B. Rutkowski), Czelej, Lublin 2004.
4. Grenda R., Litwin M.: *Ostra niewydolność nerek u dzieci.* w: *Ostra niewydolność nerek* (red. J. Matuszkiewicz-Rowińska), Wydawnictwo Lekarskie PZWL, Warszawa 2006.
5. Grenda R., Żurowska A., Zwolińska D., Roszkowska-Blaim M.: *Odrębność leczenia nerkozastępczego u dzieci.* w: *Leczenie nerkozastępcze* (red. B. Rutkowski), Czelej, Lublin 2007.
6. Friedman A.: *Laboratory assessment and investigations of renal function.* w: *Pediatric nephrology* (red. E.D. Avner, W.E. Harmon, P. Niaudet, N. Yoshikawa), Springer-Verlag, Berlin Heidelberg 2009.
7. Litwin M., Wühl E., Jourdan C. i wsp.: *Altered morphologic properties of large arteries in children with chronic renal failure and after renal transplantation.* J. Am. Soc. Nephrol., 2005, 16 (5): 1494–1500.
8. Niaudet P.: *Nephritic syndrome.* w: *Comprehensive pediatric nephrology* (red. D.F. Geary, F. Schaefer), Mosby Elsevier, Maryland Heights 2008.
9. Song R., Yosipiv I.V.: *Genetics of congenital anomalies of the kidney and urinary tract.* Pediatr. Nephrol., 2011, 26(3): 353–364.
10. Wong C.S., Mak R.H.: *Chronic kidney disease.* w: *Clinical pediatric nephrology* (red. K.K. Kher, H.W. Schnaper, S.P. Makker), Informa Healthcare, London 2007.

SKOROWIDZ

DROGI CZYTELNIKU

Aby skorzystać z interaktywnego testu, zapraszamy do portalu

www.medistudent.pl/pediatria

Prosimy o założenie konta w serwisie medistudent.pl i wpisanie – podczas pierwszego logowania – kodu znajdującego się poniżej:

PZWL-PEXIA

W razie problemów technicznych prosimy o kontakt pod adresem e-mail:

mediportals@pzwl.pl

www.ingramcontent.com/pod-product-compliance
Lightning Source LLC
Chambersburg PA
CBHW061327190326
41458CB00011B/3924